HANDBUCH DER NEUROLOGIE

HERAUSGEGEBEN

VON

O. BUMKE UND **O. FOERSTER**
MÜNCHEN BRESLAU

ACHTER BAND

ALLGEMEINE NEUROLOGIE VIII
ALLGEMEINE THERAPIE

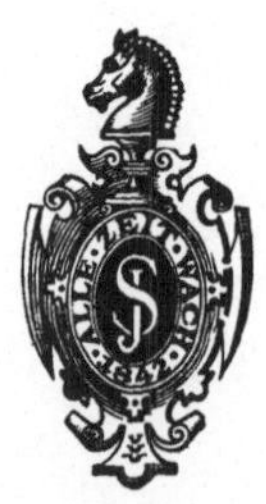

BERLIN
VERLAG VON JULIUS SPRINGER
1936

ALLGEMEINE THERAPIE

BEARBEITET VON

O. FOERSTER · A. FRÖHLICH · G. HOHMANN
W. LEHMANN · L. MANN · O. MARBURG
J. REINHOLD · M. SGALITZER · A. STRASSER
J. WAGNER-JAUREGG · E. WEXBERG

MIT 182 ABBILDUNGEN

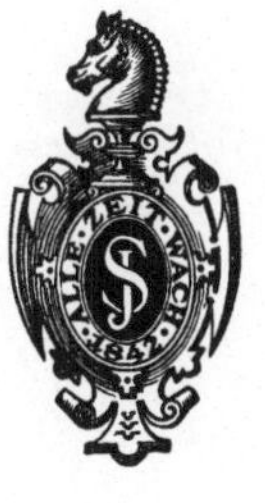

BERLIN
VERLAG VON JULIUS SPRINGER
1936

ISBN 978-3-540-01232-0 ISBN 978-3-642-48663-0 (eBook)
DOI 10.1007/978-3-642-48663-0

ALLE RECHTE, INSBESONDERE DAS DER ÜBERSETZUNG
IN FREMDE SPRACHEN, VORBEHALTEN.
COPYRIGHT 1936 BY JULIUS SPRINGER IN BERLIN.
SOFTCOVER REPRINT OF THE HARDCOVER 1ST EDITION 1936

Inhaltsverzeichnis.

Pharmakotherapie des Nervensystems.

Von A. **Fröhlich**-Wien.

Es wird allgemein zugegeben, daß kein organotropes Pharmakon sich anders auszuwirken imstande sei als durch Begünstigung oder durch Hemmung einer Funktion. Bei Substanzen, welche auf Drüsenzellen einwirken, könnte man vielleicht im Zweifel sein, ob solche Mittel nicht auch eine qualitative Änderung des erzeugten Sekretes hervorrufen: es hat sich aber auch in diesem Falle noch niemals beweisen lassen, daß eine chemisch künstlich erregte Drüsenzelle dem Sekrete Stoffe beimengt, die sich weder im Blute noch im normalen Drüsensekrete finden.

Weit mehr noch als in anderen Organgebieten wird beim Nervensystem offenbar, daß sich eine *symptomatische* medikamentöse Therapie nur im Sinne einer als Erregung deutlichen Steigerung oder in einer als Schwächung sich äußernden Verminderung seiner Tätigkeit geltend machen kann. Von diesen beiden Wirkungen, die sich selbstredend in mäßigen Grenzen halten müssen, macht die Pharmakotherapie der Nervenkrankheiten ausgiebig Gebrauch Eine Förderung nervöser Funktionen kann auch durch Steigerung der Erregbarkeit peripherer Gebilde erreicht werden. Dann müssen die Erfolge tonischer oder oszillatorischer Impulse zentralen Ursprungs stärker ausfallen, als dies normalerweise der Fall ist; allerdings wird die Entscheidung, ob der Sitz der Erregbarkeitssteigerung letzten Endes in nervöse Endigungen oder in das Erfolgsorgan — contractile Substanz, Drüsenzelle — zu verlegen sei, oft schwierig, selbst unmöglich sein.

Eine weitere, nicht auf direkte Erregung zurückzuführende Begünstigung nervöser Leistungen kann erfolgen durch Beseitigung von Hemmungen, wodurch zuvor den normalen Reizen nur schwer zugängliche Nervenbahnen für Erregungen geöffnet werden. Der Typus eines enthemmenden Pharmakons ist *Strychnin*. Die Enthemmung, die im Rückenmarke auch durch lokale Strychnineinwirkung herbeigeführt werden kann und dann die natürliche funktionelle Trennung der einzelnen Rückenmarksabschnitte aufhebt, ist jedoch nicht mit jener Reflexförderung zu verwechseln, welche die Physiologie als ,,Bahnung“ kennen gelehrt hat. In der Behandlung nervöser Erkrankungen wird es sich gelegentlich darum handeln, durch pathologische Prozesse verursachte abnorme Widerstände in den Leitungsbahnen vorübergehend zu verkleinern, so daß dann von supraponierten Apparaten aus einlangende Impulse normaler Stärke wirksam werden können oder darum, die Impulse selbst durch erregende Mittel so zu verstärken, daß die erhöhten Widerstände sich nicht fühlbar machen.

Jeder pharmakologischen Beeinflussung nervöser Funktionen ist eine Grenze gesetzt durch die Giftigkeit des verwendeten Mittels, da ausnahmslos von einer gewissen Dosis aufwärts außer den erwünschten und erwarteten Wirkungen auch unerwünschte, ja gefährliche Haupt- und Nebenwirkungen zutage treten müssen. Beispielsweise kann es bei Kindern oder bei empfindlichen Erwachsenen nach Anwendung erregender Mittel gelegentlich zum Auftreten von Konvulsionen kommen.

Eine strenge Scheidung der für die Beeinflussung des Zentralnervensystems bestimmten Mittel in erregende und in lähmende Mittel ist deshalb schwierig, weil es bei Verwendung größerer Mengen eines erregenden Mittels alsbald auch zum Hervortreten von Symptomen kommt, die auf Schwächung mancher

Tätigkeiten hinweisen. Sehr häufig wird in diesem Falle das feine Ineinandergreifen motorischer bzw. psychischer Funktionen, die das normale Bild des tätigen Nervensystems bestimmen, so deutlich gestört, daß in dem einen Falle Ataxie, im anderen Verwirrung zutage treten. Darum ist auch die Analyse der Wirkungsbilder, die durch *Alkohol* oder *Cocain* entstehen, so schwierig. Immerhin läßt sich aber für fast alle Mittel, die praktisch in Frage kommen, eine Dosierung finden, bei welcher der anregende Einfluß so sehr überwiegt, die schwächenden Folgen dagegen noch so sehr im Hintergrunde bleiben, daß man mit einiger Berechtigung von Erregungsmitteln sprechen kann.

I. Erregende Mittel.

1. Mittel, welche in erster Reihe auf die Großhirnrinde einwirken.

Coffein. Coffein ist ein echtes Erregungsmittel für das Gehirn. Seine förderliche Wirkung wird auf der ganzen Erde ausgenützt: es gibt kaum ein Volk, das sich nicht in einer oder der anderen Form eines coffeinhaltigen Genußmittels bedienen würde. Die anregende Wirkung des Coffeins im Kaffee, im Tee, im Matégetränk sowie in der Colanuß ist allgemein bekannt, bekannt ist auch, daß bei manchen Menschen — nicht bei allen! — Coffein das Einschlafen verhindert und den Schlaf stört. Die Denktätigkeit wird erleichtert, desgleichen die Assoziation von Ideen und das Erfassen von Sinneseindrücken.

Daß man die erregende Gehirnwirkung des Coffeins auch antagonistisch bei drohender Lähmung einzelner Gehirnteile verwerten kann, ist selbstverständlich und sowohl experimentell als klinisch erprobt. Die betäubende Wirkung der Narcotica läßt sich vorübergehend oder dauernd unterbrechen, was besonders für Fälle von Vergiftung mit Alkohol oder Schlafmitteln, bzw. Morphin praktisch sehr in Betracht konmt. Bei großhirnlosen Kaninchen fehlt die Weckwirkung, der Angriffspunkt ist somit cortical. Die anregende Wirkung des Coffeins erstreckt sich aber auch auf tiefere Gehirnteile, auf die vasomotorischen Zentren und die Zentren für die Atembewegungen. Ein Teil der nach Coffeinzufuhr sich deutlich fühlbar machenden Bewegungserleichterung ist allerdings auf Rechnung einer unmittelbaren Beeinflussung der contractilen Substanz in der quergestreiften Muskulatur zu setzen, ist demnach peripherer Natur, dazu addiert sich die begünstigende Wirkung des Coffeins auf die nervösen motorischen Vorgänge.

Es ist verständlich, daß die Erleichterung des Ablaufes psychischer Vorgänge beim Menschen weit deutlicher hervortritt als bei Versuchstieren, bei denen sich hauptsächlich gesteigerte Motorik und Störung der nächtlichen Ruhe nachweisen lassen. Unter dem Einflusse großer Coffeindosen wird auch die Tätigkeit der Rückenmarkszentren geändert, was sich in einer sehr deutlichen Steigerung der spinalen Reflexerregbarkeit äußert. Menschen, aber auch Tiere werden schreckhaft, fahren bei Berührung oder nach Wahrnehmung ungewohnter, aber auch durchaus gewohnter optischer oder akustischer Eindrücke zusammen.

Noch größere Coffeindosen können eine mehr oder weniger schwere *Vergiftung* nach sich ziehen. Beim Menschen können sich zeigen: Kopfschmerz, Schwindel, Zittern, Tachykardie, stenokardische Beschwerden, völlige Schlaflosigkeit, Ohrensausen, Angstgefühle, Paraesthesien, auch Darmkolik mit Durchfall. Bei Tieren kommen vor tetanische Krämpfe, die von Lähmungszuständen zentraler Natur gefolgt sein können. Da bei Genuß von „coffeinfreiem“ Kaffee, der nur etwa den zwanzigsten Teil des Coffeins der unbehandelten Bohnen enthält, alle diese Wirkungen nur angedeutet sind oder fehlen, ist ihr Bedingtsein durch Coffein erwiesen. *Chronische* Coffeinüberladung des Körpers hat bei Menschen mitunter Epilepsie erzeugt, wie denn auch Epileptikern der Genuß von coffeinhaltigem Kaffee nicht zu gestatten ist.

Cola, die sich besonders zu längerem Gebrauche eignet, wirkt in erster Linie durch ihren sehr erheblichen Gehalt an Coffein. Ob neben dem gerbsauren Coffein und Colanin in der Colanuß noch andere anregende Stoffe enthalten sind, ist unentschieden, doch nicht wahrscheinlich.

Campher und campherartige Mittel. Neben dem Coffein kommen für praktische Zwecke als Anregungsmittel eigentlich nur *Campher*, besser dessen moderne *Ersatzpräparate* in Betracht. Auch durch Campher können mit Chloralhydrat und Paraldehyd tief eingeschläferte Tiere erweckt werden, ähnliche Erfahrungen werden auch am Krankenbette bei tief benommenen Kranken, Vergifteten oder Verunglückten gemacht. Daß sich mit diesen Mitteln auch eine Verbesserung der Atmung und des Kreislaufes erzielen läßt, erhöht ihre Brauchbarkeit als *Analeptica*. Größere Dosen von Campher, ganz besonders aber von Hexeton bei intravenöser Injektion führen leicht zu klonischen Konvulsionen. Ihre Gefährlichkeit ist nicht groß, da Campher rasch mit dem Harne als Camphoglykuronsäure ausgeschieden wird und die Krämpfe keine Lähmungszustände hinterlassen[1].

Ähnlich wie der natürliche Japancampher und der mit diesem identische synthetische Campher wirken *Hexeton* (Methyl-Isopropylcyclohexanon), *Cardiazol* (Pentamethylentetrazol) und *Coramin* (Pyridincarbonsäurediäthylamid).

Da mit diesen Mitteln, am besten mit *Cardiazol*, die Unterbrechung eines durch Hypnotica erzeugten Schlafes auch gelingt, wenn das Großhirn vor den Thalamis opticis entfernt worden ist, so muß die Weckwirkung auch vom Hirnstamme aus möglich sein.

2. Mittel mit eigenartiger Gehirnwirkung.

Harmin und Bulbocapnin. Nach den Ergebnissen der neueren pharmakologischen Forschung geht es nicht an, die das Gehirn erregenden Mittel scharf in „Rindenmittel" und in „Hirnstammmittel" zu sondern. Die genaue Analyse der Symptome zeigt sowohl in zeitlicher Koordination wie in der Aufeinanderfolge der Symptome ein Mischbild der Erscheinungen. Nicht einmal das Coffein, zweifellos ein Erregungsmittel für die Hirnrinde, kann als von Hirnstammwirkungen frei bezeichnet werden. Allein auch die Durchbrechung des tiefen Alkohol- oder Chloralschlafes kann nicht für die Lokalisation verwendet werden, weil die neuzeitliche Forschung mit gutem Rechte die Schlafzentren oder Schlafsteuerungszentren in den Hirnstamm verlegt (vgl. Schlafmittel, S. 9). Noch viel deutlicher tritt die Symptomenmischung bei der Wirkung des *Cocains* hervor. Jede schwerere Cocainvergiftung zeigt eine Kombination von anfänglicher Erregung mit darauffolgender, bzw. sich von vorneherein geltendmachender Lähmung in der Großhirnrinde, im Hirnstamm und in der Medulla oblongata, ja auch das Rückenmark ist der Cocainwirkung unterworfen.

Von neueren Mitteln, welche bei Erkrankungen, die in den Hirnstamm zu verlegen sind, erfolgreich angewendet werden, sind zu nennen *Harmin* und *Bulbocapnin*.

Banisterin, bzw. das mit diesem identische, aus der turkestanischen Steppenraute zu gewinnende Alkaloid *Harmin* vermag nach BERINGER die Bewegungsarmut bei dem nach Ablauf einer Encephalitis epidemica zurückgebliebenen „Parkinsonismus" für eine Reihe von Stunden hochgradig zu mindern. Beim Ausführen von bestimmten Bewegungen, wie Beugen oder Strecken eines Armes,

[1] Die sog. *Hirnkrampfgifte* wie *Pikrotoxin, Santonin, Apomorphin, Phenol,* aber auch *Cocain* und *Salicylsäure* erregen in ihrer ersten Wirkungsphase gleichfalls das Großhirn. Selbstverständlich kommen diese Mittel in diesem Sinne für therapeutische Zwecke nicht in Betracht, zumal nach Ablauf der konvulsivischen Phase fast stets lähmungsartige Schwäche zurückbleibt.

nimmt die Zahl der möglichen Bewegungen oft um ein Mehrfaches zu, Kraft und Exkursionsgröße wachsen, der Rigor läßt nach, der Rhythmus der Bewegungsfolgen wird regelmäßiger. Die oft außerordentliche Erschwerung des Kauens und Schluckens weicht für die Dauer der Harminwirkung, dagegen bleibt der Tremor unbeeinflußt. Die Harminwirkung kann nicht als eine einfache Erleichterung des Ablaufes der motorischen Innervation, nicht als einfache „Bahnung" aufgefaßt werden, das Ergebnis der Tierversuche weist weit eher auf das Aussenden vermehrter oder verstärkter Impulse hin. Hunde zeigen unter dem Harmineinflusse alle Zeichen motorischer, auch psychischer Erregung, welch letztere sich zu tollwutartigen Ausbrüchen steigern kann. Das gleichfalls häufig zu beobachtende Nachlassen des Rigors beim postencephalitischen „Parkinsonismus" beruht vielleicht auf einer Vermehrung der von suprastriären Stationen her ausgesendeten Hemmungsimpulse für den Tonus der quergestreiften Muskulatur. In Turkestan wird die Steppenraute (Pegum harmala) auch als Rausch- und Beruhigungsmittel verwendet.

Gegen die Hyperkinese beim Parkinsonismus, wie auch gegen den Tremor ist *Harmin* wirkungslos, dagegen kann der Tremor durch *Bulbocapnin* beeinflußt werden. *Bulbocapnin,* ein im Lerchensporn (Corydalis cava) enthaltenes Alkaloid, erzeugt nach subcutaner Injektion bei Warmblütern eine an Katalepsie gemahnende Aufhebung der willkürlichen wie der reflektorischen Bewegungen bei erhaltenem Tonus und unveränderter Statik der Muskulatur, sowie bei erhaltener Perzeption der sensiblen Reize. Bei Affen ist das Bild der Katalepsie besonders ausgesprochen: sie zeigen Bewegungsarmut bei erhöhtem Muskeltonus und eigenartige Flexionsstellung, verlieren nach einer Injektion weniger Zentigramme Bulbocapnin für etwa eine Stunde die Fähigkeit, sich willkürlich zu bewegen, sie sind wie eine Drahtpuppe völlig willenlos, aber keineswegs gelähmt und verharren in jeder ihnen aufgenötigten Stellung. Es sind anscheinend die Zentren für die Bewegungsantriebe gelähmt, damit aber auch die koordinierten Erschlaffungs- oder Entspannungszentren der jeweiligen Antagonisten außer Spiel gesetzt. Die Muskeln bleiben daher „gesperrt", d. h. in jeder passiv ihnen gegebenen oder reflektorisch eingenommenen Lage. Bei Katzen tritt nach kleinen Bulbocapnindosen Bewegungsarmut, nach größeren Bewegungslosigkeit ein. Die Tiere nehmen dann eine Flexionsstellung an, der Rücken wird krumm, der Kopf senkt sich auf den Boden, die Labyrinth-Stellreflexe auf den Kopf und die Stellreflexe auf den Körper sind aufgehoben. Ganz große Dosen führen unter Reflexsteigerung und epileptiformen Konvulsionen zum Tode. Da die Bulbocapnin-Katalepsie nur bei Tieren mit intakter Großhirnrinde auftritt und an sog. „Thalamuskatzen", bei denen das Gehirn vor den Thalamis opticis entfernt ist, gleich den Stellreflexen fehlt, muß der Angriffspunkt dieses Teiles der Bulbocapninwirkung oberhalb der Thalami optici, wenn auch nicht notwendig in der Gehirnrinde gesucht werden. Beim Menschen macht sich unter Bulbocapnineinfluß ein Ermüdungsgefühl geltend, Wahrnehmung, Gedankenablauf und Willenstätigkeit sind schon nach kleineren Dosen herabgesetzt. Die hypokinetische Wirkung des Bulbocapnins ist zur Verminderung lästigen Tremors ausgenützt worden, jedoch sind nicht alle Tremorformen gut beeinflußbar. Bewährt hat sich Bulbocapnin in Fällen von Paralysis agitans und von cerebellarem Tremor.

3. Erregende Mittel mit überwiegender Wirkung auf das Rückenmark.

Eine unmittelbare Erregung spinaler motorischer Zentren dürfte kaum wünschenswert werden, wohl aber ihr erleichtertes Ansprechen für Impulse, die von höheren, namentlich cerebralen Zentren oder von der Peripherie in zentripetalen Bahnen einlangen.

Direkte Erregung spinaler *vegetativer* Zentren ist möglich durch das Krampfgift *Pikrotoxin*. Praktisch wird man jedoch von dieser erregenden Wirkung, die sich in Miosis, in Speichelfluß, Bradykardie, in gesteigerter Darmperistaltik und in Schweißausbruch äußert, eben wegen der Möglichkeit der Erregung von Krampfzentren nicht Gebrauch machen.

Strychnin. Das bekannte Bild der Strychninvergiftung, das große Ähnlichkeit mit der durch das Tetanusgift erzeugten Erkrankung hat, ist bei Kalt- und Warmblütern charakterisiert durch das Auftreten tetanischer Krämpfe der gesamten quergestreiften Muskulatur mit scheinbarem Überwiegen der Strecker. Daß der Strychnintetanus ein Reflexkrampf ist, geht daraus hervor, daß nach Durchschneidung der hinteren Rückenmarkswurzeln die Krämpfe ausbleiben, während schon der geringste Reiz, der ihre zentralen Stümpfe trifft, Tetanus auslöst. Ausschaltung der sensiblen Nervenendigungen wirkt ebenso krampfhindernd: vom anaesthetischen Bezirke einer Lumbalanaesthesie her können demzufolge bei Strychninvergiftung keine Krämpfe erzeugt werden. Ferner gelingt es durch Fernhalten der ganz besonders leicht den Tetanus auslösenden taktilen und der Erschütterungsreize das Auftreten der Krämpfe bei einer Strychninvergiftung sehr viel seltener zu machen, unter Umständen ganz zu verhindern.

Allerdings können auch nach völliger Degeneration der intraspinalen Bahnen der hinteren Wurzeln bei strychninvergifteten Tieren durch „Blutreize", wie O_2-Mangel tetanische Anfälle ausgelöst werden (A. Fröhlich und H. H. Meyer). Da in diesen Versuchen nicht nur die unmittelbaren Fortsetzungen der hinteren Rückenmarkswurzeln, die im Rückenmarke aufsteigen, sondern auch die im Rückenmark unterhalb einer angelegten Querdurchtrennung absteigenden Bahnen der Degeneration verfallen waren, kann der Angriffspunkt der Strychninwirkung nach A. Fröhlich und H. H. Meyer nur in den in den Hinterhörnern gelegenen receptorischen Schaltzellen, auch „Strangzellen" genannt, gesucht werden. Diese Schaltzellen degenerieren weder nach Ausschaltung der Hinterwurzeln noch auch nach Rückenmarksdurchschneidung und sind als jener Teil des reizempfangenden Apparates im Rückenmarke anzusehen, welcher der Strychninwirkung am leichtesten unterliegt: die Folge ist reflektorische Übererregbarkeit der betreffenden Rückenmarkssegmente.

Zu dieser sich als außerordentliche Steigerung der segmentalen reflektorischen Erregbarkeit äußernden *primären* Strychninwirkung tritt als weiterer Effekt eine weitgehende Lockerung der funktionellen Isolierung der einzelnen Rückenmarkssegmente. Daher breitet sich unter Strychninwirkung der Erregungsvorgang von dem Rückenmarksniveau, in das der zentripetale Impuls eingetreten war, schrankenlos in benachbarte, ja auch in sehr entfernte Segmente auf die diesen zugehörenden motorischen Vorderhornzellen aus. Die scheinbar koordinierte Muskeltätigkeit bei den Strychninkrämpfen kann nur durch gleichzeitige Inanspruchnahme intrazentral miteinander verknüpfter receptorischer Neurone zustandekommen, die normalerweise durch das Vorhandensein intrazentraler Hemmungen erschwert wird. Strychnin vermindert die intrazentralen Widerstände in Bereiche der „Schaltneurone" mit der Folge, daß nunmehr ein reflektorischer Vorgang sich hemmungslos im Rückenmarke ausbreiten kann. Auch werden unter dem Einflusse von Strychnin jene intrazentralen Hemmungen, welche bei willkürlicher oder reflektorischer Erregung eines Agonisten — beispielsweise eines Beugers — zwangsläufig die Innervation des Antagonisten — des Streckers — verhindern, so daß reflektorisch niemals, willkürlich nur in Ausnahmefällen beide Muskelgruppen — Agonisten und Antagonisten — gleichzeitig in Tätigkeit treten können, aufgehoben. *Es fallen* somit durch Strychnin im Zentralnervensystem, in allererster Linie im Rückenmarke, *fast alle*

Hemmungen in den receptorischen und in den motorischen Neuronen des Reflexapparates weg.

Andere Strychninwirkungen sind Ansteigen des Blutdruckes durch direkte Erregung der Vasomotorenzentren — direkt, weil das Ansteigen des Blutdruckes auch am kurarisierten Tiere unabhängig von den Muskelkrämpfen eintritt — ferner Erregung des Atemzentrums, des Vaguszentrums, Verschärfung und Verfeinerung des Sehens. Beim *Menschen* führt Injektion von 1—2 mg Strychninum nitricum zu Vergrößerung des Gesichtsfeldes, sowie zu einer Steigerung des Unterscheidungsvermögens für Lichtstärke. Auch die anderen Sinne (Gehör, Geruch, Geschmack) zeigen unter Strychnineinfluß eine Steigerung ihrer Empfindlichkeit. Im Auge wird, wie es scheint, die Empfindlichkeit der Retina direkt gesteigert, während für die anderen Sinnestätigkeiten eine erhöhte Reflexempfindlichkeit zentraler Apparate vorliegen dürfte [1].

Bei der *therapeutischen* Verwendung der Strychninsalze ist die kumulierende Wirkung des Alkaloids nicht außer acht zu lassen. Das Gift wird zunächst in der Leber zurückgehalten und nur allmählich mit dem Harne ausgeschieden, daher kommt es, daß sich der günstige Effekt einer Strychninbehandlung mitunter erst recht spät einstellt, andererseits kann aber eine durch die Kumulierung bedingte Vergiftung mit Reflextetanus ganz unvermutet und plötzlich eintreten. Beim Fühlbarwerden einer leichten Steifigkeit in den Kaumuskeln oder in den Nackenmuskeln muß daher die Darreichung von Strychnin sogleich unterbrochen und die Strychninwirkung durch chloralhydrat- oder bromhaltige Sedativa beseitigt werden.

Der Nutzen einer Strychnintherapie darf nicht überschätzt werden. Gesteigerte Erregbarkeit der Zentren infolge Beseitigung von Hemmungen kann eine Besserung peripherer Lähmungen vortäuschen. Eine solche kann immerhin von Vorteil sein in der Behandlung von allerhand „Erschlaffungszuständen“ bei Neurasthenikern, bei Sexualschwäche, bei Enuresis im Kindesalter. Die Erregung der Vasomotoren kann zur Verbesserung des Kreislaufes beitragen. Zur Behandlung von Kollapszuständen ist die Anwendung größerer Strychnindosen (5 mg und mehr in subcutaner Injektion) empfohlen worden.

4. Mittel, welche die Nervenendigungen erregen.

Von Mitteln, welche die Endigungen der Hautnerven erregen, kommen in Betracht das *Aconitin* und das *Veratrin*. Das Gefühl von Wärme und von Ameisenlaufen, das nach Einreiben einer Aconitinsalbe entsteht, beruht auf einer peripheren Reizung der sensiblen Nervenendigungen in der Haut. Da der Erregung eine Lähmung nachfolgt, schließt sich an diese Sensationen das Gefühl von Taubheit und Unempfindlichkeit an. Nach Einnehmen per os können sich — bei Aconitinvergiftungen — die Parästhesien mit darauffolgender Hypästhesie auf die ganze Hautfläche erstrecken, es entsteht ein Gefühl, als wenn die Haut „mit Leder überzogen“ wäre. Auch der Temperatursinn und der Geschmackssinn erfahren durch Aconitin eine Abstumpfung.

Ganz ähnlich wirkt *Veratrin* auf die sensiblen Nervenendigungen: zunächst entsteht das Gefühl von Prickeln und Brennen, sodann tritt Hypästhesie bis Anästhesie ein. Die therapeutische Bedeutung dieser Mittel zur Erregung der

[1] Es wäre denkbar, daß es sich bei allen Wirkungen auf das Gehirn, die wir als „erregend“ bezeichnen, beispielsweise bei der Coffeinwirkung, auch nur um eine Steigerung der Erregbarkeit, um eine Erniedrigung der Reizschwelle in zentralen Apparaten handelt. Da wir uns eine deutlich werdende Erregung nur durch Einlangen zahlreicher, von den Sinnesnerven übermittelter Impulse entstanden und unterhalten vorstellen können, wären letzten Endes viele, ja die meisten Erregungsvorgänge, soweit sie die psychische Sphäre betreffen, nur Folge des leichteren Spieles zentraler Reflexe.

sensiblen Nervenendigungen in der Haut ist gering, die Reizung der Hautnerven geschieht weit besser mit ätherischen Ölen (Senföl, Terpentin u. a.) oder mit Capsicum.

II. Lähmende Mittel.

Von Mitteln mit zentrallähmender Wirkung muß, wenn sie praktisch verwendbar sein sollen, verlangt werden, daß innerhalb der therapeutischen Dosierung die lebenswichtigen Zentren von der schwächenden Wirkung verschont bleiben. Diese Forderung wird in noch weit höherem Maße erhoben, wenn es sich darum handelt, durch eine Allgemeinnarkose, die bis zum Verschwinden der Reflexe geht, den Körper operationsreif zu machen oder — was gelegentlich notwendig werden kann — bei Vergiftungen mit Krampfgiften, etwa mit Strychnin, Cocain, Pikrotoxin, Cicuta oder aber beispielsweise bei den lebensbedrohenden Konvulsionen der urämischen Anfälle durch kurze Allgemeinnarkosen den infolge von Lähmung der Zentren der Atmung und des Kreislaufes drohenden Tod zu verhindern.

1. Die Schlafmittel.

Eine der wichtigsten Aufgaben in der Behandlung nervöser Erkrankungen ist, dem Körper den zu seiner Gesundung unentbehrlichen Schlaf zu verschaffen, einen Schlaf, der dem natürlichen möglichst gleichen soll. Dort, wo lediglich Schmerzen das Einschlafen hindern, genügt es in leichten Fällen durch Antineuralgica, in schweren durch Mittel der Morphingruppe den Erregungszustand zu beseitigen, um dem Kranken die Wohltat des Schlafes zu bringen. Wenn aber die „inneren Spannungen" des Nervösen, wenn die mit manchen organischen Nervenerkrankungen verbundenen Erregungen oder wenn Psychopathien den Schlaf verscheuchen, dann muß, falls nicht mit nassen Einpackungen, protrahierten Bädern oder anderen hydrotherapeutischen Maßnahmen, mit schwächeren beruhigenden Mitteln (Baldrianpräparate, Hopfenpräparate, kleine Bromidmengen, Orangenblütentee) das Auslangen gefunden wird, zu den echten *Schlafmitteln* gegriffen werden, deren Wirkung fast stets mächtig genug ist, um den Schlaf zu erzwingen.

Dem ersten, ganz ausgezeichneten Schlafmittel, dem *Chloralhydrat* sind weitere einwandfreie Schlafmittel, wie *Paraldehyd*, *Sulfonal* und *Trional* nur zögernd gefolgt. Erst seit knapp 30 Jahren, seit der Einführung des *Veronals* bewegt sich die „Entdeckung" neuer Schlafmittel, die bekanntlich zum großen Teile nur mehr oder weniger brauchbare Varianten bewährter Mittel darstellen, in einer so steil aufsteigenden Linie, daß der Arzt heute über mehr als 100 solcher Mittel verfügen könnte, von denen allerdings nur wenig mehr als ein Dutzend als wirkliche Bereicherung des Arzneischatzes anzusehen ist.

Ein gutes Schlafmittel muß vielen Anforderungen genügen, vor allem aber muß es in therapeutischer Dosis wirklich unschädlich sein. Es wird verlangt, daß es bei Einführung in Magen und Darm keinerlei Reizwirkung entfalte, es muß in verhältnismäßig kurzer Zeit, spätestens nach 24 Stunden, im Körper zerstört worden sein oder diesen auf den Ausscheidungswegen wieder verlassen haben, damit es nicht zu Schläfrigkeit während des Tages oder anderen Erscheinungen der Kumulierung kommen kann. Ein gutes Schlafmittel soll ferner weder das Zentrum der Atembewegungen noch auch den Kreislauf schädigen und soll auch in anderer Beziehung möglichst frei von Nebenwirkungen sein, welche die Anwendbarkeit sonst vortrefflicher Schlafmittel einschränken müßten. Dem Einschlafen soll kein Stadium der Erregung vorangehen, auch soll der erzeugte Schlaf in bezug auf die Kurve der jeweiligen Schlaftiefe dem natürlichen möglichst ähnlich sein. Das Erwachen soll in frischem erquicktem Zustande geschehen, es soll nicht nötig sein, eine allenfalls sich geltend machende Müdigkeit durch anregende Mittel, wie starken Kaffee zu vertreiben. Die Wirkung auf die Schlafzentren soll nach Möglichkeit elektiv sein, namentlich sollen Wirkungen auf die wichtigen vegetativen Zentren der Temperaturregulation und der Vasomotoren fehlen. Ein Mittel, an das rasch Gewöhnung eintritt, scheidet von vorneherein aus, da seiner Anwendung enge Grenzen gezogen wären. Haltbarkeit des Präparates, gute Löslichkeit und endlich auch ein nicht zu hoher Preis werden gegenwärtig mit Recht von guten Schlafmitteln gefordert. Es ist klar, daß das ideale Schlafmittel, das allen diesen Ansprüchen genügen kann, noch nicht gefunden ist und aller Voraussicht nach nicht gefunden werden wird, zumal auch die Formen, unter welchen sich Schlafstörungen zeigen, und ihre Ursachen so verschieden sind, daß ein einziges Mittel — und wäre es noch so vortrefflich — den Forderungen der ärztlichen Praxis unmöglich genügen könnte. So sind die schwerlöslichen, schlecht resorbierbaren Sulfone (Sulfonal, Trional) zur Erzielung eines raschen Einschlafens unverwendbar, eignen sich aber für Fälle des sog. „Greisenschlafes".

Die Grundwirkung der Schlafmittel im weitesten Sinne besteht darin, daß sie das Wirksamsein aller Reize beseitigen, welche das Einschlafen des Gehirnes trotz Vorhandensein starker Ermüdung hindern. Nach Art und Stärke der störenden Reize wird das Mittel zu wählen sein, beispielsweise Digitalispräparate gegen die wachhaltende Dyspnoe bei ungenügender Herzkraft, Morphin oder andere Analgetica bei Bestehen schmerzhafter Leiden, Hustenmittel bei allerhand Erkrankungen der Atemwege. Ist aber eine über das normale Maß hinaus gesteigerte Erregbarkeit des Gehirns Ursache der Schlaflosigkeit, dann müssen je nach dem Grade der Übererregbarkeit oder Erregung und der durch sie bedingten Schlafstörung Mittel von cerebralem Angriffspunkte versucht werden, die schwächer wirksamen „Sedativa" oder die mächtig wirkenden „Hypnotica".

Die frühere Auffassung des *Schlafes* als eines hauptsächlich in die Großhirnrinde mit unbestimmter Lokalisation zu verlegenden Ermüdungszustandes, bzw. des Wirksamwerdens von durch die Tätigkeit des Körpers erzeugten „Ermüdungsstoffen" an diesen Gehirnpartien ließ auch die Wirkung der Hypnotica recht einfach erscheinen. Hier waren einerseits die krankhaft erregten oder übererregbar gewordenen corticalen Apparate, auf welche sowohl die sensorischen, von außen her einlangenden Weckreize, als auch endogen entstandene chemische Reizstoffe erregend wirken, andererseits die Hypnotica, welche das Wirksamwerden dieser Reize hindern. Die messenden Versuche Kraepelins und seiner Schüler über die Erfolge der Weckreize bei guten Schläfern, bei schlechtschlafenden und bei unter die Wirkung von Hypnoticis gebrachten Personen haben gezeigt, daß unter dem Einfluß dieser Mittel, geradeso wie beim natürlichen festen Schlafe die Reizschwelle wesentlich höher liegt als bei schlechtschlafenden Menschen. Dies scheint eine allen Hypnoticis eigentümliche Wirkung zu sein, wie auch, daß die Auffassung äußerer Reize schon in einem sehr frühen Stadium der Schlafmittelwirkung deutlich verschlechtert wird. Man gab sich lange Zeit mit der Annahme einer diffusen Wirkung der Hypnotica auf mehr oder weniger ausgedehnte Bezirke der Großhirnrinde zufrieden, bis die grundlegenden Veröffentlichungen von W. R. Hess bei Betrachtung von der experimentell physiologischen Seite her und von C. von Economo von klinischen bzw. pathologisch-anatomischen Gesichtspunkten aus der Lehre vom Schlafe und dadurch auch von den Schlafmitteln neue Richtung gaben. Danach muß das Vorhandensein von *Schlafzentren* in den paraventriculären Teilen des Hirnstammes dort, wo das Zwischenhirn in das Mittelhirn übergeht, als sichergestellt angenommen werden, d. h., von in den Hirnstamm zu verlegenden nervösen Vorrichtungen, denen von supraponierten corticalen, wohl auch von koordinierten infracorticalen nervösen Formationen her fördernde oder hemmende Impulse zufließen, welche den Schlaf- bzw. den Wachzustand mit ihrem gesetzmäßig alternierenden Wechsel regeln. Der von C. von Economo gewählte Ausdruck „*Schlafsteuerungszentrum*" trägt den tatsächlichen Verhältnissen insoferne Rechnung, als es sich anscheinend um zwei gekoppelte abwechselnd tätige „Zentren", ein *Schlafzentrum und ein Wachzentrum* handelt. Begründet scheint die Auffassung von W. R. Hess, daß man es im Schlaf- bzw. Wachzentrum mit Vorrichtungen zu tun habe, welche dem parasympathischen bzw. dem sympathischen Nervensystem zuzurechnen sind und einander gerade so antagonistisch gegenüberstehen, wie dies H. H. Meyer mit der Unterscheidung eines sympathischen Wärmezentrums von einem parasympathischen Kühlzentrum in den Zentralstellen der Wärmeregulation wahrscheinlich gemacht hat. Die Lehre von den Angriffspunkten der Hypnotica mußte somit überprüft, die Anschauung von einer rein corticalen Wirkung der Hypnotica durch die Annahme einer Beeinflussung tieferer Hirnteile durch manche Schlafmittel erweitert werden (E. P. Pick und H. Molitor). Von den experimentell ermittelten Tatsachen einer Beeinflussung zentral-vegetativer Funktionen (Wasserwechsel, Wärmeregulation) durch bestimmte — durchaus nicht alle — Hypnotica ausgehend, haben E. P. Pick und H. Molitor eine Trennung der Hypnotica in *Rindenmittel* und in *Hirnstammittel* vorgeschlagen. Dieser Unterscheidung liegt jedoch nicht etwa die Annahme zugrunde, daß die Großhirnrindenmittel *ausschließlich* auf diese und gar nicht auf subcorticale Gehirnteile einwirken oder umgekehrt, daß Hirnstammittel gar keine Beziehungen zu Teilen der Hirnrinde haben, welche den Schlafzustand einleiten oder regeln. Auch die Wirkung von Rindenmitteln, wie Chloralhydrat, Paraldehyd, Amylenhydrat und des ähnlich wirkenden Äthylalkohols erstreckt sich auf tiefe Gehirnteile, andererseits haben die typischen, der Barbitursäurereihe angehörigen Hirnstammhypnotica auch Rindenwirkungen, was unter anderem die Brauchbarkeit des Luminals in der Behandlung der Epilepsie beweist, während wiederum Bromsalze, deren corticale Wirkung nicht angezweifelt wird, in großen Mengen das Spiel der tiefen Reflexe erschweren. Wenn man von den zwei Formen des Schlafes (v. Economo) dem *Hirnschlaf*, in welchem in erster Linie der Sitz des bewußten Empfindens und Wollens ausgeschaltet ist, und dem *Körperschlaf*, in welchem das „Einschlafen" auch die vegetativen Funktionen ergriffen hat, ausgeht, so würden die Wirkungen der Rindenschlafmittel *primär* und unmittelbar die Rindenzentren und die suprathalamischen Bahnen ergreifen und einen dem natürlichen Schlaf ähnlichen Zustand dadurch herbeiführen, daß die der Hirnrinde von außen und vom Körperinnern zufließenden Wachreize ihre Wirkung verlieren. Größere Mengen dieser Mittel werden dann auch die Schlafsteuerungszentren im Hirnstamme ergreifen: zum Hirnschlafe tritt der Körperschlaf hinzu, an dem auch die tieferen Reflexzentren teilnehmen. Die Hirnstammittel wieder ergreifen *primär* das Schlafsteuerungszentrum im Hypothalamus, erzeugen aber nicht etwa einen reinen Körperschlaf, indem sie von da aus die Tätigkeit der benachbarten vegetativen Zentren schwächen, sondern sie machen nach der Darstellung von H. H. Meyer und E. P. Pick den sympathischen Anteil des Schlafsteuerungszentrums, das „Wachzentrum" unempfindlich gegen die Weckreize. Das antagonistische parasympathische Schlafzentrum, richtiger „Einschlafzentrum", erhält dann das Übergewicht, sein Einfluß erzeugt *direkt* Körperschlaf, dann *indirekt* Gehirnschlaf. Größere Mengen der Hirnstammittel, aber auch kleinere Mengen bei längerem Gebrauche erfassen auch die Großhirnrinde, es kommt zu einer Schwächung und Aufhebung von Weckreizen und Reflexen, so daß sich dieses Wirkungsbild kaum oder nicht mehr von der Rindenmittel unterscheiden läßt.

Die Existenz eines Schlafzentrums, richtiger eines Einschlafzentrums hat W. R. Hess dadurch erwiesen, daß elektrische Reizung der Regio hypothalamica das Einschlafen von ungefesslten Versuchstieren herbeiführt, die sympathische Natur des antagonistischen Weck- oder Wachzentrums dadurch, daß Ergotamin, das bei den gewöhnlichen Applikationsarten überhaupt nicht narkotisch wirkt, sondern nur gewisse sympathische Impulse ausschaltet, Schlaf erzeugt, wenn es direkt in den ventrikulären Schlafsteuerungsbereich eingespritzt wird und dort lokal das sympathische Wachzentrum betäubt. Analog wie die örtliche chemische Ausschaltung des sympathischen Wachzentrums wirkt lokalisierte zentrale Erregung des parasympathischen Einschlafzentrums durch das parasympathische Formationen erregende Cholin (Marinesco und Genossen).

Nach H. H. Meyer und E. P. Pick, sowie nach E. P. Pick und H. Molitor sind corticale Schlafmittel *Chloralhydrat, Paraldehyd, Amylenhydrat, Chloralose und die Bromide,* hypothalamische (Hirnstamm-) Mittel die Abkömmlinge der *Barbitursäure,* besonders *Luminal und Nirvanol,* ferner *Chloreton,* außerdem *Baldrian.*

Chloralamid, Urethan, Avertin, Bromural und *Adalin* sind den corticalen *Schlafmitteln* wahrscheinlich, *Alkohol* ist ihnen bestimmt zuzuzählen.

2. Scopolamin.

Das dem Atropin nahestehende *Scopolamin* (identisch mit Hyoscin) teilt viele Wirkungen mit dem Atropin. Gleich diesem lähmt es die parasympathischen Nervenendigungen, es erzeugt Mydriasis und Lähmung der Akkomodation, wie auch der Sekretionen. Der Herzvagus wird dagegen nicht gelähmt, an Stelle der Tachykardie, die durch Atropin verursacht wird, kann unter dem Einfluß des Scopolamin sogar Verlangsamung des Herzschlages treten. Während aber Atropin gewisse Teile des Zentralnervensystems (Großhirn und das Atemzentrum im verlängerten Marke) erregt, wird durch *Scopolamin* das Großhirn so weitgehend beruhigt, daß ein schlafähnlicher Zustand eintritt, der auch bei schwersten Aufregungszuständen, bei manischen Psychosen, wenn sich Hypnotica als zu schwach erweisen, durch das Mittel erzwungen werden kann. Durch *Scopolamin* wird nicht, wie dies bei den echten Schlafmitteln regelmäßig der Fall ist, die Verwertung der Sinneseindrücke abgeschwächt, es wird vielmehr in erster Linie durch Beeinflussung der entsprechenden Gebiete der Großhirnrinde eine motorische Beruhigung geschaffen. Die faradische Erregbarkeit der motorischen Rindenfelder wird schon durch kleine Mengen Scopolamin herabgesetzt, während derselbe Effekt erst durch sehr große Morphingaben erzielt werden kann.

Als Folgeerscheinungen der zentral-motorischen Schwächung zeigen sich Erschlaffung der willkürlichen Muskulatur, die Kranken „sinken gewissermaßen in sich zusammen", die motorische Unruhe verschwindet. Erschlaffung der Epiglottis macht die Atmung nicht selten röchelnd, die Schwächung der motorischen Innervation erschwert das Sprechen. An dieses Stadium, in welchem das Bewußtsein noch erhalten und die Perzeption von Sinneseindrücken möglich ist, schließt sich — mitunter erst nach Erscheinen von Sinnestäuschungen und Delirien — ein schlafähnlicher Zustand. Von der motorisch beruhigenden Wirkung des Scopolamins oder des Hyoscins wird auch zur Bekämpfung des „Parkinsonismus" nach Encephalitis, sowie bei Paralysis agitans und des Tremors bei multipler Sklerose Gebrauch gemacht. Die durchschnittliche Dosis ist ein halbes Milligramm, beim Vorhandensein hochgradiger motorischer Erregung muß diese Menge erhöht werden. Als Nebenwirkungen treten auf Mydriasis und Lähmung der Akkomodation, ferner Trockenheit im Munde und Schlingbeschwerden. Gefahr kann drohen von einer gelegentlich vorkommenden Lähmung des Atemzentrums und von Herzschwäche. (Über die Kombination Scopolamin + Morphin vgl. S. 17).

3. Sedativa.

Zwischen einem Schlafmittel und einem „Beruhigungsmittel" bestehen häufig nur quantitative Unterschiede: *Sedativa* in großen Dosen können Schlaf bringen,

Hypnotica in kleinen Mengen beruhigen, ohne einzuschläfern. So ist *Luminal* in kleinen Dosen (Luminaletten à 0,015 g) als Sedativum den Bromiden gleichzusetzen, unter Umständen überlegen. Die beruhigende Wirkung der Sedativa besteht in einer Herabsetzung der cerebralen Erregbarkeit, wodurch die innere Spannung des „Nervösen" vermindert, das Tätigsein ihm erleichtert, das Eintreten des normalen Schlafes begünstigt wird. Durch sehr große Dosen sedativer Mittel kann bei manchen — nicht bei allen — Tieren ein schlafähnlicher Zustand erzeugt werden, der aber weit eher einer Betäubung mit narkotischen Mitteln gleicht, sehr lange dauert und nicht leicht durchbrochen werden kann.

1. Bromide und andere Brompräparate. Die üblichen Dosen eines Bromsalzes (1—2 g Bromkalium oder Bromnatrium) reichen hin, um leichtere Erregungszustände, etwa bei Neurasthenikern, zu beseitigen, sie haben aber in der Regel keinen deutlichen Einfluß auf einen normalen kräftigen Menschen. Ihre Wirkung ist auch zu schwach, um bei Vergiftungen mit Krampfgiften wie Pikrotoxin oder Cocain, die Hirnerregung rasch und hinreichend zu mindern und das Zentralnervensystem vor Erschöpfung zu bewahren. Gaben von 2—4 g eines Bromsalzes setzen bei Gesunden die Auffassung der Sinneseindrücke nicht herab, was durch echte Schlafmittel in den üblichen Dosen regelmäßig bewirkt wird, intellektuelle Leistungen werden sogar verbessert, wenn sie vorher durch Unlustgefühle behindert waren.

Die Wirkung des Bromkaliums, bzw. des Bromnatriums wird nur durch den Gehalt an Bromionen bestimmt, der beim NaBr höher ist als beim KBr (73% gegen 67%). Der gute Ruf des Erlenmayerschen Gemisches (KBr, NaBr und NH_4Br) läßt sich daher pharmakologisch nicht begründen, mit einer entsprechend erhöhten Dosis eines der drei Salze müßte sich derselbe Effekt erzielen lassen. Da sich bei längerer Darreichung von Bromiden infolge ihrer verzögerten Ausscheidung Brom im Körper anhäuft, muß es zu einer allmählich ansteigenden Konzentration von Br im Blute und in den Geweben kommen. Hat diese eine bestimmte Höhe erreicht, so tritt Abschwächung mancher Reflexe, beispielsweise des Würgreflexes ein. Fehlt dieser, so gilt es als Anzeichen dafür, daß eine genügende Sättigung des Körpers mit Br eingetreten ist. Von dieser die reflektorische Erregbarkeit herabsetzenden Wirkung kann in Fällen von Hyperemesis gravidarum, von Morbus Basedowii oder in Zuständen sexueller Reizung Gebrauch gemacht werden.

Präparate. Neben den Bromiden *Sedobrol*, *Bromhosal*, *Bromipin*, nicht aber Hypnotica, in deren Molekül Br-Atome enthalten sind (wie Bromural, Neuronal, Adalin); diese letzteren wirken nur als ungespaltenes Molekül, nicht durch Freiwerden von Br-Atomen.

Baldrianwurzel und Baldrianpräparate. Die Wurzel des *Baldrian* (Radix Valerianae) enthält das ätherische Baldrianöl, dessen Hauptbestandteil *Borneol* ist, ein Campher, der nicht wie der Japancampher, erregend auf das Gehirn wirkt, sondern die Reflexerregbarkeit bis zur Lähmung herabsetzen kann. Es wird angenommen, daß bei den der Suggestion so leicht zugänglichen „Nervösen" der eigenartige Geruch des Baldrian Teil an der Wirkung hat, doch ist die sedative Wirkung des ätherischen Baldrianöles unverkennbar, wenn größere Mengen der Baldriantropfen (Tinctura Valerianae) tagsüber oder vor dem Schlafengehen eingenommen werden. 10—20 Tropfen der Tinktur reichen allerdings nicht hin, eine sichere Wirkung ist erst von $^1/_2$—1 Kaffeelöffel der Tinktur zu erwarten. Man kann auch ein Infus aus der zerkleinerten Baldrianwurzel (1 Eßlöffel auf 1 Teeschale Wasser) herstellen und vor dem Schlafengehen trinken lassen. Da die in der Wurzel enthaltenen wirksamen Stoffe leicht zersetzlich sind, werden haltbare, allerdings sehr viel teurere Präparate vorgezogen (z. B. Mentholum valerianicum, Bornyval, Valyl).

Auch dem *Hopfen* werden sedative Wirkungen nachgerühmt: Schlafen auf einem mit Hopfen gefüllten Kissen soll den Schlaf befördern, ferner soll Hopfen Reizzustände in der Genitalsphäre (Priapismus) beseitigen können. *Hovaletten* sind eine brauchbare Mischung aus Extrakten des Hopfens und des Baldrians.

Hypnotica in dosi refracta. In der Regel kann mit einem Viertel oder der Hälfte der schlafmachenden Dosis eines Hypnoticums tagsüber eine deutliche beruhigende Wirkung bei Aufregungszuständen erzielt werden. So ist z. B. Chloralhydrat zur Beruhigung in Fällen von Pertussis bei größeren Kindern oder bei Psychosen angewendet worden. In großen Dosen eignet sich Chloralhydrat ganz besonders zur symptomatischen Therapie der Strychninvergiftung. Im allgemeinen werden jedoch zur Dämpfung von Erregungszuständen neben den Bromiden nur die schwächer wirkenden Schlafmittel herangezogen, die Sulfone Sulfonal und Trional niemals für solche Zwecke verwendet. Die Br-haltigen Sedativa *Bromural* und *Adalin* wirken nicht durch Abspaltung freier Br-Atome sondern als ungespaltene Moleküle. Gut sedativ wirken u. a. *Abasin*, *Urethan*, *Dial*, *Sedormid*, ferner *Luminal* (in kleinen Dosen als *Luminaletten*).

4. Antiepileptica.

Unter den Mitteln zur Verhütung epileptischer Anfälle standen lange Zeit die *Bromide* obenan. Ihre Anwendung war durch die Ergebnisse der experimentellen Forschung gestützt: durch Bromide können beispielsweise Campher- und Cocainkrämpfe aufgehoben, bzw. verhindert werden, während sie gegen die vom Rückenmarke ausgehenden Strychninkrämpfe wirkungslos sind. Dies spricht ebenso für den cerebralen Angriffspunkt der Brom-Ionen wie der Umstand, daß bei längerer Darreichung die Erregbarkeit der Großhirnrinde des Hundes für den faradischen Strom so sehr sinkt, daß es nicht mehr gelingt, durch starke elektrische Reizung bestimmter Rindenfelder allgemeine epileptische Krämpfe hervorzurufen. Einmalige Darreichung eines Bromsalzes vermag allerdings die Erregbarkeit der Hirnrinde nicht zu beeinflussen, es muß vielmehr, wie dies auch bei der Behandlung der menschlichen Epilepsie nötig ist, eine gewisse Anhäufung des Mittels eingetreten sein, die nicht in kurzer Zeit erreicht werden kann. Da infolge der Bromspeicherung die Ausscheidung der Bromide ihre Einfuhr geraume Zeit überdauert, wird die regelmäßig festzustellende günstige Nachwirkung verständlich. Im Laufe der Bromanreicherung verarmen Blut und Gewebe an Chlor, an ihre Stelle tritt Brom, im Magensafte wird ein Teil der HCl durch HBr ersetzt. Die Bestimmung dieses Verhaltens oder des Verhältnisses der mit dem Harne ausgeschiedenen Chloride zu den Bromiden ist daher ein brauchbarer Maßstab für die Größe der erzielten „Bromisierung". Ernährung mit NaCl-armer Nahrung erleichtert und beschleunigt den Verdrängungsvorgang und damit die Heilwirkung, allerdings steigt damit die Gefahr der chronischen Bromvergiftung, des *Bromismus*. Die *lokalen* Erscheinungen des Bromismus sind ausgeprägt an den Stellen der Bromausscheidung (Bromacne, Schleimhautkatarrhe, Appetitlosigkeit, Brechreiz, Gastritis), dazu kommen noch die allgemeinen, resorptiven Wirkungen, die sich in Apathie, Stupor und Gedächtnisschwäche äußern. Zu der schädigenden Wirkung der Bromionen kommt noch die Chlorverarmung hinzu, daher genügt es beim Auftreten eines stärkeren Bromismus nicht, mit der weiteren Bromzufuhr sogleich aufzuhören, es muß vielmehr durch reichliche Zufuhr von NaCl das fehlende Cl ersetzt und die Ausscheidung des Broms beschleunigt werden, da nunmehr die Cl-Ionen ihrerseits die Br-Ionen verdrängen. Im Gehirne von mit viel Br behandelten Tieren ist lipoidlösliches Brom nachweisbar, das organische Bindungen eingegangen ist, nachdem aus dem eingeführten Bromide molekulares Br entstanden war.

Aus den Anpreisungen der Erzeugungsstellen soll hervorgehen, daß Brompräparate, die Br in organischer Bindung enthalten, wie *Bromipin* (Sesamöl + addiertes Brom) oder *Ureabrom* (Brom-Calcium-Harnstoff) und Verbindungen des Brom mit Eiweiß oder Leim den Bromsalzen vorzuziehen seien. Wenn diese wesentlich teureren Brompräparate besser vertragen werden, so beruht dies zum Teile auf ihrem weit geringeren Br-Gehalte. Klinische Erfahrungen bestätigen allerdings, daß beim Gebrauche von *Bromipin* und *Bromokoll* gewöhnlich kein Bromismus auftritt.

Auch *Luminal* scheint sich zur Behandlung der Epilepsie zu eignen, namentlich dann, wenn die Anfälle nachts auftreten oder überhaupt selten sind. Bei längerem Gebrauche soll die Tagesdosis von 0,1 (6—7 Luminaletten à 0,015 g) nicht überschritten werden. In schweren Fällen werden mittlere Gaben von Bromsalz mit der Luminalbehandlung kombiniert, wodurch die Gefahr des Bromismus sehr verringert wird.

5. Calcium und Magnesium.

Entziehung der Calciumionen steigert die Muskelerregbarkeit ganz außerordentlich, daher kommt es bei der Vergiftung mit Oxalsäure zu fibrillären und faszikulären Zuckungen, infolge von Calciumverarmung des zentralen Nervensystems aber auch zu allgemeinen Konvulsionen. Ferner wird im Verlaufe einer experimentellen subakuten Oxalsäurevergiftung die Erregbarkeit der vegetativen Nerven sehr gesteigert (A. Fröhlich und R. Chiari). Zufuhr löslicher Calciumsalze beseitigt alle diese Symptome und ist daher die rationelle Therapie der Oxalsäurevergiftung, wie auch der auf Hypocalcämie beruhenden Tetanie (Hormontherapie der Tetanie, vgl. S. 24). Die zentral beruhigende Wirkung der Calciumionen ist so groß, daß durch *lokale* Applikation sehr kleiner Mengen eines löslichen Calciumsalzes an den Schlafzentren im Hirnstamme Schlaf erzeugt wird, der sich von dem durch Hirnstammhypnotica herbeigeführten nicht unterscheidet (V. Demole). Auch die motorischen Rindenfelder werden nach lokaler Applikation von Calciumsalzen für den faradischen Strom reversibel unerregbar (Sabbatani). Die Kombination sedativer Mittel mit Calciumsalzen, die allerdings, um beruhigend zu wirken, in großen Dosen (mehr als 5 g pro die per os) gegeben werden müssen, ist rationell.

Die Wirkung der *Magnesiumsalze* ergreift bei parenteraler Zufuhr alle Teile des Nervensystems: es kommt sowohl zu einer zentralen als auch zu einer peripheren Lähmung, die unter Umständen auch die motorischen Nervenendigungen ergreifen kann. Die zentrale Lähmung ist als sog. „*Magnesiumnarkose*“ bekannt: bei ihr kommt es wie bei der Narkose durch Inhalationsnarkotica oder durch hohe Dosen von Schlafmitteln zu Aufhebung des Bewußtseins und Erlöschen der Reflexe, während Kreislauf und Atmung unbeteiligt bleiben. Durch intravenöse Injektion von Calciumsalzen kann auch die tiefste Mg-Narkose augenblicklich aufgehoben werden. Dieser Antagonismus ist um so bemerkenswerter, als, wie erwähnt, Injektion kleiner Mengen eines Ca-Salzes in den Hirnstamm Schlaf erzeugt.

Die sensiblen und die motorischen Leitungsbahnen werden durch Magnesiumsalze bei direkter Einwirkung auf die Nervenstränge leitungsunfähig und unerregbar. Von dieser Wirkung kann bei der Bekämpfung der Symptome des Wundstarrkrampfes Gebrauch gemacht werden, indem große Mengen von Magnesium sulfuricum oder von Magnesium chloratum subcutan, entsprechend kleinere Dosen intravenös injiziert werden. In sehr schweren Fällen hat man auch 10 ccm einer 15% Lösung von Magnesiumchlorid mit Erfolg in den Wirbelkanal eingespritzt.

6. Analgetica.

Opium, Morphin und seine Derivate. Die experimentelle Pharmakologie kann über die Wirkungsweise zentral-analgesierender Mittel nur wenig Auskunft geben. Die elektive Wirkung einzelner schmerzstillender Mittel, obenan des *Morphins,* hat es nötig gemacht, besondere „*Schmerzzentren*“ im Großhirn anzunehmen, ohne daß über deren Lokalisation genauere Angaben gemacht werden könnten. Vieles spricht allerdings dafür, daß der Sitz der Schmerzempfindungen in die Großhirnrinde zu verlegen ist. Mit diesen „Schmerzzentren“ darf ein von Karplus und Kreidl beschriebenes vegetatives „Pseudoschmerzzentrum“ im Hirnstamme nicht verwechselt werden, bei dessen Erregung die äußeren Zeichen einer Reaktion auf Schmerzreize, wie Abwehrbewegungen und Schreien auftreten. Entfernung der Großhirnhemisphären verändert diese äußeren Anzeichen einer Schmerzreaktion nicht, sondern läßt sie fortbestehen (Sherrington und Woodworth). C. Amsler hat es wahrscheinlich gemacht, daß normalerweise von der Hirnrinde aus hemmende, dämpfende Impulse zu diesen „Pseudoschmerzzentren“ verlaufen, die durch Chloralhydrat beseitigt werden. Im Chloralschlafe können daher Tiere sogar verstärkt auf Schmerzreize reagieren, ohne den Schmerz wirklich verstärkt empfunden zu haben, da hier die corticale Schmerzempfindung zweifellos vermindert sein muß. Dagegen ist in diesem Falle die Schmerzäußerung, die an das Intaktsein des „Pseudoschmerzzentrums“ im Hirnstamme geknüpft ist, „enthemmt“, kommt daher gesteigert zur Geltung.

Morphin, das souveräne Mittel zur zentralen Schmerzbetäubung, beseitigt nicht nur die Schmerzempfindung, sondern auch die Schmerzäußerung, da die von der Hirnrinde zum „Pseudoschmerzzentrum“ an der Hirnbasis verlaufenden Hemmungen nicht beseitigt werden. Erhalten jedoch großhirnlose Tiere eine Morphindosis, die bei intaktem Gehirne jede Schmerzreaktion beseitigt, so antworten sie auf entsprechende Reize mit allen Anzeichen des Schmerzes (C. Amsler), woraus hervorgeht, daß auch unter der Morphinwirkung das „Pseudoschmerzzentrum“ erregbar bleibt.

In der therapeutischen Verwendung sind *Morphin* und das morphinhaltige *Opium* deswegen durch kein anderes Mittel zu ersetzen, weil *Morphin* schon in so kleinen Mengen elektiv das Perzeptionsvermögen für Schmerzreize unterdrückt, daß, von einer geringfügigen Müdigkeit abgesehen, keine erkennbaren Nebenwirkungen auftreten, insbesondere nicht auf die Wahrnehmung der Sinneseindrücke oder auf die motorischen Zentren, auch bleiben die meisten Reflexe während der Dauer dieser primären Morphinwirkung normal auslösbar.

Gleichzeitig mit, doch unabhängig von der Schmerzempfindung werden durch *kleine* Morphindosen Unlustgefühle aller Art, wie auch das *Gefühl* der Müdigkeit — nicht die Müdigkeit selbst — beseitigt. Es tritt *Euphorie* ein, die darum so gefährlich ist, weil sie auch ohne Not zu einer Wiederholung der Morphinwirkung auffordert und den Anlaß zur Morphinsucht gibt. Der Morphinist zeigt während der Dauer der Wirkung Unlust zu körperlicher Tätigkeit, vermag aber geistige Arbeit ebenso leicht auszuführen wie der normale Mensch.

Daß die schmerzstillende Wirkung des *Opium* größer ist, als seinem Morphingehalte entspricht, ist bezweifelt worden. Dafür spricht aber, daß auch mit dem morphinfreien Opiumreste sedative und narkotische Wirkungen erzielt werden können. Auch kann ein *Synergismus* der Nebenalkaloide mit dem Morphin mit Sicherheit angenommen werden (vgl. S. 16). Schon die Vereinigung von je 1 Molekül Morphin mit 1 Molekül Narkotin kann zweifellos Wirkungsverstärkung ergeben. Auch *Kodein* und *Papaverin* wirken deutlich schmerzstillend.

Antipyretica. Auch die zentral-schmerzstillende Wirkung der meisten Antipyretica muß, gleich der Wirkung des Opiums und des Morphins, mit einer Beeinflussung corticaler Schmerzzentren erklärt werden. Mengen dieser Substanzen, welche bei Nichtfiebernden die Körpertemperatur völlig unbeeinflußt lassen, vermögen Schmerzen, ganz besonders aber Kopfschmerz und neuralgische oder neuritische Schmerzen aller Art für einige Zeit zu beseitigen oder weitgehend zu mildern. Möglicherweise begünstigt eine spasmolytische Wirkung auf krampfhaft verengte Gehirngefäße die antineuralgische Wirkung, da gerade die wirksamsten Analgetica dieser Gruppe, wie Antipyrin und Pyramidon, nicht nur die Hautgefäße, sondern auch die Hirngefäße erweitern. Damit würde auch vereinbar sein, daß *Chinin*, ein ausgezeichnetes Fiebermittel, das im Gegensatze zu Antipyrin und den Salicylsäurepräparaten unter Umständen krampfhafte Verengerung von Blutgefäßen herbeiführt, sich zur Behandlung von Neuralgien weniger eignet.

Aconitin. In der Behandlung von Neuralgien, ganz besonders der Trigeminusneuralgie, haben sich die verschiedenen *Aconitine* bewährt. Auch hier muß eine zentrallähmende Wirkung angenommen werden, die von einigen Forschern in die Spinalganglien verlegt wird. Einnehmen größerer medizinaler Dosen von Aconitin kann Parästhesien in den Extremitäten, aus denen sich eine subjektive Gefühlsabstumpfung entwickeln kann, hervorrufen. *Aconitin* soll in Kombination mit anderen analgetisch wirkenden Mitteln besonders wirksam sein.

7. Mittel, welche die peripheren sensiblen Nerven oder ihre Endigungen lähmen.

Von der die Endigungen der sensiblen Nerven lähmenden Wirkung des Cocains und seiner Ersatzpräparate wird in der Behandlung von Nervenkrankheiten selten Gebrauch gemacht. Stärkere Schmerzen bei Eruptionen von Herpes zoster erfordern mitunter die Behandlung mit lokal anästhesierenden Mitteln, beispielsweise mit *Anästhesin* (in Form einer 10% Salbe). Die Derivate der Benzoesäure (*Orthoform, Anästhesin, Propäsin, Cycloform* u. a.) bieten gegenüber den leichtlöslichen Salzen des Cocains, des Novocains, des Tutocains und anderer lokalanästhesierender Substanzen den Vorteil, daß sie von der Applikationsstelle aus kaum resorbiert werden, daher wenig allgemeine Giftwirkungen entfalten können, wie auch, daß infolge dieses Verhaltens die anästhesierende Wirkung weit länger anhält. Sie sind in Wasser wenig oder kaum, leicht aber in Fetten löslich und können daher, wenn sie in die Epidermis eingerieben werden, bis zu den sensiblen Nervenendigungen vordringen, zumal wenn diese in Wunden oder an ulcerierten Hautstellen leichter zugänglich sind. Zur lokalen Behandlung neuralgischer Schmerzen, denen Erkrankungen eines Nervenstammes oder Nervenastes zugrunde liegen, können diese lokalanästhesierenden Mittel nicht verwendet werden.

Die elektiven Beziehungen des Cocains und seiner in Wasser leicht löslichen Ersatzpräparate zu den sensiblen Fasern ermöglichen dagegen die Anästhesierung großer Gebiete durch die Methoden der Lumbalanästhesie oder der Sacralanästhesie. Bei besonders schmerzhaften und hartnäckigen Fällen von Neuritis ischiadica kann durch epidurale Injektion schwacher Lösungen von Novocain oder Stovain ein guter, jedoch nicht nachhaltiger Erfolg erzielt werden.

In ähnlicher Weise können tabische Schmerzen, die unter dem Bilde gastrischer Krisen auftreten, durch paravertebrale Injektion von Novocain oder Stovain zeitweilig aufgehoben werden.

III. Wirkungsverstärkung bei Arzneigemischen.

In neuerer Zeit ist man von dem Grundsatze ein Krankheitssymptom nur mit einem einzigen genau dosierbaren Heilmittel zu bekämpfen, sichtlich abgekommen und bevorzugt vielfach die Behandlung mit Arzneigemischen. Bestimmend hierfür waren die auf theoretischen Überlegungen fußenden Ansichten des Pharmakologen Bürgi, der in zahlreichen Untersuchungen das Material dafür zu liefern bestrebt war, daß durch Kombination zweier oder mehrerer Mittel eine Steigerung des Heileffektes erreichbar sei. Es hat sich zeigen lassen, daß unter Umständen die Darreichung *eines* Mittels in *Teildosen* die Wirkung erhöht. Wird beispielsweise ein sedatives oder hypnotisches Mittel, wie Urethan, in eben zureichender Menge nicht auf einmal, sondern in zwei Teildosen 5 bis 10 Minuten nacheinander, gegeben, so ist die Endwirkung wesentlich stärker, als wenn dieselbe Menge Urethan auf einmal eingenommen worden war. Es können offenbar die giftempfindlichen Elemente in der Zeiteinheit aus dem Blute nur eine gewisse Menge des Mittels aufnehmen, der Rest fließt ungenützt vorbei. Wird aber die Menge geteilt und den Zellen in kurzer Zeit zweimal Gelegenheit geboten, das Mittel der sie umspülenden Blutflüssigkeit zu entnehmen, so wird in absoluter Menge mehr aufgenommen, die Wirkung wird verstärkt. Die Überlegenheit der Dosis refracta kann natürlich nur dann eintreten, wenn es sich um Arzneikörper handelt, deren Wirkung nicht flüchtig ist. Anderenfalls, etwa bei der Einwirkung von Dämpfen des Äthers oder des Amylnitrit wird die Wirkung zweier Teildosen hinter der ungeteilten Dosis zurückbleiben müssen, ein Brechmittel in dosi refracta muß versagen. Abgesehen von diesen Fällen, in welchen es sich gewissermaßen um eine Kombination eines Mittels mit sich selbst handelt, tritt in zahlreichen Fällen bei Verwendung zweier oder mehrerer Mittel an Stelle eines einzigen eine unleugbare Wirkungsverstärkung hervor. Die der Wirkungsverstärkung von Arzneigemischen zugrunde liegenden Vorgänge sind zumeist nicht durchsichtig, so daß man in der Regel auf Vermutungen angewiesen ist. Mitunter drängt sich der Eindruck eines verstärkten Effektes auf, wenn in einer gegebenen Kombination das eine Mittel unerwünschte Nebenwirkungen hat, die durch das zweite abgeschwächt oder beseitigt werden. Dies ist beispielsweise der Fall bei der als *Narkophin* bekannten Kombination von *Morphin* mit *Narkotin* [1]. Von *W.* Straub rührt die Beobachtung her, daß bei Kombination von Morphin mit dem an sich wenig wirksamen Opiumalkaloide Narkotin bei Tieren an Stelle der für das Narkotin typischen heftigen Gehirnerregung die für den Menschen charakteristische beruhigende Morphinwirkung hervortritt, während andererseits die Erregbarkeit des Atemzentrums in der Kombination weit weniger leidet als durch Morphin allein. Der Zusatz von Narkotin hat demnach zu einer qualitativen Veränderung der Morphinwirkung geführt, die sich in einer Verstärkung des narkotischen Effektes bei Abschwächung der schädigenden Wirkung auf das Zentrum für die Atembewegungen äußert; auch wird durch den Narkotinzusatz die tödliche Morphindosis herabgesetzt. Vielleicht wird durch den Narkotinzusatz die Verteilung des Morphins im Zentralnervensystem so verschoben, daß das Großhirn mehr, das Atemzentrum aber weniger von dem Narkoticum abbekommt. Die Erregung des Atemzentrums durch Narkotin in der Kombination Morphin + Narkotin wirkt ebenso vorteilhaft wie die Anwesenheit des analog wirksamen Opiumalkaloids *Thebain* neben Narkotin im *Laudanon*. Chirurgen schicken gerne einer Allgemeinnarkose mit Äther eine subkutane Injektion von Morphin und Atropin voraus. Auch Atropin wirkt erregend auf das Zentrum der Atembewegungen in der Medulla oblongata, dessen Erregbarkeit durch Morphin leidet. Die Überzeugungen von Bürgi lassen sich in zwei Grundsätzen aussprechen: 1. Arzneien der gleichen Reihe (z. B. indifferente Narkotica der Fettreihe, wie Chloralhydrat, Paraldehyd, Urethan, Veronal) die denselben pharmakologischen Angriffspunkt haben, addieren bei Kombination

[1] *Narkophin* enthält 33% Morphin, der Rest ist Narkotin, beide Alkaloide an Mekonsäure gebunden, deren langsame Resorption den allmählichen Eintritt der Wirkung, die dafür länger andauert, erklärt. *Amnesin* enthält gleichfalls Morphin und Narkotin, daneben noch Chinin und Harnstoff, es wird zur Linderung von Geburtsschmerz verwendet.

ihre Wirkung. Unter *Addition* ist zu verstehen, daß die Gesamtwirkung der Summe der Einzelwirkungen entspricht. 2. Arzneien der gleichen Reihe (z. B. der betäubenden Großhirnmittel), die verschiedenen pharmakologischen Angriffspunkt haben, ergeben bei Kombination eine *Potenzierung,* d. h. einen über die Summe der Einzelwirkungen hinausgehenden Gesamteffekt.

Die erste BÜRGIsche Regel trifft für viele Kombinationen indifferenter Narkotica und Hypnotica zu: sie ist dahin zu verstehen, daß es für die Größe der Wirkung gleichgültig ist, ob die für das betreffende Mittel empfindlichen Zellen von der Konzentration A *eines* Mittels oder von der Konzentration $^1/_2$ A *zweier* in bezug auf Wirkungsweise und Angriffspunkt sehr nahe stehender Mittel gleichzeitig erreicht werden. Wirken jedoch die beiden Komponenten aufeinander ein, etwa in dem Sinne, daß sie eine Änderung der Löslichkeit herbeiführen, dann könnte allerdings auch bei Verwendung von sehr ähnlich wirkenden Mitteln derselben Gruppe eine über die einfache Addition hinausgehende Wirkungsverstärkung zustande kommen.

Dies ist für die Verwendung eines Äther-Chloroformgemisches bei der Inhalationsnarkose behauptet worden. Für die erwähnte Kombination Morphin + Narkotin ist gezeigt worden, daß die Wirksamkeit einer bestimmten Morphinmenge durch steigende Narkotinmengen nicht gleichmäßig erhöht wird: das Optimum der Wirkungssteigerung liegt erstens bei 1 Teil Morphin + 1 Teil Narkotin und zweitens bei 1 Teil Morphin + 0,2 Teile Narkotin. Dagegen wirkt die Kombination 1 Teil Morphin + 0,5 Teile Narkotin so, als ob überhaupt in der Mischung Narkotin nicht vorhanden wäre.

Die Bedingungen, unter denen es zu einer „Potenzierung" kommt, sind recht dunkel; so dürften sich die einander chemisch so nahestehenden Opiumalkaloide *Morphin* und *Kodein* (= Methylmorphin) nur einfach addieren, aber nicht „potenzieren". Kodein ist seinen Hauptwirkungen nach ein sehr abgeschwächtes Morphin mit recht geringer Darmwirkung. Die Kombination Morphin + Kodein hat aber eine hochgradige Verstärkung der stopfenden Wirkung durch Ruhigstellung des Dünn- und des Dickdarmes ergeben, was die zweifellose Überlegenheit des im Opium gegebenen Alkaloidgemisches über das Morphin verständlich macht. Die Gehirnwirkung des Morphins erfährt jedoch durch den Kodeinzusatz keine entsprechende Wirkungszunahme. Eucain + Novocain zeigen in bezug auf den lokalanästhesierenden Effekt deutliche „Potenzierung", nicht aber die Kombinationen Eucain + Cocain oder Cocain + Novocain. Diese Tatsachen lassen es als begreiflich erscheinen, daß es ein „Opiumproblem" und auch ein „Digitalisproblem" gibt, da immer wieder die Überlegenheit dieser Drogen oder ihrer galenischen Zubereitungen über die einzelnen chemisch reinen Hauptbestandteile betont wird.

Sehr häufig wird in der ärztlichen Praxis von der „potenzierenden" Kraft der Kombination *Morphin + Scopolamin* Gebrauch gemacht. Hier ist im Sinne BÜRGIs zweifellos eine Verschiedenheit der Angriffspunkte der beiden Alkaloide gegeben. Während sich durch Morphin neben der zentralen Hypalgesie eine sehr ausgeprägte psychische Beruhigung mit Euphorie erzielen läßt, fehlen diese Effekte nach Applikation kleiner Scopolaminmengen. Scopolamin beeinflußt nicht, wie die echten Hypnotica, die Auffassung der Sinneseindrücke, sondern beseitigt in erster Reihe eine Erregung motorischer Zentren. In der Kombination Morphin + Scopolamin kommt es jedoch zu einer *Summation* der *motorisch-hemmenden* Wirkungen beider Mittel. Eine ähnliche Wirkungsverstärkung läßt sich auch bei Kombination von Scopolamin mit Bromiden nachweisen (MÉHES, E. P. PICK), nicht aber mit den echten Schlafmitteln. Der Unterschied liegt hier wohl darin, daß Bromide cortical-motorisch betäuben (LENDLE), während die Hypnotica in erster Linie das Zuströmen zentripetaler Erregungen zum Großhirn schwächen. Gewöhnlich wird Scopolaminum hydrobromicum mit Morphinum hydrochloricum im Verhältnis von 1 : 20 kombiniert.

Eine große Rolle für das Zustandekommen einer Wirkungsverstärkung spielt zweifellos eine Erhöhung der Gewebspermeabilität, die für neurotrope Mittel durch Vorbehandlung bzw. durch Kombination mit einzelnen Purinderivaten, vor allem mit Theophyllin, erzielt werden kann (A. FRÖHLICH und E. ZAK). Vorbehandlung mit kleinen, an sich unwirksamen Theophyllindosen kann nicht nur Versuchstiere für die Wirkungen von Strychnin, Pikrotoxin, Medinal, Urethan, Morphin und Magnesiumsalzen weitaus empfindlicher machen, sondern in einzelnen Fällen auch den Ablauf der Vergiftungen qualitativ ändern. Unter dem Einflusse des Theophyllin gelangen Pharmaca und Gifte an Orte, an welche sie unter gewöhnlichen Verhältnissen nur schwer oder dem Anscheine nach gar nicht hindringen. Erfahrungen, die eine verbesserte Wirkung antineuralgischer Mittel bei Kombination mit dem Purinderivate Coffein festgestellt hatten, erscheinen dadurch in neuem Lichte. So wird auch erklärlich, daß Coffein die Wirkung mancher Schlafmittel nicht nur nicht abschwächt, sondern im Gegenteile fördert; die Einschlafenszeit wird verkürzt, an sich wirkungslose, weil zu kleine Gaben von Mitteln der Veronalgruppe wirken in Verbindung mit Coffein schlafbringend (DREYKURS und SPERLING). Hier wirkt also das normalerweise das Gehirn erregende Coffein der hypnotischen Veronalwirkung nicht entgegen, sondern ihr synergistisch. Es wird auch empfohlen, *Veramon* zur Verbesserung der Wirkung mit schwarzem Kaffee zu kombinieren (E. STARKENSTEIN).

Der Grundsatz der Arzneikombination hat sich bei der Verwendung antineuralgischer Mittel, neuerdings auch bei Verschreibung der Schlafmittel weitgehend durchgesetzt. *Migränin* ist ein Gemisch von Antipyrin + Coffein. citricum, ähnlich zusammengesetzt sind *Neokratin, Algokratin* und die Pulver des Dr. FAIVRE. In diesen Mischungen dürfte die über die Summe der Wirkungen der Komponenten hinausgehende Verstärkung des Effektes auf erleichtertes Eindringen in die Nervenzellen zurückzuführen sein. Für andere Kombinationen schmerzstillender Mittel ist der Mechanismus nicht durchsichtig, der Effekt jedoch klinisch sichergestellt. Pulvis antineuralgicus ERB enthält Phenacetin, Antipyrin und Chinin, Pulvis sedativus NOORDEN Phenacetin, Pyramidon und Veronal. Die TREUPELschen Tabletten enthalten Phenacetin, Aspirin und Kodein, *Gelonida antineuralgica* sind ähnlich zusammengesetzt. *Togal* enthält Aspirin, Chininum tannicum und Lithiumchlorid. Im *Veramon* liegt die Kombination vor, daß die eine Komponente (Pyramidon) neben der bekannten schmerzstillenden Wirkung auch eine minder bekannte erregende Wirkung auf das Großhirn hat, somit zwar der schlafmachenden, nicht aber der analgetischen Wirkung des Veronals entgegenarbeitet. Es kommt zu einer wünschenswerten Verstärkung des antineuralgischen Effektes, ohne daß sich Schläfrigkeit einstellt.

Seekrankheitsmittel sind durchwegs Arzneigemische. VASANO enthält l-Scopolamin und l-Hyoscyamin, *Nautisan* Coffein und Trichlorisobutylalkohol. MOTHERSILLS Mittel hat wahrscheinlich ähnliche Zusammensetzung wie Nautisan. In beiden arbeitet der Coffeinzusatz der betäubenden Wirkung des Trichlorisobutylalkohols entgegen, die Beruhigung der Brechzentren bleibt jedoch voll erhalten.

IV. Vegetative Mittel.

1. Sympathicusmittel.

Die zentralen Ursprünge der sympathischen Nerven können zwar durch einige Mittel erregt werden, doch wird bei ihnen die zentrale Wirkung zumeist durch gleichzeitige Erregung sympathischer Nervenendigungen überdeckt. β-Tetrahydronaphthylamin, Cocain und Coffein rufen durch Erregung des sympathischen Zentrums für die Wärmebildung im untersten Teile des Zwischenhirns Temperatursteigerung hervor, unter Umständen kann auch durch Adrenalin der Wärmehaushalt so gestört werden, daß es zu Temperaturanstieg kommt; ferner sind dem Adrenalin auch erregende Wirkungen auf Atemzentrum und Vaguszentrum zugeschrieben worden.

Ungleich mächtiger ist die erregende Wirkung des *Adrenalins* auf die Endigungen der postganglionären Fasern in allen sympathisch innervierten Organen; die Adrenalinwirkung ist identisch mit den Effekten, die bei elektrischer Reizung sympathischer Fasern oder Nervenzellen erhalten werden können. Hauptsymptome der Adrenalinwirkung sind daher: Mydriasis, Exophthalmus, beschleunigte und verstärkte Herzarbeit, Vertiefung der Atmung, Erschlaffung der Bronchialmuskeln, Kontraktionen der kleineren und kleinsten arteriellen Blutgefäße in fast allen Gebieten (ausgenommen Hirn-, Lungen- und Kranzgefäße und die Capillaren, an welch letzteren Adrenalinwirkungen nur schwer nachweisbar sind). Ferner Erschlaffung der Muskulatur von Magen und Darm, unter Umständen auch der Harnblase, Kontraktion des schwangeren Uterus. Weiter kommt es zu Anstieg des Blutzuckers infolge von Mobilisierung des Leber- und Muskelglykogens; Adrenalin vermag daher die Insulinhypoglykämie aufzuheben oder ihre Entstehung zu verhüten. Unter dem Einflusse von Adrenalin können Ermüdung und Müdigkeitsgefühl beseitigt, kann die körperliche Leistungsfähigkeit gesteigert werden. Bei psychischer Erregung, im Fieberbeginne, bei Muskelarbeit kommt es zu vermehrter Ausschüttung von Adrenalin aus den Nebennieren; dadurch wird zwar die Erregung gesteigert, aber auch die körperliche Leistungsfähigkeit von Muskulatur und Herz erhöht. Nach subcutanen Adrenalininjektionen tritt nicht selten feinwelliger Tremor auf. Per os eingeführt ist Adrenalin unwirksam, da es von den Verdauungssäften rasch zerstört wird, daher kann seine Anwendung nur durch subcutane, im Notfalle intravenöse Injektion, allenfalls von der Mastdarmschleimhaut her geschehen.

Die ähnlich wirkenden, dem Adrenalin mehr oder weniger nahe verwandten Substanzen *Ephedrin, Ephetonin* und *Sympatol* sind dagegen auch nach Einfuhr per os wirksam und haben neuerdings das Adrenalin vielfach aus der Therapie verdrängen können. Hauptanwendungsgebiet für das Adrenalin und die adrenalinartigen Substanzen sind Kollapszustände bei noch leistungsfähigem Herzen und Überwiegen der Vasomotorenschwäche (z. B. bei fieberhaften Infektionskrankheiten, bei septischer Peritonitis). Zur Lösung des Bronchialmuskelkrampfes bei Asthma bronchiale steht gegenwärtig die Anwendung von Ephedrin oder Ephetonin per os im Vordergrunde, deren Wirkung zudem minder flüchtig ist als die des Adrenalins. Die krampflösende Wirkung beim Bronchialasthma beruht auf der Erregung der sympathischen Nervenendigungen in den Bronchialmuskelfasern, wodurch diese gehemmt, erschlafft werden. Das Abschwellen der Schleimhaut infolge der vasokonstriktorischen Wirkung der Mittel unterstützt und verstärkt die Wirkung. Die gelegentlich beobachtete günstige Wirkung von Adrenalin auf tabische Krisen bedarf noch der Erklärung. Bei M. Addison ist die Adrenalintherapie wirkungslos.

Das im Mutterkorne enthaltene Alkaloid *Ergotamin,* das als *Gynergen* verschrieben wird, *lähmt* die peripheren Endigungen der fördernden sympathischen Nerven. Durch per os gegebenes Gynergen läßt sich beim M. Basedowii die durch die Hyperfunktion der Schilddrüse erzeugte Erregung im sympathischen Nervensysteme dämpfen (O. PORGES und D. ADLERSBERG), was zu einer Abkürzung des Krankheitsverlaufes führen kann. *Gynergen* (Ergotaminum tartaricum) wird in Tabletten von $^1/_2$ mg per os eingenommen; mitunter sind aber recht hohe Gaben, 6 mg und mehr pro die, erforderlich, um die Symptome der Krankheit, in erster Linie die Tachykardie und die Erregung günstig zu beeinflussen. Da durch länger dauerndes Einnehmen dieses Mutterkornalkaloids die Möglichkeit eines Ergotismus gangraenosus gegeben ist, muß beim ersten Erscheinen von Sensibilitätsstörungen, von Kältegefühl, von Pelzigempfinden in den Extremitäten oder beim Auftreten einer Hautverfärbung die Gynergenzufuhr sogleich abgebrochen werden. Derartig warnende Symptome sind in einzelnen Fällen schon nach Verbrauch kleinerer Mengen (z. B. von 31 Tabletten à $^1/_2$ mg) aufgetreten, somit ist bei fortgesetzter therapeutischer Verwendung von Gynergen Vorsicht am Platze.

2. Parasympathicusmittel.

In der Therapie nervöser Erkrankungen wird mehr von den zentralen Wirkungen der Mittel der *Atropingruppe* (Atropin, Hyoscyamin, Scopolamin) Gebrauch gemacht als von ihren die Endigungen der postganglionären parasympathischen Nerven lähmenden. Gelegentlich wird lästiges Speicheln oder Schwitzen durch ganz kleine Dosen von Atropin, besser von Atropinum methylbromatum bzw. Eumydrin, die keine zentrale Erregung bewirken, bekämpft. In der Therapie des „nervösen“, des Bronchialasthmas sind Atropin und die atropinhaltigen Drogen, wie Folia Strammonii sowie die eben genannten Atropinderivate durch die verläßlicheren adrenalinartigen Pharmaca in den Hintergrund gedrängt worden. Günstig wäre bei der Atropinbehandlung des Asthma bronchiale die Erregung des Atemzentrums und die damit verbundene bessere Durchlüftung der Lungen. Nervöse Spasmen glattmuskeliger Gebilde, beispielsweise in Magen oder Darm können durch Atropin oder Belladonnapräparate günstig beeinflußt werden. Das Seekrankheitsmittel *Vasano* wirkt durch Vaguslähmung, es enthält neben camphersaurem l-Hyoscyamin noch camphersaures Scopolamin, das die zentral erregende Nebenwirkung des Hyoscyamins ausschaltet. Auch bei Vagotonikern kann Atropin versucht werden. Günstige Erfolge werden neuerdings von der Behandlung schwerer Fälle von Parkinsonismus mit großen Atropindosen gemeldet: offenbar wirkt die durch Atropin bedingte zentrale Erregung der Bewegungsarmut dieser Fälle entgegen.

Amphotrope Wirkungen vegetativer Mittel. Auf Grund neuerer Erfahrungen läßt sich die früher angenommene strenge Elektivität der sympathicotropen bzw. der parasympathicotropen (vagalen) Mittel nicht mehr aufrecht erhalten. Unter bestimmten Bedingungen können mit Parasympathicusmitteln sympathische Effekte erhalten werden und umgekehrt, z. B. diastolischer Herzstillstand durch Adrenalin, der durch Atropin aufgehoben wird. Es scheint, daß die pharmakologische Wirkung durch den jeweiligen Erregungszustand des Erfolgsorgans bedingt wird und daß Tonuszunahme in einem Anteile des vegetativen Nervensystems zwangsläufig eine verminderte Erregbarkeit im antagonistischen Teile (sympathischen bzw. parasympathischen Systeme) herbeiführt. Daher müssen die meisten vegetativen Mittel als „*amphotrop*“ bezeichnet werden. Beispielsweise hat das Mutterkornalkaloid *Ergotamin* neben seiner die Endigungen der sympathischen Nerven lähmenden Wirkung noch eine sehr auffällige erregende Wirkung (Miosis, Schweißsekretion) auf viele parasympathische Nervenendapparate.

V. Mittel, welche die Weite der Blutgefäße beeinflussen.

In der Therapie der Nervenkrankheiten werden vasokonstriktorische Mittel kaum je zur Anwendung gelangen, dagegen sind die Fälle nicht selten, in denen es darauf ankommt, einer infolge von lokaler Anämie gestörten Zentrentätigkeit durch Erweiterung krampfhaft verengter Blutgefäße zum besseren Funktionieren zu verhelfen. Die *Nitrite* rufen eine teils zentral, teils peripher bedingte Erweiterung der Blutgefäße in der Haut der oberen Körperhälfte, im Kopfe und im Gehirne, wie auch in den Kranzgefäßen des Herzens hervor. Prompt, wenngleich rasch vorübergehend, wirkt die Einatmung der Dämpfe einiger Tropfen von *Amylnitrit*. Die Gefäßerweiterung geht unter Rötung der Haut, die sich in der Regel nicht auf das Gebiet unterhalb des Thorax erstreckt, mit einem Wärmegefühl im Kopfe, einher. Länger dauert die Wirkung des *Nitroglycerins,* anhaltender sind die Wirkungen von *Natrium nitrosum* und von *Erythroltetranitrat.* In Fällen von Hemicrania spastica kann man von der gefäßerweiternden Wirkung der Nitrite Gebrauch machen, z. B. 5 Tropfen einer 1%igen Lösung von Nitroglycerin einnehmen lassn.

Vielleicht wird die analgetische Wirkung von *Antipyrin* und *Pyramidon* bei Kopfschmerz durch ihre erweiternde Wirkung auf die Hirngefäße — allein oder in Verbindung mit dem gleichfalls die Hirngefäße erweiternden *Coffein* — unterstützt.

Zur Behandlung der RAYNAUDschen Krankheit sind gleichfalls die Nitrite empfohlen worden, neuerdings wird auch von einigen gefäßerweiternden Organpräparaten Gebrauch gemacht. Hier sind zu nennen das aus Leber dargestellte *Eutonon,* ferner *Lacarnol* (aus Muskel) und *Padutin* (aus Pankreasgewebe).

In der symptomatischen Behandlung der Gehirnarteriosklerose bewährt sich *Theobromin* offenbar durch seine vasodilatierende Wirkung auf die Hirngefäße. Von der gefäßerweiternden Wirkung des Alkohols soll wegen der hohen Schädlichkeit des Mittels kein Gebrauch gemacht werden.

VI. Hautreizmittel.

(Rubefacientia und Vesicantia.)

Die Hyperämie, welche bei lokaler Einwirkung vieler ätherischer Öle in der Haut entsteht, wird mit gutem Grunde als Folge einer Erregung der in der Haut gelegenen sensiblen Nervenendigungen aufgefaßt, da jeder schmerzhafte Hautreiz mit größter Raschheit von einer lokalen aktiven Hyperämie, die den ersten Anfängen einer Entzündung gleichzusetzen ist, gefolgt wird. Unter dem Einflusse der Hautreizmittel kommt es wahrscheinlich zu einem Erregungsübergange von den Schmerzpunkten zu den kleinen Blutgefäßen nach Art der sog. Axonreflexe, bei welchen sich der ganze Reflexvorgang in peripheren Gebieten ohne Inanspruchnahme des zentralen Nervensystems abspielt. Solche Mittel heißen *Rubefacientien,* wenn es bei ihrer Anwendung lediglich zu Hyperämie der Haut kommt, *Vesicantien,* wenn nach *längerer* Einwirkung sich die Epidermis in größeren Blasen abhebt. Es darf angenommen werden, daß die durch Hautreizmittel hervorgerufene Hyperämie sich nicht auf die Hautfläche beschränkt, sondern — und dann auf zentral-reflektorischem Wege — auch nach innen, von der Oberfläche in die Tiefe übergreift. Die unleugbar vorhandene günstige Wirkung der Hautreizmittel müßte demnach in einer reflektorisch vermittelten Hinleitung von Blut zu erkrankten Teilen erblickt werden.

In den letzten Jahren ist als „italienische" Schnellkur der Ischias und anderer Neuralgien ein Verfahren bekannt geworden, das sich Hautreizmittel geheimgehaltener Zusammensetzung bedient. Die Breiumschläge, die zu stundenlanger Applikation auf die erkrankten Gebiete gelangen, dürften unter anderem *spanischen Pfeffer* enthalten, dessen wirksamer Bestandteil, das *Capsicin,* sich von anderen Hautreizmitteln dadurch unterscheidet, daß auch nach viele Stunden währendem Kontakte mit der intakten Epidermis wohl eine sehr intensive Hyperämie, jedoch keine Entzündung entsteht. Die Dauerhyperämie, die sich mit anderen Hautreizmitteln deswegen nicht erzielen läßt, weil der einfachen aktiven Hyperämie schließlich eine mehr oder weniger schwere Hautentzündung nachfolgt, könnte sehr wohl die äußerst günstigen Resultate, über die berichtet wird, erklären. Jedenfalls ist diese Therapie der Anwendung von Vesicantien vorzuziehen, die — aus der älteren Medizin übernommen — auch heute noch hie und da angewendet werden, etwa in der Form, daß man in torpiden Fällen von Ischialgie mit Emplastrum Cantharidum Blasen erzeugt und nach Abtragung der Blasen eine Zeitlang eine Eiterung mit *Emplastrum Mezerei* (Seidelbast) oder mit dem kolophonium- und terpentinhaltigen Unguentum basilicum unterhält.

VII. Aphrodisiaca und Antiaphrodisiaca.

Das einzige Mittel, dessen experimentell nachweisbare Wirkungen Grundlage für seine klinische Verwertung als Aphrodisiacum abgeben können, ist das *Yohimbin,* ein in der afrikanischen Yohimberinde enthaltenes Alkaloid. *Yohimbin* wirkt von peripheren Angriffspunkten aus gefäßerweiternd auf die Arterien der Haut, des Darmes, der Nieren und ganz besonders der Geschlechtsorgane. Die gesteigerte Durchblutung erzeugt vermehrten Turgor im Hoden und erleichtert die Erektion. Dazu kommt eine Steigerung der reflektorischen Erregbarkeit des dem parasympathischen System zuzurechnenden Erektionszentrums im Sacralmarke, die schon nach Dosen, welche die Erregbarkeit anderer im Sacralmarke lokalisierter Zentren noch unbeeinflußt lassen, deutlich hervortritt. Daher ist der Versuch, einer mangelhaften Ansprechbarkeit des Erektionszentrums in Fällen von Sexualneurasthenie durch Verabreichung von Yohimbin zu Hilfe zu kommen, durchaus rationell. Von der infolge ausgiebiger Erweiterung der Körperarterien eintretenden drucksenkenden Wirkung des Yohimbins ist in Fällen von Hypertonie, namentlich bei Arteriosklerose Gebrauch gemacht worden.

Vor der Anwendung der *Canthariden* als Aphrodisiacum muß gewarnt werden; bei Versuchen, die Libido zu heben, kommt es leicht zu Nierenschädigungen oder zu schmerzhaften Erektionen infolge von entzündlicher Reizung der gesamten Harnwege.

Über die wirksamen Bestandteile der *Muira Puama,* des brasilianischen „Potenzholzes“ ist nichts Näheres bekannt, das seine Anwendung als Aphrodisiacum verständlich machen würde, ihr Nutzen ist fraglich.

Als *Antiaphrodisiaca* zur Herabminderung krankhaft gesteigerter Libido dienen die Sedativa (vgl. S. 10f.).

VIII. Stoffwechselmittel.

Jod und Arsenikalien. Die günstige Wirkung einzelner „Stoffwechselmittel“ bei Nervenkrankheiten ist zuweilen unverkennbar, jedoch recht unklar. Jodalkalien werden gerne zur Behandlung von Zuständen, die auf Arteriosklerose der Gehirnarterien zu beziehen sind, angewendet. Es wird, ohne daß dies beweisbar wäre, angenommen, daß die günstige Jodwirkung in diesen Fällen in einer Herabsetzung der Viscosität des Blutes bestehe, die ein leichteres und rascheres Strömen des Blutes in den arteriosklerotisch veränderten Blutgefäßen gestattet. Vasodilatation kommt durch Jodide oder organische Jodpräparate anscheinend nicht zustande.

Wenn eine jodarme, daher schlecht funktionierende Schilddrüse vorhanden ist, kann durch Jodzufuhr das mangelhaft tätige Schilddrüsengewebe in ein stark aktives verwandelt werden. Daher hat Jodzufuhr in der Behandlung gewisser Strumen ihren Platz gefunden, ist aber nur mit großer Vorsicht zu handhaben, um nicht zur Entstehung einer Struma basedowicata den Anlaß zu geben. In der Behandlung des Myxödems, des sporadischen und des endemischen Kretinismus ist dauernde Substitutionstherapie mit Schilddrüsenpräparaten am Platze (vgl. auch S. 23f.). Selbstverständlich ist die Beeinflussung der Lues cerebrospinalis durch Jodpräparate möglich.

Die Heilwirkung von Jodverbindungen bei Neuralgien und beim Asthma nervosum ist unaufgeklärt, auch entbehrlich, da für diese Fälle moderne ungemein wirksame Mittel zur Verfügung stehen.

Das Wesen der Stoffwechselwirkung des *Arseniks* ist dahin erkannt worden, daß er in sehr kleinen Mengen die Oxydationen hemmt und den Stoffansatz begünstigt, während in größeren Mengen die Wirkung in das Gegenteil, in einen toxischen Gewebszerfall umschlägt. Es ist jedoch unmöglich, aus dieser Grundwirkung der Arsenikalien die empirisch erprobte günstige Beeinflussung der Chorea minor zu erklären.

IX. Ätiotrope Mittel.

Ätiotrope Mittel kommen für die Behandlung von Nervenkrankheiten wenig in Betracht. Nur bei Poliomyelitis und Encephalitis epidemica acuta kann man hoffen, durch intravenöse Injektionen keimtötender Mittel (Urotropin, Septojod, Trypaflavin), die in den erforderlichen Konzentrationen die Organe nicht erkennbar schädigen, den Krankheitsverlauf günstig zu beeinflussen. Auch spezifische Sera können versucht werden.

Die Behandlung der Nervensyphilis und metaluetischer Erkrankungen ist nach den Regeln der Syphilidologie mit *Salvarsan* und *Wismutpräparaten,* welch letztere die *Quecksilberkuren* weitgehend verdrängt haben, durchzuführen.

X. Organpräparate.

Die Organotherapie nervöser Erkrankungen ist nur Substitutionstherapie. Die Folgen der Thyreoaplasie, die sich als Myxödem, als kretinischer Schwachsinn oder Verblödung äußern, können durch jahrelange Behandlung mit Schilddrüsensubstanzen aufgehoben oder gemildert werden. Nach H. H. Meyer hat die Schilddrüse zwei voneinander unabhängige Aufgaben zu erfüllen. Es ist scharf zu unterscheiden zwischen der Wirkung des Schilddrüsenhormons auf einen Organismus, der Schilddrüsenmangel leidet und der Wirkung auf den normal mit Schilddrüsenhormon versehenen Körper. Im Falle des Hypothyreoidismus sind die Gewebszellen durch den Fortfall des unentbehrlichen spezifischen Katalysators, der für die normale Ernährung der Zellen unerläßlich ist, mehr oder weniger geschädigt; Zufuhr des Hormons bringt dann zwar die Zellen zu normaler Tätigkeit zurück, sie können aber nicht zu einer die Norm wesentlich überschreitenden Leistung angetrieben werden. Diese Wirkung ist peripher, sie läßt sich auch an isolierten Organen, die von schilddrüsenlosen Tieren stammen, ja selbst an Leukocyten thyreopriver Tiere zeigen, deren phagocytotische Kraft durch Schilddrüsenhormon gesteigert wird, während die normale Phagocytose unbeeinflußt bleibt. In diesen Fällen wird nach H. H. Meyer nur der Mangel ersetzt, ebenso wie bei Fehlen von Traubenzucker im Organismus schwere Störungen eintreten, die man durch Zufuhr von Zucker sogleich beseitigen kann, während Zufuhr von Traubenzucker die Zelltätigkeit des normalen Organismus nicht merklich ändert. Daneben und unabhängig davon entfaltet aber das Schilddrüsenhormon einen stimulierenden Einfluß auf gewisse Zentren im Hirnstamme. Wird der Körper mit Schilddrüsenhormon überschwemmt, so werden die von diesen Zentren ausgehenden Impulse toxisch verstärkt, es kommt zu den Erscheinungen des Hyperthyreoidismus. Daher muß jedes wirksame Schilddrüsenhormon für nichtathyreotische Personen auf die Dauer giftig wirken, wie zahlreiche Erfahrungen bei der Behandlung der Fettsucht mit Schilddrüsenpräparaten beweisen. Athyreotische vertragen dagegen die Zufuhr von Schilddrüsenhormon sehr gut, bei ihnen werden nur die darniederliegenden Stoffwechselvorgänge in den Zellen zur Norm zurückgeführt.

Ob die aus Schilddrüse hergestellten Organpräparate durch das Kendallsche *Thyroxin,* das 67% Jod enthält und synthetisch dargestellt wird, völlig ersetzt werden können, steht dahin. Thyroxin scheint nur dann Vorteile zu bieten, wenn durch Injektion des Präparates eine rasche Wirkung erzielt werden soll.

Die innigen funktionellen Beziehungen zwischen Zwischen- und Hinterlappen der *Hypophyse* und den im Zwischenhirn namentlich im Tuber cinereum gelegenen vegetativen Zentren lassen die Zurechnung gewisser Störungen dieses Organes zu den Nervenkrankheiten immerhin zu, wenngleich es logischer wäre, Krankheiten, wie Dystrophia adiposo-genitalis oder hypophysäre Fettsucht, als innersekretorische aufzufassen. Die Versuche, mit dem Hormon des Hypophysenhinterlappens, dem Pituitrin, in solchen Fällen Besserung der Symptome zu erzielen, sind allerdings fast stets negativ verlaufen, sei es, weil es nicht gelingt, das Pituitrin in der nötigen Menge dem Tuber cinereum zuzuführen, sei es, daß in den behandelten Fällen gleichzeitig Veränderungen im Zwischenhirne vorlagen.

Dagegen hat die Behandlung des echten *Diabetes insipidus* mit Hypophysenhinterlappenextrakten fast stets insoferne Erfolg, als die Polyurie nach jeder Applikation des Hormons (nach subcutaner oder pernasaler Applikation) für eine Reihe von Stunden eingeschränkt wird. Hier ist in erster Linie ein zentraler Angriffspunkt des Hormons anzunehmen; das mangelhaft funktionierende Wasserregulations- und Diuresezentrum im Zwischenhirn wird durch Pituitrin zu verstärkter Tätigkeit gebracht, die Polyurie schwindet. Versagt Pituitrin, so muß angenommen werden, daß die wasserregulierenden Zentren im Zwischenhirne nicht mehr auf Pituitrin ansprechen können. Ein Teil der antidiuretischen Pituitrinwirkung ist extrarenal; der Quellungszustand der Gewebe wird erhöht bzw. die Entquellung verhindert (Molitor und E. P. Pick).

Wie bei der Vergiftung mit Oxalsäure (vgl. S. 13) kommt es bei Hypofunktionieren oder Fehlen der Epithelkörperchen unter Absinken des Calciumspiegels im Blute zu gesteigerter Erregbarkeit im Nervensysteme, die dem Krankheitsbilde der Tetanie zugrunde liegt. Zwecks Verhütung der Krampfanfälle muß die Unterbilanz des Calciumstoffwechsels entweder durch Zufuhr löslicher Kalksalze ausgeglichen oder aber die gestörte Tätigkeit der Epithelkörperchen durch das entsprechende Hormon wieder zur Norm zurückgeführt werden.

Leichter als durch große Gaben von Calcium chloratum oder lacticum (6 bis 10 g täglich per os eingenommen) gelingt es nach oraler Verabreichung des Collipschen, aus tierischen Nebenschilddrüsen hergestellten *Parathormons* durch Mobilisierung von diffusiblem, aus den Geweben, nicht aus den Knochen stammendem Calcium den Calciumspiegel des Blutes in die Höhe zu treiben. Die Erhöhung des Calciumspiegels im Blute durch das Hormon wird zwar allseitig zugegeben, sein therapeutischer Wert jedoch verschieden beurteilt.

XI. Umstimmungstherapie. Unspezifische Reiztherapie.

Bekanntlich haben Zweifel an der strengen Spezifität der Wirkung bestimmter Vaccinen und Heilsera dazu geführt, an ihrer Stelle *unspezifische* Mittel einwirken zu lassen: Aus diesen Bestrebungen ist zunächst die *Proteinkörpertherapie* hervorgegangen. In noch sehr wenig erkannter Weise erfährt die Erregbarkeit der Organe durch parenterale Zufuhr von Eiweiß oder von Eiweißspaltprodukten eine Änderung, als deren Folgen allgemeine Reaktionen und Herdreaktionen in erkrankten Partien auftreten können. Auch die Bezeichnung *Kolloidtherapie* (F. Luithlen) wurde vorgeschlagen, da nicht nur parenteral zugeführtes Eiweiß bzw. dessen Spaltprodukte, sondern auch andere Kolloide wie Protargol, kolloidaler Schwefel, kolloidale Kieselsäure ganz ähnliche Wirkungen haben. Da im Anschlusse an die erzeugten Reaktionen Besserungen und Heilungen krankhafter Prozesse der verschiedensten Lokalisation möglich sind, hat man auf *„omnicelluläre Leistungssteigerung"* geschlossen (W. WEICHARDT), richtiger auf eine geänderte Erregbarkeit, also auf eine *„Umstimmung"*, die im Gegensatze zu der durch krystalloide Körper erzielbaren von weit größerer Dauer ist. Es handelt sich offensichtlich um eine Änderung der Reaktionslage, die zur Unterscheidung von den gewöhnlichen dynamischen Wirkungen der Pharmaca als *„statische"* zu bezeichnen wäre (W. WIECHOWSKI). Auch die Benennung als *„ergotrope"* Wirkung (v. GROËR), d. h. als einer auf Änderung der Leistung gerichteten, ist zutreffend, am umfassendsten jedoch die gegenwärtig zumeist angewendete als einer *„unspezifischen Reiztherapie"*, der zweifellos irreversibel kolloidchemische Änderungen im Blute zugrunde liegen, über deren Natur auch die sorgfältigsten Untersuchungen bisher recht wenig Aufklärung bringen konnten, zumal zugegeben wird, daß Zustandsänderungen des Zellprotoplasmas, wie Änderungen der elektrischen Ladung, geringfügige Flockungen, auch ohne äußerlich erkennbare Erscheinungen vor sich gehen können.

Zu den in dieser Richtung wirksamen Stoffen gehören aber nicht nur Eiweißkörper und Eiweißspaltlinge, sondern auch Substanzen, denen weder Eiweißcharakter, noch auch überhaupt kolloide Beschaffenheit zukommt. Da sich auch durch intravenöse Injektion von hypertonischen — weniger von hypotonischen — Salz- oder Zuckerlösungen gleichwertige Reaktionen und Heilerfolge erzielen lassen, ist anzunehmen, daß auch dem Körper nicht fremde Stoffe, wenn sie in abnormer Konzentration an das Protoplasma gelangen, analoge Zustandsänderungen herbeizuführen imstande sind. Sekundär würden dann im Körper Eiweißspaltprodukte entstehen, die, im Blute kreisend, im Sinne einer „unspezifischen", einer „umstimmenden" Beeinflussung wirken können. Auch auf die Wirkungen des Aderlasses und auf Strahlenwirkungen ist diese Vorstellung ausdehnbar, daher würde es sich letzten Endes doch stets um eine unspezifische Kolloidtherapie handeln. Die ausgelösten Reaktionen sind zweckmäßig, sowohl die Fieberbewegung (von A. BIER als „Heilfieber" bezeichnet), als auch die Herdreaktionen. Beide verlaufen zweiphasisch und zeigen den in vieler Hinsicht nachweisbaren Gegensatz der vegetativen Regulationsvorgänge unzweideutig an (F. HOFF).

In der Behandlung von Nervenkrankheiten hat die eigentliche Proteinkörpertherapie am meisten Anklang gefunden, die bei vorsichtiger Durchführung und bei Berücksichtigung der individuellen Eignung im einzelnen Falle gefahrlos durchführbar ist. Nach einer von J. DONATH gegebenen Einteilung kommen folgende therapeutische Maßnahmen in Betracht.

Direkte Proteinkörpertherapie. 1. Milch und Milchpräparate: a) durch Kochen sterilisierte Milch, b) sterilisierte entfettete Milch *(Aolan)*, c) Milcheiweiß *(Caseosan)*, d) Yatrencasein u. a.

2. Andere Proteinkörper: *Novotropin*, ein Pflanzeneiweiß, *Phlogetan*, das Eiweißabbauprodukte pflanzlicher Herkunft enthält, ferner *Gelatine*, artfremdes *Normalserum*, wie Pferdeserum, *Eigenblut* oder *Eigenserum*.

3. Vaccinen, z. B. *Vaccineurin*, ein Autolysat verschiedener „neurotroper" Bakterien, *Omnadin*, ein Gemisch von Bakterieneiweiß, Fett- und Lipoidstoffen.

4. Fiebertherapie durch Infektion mit *Malaria* oder *Recurrens*.

Indirekte Proteinkörperwirkung. Sie kann erzielt werden durch parenterale Zufuhr von *Schwefel* (kolloidaler Schwefel oder Schwefel in 1%iger öliger Lösung, *Sufrogel*), von *Terpentin (Terpichin, Olobinthin)* oder durch *Aderlaß*.

Besonders günstige Wirkungen können mit der Proteinkörpertherapie in der Behandlung von Neuritiden aller Art, obenan Ischias, erzielt werden. In akuten

Fällen braucht man starke Reaktionen, die mit hohem Fieber, sogar mit Schüttelfrost einhergehen können, nicht zu scheuen, die Herdreaktion gibt sich in verstärkten Schmerzen zu erkennen. In der negativen Phase zwischen den Injektionen ist dann die Besserung um so deutlicher. Daß bei dem durch Impfmalaria erzeugten Fieber im erkrankten Zentralnervensystem auch Herdreaktionen ablaufen, geht daraus hervor, daß in Fällen von progressiver Paralyse, von Tabes oder multipler Sklerose während der Fieberanfälle eine Vermehrung des Aminosäure-N im Liquor nachweisbar wird (J. Donath und Heilig).

Bei subakuten oder chronischen entzündlichen Vorgängen ist dagegen Vorsicht am Platze; hier ist im Sinne einer „Schwellen*reiztherapie* (Zimmer)" die Verwendung eben reizender Dosen angezeigt.

Literatur.

Amsler, C.: Arch. f. exper. Path. **90**, 257 (1921); **97**, 1 (1923).

Beringer: Dtsch. med. Wschr. **1928 I**. — Nervenarzt **1928**. — Beringer u. Wilmans: Dtsch. med. Wschr. **1929 II**. — Bürgi: Erg. inn. Med. **23**, 556 (1923). — Ther. Gegenw. **1925**. — Med. Klin. **1926 I**. — Z. f. exper. Path. **8** (1910).

Demole, V.: Arch. f. exper. Path. **120**, 229 (1927). — Donath, J.: Wien. klin. Wschr. **1931 I**. — Donath, J. u. Heilig: Arch. f. exper. Path. **113** (1926). — Wien. klin. Wschr. **1926 I**.

Economo, C. v.: Bethes Handbuch der Physiologie, Bd. 17, III, S. 591.

Fröhlich, A. u. R. Chiari: Arch. f. exper. Path. **64**, 214 (1911). — Fröhlich, A. u. H. H. Meyer: Arch. f. exper. Path. **79**, 55 (1915); **87**, 173 (1920). — Fröhlich, A. u. E. Zak: Klin. Wschr. **1925 II**; **1927 II**. — Arch. f. exper. Path. **121**, 108 (1927); **141**, 351 (1929); **143**, 310 (1929).

Gentile, G.: Tesi di Laurea Università Italiane, Vol. 11, p. 125. 1933. — Gröer, F. v.: Ther. Mh. **1916**, **1921**.

Hess, W. R.: Schweiz. Arch. neur. u. psychol. Abh. **1925**, H. 2. — Arch. f. Psychiatr. **82** (1929). — Hoff, F.: Unspezifische Therapie. Berlin: Julius Springer **1930**, 11, 91.

Karplus, J. P. u. A. Kreidl: Pflügers Arch. **129**, 138 (1909).; **135**, 401 (1910). — Kiss, A.: Klin. Wschr. **1931 I**, 163. — Kraepelin: Über die Beeinflussung einfacher psychischer Vorgänge durch einige Arzneimittel. Jena 1892. — Kraepelin u. Schüler: Kraepelins psychophysische Arbeiten, 1897 f.

Langecker, H.: Klin. Wschr. **1930 II**. — Lendle: Arch. f. exper. Path. **143**, 108 (1929). — Luithlen, Fr.: Vorlesungen über Pharmakologie der Haut. Berlin 1921.

Marinesco, G. u. Mitarbeiter: Z. Neur. **119** (1929). — Méhes, J. v. u. E. P. Pick: Wien. klin. Wschr. **1926**. — Meyer, H. H.: Ref. 30. Kongr. inn. Med. 1913. — Arch. internat. Pharmacodynamie **38** (1930). — Dtsch. med. Wschr. **1931 II**. — Meyer, H. H. u. E. P. Pick: Meyer-Gottliebs Experimentelle Pharmakologie, 8. Aufl., S. 90 f. Wien u. Berlin: Urban & Schwarzenberg 1933. — Hypnotica. Bethes Handbuch der Physiologie, Bd. 17, III, S. 611. 1926.

Pick, E. P.: Wien. klin. Wschr. **1927**. — Fortschr. Ther. **1930**. — Pick, E. P. u. H. Molitor: Arch. f. exper. Path. **115**, 318 (1926). — Porges, O. u. D. Adlersberg: Wien. Klin. Wschr. **1924 I**, 327. — Med. Klin. **1930 II**.

Sabbatani: Riv. sper. Freniatr. **27**, 946 (1901). — Sherrington, Ch. and Woodsworth: J. of Physiol. **31**, 324 (1904). — Stary: Arch. f. exper. Path. **105**, 76 (1925). — Straub, W.: Biochem. Z. **41**, 419 (1912). — Münch. med. Wschr. **1912 II**.

Weichardt: Erg. Hyg. **5** (1922). — Wiechowski, W.: Arch. f. exper. Path. **48**, 370 (1902).; **52**, 389 (1905). — vgl. Starkenstein-Rost-Pohl: Toxikologie. Berlin u. Wien: Urban & Schwarzenberg 1929, S. 23. — Med. Klin. **1926 II**, 1116.

Zimmer: Berl. klin. Wschr. **1915**.

Infektions- und Fiebertherapie.

Von JULIUS WAGNER-JAUREGG-Wien.

Die Erkenntnis, daß mit Fieber verbundene Krankheiten heilend auf andere, hauptsächlich chronisch verlaufende Erkrankungen einwirken können, ist uralt. Die Schriftsteller, die sich mit der historischen Entwicklung dieser Frage befassen, verfolgen dieselbe gewöhnlich bis auf HIPPOKRATES zurück. Doch ist dieser Vorgang so häufig und zugleich so auffallend, daß er unmöglich den Heilkundigen, auch in den ältesten Zeiten, verborgen geblieben sein kann.

Auch Bestrebungen, diese Wechselwirkung von zwei Krankheiten zu Heilzwecken nutzbar zu machen, muß es wohl schon in längstvergangenen Zeiten gegeben haben, und es muß die Anregung nicht einmal immer von Ärzten ausgegangen sein. Interessant ist folgendes Beispiel, das HONORIO DELGADO [1] (Lima) mitteilt: In Peru kommt eine Leishmaniose der Haut vor, „Uta" genannt. Seit alten Zeiten schon begeben sich die von dieser Krankheit Befallenen in eine Gegend, „Tembladera" genannt, wo die Malaria endemisch ist. Nach einigen Anfällen von Malaria kommt die Leishmaniose zur Heilung.

Einer zielbewußten, systematischen Anwendung dieses Prinzipes stand wohl in früheren Zeiten hinderlich im Wege, daß man nicht imstande war, fieberhafte Krankheiten nach Belieben zu erzeugen. Eines allerdings konnte man schon lange: Eiterungen erzeugen; und von dieser Möglichkeit machte die Medicina crudelis vergangener Jahrhunderte reichlich Gebrauch. Ihre Haarseile und Fontanellen und Einreibungen mit Brechweinsteinsalbe, die Blasenpflaster sowie das Ferrum candens können als Vorläufer der modernen Fieber- und Infektionstherapie bezeichnet werden.

Die Entdeckungen der zweiten Hälfte des vergangenen Jahrhunderts, das Aufblühen der Bakteriologie, schafften die Möglichkeit, willkürlich Infektionskrankheiten und Fieber zum Heilzwecke hervorzurufen. In der Literatur wird vielfach der Psychiater ROSENBLUM in Odessa als derjenige genannt, der systematisch eine Infektionskrankheit, das Rückfallfieber, bei Geisteskranken hervorgerufen hat, um sie von ihrer geistigen Störung zu befreien. Der Sachverhalt ist folgender: Anläßlich einer Recurrensepidemie, die 1874—75 in Odessa herrschte und die auch eine Anzahl von ROSENBLUMS Geisteskranken befiel, impfte der Bakteriologe MOTSCHUTTKOFSKY in Odessa Personen, die sich „gutwillig" zu diesen Versuchen hergaben, und berichtete über den Erfolg [2]. Es ist wahrscheinlich, daß es die Geisteskranken ROSENBLUMS waren, an denen dieser Impfversuch durchgeführt wurde, denn ROSENBLUM berichtete russisch über den Verlauf und die Heilerfolge der Recurrens bei seinen Geisteskranken, ohne zu sagen, daß es sich bei einem Teile derselben um Impfrecurrens gehandelt habe; er berichtete dann darüber unter dem Pseudonym OKS [3] im Archiv für Psychiatrie und teilte in einer Fußnote mit, daß es sich bei 12 seiner Fälle um Impfrecurrens gehandelt habe. Weiter verfolgt wurde aber diese Behandlungsmethode weder von ROSENBLUM noch von einem anderen russischen Arzte; die Mitteilung fand auch auswärts kein Echo.

Das Verdienst, zum ersten Male eine Malariaimpfung zu therapeutischen Zwecken vorgenommen zu haben, kommt einem französischen Arzte, Dr. EMIL

Legrain[4] zu. Er berichtet über therapeutische Malariaimpfung in 12 Fällen, darunter 4 Fälle von Syphilis maligna und gummosa, 4 Fälle von Lungentuberkulose und 4 anderen Krankheiten, darunter aber keine metaluische Erkrankung und keine Erkrankung des Nervensystems. Doch *empfiehlt* er die Malariaimpfung für eine Reihe anderer Krankheiten, unter anderem auch für die Anfänge der progressiven Paralyse und der Tabes. Daß er selbst die Sache weiter verfolgt habe, geht aus seiner Publikation nicht hervor. Wenn Riser[5] behauptet, daß Legrain seit 1910 systematisch die Paralytiker mit Malaria geimpft habe, scheint das den Tatsachen nicht zu entsprechen. Sicher ist, daß der Versuch Legrains zunächst weder in Frankreich noch anderwärts Nachahmung gefunden hat, vielleicht wegen der eigentümlichen Stellung Legrains zur Malariaforschung. Er leugnete noch 1913 die Bedeutung der Entdeckungen von Laveran und Ronald Ross. Die Malariabehandlung hat später in Frankreich sogar mit einiger Schwierigkeit Eingang gefunden.

In Italien wurde 1876 der Vorschlag, Geisteskranke mit Malariaimpfung zu behandeln, von Raggi[6] gemacht, aber nicht in die Tat umgesetzt. Er berichtet auch, daß Galloni, Direktor der Irrenanstalt von Reggio-Emilia, nie vom Chinin Gebrauch gemacht habe, weil er beobachtet hatte, daß Geisteskranke durch die spontan aufgetretene Malaria oft zur Heilung kamen.

Die Pyretotherapie, die Methode zu therapeutischem Zwecke Fieber ohne Infektion hervorzurufen, wurde systematisch zuerst von Wagner-Jauregg 1890 in Anwendung gebracht, anfangs nur zur Behandlung von Psychosen überhaupt[7], seit 1900 hauptsächlich zur Behandlung von progressiver Paralyse[8]. Nach weiteren Versuchen mit verschiedenen Vaccinen[9] ging Wagner-Jauregg zur Behandlung der progressiven Paralyse durch Impfung mit Malaria tertiana über[10], in Ausführung eines Vorschlages, den er schon 30 Jahre vorher, 1887, gemacht hatte[11].

Es entspricht nicht der historischen Wahrheit, wenn B. Winternitz[12] die Sache so darstellt, als ob Wagner-Jauregg in Verfolgung der Beobachtungen von Mattauschek und Pilcz[13] über das Ausbleiben der Paralyse bei Luetikern, die Malaria überstanden haben, zur Impfmalaria gekommen wäre. In Wirklichkeit sind Mattauschek und Pilcz, Schüler Wagner-Jaureggs, erst durch die Tuberkulinbehandlung Wagner-Jaureggs auf die Idee gebracht worden, der präventiven Wirkung von fieberhaften Erkrankungen bei Luetikern ihre Aufmerksamkeit zuzuwenden.

Die Erwägungen, welche Wagner-Jauregg bewogen, von der Fiebertherapie zur Infektionstherapie überzugehen, sind in seiner ersten Publikation über die Malariatherapie klar dargelegt. 1917 hat Wagner-Jauregg die Malariabehandlung zuerst an einer kleinen Anzahl von Paralytikern (9 Fälle) durchgeführt, dann auf Grund der günstigen Erfolge seit 1919 systematisch in großem Maßstabe[14].

Während die Tuberkulinbehandlung der progressiven Paralyse und die Pyretotherapie überhaupt anfangs wenig Anklang fanden, war dies anders bei der Malariatherapie. Nachdem schon Ende 1918 Weichbrodt[15] in Frankfurt 4 Paralytiker mit Malaria geimpft hatte (offenbar angeregt durch einen von den 9 in Wien geimpften Fällen, der nach einer sehr weitgehenden Remission anläßlich eines Rezidives in die Frankfurter Irrenanstalt gekommen war), begannen 1919 die systematischen Versuche an großem Materiale von Mühlens, Weygandt und Kirschbaum[16] in der Heilanstalt Friedrichsberg in Hamburg, die von dem ersteren angeregt worden waren. Zahlreiche deutsche Kliniken und Anstalten folgten in den nächsten Jahren nach.

1921 wurde mit der Malariabehandlung in Holland[17] und Südamerika[1] begonnen, 1922 in der Tschechoslowakei, England und Italien, 1923 in Nordamerika, Rußland, Dänemark und in Frankreich, wo schon seit 1920 PAGNIEZ[18] wiederholt auf diese Behandlungsmethode hingewiesen hatte. In rascher Folge wurde sie dann in allen übrigen Ländern eingeführt.

Der Erfolg der Malariabehandlung der progressiven Paralyse legte es nahe, zu versuchen, ob nicht das Prinzip derselben durch die Einimpfung einer anderen Infektionskrankheit mit demselben oder noch besserem Erfolge verwirklicht werden könnte. In Erinnerung an die günstige Wirkung der Recurrensimpfung bei ROSENBLUMs Geisteskranken versuchte WEICHBRODT[19] schon 1918 Paralytiker mit Recurrens (afrikan. Recurrens, Spirochaeta Duttoni) zu impfen; doch erwies sich der Recurrensstamm des Frankfurter Institutes für experimentelle Therapie als apathogen für Menschen. Dieselbe Erfahrung machte PLAUT mit diesem Frankfurter Stamm. 1919 impften sowohl PLAUT und STEINER[20] als auch von ihnen unabhängig MÜHLENS, WEYGANDT und KIRSCHBAUM[16] mit einem Stamme des Hamburger Tropeninstitutes mit Erfolg. PLAUT und STEINER waren es, die zuerst die Recurrensbehandlung der progressiven Paralyse in größerem Maßstabe aufgenommen und in Gang gebracht haben.

Später wurde die europäische Recurrens (Spirochaeta OBERMEYER) von KRASSNUSCHLIN in Moskau, die amerikanische Recurrens (Spirochaeta venezuelensis) von CLAUDE und TARGOWLA[21] in Paris zur Paralysebehandlung herangezogen. Eine größere Anzahl von Recurrensstämmen wurde von SAGEL[22] zu therapeutischem Zwecke studiert. MAS DE AYALA[35] (Montevideo) wendete in ausgedehntem Maße die Spirochaeta hispanica an.

Amerikanische Ärzte[23] versuchten die Wirkung des Rattenbißfiebers (Spirochaeta morsus muris) zur Behandlung der Paralyse. Das sind die bisher zur Behandlung der Nervenlues in Anwendung gekommenen Infektionskrankheiten.

Nicht berechtigte Bedenken gegen die Anwendung dieser Methoden führten dazu, daß mehrfach auf die Fiebertherapie, welche der Malariatherapie vorausgegangen war, zurückgegriffen wurde; Injektionen von lebenden, für Menschen apathogenen Mikroorganismen (Saprovitan, Neosaprovitan, Pyrifer) Vaccinen (Vaccin anti-chancrelleux NICOLLE, Dmelcos genannt[24], Typhusvaccine), Milchinjektionen, Benzinol[25]. Eine besondere Stellung nimmt das von KNUD v. SCHRÖDER[26] eingeführte Sulfosin ein.

Schließlich sind die von amerikanischen Autoren (CARPENTER und HINSIE[27], NEYMANN und OSBORNE[28]) eingeführten Methoden hervorzuheben, die Infektionstherapie durch Erzielung hoher Temperaturen mittels Hochfrequenzströmen von großer Intensität oder mittelst Diathermie nachzuahmen. Schließlich sind hier noch andere, hauptsächlich in Amerika gebräuchliche Methoden der Temperaturerhöhung durch physikalische Mittel (heiße Bäder, Heißluft usw.) anzuführen.

Die Darstellung des Themas Fieber- und Infektionsbehandlung zerfällt naturgemäß in zwei Teile, in deren einem die Methoden dieser Behandlung zu erörtern sein werden, während der andere Teil den Indikationen dieser Behandlungsmethoden und ihrem Erfolg bei Erkrankungen des Nervensystems gewidmet sein wird.

Methoden der Fieber- und Infektionstherapie.

1. Impfmalaria. Sie soll zuerst dargestellt werden, da sie nicht nur die erste Infektionsbehandlung war, sondern auch die verbreitetste und am besten studierte ist.

Von den verschiedenen Formen von Malaria, die auf den Menschen übertragen worden sind, ist die weitaus verbreitetste die Malaria tertiana, die benign tertian Mal. der Engländer, die Mal. benigna der Italiener. Ihr Erreger ist das Plasmodium vivax mit seinem Entwicklungsgange im sexualen und asexualen Zyklus, dessen Kenntnis vorausgesetzt wird.

Außer der Mal. tertiana kam bis vor kurzem nur die Malaria quartana in Betracht, deren Erreger das Plasmodium malariae ist. In neuester Zeit ist auch die Malaria tropica, die Malignant tertian Malaria der Engländer, die Malaria aestivo-automnalis oder Malaria maligna der Italiener, deren Erreger das Plasmodium falciparum ist und die infolge ihrer öfters bewiesenen Gefährlichkeit lange Zeit gemieden worden war, durch die Versuche von James, Nicol und Shute [29] unter gewissen Voraussetzungen wieder in den Bereich der Verwendbarkeit gekommen. Endlich ist auch die selten vorkommende, von Stephens [30] entdeckte Malariaform, deren Erreger das Plasmodium ovale ist, von James, Nicol und Shute [31] studiert und durch Menschenpassagen fortgepflanzt worden.

Wir wollen uns zunächst mit der Malaria tertiana befassen. Wenn eine Malariakur eingeleitet werden soll, kann die Übertragung entweder auf dem natürlichen Wege, durch den Stich einer infizierten Anophelesmücke, oder durch Einimpfung von Blut eines Malariakranken geschehen.

Der erste Modus ist nur dort durchführbar, wo ein mit der Aufzucht und Haltung von Anophelesmücken sehr vertrauter Malariologe die schwierige Aufgabe der Infektion der Mücken und der Kontrolle der stattgehabten Infektion übernimmt, wie das in England durch Colonel James [32] und Warrington Yorke [33], in Holland durch P. C. Korteweg [34] geschehen ist.

In dem einen und in dem anderen Falle muß der die Mücken infizierende oder das Blut zur Impfung liefernde Malariakranke durch einige Zeit in seinem Fieberverlauf und in seinem Plasmodienblutbefund untersucht werden, um eine reine Tertianainfektion sicherzustellen und eine Mischinfektion (Tropica!) auszuschließen. Am besten ist es daher, man nehme als Blutspender für die Mücke oder die Spritze einen Fall, dessen Malaria schon durch viele Menschenpassagen gegangen und fortlaufend als einwandfreie Tertiana kontrolliert worden ist. Solches Blut wird an größeren Stationen, an denen Malariatherapie betrieben wird, jederzeit zu haben sein.

Das Blut kann dem Empfänger entweder intracutan oder subcutan oder intravenös beigebracht werden. Wenn das sofort nach der Entnahme geschieht, darf es unverändert injiziert werden. Wenn zwischen Blutentnahme und Bluteinspritzung ein mehr als 1—2 Minuten betragender Zeitraum verstreicht, ist es notwendig, dem Blute irgendwelche gerinnungshemmende Substanzen beizufügen. Als solche eignet sich am besten eine 0,5%ige sterile Natriumcitratlösung, die zu gleichen Teilen mit dem der Armvene des Spenders entnommenen Blute in einer sterilen Eprouvette gemischt wird. Das Citratblut kann auch intravenös injiziert werden. Solches Blut bleibt, besonders wenn es kühl aufbewahrt wird, bis zu 24 Stunden infektionsfähig.

Die Art der Impfung, ob intracutan, subcutan oder intravenös, wird durch Opportunitätsgründe bestimmt. Die intracutane Injektion ergibt eine größere Zahl von rein tertianen Fieberabläufen. Die Inkubation dauert bei der intracutanen und subcutanen Impfung länger als bei der intravenösen. Man wird daher den letzteren Modus wählen, wenn man die Dauer der Kur abkürzen will. Man wird einen der beiden erstgenannten Modi wählen, wenn man wegen Erhaltung des Stammes bei spärlichem Krankenmaterial eine längere Dauer der Kur wünscht.

Eine besondere Methode der Impfung hat Ducosté [36] versucht. Er hat Paralytikern Malariablut in die weiße Substanz des Gehirnes oder in die Ventrikel injiziert und danach typische Malariaanfälle auftreten gesehen.

Rossi [37] hat $^1/_5$—1 cm Blut von Impfmalarikern Paralytikern in den Lumbalsack injiziert und danach Malariafieber auftreten gesehen, was er als Beweis ansieht, daß die Plasmodien die Blut-Liquorschranken durchbrechen können. Die Möglichkeit, daß blutiger Liquor aus der Stichöffnung in der Dura ausgetreten sein könnte, scheint er nicht in Erwägung gezogen zu haben.

Ob der Angabe von Mas de Ayala [35], daß es gelingt, durch intravenöse Injektion von Liquor eines Impfmalarikers bei einem anderen Kranken Malaria hervorzurufen, irgendeine Bedeutung zukommt, wäre erst durch Wiederholung dieses Versuches unter strengen Kautelen zu entscheiden.

Dasselbe gilt von der Angabe von Ascione und Mariotti [37a], daß mit einem durch Berkefeldfilter getriebenem Blut oder Liquor von Impfmalarikern durch Injektion bei anderen Kranken Malaria mit Plasmodiennachweis hervorgerufen werden könne. Wiederholungen solcher Versuche durch Tanagia [38a] und durch Benvenuti [288] ergaben negative Resultate.

Ob den Versuchen Jonescus, Malariablut in die Milz einzuspritzen, irgendeine praktische oder theoretische Bedeutung zukommt, ist fraglich.

Der Erfolg der Impfung, das Auftreten eines Malariafiebers, kann ausbleiben. Man spricht dann von Versagern. Man ist aber dazu nicht berechtigt, wenn nur *eine* Impfung vorgenommen wurde. Wenn man die Impfung wiederholt (wo das möglich ist, mit einem anderen Tertianastamme), erzielt man meistens doch einen Erfolg. Auch ist es James und Shute [32] gelungen, in Fällen, die vergeblich mit Malariablut geimpft worden waren, eine wirksame Impfung durch den Stich infizierter Anophelen herbeizuführen. Ob es eine natürliche Immunität (ohne vorausgegangene Malariaerkrankung) gibt, ist zweifelhaft. Gerstmann [38] berichtet, daß er 5 Fälle beobachtet hat, die trotz fünfmaliger Impfung, teils intravenös, teils subcutan, teils auf beiden Wegen, auch mit Blut von zwei Kranken zugleich, kein Malariafieber bekamen. Doch wurde die entscheidende Probe nicht gemacht: Blut eines solchen anscheinend gegen Malariaimpfung immunen Menschen auf einen anderen Menschen übertragen.

Es ist die Frage, ob man, ohne diese Probe gemacht zu haben, überhaupt berechtigt ist, von Impfversagern zu sprechen, um so mehr, als nach den Untersuchungen von Schüffner, Korteweg und Schwellengrebel [39] und Versuchen von James [32] bei Infektion durch Anopheles die Inkubation unter Umständen durch viele Monate dauern kann. Auch bei der Impfung mit Malariablut hat man ausnahmsweise Latentbleiben der Infektion durch lange Zeit beobachtet.

Daß es Menschen gibt, die ohne Malaria durchgemacht zu haben, gegen die Blutimpfung mit Malaria resistent sind, scheint aus den Mitteilungen von White in Washington [40] und von Bahr in Indianopolis [41] hervorzugehen, die beide angeben, daß die Mehrzahl der „coloured patients“ durch Blutübertragung nicht mit Malaria zu infizieren sind, während dies bei den weißen Bewohnern derselben Gegenden meistens gelingt. Dasselbe behaupten Pyper und Russell [42] von den Negern Südafrikas. Krauss [43], der 8354 Fälle von Impfmalaria in Amerika zusammengestellt hat, berichtet, daß je nach dem Territorium 79,03% bis 96,55% der Impfungen erfolgreich waren, was auf die wechselnde Zahl der Neger zurückzuführen ist, denn von den Negern waren 10—60% für die Malariaimpfung unempfänglich. Wir werden auf dieses Thema bei der Erörterung der erworbenen Malariaimmunität nochmals zu sprechen kommen.

Es ist hier am Platze, von den Fällen von latenter oder stummer Malariainfektion zu sprechen. Es gibt Fälle, die nach einer oder mehreren Injektionen von Malariablut von Anbeginn, oder nachdem die Fieberanfälle spontan aufgehört haben, afebril sind oder nur ganz geringfügige Temperatursteigerung zeigen, keine Schüttelfröste haben, aber sich unwohl und müde fühlen,

Kopfschmerzen und Appetitlosigkeit mit gelegentlichem Erbrechen und mit Gewichtsabnahme haben, periodische Schweißausbrüche, Schmerzhaftigkeit der Milzgegend. Die Blutuntersuchung ergibt spärliche oder keine Plasmodien. Wenn man Blut von solchen Kranken auf andere Patienten überimpft, bekommen dieselben in der Regel eine Tertiana mit typischen Fieberanfällen. Auf coupierende Chinindosen hören die erwähnten Beschwerden mit einem Schlage auf.

Die Menge des überimpften Blutes spielt im Hinblick auf die Sicherheit des Impferfolges eine geringe Rolle. Die ersten Impfungen an der psychiatrischen Klinik im Jahre 1917 wurden in derselben Weise ausgeführt wie die Blatternschutzimpfung: über einigen seichten Scarifikationen der Haut wurde das Impfblut aufgetragen. Es kamen dabei wohl nur minimale Blutmengen zur Wirkung. Dasselbe gilt von folgendem Versuche. An der psychiatrischen Klinik wurde einmal durch Jahr und Tag einer der Tertianastämme in der Weise erfolgreich fortgepflanzt, daß immer 1 ccm einer Mischung von 1 Teil Blut und 19 Teilen physiologischer Kochsalzlösung, also $^1/_{20}$ ccm Blut, intravenös injiziert wurde.

Welche minimale Blutmengen eine Malariainfektion bewirken können, hat MAYR [44] durch folgendes Experiment gezeigt: Er hat Malariablut in die Injektionsspritze aufgesogen, wieder ausgespritzt, dann nacheinander Alkohol und destilliertes Wasser in die Spritze aufgesogen und wieder ausgespritzt; schließlich irgendeine Salzlösung aufgesogen und davon einem Luetiker intravenös eingespritzt. Unter 5 Fällen ergaben 3 ein positives Impfresultat.

Es kommt aber offenbar überhaupt nicht auf die überimpfte Blutmenge an, sondern auf die Menge der in derselben enthaltenen Plasmodien. Darüber haben KORTEWEG und ASSENDELFT [45] Zählungen angestellt. Unter 97 Fällen blieb bei subcutaner Infektion nur ein Fall ein Impfversager, der Blut bekommen hat, in dem nur 15 000 Plasmodien im Kubikzentimeter gezählt wurden. Bei den anderen 96, die erfolgreich geimpft wurden, schwankten die Plasmodienzahlen im Kubikzentimeter des Spenderblutes zwischen 50 000 und 100 Millionen. Bei 26 intravenösen Injektionen, die sämtlich erfolgreich waren, schwankten die Zahlen zwischen 2900 und 88 Millionen.

Viel geringer als die Zahl der überimpften Plasmodien bei den üblichen Methoden der subcutanen und intravenösen Impfungen, bei denen in der Regel mindestens ein Kubikzentimeter einverleibt wird, ist die Zahl der Sporozoiten, die bei der Übertragung der Malaria durch Moskitostich einverleibt wird.

Äußerst minimal muß die Zahl der überimpften Plasmodien gewesen sein bei einer Versuchsanordnung MAYRS. Er impfte einen Kranken a mit 5 ccm Malariablut intravenös. Schon nach 1 Stunde impfte er mit demselben Blutquantum, das er a entnommen hatte, den Kranken b; in derselben Weise nach 2 Stunden mit Blut von b den Kranken c; mit Blut von c nach 1 Stunde den Kranken d; von d nach 7 Stunden den Kranken e. Solche Versuche machte er an 12 Kranken. In allen Fällen war die Impfung erfolgreich. Mehrmals trat das Fieber bei dem Empfänger früher auf als beim Spender. Allerdings hörten die Fieberanfälle in der Hälfte der Fälle nach 3—4 Anfällen auf.

Der Impferfolg ist derselbe, ob das Blut auf der Fieberhöhe oder im ansteigenden oder absteigenden Schenkel der Fieberkurve oder im freien Intervall, oder, wie der erwähnte Versuch MAYRS zeigt, im Inkubationsstadium entnommen wird.

In den ersten Tagen nach der Impfung tritt häufig Temperatursteigerung von 1—2tägiger Dauer auf, die als Injektionsfieber bezeichnet wird und von der Mehrzahl der Autoren auf die Injektion des körperfremden Blutes, evtl. auch unter Heranziehung des Blutgruppenverhältnisses zwischen Spender und Empfänger erklärt wurde.

v. ASSENDELFT, der dieses Injektionsfieber eingehend studiert hat, kommt zu einer anderen Erklärung. Er fand unter 170 Fällen von Malariaimpfung, die zur Prüfung dieser Frage geeignet waren, bei 72 Fällen Injektionsfieber, das bei der Mehrzahl (56) am 2. oder 3. Tage, bei der Minderzahl am 1. oder 4. Tage auftrat, 2—3 Tage, seltener 1 oder 4 Tage dauerte und in 47 Fällen 38°, in 13 sogar 39° überstieg.

Das Blutgruppenverhältnis zwischen Spender und Empfänger konnte nicht zur Erklärung herangezogen werden, denn die stimmigen Gruppen waren 60%, die unstimmigen 40%; das Injektionsfieber wurde aber gerade bei den stimmigen Gruppen häufiger (in 60%) und heftiger gefunden als bei den unstimmigen Blutgruppen.

Dagegen hatte die Zahl der überimpften Plasmodien einen Einfluß, denn von 12 Fällen, die mit weniger als einer Million Plasmodien geimpft wurden, hatte keiner Injektionsfieber; nach Injektionen mit einem Gehalt von 1 bis 10 Millionen unter 38 Fällen 17; bei mehr als 10 Millionen unter 32 Fällen 24.

Nach Untersuchungen von SCHUURMANN und SCHUURMANN-TEN-BOKEL [46] bei Vogelmalaria ist es wahrscheinlich, daß sich die subcutan eingespritzten Plasmodien zunächst lokal in den Geweben vermehren, bevor die Aussaat ins Blut stattfindet, denn an pathologisch-anatomischen Präparaten der Impfstelle konnte man eine Vermehrung gut färbbarer Plasmodien nachweisen, die bis zu 120 Stunden nach der Injektion andauerte. Endlich zeigt es sich, daß in vielen Fällen die Temperaturanstiege des Injektionsfiebers auf die Stunde genau mit den Fieberanfällen des Spenders übereinstimmen.

Bei intravenöser Impfung tritt das Injektionsfieber viel seltener auf und nur in Fällen, bei denen eine sehr große Menge von Plasmodien injiziert wurde.

v. ASSENDELFT kommt daher zu dem Schlusse, daß das Injektionsfieber nicht auf die Injektion körperfremden Blutes zurückzuführen ist, sondern selbst schon eine Wirkung der injizierten Plasmodien darstellt.

Ob nun Injektionsfieber auftritt oder nicht, es vergeht vom Momente der Impfung bis zu dem Auftreten von typischen Malariaanfällen ein wechselnd langer Zeitraum, die Inkubation. Wenn man die Dauer der Inkubation feststellen will, muß man sich vorerst über die Frage des sog. Anfangsfiebers oder KORTEWEG-Fiebers verständigen. KORTEWEG [47] hat nämlich gezeigt, daß bei Menschen, die vor der Malariaimpfung weder eine Anophelesmalaria noch eine Impfmalaria durchgemacht haben, dem Auftreten der typischen Fieberanfälle mit Schüttelfrost, steilem hohem Temperaturanstieg und steilem Abfall bis zur Norm in der Regel ein 1—5, selbst 6tägiges Fieber mit remittierendem Verlaufe vorangeht, das Temperaturen bis 39° oder selbst darüber hinaus erreichen kann, aber ohne Schüttelfrost, wohl aber mit Schweißausbrüchen verläuft, und entweder unmittelbar oder nach vorübergehendem Abfall zur Normaltemperatur in die typischen Fieberanfälle mit intermittierendem Charakter übergeht.

Die Dauer der Inkubation wird nun verschieden zu berechnen sein, je nachdem man sie mit dem Beginne dieses Anfangsfiebers enden läßt oder erst mit dem Beginne des ersten typischen Fieberanfalles. ASSENDELFT spricht darum von einer Inkubation I und Inkubation II. Die Abgrenzung dieser beiden Inkubationen ist aber eine unsichere, weil es darauf ankommt, ob man die Grenze dort annimmt, wo eine steil ansteigende und steil abfallende Fieberzacke auftritt oder erst dort, wo der Abfall der Temperatur nach einer solchen Fieberzacke zur Norm erstmals stattfindet. Auch das Auftreten des ersten Schüttelfrostes ist nicht immer entscheidend, da leichte Schüttelfröste schon während des KORTEWEG-Fiebers auftreten können. Es wäre daher, um Verwirrungen zu vermeiden, am zweckmäßigsten, sich dahin zu einigen, daß man die Inkubationszeit stets bis zum ersten Auftreten von Fieber (mit Ausschluß des Injektionsfiebers) rechnet, sei dieses Fieber das Kortewegsche Fieber oder ein typischer Malariaanfall.

Die Dauer dieses Zeitraumes kann sehr verschieden sein und hängt von vielen Umständen ab. Vor allem spielt die Beschaffenheit des Geimpften eine große Rolle. Man kann mit demselben Blute gleichzeitig zwei Menschen, die vorher keine Malaria hatten, impfen, und zwar mit derselben Menge und demselben Impfmodus, evtl. auch derselben Blutgruppe Angehörige, und trotzdem kann die Dauer der Inkubation bei den beiden Menschen eine sehr verschiedene sein.

Im allgemeinen dauert die Inkubation kürzer bei der intravenösen Impfung als bei der subcutanen, bei dieser kürzer als bei der intracutanen. Gerstmann gibt als Durchschnittszahlen an 7—12 Tage bei subcutaner Impfung, mit Grenzzahlen von 3 Tagen und 4 Wochen; 3—8 Tage bei intravenöser Impfung, mit Grenzzahlen von 2—20 Tagen; 10—20 Tage bei intracutaner Impfung. Kirschbaum [48] gibt etwas längere Zahlen für die Dauer der Inkubation an.

Diese Zahlen gelten für die Passagenimpfungen. Beim erstmaligen Übergang von der natürlichen Malaria zur Impfmalaria ist die Inkubation in der Regel verlängert, vielleicht auch noch in den ersten Passagen (auch bei der Vogelmalaria nimmt nach Schurmann [46] die Inkubation in den ersten Passagen ab); Bald aber stellt sich im Laufe der Passagen die Inkubation auf eine bestimmte durchschnittliche Höhe ein, die sie dauernd beibehält.

Bei der Infektion durch Mückenstiche fanden James und Shute [32] die Dauer der Inkubation bei ihrem Madagaskarstamme zwischen 7 und 23 Tagen; bei 70% zwischen 10—15 Tagen. Viel länger war die Inkubation nach Mückenstich bei Kortewegs holländischem Stamme; sie betrug im Mittel 21 Tage.

Auf die Dauer der Inkubation hat ferner die Menge der überimpften Plasmodien einen Einfluß. v. Assendelft [45] fand die Inkubation bei subcutaner Injektion von 100000—4000000 Plasmodien durchschnittlich um $3^1/_2$ Tage länger als bei Injektion von 4—100 Millionen. Dasselbe ergab sich bei intravenöser Injektion. Doch ist bei dieser der Unterschied weniger bedeutend.

Ferner hat auf die Dauer der Inkubation Einfluß das Verhältnis der Blutgruppen von Spender und Empfänger; sie ist kürzer bei stimmigen Blutgruppen, länger bei unstimmigen (Wendlberger [49], Wethmar [50], Müller [51], Somogyi und Angyal [51a].

Auch Verschiedenheiten in der Virulenz des Plasmodienstammes haben Einfluß auf die Inkubationsdauer. (Siehe S. 36: Die Kontroverse Korteweg-James.)

Endlich ist die Inkubation verlängert bei Fällen, die schon einmal eine Malariaerkrankung durchgemacht haben, sei es Impfmalaria oder Anophelesmalaria.

Keinen Einfluß auf die Dauer der Inkubation hat nach v. Assendelft die Phase des Fiebers, in der das Blut entnommen wurde (Fieberanstieg, Acme, Abfall ins Intervall) und die Jahreszeit. Letzteres gilt nicht für die Stichmalaria.

Maximalfristen für die Inkubation lassen sich eigentlich nicht angeben, denn da ja die Impfung therapeutische Zwecke verfolgt, wartet man in der Regel nicht unbeschränkte Zeit, sondern impft von neuem oder macht fieberprovozierende Eingriffe, oder man führt eine andere Art von Infektions- oder Fiebertherapie durch.

Nach den Versuchen von Schüffner und Mitarbeitern [39] und von James [32] kann die Inkubation bei Malaria durch Mückenstich viele Monate dauern. Aber auch nach Impfung kommt es vor, daß keine Fieberanfälle auftreten, sondern eine latente chronische Malariainfektion besteht, die sich durch das Auftreten meistens spärlicher Plasmodien im peripheren Blute verrät und durch den Umstand, daß man durch Überimpfen des Blutes von einem solchen Falle latenter Malaria auf einen anderen Menschen eine typische Malariaerkrankung auslösen kann. In solchen Fällen besteht also eine Inkubation von nicht begrenzter Dauer. Doch kann eine solche Überimpfung von einem latenten Malariker, der keine Plasmodien im peripheren Blute hat, ausnahmsweise auch erfolglos bleiben (W. YORKE [33]).

Nach Ablauf dieses Inkubationsstadiums tritt in vielen Fällen zunächst das bereits erwähnte KORTEWEG-Fieber auf.

Dieses KORTEWEGsche Fieber tritt auch bei Infektion durch Mücken auf, wenn es sich um erstmalige Malariaerkrankung handelt. Bei Personen, die schon einmal eine Malariaerkrankung durchgemacht haben, sei es eine Impfmalaria oder eine natürliche Malaria, bleibt das geschilderte KORTEWEG-Fieber in der Regel aus.

Nach den Untersuchungen von v. ASSENDELFT bleibt das KORTEWEG-Fieber nur in 14% der Erstimpflinge aus; es tritt aber nur in 10% der Rezidivimpfungen auf. Ähnliche Zahlen bringt KIRSCHBAUM [52].

Das Auftreten und die Stärke des KORTEWEG-Fiebers hängt nach WETHMAR in hohem Grade von dem Verhältnisse von Blutgruppen zwischen Spender und Empfänger ab. Es tritt mit großer Regelmäßigkeit (100%) und langer Dauer (3,7 Tage) bei intravenöser Impfung und günstigen Blutgruppen auf; bei intracutaner Impfung ist es selten (unter 50%) und von kürzerer Dauer (0,86 bis 1,20 Tage). Die Richtigkeit dieser Angabe wird von v. ASSENDELFT überhaupt bezweifelt, von MÜLLER nur bezüglich der günstigen Blutgruppen bei intravenöser Impfung bestätigt. Doch sind die Angaben der drei Autoren nicht ganz vergleichbar, da bezüglich der Art der Impfung und der überimpften Blutmenge Unterschiede bestehen, indem ASSENDELFT in der Regel 2 ccm Blut intravenös oder subcutan, WETHMAR und MÜLLER intravenös oder intracutan, ersterer 1 ccm, letzterer 2 ccm einimpften.

Es sei übrigens hier wieder aufmerksam gemacht, daß bei allen Auswirkungen der Malariaimpfung der individuelle Faktor, der zur Zeit der Impfung oder dauernd vorhandene Zustand des Empfängers von ausschlaggebender Bedeutung ist. Es wird von den Autoren immer wieder betont, daß man mit demselben Malariablute gleichzeitig und in gleicher Menge und mit demselben Impfmodus zwei Individuen impfen kann und daß doch die Auswirkungen der Infektion in den verschiedensten Richtungen bei diesen beiden Individuen ganz ungleich ausfallen können.

Das KORTEWEG-Fieber wird von den typischen Malariafieberanfällen abgelöst, mit Schüttelfrost, steilem Anstieg der Temperatur und ebenso steilem Abfall zur Norm unter reichlicher Schweißabsonderung. Der Fiebertypus der Impfmalaria brachte aber eine Überraschung, denn der tertiana-Typus wurde bei den an progressiver Paralyse Erkrankten, von denen ja die ersten Erfahrungen über Impfmalaria herstammten, nur in einer Minderzahl der Fälle beobachtet. Häufig trat das Fieber von Anfang an im Quotidian = Tertianaduplextypus auf oder dieser Typus setzte sich nach wenigen im Tertiantypus abgelaufenen Fällen durch.

Eine Erklärung dieses auffälligen Verhaltens wurde darin gefunden, daß man im Blute der Impfmalariker, und zwar schon bei den ersten Passagen, die verschiedensten Entwicklungsformen der Tertianaparasiten fand, eine Beobachtung, die von vielen Autoren ausdrücklich hervorgehoben wird. Das gilt nicht nur von der Impfmalaria, sondern auch von der Infektion durch Mückenstich. Nach JAMES und SHUTE findet man auch da nach Ablauf der ersten Tage die verschiedensten Entwicklungsstadien, auch in solchen Fällen, die nur durch einen einzigen Mückenstich infiziert wurden.

Doch ist diese Feststellung nur cum grano salis richtig; denn bei genauer Durchsicht zeigt es sich doch, daß die Mehrzahl der Plasmodien einem bzw. bei quotidianem Fieberverlaufe zwei Entwicklungsstadien entspricht. Man kann sich davon am besten überzeugen, wenn man von Patienten während eines oder zweier Fieberanfälle stündlich ein Blutpräparat anfertigt. Wenn man daher sagt, der Fiebertypus ist abhängig vom Blutbilde des Empfängers, also des Fiebernden, so wird sich dagegen kaum eine Einwendung machen lassen. Nur muß man daran eine weitere Frage knüpfen: Welche Umstände bewirken es, daß in dem einen Falle oder in der einen Gruppe von Fällen vorwiegend nur eine Generation von Plasmodien zu finden ist, während bei einem anderen Falle oder einer anderen Gruppe zwei Generationen vorhanden sind?

Wenn aber KORTEWEG sagt, daß der Zustand des Spenders — quotidian oder tertian — den Fieberverlauf beim Empfänger beherrscht, läßt sich diese Behauptung den Tatsachen gegenüber nicht aufrechterhalten. Denn abgesehen von den zahlreichen Fällen eines tertian fiebernden Spenders, dessen Blut beim Empfänger eine Quotidiana auslöste (in selteneren Fällen geschieht auch das umgekehrte); es wurde doch hinlänglich oft der Versuch gemacht, mit derselben von einem tertian fiebernden Spender herrührenden Blutmenge gleichzeitig zwei Empfänger zu beschicken, von denen der eine tertian, der andere quotidian fieberte. Voraussetzung für die Beweiskraft dieses Experimentes ist natürlich, daß bei keinem der Empfänger früher eine andere möglicherweise zu latenter Infektion führende Infektion gemacht wurde.

Es wurde in den letzten Jahren der Frage des Fiebertypus, ob tertian oder quotidian, viel Aufmerksamkeit zugewendet; es hat sich ergeben, daß mehrere Faktoren von Einfluß sind.

Es hängt die Neigung der Impfmalaria zu quotidianem Fieber offenbar auch von der Beschaffenheit des Malariastammes ab. So hat MOLLARET [53] bei dem in der Salpetrière verwendeten Malariastamme nur selten quotidianen Fieberverlauf gesehen. KORTEWEG in Holland hatte unter 236 Fällen 24% von rein tertianem und nur 34 von rein quotidianem Fieberverlauf; JAMES in England [32] hatte dagegen nur 10% rein Tertianfiebernde, dagegen 80% Quotidiane und 10%, die tertian begannen und in quotidianen Verlauf übergingen. Im Laufe der zwischen KORTEWEG und JAMES entstandenen Diskussion über dieses Thema wechselte KORTEWEG [54] den Malariastamm. Er verwendete statt seines in der Gegend von Amsterdam endemisch vorkommenden Stammes den von Madagaskar bezogenen Malariastamm, an dem JAMES seine Beobachtungen gemacht hatte. Seither hatte KORTEWEG bei seinen Kranken ebenso wie JAMES vorwiegend quotidianen Fiebertypus.

Doch ist nicht der Malariastamm allein maßgebend für das Auftreten von quotidianen Formen. In Wien wird an der psychiatrischen Klinik zur Behandlung der progressiven Paralyse und an den Kliniken für Syphilis bei den Präventivbehandlungen der Lues latens ein und derselbe Stamm aus dem Jahre 1919 verwendet. Während aber die Paralytiker an der Klinik nach STUMPFL [55] nur zu 7% in reinem Tertiantypus fieberten, hatte HECHT-ELEDA [56] an der Klinik für Syphilis 93% rein tertian fiebernde Kranke. MRAS [57] hatte bei seinen nichtparalytischen Syphilitikerinnen, die mit demselben Stamme der Wiener psychiatrischen Klinik behandelt wurden, unter 100 Fällen nur 3 mit quotidianem Fiebertypus. Dieser Gegensatz zwischen Paralytikern einerseits und Luetikern im Latenzstadium andererseits wurde auch an anderen Orten immer wieder beobachtet. Andere Nervenkrankheiten, die auch mit Impfmalaria behandelt wurden, nehmen eine Mittelstellung ein. STUMPFL fand rein tertianen Verlauf bei progressiver Paralyse in 7%, bei Tabes in 23%, bei multipler Sklerose in 25%, bei Parkinsonismus in 25,5%, bei Lues latens in 43%. Auch KORTEWEG [34] hatte mit Anophelesimpfung bei Paralytikern 40,9% rein tertiane Verläufe, dagegen bei Lues cerebri, Lues hereditania und multipler Sklerose 68,7%.

Es hat also der Krankheitszustand des mit Impfmalaria Infizierten einen Einfluß auf das Auftreten des quotidianen Typus. Ob dieser Einfluß auf den Malariaverlauf ein fördernder oder hemmender ist, ergibt sich aus folgenden Tatsachen.

Der tertiane Verlauf ist häufiger bei intracutaner Impfung; bei Impfung mit unverträglichen Blutgruppen (WETHMAR [50], MÜLLER [51]). Man kann das Auftreten des tertianen Typus fördern durch kleine Chinin- oder Neosalvarsandosen, oder indem man das zu verimpfende Blut durch längere Zeit stehen läßt (KIRSCHBAUM). Der tertiane Typus stellt sich oft ein, wenn die Malaria dem natürlichen Erlöschen nahe ist; er wird häufiger beobachtet bei Wiederholung der Malariaimpfung. Aus allen diesen Tatsachen geht hervor, daß es schädigende Einflüsse auf die Malariaplasmodien sind, entweder durch direkte Einwirkung oder durch steigende Resistenz des Geimpften, die das Auftreten eines rein tertianen Typus begünstigen, also die Entwicklung einer zweiten Generation von Plasmodien erschweren. Von demselben Gesichtspunkte kann man auch die Verschiedenheiten im Malariastamme betrachten. Der Stamm aus Madagaskar, mit dem JAMES arbeitete, der vorwiegend quotidianen Fiebertypus hervorrief, hatte auch eine viel kürzere Inkubation als der Holländer Stamm, den KORTEWEG benützte und der viel mehr Fälle rein tertianen Verlaufes lieferte.

Die Erklärung, daß eine mehrmalige Impfung und dadurch bewirkte Übertragung von 2 Generationen von Plasmodien an dem Auftreten von Quotidianfiebern schuld sei, ist sicher für die überwiegende Zahl der Fälle unzutreffend.

Man wird nach den angeführten Bedingungen, welche zum Auftreten von quotidianen Fällen führen, um die Annahme nicht herumkommen, daß bei günstigen Bedingungen für die Entwicklung der Plasmodien, wie sie sich besonders beim geimpften Paralytiker, nicht aber bei der Lues latens finden, einzelne Plasmodien, wahrscheinlich schon während der Inkubation, in der Entwicklung vorauseilen und dadurch die Bedingung für das Auftreten von quotidianen Fieberverläufen schaffen.

Die typischen Malariaanfälle werden durch einen starken Schüttelfrost eineingeleitet, währenddessen die Temperatur steil ansteigt, und zwar meistens schon beim ersten Anfalle über 39° (axillar); beim 2. oder 3. Anfalle erreicht die Temperatur 40° und kann in den weiteren Anfällen noch höher steigen. Die höchste Temperatur meiner Beobachtung, die allerdings schon zu recht bedrohlichen Erscheinungen führte, war 42°. Der Abstieg der Kurve ist in der Regel auch ein steiler, und im Intervalle pflegt sich die Temperatur unter 37° zu halten.

Der Entwicklungszyklus der Malariaplasmodien dauert keineswegs immer genau 48 Stunden. Es kommen postponierende und häufiger noch anteponierende Zyklen vor. MRAS [57] z. B. fand bei seinen mit dem Stamme der Wiener psychiatrischen Klinik vom Jahre 1919 in fortlaufenden Passagen geimpften luischen Frauen, die fast ausnahmslos tertian fieberten, genau 41 Stunden als Dauer des Zyklus.

v. ASSENDELFT hat die Zeit des Auftretens der Fieberanfälle studiert. Er fand bei der natürlichen Malaria die überwiegende Mehrzahl der Anfälle innerhalb der 8.—16., bei der Impfmalaria zwischen der 12.—20. Tagesstunde. GRANT und SILVERSTON [58] dagegen fanden die meisten Anfälle der Impfmalaria zwischen der 11.—15. Tagesstunde.

Es war bisher nur die Rede von Plasmodien. Es finden sich aber im Blute der Impfmalariker auch die geschlechtlichen Entwicklungsformen der Malariaparasiten. Die Anzahl der Gameten ist außerordentlich verschieden; ihr häufigeres oder spärlicheres Auftreten hängt von verschiedenen Bedingungen ab. Sie pflegen in Fällen erstmaliger Infektion nicht gleich im Beginne vorhanden zu sein. JAMES und SHUTE haben sie in Fällen von primärer Malaria im Ausstrich nie früher als 7 Tage nach dem Auftreten der ersten Temperatursteigerung gesehen. BRAVETTA [59] hat bei Impfmalaria die Gameten erst nach dem 8.—12. Anfalle auftreten gesehen. Bei der Anophelesmalaria findet man sie nach MONTI und nach GRASSI schon nach dem 2.—3. Anfalle. In Fällen von Malariarezidiven findet man sie viel früher, ebenso bei Wiederholung einer Impfmalaria.

Die Reichlichkeit des Auftretens von Gameten scheint auch bei verschiedenen Malariastämmen verschieden zu sein. Es gibt Stämme, die schon in einem frühen Stadium der Fieberanfälle reichlich Gameten produzieren, andere, die erst spät und spärlich Gameten produzieren.

Es wurde von mehreren Stämmen behauptet, daß sie so spärlich Gameten bilden, daß sie praktisch genommen als gametenfrei anzusehen seien. So gaben SCHULZE [60], PLEHN [61], SCHELLWORTH [62], VONKENNEL [63], KOPELOFF [64] an, daß sie bei den von ihnen verwendeten Malariastämmen Gameten nicht gefunden haben. WALDEMIRO PIRES [65] sagt, daß er bei seinem Stamme, der durch 6 Jahre 300 Passagen durchgemacht hat, nur ausnahmsweise Gameten gesehen hat.

Ein Stamm A der Wiener psychiatrischen Klinik, der seit Herbst 1919 in fortlaufenden Passagen bis zum heutigen Tage fortgepflanzt wird, wurde gleich im Beginne von DOERR und KIRSCHNER [66] sehr gametenarm gefunden; VIVALDI [67] und CUBONI [68] fanden ihn 1924 und 1926 gametenfrei. Doch konnte WAGNER-JAUREGG hie und da einzelne Gameten im Ausstrichpräparat finden [67]. KORTEWEG [69] untersuchte den Stamm A und einen zweiten Stamm B der Wiener psychiatrischen Klinik, welch letzterer sich von jeher als gametenreich erwiesen hatte, über Ersuchen WAGNER-JAUREGGS. Die Blutproben wurden stets nach dem 7.—9. Anfalle entnommen, da man dann hoffen konnte, am leichtesten Gameten zu finden. Es wurden vom Stamme A, der bereits die 200. Passage überschritten hatte, Blutproben von 10 Patienten untersucht, und zwar in je zwei Tropfenpräparaten und einem Ausstrich. Es wurde nur auf männliche Gameten gefahndet. In 6 dieser Fälle wurde kein männlicher Gamet gefunden, in 2 Fällen nur ein einziger. In einem Falle wurden 5 männliche Gameten gezählt und in einem 9, zwei auf je 1000 Leukocyten.

Vom Stamme B, der sich durch 40 Passagen immer gametenreich erwiesen hatte, wurden bei Untersuchung von 3 Fällen je 6 männliche Gameten auf je 1000 Leukocyten gezählt. In bezug auf den praktischen Zweck dieser Untersuchung kommt KORTEWEG zu dem Schlusse, daß, soweit die kleine Zahl von 10 Untersuchungen einen Schluß gestattet, die mit dem Stamme A infizierten Kranken eine sehr geringe Übertragungsmöglichkeit (durch Anophelesstich) ergeben.

JAMES [69a], der 1934 Ausstriche von 6 mit dem Stamme der Wiener Klinik aus dem Jahre 1919 geimpften Paralytikern nach dem 7.—8. Anfalle untersucht hat, konnte keine Gameten finden.

KOPELOFF, BLACKMANN und MCGINN berichten über 2 Stämme von Tertiana, die in New York zu Impfungen verwendet werden und seit Jahren gametenfrei sind.

Es gibt also Malariastämme, die gametenarm sind, d. h. auch nach 7—9 Anfällen häufig nur wenige oder keine Gameten bei dieser Untersuchungsmethode aufweisen, während andere Stämme unter denselben Bedingungen regelmäßig zahlreiche Gameten produzieren. JONESCU[70] gibt an, daß eine gametenarme Malaria, wenn man einen Patienten impft, der schon früher einmal an Malaria krank war, zu einer gametenreichen wird.

Es wurde die Frage aufgeworfen, ob die Stämme der Impfmalaria im Laufe der Passagen gametenärmer werden. KORTEWEG konnte das an einem allerdings zahlenmäßig unzureichenden Material nicht bestätigt finden. Dagegen konnte KOPELOFF[71] bei einem von Anbeginn auf das Vorhandensein von Gameten untersuchten gametenhaltigen Stamme von Impfmalaria nachweisen, daß die Zahl der Gameten während seines $1^1/_4$jährigen Gebrauches sehr erheblich abgenommen habe.

Es ergibt sich aus den Umständen, von denen der Gametengehalt des Blutes abhängt, daß die Gameten um so reichlicher auftreten, je mehr in dem betreffenden Falle oder der Gruppe von Fällen der Fortbestand des asexualen Zyklus gefährdet ist; eine Beobachtung, die man ja auch bei anderen Organismen machen kann, die sich teils sexual, teils asexual fortpflanzen.

Von Interesse ist es zu erfahren, wie groß die Zahl der Plasmodien im Blute während des Ablaufes einer Malariakur ist. Darüber hat v. ASSENDELFT[45] sehr eingehende Studien gemacht. Er hat zunächst den Pyrogenic limit bestimmt, eine von ROSS und THOMPSON[72] eingeführte Zahl, die angibt, wieviel Parasiten in 1 mm^3 Blut enthalten sind zur Zeit, wann das 1. Fieber auftritt. Es ergaben sich, daß der Pyrogenic limit bei den einzelnen Individuen außerordentlich verschieden ist und daß der Pyrogenic limit bei intravenösen Injektionen viel größer ist als bei subcutaner Injektion. Er betrug bei 17 Fällen intravenöser Injektion nur 1mal 0, in den übrigen 16 Fällen 8—900. Bei 80 Fällen subcutaner Injektion 43mal 0, in den übrigen 37 Fällen 0,3—300. Bei Rezidivfällen ist der Pyrogenic limit viel höher als bei erstmals Geimpften.

v. ASSENDELFT hat ferner die im Blute nachweisbare Parasitenmenge während des ganzen Fieberablaufes kurvenmäßig dargestellt. Diese Untersuchung hat einige bemerkenswerte Resultate ergeben. Die Parasitenmenge steigt vom Pyrogenic limit an und erreicht eine gewisse Höhe, die sie durch längere Zeit ziemlich unverändert beibehält. Die Kurve hat also einen sehr flachen Gipfel. Das besagt, daß der menschliche Organismus nur eine gewisse Menge von Parasiten zuläßt; der diese Grenze überschreitende Überschuß an Parasiten, der bei ihrer fortwährenden Teilung gebildet wird, fällt der Vernichtung anheim. So begreift man, daß fast niemals mehr als höchstens $^1/_2$% sämtlicher roter Blutkörperchen von Plasmodien besetzt wird. Die maximale Parasitenmenge zeigt beim Vergleiche der einzelnen Fälle große individuelle Schwankungen. Sie bewegt sich um 10 000 Parasiten im Kubikmillimeter, mit Schwankungen, die ziemlich weit nach auf- und abwärts gehen; aber beim einzelnen Individuum bleibt die Menge der Parasiten selbst durch Wochen gleich, unabhängig von der Fieberhöhe. Wenn das Fieber zu Ende zu gehen beginnt, sinkt die Zahl der Plasmodien rasch.

Es ergab sich ferner, daß die maximale Parasitenmenge durchschnittlich nach intravenöser Impfung größer war als bei subcutaner; daß jedoch nach der subcutanen Impfung durchschnittlich höhere Temperaturen erzielt wurden als bei der intravenösen.

Das Gesagte gilt natürlich vom peripheren Blut. Inwieferne Unterschiede in der Parasitenmenge durch Anhäufung in inneren Organen oder durch Ausstoßung aus denselben bedingt werden, ist noch eine ganz ungelöste Frage.

Bei erstmals Geimpften, die außerdem nicht früher eine natürliche Malaria durchgemacht haben, hören die Anfälle nach oftmaliger Wiederholung von selbst auf, doch geschieht das bei diesen Fällen selten so frühzeitig, daß die für den Heilzweck erforderliche Anzahl von Anfällen noch nicht erreicht wäre.

Häufig geschieht das spontane Erlöschen der Anfälle bei solchen Fällen, die schon früher einmal eine natürliche oder Impfmalaria durchgemacht haben. In solchen Fällen trachtet man durch provozierende Maßnahmen das Fieber wieder in Gang zu bringen. Vor derselben Aufgabe steht man, wenn die Inkubation zu lange dauert bzw. man dieselbe abkürzen will, oder wenn nach einer durch kleine Chinindosen bewirkten Unterbrechung des Fiebers (wovon später die Rede sein wird) die Anfälle nicht rasch genug wiederkehren. Solcher provozierender Maßnahmen gibt es mehrere. Recht wirksam erwiesen sich subcutane Injektionen von nucleinsaurem Natrium, 10 ccm einer 5%igen Lösung, oder intravenöse Injektionen von Typhusvaccine (50 Millionen Keime) oder einer anderen Fieber erzeugenden Vaccine, subcutanen Injektionen von Aolan. Andere provozierende Maßnahmen sind Injektionen von 0,001 Adrenalin, das aber oft erst nach 2 Tagen wirkt, Bestrahlung der Milz mit Röntgenstrahlen, kalte Bäder, langdauernde Sonnenexpositionen. Eines der wirksamsten Provokationsmittel ist die neuerliche Malariaimpfung.

Wenn die Zahl von Fieberanfällen, die im Einzelfalle als erwünscht angesehen wird, erreicht ist, wird die Malaria coupiert. Das allgemein verbreitete Mittel zur Coupierung ist das Chinin. Dosis und Anwendungsform des Chinins sind verschieden. An der Wiener Klinik wird das Chinin fast ausschließlich per os gegeben. Anfangs gab man 10 g Chininum bisulfuricum oder hydrochloricum (3 Tage 1,0, 14 Tage 0,5); unter Beobachtung des Erfolges wurde, da sich die Empfindlichkeit der Impfmalaria für Chinin herausgestellt hatte, die Dosis allmählich auf 5 g reduziert (3 Tage 1,0, 4 Tage 0,5; oder 5 Tage 1,0). Diese Dosierung wird schon seit mehr als 10 Jahren mit vollem Erfolg beibehalten; es scheint aber die Gesamtdosis von 5 g die untere zulässige Grenze zu sein. Bei Beschränkung auf 3 g hatte Redlich [73] einen Rückfall, ebenso Grant und Silverston [58] nach 4 g.

Es läßt sich aber wohl eine allgemein gültige Regel für die untere zulässige Chinindosis nicht geben, denn es scheinen bezüglich der Chininempfindlichkeit Unterschiede zwischen verschiedenen Malariastämmen zu bestehen.

Wenn bedrohliche Erscheinungen eine sehr rasche Entfieberung erwünscht machen oder die orale Verabreichung durch Erbrechen unmöglich wird, beginnt man die Chininkur mit intramuskulären Injektionen von 0,5 Chininlösung „Bayer“ oder 0,5 Chinin bimuriat. intravenös. Im letzteren Falle muß langsam und streng intravenös injiziert werden.

Wenn die Coupierung der Malaria als gelungen betrachtet werden soll, muß

1. die Temperatur nach derselben dauernd unter 37° C bleiben.
2. Es dürfen im peripheren Blute keine Malariaparasiten nachweisbar sein.
3. Die Überimpfung des Blutes eines coupierten Malariafalles auf eine andere Person darf keine Malariaanfälle hervorrufen.
4. Es darf kein Malariarezidiv auftreten, weder spontan noch auf Provokation *.

Ad 1 ist zu bemerken, daß nach 1 g Chinin manches Mal noch am nächsten Tage ein Malariafieberanfall auftritt; daß aber eine 37° übersteigende Temperatur nach Verabreichung von mindestens 2 g Chinin es wahrscheinlich macht, daß irgendein anderer mit Fieber verlaufender Krankheitsprozeß neben der Malaria bestand und auch nach der Coupierung die Temperatur in abnormen

* Neuestens hat Henry [C. r. Soc. Biol. Paris **107** (1931)] eine Methode angegeben, durch eine Serumreaktion die Malariainfektion nachzuweisen. Es handelt sich um eine Flockungsreaktion unter Verwendung von einem tierischen Pigment oder von Eisenalbuminat. Die Reaktion erlaubt bei negativem Ausfall das Bestehen einer Malariainfektion auszuschließen. Nach Coupierung von Impfmalaria wird die Reaktion negativ, aber nicht sofort, sondern erst nach Tagen (Koch und Vohwinkel: Dtsch. med. Wschr. **1934**) oder Monaten (Literatur bei Huguenin [281]).

Höhen erhält. In solchen Fällen ist nach der Quelle der Temperatursteigerung zu fahnden (Decubitus, Cystitis, Tonsillitis, Lungenprozeß usw.) und eine entsprechende Behandlung einzuleiten mit Injektionen von Trypaflavin, Cylotropin u. dgl.

Ad 2 ist zu empfehlen, die Untersuchung im dicken Tropfen vorzunehmen, da die Zahl der Plasmodien in solchen Fällen eine sehr geringe zu sein pflegt.

Ad 3. Es gibt Fälle, bei denen auch im dicken Tropfen keine Plasmodien nachzuweisen sind, aber die Überimpfung des Blutes auf einen anderen Menschen (Paralytiker oder liquorpositiven Luetiker) typische Erkrankung an Malaria ergibt. Man wird nur in seltenen Ausnahmsfällen Anlaß haben, von dieser Prüfung Gebrauch zu machen.

Ad 4. Malariarezidive nach ausreichendem Chiningebrauch (mindestens 5 g innerhalb weniger Tage) kommen sicher nur äußerst selten vor. An der Wiener psychiatrischen Klinik, an der in den Jahren 1919—1932 mehr als 3000 Fälle mit Impfmalaria behandelt wurden, ist ein einwandfreier Fall von Malariarezidiv nicht beobachtet worden, obwohl die Mehrzahl der Fälle durch viele Monate und selbst Jahre in Evidenz geblieben sind. Allerdings wurden diese Fälle fast ausnahmslos mit 2—5 g Neosalvarsan nachbehandelt.

Ebenso günstige Erfolge der Chininbehandlung berichten andere Autoren. SCHULZE [74] hatte bei mehr als 1000 in der Dalldorfer Irrenanstalt behandelten Impfmalarikern keine Malariarezidive. An der Nervenklinik in Amsterdam (Prof. K. H. BOUMANN) wurde kein Malariarezidiv bei Impfmalarikern beobachtet, obwohl die Fälle unter Kontrolle des ausgezeichneten Malariakenners KORTEWEG [54] standen. BRAVETTA [75] hat in der Irrenanstalt Mombello kein Malariarezidiv beobachtet, obwohl 114 der geimpften Fälle bis zu 3 Jahren unter genauer Beobachtung standen.

Es soll jedoch nicht verschwiegen werden, daß von mehreren Autoren Angaben über ganz vereinzelte Fälle von Rezidiven nach Impfmalaria gemacht werden. Häufig ist aus den Mitteilungen nicht zu erfahren, wie groß die Gesamtdosen von Chinin waren. Doch berichtet z. B. W. YORKE [33] über 2 Fälle von Rezidiv, die durch 3 Tage je 1,9 Chinin bekommen hatten. MEAGHER [76] berichtet, daß bei 1403 Paralytikern, die 1922—1927 in englischen Anstalten mit Impfmalaria behandelt wurden, ungefähr 2% Rezidive hatten. Die Chinindosen, die in den 41 Anstalten, auf die sich diese Fälle verteilen, gegeben wurden, werden allerdings nicht mitgeteilt. Es ist bei der Beurteilung der außerordentlich seltenen Rezidive bei Impfmalaria auch zu berücksichtigen, daß die wirklich genommene Dosis von Chinin mit der verordneten in Ausnahmefällen nicht übereinstimmen muß. Es wurden an der Wiener psychiatrischen Klinik am Anfange solche Beobachtungen gemacht (z. B. Erbrechen des Chinins).

Diese Rezidivfreiheit der genügend chininbehandelten Impfmalaria gilt aber nicht für die durch Anophelesstich infizierten Fälle, die reichlich Rezidive bekamen. Solche Beobachtungen wurden vielfach in England gemacht, wo man in größerem Maßstabe Malaria zu Behandlungszwecken durch den Stich infizierter Anophelen hervorrief. W. YORKE beobachtete bei 57% dieser Fälle Malariarezidive, DAVIDSON [77] in 56,5%, MEAGHER spricht von 50%. Dieselbe Beobachtung wurde auch in Amsterdam gemacht.

Ob mit dem Aufhören der Fieberanfälle und mit dem Verschwinden der Plasmodien aus dem peripheren Blute die Impfmalaria ganz als erloschen zu betrachten ist, kann noch nicht mit Bestimmtheit gesagt werden. Es sind Untersuchungen über die inneren Organe, vor allem Milz und Knochenmark, nach der erfolgreichen Coupierung der Impfmalaria noch ausständig. Einen Versuch zu diesem Thema haben HORN und KAUDERS [78] gemacht. Sie haben einem Impfmalariker zur Coupierung durch 5 Tage jeden Tag 1 g Chinin gegeben und haben diesem Kranken an den Abenden nach jedem dieser 5 Tage Blut entnommen und je 5 ccm einem Paralytiker intravenös injiziert. Nur der erste dieser Patienten, der von dem Spender 1 Stunde nach Beendigung der Chininbehandlung des ersten Tages geimpft worden war, zeigte einen normalen Fieberanfall und Plasmodien im Blute. Bei den anderen 4 Kranken, die nach dem 2.—5. Chinintage geimpft worden waren, trat weder typisches Malariafieber auf, noch konnten bei sorgfältiger Nachforschung im dicken Tropfen und im Ausstrich Plasmodien nachgewiesen werden. Doch zeigten diese Fälle einige Tage nach der Impfung Temperaturanstiege, die sich zwischen 37,3° und wenig über 38,0° bewegten, ohne Schüttelfrost verliefen, aber mit Schweißausbruch, von fieberfreien Intervallen gefolgt waren und wieder von selbst aufhörten. Auffallend war auch das Ergebnis provozierender Injektionen von Typhusvaccine bei diesen Fällen. Es traten danach nicht die bekannten eingipfligen Fieberkurven auf, sondern 2—3gipflige, die sich sogar über 48 Stunden erstrecken konnten. Die Beobachtung der Fälle wurde durch 3—4 Monate fortgesetzt, ohne daß typische Fieberanfälle oder Plasmodien im Blute aufgetreten wären.

Die Deutung dieser Versuche bleibt unsicher und ihre Wiederholung und weitere Überprüfung sehr erwünscht. Vielleicht handelt es sich um das Überleben äußerst spärlicher und nicht mehr regenerationsfähiger Plasmodien in inneren Organen. Die Tatsache, daß bei vielen Tausenden von Impfmalarikern 5 g Chinin genügten, um die Fieberanfälle wirksam zu coupieren und Rezidive zu verhüten, bleibt durch diese Versuche unberührt.

In den letzten Jahren sind zwei Präparate dargestellt worden, welche die antimalarische Wirkung des Chinins ergänzen bzw. teilweise ersetzen: das Plasmochin [79], ein synthetisch hergestelltes Chinolinderivat, und das Atebrin [80], ein Acridinderivat.

Das Plasmochin hat eine spezifische Wirkung auf die Gameten, die es tötet, ohne jedoch die Entwicklung von Gameten aus den Teilungsformen zu hindern. Es ist daher mit dem Chinin, das auf die Schizonten wirkt, zu kombinieren. Es wird in Dosen von 0,02, zwei- bis dreimal täglich verabreicht. Bei der Impftertiana, die durch alleinigen Chiningebrauch rezidivfrei wird, ist es entbehrlich. Dagegen ist es bei der Coupierung der durch Anophelesstich erzeugten Malaria, bei der große Rezidivgefahr besteht und bei der Quartana, die einigermaßen refäktrar gegen Chinin ist, am Platze. Sehr wichtig ist jedoch seine Anwendung bei der Tropica. Bei höheren Dosen bewirkt das Plasmochin Cyanose des Gesichtes und Magenbeschwerden. Nach SCHELLWORTH entsteht bei Weiterimpfung des Blutes von Fällen, deren Malaria durch Plasmochin gemildert worden war, bei den Empfängern eine Resistenz gegen Plasmochin, die sich bei Fortsetzung dieses Experimentes steigern läßt.

Das Atebrin scheint auf die Schizonten besonders kräftig einzuwirken und ist nach JAMES, NICOL und SHUTE [29], in drei 0,10-Dosen durch 5 aufeinanderfolgende Tage gegeben, imstande, Tropicafälle vollständig und für die Dauer zu coupieren. Dasselbe gilt für die Anwendung des Atebrin zur Coupierung der Quartana. Atebrin bewirkt eine leichte Gelbfärbung der Haut, die nicht ikterisch ist, sondern vom Acridinpräparat herrührt und bald verschwindet.

Die Malaria kann auch durch Injektionen von Neosalvarsan coupiert werden; doch gibt diese Methode keine Sicherheit vor Rezidiven. BOUMANN [17] hat zunächst die Malaria durch Neosalvarsan coupiert und erst später Chinin gegeben. Er fand sogar bei den nach dieser Methode Behandelten mehr gute Erfolge als bei den Fällen, die von vorneherein mit Chinin coupiert wurden.

Die Anfälle der Malaria tertiana hören auch ohne Coupierung durch Chinin von selbst auf, doch tritt dieser Erfolg bei Kranken, die zum ersten Male geimpft wurden und vorher keine Erkrankung an natürlicher Malaria hatten, erst nach einer größeren Anzahl von Anfällen, die bis 20 und auch noch höher gehen kann, ein. Doch fanden CUBONI und MILANI [81] unter 134 Erstimpflingen 14, deren Malaria vor dem 12. Anfalle erlosch. Die Grenze, bis zu der sich die Zahl der Anfalle steigern kann, wurde selten festgestellt, da man dieselben doch früher oder später durch Chinin unterbrochen hat.

Bei wiederholten Malariaimpfungen und bei Kranken, die schon vorher an natürlicher Malaria gelitten hatten, kommt es aber oft vor, daß eine Reininfektion überhaupt nicht haftet (bis zu 5 Impfungen), oder daß nach wenigen Fieberanfällen (4—6) spontane Entfieberung eintritt und das Fieber auch durch provozierende Maßregeln nicht mehr in Gang zu bringen ist, manchmal auch die Plasmodien aus dem peripheren Blute verschwinden (doch ist häufig mit dem Blute solcher spontan fieberlos gewordener bei anderen Individuen noch ein voller Impferfolg zu erzielen). CUBONI und MILANI z. B. konnten unter 28 Reinfektionen (1—5 Impfungen) 22mal die Malaria wieder in Gang bringen, doch bei fast allen erlosch die Malaria bald spontan.

Die Möglichkeit, eine Malariaimpfung mit Erfolg zu wiederholen, ist größer, wenn erst kurze Zeit nach der Coupierung durch Chinin vergangen ist als längere Zeit danach. Es gelingt das z. B. leichter nach 6 Wochen als nach 6 Monaten. PAULIAN [82] fand, daß die Zweitimpfungen, die innerhalb eines halben Jahres stattfanden, alle erfolgreich waren; von da an blieben einzelne erfolglos. Ausnahmsweise gelingt aber auch eine 3. Impfung mit Tertiana.

Die immunisierende Wirkung einer vorausgegangenen Malariaerkrankung macht sich besonders dort geltend, wo die Malaria endemisch vorkommt. JONESCU [70] z. B. sagt, daß von den Landbewohnern seiner Gegend (Rumänien) 44% für die Malariaimpfung unzugänglich sind, von den Stadtbewohnern weniger als 10%. A. W. H. SMITH [83] berichtet, daß an einer Irrenanstalt Vorderindiens von 56 Geimpften nur 14 Malaria bekamen, obwohl die anderen 42 zwei- bis viermal geimpft worden waren.

Um die Schwierigkeiten einer Zweitimpfung zu überwinden, genügt es oft, den Malariastamm zu wechseln oder von der Blutimpfung zur Übertragung durch infizierte Anophelen überzugehen. Am leichtesten kann man eine Zweitimpfung erzielen, wenn man die Malariaform wechselt, also nach vorangegangener Tertiana mit Tropica oder Quartana impft, denn die verschiedenen Malariaformen bedingen keine gegenseitige Immunität.

KAUDERS [84] hat versucht, im Serum von Paralytikern, die nach einer zweiten Malariaimpfung sich spontan entfiebert hatten, immunisierende Wirkungen nachzuweisen, indem er dasselbe geimpften oder zu impfenden Paralytikern injizierte. In 12 Fällen der ersteren Kategorie zeigte sich 9mal eine deutliche Wirkung, indem 5mal die Fieberanfälle ganz aufhörten und nicht mehr zu provozieren waren, während 4mal eine Pause in den Fieberanfällen auftrat. Durch vorherige Injektion mit diesem Serum konnte die erfolgreiche Impfung nicht verhindert werden. Wurde aber das Serum gleichzeitig mit der Impfung oder kurz danach injiziert, so blieb in der Hälfte der Fälle die Impfung entweder erfolglos, oder es trat nach 4—5 Anfällen spontane Entfieberung auf.

HEGNER [85] hat bei der Vogelmalaria gefunden, daß reichliche Verabfolgung von Zucker günstige Bedingungen schafft für die Entwicklung der Parasiten, während Insulin entgegengesetzt wirkt. Es wäre wünschenswert zu erproben, ob das auch für die Impfmalaria gilt.

Die Malariaparasiten sind nicht, wie andere Infektionserreger, außerhalb des menschlichen Körpers in Kulturen zu züchten; die Versuche von BASS und JOHNS [86] und anderen, die Plasmodien in bestimmten Nährböden zur weiteren Entwicklung zu bringen, haben keine praktische Bedeutung erlangt, da die Entwicklung nach wenigen Tagen zur Stillstand kommt. Es gelingt auch nicht, die für den Menschen pathogenen Malariaarten in irgendwelchen Versuchstieren in Passagen weiter zu züchten. Man ist daher auf den Malariakranken als Blutspender angewiesen; doch hat man dabei mit zwei Schwierigkeiten zu rechnen. Wo die Malaria endemisch ist, besteht die Gefahr, daß man auf einen Fall stößt, bei dem eine Mischinfektion besteht und daß man damit unbeabsichtigterweise statt der Tertiana oder Quartana eine Tropica überträgt, die trotz ihrer Rehabilitierung durch JAMES, NICOL und SHUTE doch nur an Instituten, an denen besondere Bedingungen gegeben sind, ohne schwere Gefährdung des Kranken Verwendung finden kann.

Wo die Malaria aber nicht endemisch ist, würde man dort, wo nicht ein Malariastamm in fortlaufenden Passagen erhalten werden kann, was vom Krankenmateriale abhängt, oft Schwierigkeiten haben, sich vorkommendenfalles Impfblut zu verschaffen, wenn nicht die Möglichkeit bestünde, von einem solchen Impfmalariazentrum dasselbe zu beziehen. Das ist glücklicherweise möglich, denn es gelingt mit gewissen Konservierungsmethoden, das Blut Malariakranker außerhalb des menschlichen Körpers durch längere Zeit infektionstüchtig zu erhalten.

Wenn es sich nur um einen Transport für kürzere Zeit handelt, genügt es, das Malariablut mit der gleichen Menge einer 0,5%igen, sterilen Lösung von Natriumcitrat zu vermischen, um die Gerinnung zu verhindern. Es ist nicht notwendig, ja nicht einmal empfehlenswert, das Blut, wie man anfangs dachte, körperwarm aufzubewahren und zu transportieren; die Plasmodien erhalten sich im Gegenteil besser bei niedrigen Temperaturen bis zu 1^0 C. Solches Blut kann subcutan, aber auch intravenös injiziert werden. CLARK [87] hat nach dieser Methode Blut bis zu 65 Stunden infektionstüchtig erhalten, GRANT und SILVERSTON bis zu 72 Stunden. JOHNS [88] hat 10 ccm Blut mit 0,2 ccm 50%iger Dextroselösung vermischt, defibriniert, steril auf Eis aufbewahrt und nach 8 Tagen, ausnahmsweise sogar bis 18 Tage wirksam gefunden. HERRMANN [89] hat nach Rat von BREINL defibriniertes Blut im Eisschrank aufbewahrt und damit bis zur Dauer von 47 Stunden positive Impfergebnisse gehabt.

DALMA und TUCHTAN [90] haben Blut mit dem halben Volumen einer 1%igen Lösung von Novirudine, einem synthetischen Produkt aus der Gruppe der Melaninsäuren versetzt und auf Eis 3—4 Tage infektionsfähig erhalten. Sie wurden dazu offenbar angeregt durch SACHAROW [91], der Blut eines Blutegels, der an einem Malariakranken gesogen hatte und 3 Tage auf Eis gelegen war, im Selbstversuche infektionstüchtig gefunden.

Für länger dauernde Transporte eignen sich am besten zwei von HORN und KAUDERS [92] angegebene Konservierungsverfahren. 1. Blutagarmethode: 10 bis 15 ccm Malariablut werden steril defibriniert, das Blut dann sogleich in eine mit sterilem Blutagar in Schrägschicht beschickte Eprouvette gegossen. Das Blut soll subcutan injiziert werden. 2. Gelatinierungsmethode: 2 ccm Malariablut werden in chemisch reiner steriler Gelatine (MERCK), die bei 30^0 C verflüssigt wurde, aufgefangen und die Mischung in steriler Eprouvette gut durchgeschüttelt. Die Gelatine erstarrt wieder. Beim Gebrauche wird die Gelatine im Wasserbad von 28^0 C wieder verflüssigt und subcutan injiziert. Für alle diese Methoden soll das Blut im Abklingen des Fieberanfalles entnommen werden. Mit diesen Methoden ist es gelungen, die Infektiosität des Blutes bis zu 96, ausnahmsweise bis 132 Stunden zu erhalten.

Im Zusammenhang mit diesen Konservierungsmethoden sollen auch die Veränderungen besprochen werden, welche die Plasmodien im Blute außerhalb des menschlichen Körpers erfahren. HORN und KAUDERS [93] haben diese Frage studiert. Sie haben an den Plasmodien außerhalb des menschlichen Körpers zwei auffallende Veränderungen beobachtet. 1. Werden die Plasmodien mit zunehmender Dauer ihres Aufenthaltes außerhalb des menschlichen Körpers zunehmend extraglobulär. 2. Nehmen die Plasmodien mehr und mehr den Charakter von gametenähnlichen Bildungen an. Diese Beobachtungen werden von PEWNY [94] bestätigt, der auch bei der Tropica im absterbenden Blute die Umbildung von Schizonten in Halbmonde feststellte.

Mit der Ausbreitung der Malariatherapie wurde die Frage aktuell, ob es möglich sei, daß sich Anopheles durch Blutsaugen an Impfmalarikern infizieren könnten, womit eine Gefahr einer unbeabsichtigten Übertragung auf andere Kranke und Gesunde gegeben wäre.

Versuche, Anopheles an malariakranken Paralytikern zu infizieren und durch sie wieder andere Paralytiker zu infizieren, wurden von JAMES [32] und von WARRINGTON YORKE mit großer Umsicht und an einem großen Materiale gemacht. Es ergab sich, daß solche Übertragungen von Malaria tertiana, quartana und tropica möglich seien und daß sie regelmäßig Erfolg hatten, wenn sich in den Speicheldrüsen der infizierten Anopheles Sporozoiten fanden. Doch gelang es nicht immer Anophelen, die von malariakranken Paralytikern Blut gesogen hatten, zu infizieren, und zwar hängt das hauptsächlich von der Zahl der Gameten ab, die im Blute des Spenders zur Zeit der Mückenmahlzeit vorhanden waren, aber auch noch von anderen Umständen. Denn manchmal entwickelten sich bei den infizierten Mücken nur Zygoten, die sich aber nach kurzer Zeit zurückbildeten, und es kam nicht zur Ausbildung von Sporozoiten in den Speicheldrüsen der Mücke. Auch KORTEWEG [34] in Amsterdam und v. ENGEL [95] ist es gelungen, Anopheles an Paralytikern mit Malaria zu infizieren und durch diese Anopheles neuerlich Kranke zu infizieren. Dagegen ist es anderen Ärzten nicht gelungen, Infektionen von Paralytikern durch Anophelen, die von Impfmalarikern Blut gesogen haben, herbeizuführen. So berichten BARZILAI-VIVALDI und KAUDERS [96] über einen Versuch, in dem 6 Impfmalariker von einer Gruppe von 120 Anophelen 195 Stiche bekamen; von diesen Anophelen wurden 6 zur Malariakur bestimmte Paralytiker nach einem entsprechenden Intervall 131mal gestochen. Keiner dieser letzteren Fälle erkrankte an Malaria, während sie, später mit Malaria geimpft, sämtlich an typischer Tertiana erkrankten. KIRSCHBAUM und MÜHLENS [97] gelang es, Anophelen mit Tropica und Tertiana zu infizieren, doch gelang es ihnen nicht, die Übertragung von den Anopheles auf Paralytiker zu erzielen.

Nach den zitierten Erfahrungen von JAMES, W. YORKE, KORTEWEG, v. ENGEL ist theoretisch die Möglichkeit gegeben, daß im Wege der Anophelen unbeabsichtigte Übertragungen der Malaria auf andere Kranke und Gesunde erfolgen könnten. Vom praktischen Standpunkte muß man diese Gefahr als äußerst gering bezeichnen. Wirkliche unbeabsichtigte Übertragungen sind meines Wissens nur von KLING in Upsala (2 Fälle) und von BRAVETTA in Mombello (3 Fälle) gemeldet worden; doch sind die Fälle BRAVETTAs zweifelhaft, da die Anstalt im Endemiegebiet liegt. Dazu kommt noch ein Fall, der mir persönlich zur Kenntnis gebracht wurde, einen Pfleger in der Heilanstalt Neustadt in Holstein betreffend, wo Malariabehandlung betrieben wird.

Dagegen wird von Orten, an denen Malariaimpfungen in sehr großer Zahl vorkommen, gemeldet, daß trotz vorhandener Anopheles keine zufälligen Übertragungen vorkamen, so in Wien, wo in Kliniken und Spitälern seit 1919 viele Tausende von Malariaimpfungen vorgenommen wurden; in den Berliner Anstalten Dalldorf und Herzberge; in Hamburg (SCHOTTMÜLLER [98]); in Triest (E. WEISS [99]), wo Anophelen reichlich vorkommen und die Malaria endemisch ist.

Es ist also vom praktischen Standpunkte die Gefährdung der Umgebung durch die Malariabehandlung, selbst wenn einer oder der andere Fall nicht zur Kenntnis gebracht worden wäre, als gering zu betrachten (s. WAGNER-JAUREGG [99a]).

Außer der Malaria tertiana wurde auch die Malaria quartana und die Malaria tropica (M. aestivo-autumnalis; Malignant tertian M. der Autoren) zu Behandlungszwecken in Verwendung gezogen. In Europa hat besonders KIRSCHBAUM[100] in Hamburg und WINCKEL[100a] in Amsterdam Quartana viel studiert.* Die Quartana hat eine längere Inkubation als die Tertiana; sie beträgt bei intravenöser Impfung 4—10 Tage, bei subcutaner Impfung 15—50 Tage, durchschnittlich 26 Tage. Es empfiehlt sich daher, Quartana nur intravenös zu injizieren. Sie zeigt meistens kein KORTEWEG-Fieber; sie ist schonender für den Patienten, weil einerseits die Anfälle den Organismus nicht so stark angreifen wie die Tertiana, da durchschnittlich weniger Erythrocyten von den Plasmodien besetzt werden, und weil bei typischen quartanem Verlaufe zwischen den einzelnen Anfällen das fieberfreie Intervall 2 Tage dauert. Doch sind auch bei der Quartana die typischen Verläufe seltener; häufig verläuft sie als Quartana duplicata oder triplicata, d. h. unter drei Tagen ist nur ein oder auch gar kein fieberfreier Tag. Gegen Chinin ist die Quartana viel resistenter als die Tertiana, und es kommen häufigere Rezidive vor (KIRSCHBAUM, CARDILLO[101], SCHULZE[102]). Die Gefahr der Rezidive kann jedoch durch Atebrin (durch 5 Tage $3 \times 0{,}1$) vermieden werden. Nach JONESCU[70] soll die Quartana selten von selbst erlöschen.

Die Quartana bietet den Vorteil, daß man schon während des Fiebers mit einer gleichzeitigen Neosalvarsankur beginnen kann, da die Quartana in ihrem Ablaufe durch Neosalvarsan nicht beeinflußt wird (WINCKEL[100a]).

Die Quartana ist in Europa wenig verbreitet, da die Zentren der Malariatherapie mit Ausnahme von Hamburg-Friedrichsberg (KIRSCHBAUM) und den psychiatrischen Kliniken in Wien und Amsterdam alle nur auf Tertiana eingestellt sind. Daher ist auch Quartanaimpfstoff schwerer zu erlangen. Doch wäre es angezeigt, wenn solche Malariabehandlungszentren, die über ein genügendes Material verfügen, auch einen Quartanastamm bereithalten würden, um erforderliche Wiederholungen von Malariakuren zu erleichtern. In Südamerika wird die Behandlung der Paralyse vielfach mit Quartana durchgeführt.

Die Impftropica, die anfangs zur Paralysebehandlung herangezogen worden war (WEYGANDT, MÜHLENS und KIRSCHBAUM[16], YORKE und MACFIE[103]), geriet bald in Mißkredit, da bei absichtlicher und irrtümlicherweise erfolgter Impfung mit Tropica die schwersten Krankheitsbilder mit sepsisartiger Überschwemmung des peripheren Blutes mit Tropicaringen und stürmisch zum Tode führendem Verlaufe auftraten, der auch durch große Dosen von Chinin nicht aufzuhalten war (s. GERSTMANN[38], MÜHLENS und KIRSCHBAUM[104]). Auch eine spätere Empfehlung der Tropica durch PLEHN[105], der vorschlug, die Tropica sofort durch Chinin zu unterbrechen und dann neuerdings zu impfen, vermochte nicht durchzudringen, um so weniger, als PLEHN sofort selbst auch einen solchen stürmischen Todesverlauf hatte.

In der allerletzten Zeit wurde aber von JAMES, NICOL und SHUTE[29] die Tropicaimpfung wieder aufgenommen, indem das Fieber vom ersten Anbeginn an durch tägliche Blutuntersuchung und frühzeitige Chinindarreichung in Schranken gehalten und durch Atebrin mit Sicherheit coupiert werden konnte. Nachdem die Autoren unter den ersten 22 Fällen die von einer vorangegangenen Tertianakur wenig Erfolg gehabt hatten, noch 3 Todesfälle an Tropica hatten, darunter aber einen an Carcinom, gelang es ihnen später eine ununterbrochene Serie von 50 Fällen ohne einen einzigen Todesfall durchzubringen. Immerhin wird sich die Tropica nicht für die allgemeine Praxis eignen, sondern nur an

* An der Wiener psychiatrischen Klinik wird seit 2 Jahren ein Quartanastamm in Menschenpassagen gehalten, um die Wiederholung von Malariakuren zu erleichtern.

Instituten, an denen eine besonders sorgfältige Beaufsichtigung der Fälle gewährleistet ist, durchgeführt werden können. Eine Indikation dazu wird besonders in jenen Fällen gegeben sein, bei denen eine zweite Kur durchgeführt werden soll, aber deren Gelingen wegen erlangter Tertianaresistenz in Frage gestellt ist. Die Erfolge sind nach NICOL [106] mindestens ebenso gute wie bei der Behandlung mit Tertiana. Es hat sich übrigens bei diesen Versuchen herausgestellt, daß bei der Tropica sehr große Unterschiede in den Stämmen verschiedener Provenienz bestehen. Während Tropicastämme aus der Gegend von Rom und von Sardinien sehr schwere und schwer zu beeinflussende Fieberverläufe bewirkten, erwiesen sich 2 Stämme aus Indien als verhältnismäßig gutartig und durch Chinin und Atebrin leicht beeinflußbar.

Die genannten Autoren [29] versuchten auch noch eine andere Form von Malaria, das von STEPHENS [30] in Ostafrika entdeckte Plasmodium ovale. Das Plasmodium ovale ließ sich sowohl durch Anopheles als durch Blutüberimpfung auf Menschen übertragen. Der Fieberverlauf war ein verhältnismäßig gutartiger, der Fiebertypus einfache Tertiana oder Tertiana duplicata.

Die Impfmalaria ist eine Krankheit, die an die Widerstandsfähigkeit des Kranken, besonders wenn er an Paralyse oder an vorgeschrittener Tabes leidet oder sonst durch anderweitige Erkrankungen oder Alter geschwächt ist, nicht selten zu hohe Anforderungen stellt. Es kam daher in den ersten Zeiten der Malariatherapie, als man die Kranken drauflos fiebern ließ, um den Heilerfolg zu steigern, verhältnismäßig häufig vor, daß während der Fieberperiode oder bald danach und sichtlich unter dem Einfluß der Malariakur, der Tod eintrat. Die Angaben der Autoren sind aber nicht klar bzw. nicht vergleichbar, weil oft nicht angegeben ist, bis zu welcher Zeit nach der Entfieberung die Todesfälle noch der Malaria zu Lasten geschrieben wurden. Andere Autoren haben überhaupt die Todesfälle angegeben, die in ihrem Materiale bis zum katamnestischen Bericht erfolgt sind, ohne Trennung der Fälle, welche der Malariakur und welche der Paralyse an und für sich zuzuschreiben sind. Die einzig richtige und subjektiven Angaben entrückte Berichterstattung wäre die von MEAGHER [76]: Von 1000 Behandelten starben im ersten Monate nach der Impfung 88, im zweiten Monate 48 usw.

Als eine ganz spezifische Todesart wäre die infolge von Milzruptur erfolgende zu erwähnen, die ja auch bei der natürlichen Malaria vorkommt. So hat DAVIDSOHN am Panamakanal unter 30 000 Fällen von natürlicher Malaria 3 Milzrupturen gesehen. Es wird ungefähr über ein Dutzend Milzrupturen bei Impfmalaria berichtet. Über ihre relative Häufigkeit gibt einen Aufschluß, daß an der Wiener psychiatrischen Klinik unter mehr als 3000 Fällen von Impfmalaria kein einziger Fall von Milzruptur beobachtet wurde. KRAUSS [43] verzeichnet unter seinen 8354 Fällen 2 Fälle von Milzruptur. Sie ereignet sich fast ausschließlich bei Paralytikern, wohl öfters infolge traumatischer Einwirkung.

Man hat im weiteren Verlaufe der Malariatherapie gelernt, die Einwirkung der Impfmalaria mit Rücksicht auf die Widerstandskraft der Kranken zu dosieren. Die Mittel dazu sind folgende:

1. Es ist notwendig, während der Fieberperiode Herz und Kreislauf in möglichst gutem Zustande zu erhalten. Dazu dienen einerseits die Cardiaca: Digitalis, Strophantus, Coffein, Kardiazol; ferner, um dem stets eintretenden Abfall des Blutdruckes entgegenzuwirken: Ephetonin und in dringlichen Fällen Injektionen von Adrenalin.

2. Da besonders der quotidiane Fieberverlauf die Kräfte des Kranken ungebührlich in Anspruch nimmt, Mittel, die geeignet sind, den Tertiantypus zu begünstigen; das sind: Intracutane Impfung, ferner die unter Nr. 3 angegebenen fieberabschwächenden Maßnahmen. KORTEWEG empfiehlt bei Tertiana eine

intravenöse Injektion von 0,05—0,15 Neosalvarsan, wodurch eine bis zu einer Woche dauernde Fieberpause eintritt, nach der die Anfälle in der Regel im Tertiantypus auftreten.

3. Falls die Höhe der Fieberanfälle oder die zu große Überschwemmung des Blutes mit Plasmodien oder der Zustand des Kranken die Situation bedrohlich erscheinen lassen, Verabreichung von kleinen, nicht coupierenden Dosen von Chinin, 0,1—0,3 g, oder mehrmalige schon in der Inkubation zu verabreichende Dosen von 0,05 g[107]. Der Erfolg ist, daß entweder die Fieberanfälle weniger heftig auftreten oder daß die Anfälle aussetzen und erst nach einer mehrtägigen Pause spontan oder auf Provokation wieder auftreten oder sofort oder nach dieser Pause im Tertianatypus verlaufen.

4. Bei Fällen, die wegen ihres Kräftezustandes oder irgendwelcher komplizierender Organerkrankungen oder ihres Alters besonders gefährdet erscheinen, soll die Malariakur in zwei Hälften geteilt werden. Man unterbricht das Fieber durch coupierende Dosen von Chinin nach 2 bis höchstens 4 Anfällen, führt durch 6 Wochen eine Neosalvarsankur durch (Gesamtmenge 4,5—5,0 g) und impft neuerdings. Mittlerweile ist meistens der allgemeine Aufschwung im ganzen Organismus eingetreten, der auf die Coupierung der Impfmalaria zu erfolgen pflegt, und die Kranken vertragen die weiteren 4—6 Fieberanfälle anstandslos.

5. Wichtig ist auch die Zahl der Anfälle. Es ist klar, daß im allgemeinen die Gefahr mit der Zahl der Anfälle wächst. Es wäre also wichtig festzustellen, bei welcher Zahl der Anfälle das Optimum der Wirkung eintritt. Solche Berechnungen sind von mehreren Autoren durchgeführt worden. Loberg[108] stellte 2 Gruppen von je 22 Behandelten gegenüber. Die mit 9—12 Anfällen hatten 8 volle und 4 unvollständige Remissionen; die mit 13—16 Anfällen hatten 2 volle und 5 unvollständige Remissionen, wovon 2 bald rezidivierten. Ferraro und Fong[109] hatten bei 1—6 Anfällen 18,75% sehr gute Remissionen, bei 7—12 Anfällen 34,4%, bei 13—18 Anfällen 25,9%, bei mehr als 18 Anfällen 20%. Nicol hatte bei 1—6 Anfällen keine guten Remissionen, bei 7—12 Anfällen 14,4%, bei 13—18 Anfällen 27%, bei mehr als 18 Anfällen 27,7%. Immerhin hatten Ferraro und Fong 5% Todesfälle durch die Malaria allein, Nicol 5,3% in den ersten zwei Monaten nach der Impfung.

Es hat außerdem diese Art der Statistik einen Fehler zuungunsten der niedrigen Anfallszahlen. Die Kranken, die 13—18 und mehr Anfälle durchmachen konnten, waren offenbar die widerstandsfähigeren. Es ist also die Frage offen, ob sie nicht ebensoviel oder vielleicht sogar mehr gute Behandlungserfolge aufgewiesen hätten, wenn man sie eine geringere Anzahl von Anfällen hätte durchmachen lassen.

Man ist jetzt ziemlich allgemein übereingekommen, die Paralytiker in der Regel nur 8—10 Anfälle durchmachen zu lassen und nur besonders widerstandsfähige Individuen mehr als 10—15. Man ist ja manchmal durch den Zustand des Kranken schon gezwungen, selbst nach weniger als 8 Anfällen das Fieber zu unterbrechen, weil sonst Gefahr droht. Es ist viel besser einen Kranken, bei dem der Heilerfolg kein befriedigender ist, nach kurzer Pause noch einmal zu impfen und ihn eine zweite Kur durchmachen zu lassen, als sein Leben zu gefährden, indem man ihm zuviel Fieberanfälle zumutet. Es wird aber bei der Entscheidung über die Zahl der Anfälle auch die Gutartigkeit oder Bösartigkeit des verwendeten Stammes maßgebend sein.

Bei Beachtung aller dieser Kautelen wird die Zahl der Todesfälle während und in unmittelbarem Zusammenhange mit der Malaria äußerst gering werden, 1% kaum übersteigen. Dies geht auch aus der Tatsache hervor, daß diejenigen Autoren, die über Mortalität ihrer Fälle in früherer und späterer Zeit getrennt berichten, eine bedeutende Abnahme der Mortalität verzeichnen, z. B. PFEIFFER und ROHDEN[110] bei den ersten 100 Fällen 7%, bei den folgenden 200 Fällen 1,5%. An der Wiener psychiatrischen Klinik[111] erfolgte z. B. im Jahre 1931 unter 150 mit Malaria behandelten Fällen ein einziger Todesfall infolge der Kur. Ganz ohne Todesfälle werden Kuren bei Paralytikern nicht verlaufen können, auch nicht bei Anwendung anderer Fiebermittel. Bei anderen Indikationen (Tabes, Lues cerebri, Lues latens, multiple Sklerose usw.) kommen Todesfälle überhaupt kaum vor.

Es wird hier am Platze sein, von den Kontraindikationen der Malariatherapie zu sprechen, die übrigens mehr weniger auch für die anderen Formen von Infektions- und Fieberbehandlungen bei Nervenkrankheiten gelten.

Ausgerüstet mit den Methoden zur Dosierung der Impfmalaria kann man die Kontraindikationen außerordentlich einschränken. An der Wiener psychiatrischen Klinik werden eigentlich nur die Fälle von galoppierender Paralyse und jene Paralytiker, die voraussichtlich auch ohne Malaria in der allernächsten Zeit sterben würden, von der Behandlung ausgeschlossen; ferner vorgeschrittene Fälle von Tabes. Vorgerücktes Alter ist keine Kontraindikation. Es wurden in Wien auch schon Kranke mit 70 Jahren ohne Lebensgefährdung und teilweise mit günstigem Erfolge behandelt. KIRSCHBAUM[112] hat kürzlich über 48 Paralytiker zwischen 60—74 Jahren berichtet, von denen 34 mit Tertiana, 14 mit Quartana behandelt wurden. Von den Tertianafällen starb ein einziger während der Behandlung, dagegen hatten 7 eine gute Remission. Von den Quartanafällen starben 2. Höheres Alter soll aber als Indikation für die Zweiteilung der Kur gelten.

Mesaortitis luetica mit und ohne Insuffizienz der Aortenklappen sind nach JAGIĆ und SPENGLER[113] keine Kontraindikationen. Anginöse Beschwerden besserten sich sogar bei der Hälfte der Fälle. Sie sollen eine Indikation für die Zweiteilung der Kur sein. Selbst Aneurysmen überstehen die Kur gut. Schlecht kompensierte Herzfehler benötigen eine Vorbehandlung.

Vielfach wurde die offene Tuberkulose, von manchen Autoren sogar jede Tuberkulose als Kontraindikation aufgestellt. Es ist das nicht berechtigt, nur muß man bei offener Tuberkulose oder bei noch nicht ganz zur Ruhe gekommener Tuberkulose die Zweiteilung der Kur vornehmen. Der nach Coupierung erfolgende Aufschwung im ganzen Organismus, von dem noch die Rede sein wird, in Verbindung mit einer Neosalvarsankur (Arsenik) beeinflußt die Tuberkulose aufs günstigste. Solche Beobachtungen haben sogar WESELKO[114] bewogen, direkt zum Zwecke der Tuberkulosebehandlung Impfmalaria mit 3 bis höchstens 5 Anfällen durchzuführen, mit dem Erfolge des Aufhörens des Fiebers, Stillstand des tuberkulösen Prozesses und starker Gewichtszunahme. GAROFALIN[115] hat, nachdem er jahrelange Studien der Beziehungen zwischen Malaria und Tuberkulose in den pontinischen Sümpfen angestellt hatte, ebenfalls erfolgreiche Versuche durchgeführt, Tuberkulose durch Malariaimpfung zur Ausheilung zu bringen. Er trachtete eine lange Inkubation herbeizuführen und coupierte die Malaria nach 4—5 Anfällen.

Auch andere nebst der Paralyse bestehende chronische Krankheitsprozesse wurden nicht selten durch die Impfmalaria günstig beeinflußt. So kam es wiederholt zum Aufhören von Glykosurien (übrigens schon nach Tuberkulinkuren beobachtet).

Über Schwangerschaft und Malariabehandlung s. S. 67.

Es sei bei dieser Gelegenheit bemerkt, daß nach THONNARD-NEUMANNS[117] Erfahrungen, die er in Panama an einer stark mit Malaria verseuchten Bevölkerung machte, häufig in der Placenta, sowie auch in Milz, Leber und Knochenmark, sich Plasmodien fanden, während das periphere Blut frei davon war.

Auch die Impfmalaria kann durch die Placenta auf das Kind übertragen werden. Solche Beobachtungen haben Leven[118] und Schadow[119] gemacht.

Die Impfmalaria stellt an den Organismus große Ansprüche. Es sind vor allem Herz und Gefäße, die von der Krankheit schwer geschädigt werden; das Zugrundegehen zahlreicher roter Blutkörperchen bewirkt eine Anämie, so daß die Zahl derselben im Kubikmillimeter unter 2 Millionen sinken kann, mit Poikilo- und Anisocytose; die Senkungsgeschwindigkeit nimmt während des Fiebers stark zu; es kommt manchmal zu Ödemen. Durch die mangelhafte Nahrungsaufnahme, besonders bei quotidianem Verlauf, durch Erbrechen und das Fieber, sinkt das Körpergewicht rasch. Nicht selten tritt gegen das Ende der Kur Ikterus auf. Hartnäckiger Singultus gilt als ein ungünstiges Zeichen. Es besteht Oligurie, manchmal sogar Hämaturie; auch Nasenbluten kommt vor. Es besteht hochgradige Entkräftung. Nach Coupierung der Malaria bilden sich in günstig verlaufenden Fällen alle diese Erscheinungen rasch zurück. Die Patienten gewinnen von Tag zu Tag an Körperkraft und Frische; sie bekommen eine gesunde Gesichtsfarbe; das Blutbild wird normal und die Senkungsgeschwindigkeit nimmt ab; es stellt sich Appetit ein und eine Gewichtszunahme, die manchmal bedeutende Grade erreicht. Die Patienten werden lebhaft und heiter, sie bekommen ein gesteigertes Gesundheitsgefühl, was sie häufig in dem Ausspruch kundgeben, daß sie sich schon jahrelang nicht so wohl gefühlt haben. Es liegt nahe anzunehmen, daß dieser rasch erfolgende Aufschwung des ganzen Organismus an dem Heilerfolge bedeutenden Anteil habe.

2. Impfrecurrens. Die Erfolge der Malariabehandlung der progressiven Paralyse legten den Gedanken nahe, ob nicht mit anderen Infektionskrankheiten ähnliche oder selbst bessere Erfolge zu erzielen wären.

Dieser Versuch wurde bald nach den ersten Publikationen über die Malariabehandlung und ziemlich gleichzeitig von Weichbrodt in Frankfurt a. M., von Weygandt, Mühlens und Kirschbaum in Hamburg und von Plaut und Steiner in München und Heidelberg mit Febris recurrens Africana gemacht.

Ohne in dem Prioritätsstreit dieser Autoren Stellung zu nehmen, muß man doch anerkennen, daß sich Plaut und Steiner[20] am eingehendsten und gründlichsten mit der Recurrenstherapie befaßt haben, während der ursprünglich von Weichbrodt[19] verwendete Recurrensstamm sich für Menschen nicht pathogen erwies und die Hamburger Autoren[16] das vorwiegende Interesse der Malariabehandlung zuwendeten.

(Von den schon mehr als 40 Jahre früher erfolgten Recurrensimpfungen Rosenblums bzw. Motschutkovskys war schon S. 23 die Rede.)

Die von diesen Autoren eingeführte Form von Recurrensfieber war die Recurrens africana, deren Erreger die Spirochaeta Duttoni ist. Sie kommt in Afrika vor und wird durch Zecken übertragen. Sie ist nicht nur für Menschen pathogen, sondern auch für mehrere Versuchstiere, von denen besonders Ratten und Mäuse in Betracht kommen. Man kann daher den Infektionsstoff im Laboratorium bereit halten, indem man Passageimpfungen bei Mäusen oder Ratten macht. Doch besteht die Gefahr, daß der Stamm bei ausschließlichen Mäusepassagen avirulent wird; man soll ihn also von Zeit zu Zeit durch Menschenpassagen auffrischen.

Außer der afrikanischen Recurrens hat Krasnuschkin[120] in Moskau die europäische Recurrens (Spirochaeta Obermeyeri), Sagel[121] außer der afrikanischen und europäischen Recurrens die Recurrens maroccana oder berbera, die Recurrens hispanica und einen Angolastamm therapeutisch verwendet. Claude[21] sowie Demay und Prugniard[122] haben Impfungen mit der Spirochaeta venezuelensis gemacht. Beide Autoren halten die Infektion mit dieser Art von

Recurrens für zu gefährlich. MAS DE AYALA[123] hat die Recurrens hispanica benutzt.

Die Infektion mit Recurrens kann entweder von der Passagemaus oder vom recurrenskranken Menschen erfolgen. Im ersten Falle wird das Blut aus der Brusthöhle der tiefchloroformierten Maus in die Spritze aufgezogen, mit 2 ccm Kochsalzlösung verdünnt und davon 0,4—0,8 ccm subcutan oder intracutan injiziert. Im letzteren Falle wird das Blut des Recurrenskranken dem zu Impfenden subcutan oder intravenös eingespritzt. Wenn die Blutentnahme und Impfung nicht unmittelbar aufeinander folgen, wird zur Verhinderung der Gerinnung ein Zusatz von Natriumcitratlösung gemacht. Man kann auch Liquor nach dem 3. Tage des 1. Anfalles von Recurrenskranken entnommen, zur Impfung verwenden, da die Recurrensspirochäten in den Liquor übertreten. Die Erkrankung ist nach diesem Impfmodus besonders schwer, sowohl was die Temperaturhöhe als die Zahl der Anfälle anbelangt (BENEDEK und KULCSAR[124]). Man kann ferner durch rasch aufeinanderfolgende Infektionen nach STEINFELD[125] Steigerung der Wirkung erzielen mit Anfällen von 5—6tägiger Dauer und Temperaturen bis 42.

LEVADITI, MARIE und LEPINE[126] haben Recurrens intracerebral injiziert und dann ein kontinuierliches, nichtremittierendes Fieber erzielt.

Man kann Recurrens beim Menschen auch durch den Biß infizierter Zecken hervorrufen. Doch warnt SAGEL davor, weil die Fieberverläufe nach dieser Art der Übertragung besonders bösartig sind. Er hatte Blut von Recurrens maroccana durch die ihr entsprechende Zecke Ornithodorus maroccanus Velu übertragen lassen. Diese Bösartigkeit der Zeckenübertragung scheint aber nicht allgemein zuzutreffen, denn SILVERSTON[127] hatte eine Übertragung der Recurrens africana durch ihre Zecke, Ornithodorus Moubata, bewirken lassen, die nur zu einem einzigen Fieberanfall führte.

Die Dauer der Inkubation beträgt bei subcutaner Impfung durchschnittlich 5—7 Tage, mindestens 3, höchstens 14 Tage. Bei intravenöser Impfung ist die Inkubation von kürzerer Dauer; ja es kann schon am nächsten Tage ein Fieberanfall kommen. Die Anfälle der Recurrens dauern 1—6 Tage; die Intervalle zwischen den Anfällen von 3 Tagen bis 4 Wochen. Wenn 50 Tage nach dem letzten Fieberanfalle verflossen sind, kann man die Krankheit als erloschen ansehen. Meistens ist zwischen dem 1. und 2. Anfalle ein 6—7tägiges Intervall. Die späteren Anfälle sind schwächer, sowohl bezüglich der Fieberhöhe als der Dauer; doch kommen Ausnahmen vor.

Die Anfälle beginnen unter steilem Temperaturanstieg meistens mit einem Schüttelfrost und enden mit kritischem Temperatursturz, meistens unter starkem Schweißausbruch. Die Temperatur steigt in den ersten Anfällen auf 40—41°.

Während der Fieberanfälle besteht große Mattigkeit, gelegentlich heftiger Kopfschmerz, Schmerzen in den Beinen, manchmal Erbrechen und leichter Ikterus, Herpes labialis. Ganz selten findet man eine blasse Roseola am Rumpf. Milz und Leberschwellungen fehlen. Während der Fieberanfälle tritt häufig Eiweiß und Zucker im Urin auf. In vereinzelten Fällen tritt vorübergehend Iritis oder Neuritis optica auf.

Die Zahl der Anfälle ist eine beschränkte. Durchschnittlich erfolgen 3 bis 5 Anfälle, ausnahmsweise nur 2, maximal 9.

Die Recurrens hinterläßt eine Immunität, die bis zu 5 Jahren dauern kann. Doch ist es HORN[221] auch gelungen, nach 2 bzw. 9 Monaten erfolgreich eine zweite Impfung mit Spirochaeta Duttoni auszuführen, indem er das eine Mal von der Maus, das andere Mal vom Menschen abimpfte. Doch gilt diese Immunität nur für den betreffenden Erreger. Gegenüber einem anderen Recurrenserreger besteht aber keine Immunität, so daß man z. B. nach abgelaufenem Fieber der afrikanischen Recurrens erfolgreich mit der Recurrens hispanica oder berbera impfen kann. Das Fehlen der reziproken Immunität zwischen den einzelnen Stämmen scheint aber kein absolutes zu sein, da sich diese Eigenschaft bei lang fortgesetzten gleichartigen Passagen abschwächt, so daß zur Aufrechterhaltung der spezifischen Eigenschaften der Stämme Einschaltung von mehreren Menschenpassagen notwendig ist (Sagel).

Die Spirochäten sind im Blute während der Anfälle nachzuweisen im Dunkelfelde oder nach Färbung im dicken Tropfen.

Das Neosalvarsan, das gegen die europäische Recurrens wirksam ist, versagt gegenüber der afrikanischen Recurrens. Es darf aber Neosalvarsan, wenn man es zu Behandlungszwecken nebst dem Recurrensfieber verwenden will, nur gegeben werden, wenn schon Fieberanfälle vorausgegangen sind, und nur während des Fiebers, weil sonst nach Sagel [121] oft typhöse Fieberverläufe auftreten mit kontinuierlichem Fieber, das bis zu 50 Tagen andauern kann. In diesen typhösen Fieberverläufen finden sich im Blut keine Recurrensspirochäten.

Das Fieber der Recurrens berbera, hispanica und des Angolastammes wird durch Neosalvarsan coupiert, und die Kranken werden dann für denselben Stamm wieder empfänglich. Nur ist der Verlauf der Zweiterkrankung ein kürzerer. Chinin ist bei allen Formen von Recurrens unwirksam.

Die Recurrensspirochäten wandern in das Nervensystem und in den Liquor ein und halten sich dort viel länger als im Blute, so daß man mit dem Liquor von recurrensgeimpften Paralytikern noch 51 Tage nach dem letzten Fieberanfalle erfolgreich impfen konnte. Mit dem Gehirnbrei von Recurrensmäusen konnte man noch 14 Wochen nach überstandener Infektion gesunde Tiere impfen. Es gelang auch im Gehirn von Paralytikern, die während der Recurrensperiode gestorben waren, die Spirochäten färberisch und im Dunkelfelde nachzuweisen. Entsprechend dem Einwandern der Spirochaeta Duttoni in den Liquor ergibt der letzte einen charakteristischen Befund. Die Zahl der Lymphocyten steigt bedeutend an, so daß in extremen Fällen 1000 bis 1500 Lymphocyten im Kubikzentimeter gezählt werden konnten. Auch der Eiweißgehalt steigt und erreicht bis zu 0,2%, und nicht selten erfolgt im Liquor Gerinnselbildung.

Damit dürfte im Zusammenhang stehen, daß während der Recurrenserkrankung vorübergehend Hirnnervensymptome auftreten, Facialislähmungen, Acusticussymptome, auch schwerere Erscheinungen, wie Konvulsionen, aphasische Zustände.

Die Recurrens ist im allgemeinen eine leichtere Erkrankung als die Malaria. Immerhin ist es notwendig, auch bei der Recurrens während der Fieberanfälle auf Herz und Blutdruck zu achten und mit den bei der Malaria angegebenen Mitteln einzugreifen. Andererseits kann man aber bei der Recurrens nicht wie bei der Malaria die Krankheit rasch coupieren; und so erklärt es sich wohl, daß Sagel unter 269 Fällen 6,69% Todesfälle während der Recurrensperiode hatte; A. Marie [128] hatte unter 91 Fällen 10 Todesfälle in den ersten Monaten nach der Impfung; Benedek und Kulcsar hatten unter 100 Recurrensimpfungen 5% Todesfälle während der Fieberperiode. Es stellt sich also heraus, daß die afrikanische Recurrens, die ursprünglich als weniger gefährlich der Impfmalaria gegenübergestellt wurde, tatsächlich gefährlicher ist als die Impfmalaria, wenn die letztere neuen Erfahrungen gemäß mit allen Vorsichten durchgeführt wird. Das hängt wohl hauptsächlich damit zusammen, daß die afrikanische Recurrens durch Salvarsanpräparate nicht coupiert werden kann. Es dürfte sich daher empfehlen, die afrikanische Recurrens aufzugeben und an ihre Stelle eine der Recurrensarten zu setzen, die nach Sagel durch Neosalvarsan coupiert werden können, z.B die Recurrens hispanica, von der Mas de Ayala Günstiges berichtet.

Möglicherweise würde die rasche Beendigung des Krankheitsprozesses durch eine coupierende Neosalvarsanbehandlung einen ähnlichen Aufschwung herbeiführen, wie er bei der Malaria nach Coupierung durch Chinin erfolgt, der aber der Recurrens africana fehlt.

Der Transport von infektionsfähigem Material an entfernte Orte kann in zweierlei Weise erfolgen. Entweder man versetzt einige Kubikzentimeter menschliches Recurrensblut mit gleichen Teilen von 0,5% Natriumcitratlösung und versendet es. Solches Blut kann mehrere Tage infektionsfähig bleiben, auch wenn das Blut zwischen zwei Anfällen entnommen wurde (MÜHLENS und KIRSCHBAUM [129]). Die andere Form des Transportes ist die Versendung von infizierten Mäusen. Man darf die Tiere zu diesem Zwecke nur schwach impfen, weil sie sonst zu früh zugrunde gehen können. Übrigens ist das Blut der Maus noch einige Zeit nach dem Tode infektiös.

Mehrere Autoren haben versucht, Malaria tertiana und Recurrens gleichzeitig zu impfen, nach einem Vorschlage, den STRANSKY [273] gemacht hat. WEICHBRODT [274] hat sich überzeugt, daß zunächst die Malaria in Erscheinung trat, obwohl mit dem Blute des Kranken infizierte Mäuse an Recurrens erkrankten. Die Recurrens kam erst nach Coupierung der Malaria zur Geltung.

An der Wiener psychiatrischen Klinik ist diese Doppelimpfung bei Wiederholungen von Malariakuren zu einer oft geübten Praxis geworden. Die Recurrens wirkt provozierend auf die Malaria; sie vermeidet Zeitverlust, wenn die Malaria gar nicht angeht; sie verstärkt die Malariakur, wenn sie nach derselben zur Geltung kommt.

3. Rattenbißfieber (Sodoku). Über Empfehlung PLAUTS wurde zunächst von amerikanischen Autoren Versuche der Paralysebehandlung durch das Rattenbißfieber (Sodoku der Japaner) gemacht, über die 1926 von SOLOMON, BERK, THEILER und CLAY [23] berichtet wurde. In Deutschland haben sich besonders KIHN [130] und GRABOW und KREY [131] mit dieser Methode befaßt

Das Rattenbißfieber ist eine Infektionskrankheit, die durch die Spirochaeta morsus muris hervorgerufen wird und als natürliche Infektion durch den Biß infizierter Ratten entsteht, in deren Speichel sich der Erreger befindet. Die Krankheit kann am Menschen durch intravenöse oder subcutane Injektion des Blutes infizierter Tiere hervorgerufen werden. An der Injektionsstelle kann ein Infiltrat auftreten, das geschwürig zerfallen kann. Aus diesem Grunde widerraten GRABOW und KREY intravenös zu injizieren und empfehlen subcutan unter die derbe Rückenhaut zu injizieren, wodurch Infiltrate vermieden werden.

Man kann den Infektionsstoff im Laboratorium in Mäusepassagen vorrätig halten, in deren Blut die Spirochäten vom 5. Tage nach der Impfung bis zu 2 und mehr Monaten nachweisbar sind.

Die Inkubation dauerte 5—15 Tage. Dann treten mit oder ohne Schüttelfrost Fieberanfälle bis 40,5° auf, deren erster 3—4 Tage dauert und dem in Intervallen von 4 bis zu 18 Tagen weitere Anfälle von 2—3tägiger Dauer folgen. Die Krankheit erlischt spontan, manchmal schon nach 2 Anfällen, meistens erst nach mehreren Wochen. Sie ist außerdem durch mehrere Neosalvarsandosen zu 0,45 bis zur Gesamtdosis von 5,0 coupierbar. Doch hört das Fieber erst nach mehreren Injektionen auf. Ausnahmsweise kann selbst nach 5 Monaten noch ein Rückfall kommen. Der Erreger ist im Blute nur schwer in den Anfällen nachweisbar, dagegen mit Sicherheit durch Überimpfung des Blutes auf Versuchstiere.

In den Liquor tritt der Erreger nur ausnahmsweise über, wie Impfungen mit Liquor zeigen. In etwa 50% aller Fälle tritt auf der Höhe des Fiebers ein grob maculöses Exanthem auf, das sich bei den nächsten Anfällen wiederholen kann.

Es treten ferner Drüsenschwellungen und Neuralgien auf, manchmal auch Gelenkschwellungen.

Die Erkrankung ist mit Gefahren verbunden. LANGE und PLAUT [132] hatten unter 34 Fällen 11 mehr oder minder mit der Krankheit zusammenhängende Todesfälle; HERSHFIELD [133] und Mitarbeiter hatten unter 72 mit Sodoku behandelten Paralytikern 10 Todesfälle während der Behandlung. Im späteren Verlaufe der Behandlung treten allerlei Beschwerden auf, wie Gelenkschwellungen, Myositis, Delirien, Krämpfe. Nach Neosalvarsaninjektionen hören alle diese Beschwerden auf. Die Erholung von der Krankheit erfolgt langsam.

Schließlich wäre noch eine Infektionskrankheit zu erwähnen, deren therapeutische Verwendung CLAUDE und COSTE [134] versucht haben: fièvre exanthematique de la mediterranee, eine Krankheit, die durch den Biß einer Zecke des Hundes übertragen wird und in Menschenpassagen fortgesetzt werden kann. Die Impfung macht bei direkter Übertragung ein Exanthem und eine Art chancre an der Bißstelle. Es liegen aber noch zu wenig Erfahrungen vor.

4. Die Fieber- oder Pyretotherapie. Die Fiebertherapie oder Pyretotherapie ist eine Behandlungsmethode, die bestrebt ist, Heilung von Krankheiten durch Erzeugung von Temperatursteigerungen, wie sie dem Fieber eigen sind, hervorzurufen. Das Wesentliche und was sie von anderen Methoden, welche die Körpertemperatur durch Zufuhr von Wärme oder wärmeerzeugender Energie steigern, unterscheidet, ist, daß die Temperatursteigerung durch die eigene Tätigkeit des Organismus zustande kommt. Doch werden wir sehen, daß es fraglich ist, ob dieser Unterschied wirklich ein grundsätzlicher ist.

Der erste systematisch durchgeführte Versuch, Fieber zur Heilung von Nervenkrankheiten hervorzurufen, dürften die von WAGNER-JAUREGG [135] 1890 zunächst zur Behandlung von Geistesstörungen ausgeführten *Tuberkulineinspritzungen* sein. Dieselben wurden später (ab 1900) vorwiegend der Behandlung der progressiven Paralyse dienstbar gemacht. Es wurden subcutane Einspritzungen von KOCHschem Alttuberkulin gemacht, die vorübergehende Temperatursteigerungen bis zu 40° und darüber hervorzurufen imstande waren. Die Tuberkulinbehandlung in dieser Form wird heute noch von AMABILINO in Palermo [136] und, nebst der Malariabehandlung, von ANGLADE in Bordeaux [137] geübt. Sie wurde ziemlich allgemein verlassen, weil man fürchten mußte, durch die relativ großen Tuberkulindosen schlummernde tuberkulöse Prozesse in einer bedenklichen Weise zu aktivieren. Dagegen hat ein anderes fiebererzeugendes Mittel, das A. FRIEDLÄNDER [138] empfohlen und auch angewendet hatte, die *Typhusvaccine*, später in der Paralysebehandlung sich dem Tuberkulin wenigstens ebenbürtig gezeigt. Wenn es auch in der Paralysebehandlung hinter der Impfmalaria zurücktreten mußte, wird es doch als provozierendes Mittel und zur Ergänzung der Malariabehandlung sowie in der Behandlung anderer Psychosen und Nervenkrankheiten viel verwendet.

Die an der Wiener psychiatrischen Klinik verwendete Typhusvaccine ist die von BESREDKA angegebene: Lebende Typhusbacillen, die durch Absättigung mit Typhusimmunserum ihre Virulenz verloren haben. Sie wird intravenös injiziert; man beginnt vorsichtshalber, um nicht bei überempfindlichen Menschen (ehemaligen Typhuskranken?) zu starke Reaktionen hervorzurufen, mit geringen Dosen, etwa 2—5 Millionen Keimen und steigert die Menge der Keime, solange keine genügende Reaktion erfolgt, anfangs rascher, später langsamer in einem solchen Maße, um Temperaturen zwischen 39—40° zu erzeugen. Das Fieber beginnt 1—3 Stunden nach der Injektion mit Schüttelfrost; es dauert 8 bis 12 Stunden und noch länger und greift den Kranken viel weniger an als die Malaria oder Recurrens. Man injiziert 2—3mal in der Woche und trachtet,

10—15 Temperatursteigerungen im Laufe einer Kur hervorzurufen. Eine solche Kur kann nach einem Intervall von einigen Wochen bis Monaten wiederholt werden.

Gefahren bringen die Injektionen mit Typhusvaccinen, wie auch die der anderen Vaccinen kaum, da man vor jeder neuen Injektion die Reaktionsweise des Individuums schon kennengelernt hat und durch die Wahl der Dosis die Stärke der Reaktion bei der folgenden Injektion mit ziemlicher Sicherheit vorausbestimmen und die Kur in jedem Momente durch Unterlassen weiterer Injektionen abbrechen kann.

Subcutan oder intramuskulär injiziert, macht die Typhusvaccine selbst bei recht hohen Dosen keine oder nur unbedeutende Temperaturerhöhungen. Doch sind auch diese Injektionen nicht unwirksam (S. 77).

Man kann ebenso wie die Typhusvaccine auch andere Vaccinen verwenden, die bei intravenöser Injektion Fieber erzeugen, z. B. Colivaccine, Gonokokkenvaccine. In Frankreich erfreut sich Vaccin anti-chancrelleux, „Dmelcos“ genannt, eine vom Erreger des Ulcus molle herstammende Vaccine, die von SICARD, HAGUENAU und WALLISCH [24] in die Fiebertherapie eingeführt wurde, großer Beliebtheit.

In Deutschland werden mehrere Präparate zur Fiebererzeugung verwendet, deren Herstellung und Zusammensetzung nicht genau bekanntgegeben wurde, Aufschwemmungen von teils apathogenen, teils avirulent gemachten Mikroorganismen oder den aus ihnen gewonnenen Eiweißstoffen. Der Zeit seiner Darstellung nach ist das erste das vom sächsischen Serumwerk erzeugte *Saprovitan*, der Angabe nach ein Gemisch lebender Saprophyten. Es stellten sich jedoch bei der Verwendung des Saprovitans wiederholt septische Erscheinungen ein (Literatur bei KAUDERS [139]) mit Todesfällen, deren KAUDERS schon 5 zitieren konnte; ein unerfreuliches Ergebnis bei einem Mittel, das wegen der angeblich so hohen Gefährlichkeit der Impfmalaria empfohlen wurde. Das sächsische Serumwerk hat darum ein neues Präparat hergestellt, *Neosaprovitan* genannt, bei dem ein leicht zersetzlicher Milchpyocyaneus durch einen unschädlichen Luftkeim ersetzt worden war. Doch sind auch infolge der Behandlung mit Neosaprovitan schon Todesfälle verzeichnet worden (RUZICSKA [140], PETROVIC [141]). Die Injektionen werden intravenös gegeben und erzeugen mit Schüttelfrost beginnende, mehrere Stunden dauernde Fieberanfälle. Dosissteigerung und Intervall der Injektionen sollen nach dem Erfolge bestimmt werden. Das Mittel ruft nach PAP ZOLTAN [142] bedeutende Leukocytose hervor, bis zu 34 000.

Ein anderes viel verbreitetes fiebererzeugendes Mittel ist das von SIEMERLING [143] eingeführte *Pyrifer*, der Angabe nach Bakterieneiweißstoffe, die nach einem besonderen Verfahren aus einem der Coligruppe angehörenden, aus Milch isolierten apathogenen Bakterienstamme gewonnen werden. Es wird intravenös injiziert und ruft bei sorgfältiger Dosierung nach Wunsch höhere oder geringere Temperatursteigerungen hervor. Auch bei der Pyriferbehandlung kam es zu Todesfällen infolge der Behandlung, wie KAUDERS [144], WINTER [145], DIELMANN [146] berichten. Über Furunkulose berichtet KAUDERS, über zwei Fälle von Sepsis RUNGE und MELZER [148a].

Es ist nicht möglich, alle die vielen Mittel zur Fiebererzeugung namhaft zu machen und zu schildern, die in den letzten Dezennien von verschiedenen Autoren bei verschiedenen Krankheitszuständen, darunter auch bei Nervenkrankheiten versucht worden sind und keine Bedeutung erlangt haben. Es sei nur auf ein Mittel hingewiesen, das tierischer, aber nicht bakterieller Abkunft ist, die Milch.

Nachdem intramuskuläre bzw. subcutane Milchinjektionen von R. SCHMIDT [147] als fiebererzeugendes Mittel in die Therapie eingeführt worden waren, wurde sie später auch zur Behandlung von Nervenkrankheiten, besonders von metaluischen verwendet. RUNGE[148] behandelte Paralytiker, indem er ihnen, nebst Silbersalvarsan, 3—12 ccm kurz gekochter Kuhmilch injizierte. Er erreichte damit Fieberanfälle, die bis 41° und darüber gingen, besonders wenn er die Injektion zweimal im Tage machte. Schwere Folgeerscheinungen sind danach nicht aufgetreten. Leichte Kollapse oder anaphylaktische Reaktionen machten manchmal ein Eingreifen erforderlich.

Viel größere Mengen von Milch einmal wöchentlich hat STAERCKE[149] injiziert, nämlich 30 und mehr Kubikzentimeter; doch hat er über seine Erfolge nicht berichtet. 30—35 ccm Milch, jeden 2. Tag, injizierte BÖHMIG[150]. 10—12 ccm Milch jeden 4.—6. Tag injizierte SOMOGYI[151]. Auch er beobachtete in seltenen Fällen anaphylaktische Erscheinungen; ferner in 2 Fällen Fettembolie.

Eine besondere Verbreitung haben Präparate erlangt, die eine Suspension von sehr fein verteiltem Schwefel in Öl darstellen. Schon 1916 verwendete McDONNAGH[152] ein Schwefelpräparat, „Intramine" genannt, zur Behandlung der Paralyse. Es ist das eine Substanz, deren chemische Formel Ähnlichkeit hat mit der des Salvarsans, mit dem Unterschiede, daß die Stelle der zwei Arsenikatome zwei Schwefelatome einnehmen. SPENCE berichtete über Behandlung verschiedener Krankheiten mit diesem Präparate. Darunter war ein Paralytiker und zwei Tabesfälle.

Seit 1924 propagiert KNUD SCHOEDER[26] ein Schwefelpräparat, das *Sulfosin Leo* zur Behandlung der Neurolues, das in Öl suspendierter, äußerst fein verteilter Schwefel ist. DATTNER[144] und POLLAK[155] verwendeten zu demselben Zwecke ein ähnliches Präparat, das *Sufrogel Heyden*. Ähnliche Präparate sind das *Schwefeldiasporal*, das *Anaesthesulf*, das *Colsul* und *Soufre liposoluble*.

Das Sulfosin wird in tiefen intramuskulären Injektionen gegeben, von etwa 1—10 ccm des 1%igen Präparates ansteigend. Es treten danach, häufig unter Schüttelfrost, Fieberanfälle auf, deren Maximum, das bis 41° und darüber gehen kann, nach 8—14 Stunden erreicht wird, worauf die Temperatur allmählich zur Norm abfällt. Die durchschnittliche Dauer des Anfalles ist länger als die eines Malariaanfalles. Die Injektionen werden im Laufe einer Kur in mehreren Serien gegeben. Das Mittel erzeugt nach POWER[156] eine sehr starke Leukocytose bis 30000 und darüber. Ernstere Komplikationen von seiten des Herzens werden nicht berichtet. Auch bei der Sulfosinbehandlung wurden Todesfälle in Zusammenhang mit der Behandlung berichtet von HENDRIKSON[157], WARSTADT[158]; ferner Auftreten von Decubitus. Die Injektionen sind schmerzhaft, darum hat DREYFUS[153] dem Schwefelpräparat Anästhesin zugesetzt.

Seitdem WEICHBRODT und JAHNEL[159], angeregt durch die Malariabehandlung, die Einwirkung von physikalisch erzeugten hohen Körpertemperaturen auf Kaninchenschanker studiert hatten, machten sich vielfach Bestrebungen geltend, durch künstlich, mit physikalischen Mitteln erzielten Steigerungen der Körpertemperatur ähnliche Wirkungen zu erzielen wie durch die Fieber- und Infektionstherapie. Dieses Ziel suchten SCHAMBERG und RULE[160] bei Kaninchen, WALINSKY[161] sowie MEHRTENS und POUPPIRT[162] bei Paralytikern durch heiße Bäder zu erreichen; KAHLER und KNOLLMEYER[163] durch das elektrische Lichtbad.

Aus diesen Vorarbeiten heraus entwickelten sich verschiedene Methoden der Behandlung von progressiver Paralyse und anderer Krankheiten des Nervensystems mittelst Temperatursteigerung durch die Einwirkung von Hochfrequenzströmen.

Es sind hauptsächlich zwei Methoden, mittelst derer die Körpertemperatur gesteigert wird, Diathermieströme, die dem Körper durch Elektroden zugeführt werden (NEYMANN und OSBORNE[164]); und kurzwellige Hochfrequenzströme, die von zwei großen Kondensatorplatten, zwischen denen der Patient gelagert wird, ausgehen (Hinsie und Carpenter[165]). In beiden Fällen kann die Körpertemperatur durch Regulierung der Stromstärke beliebig gesteigert werden; doch kann die Temperatur auch nach Aussetzen des Stromes noch ansteigen. Die Temperatursteigerung erfolgt bei diesen Methoden nicht durch Zufuhr von Wärme, wie z. B. beim heißen Bad, sondern sie entsteht durch Tiefenwirkung, im Innern des Organismus, so daß die Innentemperatur höher ist als die Hauttemperatur. Doch wird von Wärmestauung ausgiebiger Gebrauch gemacht, indem die Patienten während der Einwirkung des Stromes in Decken und Kautschukblätter gehüllt werden und auch nach dem Aussetzen des Stromes in diesen Hüllen verbleiben, um die erhöhte Temperatur möglichst lange aufrechtzuhalten. Die Rectaltemperatur wird während der Prozedur durch ein selbstregistrierendes Thermometer gemessen.

Sowohl bei der Diathermie als auch bei den Radiothermapparaten kam es nicht selten zu oberflächlichen Verbrennungen mit Blasenbildung, die durch Vervollkommnung der Apparate an Häufigkeit und Schwere abgenommen haben.

Das Leben bedrohende Wirkungen werden von diesen Methoden, wenn man von der Zeit der allerersten Erprobung derselben absieht, nur vereinzelt berichtet[166]. Man hat jederzeit die Möglichkeit, durch Ausschaltung des Stromes und Befreiung der Kranken von den Hüllen die Temperatur rasch auf die Norm herunterzubringen.

Ein Nachteil der Methoden ist, abgesehen von den hohen Kosten und der raschen Abnützung der Apparate, daß der Kranke während der Behandlung sich nicht frei bewegen kann, ja unruhige Kranke sogar gefesselt werden müssen. Die Gefahr von Verbrennungen und die Unannehmlichkeit des Gefesseltseins während der Einwirkung der Hochfrequenzströme ist allerdings durch Verbesserung in der Konstruktion der Apparate durch Simpson, Kislig und Littler[167a] beseitigt worden.

In der allerjüngsten Zeit ist man dazu übergegangen, daß man die Steigerung der Körpertemperatur durch überhitzte, mit Wasserdampf gesättigte Luft erzielte, die man dem Kranken in einem Behältnis, das den Kopf frei ließ, zuführt ([167b]).

Die Behandlungsmethode hat in Amerika rasch Verbreitung gefunden[167]; außerdem fand sie Anwendung in England durch Bramford[168], der sie wegen Verbrennungen aufgab, und durch Norman Graham[166], der einen Todesfall infolge der Behandlung hatte. Auch in Frankreich wurden Versuche begonnen.

Abweichend von diesen Methoden, welche die Erzeugung hoher Temperaturen bezwecken, hat man versucht, durch direkte Einwirkung von kurzwelligen Hochfrequenzströmen auf das Gehirn des Paralytikers den Krankheitsprozeß zu beeinflussen (Schliephake[169], Schiff, Miss und Trelles[170], Kauders, Liebesny und Finaly[171]). Die letzteren Autoren berichten, daß sich unter dieser Behandlung eine enorme Steigerung des Eiweißgehaltes des Liquors einstellt.

Die Erfolge der Infektions- und Fiebertherapie.

Nachdem im vorangehenden die *Methoden* der Infektions- und Fieberbehandlung dargelegt worden sind, soll nun ihre *Anwendung bei Erkrankungen des Nervensystems* besprochen werden.

Progressive Paralyse. Das auffallendste Ergebnis dieser Richtung der Therapie war ihre Wirksamkeit in der Behandlung der progressiven Paralyse, und zwar durch die Impfmalaria. Die Paralyse galt bis dahin als eine unheilbare Krankheit. Das war zwar nicht wörtlich genommen richtig, denn es gab äußerst seltene Fälle, in denen die Erscheinungen der bereits offenkundig gewordenen

Erscheinungen der progressiven Paralyse sich wieder vollständig zurückbildeten und der Zustand dieser geistigen Gesundung bei Erhaltensein der sozialen und beruflichen Eignung jahrelang, evtl. bis zum auf anderem Wege erfolgten Tode, andauerte. Man war aber so befangen in dem Dogma von der Unheilbarkeit der Paralyse, daß man sich auch bei diesen Fällen scheute, das Wort Heilung auszusprechen, sondern nur von Remissionen sprach.

Ich will auf die vielen Statistiken über die spontanen Remissionen, die in den letzten Jahrzehnten bekanntgemacht wurden und ihre Vergleiche mit den Remissionen nach der Infektionsbehandlung nicht eingehen, um so mehr, als es sich da nicht um gleichwertige Größen handelte, denn diese spontanen Remissionen waren größtenteils recht unvollständig und von kurzer Dauer. Ich will nur einige Mitteilungen wiedergeben, die sich auf große Zahlen stützen. NOLAN LEWIS[172] hat 1558 Paralytiker verfolgt, die während einer Reihe von Jahren vor der Malariabehandlung im Elisabeth-Spital in Washington aufgenommen worden waren. Von ihnen wurden nur 9 = 0,57% als geheilt entlassen. Ob sie es blieben, wurde nicht kontrolliert.

MEAGHER[76] berichtet, daß in den englischen Irrenanstalten, in denen die Malariabehandlung nicht durchgeführt wurde (wohl aber andere Methoden der Behandlung) von 1173 Fällen von progressiver Paralyse nach 3—4 Jahren 86,6% tot waren, 10% noch lebend in der Anstalt; 3,4% waren entlassen worden. Ihr späterer Zustand wurde nicht überprüft. Unter 1597 in englischen Anstalten mit Malaria behandelten Patienten waren 1—5 Jahre nach der Aufnahme 33,9% tot, 40,8% noch in der Anstalt; entlassen wurden 25,3%. Ihr späterer Zustand wurde überprüft. JOSSMANN[173] berichtet über 1668 männliche Paralytiker, die von 1922—1929 an der Berliner psychiatrischen Klinik und an den Berliner Irrenanstalten mit Malaria behandelt worden waren. 24,2% hatten eine vollständige Remission, 17,4% eine unvollständige Remission.

Ich will es angesichts dieser großen Zahlen unterlassen, einzelne Autoren anzuführen, die über ihre Erfolge bei der Malariatherapie der progressiven Paralyse berichtet haben, und will mich auf JOSSMANN berufen, der Zahlen von 24 deutschen Anstalten und Kliniken und 16 ausländischen anführt. Die Zahlen jener Autoren, die zwei Remissionsgrade unterscheiden, bewegen sich bezüglich des 1. Grades zwischen 10,5—51%, bezüglich des zweiten Grades zwischen 8,3—66%. Wenn man aber die verschiedenen Remissionsgrade summiert, und zwar auch bei denen, die mehr als zwei Grade unterscheiden, ergeben sich Zahlen zwischen 23,4—80,0%.

Natürlich ist der Maßstab bei den verschiedenen Autoren ein sehr verschiedener und die hohen Zahlen dürften bei den Remissionen zweiten Grades viele recht unvollständige Erfolge einschließen. Es wäre daher zu empfehlen, daß die Autoren, welche über Erfolge der Malaria oder auch einer anderen Therapie der progressiven Paralyse berichten, immer auch angeben, wieviele ihrer remittierten Kranken zur Zeit der katamnestischen Erhebung sich außerhalb oder innerhalb einer Anstalt befanden, und wie lange nach der Behandlung diese Erhebung stattfand.

Welche Umstände haben Einfluß auf die Wirksamkeit der Impfmalaria bei der progressiven Paralyse? Alle Autoren stimmen überein, daß den größten Einfluß habe „die Dauer der Erkrankung und der Grad ihrer Vorgeschrittenheit".

Man hat versucht, das Maß der Wirkungsmöglichkeit der Malariatherapie bei der Paralyse festzustellen. HERRMANN[174] hat von 60 zur Behandlung kommenden Paralytikern der Prager psychiatrischen Klinik 10 ausgesucht, die nach Dauer und Grad der Erkrankung günstige Heilungschancen zu bieten schienen. Von diesen 10 verlor er einen durch Milzruptur; die anderen 9 zeigten alle klinisch eine so weitgehende Besserung, daß man von Heilung sprechen konnte.

Denselben Versuch hat GERSTMANN[175] 1925—1926 gemacht. Aus einer größeren Anzahl von Paralytikern, die mit Malaria behandelt wurden, hat er 36 vor der Behandlung ausgewählt, die nach Grad und Dauer der Erkrankung günstige Aussichten boten und hat ihr Schicksal gesondert verfolgt. Es zeigte sich bei einer katamnestischen Aufnahme, die $^1/_2$—$1^1/_2$ Jahre nach der Behandlung vorgenommen wurde, daß 26 Fälle eine volle Remission zeigten und bereits 17 berufstätig waren; also eine Remissionsquote von 72,2%, während sich bei den übrigen Fällen der Klinik eine Remissionsquote von etwa 30% ergab. 1929 wurde festgestellt, daß noch 24 von diesen Fällen in voller Remission waren. 14 von diesen Fällen konnten punktiert werden. Davon hatten 11 ganz negativen Liquor, 3 noch schwach positive Befunde.

Einen ähnlichen Versuch hat STÖRRING[176] zweimal angestellt. Im ersten Versuche (1927) hatten die ausgesuchten Fälle 32,3% Remissionen 1. Grades und 32,3% 2. Grades, zusammen 64,6%; die übrigen Fälle 5,4 und 18,9%, zusammen 24,3%. Bei einem zweiten Versuche (1928) waren die entsprechenden Zahlen bei den Ausgesuchten 41,0 und 36,4%, zusammen 77,4%, die der übrigen Fälle 0 und 22,6%.

Daher erklärt sich auch, daß die verschiedenen Anstalten sehr verschiedene Resultate erzielten, je nachdem ihnen die Paralytiker in einem frühen oder erst in einem späteren Stadium der Erkrankung zugehen. Irrenanstalten haben weniger gute Behandlungsresultate als psychiatrische Kliniken; diese wieder stehen hinter den offenen Nervenkliniken-Heilanstalten zurück.

WEEBER[177] stellt die Ergebnisse der Malariabehandlung in der Grazer Irrenanstalt und in der von Professor ZINGERLE geleiteten Nervenabteilung des Krankenhauses gegenüber. Es ergeben sich:

	Irrenanstalt	Nervenabteilung
Vollremissionen	15%	51%
Weitgehende Besserungen . .	28%	42%
Unveränderter Zustand . . .	20%	5%
Gestorben	37%	2%

So erklärt sich auch die große Zahl der 70,6% berufsfähigen Remissionen ($1^1/_2$—2 Jahre nach der Behandlung nachuntersucht) über die REESE und PETER[178] von der Nervenklinik NONNEs berichten.

Alle Autoren, die ihr Material daraufhin untersucht haben, bestätigen, daß die Zahl der Remissionen um so größer ist, je früher die Kranken zur Malariabehandlung kamen. NICOL[179] z. B. hatte bei Dauer der Paralyse bis zu 6 Monaten 24,1% Vollremissionen; bei einer Dauer von 6—12 Monaten 21,5%; bei einer Dauer von mehr als 12 Monaten nur 10%.

SZOMOGYI und RUZISKA[180] hatten unter 140 Fällen bei einer Dauer der Paralyse bis zu 3 Monaten 80% Remissionen, bei einer Dauer bis zu 6 und bis zu 12 Monaten 53,1% bzw. 52,4%; bei einer Dauer über 12 Monate nur 13,3%.

Besonders lehrreich sind die Zahlen, die PFEIFFER und ROHDEN[110] mitteilen. Unter 30 Fällen, die den von ihnen mit I. bezeichneten Remissionsgrad (einer Heilung gleichkommend) erreicht hatten, waren 76,7% erst seit 2 Monaten krank, 21% seit 6 Monaten und 3,3% seit einem Jahre, keiner länger. Unter 38 Fällen des Remissionsgrades II a waren die entsprechenden Zahlen 13,1%, 60,7% und 15,8%; für 58 Fälle des Remissionsgrades II b lauteten die entsprechenden Zahlen 5,2%, 34,5% und 39,5%. Die Gruppen II a und II b betreffen sämtlich entlassene berufsfähige Paralytiker.

Immerhin erreichten aber noch von 32 Paralytikern mit mehr als 3jähriger Dauer der Krankheit 2 den Remissionsgrad II a, einer II b.

Es ergibt sich daraus das Gebot, daß man jedem Fall von progressiver Paralyse, wenn man die Diagnose festgestellt hat, wenn irgend möglich und wenn nicht eine absolute Kontraindikation vorliegt, unverzüglich einer Malariakur oder wenigstens einer ihr einigermaßen ebenbürtigen Kur zuführen und nicht kostbare Zeit mit anderen Kuren verstreichen lassen soll.

Eine Einschränkung der Indikation für eine sofortige Malariabehandlung könnte etwa gemacht werden bei sehr entkräfteten und herabgekommenen Paralytikern, bei welchen von mehreren Autoren empfohlen wird, vor Einleitung der Malariabehandlung eine Kräftigungskur vorauszuschicken, die in reichlicher Ernährung und der Anwendung von Salvarsanpräparaten, Tryparsamid, Spirocid u. dgl. zu bestehen hätte. Dasselbe könnte man empfehlen in Fällen, die schon bei der Einlieferung subfebrile Temperaturen haben oder geschwürige Prozesse. In solchen Fällen wäre eine Vorbehandlung mit mild wirkenden antiphlogistischen Mitteln wie Omnadin, Yatren oder antiseptischen Mitteln wie Trypaflavin, Cylotropin usw. am Platze. Doch erweist sich häufig die Einleitung der Malariakur mit Coupierung nach wenigen Anfällen und Zweiteilung der Kur als das beste Mittel, um solcher Schwierigkeiten Herr zu werden.

Mit der Dauer der Krankheit nehmen die Aussichten, durch die Malariabehandlung den Paralytiker dauernd anstaltsfrei und berufsfähig zu erhalten, rasch ab. Andererseits hat die Malariakur eine lebensverlängernde Wirkung nicht nur bei den zur Remission gelangten Paralytikern, sondern auch bei einem Teile der nicht zu einer befriedigenden Remission gelangenden Paralytiker. Die Lebensgefahr, welche mit der Durchführung der Malariakur verbunden ist, kann ja bei sachgemäßer Durchführung der Kur auf ein Minimum herabgedrückt werden. Es sei z. B. auf die Mitteilung von James, Nicol und Shute [29] verwiesen, die sogar bei Behandlung mit der als besonders gefährlich geltenden Malaria tropica eine ununterbrochene Serie von 50 Kranken ohne einen einzigen Todesfall durch die Behandlungsdauer führen konnten. Siehe übrigens S. 47 und 48.

Was die Lebensdauer bei den zu einer Remission gelangten Fällen betrifft, läßt sich hierüber noch kein definitives Urteil abgeben, da ja die Malariabehandlung erst seit 1917 und in größerem Maßstabe erst seit 1919 betrieben wird. Von den ersten 9 im Jahre 1917 von mir geimpften Paralytikern lebten 1927 noch 3 Fälle, die als geistig gesund und dauernd berufstätig in der Jahressitzung des deutschen Vereins für Psychiatrie vorgestellt werden konnten. Von diesen 3 Fällen leben heute noch 2; der dritte ist vor 3 Jahren an einer interkurrenten Erkrankung (Perforation eines Duodenalgeschwüres) gestorben. Kirschbaum [182] berichtet, daß von den 50 ersten Fällen, die in Friedrichsberg 1919—20 mit Malaria behandelt worden waren, 1931 noch 17 als geheilt ihrem Berufe obliegend festgestellt wurden. Dattner [181] hat eine Gruppe von 129 Paralytikern, die in den Jahren 1922—24 mit Malaria behandelt wurden, dauernd katamnestisch verfolgt. Von diesen Fällen lebten 1932, also 8—10 Jahre nach der Behandlung, noch 60, davon 49 in voller Remission, während die Höchstzahl dieser Remissionen 57 gewesen war. Es waren also von diesen remittierten Paralytikern im Laufe von 8—10 Jahren 8 gestorben, und zwar infolge interkurrenter Erkrankungen.

Es lebten aber 1932 von Dattners 129 Paralytikern auch noch 11, die nicht in Remission gekommen waren, also 8,5%, während nach der 895 unbehandelte Paralytiker umfassenden Statistik von Junius und Arndt [183] 8—10 Jahre nach dem Beginne der Erkrankung nur mehr 0,78—0,0% Kranke am Leben waren.

In diesem Zusammenhange ist es von Interesse zu erfahren, wie lange die Lebensdauer der erfolglos mit Malaria behandelten Paralytiker ist. Von den bereits erwähnten Fällen Dattners waren 61 bis zum Jahre 1930, also 6—8 Jahre nach der Behandlung gestorben. Davon starben:

Im Laufe der ersten 6 Monate	6	Im Laufe des 4. Jahres	16
,, ,, ,, zweiten 6 Monate	6	,, ,, ,, 5. ,,	9
,, ,, des 2. Jahres	10	,, ,, ,, 6. ,,	5
,, ,, ,, 3. ,,	8	,, ,, ,, 7. ,,	1

Darin sind inbegriffen auch die Fälle guter Remission, die an interkurrenten Erkrankungen und nicht an dem Fortschritte der Paralyse gestorben sind.

Nach ASKGARDS[184] Statistik waren nach dem 1. Jahre von unbehandelten Paralytikern 40—60% tot, nach dem 2. Jahre 62—75%, nach dem 3. Jahre 72—85%. Dagegen waren von den mit Malaria behandelten Paralytikern nach dem 1. Jahre 6% gestorben, nach dem 2. Jahre 15%, nach dem 3. Jahre 23%. Es haben also nach der Malariabehandlung nicht nur die zur Remission gekommenen Paralytiker eine nicht abgrenzbare weitere Lebensdauer, sondern es wird auch die Lebensdauer eines Teiles der übrigen Fälle verlängert. Diese Fälle zeichnen sich dadurch aus, daß bei ihnen die Paralyse keine Fortschritte macht oder wenigstens nur in einem verlangsamten Tempo, bis irgendein neuer Schub oder auch eine interkurrente Krankheit den letalen Ausgang herbeiführt.

Diese „stationären Paralysen" sind eine unerwünschte Folge der Malariabehandlung, so daß von mehreren Autoren, z. B. PÖNITZ[185] und PFEIFFER und ROHDEN[110] der Vorschlag gemacht wurde, von der Malariabehandlung jene Fälle auszuschließen, die unzweifelhaft aussichtslos sind. Doch ist die pessimistische Prognose der Paralyse bei Malariabehandlung ebenso unsicher als die optimistische, wie z. B. die erwähnten 3 Fälle von PFEIFFER und ROHDEN mit günstigem Ausgang nach mehr als dreijähriger Dauer der Paralyse beweisen. Ähnliche Überraschungen erlebt jeder, der über ein größeres Material von malariabehandelten Paralytikern überblickt. REID[186] sagt: „Einige der dramatischsten Wiederherstellungen (Recoveries) wurden unter dieser Gruppe von anscheinend hoffnungslosen Patienten gesehen." Es wäre für diese Entscheidung eine einigermaßen zuverlässige Prognose der Malariatherapie die Voraussetzung. Man hat darum nach anderen Kriterien gesucht. POENITZ[187] hat versucht, mittelst der Encephalographie prognostische Aufschlüsse zu erhalten und GUTMANN und KIRSCHBAUM[188] sowie GINZBERG[189] sind ihm auf diesem Wege gefolgt. Sie haben die vor oder nach der Malariatherapie erhobenen encephalographischen Befunde mit den Behandlungserfolgen verglichen. Doch sagt GINZBERG, daß die größte Vorsicht am Platze sei, und er hält es nicht für bewiesen, daß bei wirklich guten Remissionen keine Vergrößerung der Ventrikel vorhanden sei. Immerhin wird man es rechtfertigen können, Fälle mit sehr starker Erweiterung der Ventrikel und fleckenhaften Ausfällen an der Rindenoberfläche bei in gleichem Sinne sprechenden klinischen Befund (Dauer und Schwere der Erkrankung) von der Malariabehandlung auszuschließen.

Von anderer Seite wurde versucht, aus der Messung der Senkungsgeschwindigkeit der roten Blutkörper einen Anhaltspunkt für die Prognose zu finden. ADLER[190] findet, daß erhöhte Senkungsgeschwindigkeit vor der Behandlung bei inzipienten Fällen ein ungünstiges Zeichen ist. Doch läßt die Probe bei längerer Dauer der Paralyse im Stich. Die ungünstige Bedeutung einer gesteigerten Senkungsgeschwindigkeit, die aber in der Regel mit einer erkennbaren Schädigung des Ernährungs- und Kräftezustandes verbunden ist, wird auch von anderen Autoren bestätigt (GULLACH[191], WETHMAR[192]). Doch handelt es sich da vielfach um Zustände, die voraussichtlich durch eine Vorbehandlung (S. 60) noch gebessert werden können.

Vorläufig wird man sich daher den Ausführungen KALLMANNS[173] anschließen müssen, der die Forderung von PÖNITZ und PFEIFFER und ROHDEN nicht nur aus weltanschaulichen und standesethischen Gesichtspunkten verwirft, sondern auch die Statistik dieser Autoren beanstandet, weil sie die große Zahl der frühdiagnostizierten Paralytiker, welche jetzt zum erheblichen Teile in Kliniken, Krankenhäusern und Sanatorien mit Malaria erfolgreich behandelt werden und im Gegensatz zu früher überhaupt nicht mehr in Anstaltsbehandlung kommen, von vorneherein unberücksichtigt läßt. Die Malariatherapie der Paralyse ist ja noch in dem Stadium, in dem sie sich erst bei Ärzten und beim Publikum einbürgern muß. Und jeder Fall von vorgeschrittener Paralyse, der trotz anscheinender Aussichtslosigkeit doch noch zu einer befriedigenden Remission gelangt, wirkt auf weite Kreise als Propaganda zur Durchführung der Behandlung in möglichst frühen Stadien der Erkrankung, ja zur Einleitung der später zu erörternden prophylaktischen Behandlung. Es muß ja überhaupt das Ziel der Paralysebehandlung sein, die Kranken schon in jenen Stadien zu erfassen, in denen sie noch nicht anstaltsbedürftig sind.

An der Wiener psychiatrischen Klinik hat man in den letzten Jahren die Erfahrung gemacht, daß die initialen Fälle der progressiven Paralyse immer seltener auf die Klinik zur Behandlung kommen, weil diese Fälle jetzt zum großen Teile an internen und dermatologischen Abteilungen mit Malaria behandelt werden. Es ist eben in Wien, wo die Malariatherapie in großem Umfange schon seit 1919 betrieben wird, die Kenntnis von der Notwendigkeit der frühzeitigen Erkennung und Behandlung der Paralyse über den Kreis der Ärzte hinaus sogar schon ins Publikum gedrungen.

Der Erfolg der Malariatherapie ist nicht sofort nach beendeter Fieberperiode zu ersehen. Die Kranken befinden sich zunächst in einem Zustande der Erschöpfung, aus dem heraus in den günstig verlaufenden Fällen der S. 50 geschilderte Aufschwung im ganzen Organismus erfolgt. Doch geschieht die Wiederherstellung der normalen Funktionen des Gehirns nur allmählich. Immerhin gewinnt man in den sehr günstig verlaufenden Fällen schon nach einigen Wochen, etwa am Ende der auf die Fieberkur folgenden spezifischen Nachbehandlung (wovon später die Rede sein wird) ein Urteil, ob man im Einzelfalle mit einiger Bestimmtheit auf eine volle Remission rechnen kann. Es gibt aber viele Fälle, bei denen sich der Prozeß der Wiederherstellung viel langsamer vollzieht, so daß man sie anfangs ungünstig beurteilt, eventuell von einer Klinik der Irrenanstalt überweist, während nach Jahresfrist oder länger sich doch noch eine Remission mit voller Berufsfähigkeit herausstellt.

Es ist diese außerordentlich lange Nachdauer der Wirkung eine eigentümliche Erscheinung der Impfmalaria, die sich in besonders auffälliger Weise in dem später zu besprechenden Verhalten der Reaktionen von Blut und Liquor äußert.

Die Remissionen der Paralyse nach Malariabehandlung sind nicht in allen Fällen beständig, doch sind Rezidive nach weitgehenden Remissionen verhältnismäßig selten und nur in den ersten Jahren zu befürchten; sie kommen nach 3jähriger unveränderter Andauer der Remission kaum mehr vor.

Man darf also den Paralytiker nach absolvierter Malariakur nicht seinem Schicksale überlassen, sondern man muß ihn noch unter Aufsicht halten, um rechtzeitig einzugreifen, bis man die Beruhigung haben kann, daß er der Gefahr der Rezidive entrückt ist.

Ich möchte den Grundsatz aufstellen, daß man bei Fällen, die am Ende der spezifischen Nachbehandlung eine Besserung zeigen, aber doch nicht eine so weitgehende, daß man eine volle Remission mit einiger Bestimmtheit erwarten kann, sofort noch eine zweite Malariakur anschließen soll, deren Einleitung in der Regel keine Schwierigkeit bietet, da nach so kurzer Zeit die Wiederimpfung viel leichter gelingt, als wenn seit der ersten Behandlung viele Monate oder ein Jahr vergangen ist. Dort wo die Möglichkeit dazu gegeben ist, kann man auch eine andere Infektionskrankheit, z. B. Quartana nach Tertiana oder umgekehrt oder aber Recurrens anwenden. Bei Fällen aber, die eine volle Remission erfahren haben, wird man sich einerseits durch die klinischen Erscheinungen, die auf ein Wiederaufleben der Krankheit hinweisen, zu einer Wiederholung der Kur bestimmen lassen, andererseits aber durch das Verhalten von Blut- und Liquorreaktionen, davon später.

Die Erfahrungen der Autoren über die Wiederholungen von Infektionskuren sind nicht besonders günstig, weil es häufig nicht mehr gelingt, der Krankheit Einhalt zu tun. Doch wären die Erfahrungen wahrscheinlich weniger ungünstig, wenn man in die Lage käme, eine Wiederholung der Kur recht frühzeitig, schon bei dem ersten Auftreten eines hiezu auffordernden klinischen oder serologischen Symptoms zu machen.

In der Zeit vor der Einführung der Malariabehandlung der progressiven Paralyse hatte man auf Grund der Erkenntnis, daß diese Krankheit eine syphilitische Erkrankung des Gehirns sei, vielfach versucht, ihre Heilung mit spezifischen antiluischen Mitteln anzustreben, was erst durch Ehrlichs geniale Leistung, die Einführung der Arsenpräparate in die Syphilistherapie einigermaßend erfolgverheißend geworden ist. So wirksam sich aber die dreiwertigen Arsenpräparate bei der Behandlung der primären, sekundären und tertiären Syphilis zeigen, haben sie doch gegenüber den metaluischen Erkrankungen, besonders bei der Paralyse, versagt und diese Erfahrung war es ja, welche der Malariatherapie zu ihrer großen Verbreitung verhalf. Von amerikanischen Autoren wird jedoch die Wirkung des fünfwertigen Tryparsamids, das in den frühen Stadien der luischen Infektion wenig wirksam ist, als besonders erfolgreich bei der progressiven Paralyse gerühmt.

Man wird nach den Mitteilungen von Tennent[193], Solomon und Viets[194], Hinsie und Blalock[195] und vielen anderen Autoren nicht bezweifeln können, daß es auch bei ausschließlicher Behandlung mit Tryparsamid zu vollen Remissionen der Paralyse kommen kann. Allerdings spricht gegen das Tryparsamid die außerordentlich lange Dauer der Behandlung (bis zu einem Jahre und darüber) und die Gefährdung des Opticus, wenn dieselbe auch nur in einer geringen Anzahl von Fällen (etwa 2%) eine dauernde ist. Ein anderes fünfwertiges Arsenpräparat, das Stovarsol sodique, ist von Sézary mit großem Erfolge in die Therapie der Metalues eingeführt worden. In der allerneuesten Zeit wurde ein neues fünfwertiges Arsenpräparat, Solvarsin, hergestellt, das die Vorteile hat, daß es als Lösung in gebrauchsfertigen Ampullen abgegeben wird und subcutan injiziert wird.

Es hat aber gar keinen Sinn, die Erfolge der Infektionsbehandlung und der chemotherapeutischen Methoden gegeneinander abzuwägen, da sie sich nicht nur nicht ausschließen, sondern unbedingt beide miteinander kombiniert werden sollen.

Es ist zwar erwiesen, daß es auch der Impfmalaria allein gelingt, vollständige Remissionen mit dauernder Berufsfähigkeit und Wiederherstellung der früheren Persönlichkeit zu bewirken, wie Kirschbaum[196] in Hamburg, Schulze[60] in den Wittenauer Heilstätten und viele andere im Beginne der Malariatherapie gezeigt haben.

Es handelte sich aber darum, das Maximum an Heilerfolg zu erreichen, da die günstigen Erfolge der Malariatherapie auch in den erfolgreichsten Statistiken noch weit von 100% entfernt waren.

An der Wiener Klinik, von der die Impfmalaria ausgegangen ist, wurde von Anfang an die Malariakur eine spezifische Kur (Neosalvarsan) angeschlossen, weil man dort schon bei der Tuberkulin-Quecksilberkur die Ersprießlichkeit und daher Notwendigkeit einer solchen kombinierten Kur kennengelernt hatte.

Um die Frage der Notwendigkeit dieser Verbindung der beiden Kuren darzutun, wurde an der Wiener Klinik im Sommer und Herbst 1923 ein Versuch angestellt nach der Simultanmethode [197], die am einwandfreiesten den Wert zweier verschiedener Behandlungsmethoden abzuwägen gestattet.

Es wurden nämlich die Paralytiker, die zur Aufnahme gelangten, abwechselnd allein mit Malaria oder mit Malaria und einer darauffolgenden Neosalvarsankur (3,15 g) behandelt. In der ersten Serie befanden sich 32, in der zweiten 33 Kranke. Das Ergebnis war [198], daß Anfangs 1925 die erste Serie 8 volle und 5 unvollständige Remissionen aufwies, dagegen 7 progrediente Fälle und 6 Tote; hingegen hatte die Salvarsanserie 16 volle und 6 unvollständige Remissionen, aber nur 2 progrediente Fälle und 4 Tote.

Vergleichende Versuche der Malariabehandlung mit oder ohne spezifische Nachbehandlung haben auch Pfeiffer und Rohden gemacht. Sie hatten mit Nachbehandlung 13,5% Remissionen I. Grades und 56,0% II. Grades; ohne Nachbehandlung 8% Remissionen I. Grades und 40,6% II. Grades. Tennent [193] hat Paralytiker mit Tryparsamid allein und mit Malaria + Tryparsamid behandelt. Er hatte bei der ersteren Gruppe 18,5% sehr gute und 33% mäßige Remissionen. Die mit Malaria + Tryparsamid behandelten Fälle hatten 47,8% sehr gute und 21,7% mäßige Remissionen.

Auf Grund dieser Erfahrungen an der Wiener Klinik wurde die Dosis des Neosalvarsans von 3,00 auf 5,00 erhöht. Eine im Jahre 1931 von Horn und Kauders [199] durchgeführte Nachuntersuchung von 174 mit 3 g Neosalvarsan behandelten Fällen bei einer Beobachtungsdauer von bis 6 zu 11 Jahren kamen 34% zu einer vollen Remission; 79 mit 5 g Behandelte bei einer maximalen Beobachtungsdauer von 6 Jahren hatten 40% volle Remissionen.

Gegenwärtig ist die Notwendigkeit einer spezifischen Nachbehandlung fast allgemein anerkannt, auch von vielen Autoren, die anfangs die spezifische Nachbehandlung unterlassen hatten; und viele Autoren sind der Meinung, daß man noch viel energischer spezifisch nachbehandeln müsse, so Westphal und Bach, Störring, Leroy und Medakowitch [200] und viele amerikanische Autoren.

Es werden jetzt vielfach noch mehrere spezifische Kuren, auch bei unverändertem Stande der Remissionen angefügt, zum mindesten bis eine entscheidende Besserung des Liquorbefundes Beruhigung bezüglich des Bestandes der Remission gibt.

Eine mehrfach erörterte Frage ist die, ob man der Malariakur der Paralyse eine spezifische Kur voranschicken soll, wie das ja bei der prophylaktischen Behandlung (s. S. 66) die Regel ist. Bei der manifesten progressiven Paralyse dagegen, wo sich häufig ein schicksalsvoller Wettlauf zwischen Krankheit und Behandlung vollzieht, soll man keine Zeit mit minder wirksamen Kuren verlieren, um so weniger, als manche Autoren, z. B. Dattner [201], Cortesi, Goria (zit. nach Ferrio [202]) die spezifische Behandlung vor der Malariabehandlung für ungünstig und für einen schädlichen Zeitverlust halten.

Es war eine selbstverständliche Erwartung, daß bei Fällen weitgehender Remission nach Malariabehandlung der Rückbildung der klinischen Symptome parallel auch die Reaktionen im Serum und Liquor sich zurückbilden würden. Diese Erwartung wurde zunächst getäuscht. Ja es gab sogar Fälle vollkommenster klinischer Remission, bei denen diese Reaktionen im höchsten Grade positiv blieben, so daß das Urteil fast aller Auoren lautete: zwischen klinischem und serologischem Verhalten nach Malariabehandlung besteht kein Parallelismus.

Das Bild änderte sich aber, als man nach dem Beispiele von Kirschbaum und Kaltenbach [203] anfing, die Reaktionen im Serum und Liquor der Behandelten durch Jahre hindurch fortlaufend zu untersuchen. Es stellte sich heraus, daß diese Reaktionen bei quantitativer Prüfung sich allmählich besserten und nach Jahren doch endlich negativ wurden, jene rätselhafte Spätwirkung der Malariabehandlung, von der S. 62 die Rede war.

Die gründlichste Untersuchung dieser Art an einem großen Materiale ist die von DATTNER[181] an seinen 129 Paralytikern durchgeführte. Sie hat außer der Größe des Materiales den Vorzug, daß die Untersuchungen alle von demselben Untersucher nach denselben Methoden vorgenommen wurden. Es seien daher seine Ergebnisse summarisch mitgeteilt.

Über den Serum-Liquorbefund dieser Fälle wurde zuerst 1928, 4—6 Jahre nach der Behandlung, berichtet. Es lebten noch 81 Patienten, von denen 70 punktiert wurden. Davon hatten 36 Fälle vollkommen negative Reaktionen, 27 zeigten eine bedeutende Abschwächung der Reaktionen, nur 7 Fälle hatten noch vollkommen positive Reaktionen.

Im Jahre 1930, 6—8 Jahre nach der Behandlung, lebten von den 129 noch 67; von ihnen konnten 49 punktiert werden. 41 hatten vollständig negativen Liquor, 7 schwach positive Reaktionen; nur bei einem waren alle Reaktionen vollständig positiv. Die prognostische Bedeutung der vollkommen positiv bleibenden Reaktionen geht daraus hervor, daß von den 7 im Jahre 1928 noch vollkommen positiv Reagierenden im Jahre 1930 fünf verstorben waren, während einer nach Rezidiv eine 2. Malariakur durchgemacht hatte, aber noch vollkommen positive Reaktionen hatte; der 7. war nicht wieder punktiert worden.

Es haben sich aus diesen Untersuchungen aber noch zwei weitere Tatsachen ergeben: Es wird nicht nur Blut und Liquor bei den dauernd in Remission befindlichen Paralytikern zunehmend saniert, sondern auch bei jenen, die zwar nur unvollkommen gebessert wurden und daher größtenteils Anstaltsinsassen geblieben sind, doch in einem stationären oder nur sehr langsam fortschreitenden Zustand von Paralyse verharren, so daß im Sommer 1932, also 8—10 Jahre nach der Behandlung noch 11 derartige Paralytiker am Leben waren. Ferner hat sich ergeben, daß die Paralytiker, deren Reaktionen vollständig positiv bleiben, absterben, so daß 1930 von dieser Kategorie nur mehr 2 am Leben waren.

Die Erfahrungen DATTNERs fanden seine Bestätigung durch PLAUT[204], der auf Grund eines sehr großen eigenen und fremden Materiales feststellen konnte, daß 1 Jahr nach der Behandlung die unvollständig Gebesserten und die Progredienten 40% nicht gebesserte Reaktionen im Blut und Liquor zeigten, 45% eine mäßige Besserung und nur 5% weitgehende Besserung, während die entsprechenden Zahlen bei Dauerremissionen 10%, 60% und 30% sind. Ferner zeigten von 132 Fällen von Dauerremissionen nach 1—3 Jahren negativen Liquor 33%, nach 3—5 Jahren 77%, nach 5—10 Jahren 94%; die entsprechenden Zahlen für negative Serumreaktionen sind 40%, 73%, 82%.

Es zeigte sich aber auch bei 94 stationären Anstaltsfällen ähnliche Veränderungen in den Serum- und Liquorreaktionen, wenn auch in etwas geringerer Anzahl. So war der Liquor saniert nach denselben Zeiten wie oben in 27%, 73%, 88%; die Serumreaktionen negativ in 40%, 62%, 72%.

Dagegen fand PLAUT bei den malariabehandelten Fällen, die im fortschreitenden Verlaufe der Paralyse in den nächsten Jahren nach der Kur absterben, die Reaktionen in Blut und Liquor bis zum Tode unverändert.

Man kann daher dem Ausspruche PLAUTs: „daß, im großen gesehen, die Liquorsanierung ein prognostisch günstiges, die Unbeeinflußbarkeit des Liquor ein prognostisch ungünstiges Zeichen ist“, nur zustimmen.

An Einzelheiten wäre noch folgendes nachzutragen. Die Komponente des Liquorbefundes, die am raschesten normale Verhältnisse erreicht, pflegt die Zellenzahl zu sein. Sie wird häufig schon bald nach der Malariakur ganz oder annähernd normal. Doch hat die niedrige Zellenzahl keine prognostische Bedeutung, denn sie stellt sich auch nicht selten ein bei Fällen, die weder klinisch noch nach dem übrigen serologischen Befund günstig verlaufen. Doch hat es eine ungünstige prognostische Bedeutung, wenn die Zellenzahl nach der Malariakur durch längere Zeit hindurch eine hohe bleibt.

Die Wa.R. erweist sich häufig im Blute hartnäckiger als im Liquor. Am hartnäckigsten erhält sich häufig die Goldsolreaktion, jedoch nimmt sie in den günstig verlaufenden Fällen häufig die als Lueszacke bezeichnete Form an. Dasselbe berichtet PÖNITZ [205] von der Normomastixreaktion. Er hat dieselbe bei 200 Paralytikern und Beobachtung bis zu 6 Jahren nur einmal ganz normal werden gesehen.

Die Liquoruntersuchung hat eine weitere große Bedeutung erlangt, als man in folgerichtiger Verwertung der Erfahrung, daß die Malariakur um so wirksamer ist, je früher sie im Laufe der progressiven Paralyse angewendet wird, daran ging, schon jene Stadien der luischen Infektion mit Malaria zu behandeln, in denen sich die luische Erkrankung des Nervensystems noch nicht in klinischen Erscheinungen, sondern bloß in den Liquorreaktionen verrät, also vor allem im positiven Liquor der Spätlatenz. Diesen Schritt hat zuerst KYRLE [206] in Wien getan, indem er solche Fälle mit einer kombinierten Kur, nämlich mit Impfmalaria und einer vorangehenden und nachfolgenden Salvarsankur behandelte und dabei oft die Sanierung des Liquors erreichte bei Fällen, die vorher mit spezifischen Mitteln in oft wiederholten Kuren bei sehr großen Dosen vergeblich behandelt worden waren. Die Methode KYRLEs hat großen Anklang gefunden nicht nur bei den Neurologen, sondern auch bei einem großen Teil der Syphilidologen. Es bestehen jedoch vielfach Meinungsverschiedenheiten über den Grad der Dringlichkeit dieser Behandlung. Während man bei der manifesten Paralyse auf die sofortige Einleitung einer Infektionskur dringen muß, kann man bei der geringeren Dringlichkeit der klinisch symptomlos verlaufenden Fälle zunächst versuchen, ob es gelingt, durch energische und auch wiederholte spezifische Kuren den Liquor zu sanieren und erst bei einem Mißerfolg mit der Malariatherapie eingreifen. Allerdings würde die sofortige Einschaltung einer Malariakur in diesen Fällen häufig einen Zeitgewinn bedeuten.

In diesem Zusammenhange gewinnen die Beobachtungen, die KAUDERS [207] an 35 Fällen prophylaktischer Malariabehandlung machte, Bedeutung. Es traten bei 13 von diesen Fällen, bei denen vor der Malariabehandlung keinerlei manifeste Zeichen einer Paralyse nachzuweisen waren, psychische Störungen auf, die teils den Charakter eines leichtesten Grades paralytischer Geistesstörung darboten, teils andere pyschotische Reaktionsformen zeigten, die sämtlich nach dem psychiatrisch polymorphen Bilde der progressiven Paralyse hin konvergierten. Mit der Entfieberung verschwanden diese psychotischen Erscheinungen. Es war also bei 13 von diesen 35 Fällen liquorpositiver Spätlatenz gewissermaßen die drohende Paralyse durch die Malaria vorübergehend zur rudimentären Erscheinung geweckt worden.

Daß es sich um die Wirkung der Malaria auf die latente metaluische Hirnerkrankung und nicht bloß um einen Malariaeffekt gehandelt hat, geht daraus hervor, daß ähnliche Störungen bei Malariabehandlung von nichtluischen Hirnerkrankungen, z. B. multipler Sklerose, Parkinsonismus, nur äußerst selten auftreten.

Es wurde gegen die Möglichkeit einer prophylaktischen Wirkung der Malaria von mehreren Autoren auf Fälle von Paralyse hingewiesen, die trotz einer nach der luischen Infektion überstandenen Erkrankung an spontaner Malaria doch an Paralyse erkrankten. Diese Argumentation leidet an einem Denkfehler, denn es fehlt die Vergleichszahl: die möglicherweise außerordentlich große Zahl von Fällen, bei denen eine im Laufe der syphilitischen Infektion aufgetretene Erkrankung an Malaria einen prophylaktischen Einfluß ausgeübt hat. Wird doch von vielen Seiten die Seltenheit der Paralyse in Gegenden, wo die Malaria endemisch ist, durch eine solche prophylaktische Wirkung der letzteren Erkrankung erklärt. Außerdem ist Impfmalaria und Anophelesmalaria nicht identisch und einwandfreie, vergleichende Untersuchungen über die prophylaktische und therapeutische Wirksamkeit der beiden Formen der Malaria fehlen vollständig. Übrigens wurden nicht wenige der Fälle, die zwischen luischer Infektion und Paralyse eine Anophelesmalaria durchgemacht hatten, durch Impfmalaria zur Remission gebracht, wie z. B. KIRSCHBAUM [48], MINGAZZINI [208], PIJPER und RUSSELL [42] berichten.

Auf den Erfolg der Malariabehandlung hat das Lebensalter einen gewissen Einfluß, doch nicht so, daß die Prognose mit zunehmendem Alter gradlinig sich ändern würde.

Allgemein wird berichtet, daß die Fälle juveniler Paralyse sehr ungünstige Behandlungserfolge geben, kaum je eine Vollremission und verhältnismäßig wenig Teilremissionen. Doch ließe sich dieses Resultat durch Intensivierung der Behandlung noch bessern. JOSSMANN [173] hatte unter 42 Fällen von juveniler Paralyse keinen Fall von voller Remission, nur 9 Fälle von unvollkommener Remission, dagegen 33 ungünstige Ausgänge. Von 56 Fällen, die HEINZE [173] aus der Literatur zusammengestellt hat, waren 20mal Besserungen ausgewiesen, wobei der Grad der Besserung meistens ein sehr bescheidener war.

Aber auch bei den vor dem 30. Lebensjahre an Paralyse Erkrankten sind die Aussichten der Behandlung weniger günstig als bei den im reiferen Mannesalter Erkrankten. Mit dem Fortschreiten des Alters der Paralytiker gegen die Involutionsphase zu nehmen die Aussichten auf einen vollen Erfolg der Behandlung ab, und zwar spielt nach NICOL [179] das Alter bis zum 55. Jahre noch keine Rolle. Doch sind Malariakuren auch in höherem Alter nicht aussichtslos. JOSSMANN [173] berichtet bei 65 über 60 Jahre alten Patienten von 7,7% guten, 21,5% unvollständigen Remissionen. KIRSCHBAUM [209] hatte unter 34 mit Tertiana behandelten Paralytikern, die über 60 Jahre alt waren, 7 gute und 12 vorübergehende Remissionen; unter 14 mit Quartana behandelten dieses Alters 2 gute Remissionen.

Ein Wort ist noch zu verlieren über Malariatherapie und Schwangerschaft. Paralyse in der Schwangerschaft wird allgemein als Indikation für eine Malariabehandlung angesehen und nicht für eine Indikation zur Unterbrechung der Schwangerschaft. Von mehreren Autoren wird berichtet, daß lebende und gesunde Kinder zur Welt gebracht wurden. Das größte Material haben MATUSCHKA und ROSNER [116]. Sie haben 11 Schwangere mit Malaria behandelt, davon 8 in der zweiten Hälfte der Schwangerschaft. 10 Frauen brachten ein lebendes Kind zur Welt, nur eine ein totes. Nur in der Minderzahl der Fälle erfolgte Frühgeburt. Ferner wird von einer größeren Zahl von paralytischen Schwangeren berichtet, die in der Remission nach der Malariatherapie gesunde Kinder geboren haben. Damit wird alles, was SCHNEIDER [199] über dieses Thema gesagt hat, hinfällig.

Es haben sich im Verlaufe der Paralysebehandlung einige bemerkenswerte Folgeerscheinungen herausgestellt, die sich in ähnlicher Weise auch bei den übrigen Methoden der Infektionstherapie und zum Teil auch bei der Fiebertherapie ergeben haben.

Außer den Fällen von weitgehender Wiederherstellung der geistigen Funktionen und den Fällen, in denen einzelne Defekte an Leistung bestehen geblieben waren, aber immerhin Orientierung und geordnetes Denken bestanden, ergaben sich einzelne Fälle, bei denen zwar die intellektuellen und affektiven Funktionen mehr oder weniger wiederhergestellt wurden, aber psychotische Krankheitsbilder auftraten, die einerseits durch das Auftreten lebhafter Halluzinationen, vorwiegend, aber nicht ausschließlich auf akustischem Gebiete, andererseits durch Wahnideen paranoischen Gepräges charakterisiert wurden. Solche Zustände traten in manchen Fällen vorübergehend während des Fiebers und noch kurz danach auf. In vielen Fällen aber entwickelten sich Dauerzustände, während deren die Progression fehlte oder erst spät eintrat und ein gewisses Maß normaler psychischer Leistungen und ungetrübte Besonnenheit lange erhalten blieb. Es sind das die paranoid-halluzinatorischen Formen der Autoren, die als Folge der Paralysebehandlung mit Malaria zuerst Gerstmann [210] beschrieben hat. Es besteht eine große Literatur über die paranoid-halluzinatorischen Formen, und es wurden viele Erklärungen ihres Zustandekommens versucht. Alle diese Erklärungen sind hinfällig, wenn sie nicht zwei Tatsachen Rechnung tragen, nämlich: 1. daß diese paranoid-halluzinatorischen Formen an die Behandlung der Paralyse geknüpft sind, daß sie also nicht auftreten nach der Infektions- oder Fieberbehandlung anderer Nervenkrankheiten, wie z. B. multipler Sklerose oder Parkinsonismus. 2. Daß sie nicht nur nach Malariabehandlung auftreten, sondern vereinzelt schon in der Tuberkulinära der Paralysebehandlung beobachtet wurden, ebenso nach Behandlung mit Natrium nucleinicum, ferner nach Behandlung mit Recurrens, mit Vaccinen, mit Sulfosin und anderen Schwefelpräparaten, ja sogar nach den sog. Spontanremissionen.

Ihr Beginn erfolgt nicht immer im unmittelbaren Anschluß an die Fieberkur, sondern oft erst Wochen und Monate im Laufe einer anscheinend günstig verlaufenden Remission. Diese paranoid-halluzinatorischen Formen haben, wenn sie chronisch werden, eine schlechte Prognose. Trotzdem habe ich vereinzelte Fälle nach wiederholter Infektions- und spezifischer Therapie zur Heilung kommen gesehen.

Ferner treten bei Paralytikern nach Malariabehandlung, und zwar vorwiegend nach erfolgreicher, nicht selten gummöse Bildungen, meistens in der Haut, aber auch in anderen Organen, auf, die nach spezifischer Behandlung rasch zur Heilung kommen. Die erste derartige Beobachtung wurde von Markuszewicz [211] mitgeteilt, bald aber häuften sich die Mitteilungen, so daß nach Kufs [212] schon über 209 derartige Fälle in der Literatur verzeichnet sind.

Bekanntlich galten früher sekundäre und tertiäre Manifestationen der Syphilis bei unbehandelter Paralyse als eine außerordentliche Seltenheit. Man sieht das Auftreten von tertiären Formen als eine Reaktionsform des Organismus gegenüber dem syphilitischen Virus an, die vom Individuum im Laufe der syphilitischen Infektion erworben wird; gewissermaßen als die allergische Reaktionsform, die dem Paralytiker fehlt. Man hat also mit Recht das Auftreten von Gummen nach der Malariabehandlung so aufgefaßt, daß durch die (erfolgreiche) Malariabehandlung der Organismus des Paralytikers wieder die Fähigkeit bekommt, mit einer spezifischen, allergischen Reaktion, dem Gumma, auf den syphilitischen Affekt zu reagieren.

Daß diese Reaktionsweise des Paralytikers auf Reize durch die Malariakur umgestimmt wird, geht auch aus Untersuchungen Dattners [213] hervor. Er hat die Tuberkulinreaktion von unbehandelten, bzw. vor der Malariabehandlung stehenden Paralytikern geprüft und bei 82,7% derselben keine oder nur eine ganz geringe Reaktion gefunden, bei 9,3% eine mittelstarke und nur bei 8% eine starke. Dagegen zeigten unter den Fällen von Paralyse, die vor mindestens 6 Jahren eine Malariakur durchgemacht hatten, 57% eine sehr starke Reaktion, und zwar waren von 36 Patienten mit sehr starker Reaktion 34 remittiert oder mindestens stationär geblieben, während von 91 Fällen mit fehlender Tuberkulinreaktion nur 15 remittiert oder stationär waren, während die anderen entweder progredient waren oder die Malariakur noch nicht hinter sich hatten. Also ein Beweis, daß die Malariakur eine grundlegende Änderung in der Reaktionsweise des Organismus gegenüber Infekten herbeiführt.

Bisher wurde, wenn von Malariatherapie die Rede war, als selbstverständlich angenommen, daß dieselbe mit hohem Fieber verbunden sei. Es ist nun von hohem theoretischen Interesse, daß es Fälle gibt, bei denen die Malaria latent bleibt (S. 31—32) und dennoch ein therapeutischer Erfolg eintritt. Der erste, der über 2 solche Fälle Mitteilung gemacht hat, war HERRMANN [174]. Bei der theoretischen Wichtigkeit, die dieses bisher wenig beachtete Vorkommen hat, soll eine Anzahl der in der Literatur zerstreuten Fälle hier angeführt werden. Es haben über je 2 oder mehrere Fälle berichtet BRUETSCH und BAHR [214], KASPEREK [215], JAKOBS und VOHWINKEL [216], COLUCCI [217], JOHNSON und JEFFERSON [218], M. WEISZ [219], TARGOWLA [220]. LEROY und MEDAKOWITSCH [220a], CLAUDE [220a]. Die Zahl der Fälle würde wahrscheinlich weit größer sein, wenn man nicht in solchen Fällen wegen des Nichtangehens des Malariafiebers in der Regel zu irgendeiner anderen Therapie gegriffen hätte.

Auch über die Erfolge der Recurrenstherapie liegt schon eine reichhaltige Literatur vor. Der erste Bericht wurde von PLAUT und STEINER [20] erstattet über mehr als 100 Fälle, die in den Jahren 1919—1922 behandelt worden waren und nach Ausschaltung der statistisch nicht verwendbaren Fälle 34,2% sehr gut eRemissionen ergaben. Die Febris recurrens wurde dann an vielen Kliniken und Anstalten zur Behandlung der Paralyse herangezogen. Über das größte Material verfügt SAGEL [222], der sich dem Studium der Recurrensbehandlung besonders eingehend gewidmet hat. Von 405 Fällen schied er 75 aus, weil noch nicht 1 Jahr nach der Behandlung vergangen war. Ferner 61 Fälle, die vorher erfolglos mit Malaria behandelt worden waren. Von den restlichen 269 Fällen erreichten 12,63% die Remissionsstufe I, 27,8% die Stufe II und 20,81% die Stufe III. Eine nach Jahren vorgenommene katamnestische Erhebung ergab aber bemerkenswerte Verschiebungen. In der Stufe I waren 14,49%; es hatten also die besten Remissionen zugenommen, was für eine lange Nachwirkung der Recurrenskur spricht. Die Stufen II und III hatten aber stark abgenommen, auf 11,89% bzw. 13,75%.

THURZO, BALLA und KOPPÁNDY [223] haben ein mit Malaria und ein mit Recurrens behandeltes Material (93 und 92 Fälle) BENEDEKs miteinander verglichen. Sie fanden bei den Malariafällen Remissionen I, II und III. Grades 13,98%, 15,06% und 23,66%; die entsprechenden Zahlen der Recurrensfälle sind 8,70%, 9,78% und 18,48%. Es ergibt sich daraus doch eine deutliche Überlegenheit der Malariabehandlung. Zu einem ähnlichen Resultat kam HORN [224] bei Verfolgung eines mittelst der Simultanmethode (S. 64) verglichenen Materiales von Malaria- und Recurrensfällen an der Wiener psychiatrischen Klinik. 33 Malariafälle ergeben 14 Remissionen Stufe I und 10 Stufe II. Die entsprechenden Zahlen von 33 Recurrensfällen waren 6 Remissionen Stufe I, 9 Stufe II. Dieses Ergebnis wurde festgestellt, als nach der Behandlung mindestens 6 Monate verflossen waren.

Bei einer neuerlichen katamnestischen Erhebung $2^1/_2$—3 Jahre nach der Behandlung ergaben die Malariafälle 18 Remissionen der Stufe I, 4 der Stufe II. Die Recurrensfälle 7 der I. Stufe, 7 der II. Dazu ist noch zu bemerken, daß von den 7 Vollremissionen der Recurrensserie 2 wegen Rezidiv mit Malaria nachbehandelt worden waren. Auch die Reaktionen im Serum und Liquor haben sich bei der Malariaserie viel rascher gebessert als bei der Recurrensserie.

Es ergab sich also auch bei dieser Untersuchung die Überlegenheit der Malariabehandlung. Es steht aber doch fest, daß auch mit der Recurrensbehandlung Vollremissionen von jahrelanger Dauer zu erzielen sind. Und als

Ergänzung einer nicht genügend wirksamen Malariakur hat sich die im baldigen Anschlusse daran durchgeführte Recurrensbehandlung an der Wiener psychiatrischen Klinik wiederholt wirksam erwiesen.

Ein Vorteil der Malariabehandlung liegt darin, daß der Übergang von der schweren fieberhaften Infektionskrankheit zur Genesung ein sehr rascher ist, während die Genesung von Recurrens, die gegen Chinin unempfindlich ist und bei verschiedenen Stämmen auch gegen die Arsenpräparate, nur ganz allmählich erfolgt.

Die Recurrensbehandlung behauptet aber ihren Platz bei den Fällen, bei denen eine Malariaimpfung erfolglos ist, was besonders in den endemischen Malariagebieten so häufig der Fall ist, und in den Fällen, bei denen eine Malariakur wiederholt werden sollte, aber wegen eingetretener Immunität nicht mehr möglich ist.

Er besteht allerdings auch die Schwierigkeit, eine zweite Recurrenskur durchzuführen, da die Recurrens eine jahrelang dauernde Immunität zurückläßt. Doch ist es sowohl Plaut [225] nach Jahren, als auch Horn [22] nach Monaten in je zwei Fällen gelungen, eine zweite Infektion mit Recurrens africana zu erzielen. Es ist dabei vielleicht nur notwendig, die Art der Impfung zu wechseln (Menschenpassage oder Mäusepassage). Noch leichter wird das gelingen, wenn man zwei verschiedene Recurrensstämme zur Verfügung hat, da nach Sagel [121] die einzelnen Recurrensstämme keine gegenseitige Immunität bewirken.

Über Behandlung der Paralyse durch Rattenbißfieber liegen erst verhältnismäßig wenige Erfahrungen vor. Solomon und Mitarbeiter [23] haben darüber berichtet, ohne zahlenmäßige Angaben über die Erfolge zu machen, weil die Dauer der Beobachtung noch zu kurz war. Hershfield und Mitarbeiter [133] berichten über 72 Fälle, von denen 20% mehr oder weniger gebessert wurden. Neymann und König [226] berichteten über 50 Fälle, die aus dem Material von Hershfield und Mitarbeitern nach einer anfechtbaren Methode ausgewählt worden waren [227], mit nur 8% Vollremissionen.

In Deutschland haben sich Kihn, Plaut und Kihn [132] und besonders eingehend Grabow und Krey [131] mit dieser Methode befaßt. Plaut und Kihn hatten unter 34 Fällen, darunter 31 Paralysen, nur 4 gute und 9 unvollständige Remissionen, aber 11 Todesfälle, die mehr oder weniger mit der Behandlung im Zusammenhang standen. Grabow und Krey hatten bei 32 Fällen, die 3 Monate bis $1^1/_2$ Jahr nach der Behandlung waren, 53,1% Remissionen I. Grades, 15,6% II. Grades und 3,1% III. Grades. Da die Behandlung an der Anstalt, von der Grabow und Krey berichten, noch fortgesetzt wurde, ist ein weiterer Bericht abzuwarten. Ein abschließendes Urteil ist wegen der geringen Anzahl von Fällen und der kurzen Dauer der Behandlung um so weniger möglich, als die vorliegenden Berichte widersprechend sind.

Über die verschiedenen Fieberbehandlungen mittels Vaccinen und Bakterienprodukten ist zu sagen, daß ihre Wirksamkeit in der Behandlung der progressiven Paralyse hinter jener der Infektionstherapie zurücksteht. War ja doch das Unbefriedigende der Behandlung mit Tuberkulin und Vaccinen der Grund, warum zur Malariabehandlung übergegangen wurde.

Damit ist nicht gesagt, daß mit diesen Mitteln nicht auch therapeutische Erfolge zu erzielen waren. Doch waren sie unbefriedigend nach Zahl, Vollständigkeit und Dauer der Remissionen. So läßt also Stiefler [228], auf Grund der Beobachtung an zahlreichen Fällen, die Typhusvaccine in der Paralysebehandlung nur als Ergänzung der Malariabehandlung gelten. Kunde, Hall und Gerty [229], die 49 Fälle sehr intensiv mit einer gemischten Typhus-Paratyphusvaccine behandelt haben (18 Anfälle, quotidian, bis 40,25 Fieber), berichten über 21 gute Remissionen bei 8 Todesfällen; doch war die Zeit der Beobachtung noch kurz und im Liquor blieb die Wa.R. meistens hochpositiv und in etwa $^3/_4$ der Fälle näherte sich nicht einmal die Zellzahl der Norm.

Ähnlich sind die Erfolge der Pyriferbehandlung. MANDL und SPERLING [230] sprechen sich dahin aus, daß die Remissionen nicht so lange andauern, wie nach der Malariabehandlung, daß die Sanierung des Liquors unterbleibt und bei höheren Dosen öfters Anfallsserien ausgelöst werden. RUPPRECHT [231], der 23 Paralytiker mit Pyrifer behandelt und bis zu 5 Jahren beobachtet hat, sagt, daß die Remissionen nach Pyrifer seltener, weniger vollkommen und kürzer dauernd sind als nach der Malariabehandlung. Und SIEMERLING [143], der gewissermaßen dem Pyrifer Pate gestanden ist, spricht in seiner zweiten Publikation hauptsächlich von den Erfolgen anderer Autoren, aber von seinen eigenen Fällen sehr wenig.

Mit Milchinjektionen haben die Paralyse RUNGE [148] und SOMOGYI [151] behandelt; doch ist der erstere [232] später zum Pyrifer übergegangen, der andere [233] zur Malariabehandlung. RUNGE und MELZER berichten jedoch nicht günstig über die Pyriferbehandlung der Paralyse.

Einer Beachtung wert ist von den biologischen Fieberkurmethoden noch die Behandlung mit Schwefelpräparaten, unter denen am meisten das von KNUD SCHROEDER [153] propagierte und von ihm als „das Mittel zur Verdrängung der Infektionstherapie der Dementia paralytica“ bezeichnete Sulfosin Leo in Verwendung steht.

Das Sulfosin hat gegenüber den Methoden der Infektionstherapie und auch gegenüber gewissen Formen der Fiebertherapie den Vorzug, daß die Fieberanfälle den Organismus weniger angreifen, so daß die Zahl der Todesfälle infolge der Behandlung bisher eine geringe geblieben ist. Auch läßt sich das Fieber, wenn man einmal die Reaktionsweise des Individuums kennt, ziemlich genau dosieren. Ferner fallen die Bedenken weg, die gegenüber der Malariatherapie von manchen Seiten geltend gemacht wurden, nämlich die Gefahr der unbeabsichtigten Übertragung; endlich ist das Sulfosin jederzeit und überall ohne Schwierigkeit zu beschaffen und bereit zu halten, und man kann auch jederzeit die Kur wiederholen. Doch wird in der Paralysetherapie das Entscheidende doch der therapeutische Erfolg bleiben.

Über ein größeres Paralytikermaterial unter Sulfosinbehandlung hat KALLMANN [173] berichtet: 40 Fälle, die ausschließlich mit Sulfosin behandelt wurden (abgesehen von der bei 32 Fällen durchgeführten spezifischen Behandlung). Darunter 20% volle und sehr gute Defektremissionen, 37% mäßige Defektremissionen.

Weniger günstig lauten die Berichte anderer Autoren. STIEFLER [234] verwendet das Sulfosin bei progressiver Paralyse nur als Ersatz- oder Ergänzungstherapie, wo die Malariabehandlung nicht oder nicht mehr durchführbar ist. Ebenso äußert sich WARSTADT [235]. In England haben sich einige Autoren ablehnend geäußert z. B. POWER [156] und PATTERSON und SWITZER [236], während HARRIS [237] mit dem Erfolge, jedoch ohne ausreichende katamnestische Verfolgung, zufrieden ist.

Jedenfalls ist der Vergleich der Methode mit der Malariabehandlung noch nicht spruchreif. Eine vergleichende Untersuchung, etwa nach der Simultanmethode, wurde nicht gemacht.

In den letzten Jahren wurden vielversprechende Versuche der Paralysebehandlung mittels künstlich erzeugter Temperaturerhöhung durch Diathermie und Radiotherm (S. 56—57) gemacht. Die Methode hat sich in Amerika rasch verbreitet (Literatur bei C. NEYMANN [239] und C. NEYMANN und Mitarbeitern [240]). Das Verfahren ist noch in fortwährender Verbesserung begriffen in bezug auf Methode und Apparate. NEYMANN [240a] stellte 1934 aus der Literatur 544 Fälle von progressiver Paralyse zusammen, die an 25 verschiedenen Spitälern und Kliniken teils mit Diathermie, teils mit Radiotherm behandelt worden waren, mit 30% Vollremissionen. Nachdenklich stimmt allerdings, daß darunter eine Serie von 50 Fällen von Diathermiebehandlung war, über die Freeman, Fovy und Rosenberg [240b] berichtet haben; unter diesen 50 war kein einziger Fall von Vollremission. Aus einer Zusammenstellung von 636 Fällen aus der Literatur, die Hinsie und Blalock [240c] machten, ergaben sich nur 17% Vollremissionen. Auch bei den eben besprochenen Methoden wird an das künstliche Fieber eine spezifische Behandlung angeschlossen, und zwar meistens mit Tryparsamid.

Eine sehr lehrreiche Zusammenstellung geben Hinsie und Blalock über das Ergebnis der Behandlung von Paralytikern nach verschiedenen Methoden. Sie hatten die meisten Vollremissionen (37%) bei den mit Radiotherm und Tryparsamid + Quecksilber Behandelten; bei Behandlung mit Radiotherm allein 21,6%, bei Behandlung mit Malaria allein 23,5%, bei Behandlung mit Tryparsamid allein 26,7%. Außerdem stellte sich heraus, daß die Zahl der Vollremissionen durch Radiotherm 18 Monate nach der Behandlung schon auf 17,7 gefallen war, während die Zahlen bei den anderen Behandlungsmethoden mit der Zeit eine zunehmende Tendenz zeigten. Falls sich die Methoden der kombinierten Behandlung mit Hochfrequenz und spezifischen Mitteln bei der Behandlung der progressiven Paralyse bewähren würden, hätten sie gewisse Vorteile gegenüber den bisherigen Infektions- und Fiebermethoden. Denn die Dosierung der Fieberhöhe ist auch während der einzelnen Anwendung jederzeit möglich und dadurch die Gefahr der Kur auf ein Minimum herabgesetzt. Man kann die Behandlung auch jederzeit unterbrechen und nach Belieben jederzeit wiederholen. Eine Schwierigkeit bereitet die Kostspieligkeit der Apparate und die Behandlung unruhiger Patienten. Ein abschließendes Urteil ist mit Rücksicht auf die kurze Zeit seit der Einführung und des Fehlens einwandfreier Vergleiche mit anderen Methoden (Simultanmethode) noch nicht möglich.

Die Methode der direkten Bestrahlung des Gehirns mit Hochfrequenzströmen hat ungünstige Resultate ergeben [171].

Tabes. Nach den Erfolgen der Malariatherapie bei der progressiven Paralyse lag es nahe, diese Behandlung auch bei der Tabes anzuwenden; und so wurde auch die Tabes mit Malaria und im weiteren Verlaufe auch mit anderen Arten der Fieber- und Infektionstherapie behandelt.

Bei der Indikationsstellung wird es notwendig sein, sich über die Ziele einer solchen Behandlung klarzuwerden. Der „Alles-oder-Nichts-Standpunkt", den man bei der progressiven Paralyse einnehmen kann, wäre bei der Tabes nicht angebracht; denn ein Tabiker, der im Rollwagen fährt, kann unter Umständen noch ein brauchbarer Mensch sein. Außerdem ist die Tabes in der Regel eine langsamer fortschreitende Krankheit, die der Therapie einen zeitlichen Spielraum läßt; andererseits kennt sie nicht, wie die Paralyse, weitgehende spontane Remissionen, aber Stillstände von oft unbegrenzter Dauer. Natürlich sind die Aussichten der Therapie auch bei der Tabes um so bessere, je früher dieselbe eingeleitet wird. Ferner ist die Tabes keineswegs gegenüber der spezifischen Therapie unzugänglich. Besonders seit der Einführung der Arsenpräparate und des Wismut in die Therapie der Neurolues sieht man oft genug Fälle, bei denen die Tabes unter einer bloß spezifischen Behandlung vollständig und dauernd zum Stillstand kommt, wozu vielleicht die fünfwertigen Arsenpräparate (Tryparsamid, Stovarsol sodique, Solvarsin) wegen ihrer ausgesprochenen neurotropen Wirkung bei der Metalues die geeignetsten Präparate sein dürften.

Man ist also, von akuten oder subakuten Schüben abgesehen, nicht genötigt, sofort die Fieber- oder Infektionstherapie einzuleiten, sondern erst dann, wenn die spezifische Therapie nicht den erwarteten Erfolg zeitigt. Auch muß man nicht sofort zu der den Organismus stärker angreifenden Infektionstherapie greifen, sondern man wird oft mit der milderen Fiebertherapie in ihren verschiedenen Formen das Auslangen finden; natürlich stets in gleichzeitiger Verbindung mit der spezifischen Therapie.

Eine andere Frage ist es allerdings, ob man nicht mit der frühzeitigen Einleitung der Infektionstherapie Zeit spart; eine Frage, die im Einzelfalle zu entscheiden ist, wobei auch soziale Momente in Betracht kommen (Notwendigkeit der Spitalbehandlung bei Infektionstherapie). Bei der Indikationsstellung für Einleitung dieser oder jener Behandlung müssen außer den klinischen Symptomen auch die Reaktionen des Serums und insbesondere des Liquors in Betracht gezogen werden, und es muß als Ziel der Behandlung angesehen werden, neben dem Stillstand im klinischen Verlaufe das Negativwerden der Serum- und Liquorreaktionen anzustreben.

Bei der Beurteilung der Erfolge der Tabesbehandlung muß man sich klar werden, was man unter Tabes versteht. Meint man damit den im Nervensystem sich abspielenden syphilitischen Prozeß oder ein Symptombild? Wenn man auch alle Fälle, bei denen sich nichts findet als reflektorische Pupillenstarre, Fehlen von Sehnenreflexen, lanzinierende Schmerzen [241] oder Krisen [242] als Tabiker bezeichnet, auch wenn die Krankheit schon seit Jahren keinen Fortschritt zeigt (weder Ataxie noch Sphincterenstörung, noch ausgebreitete, Sensibilitätsdefekte) und die Reaktionen im Blut und Liquor ganz negativ geworden sind, so zählt man zur Tabes eine große Zahl von Fällen, die nicht nur keine Infektionstherapie benötigen, sondern auch keine spezifische Therapie, und die man daher von den anderen Fällen irgendwie unterscheiden sollte, auch bei der statistischen Verwertung der Behandlungsresultate, was bisher leider nicht geschehen ist. Denn es gibt bei ihnen keinen luischen Prozeß im Nervensystem zu heilen; aber man kann immerhin oft eine günstige Einwirkung auf diese sensiblen Reizerscheinungen durch irgendeine Fieber- oder Proteinkörpertherapie herbeiführen. Auch DUJARDIN [243] ist der Ansicht, daß man Fälle mit Crises radiculaires bei negativem Serum- und Liquorbefund nicht mit Malaria behandeln solle. Derselben Meinung sind O'LEARY, GOECKERMANN und PARKER [244], sowie BRUNNER [245].

Man sollte also wohl bei der Bewertung von Therapieergebnissen die Fälle von Tabes activa von den Fällen von stationärer Tabes oder Tabes peracta trennen.

Bei der Durchführung von Fieber- und Infektionskuren bei Tabetikern muß man mit besonderer Vorsicht zu Werke gehen, da hier ein Todesfall infolge der Behandlung viel gravierender ist als bei der progressiven Paralyse. Es sollten daher Tabetiker mit ausgesprochener Ataxie, Blasenlähmung, ausgebreiteten Sensibilitätsstörungen überhaupt nicht der Infektionsbehandlung zugeführt werden; sie erweisen sich sehr häufig als wenig resistent und haben häufig nicht einmal die Allgemeinwirkung der Infektionstherapie, den Aufschwung im ganzen Organismus zu buchen.

Nach dem Gesagten wird man über die Anwendung der einzelnen Arten der Fieber- und Infektionstherapie bei Tabes folgendes sagen können: In Fällen initialer Tabes (präataktisch oder höchstens beginnende Ataxie) wäre beim Versagen der spezifischen Therapie oder dieser in Verbindung mit einer Fiebertherapie, die Malariabehandlung am Platze. Sie wurde von zahlreichen Autoren durchgeführt, von denen mit Rücksicht auf ein größeres Material BERING [246], HOFF und KAUDERS [247], PAULIAN [248], O'LEARY und BRUNSTING [249], WÜLLENWEBER [250], UHLENBRUCK und LÜPFER [251], JAKOBS und VOHWINKEL [252] genannt seien. Mit Recurrens haben STEINFELD [253] und PLAUT [20] behandelt.

Die in der Regel langsame Entwicklung der Tabes gestattet zunächst auch einen Versuch mit Fieberbehandlung + spezifischer Behandlung, z. B. mit Typhusvaccine (KEMP und STOKES [254]); Dmelcos (ARTOM [255]); Pyrifer (zahlreiche Autoren); Schwefelpräparate (SCHROEDER [153]).

Doch sollte bei ungenügender Wirkung dieser Verfahren nicht zu spät zur Malariatherapie übergegangen werden. Die überlegene Wirkung derselben wird schlagend durch einen Fall beleuchtet, den DUJARDIN mitgeteilt hat. Der Fall war von dem Momente an, als sich die Metalues durch leichte Pupillenstörungen bemerkbar gemacht hatte, durch 5 Jahre unablässig mit starken spezifischen Mitteln, außerdem mit wiederholten Kuren in Form von Milchinjektionen und Dmelcos behandelt worden, während deren die Symptome zunahmen und der Liquor dauernd hoch positiv blieb. Eine Malariakur sanierte mit einem Schlage den Liquor.

Selbstverständlich muß gefordert werden, daß alle diese Fieber- und Infektionskuren mit spezifischen Kuren verbunden werden.

Es wird von allen Beobachtern angegeben, daß während des provozierten Fiebers Reizerscheinungen wie lanzinierende Schmerzen, oft auch Krisen hervorgerufen oder, wenn sie schon früher bestanden, gesteigert werden. Nach Ablauf der Fieber- oder Infektionskur hören diese Reizerscheinungen oft, aber nicht immer, auf oder kehren nicht selten bald wieder.

Die Erfolge der Fieber- und Infektionstherapie der Tabes beziehen sich zum allergeringsten Teile auf Rückbildung von Krankheitserscheinungen. Wiederkehr von Pupillar- oder Sehnenreflexen wird nur außerordentlich selten berichtet. Dasselbe gilt aber auch von der Ataxie, den ausgesprochenen Störungen der Oberflächen- und Tiefensensibilität, von den Sphincteren- und Potenzstörungen. Hauptsächlich handelt es sich um Besserungen der Reizerscheinungen: Schmerzen und Krisen. Doch sind die Erfolge oft nicht dauernd.

Ob bezüglich der Kardinalsymptome der Tabes: Ataxie, Sensibilitätsstörungen, Sphincterenstörungen Stillstände, also das Ausbleiben weiterer Progression, erzielt wurde, ist bei der meist ganz ungenügend lang fortgesetzten katamnestischen Verfolgung der Fälle aus den vorliegenden Mitteilungen nicht zu ersehen. Günstige Einwirkungen auf die Serum- und Liquorreaktionen werden häufig berichtet.

Ob es sich bei den Besserungen von Reizerscheinungen bei bereits stationär gewordener Tabes und negativen Serum- und Liquorreaktionen überhaupt noch um eine Einwirkung auf einen im Zentralnervensystem sich abspielenden luischen Prozeß handelt oder nur um eine banale Proteinkörpertherapie, ist fraglich.

Eine besondere Besprechung erfordert noch die tabische Opticusatrophie. Nach den günstigen Erfahrungen über die Malariatherapie bei der progressiven Paralyse war es selbstverständlich, daß man diese Behandlungsmethode auch bei der Opticusatrophie versuchte, und es liegt über diese Bestrebungen schon eine ziemlich umfangreiche Literatur vor (s. SUZANNE SCHIFF-WERTHEIMER und J. LHERMITTE: Pathogénie de l'Atrophie optique tabetique, 1932. Impr. Thiron, Clermont, Oise).

Die Erfolge dieser Behandlung haben vielfach enttäuscht, aber nur aus dem Grunde, weil man einerseits sich nicht darüber klar war, was man bei dieser Erkrankung mit der Infektions- oder Fiebertherapie erreichen kann und weil anderseits die Fälle meistens zu spät zur Behandlung gekommen sind, wofür aber nicht die Ophthalmologen verantwortlich sind, denn sie bekommen selbst die Fälle meistens viel zu spät zu Gesicht.

Man muß sich aber klar darüber sein, daß die echte progressive Opticusatrophie ein Symptom der Tabes ist, auch dort, wo sie im Laufe einer

Taboparalyse auftritt; es gilt daher von der Opticusatrophie dasselbe, was schon über die Infektions- und Fiebertherapie der Tabes gesagt wurde. Man kann also meistens nur Stillstand der Erkrankung, nicht die oft an Heilung grenzenden Remissionen wie bei der progressiven Paralyse erwarten [s. WAGNER-JAUREGG: Z. Augenheilk. **61** (1927)] und auch diese Stillstände sind vorwiegend nur in den frühen Stadien der Erkrankung zu erwarten. In vorgeschrittenen Fällen ist häufig nicht einmal die Progression aufzuhalten. Es gilt ja auch von der progressiven Paralyse, daß das Gebiet der Erfolge die initialen Fälle sind. Wenn also z. B. BEHR[257] über sechs Fälle berichtet, von denen schon vor der Behandlung fünf erblindet waren, so ist das kein Material, auf Grund dessen man die Aussichten einer Behandlungsmethode beurteilen kann; und die, wenn auch sehr geringen Besserungen, die BEHR selbst bei einem solchen Materiale erzielte, sprechen nur für und nicht gegen die Malariatherapie. Wenn man Paralytiker nur in einem ähnlich vorgeschrittenen Stadium behandelt hätte, wäre man auch nie zur Erkenntnis der günstigen Wirkung der Malariatherapie bei dieser Krankheit gekommen.

Es ist allerdings in einzelnen Fällen von Opticusatrophie zu einer Verschlimmerung des Leidens während der Malariatherapie gekommen. Insoferne das Leiden schon vor der Malariakur in rascher Progression war, wird man die Verschlimmerung kaum auf die Behandlung zurückführen und nur sagen können, daß die Behandlung nicht mehr imstande war, die Progression aufzuhalten. Aber die Malaria ruft im Nervensystem des Metaluetikers heftige Reaktionen hervor, durch die möglicherweise der atrophische Prozeß im Sehnerven beschleunigt werden kann. Es empfiehlt sich daher, bei der Behandlung der Opticusatrophie die Malaria nicht allzu stürmisch werden zu lassen, sondern ihren Verlauf nach dem Vorschlage von HORN und KAUDERS[258] schon vom Tage nach der Impfung an durch kleine Chinindosen (0,05) zu mildern.

Von den Autoren, die sich mit der Malariabehandlung der Opticusatrophie befaßt haben, äußern sich einige im ungünstigen Sinne über diese Behandlungsmethode; es sind das besonders solche Autoren, die sich das eingangs Gesagte über die Möglichkeiten und Grenzen dieser Methode bei der Opticusatrophie nicht gegenwärtig gehalten haben. Andere Autoren berichten über Stillstände, auch von mehrjähriger Dauer; bei einer größeren Anzahl von persönlichen Erfahrungen handelte es sich um Stillstände, die man wegen ihrer absoluten Unwandelbarkeit während mehrjähriger Dauer für unbegrenzte halten kann.

In einem oder dem anderen Falle wurde auch ein günstiger Erfolg nach Recurrensimpfung oder Sulfosininjektion gesehen[256].

Sicher ist also eine schonende Infektions- oder Fieberbehandlung bei der Opticusatrophie berechtigt, um so mehr, als die spezifische Behandlung der Opticusatrophie sich noch viel weniger eines Erfolges rühmen kann.

Ob die von FAZAKAS und THURZO[259] angegebene Methode der Lufteinblasung in Verbindung mit der Malariabehandlung und einer spezifischen Nachbehandlung bessere Resultate gibt, als die beiden letzteren allein, müssen vergleichende Versuche zeigen.

In Fällen von Opticusatrophie mit negativen Blut- und Liquorreaktionen ist es zweifelhaft, ob überhaupt noch eine Infektionstherapie am Platze ist. Es wird zweckmäßiger sein, sich in diesen Fällen auf eine Fiebertherapie zu beschränken.

Lues cerebri und cerebrospinalis.

Bei diesen Krankheitsformen wird die Entscheidung, ob eine Infektions- oder Fieberbehandlung einzuleiten ist, vor allem von dem Stadium der Lues abhängen. Bei der Nervensyphilis in den frühen Stadien ist die spezifische

Behandlung so wirksam, daß man ohne diesen unspezifischen Methoden meistens das Auslangen finden wird. Es soll also vor allem eine recht energische spezifische Behandlung eingeleitet werden. Wenn man dieselbe mit einer unspezifischen Behandlung verbindet, wird das dem Patienten nur zum Wohle gereichen. Man wird aber dann nicht zu den drastischen Methoden der Infektionstherapie greifen, sondern eine fieberlose Form der Proteinkörpertherapie oder eine den Organismus weniger angreifende Fiebertherapie wählen. Nur wenn diese Art der Behandlung versagen sollte, wird man energische Fiebertherapie oder eine Form der Infektionstherapie mit der spezifischen Behandlung verbinden bzw. die beiden aufeinanderfolgen lassen.

Bei den Fällen von Nervensyphilis, die nach Ablauf der Sekundärperiode, also etwa nach dem 3. Jahre seit der Infektion auftreten, spielt der Liquorbefund bei der Entscheidung über die Wahl der Behandlungsart eine große Rolle. Allerdings wird man auch da noch einen Unterschied machen müssen zwischen den Erscheinungen von Nervensyphilis in dem früheren nachsekundären Stadium (etwa 3.—5. Jahr nach der Infektion) und den späteren Stadien, wobei man den klinisch symptomlosen positiven Liquor auch schon zur Nervensyphilis rechnen muß.

Je vorgeschrittener das Stadium der Lues ist, um so mehr wird dieselbe therapieresistent gegenüber der spezifischen Behandlung und um so weniger muß man zögern, die wirksamste Waffe gegen die späten syphilitischen Erkrankungen des Nervensystems, die Infektionstherapie einzuleiten. Es ist dies auch aus einem taktischen Grunde notwendig. Man kann nicht wissen, ob sich der Patient nicht den spezifischen Kuren, die Zeit kosten und wiederholt werden müssen, zu seinem Schaden entzieht.

Infektions- und Fieberkuren wurden von sehr vielen Autoren in Fällen von Nervensyphilis durchgeführt und zum Teile sehr günstige Resultate berichtet. Doch eignen sich dieselben nicht zu einer zusammenfassenden Darstellung, denn einerseits ist die Zahl der Fälle bei vielen Autoren nicht groß und das Material ist nicht einheitlich, da Früh- und Spätsyphilis, heilbare und jeder Behandlung ganz unzugängliche Fälle (z. B. Halbseitenlähmung infolge von Erweichungen und Blutungen) durcheinandergemengt sind.

Umfangreichere Mitteilungen über die Ergebnisse der Infektions- und Fiebertherapie der Nervensyphilis liegen nur bezüglich der Behandlung des positiven Liquors der Spätlatenz vor. Dieselben sind günstige, insoferne Negativwerden des Liquors in vielen Fällen erreicht wurde, die vorher selbst sehr energische, oft wiederholte und lange fortgesetzte spezifische Kuren vergeblich durchgemacht hatten. Doch reicht oft eine einzige Infektionskur (fast ausschließlich wurde Impftertiana verwendet) nebst vorangehender und nachfolgender spezifischer Kur nicht aus, um den Liquor zu sanieren. Matuschka und Rosner [116] verzeichnen unter ihren 55 Fällen von Lues cerebri (größtenteils klinisch symptomlose Fälle von liquorpositiver Spätlatenz) nur 40% negativ gewordene Liquores; 58,2% Besserungen der Reaktion in verschiedenen Graden. Doch war die Beobachtungszeit zu kurz, und wir wissen aus den bei der Paralyse gemachten Erfahrungen, daß die Nachwirkung der Malariakur auf den Liquor oft sehr lange andauert. Heuck [270] erzielte einen vollständig negativen Liquor bei 73% der liquorpositiven Spätlatenz. Auch hier war die Beobachtungsdauer erst 2 Jahre. Arzt berichtet über 223 Fälle von Lues latens mit positivem Liquorbefund, die mit Impfmalaria und vorangehender und nachfolgender spezifischer Kur behandelt worden waren. Von den 104 Fällen, die repunktiert werden konnten, waren 75% liquornegativ geworden, 15% wesentlich gebessert. Wenn man bei den therapeutisch resistenten Fällen die Malariakur zeitgerecht wiederholen und zu den spezifischen Kuren die fünfwertigen Arsenpräparate verwenden würde, ließe sich das Ergebnis wohl noch günstiger gestalten.

Multiple Sklerose.

Es wäre hoch an der Zeit, daß man die Frage erörtere, ob nicht bei der multiplen Sklerose therapeutisch ein ähnlicher Fall vorliege, wie bei der Malariabehandlung der progressiven Paralyse bzw. Tabes.

Es ist schon mehrfach darauf hingewiesen worden, daß die multiple Sklerose gewisse Ähnlichkeiten im Krankheitsbilde und Verlaufe darbiete, wie die Syphilis des Zentralnervensystems.

Steiner [260] vertritt seit Jahren die Ansicht, daß der Erreger der multiplen Sklerose ein der Spirochaeta pallida nahestehender Erreger sei und nach seinen letzten Mitteilungen kann man kaum bestreiten, daß ihm wenigstens der Beweis des Vorkommens von Spirochäten in cerebralen Herden der multiplen Sklerose gelungen sei.

Es gibt Liquorbefunde bei der multiplen Sklerose, die mit den bei der Nervensyphilis gefundenen gewisse Beziehungen haben.

Es wurden vielfach therapeutische Versuche mit chemotherapeutischen Mitteln gemacht, die auf die Syphilisspirochäten einwirken, Neosalvarsan, besonders Silbersalvarsan [261], während von Silberpräparaten auch sonst Erfolge berichtet werden.

An der Wiener Nervenklinik wurde die multiple Sklerose, nachdem sich das Tuberkulin als nicht wirksam erwiesen hatte, seit 1914 mit Injektionen von Vaccinen, und zwar zuerst mit Staphylokokkenvaccinen, zum Teil gleichzeitig mit Neosalvarsan, später mit Besredkaschen Typhusvaccinen behandelt, worüber Karl Grosz [262] berichtet hat. Bei 30,5% von 59 wahllos der Behandlung unterzogenen Fällen wurden weitgehende Besserungen beobachtet, die nach den allerdings nur in geringer Zahl ermöglichten katamnestischen Erhebungen $2^1/_2$—$4^1/_2$ Jahre nach der Behandlung in einzelnen Fällen nach der Behandlung noch weitere Fortschritte gemacht hatten, während andere Fälle stationär geblieben waren.

Über günstige Erfolge der Behandlung mit Typhusvaccinen und Silbersalvarsan berichten ferner Macbride und Carmichael [263], Dreyfus und Hanau [264], Mattauschek [265], Herrmann [266]. Die erstgenannten Autoren hatten auch mit subcutanen Injektionen von Typhusvaccinen gute Erfolge.

Nach Einführung der Malariabehandlung der progressiven Paralyse wurden sowohl an der Wiener Nervenklinik [267] als auch anderwärts [268] Fälle von multipler Sklerose mit Impfmalaria behandelt. Am eingehendsten hat sich mit dieser Therapie Dreyfus [269] befaßt. Er berichtet über 55 Fälle von multipler Sklerose, mit Malaria behandelt, von denen katamnestische Nachuntersuchungen vorliegen, davon in 22 Fällen bis zu einem Jahre nach der Behandlung, in 32 Fällen 2—4 Jahre danach. Es erwiesen sich 21 Fälle als in verschiedenem Grade gebessert; 5 waren stationär geblieben. Die Fälle hatten nach der Malariakur auch noch Neosalvarsan bekommen.

Bei einer vergleichenden Untersuchung von 34 mit Typhusvaccinen und 20 mit Malaria an der Wiener psychiatrischen Klinik im Laufe eines Jahres behandelten Fälle multipler Sklerose ergab sich eine bedeutende Besserung bei 26,5% der Typhusfälle und bei 35,0% der Malariafälle. Die Fälle, die weniger als 14 Typhusinjektionen oder weniger als sieben Malariaanfälle durchgemacht hatten, blieben alle ungebessert. Auch von der Recurrensbehandlung werden günstige Fälle berichtet von John [271].

Die Analogie der therapeutischen Situation zwischen der progressiven Paralyse und der multiplen Sklerose liegt klar zutage: Erfolge einer spezifischen Behandlung und einer unspezifischen Behandlung oder einer Verbindung beider. Um zu dieser Frage Stellung zu nehmen, muß man sich klar darüber werden, was man von der Behandlung der multiplen Sklerose erwarten kann. Spontane Remissionen kennen wir von beiden Krankheiten. Sie sind bei den schubweise verlaufenden Fällen der multiplen Sklerose sogar oft sehr weitgehend. Es müssen also die Veränderungen an den nervösen Elementen, wenigstens im Beginne, rückbildungsfähig sein. Wieviel noch rückbildungsfähig ist von den Veränderungen bei den chronisch progressiven Fällen, ist allerdings fraglich. Aber man hat vielleicht Unrecht, die Erfolgsmöglichkeiten dieser Fälle mit den bei der progressiven Paralyse gegebenen zu vergleichen. Es dürfte richtiger sein, die Tabes heranzuziehen. Bei der Tabes erzielen wir mit der spezifisch-unspezifischen Behandlung kaum Remissionen, sondern hauptsächlich nur Stillstände.

Anderseits liegen wieder die Verhältnisse bei der multiplen Sklerose günstiger als bei der progressiven Paralyse. Ein stationär gewordener Paralytiker ist ein voller Mißerfolg. Ein stationär gewordener Polysklerotiker kann unter Umständen noch voll seinen Lebensaufgaben gewachsen sein.

Ich halte es darum für *dringend geboten, daß man im weitesten Umfange die Behandlung der multiplen Sklerose mittels Impfmalaria und spezifischer Behandlung, bei der besonders auf das Silbersalvarsan Gewicht zu legen wäre, aufnehme.*

Es wird nach den bisher gemachten Erfahrungen notwendig sein, die Behandlung möglichst intensiv zu gestalten und sie im Bedarfsfalle zu wiederholen. Die Indikation der Wiederholung einer Kur wird, insolange es nicht gelungen ist, charakteristische und quantitativ zu beurteilende Veränderungen im Serum und Liquor der multiplen Sklerose zu finden, nur auf Grund der klinischen Untersuchung zu stellen sein.

Die Wahl der unspezifischen Behandlung wird nach den vorliegenden Erfahrungen doch in erster Linie auf die Infektionstherapie (Malaria, Recurrens) fallen müssen, abgesehen von den Fällen, wo aus sozialen Gründen die Behandlung in einem Spitale nicht durchführbar ist. Größere Erfahrungen mit Fiebermitteln liegen bisher nur von den Typhusvaccinen vor.

Die Schwierigkeit, daß in den meisten Fällen als Blutspender für eine Malariakur nur ein Metaluetiker zur Verfügung stehen wird, ist nach DREYFUS [269] und JAHNEL nicht gegeben. Beide halten eine Übertragung der Syphilis auf diesem Wege für ausgeschlossen, ebenso BENIGNI [280]. An der Wiener Nervenklinik wird zum Zwecke der Behandlung der multiplen Sklerose ein luesfreier Stamm von Tertiana in Menschenpassagen erhalten. Es wird das an solchen Kliniken leicht möglich sein, die auch Geisteskranke behandeln, denn der luesfreie Stamm kann auch durch Impfung von geeigneten Fällen von Schizophrenie aufrecht erhalten werden, da die Malariatherapie bei gewissen Formen von Schizophrenie therapeutischen Erfolg hat.

In Amerika haben NEYMANN und OSBORNE [280a] günstige Erfolge bei Behandlung der multiplen Sklerose mit Fieber durch Diathermie berichtet.

Außer der multiplen Sklerose sind auch die Folgezustände nach Encephalitis einige Zeit lang Gegenstand der Behandlung mittels Infektions- und Fiebertherapie gewesen. Doch waren die seltenen Erfolge nie weitgehende Besserungen, sondern nur Milderungen eines oder des anderen Symptomes; sie waren auch nicht anhaltend und bei evtl. Wiederholung derselben Kur nicht wieder zu erzielen. Es ist also diese Behandlungsform der Encephalitisfolgen ziemlich allgemein wieder verlassen.

Es wurden noch bei verschiedenen Erkrankungen des Nervensystems Behandlungen durch künstliches Fieber gemacht und durch Prozeduren der Proteinkörpertherapie, die wenigstens zeitweilig mit Fieber einhergehen, so besonders bei Neuralgien und Neuritiden, bei Nervenschmerzen auf rheumatischer und gichtischer Grundlage. Doch finden sich nirgends Berichte über ein größeres Material, so daß eine zusammenfassende Darstellung nicht möglich ist.

Der Mechanismus der Wirkung der Infektions- und Fiebertherapie.

Die auffälligen Wirkungen, welche die Infektions- und Fiebertherapie bei Erkrankungen des Zentralnervensystems hervorbringt, führten zu Überlegungen und Untersuchungen über die Frage, auf welchem Wege diese Wirkungen zustande kommen.

Zum größten Teil beziehen sich diese Untersuchungen auf die durch syphilitische Infektion zustande gekommenen Nervenkrankheiten und auf die Malariatherapie derselben; es wird sich also die folgende Darstellung vorwiegend auf diesen Zusammenhang erstrecken.

Naheliegend war es, den hohen Temperaturen, die bei den meisten Arten dieser Therapie erreicht wurden, die entscheidende Rolle zuzuschreiben. Diesen Gedankengang experimentell auf seine Richtigkeit zu prüfen, versuchten als erste WEICHBRODT und JAHNEL [159]. Sie setzten Kaninchen mit Impfschanker im Thermostaten hohen Temperaturen aus und erzielten dabei Körpertemperaturen (rectal) von 42—44°. Bei wiederholten Anwendungen verschwanden die Spirochäten, und die Schanker heilten. Ähnliche Versuche haben CARPENTER, BOAK und WARREN [275] ausgeführt, indem sie durch Hochfrequenzströme Kaninchen mit Impfschankern fiebern machten. Rectaltemperaturen zwischen 41 bis 42° in der Dauer von 6 Stunden reichten aus, um die Schanker zur Heilung zu bringen. Die Spirochäten waren verschwunden und Übertragungen der Syphilis von diesen Kaninchen auf andere mißlangen. Dazu ist allerdings zu bemerken, daß nach TRUFFI [276] die Syphilisspirochäten im Volgelblut, dessen Temperatur 42° übersteigt, durch mehr als 5 Stunden am Leben blieben.

Man könnte einwenden, daß so hohe Temperaturen wie bei den oben zitierten Versuchen bei der Impfmalaria kaum je erreicht werden und daß es sich bei diesen Versuchen um die Spirochäten des Primäraffektes handelte, die beim Menschen auch der spezifischen Behandlung leicht zugänglich sind im Gegensatz zu den Spirochäten der Paralyse. Letzterer Einwand wird aber für die progressive Paralyse entkräftet durch die S. 71—72 geschilderten erfolgreichen Versuche, durch Erzeugung hoher Temperaturen mit physikalischen Methoden Heilung der progressiven Paralyse zu erzielen. Doch ist die von diesen Autoren vertretene Theorie, daß es die hohen Temperaturen allein sind, die bei der Infektions- und Fieberbehandlung wirksam sind, nicht erschöpfend, da z. B. mit der fieberlosen Malaria von zahlreichen Autoren auch befriedigende therapeutische Erfolge erzielt wurden, wie das HERRMANN [174] als erster mitgeteilt hat. Auch wurden Fälle von Vollremission nach Malariakur bei Paralyse in vielen Fällen beobachtet, deren Temperaturen nie so hohe Grade erreicht hatten, als sie bei den zitierten Versuchen sich als notwendig erwiesen hatten. Anderseits ist es aber unerwiesen, daß die Erfolge der Kurzwellentherapie und der anderen Methoden der Temperatursteigerung mit physikalischen Mitteln nur durch direkte Einwirkung der Hitze auf die Spirochäten zustande kommen und nicht durch andere Vorgänge im Organismus (z. B. Reizung des reticuloendothelialen Systems und Resistenzsteigerung des Nervensystems).

Über das Verhalten der Gehirnspirochäten nach Malariakur geben zahlreiche Untersuchungen Auskunft, die an Paralytikern gemacht wurden, die während oder bald nach der Malariakur gestorben sind. Es wird von den meisten Autoren angegeben, daß Spirochäten im Gehirne nicht gefunden wurden. In vereinzelten Fällen konnten solche von Wilson [277] und von Kihn [130] in den Gehirnen von Paralytikern, die während oder bald nach der Malariakur verstorben waren, gefunden werden. Auch durch Hirnpunktion konnte Forster [278] in zwei von seinen drei Fällen — einem ungebesserten und einem rezidivierten Falle — Spirochäten im Dunkelfeld nachweisen. In seinem dritten Falle konnte er vor der Malariakur Spirochäten nachweisen, 6 Tage nach der Malariakur aber nicht.

Viel mehr Interesse als solche Spirochätenbefunde bei Paralytikern, die während der Malariabehandlung oder bald danach gestorben sind oder bei lebenden im Zustande der Unheilbarkeit oder Rezidive, wären Untersuchungen auf Spirochäten im Gehirn in voller und langdauernder Remission befindlicher und an interkurrenten Krankheiten gestorbener Malariabehandelter. Solche liegen aber meines Wissens bisher nicht vor.

Hier klafft noch eine Lücke unseres Wissens. Denn selbst angenommen, daß bei voll und dauernd remittierten Paralytikern die Spirochäten aus dem Hirnparenchym verschwunden sind, darf man nicht vergessen, daß man in solchen Fällen oft noch durch Jahre positive Liquorreaktionen findet, die doch ziemlich allgemein als Ausdruck der Anwesenheit von Spirochäten im Zentralnervensystem, wenigstens in den Meningen, angesehen werden. Was hindert die Spirochäten, wieder ins Gehirnparenchym einzudringen? bzw. wenn sie schon eindringen, sich dort anzusiedeln und zu vermehren? Um so mehr als sie ja im übrigen Organismus noch weiterhin vorhanden sein können, wie die oft nur so langsam abnehmenden Reaktionen des Blutserums beweisen.

Man wird diese Erwägung an die Spitze aller Theorien über die Wirkung der Infektions- und Fiebertherapie stellen müssen.

Man kann vermuten, daß das Gehirn des Paralytikers in Dauerremission in einen ähnlichen Zustand geraten ist wie in der Zeit der meningovasculären Infektion der Sekundärperiode, da der Liquor positiv reagierte, ohne daß das Hirnparenchym durch die Spirochäten direkt geschädigt wurde (allerdings in manchen Fällen indirekt durch meningovasculäre Erkrankungen). Die Parallele läßt sich noch weiter verfolgen; ebenso wie in der Sekundärperiode das gesamte Zentralnervensystem (Parenchym + neurovasculärer Apparat) sich, und zwar in manchen Fällen ohne alle Behandlung von der Spirochäteninvasion befreit (Negativwerden der Liquorreaktionen), so gelingt es auch dem nach Malariabehandlung in Vollremission befindlichen Paralytiker, sein Zentralnervensystem schließlich von Spirochäten ganz zu befreien, auch ohne irgendeine weitere Behandlung.

Es ist allerdings nicht leicht, heute für diese letztere Behauptung Fälle mit voller Beweiskraft beizubringen, da fast alle vollremittierten Paralytiker nach der Malariakur eine oder auch mehrere spezifische Kuren durchgemacht haben. Wir finden aber z. B. bei White [40], daß der Liquorbefund sich bei seinen behandelten Paralytikern von Jahr zu Jahr besserte, so daß 4 Jahre nach der Malariakur 60,8% der Behandelten eine vollkommen negative Wa.R. im Liquor hatten, 100% normale Zellzahl und Eiweißbefunde und 30,4% eine normale Goldsolkurve; der größte Teil dieser Fälle hatte aber nach der Malaria keinerlei Behandlung gehabt. Auch Nicole und Fitzgerald [287] haben unter ihren ausschließlich mit Malaria behandelten Fällen 3 und mehr Jahre nach der Malariakur in 64% der Fälle negative Wa.R., in 62% der Fälle negative Globulinreaktion und in 73% der Fälle normale Goldsolkurve.

Das in dieser Richtung beweiskräftigste Material hat Dattner [282] untersucht. Von 30 Fällen, die 1923 ausschließlich mit Malaria ohne spezifische

Nachkur behandelt worden waren, konnten neun, die sich in guter Remission befanden, 1930 nachuntersucht werden und ergaben einen vollständig negativen Liquorbefund.

Doch wird man auch Fälle hier anführen dürfen, die eine oder zwei spezifische Kuren nach der Malariakur durchgenacht haben und danach im Liquor vollkommen saniert wurden, da man aus hundertfältiger Erfahrung weiß, daß ein solcher Erfolg bei Paralytikern vor der Malariakur nicht zu erreichen war.

Man kann also sagen, daß das Zentralnervensystem in günstig verlaufenden Fällen von Malariabehandlung eine Reaktionsfähigkeit gegenüber der luischen Infektion erlangt, die ähnlich ist derjenigen, welche es bei einer Mehrzahl von Luetikern in der Sekundärperiode hatte.

Es erstreckt sich diese Umwandlung der Reaktionsfähigkeit in vielen Fällen auf den ganzen Organismus oder wenigstens auf einzelne Organe, wie die zahlreichen Fälle von Gummenbildung der Haut, der Beinhaut und innerer Organe beweist, von denen S. 68 die Rede war. Hieher gehören auch die Änderungen in der Cutanreaktion der remittierten Paralytiker, über die DATTNER [213] berichtet, sowie die Fälle, bei denen eine negative Luotestreaktion nach der Malaria positiv wurde.

DUJARDIN [279] sieht in dieser Wandlung der Reaktionsfähigkeit eine Rückkehr zur allergischen Reaktion gegenüber der luischen Infektion an Stelle der anergischen Reaktion, welche für die progressive Paralyse charakteristisch ist.

Es läßt sich also nicht verkennen, daß die Impfmalaria hauptsächlich dadurch wirkt, daß sie die Abwehrfähigkeit des Organismus gegenüber den Spirochäten und wahrscheinlich auch die Widerstandsfähigkeit gegenüber den von ihnen produzierten giftigen Stoffen steigert.

Es wurden verschiedene Versuche gemacht, um solche Abwehrwirkungen gegenüber den Syphilisspirochäten im Serum und Liquor malariabehandelter Paralytiker nachzuweisen. Man kann ganz allgemein die alte Erfahrung heranziehen, daß durch Infekte wie auch durch Vaccine und Proteinkörper der Gehalt des Serums an bereits vorhandenen spezifischen Antikörpern gesteigert wird.

In Verfolgung dieses Gedankens haben HOFF und SILBERSTEIN [283] nachgewiesen, daß während der Malariakur und während der Recurrenskur der Opsoninindex für Staphylokokken, Streptokokken und für Bacterium coli im Serum und Liquor anstieg und auch noch nach der Remission hoch blieb.

Mehrere Autoren haben Versuche genacht, den direkten Nachweis von Abwehrstoffen gegenüber den Syphilisspirochäten im Serum und Liquor von malariabehandelten Paralytikern zu erbringen. Man hat untersucht, wie lange es dauert, bis Spirochäten im Kontakt mit solchem Serum oder Liquor ihre Beweglichkeit verlieren. Insoferne solche Versuche zur Erklärung der Heilwirkung der Malaria dienen sollen, ist es klar, daß sie nur dann eine Beweiskraft haben können, wenn sie mit Serum oder Liquor von Patienten ausgeführt werden, bei denen diese Heilwirkung eingetreten ist, also von remittierten Paralytikern. Solche Versuche wurden von GALLINEK [284] und von BENVENUTI [288] durchgeführt, und sie ergaben eine Wirkung, die stärker war als die von Serum oder Liquor unbehandelter oder erfolglos malariabehandelter Paralytiker, aber nicht oder nicht wesentlich größer als die von Serum oder Liquor nichtluischer Personen.

Es scheint aber, daß die Unbeweglichkeit der Spirochäten allein kein richtiger Maßstab für eine dauernde Schädigung der Spirochäten im lebenden Körper ist; denn eine Zerstörung der Spriochäten wurde in diesen Versuchen auch bei sehr langem Kontakt mit dem zu prüfenden Liquor nicht beobachtet, und aus den Untersuchungen von TRUFFI [285], LOVANT [286] und anderen ergibt sich, daß solche im Serum oder Liquor unbeweglich gewordene Spirochäten sich beim Impfversuch am Kaninchen als vollkommen infektiös bewährten.*

Man wird die Möglichkeit, daß durch die Malariainfektion der Gehalt von Serum und Liquor an spezifischen, gegen die Spirochäten gerichteten Antikörpern gesteigert werde, überhaupt bezweifeln, wenn man Plaut[204] zustimmt, daß *serologisch* faßbare Immunisierungsvorgänge bei der Syphilis bisher nicht sicher nachweisbar sind und daß alles, was bisher überhaupt als Immunitätsvorgänge bei Syphilis sichergestellt ist, sich auf die Immunität der Gewebe bezieht.

Andere Versuche von Hoff und Silberstein (l. c.) unterschieden sich von den eben besprochenen dadurch, daß sie im Liquor der untersuchten Paralytiker von demselben Kranken vor und nach der Malariabehandlung aus Terpentinölabscessen gewonnene Leukocyten (also Körperzellen) aufschwemmten und nicht nur die Dauer der Beweglichkeit der Spirochäten bestimmten, sondern auch infizierte Hodenpartikelchen von Kaninchen, die durch Stunden ihrem Liquor-Leukocytengemisch ausgesetzt waren, anderen Kaninchen einimpften; mit Erfolg vor der Malariabehandlung, ohne Erfolg nach der Malariabehandlung.

Nachprüfungen dieser Versuche sind meines Wissens nicht erfolgt.

Wenn also die Spirochäten schädigende Wirkungen nach Malariabehandlung im Serum und Liquor nicht überzeugend nachweisbar sind, andererseits doch eine Änderung in der Reaktion des Organismus in den Fällen einer günstigen Wirkung der Behandlung nicht zu verkennen ist, muß man die Frage aufwerfen, ob nicht die Malaria einen Angriffspunkt an den Organen und Geweben hat, wodurch diese Änderung ihrer Reaktion bewirkt wird. Zunächst handelt es sich ja um eine Erkrankung des Nervensystems bzw. soweit die progressive Paralyse in Betracht kommt, hauptsächlich um eine solche des Gehirns.

Es sind vier Reihen von Untersuchungen, welche eine direkte Einwirkung der Malaria auf das erkrankte Nervensystem beweisen.

Nach den Untersuchungen von Donath und Heilig[289] hat die Impfmalaria eine direkte Einwirkung auf das Zentralnervensystem des Paralytikers im Sinne einer Herdreaktion. Während nämlich in der Fieberperiode im übrigen Organismus ein Eiweißzerfall, gemessen an dem Gehalt des Serums an Aminosäuren, nicht nachweisbar war (im Gegensatz zu dem Verhalten während der Fieberanfälle, die durch Injektion von Vaccinen und Proteinkörpern erzeugt wurden), war der Gehalt des Liquors an Aminosäuren wesentlich gesteigert, viel mehr als im Fieber nach Injektion von Vaccinen und Proteinkörpern. Diese Resultate wurden von Wiechmann[290] bestätigt. Diese Steigerung des Aminosäuregehaltes im Liquor fand nach Plaut[204] nicht statt, wenn die Impfmalaria bei Gonorrhoikern, also bei intaktem Gehirn ausgeführt wurde. Es handelte sich also nicht um eine Einwirkung von Impfmalaria auf das Gehirn überhaupt, sondern auf das Gehirn des Paralytikers, also um eine Herdreaktion.

In gleichem Sinne sprechen auch anatomische Untersuchungen. Als erste waren es Sträussler und Koskinas[291], welche Gehirne von Paralytikern nach Malariabehandlung untersuchten. Sie fanden, daß bei vielen Fällen von Paralyse, die während der Malariafieberperiode gestorben waren, die Gehirne eine außerordentlich starke Ausprägung der entzündlichen und proliferativen Vorgänge zeigten, welche diese Autoren als eine Art von Heilentzündung im Sinne Biers auffaßten. Diese Beobachtung wurde von mehreren Autoren bestätigt, von anderen wurde deren Bedeutung bestritten.

---

* Wenn die Behauptung Jahnels, daß die Spirochaeta pallida sich in Kulturen nicht züchten läßt, und daß die Spirochäten der Kulturen weder morphologisch, noch färberisch, noch biologisch mit der Spirochaeta pallida übereinstimmen, wird man alle mit Kulturspirochäten ausgeführten Experimente revidieren müssen. Siehe Klin. Wschr. **1934 I**, 550.

Der Beweis für die Richtigkeit der Auffassung von STRÄUSSLER und KOSKINAS ist allerdings ebenso schwer zu erbringen als der Gegenbeweis. Denn, wenn es sich um den Modus der Heilwirkung der Malariatherapie (nicht um den schließlichen Erfolg) handelt, müßte man nur Fälle heranziehen, bei denen diese Heilwirkung eingetreten bzw. zu erwarten war. Da es sich aber um anatomische Untersuchung von während des Malariafiebers Gestorbenen handelt, kann kein Mensch sagen, ob in diesen Fällen die Heilwirkung eingetreten wäre, wenn sie die Malaria überlebt hätten und ob nicht die Fälle, welche diese heftige Reaktion nicht zeigten, jene waren, bei denen die Heilwirkung ausgeblieben wäre, wenn sie die Malaria überlebt hätten. Wenigstens kann man das Gegenteil nicht beweisen.

Eines ist aber unbestreitbar: Die Art der entzündlichen Reaktion des Gehirns ändert sich unter dem Einflusse der Malariabehanlung. Die Infiltrate bekommen hauptsächlich lymphocytären Charakter, und die Plasmazellen treten zurück oder verschwinden selbst ganz. Das gilt auch für die späten Stadien nach dem Malariafieber. Außerdem treten umschriebene lymphocytäre Herde auf, die vielumstrittenen miliaren Gummen.

Daß man auch ohne Malaria solche Steigerungen des Infiltrationsprozesses mit Vorwiegen der lymphocytären Elemente bei galoppierender Paralyse oder bei paralytischen Anfällen findet, also bei akuten Steigerungen des paralytischen Prozesses, ist geeignet, die Auffassung solcher Exacerbationen des anatomischen Prozesses während des Malariafiebers als Heilfieber zu stützen. Natürlich sind die Exacerbationen bei galoppierender Paralyse und bei paralytischen Anfällen kein Heilfieber; aber in diesen Fällen dauert der unbekannte Reiz an oder wiederholt sich, während bei der Impfmalaria der Reiz nach der Beendigung der Fieberperiode plötzlich und für die Dauer aufhört.

Wir stoßen also beim Studium des histologischen Bildes wieder auf einen Hinweis, daß durch die Malaria die Art der Reaktion des Gehirns auf die luische Infektion in günstigem Sinne abgeändert wird.

Dafür, daß die Malaria im Zentralnervensystem des Paralytikers einen entzündlichen Reiz setzt, spricht auch der Umstand, daß unter ihrem Einflusse in vielen Fällen die Zellzahl und der Eiweißgehalt des Liquors zunimmt. Es geschieht das nicht in allen Fällen, wie ja auch der anatomische Befund einer hochgradigen entzündlichen Reaktion nicht in allen Fällen nachweisbar ist.

Diese Untersuchung ergibt eine Art von anatomischem Befund, der einwandfreier festzustellen ist als der histologische Hirnbefund, denn man kann ihn an demselben Individuum schon vor der Malariaimpfung feststellen und mit dem während des Malariafiebers bestehenden vergleichen, und man kann ihn nachträglich mit dem Eintritt oder Fehlen der therapeutischen Wirkung in Beziehung bringen. Nach BENVENUTI [288] findet diese Steigerung von Zellzahl und Eiweißgehalt besonders bei den therapeutisch günstig verlaufenden Fällen statt.

Mit einem gewissen Vorbehalt, bedingt durch die geringe Zahl der bisherigen Untersuchungen, können auch die Untersuchungen von MARCHIONINI [292] und BENVENUTI [288] hier angeschlossen werden. MARCHIONINI zeigte, daß bei Verwendung eines nach STEINFELD [293] hergestellten Hirnextraktes statt eines Herzextraktes bei der Komplementbindungsreaktion der Liquor der Paralytiker und Tabiker mit wenigen Ausnahmen eine positive Reaktion gibt, während die Fälle von Lues cerebri fast ausnahmslos negative Reaktionen aufweisen, was auch DEMANCHE [294] bestätigt. BENVENUTI hat nun diese Reaktion vor und nach der Malariabehandlung geprüft. Von 25 Paralytikern hatten vor der Malariabehandlung 23, während derselben alle 25 eine positive Reaktion mit Hirnextrakt im Liquor, dagegen wurde die Reaktion nach der Malariabehandlung bei 10 Fällen negativ, und zwar vorzüglich bei solchen, die eine günstige Beeinflussung durch die Malariatherapie erfahren hatten. Dagegen blieb die Reaktion mit Herzextrakt auch nach der Malariakur in allen 25 Fällen positiv. Es hatte also bei diesen 10 Fällen die Bildung hirnspezifischer Antikörper aufgehört; sie reagierten wieder wie Fälle von Lues cerebri. Zur Frage der Hirnantikörperreaktion ist allerdings zu bemerken, daß das Ausbleiben der Reaktion bei Lues cerebri von BRANDT* sich so erklären läßt, daß diese Hirnantikörper eine viel schwächere Reaktion geben und daher bei der Lues cerebri, die gewöhnlich eine viel schwächere Liquorreaktion gibt, meistens versagen.

Hier wäre endlich noch auf die bereits erwähnten Untersuchungen von KAUDERS [207] hinzuweisen, der bei 13 unter 34 Fällen von prophylaktischer Malariabehandlung, die vor der Behandlung keinerlei Zeichen von progressiver Paralyse darboten, während des Fiebers psychische Störungen beobachtete, wie sie im Laufe der Paralyse aufzutreten pflegen. Nach dem Fieber verschwanden diese Störungen. Also eine Herdreaktion des metaluisch erkrankten Nervengewebes.

In diesem Zusammenhange ist auch über den Einfluß zu sprechen, den die Malariabehandlung auf die Durchlässigkeit der Meningen und der Gefäßwände im Gehirn ausübt. Man hat festgestellt, daß diese Durchlässigkeit bei der Paralyse erhöht ist und daß diese Erhöhung während der Fieberanfälle andauert. Aber nach der Behandlung sinkt die Durchgängigkeit auf das normale Maß oder selbst darunter und sie bleibt auf demselben, solange die klinische Besserung dauert.

Manche Autoren haben aus diesen Tatsachen Schlüsse auf die Ätiologie der Paralyse gezogen (Übergang von Hämolysinen und anderen Immunstoffen in den Liquor) und auf die therapeutische Wirkung der Malariabehandlung, durch die Verhinderung des Übertrittes dieser Stoffe in den Liquor. Aber unsere Kenntnisse über die Beziehungen zwischen den Änderungen der Durchlässigkeit der Meningen und Gefäße und der therapeutischen Wirkung der Malaria sind noch viel zu unsichere und widersprechende, als daß er gerechtfertigt wäre, eine kausale Beziehung zwischen denselben anzunehmen. Es ist viel wahrscheinlicher, daß die Durchlässigkeit der Meningen und Gefäße parallel geht dem Grade der entzündlichen Infiltration der Meningen und Gefäße, die ja durch die Malariabehandlung in günstigem Sinne beeinflußt wird.

Die Malaria hat aber nicht nur Angriffspunkte am Zentralnervensystem, sondern auch an anderen Organen und Systemen.

Schon frühzeitig ist man auf die Rolle aufmerksam geworden, die das reticuloendotheliale System bei der Malaria, und zwar auch bei der natürlichen, spielt und hat dieselbe herangezogen zur Erklärung der Heilwirkung bei der Impfmalaria. SCHILLING [295], PEJPER und RUSSELL [296] u. a. haben schon 1924 auf die besondere Affinität, welche die Malaria ebenso wie andere Infektionen, aber in viel höherem Grade, auf das reticuloendotheliale System hat, hingewiesen. Für eine Reizung des hämatopoetischen Systems spricht es, daß, wie mehrere Autoren beobachtet haben, im Inkubationsstadium der Malaria die Zahl der roten Blutkörperchen erheblich zunimmt, um allerdings mit dem Auftreten der Fieberanfälle, besonders vom vierten Anfalle an, rasch zu sinken, selbst bis unter 2 Millionen im Kubikmillimeter. Am eingehendsten hat WALTER BRUETSCH [297] seit 1927 die Veränderungen, welche das reticuloendotheliale System und auch das ganze mesenchymale Gewebe während des Malariafiebers erfahren, in sehr genauen anatomischen Untersuchungen studiert.

Diese über den ganzen Organismus verbreiteten Vorgänge, in denen eine Reizung des reticuloendothelialen Systems und anderer Körperzellen zum Ausdruck kommt, sind zunächst als Abwehrmaßnahmen gegen die Malaria gerichtet.

* BRANDT: Wien. klin. Wschr. **1935**, Nr 20, p. 708.

Aber es ist anzunehmen, daß — bereits früher zitierten Erfahrungen der Bakteriologen gemäß — dadurch auch Abwehrkräfte gegen die syphilitische Infektion, die ja anfangs vorhanden waren, aber im Stadium der Paralyse darniederlagen, nicht bloß im Gehirn, sondern auch in anderen Organen und Geweben wieder geweckt werden. Daß dies im Laufe der Malariatherapie eintritt, beweisen ja die geänderten Reaktionen, wie z. B. die Zunahme der Lymphocyten und Abnahme der Monocyten im Blute, die dem Blutbilde des nichtparalytischen Luetikers entspricht und, darüber hinausgehend, die Rückkehr zu Verhältnissen, wie sie überhaupt dem Zustande der Gesundheit entsprechen; die Wiederkehr normaler Hautreaktionen, so das nicht seltene Positivwerden der Luotestreaktion in günstig verlaufenden Fällen (Benventui [288]), die Wiederkehr der Hautreaktion auf Tuberkulin, die Dattner [213] bei 82,7% der unbehandelten Paralytiker negativ fand, während 57% der Paralytiker, bei denen mindestens sechs Jahre seit der Malariabehandlung vergangen waren (also günstig durch die Kur beeinflußte Fälle, weil sie sonst nicht mehr leben würden), eine hochpositive Tuberkulinreaktion der Haut zeigten. In diesem Sinne spricht auch die Häufigkeit des Auftretens von gummösen Prozessen in der Haut und an anderen Geweben, die nach der Malariatherapie verhältnismäßig oft beobachtet wurden. Ferner läßt sich hier auch anführen die Wiederkehr der Wirksamkeit der spezifischen Mittel, die beim unbehandelten Paralytiker oder, wie man angesichts der unbestreitbaren Erfolge sehr lang fortgesetzter Kuren mit fünfwertigen Arsenpräparaten (Tryparsamid, Stovarsolnatrium) sagen muß, nur bei sehr lange fortgesetzten Kuren und auch da besonders rasch und deutlich nur nach vorangegangener Malariabehandlung wirksam werden. Endlich beweist die Einwirkung der Malaria auf den ganzen Körper der außerordentliche Aufschwung aller Lebensäußerungen, der in günstig verlaufenden Fällen regelmäßig erfolgt.

Woher kommt es, daß die Malariabehandlung einen so besonders starken Reiz auf das reticuloendotheliale System und auf alle übrigen Organe und Systeme ausübt? Busson [299] erblickt das Spezifische der Malariatherapie in dem endoglobulinen Sitz ihres Erregers, der in seinem Entwicklungsgang Abbauvorgänge in einer großen Anzahl von Erythrocyten auslöst (Anschwellen und Abblassung der Erythrocyten, Schüffnersche Tüpfelung), deren Produkte beim Freiwerden der Merozoiten und Platzen der Erythrocyten als Giftstoffe in die Blutbahn geraten und so bei jedem Zyklus wie eine Injektion eines sehr kräftigen Proteinkörpers von spezifischer Beschaffenheit wirken. Dieser Vorgang ist für die Malaria spezifisch; er kommt bei anderen Fieber- und Infektionskuren nicht vor.

Busson hat in Versuchen mit Hotta diese Anschauung experimentell zu begründen versucht, indem er nachwies, daß die im Abstiege des Malariaanfalles oder kurz danach entnommenen, gründlich gewaschenen Erythrocyten, Meerschweinchen injiziert, schwere bis tötliche Vergiftungserscheinungen mit Temperatursturz hervorrufen, eine Wirkung, welche den Erythrocyten an und für sich (von Gesunden), aber auch den im Abstiege des Fiebers nach einer Saprovitaninjektion entnommenen Erythrocyten nicht zukommt. Auch Bunker schreibt dem bei der Zerstörung der Erythrocyten wirksam werdenden „Globin" eine starke Wirkung zu.

Eine besonders auffallende Erscheinung nach Malariabehandlung ist die ungemein lange Nachwirkung, die sich in vielen Fällen in der zunehmenden Besserung der klinischen Erscheinungen und noch mehr in der so langsam erfolgenden Besserung der humoralen Symptome zeigt, ein deutlicher Beweis, daß die hauptsächliche Grundlage des Erfolges nicht die Wirkung auf den Erreger der Paralyse, sondern die gesteigerte Abwehrkraft der einzelnen Organe und Gewebssysteme ist, eine Wirkung, die, da sie nichthumoraler Natur ist, im Einzelfalle gar nicht notwendig in allen Organen und Gewebssystemen gleich stark in Erscheinung treten muß, sondern in verschiedenen Organen und

Gewebssystemen verschiedene Grade haben kann („histiogene Immunität" nach NICOLAU [298]). Es scheint, daß diese lange Nachwirkung besonders der Infektionstherapie zukommt und nicht den verschiedenen Formen der Fiebertherapie, bei denen man bald nach Beendigung der Behandlung den erreichten Erfolg schon überblicken, aber auf eine späte Nachwirkung nicht rechnen kann.

Die Wirkung auf das Zentralnervensystem und auf den ganzen Organismus ist bei den anderen Formen der Fieber und Infektionstherapie eine ähnliche; es liegen aber natürlich viel weniger Einzeluntersuchungen vor als über die Malaria. Einzelne Untersucher haben mehrere Methoden miteinander verglichen. SCHILLING [295] sagt, daß die Malariawirkung im Vergleich mit Injektionen von Milch oder Nucleinsäure hämatologisch stärker und in viel kräftigerem Wechselspiel aller Elemente wirkt und die erythrocytäre Reizung den Proteinkörpern fast ganz fehlt. Nur die Recurrenswirkung auf das Blutbild sei der bei Malaria ähnlich. BRUETSCH [300] findet, daß die Reizung des reticuloendothelialen Systems bei der Impfmalaria viel ausgesprochener ist als nach Injektion von Typhusvaccinen und verschiedenen Proteinen und Streptokokkeninfektion. HOFF und SILBERSTEIN [283] haben Malaria und Recurrens verglichen. Nach ihren Befunden steht die Recurrens der Malaria am nächsten in bezug auf die Aktivierung von Abwehrkräften. BENVENUTI [288] hat bei Fieber durch Schwefel und durch verschiedene Vaccine nie so ausdrucksvoll Änderungen der Leukocytenformel und nie eine so starke Monocytose beobachtet wie bei Impfmalaria.

Ein Unterschied gegenüber den meisten anderen Formen von Infektions- und Fiebertherapie ist der, daß das leukocytäre Blutbild bei der Malaria vorwiegend ein leukopenisches ist, bei den anderen Formen das einer beträchtlichen Steigerung der Leukocytose. Diese Leukocytose hat aber vorwiegend neutrophilen Charakter. Die massenhafte Zerstörung der roten Blutkörperchen kommt nur der Malaria zu.

Es ist wahrscheinlich, daß sich bei Anwendung der physikalischen Methoden der Temperatursteigerung ähnliche Vorgänge im Organismus, besonders auch im reticuloendothelialen System, abspielen wie bei den Formen der Infektions- und Fiebertherapie, doch liegen bezüglich dieser Methoden noch recht wenige Untersuchungen vor. Sicher ist, daß diese Methoden, wie HINSIE und KARPENTER [27] und HINSIE und BLALOCK [238] gezeigt haben, in den Fieberanfällen eine starke Steigerung der Leukocyten herbeiführen, die fast ausschließlich auf Rechnung der polynucleären Zellen kommt. Die Lymphocyten nehmen auf der Höhe des Fiebers nicht nur perzentuell, sondern auch absolut ab und bleiben auch nach der Wiederkehr der normalen Temperatur bei den späteren Anfällen unter dem Ausgangswert. Ähnlich ist das Verhalten der Monocyten. Die Linksverschiebung der Neutrophilen ist während der Fieberanfälle eine sehr bedeutende und bleibt auch nach dem Aussetzen der Kur noch sehr hoch. Die Abnahme der roten Blutzellen ist relativ gering und ihr morphologischer Charakter wenig verändert. Es fehlt ferner der von SCHILLING [295] beschriebene regelmäßige, zyklische Wechsel im weißen Blutbilde während jedes einzelnen Anfalles, den man bei der Malaria findet. Das Blutbild ist bei der Malaria ein leukopenisches; die Lymphocytenzahl nimmt während der Fieberanfälle beträchtlich ab, sie erreicht oder übersteigt aber im fieberfreien Intervall und nach Beendigung der Kur den Ausgangswert. Die Abnahme der roten Blutkörper ist eine viel bedeutendere.

Es haben also auch die Behandlungen mit Diathermie und Radiotherm eine mächtige Wirkung auf das reticuloendothelische System, aber ihre Wirkungsweise ist von der bei der Malaria qualitativ verschieden, was u. a. auch das Fehlen des Schüttelfrostes zeigt.

Literatur.

[1] Delgado, Honorio: Rev. Criminología etc. Lima **1921**. — [2] Motschuttkofsky: Zbl. med. Wiss. **1876**, Nr 11. — [3] Oks: Arch. f. Psychiatr. **10** (1880). — [4] Legrain: Traité malad pays chauds. Paris: A. Maloine 1913. — [5] Riser: La prophylaxie antivénerienne, 1931. — [6] Raggi: Riv. Clin. **1876**. — [7] Wagner-Jauregg: Wien. klin. Wschr. **1895 I**. — [8] Siehe Pilcz: Jb. Psychiatr. **1905**. — Wagner-Jauregg: Wien. med. Wschr. **1909 II**. — [9] Wagner-Jauregg: Wien. klin. Wschr. **1912 I**; Wien. med. Wschr. **1913 II**. — [10] Wagner-Jauregg: Psychiatr.-neur. Wschr. **1918 I**; **1919 II**. — [11] Wagner-Jauregg: Jb. Psychiatr. **7** (1887). — [12] Winternitz, B.: Beitr. ärztl. Fortbildg **2** u. **3**. — [13] Mattauschek u. Pilcz: Z. Neur. **8** (1912). — [14] Siehe Gerstmann: Z. Neur. **60**, **74**, **81** (1920, 1922, 1923). — [15] Weichbrodt: Dtsch. med. Wschr. **1919 I**. — [16] Mühlens, Weygandt u. Kirschbaum: Münch. med. Wschr. **1920 II**. — [17] Boumann, K. H.: Nederl. Tijdschr. Geneesk. **1924**. — [18] Pagniez: Presse méd. **1920**, No 28; **1925**, No 43. — [19] Weichbrodt: Z. Neur. **53** (1919); Dtsch. med. Wschr. **1920 I**. — [20] Plaut u. Steiner: Z. Neur. **53** (1919); **94** (1924). — [21] Claude et Targowla: Monde méd. **1925**. — [22] Sagel: Z. Neur. **1931**, Nr 137. — [23] Solomon u. Mitarb.: Arch. int. Med. **38** (1926). — [24] Sicard u. Mitarb.: Revue neur. **1927**. — [25] Kairiukstis: Psychiatr.-neur. Wschr. **1927 I**. — [26] Knud Schröder: Klin. Wschr. **1924 II**; **1925 I**. — [27] Carpenter and Hinsie: Psychiatr. Quart, April **1931**. — [28] Neymann and Osborne: J. amer. med. Assoc. **96** (1931). — [29] James, Nicol and Shute: Proc. roy. Soc. Med. **25** (1932). — [30] Stephens: Ann. trop. Med. **1922**. — [31] James, Nicol and Shute: Ann. trop. Med. **1932**. — [32] James, Colonel: Rapp. trav. laborat. Angleterre. Genève: League of Nations 1926. — [33] Yorke, Warrington: Trans. roy. Soc. trop. Med. Lond. **1924**, **1925**. — [34] Korteweg, P. C.: J. trop. Med. **1931**. — [35] Ayala, Mas de: Ann. Fac. Med. Montevideo, Sept. **1930**. — [36] Ducosté: Bull. Acad. Méd. Paris **107**, No 14. — [37] Rossi: Riv. Pat. nerv. **39** (1932). — [37a] Ascione e Mariotti: Riv. Malariol. **1932**, No 4. — [38] Gerstmann: Die Malariabehandlung der progressiven Paralyse. Wien: Julius Springer 1928. — [38a] Tanagia: Riv. Malariol. **1933**, No 1. — [39] Schüffner, Korteweg u. Schwellengrebel: Acad. Wetensch. Amsterd. Proceed. **32** (1929). — [40] White: Internat. Clin. **3/4** (1931). — [41] Bahr: Report Centr. State Hosp. Indianopolis **1932**. — [42] Pyper and Russell: S. afric. med. Rec. **1926**. — [43] Krauss: South. med. J., Mai **1932**. — [44] Mayr: Münch. med. Wschr. **1928 II**. — [45] Assendelft, v.: Arch. Schiffs- u. Tropenhyg. **35**, Beih. (1931). — [46] Schuurmann u. Schuurmann-ten-Bokel: Nederl. Dienst. Volkegezdh. Nederl.-Indië **1929**. — [47] Korteweg: Nederl. Tijdschr. Geneesk. **1924**. — [48] Kirschbaum: Z. Neur. **75** (1922). — [49] Wendlberger: Wien. klin. Wschr. **1927 I**; **1930 II**. — [50] Wethmar: Klin. Wschr. **1927 II**; Dtsch. med. Wschr. **1928 I**. — [51] Müller: Z. Nervenheilk. **120** (1931). — [51a] Somogyi u. Angial: Arch. f. Psychiatr. **100** (1933). — [52] Kirschbaum: Vortr. Hamb. biol. Ver., 8. Dez. **1931**. — [53] Mollaret: Traitement actuel Paral. gén. Paris: Baillère 1932. — [54] Korteweg: Briefliche Mitteilung. — [55] Stumpfl: Wien. klin. Wschr. **1927 II**. — [56] Hecht-Eleda: Wien. klin. Wschr. **1930 I**. — [57] Mras: Wien. klin. Wschr. **1926 I**. — [58] Grant and Silverston: J. trop. Med. **1926**. — [59] Bravetta: Note Psichiatr. **1926**. — [60] Schulze: Dtsch. med. Wschr. **1925 II**. — [61] Plehn: Dtsch. med. Wschr. **1924 I**; Arch. Schiffs- u. Tropenhyg. **1924/25**. — [62] Schellworth: Münch. med. Wschr. **1929 I**. — [63] Vonkennel: Die Malariabehandlung der Frühlues. Berlin 1927. — [64] Kopeloff: Amer. J. med. Sci. **1928**. — Kopeloff, Blackmann and MacGinn: Amer. J. med. Sci. **84** (1932). — [65] Pires, Waldemiro: Arqu. brasil. Neur. **1932**, No 10—12. — [66] Doerr u. Kirschner: Z. Hyg. **92** (1921). — [67] Vivaldi: Siehe Wagner-Jauregg: Verh. dtsch. Ges. inn. Med. 38. Kongr. **1926**. — [68] Cuboni: Wien. klin. Wschr. **1926 II**. — [69] Korteweg: Wien. klin. Wschr. **1930 I**. — [69a] James: Briefliche Mitteilung. — [70] Jonescu: Ref. méd. Roumaine **1928**. — [71] Kopeloff: Psychiatr. Quart., April **1930**. — [72] Thompson: Proc. roy. Soc. Med. **83** (1911). — [73] Redlich: Wien. klin. Wschr. **1924 I**, 134. — [74] Schulze: Z. ärztl. Fortbildg **1927**, Nr 24. — [75] Bravetta: Boll. Soc. med.-chir. Pavia **1926**. — [76] Meagher: Board of Control, 1929. — [77] Davidson: Brit. med. J., März **1925**. — [78] Horn u. Kauders: Psychiatr.- neur. Wschr. **1932 I**. — [79] Boehl, Sioli u. Mühlens: Ther. Ber. **1926**. — [80] Kikuth, Sioli u. Peter: Dtsch. med. Wschr. **1932 I**. — [81] Milani: Boll. Ist. sieroter. milan. **1931**. — [82] Paulian: Arch. Dermat. Paris **1**, H. 4. — [83] Smith, A. W. H.: J. ment. Sci. **1933**. — [84] Kauders: Zbl. Bakter. **104**, Beih. — [85] Hegner: Amer. J. Hyg. **1926**. — [86] Bass and Johns: J. of exper. Med. **6** (1912). — [87] Clark: Brit. med. J. **1925**. — [88] Johns: Zbl. Bakter. Ref. **103** (1931). — [89] Herrmann: Med. Klin. **1924**. — [90] Dalma e Tuchtan: Rev. sper. Freniatr. **54** (1931). — [91] Sacharow: Zbl. Bakter. **15** (1899). — [92] Horn u. Kauders: Wien. klin. Wschr. **1924 II**; Seuchenbekämpfg **1926**, H. 1. — [93] Horn u. Kauders: Z. Parasitenkde **1929**. — [94] Pewny: Wien. klin. Wschr. **1927 II**. — [95] Engel, v.: Dtsch. med. Wschr. **1925 II**. — [96] Barzilai-Vivaldi u. Kauders: Z. Hyg. **103** (1924). — [97] Kirschbaum u. Mühlens: Z. Psychiatr. 81 (1924). — [98] Schottmüller: Münch. med. Wschr. **1927 I**. — [99] Weiss, E.: Wien. klin. Wschr. **1926 II**. — [99a] Wagner-Jauregg: Wien. klin. Wschr. **1933 I**. — [100] Kirschbaum: Z. Neur. **75** (1922); Zbl. Neur. **48** (1928). — [100a] Winckel: Nederl. Tijdschr. Geneesk. **1934**. — [101] Cardillo: Riv. Biol. med. **1927**. —

[102] Schulze: Z. Psychiatr. **92**. — [103] Yorke nd Macfie: Lancet **1924 II**, 1017. — [104] Kirschbaum: Arch. Schiffs- u. Tropenhyg. **28** (1924). — [105] Plehn: Med. Klin. **1927 II**. — [106] Nicol: J. ment. Sci., Okt. **1932**. — [107] Siehe Kauders: Z. exper. Med. **44** (1924). — [108] Loberg: Zbl. neur. Psychiatr. **45** (1927). — [109] Ferraro and Fong: J. nerv. Dis. **65** (1927). — [110] Pfeiffer u. Rohden: Z. Nervenheilk. **1931**. — [111] Siehe Wagner-Jauregg: Wien. klin. Wschr. **1931 II**. — [112] Kirschbaum: Z. Neur. **128** (1930). — [113] Jagic u. Spengler: Wien. klin. Wschr. **1925 II**. — [114] Weselko: Z. Tbk. **1927**. — [115] Garofalin: Zit. nach Picinelli: Z. Tbk. **1933**. — [116] Matuschka u. Rosner: Die Malariatherapie der Syphilis. Wien: Julius Springer 1927. — [117] Thonnard-Neumann: Münch. med. Wschr. **1932 I**. — [118] Leven: Mschr. Kinderheilk. **49**, 1931). — [119] Schadow: Münch. med. Wschr. **1931 I**. — [120] Krasnuschkin: Moskau 1925. — [121] Sagel: Arch. Schiffs- u. Tropenhyg. **1928**, Beih. — [122] Demay et Prugniard: Bull. méd. **1926**. — [123] Ayala, Mas de: Ann. Fac. Med. Montevideo 1930. — [124] Benedek u. Kulcsar: Z. Nervenheilk. **98** (1927). — [125] Steinfeld: Zbl. Neur. **37** (1924). — [126] Levaditi, Marie et Lepine: C. r. Soc. Biol. Paris **108** (1931). — [127] Silverston: Lancet **1924 I**. — [128] Marie, A.: Arch. Neurol. **1931**, Nr 2. — [129] Mühlens u. Kirschbaum: Z. Hyg. **94** (1921). — [130] Kihn: Die Behandlung der quaternalen Syphilis. München: J. F. Bergmann 1927. Zbl. Neur. **113** (1928). — [131] Grabow u. Grey: Z. Neur. **121** (1929). — [132] Lange u. Plaut: Handbuch der Geisteskrankheiten, Bd. 8. 1930. — [133] Hershfield: J. amer. med. Assoc. **92** (1929). — [134] Claude et Coste: Bull. Soc. méd. Hôp. Paris **1931**. — [135] Siehe Boeck: Jb. Psychiatr. **19** (1896). — [136] Amabilino: Il Pisani. Palermo 1929. — [137] Anglade: Monde méd. **1929**. — [138] Friedländer, A.: Arch. f. Psychiatr. **52** (1913). — [139] Kauders: Münch. med. Wschr. **1928 II**. — [140] Ruzicska: Psychiatr.-neur. Wschr. **1931 I**. — [141] Petrovic: Psychiatr.-neur. Wschr. **1928 II**. — [142] Zoltan, Pap: Arch. f. Psychiatr. **97**. — [143] Siemerling: Dtsch. med. Wschr. **1927 II**; Klin. Wschr. **1930 I**. — [144] Kauders: Med. Klin. **1929 I**. — [145] Winter: Ther. Gegenw. **1933**, Nr 2. — [146] Dielmann: Med. Klin. **1929 I**. — [147] Schmidt: Med. Klin. **1916 I**, 171. — [148] Runge: Arch. f. Psychiatr. **73** (1925). — [148a] Runge u. Melzer: Dtsch. med. Wschr. **1928 II**. — [149] Staercke: Nederl. Tijdschr. Geneesk. **68** (1924). — [150] Böhmig: Arch. f. Psychiatr. **71** (1924). — [151] Somogyi: Psychiatr.-neur. Wschr. **1926 I**; Arch. f. Psychiatr. **80** (1927). — [152] McDonnagh: Lancet **1916 I**, 236, 863. — [153] Dreyfus u. Weinberg: Dtsch. med. Wschr. **1932 II**. — [154] Dattner: Fortschr. Neur. **6**. — [155] Pollak: Med. Klin. **1929 I**, 653. — [156] Power: J. ment. Sci. **1932**; Lancet **1930 II**. — [157] Hendrikson: Acta psychiatr. (Københ.) **7** (1932). — [158] Warstadt: Psychiatr.-neur. Wschr. **1929 I**. — [159] Weichbrodt u. Jahnel: Dtsch. med. Wschr. **1919 I**. — [160] Schamberg and Ruhle: Amer. Arch. Dermat. **14** (1926). — [161] Walinsky: Med. Klin. **1928 I**. — [162] Mehrtens and Pouppirt: Arch. of Neur. **22** (1929). — [163] Kahler u. Knollmeyer: Wien. klin. Wschr. **1929 II**. — [164] Neymann and Osborne: J. amer. med. Assoc. **96** (1931). — [165] Hinsie and Carpenter: Psychiatr. Quart., April **1931**; Wien. klin. Wschr. **1931 I**. — [166] Siehe Graham: J. ment. Sci. **1933**. — Bishop, Horton and Warren: Amer. J. med. Sci. **184** (1932). — [167] Literatur bei Neymann u. Mitarbeiter: Arch. of physiol. Ther. **13** (1922, Dez.). — [167a] Simpson, Kining u. Sittler: Wien. med. Wschr. **1933 I**. — [167b] Sittler: Fifth annual fever conference Dayton. Ohio 1935. — [168] Bramford: Lancet **1932 II**. — [169] Schliephake: Wien. klin. Wschr. **1931 II**. — [170] Schiff, Miss et Trelles: Ann. méd.-psychol., April **1932**. — [171] Kauders, Liebesny u. Finaly: Wien. klin. Wschr. **1932 II**. — [172] Lewis, Nolan: J. nerv. Dis. **41** (1925). — [173] Bonnhoffer u. Jossmann: Ergebnisse der Reiztherapie bei progressiver Paralyse. Berlin 1932. — [174] Herrmann: Med. Klin. **1925 I**. — [175] Gerstmann: Wien. klin. Wschr. **1927 I**. — [176] Störring: Arch. f. Psychiatr. **91** (1930). — [177] Weeber: Psychiatr.-neur. Wschr. **1925 II**. — [178] Reese u. Peter: Med. Klin. **1924 I**. — [179] Nicol: J. ment. Sci., Okt. **1932**. — [180] Szomogyi u. Ruziska: Psychiatr.-neur. Wschr. **1930 I**. — [181] Dattner: Moderne Therapie der Neurolues, S. 163. Wien: Maudrich 1933. — [182] Kirschbaum: Z. Psychiatr. **96** (1931). — [183] Junius u. Arndt: Arch. f. Psychiatr. **44** (1908). — [184] Askgard: Zbl. Neur. **47**, 237 (1927). — [185] Pönitz: Z. Neur. **113** (1928). — [186] Reid: J. ment. Sci., Okt. **1932**. — [187] Pönitz: Arch. f. Psychiatr. **85** (1927); Z. Nervenheilk. **1931**. — [188] Gutmann u. Kirschbaum: Z. Neur. **121** (1929). — [189] Ginzberg: Arch. f. Psychiatr. **89** (1931). — [190] Adler: Z. Neur. **117** (1928). — [191] Gullach: Hosp.tid. (dän.) **1930**. — [192] Wethmar: Z. Neur. **118** (1929). — [193] Tennent: Proc. roy. Soc. Med. **22**, 870 (1928—29). — [194] Solomon and Viets: J. amer. med. Assoc. **1925**. — [195] Hinsie and Blalock: Amer. J. Psychiatr. **1931**, Nr 3. — [196] Kirschbaum: Z. Neur. **84** (1923). — [197] Wagner-Jauregg: Münch. med. Wschr. **1931 I**. — [198] Siehe Dattner: Klin. Wschr. **1925 II**. — [199] Horn u. Kauders: Z. Psychiatr. **96** (1931). — [200] Bach, Störring, Leroy et Medakowitch: Ann. méd.-psychol. **1928**. — [201] Dattner: Wien. klin. Wschr. **1928 I**. — [202] Ferrio: Giorn. Batter. **1932**. — [203] Kirschbaum u. Kaltenbach: Z. Neur. **84** (1923). — [204] Plaut: Z. Psychiatr. **96** (1931). — [205] Pönitz: Z. Neur. **114** (1930). — [206] Kyrle: Wien. klin. Wschr. **1924**; Arch. f. Dermat. **1924**. — [207] Kauders: Psychiatr.-neur. Wschr. **1931**. — [208] Mingazzini: Praxis **1927**. — [209] Kirschbaum: Z. Neur. **128** (1930). — [210] Gerstmann: Z. Neur. **74** (1922). — [211] Markuszewick: Z. Neur. **99** (1925). — [212] Kufs: Münch. med. Wschr.

1932 I, 289. — [213] DATTNER: Med. Klin. **1931** I; Z. Psychiatr. **96**, 195 (1931). — [214] BRUETSCH and BAHR: Ann. Rep. Stat, Hosp. Indianopolis **1930/31**. — [215] KASPERECK: Med. Klin. **1926** II. — [216] JAKOBS u. VOHWINKEL: Dermat. Wschr. **1930** I. — [217] COLUCCI: Gaz. med. italo-argent. **12** (1929). — [218] JOHNSON and JEFFERSON: J. ment. Dis. **73** (1931). — [219] WEISZ, M.: Psychiatr.-neur. Wschr. **1928** I. — [220] TARGOWLA: Ann. Mal. vénér. **26** (1931). — [220a] LEROY, MEDAKOWITCH et CLAUDE: Ann. méd.-psychol., Juli **1931**. — [221] HORN: Psychiatr.-neur. Wschr. **1928** I. — [222] SAGEL: Z. Neur. **137** (1931). — [223] THURZO, BALLA u. KOPPÁNDY: Z. Nervenheilk. **123**. — [224] HORN: Münch. med. Wschr. **1926** II; Psychiatr.-neur. Wschr. **1928** II. — [225] PLAUT: Dtsch. med. Wschr. **1928** I. — [226] NEYMANN and KÖNIG: J. amer. med. Assoc. **96** (1931). — [227] Siehe WAGNER-JAUREGG: Wien. med. Wschr. **1932** I. — [228] STIEFLER: Z. Psychiatr. **96** (1931). — [229] KUNDE, HALL and GERTY: J. amer. med. Assoc. **89** (1927). — [230] MANDL u. SPERLING: Med. Klin. **1932** I. — [231] RUPPRECHT: Psychiatr.-neur. Wschr. **1932**. — [232] RUNGE u. MELZER: Dtsch. med. Wschr. **1928** II. — [233] SOMOGGI u. RUZICSKA: Psychiatr.-neur. Wschr. **1930** I. — [234] STIEFLER: Psychiatr.-neur. Wschr. **1929** II. — [235] WARSTADT: Psychiatr.-neur. Wschr. **1929** I. — [236] PATTERSON and SWITZER: Lancet, **1930** II. — [237] HARRIS: Lancet **1930** I. — [238] HINSIE and BLALOCK: Psychiatr. Quart. **1932**, 191. — [239] NEYMANN: Principles a. Practice of Physical. Ther., Vol. 1, Chapt. XVII. — [240] NEYMANN u. Mitarbeiter: Arch. physic. ther. **13** (1932, Dez.). — [241] WAGNER-JAUREGG: Die lancinierenden Schmerzen usw. Wien. klin. Wschr. **1924** II. — [242] WAGNER-JAUREGG: Die gastrischen Krisen etc. Wien. klin. Wschr. **1926** II. — [243] DUJARDIN: 4. Congr. Dermat., Syph., Langue franc. Paris: Masson & Co. 1929. — [244] O'LEARY, GOECKERMANN and PARKER: Arch. of Dermat. **1926**. — [245] BRUNNER: Schweiz. med. Wschr. **1931** I. — [246] BERING: Münch. med. Wschr. **1925** II; Dtsch. med. Wschr. **1926** II. — [247] HOFF u. KAUDERS: Z. Neur. **104** (1926). — [248] PAULIAN: Presse méd. **1929**. — [249] O'LEARY and BRUNSTING: J. amer. med. Assoc. **94** (1930). — [250] WÜLLENWEBER: Münch. med. Wschr. **1927** II. — [251] UHLENBRUCK u. LÜPFER: Ther. Gegenw. **1931**. — [252] JAKOBS u. VOKWINKEL: Dermat. Z. **5** (1930). — [253] STEINFELD: 37. Kongr. Ges. inn. Med. **1925**. — [254] KEMP and STOKES: J. amer. med. Assoc. **92** (1927). — [255] ARTOM: Giorn. ital. Dermat. **1929**. — [256] WINKLER: Med. Klin. **1929** II. — [257] BEHR: Münch. med. Wschr. **1926** I. — [258] HORN u. KAUDERS: Wien. klin. Wschr. **1928** I. — [259] FAZAKAS u. THURZO: Klin. Mbl. Augenheilk. **78** (1927). — [260] STEINER: Krankheitserreger und Gewebsbefund bei multipler Sklerose. Berlin: Julius Springer 1931. Nervenarzt **5** (1932). — [261] Literatur bei STEINER: Erg. inn. Med. **21** (1922). — [262] GROSS, KARL: Jb. Psychiatr. **42** (1922). — [263] MACBRIDE and CARMICHEL: Lancet **1924** I. — [264] DREYFUS u. HANAU: Dtsch. med. Wschr. **1926** I. — [265] MATTAUSCHEK: Wien. med. Wschr. **1923** I. — [266] HERRMANN: Beitr. ärztl. Fortbildg **4**. — [267] GROSS, KARL: Jb. Psychiatr. **43** (1924). — [268] ZINGERLE, L. B.: Etschländer Ärztebl. **1926**, Nr 1. — [269] DREYFUS: Dtsch. Z. Nervenheilk. **1929**. — [270] HEUCK: Münch. med. Wschr. **1927** II. — [271] JOHN: Med. Klin. **1924** I. — [272] Handbuch der Geschlechtskrankheiten, Bd. 17, Teil 1. 1929. — [273] STRANSKY: Jkurse ärztl. Fortbldg, Mai **1925**. — [274] WEICHBRODT: Dtsch. med. Wschr. **1925** II. — [275] CARPENTER, BOAK and WARREN: Amer. J. Syph. **14** (1930); J. of exper. Med. **56** (1932). — [276] TRUFFI: Centenaire d'Alfred Fournier Raports. Paris: Peyronnet & Co 1932. — [277] WILSON: Allg. Z. Psychiatr. **58** (1928). — [278] FORSTER: Münch. med. Wschr. **1925** II. — [279] DUJARDIN: Bull. Soc. roy. Sci. med. natur. Bruxelles **1922**, H. 5/6. — [280] BENIGNI: Neur. Zbl. **70**, 393. — [280a] NEYMANN and OSBORNE: J. nerv. Dis. **79**, Nr 4 (1934). — [281] HUGUENIN: Le paludisme d'Inoculation. Alger. Minerva **1934**. — [282] DATTNER: Klin. Wschr. **1925**, **1928**, **1930**. — [283] HOFF u. SILBERSTEIN: Z. exper. Med. **48/49** (1925/26). — [284] GALLINEK: Allg. Z. Psychiatr. **96**. — [285] TRUFFI: Giorn. ital. Dermat. **1929**; 25. Riun. Soc. ital. Dermat. 1928. — [286] LOVANT: Atti Soc. med.-chir. Padova **1930**. — [287] NICOLE and FITZGERALD: Brit. med. J., 10. Mätz **1934**. — [288] BENVENUTI: Il mecanismo di azione della malarioterapia. Roma: Pozzi 1933. — [289] DONATH u. HEILIG: Wien. klin. Wschr. **1926** I. — [290] WIECHMANN: Dtsch. Arch. klin. Med. **154** (1927). — [291] STRÄUSSLER u. KOSKINAS: Wien. med. Wschr. **1923** I; Z. Neur. **97** (1925). — [292] MARCHIONINI: Dtsch. Z. Nervenheilk. **122** (1931). — [293] STEINFELD: Klin. Wschr. **1930** II, **1931** I. — [294] DEMANCHE: Centenaire d'Alfred Fournier. Compte rendu, p. 141. Paris: Peyronnet, 1932. — [295] SCHILLING: Z. klin. Med. **100** (1924). — [296] RUSSELL: Brit. med. J. **1924**, 620. — [297] BRUETSCH, WALTER: Zusammenfassende Darstellung. Amer. J. Psychiatr. **12** (1932). — [298] NICOLAU: Centenaire d'Alfred Fournier, Rapports, p. 156. — [299] BUSSON: Wien. klin. Wschr. **1927** I. — [300] Annual Report of the Central State Hospital Indianopolis **1931**; Allg. Z. Psychiatr. **26**.

Chirurgische Therapie bei Erkrankungen und Verletzungen des Nervensystems.

Von W. LEHMANN-Frankfurt a. M.

Mit 18 Abbildungen.

A. Chirurgie des Gehirns und seiner Häute.

I. Mißbildungen.

Die *Hirnbrüche* bilden ein wenig erfreuliches Kapitel. Die chirurgische Initiative wird durch die ungemein schlechte Prognose dieser Mißbildungen diktiert. CORDES fand unter 228 wahllos aus der neueren Literatur gesammelten Fällen 6 im Alter von 3—10 Jahren, 7 im Alter von 11—20 Jahren und 5 im Alter von 21—30 Jahren, *also im ganzen nur 18 = 7,9%, die über das 2. Lebensjahr hinaus gelebt hatten.* Die niederdrückende Statistik MILLERS aus dem Moskauer Findelhaus, der zufolge von 42 mit Cephalocelen behafteten Kindern 39 innerhalb der ersten Lebensjahre starben (7,1% Überlebende), stimmt also mit der von CORDES auffallend überein. Nicht anders lauten die Zusammenstellungen REALIS und der KÜTTNERschen Klinik. Aber selbst das Schicksal der Kinder, die das 2. Lebensjahr erreicht haben, bleibt unsicher. Zum Teil gehen sie im späteren Lebensalter an Hydrocephalus, zunehmender Verblödung oder Amaurose zugrunde. Dieses trostlose Bild bei abwartendem Verhalten war Grund genug, um durch rechtzeitige operative Maßnahmen einen günstigeren Verlauf zu erstreben. Man wird sich unter diesen Umständen auch an Fälle heranwagen, die ohne Operation sicher verloren sind, also an solche, in denen eine bereits vorhandene Liquorfistel der Meningitis Tor und Tür öffnet oder die Hautbekleidung so dünn ist, daß eine Ruptur des Sackes zu befürchten ist. Aber so weitgehend die operative Indikationsstellung auch sein mag, so gibt es doch *absolute Gegenindikationen*: Dazu gehören in erster Linie die übergroßen Encephalocelen mit großen Schädeldefekten, allgemeinen Mißbildungen des Schädels und des Gehirns, schwere Hirnsymptome wie Krämpfe, Lähmungen an den Gliedmaßen, Blindheit, Kombinationen mit anderen schweren Mißbildungen und ein großer Hydrocephalus.

Der *Hydrocephalus* ist den übrigen Hirnmißbildungen gleichzusetzen, und man geht wohl nicht fehl, wenn man ihn auf eine Keimplasmaschädigung zurückführt. Es ist nicht richtig, wenn ACHUTIN im Hydrocephalus neuerdings wieder den Ausdruck einer toxischen oder infektiösen Ependymitis erblickt. Der Hydrocephalus ist nicht immer von Anbeginn seines Bestehens an sichtbar, sondern wird es oft erst postoperativ oder im Laufe des Lebens. Die Unmöglichkeit, ihn äußerlich zu erkennen, ist aber keineswegs ein Gegenbeweis für sein Vorhandensein. Trotz normaler Kopfkonfiguration und Fontanellen können die Ventrikel erweitert sein, was sich leicht encephalographisch nachweisen läßt. Ich glaube, daß auch der Hydrocephalus, der erst postoperativ in Erscheinung tritt, nicht etwa als Folge des operativen Eingriffs zu deuten ist, sondern bereits vorhanden war und nur durch äußere Momente eine Verschlimmerung erfahren hat. Ein weiterer Beweis für seine angeborene Natur ist es, daß der Hydrocephalus gar nicht so selten mit anderen Hirnmißbildungen einhergeht.

Will man die konservativen Resultate durch Operation zu bessern suchen, so kommt, da ja die meisten Kinder innerhalb der beiden ersten Lebensjahre zugrunde gehen, nur eine *frühzeitige Operation* in Betracht. Der Eingriff, von vielen schon in den ersten Lebenstagen ausgeführt, wird auffallend gut vertragen. Er bietet die einzige Möglichkeit, einer Ruptur des Sackes, einer sekundären Infektion durch Aufscheuerung der Haut vorzubeugen und Fälle mit Liquorfistel zu retten. Leider wissen wir nicht, welche Formen des Hydrocephalus durch Operation verschlechtert, welche vielleicht gebessert werden. Häufiger tritt jedenfalls Verschlechterung ein, jedoch kommt es auch vor, daß sich der Hydrocephalus verkleinert. Wenngleich im allgemeinen frühzeitig operiert wird, ist das Operationsrisiko im späteren Leben geringer. Ältere Kranke, die von schwereren cerebralen Störungen verschont geblieben sind, bieten eine gewisse Gewähr dafür, daß ihr Zustand durch einen operativen Eingriff nicht weiter verschlechtert wird. Das beweisen auch in letzter Zeit publizierte Fälle (LEBENSBAUM, RUDNICKY u. a.), bei denen der Eingriff an 6-, 14- bzw. 45jährigen Kranken mit Nutzen vorgenommen wurde.

Die *Operation der Encephalocele* besteht darin, daß die diese elliptisch umschnitten, der Bruchsack eröffnet, der Bruchinhalt abgetragen und die Lücke verschlossen wird. Bei schmalem Stiel ist genügend Material zum Schluß der Lücke vorhanden, bei größeren Defekten hat man auch Fascientransplantation angewandt. Die knöcherne Deckung des Schädels erübrigt sich stets, ja sie ist sogar schädlich.

Die *unmittelbaren postoperativen* Resultate sind im ganzen zufriedenstellend. Von 152 operativ behandelten occipitalen Cephalocelen, die CORDES zusammenstellte, wurden 117 geheilt, 35 starben. Von 60 Cephalocelen am Vorderhaupt wurden 32 geheilt (also etwa 50%), und zwar 11 im Alter bis zu 1 Jahr, 3 bis zu 2 Jahren, je einer mit 5, 8, 12, 18, 21 und 22 Jahren. Aus den relativ günstigen Zahlen sind jedoch keine weitgehenden Schlüsse zu ziehen, denn 1. werden viele operative Mißerfolge nicht publiziert; 2. ist das fernere Schicksal der Operierten nur zum Teil bekannt. Es unterliegt gar keinem Zweifel, daß ein großer Teil bald nach der Operation oder in späterem Alter an den Komplikationen zugrunde geht, die auch in nicht operierten Fällen die Prognose so trüben, in erster Linie also wieder am Hydrocephalus. Leichte Formen des Hydrocephalus lassen sich zwar durch häufige Punktionen oder mit Hilfe des Suboccipitalstiches bessern, und HEILE hatte — freilich bei Meningocelen — mit der Ureterduraanastomose einige bewundernswürdige Erfolge, im allgemeinen sind wir aber gegen diese Komplikation machtlos. ACHUTIN z. B., der einen 15 Monate alten Knaben operiert und, als danach der Hydrocephalus zunahm, den ANTON-SCHMIEDENschen Suboccipitalstich vorgenommen hatte, verlor den Kranken an Liquorfluß.

Trotz der wenig ermutigenden Fernergebnisse muß man doch daran festhalten, daß die Encephalocele, sofern keine strikte Gegenindikation besteht, frühzeitig operativ anzugehen ist. Den komplizierenden Hydrocephalus müssen wir mit allen uns zur Verfügung stehenden Mitteln zu bekämpfen suchen.

Zu einer anderen Gruppe von Schädelmißbildungen gehören die durch *prämature Nahtsynostose bedingten Schädeldeformitäten* (Turmschädel, der zahlenmäßig überwiegt, Langschädel, Schiefschädel). Eine Indikation zum Eingriff ist nur bei Drucksymptomen gegeben, vor allem bei Gefährdung des Augenlichtes durch Druck auf den Opticus. Hier kann nur frühzeitige Entlastung des später meist dünnen Knochens Hilfe schaffen (KÜTTNER, MYSCH, RIEPING, SCHMIDT). Diesen Zweck erfüllt in vortrefflicher Weise die neuerdings von K. H. BAUER in Vorschlag gebrachte zirkuläre Kraniotomie, die der bisher üblichen Trepanation (ANTON, EISELSBERG, KÜTTNER, VORSCHÜTZ u. a.) unbedingt vorzuziehen ist. Die von SCHLOFFER empfohlene Kanaloperation (Wegnahme des Daches des Canalis opticus), die auf der BEHRschen Theorie fußt, hat ebenso wie der Balkenstich ihre Berechtigung verloren.

II. Hydrocephalus.

1. Einteilung.

Der *Hydrocephalus* des Ventrikelsystems kommt als Begleit- und Folgeerscheinung einer großen Zahl cerebraler, meningealer und meningo-encephalopathischer Erkrankungen vor, die angeboren oder erworben, akuter, subakuter oder chronischer Natur sind. Eigentlich ist also jeder Hydrocephalus sekundär entstanden. Indessen sind die ursächlichen Faktoren häufig genug nicht zu beeinflussen, oder, wenn auch sicherlich vorhanden, nicht erkennbar, oder der primäre Prozeß ist zum Stillstand gekommen und hat als bleibende Folge den Hydrocephalus hinterlassen. So müssen wir uns bei den meisten Fällen von Hydrocephalus damit begnügen, dem gestauten Liquor Abfluß zu verschaffen, also *symptomatisch* zu handeln. Nur selten glückt eine kausale Therapie.

Die operative Behandlung des *chronischen Hydrocephalus*, mit der sich die folgenden Ausführungen vornehmlich befassen, hat die genaue Analyse und Klassifizierung eines jeden Falles zur Voraussetzung. Wir sind heute imstande, durch Passage- und Resorptionsprüfung sowie Encephalographie die drei Hauptarten des chronischen Hydrocephalus, den Hydrocephalus *aresorptivus*, *hypersecretorius* und *obstructivus*, voneinander zu unterscheiden. Die Technik dieser Prüfungen ist an anderer Stelle dieses Buches besprochen. Mit diesem sehr wesentlichen diagnostischen Fortschritt haben unsere therapeutischen Erfolge leider nicht Schritt gehalten.

Untersuchungen an größeren Hydrocephalusserien zeigen das Überwiegen der aresorptiven Form. SHARPE hatte bei 122 Fällen nur 29mal einen Hydrocephalus obstructivus, ELSBERG unter 40 Fällen 10mal. Auf die 30 Fälle von kommunizierendem Hydrocephalus im Material ELSBERGS kommen 18 mit aresorptivem, 6 mit hypersekretorischem, 6 mit gemischtem hypersekretorisch-aresorptivem Typ. Demnach handelt es sich durchaus nicht immer um reine Formen. Diese Feststellung ist von allergrößter Bedeutung für die Therapie, wenn hypersekretorischer und aresorptiver Hydrocephalus zusammentreffen oder infolge meningopathischer Prozesse nicht nur eine Okklusion des Aquaeductus, sondern auch Liquorresorptionsstörungen an der Hirnkonvexität bestehen. Hier wäre z. B. die Ventrikeldränage in den Subarachnoidealraum völlig wirkungslos. Ohne Zweifel fällt mehr als ein chirurgischer Mißerfolg der Tatsache zur Last, daß die Pathogenese des Hydrocephalus vorher nicht genügend klargestellt und die Therapie nicht logisch auf ihr aufgebaut werden konnte. Aber selbst bei folgerichtiger Therapie lassen die Erfolge sehr zu wünschen übrig. Man beurteilt sie viel zu einseitig immer nur nach dem Größer- oder Kleinerwerden des Kopfumfanges und vergißt allzu leicht, daß die Hydrocephalen meist geistig minderwertig und physisch schwer geschädigt sind, so daß selbst bei Stillstand des krankhaften Schädelwachstums die weit fortgeschrittenen, eingreifenden pathologischen Hirnveränderungen keiner Rückbildung mehr fähig sind. Die ungünstigen Resultate zahlreicher geistreich ersonnenen, unendliche Mühe und große Erfindungsgabe verratenden Operationsmethoden sind nicht auf das Verfahren an sich zurückzuführen, sondern darauf, daß es sich um von vornherein hoffnungslose Fälle handelte. *Bei hochgradigem Hydrocephalus sollte man deswegen auf jegliche aktive Therapie verzichten.* Das gleiche gilt für Kranke mit anderweitigen Mißbildungen, die erblindet sind oder starke geistige Defekte aufweisen. Es ist eine falsche Sentimentalität und völlig verfehlt, das Leben körperlicher und geistiger Krüppel, die sich selbst, ihrer Familie und der Menschheit zur Last sind, verlängern zu wollen.

Die folgenden Ausführungen sollen an Hand der einzelnen Hydrocephalusgruppen einen Überblick über die wichtigsten operativen Methoden geben.

2. Hydrocephalus aresorptivus.

Ich beginne mit der häufigsten Form, dem *kommunizierenden aresorptiven Hydrocephalus*. Da hier die Liquorresorption aus dem Subarachnoidealraum gesperrt ist, muß man den Liquor unter Umgehung dieses Resorptionsweges abzuleiten suchen. In Betracht kommt 1. das *Gefäßsystem*; 2. das *subcutane Gewebe* und die *Fettdepots* am Schädel; 3. *präformierte endothelbekleidete Körperhöhlen*.

1. Man hat versucht, den Liquor aus dem Ventrikel oder der Cisterna cerebello-medullaris in den Sinus longitudinalis, die Vena jugularis, Vena temporalis oder Facialis communis zu leiten. Der Leitungsweg wurde durch auto-, homoio- oder alloplastisches Material hergestellt (Bier, Enderlen, Haynes, McKechnie, Payr). Mit ganz vereinzelten Ausnahmen hatte dieses Verfahren keinen Dauererfolg.

2. Die ersten Dränageversuche bestanden darin, daß man das Ventrikelsystem mit dem subcutanen Bindegewebe oder — in Verkennung der wahren Verhältnisse — mit dem Subduralraum verband. Als besonders geeignet erschien die Subtemporalgegend. Man benutzte die verschiedensten Dräns aus alloplastischem Material: Glasdrän, Golddrän, Silberröhrchen (Andrews, Hudson, Krause, Miculicz, Puusepp, Taylor, Senn), Catgutfäden, Chromcatgut-, Zwirnfäden oder Kalbsperitoneum (Schramm, Sharpe, Sutherland und Cheyne, Taylor). In Anbetracht der im ganzen negativen Ergebnisse verdienen die günstigen Erfahrungen Sharpes Beachtung. Dessen Methode hat den Vorzug, daß sie sowohl bei dem okklusiven wie bei dem aresorptiven Hydrocephalus anwendbar ist, indem die Zwirnfäden mit dem einen Ende in den Ventrikel oder den Subarachnoidealraum tauchen, mit dem anderen im subtemporalen Subcutangewebe sternförmig angeordnet werden. Von 93 in dieser Weise operierten Fällen starben 11 (12%) an den unmittelbaren Folgen des Eingriffes, die übrigen wurden wesentlich gefördert, Sehstörungen, Papillödem und Lähmungen gingen zurück. Da man durch Seidenfäden auch das chronische Ödem elephantiastisch verdickter Extremitäten in ausgezeichneter Weise dränieren kann, scheint mir ein gleicher Erfolg beim Hydrocephalus gut denkbar. Das an sich einfache Verfahren sollte an einem größeren Material aresorptiver Hydrocephalusformen als bisher nachgeprüft werden. Dazu dürfen natürlich nicht monströse Hydrocephali gewählt werden, bei denen jeder Eingriff versagt, sondern Anfangsstadien.

Den bisher erwähnten Methoden haftet der Nachteil an, daß alloplastisches Material verwandt wurde. Dieses heilt zunächst reaktionslos ein, bildet aber einen starken Bindegewebsreiz, der jeder alloplastischen Röhrendränage zum Verhängnis wird, da der Fremdkörper von Bindegewebe eingesargt wird. Deswegen trachtete man in weiteren Versuchen danach, die Einpflanzung alloplastischen Materials zu vermeiden. Hildebrand eröffnete von der Orbita aus den Subarachnoidealraum bzw. das Vorderhorn, excidierte ein Stückchen der Dura und gab so dem Liquor die Möglichkeit, in das retrobulbäre Fett zu entweichen. Die nur vorübergehende Besserung glaubten Sokolowski und Irger auf die unzureichende Resorption im retrobulbären Fettgewebe zurückführen zu müssen. Sie schlugen Ableitung in den Bichatschen Fettwulst vor, von dem sie ein Läppchen abspalteten, dessen freies Ende nach temporaler Trepanation in das Vorderhorn eingeführt wurde. Von 4 Fällen starben 2 innerhalb eines Monats, das 3. Kind wurde unmittelbar nach der Operation entlassen, das 4. zeigte während der $2^1/_3$monatlichen Beobachtung Besserung. Die Ventrikeldränagen mit Duraläppchen (Koljubakin, Payr) oder Netzstreifen (Kosyrew) sind in ihrer Wirkung sehr unsicher und die beschriebenen Besserungen sehr vager Natur: „Nach Angaben der Mutter hat sich der Kopf verkleinert.“ „Das Kind steht fester auf den Beinen, ist geistig lebhafter.“ „Nach den Worten des Vaters ist das Kind klüger geworden“ usw. Außerdem sind alle Fälle viel zu kurz beobachtet. Davidoffs Dränage mit Hilfe eines Fascienrohres ist nur im Experiment erprobt worden.

Einen wesentlichen Fortschritt in der Behandlung des Hydrocephalus bildete die *Fensterung* der *Membrana atlanto-occipitalis* (Suboccipitalstich nach Schmieden-Anton), deren Vorläufer die von Payr-Lossen empfohlene suboccipitale Trepanation und Zisternen-eröffnung ist. Nach Fensterung der Membrana atlanto-occipitalis fließt der Liquor aus der Cisterna cerebello-medullaris in den Nacken und bildet dort ein Reservoir, von dem aus die Resorption erfolgen soll. Maßgebend für den Erfolg der Methode ist es, ob die Nackenmuskulatur auf die Dauer resorptionsfähig bleibt. Eden hat einen Fall autoptisch untersucht und festgestellt, daß sich $4^1/_2$ Wochen nach der Operation infolge des Liquorreizes eine durch Bindegewebe völlig abgeschlossene Liquorcyste in der Muskulatur gebildet hatte, von der kaum Flüssigkeit in die gesunde Muskulatur gelangen konnte. Versuche, die abgekapselte Genickcyste in das Gefäßsystem oder das subcutane Fett weiterzuleiten, versagten (Eden, Lexer). Bestehen diese Angaben zu Recht, so dürfen wir auf keine dauernde Resorption rechnen. Indessen haben im Gegensatz zu Eden Foerster und Wideroe Dauerheilungen mit dem Suboccipitalstich, besonders bei der aresorptiven Form, beobachtet, so daß FOERSTER dieses Verfahren allen anderen Methoden der Liquordränage für überlegen hält. Der Suboccipitalstich wird vor allen Dingen dann angezeigt sein, wenn die Nackencyste als Ventil einen Druckausgleich bei vorübergehenden Druckerhöhungen herbeiführen soll (H. FISCHER). Er sollte in allen Fällen von kommunizierendem Hydrocephalus in Erwägung gezogen werden. Seine Technik ist einfach, es sei denn, daß ein kurzer Specknacken oder ein zu enger Zwischenraum zwischen Atlas und Occiput die Freilegung der Membran erschwert. Eine weit ausgiebigere Kommunikation, als sie der Suboccipitalstich gewährt, erzielt FOERSTER, indem er nach suboccipitaler Kleinhirnfreilegung unter Fortnahme des Atlas die Hinterwand der Zisterne entfernt und die türflügelartig gespaltenen Duralappen mit der Nackenmuskulatur vernäht.

3. Von den mit Epithel bekleideten Hohlorganen, die für eine Liquordränage in Frage kommen, sind *Pleura, Peritonealhöhle und Harnblase* zu nennen. Der wiederholt von HEILE vorgenommene Versuch, den Liquor mittels Gummidräns in die Pleurahöhle abzuleiten, scheiterte trotz anfänglicher Besserung schließlich immer daran, daß sich das Rohr infolge reaktiver Bindegewebswucherungen verstopfte. Ähnlich erging es bei den Dränagen in den Retroperitonealraum oder in die Peritonealhöhle. Einerlei ob Gummi, Vene oder Kalbsarterie verwandt wurde, endeten die Bemühungen nach vorübergehender guter Ableitung jedesmal mit vollkommener Undurchgängigkeit des in Bindegewebsmassen eingesargten Rohres. Das heroische Experiment CUSHINGs, den Spinalsack mittels einer durch den 4. Lumbalwirbelkörper hindurchgeführten Silberkanüle unmittelbar mit dem Retroperitonealraum oder der Peritonealhöhle zu verbinden, wurde von CUSHING selber wieder aufgegeben, nachdem er 3 Fälle an Invagination, wie er glaubt infolge gesteigerter Peristaltik durch Hypophysenhormone, verloren hatte. Das Verfahren ist nur von FOWLER nachgeahmt worden, dem von 3 Fällen 2 starben, während der 3. bis zu 12 Jahren verfolgt werden konnte.

Die Unzufriedenheit mit den meisten Verfahren der Dauerdränage brachte HEILE auf den genialen Gedanken, den Liquor *nach der Blase* abzuleiten. HEILE exstirpierte nach vorheriger Funktionsprüfung die eine Niere und implantierte das zentrale Ende des Ureters in den Duralsack. Wie ihm Tierexperimente gezeigt hatten, geht das Ureterepithel unmittelbar in das Duraendothel über. HEILE hat die Dura-Ureteranastomose 4mal vorgenommen, und zwar bei wachsendem Hydrocephalus mit gleichzeitiger Meningocele. 2 Fälle konnten weiter verfolgt werden. Das eine Kind lebt 6, das andere 3 Jahre nach der Operation (schriftliche Mitteilung). Das eine Kind ist zwar leicht spastisch, geht jedoch ohne Hilfe, spielt mit anderen Kindern und zeigt am Kopf keine äußeren erkennbaren Störungen. Auch bei dem anderen Kinde ist die Gehfähigkeit gut, der Kopf nicht verändert. Die leichte Inkontinenz im 2. Falle führt HEILE auf die Spina bifida zurück. Die Kranken VOZNESENSKIJs, DRACHTERs, ZDANOVSKIJs, MICHELSOHNs, DAVIDOFFs und BANCROFTs starben sämtlich im unmittelbaren Anschluß oder bald nach der Operation. Nur POLENOW und KAZANSKY hatten Erfolg.

3. Hydrocephalus hypersecretorius.

Die zweite Form des kommunizierenden Hydrocephalus ist der *Hydrocephalus hypersecretorius*, bei dem man eine Reihe der bisher angeführten Operationen anwenden kann. Man wird sich jedoch bemühen, die Hypersekretion einzudämmen. Als einfachstes, nichtoperatives Verfahren steht hier die *Röntgenbestrahlung* an erster Stelle, deren Wirksamkeit zuerst SIEDAMGROTZKI gelegentlich einer Liquorfistel, die allen therapeutischen Versuchen trotzte, erprobte. Nach diesem Autor sind allerdings die Erfolge nur vorübergehend. Trotz des unsicheren Endergebnisses empfehlen auch DENK, ERB, MARBURG und SGALITZER die Röntgenbestrahlung mit unterstützender Thyreoidindarreichung.

Durch *Exstirpation des Plexus chorioideus* hoffte man das Leiden an der Wurzel zu packen. Dieser Eingriff wurde schon 1904 von HILDEBRAND vorgenommen und später von CUSHING, DANDY, ERB (RÖPKE), LÄWEN, PERTHES, POLYA, TOWNE wiederholt. Die Mortalität ist begreiflicherweise hoch, nur wenige Fälle blieben am Leben. Der als Dauerheilung häufig zitierte Fall von PERTHES ist für die hier diskutierte Hydrocephalusform nicht maßgebend, da nur ein sekundärer Hydrocephalus bei einem Plexustumor vorlag, den PERTHES mit Glück exstirpierte; er beweist jedoch von neuem die prinzipielle Möglichkeit der Plexusexstirpation.

Größeres Interesse beansprucht die *Carotisligatur*, durch welche die Liquorsekretion eingeschränkt wird. FULLER nimmt die Operation zweizeitig mit einem Intervall von 10 Tagen vor. Die Ligatur soll so gelegt werden, daß die periphere Pulsation eben aufhört. Eine Endothelschädigung mit der späteren Gefahr von Thrombose und Embolie soll dann ausbleiben. FULLER konnte ein Kind, das er in dieser Weise operiert hatte — allerdings handelte es sich um einen obstruktiven Hydrocephalus — 2 Jahre lang beobachten. Es war nach dieser Zeit mehr als normal entwickelt. Die Operation wurde von FRASER und DOTT mit zufriedenstellendem Erfolg wiederholt. Da nach der Statistik SATTLERs einseitige Carotisligatur beim pulsierenden traumatischen Exophthalmus in 3,5%, beiderseitige gar in 42% der Fälle, bei Spontanexophthalmus in 25% Hirnkomplikationen zur Folge hat, wird jeder nur mit gewisser Scheu diese Eingriffe vornehmen.

4. Hydrocephalus obstructivus.

Die Ursache des *obstruierenden Hydrocephalus* liegt häufig in einem raumbeengenden subtentorialen Prozeß, durch dessen Eliminierung (Tumorentfernung, Cysteneröffnung) der Hydrocephalus zur Ausheilung kommen kann. Ist der innere Hydrocephalus durch einen Verschluß der Foraminae Magendi und Luschkae infolge Narben und Membranen bedingt, so besteht auch hier die Möglichkeit, durch operative Entfernung dieser Narben die Kommunikation wiederherzustellen. Bereits 1895 haben GLYNN und THOMAS einen solchen Fall durch Lösung einer abschließenden Membran geheilt. Es war mehr ein Glückstreffer. Prinzipiell gleichsinnig, aber planmäßig gingen DANDY und HEIDRICH mit Erfolg vor. Leider liegen die Verhältnisse für einen Dauererfolg nur selten günstig, denn er setzt eine am peripheren Ende des Aquäduktes lokalisierte Liquorsperre voraus und wird durch eine Kombination von obstruktivem und aresorptivem Hydrocephalus vereitelt. Die operative Herstellung eines neuen Aquäduktes bei kongenitalem Fehlen desselben gelang DANDY nur vorübergehend. Auch SHARPE mußte seine Versuche einer neuen suboccipitalen Ventrikeldränage, ebenso der Fadendränage, die sich bei dem aresorptiven Hydrocephalus als wirksam erwiesen hatte, bei dem obstruierenden wieder aufgeben. Von 29 Kranken starben 15 innerhalb der ersten 36 Stunden. Bei den 14 übrigen waren die Erfolge zunächst ermutigend, die Endresultate aber alle schlecht.

Lebhaft wird immer wieder der Wert des *Balkenstiches* diskutiert. Die Operation besteht darin, daß mit Hilfe einer Silberkanüle ein Loch zwischen vorderem und mittlerem Balkendrittel zum Seitenventrikel hin gebohrt wird, um dem in den Ventrikeln gestauten Liquor ein Entweichen in die Resorptionsräume der Hirnkonvexität zu ermöglichen. Im ganzen sind wirklich gute Erfolge spärlich.

ELSBERG hatte unter 37 Balkenstichen nur einmal bei einem Hydrocephaluskind einen $^1/_2$ Jahr andauernden günstigen Erfolg, RÜDIGER unter 11 Fällen ebenfalls nur 1mal, DENK berichtet über 77 Fälle mit 6 operativen Todesfällen und im übrigen mangelhaften Erfolgen. Ungünstig sind auch die Ergebnisse von BABITZKY, SSOSON-JAROSCHEWITSCH, HEIDRICH, KÜTTNER, während EISELSBERG, KÄSTNER, RANZI leidlich zufriedenstellende Resultate hatten und BUDDE den Balkenstich gar als Methode der Wahl bezeichnete.

Die große Zahl der Mißerfolge läßt sich zum Teil daraus erklären, daß die Operation indikationslos oder unter falscher Indikation ausgeführt wird. Wenn z. B. ausgedehnte Verödungen der konvexen Subarachnoidealräume eine Liquorresorption unmöglich machen, muß der Balkenstich seinen Zweck verfehlen. Ferner erhebt sich die Frage, wie lange die geschaffene Kommunikation offenbleibt. ANTON und BRAMANN nahmen an, daß in dem größten Teil der Fälle die Öffnung infolge des stärkeren Liquorinnendruckes erhalten bleibt und das Lumen nur bei Hirntumoren zusammengepreßt wird. Es liegen Obduktionsbefunde vor, nach denen die Kommunikation noch nach $2^1/_2$ Jahren durchgängig war (ANTON, BENECKE). Andererseits wurde an der KÜTTNERschen Klinik schon 7 Wochen nach der Operation der völlige Verschluß der Kommunikation festgestellt. Gleiche Erfahrungen machten u. a. ARCHIBALD, POHLISCH, DEDEKIND. Weiter fragt es sich, ob durch den Balkenstich wirklich die bezweckte neue Verbindung zwischen den konvexen Resorptionsräumen und Ventrikeln erzielt wird. Der Liquor gelangt an der Konvexität des Gehirns in den subarachnoidealen Spalten zur Resorption. Da die Arachnoidea dem Gehirn eng anliegt — beim Rückenmark liegen die Verhältnisse anders; hier ist ein breites subarachnoideales Spatium vorhanden —, ist es fraglich, ob die Hauptliquormenge bei dem Balkenstich überhaupt in den Subarachnoidealraum gelangt. Viel wahrscheinlicher ist es, daß der meiste Liquor in den Subduralraum fließt. Von hier aus findet aber keine Resorption statt. Diese Ansicht wird durch einen Fall KRAUSEs bestätigt, der nach dem Balkenstich aus einem Hydrocephalus internus einen Hydrocephalus externus entstehen sah. Aus diesem Grunde lehnen viele amerikanische Neurochirurgen den Balkenstich als von falschen

Erwägungen ausgehend prinzipiell ab. Ein weiterer Grund für die Mißerfolge liegt endlich darin, daß die Resorption, selbst wenn der Liquor in dem subarachnoidealen Raum abgefangen werden sollte, nur dann stattfinden wird, wenn die Liquorräume nicht verödet sind. Diesen Punkt kann man nur durch Passage- und Resorptionsprüfung klären und so einen von vornherein fruchtlosen Eingriff vermeiden.

5. Zusammenfassung.

Der Erfolg einer Hydrocephalusoperation ist, sofern wir darunter mehr verstehen wollen als eine einfache Verminderung des Kopfumfanges, im wesentlichen von folgenden Faktoren abhängig: 1. von Form und Wesen des Hydrocephalus; 2. von frühzeitiger Behandlung, ehe irreparable Hirnschädigungen entstehen; 3. von der Zweckmäßigkeit des Verfahrens. Die Differenzierung der einzelnen Hydrocephalusformen ist, wie ich bereits zu Beginn meiner Ausführungen hervorgehoben habe, die unerläßliche Vorbedingung jeder chirurgischen Therapie, deren Erfolg außerdem noch von der Dauer des Bestehens bedingt wird. Der erworbene Hydrocephalus ist besser zu beeinflussen als der kongenitale, der akute und subakute besser als der chronische, der aresorptive besser als der obstruierende. Mit manchen der komplizierten Methoden (Kalbsarteriendränage, Ureter-Duraanastomose, Dura-Peritonealanastomose) sind Erfolge erzielt worden, die man rückhaltlos bewundern muß; sie sind aber so vereinzelt, und die Eingriffe bieten so viele Gefahrmomente, daß sie keine weite Verbreitung gefunden haben und auch voraussichtlich nicht finden werden. Je einfacher das Verfahren ist und je größer sein Aktionsradius, desto aussichtsreicher ist es und desto leichter wird es sich einbürgern. Daher sollte — besonders bei den aresorptiven Formen — die Liquordränage mittels Zwirnfäden nach SHARPE oder die suboccipitale Entlastung nach SCHMIEDEN-ANTON oder FOERSTER mehr berücksichtigt werden als bisher. Zum mindesten erreicht man mit ihnen Gleiches, wenn nicht Besseres als mit den komplizierten Methoden. Daß der chirurgischen Kunst im ganzen genommen enge Grenzen gesetzt sind, liegt in der Natur dieses grausamen Leidens begründet.

III. Verletzungen.

1. Einiges über Statistik, Diagnostik und Dehydratisationstherapie.

Das moderne hastende Leben steht unter dem Zeichen steigernden Verkehrs, wachsender Mechanisierung und forcierter Industrialisierung. Diese Entwicklung trägt Schuld an der ungeheuren Zunahme der Unfälle, unter denen die *Schädelverletzungen* eine der wichtigsten Gruppen bilden. Die Verschiebung der Verletzungsätiologie drückt sich in den Statistiken deutlich aus. Unter 530 Schädelverletzungen, die CRANDON und WILSON 1916 zusammenstellten, waren 80% durch Fall bedingt, unter 441 Schädelverletzungen von McCLURE und CRAWFORD aus dem Jahre 1928 nur 20%, die übrigen durch Verkehrsunfälle (Auto-, Motorrad, Flugzeug), und zwar stehen die Autounfälle mit 54,2% an der Spitze.

Früher beurteilte man die Schwere eines Schädelbruches nach der Lokalisation, Ausdehnung und Form der Knochenverletzung. Heute wissen wir, daß der Verlauf *einzig* und *allein durch die begleitende Hirnverletzung bestimmt* wird. Der Schädelbruch als solcher ist fast nie tödlich, tödlich sind nur die Hirnschädigungen, auf die alle späteren Komplikationen und Gefahren zurückzuführen sind. Häufig gehen schwere Schädel- und Hirnverletzungen Hand in Hand, sie brauchen es aber nicht, und der Prozentsatz stumpfer Schädeltraumen, bei denen das Gehirn trotz unverletzter Schädelkapsel in Mitleidenschaft gezogen ist, ist größer, als man allgemein annimmt. Unter 441 Schädelhirnverletzungen McClures und Crawfords zeigten 172 = 39% keine Fraktur, unter 331 Fällen Beekmanns 117 = 35%. Dabei handelt es sich durchaus nicht immer nur um leichte Erschütterungen, sondern um ausgedehnte Blutungen und Quetschungen.

Die *Häufigkeit* der *Schädelbasis- bzw. Schädeldachfraktur* wird verschieden angegeben, je nachdem, ob es sich um Sektions- oder klinische Statistiken handelt. So verhält sich in den großen Statistiken von Le Count und Apfelbach und Vance die Häufigkeit der Schädelbasis- zur Schädeldachfraktur wie 9 : 1, in dem klinisch beobachteten Material von McClure und Crawford wie 1 : 16. Dieser Unterschied erklärt sich daraus, daß in den Sektionsstatistiken die zahlreichen nicht letalen Schädeldachfrakturen nicht zum Ausdruck kommen, auf der anderen Seite im klinischen Material manche Schädelbasisfrakturen unerkannt bleiben. Auf jeden Fall dürfen wir annehmen, daß die Schädelbasisfrakturen quoad vitam weit gefahrvoller sind als die des Schädeldaches, nicht allein wegen der Möglichkeit meningealer Infektion, sondern auch wegen der so häufig mit ihr verbundenen schweren Hirnschädigung. Darum gilt bei jeder Schädelverletzung der begleitenden Hirnverletzung unsere erste Sorge. Es ist hier nicht der Ort, auf Diagnostik, Klinik und konservative Therapie der Kommotion, Kontusion und Kompression näher einzugehen, aber auf *einige leitende Gesichtspunkte* möchte ich doch hinweisen, da sie für die chirurgische Therapie wichtig sind.

Die *Commotio* ist ein *klinisches Syndrom* und charakterisiert durch Aufhebung sämtlicher Hirnfunktionen im unmittelbaren Anschluß an das Trauma und Neigung zur rascher Reversibilität (Foerster). Gewiß kann eine medulläre Commotio den Tod innerhalb kurzer Zeit nach sich ziehen, doch ist dies sehr selten. Längere Bewußtlosigkeit oder ernste cerebrale Reiz- und Lähmungserscheinungen machen eine reine Commotio höchst unwahrscheinlich. Wir müssen hier entweder eine Contusio oder das Hinzutreten einer Compressio vermuten. Es wird oft zu wenig beachtet, daß ein *Hirnödem* für die Fortdauer der Hirnsyndrome verantwortlich sein und ohne Behandlung leicht zum Tode führen kann. Kranke mit harmlosen Schädelverletzungen, aber cardiorenalen Erkrankungen werden von ihm in besonderem Maße bedroht. Le Count und Apfelbach haben bei 504 Sektionen Schädelverletzter das Ödem als häufigste Veränderung festgestellt. Die Hirnwindungen sind flach, das Gehirn ist schwerer als normal und auf dem Durchschnitt feucht. Ventrikel, Subarachnoidealräume und Venen sind leer. In der Bekämpfung der cerebralen postkommotionellen Hypertension hat die *chemische Dehydratisation weitgehende Bedeutung* erlangt (Cushing, Dowman, Ernst, Gerbatsch, Leriche, Peet, Schück, Thomas, Wanke und Ramm, Williams, Verfasser u. a.).

Die ursprüngliche intravenöse Applikation von 50—75 ccm einer 17%igen *Kochsalzlösung* wird im allgemeinen nicht mehr angewandt, weil einer sehr rasch eintretenden und wirksamen Dehydratisation infolge des vermehrten Chloridgehaltes des Blutes eine sekundäre Wasserretention folgt. Das Verfahren eignet sich also nur als präoperative oder postoperative Druckentlastung. Ferner scheint bei höherprozentigen Lösungen die Gefahr von Darmblutungen zu bestehen (Ernst, Leriche). Der von Temple Fay und später Dowman empfohlene *Magnesiumsulfateinlauf* (90 g auf 180 g) entfaltet etwa nach 1 Stunde seine Wirkung, doch sind, besonders bei bewußtlosen Kranken, die einsetzenden vehementen Durchfälle eine unangenehme Begleiterscheinung.

Die weiteste Verbreitung hat deswegen die *intravenöse Traubenzuckerinjektion* nach Peet gefunden. Sie verbindet mit der bequemen Anwendungsweise eine dauerhafte Wirkung bei Fehlen unangenehmer Folgeerscheinungen. Es werden langsam 80—100 ccm einer 50%igen Traubenzuckerlösung infundiert. Die Injektion kann tagelang alle 6—8 Stunden wiederholt werden. Eine Kontraindikation besteht bei Shock. Die Dehydratisationsmethoden haben *nicht nur therapeutischen,* sondern auch *diagnostischen* Wert. Bleiben sie auf Puls, Atmung, Benommenheit völlig wirkungslos, so haben wir es mit Hirnzerreißung, Quetschung oder Blutung zu tun, die meistens letal sind.

Als außerordentlich wichtiger *diagnostischer Fingerzeig* gilt von jeher das *freie Intervall* zwischen Trauma und Eintritt der cerebralen Erscheinungen. Dem eindrucksvollen klinischen Verlauf liegen epi- oder subdurale Blutungen zugrunde. Die epidurale Blutung, die meist auf Zerreißung der Meningea media, seltener des Sinus sphenoparietalis beruht, wird nur deswegen mehr in den Vordergrund gerückt, weil sie chirurgisch besser angreifbar ist.

Die schwierige Differentialdiagnose zwischen epi- und subduraler Blutung kann durch die *Lumbalpunktion* wesentlich gefördert werden. Es ist allgemein anerkannt, daß uns die Lumbalpunktion nicht nur wichtige Aufschlüsse über den herrschenden intrakraniellen Druck vermittelt, sondern auch durch die Zusammensetzung des Liquors und den Grad der Blutbeimengung über die Natur der Hirnverletzung. Deswegen wird von amerikanischen Autoren wie FAY, HOLBROOK, MCCREERY und BERRY, SYMONDS prinzipiell Lumbalpunktion gefordert. Andere fürchten demgegenüber bei hohem Druck durch plötzliche Druckentlastung ein Einpressen der Medulla und eine zunehmende Blutung (BESLEY, HENSCHEN, SACHS). Diese Gefahren sind vermeidbar, wenn man gewisse Richtlinien einhält. Im Shock soll nie punktiert werden. Wird bei der Punktion reines Blut aspiriert, so ist größte Vorsicht geboten. Sind jedoch Blut und Liquor durchmengt, so darf der Liquor bei erhöhtem Druck ohne Gefahr bis zu 10 cm Druck abgelassen werden. Die Punktion muß unter Umständen täglich wiederholt werden. *Die Vorteile der Lumbalpunktion sowohl in diagnostischer wie therapeutischer Hinsicht übertreffen ihre Nachteile.* Vor allem ist sie geeignet, den Spätfolgen mancher Hirnverletzungen (Meningitis serosa, Meningoencephalopathie, Meningitis haemorrhagica interna) vorzubeugen.

Anamnese, klinischer Verlauf, exakteste neurologische Untersuchung, Dehydratisation und Lumbalpunktion werden meistens für ein rechtzeitiges Erfassen der in Frage kommenden Fälle und die zweckmäßigste Therapie genügend Anhaltspunkte geben.

Die *konservative Therapie* frischer Schädelhirnverletzungen steht heute im Vordergrund und hat sicherlich ihren Teil zur Herabsetzung der Mortalität um ungefähr 20% beigetragen (FAY, LYNN, OCHSNER, SCHÜCK, SWIFT). Autoren mit großem Verletzungsmaterial operieren nur noch in 3—4% der Fälle. Eine *absolute Operationsindikation* im akuten Stadium ist gegeben 1. bei Kompressions- und Zertrümmerungsfrakturen des Schädeldaches; 2. Kompressionssyndrom durch extra- und subdurale Hämorrhagien nach Intervall; 3. bei Zunahme allgemeiner oder fokaler Hirndrucksymptome trotz Dehydratisation und wiederholter Lumbalpunktion.

2. Chirurgische Therapie der Schädelfrakturen und intrakranieller Blutungen.

Impressionsfrakturen leichteren Grades bedürfen keiner weiteren Behandlung. Sowie sich jedoch durch Druck des nach innen verlagerten Knochens fokale Symptome bemerkbar machen, ausgedehnte Schädeldachzertrümmerungen bestehen oder die Lamina interna stärker gesplittert ist, ist die Freilegung der Frakturstelle geboten. PEET revidiert entgegen den üblichen Richtlinien jede Impressionsfraktur, da sich eine Hirnschädigung trotz Fehlens klinischer Erscheinungen und unscheinbarer Depression nicht mit Sicherheit ausschließen läßt.

Die Freilegung der Depressionsstelle erfolgt nach Umspritzung des Operationsfeldes mit 1%iger Novocain-Adrenalinlösung und sorgfältiger Desinfektion mit 5%iger Jodtinktur. Die eingedrückten Knochenlamellen werden mit dem Elevatorium gehoben, falls man damit nicht unter die Fragmente gelangen kann, nach Anlegung einer zentralen kleinen Trepanationsöffnung. Kleinere lose Splitter sind zweckmäßig zu entfernen. Mit einer Sonde fährt man vorsichtig zwischen Knochen und Dura, um sich davon zu überzeugen, daß keine übersehen worden sind. Besteht kein Verdacht auf eine intracerebrale Verletzung, so soll man die Dura nicht eröffnen, zumal wenn sie deutlich pulsiert und stärkere Sugillationen fehlen. Exakte Schichtnaht beschließt den Eingriff.

Die operative Behandlung der *unkomplizierten Schädelbasisfrakturen* wird heute im allgemeinen abgelehnt. Von otologischer Seite, besonders von VOSS, ist allerdings die Forderung gestellt worden, bei jeder Basisfraktur die Bruchspalte nach Möglichkeit bis ins Gesunde freizulegen und, wenn der Bruch durch das innere Ohr läuft, auch dieses zu eröffnen und auszuräumen. Dieses radikale Vorgehen hat sich jedoch nicht unter den Otologen und noch viel weniger unter den Chirurgen durchsetzen können, da Meningitiden bei Basisfrakturen keineswegs häufig sind. Unter 432 Fällen von Schädelbasisfrakturen, die ZANGE zusammengestellt hat, bekamen 10 (2,3%), unter 107 Fällen GULEKES 5 (4,7%) letale Meningitiden. Ja selbst von 11 Fällen VALENTINS mit Basisbrüchen und gleichzeitiger Mittelohreiterung starb nur einer an Hirnhautentzündung. In 13 Fällen ZANGES entwickelte sich zweimal bei bestehender Mittelohreiterung eine Meningitis, die rechtzeitig diagnostiziert und operativ geheilt wurde. Demnach würde man bei radikalem Vorgehen mindestens 95% der Basisfrakturen grundlos operieren. Außerdem bestände die Gefahr, durch den operativen Eingriff die Meningitis erst zu propagieren. Aus diesen Gründen ist *bei der Schädelbasisfraktur eine Operation nur dann angezeigt, wenn die Symptome für das Vorhandensein oder die Entwicklung einer Meningitis sprechen*, oder wenn bei Fraktur der Lamina cribrosa eine Rhinorrhöe besteht (PEET, SMITH und WALTER).

Die Evakuation eines *epiduralen Hämatoms* nach Meningeaverletzung erfordert eine größere osteoplastische Aufklappung. Fehlen eindeutige fokale Symptome, so kann die Seitendiagnose Schwierigkeiten bereiten, da die Blutung nicht auf der Seite des Traumas zu liegen braucht, sondern infolge Contrecoups die kontralaterale Seite betreffen kann. Mancher an sich rettbare Fall ist ad exitum gekommen, weil auf der falschen Seite trepaniert worden war. In fraglichen Fällen ist die Pupillenreaktion von großem Wert. Die *erweiterte, reaktionslose Pupille* hat, da sie sich stets auf der Seite des Hämatoms findet, *für die Seitendiagnose größeren Wert als etwa Blutung aus dem gegenüberliegenden Ohr oder kontralaterale Hemiparese* (BLAKESLEE, HOLMAN, MCCLURE und CRAWFORD, MCCREERY und BERRY, SCOTT, RAND u. a.). Sind Hemiplegie und dilatierte Pupille gleichseitig, so ist die Hämorrhagie auf der Seite der erweiterten Pupille stärker. In diesen Fällen ist doppelseitige Trepanation angezeigt, da man weder die zur Pupillendilatation noch die zur Hemiplegie führende Blutung vernachlässigen darf.

Die Trepanation wird, um Blutungen aus den Schädelweichteilen besser stillen zu können, in Lokalanästhesie vorgenommen, wenn nötig unter Zugabe einer leichten Äthertropfnarkose. Nach Zurückklappen des Lappens erkennt man das himbeergeleeartige, nur wenig flüssiges Blut enthaltende Hämatom, das sich unter starker Verdrängung der ganzen Hemisphäre bis in die mittlere Schädelgrube hineinwühlen kann. Nach Ausräumung des Hämatoms wird die Meningea entweder umstochen oder das Foramen spinosum mit Wachs verstopft. Meist läßt das nun von der Kompression befreite Gehirn Pulsation erkennen. Ist die Dura unverändert, so braucht sie nicht eröffnet zu werden. Bleibt hingegen die Pulsation aus, die Dura gespannt und von bläulichem Schimmer, oder war das epidurale Hämatom nicht groß genug, um die Erscheinungen zu erklären, so muß die Dura eröffnet werden, damit nicht ein subdurales Hämatom übersehen wird. Der günstigere Zeitpunkt zur Entfernung *subduraler Hämatome* ist 24—48 Stunden nach der Verletzung, da sich in dieser Zeit bereits ein Blutgerinnsel geformt hat und die Gefahr der Nachblutung geringer ist (BAGLEY u. a.). Sowohl bei epiduralen wie subduralen Blutungen ist 48stündige Dränage unbedingt notwendig, denn selbst bei sorgfältigster Blutstillung kann ein langsames Weitersickern und damit eine erneute Druckerhöhung nie mit voller Sicherheit vermieden werden.

Die *Prognose* der rechtzeitig erkannten und operierten *epiduralen* Blutung ist günstig. Wenn trotzdem ein Drittel dieser Fälle noch ad exitum kommen, so ist das nur auf das Vorhandensein weiterer Hirnschädigungen zurückzuführen (Kontusionsherde, Zerreißungen, cerebrale, subarachnoideale und ventrikuläre Blutungen, Hirnödem usw.). Nach der Statistik von CUSTODIS wurden von 143 Kranken 96 (67,1%) geheilt, 45 (32,9%) starben. Dieser Prozentsatz ist wohl kaum weiter herabzudrücken, da, wie gesagt, die

Todesursache nicht in dem Hämatom, sondern in den komplizierenden Verletzungen zu suchen ist.

Prognostisch ähnlich günstig sind die *subduralen* Hämorrhagien zu beurteilen. Henschen hat sogar merkwürdigerweise fast die gleiche Prozentzahl von 68,1% Heilungen (113 Heilungen unter 166 subduralen Blutungen) errechnet. Allerdings darf man nicht vegessen, daß es sich hier um Blutungen nach Intervall handelt, während die dem Trauma unmittelbar folgenden subduralen Hämorrhagien, besonders die subarachnoidealen Massenblutungen, zum großen Teil rasch zum Tode führen.

Bei *Hämatomen der Schädelbasis*, Quetschungen, cerebralen Hämorrhagien kommt evtl. die doppelseitige Entlastungstrepanation in Betracht, falls wir mit konservativen Methoden (Lumbalpunktion, Dehydratisierung) nicht weiterkommen.

Einer besonderen Besprechung bedürfen die *natalen Hämorrhagien.* Ihre Bedeutung für zahlreiche cerebrale Erkrankungen der Kindheit und des späteren Lebensalters wie Hydrocephalus, Porencephalie, infantilen Kernschwund, Hirnsklerose, bulbäre Paralyse mit den Symptomen der Idiotie, des Schwachsinns, der spastischen Diplegie, Paraplegie und extrapyramidaler Erkrankungen ist durch die grundlegenden Arbeiten von Schwartz sichergestellt. Tentoriumrisse, Asphyxie, hämorrhagische Diathese (Beneke, Henkel, Seitz) spielen gegenüber den Minderdruckblutungen aus dem System der großen venösen Blutleiter eine unerhebliche Rolle. Da der Prozentsatz der an intrakraniellen Blutungen intra oder post partum verstorbenen Neugeborenen nach Kowitz etwa 25% beträgt, haben wir alle Ursache, uns mit ihrer Therapie zu befassen. Bei ausgedehnten Blutungen ist freilich jeder therapeutische Versuch vergebens. In weniger schweren Fällen kommen konservative Maßnahmen (Gelatine-, Blut-, Seruminjektionen, Lumbal-, Ventrikel-, Zisternenpunktion) in Betracht. Die neuerdings von Riesenfeld angegebene Hochlagerung des Kopfes bedarf der Nachprüfung. Inwieweit die verschiedenen Methoden erfolgreich gewesen sind, läßt sich statistisch schwer erfassen. Noch weniger läßt sich sagen, ob die günstig verlaufenden Fälle nicht auch ohne jede Therapie geheilt worden wären.

Bei größeren zusammenhängenden Hämatomen hat man Trepanation und Ausräumung empfohlen. Nach Dollinger sind 30—40 Dauerheilungen durch Trepanation in der Literatur beschrieben. Die Zahl der Mißerfolge ist nicht bekannt, weil sie meistens nicht publiziert werden. Es ist begreiflich, daß man sich nur in höchster Not, bei schwersten progredienten Blutungen zu einem so schwerwiegenden Eingriff mit hoher primärer Mortalität entschließt, jedoch sollte man bedenken, daß es bei günstigem Ausgang zu Dauerheilung kommen kann, bei tödlichem das Kind vor dauerndem geistigen und körperlichen Siechtum bewahrt bleibt.

3. Offene Verletzungen.

Im Gegensatz zu den geschlossenen müssen alle *offenen Frakturen*, einerlei, ob das Gehirn mitbeteiligt ist oder nicht, *operativ behandelt werden.*

Das Operationsgebiet wird in gleicher Weise wie bei den geschlossenen Frakturen mit Jod desinfiziert und umspritzt. Darauf folgt zunächst Umschneidung der häufig gequetschten Wundränder im Gesunden und eine genaue und sorgfältige Revision der Frakturstelle. Kleinere Splitter werden entfernt, größere Knochenlamellen gehoben, evtl. Teile der Lamina interna, die die Tendenz haben, nach innen zu drücken, völlig entfernt. Da bei einer offenen Fraktur die Gefahr einer Meningitis besonders groß ist, ist die Dura nur dann zu eröffnen, wenn der Verdacht eines subduralen Hämatoms gut begründet ist, ein in die Dura und das Gehirn eingedrungener Splitter oder gar eine schwere Kontusion des Gehirns vorliegt. Zerrissene und zerfetzte Duraränder, gequetschte Teile des Gehirns werden schonend excidiert. Die Wundtoilette wird durch mehrschichtige Naht beendet. Auch die Dura wird, soweit es möglich ist, genäht.

Die Wundtoilette mit *primärer Naht* verkürzt bei offenen komplizierten Frakturen die Behandlungszeit wesentlich. Inwieweit die auf den primären Wundverschluß gesetzten Hoffnungen erfüllt werden, hängt vornehmlich von der Ätiologie und dem Zustand der Wunde ab. Friedens- und Kriegsverletzungen sind nicht miteinander zu vergleichen. Was bei den einen erlaubt ist, gilt noch lange nicht für die anderen. Auf Grund unserer Kenntnisse über die Infektionsinkubation und die Wundheilungsvorgänge dürfen wir bei sachgemäßer chirurgischer Behandlung in den ersten 6 Stunden nach einer

Verletzung mit großer Zuversicht auf primäre Heilung mit komplikationslosem Wundverlauf rechnen. *Nach diesem Termin ist ein primärer Wundverschluß nur unter besonders günstigen Verhältnissen, die von Fall zu Fall und nicht schematisch entschieden werden müssen, zulässig.*

Ein Problem besonderer Art bietet die Behandlung der *Schädelschüsse.* Streif- und Prellschüsse, Tangential- und Durchschüsse sind sofort zu behandeln. Die Prognose der ersten Gruppe ist im großen und ganzen günstig, da die rechtzeitige sachgemäße Versorgung einer Infektion vorbeugt. Kommt es zu akuten Drucksteigerungen im Sinne einer Meningitis serosa traumatica, so ist Lumbal- oder Suboccipitalpunktion angezeigt. Bleibt diese erfolglos, so empfehlen sich Dehydratisierungsmethoden und bei hochgradigem, bedrohlichem Hirnödem evtl. subtemporale Freilegung. Weit ungünstiger liegen die Verhältnisse bei den Tangential- und Furchungsschüssen. Durch das Trauma werden Knochensplitter in die Gehirnsubstanz hineingepreßt, das Gehirn selbst wird stark gequetscht, und diese Quetschung wirkt sich noch über das ursprünglich kontundierte Gebiet hinaus aus, indem Nachbargebiete sowie durch Contrecoup weiter entfernte Gebiete geschädigt werden. Die große Gefahr derartiger Schüsse, die Infektion, wächst mit der Ausdehnung der Verletzung, sie findet in den Quetschungs-, Zertrümmerungs- und Blutungsherden einen ausgezeichneten Nährboden. Encephalitis, Hirnprolaps, Meningitis und Hirnabsceß sind die Folge. Die *Prognose der Tangentialschüsse ist außerordentlich ernst und verschlechtert sich mit jeder Stunde des Zuwartens.* Darin, daß diese Formen der Schußfrakturen sofortiger chirurgischer Behandlung bedürfen, sind sich alle einig. Hingegen divergieren die Meinungen in bezug auf die Frage des primären Wundverschlusses. Bárány, der Hauptverfechter dieser Methode, sowie manche andere Chirurgen haben ausgezeichnete Erfolge mit dem wasserdichten primären Nahtverschluß gehabt (Hufschmidt und Eckert, Kaerger, Stich, Tietze u. a.), die meisten Chirurgen aber außerordentlich schlechte. Die primär verschlossenen Wunden mußten wieder eröffnet werden, weil sich Zeichen einer beginnenden Absceßbildung, Hirnödem und Druckerscheinungen einstellten. Kranke, deren Wunden nicht rechtzeitig revidiert worden waren, um dem entzündeten und gestauten Inhalt Abfluß zu verschaffen, erlagen ihrer Verletzung. Die vereinzelten guten Erfolge sind zweifellos darauf zurückzuführen, daß die Wundversorgung noch innerhalb der *ersten* Stunden erfolgte (Bárány konnte in der Festung Przemysl die Verwundeten innerhalb der ersten 1—2 Stunden operieren). Im allgemeinen kamen aber die Verletzten erheblich später in die Behandlung, und es war bereits eine Wundinfektion eingetreten, die selbst durch eine radikale Excision nicht mehr zu beherrschen war. Hierin unterscheiden sich eben die Friedens- von den Kriegsverletzungen. *Jede penetrierende Schädelschußverletzung muß als schwer infiziert gelten. Der primäre Wundverschluß darf deswegen nur dann gewagt werden, wenn der Kranke innerhalb der ersten Stunden in Behandlung kommt.*

Welcher Art der offenen Wundbehandlung man den Vorzug gibt, ist mehr oder weniger Ansichtssache. Die verschiedensten Formen der Dränage und Tamponade werden herangezogen, um einen Dauerabfluß zu schaffen, *keine Methode ist frei von Nachteilen.*

Die Resultate Demmers, dessen Verletzte über Jahre hinaus beobachtet wurden, sind besonders günstig. Die Behandlung besteht in ausgiebiger Tamponade mit kollargolgetränkten Füllstreifen und ergänzenden Lumbalpunktionen, wenn die Prolapsgefahr vorbei ist. Demmer berichtete 1928 über seine 1917 im Felde an 67 Schußverletzungen gemachten Erfahrungen. 5 waren bei ihrer Ankunft moribund, 62 wurden 3—30 Stunden nach ihrer Verletzung operiert. Von diesen kamen 30, zum großen Teil infolge Mitverletzung von Brust- und Bauchorganen und nur $^1/_3$ an den Folgen der Gehirnverletzung, ad exitum. Auch die *Erfahrungen* Demmers *sprechen entschieden gegen einen primären Verschluß,* denn von seinen primär verschlossenen Fällen starben 3 an einer Konvexitätsmeningitis, bei den übrigen 8 mußte die Wunde in einem Zeitraum von 3 Monaten wieder eröffnet werden, ebenso bei allen aus anderen Lazaretten eingetroffenen Primärverschlüssen. 32 Kranke wurden geheilt und bis zu 2 Jahren nach der Verletzung beobachtet. Von 22 dieser 32 ehemals als geheilt Entlassenen trafen nach 10 und 11 Jahren Berichte ein. 3 waren inzwischen verstorben, 2 an interkurrenten Erkrankungen nach 6 und 7 Jahren, nur einer an den Folgen der Hirnverletzung. Ein *Spätabsceß* war in keinem der überlebenden Fälle vorhanden, *traumatische Epilepsie nur bei einem Patienten.* Primäre Paresen der Extremitäten waren bei 4 Patienten verschwunden und nur 3mal unverändert geblieben. Die einzigen Beschwerden bestanden bei einer Reihe von Patienten in Kopfschmerzen, die aber nur 2mal Berufsunfähigkeit bedingten.

Durch die Behandlungsmethode Demmers wird die unmittelbare Mortalität verringert und scheinbar die Gefahr der Spätmeningitis, Encephalitis, das Auftreten von Abscessen, die wir sonst häufig bei Schädelschüssen sehen, erheblich herabgesetzt. Allerdings ist die Serie Demmers für eine definitive Beurteilung zu klein. Vogeler, der an Hand der Akten der Versorgungsämter des Hauptversorgungsamtes Brandenburg-Pommern dem Schicksal der Schädelverletzten nachging, stellte fest, daß von 860 Schädelschußverletzten nach der Entlassung aus der Lazarettbehandlung 66 im Laufe der folgenden Jahre starben, und zwar 32 (5,5%) an den Folgen des Gehirnschusses. Diese Zahl ist aus verschiedenen Gründen, wie auch Vogeler zugibt, auf etwa 10% zu erhöhen. Die Zeit zwischen Verletzung und Tod schwankte von 3 bis zu 16 Jahren. Etwa $^1/_3$ der Kranken erlag Spätabscessen! Von den Schädelverletzten war nur ein Teil primär operiert worden, aber nicht nach dem Vorgange Demmers.

Eine der gefürchtetsten Spätkomplikationen ist die *Epilepsie.* Ihr seltenes Vorkommen ($^1/_2$%) nach Friedensverletzungen (Muskens, Reichmann, Steinthal) und ihre Häufung (bis zu 40%) nach Kriegsverletzungen (Redlich, Steinthal und Nagel, Vogeler u. a.) würde ein Kapitel für sich erfordern. Hier soll nur eine Frage gestreift werden, die mit der primären Wundversorgung in Beziehung steht: Hat Art und *Zeitpunkt der Wundversorgung einen Einfluß auf die spätere Epilepsie?* Sie muß verneint werden. Die Kriegsverletzungen haben die schon früher geäußerte Ansicht bestätigt, daß auch exakte Wundversorgung nicht vor späterer Epilepsie schützt, und daß der Prozentsatz der Epileptiker nach offener etwa gleich hoch ist wie nach geschlossener Wundbehandlung. Von 39 innerhalb der ersten 24 Stunden operierten Fällen mit primärem Wundverschluß wurden 14 = 35,8% epileptisch, von 111 offen behandelten Fällen 37 = 33,3% (Steinthahl). Man könnte an dem Erfolg der Wundversorgung überhaupt völlig verzweifeln, wenn man weiterhin den Ausführungen Vogelers entnimmt, daß von 466 primär Operierten 123 = 26%, von 277 nicht pimär Operierten 40 = 15% epileptisch wurden. Danach wäre die Zahl der Epileptiker nach sofortiger Wundrevision sogar größer als nach konservativer Behandlung. Hier liegt aber offenbar ein Trugschluß vor, denn die Gruppe der Operierten umfaßt ein schweres Material, das ohne Operation zum Teil wahrscheinlich überhaupt nicht zu retten gewesen wäre (Hirnabsceß, Meningitis, Meningoencephalitis, Ventrikeldurchbruch), während die andere Gruppe Fälle enthält, deren leichte Natur sich darin dokumentiert, daß sie trotz fehlender Behandlung den Hirnkomplikationen nicht erlagen. Immerhin bleibt die bedauerliche Tatsache bestehen, daß wir *selbst bei einer Wundversorgung innerhalb der ersten 24 Stunden nicht in der Lage sind das Auftreten der Epilepsie zu verhindern.*

IV. Entzündungen.

1. Akute Entzündungen.

a) Eitrige Meningitis.

Bei der chirurgischen Behandlung eitriger Meningitiden nehmen die posttraumatischen Kontakt-Meningitiden einen viel breiteren Raum ein als die lymphogenen und hämatogenen. Sie stehen genetisch und therapeutisch in inniger Beziehung zu den in dem vorhergehenden Kapitel besprochenen offenen Schädelverletzungen, für welche die prinzipielle frühzeitige chirurgische Versorgung gefordert wurde, um durch Beseitigung der Infektionsquelle dem Fortschreiten des Prozesses in die Tiefe und die subarachnoidealen Lymphspalten vorzubeugen. Diese Forderung ist bei komplizierten Friedensfrakturen des Schädeldaches am leichtesten, bei den Schußverletzungen schwer, zum Teil nicht erfüllbar. Brüche der Schädelbasis, die in das Gebiet der Nebenhöhle hineinreichen, geben an und für sich keinerlei Grund für ein sofortiges chirurgisches Eingreifen, zumal selbst infizierte Nebenhöhlen höchst selten eine basale Meningitis nach sich ziehen (vgl. die Ausführungen ZANGES). Ist dies der Fall, so kann auch dann noch die radikale Operation zur Heilung führen. Wir müssen nur den richtigen Augenblick nicht verpassen und den klinischen Befund, vor allem das Lumbalpunktat, auf das sorgsamste beachten. Dem Chirurgen fällt also bei der Behandlung komplizierender Schädelwunden eine hochwichtige Aufgabe zu, die sich prinzipiell mit den prophylaktischen Maßnahmen bei fortgeleiteter Meningitis nach Nebenhöhleneiterung, Schädelosteomyelitis oder anderen akuten Entzündungen des Schädeldaches und der Schädelweichteile deckt.

So groß die Bedeutung der Chirurgie für die Prophylaxe der eitrigen Hirnhautentzündung ist, so wenig kann sie ausrichten, wenn diese einmal ausgebildet und aus dem lokalen Entzündungsprozeß ein diffuser geworden ist. Diese Auffassung wird von erfahrenen Chirurgen wie EISELSBERG, GULEKE, KRAUSE geteilt. Es hat zwar nie an Fällen gefehlt, bei denen die beobachtete Heilung auf den Eingriff geschoben wurde, doch ist die Beurteilung deswegen schwierig, weil die Meningitisfälle in bezug auf Ätiologie, Bakteriologie, Ausdehnung und Dauer des Bestehens verschieden sind. Es kommt hinzu, daß wir uns bei einer so schweren, unheilvollen Erkrankung für gewöhnlich nicht mit einer Behandlungsmethode begnügen, sondern alle Register unseres Könnens ziehen, um alles getan zu haben, was menschenmöglich ist. Ob die Heilung einer Meningitis auf die Operation, die Lumbalpunktion oder andere Faktoren zu beziehen ist, läßt sich deswegen im Einzelfall schwer entscheiden. Ist die Meningitis lokalisiert, so kann die breite Freilegung des Infektionsherdes noch Heilung bringen. Je ausgedehnter der Prozeß ist, desto machtloser stehen wir ihm gegenüber. Dieser pessimistischen Einstellung scheint das Ergebnis einer Rundfrage GULEKES zu widersprechen, der 61 Heilungen bei 325 Meningitisfällen (19%) zusammenstellte. Wie GULEKE selbst hervorhebt, läßt sich dieser hohe Heilungsprozentsatz nur dadurch erklären, daß die Statistik auch umschriebene Hirnhauteiterungen umfaßt. Hierin liegt auch der Grund für die relativ günstigen Resultate bei den otogenen Meningitiden, während die von Stirnhöhle und Nasopharynx ausgehenden, meist diffusen Meningitiden eine infauste Prognose haben.

Der pathologisch-anatomische Befund an den Meningen ist entscheidend und wichtiger als Bakteriologie, Infektionsmodus und *Cytologie.* Wenn der Eiter einmal die Schranken durchbrochen hat und sich in den Maschen der weichen Hirnhäute ausbreitet, dürfen wir von lokalen chirurgischen Methoden nicht mehr viel erhoffen, und allgemein therapeutische Gesichtspunkte treten in ihr Recht. Sind wiederholte Lumbalpunktionen, an deren überragendem Wert von keiner Seite mehr gezweifelt wird, erfolglos, kommt die Dränage der Cisterna cerebellomedullaris (AMBERGER, DAY, EDEN) oder des Lumbalsackes (BARTH, GOEBELL, GULEKE, WAGGET, WEST und SCOTT) in Betracht. Den positiven Resultaten stehen aber zahllose negative gegenüber (vgl. GULEKE und STARLINGER). Gleiche Wirkung wie von der Dränage der Liquorräume versprach man sich von Durchspülungen. Durch Spülung vom Ventrikel zur Zisterne, von der Zisterne zum Lumbalsack erreicht man jedoch keineswegs mehr als durch Punktion oder durch Dränage. Mag die Spülflüssigkeit neutral oder spezifisch sein, sie kommt doch nur mit dem kleinsten Teil des infizierten Bezirkes in Berührung und niemals mit dem weitläufigen, buchtenreichen, eitergefüllten Maschenwerk der Subarachnoidealräume. Aus diesem Grunde werden die Spülmethoden von Chirurgen im allgemeinen abgelehnt. Über die von STARLINGER vorgeschlagene intraarterielle Urotropindauerinfusion in Kombination mit Kammerdurchspülung liegen am Menschen noch keinerlei Erfahrungen vor. Wert und Unwert der Urotropinbehandlung steht im übrigen hier nicht zur Diskussion.

b) Hirnabsceß.

Ebenso wie bei den Meningitiden kommt bei der Prophylaxe *posttraumatischer Hirnabscesse* der frühzeitigen und sachgemäßen Behandlung offener Schädelfrakturen grundlegende Bedeutung zu. Nach GULEKE sind Spätabscesse bei Frühoperierten 4mal so selten wie bei spät oder gar nicht Operierten. Dieser Schutz ist nicht absolut, vor allem aber sind den vorbeugenden Maßnahmen Grenzen gesetzt, die in der Natur der Verletzung begründet sind. Besonders schwer sind stets Schußverletzungen, unter ihnen Steck- und Durchschüsse, bedroht. Die nach der Tiefe zu fortschreitende Entzündung, Encephalomalacie, Abszedierung bei Hirnprolaps und der sekundäre Hydrocephalus bedeuten eminente Gefahren, denen der Körper nur zum geringsten Teile wirksam begegnen kann, und denen auch der Chirurg leider häufig machtlos gegenübersteht. Die plastischen und resorbierenden Kräfte, die im Peritoneum oder den mesenchymalen Körpergeweben auf so wunderbare Weise so manchen infektiösen Prozeß am Fortschreiten verhindern und gegen die Umgebung abriegeln, vermissen wir vielfach bei den gliösen Elementen. Ein progredienter Entzündungsprozeß muß sich aber gerade am Gehirn in besonders besorgniserregender Weise auswirken. Die Prophylaxe des *Hirnabscesses nach Nebenhöhlen- und Ohrerkrankungen* scheitert häufig daran, daß die Kranken zu spät in die Behandlung des Arztes treten; diese verschleppten Fälle sind ebenso ungünstig zu beurteilen wie die hämatogenen Infektionen.

Bei den eitrigen Meningitiden ist die Prophylaxe alles, und die chirurgische Therapie der ausgebreiteten Hirnhautentzündung nimmt nur einen bescheidenen Raum ein; umgekehrt ist bei den *ausgebildeten Hirnabscessen*, welcher Ätiologie sie auch sein mögen, *nur von einer Operation Heilung zu erwarten*, während die Prophylaxe lediglich in traumatischen Fällen Erfolg verspricht.

Die chirurgische Behandlung der traumatischen *Frühabscesse* besteht in breiter Freilegung des Wundgebietes, Eröffnung der Eiterherde und aller Buchten und Taschen. Die Technik entspricht der bei offenen Schädelverletzungen. Bei Frühabscessen anderer Ätiologie darf der Eingriff erst erfolgen, wenn sich der *Absceß vollkommen abgekapselt hat*.

Tabelle 1.

Anzahl der Fälle	Operationstermin	Abgekapselt	Nicht abgekapselt
13	Erste 2 Wochen	3	10
8	3.—4. Woche	10	8
5	5.—6. Woche	3	2
15	6. Woche	15	—

Nach den Untersuchungen GRANTS (Tabelle 1) darf man mit der sicheren Bildung einer Absceßmembran nach 6 Wochen rechnen.

Weitaus schwieriger ist das Vorgehen bei den *Spätabscessen*. Genaue Lokalisation und Kenntnis der Absceßausdehnung sind unbedingte Voraussetzung für eine wirksame Absceßentlastung. Bei unsicherer Lokaldiagnose ist es besser, durch Punktionen an verschiedenen Stellen des Gehirns erst den Absceß sicherzustellen, als den Absceß nach breiter osteoplastischer Aufklappung, die nicht nur den Eingriff, sondern auch die Infektionsgefahr vergrößert, zu suchen. Als Fortschritt in der Bestimmung der Absceßausdehnung ist die Füllung mit Luft und anschließende Röntgendurchleuchtung zu verzeichnen (BAKULEFF).

Das einfachste Verfahren, die Evakuierung des Hirnabscesses durch wiederholte *Punktion*, hat in Fällen von BAKULEFF, CUSHING, DANDY, GRANT, SPASSUKOKOTZKI die völlige Ausheilung herbeigeführt. Die Gefahr der schleichenden Encephalitis ist in Wirklichkeit nicht so groß, wie meistens befürchtet wird. Die Absceßspülung mit Kochsalz, Wasserstoffsuperoxyd, CLUMSKYscher Lösung ist nur vereinzelt angewandt worden. Sind die Erreger Staphylokokken, so liegt der Gedanke nahe, den durch Punktion festgestellten Absceß mit einer Pufferlösung „Natriphos", die v. GAZA, BRANDI und Verfasser wiederholt bei Abscessen anderer Lokalisation angewandt haben, zu durchspülen. Es ist nicht ausgeschlossen, daß dieser Versuch, der bisher, soviel ich weiß, noch nicht gemacht worden ist, zur Heilung führt. Die Punktionsbehandlung eignet sich nur für gut abgekapselte, solitäre, nicht traumatische Abscesse. Von der Punktionsmethode ist es nur ein kleiner Schritt zur Eröffnung des Abscesses durch eine kleine Trepanationsöffnung, *Incision* und *Dränage*. GRANT ist zweizeitig vorgegangen, nach Eröffnung der Dura wurde, um Verwachsungen herbeizuführen, 24 bis 28 Stunden tamponiert und dann erst der Absceß eröffnet. Von 22 in dieser Weise Operierten heilten 15, 7 starben (33%).

Man hat viel über die zweckmäßigste Form der Dränage gestritten. Gummiröhrchen, Zigarettendräns, Glasröhrchen, Holundermark, Gazedochte, mit Gaze umwickelte Röhrchen sind verwandt worden. Keine Methode kann man als einzig berechtigt anerkennen, da keiner der Erfolg ganz versagt, keine von Unglücksfällen verschont blieb. Nicht das Material, sondern der Ort der Dränage ist maßgebend. Gelingt es, durch den Absceßstiel, in dessen Bereich stets Vernarbungen angenommen werden dürfen, zu dränieren, sind die Chancen weit günstiger als bei transarachnoidealem Vorgehen. Das Drän muß mit größter Sorgfalt so fixiert werden, daß es nicht in die Tiefe gestoßen werden kann. Es muß stets allmählich von außen her gekürzt werden. Ist das Drän herausgerutscht, so kann das Wiedereinführen große Schwierigkeiten machen und jeder gewaltsame Versuch unabsehbare Folgen haben. Dem Verstopfen des Dräns und der dadurch bedingten unvollkommenen Eiterentleerung glaubt MUCK dadurch vorzubeugen, daß er das Drän an die tiefste Stelle legt, den Kranken stets in sitzender Stellung verbindet und durch Atemgymnastik und einen Kapselverband die Durchlüftung der Absceßhöhle und Herabminderung der Eitersekretion erreicht. Mit diesem Vorgehen wurden selbst größte Abscesse innerhalb relativ kurzer Zeit zur Heilung gebracht. Bei den posttraumatischen Abscessen, deren Ursache häufig Splitter, Geschoßteile, Tuchfetzen usw. sind, ist ausgiebige Absceßfreilegung und Incision erforderlich, um das Abtasten der Höhle zu ermöglichen. Unbefriedigt von den verschiedenen Formen der Dränage mit ihren Gefahren der progredienten Encephalitis und des Ventrikeldurchbruches, die — von seltenen Fällen abgesehen (MCEWEN, LEWIS, UFFENORDE) — tödliche Komplikationen darstellen, hat KING die den Absceß deckende Hirnrinde abgetragen und so gleichsam den Absceß evertiert. In 4 Fällen erzielte er Heilung. Nachgeahmt ist seine Methode nicht. Die *Exstirpation* des ganzen Gebildes ist nur möglich bei alten Abscessen mit dickem Balg und eingedicktem Inhalt. Dies war in SARGENTS Material 5mal der Fall.

Die *operativen Erfolge* hängen in erster Linie davon ab, ob sich bereits eine Absceßkapsel gebildet hat oder nicht. Im Material GRANTS war die Mortalität bei 19 uneingekapselten Abscessen 100%, bei 30 abgekapselten nur 33%. Auch Ätiologie, Natur, Lage, Größe und Bakteriologie des Abscesses weichen in den einzelnen Fällen erheblich voneinander ab. Aus diesem Grunde lassen sich die einzelnen Statistiken nur schwer miteinander vergleichen. Trotzdem gewinnt man den Eindruck, daß beachtliche Fortschritte in der Behandlung der Hirnabscesse erzielt worden sind. OPPENHEIM und CASSIRER geben unter 77 Fällen mit traumatischem Hirnabsceß 56 Heilungen (72,7%) an, und zwar handelt es sich hier um Friedens- und nicht um Kriegsverletzungen. DELVOIE berechnet beim akuten Rindenabsceß auf 21 Trepanationen 15, beim chronischen tiefliegenden traumatischen Absceß auf 33 Operationen 19 Heilungen. Die Prognose der Kriegshirnabscesse ist schlechter, ihre Mortalität beträgt mindestens 50%. Von 206 temporalen Hirnabscessen, die OPPENHEIM und CASSIRER zusammenstellten, wurden 148 (mehr als 70%), von 78 zerebellaren 35 (45%) geheilt. Erstaunlich gut sind neben den Resultaten COLEMANNS (unter 14 Hirnabscessen 12 Heilungen) und denen GRANTS (70% Heilungen), die MCEWENS, der von 19 Hirnabscessen 18 zur Heilung brachte. Erheblich ungünstiger sind die Zahlen, die HEINE und BECK kürzlich veröffentlicht haben: bei 133 Großhirnabscessen 47 Heilungen = 35,33%, bei 72 Kleinhirnabscessen nur 7 Heilungen = 9,7%. Wodurch die Verschiedenheit dieser Statistiken bedingt ist, wurde bereits erwähnt.

2. Nichteitrige Entzündungen.

a) Meningitis chronica adhaesiva serosa und seltenere Formen spezifischer chronischer Meningitis.

Die *Meningitis serosa* acuta und subacuta (BOENNINGHAUS, PAYR, QUINCKE), diese häufige Folge und Begleiterscheinung entzündlicher und traumatischer Hirnprozesse, bedarf an dieser Stelle keiner ausführlichen Besprechung, da wohl ihre Prophylaxe chirurgisch, ihre Behandlung jedoch meist konservativ ist (Dehydratisierung, Lumbal-, Ventrikelpunktion). Nur in den seltensten Fällen dürfte bei Versagen dieser Methoden eine subtemporale Dekompression in Betracht kommen.

Unter den *chronischen Formen* der Meningitis beansprucht die in ihrer Ätiologie nicht völlig geklärte *Meningitis cystica circumscripta chronica* ein besonderes Interesse. Wenn auch FRAZIER bereits 1905 bei einer 45jährigen Frau durch Eröffnung einer Cyste im Kleinhirnbrückenwinkel Heilung erzielte, so ist die prinzipielle Bedeutung dieses Krankheitsbildes doch erst durch die Arbeiten von OPPENHEIM, KRAUSE und PLACZEK in das richtige Licht gerückt worden. Sicherlich zeigt die Genese dieser Fälle Beziehungen zu Traumen, stumpfen oder penetrierenden Verletzungen, oder Infektionen, die so viele Jahre zurückliegen können, daß sie der Erinnerung entschwunden sind (Erkrankungen der Nebenhöhle, Schädelknochen, Infektionskrankheiten, Lues, Alkohol usw.). Häufig fehlt aber jedes ätiologische Moment, und es ist begreiflich, daß diese Fälle unter der Diagnose Hirntumor zur Operation gelangen. Die bei der Operation gefundenen Verhältnisse entsprechen ganz denen am Rückenmark. Neben den lokalisierten und rein cystischen Formen finden wir seltener adhäsive und Übergangsformen.

Ergibt die Operation eine circumscripte Liquoransammlung, so darf nie vergessen werden, daß sich hinter der Cyste eine Neubildung verbergen und sich in der Tiefe einer scheinbar normal aussehenden Hirnrinde ein krankhafter Hirnprozeß abspielen kann. Die Operation — breite osteoplastische Aufklappung, Eröffnung der Liquorcyste, Zerreißen der absperrenden Membranen, Entfernung der Cystenwand — hat eine durchaus günstige Prognose; das bezeugen zahlreiche Heilungen sowohl nach Großhirn- wie nach Kleinhirnoperationen. Zu den bereits erwähnten treten Fälle von BING, BORCHARDT, DANA und ELSBERG, EISELSBERG, FINKELSTEIN, GIRARD, GLETTENBERG-LEHMANN, HORRAX, MARBURG und RANZI, SAUERBRUCH, WENDEL u. a. Je frühzeitiger die Operation vorgenommen wird, desto besser sind die Aussichten auf völlige Heilung.

Bei diffusen Adhäsionen, die wir nicht selten postkommotionell finden (Kopfdruck, Übelkeit, Mattigkeit, Arbeitsunlust, psychische Labilität) vermag man durch *Sprengung der Adhäsionen* Günstiges zu erreichen. Über die Behandlung der durch chronische meningitische Prozesse entstandenen *Hydrocephalusformen* habe ich bereits gesprochen. Bei *diffuser tuberkulöser Meningitis* ist eine Enchairese zwecklos, wohl aber wurde bei *circumscripter tuberkulöser Meningitis*, die meist unter Tumorverdacht operiert wurde, allein durch Druckentlastung weitgehende Besserung und sogar Heilung bewirkt (FOERSTER, KÜTTNER, TIETZE). Die diffuse *luische Meningitis* ist im allgemeinen Domäne der inneren Medizin. Liegen circumscripte Gummata vor, so kommt die Exstirpation in Betracht, jedoch ist die Prognose häufig dadurch getrübt, daß die Gummata nicht einzeln, sondern multipel sind.

b) Pachymeningitis und Pachymeningiosis haemorrhagica interna (subdurales Hämatom).

Das Problem der *hämorrhagischen Pachymeningiosen* ist in erster Linie ein genetisches und diagnostisches. Sicher sind in vielen Fällen Traumen von Bedeutung, indessen sind sie meist so geringfügig, daß noch weitere Faktoren hinzukommen müssen, die sich wahrscheinlich in einer Schädigung des Gefäßapparates (Infektionskrankheiten, Herz- und Nierenkrankheiten, chronischer Alkoholismus) oder in einer abwegigen defensiven Reaktion (HENSCHEN) äußern. Die Krankheitsbilder der traumatischen und spontanen Pachymeningitis sind von der Pachymeningitis haemorrhagica zu trennen. Für die *Therapie* ist diese Unterscheidung indessen nur von untergeordneter Bedeutung, da die verschiedenen Affektionen gleich behandelt werden. Wenn Drucksymptome bestehen, so kann man durch sie, sofern man alle Möglichkeiten im Auge hat, auf die richtige Diagnose und Therapie geführt werden. In der Mehrzahl der publizierten Fälle wurde die Diagnose Tumor oder Absceß für so sicher gehalten, daß eine Probepunktion, welche die Situation hätte klären können, als unnötig erachtet wurde. Die Operation ergab dann zur Überraschung eine mächtig gespannte Dura, die bläulich durchschimmerte, und nach deren Incision große Koagula zum Vorschein kamen, welche die ganze Hemisphäre, vor allem Frontal- und Temporallappen, bedeckten. Die Hämatome sind meist gut organisiert, gegen die Dura gut abgrenzbar und lassen sich unschwer entfernen. Die Prognose ist bei rechtzeitiger Operation günstig. 8 Fälle von GRISWALD und JELSMA, die unerkannt blieben und nicht operiert wurden, starben. Demgegenüber wurden eine ganze Reihe von Fällen geheilt (CUSHING und PUTNAM, GRANT, FLEMING und JONES, HENSCHEN, HOHLBAUM, HOLMES, SAAR, VERAGUTH). Dem mehrere Tage nach der Operation auftretenden Ödem ist besondere Beachtung zu schenken.

In das gleiche Gebiet gehören wohl die neuerdings von JENTZER veröffentlichten Fälle, die unter der Diagnose Hirntumor einmal des Kleinhirns, ein andermal der Zentralwindung operiert wurden, ohne daß sich ein Tumor vorfand, während die mikroskopische Untersuchung der excidierten Dura kleine Hämatome ergab. Genügende Druckentlastung bringt die Fälle zur Heilung.

V. Neubildungen.

1. Einleitende Bemerkungen.

Selbst namhafte Neurologen vertreten noch heute bedauerlicherweise den Standpunkt, daß es in Anbetracht der schlechten Resultate der Hirnchirurgie besser sei, die Hirntumoren zu bestrahlen. Sie begnügen sich mit der dubiösen Strahlenwirkung und verzichten von vornherein auf chirurgische Heilung. Wie kann man aber, wenn selbst Ärzte vom Fach solche Meinungen äußern, vom Praktiker verlangen, daß er sich um die frühzeitige Erkennung von Hirntumoren bemüht, um sie einer chirurgischen Heilung zuzuführen? Was bisher geleistet wurde, ist so bewundernswert, *daß ich nicht verstehe, wie man dem Kranken, der an einer unaufhaltsam fortschreitenden tödlichen Erkrankung leidet, die einzige Möglichkeit seiner Rettung vorenthalten kann. Die Anschauung, man müsse den Tumor erst bestrahlen und dann operieren, muß mit gleicher Schärfe bekämpft werden.* Indikationen zur Röntgenbestrahlung erblicke ich 1. primär bei Hypophysenadenomen; 2. sekundär nach vorhergehender Entlastung bei inoperablen Hirntumoren, die der Gruppe der Gliome angehören; 3. bei malignen gliomatösen Rezidivtumoren. In allen anderen Fällen muß, falls überhaupt eine strikte Indikation zu aktivem Handeln vorliegt, die Operation gefordert werden.

Die Operationsmortalität bei größeren Tumorserien unter Einschluß aller wegen Tumor vorgenommener Eingriffe ist sehr verschieden.

Da in der folgenden Statistik verifizierte, unverifizierte Tumoren sowie Fälle von Tumorverdacht, Radikaloperationen und Entlastungstrepanationen, Fall- und Operationsmortalität zusammengefaßt sind, von denen *jeder einzelne*

Faktor die Statistik in entscheidender Weise beeinflußt, vermögen wir aus ihr kaum mehr zu schließen, als daß sich die Gesamtresultate der Hirnchirurgie im Laufe der letzten Jahre gebessert haben. Nur bei getrennter Betrachtungsweise dürfen wir überdie tatsächlich vollbrachten Leistungen und die sich aus ihnen ergebenden Möglichkeiten Aufschluß erwarten und das auch nur dann, wenn wir dabei gleichzeitig die einzelnen Tumorgruppen und Untergruppen einem gesondertem Studium unterziehen. Somit ergibt sich die Notwendigkeit, die Tumorgattungen unter Berücksichtigung der verschiedensten Momente bezüglich ihrer operativen Prognose einzeln zu besprechen und hiervon wieder unabhängig die Ergebnisse palliativer Eingriffe. Zweckmäßigerweise unterschieden wir folgende Hauptgruppen:

Tabelle 2.

Autor	Zahl der Fälle	Zahl der Todesfälle	Prozente
Sachs (1920)	85	29	34,1
Marburg und Ranzi (1920)	313	126	40,0
Sargent (1926)	337	77	20,0
Eiselsberg (1926)	343	154	44,9
Olivecrona (1927)	85	34	40,0
Kerschner (1928)	152	55	36,1
Dowman und Smith (1928)	95	26	30,5
de Martel (1931)	130	34	26,0
Guleke (1931)	164	39	23,7
Cushing (1931)	2882	394	16,6
Tönnis (1935)	109	24	22.0

1. *Extracerebrale Tumoren,* die die Meningeome, Acusticusneurinome und die Hypophysenadenome umfassen.

2. *Intracerebrale Tumoren,* mit der großen Gruppe der Gliome, Gefäßgeschwülste, angeborene und seltenere Tumoren.

3. *Tumoräquivalente.*

Unter Zugrundelegung der großen Statistiken werde ich die Häufigkeit der einzelnen Tumoren jeweils hinter der Gruppenbezeichnung angeben.

2. Extracerebrale Tumoren.

a) Meningeome (Cushing 13,4%, Elsberg 13,2%, Olivecrona 15,8%).

Die von den Hirnhäuten ausgehenden *Meningeome* stehen, da sie scharf abgegrenzt sind, und mitunter an operativ gut zugänglicher typischer Stelle sitzen, von jeher in dem Ruf leicht operabler und mitunter prognostisch besonders günstiger Hirngeschwülste. Aber nur dann, wenn ein cortical gelegenes, gefäßarmes Meningeom sich nach Umschneidung der Dura wie eine reife Frucht aus dem Geschwulstbett herausheben läßt, trifft diese Annahme zu. Lage, mitunter gewaltige Größe, Blutreichtum und die Beziehungen der Geschwülste zu einem Blutleiter gestalten eine Meningeomexstirpation weit häufiger zu einem eminent schwierigen und langwierigen Operationsakt, noch dessen glücklicher Vollendung noch postoperativ Komplikationen alle angewandten Mühen zunichte machen können. Die unübersehbare Zahl erfolgreicher Tumorentfernungen (Bauer, Cairns, Coenen, Bremer, Dowman, Eiselsberg, Foerster, Glettenberg-Lehmann, Guleke, Heymann, Krause, Marburg und Ranzi, de Martel, Nonne, Puusepp, Sachs, Sauerbruch, Sharpe, Spiller-Frazier u. v. a.) täuschen leicht darüber hinweg, daß die Resultate bis vor ganz kurzer Zeit bei Operationsserien weit weniger günstig waren, als man theoretisch erwarten sollte. So starben Olivecrona (1927) von 9 Fällen 4, Kerschner von 9 Fällen 5, Sargent von 31 9. Cushing hatte unter 260 Fällen 54 postoperative Todesfälle = 20,8% (Fallmortalität). Einführung und Ausbau der Elektrochirurgie bedeutet für die Meningeomexstirpation wie für die gesamte Tumorchirurgie eine Umwälzung von größter Tragweite, die wir erst dann voll ermessen können, wenn wir die Erfolgsserien vor und nach ihrer Einführung miteinander vergleichen. CUSHING hatte bei 69 Fällen der letzten Jahre nur 8 Todesfälle (11,6%), was bei 103 Operationen einer Operationsmortalität von 7,7% entspricht. Welche Bedeutung dabei der stets wachsenden Erfahrung des einzelnen zukommt, zeigen unter anderem die ausgezeichneten Ergebnisse über die OLIVECRONA jüngst in seiner Monographie berichtet hat. Er hatte unter 33 zum Teil doppelseitigen *parasagittalen Meningeomen* 5 Todesfälle (15,2%), unter den letzten 30 3 Todesfälle (10%). Es ist kein Zweifel, daß die Mortalität dieser 30 Fälle, wenn sie von 30 Chirurgen operiert worden wären, weit höher gewesen wäre! Neben den parasagittalen, frontalen und zentralen finden sich gut diagnostizierbare und wohl charakterisierte Meningeome an der Fossa olfactorii (BOSTROEM und SPATZ, CUSHING), dem vorderen Chiasmawinkel (CUSHING, GUTTMANN und SPATZ, HOLMES und SARGENT) und an den kleinen Keilbeinflügeln. Erst die Vervollkommnung der operativen Technik gab die Möglichkeit, sich an kleinere und größere Geschwülste dieser schwer zugänglichen Gebiete mit Erfolg heranzuwagen: CUSHING, OEHLECKER, HOLMES und SARGENT u. a.).

Bekanntlich weisen nicht selten röntgenologisch darstellbare oder palpable *Knochenveränderungen* auf ein Endotheliom hin. Früher glaubte man, daß es sich um eine einfache, unter dem Reiz des darunterliegenden Tumors entstandene Exostose handele (KRAUSE, SCHLESINGER, SCHÜLLER, STERNBERG u. a.). Jetzt wissen wir, daß der Knochen vom Tumor ergriffen ist und die Tumorzellen, vielleicht unter dem Einfluß des intrakraniellen Druckes, die Knochensubstanz durchsetzen (BARLING und LEITH, BERNSTEIN, CUSHING, PENFIELD, PHEMISTER, RAND, WEISER. CORDES spricht von „osteoplastischem Meningeom“. Ist der Knochen miterkrankt — nach CUSHING in 25% — so muß er radikal mitentfernt werden, da sich sonst vom Knochen aus ein Rezidiv entwickeln kann.

b) Acusticusneurinome (CUSHING 8,4%, ELSBERG 10,4%, OLIVECRONA 12,7%).

Zunächst eine prinzipielle Bemerkung! Immer wieder wird von otologischer Seite der Versuch gemacht, die Acusticusneurinome translabyrinthär zu entfernen und der Chirurgie zu entreißen (BÁRÁNY, BRUNNER, KÜMMEL, PIFFL). Man muß zugeben, daß die Entfernung ganz kleiner Tumoren, die nach dem Porus acusticus zu entwickelt sind, und auch kleiner Tumorpartikel auf diese Weise möglich ist (SCHMIGELOW, QUIX, ZANGE u. a.). Indessen läßt sich die Größe des Tumors nicht voraussagen und damit auch nicht vorher entscheiden, ob ein Acusticustumor ganz ausnahmsweise für die translabyrinthäre Exstirpation geeignet ist. Kleine Tumoren können schwere Symptome verursachen, bei großen Tumoren kann der Hydrocephalus fehlen. Auf jeden Fall wird bei den weit häufigeren, nach medial und unten entwickelten Tumoren, die unter Verdrängung des Marks erhebliche Größe erreichen können, auf translabyrinthärem Wege niemals eine für eine radikale Inangriffnahme genügende Übersicht erreicht. Dies beweisen unter anderem die Fälle von PIFFL und QUIX. Ferner droht die Gefahr der Liquorfistel mit sekundärer Meningitis und schließlich wird, falls eine zweizeitige Operation geplant ist, die zunächst notwendige Entlastung niemals auf diesem Wege erreicht werden. Aus diesen Gründen ist der *translabyrinthäre Weg unbedingt abzulehnen*. Auch das seitliche Vordringen durch kombinierte Fortnahme der Hinterhauptsschuppe und des Warzenfortsatzmassivs (BORCHARDT, ELSBERG, SPECHT) wird trotz der neuerlichen Empfehlung SPECHTS sich nicht durchsetzen können. *Die doppelseitige Freilegung des Kleinhirns unter Opferung des Knochens samt der hinteren Umrandung des Foramen magnum und wenn nötig des Atlas muß vorderhand als*

Methode der Wahl gelten: nur sie gestattet eine genügende Übersicht über den Kleinhirnbrückenwinkel und dabei schonendste Behandlung des Kleinhirns. Früher versteifte man sich darauf, die Acusticusneurinome in toto zu entfernen. Die damals geübte brutale digitale Totalentfernung war mit einer gefährlichen Markschädigung oder schwer zu stillenden Blutung verknüpft, die eine außerordentlich hohe Mortalität zur Folge hatte. Von größeren Statistiken erwähne ich nur die von Eiselsberg (77%), Heymann (56,3%), Krause (86,8%), Tooth (70,8%). Diese gewaltigen Mortalitätsziffern sanken, als Cushing mit Emphase für die subtotale Enucleation der Acusticustumoren nach Incision der Kapsel eintrat.

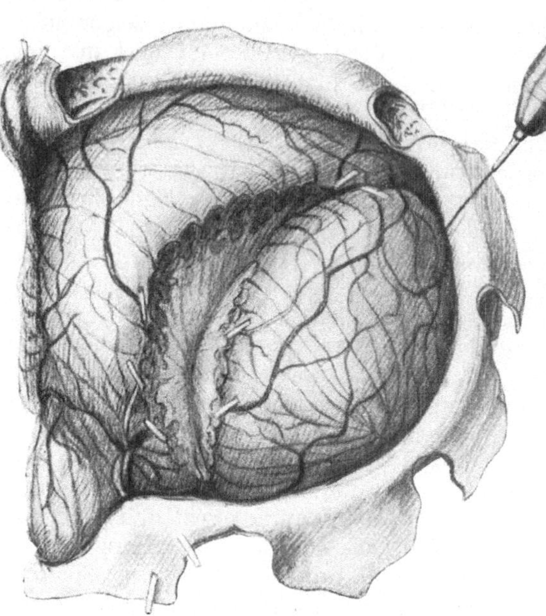

Abb. 1. Exstirpation eines rechtsseitigen Acusticustumors. Resektion der rechten Kleinhirnhemisphäre. (Nach List.)

Es gelang Cushing bereits in seiner ersten in dieser Weise operierten Serie von 29 Fällen die Fallmortalität auf 20,7, die Operationsmortalität auf 15,4% herunterzudrücken. Inzwischen ist die Statistik noch erheblich verbessert worden. Während die Fallmortalität der innerhalb eines Zeitraums von 30 Jahren operierten 176 Fälle 14,8%, die Operationsmortalität 11,1% betrug, senkte sie sich bei den 33 Patienten der letzten Jahre auf 4% bzw. 3%. Diese weitere ganz erhebliche Besserung ist der Einführung der Elektrochirurgie zu verdanken, insbesondere der durch sie ermöglichten prinzipiellen Entfernung eines Kleinhirnkegels, wodurch ein vortrefflicher Zugang gewonnen, eine Zerrung der Medulla weitgehendst vermieden wird. Eine ins Detail gehende Beschreibung der Cushingschen Technik hat List gegeben (Abb. 1—4). Puusepp hatte bei gleichem Vorgehen 18%, de Martel und Olivecrona 20% Mortalität. Besonders lehrreich sind die Zahlen, die Sargent angibt: Bei 9 vollkommenen Exstirpationen nur 1 Heilung, bei 29 partiellen

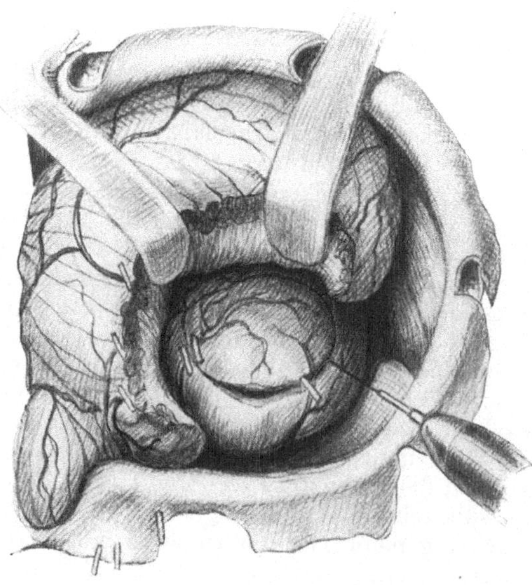

Abb. 2. Ausgiebige Freilegung der Tumoroberfläche nach Kleinhirnresektion. Kreisförmige elektrochirurgische Incision der Tumorkapsel. (Nach List.)

Tumorentfernungen 4 postoperative Todesfälle (13,8%). Seitdem die meisten Chirurgen nach CUSHING operieren, haben sie ebensoviel geheilte wie früher bei totaler Entfernung Todesfälle. Die geringere Mortalität ist freilich durch eine erhöhte Rezidivgefahr erkauft. Mit jeder weiteren Operation steigt die Operationsmortalität. Um die Vorteile der partiellen Tumorenucleirung mit der wünschenswerten Radikalität zu verbinden, hat DANDY vorgeschlagen, den Tumor nach der Kapselincision stückweise zu entfernen und zum Schluß des Eingriffes die Kapsel total zu exstirpieren. Die Beseitigung der stets folgenden Facialislähmung wurde durch eine spätere Facialispropfung angestrebt. In seiner ersten Publikation berichtet DANDY über 5 in dieser Weise operierte Kranke ohne Todesfall. Neuerdings spricht sich auch OLIVECRONA zugunsten dieses Verfahrens aus, da von seinen nach CUSHING operierten 34 Patienten nur 13 den Eingriff über $3^1/_2$ Jahre überlebt hatten, von denen nur ein Teil arbeitsfähig war (in CUSHINGs Material betrug die Überlebensdauer der fast total Operierten 5 Jahre, 4 Monate). OLIVECRONA hat 31 Fälle nach DANDY mit einer primären Mortalität von 19,4% operiert. Die Eingriffe dauerten bisweilen bis zu 8 Stunden. Die Facialislähmung wurde nach dem Verfahren LEXERs behoben. Alle Überlebenden waren voll arbeitsfähig. Wenn, wie OLIVECRONA annimmt, sich die Operationsmortalität bis zu der äußerst geringen CUSHINGs senken sollte, wird wohl die radikale Tumorentfernung wieder an Boden gewinnen.

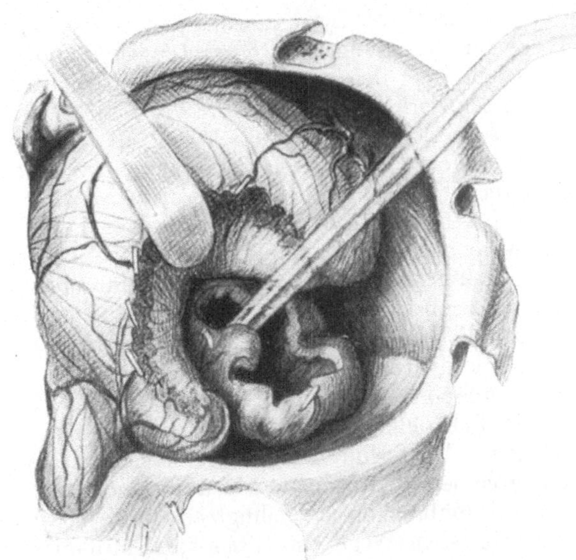

Abb. 3. Ausgiebige intrakapsuläre Enucleation der Tumormasse mit dem Saugapparat. (Nach LIST.)

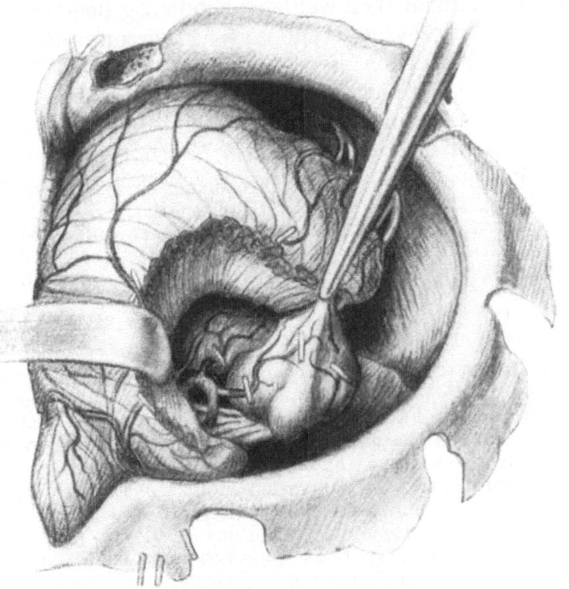

Abb. 4. Die kollabierte Kapsel wird vorsichtig nach lateral gezogen, so daß die untere Hirnnervengruppe und die Arteria cerebelli inferior posterior freiliegen. Zwischen Tentorium und Kleinhirn spannen sich starke Venen aus. (Nach LIST.)

c) Hypophysenadenome (Cushing 17,8%, Elsberg 5,4%, Olivecrona 3,9%).

Um zur Hypophyse zu gelangen, stehen uns zwei prinzipiell verschiedene Wege zur Verfügung: der *transsphenoidale* und der *transfrontale*. So einfach der Entscheid über den zu wählenden Weg von theoretischen Gesichtspunkten aus ist, so schwierig ist er in der Praxis. Ein Hypophysenadenom macht sich meist dann bemerkbar, wenn Gesichtsfeldeinschränkungen und Funktionsstörungen von seiten der Hypophyse auftreten und der Druck, der bisher in der sich dauernd erweiternden Sella aufgefangen wurde, sich intrakraniell auszuwirken beginnt. Sobald also der Visus nachläßt, hat der Tumor bereits das Diaphragma sellae durchbrochen. Die Feststellung aber, wie weit sich die Geschwulst intrakraniell ausgebreitet hat, gelingt trotz aller klinischen Untersuchungsmethoden (Luftfüllung der basalen Zisternen nach Heidrich!) nur sehr unvollkommen. Selbstverständlich läßt die Entwicklung *allgemeiner Drucksymptome* durch Ausbildung eines sekundären Hydrocephalus und *lokaler Symptome* durch Druck auf den Schläfenlappen usw. mit Sicherheit auf Einwachsen großer Tumorpartien in die Schädelkapsel schließen. Ihr Fehlen spricht jedoch in keiner Weise dagegen. Weiterhin müssen uns folgende Erwägungen bei der chirurgischen Therapie leiten: Wenn — wie das gewöhnlich der Fall ist — das Diaphragma sellae durchbrochen ist, gelingt es kaum je, weder auf transsphenoidalem noch transfrontalem Wege, die Geschwulst radikal zu entfernen. Da zwar die transfrontale Übersicht weit besser ist, aber die Mortalität der transsphenoidalen Eingriffe weit geringer, hat es volle Berechtigung, wenn wir bei stärker erweiterter Sella und fehlenden allgemeinen Drucksymptomen den transsphenoidalen, bei Bestehen allgemeiner oder lokaler Drucksymptome den transfrontalen Weg wählen. Eindeutig liegen die Verhältnisse bei den meist gut diagnostizierbaren Hypophysengangstumoren und den suprasellären Meningeomen, bei denen die Sella häufig normal befunden wird und der transsphenoidale Zugang niemals zum Ziele führen würde. Hier kommt nur der transfrontale Weg in Betracht. Ist man über die Natur der Geschwulst im Zweifel, so kann der *Hypophysenstich* Klärung bringen (s. dort).

Für die *transsphenoidale* Freilegung sind mehrere Zugangswege ausgearbeitet worden: 1. der nasale, a) mit äußerem Schnitt (zum Teil mit Aufklappen der Nase) in verschiedenen Modifikationen (Chiari, Eiselsberg, Kanavel, Oehlecker, Schloffer), b) der endonasale (Hirsch), c) der sublabiale (Cushing, Halstead); 2. der perimaxilläre Weg (Denker, Fein, Lautenschläger); 3. der pharyngeale Weg (Biehl, Löwe). Von diesen Methoden hat sich vor allem das Vorgehen Schloffers mit Aufklappen der Nase, der transethmoidale Weg Chiaris und Oehleckers, der endonasale Hirschs und der sublabiale Cushings eingebürgert.

Die *endonasale transsphenoidale* Methode wurde von Hirsch an 233 Patienten vorgenommen. Mit fortschreitender Erfahrung vermochte Hirsch die Mortalität der letzten Serie von 175 Fällen auf 5,1% herunterzudrücken. Eiselsberg hatte in seiner ersten Serie von 16 Fällen eine Mortalität von 25%, in der zweiten von 13 Fällen eine solche von 15,4%. Tilmann verlor von 8 Fällen 1, Schloffer von seinen ersten 3 Fällen 2 durch Unglücksfälle, die dem Prinzip der Operation nicht zur Last zu legen waren (elektrischer Kurzschluß, Coma diabeticum), von seinen weiteren 5 Fällen keinen. Von 22 nach dem *transethmoidalen* Verfahren Chiaris und Oehleckers Operierten (Frey-Kirschner, Henschen und Nager, Oehlecker) starben 14%. Cushing hatte bei 253 Fällen eine Mortalität von 6,7% (unter seinen letzten 50 Fällen nur 1 Todesfall), Frazier in 53 Fällen eine Mortalität von 4,5%.

Den *transfrontalen* Zugang zur Hypophyse durch Bildung eines größeren, über der Stirn gelegenen osteoplastischen Lappens hat Krause gewiesen. Sein extradurales Vorgehen wurde später durch das intradurale Heuers modifiziert. Die Mortalität der transfrontalen Methode ist zum Teil erheblich größer als die der sphenoidalen. Der relativ niedrigen Mortalität Cushings von 7% bei 38 Fällen steht die relativ hohe Sargents von 28,5% bei 28 Adenomen und Heuers von 46% gegenüber. Röpke und Fromme gingen in einzelnen Fällen auch transfrontal vor. Es muß besonders hervorgehoben werden, daß allein durch die Entlastung, ohne daß an den Tumor gerührt wurde, erhebliche Besserung erzielt wurde. Auch die *subtemporale Entlastung* CUSHINGs kommt unter Umständen als präliminarer Operationsakt in Frage.

Die verschiedenen Eingriffe üben unmittelbar eine ausgezeichnete Wirkung aus, die besonders für die Wiederherstellung des Visus segensreich ist. HIRSCH hat seine Fälle genau verfolgt und sehr beachtliche Dauerergebnisse festgestellt, indem 70% der vor 4—13 Jahren Operierten klinisch geheilt waren. Die Dauer des Erfolges wird von der Menge des entfernten Gewebes bzw. dem Grade der Radikalität abhängen, wenn auch die einfache selläre Trepanation bisweilen von erstaunlicher Besserung begleitet wird. Von den Patienten HEUERs, der wohl über die größte Erfahrung mit dem *transfrontalen* Vorgehen verfügt, lebten 3 5 Jahre nach der Operation symptomfrei, 1 3 Jahre, 1 zeigte nach 2 Jahren wieder Symptome, 1 starb, nachdem er 4 Jahre symptomfrei gewesen war, schließlich infolge eines durch Ventrikelverschluß bedingten Hydrocephalus internus, 3 lebten 1—$1^1/_2$ Jahre symptomfrei und starben dann an den Folgen einer zweiten Operation. Diese Zahlen sind nicht sehr ermutigend und bestätigen, daß die bessere Übersicht des transfrontalen Vorgehens mit einer beträchtlichen Mortalität erkauft ist und keineswegs befriedigendere Dauerresultate zu bieten vermag als das transsphenoidale, dem zunächst unbedingt der Vorzug gebührt.

3. Intracerebrale Tumoren.

a) Gliome.

(CUSHING 42,6%, ELSBERG 59%, OLIVECRONA 54,3%).

Die Gruppe der Gliome umfaßt die verschiedenartigsten Tumoren. Es ist ein bleibendes Verdienst von BAILEY und CUSHING, daß sie, auf gründlichsten, an einem großen Material durchgeführten Untersuchungen fußend, der bisher empirisch-primitiven Einteilung von gut- bzw. bösartigen Gliomen eine wissenschaftliche histogenetische Grundlage schufen, die sie in Beziehung zu den klinisch äußerst bunten Erscheinungsformen dieser Geschwülste setzten. Mag man auch dieses oder jenes auszusetzen haben und sich vor allem an der für die praktisch klinischen Bedürfnisse zu komplizierten rein histologischen Einteilung stoßen, so wird diese doch immer der Ausgangspunkt jeder weiteren Forschung sein.

Unter den Gliomen finden wir die bösartigsten, jeder Therapie trotzenden Neubildungen neben solchen, die eine hervorragende operative Prognose geben. Bösartige und gutartige Gliome halten sich in bezug auf ihre Häufigkeit etwa die Waage. Wir besprechen der Reihe nach die Glioblastome, Medulloblastome, Astrocytome, Oligodendrogliome und seltenere Formen.

Das *Glioblastom* (identisch mit dem Spongioblastom multiforme von STRAUSS und GLOBUS), diese äußerst bösartige, rasch wachsende Geschwulstform des vorgerückten Alters, macht fast 25% sämtlicher Gliome aus und ist eine der häufigsten Geschwülste des Großhirns. In Anbetracht ihrer Bösartigkeit und großen Rezidivgefahr hat man versucht, durch heroische Radikaloperationen das unvermeidliche Schicksal dieser Kranken abzuwenden. CUSHING führte an 183 Kranken 272 Operationen aus. 51 Kranke wurden 2mal, 16 3mal und 2 sogar 4mal wegen Tumorrezidivs operiert mit 66 Todesfällen (Fallmortalität 36,1%, Operationsmortalität 24,2%). Bei den 73 in den Jahren 1928—1931 Operierten betrug die Fallmortalität 23,3%, die Operationsmortalität 14,1%, um bei den letzten 50 Glioblastomen auf 11,6% zu sinken. Trotz immer wieder erneuter Eingriffe und radikalstem Vorgehen ist die Lebensdauer so kurz bemessen, daß man im allgemeinen einer partiellen Entfernung den Vorzug gibt, da die Mortalität bei gleichen Chancen ein geringeres Risiko darstellt als die einfache Entlastungstrepanation (PEIPER, PETTE, BAILEY).

Der naheliegende Gedanke, Kranke mit malignem Hemisphärentumor von jeglichem operativen Eingriff auszuschließen, scheitert vorderhand daran, daß diese Diagnose nicht mit absoluter Sicherheit gestellt werden kann; aber auch davon abgesehen wird dem Chirurgen durch die subjektiven Beschwerden bisweilen das Messer in die Hand gedrückt, so daß trotz der hohen Mortalität die einfache Entlastungstrepanation nicht immer zu umgehen sein wird. Man soll aber dann, wenn irgend möglich, über dem Tumor trepanieren.

Ein fast ebenso betrübliches Kapitel sind die das Kindesalter bevorzugenden, median gelegenen, cerebellaren *Medulloblastome*, deren Kenntnis uns zuerst BAILEY und CUSHING vermittelt haben. Auch hier ist allen therapeutischen Bemühungen zum Trotz eine Dauerheilung nicht erreichbar, wenn es auch gelingt, durch eine Kombination von operativen Maßnahmen und Röntgenbestrahlung dieser ungemein radiosensiblen Geschwülste das Leben der Kranken zu verlängern. Nur ein Fall CUSHINGs lebte noch 5 Jahre, nachdem er in der Zwischenzeit noch 4mal operiert worden war. Bei radikaler Entfernung hatte CUSHING eine Fallmortalität von 39%, ELSBERG und GOTTEN bei einer Serie von 11 Fällen eine solche von 36,6%. Diese relativ hohe Mortalität läßt sich erheblich herabsetzen, wenn man von vornherein unter Verzicht auf eine doch hoffnungslose radikale Entfernung sich auf eine ausgiebige suboccipitale Dekompression beschränkt (ELSBERG und GOTTEN hatten dann eine Mortalität von 15,8%). Man wird sich zu diesem weniger radikalen Vorgehen in Verbindung mit einer *energischen Nachbestrahlung* um so leichter entschließen, als bei geringerer Operationsmortalität die durchschnittliche Überlebensdauer etwa die gleiche ist (17,5 Mon.) (ELSBERG, MACHE, PETTE).

Etwas günstiger ist die Prognose der weit selteneren *cerebralen Medulloblastome*.

Die Nackenschläge, die die chirurgische Inangriffnahme der bisher besprochenen unreifen Gliomformen unweigerlich mit sich bringt, werden voll aufgewogen durch die Erfolge bei den *Astrocytomen*. Diese ausgereiften, relativ benignen, bald soliden, bald cystischen Neubildungen machen rund 30% bei dem Gliommaterial CUSHINGs aus. Von 255 Astrocyten waren 91 im Kleinhirn, 164 im Großhirn lokalisiert.

Die *Kleinhirn-Astrocytome* bevorzugen in gleicher Weise wie die Medulloblastome das jugendliche Alter. Sie sind aber im Gegensatz zu diesen für eine chirurgische Intervention äußerst günstig. Die einfache Entlastung oder Punktion und Evakuierung kann eine Monate, ja mitunter Jahre anhaltende Wirkung haben, sie ist aber doch nur als palliative (freilich nicht immer zu umgehende) Maßnahme aufzufassen. Auch die Härtung der Cystenwand durch Formalin- oder ZENKERsche Lösung, die früher vorgenommen wurde, schützt nicht vor Rezidiven. Eine entscheidende Wendung in der Chirurgie dieser Tumoren brachte die durch CUSHING vermittelte Erkenntnis, daß die Cyste das unmittelbare Produkt des soliden wandständigen Tumors ist, mithin ihre Eröffnung nur von vorübergehendem Erfolge begleitet sein kann. Eine Heilung kann nur die Exstirpation der soliden Tumoren bzw. der wandständigen Tumorknoten bringen. Die Erfolge CUSHINGs bei den cerebellaren Astrocytomen sind hervorragend.

Die Gesamtmortalität der 113 bei 76 cerebellaren Astrocytomen vorgenommenen Operationen betrug 13,3%. Die Todesfälle sind hauptsächlich auf Konto der sekundären Operationen zu setzen. Bei 75 primären Operationen hatte CUSHING 6 Todesfälle (8%), bei 28 sekundären 5 (17%), bei 8 tertiären 2 (25%). Ein Patient starb bei der unnötigen 4. Operation. CUSHING, der 3 Wochen vorher einen großen Tumor entfernt hatte, wollte noch einen kleinen Restknoten exstirpieren, und diesem Eingriff erlag der Kranke. In den letzten 29 radikal operierten Fällen hatte CUSHING bei 34 Operierten nur 1 Todesfall (Fallmortalität 3,4%, Operationsmortalität 2,9%), und er ist der Überzeugung, daß sich die

Mortalität der ganzen Serie ebenso günstig gestalten würde, wenn er sie nochmals durchoperieren könnte. Je häufiger es gelingt, einzeitig Cysten und muralen Tumor zu exstirpieren, desto seltener werden weitere Operationen notwendig und desto niedriger die Mortalität werden. Ist der Tumor radikal entfernt worden, so ist die Überlebensdauer außerordentlich lang. 40 Kranke lebten mindestens 3 Jahre nach der Operation, darunter 24 4—10, 11 10—21 Jahre. Derartige bisher noch von keinem anderen Chirurgen erreichten Resultate setzen eine außergewöhnliche persönliche Erfahrung voraus.

Trotz gleichen histologischen Aufbaues, wenn auch seltenerer Cystenbildung — in der wir einen gewissen Gradmesser für die Gewebsreife der Geschwulst bzw. ihre Benignität erblicken dürfen — ist die Prognose der cerebralen Astrocytome weit weniger günstig (Bailey, Cushing, Dowman und Smith, Heymann, Kerschner, Olivecrona, Sargent u. a.). Zwar ist in den Händen Cushings auch hier die Operationsmortalität ungemein gering, indem sie bei 149 Kranken und 221 Operationen 15,4% bzw. 10,4%, bei den letzten 41 Fällen mit 52 Operationen sogar nur 4,9% bzw. 3,8% betrug. Olivecrona verlor bei seinen benignen Großhirngliomen 25% postoperativ oder im Verlauf des ersten Jahres an Rezidiven; 50% wurden für längere oder kürzere Zeit wieder arbeitsfähig, 25% blieben 2 Jahre und darüber am Leben. Diese Tumoren neigen offenbar besonders stark zu Rezidiven. Eine Reihe ausgedehntester Hirnresektionen (Dandy, Heymann, Cushing u. a.), die die äußerste Grenze operativer Möglichkeiten streifen, zwingen zur Bewunderung nicht nur des chirurgischen Mutes, sondern mehr noch des bisweilen erstaunlich geringen Funktionsausfalles bei den Patienten.

Damit sind die praktisch wichtigsten Gliomformen besprochen. Die übrigen bisher klassifizierten Gliome wie *Astroblastome, Spongioblastoma polare, Oligodendrogliome, die sich durch häufige Verkalkung auszeichnen,* Ependymome, Pinealome, Ganglioneurome und Neuroepitheliome bilden insgesamt eine relativ kleine Gruppe (16% der Gliome). Ohne auch hier auf die statistischen Einzelheiten eingehen zu wollen, sei nur so viel gesagt, daß ihre operative Mortalität im Laufe der letzten Jahre nicht unerheblich gesunken und daß gerade bei den Oligodendrogliomen und Astroblastomen über bemerkenswerte Dauerergebnisse berichtet worden ist.

b) Blutgefäßgeschwülste.

(Cushing 2%, Elsberg 1%, Olivecrona 2,9%).

Lindaus grundlegende Studien haben bekanntlich eine Änderung in der Auffassung mancher cystischen, besonders cerebellaren Tumoren herbeigeführt, die man bisher für Gliome hielt. Lindau hat den Beweis erbracht, daß sie *angiomatöser Natur* sind und in engen genetischen Beziehungen zur Angiomatosis retinae von Hippels stehen. Klinisch und makroskopisch verhalten sich diese Tumoren wie Gliome und man darf annehmen, daß manche der als Gliome exstirpierten Geschwülste in Wirklichkeit angioplastische Neubildungen waren. Da es meist gut ausschälbare, benigne Tumoren sind, (Cushing, Dandy, Möller u. a.) ist die Opferung ganzer Hemisphären, die Pendl, Heinhold und Schloffer in ihren Fällen vornahmen, in der Regel nicht notwendig.

Neben den cystischen sind auch solide, außerordentlich gefäßreiche Geschwülste, *Hämangioendotheliome* und *Peritheliome,* ferner die in das Gebiet der *Aneurysmen* gehörenden *Rankenangiome* und *arteriovenösen* Fisteln klinisch und operativ wiederholt zur Heilung gebracht worden (Cushing, Heymann, Krause, Mühsam, Pertes u. a.). Tönnis berichtet an Hand eigener Beobachtungen und einiger Fälle Olivecronas über zehn arteriovenöse Aneurysmen, von denen zwei starben, zwei unbeeinflußt bzw. verschlechtert und sechs wesentlich gebessert bzw. geheilt wurden.

Bei der Diagnose der Gefäßgeschwülste bedeutet die Arteriographie, bei ihrer chirurgischen Behandlung die Elektrochirurgie einen unverkennbaren Fortschritt. Der Wandel, den gerade sie bei der chirurgischen Inangriffnahme dieser Geschwülste gebracht hat, wird auf das anschaulichste in der Monographie von Cushing und Bailey über die Blutgefäßgeschwülste, auf die besonders verwiesen sei, vor Augen geführt. Bei 24 Blutgefäßtumoren verschiedener Struktur und 44 Operationen betrug die Fallmortalität 25,5%, nach Einführung der elektrochirurgischen Methoden 14,3% bzw. 10%.

c) Kongenitale Tumoren.

(Cushing 5,6%, Elsberg 2,2%, Olivecrona 3,6%).

Die Schwierigkeiten in der operativen Behandlung der *Hypophysengangstumoren* liegen meist in der Größe, die diese an schwer zugänglicher Stelle lokalisierten Geschwülste in jahrelangem Wachstum erreichen. Sich zwischen die Hemisphären drängend, stellen sie einer radikalen Entfernung häufig unüberwindliche technische Hindernisse entgegen. Kleinere Cysten lassen sich in toto entfernen, wenn es gelingt, die Cystenwand, nachdem man eine Bresche in sie geschlagen hat, allmählich herauszuziehen; bei größeren müssen wir uns mit der Evakuierung und teilweisen Exstirpation der häufig verkalkten Wand begnügen. Dieser palliative Eingriff bessert den Zustand nur für kurze Zeit, da sich die Cyste wieder füllt und erneut Visus und Leben gefährdet (Cushing, Olivecrona, Unger, Verfasser). Die unmittelbare Operationsmortalität der radikal operierten Fälle beträgt etwa 20%. Über größere Serien geheilter Fälle berichten Cushing, Frazier, Peet, Sargent.

Als *Cholesteatome* faßt man eine Gruppe kongenitaler Tumoren zusammen, die sich auf dem Boden dermaler oder epidermaler Inklusionen entwickeln. Je nachdem welche Gewebselemente sich an der Wandbildung beteiligen, sind diese Geschwülste haar- und breihaltige *Dermoide* oder lamellenartig aufgebaute, glitzernde *Cholesteatome* (Perlgeschwülste). Vielfach bilden sie nur einen Zufallsbefund bei der Sektion. Die Zahl der operativ entfernten Geschwülste ist nur klein. Sowohl bei den Dermoiden wie bei den Cholesteatomen handelt es sich stets um scharf abgegrenzte Tumoren, die, wenn sie nicht vollkommen basal entwickelt sind, nicht sehr schwierig zu entfernen sind. Die *Cholesteatome* sitzen außer im Großhirn mit Vorliebe im Kleinhirn und Kleinhirnbrückenwinkel, die Dermoide bevorzugen das Großhirn. Bei beiden Tumorformen wird die Diagnose im allgemeinen erst intra operationem gestellt. Cholesteatome wurden von Anschütz, Bailey, Cushing, Borchardt, Löhr und Jacobi, Olivecrona, *Dermoide* von Heymann, Cushing, Horrax erfolgreich exstirpiert.

Teratome und *Chordome* gehören zu den größten Seltenheiten.

d) Seltenere Geschwülste.

Papillome des Plexus chorioideus kommen sowohl im 4. wie in den lateralen Ventrikeln vor. Man kann von Glück sagen, wenn sich ein größerer papillomatöser Tumor des 4. Ventrikels, der zu einem totalen Verschluß des Aquäduktes geführt hat, nach einfacher medianer Freilegung so spielend entfernen läßt wie in dem Fall von Sachs. Häufig sind die Tumoren so in der Tiefe verborgen, daß sie zunächst bei der suboccipitalen Freilegung übersehen werden. Cushing hat seinen ersten Fall 5mal operiert. Die Entfernung der Geschwulst gelang erst in der letzten Sitzung; sie war leider von einer letalen Pneumonie am 6. Tage gefolgt. Erfolgreiche Exstirpationen von Papillomen des 4. und der lateralen Ventrikel werden u. a. von Cushing, Dandy, Perthes erwähnt. Dandy hat 13mal Ventrikelgeschwülste verschiedenster Struktur ohne Todesfall entfernt. In Anbetracht dieser Erfolge erscheint mir die gerade für Plexustumoren von Forster empfohlene Röntgenbestrahlung nicht berechtigt.

Schließlich seien noch in dieser Gruppe zwei Fälle von intrakraniellem, vom Os parietale ausgehendem Chondrom erwähnt, dessen glückliche Entfernung Brütt und Smith-Lameris gelang.

4. Tumoräquivalente. Granulationsgeschwülste.

Wir kommen heute bei den *Konglomerattuberkeln* oder *Gummen* des Gehirns noch nicht über eine Wahrscheinlichkeitsdiagnose hinaus. Im allgemeinen wird die Diagnose erst intra operationem gestellt. Die spielend leichte Ausschälbarkeit des *Tuberkels* steht in schroffem Gegensatz zu dem postoperativen Verlauf. Nur vereinzelte Fälle (BENEDEK, CUSHING, MARBURG und RANZI, SCHLOFFER u. a.) sind dem fast unabwendbaren Schicksal einer komplizierenden tuberkulösen Meningitis entronnen. Andere fielen einer Phthise, Miliartuberkulose oder multiplen Hirntuberkeln zum Opfer. Die Gefahr einer tuberkulösen Meningitis — größer bei den cerebralen als bei den cerebellaren Tumoren — ist so eminent, daß es fast ratsamer erscheint, sich mit einer Entlastung zu begnügen, wenn sich bei der Operation der Tumor als Tuberkel erweisen sollte. Ob die Elektrochirurgie die Gefahr der Meningitis herabmindert, läßt sich noch nicht mit Sicherheit sagen, ist aber zu erhoffen.

Bei den *Gummen* sind postoperative Komplikationen weit weniger zu befürchten und Dauerheilungen (CUSHING, HERZ, KERSCHNER, MARBURG und RANZI, u. a.) durchaus im Bereich der Möglichkeit, wenn nicht, wie leider häufig, neben den exstirpierten noch weitere Gummen bestehen.

Zwei klinisch wichtige Tatsachen seien zum Schluß noch angeführt: 1. Blut- und Liquorreaktion kann trotz bestehenden Gummas negativ sein. 2. Medikamentös nicht beeinflußbare Lues cerebralis kann prompt durch eine Entlastungstrepanation gebessert werden (BAILEY).

Vorbedingung für die erfolgreiche Entfernung von *Cysticerken* ist ihr solitäres Vorhandensein. Den an sich seltenen Fällen haben HORAK und JEKLICKA jüngst einen neuen hinzugefügt. Nach diesen Autoren sind bisher 24 Fälle publiziert worden, von denen durch die Operation über 50% geheilt bzw. weitgehend gebessert wurden. Besonders ungünstig ist der Sitz in der hinteren Schädelgrube.

5. Ergebnisse der palliativen Operationen.

a) Entlastungstrepanation.

Die Entlastungstrepanation, die in früheren Jahren zu den am meisten verbreiteten Eingriffen gehörte, wird heute weit seltener angewandt. Sie sollte nur in Betracht gezogen werden: 1. bei unmöglicher topischer Diagnose; 2. für Dauerentlastung bei inoperablen Tumoren; 3. als Notventil bei akuten Druckzuständen unbekannter Ätiologie.

Von 62 palliativ operierten Kranken der SCHLOFFERschen Klinik starben 30 (48,4%) an den unmittelbaren Folgen des Eingriffs innerhalb der nächsten Wochen. SAUERBRUCH hatte bei 108 entlastenden Eingriffen 62 Todesfälle = 57,3%. AMRHEIN, OLIVECRONA u. a. berichten gleichfalls über hohe Todesziffern. GULEKE hatte bei 116 Entlastungstrepanationen 26 Todesfälle (22,4%). Von 114 Entlastungstrepanationen EISELSBERGS nahmen 95 einen guten Verlauf, 19 starben innerhalb der ersten 4 Wochen (16,6%). Noch geringer ist die Operationsmortalität SENNELS mit 10%, und auch die Erfahrungen von ANSCHÜTZ, MARTIN, STENVERS u. a. sind relativ günstig. Wie erklären sich diese verschiedenen Resultate? Zum Teil hängen sie sicher mit dem Material und der Indikationsbreite zusammen. Die ANSCHÜTZsche Statistik lehrt, daß, je größer der Druck, desto schlechter die Prognose ist. So starben von 7 Patienten mit einem Lumbaldruck von 300 einer, von 24 Kranken mit einem Lumbaldruck von 3—600 5, von 7 zum Teil komatösen Fällen mit einem Lumbaldruck von über 500 5. Die Fälle aber, die eine derartig gewaltige Druckerhöhung zeigen und auf eine Entlastung hin mit einer Verschlechterung reagieren, sind meist Spongioblastome, die, plötzlich entlastet, eine noch stärkere Verdrängung lebenswichtiger Organe auslösen. Welche Konsequenz aus dieser Tatsache zu ziehen ist, wurde in dem Abschnitt über die Glioblastome bereits erörtert. Neben diesen Faktoren ist der Ort der Trepanation von ausschlaggebender Bedeutung. Sehr lehrreiche Aufschlüsse ergab in dieser Hinsicht mein Studium der Cushingschen subtentorialen Tumoren. Von 27 Fällen, in denen wegen Verdachtes auf eine subtentoriale Geschwulst die suboccipitale Dekompression ausgeführt, der Tumor aber noch nicht gefunden worden war, da es sich um einen nicht diagnostizierten Großhirntumor handelte, starben 16 (59,3%). Infolge der suboccipitalen Entlastung fehlte das knöcherne Widerlager, und der supratentoriale Tumordruck führte zu Verschiebungen und Zerrungen der Medulla, die sich in bulbären Symptomen äußerten. Guleke, Grant und Schönbauer haben diese Erfahrungen bestätigt. Sie zeigen in einwandfreier Weise, daß die *subtentoriale Entlastung bei Großhirntumoren eine große Gefahr bedeutet.*

Um die Operationsgefahren einer Entlastungstrepanation zu vermindern, sind *folgende Richtlinien* zu befolgen: 1. Wenn irgend möglich, auch bei bösartigen Geschwülsten, sollte selbst die unradikale Tumorentfernung der einfachen Entlastung vorgezogen werden. 2. Beträgt bei Hirntumoren der Druck mehr als 600 mm, so soll vor der Entlastungstrepanation durch mehrfache Punktion oder Dehydratisierung eine Herabsetzung des intrakraniellen Druckes angestrebt werden. 3. Die Trepanation soll möglichst über dem Tumor erfolgen. 4. Ist dies nicht möglich, so muß bei subtentorialen Geschwülsten suboccipital, bei Tumoren des Großhirns subtemporal entlastet werden. In Zweifelsfällen gibt die Ventrikulographie oder die Ventrikelpunktion den Entscheid.

Obwohl die Entlastungstrepanation nur eine palliative Methode darstellt, so kann sie doch auf Jahre Beschwerdefreiheit bringen. In den Fällen allerdings, in denen die Kranken die Operation bis zu 10 Jahren überlebten, muß man an der Richtigkeit der Diagnose Hirntumor berechtigten Zweifel haben. Der Erfolg der Entlastung liegt vor allem in einer günstigen Beeinflussung des Augenbefundes. In den 21 Fällen von Anschütz, die länger als 1 Jahr beobachtet wurden, war das Sehen gebessert oder erhalten, nur in 1 Falle verschlechtert. Auch im Material Sennels hatte sich der Visus in 37% gebessert, und die Stauungspapille war zurückgegangen, in anderen Fällen war mit dem Wachstum der Tumoren eine Verschlechterung eingetreten, in anderen der Zustand stationär geblieben.

b) Ventrikeldränage.

Balkenstich und *Suboccipitalstich* sind palliative Eingriffe, die selbst für eine vorübergehende Besserung das Bestehen eines begleitenden Hydrocephalus zur Voraussetzung haben.

Eine besonders günstige Wirkung versprach man sich von dem Balkenstich, über den Kästner aus der Leipziger Klinik an Hand eines größeren Materials berichtet hat. Über die prinzipiellen Bedenken diesem Eingriff gegenüber habe ich mich schon an anderer Stelle geäußert. Die Ergebnisse Kästners sind wenig ermutigend: unter 46 verwertbaren Fällen 19 Todesfälle, die größtenteils in unmittelbarem Zusammenhang mit dem Eingriff standen und vorwiegend Fälle mit doppelseitigem Hydrocephalus betrafen. Die plötzliche Druckentlastung wurde offenbar zum Verhängnis. Daß 12mal nach kurzer Zeit eine Dekompressivtrepanation hinzugefügt werden mußte, ist für die ungenügende Wirkungsweise des Balkenstiches bezeichnend. 10mal fehlte jede Wirkung. In den übrigen Fällen war eine gewisse Besserung feststellbar (Zurückgehen der Stauungspapille, Verminderung der Kopfschmerzen usw.). Da in einigen dieser Beobachtungen der Tumor nicht verifiziert werden konnte, ist äußerste Skepsis geboten. Marburg und Ranzi sahen bei einer Serie von 21 Fällen nur 1mal eine günstige Wendung. Die Statistiken stammen aus einer Zeit, in der Diagnostik und Operationstechnik weniger entwickelt waren als heute, und ich zweifle nicht daran, daß ein Teil der Fälle heute durch die Encephalographie klargestellt und für einen Balkenstich gar nicht in Frage gekommen wäre. Ist eine *Lokaldiagnose möglich* — wie in Kästners Fällen von Meningiomen und Kleinhirntumoren —, so *halte ich den Balkenstich für einen*

Kunstfehler; er kann bei nicht lokalisierten Tumoren, die eine Entlastung erfordern, mit der Entlastungstrepanation nicht in Konkurrenz treten. Auch als vorbereitende druckentlastende Maßnahme muß er abgelehnt werden. Die Tatsache, daß seit KÄSTNER überhaupt kein zusammenfassender Bericht mehr über die Erfolge des Balkenstiches bei Hirntumoren veröffentlicht worden ist, spricht dafür, daß auch andere Autoren schlechte Resultate hatten und diesen Eingriff mit Fug und Recht bei Hirntumoren verlassen haben.

Die Erfahrungen mit dem *Suboccipitalstich* bei Hirntumoren sind spärlich. Dieser Eingriff hat eine freie Kommunikation der Liquorräume untereinander zur Bedingung. SCHMIEDEN und SCHEELE sahen bei inoperablen Hirntumoren Besserung bis zu $^5/_4$ Jahren, SCHLOFFER hatte keinen Erfolg. KÄSTNER, KERSCHNER, HERRMANN und RUDOLFSKY glauben, daß die Wirkung des kombinierten Balken- und Suboccipitalstiches anhaltender ist als bei dem Balkenstich allein. KERSCHNER hat diese Operation 12mal ausgeführt. Ein Fall starb nach 3 Tagen an Lungenkomplikation, die übrigen 11 wurden operativ geheilt. Von diesen starben 3 nach vorübergehender wesentlicher Besserung im Laufe von 1 bis 5 Monaten, 4 lebten noch nach 2—4 Jahren, und zwar waren 2 seit 4 Jahren geheilt, die beiden anderen wesentlich gebessert. Über 4 Kranke fehlt Nachricht. KERSCHNER gibt selbst zu, daß es sich vielleicht in manchen Fällen gar nicht um einen Hirntumor gehandelt hat, da die autoptische Bestätigung fehlt. In der Tat möchte man z. B. das bei dem einen Kranken annehmen, der trotz 10jährigen Bestehens von Tumorsymptomen und Stauungspapille noch 4 Jahre nach der Operation geheilt war.

6. Fortschritte und Aussichten der Tumorchirurgie.

Das Ideal der Tumorchirurgie gipfelt in der radikalen Beseitigung der Geschwulst. Um dieses Ziel zu erreichen, müssen wichtige Prämissen erfüllt sein, unter denen, wenn man zunächst einmal die operativ-technische Seite außer acht läßt, *frühzeitiges Erkennen, exakte Lokalisation und die Struktur des Tumors* an erster Stelle stehen.

Die chirurgischen Bemühungen können nur dann von Erfolg gekrönt sein, wenn die Tumorträger im Krankheitsbeginn in die Behandlung des Chirurgen treten, zu einem Zeitpunkt, in dem *lokale* und nicht *allgemeine Symptome* das Bild beherrschen. Kommen die Kranken erst mit weit fortgeschrittenen Tumorsymptomen, die nicht nur die Lokalisation erschweren, sondern auch das Operationsrisiko wesentlich erhöhen, so ist das Ergebnis in Frage gestellt. CUSHING führt seine Erfolge mit darauf zurück, daß die Kranken in Amerika infolge der Spezialisierung der Neurochirurgie frühzeitig dem Chirurgen überwiesen werden.

Schon auf Grund der klassischen neurologischen Untersuchungsmethoden gelingt eine *topische Diagnose* in 60—80% der Fälle. Dank der Ventrikulographie und der Arteriographie konnte diese Zahl auf 90% und darüber erhöht werden (OLIVECRONA 96%, CUSHING 98%, DANDY 100%). Man muß sich jedoch darüber im klaren sein, daß derartig hohe Prozentzahlen *Spitzenleistungen* darstellen, die von allen heiß erstrebt, aber keineswegs immer erreicht werden. Eine falsche Lokalisation kann bei inoperablen Geschwülsten allenfalls verschmerzt werden, sie ist aber kaum zu verwinden, wenn nach erfolgloser Trepanation die spätere Autopsie einen gut operablen Tumor an anderer Stelle aufdeckt, ein konsternierendes Ereignis, das wohl noch kaum einem Chirurgen erspart worden ist. Liegt der Tumor nicht an erwarteter Stelle, so sollte man logischerweise die Geschwulst in erneuter Sitzung an anderer Stelle zu finden suchen, was CUSHING beispielsweise bei einem Kranken 4mal wagte, bis ihm schließlich die Lokalisation und glückliche Entfernung der Geschwulst gelang. Einem derartigen Entschluß stellen sich aber von seiten des Arztes wie des Kranken leicht Hemmungen hindernd entgegen.

Die exakte Lokalisation ist nicht nur deshalb von fundamentaler Bedeutung, weil sie einen nochmaligen Eingriff an anderer Stelle unnötig macht, sondern vor allem, weil wir aus der Lage des Tumors häufig auf seine Natur, die zweckmäßigste Art unseres Vorgehens und die Prognose weitreichende Schlüsse zu ziehen vermögen. Wir dürfen uns heute nicht mehr mit der einfachen Diagnose „Hirntumor“ begnügen, sondern müssen uns bemühen, Alter des Patienten, Krankheitsbeginn und Verlauf sowie die Symptomatologie mit einer Geschwulst von typischer Lokalisation und für diese Lokalisation charakteristischem Aufbau in Beziehung zu bringen. In dieser Hinsicht sind unsere Kenntnisse im Laufe der letzten Jahre gewaltig gefördert worden. Die weitgehend erforschte Pathogenese und Klinik der parasagittalen Meningeome, der Meningeome der Fossa Sylvii, Keilbeinflügel, Fossa Olfactorii, des vorderen Chiasmawinkels, der Hypophysenadenome und Hypophysengangstumoren, der Acusticusneurinome, der Medulloblastome, Spongioblastome und cerebellaren Astrocytome geben ein getreues Bild dieser Entwicklung. Die weiteren Fortschritte liegen in dieser Richtung, in der sich stets vertiefenden Erkenntnis der Pathologie und Klinik der einzelnen Geschwülste und damit einer fortschreitenden Klassifizierung mit der Möglichkeit weiterer Nutzanwendung bei den Tumorkranken.

Einer radikalen Tumorentfernung sind von vorneherein Grenzen gesteckt, die in der Natur der Geschwulst liegen. Bei den *Glioblastomen* muß deswegen unser Streben darauf gerichtet sein, aus Alter des Patienten, Krankheitsverlauf und Tumorlokalisation die Inoperabilität der Geschwulst richtig zu erkennen, um entweder auf jede Therapie zu verzichten oder durch einfache Entlastung bzw. partielle Tumorentfernung dem Kranken für seinen kurzen Lebensabend Erleichterung zu verschaffen. Gerade bei diesen rasch wachsenden, äußerst bösartigen Geschwülsten hat sich im Gegensatz zu der weitverbreiteten Ansicht von der relativen Gefahrlosigkeit der Entlastungstrepanation gezeigt, daß die partielle Tumorentfernung eine unvergleichlich geringere Mortalität aufweist als die einfache Entlastung.

Bei den median gelegenen cerebellaren Tumoren kann von der makroskopischen Differentialdiagnose das Schicksal des Kranken abhängen, denn ein radikales Vorgehen ist nur bei *Astrocytomen* berechtigt, bei *Medulloblastomen* bedingt es eine hohe primäre Operationsmortalität und führt unweigerlich zum Rezidiv. Suboccipitale Entlastung in Verbindung mit energischer Nachbestrahlung vermag mehrjährige Heilung dieser äußerst malignen Geschwülste zu bringen. Bei den von der *Dura ausgehenden Geschwülsten*, die stets gut abgegrenzt sind, ist immer der Versuch der radikalen Entfernung geboten und dank dem Ausbau der elektrochirurgischen Methoden und der hochentwickelten Operationstechnik trotz Größe, Blutreichtum und basalem Sitz durchführbar. Die Behandlung der *Acusticustumoren* hat eine Wandlung erfahren. Die meisten Chirurgen operieren bewußt unradikal und begnügen sich mit der subtotalen Entfernung, während Dandy und Olivecrona sich auf Kosten einer Facialislähmung und erhöhten Mortalitätsziffer für die radikale Entfernung einsetzen. Auch bei den *Hypophysenadenomen* sind gleiche Gesichtspunkte maßgebend, da selbst partielle Entfernung jahrelange Beschwerdefreiheit zur Folge haben kann. Die *Hypophysengangstumoren* hingegen erfordern, wenn irgend möglich, radikale Entfernung der verkalkten Cystenwand, da die Eröffnung der Cyste allein meist nur kurz dauernden Erfolg verbürgt. *Die Blutgefäßgeschwülste, Cholesteatome, Dermoide* und seltenere *benigne Gliomformen* liegen für eine Radikaloperation häufig günstig. Bei den *Granulationstumoren*, die kaum je im voraus zu diagnostizieren sind, hängt unser Vorgehen nicht von der Exstirpierbarkeit des Tumors, sondern von seiner Genese ab. Während die Gummaentfernung keine große Gefahr bietet, fürchten wir bei den Tuberkulomen die komplizierende Meningitis und ziehen hier, wenn möglich, die einfache Entlastung vor. *So hat sich im Laufe der Zeit für die einzelnen Geschwulstformen ein optimales chirurgisches Vorgehen herauskrystallisiert.*

Die an sich berechtigte Forderung, bei *Großhirngeschwülsten stets über dem Tumor zu entlasten*, läßt sich nicht immer erfüllen, und die rechtsseitige subtemporale Entlastung CUSHINGs wird nicht immer zu umgehen sein. Ferner habe ich am Tumormaterial CUSHINGs zeigen können, daß eine temporale Entlastung bei subtentorialen Tumoren nutzlos ist, eine subtentoriale Entlastung bei Geschwülsten des Großhirns aber eine Gefahr bedeutet. Diese Erfahrung mahnt uns, vor einer Entlastung mit allen Mitteln den supra- oder infratentorialen Sitz der Neubildung festzustellen.

Die übrigen palliativen Operationsmethoden wie *Balkenstich* und *Suboccipialstich* sind Behelfsmethoden, die bei Hirntumoren immer mehr an Bedeutung verlieren, da sie bestenfalls den sekundären Hydrocephalus für kurze Zeit beheben können.

Chirurgisch inoperable und bösartige Geschwülste machen unter Zugrundelegung der CUSHINGschen Statistik über 2023 verifizierte Tumoren höchstens 35% aus. *Die weitverbreitete Annahme, die meisten Hirntumoren seien von vornherein inoperabel, ist also unbegründet und irrig.* Um dem aus ihr erwachsenden, jede Initiative lähmenden Pessimismus entgegenzuarbeiten, kann nicht oft genug betont werden, daß der größere Teil der Hirntumoren durch rechtzeitige Operation weitgehend und für viele Jahre gebessert bzw. geheilt werden kann.

Unsere weitere Aufgabe muß es sein, diese großen Möglichkeiten zur Sicherheit, den vereinzelten Erfolg zu einem regelmäßigen zu gestalten. Neidlos müssen wir anerkennen, daß CUSHING, der bei 635 verifizierten Tumoren ausgeführten Operationen der letzten 3 Jahre die Fallmortalität auf 11,5%, die Operationsmortalität auf 8,7% heruntergebracht hat, dieses Ziel nahezu erreicht hat, denn selbst bei weiterer Vervollkommnung der Operationsmethoden kann man kaum erwarten, daß sich die für die Kleinhirn-Astrocytome errechnete Mortalitätsziffer von 3,6% oder die der letzten Acusticusneurinome von 4% noch weiter herabdrücken läßt. Die Operationsmortalität auf diesem zweifellos schwierigsten Gebiete der gesamten Chirurgie ist danach kaum höher als die Mortalität bei jeder größeren Operationsserie, die z. B. von STICH (31136 Operationen mit 937 Todesfällen) mit rund 3% angegeben wird. An diesen glanzvollen Erfolgen, die wir in den vorhergehenden Abschnitten im einzelnen kennenlernten, hat das Zusammenwirken folgender Faktoren entscheidenden Anteil: *1. Die Spezialisierung der Neurochirurgie; 2. sachgemäße Vorbereitung und Form der Betäubung; 3. die Entwicklung einer speziellen operativen Technik; 4. die Nachbehandlung.*

1. Die *Neurochirurgie* hat in Amerika bereits vor dem Kriege eine Sonderstellung eingenommen. Sie hat sich aber erst in den Nachkriegsjahren zu ihrer heutigen Stellung entwickelt. Es bedeutet keine Schmälerung der großen Verdienste anderer Pioniere — von denen Männer wie v. BERGMANN, EISELSBERG, FÖRSTER, HORSLEY, KRAUSE an hervorragender Stelle genannt werden müssen —, wenn man feststellt, daß der entscheidende Anstoß zu dem früher ungeahnten und niemals erhofften Aufschwung und heutigen Stand der Neurochirurgie von Amerika ausgegangen ist. Er knüpft sich vor allem an die Namen CUSHING, DANDY, FRAZIER. Ich bin der Ansicht, daß ohne Spezialisierung und Zentralisierung der Neurochirurgie, zunächst nur in wenigen Händen, eine derartig grandiose Entwicklung niemals erfolgt wäre. Wenn auch nicht in dem Maße wie in Amerika — denn hier wurde bereits eine zweite neurochirurgische Gesellschaft gegründet —, so macht sich doch auch in den europäischen Ländern das Bedürfnis nach einer Abzweigung der Neurochirurgie, insbesondere der Hirnchirurgie, geltend. Derartige Zentren der Neurochirurgie sind bereits in Dänemark, England, Estland, Frankreich, Holland, Schweiz, Schweden und der Ukraine entstanden. Auch in Deutschland wird diese Frage

in Wort und Schrift lebhaft erörtert. Man findet heute unter den Chirurgen eher Gegner, unter den Neurologen eher Freunde dieses Gedankens. Die Gefahren einer zu weit getriebenen Spezialisierung verkenne ich durchaus nicht, aber den in düsteren Farben gemalten Zerfall der Medizin braucht man bei einer planmäßigen, nicht überspitzten Spezialisierung sicherlich nicht zu befürchten.

Trotz der Überzeugung, daß auf jeder allgemein-chirurgischen Abteilung derjenige, der gewillt ist, in die tiefe und ungemein schwierige Problematik dieses Neulandes einzudringen, bei geeigneter Organisation des chirurgischen Betriebes in der Lage ist, die größten neuro-, besonders hirnchirurgischen Eingriffe mit bestem Erfolg vorzunehmen, wird niemand verkennen, daß in der Neurochirurgie mehr als auf irgendeinem anderen Gebiete die wachsende Erfahrung des einzelnen die Ergebnisse offensichtlich und nachhaltig beeinflußt, und wie mit jedem neuem Jahre die Erfolgszahlen des vorhergehenden übertroffen werden. Diese Erfahrung wird nur an Hand eines sich stets mehrenden Materials gewonnen werden. In dem Maße aber wie dieses zunimmt, kann der zur Ausübung der übrigen chirurgischen Pflichten benötigte Zeitraum kaum mehr zur Verfügung stehen, besonders dann nicht, wenn der Neurochirurg nicht nur die manchmal vielstündigen Operationen ausführt, sondern in Beherrschung der Nachbardisziplinen die notwendigen neurologischen, ophthalmologischen und otologischen Untersuchungen an seinen Kranken selbst vornimmt. Das aber ist das Ziel moderner Neurochirurgie! Schaltenbrand spricht von einem neuen vertikalen Gliederungsprinzip in der Medizin. Zu all den zeitraubenden Aufgaben, die die Ausübung dieses chirurgischen Sonderzweiges erfordert, kommt noch die wissenschaftliche Auswertung des gesammelten Materials hinzu. Denn nur dann, wenn es der spezialisierten Neurochirurgie gelingt, auch die Nachbardisziplinen zu befruchten und nutzbringend zu durchdringen, vor allem auch wie bisher große Fragen der Pathologie und Physiologie zu lösen oder doch einer Lösung näherzubringen, wird sie auch in Zukunft ihre Berechtigung als Sonderdisziplin unter Beweis stellen können.

In Anbetracht der heute noch in Deutschland divergierenden Meinungen über die Zweckmäßigkeit, vor allem Notwendigkeit einer neurochirurgischen Spezialisierung ist es bemerkenswert, daß in der Würzburger Chirurgischen Universitätsklinik eine neurochirurgische Abteilung eingerichtet worden ist. Sie ist neben der Försters, der mit weitschauendem Blick eine vorbildliche und in Deutschland einzigartige Arbeits- und Forschungsstätte der Neurologie, Neurochirurgie und ihrer Grenzgebiete geschaffen hat, bis jetzt die erste ihrer Art. Diese Tatsache darf, wie die Frage der Spezialisierung in eigenen Instituten sich auch weiterhin bei uns entwickeln mag, als ein lebendiges Zeichen des Aufschwunges gewertet werden, den die Neurochirurgie auch in Deutschland gerade in letzter Zeit auf den verschiedenen Gebieten erfahren hat.

2. Die *Vorbereitung* des Kranken soll sich hauptsächlich auf Herabminderung des erhöhten intrakraniellen Druckes in den Tagen vor der Operation durch intravenöse Traubenzuckerinfusionen erstrecken, wenngleich gerade bei den Hirntumoren der therapeutische Effekt geringer als bei anderen Hirnerkrankungen ist. Unter Umständen kommt auch eine Ventrikelpunktion in Betracht. Bei Gefahr einer Atemlähmung oder komatösen Patienten wird am besten von Mo Abstand genommen.

Einen der größten Fortschritte bedeutet die Anwendung der *Lokalanästhesie*. Durch ihre Einführung ist die sonst so gefürchtete postoperative Pneumonie zur Seltenheit geworden. Es ist erstaunlich, wie gut selbst Jugendliche stundenlange Eingriffe überstehen. Bei unruhigen Kranken empfiehlt sich als allgemeine Narkose die *rectale Äthernarkose*, die vor allem Frazier vorzieht, oder die *Avertinnarkose*. Auffallenderweise galt in Deutschland bisher ein Hirntumor als Gegenindikation gegen die sonst so anerkannte Narkosenform. Wenn ein Kranker nach einer in Avertinnarkose ausgeführten Tumorexstirpation zugrunde geht, so hat der Tod mit größter Wahrscheinlichkeit eine andere Ursache: Dies beweisen die überzeugenden Erfolge der großen in Avertinnarkose ausgeführten Operationsserien Buschs und Olivecronas, Dandys und Cushings.

3. Der Operateur muß von der Notwendigkeit langsamsten Operierens, möglichster Gewebsschonung, sorgfältigster Blutstillung und gewissenhaftester Nahttechnik durchdrungen sein. Nirgends sind Superlative so angebracht wie hier. Bei vielen anderen Eingriffen mag die Geschwindigkeit des Operierens den Erfolg entscheiden — wenngleich ich glaube, daß man die Bedeutung des Schnelloperierens reichlich überschätzt —, bei der Hirnchirurgie ist die Güte des Erfolges proportional der Langsamkeit des Operierens. Jede undosierte und unvorsichtige Hirnbrüskierung kann zu einem postoperativen Ödem Veranlassung geben und den definitiven Erfolg in Frage stellen, das leiseste Blutsickern kann die Ursache für ein späteres Hämatom werden, eine nicht peinlichst ausgeführte Naht eine Liquorfistel nach sich ziehen. Diese Komplikationen sind nur dann vermeidbar, wenn man mit unendlicher Geduld und Selbstdisziplin auf das langsamste operiert. Man darf nicht gehetzt werden und nicht in seiner Ruhe gestört werden, weder durch den Gedanken, daß man hinterher noch ein operatives Pensum zu erledigen hat, noch durch einen plötzlich eingelieferten operativen Eilfall.

Die von der sonst üblichen operativen Technik abweichenden Grund*prinzipien*, die Cushing begründet, entwickelt und weitgehend standardisiert hat, seien anschließend kurz geschildert, wenn auch eine Beschreibung einen nur völlig unzureichenden Begriff von den bisweilen eminenten Schwierigkeiten einer Tumorexstirpation geben kann.

Nach sorgfältigster Desinfektion und Abdeckung des Operationsgebietes wird der zu umschneidende Lappen mit dem Messer markiert. Die Durchschneidung der Schädelweichteile läßt sich heute fast blutleer ausführen, sei es mit Hilfe des elektrischen Schmelzschnittes, der aber gewisse Nachteile hat, sei es nach dem Verfahren Cushings; die Haidenheinsche Umstechung erübrigt sich. Je weniger der Schädel bei der anschließenden Trepanation erschüttert wird, desto besser für den Zustand des Patienten. Deswegen hat die uralte Trepanation mit Handbohrer und Gigli-Säge noch viele Anhänger. Aber auch an rasch arbeitenden elektromechanischen Apparaturen ist kein Mangel. Erwähnt sei das Instrumentarium von de Martel, Borchardts Pflug, Sudecks Fräse, Doyens Kreissäge. Blutungen aus dem Knochen werden durch das Aufpressen von Wachs, bei Emissarien durch das Einrammen kleiner Holzpflöckchen zum Stehen gebracht. Die Dura wird erst eröffnet, wenn das Operationsfeld vollkommen bluttrocken ist. Erweist sie sich als übermäßig gespannt, so muß der intrakranielle Druck unbedingt vor dem weiteren Vorgehen erniedrigt werden, da das sonst mächtig hervorquellende Gehirn gequetscht wird. Bei diesem Akt ist die *Ventrikelpunktion* von hervorragender Wirkung.

Bei den folgenden Manipulationen (Incision, Probeincision, Tumorentfernung) steht die *exakte Blutstillung* und *peinlichste Gewebsschonung* im Vordergrund. Größere Gefäße werden umstochen oder mit Silberklammern (clips) gefaßt, kleinere können verschorft werden. Parenchymatöse Blutungen werden dadurch beherrscht, daß kleinere Muskelstückchen, die am besten der Wade des Kranken entnommen werden, oder feuchte Wattebäuschchen auf die blutende Stelle gepreßt und angesogen werden. Die Übersicht über das Operationsgebiet und das Wegschaffen kleinerer Gerinnsel wird durch dauerndes Bespülen mit warmer Kochsalzlösung, die man immer wieder mit einem gebogenen Glasrohr wegsaugt, gewährleistet. Von dem Saugen wird bei Operationen noch viel zu wenig Gebrauch gemacht; dabei ist es schonender als Tupfen, billiger und bei Hirnoperationen geradezu unentbehrlich. Als ich in einem auswärtigen Krankenhause einen Tumor entfernte, habe ich mir in Ermangelung einer eingebauten Saugapparatur mit einem Staubsauger geholfen, der, von dem etwas störenden Lärm abgesehen, vollauf seinen Dienst tat.

Der *Schmelzschnitt* ermöglicht die blutleere Durchtrennung des Hirngewebes zur Probeexcision oder Tumorfreilegung. Bestehen Zweifel über die Natur der Geschwulst, was z. B. bei der Frage Medulloblastom oder Astrocytom für den weiteren Operationsplan von entscheidender Bedeutung ist, so sollte sofort ein kleines Tumorstückchen entnommen und im Gefrierschnitt oder nach CUSHING-EISENHARDT im Supravitalpräparat untersucht werden.

Die digitale Enucleation eines Tumors ist heute verpönt. Bei kleinen Geschwülsten wird die Hirnsubstanz mit Wattebäuschchen vorsichtig abgeschoben, dann werden die eintretenden Gefäße versorgt. Größere Geschwülste, deren endgültige Entfernung im allgemeinen in einer Sitzung erstrebt wird, werden von einer kleinen freigelegten Stelle aus mit Hilfe einer Schlinge ausgehöhlt, bis

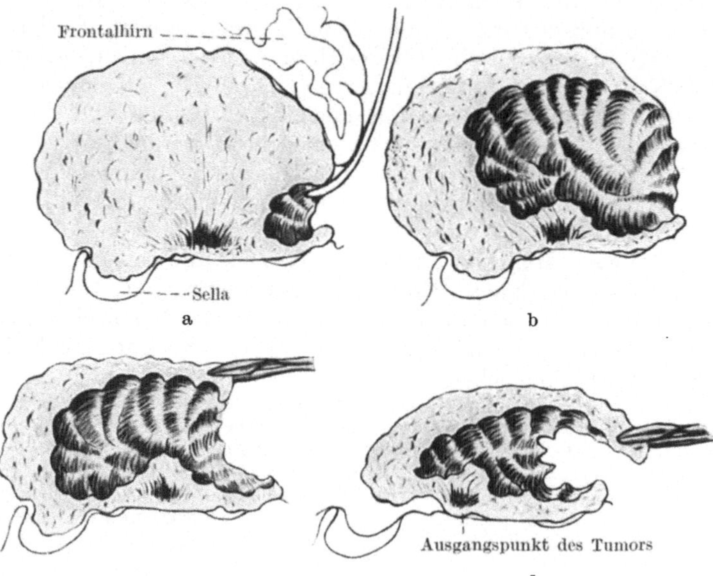

Abb. 5. Aushöhlen eines Meningeoms der Fossa olfactoria mit Hilfe des Hochfrequenzstromes nach CUSHING. a) Der frontale Lappen ist etwas gehoben und die Vorderseite des Tumors in einem kleinen Bezirk freigelegt. Hier wird die Diathermieschlinge angesetzt. b) Der Tumor ist weitgehend ausgehöhlt. c) und d) Zum Schluß wird die Tumorkapsel vorgezogen und entfernt.

die Kapsel zusammenfällt und exstirpiert werden kann (Abb. 5). Das Aushöhlen der Geschwulst mit Hilfe der elektrochirurgischen Methode schuf erst die Möglichkeit zur Exstirpation basaler gefäßreicher Tumoren wie der Endotheliome der Fossa olfactorii, der suprachiasmalen Geschwülste usw. Noch blutende Stellen werden mit der Knopfelektrode verschorft. Bluten sie trotzdem weiter, hilft man sich mit Aufdrücken eines Wattebäuschchens oder Muskelstückchens, das man einige Minuten liegen läßt. *Auf jeden Fall muß die Blutung stehen und das Operationsfeld völlig bluttrocken sein, ehe man daran denken darf, die Wundhöhle mit Kochsalzlösung zu füllen und zu schließen.* Das Arbeiten in der Tiefe erleichtert man sich wesentlich durch eine Stirnlampe oder einen elektrischen Leuchtspatel. Haut und Unterhautzellgewebe werden durchweg zweischichtig, im Bereiche des Temporalis und des Hinterhauptes mehrschichtig mit feinster Seide wasserdicht genäht. Bei sorgfältiger Naht ist eine Liquorfistel und damit eine sekundäre Meningitis fast ebenso sicher zu vermeiden wie etwa eine Magenfistel nach Magenresektion. Eine 24- bis höchstens 48-stündige Dränage wird von manchen angewandt.

Eine Tumorentfernung, die alles in allem 7—8 Stunden dauern kann, zumal dann, wenn sie durch bedrohliche Zwischenfälle in ihrem planmäßigen Ablauf gestört wird, gehört zu den schwierigsten Eingriffen der Chirurgie. Sie erfordert neben Zeit, Können, Geduld, Urteils- und Entschlußkraft ein ungewöhnliches Maß körperlicher Anstrengung und psychischer Konzentration seitens des Operateurs, so daß CUSHING und DE MARTEL Schädeleröffnung und spätere Naht einem älteren Assistenten übertragen und nur den mittleren Akt der Operation selbst vornehmen.

Während des Eingriffes müssen Puls, Blutdruck und Atmungsfrequenz dauernd registriert werden, denn nur so ist es dem Operateur möglich, über den Zustand des Kranken stets im Bilde zu sein. Ständiges Sinken des systolischen Druckes und Verschwinden der Pulsamplitude ist ein Warnungszeichen, das mitunter zum Abbruch der Operation zwingt. Bei lang dauerndem Eingriff ist es ratsam, dem Kranken einen rectalen Zuckertropfeinlauf zu geben. Ist der Zustand bedrohlich, so sollte schon während der Operation eine Bluttransfusion vorgenommen werden. Die Technik CUSHINGs, das Blut des Kranken selber nach wiederholter Infiltration durch Mull wieder einzuverleiben, hat sich nicht eingebürgert, deswegen sollte zu jeder Hirnoperation zumindest ein Blutspender bereitgestellt werden. OLIVECRONA hat bei einer sehr schwierigen Exstirpation eines parasagittalen Meningeoms 6 Bluttransfusionen von insgesamt 2650 ccm gegeben und den Kranken durchgebracht! Die Bluttransfusion ist bei Exstirpation sehr blutreicher Geschwülste und lange dauernder Operation nicht mehr wegzudenken. Nach vollendeter Operation hängt es von dem Zustand des Kranken ab, ob er gleich ins Bett gebracht wird oder ob man ihn noch mehrere Stunden, unter Umständen bis zum Abend des Operationstages oder bis zum nächsten Tage auf dem Operationstisch liegen läßt. Auch von diesem Gesichtspunkt aus ist ein eigener Operationssaal von Wichtigkeit.

4. Hat der Kranke die Operation glücklich überstanden, so bringen die folgenden Tage die bange Sorge vor postoperativen Komplikationen. Der glücklicherweise immer seltener werdenden Pneumonie, Sinusthrombose, Meningitis, Hirnerweichung stehen wir fast machtlos gegenüber. Die Hyperpyrrhexie kann durch kühle Abwaschungen leider keineswegs immer mit Erfolg bekämpft werden. Von größter Bedeutung ist die rechtzeitige Erkennung drohender Druckerhöhung infolge postoperativen Ödems und seröser Exsudation; das wirksamste Gegenmittel bilden Lumbalpunktionen, mitunter chemische Dehydratisierung. Besteht begründeter Verdacht auf eine Nachblutung, darf mit der Wundrevision durch Wiederaufklappung des Lappens und Entfernung des Blutkoagulums nicht gezögert werden. Der Entschluß hierzu kann schwierig sein. Der Kranke muß dauernd durch geschultes Personal, das in den Kliniken CUSHINGs, DE MARTELs und OLIVECRONAs eigens zu diesem Zwecke herangebildet wird, aufs sorgfältigste beobachtet werden, damit dem Arzt kein kostbarer Augenblick verlorengeht, wenn er unter Umständen Maßnahmen zur Lebensrettung des Kranken ergreifen muß. Eine evtl. am 5. oder 6. Tag entstehende Liquorfistel kommt meist spontan zum Stehen. Ihr Versiegen kann durch Lumbalpunktion gefördert werden. So umlauern den Kranken tage-, mitunter wochenlang Gefahren, ehe er als geheilt gelten kann.

„Die günstigen Ergebnisse von Operationsserien bei bestimmten Tumorgattungen bestimmter Lokalisation sollten für den Chirurgen ein ständiger Ansporn sein, diese Leistung noch zu überbieten. Nur auf Grund einer sorgfältig kontrollierten Statistik, die für die Acusticustumoren und Hypophysenadenome bereits vorliegt, kann man eine ungefähre Norm für die zweckmäßigste Behandlung aufstellen. Wir streben dauernd danach, unsere bisherige Höchstleistung zu übertreffen, indem wir erstens die Operationsmortalität herabzudrücken suchen, zweitens bei schneller wachsenden Tumoren auf Erhaltung des Lebens unter erträglicheren Bedingungen hinzielen. Nur in dem Bewußtsein, daß seine Kenntnisse auf diesem schwierigen Gebiet immer zunehmen, vermag der Neurochirurg seine große Verantwortung zu tragen" (CUSHING).

VI. Epilepsie.

1. Einleitende Bemerkungen.

Man schätzt die Zahl der Epileptiker in Deutschland heute auf 65000, eine ungeheuere Zahl, die vielleicht noch zu niedrig gegriffen ist! Bedenkt man, daß ein großer Teil — nach SIOLI etwa $^1/_3$ — dauernd erwerbsunfähig ist, so wird es klar, welche außerordentlich große Bedeutung die Lösung des Epilepsieproblems hat. Wir sind noch weit von ihr entfernt! Die Vorgänge sind von verwirrender Kompliziertheit, die verschiedensten Organsysteme beteiligt, exogene und endogene Faktoren greifen fördernd und hemmend in das Räderwerk der Hirnfunktion ein und machen alle Versuche, den epileptischen Anfall auf eine primitive, allgemeingültige Formel zu bringen, zunichte. Die *Epilepsie bzw. der epileptische Krampfanfall ist das Symptom eines Krankheitszustandes, keine Krankheit an und für sich.* In dem größten Teil der Fälle ist die epileptische Reaktion an organische Veränderungen gebunden, die uns in großer Mannigfaltigkeit bekannt sind. Insofern spricht man mit Recht von organischer symptomatischer Epilepsie bei kongenitalen Hirnveränderungen, Encephalitiden, Traumen, Tumoren und Tumoräquivalenten, Blutungen, Entzündungen, Narben usw. In anderen Fällen erblicken wir die epileptogenen Reize in Arteriosklerose, Alkoholismus, Diabetes, Giften toxischer und bakterieller Natur. Aber diese exogenen Reize bedingen ohne weiteres noch keine epileptischen Anfälle, häufig kommen wir ohne die Annahme einer *endogenen* Grundlage nicht aus. Wohl vermögen wir Teilerscheinungen wie Dysfunktionen endokriner Drüsen, Stoffwechselstörungen, Einflüsse von seiten des vegetativen Systems, hereditäre Momente zu erfassen, das eigentliche Wesen der epileptischen Anlage ist uns verborgen. Zu der *exogenen* und *endogenen* kommt nach FOERSTER als dritte Bedingung noch das den jeweiligen Anfall auslösende Moment als *akzidentelle irritative Noxe* hinzu. Seit wir wissen, daß letzten Endes jede Epilepsie organisch verursacht ist, wenn uns auch die Unzulänglichkeit der Untersuchungsmethoden hindert, diesen Beweis für jeden Fall zu erbringen, sind vom ätiologisch-genetischen Standpunkt aus *symptomatische* und *genuine idiopathische* Epilepsie zu einem einheitlichen Krankheitsvorgang verschmolzen. In praktisch-therapeutischer Hinsicht *müssen wir trotzdem nach wie vor nicht nur an diesen beiden Gruppen, sondern auch an der Unterscheidung der generalisierten Krampfanfälle von dem fokalen* JACKSON*schen Typ festhalten.* Nur dürfen wir nicht vergessen, daß den verschiedenen Erscheinungsformen des Anfalles prinzipiell gleiche biologische Vorgänge bekannter und unbekannter Natur zugrunde liegen, die quantitativ, aber nicht qualitativ voneinander abweichen. Eine zirkumskripte Hirnerkrankung, etwa ein Hirntumor, kann ebensogut allgemeine wie JACKSON-Anfälle zur Folge haben, andererseits kann eine typische JACKSON-Epilepsie bei der späteren Freilegung jede makroskopische Veränderung vermissen lassen.

Aus dem Gesagten ergeben sich gewisse Hinweise auf die Möglichkeit einer *wirksamen chirurgischen Therapie* überhaupt. Wir dürfen von vornherein von ihr nur dort Hilfe erwarten, wo exogene irritative Noxen in Form lokalisierter und chirurgisch angreifbarer Hirnprozesse überwiegen und die epileptischen Veränderungen des Gehirns noch reversibel sind. Wenn sich die Ätiologie nach der genuinen Seite verschiebt und endogene Faktoren in den Vordergrund treten, steht die chirurgische Therapie, die sich dann nicht mehr auf kausaler, sondern symptomatischer, empirisch gewonnener Basis bewegt, auf schwachen Füßen. Wir dürfen keine allzu große Hoffnung darauf setzen, durch einen groben primitiven Eingriff, welcher Art er auch sein mag, den ungemein komplizierten cerebralen Vorgängen bei der genuinen Epilepsie gerecht zu werden.

2. Indikationen.

Die *Indikation* zum chirurgischen Eingriff läßt sich bei den symptomatischen organischen Epilepsieformen weit leichter präzisieren als bei den genuinen. Diffuse organische Hirnprozesse wie die verschiedenen Formen der Sklerose, Hemmungsmißbildungen, fetale Encephalitiden, Idiotie, Verblödung, Alkoholismus in der Ascendens scheiden ebenso wie die Epilepsie auf arteriosklerotischer und luischer Basis von vornherein aus dem Indikationsbereich aus. Ein Eingriff ist ohne weiteres angezeigt bei *Hirntumoren* und *Tumoräquivalenten* (Meningitis serosa, Pachymeningitis, circumscripter tuberkulöser Meningitis, Cysticerken, Cysten, Abscessen usw.). Die symptomatische Tumorepilepsie gehört bei exstirpierbarem Tumor zu den dankbarsten Objekten. Gleiches gilt für die enukleierbaren Tumoräquivalente, soweit ihre Entfernung nicht mit gröberen Hirnläsionen verbunden ist. Bei den *hydrocephalischen Epilepsien* verspricht der Balkenstich nur wenig Erfolg, eher noch der Suboccipitalstich. Eine weitere Operationsindikation ist auf Grund der guten Erfolge von Breuer, Bungart, Grossmann, Tilmann, Volland bei *circumscripten meningo-encephalitischen Prozessen* zu erblicken, und die Erfahrungen sprechen dafür, daß ein frühzeitiger Eingriff geeignet ist, späterer Cystenbildung, meningealen Verwachsungen und Narbenbildungen, die Epilepsie und psychische Störungen zur Folge haben, vorzubeugen. Operation ist auch geboten bei den als *Folgezustand cerebraler Kinderlähmung* auftretenden Epilepsien von fokalem Charakter und Halbseitentyp. Sie ist nach Volland selbst bei hereditärer Belastung, Störungen der Drüsen innerer Sekretion, Minderwertigkeit des zentralen Nervensystems nicht kontraindiziert, wenn sie auch dann weniger günstige Chancen bietet.

Den Hauptanteil an den organischen Epilepsien haben die *posttraumatischen*. Bei ihnen muß streng zwischen der *Frühepilepsie*, die sich kurz nach der Verletzung entwickelt, und der *Spätepilepsie*, die nach abgeschlossener Wundheilung auftritt, unterschieden werden. Bei der *Frühepilepsie* handelt es sich bisweilen nur um einige wenige Anfälle, die im weiteren Verlauf der Wundheilung nicht wieder auftreten. Deswegen wird im allgemeinen eine Operation nach dem ersten Anfall abgelehnt (Borchardt, Guleke, Küttner, Lexer, Rehn), es sei denn, daß durch Entfernung eines Splitters, Evakuierung eines Hämatoms oder Eröffnung eines oberflächlichen Abscesses weitere Anfälle coupiert werden können. Weit ungünstiger liegen die Verhältnisse bei der traumatischen *Spätepilepsie*, die in seltenen Fällen erst 10—12 Jahre nach dem Trauma auftritt. Trotzdem ist bei organisch bedingter Epilepsie die Operationsindikation absolut, da ohne Eingriff mit dem Grundleiden Charakterveränderungen und psychische Störungen unaufhaltsam fortschreiten (Borchardt, W. Braun, Guleke, Heymann, Horsley, Küttner, Ranzi u. a.).

In allen Fällen von scheinbar *genuiner allgemeiner Epilepsie* muß man alles daransetzen, um durch genaue Anamnese, sorgfältigste Analyse des Anfalles und Zuziehung aller verfügbaren diagnostischen Hilfsmittel (Hyperventilation, Ventrikulographie, Arteriographie) die Diagnose zu überprüfen. Oft gelingt es doch noch, ein längst vergessenes Trauma, eine frühere Infektionskrankheit oder einen lokalisierten Krankheitsprozeß (kleine Tumoren, Cysten, Echinokokken, Aneurysmen, Fremdkörper usw.) als Ursache aufzudecken oder den fokalen Beginn des Anfalles zu beobachten und so die Fälle aus dem Lager der operativ fast hoffnungslosen genuinen in das der symptomatischen Epilepsie hinüberzuretten. Läßt sich kein Anhaltspunkt für diese Annahme gewinnen, so sinken die Aussichten eines Eingriffes so sehr, daß viele Autoren jedwede Encheirese als völlig nutzlos ablehnen. Da bei der klinisch genuinen Epilepsieform die endogenen Momente den Ausschlag geben, müssen zum mindesten alle verfügbaren konservativen diätetischen, medikamentösen und physikalischen Maßnahmen erschöpft sein, ehe man sich als ultima ratio in schwersten progredienten Fällen zu einem operativen Eingriff entschließt. Obwohl die Aussichten bei allgemeinen Anfällen noch geringer sind als bei fokalen, muß man doch immer im Auge behalten, daß mitunter durch Entlastung langjährige Besserung und Heilung, ja darüber hinaus ein Zurückgehen der psychischen Erscheinungen beobachtet worden ist. Freilich ist noch nicht entschieden, ob die Entlastung oder andere unbekannte Momente diesen seltenen Erfolg bedingen. Alle Operateure sind sich in dem Punkte einig, daß jeder wegen Epilepsie Operierte eine längere konservative Nachbehandlung, am besten in einer Anstalt, durchzumachen hat. Die Eingriffe teilen wir am zweckmäßigsten in solche, die vorwiegend bei organisch bedingter Epilepsie, solche, die mehr bei genuiner Epilepsie und schließlich diejenigen, die beim Status epilepticus in Frage kommen.

3. Formen des Eingriffes und ihre Erfolge.

Organisch bedingte Epilepsie. Die operative Behandlung der symptomatischen Epilepsie bei Hirntumoren und Tumoräquivalenten ergibt sich von selbst. Schonendste Behandlung des Gehirns sichert den Erfolg, der davon abhängt, ob eine restlose Beseitigung der Geschwulst möglich ist, und ob das umgebende Gehirn stärker in Mitleidenschaft gezogen ist. Die durch die Entfernung des raumbeengenden Prozesses entstehende Gewebslücke bedarf keiner besonderen Behandlung — die Auffüllung mit Kochsalz genügt —, da das angrenzende Gehirn zwar komprimiert, aber wieder ausdehnungsfähig ist, im Unterschied zu den posttraumatischen Hirnhöhlen, bei denen es strukturell verändert und in seiner physiologischen Expansionsfähigkeit auf das schwerste beeinträchtigt ist.

Ebenso günstig wie die Prognose der Tumorepilepsie ist die der symptomatischen Epilepsie bei *circumscripter Meningitis, meningealen Cysten* und *umschriebener Meningoencephalitis* (FOERSTER, GROSSMANN, KRAUSE, TILMANN u. a.). Nach KRAUSE und SCHUM dürfen wir mit 10% Heilung und 20—30% unverkennbaren Besserungen rechnen.

Große Schwankungen zeigen die Statistiken bei der *traumatischen Spätepilepsie*. Bei der Besprechung der Wundbehandlung wies ich schon darauf hin, daß uns keine chirurgische Methode zur Verfügung steht, um eine Epilepsie zu verhindern. Es ist bis heute ungeklärt, welche Faktoren für das Entstehen der posttraumatischen Epilepsie letzten Endes verantwortlich zu machen sind, und damit fehlt die unbedingt notwendige Voraussetzung für eine planmäßige und erfolgreiche chirurgische Therapie. Lokalisation der traumatischen Folgezustände, Charakter und Grad der Hirnveränderungen sind auf jeden Fall wichtiger als die grob anatomische Tiefenausdehnung. Die Bedeutung der Infektion wird verschieden beurteilt. Auch PILEZ konnte an Hand eines sorgsam und gründlich untersuchten Materials traumatischer Epilepsie unter Berücksichtigung der verschiedensten Momente keinerlei eindeutige Gesetzmäßigkeiten für das Auftreten epileptischer Anfälle feststellen. Wir tappen also in bezug auf den zweckmäßigsten Eingriff, der bisher im wesentlichen nur auf die Entfernung makroskopisch sichtbarer Veränderungen gerichtet ist, im Dunkeln.

Über die *Art der Hirnnarbenbehandlung* gehen die Meinungen weit auseinander. Die einen erblicken in der Narbe den eigentlichen epileptogenen Reiz und erstreben ihre radikale

Entfernung. FOERSTER und PENFIELD sind mit ihrer ganzen Autorität auf Grund experimenteller und klinischer Erfahrungen für diese Auffassung eingetreten und scheuen zur Erreichung dieses Zieles nicht vor weitgehenden Hirnausschnitten, selbst unter Eröffnung des Ventrikels, zurück. Andere betonen die Unmöglichkeit, selbst bei ausgiebiger Resektion einer Narbenneubildung mit Sicherheit vorzubeugen, ferner die Gefahren einer neu aufflackernden Infektion und größerer Defekte. „Wir haben", so schreiben KRAUSE und SCHUM in ihrer ausgezeichneten Monographie, „uns zu einer definitiven Stellungnahme noch nicht durchringen können." Diese weise Zurückhaltung ist sicher berechtigt, ehe nicht weitere Untersuchungsergebnisse vorliegen. Cysten werden eröffnet, Wände so weit wie möglich abgetragen, Fremdkörper entfernt, Verwachsungen gelöst. Um neue Verwachsungen zu verhindern, wird vor allem von GULEKE, KRAUSE, LEXER, REHN, WITZEL, denen sich viele Chirurgen angeschlossen haben, die Fettimplantation empfohlen, obwohl wiederholt Fettmetamorphosen zu Reizzuständen geführt und die operative Fettentfernung notwendig gemacht haben. Andere verwenden Fascie (FOERSTER, KIRSCHNER, MELZNER), wieder andere Netz (KOZYREW, LOBENHOFFER, SZOKOLOWSKY) oder gestielte Periost-Weichteillappen. Von BURCKHARDT wird auf die Encephalolyse, nicht auf die Art des Füllmaterials entscheidender Wert gelegt.

Je größer die Serie ist, je länger die Fälle beobachtet wurden — die berechtigte Forderung einer 5jährigen Beobachtungszeit wird in den wenigsten Statistiken beachtet — desto mehr schrumpft die Zahl wirklicher Erfolge zusammen. Sehr lehrreich ist in dieser Hinsicht die Statistik PUUSEPPs, der bei 89 Fällen traumatischer Epilepsie bei 1jähriger Beobachtung ein Schwinden der Anfälle in 27 Fällen = 30,34%, bei 5jähriger Beobachtung nur in 5 Fällen = 5,6% feststellte. Einige weitere Statistiken seien angeführt.

Tabelle 3.

Autor	Zahl der Fälle	Erfolg	Prozente
STEINTHAL und NAGEL	32	6	18,8
VOGELER	19	4	21,0
KIRSCHNER (MELZNER)	54	11	20,4
KRAUSE und SCHUM	71	19	26,9
DREVERMANN, MANASSE, VOLLAND, SCHÖNBAUER	34	18	54,5

Diesen Prozentzahlen stehen KRAUSE und SCHUM skeptisch gegenüber, da sie weit günstiger erscheinen, als es der Wirklichkeit entspricht. Gerade bei der Epilepsie ist ja der Begriff „Erfolg" sehr dehnbar. Die Anfälle können in bezug auf Zahl, Intensität und Charakter günstig beeinflußt werden und die Kranken doch von einer Heilung noch weit entfernt sein, sie können sistieren und dabei cerebrale Residualerscheinungen verschiedenster Natur fortbestehen. Und schließlich die bereits erwähnte Beobachtungsdauer, die allein entscheidet, ob tatsächlich ein bleibender Erfolg vorliegt! Aus diesem Grunde zitiere ich zum Schluß die Erfahrungen GULEKEs, der sein eigenes Material gerade im Hinblick auf die Untersuchungen von FOERSTER und PENFIELD einer Nachuntersuchung unterzogen hat. Von 37 mit größerer Fettplastik behandelten Epileptikern, deren Operation mindestens 5 Jahre zurück lag, waren 11 (29%) von ihren Anfällen geheilt, bei weiteren 14 waren im Laufe der Jahre die Anfälle immer leichter und seltener geworden! Ein Viertel der operierten Fälle hatte ihre volle Arbeitsfähigkeit wieder erlangt.

Können wir also die operativen Behandlungsresultate der traumatischen Epilepsie auch nicht als ideal bezeichnen, so sind sie doch im ganzen ermutigender, als gemeinhin angenommen wird, ohne daß man bisher einem bestimmten Operationsverfahren den Vorzug geben könnte.

Ein Wort zur Frage des *Verschlusses der Schädellücke* bei traumatischer Epilepsie. Theoretisch ist der Standpunkt wohl verständlich, zur Herstellung möglichst physiologischer Druck und Zirkulationsverhältnisse nicht nur den Dura-, sondern auch den Knochendefekt zu ersetzen. In der Praxis hat sich aber dieses Vorgehen nicht bewährt. Mitunter sistierten zwar nach Defektdeckung die Anfälle, doch war weit häufiger das Gegenteil der Fall. Sie wird deswegen von DUVERGEY, ELIASBERG, FOERSTER, GOLDSTEIN, HORSLEY, MUSKENS, NAGEL, STEINTHAL u. a. als unzweckmäßig abgelehnt. Besonders eindrucksvoll sind die

Beobachtungen VOGELERS und STEINTHALS, daß die Epilepsie in zunächst epilepsiefreien Fällen erst nach knöcherner Defektdeckung auftrat, und die Feststellung PUUSEPPS in 3 Fällen von osteoplastischer Aufklappung, daß erst dann die Heilung erfolgte, nachdem der Knochen in einer zweiten Sitzung entfernt worden war.

Genuine Epilepsie. Der älteste, ebensooft verlassene wie erneut aufgenommene Eingriff bei der *genuinen Epilepsie* ist die *Ventilbildung*. Er wird auch heute noch vereinzelt ausgeführt, obwohl seine theoretischen Grundlagen auf das nachhaltigste erschüttert worden sind. KRAUSE zieht der allgemein übernommenen Entlastungstrepanation CUSHINGS mit Opferung des temporalen Knochens die große osteoplastische Aufklappung vor, um sich einen etwaigen subcorticalen oder corticalen Herd nicht entgehen zu lassen. Die mit der Entlastung erzielten Erfolge ergeben sich aus Tabelle 4.

Tabelle 4 (nach KRAUSE und SCHUM).

Verfasser und Jahr der Arbeit	Zahl der Operationen	Nicht oder zu kurz nachbeobachtet	Ungebessert oder verschlechtert	Gebessert	Geheilt	Gestorben
ITO (1912)	106	48	33	15	8	2
WEISSPFENNIG (1914) .	31	8	13	5	3	2
PUUSEPP (1922)	40	—	27	9	3 (1—3 Jahre)	1
F. Krause (1910) . . .	41	15	19	5	—	2
Summe	218	71	92	34	14	7

Dieser Statistik haften die gleichen Mängel an wie jeder, trotzdem läßt sich nicht verkennen, daß der Eingriff in einem kleinen Prozentsatz von Erfolg gekrönt war, den wir freilich niemals vorhersagen können. Neuerdings haben die *Sympathicuseingriffe* durch SCHÖNBAUER eine gewisse experimentelle Grundlage erhalten; aber für den Menschen sind sie unbrauchbar, mögen sie in periarterieller Carotisausschälung, Carotisunterbindung oder partieller Grenzstrangexstirpation bestehen (BRAUN, JONNESCO, WAGNER, WITZEL). Die auf den Vorschlag von FISCHER von BRÜNING erstmalig ausgeführte *Nebennierenexstirpation*, die mit großem Enthusiasmus aufgenommen wurde, ist heute ins Nichts zurückgesunken (CHIARI, HAUKE, KÜTTNER, KUTSCHA-LISSBERG, SCHMIEDEN, PEIPER, STEINTHAL, SULTAN, WOLLENBERG u. a.). Wie kritiklos die Berichte mitunter sind, zeigen die drei „Besserungen" SANDORS bei einer Beobachtungszeit von 12 Tagen bis 3 Monaten. Ebensowenig positiven Erfolg haben die zahlreichen Versuche der *Verpflanzung endokriner Drüsen* gezeitigt. Somit hätte das vielzitierte Wort BILLROTHS: „Bei Epilepsie können Sie ebensogut eine Kopfoperation wie einen Aderlaß vornehmen, um zu einem kurz dauernden Erfolg zu gelangen", durchaus seine Berechtigung, wenn wir nicht in der von HORSLEY 1886 angegebenen *Ausschneidung des krampfenden Zentrums* ein Verfahren besäßen, das wenigstens in manchen Fällen genuiner, fokaler Epilepsie Heilung bringen kann. Freilich liegt die Zweischneidigkeit der Methode, wenn es sich um Excision motorischer und nicht — wie in der Mehrzahl der FOERSTERschen Fälle — extrapyramidaler Rindenfelder handelt, auf der Hand. „Auf der einen Seite Unsicherheit des Erfolges, auf der anderen Sicherheit der nachfolgenden Lähmung! Die Abwägung aller Faktoren zwingt unserer Überzeugung nach dazu, die Rindenausschneidung nach Zahl und Ausdehnung möglichst zu beschränken. In letzter Linie entscheiden Erfahrung und Gewissenhaftigkeit des Operateurs" (KRAUSE und SCHUM).

Die Operation besteht in der Excision eines durch faradische Reizung ermittelten und dem Krampfzentrum entsprechenden Hirnrindenbezirkes von etwa 8—10 mm Breite, 1—2 cm Länge und 8—12 mm Tiefe. Die überragenden Resultate FOERSTERS seien an erster Stelle genannt. Unter 20 Fällen, bei denen 14mal die Excision des frontalen Adversivfeldes, 4mal die des frontalen Augenfeldes, 2mal die des motorischen Zentralfeldes ausgeführt worden war, kam nur 1 Fall im Status epilepticus ad exitum; 2 Fälle, bei denen die Excision nicht radikal genug gewesen war, blieben ungeheilt; die übrigen Fälle wurden zum Teil bis zu 5 Jahren weitgehend gebessert oder geheilt. Diesen Erfolgen hat kein anderer Chirurg gleiche an die Seite zu stellen, wenn auch KOROTNEFF und MINTZ, KÜTTNER, KRAUSE, RASUMOWSKY u. a. über Dauererfolge berichten, die von KRAUSE auf 6% geschätzt werden. Keinesfalls sollte die Rindenexcision im Bereiche der motorischen Fingerzentren und des BROCAschen Sprachzentrums vorgenommen werden.

Als *Folge der Rindenexcision* im Bereich der ROLANDschen Felder entwickeln sich in der Mehrzahl der Fälle motorische und sensible Ausfallserscheinungen, die weitgehender Rückbildung fähig sind, so daß schließlich nur leichte Paresen zurückbleiben. Begreiflicherweise lassen Grad und Dauer der Ausfallserscheinungen gewisse Beziehungen zur Ausdehnung und Tiefe der Rindenexcision erkennen, doch scheinen auch gewisse individuelle Momente bedeutungsvoll zu sein. Das Studium der Ausfallsfolgen empfiehlt sich an Hand des vortrefflichen Werkes von KRAUSE und SCHUM.

Die von KIRSCHNER eingeführte, sich auf die TRENDELENBURGschen Angaben gründende *Rindenunterschneidung* vermochte sich trotz vereinzelter Besserungen, besonders im Status epilepticus, ebensowenig wie die *Vereisung* Anerkennung zu verschaffen (HABERER, SCHMIEDEN). Ich selbst sah in einem Falle genuiner fokaler Epilepsie nach Vereisung nur vorübergehende Besserung, dann traten die Anfälle wieder gehäuft auf. Die Methoden der Vereisung und Unterschneidung bedeuten gegenüber der Rindenexcision sicherlich keine Verbesserung.

Status epilepticus. Im Status epilepticus kann die *Lumbalpunktion* lebensrettend wirken. Wenn auch die von EDWARDS, PRIOR und SCHÖNBAUER gegebene Heilungsziffer von 95% bei genuiner Epilepsie reichlich hochgegriffen erscheint, so kann man doch auf Grund zahlreicher Einzelbeobachtungen an der Wirksamkeit des Eingriffes nicht zweifeln. Der günstige Effekt kann durch Lufteinblasung vielleicht noch gesteigert werden (BREHME, FOERSTER, KRUKENBERG, TRÖMNER [Status epilepticus in der Gravidität]). AYALA sah Gutes von einer Zisterneninjektion von 0,22 g Luminalnatrium, frisch in 2—3 ccm Wasser gelöst. Die *Trepanation*, die nur bei Versagen der angeführten Methoden in Frage kommt, ist mit einer relativ hohen Mortalität belastet, doch ebenfalls nicht ganz hoffnungslos, wie die Erfolge von KIRSCHNER (Unterschneidung), FOERSTER, PUUSEPP, TIETZE u. a. zeigen.

VII. Technik kleinerer hirnchirurgischer Eingriffe.

1. Hirnpunktion.

An dem Nutzen der *diagnostischen Hirnpunktion* wird niemand zweifeln. Sie ermöglicht nicht nur in topographisch unklaren Fällen die Lokaldiagnose, sondern darüber hinaus die Erkennung der histologischen Geschwulststruktur, die den Operationsentschluß in entscheidender Weise beeinflussen kann. Allerdings zeigen die Zahlen CREUTZFELDTS, daß auch Fehldeutungen vorkommen. Unter 219 hirnpunktierten Fällen fand CREUTZFELDT durch Untersuchung der Punktionszylinder 71mal Geschwulstgewebe, 8mal Cysten, 3mal Abscesse, 37mal Randreaktionen, 8mal Gliom-Randgebilde. Bei 135 Kranken konnte der Punktionsbefund nachgeprüft werden, dabei ergaben sich 99 Bestätigungen, 36 abweichende Resultate. Die nach Hirnpunktion auftretenden Komplikationen sind ein lebendiger Beweis dafür, daß dieser Eingriff nicht gefahrlos ist und nur in wirklich unklaren Fällen, bei denen die übrigen diagnostischen Methoden den Krankheitsprozeß im dunkeln gelassen haben, herangezogen werden darf. Nach HEYMANN, der eine ungewöhnlich große Erfahrung hat, gibt es kaum einen Tumorkranken, der nicht mit Verschlechterung des Allgemeinbefindens, Kopfschmerzen, Erbrechen, Durchfällen, Bronchopneumonie reagiert. Außer Blutungen in den Tumor und Verletzungen der Rindengefäße drohen vor allem, auch bei Punktion tumorferner Partien, Schädigungen der für die Lebensvorgänge wichtigen Zentren und Strömungsstörungen durch Fernwirkung. Die Annahme, daß bei geschlossenem Schädel derartige Hirnkomplikationen nicht vorkommen, wird durch die Todesfälle, die CREUTZFELDT, HEYMANN, PINCUS, SCHLOFFER, SCHMIEDEN-PEIPER erlebt haben, widerlegt. Nur in seltenen Fällen kann in tiefstem, durch Hirnpunktion bedingtem Koma die sofortige Entlastungstrepanation lebensrettend wirken. Völlig vermeidbar

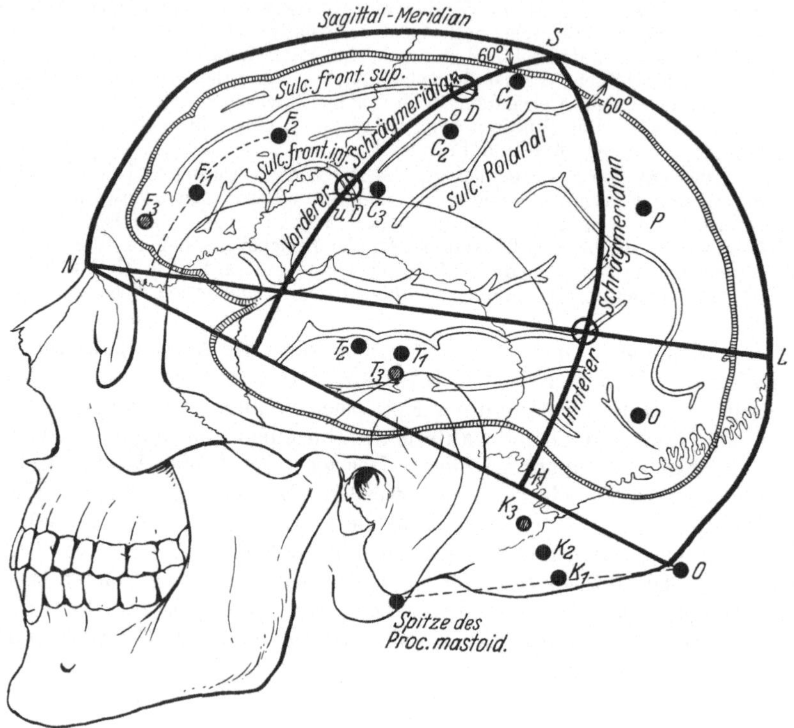

Abb. 6. Die NEISSER-POLLACKsche Punktion zur diagnostischen Punktion der einzelnen Gehirnbezirke mit Einzeichnung der durch den KOCHERschen Kyrtometer gewonnenen cranio-cerebralen Topographie. *H* Schnittpunkt des hinteren Schrägmeridians mit der Äquatoriallinie; am Kreuzungspunkt der Linea naso-lambdoidea mit dem hinteren Schrägmeridian ist das hintere Ende der ersten Temporalfurche und 1 cm darüber der SYLVIschen Furche. *oD* oberer Drittelpunkt des vorderen Schrägmeridians (Anfang des Sulcus frontalis superior). *uD* unterer Drittelpunkt (Anfang des Sulcus frontalis inferior). F_1, F_2, F_3 Punktionsstellen des Frontalhirns, C_1, C_2, C_3 Punktionsstellen der vorderen Zentralwindung, T_1, T_2, T_3 Punktionsstellen des Temporallappens, *P* Punktionsstelle des Parietallappens, K_1, K_2, K_3 Punktionsstellen des Kleinhirns, *L* Spitze der Satura lambdoidea (*NL* Linea nasolambdoidea (Poirier), *O* Protuberantia occipitalis externa (*NO* Linea naso-occipitalis-horizontalis) (Äquatorial- oder Basallinie), *N* Nasenwurzel, *S* Scheitelpunkt, Mitte zwischen *N* und *O*.

sind die bedrohlichen Hirnkomplikationen auch dann nicht, wenn man an den von NEISSER und POLLACK angegebenen Punkten die Punktion vornimmt. Die Gefahren wachsen, wenn man das Gehirn nach Eröffnung des Schädels punktiert und das Pech hat, ein Gefäß anzustechen. Während die Venen bei geschlossenem Schädel infolge des im Venensystem herrschenden negativen Druckes leergesaugt werden, wird bei eröffnetem Schädel der Druck positiv, und das Hirn drängt sich mit einer solchen Vehemenz, sich prall füllend, vor, daß man dem rapiden Ablauf dieses meist letalen Vorganges kaum begegnen kann (GULEKE, HEYMANN u. a.). Deswegen sollte man bei offenem Schädel nur punktieren, wenn Verdacht auf eine Cyste besteht.

Die Punktion wird meist in Lokalanästhesie vorgenommen. Um das angelegte Bohrloch leichter wiederzufinden, kann man die Schädelweichteile, die sich dann weniger leicht verschieben lassen, vereisen oder einen Rinnenbohrer nach GOETZE oder Rinnenspatel nach PAYR verwenden. Notwendig sind diese Hilfsmittel nicht. Sowie das Bohrloch angelegt worden ist, schiebt man die mit einer Spritze armierte Nadel vor und zieht gleichzeitig an dem Stempel der Spritze, wodurch man einen Hirnzylinder ansaugt. Kommt Blut aus der Kanüle, so ist die Punktion sofort zu unterbrechen. Die für die Punktion geeignetsten Stellen ergeben sich aus Abb. 6.

Nach NEISSER und POLLACK wählt man zur Punktion des Stirnhirns einen Punkt 4 cm oberhalb des oberen Augenhöhlenrandes (Stirnpunkt F_1). Er entspricht dem vorderen Pol des Stirnhirns. Auf der gleichen Linie, weitere 4 cm nach aufwärts, liegt der obere Stirnpunkt F_2, der der Mitte der zweiten Stirnwindung entspricht. Um bei Punktion der Zentralwindung nicht die Meningea media zu verletzen, verlegt man die Punktionsstelle $^1/_2$—1 cm hinter die präzentrale Linie. Da im unteren Teil des Zentrallappens die Fossa Sylvii mit Arteria und Vena cerebri media verläuft, so empfiehlt sich Punktion der zentralen Region nur oberhalb des unteren dritten Punktes. C_1 entspricht dem Zentrum für die untere, C_2 dem für die obere Extremität, C_3 dem Facialiszentrum. Der Punkt T_1, $1^1/_2$ cm oberhalb des Ohransatzes, ermöglicht die Punktion des Schläfenlappens, Punkt P ist für die Punktion des Lobus parietalis superior, Punkt O für die Punktion des Occipitallappens, Punkt K_1 für die Punktion des Kleinhirns geeignet. Zur Punktion des Kleinhirns wählt CREUTZFELDT eine Stelle 3 cm unterhalb der Linea nuchae suprema, $1^1/_2$ cm neben der Crista occipitalis externa. Die Nadel soll parallel zum Medianspalt scheitelwärts geführt werden.

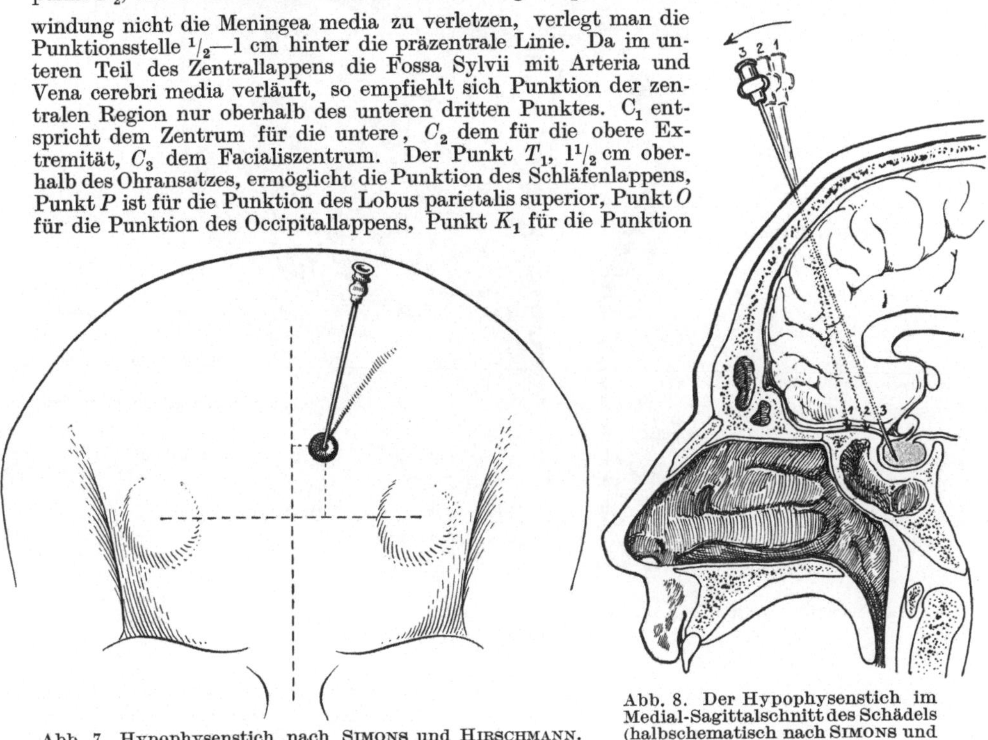

Abb. 7. Hypophysenstich nach SIMONS und HIRSCHMANN. Konstruktion der Einstichstelle.

Abb. 8. Der Hypophysenstich im Medial-Sagittalschnitt des Schädels (halbschematisch nach SIMONS und HIRSCHMANN).

2. Der Hypophysenstich.

Der von SIMONS und HIRSCHMANN nach vorherigen Leichenuntersuchungen auch am Menschen in zahlreichen Fällen vorgenommene *Hypophysenstich* hat vorwiegend diagnostische Bedeutung. Es gelingt nur in seltenen Fällen von Hypophysencysten (FORSTER, SIMONS und HIRSCHMANN), mit Hilfe dieses Eingriffs den Cysteninhalt zu entleeren. Durch die exakten Untersuchungen FRIKS hat die *Technik* eine anatomische Basis erhalten, und es ist möglich, sich in jedem Einzelfalle im voraus über die anatomischen Verhältnisse der Sella und die notwendige Richtung der Nadel an Hand eines eigens dazu konstuierten Meßbandes zu orientieren.

Als Einstichstelle wählen SIMONS und HIRSCHMANN einen Punkt, der 1 cm links von der Medianlinie und $2^1/_2$—3 cm oberhalb einer durch die beiden Tubera frontalia gezogenen Horizontalen liegt (Abb. 7). Ist der Einstichpunkt mit Höllensteinstift markiert, so wird in

Lokalanästhesie eine kleine Längsincision vorgenommen und mit Hilfe einer Kugelfräse ein Bohrloch von 1,2 cm Querschnitt angelegt. Die vorliegende Dura wird längsinzidiert und nun alles zur Punktion bereitgemacht. Unter den Hinterkopf kommt ein weiteres Kissen,

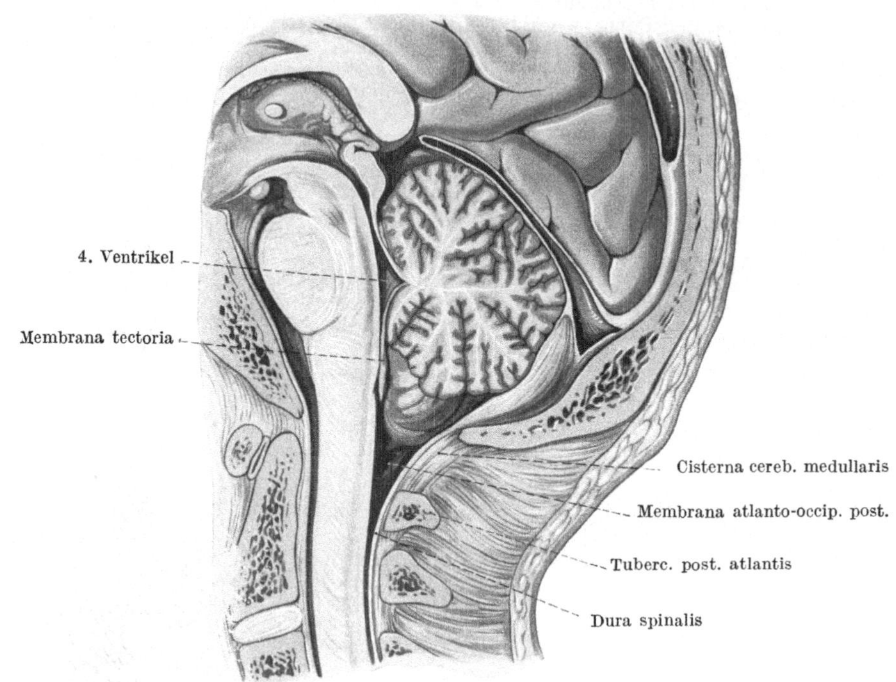

Abb. 9. Sagittalschnitt durch die Occipitalregion des Schädels und Nackens. (Nach ANTON und SCHMIEDEN.)

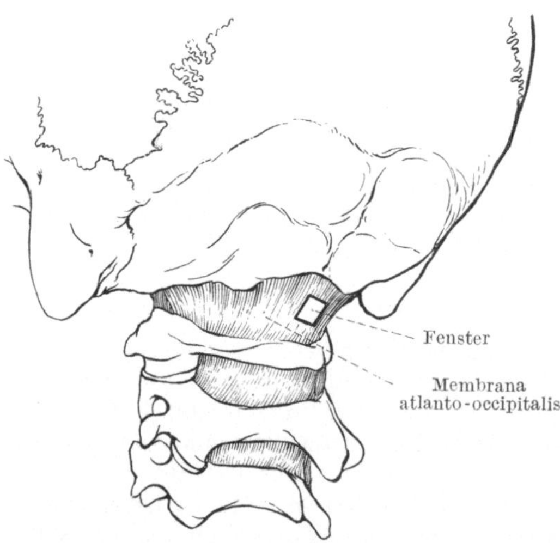

Abb. 10. Das viereckige Fenster in der Membrana atlanto-occipitalis. (Nach ANTON und SCHMIEDEN.)

und der Kopf wird etwas seitlich nach rechts gedreht, damit man die Mittellinie genau visieren und die Schädelbasis annähernd in die Horizontale bringen kann. Die Punktionsnadel wird so eingestochen, daß ein nach dem Operateur zu offener stumpfer Winkel von etwa 120° zwischen Nadel und Ebene des Fräseloches entsteht. Unter ständiger Visierung der Mittellinie wird die Nadel langsam durch das frontale Hirn geführt, bis sie das Planum sphenoidale erreicht. Diese Knochenfühlung ist unbedingt notwendig, um den Zwischenraum zwischen Tuberculum sellae und vorderem Chiasmascheitel zu gewinnen. Unter ständiger Knochenfühlung und Führung des Nadelansatzes nach vorn tastet man sich mit der Spitze der Nadel chiasmawärts vor, bis die Knochenfühlung plötzlich verlorengeht und die Kanüle unter wahrnehmbarem Ruck das Diaphragma sellae durchsticht (Abb. 8).

Die Nadel befindet sich nun in der Hypophyse und wird vorsichtig weiter in die Tiefe geführt, bis ein zweiter Knochenwiderstand den Boden der Sella anzeigt.

Simons und Hirschmann haben bei 20 an 8 Patienten ausgeführten Punktionen nie eine Schädigung gesehen, jedoch bedarf es noch weiterer Untersuchungen, um die Gefahrlosigkeit der Methode und ihren diagnostischen und therapeutischen Wert sicherzustellen.

3. Suboccipitalstich (Anton-Schmieden).

Der *Suboccipitalstich* nach Anton-Schmieden erstrebt die Dauerdränage der Cisterna cerebellomedullaris in die Nackenmuskulatur. Der in L.-A. ausgeführte Eingriff gestaltet sich folgendermaßen (Abb. 10 u. 11). Lagerung des Kranken in Seitenlage, in sitzender Stellung oder, wie ich es bevorzuge, in Bauchlage mit Stirnstütze wie zu einer Kleinhirnoperation. Der Schnitt, 8—12 cm lang, beginnt 2 cm unter der Protuberantia und braucht nur bei sehr voluminösen Nackenweichteilen bis unter den 2. Halswirbeldornfortsatz verlängert zu werden. Weicht man nicht von der Mittellinie ab, so ist die Blutung bei diesem Operationsakt außerordentlich gering. Indem man die Muskelansätze von der Hinterhauptschuppe abpräpariert, legt man die hintere Umrandung des Foramen occipitale und den hinteren Bogen des Atlas frei. Bei mageren Patienten erkennt man jetzt deutlich die Membrana atlanto-occipitale; bei kurzhalsigen Kranken kann man die Übersicht durch Einsetzen eines einzinkigen Hakens in das Tuberculum posterius und scharfen Zug nach unten verbessern. Wenn die Wunde vollkommen trocken ist, sticht man in

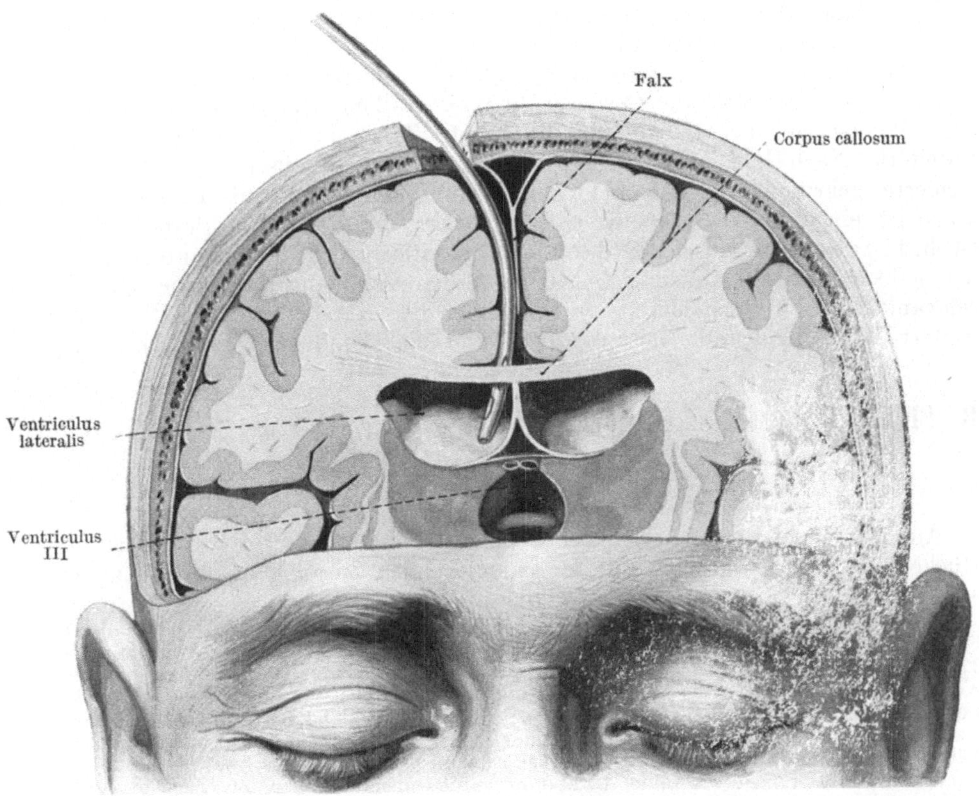

Abb. 11. Balkenstich. Frontalschnitt halbschematisch. (Nach Tandler-Ranzi.)

der Mittellinie der Membran ein und kann mit der Sonde die Zisterne selbst sondieren und die abschließende Membran bei Meningitis serosa durchreißen. Schneidet man aus der Membran ein viereckiges Fenster aus, etwa $^1/_2$ cm im Geviert, so ist der stehenbleibende Rest ausreichend. Die Weichteile werden dann mit Catgutnähten mehrschichtig zusammengenäht. Darüber folgt eine exakte Hautnaht. Für die ersten 10 Tage empfiehlt sich Bettruhe.

4. Balkenstich.

Der *Balkenstich* (ANTON-v. BRAMANN) zielt bekanntlich auf eine Verbindung zwischen dem Kammersystem und den extracerebralen Liquorräumen hin. Auf sein Anwendungsgebiet, seine theoretischen und praktischen Mängel wurde in den einzelnen Kapiteln wiederholt hingewiesen. Bei dem auf der linken Seite liegenden Patienten wird nach Bildung eines kleinen Weichteil-Periostlappens $^1/_2$—2 cm hinter der Coronarnaht und $^1/_2$—2 cm seitlich von der Mittellinie ein Loch gebohrt und mit der LUERschen Zange auf Zweimarkstückgröße erweitert. Nach Incision der Dura wird eine eigens zu diesem Zwecke konstruierte, gekrümmte, 2 mm dicke Silberkanüle, die seitlich mit Löchern versehen ist, eingeführt, an der Falx entlang geführt und der Balken durchstochen (Abb. 11). Nach Herausziehen des Mandrins entleert sich der gestaute Liquor, der jedoch nur allmählich abgelassen werden darf, um plötzliche Druckschwankungen zu vermeiden. Durch Drehen der Kanüle wird das Loch erweitert, dann die Kanüle herausgezogen und die Wunde exakt verschlossen.

B. Chirurgie des Rückenmarks, seiner Hüllen und der Wirbelsäule.

I. Mißbildungen.

1. Spina bifida aperta.

An dem Urteil über die schlechte Prognose der konservativ behandelten Rückenmarkbrüche hat sich seit der grundlegenden Zusammenfassung HESSES aus dem Jahre 1918 kaum etwas geändert.

Schon größere Statistiken aus den 80er Jahren zeigen die Hoffnungslosigkeit dieser Fälle. Bei nicht operativer Behandlung starben sämtliche Greifswalder Fälle, von DEMMES 32 Fällen starben ebenfalls alle, 10 an Marasmus, 15 durch Platzen der Cyste und folgende Konvulsionen, 7 an Marasmus und interkurrenten Erkrankungen. Im Jahre 1882 stellte ein Londoner Komitee fest, daß von 647 Spinae bifidae in England 615 im 1. Lebensjahre starben. Nach einer neueren Zusammenstellung STOCKMEYERS gingen von 71 unbehandelten Fällen 50 noch im Spital an Meningitis, zunehmendem Verfall, Lebensschwäche oder interkurrenten Erkrankungen zugrunde, 12 weitere wurden in moribundem Zustand entlassen. Gleich geblieben oder gebessert waren 8 Fälle, darunter allerdings 3 von Spina bifida occulta. Sie litten weiter an Inkontinenz, Bettnässen und waren infolge von Lähmungen auf den Selbstfahrer angewiesen. Auch von den mit Punktion und Injektionen behandelten 13 Fällen gingen 8 an Meningitis und Kollapszuständen zugrunde. Von den übrigen wurde keiner gebessert. Auf Grund dieser und anderer Zahlen ergibt sich bei nichtoperativer Behandlung dieser Mißbildung eine Mortalität von mindestens 85% schon während des 1. Lebensjahres. Manche der Kranken sterben in den folgenden Jahren; nur wenige erreichen ein höheres Lebensalter, und bei diesen handelt es sich gewöhnlich nicht um die schweren, sondern um leichtere Mißbildungsformen.

In Anbetracht der trostlosen Ergebnisse abwartender Behandlung ist daher bei den Rückenmarksbrüchen der Versuch einer operativen Therapie berechtigt. Selbstverständlich wird man nur die Fälle operieren, bei denen nicht allgemeine Körperschwäche, schwere Blasen-Mastdarmlähmungen, ein großer Hydrocephalus oder andere Mißbildungen den Eingriff von vornherein als wenig aussichtsreich erscheinen lassen. Hingegen ist eine Liquorfistel, die allein 8 von COUGHLINS Fällen zeigten, ebensowenig eine Gegenindikation wie eine Paraplegie, die zwar meist das Anzeichen einer schweren Rückenmarksschädigung ist, doch auch dann beobachtet wird, wenn das an und für sich intakte Rückenmark durch Stränge und narbige Bänder fixiert ist. Eine Lösung des gezerrten Markes kann eine Besserung der Lähmung herbeiführen.

Exstirpation des Sackes, Verschluß der Lücke und Deckung des Defektes gilt heute als das normale operative Verfahren. Alle übrigen Behandlungsmethoden früherer Zeiten sind verlassen worden. Da ein großer Teil der Säuglinge bald nach der Geburt an den Folgen sekundärer Meningitis nach Platzen des Sackes, Liquorfistel oder Ulceration zugrundegehen, ist frühzeitig zu operieren. Man neigt deswegen heute dazu, die Operation in den ersten Lebenstagen auszuführen, zumal die Mortalität nicht größer ist, als wenn man erst im Alter von 2—3 Wochen operiert. COUGHLIN legt größten Wert darauf, während der Operation in den folgenden 6 Tagen den Kopf tief zu lagern.

Selbst wenn man schwerste und hoffnungslose Fälle von der Operation ausschließt, ist die operative Mortalität nicht unerheblich. Von 129 Fällen der neueren Literatur (STOCKMEYER) starben 60, und zwar 49 (37,9%) in unmittelbarem Anschluß an die Operation, von CUTLERS 39 Fällen (24 Meningomyelocelen, 15 Meningocelen) gar 43,58%. SCHMIEDEN bringt auf Gund einer Umfrage folgende Zahlen: Unter 37 Fällen von Rachischisis aperta 55%, unter 159 überhäuteten kommunizierenden Meningocelen 37%, unter 69 cystischen Meningocelen 16% Todesfälle. Die Todesursachen sind Meningitis, Shockwirkung, Lebensschwäche und vor allem der Hydrocephalus. Diesen fürchten wir bei den Rückenmarksbrüchen in gleichem Maße wie bei den Hirnbrüchen.

STOCKMEYER stellte 11mal Verschlimmerung des bestehenden Hydrocephalus fest, die bei 6 Kindern zum Tode führte. In 2 Fällen blieb der Hydrocephalus stationär, die Kinder blieben am Leben; in 3 Fällen wurde der Hydrocephalus merkwürdigerweise gebessert. In 15 von 113 Fällen, die vor der Operation — wenigstens auf Grund der äußeren Inspektion — keinen Hydrocephalus aufwiesen, trat er postoperativ auf. 98 radikaloperierte Fälle (86,7%) blieben also zunächst vom Hydrocephalus verschont.

Wenn freilich die Ansicht SHARPES und CUTLERS zu Recht besteht, daß der *Hydrocephalus nicht Folge, sondern Ursache* der Meningocele ist, dann müßten wir *unsere Auffassung* über die zweckmäßigste Form unseres Vorgehens *ändern*. Die Wahrheit liegt jedoch wahrscheinlich in der Mitte, indem wir es mit koordinierten Mißbildungen zu tun haben. COUGHLIN betrachtet den Hydrocephalus nicht als Gegenindikation. Von seinen 3 Fällen mit Hydrocephalus starb einer, einer konnte nicht verfolgt werden, der dritte lebt, hat einen geringgradigen Hydrocephalus, ist aber psychisch vollkommen normal. Da besonders die Myelocystocelen und Myelomeningocelen durch einen später entstehenden Hydrocephalus gefährdet werden, wäre es wichtig, diese Fälle vorher zu erfassen. Indessen ist die Differenzierung der einzelnen Bruchformen präoperativ nicht immer mit Sicherheit möglich; erst die Probeincision gibt uns Anhaltspunkte. Ob man nun mehr dazu neigt, den Hydrocephalus als primär oder sekundär zu deuten, so steht fest, *daß sein Wachstum den Erfolg einer Meningocelenoperation häufig zunichte macht*. Wir haben deshalb allen Grund, seine weitere Vergrößerung mit allen uns zu Gebote stehenden Mitteln zu verhindern. Dem kühnen Wagemut HEILES haben 2 Kranke, bei denen der Hydrocephalus, wie so häufig, in Zusammenhang mit einer Spina bifida aperta stand, ihre Heilung zu verdanken. Die Dauerdränage des Liquors in die Blase führte hier zu vollem mehrjährigen Erfolg (vgl. A_2).

Wie äußert sich der Einfluß der Operation auf die *Lähmungen?* Hier ist die Statistik STOCKMEYERS sehr lehrreich.

Tabelle 5.

Neu aufgetretene Lähmungen	13	10,1%
Steigerung vorhandener Lähmungen . .	8	6,2%
Besserung oder Heilung von Lähmungen	5	3,9%
Gleichbleiben der Lähmungen	23	17,8%
Kein Auftreten von Lähmungen	80	62,0%
Total	129	100,0%

Die Statistik bedarf keines weiteren Kommentars. Sie mahnt auf jeden Fall zu größter Vorsicht bei Ausführung der Operationen, zeigt aber auch in Übereinstimmung mit den Erfahrungen COUGHLINS, daß selbst völlige Lähmungen noch besserungsfähig sind.

Sehr wesentlich sind die *Fernresultate*; erst sie geben ja ein Bild über den wirklichen Wert der Operation. Die kasuistischen Mitteilungen beschränken sich in der Mehrzahl auf die Operation und den unmittelbaren postoperativen Verlauf. Nach langer Zeit sind die Fälle nur selten nachuntersucht. HESSE konnte nur bei 13 von 18 Kranken den weiteren Verlauf feststellen. 6 = 46,15% waren kurz nach der Operation oder wenige Monate später gestorben, und zwar an Hydrocephalus, Krämpfen, sekundärer Meningitis.

In den Fällen von Hydrocephalus lagen Myelocystocelen vor. Von den 7 am Leben gebliebenen Fällen (53,85%) handelte es sich 2mal um Spina bifida occulta, 3mal um Meningocele und Meningocystocele, 2mal um unbestimmte Formen. Die Operationen lagen 1mal 20 Jahre zurück, 1mal 4 Jahre, 2mal 2 Jahre, 1mal 1 Jahr, 1mal $^3/_4$ Jahr, 1mal $^1/_2$—$^3/_4$ Jahr. Aber nur ein bei der Operation 3jähriges Kind war später ganz normal und frisch, in den anderen Fällen stellten sich Enuresis, Peroneuslähmung, Platt- oder Knickfuß ein. Das 20jährige Mädchen war geistig etwas zurückgeblieben, zeigte mäßigen Hydrocephalus, lokale Hypertrichosis und litt bis zum 14. Jahre an Bettnässen und Parese der Arme und Beine. Immerhin beeinträchtigten diese Störungen den Lebensgenuß nicht sehr wesentlich.

Man muß auf jeden Fall auch bei postoperativer Heilung und komplikationslosem Verlauf in den ersten Jahren und noch später auf das Eintreten von Paresen, Hydrocephalus und geistigen Störungen gefaßt sein. Auch SCHMIEDEN glaubt, daß sich die durch Umfrage eruierten Heilungen und Besserungen bei Rachischisis und kommunizierender Meningocele von 13 und 42, bzw. 32 und 20% vorwiegend auf den unmittelbaren Erfolg beziehen, die Fernergebnisse aber weit ungünstiger liegen. Wahrscheinlich wird sich die chirurgische Therapie *in Zukunft weit mehr als bisher dem komplizierenden bzw. ursächlichen Hydrocephalus zuzuwenden haben.* Hierin liegt bei den an und für sich operablen Fällen der Schlüssel zum Dauererfolg.

2. Spina bifida occulta.

Die Ansichten darüber, inwieweit die Spaltbildung eines Dornfortsatzes bzw. Bogens als pathologisch aufzufassen ist, gehen noch auseinander. Nach H. MEYER-BURGDORF sind die Spaltbildungen der Wirbelsäule ungemein häufig. Von ihm und seinen Mitarbeitern wurden an Hand eines großen Röntgenmaterials symmetrische und asymmetrische Spaltbildungen in Höhe des 1. Kreuzbeinbogens bis zum 5. Lebensjahr in 72%, bis zum 10. in 42% und jenseits des 10. Lebensjahres in 24% nachgewiesen. Sogar ein Hiatus sacralis totalis wurde in 1—3% des Materials festgestellt. Die Spalten bestanden, ohne irgendwelche klinischen Erscheinungen zu verursachen, sie waren also keineswegs immer mit einer Rückenmarksschädigung verknüpft.

Aus diesem Grunde ist es nicht berechtigt, neurologische Erkrankungen wie etwa die *Enuresis*, die sich zugleich mit einer Spina bifida finden, ohne weiteres auf diese zu beziehen. Es gibt genügend Fälle, in denen einerseits die Enuresis ohne Spina bifida, andererseits die Spina bifida ohne Enuresis vorkommt. Zu der Verquickung dieser Krankheitsbilder neigen Orthopäden und Chirurgen viel eher als Kinderärzte, Neurologen und Pädagogen. SAENGER hat jeden Fall von Enuresis nocturna auf Reflexanomalien, Sensibilitätsstörungen, Deformation der Füße, Asymmetrie der Rima ani und fistelartige Einziehungen der Sacro-Coccygealgegend untersucht und nur einmal bei einem erwachsenen Mädchen von 19 Jahren mit hochgradiger Enuresis auch andere Sensibilitätsstörungen und röntgenologisch ausgedehnte Spaltbildung festgestellt. Ganz im Gegensatz hierzu stehen die Befunde BURDENKOS, der 17 Fälle von Spina bifida mit Enuresis operierte und im Bereiche des Wirbelbogendefektes hypertrophische Elemente des gelben Bandes und Veränderungen des Wirbelkanals fand, von denen er eine Kompression auf das Rückenmark annahm. Die Operation bestand in Entfernung der komprimierenden Bandmassen. In 5 Fällen trat normale Funktion der Blase, in 3 Fällen Besserung, in 1 Falle geringe Besserung ein. 2 Fälle zeigten keinen Erfolg. In 1 Falle trat nach 5 Monaten ein Rezidiv auf. MERTZ operierte wegen Enuresis 6 Fälle, 2 wurden geheilt, 2 gebessert, 2 blieben unbeeinflußt. KOCHS macht bei der Enuresis Eingriffe von dem Bestehen eines myelographischen Stops abhängig. Bei dieser strengen Indikation kann man vielleicht den Eingriff gelten lassen, man sollte sich im übrigen aber in Anbetracht der durchaus unsicheren Ergebnisse nur dann zu ihm entschließen, wenn *trophische, sensible und andere Störungen eine intensivere Mark- bzw. Wurzelschädigung wahrscheinlich machen.*

Die operative Behandlung dieser schweren Formen von Spina bifida (Spasmen, Paresen oder gar Paralysen der unteren Extremitäten, Muskelatrophie, sensible Lähmungen und Reizerscheinungen, Gefühlsstörungen, Cyanose, Mal perforant) hat zuerst CRAMER empfohlen, der die *Indikation zur Operation* bei Progredienz des Leidens, hartnäckiger Rezidivneigung oder fortgesetzter Störung der Trophik und Lokomotion für gegeben hält. BECK will die Operation für die Fälle reserviert wissen, bei denen die lokale Behandlung schwerer spastischer Erscheinungen oder eines Mal perforant erfolglos war.

HACKENBROCH fand unter 70 Fällen seines Materials 45mal abnorme Verhältnisse im Epiduralraum: Fixation oder Zerrung des Marks durch fibröse Stränge und Bänder, Lipome, Fibrolipome. In etwa der Hälfte der operierten Fälle mit positivem Operationsbefund war ein deutlicher Erfolg zu buchen. Die spastischen Zustände ließen nach, die Reflexsteigerung verschwand oder milderte sich; die vorher kalten und lividen Füße wurden warm und normal. Rezidive blieben aus oder blieben auf leichte Klagen beschränkt. Begleiterscheinungen wie die Enuresis nocturna verschwanden allmählich. In der anderen Hälfte der Fälle war nicht der geringste Effekt, auch nicht in bezug auf die Enuresis, zu sehen.

Ebenso wie HACKENBROCH und CRAMER treten auch ROEREN und KOCHS auf Grund vorzüglicher Erfolge für die Erweiterung der Indikation zur Laminektomie bei Spina bifida occulta ein. Trotz dieser warmen Empfehlungen haben sich chirurgische und orthopädische Kreise diese aktive Einstellung noch nicht zu eigen gemacht.

3. Syringomyelie, Hydromyelie.

Die Therapie der *Syringomyelie* lag bisher ausschließlich in den Händen der Internisten. Erst die letzten Jahre lassen hier einen Wandel erkennen. Der Versuch, dieses unheilvolle, progrediente Leiden nicht nur zum Stillstand zu bringen, sondern auch weitgehend zu bessern, ist scheinbar geglückt. Ich sage scheinbar, denn wahrscheinlich lagen in den gebesserten Fällen neben echter Syringomyelie auch Hydromyelien und Cystenbildungen anderer Genese vor.

Die 1923 empfohlene PUUSEPPsche Operation ist nur ein anderer Name für die bereits 1916 von ELSBERG und 1921 von COLLIER zum Zwecke der Flüssigkeitsentlastung bei spinaler Gliose und Syringomyelie ausgeführten dorsalen Incision des Cervicalmarks. Erst durch die Veröffentlichungen PUUSEPPS wurde das Verfahren weiteren Kreisen bekannt.

Die Operation besteht in der Laminektomie mehrerer Bögen, die meist in Lokalanästhesie durchführbar ist, und in einer 1—2 cm langen Incision des Rückenmarks nach Duraeröffnung. Weder die Lage des Rückenmarkschnittes in der Median- oder Paramedianlinie noch die für seine Versorgung angegebenen Varianten wie Excision des Hinterstranges (PEIPER), Bildung eines Duraläppchens (OPPEL, POGENOW) oder Einführung eines Muskelstückchens (KIRSCHNER) sind für den Erfolg maßgebend, sondern allein der *Zustand des Marks,*

d. h. die *Ausdehnung der Höhle, die Dauer ihres Bestehens* und der *Grad der begleitenden Gliose*. Hierüber können uns die klinischen Erscheinungen aber keinen Aufschluß geben. Man wird natürlich Kranke mit schweren Spasmen, Muskelatrophien und ausgebreiteten sensiblen und motorischen Störungen von der Operation ausschließen und sich vor allem auf Fälle *mit circumscriptem, noch nicht stationärem Symptomenkomplex beschränken*, eine sichere Operationsprognose können wir jedoch niemals stellen. Zudem ist die durch die Operation erzielte Druckentlastung für das Ergebnis offenbar nicht entscheidend. Wäre dies so, müßte sich der Erfolg der intramedullären Druckerhöhung proportional verhalten; das ist aber, wie Fälle PEIPERS eindrucksvoll zeigen, nicht immer der Fall.

Sehr lehrreich ist eine Beobachtung von SSOSON-JAROSCHEWITSCH, die unsere Kenntnisse über das Verhalten der hydropischen Rückenmarkshöhle nach der Incision erweitert. Bei der 18jährigen Kranken war wegen Syringomyelie die PUUSEPPsche Operation vorgenommen worden. Ein Rezidiv zwang $1^1/_2$ Jahre nach der ersten Operation zu einem zweiten Eingriff. Hierbei zeigte sich eine beträchtliche Pachymeningitis und Meningitis serosa cystica. Nachdem sich eine große Menge Cerebrospinalflüssigkeit ergossen hatte, sah man, daß die Arachnoidea verdickt war. Das Mark war an seiner Hinterfläche mit der Dura verwachsen. Bei Incision des Rückenmarks in der hinteren Commissur von 0,4 cm Tiefe fand sich keine Cyste mehr. Sie war offenbar abgeheilt. Die Patientin wurde weitgehend gebessert.

Natürlich legt man sich immer wieder die Frage vor: Liegt eine Hydromyelie oder eine Syringomyelie vor? Nach FOERSTER und BORCHARD hängt von der Entscheidung dieser Frage, die sie mit Hilfe der Myelographie treffen zu können glauben, der Erfolg ab. Jedoch machen es die myelographischen Befunde PEIPERS, PUTNAMS und MUNROS zweifelhaft, ob die Myelographie wirklich ausschlaggebend ist. Auch die Endomyelographie wird uns nicht weiterbringen. Ungeachtet der diagnostischen und prognostischen Unsicherheit sollte man deswegen in *Fällen mit syringomyeloischem Symptomenkomplex* (bei denen auch *Röntgentherapie* nicht zum Ziel führt!) *die Operation in Erwägung ziehen*, da die Erfolge im ganzen genommen ermutigend, zum Teil sogar überraschend sind. Die Besserungen beziehen sich auf Motilität, Sensibilität und Trophik. Ergänzt man die Statistik von PEIPER durch die Fälle von COLLIER, KÜTTNER, LINDEBERG, PUTNAM, MUNRO, SSOSON-JAROSCHEWITSCH, so ergeben sich im ganzen 43 verwertbare Fälle, von denen 1 verschlechtert, 18 wenig, 12 erheblich gebessert wurden und 12 unbeeinflußt blieben. Die Beobachtungszeit war meist kurz, doch finden sich auch Erfolge von 2—7jähriger Dauer (FOERSTER, HEYMANN, PUUSEPP, SCHMIEDEN).

Wir dürfen aber nicht verschweigen, daß die Freude am Erfolg wiederholt durch eine unangenehme, deprimierende postoperative Krankheitsperiode empfindlich getrübt worden ist. KAPPIS, OPPEL, PEIPER, SCHMIEDEN sahen das Auftreten frischer, vor der Operation nicht vorhanden gewesener Lähmungen, Stuhl- und Urininsuffizienz, SSOSON-JAROSCHEWITSCH beobachtete 2mal das Auseinanderweichen der Operationswunde. Die Rückenmarksschädigung ist nicht als Folge einer direkten operativen Verletzung aufzufassen, sie beruht vielmehr auf Zirkulationsstörungen. Auf derartige Vorkommnisse muß man also ebenso wie auf die bereits vorher erwähnte postoperative Pachymeningitis und Meningitis cystica gefaßt sein.

4. Sakralisation und Lumbalisation des 5. Lendenwirbels.

Inwieweit Lumbalisation und Sakralisation für Kreuzschmerzen verantwortlich zu machen sind, ist noch strittig. Die Ansicht, daß der zum N. ischiadicus ziehende Ramus anterior durch den 5. Querfortsatz gedrückt wird, hat Widerspruch hervorgerufen. Die operative Behandlung besteht meistens in der Resektion des sakralisierten Querfortsatzes oder in der Herstellung einer

Ankylose in den Zwischenwirbelgelenken zwischen Kreuzbein und sakralisiertem Lendenwirbel. Die Eingriffe sind gewaltig und technisch schwierig, da der Querfortsatz des 5. Lendenwirbels hinter dichten Muskel- und Bandmassen in großer Tiefe verborgen ist. Beide Operationsmethoden ergeben einen hohen Prozentsatz von Heilungen (BABBINI, BAUMANN, INGEBRIGSTEN, SHACKLETON, SPITZY, ZENO, DELCHEFF). Über ein besonders großes Material operativer Ankylosen der Zwischenwirbelgelenke zwischen Kreuzbein und Assimilationswirbel berichten HIBBS und SWIFT. Von 79 Fällen, die verschiedene Abnormitäten im Bereiche der lumbalisierten oder sakralisierten Gelenke aufwiesen, wurden 58 geheilt (73,4%), 10 gebessert (12,7%), 11 blieben ungebessert (13,9%). Von 33 inkompletten Sakralisationen des 5. Lumbalwirbels wurden 24 geheilt (72,7%), 6 gebessert (18,2%), 3 blieben ungebessert (9,1%). Die Gefahren des Eingriffes beleuchtet eine Mitteilung FASSETTS. Nach Resektion des Querfortsatzes verschwanden bei seinen 3 Patienten zwar die Schmerzen, jedoch traten stets schlaffe Parese und Atrophie der vom N. tibilias ant. versorgten Muskeln nebst Hypästhesien und Anästhesien auf. Da sowohl die Gelenkresektion wie die Gelenkversteifung Erfolg haben, muß man als Ursache der schmerzhaften Sakralisation nicht eine Druckschädigung der 5. Lumbalwurzel, sondern nach BLUMENSAAT und CLASING wahrscheinlich eine Arthritis der Sakralisationsnearthrose annehmen. Die totale Resektion des sakralisierten Querfortsatzes entfernt die eine Gelenkfläche der Nearthrose, die partielle Resektion stellt ebenso wie die Ankylose der Zwischenwirbelarthrose das Gelenk still.

BLUMENSAAT und CLASING lehnen trotz einiger bemerkenswerter Operationserfolge die chirurgische Behandlung ab, da die eingreifende Operation in keinem Verhältnis zu den Beschwerden steht und außerdem eine Schädigung der Nervenwurzeln im Bereich der Möglichkeit liegt. Diesem Standpunkt, der in Deutschland als durchaus berechtigt anerkannt wird, möchte ich um so eher beipflichten, als über den tatsächlichen Zusammenhang zwischen Sakralisation, Lumbalisation und Kreuzschmerzen noch keineswegs das letzte Wort gesprochen ist.

5. Skoliosen.

Bei schwerer, durch Keilwirbel bedingter kongenitaler (60%), weniger häufig bei rachitischer Skoliose (40%) ist in ganz seltenen Fällen das Rückenmark so eingeengt oder abgeknickt, daß schwere medulläre Symptome in Form fortgeschrittener spastischer Paraparesen, Sensibilitätsstörungen, mitunter auch Blasen- und Mastdarmstörungen in Erscheinung treten. Gehen die Kompressionssymptome trotz Lagerung in GLISSONscher Schwebe nicht zurück, so sollte man mit der Laminektomie nicht lange zögern (JAROSCHY, SCHLOFFER, GROBELSKI, ELMSLIE). GROBELSKI errechnete bei operativem Vorgehen 58,5% Heilungen, 25% Besserungen und 15,5% Mißerfolge. Auf die Duranaht muß man in Anbetracht des starken Druckes meist verzichten.

II. Verletzungen.

1. Geschlossene Verletzungen.

Kaum ein anderes Gebiet der Rückenmarkschirurgie bereitet in bezug auf Diagnose, Prognose und Therapie gleiche Schwierigkeiten wie die geschlossenen Rückenmarksverletzungen. Ebenso wie bei den stumpfen Hirnverletzungen finden wir Kommotion, Kontusion, Kompression und Blutungen. Markverletzungen ohne Beteiligung umgebender Gewebe sind im ganzen selten. Selbst wenn zunächst eine reine Markschädigung vorzuliegen scheint, ergibt die spätere Untersuchung vielfach Verletzungen des Bandapparates, Quetschungen der Zwischenwirbelscheiben und der Wirbelkörper, und noch die Autopsie kann den

Nachweis einer Wirbelfraktur erbringen, die der klinischen Untersuchung völlig entgangen war. Wenn auch komplette Lähmungen ausnahmsweise keine oder doch nur geringfügige Knochenverletzungen zeigen können und auf der anderen Seite selbst starke Wirbelverschiebungen mitunter medulläre Erscheinungen vermissen lassen, so muß man doch daran festhalten, daß Mark- und gröbere Skeletbeteiligung im allgemeinen einander parallel gehen; somit rechtfertigt sich eine gemeinsame Besprechung.

Die *Markbeteiligung* bei geschlossenen Wirbelfrakturen ist in erster Linie von dem Grade der Gewalteinwirkung und dem Verletzungsmechanismus abhängig. Die große Mehrzahl der partiellen Verletzungen einzelner Wirbelabschnitte, mit Ausnahme vereinzelter Wirbelbogenbrüche, sind frei von Markverletzungen. Im Gegensatz hierzu üben Kompressionsbrüche mit starker Verschiebung der Wirbelkörper und Wirbelkörperfragmente leicht einen Druck auf das Mark aus. Die Statistiken über die Häufigkeit der Markverletzungen bei Wirbelfrakturen erhalten ihr Gepräge durch die Zusammensetzung des Krankenmaterials. Ungemein hoch ist ihr Prozentsatz im Kohlenrevier. HAUMANN berichtet aus Bochum über 62,23%. Das Halsmark war in 94,43%, das Brustmark in 49,42%, das Lendenmark in 43,91% beteiligt. Diese enorm hohen Zahlen werden verständlich, wenn man bedenkt, daß die Mehrzahl der Frakturen im Berghauerberuf dadurch entstehen, daß der gebückte, kniende oder sitzende Hauer von hereinbrechenden Kohlen- und Steinmassen erfaßt und zusammengeknickt wird. Eine so mächtige Gewalteinwirkung hat schwerste Markbeteiligung, nach HAUMANN in etwa 50% Markdurchtrennungen, zur Folge. Demgegenüber ergab die Rundfrage SCHMIEDENS unter 3014 Wirbelkörperbrüchen nur 1105 Fälle mit partieller oder totaler Lähmung, also 36%.

Die *Prognose* einer Rückenmarksverletzung ist mit größter Reserve zu stellen, da es bei den scheinbar kompletten Lähmungen äußerst schwierig, ja manchmal unmöglich ist, eine anatomische Leitungsunterbrechung des Rückenmarks von einem physiologischen Block durch Hämatomyelie, intra- und extradurale Blutungen oder Ödem zu unterscheiden. Bald drängt es uns, durch Laminektomie Hilfe zu schaffen, bald plagen uns Zweifel, ob ein frühzeitig vorgenommener Eingriff auch Erfolg verbürgt. Besonders energisch sind die Amerikaner für die *Frühoperation* eingetreten (DANDY, FRAZIER, MIXTER). MIXTER empfielt bei kompletten Lähmungen die Laminektomie innerhalb der ersten Stunden. Er beruft sich dabei auf Versuche ALLENS, der am Tier zeigen konnte, daß bei Schädigungen des Rückenmarks, die eine komplette Lähmung hervorrufen, noch Heilung zu erhoffen ist, wenn das Rückenmark innerhalb der ersten Stunden gespalten und somit ein Ödemabfluß ermöglicht wird. Erfolgt die Spaltung später als nach 6 Stunden, so ist das Rückenmark bereits irreparabel geschädigt. Bei 4 unter dieser Indikation operierten Fällen glaubte MIXTER die erzielte Besserung auf die äußerst frühzeitige Freilegung zurückführen zu müssen; jedoch berichtet SPELISSY über einen Fall ALLENS, in dem bei einer 6 Stunden alten Fraktur das Rückenmark gespalten wurde, der Kranke aber trotz geringfügiger Besserung der Sensibilität am 10. Tage ad exitum kam. Wer die Diskussionen über die zweckmäßigste Incision bei intramedullären Tumoren und bei der Chordotomie verfolgt hat, kann schon wegen der Gefahr sekundärer Zirkulationsstörungen eine Operation innerhalb der ersten Stunden nicht als berechtigt anerkennen. Aber davon abgesehen, erwecken die Argumente von MAGNUS einer Frühoperation gegenüber große Skepsis. MAGNUS lehnt auf Grund seiner großen Erfahrungen an 1017 Wirbelfrakturen die Frühoperation völlig ab, da die Autopsie der tödlich verlaufenen Fälle ausnahmslos vollständige Durchtrennung des Marks ergab. Häufig war der Schlauch der Rückenmarkhäute an der Kompressionsstelle nahezu leer, und beide spitz ausgezogene Markenden standen nur in losem Zusammenhange miteinander. Niemals hätte eine Operation in diesen Fällen Nutzen gebracht. Sind die Lähmungen aber durch Blutungen oder Ödem bedingt, so gehen sie nach MAGNUS spontan zurück. Diese Schlußfolgerungen sind so unerbittlich und ohne Kompromiß, daß sie völlig unantastbar erscheinen. Doch darf nicht vergessen werden, daß diese Auffassung durch das Studium eines einseitigen und besonders schweren Materials gewonnen wurde und vielleicht nicht die Allgemeingültigkeit besitzt, die ihr auf den ersten Blick zuzukommen scheint. Zwar lehnen auch die übrigen deutschen Chirurgen die Frühoperation der Wirbelbrüche *mit Ausnahme der Bogenbrüche* — zu diesen gehört auch der jüngst publizierte Fall OEHLECKERS —, die eine frühzeitige röntgenologische Diagnose gestatten, ab, andererseits steht besonders SCHMIEDEN auf dem Standpunkt, daß es zwischen den endgültigen Querschnittslähmungen infolge Markdurchtrennung und den vorübergehenden Lähmungen durch Hämatome und Ödeme Fälle von reparabler Kompression gibt, deren Besserung nur der Laminektomie zuzuschreiben ist. Die Aufgabe, diese Fälle zu erfassen und rechtzeitig einer Operation zuzuführen, ist nur durch wiederholte sorgfältige neurologische Untersuchung zu lösen. (Wiederkehr der Reflexe, Schwankungen im sensiblen oder motorischen Verhalten!)

Mit Hilfe der *Myelographie*, um deren Anwendung und Deutung sich PEIPER besondere Verdienste erworben hat, läßt es sich entscheiden, ob bei Paraplegien, die Zeichen schwerster irreparabler Markläsion vermissen lassen, der Eingriff noch Erfolg verspricht. Nur bei behinderter Liquorbahn kommt Laminektomie in Betracht, denn bei freier Kommunikation liegen entweder irreparable Zerstörungen oder spontan heilbare Hämatomyelien vor. Durch das QUECKENSTEDTsche Phänomen können wir auf einfachere Weise die Liquorzirkulation prüfen und, wie DOWMAN gezeigt hat, aus den Ergebnissen wichtige Folgerungen für die Therapie ziehen. Eine Markfreilegung ist fernerhin bei partiellen Lähmungen, die sich nicht bessern oder nach vorübergehender Besserung wieder verschlechtern, ins Auge zu fassen. Komprimierender Callus oder Knochensplitter können hier die Ursache sein und ihre Entfernung Heilung bedeuten.

Besonders wichtige Hinweise gibt uns die Myelographie in *Spätfällen*. Doch gehören diese bereits in das Gebiet posttraumatischer cystischer und adhäsiver Meningitiden, deren Besprechung einem späteren Abschnitt vorbehalten bleibt.

Die folgende Tabelle gibt die Operationsbefunde und Erfolge der Laminektomie bei Wirbelsäulenbrüchen mit Lähmungen wieder, die SCHMIEDEN auf Grund der Rundfrage bei 217 Fällen zusammengestellt hat.

Tabelle 6. Operationsbefund und Erfolg bei Laminektomie der Wirbelsäulenbrüche mit Lähmung. (Nach SCHMIEDEN.)

Gesamtzahl	Befund	Geheilt %	Gebessert %	Lähmung unverändert %	Tod %
59 (27%)	Splitter	5	34	24	37
81 (37%)	Achsenknickung	11	31	27	31
23 (12%)	Hämatom	13	39	26	22
16 (7%)	Callus	6	44	44	6
38 (17%)	Irreparabler Zustand . . .	—	5	50	45
217		7,2	29,9	31,2	31,7

Die schon an und für sich kleine Zahl von Kompressionslähmungen, die bei den dargelegten strengen Indikationen für einen frühzeitigen Eingriff in Frage kommt, wird sich noch weiter verringern, wenn man die jüngsten Fortschritte und Erfolge der Wirbelbruchbehandlung in Betracht zieht. Mit Hilfe der nach LORENZ BÖHLER in L. A. vorgenommenen *unblutigen Reposition* gelingt es heute, selbst stark dislocierte Wirbel- oder Luxationsfrakturen in einem bisher unerreichten Maße zu reponieren, dadurch die ursprüngliche Weite des Wirbelkanals wiederherzustellen und das gequetschte Rückenmark zu befreien. Wird diese Behandlung zu einem Zeitpunkt durchgeführt, in dem sich das Mark noch erholen kann, so können sich bei geglückter Reposition und Retention selbst komplette Lähmungen unerwartet rasch zurückbilden. Nach BÖHLER kommt ein operatives Vorgehen bei frischen Frakturen nur dann in Frage, wenn die Einrichtung nicht gelingt.

2. Offene Verletzungen.

In Friedenszeiten nehmen die offenen Rückenmarksverletzungen gegenüber den geschlossenen eine untergeordnete, man möchte fast sagen, nebensächliche Stellung ein, da die offenen Markläsionen in der Hauptsache durch Schußverletzungen bedingt sind. Die *Stichverletzungen* des Rückenmarks unterscheiden sich prinzipiell von den übrigen offenen wie geschlossenen Verletzungen dadurch, daß der Knochen fast immer unverletzt ist. Eine Stichverletzung ist ein reines Zufallsprodukt, denn selbst unter Voraussetzung anatomischer Kenntnisse dürfte es schwierig sein, mit dem Messer bei normaler Wirbelhaltung bis zum Rückenmark vorzudringen. Diesem Umstande ist es zu verdanken, daß bei den Stichverletzungen des Rückenmarks durch Messer, Dolch, Stilett, Säbel usw. fast niemals eine völlige, sondern nur eine partielle Markverletzung vorliegt, die häufig durch eine reine BROWN-SÉQUARDsche Halbseitenlähmung charakterisiert wird. Wenn zu Beginn eine komplette Lähmung besteht, ist sie meistens nur die Folge einer Hämorrhagie oder eines Ödems. Bei völliger Rückenmarksdurchtrennung ist ein Eingriff natürlich zwecklos, da eine Rückenmarksnaht keine Aussicht auf Erfolg bietet.

Die unmittelbare Gefahr der Stichverletzung liegt in der *Infektion* des Stichkanals und sekundärer Meningitis. Dieser Komplikation erliegen nach den Statistiken von WAGNER und STOLPER, ENDERLEN und NAST-KOLB etwa 20% der Verletzten. Ist eine Infektion eingetreten, so kann man wohl bei leichten meningealen Reizerscheinungen auf Heilung durch Laminektomie hoffen, bei fortgeschrittener eitriger Meningitis nicht. Eine *Liquorfistel*, die nicht spontan nach wenigen Tagen versiegt, bildet deshalb eine *absolute Indikation zur Laminektomie*, weil man so noch die Möglichkeit hat, die Duralücke mit Erfolg zu versorgen. Steckengebliebene Metallteile und abgebrochene Klingen, abgesplitterte und komprimierende Knochensplitter, die sich leicht röntgenologisch nachweisen lassen, können im Frühstadium ebenfalls zur Laminektomie zwingen. Im übrigen ist zunächst konservative Behandlung angezeigt. Im *späteren Stadium* können pachymeningitische Schwielen einen Eingriff erfordern. Hier geben Myelographie und QUECKENSTEDTsche Untersuchung, wie Fälle RANDS und PATTERSONS, sowie STEINDLS zeigen, wichtige Hinweise auf einen bestehenden Liquorblock. Eine Operation verspricht nur bei unvollständigen Lähmungen Erfolg, die anderen Kranken gehen meistens an Pyelonephritis, Sepsis, Decubitus zugrunde.

Völlig anders sind die *Schußverletzungen* des Marks zu bewerten, deren Erscheinungsformen ungewöhnlich mannigfaltig sind und nicht die mehr oder weniger typischen Verhältnisse einer Rückenmarksstichverletzung oder geschlossenen Kompressionsfraktur zeigen. Bei den Schußverletzungen können die ursprünglichen Marksymptome durch Kommotion ferner liegender Rückenmarksabschnitte, ausgedehnte Hämorrhagien, Erweichungsherde und Nekrosen und schließlich das Hinzutreten einer Infektion überdeckt und verwischt werden. Ich verweise hier auf die erschöpfenden Darstellungen von FOERSTER, FRANGENHEIM und RANZI. Da die auslösenden Momente der Markschädigungen verschiedenster Natur sind, lassen sich die neurologischen Symptome schwer deuten. Die Schwierigkeit, eine komplette anatomische Durchtrennung von einer Malacie oder einer Markkompression zu unterscheiden, wird noch erhöht durch den gleichen klinischen Verlauf. Die Verantwortung ist hier besonders groß, weil wir bei den Kriegsverletzungen eine Probelaminektomie als weit gefährlicher einschätzen müssen als etwa die Probefreilegung eines durchschossenen Nerven oder eine Probelaparotomie.

Eine Schußverletzung des Marks ist schon an und für sich mit einer hohen primären Mortalität belastet, die durch die häufige Mitverletzung lebenswichtiger Nachbarorgane noch gesteigert wird. Die operative Indikationsstellung, die im Verlaufe des letzten Krieges wiederholt auf das lebhafteste erörtert wurde, bedarf in den Fällen, die nicht im Shock, an Hämorrhagie oder komplizierenden Verletzungen innerhalb weniger Stunden oder Tage zugrunde gehen, sorgfältigster Erwägung. Während zu Beginn des Krieges gegenüber jedem Eingriff weitgehende Zurückhaltung geübt wurde, ging man mit wachsender Erfahrung zu einem aktiveren Vorgehen über. Freilich hat sich die Laminektomie innerhalb der ersten 48 Stunden nicht durchsetzen können; sie zeigte eine gewaltige Mortalität. Von 23 in diesem Zeitraum operierten Kranken verlor PUUSEPP mehr als die Hälfte. Der Eingriff ist in den allerersten Stadien der Verletzung schon deshalb nicht gerechtfertigt, weil den völligen Paraplegien gar nicht immer irreparable Rückenmarksschädigungen zugrunde liegen und die auf Ödem und Erschütterung beruhenden Symptome weitgehender spontaner Remissionen fähig sind. *Ein operatives Vorgehen kommt erst nach Vernarbung der Wunde in Frage.* Von dem klinischen Verlauf wird unsere weitere Stellungnahme, deren Schwierigkeit von allen Autoren einmütig hervorgehoben wird, abhängen. Zeigt die Lähmung von Anbeginn an unverändert die Symptome einer schweren Paraplegie, so ist von einem Eingriff wenig zu erhoffen. Entschließt man sich doch dazu, so soll er nicht über die 4.—5. Woche hinausgeschoben werden. Zwar wird die Operationsmortalität geringer, und es mag in dem einen oder anderen Falle gelingen, die trophischen Störungen oder das Ödem zum Rückgang zu bringen, aber doch nur, um ein unter allen Umständen trostloses, mitunter qualvolles Dasein zu verlängern. Besser sind die Aussichten, wenn klinischer und röntgenologischer Befund eine teilweise Markläsion durch Knochen-, Geschoßsplitter oder Steckschüsse wahrscheinlich machen, wenn die Lähmung nach anfänglicher Besserung wieder zunimmt, sich die Zeichen einer meningealen Blutung auf Lumbalpunktion hin nicht bessern und unerträgliche Schmerzzustände bestehen. Diese Symptome sind häufiger durch Veränderungen bedingt, die wir vor allem in Spätstadien antreffen und als unbedingte Indikation zur Laminektomie anerkennen: *die Pachymeningitis und die verschiedenen Formen der Arachnitis.* In diesen Spätstadien ist die Meylographie für die Operationsindikation von gleicher Bedeutung wie bei den Friedensfrakturen.

III. Entzündungen.

1. Osteomyelitis acuta.

Die *akuten Entzündungen* der Wirbelsäule gewinnen dann für den Neurochirurgen Interesse, wenn der Entzündungsprozeß auch auf die Dura und die innerhalb des Rückenmarkkanals liegenden Gebilde übergreift und sich durch Druck von Eiter, Granulationen oder Sequestern medulläre Symptome einstellen.

Die *Spondylitis infectiosa* schließt sich mit besonderer Vorliebe an Typhus und Paratyphus an, seltener an andere akute Infektionskrankheiten wie Influenza, Pneumonie, Grippe, Scharlach, Masern. Ich beobachtete nach Ruhr eine schwere Spondylitis dorsolumbalis mit Markbeteiligung, die spontan ausheilte. Unter den chronischen Formen dominieren Lues und Aktinomykose.

Eine weitere Gruppe bilden die *sekundären metastatischen Osteomyelitiden* der Wirbelsäule nach primären Weichteil- und besonders Knochen- und Gelenkeiterungen. Wir können hier akute, subakute und chronische Formen unterscheiden.

Für die an und für sich schon ungünstige Prognose einer stürmisch verlaufenden Wirbelosteomyelitis — HUNT gibt 50% Mortalität an — ist das Übergreifen des Prozesses auf das Mark und seine Hüllen besonders verhängnisvoll. Durch Propagierung der Infektion auf Weichteile, Pleura, Mediastinum, durch das Hinzutreten einer Allgemeininfektion sind weitere Komplikationen gegeben, denen selbst frühzeitige Operationen nicht vorzubeugen vermögen.

Die *Therapie* der akuten Osteomyelitis ist vorwiegend chirurgisch geworden. Relativ einfach gestaltet sie sich bei der akuten Bogenosteomyelitis, bei der unter Umständen die einfache Incision genügende Entlastung schafft. Weniger günstig sind die Ergebnisse der operativ behandelten Körperosteomyelitis. SCHMIEDEN errechnete bei 127 Fällen 33% Heilungen, 19% Besserungen, 48% Mortalität. Bei den mehr subakuten Formen ist der Versuch einer konservativen Therapie begründet, doch hüte man sich, ihn zu weit zu treiben, denn durch Laminektomie und Eiterentleerung können hoffnungslose Fälle, wie unter anderem eine eindrucksvolle Beobachtung von WILLEMS lehrt, noch zur Heilung gebracht werden. Die Duraeröffnung im akuten und subakuten Stadium ist natürlich äußerst gefährlich und muß, wenn irgend möglich, vermieden werden. BAUER, OEHLECKER, ROBINEAU, SCHLESINGER, SCHWARZ, VOLKMANN u. a. erzielten wiederholt weitgehende Besserung und Heilung bei mehr stationär gewordenen subchronischen und chronischen Wirbelosteomyelitiden durch Entfernung von Sequestern, die in epiduralen Granulationen, Abscessen und pachymeningitischen Schwielen verborgen lagen. Selbst eine postoperativ sich ausbildende Liquorfistel kommt meist zum Stehen. Die verhältnismäßig seltenen Markschädigungen bei Wirbelosteomyelitiden nach Schußverletzung sind weniger günstig zu beurteilen, wenngleich es auch hier gelingt, durch rechtzeitigen Eingriff das Fortschreiten des Prozesses aufzuhalten.

Epidurale Eiterherde können auch *metastatisch* oder per continuitatem *ohne vorhergehende Knocheneiterung* entstehen (Abscesse, Panaritien, akute Gelenkentzündung, Furunkulose, Bronchiektasien). HEYMANN entleerte wiederholt mit Erfolg derartige metastatische Epiduralabscesse.

GUTTMANN und SINGER diagnostizierten bei einem Kranken, bei dem sich im Anschluß an eine Sensenverletzung unter Rückenmarksymptomen und Temperatursteigerung eine Paraplegie ausgebildet hatte, auf Grund des Liquorbefundes eine Myelitis mit Epiduralabsceß. Bei der Laminektomie fand sich ein sulzig infiltriertes epidurales Gewebe, jedoch kein Absceß. Die spätere Autopsie ergab einen intramedullären Absceß unterhalb der Laminektomiestelle. Ich verlor einen Kranken, bei dem sich ein epiduraler Absceß nach einem riesigen Nackenfurunkel entwickelt hatte, trotz Eröffnung.

Mißerfolge dieser Art dürfen uns nicht davon abhalten, nach gestellter Diagnose möglichst frühzeitig chirurgisch einzugreifen. Dies kann nur nützen, niemals schaden!

2. Spondylitis.

a) Spondylitis tuberculosa.

Nach VULPIUS zeigen 12,7% aller Spondylitiden Markbeteiligung, und zwar die Spondylitis cervicalis in 17,3%, dorsalis in 12,2%, lumbalis in 7%. Tuberkulöse Senkungsabscesse, die einem Teil dieser Lähmungen zugrunde liegen, erfordern in den wenigen Fällen, in denen die Druckerscheinungen auf Lagerung in GLISSONscher Schwebe, Gipsbett oder Halskrawatte nicht verschwinden, eine aktive Behandlung. Darüber hinaus macht der Wunsch, die zuweilen monate-, ja jahrelange Dauer der konservativen Behandlung abzukürzen, die Anwendung aktiverer Methoden begreiflich.

Die Druckentlastung des Abscesses läßt sich am einfachsten durch *Punktion* erreichen. v. BAKAY, LANGE, LÖFFLER, LUDLOFF, SCHEDE, SICK, Verfasser haben sie mit bestem Erfolg angewandt. Eine tuberkulöse Infektion des Stichkanals ist im allgemeinen nicht zu befürchten.

Als Ort des Einstiches wählt man die Stelle der stärksten Absceßausbuchtung, die auf dem Röntgenbild sichtbar ist, und dringt $2^1/_2$ cm von der Dornfortsatzlinie entfernt in die Tiefe. Dabei bevorzugt man, um eine Verletzung der Aorta zu vermeiden, die rechte Seite. Nach Durchbohrung der Rückenmuskulatur sucht man vorsichtig die schmale Durchgangsstelle zwischen zwei Querfortsätzen und tastet sich hart an der Seitenfläche des Wirbelkörpers nach vorn, bis sich der Eiter — je nach dem Alter des Kranken in 6—9 cm Tiefe — entleert. Die Berechnung der Tiefe ist nicht unbedingt notwendig, kann aber nach einem von STRAUB ausgearbeiteten Verfahren an Hand des Röntgenbildes geschehen.

Die *Incision* des Abscesses birgt die große Gefahr einer Mischinfektion in sich. Sie darf deswegen nur vorgenommen werden, wenn der Absceß trotz wiederholter Punktionen zu perforieren droht, wenn er aus technischen Gründen nicht durch Punktion entleert werden kann oder bereits eine Mischinfektion eingetreten ist. Retropharyngeale Abscesse sind von der Seite her zu punktieren. Ist dies aus irgendwelchen Ursachen nicht möglich, so ist ihre Eröffnung durch Incision einer spontanen Perforation in den Rachen vorzuziehen.

Die operative Absceßeröffnung wird durch die *Kostotransversektomie* nach MÉNARD und HEIDENHAIN erreicht. Sie besteht in der Resektion eines Rippenstückes und des entsprechenden Proc. transversus. Wohl wird durch die Eröffnung des Abscesses die Lähmung schlagartig beseitigt, wir schaffen aber zugleich die ernste Gefahr einer Dauerfistel. Die günstigen Berichte früherer Jahre beziehen sich wahrscheinlich mehr auf den unmittelbaren Operationserfolg, die Fernresultate sind kläglich und durch Dauerfisteln, langjähriges Siechtum, durch Mischinfektion und schließlichen Exitus auf das schwerste belastet. Trotz mancher Erfolge bedeutet die Kostotransversektomie ein großes Wagnis.

Neben Abscessen bedingen intra- und extradurale tuberkulöse Granulationen, Markabknickung, narbige und callöse Markumklammerungen medulläre Erscheinungen. Versagt die konsequent durchgeführte konservative Behandlung, so ist eine *Laminektomie* zu erwägen. Doch wird man sich nur schweren Herzens zu diesem Eingriff entschließen, denn wir berauben die Wirbelsäule einer weiteren Stütze, gefährden ihre Stabilität und müssen eine durch den Eingriff bedingte Ausbreitung des tuberkulösen Prozesses und bei Duraeröffnung eine letale Meningitis befürchten. Aus diesen Gründen wird die Laminektomie bei *akuter* und *subakuter Tuberkulose* mit Recht abgelehnt. Die Erfolge des Eingriffes sind aus der folgenden Statistik zu ersehen.

Tabelle 7. Laminektomie bei Spondylitis tuberculosa: Operationsbefund und Erfolg. (Nach SCHMIEDEN.)

Gesamtzahl	Befund	Geheilt %	Gebessert %	Ungeheilt %	Gestorben %
94 (41%)	Markknickung durch Gibbus	9	32	31	28
13 (6%)	Sequester im Wirbelkanal	15	15	8	62
78 (35%)	Granulationen im Wirbelkanal . . .	12	31	26	31
43 (18%)	Kalte Abscesse im Wirbelkanal . . .	17	36	22	25
228					

Die hohe Mortalität und die häufigen Fehlschläge trotz Markentlastung beweisen, daß weise Zurückhaltung bei der Indikation geboten ist. Wie gefahrvoll die Duraeröffnung ist, geht daraus hervor, daß von 43 Fällen, bei denen die Dura eröffnet wurde, 26 (60,5%) starben.

In gewissem Gegensatz zu der dekompressiven Laminektomie steht der Pfeilerersatz der in ihrer Statik beeinträchtigten Wirbelsäule durch Spanverpflanzung (HENLE-ALBEEsche Operation). Die Ansichten über den Wert der Versteifungsoperation gehen auseinander; es hat aber den Anschein, als ob die ablehnenden Stimmen, wenigstens in Deutschland, in Zunahme begriffen sind, und von dem ursprünglichen Enthusiasmus ist nicht mehr viel zu erkennen. Spondylitiden mit Lähmungen werden aber selbst von denen, die das Verfahren sonst befürworten, als Gegenindikation betrachtet. Eine Ausnahme bilden die cervicalen Tuberkulosen und unspezifischen Spondylitiden, bei denen FOERSTER, LERICHE und SCHMIEDEN durch Implantation großer Tibiaspäne zwischen Occiput und Wirbelsäule eine völlige Rückbildung der Lähmnng erzielten.

Die *tuberkulöse Pachymeningitis*, deren Besprechung ebensogut in dem Kapitel Pachymeningitis hätte erfolgen können, nimmt gegenüber den bisher erwähnten Formen spezifisch tuberkulöser Erkrankungen insofern eine Sonderstellung ein, als nichts auf einen spezifischen Prozeß hinzuweisen braucht, der erst durch die Biopsie oder den mikroskopischen Befund sichergestellt wird. Diese Fälle gelangen daher meist unter der Diagnose eines medullären Tumors zur Operation. Auch dort, wo ein Gibbus die wahre Natur des Leidens verrät, ist der Knochenprozeß meist zum Stillstand gekommen, klinisch ausgeheilt und die Marksymptome werden durch extra oder intradurale pachymeningitische Prozesse aufrechterhalten. Hier ist die Laminektomie am Platze. Eine postoperative Verbreitung der Tuberkulose auf die Leptomeningen infolge der mit der Duraexcision unweigerlich verbundenen Eröffnungen des Duralsackes ist nicht ausgeschlossen, aber doch unwahrscheinlich.

In GERSTMANNS Fall trat eine Besserung des Befundes ein, obwohl ein Stückchen der tuberkulös veränderten Dura excidiert worden war. ROBINEAU erlebte in 3 Fällen, in denen er die spezifisch veränderte pachymeningitische Schwiele bei altem Gibbus excidiert und die epiduralen Granulationen curettiert hatte, niemals eine progrediente Infektion, sondern stets Abklingen der Rückenmarkserscheinungen. Selbst in einem Falle KRAUSES, bei dem nicht nur die tuberkulös veränderte Dura excidiert, sondern auch ein intramedullärer, wahrscheinlich tuberkulöser Erweichungsherd eröffnet worden war, blieb die Kranke von weiteren Komplikationen verschont.

Ich habe einen 26jährigen Kranken operiert, bei dem zunächst ein extramedullärer Rückenmarktumor angenommen wurde. Die spätere Untersuchung der Wirbelsäule ergab eine leichte Prominenz im Bereiche des 5. Brustwirbels. Die Röntgenaufnahme zeigte unscharfe Brustwirbel IV—VI. Da der Röntgenbefund für eine Spondylitis sprach, mehrwöchentliche Flachlagerung mit GLISSONscher Schwebe, dann Behandlung mit Gipsbett, ohne daß sich der neurologische Befund änderte. Weitere Röntgenuntersuchungen ergaben eine Verschmälerung des 5. und 6. Brustwirbels mit deutlichem prävertebralen Absceß. Da im Laufe eines halben Jahres keine Besserung auftrat, Laminektomie in Lokalanästhesie, Entfernung der Bögen IV—VI. Die Dura war auffallend verdickt und derb, keine Pulsation. Die duraartige Verdickung machte den Eindruck einer Neubildung. Diese wurde entfernt, haftete aber an einer Stelle der Dura fest an, so daß diese durch Längsschnitt eröffnet wurde. Reichlicher Liquorfluß. Noch ehe der Tumor ganz entfernt worden war, entleerte sich etwas Eiter. Im Duralsack kam man mit der Sonde sowohl nach oben wie nach unten. Seidennaht des Duraschlitzes. Muskelnähte. Verlauf komplikationslos. Zunächst mit Gipskorsett entlassen. Nach 7 Jahren ging der Kranke am Stock. Freie Beweglichkeit beider Beine, aber noch initialer Fuß- und Patellarklonus.

Der Vollständigkeit halber sei zum Schluß die etwas mittelalterlich anmutende *Glüheisenmethode* QUINCKES erwähnt, bei der in tiefer Narkose zu beiden Seiten der Wirbeldornfortsätze mit rotglühendem Eisen 2—3 cm breite, 8—14 cm lange Hautstreifen verschorft werden. QUINCKE behandelte in dieser Weise 34 Fälle von Kompressionsmyelitis, von denen 19 geheilt, 21 gebessert wurden und nur 2 ungeheilt blieben. Ich würde dieses Verfahren nicht erwähnen, wenn ihm nicht auch LUDLOFF erstaunliche Erfolge nachrühmte.

b) Spondylarthritis hypertrophicans.

Es ist uns geläufig, daß bei der hypertrophischen Spondylarthritis bzw. chronischen Ostitis durch Irritation der Wurzeln Schmerzen hervorgerufen werden können. Weniger bekannt und seltener sind die bei dieser Knochenerkrankung unter dem Bilde eines extramedullären Tumors verlaufenden Marklähmungen. BAILEY und CASAMAJOR haben zuerst auf diese eigenartigen Zusammenhänge aufmerksam gemacht und über 2 mit Erfolg laminektomierte Fälle berichtet. Der Knochenprozeß erstreckt sich auf 1 bis höchstens 4 Wirbel. Die Knochen erweisen sich bei der Operation als verdickt, schwammig, blutreich und brüchig. Die Affektion kann an jeder Stelle der Wirbelsäule lokalisiert sein. In 8 Fällen ADSONS war nur 1mal die Halswirbelsäule, 3mal die Brust-, 4mal die Lendenwirbelsäure betroffen. Ätiologisch scheinen Traumen und Infektion eine Rolle zu spielen. Der ersten Publikation von BAILEY und CASAMAJOR schlossen sich weitere von PARKER und ADSON, ELSBERG und PASTINE an. Bis auf einen Todesfall ADSONS im Anschluß an eine Embolie überstanden alle Kranke den Eingriff gut. Sie wurden durch die druckentlastende Laminektomie von ihren motorischen und sensiblen Reiz- und Lähmungserscheinungen geheilt oder weitgehend gebessert.

3. Meningitis chronica.

Meningitis spinalis cystica und Meningitis spinalis adhaesiva. Die Meningitis serosa cystica und Meningitis spinalis adhaesiva sind verschiedene Endstadien und Erscheinungsformen abgelaufener akuter wie subakuter leptomeningealer Reizzustände. Spezifische und unspezifische Entzündungen, irritativ-toxische Noxen unbekannter Natur, Tumoren und Tumoräquivalente im Bereich des Rückenmarks, der Rückenmarkshäute und der Wirbelsäule und schließlich Traumen können diese Spätfolgen bedingen. Da also die letzten Ursachen dieses eigenartigen pathologischen Endzustandes völlig verschiedener Natur sind, kann die Meningitis serosa als Objekt eines chirurgischen Eingriffes *nur im Zusammenhang mit den auslösenden Faktoren betrachtet werden.* Die für die Prognose wichtige Entscheidung, ob eine primäre oder eine sekundäre Form der chronischen Leptomeningitis vorliegt, läßt sich häufig nicht einmal auf Grund des operativen Befundes, sondern erst im postoperativen Verlauf treffen. Während der Operation werden wohl krankhafte Veränderungen der Wirbelsäule und Meningen, schwerer aber Erkrankungen des Markes mit Sicherheit festgestellt. HORSLEY hat in 2 Fällen von Meningitis serosa die bestehende Markgliose erst mikroskopisch nachgewiesen.

Wir unterscheiden eine *diffuse* und eine *lokalisierte* Form der Meningitis serosa. Die diffuse wird im allgemeinen durch Lumbalpunktion weitgehend gebessert, die circumscripte erfordert meistens einen chirurgischen Eingriff. Fehlen in der Anamnese Traumen, akute oder chronische Infektionskrankheiten oder Veränderungen der knöchernen Wirbelsäule, so sind wir oft nicht in der Lage, auf Grund des klinischen Bildes die Differentialdiagnose Tumor oder Meningitis serosa zu stellen. Selbst die Myelographie, der wir eine so gewaltige Förderung verdanken, ermöglicht sie nicht immer. Die meisten unter dem Bilde eines sich langsam entwickelnden Kompressionssyndroms und scheinbar ohne Ursache Erkrankten werden unter der Diagnose Tumor laminektomiert. Bei der diagnostisch weit klarer liegenden *traumatischen Meningitis serosa* ist ein sofortiger Eingriff nach MAUSS und KRÜGER dann angezeigt, wenn die neurologisch-klinische Beobachtung genügend Verdachtsmomente für die Progredienz des Krankheitsprozesses ergibt oder bedrohliche bulbäre Symptome bei hochsitzender Affektion auftreten. Unter gleichen Indikationen operieren auch OPPENHEIM und KRAUSE.

Die Laminektomie läßt sich gut in Lokalanästhesie oder Avertinnarkose ausführen. Nach Entfernung der Bögen und des epiduralen Fettes schimmert in den typischen Fällen von *Meningitis spinalis cystica chronica* die Dura bläulich durch. Sie ist gespannt und pulsiert nicht. Wird sie inzidiert, so sprudelt der Liquor in starkem Strahl hervor. In subakuten Fällen sind die weichen Rückenmarkshäute injiziert, ödematös und saftig, in chronischen finden sich membranartige Häutchen und strangartig ausgezogene Fäden, die die Marksubstanz und die austretenden Wurzeln umspannen und verziehen. Die Leptomeningen sind fleckig, verdickt, gelblich, opak, mitunter mit sehr starker Gefäßneubildung. Zarte Adhäsionen, die zu der meist unverdickten Dura hinziehen, lassen sich leicht abschieben. Der in seiner Zirkulation behinderte Liquor staut sich zwischen den Bindegewebsmaschen und Scheidewänden. Ein eigenartiges und charakteristisches Bild bieten die intraarachnoidealen *solitären Pseudocysten,* die das Mark muldenförmig einpressen und kollabieren, wenn man ihre spinnwebdünnen Wände einreißt.

Als anderes Extrem stellen sich bei der operativen Freilegung diejenigen Formen der Arachnitis dar, bei denen die Dura wenig gespannt ist, nur spärlich Liquor bei der Eröffnung entweicht und das Rückenmark durch strang-, ring- und bandförmige Bindegewebszüge stranguliert, fixiert und komprimiert wird *(Arachnitis adhaesiva).* Oberhalb dieser Adhäsionen kann sich der Liquor stauen.

Durch Lösen feiner Adhäsionen, Zerreißen trennender Scheidewände und Eröffnung abgesperrter Liquorräume, bei den mehr adhäsiven Formen durch Trennung strangulierender und zerrender Narben und Bänder erreichen wir die erstrebte Befreiung des Marks *(Myelolysis)* und die Wiederherstellung normaler Zirkulationsbedingungen.

Mit besonderer Sorgfalt ist die Frage zu prüfen, ob eine primäre oder sekundäre Meningitis vorliegt, oder ob sich nicht etwa hinter den meningealen Veränderungen ein Tumor — vergleichbar den Arachnoidealcysten bei Kleinhirnbrückenwinkeltumoren —, eine Exostose, ein Rückenmarksherd usw. verbirgt.

Der *Erfolg* des Eingriffes hängt von Art und Schwere der meningealen Veränderungen und vom Grade der Markschädigung ab. Von 23 Fällen *traumatischer Meningitis* serosa nach Schußverletzung, die MAUSS und KRÜGER laminektomiert hatten, wurden 10 wieder dienstfähig, 2 in den Zivilberuf entlassen, 9 waren noch mit gutem Heilresultat in Behandlung, 1 Fall zeigte keine Besserung, 1 starb an den unmittelbaren Operationsfolgen. PUUSEPP sah in einer gleichgroßen Anzahl von Fällen stets erhebliche Besserung und 6mal fast völlige Heilung. Etwas weniger günstig lauten die Ergebnisse RANZIS, der von 12 Kranken mit traumatischer Meningitis einen an Pneumonie verlor; 2 blieben ungebessert, 4mal war das Schicksal unbekannt; die übrigen wurden gebessert bzw. geheilt. Bei *cystischer Meningitis unbekannter Ätiologie* ergeben Laminektomie und Entlastung des Rückenmarks von dem Liquordruck durch Duraincision und Eröffnung arachnoidealer Cysten und Pseudocysten hervorragende Resultate. Man darf für gewöhnlich mit völligem Rückgang der medullären Symptome rechnen (BRUNS, FÖRSTER, GERSTMANN, HILDEBRANDT, HORSLEY, GIBSON und MATHERS, KRAUSE, MENDEL und ADLER, DE MONTET, SACHS, u. M. A. GLASER, SKOOG, SPILLER-MUSSER-MARTIN, WEISENBURG und MÜLLER). Über Heilungen *vorwiegend adhäsiver* Formen berichten HOHLBAUM, KRAUSE, KORTZEBORN, SAUERBRUCH. Die operative Behandlung der chronischen Leptomeningitis gehört somit zu den dankbarsten Eingriffen am Rückenmark, vorausgesetzt, daß keine intramedullären Prozesse bestehen oder das Rückenmark durch den Druck bereits irreparabel geschädigt worden ist.

Meningitis hypertrophicans. Im Gegensatz zu den chronischen Formen der Leptomeningitis sind die entzündlichen Verdickungen der Dura mater spinalis recht häufig *spezifisch.* Tuberkulose und Lues dominieren. Es handelt sich meist um Fortleitung entzündlicher Prozesse vom Knochen aus (Spondylitis,

Osteomyelitis) oder um spezifische Pachymeningitis ohne primäre Knochenerkrankung. Durch Übergreifen des Prozesses von der Dura auf die Leptomeningen und das Rückenmark entstehen Kombinationen von Pachymeningitis und Leptomeningitis cystica bzw. adhaesiva. Aus diesem Grunde wollen manche auf eine Trennung verzichten und nur von einer Meningomyelitis sprechen. Mir scheint es trotz der Kombinationsformen geboten, die beiden Krankheitsprozesse auseinanderzuhalten, da es ja auch Fälle von Pachymeningitis gibt, bei denen leptomeningeale und Markschädigungen fehlen. Ebensowenig wie bei der Meningitis serosa cystica kommen wir in den meisten Fällen von Pachymeningitis über eine Wahrscheinlichkeitsdiagnose hinaus. Führen nicht intermittierender Krankheitsverlauf, nachweisbare Knochenerkrankungen, Trauma oder Infektionskrankheiten in der Anamnese, die Art des Lipojodolstoppes, Liquorbefund oder ein positiver Wassermann auf die richtige Spur, so wird auch hier meist unter der Diagnose Tumor operiert. Bei der Freilegung kann die Dura schon äußerlich durch epidurale Auflagerungen verändert sein *(Pachymeningitis externa)*, oder sie ist äußerlich glatt und erweist sich erst bei ihrer Eröffnung als krankhaft verändert, fibrös verdickt *(Pachymeningitis interna)*. Granulations-, Erweichungsherde, krümelige Auflagerungen sind auf einen spezifischen Prozeß verdächtig. Ist das Rückenmark von derben Schwielen völlig eingemauert, so soll man sich, wenn möglich, nicht mit der Lysis des Marks begnügen, sondern Streifen der tumorartig verdickten Dura entfernen. Leider gelingt die Myelolysis nicht immer im gewünschten Maße, da infolge des meningomyelitischen Prozesses Rückenmarkshäute und Rückenmark untrennbar miteinander verbacken sein können. Der Erfolg des Eingriffes steht also zu der Beteiligung des Rückenmarks in unmittelbarer Beziehung. Von der *Pachymeningitis tuberculosa* war bereits in einem früheren Abschnitt die Rede, ich will deswegen nicht ausführlicher auf sie zurückkommen, sondern nur nochmals betonen, daß sich eine Pachymeningitis tuberculosa auch ohne vorhergehende Knochenerkrankung entwickeln kann und die Diagnose sich unter Umständen erst aus dem histologischen Bild stellen läßt. Seit Einführung der Wa.R. kommen luische, unter dem Bilde eines Tumors verlaufende Pachymeningitiden, die früher in der Kasuistik einen großen Raum einnahmen, seltener zur Operation. Wie der Fall JOISTEN aber lehrt, kommt es vor, daß die Operation und spätere histologische Untersuchung trotz negativem Liquor und Blutwassermann — ganz analog den Hirngummen — eine bestehende gummöse Pachymeningitis aufdeckt.

Über günstige Operationsresultate unspezifischer Pachymeningitis berichten FOSTER, GARCÍA DÍAZ und BUYLLA, HOHLBAUM, KMENT-SALUS, KRAUSE, KÜTTNER, ODY, RICARD, DECHAUME und CROIZAT. Der Kranke MENDELS und SELBERGS wurde infolge zu weit fortgeschrittener Markbeteiligung durch den Eingriff kaum gebessert. Während die klassische CHARCOTsche Meningitis spinalis luetica, der die mit Glück operierten Fälle von PUENTE, ORLANDO und DOWLING sowie ODIN in bezug auf Ätiologie und Lokalisation analog sind, am Cervicalmark lokalisiert war, betrafen die meisten späteren Beobachtungen das Dorsalmark oder die Cauda.

Ich habe einen interessanten Fall beobachtet, bei dem die Differentialdiagnose zwischen Tumor des Halsmarks und Meningitis cervicalis hypertrophicans schwankte, und den ich seines bemerkenswerten Verlaufes wegen hier einfügen will.

Im Vordergrunde des Krankheitsbildes standen bei dem 14jährigen Jungen heftigste Kopfschmerzen, linksseitige spastische Arm- und Beinlähmung, hyperästhetische Zone im Bereich des 2.—4. Cervicalsegmentes. Der Zustand war nicht stationär, sondern zeigte abwechselnd Besserung und Verschlechterung. Bei der in Narkose vorgenommenen *Operation* wurden die Dornfortsätze des 1.—5. Cervicalwirbels nebst Bögen entfernt. Die Dura war äußerlich unverändert, pulsierte nicht. Bei ihrer Eröffnung entleerte sich Liquor im Sprudel. Im Bereich des 1.—3. Cervicalsegments war die Dura deutlich verdickt und mit dem Rückenmark verbacken, so daß dieses direkt durch eine Platte eingeschnürt war. Vorsichtig wurde die Dura vom Rückenmark abgelöst, bis der Subduralraum vollkommen frei lag. Der postoperative Verlauf war komplikationslos. Es folgte weitgehende Besserung. Die unerträglichen Kopfschmerzen verschwanden, sie traten nur noch einmal $^1/_2$ Jahr später gelegentlich einer Infektion auf. Auch die Lähmung der linken Extremität besserte sich so weit, daß der Arm bis zur Horizontalen gehoben werden konnte und der Junge es beim Zigarrenwickeln am Tage auf eine Leistung von 300—350 Stück brachte. Er konnte ohne Stock gehen und rodelte im Winter ohne Beschwerden. Da erkrankte er 3 Jahre nach der Operation im besten Wohlbefinden an Unterleibstyphus mit meningitischen Reizerscheinungen. Er erholte sich nicht wieder. Häufiges Erbrechen, Schwindelanfälle, spastische Lähmung der rechten Extremität, Sensibilitätsstörung, Schluckbeschwerden traten auf; schließlich erfolgte der Exitus an Atemlähmung. — Dieser Fall ist deswegen ungewöhnlich, weil bei scheinbar klinischer Ausheilung der Pachymeningitis doch offenbar ein Locus minoris resistentiae bestehen geblieben war, denn das Wiederauftreten cerebrospinaler Erscheinungen ist doch wohl als typhöse Reinfektion zu deuten.

IV. Rückenmarkstumoren.

1. Einleitende Bemerkungen.

Liest man den schlichten Bericht der ersten glücklichen Entfernung einer von GOWERS diagnostizierten extramedullären intraduralen Rückenmarksgeschwulst im Jahre 1887 durch HORSLEY, so steht man unter dem Eindruck einer chirurgischen Großtat, vielleicht vergleichbar der ersten Magenresektion durch BILLROTH. Wenn man bedenkt, daß dieser Eingriff zu einer Zeit erfolgte, in der die Lokalisationserfahrungen noch gering waren, die neuen Errungenschaften operativer Antisepsis sich noch in den ersten Anfängen befanden, die Technik verhältnismäßig wenig entwickelt und primitiv war, muß man den Mut, das Geschick und Zutrauen HORSLEYS doppelt bewundern, der mit diesem kühnen Eingriff *den Grundstein zur Tumorchirurgie des Zentralnervensystems* legte. Besonders bemerkenswert ist in diesem Fall, daß der Tumor, der zu tief lokalisiert worden war, zunächst nach Entfernung von 4 Wirbelbögen nicht gefunden wurde, HORSLEY sich aber nicht zufrieden gab, weitere Bögen nach oben entfernte und dann den Tumor enukleieren konnte. Im Laufe der Zeit ist die neurologische Diagnose verfeinert, die operative Technik erfolgsicherer geworden und an Tausenden von Fällen erprobt. Die Mortalität, die vor Jahren zwischen 30 und 40% schwankte, ist auf 5% gesunken.

Nur ein kleiner Teil der sog. Rückenmarkstumoren geht vom Mark selber aus, und diese meist präoperative Bezeichnung ist in Wirklichkeit der Sammelbegriff für Tumoren und Tumoräquivalente verschiedenster Dignität.

Die Fälle, die in bezug auf pathologisch-anatomischen Aufbau, Ausgangspunkt, Größe, Lage und Form der Geschwulst völlig heterogen sind, haben alle ein *gemeinsames* positives Merkmal: das Kompressionssyndrom und ein negatives: die Unmöglichkeit, vor der Operation irgend etwas Bindendes über den Ausgangspunkt der Neubildung, seine pathologisch-anatomische Beschaffenheit, seine Ausdehnung und damit seine Prognose auszusagen. Die prinzipielle Vornahme der Myelographie hat zwar zur Verminderung der diagnostischen Fehler geführt, die Probelaminektomie seltener, wenn auch nicht überflüssig gemacht und uns wichtige Aufschlüsse über Höhe, Lage und evtl. Form des Hindernisses vermittelt; über seine wahre Natur vermag sie uns nicht zu orientieren. Trotz unseres Bestrebens, die Diagnose möglichst einzuengen, kommen wir häufig nicht über die Wahrscheinlichkeitsdiagnose Tumor oder Tumoräquivalent hinaus. Dieses Geheimnis lüftet erst die Operation. Nicht die Art, sondern das Bestehen eines Hindernisses gibt die Indikation zur Operation.

Man teilt die Rückenmark und Wurzeln komprimierenden Tumoren in *extradurale, intradurale extramedulläre, intramedulläre* und *Caudageschwülste* ein. Rechnet man der Einfachheit halber die Caudageschwülste zu den extramedullären, so stehen in bezug auf die Häufigkeit die extramedullären intraduralen mit 60—65% an erster, die extraduralen mit 20% an zweiter, die intramedullären mit 15—20% an dritter Stelle.

2. Extradurale Tumoren.

Mit einem extraduralen Tumor verbindet man leicht den Begriff der Malignität, doch trifft das nur insofern zu, als die Mehrzahl der Knochentumoren maligne ist. Nach SCHMIEDEN kommt auf je 10 Knochentumoren ein benigner. Von 330 Rückenmarkstumoren, die STEINKE zusammengestellt hat, waren 94 extradural (34,3%), von diesen aber nur 49 (17,6%) primäre oder sekundäre maligne Wirbeltumoren, 16,6% eigentliche extradurale Tumoren. Manche Autoren rechnen aber die von dem Wirbel ausgehenden, die Dura komprimierenden Geschwülste mit gewisser Berechtigung nicht zu den extraduralen Tumoren und ziehen sie wie ADSON, ELSBERG, DELAGENIÈRE überhaupt nicht in den Bereich ihrer Betrachtung.

Bei extraduralen *malignen* Wirbeltumoren, mögen sie primäre Rundzellensarkome, Fibrosarkome, Chondrosarkome oder metastatische Carcinome sein, können wir von einem operativen Eingriff *bestenfalls vorübergehende Besserung* erwarten. Schon die primäre Operationsmortalität ist bei den meist hinfälligen, geschwächten Kranken beträchtlich. Von 93 operativ behandelten Fällen mit malignen Tumoren starben 62 (66,6%), 23 rezidivierten, also betrugen die Mißerfolge im ganzen 85 (91,4%) (SCHMIEDEN). In einem Teil der glücklich entfernten Riesenzellensarkome der Wirbelbögen müssen wir mit SCHMIEDEN annehmen, daß de facto eine Ostitis fibrosa vorgelegen hat, deren histologisches Bild mißdeutet wurde. Den malignen Tumoren sind Granulationsgeschwülste wie das maligne Granulom gleichzusetzen. Sie sind, abgesehen davon, daß auch sie meist infiltrierend wachsen, gewöhnlich der Ausdruck einer generalisierten progredienten Erkrankung (NONNE, KNOPFLACH, STÄUDTNER). In gleicher Weise sind Chordome (ZOLLINGER) und Myelome zu beurteilen, auch wenn die Exstirpation, wie im Falle WENDEL, zunächst erfolgversprechend schien.

Unter den *Tumoräquivalenten* der Wirbelkörper, die eine medulläre Kompression bedingen, sind vor allem die Wirbelechinokokken zu erwähnen. WOERDEN hat bis 1927 64 Fälle gesammelt; von diesen waren 17 laminektomiert und die Echinokokkenblase entfernt worden. 5 Kranke genasen. Aber auch bei den operativ Geheilten bleibt das Fernresultat zweifelhaft, da der Körper meist noch an anderen Stellen mit Echinokokkencysten infiziert ist.

Die *benignen extraduralen Tumoren* und *Tumoräquivalente* sind Exostosen und Osteome, Enchondrome und Enchondrosen, Knorpelknötchen, prominierende Bandscheiben und dissezierte Knorpelstücke (ALPERS, GRANT, YASKIN, DANDY, ELLMER, ELSBERG, KORTZEBORN, KRAUSE, KÜTTNER, LÖWENSTEIN, NONNE, SCHLESINGER, SCHULTZE, STOOKEY u. a.). Ein Knorpelknötchen kann trotz seiner Kleinheit wie im Falle LÖWENSTEINS totale Paraplegie bedingen. Hier spielen offenbar neben dem unmittelbaren Druck sekundäre Zirkulationsstörungen eine Rolle. Im ganzen ist die Prognose bei rechtzeitiger Operation und wenig fortgeschrittener Lähmung günstig, da die benignen Tumoren gut abgegrenzt sind und sich vollständig entfernen lassen. Allerdings erfordert ihre häufig ventrale Lage sorgfältigste Behandlung des Markes, um Schädigungen bei der notwendigen Beiseiteziehung zu vermeiden. Mit Hilfe der fortgeschrittenen Technik ist es auch möglich, die gefürchteten *Wirbelkörperangiome* erfolgreich anzugehen. Diese Tumoren sind recht häufig, machen aber nur selten Erscheinungen, die eine Laminektomie erforden. Von den operierten Fällen überstand kaum die Hälfte den Eingriff (ALPERS und PANCOAST, BAILEY und BUCY, JUNGHANNS-SCHMIEDEN, PERMAN, SANDAHL), die übrigen erlagen der nicht zu stillenden Blutung, deren Beherrschung besondere Technizismen notwendig macht.

Die *extraduralen Tumoren im engeren Sinne* weisen eine ungeheure Variabilität des histologischen Aufbaues auf: Lipome, Fibrome, Angiome, Angioneurome, Endotheliome, Sarkome, Neurofibrosarkome, Fibrochondrome, Melanosarkome, extradurale Tuberkel, also *überwiegend benigne umschriebene Neubildungen*, die eine radikale Exstirpation mit günstiger Prognose zulassen. ADSON konnte in 10 von 14 Fällen den Tumor radikal entfernen, in 4 Fällen von Gliosarkom, Neurofibrom, Sarkom mußte er sich auf partielle Entfernung beschränken. Gleich günstige Erfahrungen machten ELSBERG, KRAUSE, ROBINEAU, SCHÖNBAUER u. a. Von 10 epiduralen Hämangiomen, die einer Arbeit von GLOBUS und DOSHAY zugrunde liegen, wurden 6 operiert, 5 von diesen teilweise oder vollkommen gebessert, 1 Kranker ging nach der Laminektomie zugrunde.

Besonders zu erwähnen sind die *Zwerchsackgeschwülste*, deren Operation man früher ihrer vermeintlichen Malignität halber häufig als zwecklos abbrach. Heute wissen wir, daß diese eigenartig wachsenden Geschwülste, deren Kenntnis uns besonders BORCHARDT, COENEN, GULEKE, HEUER und NAFFZIGER vermittelt haben, vorwiegend benigne sind. Da sie in der Regel extradural liegen, sollen sie hier erörtert werden. Über ihre Lage orientiert folgende Tabelle.

Tabelle 8. Lage der Sanduhrgeschwülste. (Nach HEUER.)

	Zahl der Fälle	Intra- und extradural	Intra- und extradural und paravertebral	Extradural und paravertebral	Paravertebral und foramenal
Dorsal	37	5	2	28	2
Cervical	18	3	5	10	
Lumbosacral . . .	8	2	2	4	

Histologisch handelt es sich bei den Sanduhr- oder Zwerchsackgeschwülsten meist um Neurinome, Fibrolipome, Ganglioneurome, Chondrome, Fibrosarkome, vereinzelt um Spongioblastome, maligne Neuroblastome, Chondrosarkome, Leiomyome. Eine interessante Beobachtung CUSHINGS und WOLBACHS lehrt, daß sich ein zunächst malignes, undifferenziertes, sympathisches Neuroblastom im Laufe der Jahre zu einem differenzierten Ganglioneurom entwickeln kann. Trotz des expansiven Wachstums in die Muskulatur, das hintere Mediastinum, den Duralsack sind die Zwerchsackgeschwülste meist gut abgekapselt und enukleierbar. Unter Umständen muß die Entfernung in zwei Sitzungen erfolgen und das erstemal der intraspinale, später der extraspinale, evtl. der mediastinale Anteil entfernt werden. Von insgesamt 64 publizierten Fällen wurden nach HEUER 46 in einer oder zwei Sitzungen operiert, von diesen 30 operativ geheilt, 9 kamen ad exitum (Pneumonie, Meningitis), von 7 fehlte das Resultat. Von den operativ geheilten Kranken verloren 23 ihre Marksymptome vollkommen, 3 wurden gebessert, 2 blieben unbeeinflußt, in 1 Fall war der weitere Verlauf unbekannt. Ein Kranker zeigte 5 Jahre nach Entfernung des intraspinalen Tumoranteils einen symptomlosen intrathoracischen Tumor.

Sehen wir von den malignen Wirbelgeschwülsten ab, so erweisen sich die *extraduralen Tumoren im engeren Sinne als besonders dankbare* und *günstige Operationsobjekte*. Die operative Mortalität ist ungewöhnlich gering und übersteigt bei den unkomplizierten Geschwülsten nicht 5%, vorausgesetzt, daß der Eingriff im präparalytischen Stadium erfolgt.

3. Intradurale Tumoren.

Extramedulläre Tumoren: Gutartigkeit, scharfe Begrenzung, leichte Entfernbarkeit zeichnen in noch erhöhtem Maße die *extramedullären intraduralen Geschwülste aus*, die die größte Gruppe der Rückenmarkstumoren bilden. Es gibt wohl für Arzt und Kranken in der ganzen Chirurgie nichts Schöneres und Beglückenderes, als einen Gelähmten durch die Exstirpation eines intraduralen extramedullären Tumors schlagartig von Paresen, Schmerzen, Sensibilitäts- und trophischen Störungen zu befreien und ihm den freien Gebrauch seiner Glieder wiederzugeben.

Histologisch liegen meist Neurinome, Neurofibrome, Endotheliome und Psammome vor, seltener Lipome, Angiome und Mischgeschwülste der Bindegewebsreihe, die ihren Ausgang von der Dura, den Meningen oder Wurzeln nehmen. Die Exstirpation dieser Tumoren bietet heute im allgemeinen kein technisches Problem; trotzdem ist die Operationsmortalität, wie die folgende Statistik zeigt, höher, als man denken sollte.

Tabelle 9. Statistik über die Mortalität bei extramedullären Tumoren.

Autor	Zahl der Fälle	Todesfälle	Prozente	Autor	Zahl der Fälle	Todesfälle	Prozente
STEINKE . . .	97	34	35,0	ELSBERG . . .	55	4	7,27
LENNEP . . .	64	16	29,0	ADSON und OTT	30	4	13,33
SONNTAG . . .	95	9	9,47	DELAGENIÈRE .	26	2	7,7
SCHÖNBAUER .	32	7	21,88	WIEDEN . . .	14	1	7,14

Die Schwankungen der unmittelbaren Operationsmortalität beruhen zum Teil auf der Verschiedenheit des Materials, zum Teil darauf, daß gerade die Sammelstatistiken Fälle der älteren Literatur enthalten. Welche Bedeutung der wachsenden Erfahrung des einzelnen zukommt, ergibt sich z. B. daraus, daß DE MARTEL in seinen ersten 20 Tumorfällen eine Mortalität von 20%, in seinen letzten eine solche von 5% hatte. ELSBERG, der über das Riesenmaterial von 208 selbst operierten Rückenmarkstumoren mit der ausgezeichneten Gesamtmortalität von 6,9% verfügt, gelang es, die Sterblichkeit der extramedullären Tumoren in seinen 107 letzten Fällen auf 3,1% herabzudrücken. *Je früher die Kranken zur Operation kommen, desto günstiger sind die Ergebnisse.* Zwar kann man aus dem Bestehen einer vollkommen schlaffen Lähmung (BASTIANsche Lähmung) noch nicht auf die Hoffnungslosigkeit einer Intervention schließen. Ich selbst habe einen Fall beobachtet, in dem eine komplette schlaffe Lähmung seit 6 Wochen bestanden hatte und doch die Entfernung des extramedullären Tumors völlige Heilung brachte. Doch sind diese Erfolge vereinzelt und im ganzen die Aussichten bei fortgeschrittener Paraplegie schlechter, da mit der Dauer der kompletten Lähmung die Gefahren von seiten des Urogenitalapparates und einer schleichenden septischen Allgemeininfektion wachsen. *Liegt nur der leiseste Verdacht auf einen Rückenmarkstumor vor, so muß man mit allen Mitteln die Diagnose zu klären suchen.*

Die Entfernung *ventral gelegener Tumoren* kann große technische Schwierigkeiten bieten. Diese sind jedoch dadurch zu überwinden, daß man die Bögen seitlich weit genug entfernt und wenn nötig das Rückenmark am Lig. denticulatum torquiert oder vorsichtig beiseite zieht. Die totale Entfernung ist dem Morcellement vorzuziehen.

Besonders hoch ist die Mortalität bei den *extramedullären cervicalen Tumoren*, die durch das Formen occipitale in die hintere Schädelgrube hineinreichen (DANDY, ELSBERG, FRAZIER, HEYMANN).

Zu der Gruppe der extramedullären Tumoren gehören auch die von den *Gefäßen ausgehenden Erweiterungen und Geschwülste.* Wir finden hier alle Übergänge von Teleangiektasien, die schwere Drucksymptome verursachen, bis zu mächtigen Venenkonvoluten, arteriovenösen Aneurysmen und echten Angiomen. Bei den Venenerweiterungen muß auch stets an die Möglichkeit einer höher liegenden Geschwulst gedacht werden. Ist sie nicht nachweisbar, so soll man sich mit der einfachen dekompressiven Laminektomie begnügen. Von 29 in diese Gruppe gehörenden Fällen (GLOBUS und DOSHAY, HACKEL) wurden 22 operativ behandelt; in 10 Fällen partielle oder vollkommene Genesung, in 5 Fällen brachte die dekompressive Laminektomie keine Besserung. Die Exstirpation dieser Venengeschwülste ist keineswegs gefahrlos, da die Unterbindung der mit der Rückenmarkssubstanz kommunizierenden Gefäße zu schweren Zirkulationsstörungen im Rückenmark führen kann. Die 7 Todesfälle waren die Folge dieses zu radikalen Eingriffes, dem auch der Patient KORTZEBORNs zum Opfer fiel, der bei der Sektion neben einer Rückenmarkserweichung distal von der Operationsstelle eine chronisch mykotische Meningitis und Arteriitis an der Hirnbasis mit blutiger Erweichung des linken Teils der Kleinhirnhemisphäre zeigte. Den *extramedullären arteriovenösen Aneurysmen* widmete PERTHES die letzte Arbeit seines Lebens und krönte sie durch die erfolgreiche Exstirpation eines derartigen Gebildes. Äußerst selten wurden *extramedulläre Angiome* exstirpiert. Die beiden Fälle DANDYs gehören wahrscheinlich in die Gruppe der Teleangiektasien. Ich operierte ein extramedulläres Hämangiom von ungeheuren Außmaßen. Trotz Entfernung von 12 Wirbelbögen konnte ich das untere Tumorende nicht erreichen und mußte mich mit der einfachen Dekompression zufrieden geben, die jedoch keine Besserung brachte.

Intramedulläre Tumoren. Die *intramedullären Tumoren* nehmen unter den raumbeengenden Prozessen im Wirbelkanal eine Sonderstellung ein. Sie machen mit 15—20% den kleinsten Teil der Rückenmarkstumoren aus, und doch sind sie die einzigen, auf welche die Bezeichnung Rückenmarkstumor in des Wortes wahrster Bedeutung zutrifft. Diese meist neurogenen Geschwülste weisen nach neueren Untersuchungen ADSONs, KERNOHANs und WOLTMANs aus der Mayo-Klinik gleichen histologischen Charakter wie die gliomatösen Hirngeschwülste auf. Man findet nach diesen Autoren Ependymome, Spongioblastome, Astroblastome, Medulloblastome, Ganglioneurome und Hämangioblastome. Damit ist schon zum Ausdruck gebracht, daß die intramedullären Geschwülste gliomatöser Struktur sich im Gegensatz zu den bisher besprochenen Tumorgruppen durch ein infiltrierendes Wachstum auszeichnen. Eine radikale Tumorentfernung ist nur selten möglich. Bei 40 von 51 intramedullären Tumoren mußte sich ADSON mit der dekompressiven Laminektomie begnügen. Glücklicher war FOERSTER, der von 7 intramedullären Tumoren (6mal Gliom, 1mal Fibrom) 6, und SAUERBRUCH, der ein intramedulläres Sarkom von großen Ausmaßen mit vollem Erfolg exstirpieren konnte. Aber auch die teilweise Tumorentfernung oder dekompressive Laminektomie mit Spaltung der den Tumor bedeckenden Rückenmarksschicht kann den Prozeß zum vorübergehenden Stillstand bringen, da diese Tumoren sehr langsam wachsen, und für Jahre Erleichterung schaffen (ADSON, BAUER, EISELSBERG, ELSBERG, FOERSTER, GRANT u. a.).

Die Chirurgie der neurogenen intramedullären sowie melanotischen Geschwülste wäre im ganzen wenig befriedigend, wenn nicht häufiger die Entfernung abgekapselter, intramedullärer *Bindegewebsgeschwülste* gelungen wäre. Diese Geschwülste sind zum Teil Neubildungen, welche ursprünglich nicht im Rückenmark lagen, sondern von den Meningen ausgehen und sich in das Rückenmark einpressen und einwühlen, bis sie, schließlich nur mit einem schmalen Stiel mit den Rückenmarkshüllen zusammenhängend, als intramedulläre Tumoren imponieren. Die Entfernung dieser genetisch extramedullären, topographisch aber intramedullär entwickelten, meist neurinomatösen Geschwülste ist äußerst dankbar (DANDY, EISELSBERG, OPPENHEIM und BORCHARDT). Besonders erwähnt sei hier der Fall RÖPKEs, der sich dadurch auszeichnet, daß 2 extramedulläre Tumoren in Höhe des oberen Brustmarks und zwischen ihnen, $1^1/_2$ cm voneinander entfernt ein kirschkerngroßer, intramedullärer Tumor erfolgreich exstirpiert wurden. Histologisch handelte es sich um multiple Neurinome.

Die sehr seltenen Lipome kommen mitunter rein endomedullär vor. PEIPER, SACHS und FINCHER, SCHMIEDEN, TURNER hatten das Glück, solche Neubildungen mit vollem Erfolg aus dem Rückenmark ausschälen zu können. Über die radikale Entfernung eines intramedullären Angioms bzw. Hämangioendothelioms berichten SCHULTZE (GARRÉ), DERCUM und DA COSTA, SMITH und DOWMAN.

Unter den *intramedullären Tumoräquivalenten* wären schließlich die Tuberkel zu nennen (ELSBERG, VERAGUTH und BRUN, DE QUERVAIN). Zwei dieser Fälle blieben geheilt, im dritten wurde 1 Monat nach der ersten Operation wegen des wiedereingetretenen spastischen Symptomenkomplexes unter dem Bilde der

Brown-Séquardschen Halbseitenläsion von Brun nochmals eingegangen und seitlich vom alten Tumorbett ein Konglomerattuberkel von gleicher Größe, der schon bei der ersten Operation in Form einer leichten Schwellung des Rückenmarks aufgefallen war, entfernt. Der Patient erlag leider 3 Wochen nach diesem Eingriff seinem Leiden. Bei der Sektion fanden sich weitere, gut abgekapselte Tuberkel an der Brücke und der Kleinhirnoberfläche. Die Patientin Warings starb $4^1/_2$ Monate nach dem Eingriff. Bei intramedullären Tuberkeln wird stets die Gefahr bestehen, daß multiple tuberkulöse Herde schließlich den Tod herbeiführen. Die 8jährige Beobachtung von Elsberg ist einzigartig.

Auf die technischen Fortschritte in der Exstirpation intramedullärer Geschwülste werde ich in einem späteren Abschnitt zurückkommen.

Tumoren der Cauda. Die *Tumoren der Cauda* weichen schon klinisch von den übrigen durch die erstaunliche Geringfügigkeit der Symptome ab. Sie werden deshalb gewöhnlich erst in fortgeschrittenem Stadium erkannt, wenn sie bereits nach jahrelangem, stetigem Wachstum eine auffallende Größe erlangt haben. Größe der Geschwulst, Tiefe des Operationsgebietes, Schädigung wichtiger nervöser Elemente (Blasennerven und -zentren!) bedingen eine weit größere operative Mortalität als in den übrigen Tumorgruppen. Von 30 Fällen, die Steinke sammelte, starben 14, also 50%, in Elsbergs Statistik, die eine der besten ist, betrug die Mortalität 25%. Obwohl die Entfernung dieser großen Tumoren, die meist gutartig und von gleichem histologischen Aufbau wie die übrigen extramedullären Tumoren sind, im allgemeinen gut gelingt, hat doch das lange Bestehen der Geschwulst oft zu irreparablen Störungen lebenswichtiger Organe geführt, so daß nach der Tumorexstirpation keine Besserung erfolgt und die Kranken an aufsteigender Cystopyelitis sterben. Wegen der Größe des Eingriffes hat Elsberg manche dieser Fälle zweizeitig operiert und den Tumor nicht im ganzen, sondern stückweise entfernt.

4. Multiple Tumoren; Tumorrezidive.

Antoni hat in grundlegenden Arbeiten dargelegt, daß der größte Teil der früher als Neurofibrome bezeichneten Geschwülste Neurinome sind. So wurden auch Fälle beschrieben, in denen die von den Rückenmarkswurzeln ausgehenden Scheidentumoren nicht einzeln, sondern multipel an den verschiedenen Stellen des Rückenmarks, Gehirns und der peripheren Nerven sitzen (Recklinghausen). Meist handelt es sich um autoptische Befunde, die chirurgisch wenig Bedeutung haben. Der Fall Röpkes ist meines Wissens der einzige, bei dem 3 neurinomatöse Geschwülste, die freilich in unmittelbarer Nähe voneinander lagen, erfolgreich enukleiert wurden. Ebenso selten komprimieren Endotheliome an zwei verschiedenen Stellen des Rückenmarks. Schönbauer entfernte ein Endotheliom erst in Höhe des 2. Dorsalsegmentes, den zweiten Tumor später in Höhe des 4.—5., Girasek $1^1/_2$ bzw. 3 Jahre nach Exstirpation eines Endothelioms 2 bzw. 6 Wirbel tiefer abermals Geschwülste derselben Art.

Im Falle Rehns handelte es sich um einen ventral gelegenen Tumor des Halsmarks, histologisch um ein Neurinom. Nach vorübergehendem Verschwinden der Brown-Séquardschen Lähmungserscheinungen trat nach 12 Wochen der alte Zustand ein. Nach 21 Wochen ergab ein zweiter Eingriff an genau der gleichen Stelle einen etwas größeren Tumor, der von Aschoff als Myxofibrom erklärt wurde. Hiernach Heilung. Dieser Fall leitet bereits zu den *Rezidivtumoren* über. Im Gegensatz zu den gliomatösen endomedullären und malignen extramedullären Neubildungen sind echte Rezidive bei Endotheliomen, Neurinomen und den an sich gutartig erscheinenden Geschwülsten der Bindegewebsreihe selten. Bürkner hat immerhin 19 Fälle aus der Literatur zusammengestellt, denen Schloffer noch weitere, darunter einen eigenen (Rezidiv nach 5 Jahren) hinzufügen konnte. Meist tritt das Rezidiv im Verlauf von 1—2 Jahren ein und erweist sich dann leider häufig als inoperabel. Daß selbst nach noch längeren Intervallen sich nach Entfernung eines zunächst benignen Tumors an gleicher Stelle eine maligne Geschwulst entwickeln kann, mußte Küttner erfahren, als er 18 Jahre nach der Exstirpation eines Psammoms in Höhe des 4. Brustwirbels eine jetzt inoperable Geschwulst feststellte.

V. Technik der Laminektomie und Tumorentfernung.

Die Laminektomie ist ein typischer Eingriff, welcher dank der ausgebauten Technik die Schrecken früherer Zeiten verloren hat. Seit Einführung der Lokalanästhesie kann man die Laminektomie fast blutleer gestalten. Hierin liegt ein großer Vorteil anderen Narkoseverfahren gegenüber. Trotzdem ziehen manche Autoren aus Rücksicht auf die Psyche der Patienten die Allgemeinnarkose vor. Sehr zweckmäßig ist die Kombination von Avertinnarkose evtl. mit Lachgaszusatz und Infiltration des Operationsgebietes mit $^1/_2$% Adrenalin-Novocainlösung. Die *Lagerung* des Patienten ist Geschmackssache. Manche wählen die Seiten-, andere die Bauchlage. Ich operiere Tumoren des Dorsal- und Lendenmarks in Seitenlage, die des Halsmarks in Bauchlage, wobei ich den Patienten wie zu einer Kleinhirnoperation lagere. Die Brust wird durch einen breiten Gurt gestützt und in Schwebe gehalten, damit die Atmung nicht behindert ist, die Stirn ruht auf einer Kopfstütze.

Der Lappen- oder Längsschnitt mit aufgesetztem Querschnitt ist heute völlig zugunsten des *Medianschnittes* verlassen worden. Es empfiehlt sich, die Mitte des Schnittes schon vorher durch einen Dermatographen zu markieren. Diesen Punkt erhält man, wenn man die Stelle des myelographischen Stopps mit einer Bleimarke bezeichnet. Nach Incision bis auf die Proc. spinosi wird die derbe Rückenmarksfascie zu beiden Seiten eingetrennt und die Muskulatur mit breitem Meißel oder eigens dafür geformten Raspatorien abgeschoben. Dieser Akt geht vollkommen blutleer vor sich, wenn man sich streng subperiostal hält und nicht in die Muskulatur gerät. Sich noch spannende Fasern werden mit der Schere durchschnitten, vorübergehende Blutungen durch heiße, fest in die Wunde eingedrückte Mullkompressen gestillt. Nach Einsetzen tiefer Haken — sehr geeignet ist der von Robineau angegebene Rahmenhaken, da er eine Assistenz spart — werden die Proc. spinosi mit breiten Kneifzangen abgekniffen. Im allgemeinen genügt die Entfernung von 3—4 Dornfortsätzen. Nachdem man sich an einer Stelle vorsichtig eine Bresche geschlagen hat, entfernt man die Bögen mit der Luerschen Hohlmeißelzange. Dabei ist das Herausdrehen größerer, noch am Periost anhaftender Knochenstücke zu vermeiden, da man unter Umständen durch Anreißen venöser Geflechte unangenehme und zeitraubende Blutungen erlebt. Blutungen aus dem Knochen, die bei Knochentumoren, besonders Hämangiomen, eine unerwartete Heftigkeit erlangen können, werden durch Wachs und aufgelegte Muskelstückchen gestillt. Nun trennt uns nur noch das epidurale Fett, das mit Pinzette oder Tupfer entfernt wird, von der eigentlichen Dura. Meist lassen schon in diesem Stadium Inspektion und Palpation einen Schluß auf das Vorliegen eines intraduralen Hindernisses zu, da oberhalb desselben das Rückenmark gut pulsiert und die Dura von prall elastischer Konsistenz ist, unterhalb keine Pulsation sichtbar ist und eine Resistenz fühlbar sein kann. Vor Eröffnung der Dura muß das Wundgebiet vollkommen trocken sein. Ist dies der Fall, so eröffnet man die Dura mit einem feinen Skalpell oberhalb des Hindernisses, nachdem man sie mit einem Augenschielhäkchen angehakt hat. Sie wird sofort mit Seidenfäden zu beiden Seiten angeschlungen. Übermäßigen Liquorfluß verhindert man durch Tieflagerung des Oberkörpers bzw. des Kopfes. Sehr zweckmäßig ist es, den heraussprudelnden Liquor abzusaugen. Dadurch bleibt das Operationsgebiet stets übersichtlich und trocken. Vorsichtiges Verlängern des Duraschnittes nach unten und Auseinanderziehen der die Dura anschlingenden Seidenfäden gewährleisten einen guten Überblick über das Rückenmark. Vom Sitz und von der Ausdehnung des Tumors hängt der weitere Verlauf ab. Bekommt man nur den oberen Pol zu Gesicht, so muß man unter Umständen nach vorübergehender vorsichtiger Tamponade den Schnitt nach unten verlängern und weitere Dornfortsätze und Bögen entfernen. Die extramedullären intraduralen Geschwülste lassen sich im allgemeinen ohne Schwierigkeiten und ohne jeden Blutverlust vorsichtig mit einer Cooper-Schere herausheben (Abb. 12), evtl. erst nach Ligatur kleinerer Gefäße, wobei sich die Opferung einer Wurzel meist erübrigt. Sitzt der Tumor der Dura breitbasig auf, so muß sie auch entfernt werden. Die dadurch entstehende Lücke kann offen bleiben oder bei späterer Naht durch ein Muskelstück gedeckt werden.

Liegt der Tumor nicht, wie erwartet, an der Hinterseite, so muß das Mark mit einem Spatel beiseitegedrückt oder an Hand des Ligamentum denticulatum bzw. mit Hilfe eines um das Rückenmark geschlungenen Bändchens vorsichtig um die Längsachse gedreht werden, um eine einwandfreie Übersicht der Rückenmarksvorderfläche zu gewinnen. In letzter Zeit hat NONNE an Hand lehrreicher Fälle erneut darauf hingewiesen, wie gerade hier kleinere, sich in das Mark tief hereinwühlende Tumoren leicht der Aufmerksamkeit des Operateurs entgehen können. Wird kein extramedullärer Tumor gefunden, so weisen

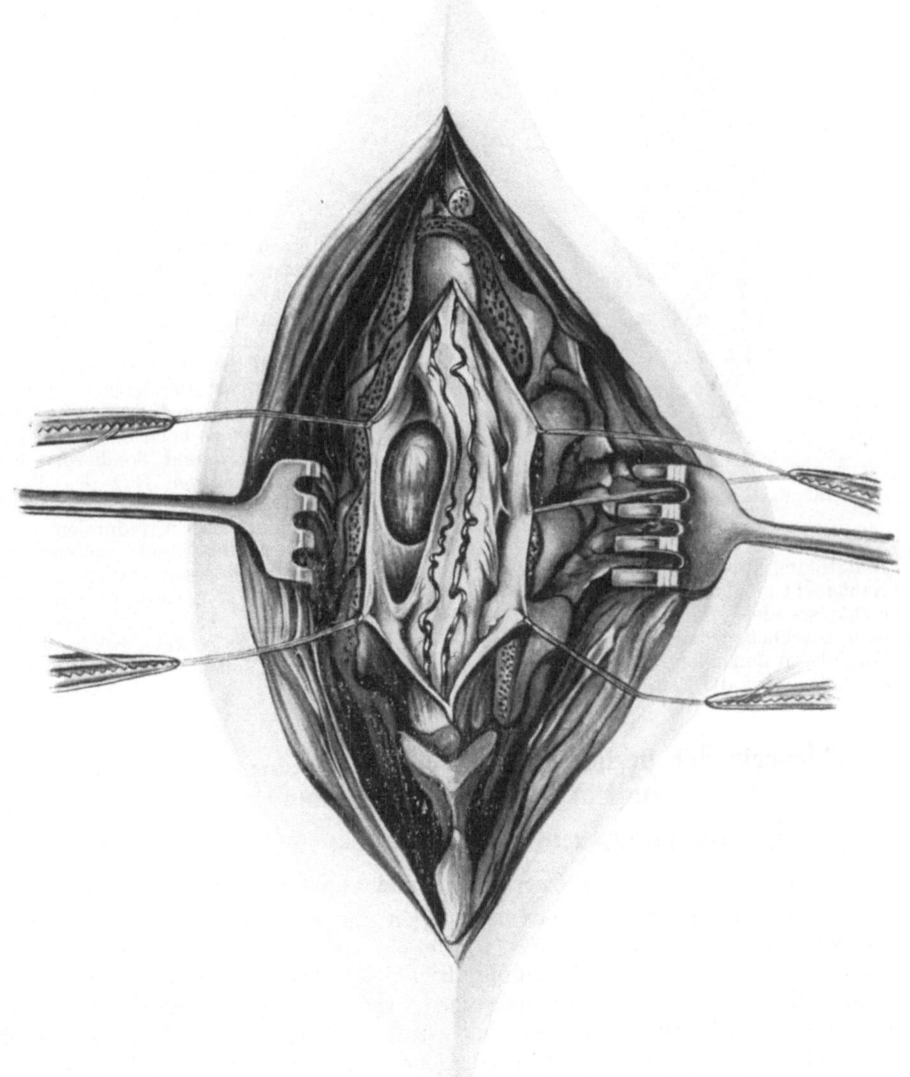

Abb. 12. Extramedullärer intraduraler Rückenmarkstumor in situ. Mikroskopisch: Psammom der Dura.

symmetrische Schwellung des Marks und stärkere Gefäßinjektion schon auf den intramedullären Sitz hin. Durch Punktion mit feinster Nadel an der Stelle der stärksten Aufblähung kann man sich vergewissern, ob nicht vielleicht eine endomedulläre Cyste vorliegt. Andernfalls muß das Rückenmark gespalten werden. Nach SCHMIEDEN und PEIPER ist die Incision für das Cervicalmark am günstigsten unmittelbar neben der hinteren Schließungslinie auszuführen, also im Gebiete des GOLLschen Stranges. Die Mittellinie wird man wegen der Möglichkeit von Gefäßverletzungen vorteilhafter vermeiden. Für die übrigen Markabschnitte genügt es, sich an diese Regel zu halten. Nur im Bereiche der unteren Dorsal- und Lumbalsegmente kann man verhältnismäßig gefahrlos an jedem Teil der Rückenmarksfläche eingehen. Die Manipulationen am Mark erfordern besondere Sorgfalt. Ist der intramedulläre Tumor operabel und gut abgegrenzt, so kann man ihn von einem kleinen Schnitt aus herausluxieren (Abb. 13). Erweist sich das als unmöglich, so ist der ausgedehnten Incision das zweizeitige Verfahren Elsbergs, die Extrusion, vorzuziehen. Man läßt die Dura offen, schließt die große Muskel- und Hautwunde exakt und entfernt 8—10 Tage später im zweiten Akt die Geschwulst bedeutend leichter, da sie inzwischen wie ein Fremdkörper aus dem Rückenmark ausgestoßen worden ist. Blutungen aus dem Mark werden durch Auflegen und Ansaugen eines Wattebäuschchens oder Muskelstückchens gestillt. Ist der Tumor in der freigelegten Höhe weder extra- noch intramedullär zu finden, so ist man zu hoch oder zu tief eingegangen und Sondierung geboten, um den Sitz des Tumors doch noch festzustellen. Nach Abschluß des intraduralen Operationsaktes und vollkommener Blutstillung wird die Dura durch fortlaufende Seidennaht geschlossen. Auch wenn die Naht nicht möglich ist, erübrigt sich eine freie Fascienplastik, da die Lücke in der Dura nichts schadet. Mehrschichtige exakte Naht der Muskulatur, Fasciennaht und Hautnaht beschließen den Eingriff. Liquorfistel und letale Meningitis gehören bei genügender Sorgfalt zu den allergrößten Seltenheiten. Nach der Operation lagert man den Kranken am besten auf die Seite oder auf den Bauch.

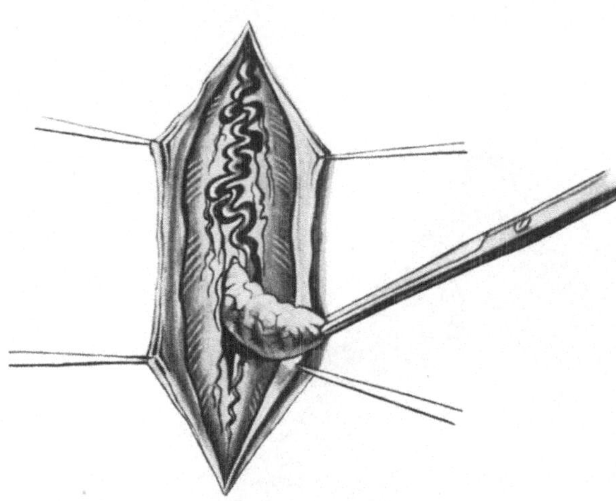

Abb. 13. Exstirpation eines intramedullären Lipoms. (Nach Schmieden-Peiper.)

C. Chirurgie der peripheren Nervenlähmungen und der Hirnnerven mit Ausnahme von V und IX.

I. Allgemeine Chirurgie der Nervenverletzungen.

1. Indikationen zu Operationen und konservativen Verfahren.

Die Chirurgie der Nervenverletzungen ist eigentlich ein Kriegskapitel. In den Jahren des Weltkrieges wurde ein ungeheures Material zusammengetragen, dessen Größe und Mannigfaltigkeit in Friedenszeiten — man möchte sagen, glücklicherweise — niemals wieder erreicht werden wird. Wir sahen und lernten viel Neues; unsere Kenntnisse über Pathologie und Physiologie der Nervenfunktionen, über die Nervenregeneration und klinische Erscheinungsformen wurden erweitert und vertieft, und es erschlossen sich uns weite Perspektiven für die Friedenschirurgie. Eine der ersten schmerzlichen Enttäuschungen des Weltkrieges war die Erkenntnis, daß die auf Grund des spärlichen Friedensmaterials gewonnenen Anschauungen über die Prognose der Nervennaht sich nicht auf die Kriegsverletzungen übertragen ließen. Ähnlich wie bei den Rückenmarksschußverletzungen zwingen uns auch hier die Gewalt der traumatischen Einwirkung, die Nervencommotio, die komplizierenden Knochen-, Gefäß- und Weichteilverletzungen, vor allem die Infektion, einen anderen Maßstab für die Beurteilung des Falles anzulegen.

Bei jeder traumatischen Nervenschädigung tritt die Frage einer chirurgischen Intervention an uns heran. Die Indikationsstellung hängt zunächst davon ab, ob motorische, sensible oder vasomotorische Störungen den Eingriff erfordern. Wir wollen uns hier in erster Linie mit denjenigen Nervenverletzungen befassen, bei denen die motorischen Lähmungen das klinische Bild beherrschen.

Auf Grund genauester Anamnese, klinischer und vor allem elektrischer Untersuchungen müssen wir ein Bild über den Grad der Lähmung zu gewinnen trachten. Dies gelingt am leichtesten bei den primär totalen Lähmungen, die sich klinisch in völliger motorischer und sensibler Lähmung, vasomotorisch-trophischen Störungen, Anhidrosis, kompletter Entartungsreaktion äußern, ohne daß in den ersten 3—4 Monaten eine Besserung eintritt. *Die Indikation zur Operation ist in diesen Fällen gegeben, einerlei, ob eine Nervendurchtrennung vorliegt, oder ob der Nerv in seiner Kontinuität erhalten und nur durch Narbengewebe umschnürt oder selbst narbig verändert ist*, denn trotz aller Kriterien sind wir keineswegs immer in der Lage, vor der Operation ein sicheres Urteil über den pathologisch-anatomischen Befund abzugeben.

Schwieriger liegen die Verhältnisse bei denjenigen Lähmungen, bei denen der klinische Befund von vornherein noch eine gewisse Leitungsfähigkeit annehmen läßt. Hier bringen uns mehrmalige Untersuchungen unter Berücksichtigung des Verlaufes Klarheit darüber, ob ein Eingriff berechtigt ist oder nicht. Ergibt die klinische Beobachtung, wie das öfters der Fall ist, Besserung, so wird man den operativen Eingriff zunächst hinausschieben, bleibt der Zustand stationär oder verschlechtert er sich, so ist die Freilegung angezeigt. Die Indikation zur Operation ist auch bei partiellen Lähmungen gegeben, die total werden oder erst während der Beobachtungszeit auftreten.

Über den *Operationstermin* besteht im großen und ganzen Einigkeit. Bei frischen Verletzungen sollte man stets neben der Motilität auch die Sensibilität prüfen und bei einer diagnostizierten Nervenverletzung gelegentlich der Wundrevision auch die Nerven zu Gesicht bringen. Ermutigt durch die günstigen Erfahrungen, wagen wir heute die primäre Excision und Nervennaht auch bei ausgedehnten Verletzungen, bei denen sie früher als verpönt galten. Die Wundränder werden excidiert, Muskeln geglättet, Gewebsfetzen hinweggeschnitten, zerrissene Nerven angefrischt und genäht. *Wir müssen uns aber wohl hüten, einen Nerven, der in seiner Kontinuität erhalten ist, zu resezieren, auch wenn der klinische Befund für eine schwere Lähmung spricht und der bioptisch freigelegte Nerv verändert erscheint.* Gerade bei frischen Nervenverletzungen läßt sich der Grad der Nervenschädigung bzw. der noch erhaltenen Regenerationsfähigkeit nie mit Sicherheit feststellen, und da sich bei erhaltenem Nerven innerhalb der ersten Wochen und Monate, wie die Erfahrung lehrt, noch eine spontane Restitution einstellen kann, sprechen sich die meisten Autoren gegen eine Frühoperation in den ersten Wochen aus. Man darf nie vergessen, daß von 2160 statistisch verwertbaren Fällen Foersters sich nicht weniger als 60% spontan vollkommen restituierten, 30% wesentlich besserten und nur in 10% die Rückbildung ausblieb. Als Operationstermin ist in den in Frage kommenden Fällen der 4.—5. Monat am geeignetsten. Über den 5., spätestens 6. Monat soll die Operation nicht hinausgeschoben werden, *da vom 6. Monat ab die Resultate der Naht zusehends schlechter werden.*

Als äußerstes Intervall zwischen Operation und Verletzung müssen 2 Jahre gelten. Zwar liegen Beobachtungen vor, denen zufolge noch weit später Nervennähte erfolgreich waren, sie gehören aber zu den Ausnahmen und dürfen nicht den Maßstab für unser Handeln bilden.

Die Verhältnisse werden durch Tabelle 10 illustriert.

Gegen eine längeres Hinausschieben der Operation sprechen neben der im Laufe der Zeit immer mehr zunehmenden Atrophie der Ganglienzellen vor allem die in der Zwischenzeit eingetretenen schweren Veränderungen der Muskeln und die Kontrakturen, die selbst dann den Enderfolg vereiteln müssen, wenn es den zentralen Nervenfasern noch gelingen sollte, das periphere Ende zu erreichen.

Tabelle 10. Einfluß des Intervalls zwischen Verwundung und Operation auf den Erfolg der Naht.

Intervall zwischen Verwundung und Operation	Anzahl der Fälle	Erfolg	Mißerfolg
		in Prozent	
1.— 2. Monat	4	100	—
3.— 4. „	21	62	38
5.— 6. „	21	62	38
7.— 9. „	14	36	64
10.—12. „	8	25	75

Einer besonderen Besprechung in bezug auf den Operationstermin bedürfen die *Wurzel- und Plexuslähmungen*. Sie haben durch ihre Häufung in der Nachkriegszeit erhöhte aktuelle Bedeutung erlangt. Heidrich beobachtete an der Breslauer Klinik im Laufe von 5 Jahren die große Zahl von 62 Verletzungen des Plexus brachialis. Von 24 schweren und mittelschweren Formen der Plexuslähmung wurden 16 = $66^2/_3$% durch konservative Therapie wiederhergestellt, allerdings erst im Laufe von 12—15 Monaten. Ja, in 2 von 3 Fällen, die die vorgeschlagene Operation abgelehnt hatten und noch im 7. Monat nach der Verletzung Entartungsreaktion zeigten, ergab eine Nachuntersuchung nach 3 Jahren, daß die Lähmung spontan vollkommen zurückgegangen war. Demgegenüber waren die Ergebnisse der Operation äußerst entmutigend. Die Nachuntersuchung der operierten 6 Kranken ließ nur bei einem einzigen 2—3 Jahre nach der Operation eine geringe Besserung erkennen, die übrigen Fälle waren vollkommen ungebessert geblieben. Demmer hingegen tritt auf Grund dreier Beobachtungen von Plexusschädigungen nach Motorradverletzung für frühzeitigste chirurgische Intervention ein. Da in seinem ersten Fall der Erfolg sicher nur auf die Lysis der 5. und 6. Wurzel zu beziehen ist, der zweite ungebessert blieb und im dritten die Besserung wohl nach 4 Monaten einsetzte, aber sicherlich nicht auf die seitlichen multiplen Implantationen nach Resektion von C_7—C_5, sondern auf die Erhaltung der nicht verletzten und vikariierend eintretenden Plexuswurzeln zurückzuführen ist, kann ich mich von der Stichhaltigkeit seiner Argumente für die operative Frühbehandlung der durch Verkehrsunfälle und Transmissionsverletzungen bedingten Plexuslähmungen nicht überzeugen. Bei der Häufigkeit der Wurzelzerreißungen und Ausrisse, die, wie Adson experimentell zeigen konnte, und wie es aus zahlreichen klinischen Beobachtungen bekannt ist (vgl. meine diesbezügliche Zusammenstellung), diesen Verletzungsformen zugrunde liegen, scheint mir der Standpunkt der Küttnerschen Klinik durchaus beherzigenswert zu sein. *Anders liegen die Verhältnisse bei den Schußverletzungen.* Bei ihnen rät Foerster auf Grund seiner reichen persönlichen Erfahrungen, den Eingriff nicht über den 3. Monat hinauszuschieben. Je länger man wartet, desto schwieriger und unübersichtlicher werden die Verhältnisse. Der 3. Monat ist auch der Zeitpunkt, zu dem sich die *operative Inangriffnahme der Geburtslähmung* empfiehlt, falls sich bis dahin keinerlei Besserung gezeigt hat. In Amerika, wo Geburtslähmungen viel häufiger beobachtet werden als bei uns, gibt es allerdings auch einige Autoren, wie Sharpe, die der Frühoperation innerhalb der ersten Woche das Wort reden. Zu dieser Auffassung kann man sich um so schwerer durchringen, als bei den auf Durchtrennung beruhenden schwersten Fällen auch die Frühoperation versagt, bei leichten und mittelschweren aber mit konservativer Therapie viel zu erreichen ist.

Ist die erste Nervenoperation erfolglos gewesen, so sollte man eine *zweite* nur dann in Erwägung ziehen, wenn man über die Ursache des Mißerfolges im klaren ist und an günstigere Restitutionsbedingungen bei dem erneuten

Nerveneingriff glaubt. Diese Hoffnung ist berechtigt, wenn eine äußere oder innere Lysis ausgeführt worden ist, während eine Resektion am Platze gewesen wäre, wenn die Naht auseinandergerissen oder durch Infektion der Operationswunde auseinandergewichen ist.

2. Indikationen zu Ersatzoperationen.

Primäre Ersatzoperationen, d. h. Eingriffe an Muskeln, Sehnen oder Fascien an Stelle von Nervenoperationen, sind angezeigt bei technisch unmöglicher Nervenfreilegung (Verletzung und Lähmung der Hirnnerven, vor allem des Facialis, Abriß der Plexuswurzeln, intrapelvine Nervenverletzung usw.), bei technisch unausführbarer Nervennaht (große Nervendefekte, Verletzungen an Nerventeilungsstellen, langwierige Eiterungen bei chronischer Osteomyelitis), bei zu großem Intervall zwischen Verletzung und Operation und endlich bei distalen Residuallähmungen, die erfahrungsgemäß eine sehr schlechte Prognose geben (Lähmung der Interossei und Lumbricales, vor allem auch des Opponens pollicis). Der Ersatz der gelähmten Unterarmstreckmuskeln durch die Beuger in Form der PERTHESschen Operation, der Ersatz des Opponens pollicis, Deltoideus, Trapezius, Quadriceps usw., die Beseitigung der Krallenhand und Affenhand gelingen heute in vielen Fällen so gut, bisweilen sogar besser als eine Nervenoperation, daß uns der Entschluß zu einer Ersatzoperation nicht schwerzufallen braucht.

Sekundäre Ersatzoperationen kommen dann in Frage, wenn die Nervenoperation nicht den erwarteten Nutzen gebracht hat und ein zweiter Nerveneingriff kein besseres Resultat verspricht. Das ist z. B. der Fall, wenn zwischen Verletzung und Operation ein zu langes Intervall verstrichen ist, bei Nähten, die an der Teilungsstelle des Peroneus prof. unterhalb des Fibulaköpfchens oder des Radialis am Unterarm liegen, oder dann, wenn bei der ersten Operation die vernähten Nervenstümpfe dünn und atrophisch waren. Im allgemeinen wartet man nach dem erfolglosen Nerveneingriff mit einer Ersatzoperation 2 Jahre, wenn auch noch nach diesem Termin Restitution eintreten kann.

3. Operative Technik.

a) Allgemeine Bemerkungen.

Die *Allgemeinnarkose* hat bei Nervenoperationen gegenüber der Lokalanästhesie unbedingte Vorteile. Gegen diese spricht zunächst die Erfahrung, daß man vor einer Nervenoperation nicht immer weiß, ob nicht vielleicht eine Schnittverlängerung notwendig wird, und Nachinjizieren immer unbequem ist. Der Hauptnachteil der Infiltrationsanästhesie aber liegt in der Unmöglichkeit, das Ergebnis der während der Operation vorgenommenen elektrischen Untersuchung richtig auszuwerten, da der Nerv durch das Anaestheticum blockiert ist. Selbst bei Herz- und Lungenkranken sind seit Einführung des Avertins die Bedenken, die früher zugunsten der Lokalanästhesie gegen die Allgemeinnarkose ins Feld geführt wurden, hinfällig geworden. Eine Ausnahme bilden die Eingriffe am *Phrenicus* bei *Lungentuberkulose*, die gefahrloser in örtlicher Betäubung vorgenommen werden.

Die Darstellung der topographischen Verhältnisse wird durch *Blutleere* wesentlich erleichtert. Sie hat jedoch nur Zweck, wenn sie nach exakter Auswicklung der Extremität angelegt ist. Eine Binde, die staut, wirkt auf den Operationsgang erschwerend statt erleichternd. Besonderer Wert ist darauf zu legen, daß Gefäße und Nerven bei Anlegen der Blutleere nicht unnötigerweise geschädigt werden. Bei Oberarmoperationen ist die von PERTHES angegebene, mit einem Manometer verbundene, aufblasbare Gummimanschette am zweckmäßigsten. Am Bein ist die Gefahr eines direkten Druckes auf die tief in den Weichteilen liegenden Nerven weniger groß, man kann hier ruhig einen Gummischlauch verwenden, nachdem man vorher einige Bindentouren um das Bein gewickelt hat. Durch diese Vorsichtsmaßnahme wird die Gefahr ischämischer Komplikationen auf ein Minimum beschränkt, zumal dann, wenn die Operation nicht allzu lange dauert. Die Wunde wird erst geschlossen, wenn nach Lösung des Schlauches sorgfältigste Blutstillung vorgenommen worden ist.

Die *Schnittführung* bei einer Nervenfreilegung hängt vom Einzelfall ab. Kleine Schnitte wird nur derjenige machen, der die Operation im Sinne einer Probeincision unternimmt, um z. B. festzustellen, ob der Nerv durchtrennt ist oder nicht. Ebenso genügen kleine Schnitte bei der Exstirpation kleiner Nerventumoren, bei der man von vornherein nicht weiter mit Schwierigkeiten zu rechnen hat. Läßt sich die Größe des Eingriffes nicht bemessen, so empfehlen sich übersichtliche Schnitte in der Verlaufsrichtung des Nerven. Etwa bestehende Hautnarben müssen excidiert werden. Bei ausgedehnten Narben ist es ratsam, zweizeitig vorzugehen, zunächst die Narbe zu korrigieren und in der zweiten Sitzung den Nerven freizulegen, da so die Gefahr der Infektion herabgesetzt wird.

Bei hochsitzenden Verletzungen des Plexus oder des Ischiadicus kommen wir häufig nicht mit geradlinigen Schnitten aus; die Schwierigkeit der topographischen Verhältnisse erfordert ausgiebigere Freilegung des Operationsgebietes. Zu diesem Zweck sind *muskulo-plastische Schnittführungen* angegeben worden, bei denen primär große Hautmuskellappen gebildet und die Muskeln an ihrem Ansatz abgetrennt und zurückgeklappt werden. Beim Plexus sind auch osteoplastische Methoden mit temporärer Resektion oder Durchtrennung der Clavicula angewandt worden.

In den subcutanen Weichteilen, insbesondere in den Muskeln, muß man auf möglichst schonendes Operieren bedacht sein. Macht das Auffinden eines Nerven Schwierigkeiten, so ist es gut, den Muskel in der Längsrichtung zu durchschneiden oder ihn scharf einzukerben. Glatte Schnitte geben eine bessere Übersicht und glattere Narben als brüskes, stumpfes Vorgehen, das durch stärkere Blutungen das Operationsfeld trübt. Man kann bei einzelnen Nerven den Hautschnitt zunächst in der Verlängerung des Nerven anlegen, die Hautlappen zurückpräparieren und dann nach Durchtrennung sehniger Ansätze die Muskeln temporär durchtrennen und zurückklappen.

b) Operatives Verhalten nach Freilegung des Nerven.

Bei frischen Nervenverletzungen ist unser chirurgisches Vorgehen gegeben: Ist der Nerv durchtrennt oder völlig durchquetscht, so daß die Kontinuität nur durch einen inhaltlosen Neurilemmschlauch vorgetäuscht wird, so muß er genäht, ist er in seiner Kontinuität erhalten, geschont werden. Auch in späteren Stadien liegen die Verhältnisse klar, wenn die beiden Enden disloziert sind oder sich ein größeres zentrales oder evtl. kleineres peripheres Neurom gebildet hat. Man sollte sich auch durch dünne, strangartige Narbenbildungen, die bisweilen die Nervenenden verbinden, nicht täuschen lassen; sie mögen wohl einmal mikroskopisch intakte Nervenfasern enthalten, zu einer praktisch brauchbaren Restitution führen sie nie. Besonders ungünstig bezüglich der Regeneration verhalten sich Nerven, die wie abgeplattete Stränge aussehen; auch sie müssen reseziert werden. Die Resektion und Naht im ganzen Nervenquerschnitt erfolgt natürlich nur dann, wenn bei klinisch völliger Lähmung bioptisch intakte Nerven in ungenügender Zahl erkennbar sind. Bei nur partiellen Neuromen ist partielle Resektion unter Schleifenbildung der intakten Fasern angezeigt. Besteht klinisch eine komplette Lähmung, die einem Querschnittsneurom entspricht, so vermag uns die *Palpation* über Ausdehnung und Intensität der Narbe weitgehend zu orientieren. In zahlreichen Fällen jedoch versagt sie, und wir sind vor die schwere Entscheidung gestellt, ob wir den Nerven resezieren oder eine innere bzw. äußere Neurolysis vornehmen sollen. Von der richtigen Lösung der Frage hängt viel ab, denn resezieren wir zu Unrecht, so stören wir die im Gange befindliche Regeneration und bringen den Kranken zurück, führen wir statt der notwendigen Resektion die Neurolysis aus, so verschulden wir einen Mißerfolg. Entscheidend ist in diesen Fällen das Ergebnis der während der Operation ausgeführten *elektrischen Untersuchung*, der FOERSTER mehr noch als andere Autoren größte Bedeutung beimißt.

Der faradische Strom — der galvanische ist zu widerraten — wird am besten durch einen Pantostaten vermittelt. Zur Reizung benutzt man eine bipolare oder unipolare

Elektrode, die durch einen ausgekochten Kupferdraht mit dem Pantostaten verbunden ist. Die indifferente Elektrode legt man am Bein oder an der Brust an. Der Nerv selbst wird mit Hilfe einer mit Gummi armierten Klemmpinzette gehalten. Um bei der Operation die Elektrode stets zur Hand zu haben, hat STOFFEL sie an einem mit Rollbändern versehenen Galgen, der sich über dem Operationstisch befindet, verlaufen lassen. Die Bewertung des elektrischen Befundes ist je nach dem Intervall zwischen Verletzung und Operation verschieden. Bei kurzem Intervall spricht das Fehlen der elektrischen Erregbarkeit nicht gegen die Möglichkeit einer Regeneration. Läßt sich hingegen bei 5—6 Monate bestehender Lähmung durch Reizung zentral von der Narbe keine Reaktion erzielen, so ist innere wie äußere Neurolysis zu verwerfen und die Resektion auszuführen, nach FOERSTER selbst dann, wenn der Nerv makroskopisch intakt erscheint. Das ist natürlich ein schwerer Entschluß. Noch nach Monaten kommt es vor, daß die zentrale Reizung ergebnislos ist, die Reizung des peripheren Endes eine Muskelkontraktion zur Folge hat. Hier handelt es sich um autogene Faserregeneration im peripheren Nervenende, die praktisch völlig bedeutungslos ist. Reagieren bei Reizung des freigelegten Nerven zentral von der Läsionsstelle sämtliche Muskeln prompt, so genügt Neurolysis, reagieren nur einige unwichtige Muskeln, so ist trotzdem Resektion angezeigt.

Die Hauptdomäne der *Neurolysis* sind Lähmungen, denen weniger endoneurale als paraneurale Veränderungen wie narbige Abknickung, Umschnürung, Verziehung und Umklammerung zugrunde liegen, ferner die Fälle, bei denen die Nerven in Callus eingebettet und in ihrer Kontinuität ohne wesentliche Veränderung der Nervensubstanz selbst erhalten sind.

c) Neurolysis.

Exoneurolysis. Das Auffinden eines frisch verletzten Nerven oder die Freilegung eines Nerventumors gelingt gewöhnlich leichter als die Nervenlösung bei lange zurückliegender Nervenverletzung. Hier ist es zweckmäßig, den Nerven erst zentral und dann peripher von der Verletzungsstelle, wo er noch unverändert im lockeren Gewebe liegt, aufzusuchen. Um die freigelegten Nervenabschnitte herum führt man mit Hilfe einer DESCHAMPSschen Nadel zwei Diphtheriebändchen, da der Nerv durch die üblichen stumpfen Häkchen leicht gedrückt wird. Wenn man nun an den Bändern zieht, spannt man den Nerven an und kann ihn bis zur Verletzungsstelle verfolgen. Bei lockeren Verwachsungen und Verklebungen ist es stets möglich, den Nerven stumpf herauszulösen. Bei Umschnürungen, die sich nur auf eine Stelle beschränken, genügt mitunter das Einkerben des Narbenringes, um den Nerven aus seinem Lager herauszuheben. Ist aber der Nerv mit seiner Umgebung breit verwachsen, so bedarf es oft mühseliger und langwieriger Arbeit, ihn herauszupräparieren, da die Narben so hart sein können, daß sie unter dem Messer knirschen. Man muß sich unter ständiger Anspannung des Nerven sehr langsam und sorgsam vorwärtsarbeiten, um eine Läsion abzweigender Muskeläste zu vermeiden. Besonders schwierig kann sich die Neurolysis von Nerven gestalten, die im Knochencallus eingemauert sind. Gelingt es nicht, sie mit Hilfe des Raspatoriums aus dem Knochenkanal herauszuhebeln, so muß man zu Hammer, Meißel und Knochenzange greifen. Dabei findet man leider nicht selten, daß die die Nervenenden verbindende Gewebsbrücke, welche man in schwieriger präparatorischer Arbeit isoliert hat, doch nicht mehr leitungsfähig ist und geopfert werden muß.

Endoneurolysis. Im Gegensatz zur äußeren Lysis besteht die innere oder Endoneurolysis in der Aufbündelung des Nerven in seine einzelnen Bestandteile und Lösung der Kabel aus der endoneuralen Narbe. Die Aufbündelung eines normalen Nerven ist auf kurze Strecken leicht, auf längere ohne Verletzung der inneren Plexus nicht möglich. Das Schlagwort von der „Kabelnatur" des Nerven ist eben nur bedingt richtig.

Um eine Bahn innerhalb des Nerven aus der Narbe zu lösen, muß man zunächst oberhalb der Narbe den Nerven in seine Bestandteile aufzufasern suchen. Man spaltet das Neurilemm, fixiert es mit feinen Klemmpinzetten und isoliert mit kleinem Skalpell die einzelnen Bahnen, die am proximalen Teil des intakten Nerven sichtbar sind. Ist erst einmal eine dickere Bahn an einer Stelle frei, so führt man ein Schielhäkchen ein, und es ist dann leicht, die Bahn weiter nach der Narbe hin zu verfolgen und freizumachen. In gleicher Weise verfährt man an dem distalen Nervenabschnitt. Sind die endoneuralen Verwachsungen nicht allzu derb, so kann man einzelne Bahnen herausschälen und das Narbengewebe entfernen. Je fester die Narbe, desto mühseliger die Arbeit und desto unvollkommener der Erfolg. Durch Aufschwemmung des Nerven mit Kochsalzlösung vermag man sich das Vorgehen zu erleichtern.

d) Nervennaht.

Die *Anfrischung* des Nerven zwecks späterer Naht geschieht mit einem scharfen Skalpell, besser noch mit einer in einen Péan geklemmten Gillette-klinge. Je rascher und glatter der Schnitt geführt wird, desto besser sind die Bedingungen für eine spätere Regeneration. Von allen gekünstelten spitzwinkligen, schrägen oder runden Schnittflächen ist man wieder abgekommen. Bei der Excision von Neuromen muß der Schnitt so weit im gesunden Gewebe erfolgen, daß aus dem normalen Querschnitt Nervenbündel in genügender Zahl hervorquellen. Liegt die Nervennaht unter Spannung, so läßt sich durch Mobilisation des Nerven, geeignete Gelenkstellung und evtl. Nervenverlagerung viel Material zur Naht gewinnen. Nichts *darf unversucht bleiben, um eine direkte spannungslose Nervennaht zu erzielen*, die allen anderen Methoden weit überlegen ist. Vor Anlegen der Nervennaht ist die Blutung aus dem Querschnitt sorgfältig zu stillen, dann werden die Stümpfe unter Vermeidung jeder Torquierung aneinandergelegt. Dies erleichtert man sich dadurch, daß man an korrespondierenden Stellen des zentralen und peripheren Nervenendes Haltefäden anlegt. Nur bei sehr kleinen Defekten wird es gelingen, korrespondierende Bündel aufeinander zu bringen, da das Querschnittmuster sich schon bei geringen Abständen, geschweige denn bei größeren Defekten ändert und sich die regenerierenden zentralen Fasern um die Lage der entsprechenden peripheren Enden wenig kümmern. Eine ungefähre Adaptierung der Stümpfe genügt vollständig. Zwischen den Haltefäden werden nun mit feinen drehrunden Nadeln epineurale Zwischennähte gelegt und geknüpft.

Die partielle Naht unterscheidet sich in ihrer Technik nicht von der totalen. Die erhaltenen Nervenbündel bilden dabei häufig Schleifen, ohne daß sie dadurch geschädigt werden.

Hat das Neurilemm die Tendenz, sich zurückzuziehen, und ist es rissig, so tut man gut, das Perineurium erst quer zu stechen. Diese bereits im Kriege von ILSE KÜNZEL, THÖLE u. a. angewandte Nahtform wird neuerdings wieder von WISCHNEWSKY empfohlen. Bei den Nerven mittleren Kalibers (Medianus, Radialis, Ulnaris) genügen 6—8 Knopfnähte, bei größeren Nerven, wie dem Ischiadicus, 14—16. FOERSTER näht noch enger und legt bei dem Medianus 14, beim Ischiadicus 20—25 Nähte.

Welchem *Nahtmaterial* man den Vorzug gibt, ist für den Erfolg der Naht nicht ausschlaggebend. Catgut wie Seide haben ihre Anhänger. Nach den Untersuchungen SARGENTS und GREENFIELDS führt jedes chemisch präparierte Nahtmaterial zu einer fibroblastischen Reaktion. Jodcatgut ist resorbierbar, setzt dafür aber stärkere Reizerscheinungen. Außerdem ist das Catgut bei stärkerer Spannung der Seide unterlegen, da es nicht so haltbar ist. Aus diesen Gründen wird in England, Amerika und Frankreich Seide und Zwirn dem Catgut bei der Nervennaht vorgezogen. Die Seide muß allerdings sehr dünn sein, sonst verursacht auch sie Reizerscheinungen.

Während des Krieges wuchs die Zahl der zur *Umscheidung* des Nerven nach Naht oder Lysis empfohlenen Materialien. Nach den allgemeinen Erfahrungen kann man sie alle entbehren, vorausgesetzt, daß die Nahtstelle nicht auf Knochen oder derbes Schwielengewebe zu liegen kommt. In diesem Falle ist es ratsam, den Nerven zwischen Muskelbäuchen zu fixieren oder mit einem gestielten Fettlappen zu umscheiden. Der Fettlappen muß locker gelegt sein, damit die Nahtstelle nicht unnötig gedrückt wird. Von künstlich präparierten Materialien wurde in Deutschland viel die Kalbsarterie, in Amerika „cargile membrane“ (Kalbsperitoneum) verwandt.

Fasciennaht und exakte Hautnaht beschließen den Nerveneingriff. Die Extremität wird dann auf einer gut gepolsterten Schiene, die schon vorher zurechtgebogen und bereitgestellt worden ist, fixiert. Ist die Naht bei extremer Gelenkstellung angelegt worden — Ischiadicusnaht bei gebeugtem Kniegelenk und gestreckter Hüfte, Radialisnaht mit Verlagerung bei Adduktion des Oberarms und Armbeugung —, dann soll man die Schiene nicht vor 2—3 Wochen entfernen; erst dann dürfen die Gelenke allmählich in ihre normale Lage überführt werden.

4. Postoperative Behandlung.

Durch jeden Nerveneingriff wird nur die Basis zum späteren Erfolg gelegt. Mag es sich um Neurolysis oder um Nervenresektion bei traumatischer Nervenlähmung handeln, mag die Stoffelsche Operation bei einem Little oder eine Nervenpfropfung bei Facialislähmung vorgenommen worden sein, einen Erfolg können wir nur bei konsequenter, mitunter jahrelanger Nachbehandlung erwarten. Foerster, dessen ausgezeichnete Ergebnisse der Nervennaht, wie wir noch sehen werden, unbestritten an erster Stelle stehen, führt seine Erfolge nicht etwa auf die Eigenart seiner Technik, sondern lediglich auf die konsequent und lange genug durchgeführte Nachbehandlung zurück. In Betracht kommen: 1. *Schienenbehandlung*, 2. *physikalische Therapie*, 3. *elektrische Therapie*.

Wird bei einer peripheren Lähmung — etwa einer Radialis-, Ulnaris-, Peroneuslähmung — nicht rechtzeitig die gelähmte Extremität geschient, so erhalten die Antagonisten das Übergewicht, und es entstehen Kontrakturen, die sich, erst einmal ausgebildet, schwer beseitigen lassen. Davon abgesehen, werden die gelähmten Muskeln überdehnt und weiter geschädigt. Die für die einzelnen Nervenlähmungen geeigneten Schienen werden im speziellen Teil erwähnt.

Die Schienenbehandlung allein verhindert aber die Kontrakturen nicht. Dieses Ziel ist nur zu erreichen, wenn wir baldmöglichst mit passiven Bewegungsübungen der gelähmten Glieder beginnen. Außerdem ist auf kunstgerechte Massage Wert zu legen. Sie fördert die Blutzirkulation in den gelähmten Bezirken und beugt der Atrophie vor. Es ist zweckmäßig, der Massage ein warmes Bad vorausgehen zu lassen. Über den Wert der Heißluftbehandlung kann man verschiedener Meinung sein. Obwohl Wärme sicherlich günstig wirkt, besteht stets die Gefahr einer Verbrennung. Man muß größte Vorsicht walten lassen und die Extremität öfters kontrollieren, um durch Lichtbogen oder Heißluftbäder dem Patienten nicht zu schaden.

Seit langer Zeit bildet die *elektrische Behandlung* einen integrierenden Bestandteil unserer konservativen und postoperativen Maßnahmen bei Nervenlähmungen. *Sie muß sich über Monate hin erstrecken.* Auf Grund von Tierexperimenten empfiehlt Kraus bei frischen Nervenverletzungen eine kombinierte Röntgen-Diathermiebehandlung, der er eine regenerationsbeschleunigende Wirkung auf degenerierte Muskeln zuschreibt.

5. Erfolge der direkten Nervenoperationen.

a) Neurolyse.

Die Erfolge der Neurolysis sind bei den *Friedensverletzungen* ausgezeichnet und ergeben sich aus nebenstehender Tabelle.

Tabelle 11. Gesamterfolge der verschiedenen Autoren bei Neurolyse (Friedensverletzungen).

Autor	Anzahl der nachuntersuchten Fälle	Erfolg	Mißerfolg
		in Prozent	
Neugebauer	3	100,0	—
Auffenberg	7	85,7	14,3
Kramer	6	83,3	16,7
Stapff	17	76,5	23,5
Demel	17	89,0	11,0
Summe	50	84,0	16,0

Bei den *Kriegsverletzungen* finden wir sehr wechselnde Angaben. Ausschlaggebend ist die Indikationsstellung. Die Resultate müssen schlecht sein, wenn die Neurolysis statt der notwendigen Resektion ausgeführt worden ist. Damit ist es wohl auch zu erklären, daß RANSCHBURG, der zunächst mehr konservativ eingestellt war, in 247 nachuntersuchten Fällen nur in 37,2% Erfolg hatte. Die Ergebnisse anderer Autoren bewegen sich zwischen 50 und 90%. Auch hier verdienen die Resultate FOERSTERs besonders hervorgehoben zu werden. Von 188 verwertbaren Fällen zeigten 145 = 77,2% Heilung, 39 = 20,7% Besserung und nur 4 = 2,1% Mißerfolge. Am besten waren die Erfolge beim Axillaris und Musculocutaneus (100%), bei dem Medianus betrugen sie 76%, bei dem Radialis 68,2%, beim Ulnaris 60%, beim Ischiadicus 50%. Diese Zahlen sprechen sehr für die Forderung FOERSTERs, die Neurolysis nur in geeigneten Fällen anzuwenden und dem Ergebnis der während der Operation vorgenommenen elektrischen Reizung besondere Bedeutung zu schenken.

Zu all den Momenten, die bei der Nervennaht den Restitutionsbeginn beeinflussen, kommt bei der Neurolysis als besonderer Faktor der pathologisch-anatomische Befund des verletzten Nerven hinzu. So sehen wir bei relativ wenig geschädigten Nerven und einfachen Schnürringen unmittelbar im Anschluß an die Operation beginnende Besserung, während in dem Maße, wie der Nerv selber verändert ist, die Restitution langsamer vor sich geht und erst nach Monaten, ja noch nach einem Jahr einsetzen kann.

b) Nervennaht.

Die Statistiken der Nervennaht stützen sich auf Friedens- und Kriegserfahrungen, die getrennt betrachtet werden müssen. Die Kriegs- und Friedensverletzungen unterscheiden sich in ihrer Ätiologie, der Häufigkeit komplizierender Verletzungen, der Infektion, kurz in der Schwere der Verletzung, welche die Ergebnisse der Nervennaht merklich beeinflußt. Die *Friedensstatistiken* sind meist Sammelstatistiken, da der einzelne Chirurg in Friedenszeiten im allgemeinen kaum Gelegenheit hat, mehr als ein Dutzend Nervennähte auszuführen. Am bekanntesten ist die bisher noch nicht überholte Vorkriegsstatistik von

Tabelle 12. Gesamterfolge der einzelnen Autoren bei Nervennaht (Friedensverletzungen).

Autor	Anzahl der nachuntersuchten Fälle	Erfolg	Mißerfolg
		in Prozent	
STAPFF	97	90,7	9,3
AUFFENBERG	8	87,5	12,5
OBERNDÖRFFER	291	82,8	17,2
KRAMER	26	76,9	23,1
STRÖBEL-KIRSCHNER	14	64,0	36,0
DEMEL	40	84,0	16,0
Summe	476	83,4	16,6

Tabelle 13. Das Verhalten der einzelnen Nerven nach Naht. (Friedensverletzungen).

Einzelne Nerven	Anzahl der Fälle					Erfolg					Mißerfolg				
	AUFFENBERG	KRAMER	OBERNDÖRFFER	STAPFF	STRÖBEL-KIRSCHNER	AUFFENBERG	KRAMER	OBERNDÖRFFER	STAPFF	STRÖBEL-KIRSCHNER	AUFFENBERG	KRAMER	OBERNDÖRFFER	STAPFF	STRÖBEL-KIRSCHNER
						in Prozenten					in Prozenten				
Plexus	2	1	5	2	1	100,0	100,0	40,4	100,0	100,0	—	—	60,0	—	—
Radialis	2	8	74	28	6	100,0	100,0	85,1	92,9	50,0	—	—	14,9	7,1	50,0
Medianus	2	6	87	41	2	100,0	66,6	82,8	90,2	50,0	—	33,4	17,2	9,8	50,0
Ulnaris	2	6	100	24	2	50,0	66,6	80,0	83,3	50,0	50,0	33,4	20,0	16,7	50,0
Ischiadicus	—	—	6	—	1	—	—	83,3	—	100,0	—	—	16,7	—	—
Peroneus	—	—	3	1	2	—	—	33,4	100,0	100,0	—	—	66,6	—	—
Tibialis	—	—	3	1	—	—	—	66,6	100,0	—	—	—	33,4	—	—

OBERNDÖRFFER, die sich auf 291 Fälle bezieht. Die Tabelle 12 gibt eine Übersicht über die Gesamterfolge der einzelnen Autoren.

STRÖBEL und KIRSCHNER haben bei 14 Fällen 64% Erfolge, alle anderen Autoren verfügen über wesentlich höhere Prozentzahlen, so daß im Durchschnitt 83,4% Erfolgen 16,6% Mißerfolge gegenüber stehen.

Die außerordentlich günstige Nahtprognose des Radialis und Medianus gegenüber dem Ulnaris verdient Beachtung. Selbst bei der Peroneusnaht, die in den Fällen OBERNDÖRFFERs nur in 33,4% Erfolg hatte, sind die Ergebnisse im ganzen als glücklich zu bezeichnen. Es ist daher zu verstehen, daß man zu Beginn des Krieges von den Nervennähten ähnliche Erfolge erwartete.

Statistiken über Kriegsverletzungen sind in großer Zahl erschienen, aber nur wenige sind wirklich gut. Völlig einzig dastehend sind die Resultate FOERSTERs, hinter denen alle anderen in weitem Abstande folgen. Einen Überblick über die Ergebnisse der verschiedenen Autoren gibt folgende Tabelle.

Tabelle 14. (Nach FOERSTER.)

Autor	Zahl der Fälle	Erfolg	Heilung	Besserung	Kein Erfolg
		in Prozent			
FOERSTER	370	96	55	42	4
STRACKER	147	75	13	62	25
ROEPER	84	22,7	6	16,7	77,3
RANSCHBURG	414	35,7	—	—	64,3
STOFFEL	127	62	23	36	38
SPIELMEYER	100	59	23	36	41
BORCHARDT	59	59,3	—	—	40,7
PERTHES	74	66	—	—	34
LEHMANN	69	39,1	—	—	60,9
MAUSS und KRÜGER	42	43	—	—	57
KÜNZEL	44	67,7	—	—	32,3
PELZ	18	22,2	—	—	77,8
MORO	17	82,3	—	—	17,7
HOFMANN	22	81,8	—	—	18,2
HERZOG	16	12,5	—	—	87,5
WEXBERG	57	54,5	—	—	45,6
RANZI	31	48,4	—	—	51,6
KAKULA	40	70	—	—	30
ROST	24	56,5	—	—	44,5
CASSIRER	78	51	—	—	49
STEINTHAL	40	27,5	—	—	72,5
	1873	60	—	—	40

Es sei nochmals unterstrichen, daß FOERSTER seine guten Erfolge *lediglich auf die Nachbehandlung* zurückführt.

Aus Bemerkungen von PLATT, BRISTOW, STOPFORD u. a. geht übrigens hervor, daß auch in anderen Ländern die Resultate als enttäuschend angesehen wurden. DUMAS fand bei der Nachuntersuchung nach 5jährigem Intervall kaum in 30% der Fälle völlige Wiederherstellung.

In FOERSTERs Statistik steht nicht der Radialis, sondern der Musculocutaneus mit 86,4% an erster, der Axillaris an zweiter Stelle. Weicht sie also in diesem Punkt von vielen anderen Statistiken ab, so stimmen doch alle darin überein, daß der Ischiadicus die schlechtesten Heilchancen bietet, und daß bei der Ulnarisnaht die Wiederherstellung der kleinen Handmuskeln häufig unterbleibt.

In Anbetracht der verschiedenen Resultate bei den einzelnen Nerven erhebt sich naturgemäß die Frage, von welchen Momenten sie abhängig sind. Rein motorische Nerven geben im ganzen eine günstigere Nahtprognose als gemischte, weil die Gefahr, daß die regenerierenden motorischen Fasern in periphere sensible hineinwachsen, geringer ist. Daß trotzdem bei den gemischten Nerven die Aussichten zum Teil gut sind, ist der Überproduktion der sich dichotom teilenden Achsenzylinder zuzuschreiben. Die Reihenfolge, in der sich die einzelnen Muskeln nach einer Nervennaht wiederherstellen, läßt deutlich erkennen, daß die peripher gelegenen Muskeln später in Tätigkeit treten, daß also Beziehungen zwischen Regeneration und der zu durchmessenden Weglänge bestehen. Dadurch erklärt es sich, warum bei Ulnaris- und Medianusnähten die mehr proximal gelegenen Muskeln sich gut, die distalen häufig überhaupt nicht erholen.

Die Bedeutung der *Verletzungshöhe* für die Regeneration wird verschieden beurteilt. Bestimmte Gesetzmäßigkeiten sind nicht erkennbar. So haben viele Autoren bei der Plexusnaht schlechte Ergebnisse gehabt, die sie gemäß der Lehre Erlachers von der Kernplasmarelation bei einer rückenmarksnahen Verletzung auf das Absterben von Ganglienzellen bezogen. Die guten Resultate Foersters stehen jedoch zu dieser Annahme in Widerspruch. Foerster hatte unter 39 selbst ausgeführten Plexusoperationen nur 3mal einen Mißerfolg, 2mal eine Heilung und im übrigen Besserungen. Er kann sich also der allgemeinen Ansicht, daß die Plexusnähte schlechte Endergebnisse haben, nicht anschließen, gibt aber zu, daß der Prozentsatz an Heilungen bei Ischiadicusnähten mit höherem Sitz kleiner ist als bei tiefem Sitz. Auf der anderen Seite hat man beobachtet, daß ein etwas oberhalb des Ellenbogengelenks durchtrennter Ulnaris für das Auswachsen der 5—6 cm langen Strecke bis zum Flexor carpi ulnaris wesentlich kürzere Zeit beansprucht als ein dicht oberhalb des Handgelenks durchtrennter Ulnaris, der bis zum Eintritt in die Interossei etwa die gleiche Wegstrecke zurückzulegen hat, und daraus geschlossen, daß bei geringerem Abstand der Verletzung vom Rückenmark die Regeneration rascher als bei großem Abstand erfolgt. Doch sind selbst ganz periphere Nervennähte nach den Erfahrungen Bunnells, der 131 Nervennähte an Hand und Finger mit ungewöhnlich befriedigendem Ergebnis vorgenommen hat, günstig. Bunnell hält die Nähte der kleinen Fingernerven denen der größeren für überlegen, weil es sich nicht um gemischte Nerven handelt. Eine Abhängigkeit der Regeneration vom Intervall zwischen Verletzung und Operation wurde von Bunnell auffallenderweise und ganz im Widerspruch zu den Erfahrungen anderer nicht festgestellt, wohl aber *ein Einfluß des Alters*. Je nach dem Durchschnittsalter von 31, 25 und 21 Jahren erfolgte eine langsame, mittelmäßige oder rasche Regeneration. Während auch ich einen Einfluß des Alters zu erkennen glaubte, wird er von Foerster nicht anerkannt.

Tabelle 15. (Nach Foerster.)

	Frühester Restitutionsbeginn	Durchschnittlicher Restitutionsbeginn	Spätester Restitutionsbeginn
Radialis	6 Wochen	4,2 Monate	11 Monate
Medianus	3 „	3,2 „	9 „
Ulnaris	2 „	3,5 „	9 „
Musculo cutaneus	1 Monat	3,8 „	7 „
Axillaris	1 „	4,0 „	9 „
Peroneus	2 Monate	6,5 „	12 „
Tibialis	2 „	4,1 „	8 „
Ischiadicus . . .	2 „	7 „	16 „

Der zeitlich sehr schwankende Restitutionsbeginn der einzelnen Nerven, wie ihn Foerster bei 370 eigenen Fällen fand, geht aus der Tabelle 15 hervor.

6. Ursachen der Mißerfolge.

Die *Mißerfolge* der Neurolyse, deren Zahl relativ gering ist, sind in der Hauptsache auf falsche Indikationsstellung zurückzuführen. Bei zu weit fortgeschrittenen narbigen Veränderungen ist Resektion am Platze, die Neurolyse kann hier den ihr zugedachten Zweck nicht erfüllen. Komplexer Natur sind die Gründe für das Versagen der Nervennaht. Ein schädigender Einfluß durch allgemeine Faktoren wie Lues, Tuberkulose, Diabetes, lang dauernde Eiterungen auf den Gesamtorganismus und die Regenerationspotenzen der Ganglienzellen und Nervenfasern ist denkbar, aber nicht erwiesen. Das Alter des Patienten ist, wenn überhaupt, von untergeordneter Bedeutung. Postoperatives Auseinanderweichen der Naht durch zu frühzeitige Streckung, Spätblutung, Eiterung können zu Neurom- und Narbenbildung führen und den Erfolg vereiteln. Wesentlich ist der *Operationstermin*. Ob die Operation 1 Monat oder 4 Monate nach einer Verletzung erfolgt, ist ziemlich gleichgültig. Aber vom 6. Monat ab verschlechtern sich die Aussichten rapide, und die freiwillige oder notgedrungene Wahl eines späteren Operationstermins kann sich bitter rächen. Als eminent wichtig haben wir vor allem die Nachbehandlung kennengelernt. Man hat sicher ihren Wert früher unterschätzt und manchen Fehler begangen, der den späteren Mißerfolg erklärt.

7. Verfahren bei großen Defekten.

Durch Zug am Nerven und Mobilisation kann man kleine und mittelgroße Defekte ausgleichen. Dabei braucht man sich nicht zu scheuen, den Nerven auf 10—15 cm zu isolieren; seine Ernährung ist infolge der guten Blutversorgung niemals gefährdet. Aber auch dann, wenn ein die Mobilisation hindernder Muskelast abgespaltet oder durchtrennt wird, bleibt die durch *einmalige Dehnung* erzielbare Nervenstreckung beschränkt. Die von MÜLLER und STOFFEL (Koppelungsverfahren mit Fascie oder Seide) und BETHE (Windenmethode) zum Ersatz einmaliger Dehnung empfohlene *Dauerdehnung* birgt trotz mancher Erfolge (DELAGENIÈRE, NAFFZIGER, STOFFEL) so viele Gefahren in sich (PERTHES, PLATT, SAUERBRUCH, STOOKEY), daß sie sich nicht eingebürgert hat. Ein wirksameres Mittel, bei größeren Defekten den Weg des Nerven zu kürzen und dadurch ein gutes Stück für die Naht zu gewinnen, besitzen wir in der *Nervenverlagerung* und der *optimalen Entspannungsstellung der Gelenke*. Die Zahlen, die BRANDES, FRAZIER, MEYER, PERTHES für die hierdurch gewonnene Wegverkürzung angeben, stimmen etwa überein und betragen für die mittelstarken Nerven 5—6 cm, für den Ischiadicus bis 10 cm.

Die *Kontinuitätsresektion* des Knochens, die auf LÖBKER (1884) zurückgeht, hat nur in KIRSCHNER (Oberschenkel) und DELAGENIÈRE (Unterarm) Nachahmer gefunden. FRAZIER, STOOKEY, PLATT, LEHMANN beschränken die operative Knochenverkürzung ausschließlich auf Fälle mit gleichzeitiger Pseudarthrose. Die Möglichkeit einer ruhenden Infektion läßt es zweckmäßig erscheinen, zunächst die Pseudarthrose und erst in zweiter Sitzung die Nerven zu versorgen.

Die *Lappenplastik* (suture à lambeaux oder flap suture) stammt von LETIÉVANT. Man kann einen Lappen vom zentralen, peripheren oder von beiden Enden abspalten. Mehrere Zentimeter von der Schnittfläche entfernt wird der Nerv, der Defektgröße entsprechend, quer eingetrennt und der Lappen, der etwa die Hälfte des Kalibers beträgt, abgespalten, herumgeschlagen und durch einige feine Nähte mit dem zentralen bzw. peripheren Ende verbunden.

Die Ergebnisse der Lappenplastiken sind selbst im Tierexperiment unzuverlässig (HUBER). Am Menschen wurden vor dem Kriege angeblich häufig Erfolge erzielt, jedoch hat STOOKEY nach gründlichem Studium dieser Fälle die Auffassung gewonnen, daß die erzielte Besserung in der Mehrzahl auf irrtümlicher Auslegung beruhte und somit der Beweis, daß die Lappenplastik berechtigt und aussichtsreich sei, nicht erbracht worden ist. Auch 2 Fälle ASHHURSTS (Ulnarisplastiken) erfuhren durch ELSBERG eine ablehnende Deutung. Indessen halten eine Reihe von Fällen jeder Kritik stand. RANSCHBURG hatte bei einem Radialisdefekt von 10—12 cm aus dem peripheren Teil einen 5 cm langen Lappen gebildet. 9 Monate nach der Operation machten sich die ersten Zeichen aktiver Handhebung bemerkbar, die stetig fortschritt. Nach 16 Monaten war die Erregungs- und Leitungsfähigkeit des Nerven sowohl für den galvanischen wie für den faradischen Strom zurückgekehrt. In einem weiteren Falle von Plexusschuß ergab die Nachkontrolle $1^1/_2$ Jahre nach der Operation, daß der Musculocutaneus, dessen Defekt durch einen 3 cm langen peripheren Lappen überbrückt worden war, „in einer jeden Zweifel ausschließenden Weise" wieder leitungsfähig war. Auch GULEKE (schriftliche Mitteilung an PERTHES), THÖLE, WEXBERG konnten Erfolge feststellen.

Da demnach die Lappenplastik auch einmal erfolreich sein kann, ist ihre völlige Ablehnung nicht mehr gerechtfertigt. Es sei aber betont, daß *sichere Erfolge im Verhältnis zur Zahl der Mißerfolge äußerst selten* sind, daß die Methode unphysiologisch ist, weil sie den Nervenfasern eine Regeneration auf höchst kompliziertem Wege zumutet, und daß bessere Verfahren zur Verfügung stehen.

Von der Lappenmethode ist es nur ein Schritt, aber ein sehr wesentlicher, bis zu den Methoden der *Nerventransplantation und -interplantation*, bei denen man den Lappen nicht unter Belassung der zentralen bzw. peripheren Verbindungsbrücke umklappt, sondern ihn nach Abspaltung abtrennt und zwischen die beiden Enden verpflanzt. Tierexperimentell ist das Verfahren schon seit langem fest fundiert (Bethe, Bielschowsky und Unger, Boeke, Ingebrigsten, Philippeau, Vulpian und Tello). Das implantierte Stück geht zugrunde und bildet eine leitende Gewebsbrücke, in die die zentralen Fasern eindringen. Von der Natur der sich bildenden Narbe hängt die Eignung des eingepflanzten Materials als Schaltstück ab. Auch mit Hilfe eines anorganischen Gleitmaterials ist es den regenerierenden Fasern möglich, den peripheren Stumpf zu erreichen und mit Erfolg zu neurotisieren. Dies geht aus Versuchen hervor, in denen als Schaltstück Seidengeflecht, Wollfäden oder Catgutfäden verwandt worden waren.

Früher benutzte man zur Überbrückung von Nervendefekten beim Menschen fast ausschließlich heteroplastisches Material: Kaninchen (Ischiadicus und Rückenmark), Hund (Tibialis). Die Nervenregeneration bei diesem Vorgehen, das während des Weltkrieges in Frankreich unter dem Einflusse Nageottes zu neuer Blüte gelangte, ist jedoch äußerst unbefriedigend (Gosset und Charrier, Jalifier, Leriche, Solé). Die wenigen publizierten Heilungen, unter ihnen sogar Schnellheilungen, sind mit größter Skepsis zu betrachten. Etwas günstiger scheinen die Erfahrungen mit *homoioplastischen*, amputierten Gliedern entnommenen Nerven zu sein (Platt und Bristow, Spielmeyer, Unger und Cassirer), wenn auch hier, wie Perthes zeigen konnte, die Erfolge in hohem Maße unsicher sind. Die *Ergebnisse der Autoplastik übertreffen die der Hetero- und Homoiotransplantation bei weitem.*

Da uns im Cutaneus femoris lateralis, im Radialis superficialis, Saphenus, Cutaneus antebrachii medius usw. genügend sensible Nerven zur *autoplastischen Interplantation* zur Verfügung stehen, wäre es sinnlos, die übrigen Formen der Transplantation weiter ausbauen zu wollen. An erster Stelle sind die vorzüglichen Resultate Foersters zu nennen. Die Autoplastik wurde von ihm 5mal am Radialis, 4mal am Medianus, 11mal am Ulnaris und 1mal am Axillaris vorgenommen und ergab 5 Heilungen, 12 Besserungen und 2 Mißerfolge. Unter den geheilten Fällen sind 2 Radialis-, 1 Medianus-, 2 Ulnarisplastiken. Foerster hält es für wichtig, daß die Defekte nicht sehr groß sind. Gosset und Charrier verfügen über 32 Fälle von Autotransplantation, die 16mal den Ellennerven, 6mal den Radialis und 8mal den Medianus betrafen. Am Ulnaris waren 5 gute, 5 mäßige und 2 Fehlschläge zu verzeichnen. Die zu überbrückenden Defekte betrugen im allgemeinen 6—7 cm. Es ist bemerkenswert, daß in einem Falle auch die Funktion der kleinen Handmuskeln wiederkehrte. Von den 8 Medianustransplantationen konnten 4 nachuntersucht werden, 2 zeigten beachtenswert gute Erfolge. In dem einen Fall ergab die Nachuntersuchung nach 9 Monaten vollkommene Wiederherstellung der motorischen und elektrischen Erregbarkeit sämtlicher gelähmten Muskeln, einschließlich des Opponens. Der andere Fall war nach 5 Jahren motorisch völlig wiederhergestellt und die Sensibilität erheblich gebessert, obwohl ein Defekt von 6 cm überbrückt worden war. Von den 4 Radialisplastiken war auffallenderweise keine einzige erfolgreich. Nach der Statistik von Gosset und Charrier entfallen auf 31 Autotransplantationen, die sie aus der Literatur zusammengestellt haben, und die lange genug beobachtet worden waren, 30% gute Resultate. Günstig lauten weiterhin die Berichte von Auvray, Frazier, Joyce, Maclean, Young. Platt bekannte sich erst nach zahllosen Fehlschlägen, die vielleicht in der Technik begründet waren, zu einem Anhänger der Methode.

Um eine Nervenverpflanzung zu umgehen, hat man den Nerven *gepfropft*, d. h. man erstrebt die Neurotisierung des gelähmten Nerven durch einen gesunden Spender. Die verschiedenen Arten der Pfropfung sind Kreuzung, einfache zentrale und periphere Pfropfung, Doppel- und vielfache Pfropfungen.

Der Entscheid, ob eine Pfropfung gelungen ist, ist in Anbetracht der möglichen Fehlerquellen recht schwierig, und der strikte Nachweis, den Manasse fordert, ist durchaus nicht immer zu erbringen. Manasse verlangt neben der klinischen Wiederherstellung der Funktion im Gebiete des gelähmten Nerven Wiederkehr der elektrischen Erregbarkeit der gelähmten

Muskeln und Nerven, eine anatomische Verbindung der miteinander vernähten Nerven an der Stelle der Nervenplastik und endlich den histologischen Beweis, daß Fasern im Bereiche der Nervennaht aus dem Stamm des intakten Nerven in das periphere Ende des verletzten Nerven übergehen.

Unter den *traumatischen Lähmungen* wurde die Nervenpfropfung besonders häufig bei der Facialislähmung ausgeführt. Auf sie will ich jedoch in Anbetracht ihrer Sonderstellung erst im speziellen Teil eingehen und mich hier auf die anderen Nerven beschränken. Eine der ersten erfolgreichen Pfropfungen des peripheren Radialis in den Medianus bei einer Radialislähmung wurde bereits 1897 von SICK und SAENGER publiziert. In einem anderen Falle wurde von ALLISON das periphere Ende partiell in den Medianus gepfropft. Nach 9 Monaten war Streckfähigkeit der Finger und der Hand vorhanden; bei Reizung des Medianus trat Extension im Radialisgebiet ein. Demgegenüber hatten BARDENHEUER, HENLE, SEIBERT, STEINTHAL mit der Pfropfung des Radialis auf den Medianus keinen Erfolg. Die Ulnaris-Medianus-Pfropfung war in 2 Fällen von MAUSS und KRÜGER, die Musculocutaneus-Medianus-Pfropfung in dem Falle HAYWARDs, die Peroneus-Tibialis-Pfropfung in den Fällen von LORENTZ und THÖLE erfolgreich. FOERSTER führte in 17 Fällen Pfropfungen — 6 Fälle von Facialis-Accessorius-Pfropfung sind nicht mitgerechnet — mit 4 Heilungen und 6 erheblichen Besserungen aus. In den übrigen Fällen war die Besserung mäßig oder die Beobachtung zu kurz.

Erfolgreiche *Doppelpfropfungen* sind vor dem Kriege von BORCHARD und CAHEN, später von BORCHARDT, ERKES, JOYCE, RIESE und ZELLER ausgeführt worden. Besondere Beachtung verdienen die Ergebnisse MANASSEs, der in 7 Fällen 2mal eine nahezu vollkommene Heilung, 2mal teilweise Besserung, 3mal keine Besserung erzielte. MANASSE hat jedoch in seinen Fällen eine richtige Doppelpfropfung mit Anfrischung der Querschnitte vorgenommen und nicht die Technik v. HOFMEISTERs befolgt, die, von vereinzelten positiven Resultaten abgesehen, nur Mißerfolge ergab. Es kann zwar nicht geleugnet werden, daß im Tierexperiment die zentralen Achsenzylinder auch ohne Anzapfung der Nervensubstanz auf weite Strecken hin im intraneuralen Bindegewebe bis zum peripheren Ende vordringen (BALLANCE); beim Menschen kommt dies jedoch nicht oder nur ausnahmsweise vor, und deswegen sollte die HOFMEISTERsche Doppelpfropfung endgültig aufgegeben werden.

Bei der *Tubulisation* verzichten wir auf eine direkte Nervenvereinigung und umhüllen die Nervenenden mit einem Röhrchen in der Hoffnung, daß das zentrale Ende über die Distanz hinweg in das periphere hineinwächst. VANLAIR, der diese Methode als erster anwandte, benutzte dekalzinierte Röhrchen, später nahm man gehärtete Blutgefäße (Kalbsarterie), Magnesiumröhrchen, Gelatineröhrchen, Venen, Fascie, vulkanisierte Gummirohre, Netz, Peritoneum, kurz alle Materialien, die auch bei der Umscheidung Verwendung gefunden haben. Schließlich versuchte man statt der leeren mit Agar gefüllte Arterien (EDINGER) und mit Blut oder Serum gefüllte Fascienröhrchen.

Von sämtlichen vor Kriegsbeginn ausgeführten Tubulisationen hielten nur 4 der sorgfältigen Kritik STEINTHALs stand; und nur in einem dieser Fälle war das Ergebnis positiv. STRACKER, der die einfache Tubulisation 8mal am Radialis, 8mal am Ulnaris und 2mal am Medianus vornahm, berichtet über 3 Erfolge am Radialis bei Defekten von 3 mm, $^1/_2$ cm und 2 cm und über 4 Erfolge am Ulnaris bei Defekten von $^1/_2$—$1^1/_2$ cm. Günstig lagen also nur die Fälle, in denen der Defekt kleiner als 2 cm war. Auch SALOMON hatte am Radialis und SPIELMEYER am Ulnaris gute Erfolge. Diese sind jedoch so in der Minderzahl, daß sie gegenüber den unzähligen Mißerfolgen verschwinden. Gleich enttäuschend waren die Erfahrungen mit gefüllten Röhrchen. Bei den hier und da angegebenen Erfolgen handelte es sich immer um Trugschlüsse. Selbst im Tierexperiment erwies sich die Methode als unbrauchbar. In einzelnen Fällen fand auch die alte ASSAKIsche Methode der Interplantation von alloplastischem Material und Tubulisation Anwendung. RAMSAUER überbrückte einen 4 cm langen Defekt mit Hilfe zwischengeschalteter Seidenfäden und autoplastischer Venen anscheinend mit Erfolg. Einzig dastehend ist ein Fall OTTO ROTHSCHILDs, der einen 8 cm langen Ischiadicusdefekt am Oberschenkel ebenfalls mit Seidenfäden überbrückte und mit Fascie umhüllte. Nach $1^1/_2$ Jahren Beginn der Besserung, schließlich völlige Restitution.

Eine leider nur in ganz bestimmten Fällen durchführbare Operationsmethode, die *direkte Implantation des Nerven* in den Muskel, wurde von HEINEKE, HABERLAND und ERLACHER experimentell begründet. ERLACHER stellte fest, daß zahlreiche junge Nerven direkt von dem Implantat aus auf die gegenüberliegenden Muskelfasern lossteuern, an diesen eine Strecke entlang kriechen, eindringen und neue Endplatten bilden. Die Möglichkeit, daß sich so ein gelähmter Muskel bei Implantation eines gesunden Nerven erholt, ist von STEINDLER und ELSBERG tierexperimentell bestätigt worden.

Schwieriger ist die Frage, ob eine Hyperneurotisation erzielt werden kann, d. h. ob es gelingt, einen zweiten Nerven mit funktionellem Erfolg in einen gesunden Muskel zu implantieren. ERLACHER und STOOKEY haben diese Frage an Hand von Meerschweinchenversuchen im Gegensatz zu STEINDLER bejaht.

Vor dem Kriege wurde die direkte Nervenimplantation am Accessorius von HACKER mit Erfolg ausgeführt, später auch wieder mit besonderem Glück von FOERSTER, der über 14 Fälle mit 12 Heilungen und 2 Besserungen berichtet. Die Implantation betraf die Muskeln des Radialisgebietes 4mal, des Medianusgebietes 3mal, des Musculocutaneusgebietes 2mal, des Peroneus-, Tibialis-, Cruralisgebietes, des Biceps femoris und Glutaeus maximus je 1mal. Die Heilung trat zum Teil bereits im 3. Monat, stets aber vor Ablauf eines Jahres ein. HABERLAND implantierte den Hypoglossus mit gutem Resultat in die Gesichtsmuskulatur, KÖLLIKER Bahnen aus dem Medianus in den Biceps. Da jedoch in diesem Falle die Durchtrennung des Musculocutaneus nicht kontrolliert worden ist, hat er keine Beweiskraft für den Wert der Methode. Wenn die Methode auch in Fällen NEUGEBAUERS, RANSCHBURGS, STOFFELS, STRACKERS versagte, an ihrer Brauchbarkeit kann kein Zweifel bestehen.

Sind keine Nerven zur Implantation vorhanden, so kann man den Versuch machen, den *gelähmten Muskel durch einen gesunden zu neurotisieren.* ERLACHER hat dieses Verfahren wohl als erster experimentell ausgearbeitet. Am *Menschen* hat GERSUNY (1906) zuerst die muskuläre Neurotisation — man könnte sie auch als Muskelpfropfung bezeichnen — erprobt. Der Trapezius wurde mit seinen akromialen Teilen abgelöst und mit einer entsprechenden, von der Spina abgelösten Deltoideuspartie breit vereinigt. Nach 3 Monaten Beginn der Besserung, nach 9 Monaten nahezu völlige Heilung. In dem schon erwähnten Fall HACKERS war außer der Accessoriusimplantation auch ein Stück des intakten Levator scapulae abgespalten und mit dem angefrischten mittleren Cucullaristeil vernäht worden. Auf Grund dieser klinischen Erfolge und seiner experimentellen Begründung hat dieses Verfahren auch weiterhin Anwendung gefunden. Eine besonders häufige Indikation bildet die Facialislähmung (s. dort).

Bereits MURPHY und LEVINGS in Milwaukee hatten den Versuch gemacht, bei Nervendefekten ein *Stückchen Muskel einzupflanzen,* aber nichts über Erfolge berichtet, MOSZKOWICZ hat dieses Verfahren aufgenommen und 5mal Defekte des Radialis, Ulnaris, Facialis und Ischiadicus durch Muskelgewebe überbrückt. Der älteste Fall (Radialisdefekt von 3 cm Länge) lag bei der Nachuntersuchung $14^1/_2$ Monate zurück. Ganz allmählich waren minimale Streckbewegungen in den Streckern der Hand und namentlich des Daumens aufgetreten. Im 12. Monat war noch komplette EAR vorhanden. Über die anderen Fälle berichtet MOSZKOWICZ nichts, weil er sie nicht lange genug beobachtet hat. Später hat er seine Methode in einem Falle von Facialislähmung etwas modifiziert. Nach 7 Jahren waren aktive Retraktion des Mundwinkels und aktiver Schluß des rechten Auges möglich, dagegen bestand noch völlige Lähmung des Frontalis und Kontraktion, Mitbewegung und ticartige Zuckung in allen 3 Facialisgebieten. FOERSTER sah $14^1/_2$ Monate nach der Interplantation von Muskelgewebe wegen einer Radialislähmung deutlich aktive Streckung des Handgelenks, während RANSCHBURG mit der Überbrückung eines 6 cm langen Medianusdefektes keine Besserung erzielte.

Die direkte Nervennaht ist jeder Form der Defektüberbrückung überlegen. Es muß deshalb unser Ziel sein, diese möglichst überflüssig zu machen. Neben Nervenmobilisation sind Verlagerung und optimale Gelenkstellung die hierzu geeigneten Methoden, mit deren Hilfe die direkte Naht noch bei Defekten von 10 cm gelingt. Die allmähliche Dehnung des Nerven mit sekundärer Naht ist wegen der für den Nerven damit verbundenen Gefahr mit größter Vorsicht, besser überhaupt nicht, anzuwenden. Die Knochenresektion ist nur bei gleichzeitiger Pseudarthrose angezeigt. *Welche Art der Überbrückung soll man nun aus der Fülle der Methoden bei einem nicht ausgleichbaren Defekt wählen?* Tierexperimentelle Erfahrungen sind nicht maßgebend. Wollte man sich auf sie stützen, so würde man nur Enttäuschungen erleben, da es kaum eine Methode gibt, die nicht erfolgreich gewesen ist. Wir müssen die Erfahrungen beim Menschen zur Grundlage nehmen und auch sie nur mit Vorbehalt, denn auf der einen Seite findet man bei fast allen Verfahren — von den Füllröhrchen abgesehen — einmal einen Erfolg verzeichnet, auf der anderen Seite aber keine Methode, die ihn sicher verbürgt. Die Tubulisation kommt nur bei Defekten unter 2 cm in Betracht. Die Lappenbildung ist trotz mancher guten Ergebnisse als unphysiologisch zu verwerfen, während die Pfropfung, vor allem die Doppelpfropfung mit Anfrischung, nicht ohne weiteres abgelehnt werden sollte. Am aussichtsreichsten ist die Interplantation autoplastisch gewonnener, sensibler Nerven. Je kleiner der Defekt, desto günstiger die Prognose. Doch sind auch bei größeren Defekten Erfolge erzielt worden. Breitere Anwendung verdienen in geeigneten Fällen unbedingt die Nervenimplantation und die muskuläre Neurotisation, der gegenüber die theoretisch interessante muskuläre Interplantation keinen Fortschritt bedeutet.

8. Lähmungen bei Halsrippen und verwandten Zuständen.

Da Halsrippen die Folge einer Entwicklungsstörung sind, bei der es zum Persistieren und zu eigenartigen Verschmelzungsprozessen von Rippenanlagen kommt, die sonst der Resorption anheimfallen, weist der Grad der Anomalie alle Übergänge zwischen stark verbreiterten, klobigen und mißbildeten Querfortsätzen des 7. Halswirbels und teilweise angelegten oder voll ausgebildeten Halsrippen auf, welche mit der ersten Rippe oder dem Manubrium sterni durch ein Band oder eine knorpelige Gelenkbildung in Verbindung stehen. Die Halsrippen zeigen deutliche Beziehungen zum Aufbau des Plexus brachialis. Der Plexus brachialis ist bei der Halsrippe gewöhnlich von präfixem Typ, d. h. die 4. Cervicalwurzel beteiligt sich in besonders starkem Maße an der Plexusbildung, während die 1. Thorakalwurzel zurücktritt, ja manchmal überhaupt nicht teilnimmt. In anderen Fällen ist diese im Gegensatz zur 4. sehr stark ausgebildet. Man spricht dann von postfixem Typ, dem häufig eine Anomalie der 1. Rippe entspricht. Kurze, plumpe Halsrippen oder mißbildete, klobige Querfortsätze verursachen eher Beschwerden als voll ausgebildete Halsrippen. Von großer praktischer Bedeutung ist die Feststellung, daß auch eine *normale 1. Rippe* einen Druck auf den Plexus ausüben kann (Bramwell, Brickner, Jones, Stopford). Ja, selbst bei vorhandenen Halsrippen brauchen die Plexusstörungen nicht auf dieser zu beruhen, sondern können auch auf die normale 1. Rippe zu beziehen sein. Diese für das weitere operative Vorgehen hochwichtige Entscheidung kann natürlich nur intra operationem getroffen werden.

Das Bestehen einer Halsrippe an und für sich bietet noch keinerlei Grund zu irgendwelchen, geschweige denn chirurgischen Maßnahmen, da Halsrippen und ihre Äquivalente bei $^1/_2$—1% aller Menschen und dann meist doppelseitig vorkommen, aber nur in 5—10% dieser Fälle Beschwerden verursachen.

Die *Operationsindikation* ist erst dann gegeben, wenn stärkere neuralgische Beschwerden, vasomotorische Störungen oder zunehmende Paresen und Atrophien durch Berufswechsel, Kräftigung der Muskulatur, Hochtragen des Armes zur vorübergehenden Entlastung des Plexus nicht gebessert werden. *Der Plexus muß entlastet werden, ehe irreparable Störungen entstehen.* Das gilt vor allem für die vasomotorischen Störungen, die infolge der Thrombose der Arteria subclavia unheilbar werden können (Oljenick u. a.).

Die Operation bestand *bisher* fast ausschließlich in der *Entfernung der Halsrippe*, zu deren Freilegung verschiedene Schnittführungen angegeben worden sind: Querschnitte parallel zur Clavicula, Längsschnitte im seitlichen Dreieck parallel zum vorderen Trapeziusrande oder dem hinteren Rande des Sternocleidomastoideus, Schrägschnitte, die, am hinteren Rande des Sternocleidomastoideus beginnend, nach oben in leichtem Winkel zum vorderen Trapeziusrande verlaufen, und Lappenschnitte. Diese sind jedoch verunstaltend, und es ist zweckmäßiger, eine der anderen Schnittführungen, z. B. den Schrägschnitt Taylors, zu wählen, der eine besonders gute Übersicht gibt. Alle die soeben besprochenen Schnittführungen bezwecken die Freilegung der Halsrippe *von vorn*. Zur Freilegung von *hinten*, wie sie zuerst von Streissler angegeben worden ist, wird parallel zu der Wirbeldornlinie, 2 cm von ihr entfernt, ein Hautschnitt geführt, der von der Vertebra prominens handbreit nach oben und unten reicht. Die Entfernung der Halsrippe von hinten ist nur von wenigen Autoren (Streissler, Henschen, Wilms, Verf.) vorgenommen worden und kommt nur bei kleinen Halsrippen in Frage. Die Wegnahme von vorn gilt als Methode der Wahl.

Die Resultate dieses Eingriffs sind im ganzen günstig. Von 87 operierten Fällen, die Streissler zusammengestellt hat, ist das Ergebnis in 71 bekannt. 55 (= 77%) waren geheilt, 9 (= 13%) gebessert, 7 (= 10%) ungeheilt. Inzwischen sind noch zahlreiche weitere mit Glück operierte Fälle hinzugekommen (Abalos und Biancardi, Aschhurst, Ellars, Honeji, Neel, Popp, Reccius, Seyfert, Southam und Bythell, Stopford, Taylor, Trostler, Wrangheim). Besondere Erwähnung verdient die große Serie 50 operativ behandelter Fälle Sargents. Von diesen wurden 19 von ihren Schmerzen geheilt, 8 gebessert, von den vasomotorischen Symptomen 14 geheilt, 6 gebessert, 2 blieben ungebessert. Die Muskelatrophie wurde in 12 Fällen zum Schwinden gebracht, in 12 gebessert, 7mal blieb sie ungebessert.

Neben diesen guten Resultaten dürfen die Fälle nicht verschwiegen werden, die durch Operation infolge direkter Nervenschädigung oder Blutung mit späterer Narbenbildung verschlechtert worden sind (Honeij!). Ich selbst habe einen von einem ausgezeichneten Chirurgen operierten Fall gesehen, bei dem es im Anschluß an die Operation zu einer irreparablen Lähmung der kleinen vom Ulnaris versorgten Handmuskeln und dem Hornerschen Symptomenkomplex kam. Adamek erlebte eine recht unangenehme und seltene Komplikation, indem ein Tupfer infolge einer Pleurakuppenverletzung in die Pleurahöhle hineingesogen wurde und zu einem späteren Pleuraempyem führte, das glücklicherweise ausheilte. Man muß sich darüber im klaren sein, daß die Operation stets technisch äußerst schwierig ist. Deswegen ist es zu begrüßen, daß Adson und Coffey ein bedeutend vereinfachtes Verfahren angegeben haben, das lediglich in der *partiellen Resektion des Scalenus anticus* besteht. Die strangulierende Wirkung desselben auf die Arterie ist schon lange bekannt. Aneurysmenbildungen, Dilatation der Arterie peripher von der Halsrippe und Thrombosen sind mit hierauf zurückzuführen. Die Operation wurde von Adson 12mal mit gutem Erfolg vorgenommen. Weitere Nachprüfungen liegen von Carroll und Fay vor.

II. Tumoren und Tumoräquivalente der peripheren Nerven.

Die Erkenntnis, daß die Neubildungen der peripheren Nerven, die man früher für rein mesodermal hielt, zum größten Teil ektodermaler Herkunft sind, ist für Prognose und Therapie äußerst wichtig. Zur Erforschung dieser neurinomatösen Geschwülste haben außer Verocay und Antoni vor allem Borchardt, Erb, Guleke und Sommer beigetragen. Die peripheren Neurinome, die nach Guleke etwa $^1/_3$ aller beobachteten Neurome ausmachen, kommen vorwiegend multipel vor. Unter 20 sezierten Fällen fand Erb nur 8mal solitäre Neurinome. Auch bei den neuerdings von Miller, Erkes, Klose und Schneider Natale u. a. (multiple Geschwülste des N. perineolabialis posterior!) publizierten Fällen lagen multiple Neurinome vor. Ich selbst habe in kurzer Zeit 3 Patienten gesehen, bei denen die Neurinome perlschnurartig im Nerven aneinandergereiht waren. Die Ansicht Sommers, daß gerade das solitäre Auftreten für das Neurinom bezeichnend ist, läßt sich also nicht aufrechterhalten. Zufälligerweise handelte es sich in meinen Fällen stets um den Medianus. Im übrigen gibt es aber kaum einen Nerven, der nicht einmal ergriffen sein kann. In vielen als Sarkom oder Neurofibrom aufgefaßten Fällen der älteren Literatur lagen sicherlich Neurinome vor.

Neben den von der SCHWANNschen Scheide ausgehenden Neurinomen gibt es aber auch reine *Neurofibrome* und als Mischformen *Neurinofibrome.* Auch die Neurofibrome kommen multipel, häufiger jedoch als solitäre Stammneurome, vor. COURVOISIER sammelte 1886 bereits 107 solche Fälle. Unter den Beobachtungen neueren Datums sind die von GAZA, GAVIOLI, MARGOTTINI, OEHLECKER u. a. zu nennen. Weitere benigne Nerventumoren sind Myxome, Fibromyome, Hämangiome, Hämangioneurofibrome (CRAIG, LINELL, SAMUEL, SATO, STAHL, STEWART und BETTIN, Verf.).

Im Gegensatz zu den Neurinomen, die zwar aggressiv, aber niemals infiltrativ wachsen, *können die Geschwülste mesodermaler Natur jederzeit maligne werden.* An diese prognostisch außerordentlich wichtige Feststellung müssen wir uns vorderhand halten, denn ihr Gegenbeweis scheint mir auch durch die Beobachtungen GULEKES nicht erbracht worden zu sein. Natürlich gilt dieser Satz nur für die histologisch reinen und durchaus typischen Neurinomformen. Bei den *Neurofibromen* können wir Überraschungen erleben. Selbst bei Geschwülsten, die Jahre und Jahrzehnte bestanden haben, kann plötzlich als Zeichen einer eingetretenen malignen Entartung rasches Wachstum einsetzen (BORCHARDT, MCGUIRE und BURDEN, NANDROT und GRANDCLAUDE, OEHLECKER, REDLICH), und bei den multiplen Nerventumoren wie bei der RECKLINGHAUSENschen Erkrankung kann die Exstirpation des einen Tumors das unvorhergesehene maligne Wachstum eines anderen, unberührten Tumors zur Folge haben.

Gehen auch die meisten malignen Nerventumoren von beningnen aus, so muß man doch in seltenen Fällen auf Grund des Verlaufes einen *primär malignen Tumor annehmen.*

Ein *operativer Eingriff* kommt in Frage, wenn isolierte Tumoren zu wachsen beginnen oder stärkere nervöse Ausfalls- oder Reizerscheinungen verursachen. Die Entfernung multipler Tumoren ist nur möglich, wenn sie eine gewisse Zahl im gleichen Nerven nicht überschreiten oder an verschiedenen Nerven lokalisiert sind. Es besteht aber keine Veranlassung, nur aus Furcht vor maligner Entartung einen in seiner ganzen Länge perlschnurartig veränderten neurinomatösen Nerven auf die Gefahr eines gröberen Funktionsausfalles hin zu resezieren. Die größeren Neurinome lassen sich gewöhnlich ohne Schwierigkeiten nach Incision der Nervenscheide und Auseinanderdrängen der Nervenfasern stumpf herausschälen. Multiplizität, Konsistenz, scharfe Abgrenzung können ebenso wie das schon makroskopisch häufig charakteristische Aussehen der Tumorschnittfläche wichtige Hinweise auf die neurinomatöse Beschaffenheit der exstirpierten Geschwulst geben. Freilich wird nicht immer das Neurinom auf Grund des klinischen und bioptischen Verhaltens diagnostiziert, und sogar die mikroskopische Klassifizierung kann schwierig sein. Doch ist meines Erachtens kein Grund vorhanden, bei den gut ausschälbaren nicht neurinomatösen Solitärtumoren chirurgisch anders vorzugehen. Besteht jedoch auf Grund des klinischen Verlaufes (schnelles Wachstum, Konsistenz, rasche Entwicklung der Symptome, schlechte Verschieblichkeit) und des Operationsbefundes (Größe, derbe Konsistenz, knollige Form, Verhalten zur Nervensubstanz) nur der leiseste Zweifel an der Gutartigkeit des Prozesses, ist Resektion weit im Gesunden geboten und die Nervennaht oder Pfropfung unmittelbar anzuschließen. Sollte die Wiederherstellung der Kontinuität mißlingen, so brauchen spätere Ausfallserscheinungen, wie z. B. der Fall RAHMS beweist, nicht unbedingt die Folge zu sein. Wenn sich der Tumor bei der Operation als sicheres Sarkom erweist, ist auch bei radikalem Vorgehen die Prognose äußerst ernst.

Eine besondere Gruppe tumorartiger Gebilde im Nerven bilden die *Cysten*. Wir kennen Cysten mit blutigem Inhalt (Moreau und v. Bogaert) und die sog. *Ganglien*, die sich von den an anderen Körperstellen beobachteten in keiner Weise unterscheiden (Dubs, Hartwell, Hilgenreiner, Löffler und Volkmann, Reis, Schambacher, Sultan, Verf). Die Frage, ob hier echte Geschwülste oder Erweichungs- und Einschmelzungsprozesse vorliegen, ist noch nicht entschieden. Ätiologisch läßt sich oft ein Trauma feststellen. Die Ganglien können ein- oder mehrkammerig sein. Die in der Literatur niedergelegten Fälle betrafen vorwiegend den Peroneus und den Ulnaris. Ich habe ein großes mehrkammeriges Ganglion des Tibialis in der Kniekehle beobachtet und exstirpiert. Die Ausschälung einkammeriger *Ganglien* ist meist ohne Verletzung der Nervenfasern durchführbar; unter Umständen müssen einige Nervenfasern reseziert werden. Bei mehrkammerigen Ganglien kann man die Cysten einzeln eröffnen und ausräumen und von der Wandung so viel wegnehmen, wie ohne Schädigung der Nervenfasern möglich ist. In meinem eigenen Falle wurde die glänzende Innenhaut der Ganglienwand nach Art der Winkelmannschen Hydrocelenoperation um die bandartig ausgezogenen Nervenfasern mit einigen Catgutnähten vernäht. Nach der Operation waren von seiten des Nerven keine Ausfallserscheinungen vorhanden.

III. Spezielle Chirurgie der Hirnnerven (außer V und IX) mit Einschluß der Ersatzoperationen.

1. Facialis.

a) Facialiskrampf.

Die Besserung bzw. Heilung des meist sehr hartnäckigen organischen *Facialiskrampfes* kann nur mit einer partiellen oder totalen Lähmung dieses Nerven erkauft werden. Novocain- oder Alkoholinjektion in die Nervenstämme (Harris und Wright) bringt, wie zu erwarten, nur vorübergehenden Erfolg. Bei postencephalitischem Facialistic habe ich einmal den Facialisstamm vereist, ein anderes Mal den besonders starken Tic der Oberlippe durch Umschneidung des Orbicularis oris auszuschalten versucht, in beiden Fällen mit nur kurzem Nutzen. Frazier und Stieda gingen so vor, daß sie die Nervenendigungen freilegten, durchschnitten oder herausdrehten. Dauererfolge sind bei all diesen palliativen Verfahren kaum zu erhoffen. In verzweifelten Fällen bleibt daher nichts anderes übrig, als den Facialisstamm zu durchschneiden und die entstehende Lähmung durch Pfropfung oder eine der übrigen Operationsmethoden zu beseitigen (Kennedy, Nikoll, Krause, neuerdings Adson).

b) Naht und Lysis bei Lähmungen.

Die Frage, welchem Eingriff wir bei der *Facialislähmung* den Vorzug geben sollen, wird immer noch lebhaft erörtert. Ist die Möglichkeit einer Naht gegeben (Schnitt-, Stich-, Schußverletzung), so muß sie natürlich versucht werden. Sie ist von Eliason und Neugebauer mit günstigem Endergebnis vorgenommen worden. Dabei ist die auffallende Beobachtung zu erwähnen, daß Facialisnähte noch viele Jahre nach einer Verletzung erfolgreich sein können, wenn bei anderen Nerven bereits längst eine irreparable Muskelatrophie eingetreten wäre. Wahrscheinlich ist der Sympathicus hierbei mit im Spiel. Bei nicht ausführbarer Naht haben Sydenham, Stacke und Marsh Catgut- und Silkwormfäden mit gutem, Moszkowicz Muskel mit teilweisem Erfolg zwischengeschaltet. Bei postoperativen Nervenlähmungen ist es nach Alexander, Alt, Ney u. a. mitunter möglich, den Nerven im Kanal freizulegen, zu lösen oder von Granulationen zu befreien und so die Funktionswiederkehr zu beschleunigen. Bunnell gelang es, die beiden Enden eines im Facialiskanal 4 Monate vorher durchtrennten Nerven nach Abmeißelung der Kanalhinterwand genügend zu mobilisieren, um die Naht vorzunehmen. Nach 14 Monaten völlige Restitution. In gleicher Richtung bewegen sich die äußerst bemerkenswerten Berichte von Duel und Ballance, die in 12 Fällen — trotz unvollendeter Wundheilung — die Facialisstümpfe im Canalis Fallopii freilegten und 1,5—2 cm lange Defekte durch den N. thoracicus longus autoplastisch überbrückten. Die Fälle liegen nicht weit genug zurück, um eine endgültige Stellungnahme zu diesen interessanten, experimentell begründeten Verfahren zu erlauben.

Wenn weder Naht noch Lysis in Frage kommt, müssen wir andere Operationsverfahren anwenden: Wir können 3 Gruppen unterscheiden: 1. *Pfropfungen*, 2. *Ersatzoperationen*, 3. *Eingriffe am Sympathicus*.

c) Pfropfungen.

Anastomosen des peripheren Facialis mit dem Glossopharyngeus (BALLANCE, SCHÄFER, WATSON-WILLIAMS), einem motorischen Trigeminusast (ESCAT und VIELA) oder dem Lingualis (BALLANCE), die teils an Leichen oder im Tierexperiment und nur selten am Menschen vorgenommen wurden, erwiesen sich funktionell als vollkommen unzureichend. Die einzigen Nerven, deren Verwendung auf die Dauer Nutzen versprach, waren der *Hypoglossus* und *Accessorius*.

α) Facialis-Accessorius-Pfropfung. BALLANCE pfropfte 1895 als erster den peripheren *Facialis* auf den seitlich angefrischten Stamm des *Accessorius*. Doch ließ der Erfolg zu wünschen übrig, und BALLANCE veröffentlichte den Fall erst 8 Jahre später zusammen mit einschlägigen Beobachtungen, nachdem inzwischen FAURE 1898 in Unkenntnis des BALLANCEschen Versuches eine Facialis-Accessorius-Anastomose publiziert hatte. Seitdem 1911 O. ROTHSCHILD 35 Fälle von Accessoriuskreuzung bzw. Anastomose zusammengestellt hat, ist diese Operation wiederholt ausgeführt worden (ADSON, ANTONIOLI, FOERSTER, KUMMER, LECOUTURIER, NIX, STOOKEY, TITONE u. a.). Um Accessorius und Facialis zu vereinigen, kann man entweder den Accessorius vollkommen oder teilweise durchtrennen und das entsprechende zentrale Ende mit dem peripheren Facialisende verbinden oder eine periphere Pfropfung des Facialis in den Accessorius vornehmen. Der durch den Wegfall des Accessorius bedingte Muskelausfall wird in verschiedenem Maße empfunden. Mitunter ist er sehr gering, mitunter die Hebung von Arm und Schulter aufs schwerste beeinträchtigt. Um eine Schultermuskellähmung zu vermeiden, hat man den Descendens hypoglossi durchschnitten und sein zentrales Ende mit dem peripheren Accessorius verbunden. GRANT erzielte normale Schulterbewegungen, nach BALLANCE erreicht man damit nur, daß zu der Accessorius- eine Hypoglossuslähmung hinzutritt.

Störender als der Muskelausfall sind die Assoziationsbewegungen mit Augenverschluß und Tränenfluß. Eine Patientin von ALEXANDER war auf der Straße dadurch unliebsamen Zufällen ausgesetzt, daß sie, wenn sie einen offenen Regenschirm trug, stets Gesichtszuckungen hatte, welche auf vorübergehende Personen als merkwürdig aufforderndes, einladendes Mienenspiel wirkten und zu Mißverständnissen Veranlassung gaben. Diese Assoziationsbewegungen sind im ersten Jahr nach einer Pfropfung stets vorhanden. Im weiteren Verlaufe können sie sich verlieren und in dissoziierte Bewegungen übergehen. Doch ist das leider, wie die Nachuntersuchungen von ANTONIOLO, LECOUTURIER und STOOKEY nach 10 bzw. 16 Jahren zeigen, durchaus nicht immer der Fall. Die einzige Besserung bestand hier in der Wiederkehr des Tonus und Verringerung der Gesichtsasymmetrie. Kehrte auch in günstigen Fällen nach Jahren die willkürliche Beweglichkeit wieder, so war doch von Mimik oder emotioneller Bewegung keine Spur feststellbar. Entgegen diesen sehr wenig ermutigenden Erfahrungen seien die guten Resultate FOERSTERS hervorgehoben.

β) Facialis-Hypoglossus-Pfropfung. BALLANCE, der Inaugurator der Accessorius-Facialis-Anastomose, war von den Ergebnissen seiner Methode offenbar selbst enttäuscht, denn er ging später zur *Hypoglossus-Facialis*-Anastomose über. Diese wurde erstmalig im Jahre 1902 von KÖRTE ausgeführt, 1911 sammelte ROTHSCHILD bereits 32 Fälle, später vermehrte sich diese Zahl noch erheblich, da die Verwendung des Hypoglossus weit mehr Anklang fand als die des Accessorius. Allein SHARPE verfügt über 32 eigene Fälle, GIBSON über 8; dazu kommen Fälle von ADSON, ALIPOV, BALLANCE, BROWN, DOSSENA, PERRET, SCHMIDT, SPITZY, STONEY u. a. m.

Unmittelbar nach der Facialis-Hypoglossus-Anastomose stellen sich neben einseitiger Zungenatrophie Beschwerden beim Sprechen, Kauen und Schlucken ein, die nach 6 bis 10 Wochen zurückzugehen pflegen. Die durch den Schwund der Zungenmuskulatur bedingten Störungen sind zwar nicht hochgradig und können im Laufe der Zeit eine wesentliche Verminderung erfahren, doch bilden sie für einen Kranken, der in seinem Berufe über normale Zungen- und Sprachfunktion verfügen muß, oft einen großen Nachteil. Deswegen haben BALLANCE, der bereits vorher den distalen Hypoglossusstumpf mit dem Glossopharyngeus und in einem anderen Fall mit einem aus dem Accessorius gebildeten Lappen anastomosiert hatte, und später BROWN und STONEY das periphere Hypoglossusende mit dem zentralen Ende des durchschnittenen Descendens noni vereinigt. Nach dieser doppelten Anastomose ist innerhalb der entsprechenden Zeit die Zungenatrophie verschwunden. Den assoziativen Mitbewegungen der Schulter bei der Facialis-Accessorius-Anastomose entsprechen die Assoziationsbewegungen beim Schlucken, Kauen und Sprechen bei Verwendung des Hypoglossus. Die meisten Beobachtungen erstrecken sich nur auf kurze Zeit, während der sich die Symmetrie des Gesichtes wohl herstellt, auch die willkürliche Innervation der einzelnen Muskeln erreicht werden kann, die *Wiederherstellung der Mimik* und der Spontanbewegungen jedoch nur ausnahmsweise beobachtet wird (ALIPOV).

Für die Bewertung des definitiven Erfolges ist ein Fall von PERTHES von Wichtigkeit, der gelegentlich einer Nachuntersuchung 11 Jahre nach der von HOFMEISTER vorgenommenen Hypoglossus-Facialis-Anastomose ein außerordentlich schlechtes Ergebnis fand. Zwar war es zu einer Neuinnervation gekommen, doch war der physiologische Effekt sehr gering.

γ) Vergleich der Methoden. Wahl des Neurotiseurs. Bei jeder Form der Nervenpfropfung, mag es eine Kreuzung, eine zentrale partielle oder totale Pfropfung sein, müssen wir zunächst *zwei Nachteile mit in Kauf nehmen:* die Lähmung des Spenders und die assoziierten Mitbewegungen. Die Lähmung der vom Spender versorgten Muskeln ist bei der partiellen Pfropfung geringer als bei der Kreuzung. Mit einer schweren Schädigung müssen wir jedoch immer rechnen, auch wenn es hier und da durch eine Doppelpfropfung gelingt, die motorischen Ausfallserscheinungen bis zu einem gewissen Grad zu vermeiden. Neben dem mehr oder weniger ausgeprägten Funktionsausfall darf man den kosmetischen Effekt nicht ganz unberücksichtigt lassen. Es ist, besonders für eine weibliche Person, nicht gleichgültig, ob zu einer Facialislähmung, die durch die Nervenpfropfung nicht restlos behoben wird, noch eine Scapula alata, eine hängende Schulter und ein durch Fehlen des Musculus sternocleidomastoideus entstelltes Halsrelief hinzukommt. Daß man durch weitere operative Verfahren diese Ausfallserscheinungen beheben kann, dünkt mir ein schlechter Trost zu sein. Wie unliebsam sich der Funktionsausfall des Hypoglossus bemerkbar machen kann, lehrt die Kasuistik.

Noch wichtiger sind die *Assoziationsbewegungen.* Sie sind verständlich, wenn man keine Kreuzung, sondern eine auf- bzw. absteigende Pfropfung vornimmt. Sind dann z. B. die Accessoriusfasern in den Facialisstamm und die von ihm versorgten Muskeln hineingewachsen, so muß beim ersten Innervationsversuch die Schulter gleichzeitig innerviert werden. Nun sollte man denken, daß Assoziationsbewegungen bei einer End-zu-End-Naht des quer durchtrennten Accessorius- bzw. Hypoglossusstammes mit dem quer durchtrennten distalen Facialisende nicht mehr möglich seien. Das ist nicht der Fall. Assoziationsbewegungen kommen trotzdem zustande, weil bei einer Schulterbewegung die Innervation nicht nur auf dem Wege des Accessorius, sondern auch mitinnervierender cervicaler Äste vor sich geht und bei Bewegungen der Zunge die Innervation der Zungenmuskeln doppelseitig erfolgt. Somit bietet die partielle Pfropfung gegenüber der Kreuzung keinerlei Vorteil, im Gegenteil, sie erschwert die Erlernung der Dissoziation, die langjähriges intensivstes Training erfordert.

Anscheinend spricht, wie immer wieder hervorgehoben wird, die Nähe der corticalen Hypoglossus- und Facialiszentren zugunsten des Hypoglossus. Sie wäre in der Tat ein Vorteil, wenn die Ansicht, daß bei der psychomotorischen Nachbarschaft der beiden Hirnzentren mit der Innervation des Facialiszentrums auch das Hypoglossusrindenzentrum Impulse empfange, zu Recht bestünde. Aber schon O. ROTHSCHILD hat in seiner heute noch maßgebenden Arbeit betont, daß der Vorgang des Umlernens offenbar so zu deuten ist, daß nach Neurotisation des Facialis zunächst gleichzeitige Bewegungen im ursprünglichen und im neu angeschlossenen Muskelgebiet erfolgen und die Bahnen für ihre neue Funktion unter völliger Ausschaltung des ursprünglichen Facialiszentrums eingeschliffen werden müssen. Die alte Begründung ist demnach hinfällig. Auch die technischen Schwierigkeiten dürften bei beiden Nerven gleich groß und bei einer ohnedies so subtilen Operation wie der Facialispfropfung für die Bevorzugung des einen Nerven nicht maßgebend sein. Das einzige, was für die Wahl des Hypoglossus spricht, ist der Umstand, daß die Assoziationsbewegungen der Zunge objektiv weniger bemerkt werden als die der Schulter.

Gelingt in den vom Facialis versorgten Muskeln eine willkürliche Zusammenziehung, so muß das Resultat schon als sehr gut bezeichnet werden. Aber welcher Mühe bedarf es, dieses Ziel zu erreichen! Normales Mienenspiel und Spontanbewegungen gehören zu den allergrößten Seltenheiten, und wo sie sich wieder eingestellt haben, besteht in Anbetracht der zahlreichen Mißerfolge der Verdacht, daß Facialisfasern vom zentralen Abschnitt ausgewachsen sind und das periphere Ende erreicht haben, daß der Erfolg also gar nicht auf die Anastomose zu beziehen ist. Bei Kindern scheinen die Dinge allerdings günstiger zu liegen als bei Erwachsenen (ALIPOV). Wie dem auch sein mag: Die *Wiederherstellung des normalen Muskeltonus, die Verringerung der Asymmetrie, des Lagophthalmus und der Hängelippe und — im besten Falle — der willkürlichen Bewegungen sind sehr teuer erkauft, wenn man die Ausfälle im Innervationsgebiet des Spenders und die mitunter äußerst störenden Assoziationsbewegungen in Betracht zieht.* Man wird sich bei jedem Erwachsenen eine Nervenpfropfung sehr überlegen müssen, dies um so mehr, als das gleiche Ergebnis, das hier nach Monaten und Jahren, durch andere Methoden im unmittelbaren Anschluß an die Operation erreicht wird. Da außerdem Fascienplastik und muskuläre Neurotisation nicht durch Muskelausfall, Entstellung und Assoziationsbewegungen belastet sind, ist es zu verstehen, daß man sich in neuerer Zeit bemüht, diese Methoden zu verbessern und auszubauen.

d) Muskuläre Ersatzoperationen.

Um die Entwicklung der Myoplastiken haben sich vor allem GOMOIU, GERSUNY, JIANU, LEXER, ROSENTHAL verdient gemacht. GOMOIU verwandte zur Transplantation den Sternocleidomastoideus, von dem er einen Lappen abspaltete und mit der Lippencommissur durch einige Nähte verband. JIANU schlug den Masseter an Stelle des Sternocleido vor, ein Verfahren, das 1 Jahr vorher bereits LEXER vorgenommen hatte. In gleicher Weise wurde am Auge ein Lappen vom Temporalis mit dem Orbicularis oculi vereinigt. Der Hautschnitt zur Darstellung der Gesichtsmuskeln fällt in die Nasolabialfalte, an der Schläfe verliert er sich in der Haargrenze. Zur Plastik am Auge bzw. am Munde braucht man $^1/_3$ des Temporalis und des Masseters. Die Enden der Muskellappen am Auge werden in 2, am Munde in 3 Zipfel geteilt. ROSENTHAL hat diese Plastik 6mal, LEXER 24mal angewandt. In der Hälfte der LEXERschen Fälle war nach Jahren eine ausgezeichnete Wiederherstellung der mimischen Funktion erreicht worden, nur war häufig eine gewisse Schwäche auf der ehemals gelähmten Seite zurückgeblieben, wenn die Kranken nicht durch Übung vor dem Spiegel symmetrische Bewegungen zu erzielen gesucht hatten.

GERSUNY durchschnitt in einem Falle von Facialislähmung die Schleimhaut an der Ober- wie Unterlippe parallel zum Lippenrot, präparierte den Orbicularis oris heraus, durchtrennte ihn in der Mittellinie und vereinigte seine nicht gelähmte Hälfte mit dem gelähmten Teil des Orbicularis oris in der Nähe des Mundwinkels. Nach kurzer Zeit war der Patient völlig geheilt. Doch läßt sich die Möglichkeit einer Spontanheilung hier nicht ausschließen, da die Lähmung erst 3 Monate bestanden hatte. Da die bisher genannten myoplastischen Methoden Narben, wenn auch geringfügige, im Gesicht verursachen, verlegte BUNNELL den Schnitt nach entsprechender Mundvorbereitung in das Vestibulum oris.

e) Fascienplastik.

Die Autoren, welche für die Fascienplastik eintreten, verzichten auf jede Wiederherstellung der willkürlichen Bewegung und richten ihr Augenmerk nur auf das kosmetische Endergebnis. Das eine Ende des Fascienstreifens wird am Jochbogen, das andere zipfelförmig am Mundwinkel fixiert. Auf diese Weise haben BLAIR, BUSCH, KIRSCHNER, LEVIT, STEIN u. a. zufriedenstellende Resultate erzielt (vgl. KÖNIG: Fascienverpflanzung). Zweckentsprechend ist auch das Vorgehen von MOSZKOWICZ, das äußere Narben fast völlig vermeidet und für das DEMEL neuerdings eine Lanze bricht. Eine Kombination von Muskel- und Fascienplastik hat BURIAN empfohlen.

f) Eingriffe am Sympathicus.

Sehr eigenartig ist die Beeinflussung der Facialislähmung durch Eingriffe am Sympathicus, auf die JIANU, GAVRILOV, LERICHE, NOWIKOFF, ROBINEAU, WERTHEIMER und CARCASSON hingewiesen haben. Es ist ohne weiteres verständlich, daß die Exstirpation des oberen Halsganglions, des Grenzstranges oder die von HESSE empfohlene Radikotomie von C_2—C_5 günstig auf den Lagophthalmus einwirken. Darüber hinaus wurden aber aktiver Lidschluß, Wangen- und Kaubewegungen, allerdings nie Bewegungen im Gebiete des oberen Facialis festgestellt. Die Erklärungen hierfür gehen auseinander.

2. Eingriffe am Acusticus.

Die intrakranielle Durchschneidung des Acusticus hat KRAUSE bereits 1898 wegen hartnäckigen Ohrensausens vorgenommen. Die Kranke erlag einer Pneumonie. Später hat er den Eingriff 2mal wiederholt. Unter ähnlicher Indikation hat FRAZIER einen Kranken mit posttraumatischer Schädigung des Nervus opticus, trigeminus und acusticus durch den gleichen Eingriff von seinem unerträglichen Ohrensausen erlöst.

Auch den MÉNIÈREschen Symptomenkomplex versuchte man durch Eingriffe am Acusticus zu heilen. Diese durch plötzliche Schwindelattacken, Übelkeit, Erbrechen und Ohrensausen bei zunehmender einseitiger Taubheit charakterisierte Erkrankung hat die mannigfaltigsten Deutungen erfahren, denen die verschiedensten chirurgischen Maßnahmen entsprechen. So wurden von HAUTANT Labyrinthtrepanationen, von PORTMANN Incision des Saccus lymphaticus empfohlen. Auf der Annahme eines erhöhten intrakraniellen Druckes beruht die von ABOULKER inaugurierte Druckentlastung des Hörnerven hinter dem Processus mastoideus. DANDY, der den MÉNIÈREschen Symptomenkomplex für eine Erkrankung des Nerven und nicht seines Endorgans hält, fordert seine Durchschneidung. Diese war bereits 1912 von FRAZIER auf Anraten von MILLS, jedoch ohne Erfolg, vorgenommen worden, was DANDY auf eine Fehldiagnose zurückführt. DANDY nahm die intrakranielle einseitige Acusticusdurchschneidung nach suboccipitaler Freilegung in 9 Fällen vor. 8mal war die linke, 1mal die rechte Seite betroffen. Die Anfälle dauerten schon viele Jahre. Stets bestand Schwindel, Ohrensausen, Übelkeit und in allen Fällen bis auf einen Erbrechen. Die Operationsserie war durch keinen Todesfall belastet. Die Kranken wurden bis zu $3^1/_2$ Jahren beobachtet. Mit Ausnahme eines einzigen wurden sie alle von Schwindelattacken, Übelkeit und Erbrechen befreit, das Ohrensausen blieb jedoch meist bestehen. Die Hörfähigkeit war in allen Fällen vor der Operation so herabgesetzt, daß sie praktisch nutzlos war. Die Erfolge der Operation sind von der richtigen Diagnose abhängig, denn es gibt Fälle mit Pseudo-Ménière, die auf Tumoren, Aneurysmen, Cysten, Gummen beruhen und durch den Eingriff natürlich nicht gebessert werden können.

3. Vagus. Recurrens.

a) Vaguslähmung und Reizerscheinungen.

Eingriffe am Vagus kommen bei Vagustumoren, Vagusverletzungen und Asthma bronchiale in Betracht. Bei frischen Durchtrennungen wurde wiederholt die Naht vorgenommen. Sie unterscheidet sich nicht von den Nähten anderer

Nerven. Die Behandlung des wichtigsten Ausfallssymptoms, der Recurrenslähmung, läßt, wie wir sehen werden, viele Möglichkeiten zu. Traumatische Reizzustände des Vagus können sehr beängstigende Atemnot, sowie bedrohliche Husten- und Erstickungsanfälle hervorrufen. Hier ist Blockierung des Nerven durch 2% Novocainlösung angezeigt.

b) Recurrenslähmung.

Die Recurrenslähmung wird meist einseitig, nur vereinzelt doppelseitig beobachtet. Sie ist vor allem durch Schädigung bei Strumaoperationen (2—5%), seltener durch Verletzungen oder Erkrankungen anderer Art bedingt (Entzündungen, Aneurysmen, Mitralstenose, Erkrankungen des Zentralnervensystems). Leichtere Stimmbandlähmungen gehen fast ausnahmslos spontan zurück. Auch bei Durchschneidung oder Ligatur des Nerven kann die Phonation trotz anatomischer Lähmung erstaunlich gut bleiben, wenn die Stimmritze durch die kompensatorische Wirkung des nichtgelähmten Stimmbandes nahezu geschlossen wird. Nur bei lauter Sprache verrät dann die Heiserkeit die bestehende Recurrenslähmung. Also nicht die Recurrenslähmung an und für sich, sondern nur die durch sie bewirkte Funktionsstörung ist behandlungsbedürftig.

Von den Operationsmethoden, die wir anwenden können, ist zunächst die *Nervennaht* zu erwähnen. Sie ist von Horsley, Leischner, Stierlin, Streissler u. a. mit wechselndem Erfolg ausgeführt worden.

Da sich nur die wenigsten Fälle für die direkte Nervennaht eignen, wurde der Recurrens mit verschiedenen Nerven anastomosiert. Ballance, Cotterill, Hegner, Serafini und Uffraduzzi implantierten das periphere Recurrensende in den *Vagus*. Doch ermutigen die kümmerlichen Ergebnisse der Tierexperimente nicht zur Nachahmung beim Menschen. Der *Descendens noni* wurde von Ballance im Tierversuch und von Frazier und Mosser beim Menschen zur Nervenanastomose verwandt. Fraziers Erfahrungen erstrecken sich auf 9 Fälle. In 2 Fällen, bei denen das Intervall zwischen Lähmung und Operation 11 bzw. 9 Jahre betrug, blieb der Erfolg aus, in einem weiteren Fall von 6jähriger und anderen von 2—3jähriger Lähmungsdauer war eine gewisse Besserung festzustellen. Geheilt wurde nur 1 Kranker. Wie Frazier selbst betont, beruhen die schlechten Resultate auf technischen Schwierigkeiten und komplizierten anatomischen Verhältnissen. Um eine assoziierte Bewegung zwischen dem Stimmband und der einen Zwerchfellhälfte zu erzielen, empfahl Ballance auf Grund von Tierexperimenten die Verwendung des Phrenicus. Beim Menschen ist diese Form der Anastomose nur von Frazier vorgenommen worden. Der Erfolg war nicht besser als bei einer Anastomose mit dem Descendens noni (schriftliche Mitteilung). Schließlich ist noch der Versuch Hoesslys zu erwähnen, den Adductor laryngis, also den Thyreoarytaenoideus und den Cricoarytaenoideus, mit Hilfe eines Accessoriusastes zu innervieren. Das Verfahren ist bisher nur an Hunden erprobt worden.

Ein Problem für sich sind die doppelseitigen *Posticuslähmungen*, die wir bei multipler Sklerose, Pseudobulbärparalyse, Tabes, chemisch-toxischen Prozessen, aber auch postoperativ nach Schilddrüsenoperationen finden. Bei doppelseitigen Posticuslähmungen stehen die Stimmbänder in Medianstellung, aus der sie nichts mehr herausbringt, es sei denn eine hinzutretende Lähmung der Adductoren. Man hat deswegen in derartigen Fällen, in denen früher die Tracheotomie als einziges Rettungsmittel galt, den Ramus externus des Nervus laryngeus sup., also den motorischen Nerven für den Musculus cricothyreoideus, durchtrennt. Durch die Lähmung des Stimmbandspanners wurde die Glottis erweitert und die Dyspnoe gemildert. Grabower, Killian, Martens vermochten so, durch einseitige oder doppelseitige Neurektomie, die Kanülenträger ihrer Kanüle zu entwöhnen.

Die bisherigen Darlegungen zeigen, daß die Erfolge der Nervenoperationen bei einseitiger Recurrenslähmung schlecht sind und nur die doppelseitige Recurrenslähmung durch die Durchschneidung des Ramus superior des Nervus laryngeus in zweckmäßiger Weise beeinflußt werden kann. Man griff deswegen zu *anderen Verfahren*.

De Quervain erzielte bei einem Kranken mit Struma maligna und doppelseitiger Stimmbandlähmung dadurch sofort freie Atmung, daß er noch im gleichen Operationsakt den Musculus cricoarytaenoideus lateralis von seinem Ringknorpelansatz ablöste. Weitere Methoden versuchen, durch *Muskelneurotisation* die Funktion des gelähmten Muskels wiederherzustellen. Amersbach empfahl, den Musculus omohyoideus, stylohyoideus oder digastricus zur muskulären Neurotisation durch ein Fenster im Schildknorpel mit dem Processus vocalis einer Seite in Verbindung zu bringen. Zu gleicher Zeit schlug Marshik vor, den Musculus omohyoideus nach Resektion eines Fensters aus dem hinteren Teil der

Schildknorpelplatte an den kontralateralen Processus muscularis des Aryknorpels und den Posticus anzunähen. Nach CHIARI und STUPKA liegt bei dieser Methode infolge der schweren Narbenveränderungen nach Strumektomie die Gefahr nahe, die Hypopharynxschleimhaut zu eröffnen. Darum verwandten diese Autoren bei einer Patientin, die im Anschluß an eine doppelseitige ausgedehnte Schilddrüsenresektion an einer doppelseitigen Recurrenslähmung litt, den Musculus sternohyoideus zur Neurotisation des Musculus posticus. Es stellte sich eine deutliche Besserung des Zustandes ein. Die Patientin konnte von der bei der präliminaren Tracheotomie eingeführten Kanüle befreit werden. $1^1/_2$ Jahre nach der Operation hatte sie nur noch bei großen körperlichen Anstrengungen Atembeschwerden.

Ohne Kenntnis dieser Methode versuchte STREISSLER in 9 Fällen von Medianstellung des Stimmbandes die fehlende Wirkung der Stimmbandöffner dadurch zu ersetzen, daß er in der Zugrichtung der Fasern des einen Musculus posticus ein Sehnenband oder einen Fascienstreifen so befestigte, daß der Muskelfortsatz des Aryknorpels unter Spannung gegen das untere Ende der Raphe zwischen beide Musculi postici gezogen wurde. Der Eingriff hat die absolute Intaktheit der Pharynxschleimhaut zur Vorbedingung.

Ferner sind bei den *einseitigen Recurrenslähmungen* unter den laryngologischen Methoden die *Paraffineinspritzung* unter das Stimmband, unter den chirurgischen Eingriffen die *Fascienplastik* nach *Schmerz* und die *Knorpelplastik* nach PAYR zu erwähnen. Diese besteht darin, daß ein gestieltes rechtwinkliges Knorpelläppchen aus dem Schildknorpel umschnitten und zur Stützung des Stimmbandes nach innen gedrückt und durch eine Naht fixiert wird. Neben PAYR, der in einigen Fällen so verfuhr, empfiehlt SCHMIEDEN eine gut brauchbare Modifikation dieses Vorgehens.

Mir selbst bot sich in einem interessanten Falle von Vagustumor, der seit einem halben Jahre quälenden, bellenden Husten verursacht hatte, die Gelegenheit, die Plastik vorzunehmen. Da sich die Tumorexstirpation als unmöglich erwies, wurde der Nervus vagus oberhalb der Geschwulst durchtrennt und zur Behebung der unmittelbar einsetzenden starken Heiserkeit die PAYRsche Plastik ausgeführt. Sofort nach Eindrücken des Lappens, der nach SCHMIEDEN in der Tiefe mit Wachs fixiert wurde, verschwand die Heiserkeit und die Stimme blieb auch weiterhin klar und laut.

Bei dem von SCHMERZ ausgearbeiteten Verfahren werden die beiden freigelegten Schildknorpelhälften durch einen frei entnommenen Fascienstreifen in einer gewissen Spannung aneinander fixiert. Das Fascienband wirkt dann wie eine Art aufgesetzte Klammer, wodurch beide Stimmlippen gleichmäßig gegen die Medianebene des Kehlkopfes herangeführt werden. In einem Falle GRASMANNs hat sich diese Methode auf das beste bewährt. Die Stimme blieb laut, rein und ausdauernd. Die Kranke konnte ohne Behinderung singen. Nach 7 Jahren war das Resultat noch unverändert vorzüglich. GRASMANN hält die SCHMERZsche Operation für leichter, die PAYRsche Methode anatomisch für besser begründet. Trotzdem bringe das SCHMERZsche Verfahren die Stimmbänder dem normalen Zustand näher. Auch WEHNER hatte in seinem Falle Erfolg. Er erreichte leichtere Anspannung und Fixation des gedoppelten Fascienstreifens dadurch, daß er einen Assistenten mittels eines einzinkigen Häkchens einen Zug an der Incisura thyreoidea sup. ausüben ließ.

4. Accessorius.

Als noch die Exstirpation tuberkulöser Halsdrüsen an der Tagesordnung war, gehörten Verletzungen des Accessorius, mitunter auch doppelseitige, nicht zu den Seltenheiten. Seit Einführung der Röntgenbestrahlung ist dieser ätiologische Faktor glücklicherweise fast völlig eliminiert worden, und Eingriffe kommen nur noch bei Schuß-, Stich- und Hiebverletzungen, Myopathien und vor allem zentralen und peripheren Erkrankungen des Nervensystems in Frage.

Bei Durchtrennung des Nerven im lateralen Halsdreieck können sowohl Naht wie direkte Nervenimplantation je nach Sitz der Verletzung zum vollen Erfolge führen. Beide Verfahren sind also nur in bestimmten Fällen möglich. Für gewöhnlich werden wir auf direkte Nerveneingriffe verzichten und *Ersatzoperationen* vornehmen müssen.

KATZENSTEIN ersetzte den oberen Teil des Trapezius durch die claviculare Portion der gesunden Seite, die mittlere Portion durch quere Faserbündel aus der gegenüberliegenden Seite, die untere Portion durch den Latissimus dorsi. Die Operation wurde in zwei Sitzungen ausgeführt. Anderer Natur sind die Operationsmethoden, die eine *Neurotisation* des gelähmten Trapezius durch einen gesunden Muskel erstreben. Zu diesem Zwecke spaltete v. HACKER von dem intakten Musculus levator scapulae ein gutes Stück ab und vernähte den Muskelquerschnitt mit dem angefrischten mittleren Cucullaristeil. In einer zweiten Sitzung vernähte er nach Raffung der gelähmten Scapulaportion des Cucullaris den an der Spina scapulae abgelösten, gut innervierten Deltoideus mit dem Querschnitt des dort abgetrennten Cucullaris. Nach 2 Jahren konnte die Patientin den Arm vollkommen heben. Daß in der Tat eine muskuläre Neurotisation eingetreten war, wurde dadurch bewiesen, daß bei Reizung des Levatur scapulae bzw. des Deltoideus eine Zuckung im Cucullaris erfolgte.

Endlich wären noch die Methoden zu besprechen, die lediglich eine Annäherung und Fixation des Schulterblattes an die Wirbelsäule erstreben. Allein die Frontalstellung des Schulterblattes genügt nämlich, um dem Deltoideus und Serratus eine bessere Angriffsmöglichkeit zu geben. OTTO ROTHSCHILD hat als erster die *Fascienplastik* im Jahre 1911 empfohlen und einen der Fascia lata entnommenen Fascienstreifen unter starker Adduktion des Schulterblattes am oberen Schulterblattwinkel und am Periost der Dornfortsätze fixiert. Dieser sehr plausible Eingriff ist später wiederholt, zum Teil etwas modifiziert, vorgenommen worden (NEUGEBAUER, SCHMIEDEN, SZUBINSKI, Verf.).

LANGE (ESSERS) hat statt der Fascie Seide angewandt. Genau wie der Fascienstreifen wurde hier die achtfache Oxycyanat-Paraffinseide durch ein Bohrloch des Schulterblattes geführt, die Enden wurden auf der anderen Seite zu je zwei Fäden ober- und unterhalb der Dornfortsätze durchgeführt und hinter denselben verknüpft. Der Gipsverband blieb $2^1/_2$ Monate liegen.

Die Schulterblattfixation durch Seide oder Fascie — die Methode der Drahtfixation gehört der Geschichte an — ist dann von Erfolg begleitet, wenn das Schultergelenk passiv noch frei beweglich und arthritisch unverändert ist, da sonst trotz der günstigen Scapulastellung eine wesentliche Armhebung nicht mehr erzielt wird. Ob der Fall zur Operation geeignet ist oder nicht, läßt sich leicht dadurch entscheiden, daß man sich hinter den Patienten stellt und mit einem um die Schulter durch die Achselhöhle hindurchgeschlungenen Handtuch den ganzen Schultergürtel stark nach hinten oben zieht. Wird der Arm bis zur Horizontalen oder sogar bis zur Vertikalen gehoben, so soll man die an sich einfache Plastik ausführen.

D. Chirurgie der zentral bedingten Spasmen und Lähmungen.

I. Pyramidenerkrankungen.

1. Indikationen.

In diesem Abschnitt soll die chirurgische Behandlung derjenigen *zentral bedingten spastischen Lähmungen* besprochen werden, auf deren kausale Therapie wir verzichten müssen. Tumoren oder Tumoräquivalente des Gehirns, des Rückenmarks und seiner Häute, bei denen es möglich ist, die primäre Ursache der Spasmen operativ zu beseitigen, scheiden also aus.

Eine *Einteilung* der sehr verschiedenartigen Krankheitsprozesse kann man nach *pathologisch-anatomischen* oder *klinischen Gesichtspunkten* vornehmen. In der Gruppe *grober primärer Mißbildungen* und reiner Entwicklungshemmungen wie Agenesie, Aplasie oder Mikrogyrie kommt eine sympathische Therapie nicht in Betracht. Wichtiger sind die entzündlichen, mechanischen und vasculären Prozesse. Bei den *entzündlichen Prozessen* handelt es sich um die Endstadien akuter Infektionskrankheiten (Scharlach, Masern, Keuchhusten, Influenza, Diphtherie), enteritischer Erkrankungen und der Lues, deren Bedeutung freilich früher weit überschätzt wurde. Als *mechanische Momente* spielen Geburtstraumen wie Zangengeburt, lang dauernde Geburt, schwere Asphyxie eine beherrschende Rolle. Sie bedingen neben Verletzungen des Gehirns und seiner Häute Gefäßschädigungen, deren genaue Kenntnis erst ein besseres Verständnis der LITTLEschen Krankheit ermöglicht haben. Erst neuerdings betont DOLLINGER wieder die weitgehende Bedeutung traumatischer Schädigungen für diese Erkrankung, die von Anatomen und Pädiatern anerkannt, von Neurologen noch nicht genügend gewürdigt wird. Er zitiert SHARPE, der bei 5192 an den verschiedensten Formen cerebraler Diplegien leidenden Kranken in 90% lang dauernde und schwere Geburt, in 76% Zangengeburt, in 17% Steißgeburt festgestellt hat. Mechanische Ursachen des *späteren Lebens* sind die mit Hirnerscheinungen einhergehenden Schädeltraumen, in erster Linie solche, bei denen grobe Zertrümmerungen des Gehirns eine lokale Inangriffnahme aussichtslos erscheinen lassen. *Vasculärer Ätiologie* sind die Prozesse, die auf Erkrankungen des Herzens oder der Gefäße, auf Apoplexien, Hämorrhagien, Embolien oder thrombotischen Gefäßverschlüssen beruhen.

Aus dieser Fülle ätiologischer Momente schälen sich 2 Krankheitsformen heraus, mit denen es der Arzt besonders häufig zu tun hat: 1. die *natale* bzw. *pränatale spastische Paraplegie* und *Tetraplegie* (LITTLEsche Gliederstarre) und die *postnatalen cerebralen Mono- und Hemiplegien* (cerebrale Kinderlähmung). Diese Nomenklatur ist dem Arzte am geläufigsten, und er verbindet mit ihr bestimmte Krankheitstypen und Verlaufsformen. Die spastischen Erkrankungen der Kindheit und Jugend erschöpfen sich jedoch nicht in Krampfzuständen und Lähmungen. Es finden sich auch Krankheitsäußerungen, die auf Schädigungen anderer Hirnsphären deuten: cerebellare Erscheinungen, striäre Symptome wie Chorea, Athetose, Strabismus und vor allem psychische Störungen von leichten Intelligenzdefekten bis zur vollkommenen Verblödung und Idiotie. Die LITTLEsche Gliederstarre unterscheidet sich von den cerebralen Mono- und Diplegien durch das Überwiegen der Spasmen gegenüber den Paresen.

Seltener als cerebrale erfordern *spinal bedingte Spasmen* eine periphere chirurgische Behandlung. Glücklicherweise sind wir vielfach imstande, die Ursachen der spastischen Paraparesen erfolgreich anzugreifen, indem wir einen extraduralen oder intraduralen Rückenmarkstumor entfernen, einen Gibbus bei Spondylitis ausgleichen, einen tuberkulösen Absceß entleeren, das Rückenmark von komprimierenden Narben und Strängen befreien usw. Nur dann sind wir genötigt, symptomatisch vorzugehen, wenn eine ätiologische Behandlung nicht möglich ist. Die Folgen destruierender Wirbel- und Rückenmarksverletzungen, bei denen durch lokale Eingriffe nicht mehr zu helfen ist, vor allem die Schußverletzungen der Wirbelsäule, bieten hier der Betätigung ein reiches Feld. Weniger erfolgversprechend sind Eingriffe bei progredienten Erkrankungen des Rückenmarks wie multipler Sklerose oder der spastischen Spinalparalyse. *Nur Fälle, in denen der Krankheitsprozeß bereits abgeschlossen, geben Aussicht auf Erfolg.*

Die *Aufgaben der Therapie* sind verschieden. Zunächst müssen wir die Spasmen beheben, den Lähmungen der Antagonisten entgegentreten und die Kontrakturen der Gelenke, die nicht auf Muskelspasmus, sondern auf Schrumpfung der Kapsel, Sehnen und Bänder beruhen, beseitigen. Daneben gilt unsere Sorge in den Fällen kindlicher Diplegie und Paraplegie der Besserung der Sprachstörung, Intelligenzdefekte und der Ausschaltung begleitender athetotischer und choreatischer Spontanbewegungen, denen später ein eigenes Kapitel gewidmet werden soll. *Diese vielseitigen und schwierigen Aufgaben sind nur zum kleinsten Teil operativ zu lösen.* Dort, wo überhaupt eine operative Behandlung in Frage kommt, schafft sie nur die *Basis für den Erfolg. Das Ergebnis der Operation steht und fällt mit dem Ergebnis der psychischen und körperlichen Nacherziehung.*

Da die zahlreichen operativen Methoden nicht das gebracht haben, was man von ihnen erwartete, ist heute wieder ein starker konservativer Zug unverkennbar. Auch STOFFEL macht unumwunden ein Zugeständnis mit den Worten: Je älter man wird, um so schärfer erkennt man, daß unserem therapeutischen Handeln manchmal enge Grenzen gesetzt sind. Und wenn ein erfahrener Orthopäde wie LANGE, nachdem er 35 Jahre lang die operativen Methoden erprobt hat, sich resigniert zu den konservativen bekennt und glaubt, durch unblutige Redressements und Apparatebehandlung mehr zu erreichen als durch operative Eingriffe, so gibt das doch zu denken. LANGES Standpunkt ist vielleicht besonders extrem, doch äußern sich auch andere in ähnlichem Sinne. Auf jeden Fall *mahnen uns die unbestreitbaren Erfolge konservativer Therapie, jeden Eingriff auf das sorgfältigste zu erwägen und dann erst auszuführen, wenn konservative und unblutige Verfahren versagt haben.*

Da jeder Fall anders liegt, ist die genaue Formulierung der operativen Indikationen schwierig, man möchte fast sagen, unmöglich. Jeder Operation muß die genaue Beobachtung des Kranken und Analyse des Krankheitsbildes vorangehen, da die spastischen Erkrankungen des Kindesalters, die das Gros der Behandlungsfälle darstellen, großen Schwankungen unterworfen sind. Nur gründlichste, wiederholte Untersuchungen können uns vor voreiligem Operieren schützen. Wir müssen uns über Ausdehnung und Intensität der Spasmen, über den Grad der paretischen Komponente, über das Bestehen von Schrumpfungskontrakturen und die Mitbeteiligung von Gelenken, Kapseln und Bändern im klaren sein. Von großem Einfluß auf Indikationsstellung und Erfolg ist die Beimengung extrapyramidaler Krankheitszeichen. Überwiegen sie, so besteht eine strikte Gegenindikation für die üblichen Eingriffe. Ausschlaggebend sind schließlich die Geistesfähigkeiten. Während bei psychischen Beeinträchtigungen leichteren Grades durch die Behandlung nicht selten eine Besserung des Zustandes erreicht wird, schließen schwere geistige Defekte von vornherein jeden Erfolg aus, da die notwendige Kooperation mit dem Kranken undurchführbar ist. So sind die Gegenindikationen fast leichter zu präzisieren und anerkannter als die Indikationen, denen Erfahrung, Einstellung und Temperament des einzelnen eine stark subjektive Note verleihen. Leichte Fälle sind ohne weiteres konservativ zu behandeln, ebenso ein großer Teil der mittelschweren Fälle. Bei den übrigen muß kritische Beobachtung lehren, wann der Moment zu einem aktiveren Vorgehen gekommen ist. Gerade bei den schweren Fällen darf man aber nie vergessen, daß uns durch die Art der Erkrankung Schranken gesetzt sind, die auch bei scheinbarem Gelingen des operativen Eingriffes nicht überschritten werden können. Je lokalisierter und ausgeprägter die spastische im Vergleich zur paretischen Komponente ist, desto günstiger die Prognose. Sind die Spasmen diffus und herrscht die paretische Komponente vor, so wachsen die zu überwindenden Schwierigkeiten. Bindegewebige Schrumpfungen und Kontrakturen beeinflussen im Gegensatz zu arthrogenen Veränderungen den Erfolg der operativen Therapie im allgemeinen nicht.

Ätiologie, Lokalisation, Grad und Ausdehnung der Spasmen geben uns gewisse Richtlinien für die Wahl des einzuschlagenden operativen Verfahrens. Die Operationsmethoden, die sich zum Teil rein empirisch entwickelt, zum Teil auf den wechselnden Anschauungen über das Wesen des Spasmus aufgebaut haben, greifen an verschiedenen Organsystemen an. Danach unterscheiden wir: 1. *Sehnen-* und *Muskeloperationen*; 2. *periphere Nerveneingriffe*; 3. *Durchschneidung der hinteren Wurzeln*; 4. *Eingriffe am sympathischen System.*

2. Sehnen- und Muskeloperationen.

Die *Sehnendurchtrennung*, die prinzipiell bei Kontrakturen beliebiger Lokalisation in Frage kommt, kann auf verschiedene Weise erfolgen. Die offene Sehnendurchschneidung wurde schon im 17. Jahrhundert vorgenommen, später war die *subcutane Tenotomie*, deren Einführung mit dem Namen LOUIS STROMEYERS unlöslich verknüpft ist, an der Tagesordnung. Sie wurde nicht nur an der Achillessehne, sondern auch an den Sehnen der Kniekehle, den Adductoren, dem Sternocleido bei Schiefhals ausgeführt. So bestechend der Eingriff durch seine Einfachheit ist, lassen sich seine Nachteile doch nicht übersehen. Dadurch, daß der Muskel bei der subcutanen Tenotomie vollkommen von seinem

Ansatzpunkt gelöst wird, entsteht eine irreparable Elastizitätsverminderung, die Antagonisten gewinnen das Übergewicht, und eine kaum zu beseitigende Überkorrektur ist die unausbleibliche Folge. Aus Spitzfüßen entstehen Hackenfüße, aus Beugungskontrakturen des Knies ein Genu recurvatum. Stoffel sah im Laufe von 20 Jahren über 100 Hackenfüße nach Tenotomien. Darum wurde die *undosierbare subcutane Tenotomie zugunsten der dosierbaren offenen wieder verlassen*. Diese hat vor allem in Form der Z-förmigen Verlängerung ausgedehnte Verbreitung gefunden. Freilich bestehen bei zu ausgiebiger Verlängerung und späterer Gipsfixation in übermäßiger Überkorrektur die gleichen Gefahren wie bei der subcutanen Tenotomie. Deswegen gilt als Regel, daß man die Verlängerung sehr vorsichtig dosieren und z. B. beim spastischen Spitzfuß lieber noch einen Spitzfuß geringen Grades bestehen lassen soll. Statt der von Baeyer vorgeschlagenen Z-förmigen Verlängerung hat man gerade an der Achillessehne mit Vorliebe eine frontale Verlängerung angewandt. Vulpius hat, um die Kontinuität von Sehne und Muskel zu erhalten, die Verlängerung so vorgenommen, daß die Eintrennung an der Grenze der Sehne zum Muskel teils scharf, teils stumpf erfolgt. Ist der Ansatz eines Muskels nicht sehnig, sondern muskulös, so muß der Muskelbauch selber eingekerbt bzw. durchtrennt werden.

Die Nachbehandlung erfordert 2—3wöchentliche Ruhigstellung im Gipsverband, später Nachtschienen. Die *Sehnenverpflanzung* kommt weniger bei den spastischen als bei den später zu besprechenden schlaffen Lähmungen in Betracht.

3. Nerveneingriffe.

Die Eingriffe am peripheren Nervensystem bezwecken die Schwächung der von dem Rückenmark zur Peripherie verlaufenden motorischen Impulse, die den Muskelhypertonus bedingen. Zwar wurde schon von Borchardt, Lauenstein und Lorenz die Durchschneidung des Obturatorius bei Adduktionsspasmen in vereinzelten Fällen ausgeführt und von Spitzy durch Nervenimplantation die Besserung spastischer Lähmungen erstrebt, doch gebührt das Verdienst, planmäßig die Resektion bestimmter Nervenbündel bei den einzelnen Formen spastischer Lähmungen durchgeführt und zur Methode erhoben zu haben, Stoffel.

Stoffels Verfahren besteht in einer partiellen Nervenresektion der zu dem hypertonischen Muskel hinziehenden Nervenbahnen entweder im Stamm oder kurz vor ihrem Eintritt in den Muskel, nachdem sie sich bereits vom Hauptstamm abgezweigt haben. Eine Modifikation der Stoffelschen Operation ist die intrapelvine, extraperitoneale Obturatoriusdurchschneidung, bei welcher der ganze Nervenstamm noch vor seiner Aufsplitterung im Becken aufgesucht und durchtrennt wird (Henschen, Kreuz, Selig, Siebert). Die Anwendung und Nachprüfung des Stoffelschen Verfahrens führte gleichzeitig zu einer Revision der Stoffelschen Ansichten über die innere Nerventopographie. Doch haben wir uns an dieser Stelle nur mit den tatsächlichen Erfolgen der Operation ohne Rücksicht auf die theoretischen Grundlagen zu befassen, und da muß die Stoffelsche Operation unbedingt als wesentlicher Fortschritt und wichtige Ergänzung der bisherigen Verfahren zur Behandlung spastischer Lähmungen bezeichnet werden. Dadurch, daß wir über tastende Versuche hinaus zu bestimmten, bewährten Dosierungsnormen bei den einzelnen Kontrakturen gelangt sind, hat der Eingriff in der Hand sorgfältig abwägender und erfahrener Operateure zu guten Erfolgen geführt. (Foerster, Gill, Gocht, Kreuz, Mau, Mauclaire, Verf. u. a.). Unmittelbar nach der Resektion verschwinden die Spasmen. Zuerst kehrt die passive, dann die aktive Beweglichkeit wieder und schließlich die Fähigkeit, isolierte Bewegungen der Glieder und einzelner Muskelgruppen vorzunehmen.

Die *Gefahren* der Stoffelschen Operation sind: 1. das Rezidiv, 2. die Überkorrektur. Das Rezidiv ist die Folge ungenügender Faserresektion. Doch spielen wahrscheinlich noch andere Momente eine Rolle, da man trotz ausgiebiger Faserresektion Rezidive beobachten kann. Das Wiederzusammenwachsen der Nervenstümpfe dürfte wohl weniger in Betracht kommen als periphere Nervenanastomosen. Aber die wichtigste Ursache liegt wohl in einer fehlerhaften und ungenügenden Nachbehandlung. Eine Überkorrektur und Entwicklung der entgegengesetzten Deformität kommt zwar ausnahmsweise nach Nervenresektion vor, doch ist diese Gefahr wesentlich geringer einzuschätzen als bei Sehnenoperationen.

Die *Nervenresektion ist die einzige Form peripherer Nervenoperationen, die bei spastischen Lähmungen Berechtigung* hat. Weder die von ALLISON und SCHWAB empfohlene Alkoholinjektion noch die von SPITZY, später auch von ERLACHER propagierte Nervenimplantation noch die Injektionsversuche von PERTHES mit hypertonischer Kochsalzlösung oder endlich die Henkeloperation v. BAEYERS sind über das Versuchsstadium hinausgekommen.

4. Durchschneidung der hinteren Wurzel (FOERSTERsche Operation).

Auf die FOERSTERsche Theorie der Entstehung spastischer Lähmungen, welche ihn veranlaßte, die Resektion hinterer Wurzeln vorzunehmen, braucht hier nicht näher eingegangen zu werden. Von vornherein wollte FOERSTER die Radikotomie in der Hauptsache auf schwerste Fälle beschränkt wissen, bei denen trotz ausgeprägter spastischer Komponenten die willkürliche Beweglichkeit noch nicht stark gelitten hatte, also in erster Linie auf typische Fälle schwerster LITTLEscher Gliederstarre. Ferner hielt FOERSTER jene Fälle für geeignet, die fortgesetzt unter der Qual unwillkürlicher krampfhafter Beugebewegungen der Beine litten. Spastische Lähmungen spinaler Genese schieden sehr bald aus dem Indikationsbereich aus, da es sich zeigte, daß progrediente Rückenmarksprozesse höchst ungeeignet für die hintere Wurzeldurchscheidung waren. FOERSTER empfahl bei Spasmen der unteren und oberen Extremität die Durchschneidung von L_5 L_3, L_2, S_2, beziehungsweise von C_4, C_5, C_7, C_8, D_1. Doch handelt es sich hier um kein starres Prinzip, sondern Zahl und Auswahl der Wurzeln sind der Schwere und Ausdehnung des jeweiligen Krankheitsprozesses anzupassen. Stets sollen als Minimum 3 Wurzeln, andererseits bei schweren Spasmen nie mehr als 6 Wurzeln reseziert werden; eine Wurzel muß gleichsam als Säule immer erhalten bleiben.

Seitdem FOERSTER 1911 über 45 Fälle hinterer Radikotomie berichtet hat, ist dieser Eingriff an einem größeren Material nachgeprüft worden. 1912 berichtete GULEKE in einem Sammelreferat über 81 Fälle, von denen 9 gestorben waren, und FOERSTER selbst auf dem Chirurgenkongreß 1912 über 119 Fälle mit 13 Todesfällen. Die später noch hinzugekommenen Fälle hinterer Radikotomie zeigen etwa den gleichen Verlauf und die gleiche Sterblichkeit. 1924 errechnete NEUBERGER in einer Sammelstatistik von 210 Fällen die immer noch reichlich hohe Mortalität von 13%. Besonders zahlreich waren die Todesfälle bei der multiplen Sklerose. Von 12 Kranken starben 8. Die Todesursache bestand vor allem in Meningitis, Herzlähmung, interkurrenten Erkrankungen, akutem Hydrocephalus. 3 LITTLE-Fälle starben im epileptischen Anfall.

Man wird ein so großes Operationsrisiko nur verantworten, wenn die Resultate denen anderer Verfahren nicht nur ebenbürtig, sondern überlegen und von Dauer sind. Die unmittelbaren Resultate sind ohne Zweifel verblüffend. Kranke, die vorher wie Klötze an ihr Lager gefesselt waren, vermögen ihre Glieder zu gebrauchen. Die lästigen Reflexkontrakturen sind wie weggeblasen. Ein richtiges Urteil vermitteln uns aber erst die Fernresultate, und die liegen nur zum kleinsten Teile vor. Der Forderung, daß die Fälle mindestens 3 Monate nachbehandelt sein müssen, entsprechen von den 210 Fällen NEUBERGERS nur 50. Und von diesen 50 scheiden 16 aus, da sie noch nicht einmal 1 Jahr beobachtet wurden. Von den übrigen 34 Fällen waren 28 1—2 Jahre in Beobachtung, 5 länger als 2 Jahre, 1 Fall 4 Jahre. Weiter fallen einige Fälle mit Tetraplegie und Kombination mit Athetose und Chorea weg, weil es sich an dieser Stelle nur um die Dauerresultate bei reinen Spasmen handelt. Somit verbleiben zur Beurteilung 23 Fälle, von denen 15 einen guten Erfolg aufwiesen (13mal LITTLEsche Krankheit, 1 Hemiplegie, 1 Schußverletzung des Rückenmarks). Besserung war in 5 LITTLE-Fällen und 1 Fall von multipler Sklerose erzielt, 1 LITTLE-Kranker war ohne Erfolg operiert worden. In einem weiteren Falle hatte sich Verschlechterung des Zustandes eingestellt. Als Dauerheilung dürfen wir selbst eine 2jährige Beobachtung nur mit Vorbehalt ansprechen, da ein Rezidiv noch nach diesem Termin auftreten kann. Ich selbst habe bei schwerster spastischer Lähmung nach Schußverletzung des Rückenmarks mit der Foersterschen Operation zunächst einen ausgezeichneten Erfolg gehabt, aber nach 3 Jahren stellte sich trotz richtiger monatelanger Nachbehandlung ein schweres Rezidiv ein, welches bei dem Kranken, der nicht einen Schritt vorwärts zu machen imstande war, weitere periphere Operationen notwendig machte. Kreuz berichtet über Rezidive noch nach 10 Jahren.

Man wird sich bei der hohen Mortalität und der Rezidivgefahr die von dem zugrunde liegenden Krankheitsprozeß abhängt, stets die Frage vorlegen müssen, ob nicht weniger angreifende Verfahren das gleiche leisten. Selbst wenn wir nur eine Sehne verlängern oder einen Nerv resezieren, können schwerste Spasmen benachbarter Muskelgruppen zum Schwinden gebracht werden. Die völlige Ablehnung der Orthopäden, die sich in den Verhandlungen über die Chirurgie der spastischen Lähmungen auf dem Orthopädenkongreß 1931 darin zu erkennen gab, daß nur ein einziger Redner, Biesin, über 3 ganz kurz beobachtete Fälle von Foersterscher Operation bei spastischen Lähmungen berichtete, ist indessen in Anbetracht mancher einwandfreien Erfolge nicht berechtigt.

5. Eingriffe am sympathischen System.

Als 1924 Hunter und Royle ihre prinzipiell neuartige Operation bekanntgaben, schien die Behandlung spastischer Lähmungen um ein wichtiges, erfolgversprechendes Verfahren bereichert worden zu sein. Auf Grund experimenteller Arbeiten, die sich auf den Forschungen von de Boer, Langelaan, Sherrington aufbauten, sahen die Autoren die doppelte Innervation der quergestreiften Muskeln für erwiesen an und rieten bei spastischen Lähmungen, und zwar besonders bei den Formen mit vorherrschendem plastischem Tonus, zur Ramisektion und in den letzten Jahren zur Grenzstrangdurchschneidung. Die ersten Berichte wirkten wie eine Offenbarung, und man unterzog dieses Verfahren in der ganzen Welt mit großem Optimismus der Nachprüfung. Obwohl nun seit der Empfehlung des Verfahrens 10 Jahre verstrichen sind, widersprechen sich die Werturteile noch in geradezu unbegreiflicher Weise.

Coates und Tiegs haben zur Klärung des Fragenkomplexes wesentlich beigetragen und die theoretischen und experimentellen Grundlagen der Sympathicusausschaltung auf das schwerste erschüttert. Die doppelte Innervation der Skeletmuskulatur, insbesondere die Erhaltung des sympathischen Tonus ist in der Tat unbewiesen. Positiven Versuchen stehen sehr gewichtige Gegenexperimente gegenüber. 1926 zeigte Adson auf einer neurochirurgischen Tagung in Rochester, Minnesota, eine lumbalsympathektomierte Ziege; ich konnte an ihr keinen Unterschied im Tonus der operierten und nichtoperierten Seite feststellen. Forbes, Cannon, O'Connor, Hopkins und Miller kamen zu gleichen Ergebnissen, ebenso Coates und Tiegs, Mortensen, Friedbacher und Quade. Die Experimente wurden an dem verschiedenartigsten Tiermaterial stets mit eindeutigem negativem Ergebnis vorgenommen.

Mit Recht fordern Coates und Tiegs die gleiche kritische Einstellung gegenüber den bei Menschen gewonnenen Erfahrungen. Wie sind hier die bekanntgegebenen Resultate? Wir finden alle Übergänge von restloser Begeisterung bis zur völligen Ablehnung.

Seinen letzten Veröffentlichungen zufolge hatte Royle unter 37 Fällen angeborener Gliederstarre 8 ausgezeichnete, 20 gute, 5 mäßige Erfolge, 4 Mißerfolge; unter 35 Fällen angeborener spastischer Hemiplegie 11 ausgezeichnete, 14 gute, 9 mäßige Erfolge, 1 Mißerfolg; unter 19 Fällen erworbener spastischer Hemiplegie 4 ausgezeichnete, 7 gute, 7 mäßige Erfolge, 1 Mißerfolg; unter 4 Fällen erworbener spastischer Paraplegie 2 ausgezeichnete, 2 gute Erfolge. Also unter insgesamt 95 Fällen spastischer Lähmungen in etwa $^3/_4$ der Fälle ausgezeichnete (25) und gute (43) Erfolge und nur 21 mäßige und 6 Mißerfolge. Nächst den Erfahrungen Royles stehen die v. Lackums: Unter 51 lumbalen Ramisektionen 10 ausgezeichnete, 27 gute, 4 mäßige, 10 schlechte Resultate. Die durch den Eingriff geheilten

Kinder liefen und sprangen wie normale. Die Beobachtungen erstreckten sich über mehrere Jahre. Weniger gut waren die Ergebnisse der cervicalen Ramisektionen. Bei insgesamt 10 Ramisektionen waren sie 2mal gut, 2mal mäßig und 6mal schlecht. In den guten Fällen erlangten die Kinder die Fähigkeit, selbständig zu essen und feinere Bewegungen auszuführen, wozu sie vorher nicht imstande waren. LACKUM hält die Operation für eine der wirksamsten bei spastischer Kinderlähmung, doch fordert er, daß sie möglichst in frühem Kindesalter und bei Kindern mit guter Mentalität vorgenommen wird. Ebenso günstig beurteilt DIEZ auf Grund seiner Erfahrungen an 38 Spastikern die lumbosacrale Grenzstrangexstirpation, die er, wie auch ADSON, der Ramisektion vorzieht. STEWART bezeichnet die ROYLEsche Operation als die vollendetste Methode, die bisher bei spastischen Lähmungen empfohlen worden ist. In dem Material POATES, das 29 Fälle (15 von POATE und 14 von ROYLE operierte) umfaßt, wurden 77% der vorher hoffnungslosen Kranken dauernd gebessert. Die Erfolge von COFFEY, DEREVENKO, HESSE, ISTOMINA, OKINSEVIC waren wechselnd, und völlig anders wird das Bild auf Grund der Veröffentlichungen von BANKART, CARRELL, CROTHERS, DAVIS, KANAVEL, PAULIAN, ZAVJALOV, ZAHRADNICKY, Verf. u. a., die Mißerfolg über Mißerfolg hatten. Darunter finden sich auch Serien von annähernd 20 Kranken. Besonders skeptisch wird man beim Studium der Berichte von RYERSON und DICKSON, die von ROYLE selbst operierte Fälle nachuntersuchten, ohne irgendeine Besserung nachweisen zu können, oder der Berichte eines Komitees britischer Chirurgen, die 6 von ROYLE in London ausgewählte und operierte Fälle untersuchten und zu dem Ergebnis kamen, daß diese Operation bei spastischen Lähmungen wirkungslos sei.

Wie vertragen sich diese krassen Widersprüche? Die gar nicht so vereinzelten guten Erfolge können nicht jeder Grundlage entbehren. Man müßte ja an der Kritik und an unserer ganzen Wissenschaft verzweifeln, wenn man alle Besserungen nur als subjektive Einstellung der Operateure werten wollte. *Das Vorkommen von Besserungen wollen wir also nicht abstreiten*, jedoch dürfen sie nicht, wie von ROYLE und HUNTER, mit einer Herabsetzung des plastischen Tonus erklärt werden. Es gibt 4 Möglichkeiten, die Besserungen zu erklären: Entweder beruhen sie auf einer Hyperämie, die ja in manchen Fällen besonders intensiv eintrat (KANAVEL und DAVIS, WERTHEIMER, Verf.), oder auf einem psychischen Effekt oder auf der postoperativen Wiedererziehung (COATES und TIEGS) oder endlich darauf, daß bei der Freilegung der Rami communicantes eine ungewollte Zerrung des Plexus brachialis mit vorübergehender Parese der spastischen Muskeln erfolgte. Dafür würde die Tatsache sprechen, daß bisweilen auch der Tremor verschwand und sich mitunter heftige postoperative Pseudoneuralgien einstellten. Bestehen diese Annahmen zu Recht, so hat die Operation keine Daseinsberechtigung, da mit anderen Methoden das gleiche geleistet wird. Sie wird nur eine Episode bleiben! Es ist bezeichnend, daß die Eingriffe am Sympathicus zur Behandlung spastischer Lähmungen auf dem Orthopädenkongreß 1932 mit keinem Worte erwähnt wurden.

6. Wahl des Verfahrens.

Schon bei der Besprechung der einzelnen Operationsverfahren wies ich darauf hin, daß sie nicht alle in gleichem Maße Verbreitung gefunden haben. Die *hintere Radikotomie* ist außer bei dem später zu besprechenden Torticollis spasticus nur auf allerschwerste Fälle von Gliederstarre zu beschränken, die jeder sonstigen Behandlung trotzen, da die nicht ungefährliche, für die sensiblen Innervationsverhältnisse keineswegs gleichgültige Operation nicht vor Rezidiven schützt und man mit anderen weniger radikalen Verfahren bisweilen doch noch zum Ziele kommt. Die weder tierexperimentell noch theoretisch genügend fundierten *Sympathicuseingriffe* sind im Endeffekt zu unsicher, als daß sie bei der Behandlung spastischer Lähmungen mit den übrigen Verfahren konkurrieren könnten. Somit sind *Sehnen-* und *Nervenoperationen* diejenigen Verfahren, die für das Gros der Fälle ernsthaft in Betracht zu ziehen sind. Es ist unmöglich, ohne weiteres dieser oder jener Methode den Vorzug zu geben. Man könnte beide auf den ersten Blick für einander ebenbürtig halten. Dafür sprechen auch Fälle, bei denen mit demselben Enderfolg auf der einen Seite tenotomiert, auf der anderen die STOFFELsche Operation ausgeführt worden war. Vorteilen und Nachteilen beider Methoden wird man am besten gerecht, wenn man von Fall zu Fall entscheidet und weit von jedem Schematismus, aus den eigenen Erfahrungen schöpfend, den operativen Heilplan durchführt. Wer mehr mit Sehnenoperationen vertraut ist, wird mit der STOFFELschen Operation weniger gute Resultate erzielen und umgekehrt. Im großen und ganzen scheinen aber der spastische Spitzfuß, die Adduktionskontraktur des Oberschenkels und die Pronationskontraktur des Vorderarms für die STOFFELsche Nervenresektion besonders geeignet zu sein, und eine Überdosierung ist weniger zu befürchten als bei einer Sehnenverlängerung. Neben den Erfahrungen STOFFELS selbst bilden die von GOCHT (308 Fälle von Nervenresektion) hierfür einen überzeugenden Beweis (KREUZ). In der geeigneten *Kombination beider Verfahren*, nicht an derselben Muskelgruppe, sondern an derselben Extremität, *muß man einen weiteren Fortschritt in der operativen Spasmenbehandlung erblicken*. So hat FOERSTER in sehr zweckmäßiger Weise bei spastischen Lähmungen der unteren Extremitäten Nerven- und Sehneneingriffe miteinander kombiniert und ausgezeichnete Erfolge gehabt. Die Achillessehne wurde verlängert. Die Fasern für den Tibialis posticus und die Flexores digitorum wurden vollkommen reseziert, nach Spaltung des Tibialis anticus die eine Hälfte der Sehne auf den äußeren Fußrand verpflanzt und schließlich der Cruralis partiell reseziert.

Welchem Verfahren man auch huldigt, so darf man nie vergessen, daß *die Operation nur die Grundlage für ein gutes Endergebnis schafft*. Wer nicht mit unendlicher Liebe und Geduld, mit unermüdlicher Energie und Systematik die kleinen Patienten monatelang nachbehandelt, muß von vornherein auf die günstige Beeinflussung des Krankheitsbildes verzichten. Und selbst bei sorgfältigster Nachbehandlung läßt die Natur der Primärerkrankung häufig keine Besserung zu.

II. Extrapyramidale Hyperkinesen.

1. Torticollis spasticus.

Der *Torticollis spasticus* ist in der Mehrzahl der Fälle eine striäre Hyperkinese organischer Natur. Darin liegt die Erklärung dafür, daß konservative Maßnahmen so häufig eine Besserung vermissen lassen und die Kranken in steigendem Maße den Chirurgen überwiesen werden. An dem Spasmus sind nicht nur ein Muskel oder eine Muskelgruppe, sondern fast alle Nackenmuskeln und Kopfdreher beteiligt. Auch dann, wenn nur eine isolierte, einseitige Erkrankung der vom Accessorius versorgten Muskeln vorzuliegen scheint und man in sicherer Erwartung des Erfolges den Accessorius ausschaltet, belehrt uns der weitere Verlauf, wie zwecklos unser Vorgehen war, indem der Spasmus bald auf die benachbarten Muskelgruppen und die der anderen Seite überspringt.

Die zur Mitte des vorigen Jahrhunderts warm empfohlene *Accessoriusdurchschneidung*, die COUDRAY noch 1898 als Methode der Wahl hinstellte, ist deswegen fast völlig verlassen worden und hat nur noch vereinzelte Anhänger (CRUCHET, VAN GEHUCHTEN, MANN). *Niemals darf von dieser Operation ein Dauererfolg erwartet werden*. Den Kernpunkt einer wirksamen Behandlung hat erst KOCHER erfaßt, als er die *doppelseitige Durschschneidung* der am Spasmus beteiligten *Nackenmuskeln* in mehreren Sitzungen durchführte. Doch standen der Verbreitung dieses an sich logischen Verfahrens die großen anatomischen und technischen Schwierigkeiten und das Auftreten von Rezidiven infolge Zusammenwachsens der myotomierten Muskeln entgegen. Einen weiteren Fortschritt bedeutete der Vorschlag KEENS, nicht an den Muskeln, sondern an den Nerven anzugreifen und die unübersichtlichen, technisch schwierigen, zudem rezidivbedrohten Myotomien durch die extravertebrale *Durchschneidung des 1. bis 3. Cervicalnerven* zu ersetzen. Diesen Gedanken griffen FINNEY und HUGHSON auf und bauten den gut fundierten und erfolgreichen Versuch KEENS zu einer typischen Operationsmethode aus.

Die Operation erfordert sehr genaue anatomische Kenntnisse und besteht in der doppelseitigen Resektion des Accessorius und der obersten 3 Cervicalnerven, nachdem die ganze Nackengegend durch einen großen, U-förmigen Schnitt freigelegt worden ist. Von 32 Fällen FINNEYS und HUGHSONS wurden 12 durch die Operation geheilt, 16 gebessert, 3 blieben ungebessert, von einem Kranken fehlten weitere Nachrichten. Wenn man bedenkt, daß die Operation in den ersten Fällen noch unvollkommen und unsystematisch war und erst in den letzten Fällen dieser großen Serie in ihrer typischen Ausgestaltung zur Ausführung gelangte, muß man den Erfolg als überaus günstig bezeichnen. In prinzipiell gleicher Weise, aber einseitig, ging auch LEXER nach vergeblicher Accessoriusvereisung vor. Daß die Methode sich nicht eingebürgert hat, liegt daran, daß die extravertebrale Nervendurchtrennung mühsam und unbequem ist.

Die Endetappe in der Entwicklung der chirurgischen Therapie des Torticollis bildet die technisch wesentlich einfachere und elegantere *intradurale Wurzeldurchschneidung*. Im allgemeinen werden nach Laminektomie 3, seltener die 4 obersten vorderen und hinteren Wurzeln beiderseits reseziert und der Accessorius spinalis der befallenen oder gegenüberliegenden Seite intradural oder, falls dies nicht gelingt, später an typischer Stelle am Hals durchtrennt. DANDY durchschnitt in seinen letzten Fällen unter Erhaltung der sensiblen Wurzeln nur die motorischen, was offenbar genügt, die Operation jedoch in rein technischer Hinsicht erschwert. Die Freilegung der 1., hinter dem Atlas verborgenen Cervicalwurzel erleichtert man sich, wenn man nach dem Vorgange FRAZIERS die Umrandung des Foramen rotundum opfert.

Die intradurale Wurzeldurchschneidung wurde wiederholt von DANDY, DOWMAN, FOERSTER, FRAZIER, KAIJSER, KAPPIS, MCKENZIE, OLIVECRONA vorgenommen. Die Resultate waren vorzüglich. Unter den annähernd 20 Patienten ging nur ein Kranker DANDYS an einer Pneumonie, die nicht mit dem Eingriff in Zusammenhang stand, 3 Wochen später zugrunde. Unmittelbar nach dem Eingriff kann eine gewisse Schwäche der Kopfhaltung bestehen, die sich aber im Laufe der Zeit vollkommen verliert, und der man durch eine Krawatte begegnen kann. Die Fälle sind zum Teil über mehrere Jahre beobachtet worden. Es handelt sich hier also um Dauererfolge.

2. Athetose und Chorea.

Wie bereits hervorgehoben, kann der Erfolg typischer Eingriffe bei spastischen Lähmungen durch das Bestehen choreatischer, athetotischer und spontaner Bewegungen auf das schwerste beeinträchtigt werden. Je mehr diese extrapyramidalen Hyperkinesen überwiegen, desto schwieriger und undankbarer gestaltet sich unsere Aufgabe. Die Lähmung eines Gebietes kann auf ein anderes beruhigend einwirken und die partielle Resektion motorischer Nerven nicht nur zur Ruhigstellung der von ihnen innervierten, sondern auch abgelegener Muskeln führen (NUTT, VULPIUS, Verf.). Diese Tatsache brachte FOERSTER zu der Auffassung, daß das Bewegungsspiel der Athetose zum Teil dadurch bedingt ist, daß eine bestimmte athetotische Gliedbewegung, der Krampfzustand einer einzelnen Muskelgruppe reaktiv die anderen, auch weit abgelegenen Muskeln des Körpers in Aktion versetzt. Trotzdem erwiesen sich *Nervenresektionen, Alkoholinjektionen* in mehrere Nerven (ALLISON und SCHWAB), *Nervendurchtrennungen* mit anschließender kreuzweiser Naht (SPILLER, FRAZIER und VAN KAATHOVEN) oder Nervenplastiken als wenig befriedigend. Die Athetose wurde wohl vermindert, jedoch nur unter Zurücklassung motorischer Schwäche, evtl. schwerer Sensibilitätsstörungen. Ist ein Glied von vornherein infolge der Spontanbewegungen völlig gebrauchsunfähig, so wird man sich, wie im Falle

MAAS', leichter zur vollkommenen Stillegung der Extremität entschließen, dabei aber die sensiblen Fasern möglichst schonen. Bei einer 49jährigen Patientin von SICARD, HAGUENAU und WALLICH mit athetotischen Armstörungen unbekannter Ätiologie und Schmerzzuständen wurden die Schmerzen durch die Durchtrennung von C_4 bis D_3 zwar behoben, die motorischen Störungen aber blieben bestehen, ja waren zu Beginn stärker als vorher. Dieser Ausgang bestätigt die Erfahrung, daß bei solchen Zuständen die *hintere Wurzeldurchschneidung* zwecklos ist. Man hat ferner versucht, durch *Eingriffe am Zentralnervensystem* Athetose und Chorea günstig zu beeinflussen. HORSLEY hat als erster in 3 Fällen von Athetose die Rindenexcision der Zentralwindung vorgenommen. Nach 1 Jahr waren folgende Erscheinungen nachweisbar: 1. Fehlen aller spastischen Bewegungen; 2. teilweise Wiederkehr der aktiven Bewegungen; 3. Lagegefühlsstörungen der postaxialen Finger; 4. Astereognose; 5. leichte taktile Anästhesie der Ulnarseite der Hand. Auf Grund dieses Ergebnisses hat BORCHARDT auf Veranlassung von MAAS in einem Falle schwerster choreatisch-athetotischer Bewegungen des rechten Armes und Gesichtes das Armzentrum freigelegt und nach Identifizierung mit der Reizelektrode die Hirnrinde in einer Ausdehnung von 3—4 cm Länge, $^3/_4$—1 cm Breite und 2 mm Dicke exstirpiert. Nach kurzer Besserung trat der alte Zustand fast unverändert wieder ein. Man wird sich also trotz der Erfolge HORSLEYs, denen nur 1jährige Beobachtungen zugrunde liegen, von einem cerebralen Eingriff nicht allzuviel versprechen dürfen. Gleiches gilt von der Durchschneidung der extrapyramidalen Vorderstränge des Rückenmarks, die T. PUTNAM neuerdings in einigen Fällen vornahm. Das detaillierte Studium der Krankengeschichten konnte in mir nicht den Optimismus PUTNAMs erwecken. REES hat in 3 Fällen von schwerer Athetose 1 mal die oberen, 2 mal das untere Ganglion entfernt, worauf Spasmen und Tremor gebessert wurden.

Kombinationen von Sehnen- und Nervenoperationen versprechen zur Zeit noch am ehesten Erfolg. Man muß allerdings radikal vorgehen und Nervenresektionen von $^2/_3$—$^4/_5$ des Querschnittes vornehmen. Diese Eingriffe, die sehr wohl überdacht sein müssen und außergewöhnliche Geduld und Mühe von seiten des Arztes und des Kranken erfordern, sind in mehreren Sitzungen vorzunehmen. SILFVERSKIÖLD hat bei einem Kranken nicht weniger als 27 Eingriffe benötigt. Er hat an Hand von Filmaufnahmen auf dem 19. Kongreß der Deutschen Orthopädischen Gesellschaft einige ausgezeichnete Erfolge gezeigt, und sein Optimismus ist offenbar nicht ohne Berechtigung.

3. Postencephalitischer Parkinsonismus.

Im Gegensatz zu den schlechten Resultaten sympathischer Eingriffe bei den cerebrospinalen spastischen Lähmungen durfte man beim Parkinsonismus bessere erwarten, falls die Theorie ROYLEs und HUNTERs von der sympathischen Natur des plastischen Tonus begründet war. Leider entsprechen auch hier die praktischen Ergebnisse der Ramisektion den theoretischen Erwägungen ROYLEs in keiner Weise. ROYLE selbst hatte unter 22 Fällen von Parkinsonismus nach Ramisektion nur einen ausgezeichneten Erfolg und 5 gute, 9 mäßige, 7 negative Resultate. BRÜNING, HESSE, KANAVEL und DAVIS, VERBRUGGE, Verf. hatten überwiegend Mißerfolge. Der Fall VERBRUGGEs ist dadurch bemerkenswert, daß die Folgen der Operation mit graphischer Registrierung des vasculären und muskulären Tonus kontrolliert wurden. Es ergab sich, 1. daß die Amplitude der Oszillation die gleiche war wie vor der Operation, 2. daß der arterielle Blutdruck in geringem Maße verändert, 3. der Muskeltonus 14 Tage nach der Operation etwas vermindert war, aber nicht mehr, als man das auch nach anderen Eingriffen feststellen kann. Die Reflexe waren unverändert, ebenso der Spannungszustand der Sehnen und Muskeln. Auch der Grad des Zitterns und des Hypertonus war, soweit er graphisch aufgezeichnet werden konnte, nicht vermindert. Ich habe in 3 Fällen von postencephalitischem Parkinsonismus die cervicale Ramisektion durchgeführt, jedesmal ohne greifbaren Erfolg. An meinem Urteil über die Wirkungslosigkeit der Radikotomie bei diesem Leiden können mich auch die etwas günstigeren Ergebnisse von SAMOV, LEMOINE, WERTHEIMER und BONNIOT nicht irremachen. Daß überdies der Eingriff quoad vitam durchaus nicht gleichgültig ist, geht aus der relativ hohen Mortalität hervor. Von 61 von HESSE zusammengestellten Fällen starben nicht weniger als 13!

ROSANOV und CUGUNOV kombinierten die periarterielle Sympathektomie der Carotis mit der Exstirpation des oberen cervicalen Ganglions. KIDD exstirpierte beiderseits die oberen Thorakalganglien. In 3 Fällen, darunter dem einen KIDDS, wurde eine bedeutende Besserung beobachtet. 4 zeigten Besserung hinsichtlich einzelner Symptome, 3 blieben unbeeinflußt. Wer weiß, wie sehr die extrapyramidalen Hyperkinesen Schwankungen unterworfen sind, und wie sehr ihre Stärke von Müdigkeit, Aufregung, Willenskonzentration, kurz allgemeinen psychischen Faktoren, abhängt, der wird bei der großen Zahl negativer Operationserfolge die vereinzelten Besserungen weniger auf die Operation als auf andere Momente, die wir bereits besprochen haben, zurückführen.

Daß beim postencephalitischen Parkinsonismus auch die hintere Radikotomie versagt, habe ich in einem Falle nach Durchschneidung von C_4, C_5, C_7 und D_8 festgestellt. Weder Spasmus noch Tremor wurden beeinflußt. Bei postencephalitischem Facialis-Tic habe ich einmal den Facialisstamm vereist, ein anderes Mal den besonders störenden Tic der Oberlippe durch Umschneidung des Orbicularis oris auszuschalten versucht, in beiden Fällen war der Erfolg nur vorübergehend.

III. Schlaffe Lähmungen.

1. Einleitende Bemerkungen.

Wenn in diesem Abschnitt die zentral bedingten schlaffen Lähmungen eine besondere Besprechung erfahren, so geschieht das, weil sie trotz grob klinischer Überschneidung mit manchen Formen peripherer Lähmungen — z. B. irreparablen traumatischen Plexuslähmungen, progressiver Muskeldystrophie usw. — eine im großen und ganzen selbständige Gruppe bilden, die infolge ihrer Eigenart und Vielseitigkeit größte Individualität der Behandlung erfordert.

Die herrschende Stellung nimmt in der Gruppe zentral bedingter schlaffer Lähmungen die *Poliomyelitis* ein, deren allgemeiner Verlauf gewisse Beziehungen zu dem Charakter der Epidemie erkennen läßt. Im übrigen kann man aber im Einzelfalle auf Grund der ersten Krankheitserscheinungen keinerlei Prognose stellen. Ganz leichte Fälle können schwerste Lähmungen zurücklassen, umgekehrt trotz stürmischen Verlaufes spätere Lähmungen fehlen oder sehr geringfügig sein. Aber selbst ausgebreitete Lähmungen sind weitgehend rückbildungsfähig, wenn sie nicht auf Zerstörung der Ganglienzellen, sondern auf dem initialen entzündlichen Ödem beruhen. Mit Rückgang des Ödems verschwinden unter Umständen auch die Lähmungen.

Auf diese Erfahrung gründet sich die von PEISER angegebene Frühbehandlung der Poliomyelitis. Bei einem 9jährigen Jungen legte PEISER 7 Monate nach Beginn der Erkrankung, als deren Folge eine schlaffe Lähmung des linken Armes bestand, das Rückenmark im Bereich des 5. und 6. Halswirbels frei. Die Dura war gespannt. Nach der Incision entleerten sich 4 Eßlöffel wasserklaren Liquors, worauf das Rückenmark zu pulsieren begann. Das Fehlen einer postoperativen Besserung der Motilität begründet PEISER mit dem relativ späten Eingreifen. Das Verfahren hat keine Nachahmer gefunden.

Das definitive Bild des Muskelausfalls ergibt sich erst 1—2 Jahre nach überstandener Krankheit. Dann läßt sich sagen, was irreparabel verloren ist. *Diese Krankheitsperiode darf nicht unausgenutzt verstreichen*, sie muß im Zeichen einer zielsicheren *Kontrakturprophylaxe* stehen. Die früher so gefürchteten, unheilvollen Kontrakturen lassen sich weitgehend durch geeignete Lagerung, medikomechanische und elektrische Behandlung vermeiden. Was in dieser für das Endergebnis so wichtigen Zeit von Eltern und Arzt versäumt wird, ist später kaum nachzuholen.

Zur operativen Behandlung der poliomyelitischen Spätlähmungen stehen uns 3 Grundformen zur Verfügung: 1. *Nervenoperationen* und *Muskelneurotisation;* 2. *Muskel- und Sehnenoperationen;* 3. *Gelenkversteifungen* (Arthrodesen).

2. Nerveneingriffe.

Der Gedanke, den durch Poliomyelitis gelähmten Muskeln mittels einer Nervenplastik neue Kraft zuzuführen, lag nahe, denn bei traumatischen Nervenlähmungen hatten die verschiedenen Formen der Pfropfung schon lange ihre Feuerprobe bestanden. SPITZY empfahl die periphere Pfropfung des N. peroneus in einen Längsschlitz des intakten N. tibialis. In 5 so operierten Fällen trat eine gewisse Besserung ein, indem die willkürliche Gebrauchsfähigkeit der peronealen Muskulatur wiederkehrte, der Tibialis anticus blieb jedoch unbeeinflußt. Des gleichen Eingriffs bedienten sich SPILLER und FRAZIER, CUSHING und MURPHY in einer Reihe von Fällen. Sie pflanzten je nach der Lage des Falles den Tibialis in den Peroneus oder den Peroneus in den Tibialis. Die Resultate schienen im ganzen nicht ungünstig zu sein. Ferner publizierten ALLISON, HACKENBRUCH, MARAGLIANO Nervenplastiken bei gleicher Indikation. Zum Teil handelte es sich um Femoralis-Obturatoriusverpflanzung, zum Teil um partielle Peroneuspfropfung. Die Erfolge waren mäßig. Der 1916 von STOFFEL veröffentlichte Fall, bei dem der Axillaris in den Plexus brachialis mit anscheinend ausgezeichnetem Erfolg gepfropft worden war, wurde später dahin aufgeklärt, daß die Deltoideusparalyse nur eine Pseudoparalyse gewesen war und die Wiederherstellung der Funktion mit der Nervenplastik überhaupt nichts zu tun hatte. Da die meisten Nervenplastiken mit orthopädischen Operationen verbunden und zu einem Zeitpunkt ausgeführt wurden, in dem eine vollständige Lähmung des neurotisierten Muskels mit kompletter Entartungsreaktion nicht nachgewiesen werden konnte, läßt sich über die tatsächliche Wirkung der Pfropfung nichts aussagen. LANGE äußert sich sehr skeptisch, SPITZY selbst gab die Nervenpfropfung bei Poliomyelitis wieder auf. Die Durchführung des an sich zweifellos richtigen Gedankens scheiterte an den schweren pathologisch-anatomischen Veränderungen der nicht mehr restitutionsfähigen Muskulatur.

Mit der *muskulären Neurotisation* bei poliomyelitischen Lähmungen befaßte sich BRINKMANN. Einmal implantierte er ein Läppchen des Semimembranosus in den gelähmten Gastrocnemius; nach 3 Monaten wurde der Gastrocnemius innerviert. Im zweiten Falle wurde der Rectus femoris vom Obliquus abdominis internus aus neurotisiert, so daß der Oberschenkel, dessen Bewegung vorher gleich Null gewesen war, nach 6 Monaten im Hüftgelenk gebeugt werden konnte. In einem dritten Falle wurde aus dem Quadratus lumborum ein Lappen losgelöst und in einen Schlitz des gelähmten Glutaeus vernäht; nach 2 Monaten ließ sich durch direkte Reizung des implantierten Muskellappens wie auch durch Reizung oberhalb seiner Ursprungsstelle eine Kontraktion erzielen, die sich allerdings nicht mit Sicherheit auf den Glutaeus maximus fortleitete. Die Kürze des Intervalles zwischen Operation und Erfolg ist so auffallend, daß es sich fragt, ob dieser wirklich lediglich auf die Neurotisation zu beziehen ist. In 16 Poliomyelitisfällen mit 20 Operationen hatte NUTT 7 vollkommene Fehlschläge, 6 zeigten geringe Zunahme der Kraft, 4 ein leidliches, 3 ein gutes Resultat. Im ganzen liegen aber die Operationen, die sich meistens auf das Peroneus- und Gastrocnemiusgebiet erstreckten, zu kurz zurück, um ein abschließendes Urteil zu gestatten.

3. Sehnen- und Muskelplastiken.

Muskelverpflanzungen werden bei poliomyelitischen Lähmungen in größter Zahl vorgenommen. Es ist der orthopädische Eingriff *κατ᾽ἐξοχήν*. Obwohl kaum ein Fall dem anderen gleicht — von 151 poliomyelitischen Lähmungen v. ASSENS waren nur 3mal genau die gleichen Muskeln in gleichem Maße gelähmt — lassen sich doch gewisse Gruppentypen unterscheiden, welche die Aufstellung allgemeingültiger Behandlungsprinzipien gestatten. Die erste Sehnenverpflanzung wurde von NIKOLADONI ausgeführt, der bei Hackenfuß die Sehnen der beiden Peronei auf die Achillessehne vernähte. LANGE setzte an Stelle der tendinösen Verpflanzung, fußend auf den Versuchen DROBNIKS, die periostale, häufig unter Mitbenutzung von künstlichen Seidensehnen. Während LANGE die Sehnen in das subcutane Fett verlagert, ziehen BIESALSKI und MAYER die kraftspendende Sehne durch die Sehnenscheide des gelähmten Muskels vor und vernähen sie am Stumpfe der gelähmten Sehne. GOCHT, HOFFA, KRAUSE, REINHARD, PERTHES, SPITZY, STEINDLER, STOFFEL, VULPIUS, WULLSTEIN u. a. sind überzeugte Verfechter dieser Verfahren und ihrer einzelnen Modifikationen bei den poliomyelitischen Lähmungen. Von großem Optimismus ist das ausgezeichnete Buch LANGES getragen. Die dort gebrachten Krankengeschichten und Abbildungen sind bewundernswert und zeugen von jahrelangen Heilungen durch Muskelplastik, und doch sind diese Erfahrungen mit den resignierten Worten PORTS auf der orthopädischen Tagung 1927 kaum in Einklang zu bringen: „Ich habe", so sagt dieser, „alle Fälle von Muskelplastik, die ich Jahre nach der Operation zu sehen bekam, zusammengestellt, nicht nur meine eigenen, sondern auch solche, die von namhaften Operateuren behandelt wurden. Es war bei keinem einzigen mehr eine Funktion des transplantierten Muskels vorhanden." Außerdem stimmt es nachdenklich, daß die Sehnentransplantation in außerdeutschen Ländern in zunehmendem Maße Ablehnung findet. Diese offensichtlichen Widersprüche sind nur zu verstehen, wenn man unumwunden zugibt, daß eine außergewöhnlich *reiche persönliche Erfahrung, Kunst und weitschauender Blick* nötig sind, um praktisch verwertbare Resultate zu verbürgen. Mit der schulmäßigen Verpflanzung ist es nicht getan! Jeder Fall bedarf neben sorgsamster Analyse und genauer Einschätzung der verlorenen und der verwertbaren Muskelkräfte vor der Operation vor allem einer unendlich mühe- und verständnisvollen, jahrelangen erzieherischen und orthopädischen Nacharbeit. Diese erfordert Liebe, Glauben, Ausdauer, ja Fanatismus! Man wird weitere Statistiken über die Dauerresultate abwarten müssen, ehe man ein so mühsam ausgearbeitetes Verfahren, wie die Muskelplastik, das sehr vielen Segen brachte, preisgibt.

Es ist zwecklos, die Plastik vor dem 4. Lebensjahr vorzunehmen, da die postoperative Nachbehandlung auch Energie und Verständnis von seiten der Kranken zur Voraussetzung hat.

4. Arthrodesen.

Mit der Sehnenverpflanzung stehen die *Arthrodesen* in Konkurrenz. Während die deutschen Orthopäden, vor allem LANGE, nur unter bestimmten, sehr umschriebenen Voraussetzungen zu einer Arthrodese raten, hat sie in Frankreich Amerika, England viel weitere Verbreitung gefunden. Ganz allgemein liegt der Vorteil der Sehnenverpflanzung in dem Erhaltenbleiben der Gelenkbeweglichkeit, ihr Nachteil in der Unsicherheit des Dauererfolges. Die Erhaltung der Beweglichkeit ist freilich nur möglich, wenn geeignete Muskeln zur Verpflanzung zur Verfügung stehen, und mit jeder Verpflanzung schwächen wir die bereits geschädigte Gesamtmuskeltätigkeit. Es gibt auch Fälle schwerster paralytischer Schlottergelenke, bei denen eine Muskelverpflanzung überhaupt nicht in Betracht kommt und dann zwischen Apparat und Arthrodese zu wählen ist. Der Hauptnachteil der Arthrodese liegt in dem klaren Verzicht auf jede Bewegungsmöglichkeit, die zu Beginn vielleicht weniger fühlbar ist, mit der Dauer ihres Bestehens aber dem Kranken manche Lebensfreude rauben muß. Andererseits liegt gerade in der Bewegungsunmöglichkeit und Fixation der Vorteil der Versteifung. Jeder Fall, jedes Gelenk fordert eigene Überlegung und Indikationsstellung, die von dem Alter und Beruf des Hilfesuchenden wesentlich beeinflußt wird. Es sei hier auf die lehrreiche und kritische Darstellung WEILs verwiesen, der diese hochkomplizierte Frage von allen Seiten beleuchtet. Hier kann ich nur kurze Hinweise geben.

An dem *Schultergelenk* wird wegen der unsicheren Resultate der Muskelplastik bei Erwachsenen häufig die Versteifung vorgezogen. Unter 63 Arthrodesen hatte STEINDLRE 50mal gute, 7mal mäßige Erfolge, 1mal war das Ergebnis schlecht, 5mal infolge mangelnder Beobachtung unbestimmt. Günstiges berichten auch ALBEE, GILL, LANGE, VULPIUS.

Am *Ellenbogengelenk* sind im allgemeinen Sehnenplastiken der Arthrodese überlegen. Dagegen wurde die Arthrodese des *Handgelenks* häufiger ausgeführt und nach Lage des Falles mit Sehnenverpflanzung kombiniert. Unter 19 Handgelenksarthrodesen hatte STEINDLER 10 gute, 3 mäßige, 3 schlechte Erfolge, 3mal war das Resultat unbekannt.

Am *Hüftgelenk* kommt eine Arthrodese nur in Betracht, wenn die Hüftmuskulatur ganz oder fast ganz verlorengegangen ist und die Arthrodese, mit der man eine erhebliche Einschränkung der Sitzmöglichkeit in Kauf nimmt, das Gehen ohne Apparat ermöglicht; anderenfalls ist ein Apparat vorzuziehen. Bei doppelseitiger Hüftlähmung kann die einseitige Hüftarthrodese die äußerst mühsame Fortbewegung wesentlich erleichtern.

Am *Knie* läßt sich die Arthrodese zugunsten von Sehnenverpflanzungen umgehen.

Sehr umstritten sind der Wert und die Notwendigkeit der *Fußarthrodese*; auch ihr sind Sehnenverpflanzung und Fasciodese als gleichberechtigt gegenüberzustellen. Auf Grund eingehenden Literaturstudiums und eigener Erfahrung kommt WEIL zu dem Schluß, daß die Sehnenverpflanzung in einfachen Fällen gut, in komplizierten höchst unsicher ist. Hier gibt die Arthrodese, für die zahlreiche Methoden angegeben worden sind, sehr befriedigende, nach größeren Statistiken von COLE, GUILDAL und SODEMANN, MCAUSLAND, MILLER u. a. sogar in 90% der Fälle ausgezeichnete Erfolge. Fast ebenso günstig sind die Ergebnisse bei Kombination von Fußarthrodese und Sehnenverpflanzung. Die folgende Statistik HENDERSONs aus der MAYO-Klinik zeigt in übersichtlicher Weise die Resultate der verschiedenen Methoden.

Tabelle 16. (Nach HENDERSON.)

Operation	Ausgeführt	Nachuntersucht	Gute Resultate in %
Arthrodese	60 mal	49	95
Arthrodese + Sehnenverpflanzung	46 ,,	44	93,3
Unblutige Korrektur + Tenotomie	42 ,,	30	90
Talusexstirpation	23 ,,	19	84
Sehnenverpflanzung allein	11 ,,	9	89
Keilosteotomie	10 ,,	10	80
Keilosteotomie + Sehnenverpflanzung	3 ,,	2	50
	195 ,,	163	

Im Gegensatz zu den Muskelverpflanzungen soll die Arthrodese im allgemeinen bis zum 16. Lebensjahr verschoben und nicht vor dem schulpflichtigen Alter vorgenommen werden. LANGE wartet sogar bis zum 20. Jahr, um den Kranken nach Schilderung der Vor- und Nachteile selbst die Entscheidung zu überlassen.

Die *knöcherne Vereinigung* wird in verschiedener Weise erreicht. Die einfachste Form ist die Entknorpelungs- oder *Dekortikationsarthrodese*, die im Prinzip einer sparsamen Resektion entspricht. Weiter können wir ein Gelenk versteifen, indem wir es extraartikulär, am besten mit osteoplastischem Knochenmaterial schienen *(Überbrückungsarthrodese)* oder durch einen durchgetriebenen Knochenbolzen fixieren *(Bolzungsarthrodese)*. Eine vierte Form stellt die *Verschiebungsarthrodese* dar, bei der eine fournierartige Knorpelknochenlamelle abgemeißelt und verschoben wird. Mit diesem von SCHULTZE für das Fußgelenk angegebenen Verfahren hat neuerdings KORTZEBORN gute Erfahrungen gemacht. Die Wahl des Verfahrens richtet sich nach dem zu versteifenden Gelenk.

IV. Spezielle Chirurgie.

1. Muskel- und Sehnenplastiken an der oberen Extremität.

Große Schwierigkeiten bereitet der zweckmäßigste Ersatz des *Deltoideus*. HILDEBRAND wählte den Pectoralis, LANGE und HOFFA den Trapezius, SPITZY Pectoralis und Trapezius, SAMTER und ENDERLEN den Serratus, SCHMIDT den

Tricepskopf. Nur bei Kindern vermag ein verpflanzter Muskel die Deltoideusfunktion wenigstens zum Teil zu ersetzen, bei Erwachsenen trübt das Gewicht des Armes mit der Zeit den Erfolg einer Muskelplastik. In dieser Erkenntnis und auf Grund physiologischer Erwägungen empfahl RIEDEL als vollwertigen funktionellen Ersatz des dreiteiligen Muskels eine dreifache Muskelplastik. Er ersetzt die Pars clavicularis und sternocostalis durch den Pectoralis major, die mittlere Portion durch den Trapezius, die Pars spinata durch den Teres. Auf einfachere Weise nutzen wir dem Kranken, wie schon erwähnt, durch die Arthrodese.

Bei der Behandlung der *Serratuslähmung* kommen nur Muskelplastiken in Betracht. Sehr gute Erfolge wurden durch die SAMTERsche Plastik erzielt, bei der die laterale untere Hälfte des Pectoralis major auf die untere Schulterblattspitze überpflanzt wird. Die Nachuntersuchung des SAMTERschen Falles nach $22^1/_2$ Jahren ergab trotz der noch bestehenden Serratuslähmung die Wiederherstellung physiologischer Verhältnisse für die Schulter- und Armbewegungen und zerstreut so die in bezug auf die Dauererfolge der Plastik geäußerten Bedenken. Das Verfahren wurde auch von anderen Autoren mit Erfolg angewandt. KIRSCHNER zieht die Fascienplastik vor. RIEDEL verpflanzte in einem Falle, in dem der Pectoralis nicht verfügbar war, den Latissimus dorsi.

Die *Beugelähmungen des Ellbogengelenkes* erfordern den Ersatz des Biceps, Brachialis anticus und Brachioradialis. Er wird durch Verlagerung des gemeinsamen Ursprungs der Handgelenksbeuger (Flexor carpi radialis, Flexor carpi ulnaris, Palmaris longus und Pronator teres) vom inneren Epicondylus auf einen 3—4 cm höher gelegenen Ansatzpunkt am inneren Rand des Humerus erreicht. Dadurch kommt kräftige Beugewirkung zustande. STEINDLER behandelte 40 Fälle mit dieser Plastik und hatte 25 gute, 5 mäßige, 4 schlechte Resultate; 6mal war die Beobachtungszeit ungenügend. Auch den Triceps kann man als Ersatzmuskel heranziehen.

Sehr aussichtsreich ist die Muskelplastik bei *Lähmungen des Handgelenks* und der *Fingerextensoren* zu bezeichnen. Die extravaginale Verpflanzung der Handgelenksbeuger auf die Strecker, verbunden mit Tenodese, ist von PERTHES zur typischen Methode ausgebaut worden. PERTHES hat sie an mehr als 30 Kranken mit irreparabler Radialislähmung ausgeführt. Die Resultate waren im ganzen sehr zufriedenstellend. Nach 8 Wochen war in der Regel die Abspreizung des Daumens so weit möglich, daß auch größere Gegenstände mit der Hand ergriffen werden konnten. Aktive Handöffnung wurde außer in einem Falle immer erreicht. Die Fingerstreckung war in einem Teil der Fälle nach mehrmonatlicher Übung fast normal, wenn auch nicht in allen Fingern gleich vollkommen. Auch eine Handhebung war zu verzeichnen, die natürlich für das Gesamtergebnis nicht bedeutungslos ist. Die von PERTHES nach 2—4 Jahren vorgenommenen Nachuntersuchungen zeigten das gleiche günstige Bild. Gleichlautend sind die Berichte SPISICS, dessen einer Patient, ein Assistent, sogar zu mühelosem Operieren fähig war.

Weniger eingreifend als die PERTHESsche Plastik ist die von SUDECK angegebene Sehnentransplantation. Bei ihr wird der ulnare Handgelenksbeuger von seinem Ansatz am Erbsenbein abgetrennt und an die Strecksehnen der vier Finger und an den Extensor longus des Daumens unter Verzicht auf die Tenodese und unter Erhaltung des Flexor carpi radialis angenäht. Diese Form der Sehnenplastik ebenso wie die sich anlehnenden Verfahren von HOHMANN, STOFFEL, WEITZ u. a. kommen in Betracht, wenn der Beruf des Patienten ein bewegliches Handgelenk erfordert. Bei partiellen Lähmungen der Radialismuskeln, die durch Eingriffe am Nerven selber nicht behoben werden können, schlugen VULPIUS und STOFFEL zum Ersatz des Triceps eine Lappenplastik vor. SCHMIDT, der Bedenken gegen dieses Vorgehen hatte, überpflanzte das Caput breve des Biceps. Nach LENGFELLNER, der 6mal erfolgreich so vorging, kann man Teile der Bicepsköpfe mit je einem Teilstrang der Tricepsköpfe vereinigen. Den gelähmten Musculus extensor pollicis longus ersetzt BIESALSKI mittels Sehnenauswechselung durch den Extensor digitorum communis, den gelähmten Extensor carpi radialis oder ulnaris durch Verpflanzung des entsprechenden Flexors auf den Handrücken. Da bei einer Paralyse des Supinators leicht eine Pronationskontraktur entsteht, schwächt LENGFELLNER die Pronatoren, indem er den einen oder anderen Zweig des Medianus kurz vor dem Eintritt in den Pronator durchschneidet. In anderen Fällen verpflanzt er zum Ersatz des Supinators den Pronator. *Im Unterschied zu den guten Resultaten bei peripheren Lähmungen sind die Ergebnisse der Plastik bei poliomyelitischen Lähmungen weniger günstig.* In 11 Fällen STEINDLERS war der Erfolg 3mal gut, 2mal mittelmäßig, 5mal schlecht, 1mal blieb er wegen ungenügender Beobachtungszeit unbestimmt. Die Ursache der Mißerfolge war 2mal in der Bildung von Adhäsionen zu suchen, 5mal waren die Kraftspender unzureichend.

Glücklicherweise ist bei der Poliomyelitis die Beteiligung der Handstrecker weniger häufig als die Lähmung der besser zu ersetzenden proximalen Muskelgruppen.

Bei fehlender *Daumenopposition* ist die Hand als Greiforgan praktisch unbrauchbar. Daher die heißen Bemühungen, mit denen man sowohl bei traumatischen wie poliomyelitischen Lähmungen diese Funktion zu ersetzen suchte.

HUBER verpflanzte den Abductor des kleinen Fingers, NEY die kurze Sehne des Extensor pollicis, KOCHS die oberflächliche Beugesehne des 4. Fingers, KRUKENBERG spaltete die radiale Hälfte der Sehne des oberflächlichen Mittelfingerbeugers und fixierte sie periostal am Metacarpus, ein Verfahren, mit dem WEIL einen Mißerfolg hatte. BUNNELL führte den Palmaris longus, den Flexor sublimis oder den Flexor carpi ulnaris durch eine künstliche Sehnenschlinge und verankerte sie am Os pisiforme oder in seiner Nähe. COOK verwandte den vom Radialis versorgten Musculus extensor digiti V als Opponensersatz. Viele dieser Methoden haben, wie JAHN ausführt, den Nachteil, daß das Transplantationsmaterial aus dem eigenen Versorgungsgebiet des erkrankten Nervus medianus bzw. des miterkrankten N. ulnaris stammt und ihre Anwendungsmöglichkeit deswegen auf bestimmte Fälle beschränkt bleibt. JAHN macht ferner geltend, daß die Opposition nicht nur unter Wirkung des Opponens, sondern auch unter Mitwirkung der anderen kleinen Daumenmuskeln zustande kommt. Von diesen Überlegungen ausgehend, nahm er in einem Falle schwerster Lähmung sämtlicher kleiner Handmuskeln — mit Ausnahme des ganz schwach ansprechenden Abductor digiti V —, in dem die Gebrauchsfähigkeit der Hand praktisch gleich Null war, eine Keilresektion aus der Handwurzel zur Herstellung der Streckstellung der Hand vor und fügte eine Opponensplastik durch Überleitung des Musculus extensor digiti III auf die Volarseite des Metacarpale I hinzu.

Eine ebenso schwere Beeinträchtigung der Handfunktion wie die Opponenslähmung bedingt die durch die Paralyse der Zwischenknochenmuskeln verursachte *Krallenhand*. Zu ihrer Beseitigung sind mehrere Verfahren angegeben worden.

NUSSBAUM löste die Ansätze des Flexor digitorum sublimis am Mittelglied ab, spaltete die Sehne bis in die Hohlhand und fixierte den durch die Interossei hindurch zur Rückseite geführten radialen Zipfel am freien Rande der Streckaponeurose, den unter dem Ligamentum capituli transversi hindurchgeführten ulnaren Zipfel auf der anderen Seite der Streckaponeurose. So wirkt sich der Zug des oberflächlichen Fingerbeugers in der Richtung der Interossei auf die Strecksehne des Fingers aus und ersetzt die verlorenen Zwischenknochenmuskeln. In ähnlicher Weise bin ich unabhängig von NUSSBAUM vorgegangen. WITTEK stellt die verlorengegangene Ulnarisfunktion durch die Strecksehnen des 4. und 5. Fingers wieder her.

LEXER übertrug die Beugewirkung der Sublimissehne mit Hilfe eines Fascienzügels auf die Grundphalanx. Auch STOFFEL und BAISCH wandten Fascienplastiken an, legten jedoch nur Wert darauf, durch einen Fascienstreifen, der vom Metacarpophalangealgelenk bis zum Nagelglied reichte und auf die Sehne des Musculus extensor digitorum communis aufgenäht wurde, die zunehmende Beugekontraktur zu verhindern. Zur Erzielung normaler Beugefähigkeit muß eine weitere Plastik hinzugefügt werden.

Eine Plastik bei Krallenhand kommt nur dann in Betracht, wenn noch keine arthrogenen Veränderungen und Ankylosen bestehen. Bei noch gut beweglichen Gelenken verspricht die LEXERsche Plastik besonders gute Resultate.

2. Muskel- und Sehnenoperationen an der unteren Extremität.

Zum Ersatz des gelähmten Glutaeus maximus hat KRUKENBERG den Obliquus abdominis externus abgelöst, mit einer Kornzange in die Trochantergegend gezogen und dort an den

Ansatz des gelähmten Glutaeus maximus vernäht. Dauerresultate sind nicht bekannt. LANGE lehnt dieses Verfahren ebenso ab wie die von SPITZY empfohlene Verpflanzung des Tensor fasciae latae. LANGE geht so vor, daß er aus dem Musculus sacrospinalis ein 6—8 cm langes Muskelbündel loslöst und durch ein Seidenband in einem Bohrloch in Höhe des Trochanter minor verankert. Mit dieser Plastik wird zwar die Kraft des Glutaeus nicht wiederhergestellt, wohl aber gewinnt der Kranke die Herrschaft über das Hüftgelenk wieder. In gleicher Weise wird bei Lähmung des Glutaeus medius und minimus der Sacrospinalis, verstärkt durch den Latissimus dorsi, verwandt.

Manche Kranke vermögen trotz *Quadricepslähmung* die fehlende Funktion auf die verschiedenste Weise zu ersetzen und leidlich zu gehen. Bei diesen ist eine Operation ebensowenig angezeigt wie bei Kranken, die infolge Lähmung anderer Muskelgruppen, vor allem der Hüftmuskeln, zum Tragen eines Apparats gezwungen sind, oder bei denen ein schwacher Gastrocnemius die spätere Entwicklung eines Genu recurvatum begünstigt. In den übrigen Fällen ist die Verpflanzung am Platze. Wir besitzen im Biceps, Gracilis, Semimembranosus und Semitendinosus für die Plastik äußerst geeignete Muskeln. Die Verpflanzung mehrerer Beuger ist zu vermeiden, da sonst ein Genu recurvatum unvermeidbar ist. Bei alleiniger Verpflanzung des Semimembranosus besteht die Gefahr eines Schlottergelenks. Um ihr vorzubeugen, zieht LANGE auch hier der Muskelauslösung die Einpflanzung eines Seidenzügels vor. Bei völliger Quadricepslähmung genügt die Fixation des Muskels bzw. der Seide an der Patella nicht, da das atrophische, dünne Ligamentum patellae nicht zur Übertragung der Streckwirkung ausreicht, sondern der Muskel oder die Seidensehne muß an der Tibia verankert werden. Bei richtiger Auswahl der Fälle, einwandfreier Technik und Nachbehandlung sind auch die Fernresultate gut.

CREGO und FISCHER hatten bei 63 Verpflanzungen des Biceps femoralis: 38 vorzügliche Resultate bei einer Beobachtungszeit 16mal von 3, 14mal von 2 Jahren, 8mal von 6 Monaten; 14 gute Resultate bei einer Beobachtungszeit 8mal von 3, 6mal von 2 Jahren; 18 leidliche Resultate bei einer Beobachtungszeit 3mal von 3, 2mal von 3 Jahren, 3mal von 6 Monaten; 1 Fehlschlag; 2 Fälle blieben nicht in Beobachtung.

Die Muskelplastiken am *Fuß* zeichnen sich entsprechend der Buntheit des klinischen Bildes durch ihre große Mannigfaltigkeit aus. Der gelähmte Tibialis anticus wird durch den Extensor digitalis ersetzt, und bei Lähmung dieser beiden Muskeln kommen der Extensor hallucis, Flexor hallucis oder auch Peroneus longus in Betracht. Bei Lähmung des Peroneus anticus und posticus ersetzt LANGE den ersteren durch eine Seidensehne vom Extensor digitorum, den Tibialis posticus durch einen Peroneus. Die Peronei spielen auch dann eine große Rolle, wenn sie als einzige Kraftspender den Gesamtausfall der Strecker ersetzen müssen. Selbst wenn alle Muskeln bis auf den Gastrocnemius gelähmt sind, zieht LANGE der sonst in diesen Fällen üblichen Arthrodese die Plastik vor und legt Seidenzügel vom Gastrocnemiusbauch zum Naviculare und Cuboid. Ein früherer Handgänger war 12 Jahre nach dieser Operation imstande, 2 bis 3 Stunden zu gehen. Der Fuß stand in rechtwinkliger Dorsalflexion.

Beim paralytischen *Spitzfuß* muß das Muskelgleichgewicht zwischen Dorsal- und Plantarflexoren durch entsprechende Plastiken wiederhergestellt werden. Der paralytische *Klumpfuß*, der meist auf einer Lähmung der Extensores dig. und der Peronei beruht, wird nach LANGE so korrigiert, daß sowohl eine Seidensehne vom Tibialis anticus zum Cuboid als auch vom Gastrocnemius zum Calcaneus geführt wird. Es kann auch der Flexor digit. oder Extensor halluc. auf die laterale Seite des Calcaneus verpflanzt werden. So wird das verlorengegangene Muskelgleichgewicht zwischen Pronatoren und Supinatoren wiederhergestellt. Schließlich sind noch die Plastiken bei *Plattfuß* zu nennen. Auch hier ist der pronierende Peroneus der am häufigsten verwandte Kraftspender, der durch seine Fixation an den inneren Fußrand zum Supinator wird.

E. Die Chirurgie des Schmerzes und sensibler Reizzustände.

I. Allgemeine Indikationen.

Die Forschungen der letzten Jahre haben den Sympathicus in den Mittelpunkt des Schmerzproblems gerückt (FOERSTER, KULENKAMPFF, LERICHE, PETTE, SICARD, Verf.). Wenn es auch keineswegs entschieden ist, ob dieses System der alleinige Mittler oder nur der Resonator, Verstärker oder Umformer des Schmerzerlebnisses ist, so spüren wir doch seine beherrschende Bedeutung in Klinik, Anatomie, pathologischer Physiologie und Experiment auf Schritt und Tritt. Intensität und Färbung der Schmerzempfindung zeigen im Rahmen der Gesamterkrankung alle Abstufungen. Unser Streben ist begreiflicherweise immer darauf gerichtet, mit der zweckmäßigsten Therapie der Grunderkrankung auch die des Schmerzes, der ja immer nur ein Symptom ist, zu verbinden und ihn zum Schweigen zu bringen. *Unser Ziel einer kausalen Schmerzbehandlung* ist nur zu erreichen, wenn wir Natur und Lokalisation des krankhaften Prozesses genau kennen und seine lokale Beeinflussung möglich ist. Trotz der Fortschritte der diagnostischen Methoden gibt es aber leider zahllose Fälle, bei denen der wahre Grund der Schmerzen nicht aufzuklären ist und wir, um dem Kranken wenigstens seine Beschwerden zu nehmen, zu einer *symptomatischen* Behandlung gezwungen sind.

Die chirurgische Schmerzbehandlung ist in diesen Fällen nur dann indiziert, wenn der Schmerz im Vordergrunde des klinischen Bildes steht, die Skala konservativer Methoden erschöpft ist oder diese von vornherein nur wenig oder keinen Erfolg versprechen.

Die wichtigsten Indikationen zur operativen Unterbrechung der Schmerzbahn seien hier kurz zusammengefaßt.

1. Erkrankungen von Nerven und Wurzeln. Unter den Reizzuständen sensibler Nerven sind vor allem die *Schädel-* und *Gesichtsneuralgien* zu erwähnen (Trigeminus-, Glossopharyngeus-, Occipital-, atypische Gesichtsneuralgie). Auch in die Tiefe wachsende inoperable Gesichtsgeschwülste können Operationen am Trigeminus, die unter Umständen durch Eingriffe am Vagus und Glossopharyngeus ergänzt werden müssen, notwendig machen (FAY, GRANT, MIXTER, MOLOTKOFF). Weitere Gruppen bilden die posttraumatischen neuralen und perineuralen Schwielen, Narben und Amputationsneurome und die durch toxische, sowie spezifisch oder unspezifisch infektiöse Reize bedingten schmerzhaften Neuritiden, Perineuritiden, Radikulitiden oder Myelomeningitiden (Tabes, Herpes zoster, Ischialgie, Brachialneuralgie, Intercostalneuralgie, Coccygodynie usw.).

2. Erkrankungen des Gefäßsystems. Hierher gehören die *organischen Gefäßerkrankungen,* bei denen eine verstümmelnde Operation noch aufgeschoben werden muß oder nicht notwendig erscheint (intermittierendes Hinken, präsklerotische Zustände, arteriosklerotische Gangrän, Endarteriitis obliterans, juvenile Gangrän), und die große Gruppe *vasospastischer* Erkrankungen, bei denen Reizzustände dominieren (Angina pectoris, periphere Vasospasmen, schmerzhafte Stümpfe, Erythromelalgie, Kausalgie).

3. Erkrankungen des Knochensystems. Die meisten Operationen führen wir wegen primärer oder sekundärer *maligner Tumoren* des Beckens, der Beckenorgane, der Wirbelsäule aus. Man kann verschiedener Ansicht darüber sein, ob man z. B. bei Kranken mit inoperablen Wirbelmetastasen nach Mamma-, Uterus-, Magencarcinom usw., die nur noch wenige Monate zu leben haben, einen schmerzlindernden Eingriff ausführen oder das Lebensende durch Morphiumgaben erträglich gestalten soll. Ich persönlich befürworte, von Fall zu Fall individualisierend, die Operation, stehe mit dieser Auffassung jedoch nicht selten in Widerspruch zu den Angehörigen oder den behandelnden Kollegen. Bei *Verletzungen der Wirbelsäule,* die durch Callusbildung zur Kompression der Wurzeln führen, können Markeingriffe ebenso angezeigt sein wie bei ankylosierender Spondylitis und Coxitis.

4. Reizerscheinungen im Bereiche der Baucheingeweide und des Urogenitalsystems. Eine letzte Gruppe umfaßt die Erkrankungen der Bauchorgane, denen Spasmen und Entzündungen zugrunde liegen können, die sich aber manchmal nur in dem Vorhandensein hartnäckigster Hyperalgesien als Ausdruck verschiedenster, zum Teil noch unbekannter bauchferner Erkrankungen äußern. Zu dieser Gruppe im weiteren Sinne gehören auch die Nephralgien, Cystalgien und zahlreiche dysfunktionelle Störungen der weiblichen Geschlechtsorgane.

Die chirurgischen Eingriffe, die wir in *palliative* und *radikale* trennen, haben ihre Angriffspunkte je nach Lokalisation, Ausdehnung und Charakter der Schmerzen: 1. an den *peripheren Nerven,* 2. am *Sympathicus,* 3. am *Rückenmarke, seinen Wurzeln* und *Ganglien,* 4. an den *Gehirnnerven.*

II. Eingriffe an den peripheren Nerven.

1. Injektionen.

Die Geschichte der therapeutischen Nerveninjektion reicht bis in die Mitte des 19. Jahrhunderts zurück. FRANKENTHAL spricht in seiner gründlichen Studie WOOD als Begründer der Injektionstherapie an, welcher 1853 meconsaures Morphium in die nächste Umgebung des erkrankten Nerven injizierte. Die Zahl der zur Injektion empfohlenen Mittel ist ungeheuer groß. Zum Teil handelt es sich um reizende Substanzen (Zinkchlorid, Silbernitrat, Jodtinktur, Osmiumsäure, Chinin, Alkohol, Carbolsäure, PREGLsche Lösung usw.), zum Teil um schwach betäubende Mittel, unter denen das Antipyrin, Novocain, Cocain und verwandte Substanzen eine Rolle spielen, und endlich um indifferente Flüssigkeiten. Die Wirkung größerer Mengen intraneural unter Druck injizierter Kochsalzlösung ist zum Teil auf die Lösung und Sprengung von intraneuralen Verwachsungen zu beziehen, doch ist der Hauptzweck der Injektion nach JEROME LANGE eine Regeneration der Nerven. Der Erfolg hängt von der Schwere der Nervenveränderung und von dem Eindringen der Kanüle in die Nervenscheide ab. Dauer des Bestehens und Ätiologie der Neuralgie sind von untergeordneter Bedeutung. Diabetische, gichtische, entzündliche und traumatische Neuralgien bei Erkrankungen des Trigeminus, der Brachialnerven, der Intercostalnerven und des Ischiadicus werden gut beeinflußt. Bei mehr als 2000 Injektionen hatte JEROME LANGE 75% Erfolge.

Der große Vorteil indifferenter oder schwach anästhesierender Flüssigkeiten allen differenten Mitteln gegenüber beruht in der Unmöglichkeit einer Nervenschädigung. Alle *differenten* Drogen rufen eine lokale Entzündung und, je nach dem verwandten Mittel, eine mehr oder weniger starke Degeneration hervor. Neben den älteren experimentellen Untersuchungen liegen hierüber sehr genaue von ERLACHER und FRANKENTHAL vor. Von allen genannten Flüssigkeiten ist der Alkohol besonders häufig verwandt worden (GRINDA, GODELESWEKI, NASAROFF, RASUMOWSKY, SCHLÖSSER, SICARD, STOOKEY, SWETLOW, WOODBRIDGE usw.). Das Hauptindikationsgebiet für die Alkoholinjektion bilden die Neuralgien, unter ihnen die Trigeminusneuralgien. Doch ist sie auch bei Larynxtuberkulose, Intercostal- und Occipitalneuralgie empfohlen worden. Es ist verständlich, daß man die Alkoholinjektion vorwiegend auf sensible Nerven beschränkt, da Alkohol den ganzen Nervenquerschnitt schädigt, wenn auch nach SWETLOWS Angaben, die FOERSTER übrigens nicht bestätigt fand, nur 80% Alkohol komplette sensible und motorische, 60% Alkohol dagegen wohl vollkommene sensible, aber nur vorübergehende motorische Lähmung hervorruft. Gegenüber den zahlreichen die Injektion sensibler Nerven betreffenden Berichten sind die über die Injektion gemischter Nerven spärlich. Zu denen, die sich der Alkoholinjektion auch bei schweren Schmerzzuständen gemischter Nerven bedienen, gehört SICARD, der die Alkoholinjektion bei Neuralgien schon zu Friedenszeiten anwandte. In 21 Fällen von Neuralgien des Medianus, Ulnaris,

Ischiadicus und Plexus waren die Ergebnisse ausgezeichnet, die motorischen Lähmungen bildeten sich im Laufe von 4—8 Monaten zurück.

2. Nervenvereisung.

Der bekannte Fall JEHNS von therapeutischer Phrenicusdurchschneidung bei Tetanus war für TRENDELENBURG die Veranlassung, sich experimentell mit der Vereisung der Nerven zu beschäftigen und sie an Stelle der chemischen Leitungsunterbrechung oder gar der Durchschneidung zu empfehlen. TRENDELENBURG stellte bei seinen ersten Versuchen an Katzen und Hunden mit örtlich begrenzter Durchfrierung totale Leitungsunterbrechung der Phrenici und später an den ausgeschalteten Nerven vollkommene Degeneration fest. Auf Grund dieser Ergebnisse nahm PERTHES die Methode beim Menschen auf.

PERTHES und SCHLOESSMANN modifizierten die ursprüngliche Technik TRENDELENBURGS und konstruierten ein an seinem einen Ende hakenförmig gebogenes Vereisungsröhrchen, in das der Nerv zu liegen kommt. Mit einer Wasserstrahlpumpe wird durch das Röhrchen Äthylchlorid hindurchgesaugt und der Nerv mit Hilfe der entstehenden Verdunstungskälte vereist. Da die Durchfrierung des Nerven mit Kohlensäure doppelt so stark ist wie mit Chloräthyl, das PERTHESsche Vereisungsröhrchen außerdem nur die Durchfrierung eines Nerven gestattet, erdachte LÄWEN einen Apparat, mit dessen Hilfe man mehrere Nerven durchfrieren kann, ein Vorteil bei multiplen Amputationsneuromen. Auch ohne weitere technische Hilfsmittel gelingt die Vereisung eines Nerven, indem man einfach einen Bleiblechstreifen unter ihn schiebt und die Wunde mit Bleiblech oder mit feuchten Mulltupfern abdeckt und dann direkt auf den Nerven den Chloräthylstrahl richtet.

Über die Vorgänge bei der Vereisung haben uns die Untersuchungen von BIELSCHOWSKY, HERZOG, TERAUCHI, VALENTIN Klarheit gebracht. Der große Vorteil der Vereisung gegenüber allen anderen Methoden der Leitungsunterbrechung liegt darin, daß die Regeneration relativ rasch und sicher erfolgt, weil der lokale Reiz fehlt, der bei Injektion von Alkohol, Ammoniak und all den im Kapitel Injektion besprochenen Substanzen zu mächtigen Bindegewebsschwielen führt.

Die zur Leitungsunterbrechung notwendige Dauer der Vereisung wird verschieden angegeben. Nach Erfahrungen VALENTINS und BIELSCHOWSKYS genügen auch für starkkaliberige Nerven 5 Minuten, SCHLOESSMANN empfahl für den Medianus 5—6 Minuten, PERTHES für den Ischiadicus 20 Minuten, MAU begnügt sich bei der Durchfrierung des Peroneus mit $1^1/_2$—2 Minuten. Bestimmte Regeln lassen sich nicht aufstellen, denn die Dauer der Vereisung hängt 1. davon ab, zu welchem Zwecke man sie vornimmt, 2. vom Kaliber des Nerven und 3. davon, ob man Chloräthyl oder Kohlensäure verwendet.

Im allgemeinen bleibt ein Nerv, der 5 Minuten vereist worden ist, auf die Dauer von 3—6 Monaten leitungsunfähig, und dann setzen allmählich die Regenerationserscheinungen ein. Sehr genau verfolgte LÄWEN seinen ersten Fall von Ischiadicusvereisung, die 20 Minuten lang vorgenommen worden war. Der Nerv war erst nach 2 Jahren wieder völlig regeneriert. Von PERTHES und SCHLOESSMANN war die Durchfrierung in erster Linie als Leitungsunterbrechung bei der Schußneuritis gedacht. Diese Autoren konnten in 9 Fällen die schmerzbeseitigende Wirkung der Durchfrierung beobachten. Bei gutem Gelingen waren die Schmerzen von der Vereisung ab vollkommen und dauernd beseitigt, nur selten erhielten sich für kurze Frist leichte Parästhesien. Auch MÜLLER hatte mit der Vereisung von Nerven bei Schußneuritis Erfolge. Mißerfolge blieben allerdings nicht aus. Ihre Ursache sieht SCHLOESSMANN darin, daß die Durchfrierungsdauer zu kurz war, die Zerstörung der Neurofibrillen also nicht vollständig erreicht wurde oder die Vereisung nicht genügend proximal von der neuritisch gereizten Nervenstrecke in sicher gesundem Nerven erfolgte.

Außer bei Neuritiden und Amputationsneuromen wurde die Durchfrierung des Ischiadicus und Saphenus auch bei drohender Altersgangrän angewandt, um eine bessere Durchblutung der Extremitäten herbeizuführen und die starken Schmerzen zu beseitigen, ferner bei juveniler Gangrän, Angiospasmen und Erythromelalgie (LÄWEN, POSNJAKOW). Wir greifen aber mit diesen Indikationen einem späteren Abschnitt vor.

3. Dehnung, Neurolysis, Neurotomie.

Die *Nervendehnung* wird heute wohl noch bei trophischen Störungen angewandt, bei Neuritiden und Neuralgien mit Ausnahme der Ischialgie kaum mehr. Ganz abgesehen davon, daß dieser Eingriff brutal und unphysiologisch ist, lassen die Resultate zu wünschen übrig. So haben LÖWENTHAL und SCHLOESSMANN im Gegensatz zu BRUNZEL, der 3 Fälle schwerster Schußneuralgien des Ischiadicus durch Dehnung heilte, mit dieser Methode keinen Erfolg gehabt.

Bei Schußneuritiden gemischter Nerven, bei denen die Nervenkontinuität gewöhnlich erhalten ist, hat man durch *äußere Lysis* des Nerven Schmerzfreiheit zu erreichen gesucht. Die Ergebnisse sind wechselnd. ARNSPERGER, DENK, KIRSCHNER, NONNE, VOELKER wurden zu begeisterten Anhängern des Verfahrens, BRUNZEL, FINKELNBURG, SCHLOESSMANN, Verf. sahen nur in 33% Besserung, BORCHARDT, CASSIRER, FOERSTER kamen zu einem vollkommen ablehnenden Standpunkt. Der Grund für die häufige Erfolglosigkeit der einfachen Neurolysis liegt darin, daß weniger para- und perineurale als endoneurale Narben und ascendierende Entzündungsprozesse im Vordergrund stehen. Deswegen hat die Neurolysis wohl Berechtigung bei traumatischen Neuralgien (Narben- und Callusdruck) und entzündlichen Perineuritiden (z. B. Ischias), bei der Schußneuritis soll die *Endoneurolysis,* für die sich BORCHARDT und FOERSTER eingesetzt haben, an ihre Stelle treten.

Radikaler als Endoneurolysis, Alkoholinjektion oder Vereisung oberhalb der Läsionsstelle ist die *Nervendurchschneidung* oder *Resektion mit oder ohne anschließende Naht* (PERTHES, PLATT, Verf.). Aber selbst dieses Vorgehen ist, wie ich selbst und andere erlebt haben, erfolglos, wenn sich die interstitiellen entzündlichen Veränderungen bis in den Plexus und die Wurzeln erstrecken.

Bei Schußneuralgien *rein sensibler Nerven* kommt die Kontinuitätsresektion oder mit noch sichererem Erfolge die Neurexhairese in Betracht. In 110 Fällen erzielte FOERSTER 93mal vollkommene Heilung, 12mal beträchtliche Besserung, 5mal hatte er einen Mißerfolg. Unter Umständen gelingt bei gemischten Nerven (periphere Ulnaris- und Medianuslähmung) die erfolgreiche Isolierung und Resektion des sensiblen Nervenanteils (PERTHES, Verf.). Dieses Vorgehen hat auch STOFFEL bei den Ischialgien empfohlen. *Sämtliche bisher erwähnten peripheren Methoden können erfolglos sein und einen zentralen Eingriff notwendig machen.*

III. Eingriffe am sympathischen System.

Bei vielen Affektionen ist der Zusammenhang zwischen Schmerz und sympathischem System so unverkennbar, daß wir von vornherein nur von der Unterbrechung sympathischer Bahnen Erfolg erwarten. Das gilt für die auf reinen Gefäßspasmen und Gefäßerkrankungen beruhenden Schmerzzustände wie arteriosklerotische und juvenile Gangrän, Endarteriitis obliterans, Angina pectoris, periphere Vasospasmen, Reflexkontrakturen, Kausalgien und schmerzhafte Amputationsstümpfe, bei denen die Schmerzen nicht an das topographische Ausbreitungsgebiet eines Nerven gebunden sind. Eine vorübergehende Blockade der sympathischen Fasern erreichen wir am besten durch die *paravertebrale Novocain-* und *Alkoholinjektion.* Seit den grundlegenden Untersuchungen von KAPPIS, LÄWEN und MANDL hat sich dieses Verfahren als integrierender Bestandteil differentialdiagnostischer Untersuchungsmethoden fest eingebürgert. Die segmentären Zonen des Herzens, des Magens, der Gallenblase, des Dickdarms und der urogenitalen Organe sind so scharf gegeneinander abgegrenzt, daß aus dem Ausfall der Reaktion mit weitgehender Sicherheit auf die zugrunde liegende Erkrankung geschlossen werden kann. Der *therapeutische*

Wert der Novocaininjektion ist durch die eigentümliche Tatsache bestimmt, daß das Novocain auf sympathische Elemente intensiver und anhaltender einwirkt als auf cerebrospinale Fasern (v. Gaza, Kappis, Mandl, Wiedhopf). Diagnostik und zweckmäßige Therapie haben die genaue Kenntnis der Segmentinnervation zur Voraussetzung. Sie ergibt sich aus folgender Tabelle.

Tabelle 17. (Nach Mandl.)

Angina pectoris	C_7, D_1—D_4, bilateral oder einseitig oder nur einige Segmente aus dieser Reihe, manchmal aber auch von C_5 abwärts.
Asthma bronchiale	D_1—D_5 bilateral oder einseitig oder nur einige Segmente aus dieser Reihe.
Pylorus und Duodenum . . .	D_6 und D_7, D_7 oder D_6—D_8 rechts.
Kleine Kurvatur des Magens .	D_6 und D_7, D_6 oder D_7 ein- oder beiderseitig.
Magen	D_6—D_8 beiderseitig.
Gallenblase	D_8 oder D_9 und D_{10} rechts.
Appendix	D_{12} oder D_{12} und L_1 oder D_{12}—L_3 rechts.
Oesophagus	D_4—D_6 beiderseitig.
Dickdarm	D_{11}—D_{12} (Gaza).
Rechte Niere	D_{12} und L_1 oder D_{12} und L_1 und L_2 rechts.
Linke Niere	D_{12} und L_1 oder D_{12} und L_1 und L_2 links.

Einen Fingerzeig dafür, welche Segmente zu anästhesieren sind, geben uns häufig die Head*schen Zonen*. Orientieren wir uns nach den Dornfortsätzen, so dürfen wir nicht vergessen, daß diese nicht den Rückenmarkssegmenten gleicher Höhe entsprechen, sondern daß stets eine Differenz von einem Segment besteht. So entspricht der 9. Dornfortsatz nicht dem 9., sondern dem 10. Dorsalsegment.

Die *Technik der Injektion* gestaltet sich folgendermaßen: Nach Alkoholdesinfektion des Injektionsgebietes markieren wir zunächst diejenigen Dornfortsätze, die den zu injizierenden Segmenten entsprechen, durch Jodpunkte oder Eosin genau in der Mittellinie. Die Einstichpunkte liegen jeweils 4 cm von dem Dornfortsatzpunkt entfernt und werden ebenfalls markiert. An diesen Punkten legt man nun eine Quaddel in Lokalanästhesie an und sticht die mit einem Schieber versehene Nadel 3—6 cm senkrecht in die Tiefe. Hier gelangt man meist auf einen knöchernen Widerstand, der der Rippe oder dem Querfortsatz entspricht. Er muß durch vorsichtiges Verschieben und Tasten der Nadel überwunden und die Nadel an dem Hindernis vorbei 1 cm weiter nach vorn geschoben werden. Um die Richtung der Nadel zu ändern, wird nunmehr die Nadelspitze 20—30° nach innen geneigt. Nachdem unter Injektion der anästhesierenden Flüssigkeit die Nadel 3—4 cm weitergeschoben worden ist, werden 4—5 ccm einer $^1/_2$%igen Adrenalin-Novocainlösung injiziert. Liegt die Nadel richtig, so entsteht innerhalb 5—15 Minuten eine Anästhesie und Hyperämie derjenigen Hautgebiete, deren Ganglien durch die Injektion anästhesiert wurden. Zur Injektion des *lumbalen Grenzstranges* kann man auch die Nadel 7 cm von der Medianlinie entfernt unmittelbar unter der 12. Rippe in einem Winkel von 45° einstechen. Sie durchdringt die tiefen Muskelmassen und stößt an den 1. und 2. Lendenwirbel. Nun richtet man die Nadel etwas steiler, führt sie noch 1 cm weiter in die Tiefe und injiziert 30 ccm einer 1%igen Novocainlösung. Wenn auch die therapeutische Wirkung einer paravertebralen Novocaininjektion anhaltender ist als die einer gewöhnlichen Lokalanästhesie, dauernde Schmerzbeseitigung können wir nur durch eine definitive Blockade des Sympathicus erreichen.

Der Alkoholinjektion in die peripheren Nerven ist die paravertebrale Alkoholinjektion zur endgültigen Ausschaltung der sympathischen Ganglien gleichzustellen. Sie hat gerade in letzter Zeit bei der Behandlung der Coronarsklerose, Kausalgien und anderer Formen neurotischer und vasomotorischer Reizerscheinungen entscheidende Bedeutung gewonnen und ist mit den operativen Verfahren in ernsthafte und berechtigte Konkurrenz getreten, denen sie an Wirksamkeit bei geglückter Technik kaum nachsteht.

Operativ können die sympathischen Bahnen in ihrem *peripheren Verlauf* sowohl *in den Gefäßen* wie *im Nerven* unterbrochen werden. Ohne Zweifel ist die meist schlagartige Beseitigung der Schmerzen eine der auffallendsten und sinnfälligsten Wirkungen der Arterienschälung oder *periarteriellen Sympathektomie.* Sie läßt sich nur zum Teil durch die Ausschaltung langer zentripetaler Gefäßbahnen erklären. Offenbar spielen auch die durch den Eingriff bedingten Zirkulationsänderungen eine Rolle, durch die irritative Substanzen weggeschwemmt werden. Schließlich kommt noch ein Reflexmechanismus hinzu, durch den die Erregbarkeit der übergeordneten Zentren auf eine niedrigere Schwelle herabgedrückt wird (FOERSTER, Verf.). Keinesfalls geht es an, in der prompten Schmerzaufhebung nach periarterieller Sympathektomie bei Arteriosklerose, Kausalgie usw. lediglich eine psychische Wirkung zu erblicken.

Am Nerven selbst greift die von NEGRO vorgeschlagene und von BOBBIO, DONATI und DURANTE angewandte *peritronculäre Sympathektomie* an, mit der man den größten Teil der in der Nervenscheide verlaufenden sympathischen Bahnen auszuschalten vermag. Schließlich wurde in dem Bestreben, möglichst alle afferenten sympathischen Bahnen zu blockieren, die periarterielle Sympathektomie mit Nerveneingriffen kombiniert. Aber auch bei diesem Vorgehen erlebte ich z. B. bei arteriosklerotischer Gangrän das Persistieren schmerzhafter Sensationen, wenn sie auch bedeutend geringer waren als vorher.

Je weiter zentralwärts wir den Angriffspunkt der Sympathicusoperation verlegen, desto wirksamer muß sie sein. Die Erfolge der *Ramisektion,* der *Grenzstrangdurchtrennung* oder der *Ganglionektomie* sind deswegen der *periarteriellen Sympathektomie in bezug auf Intensität und Dauer des Erfolges überlegen.* Unter diesen Eingriffen ist die Ramisektion am wenigsten eingreifend und wiederholt bei Neuralgien verschiedenster Ätiologie, auch dort, wo vorher die periarterielle Sympathektomie versagt hatte, mit gutem Endergebnis vorgenommen worden (BRÜNING, DIEZ, HEYMANN, LERICHE, WERTHEIMER). Auf der anderen Seite zeigen Mißerfolge wie die von FRAZIER, SICARD u. a. mit Deutlichkeit, daß auch die Ramisektion keineswegs ein Allheilmittel gegen Schmerzzustände sympathischer Natur ist. Die *lumbale Ganglionektomie* hat in letzter Zeit bei der Behandlung der juvenilen Gangrän viel von sich reden gemacht (RIEDER, ADSON, BAUER, KAPPIS, HÄRTEL). RIEDER hat den Eingriff 9mal, BAUER 11mal ohne Todesfall ausgeführt.

Den cervicalen und lumbalen chirurgischen Eingriffen zur Unterbrechung der sympathischen Extremitätenfasern entspricht bei *abdominellen Schmerzzuständen die dorsale Ramisektion.* Sie wurde von v. GAZA zu einem typischen Operationsverfahren entwickelt. Ihrem Indikationsgebiete gehören vor allem Tabes und Visceralgien unbestimmter Ätiologie an.

Die Unterbrechung der zum Rückenmark ziehenden sensiblen Fasern der Genitalien, des Mastdarms und der Blase bei Beckenneuralgien, Dysmenorrhöen, Metrorrhagien, Clitoriskrisen und rebellischen Cystitiden erreichen wir durch die transperitoneale Freilegung und *Resektion des Nervus praesacralis.*

IV. Eingriffe an Rückenmark, Wurzeln und Ganglien.

1. Injektionsbehandlung.

Die epidurale Anästhesie wird weit weniger ausgeführt, als sie verdient. Sie ist ein technisch einfaches, ambulant durchführbares und äußerst wirksames Injektionsverfahren bei *Ischias* und, wie vor allem die Erfolge ERBS, MANDLS, SUERMONDTS beweisen, bei der *Coccygodynie.* SUERMONDT konnte seine sämtlichen 10 Fälle von Coccygodynie, von denen 5 idiopathisch, 5 traumatisch waren, 3mal mit einer, sonst mit 6—10 epiduralen Injektionen von je 40 ccm einer 1%igen Novocainlösung zur Heilung bringen. Die in hartnäckigen Fällen sonst übliche Steißbeinresektion ist im Vergleich hierzu weder sympathisch noch im Endergebnis so sicher. Unter 18 Fällen der SCHMIEDENschen

Statistik von Exstirpation im Frühstadium wurden 93% geheilt, 7% gebessert, von 68 Operationen im Spätstadium brachten nur 85,5% Heilung, 13% Besserung, 1,5% waren ohne Erfolg. *Die epiduralen Injektionen bei Coccygodynie verdienen deswegen weitgehendste Verbreitung.*

Die *Technik der Injektion* ist im allgemeinen einfach. Nur bei fetten Individuen ist die Palpation der knöchernen Orientierungspunkte mitunter erschwert. Der Kranke wird in sitzende Stellung (LÄWEN) oder seitliche Lage (CATHELIN) gebracht. Die sitzende Stellung hat LÄWEN empfohlen, um die Ausbreitung der anästhesierenden Lösung nach oben zu vermeiden und die Lösung möglichst in dem epiduralen Raum zu halten. Diese Vorsicht ist bei Injektion 2%iger Lösungen, die eine Anästhesie bei operativen Eingriffen erzielen soll, durchaus am Platze. Bei Injektion schwächerer Lösungen habe ich selbst immer die Seitenlage bei erhöhtem Kopf und Oberkörper bevorzugt. Das Anziehen der Beine an den Rumpf erleichtert die weiteren Manipulationen. Nach Desinfektion der Sacral- und Dammgegend gilt es, den Hiatus sacralis aufzufinden. Man verfolgt die Dornfortsätze von oben nach unten, bis man in ihrer Verlängerung auf die Crista sacralis media stößt, deren gut palpables Ende den Hiatus sacralis nach oben hin begrenzt. Man kann sich auch an Hand der beiden Cornua sacralia orientieren. Die Hauptsache ist, daß man zwischen diesen 3 Punkten die spannende und federnde Verschlußmembran des Hiatus palpiert (Abb. 14).

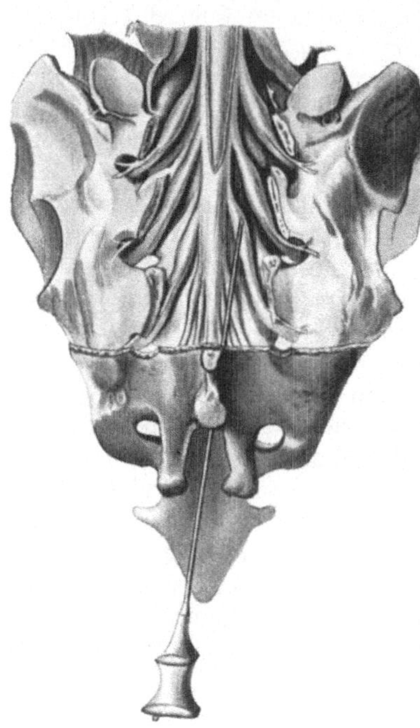

Abb. 14. Lage der Hohlnadel im Sacralkanal. (Nach LÄWEN.)

Ist der Hiatus aufgefunden, wird eine kleine Hautquaddel angelegt und eine 6 cm lange, dünne Kanüle, die mit der 20 ccm fassenden Spritze in Verbindung steht, in die Verlängerung der Dornfortsatzlinie gebracht. Die Nadel wird etwa 20^0 aus ihrer Horizontallage vom Körper abgehoben und vorgeschoben, bis sie die sacrale Membran perforiert hat. Während die Nadel verschoben wird, drückt man mit der Kuppe des linken Zeigefingers auf die Kanülenspitze, um zu verhindern, daß die Nadel subcutan vorgeschoben wird. Ist die sacrale Membran durchbohrt, so wird die Spritze mit der Kanüle wieder in die Ausgangsstellung an den Körper herangebracht und 4—5 cm weit in der Mittellinie vorgeschoben. Kommt Blut, so muß die Nadel zurückgezogen und nochmals vorgeschoben werden, andernfalls kann man jetzt langsam die Flüssigkeit injizieren. Neben der Injektion von 20—30 ccm einer $^1/_2$%igen Novocainlösung wird die von 10—20 ccm einer 2—10%igen Antipyrinlösung besonders gerühmt.

In letzter Zeit sind die Injektionsmethoden durch eine weitere bereichert worden: die *intralumbale Alkoholinjektion* DOGLIOTTIS. Dieses Verfahren, das nicht nur die radikalen Eingriffe am sympathischen System und Rückenmark, sondern auch die paravertebrale Injektion ersetzen will, wurde von DOGLIOTTI im ganzen in 45 Fällen von Schmerzzuständen verschiedenster Ätiologie (Ischias, Radiculitis, Herpes zoster, Stumpfneuralgie, tabische Schmerzen usw.) angewandt. Besonders günstig waren die Erfolge bei der Ischias, weniger gut bei Radiculitis, Meralgie und Intercostalneuralgie. ERPS, der statt des reinen Alkohols eine Mischung von Mentholalkohol und Novocain bevorzugt, und SEGRE empfehlen das Verfahren zu weiterer Nachprüfung. Da die Dauer der Heilungen noch nicht bekannt ist, wird man vorderhand abwarten müssen, ob die ferneren Ergebnisse den unmittelbaren Erfolgen entsprechen.

2. Eingriffe an Wurzeln und Ganglien.

Die Durchschneidung hinterer Wurzeln ist 1888 erstmalig von BENNETT wegen Neuralgie ausgeführt und später unter den verschiedensten Indikationen häufig wiederholt worden (ABBE, CHIPAULT, DEMOULIN, ELSBERG und BEER, FOERSTER, FRAZIER, GROVES, GULEKE, HEYMANN, HILDEBRAND, HIGIER, JONES, KILVINGTON, KÜTTNER, A. W. MEYER, PERTHES, SCHLOESSMANN, SHAWE, THORBURN, Verf. u. a.). Die Zahl der zu durchschneidenden Wurzeln variiert, dem Krankheitsprozeß entsprechend. Nur selten wurde die Resektion auf eine Wurzel beschränkt (z. B. bei Herpes zoster). Da nach SHERRINGTON 3, nach SCHLESINGER sich sogar 5 Wurzeln überlagern, sollte man bei ausgedehnteren Prozessen nicht unter dieser Zahl bleiben. Die Durchschneidung von 7—8 hinteren Wurzelpaaren ist nichts Seltenes; nur bei streng einseitiger Lokalisation des Krankheitsprozesses darf man eine einseitige Resektion wagen. Einen Überblick über die Erfolge des Eingriffs vermittelt eine Statistik FRAZIERS, die insgesamt 50 Fälle betrifft.

Tabelle 18. (Nach FRAZIER.)

	Heilung	Erhebliche Besserung	Besserung	Ungebessert	Operationsmortalität	Späterer Tod Gebessert bis zum Tode	Späterer Tod Ungebessert bis zum Tode	Summe
Neuralgie des Plexus brachialis	2	2	—	1	—	—	—	5
Intercostalneuralgie	—	—	—	—	2	—	1	3
Ischias	—	—	1	1	—	—	—	2
Postherpetische Neuralgie	1	—	2	1	1	—	—	5
Syphilitische Neuralgie	—	—	—	1	3	1	—	5
Schmerzhafter Amputationsstumpf	2	1	—	1	1	1	—	6
Plexuszerreißung	—	—	1	1	—	—	—	2
Andere Verletzungen	2	1	—	—	—	—	1	4
Maligne Tumoren	—	—	1	2	1	6	2	12
Erythromelalgie	—	1	—	—	—	—	—	1
Phlebitis	—	—	—	1	—	—	—	1
Tuberkulose	—	1	—	—	—	—	—	1
Infantile Hemiplegie	—	—	—	—	—	1	—	1
Cerebrospinale Meningitis	—	—	—	1	—	—	—	1
Kongenitaler Ursprung	—	1	—	—	—	—	—	1
Summe	7	7	5	10	8	9	4	50

Die Operationsmortalität von 16% mutet reichlich hoch an, sie erklärt sich vor allem daraus, daß es sich häufig um heruntergekommene, durch langes Krankenlager und jahrelange Schmerzen widerstandslos gewordene Menschen handelt. Trotzdem glaube ich, daß heute in einer gleichen Anzahl von Fällen die primäre Operationsmortalität geringer sein würde, da ja auch bei Laminektomien zu anderen Zwecken die Mortalität heute nicht mehr die Höhe früherer Jahre erreicht. Die Fortschritte in der Operationsvorbereitung und modernen Operationsdurchführung machen Blutung, Kollaps, Liquorfistel, Meningitis, Pneumonie erfreulicherweise zu Seltenheiten. Nicht ändern würden sich aber die im Verhältnis zur Größe des Eingriffs nur mäßigen Erfolge. Von 42 Kranken, die die Operation überstanden, wurden 7 ($16^2/_3$%) geheilt, 12 (28,6%) gebessert, der Rest blieb ungeheilt. Die Resultate haben sich auch in neuerer Zeit nicht gehoben. Geradezu niederschmetternd sind die Ergebnisse SCHLOESSMANNS. Unter 10 Wurzeldurchschneidungen zur Bekämpfung von Schmerzzuständen, die alle 2—10 Jahre zurücklagen, fand sich keine einzige Dauerheilung. Nur 1 Patientin mit Beckensarkomschmerzen blieb bis zu ihrem Tode $^1/_2$ Jahr nach der Operation schmerzfrei; 2 andere, die wegen Metastasen operiert worden waren, bekamen die alten Wurzelschmerzen wieder. Bei 7 wegen peripherer Schußneuralgien ausgeführten Wurzeldurchschneidungen stellte sich ausnahmslos nach anfänglicher Schmerzfreiheit 4 Wochen später der vorherige Schmerzzustand wieder ein.

Auch nach Resektion hinterer und vorderer Wurzeln wurden neben Heilungen Rezidive beobachtet. Trotzdem glaube ich mit FOERSTER, KODOMA, SHAWE, WARTENBERG im Gegensatz zu KÄSTNER, A. W. MEYER, RIEDER, daß in den sensiblen Hilfsbahnen der vorderen Wurzeln einer der Gründe für die Mißerfolge zu suchen ist. Eine weitere Ursache, die in der ungenügenden Zahl der resezierten Wurzeln liegt, kann nur bedingt maßgebend sein, da das Einstrahlungsgebiet der sensiblen Wurzeln anatomisch begrenzt ist. Wesentlichere Bedeutung, als man im allgemeinen annimmt, dürften vor allem die *sympathischen Hilfsbahnen entlang den Gefäßen* und dem *Grenzstrang* haben. Nur so sind Fälle von SICARD, HAGUENAU und LICHTWITZ und VON ZAAIJER zu erklären, bei denen trotz ausgedehnter Wurzeldurchschneidung und sympathischer Ramisektion die Schmerzen persistierten. Der Fall von SICARD, HAGUENAU und LICHTWITZ zeigt in erschütternder Klarheit, wie hilflos man bisweilen hartnäckigen Schmerzzuständen gegenüber ist.

Es handelte sich um einen 43jährigen Patienten, der im Anschluß an eine oberflächliche Handgelenksverletzung einen kausalgischen Symptomenkomplex bekam. Nach erfolgloser periarterieller Sympathektomie hintere Wurzeldurchschneidung von C_5—D_1. Die Operation war sehr methodisch vorgenommen worden, so daß ohne Zweifel die 5 hinteren Wurzeln vollkommen durchtrennt worden waren. Trotzdem bestand die Kausalgie genau so intensiv wie vorher. Darauf Durchschneidung der Rami communicantes, die ebenso erfolglos war wie die anderen Eingriffe und als einziges Resultat das Auftreten des HORNERschen Symptomenkomplexes zeigte.

Fälle gleicher Tragik werden wir bei Besprechung der Chordotomie und der Tabes kennenlernen. Sind endomedulläre Schmerzprozesse, wie HEYMANN und COENEN glauben, im Spiele, so können sie natürlich durch die Wurzeldurchschneidung in keiner Weise beeinflußt werden.

Auf jeden Fall zwingen Höhe der Operationsmortalität und Unsicherheit des Erfolges dazu, die Indikationen zur Radikotomie wegen Schmerzzuständen mit äußerster Reserve zu stellen. Die Chordotomie ist trotz mancher Nachteile vorzuziehen. Falls sie versagt, wäre sie besser durch Ganglionektomie und Grenzstrangexstirpation (FOERSTER) als durch Ramikotomie zu ergänzen.

3. Chordotomie.

In vereinzelten Fällen traumatisch oder tumorbedingter Schmerzzustände hat man sich nicht vor der queren Rückenmarksdurchtrennung oberhalb der Läsionsstelle gescheut (ARMOUR, CUSHING, SULTAN). Dieses heroische Vorgehen kommt aber nur bei bereits bestehender sensibler und motorischer Paraplegie in Frage. Es bedeutete einen Fortschritt, als MARTIN 1911 auf Veranlassung von SPILLER und unabhängig von ihnen im gleichen Jahre TIETZE-FÖRSTER die Schmerzbahnen isoliert im Rückenmark durchschnitten. Seitdem ist die Durchtrennung des Anterolateraltraktes (vordere *Chordotomie*) in berechtigte Konkurrenz mit der hinteren Wurzeldurchtrennung getreten. Die Operation besteht darin, daß nach Entfernung von 2—3 Bögen und Eröffnung des Duralsackes der Anterolateraltractus ventral vom Ligamentum denticulatum aufgesucht und in 2—3 mm Tiefe und Ausdehnung beiderseits durchtrennt wird (Abb. 15). Die Forderung, mindestens 5 Segmente oberhalb der obersten Schmerzgrenze zu chordotomieren, beruht auf der irrtümlichen Annahme, daß die Schmerzbahnen sich erst 5 Segmente oberhalb ihres Eintrittes in das Rückenmark kreuzen. Tatsächlich kreuzen sie sich bereits im folgenden Segment, was sich bei genügend tiefer Rückenmarksdurchtrennung ohne weiteres erkennen läßt (BABTSCHIN, FOERSTER). Als Durchschneidungshöhe wird im allgemeinen das 4. oder 5. Dorsalsegment gewählt, da eine Durchschneidung im

Bereiche des oberen Dorsalmarks zu Schädigung des Ganglion ciliospinale führen kann. Die Chordotomie hat man bisher in einer vielleicht übertriebenen Scheu vor Schädigungen der Phrenicusbahn auf Affektionen der unteren Extremitäten und des Stammes beschränkt. Indessen konnte FÖRSTER zeigen, daß die Chordotomie in Höhe von D_2 gefahrlos ist. Der im Prinzip einfache und technisch leicht durchführbare Eingriff birgt zahlreiche Komplikationsmöglichkeiten in sich, die wir im einzelnen noch kennenlernen werden. Von BABTSCHIN (POLENOW), DE MARTEL, SCHÜCK u. a. liegen größere Operationsserien vor, doch sind sie nicht genügend detailliert, um gültige Schlußfolgerungen zuzulassen. Um ein

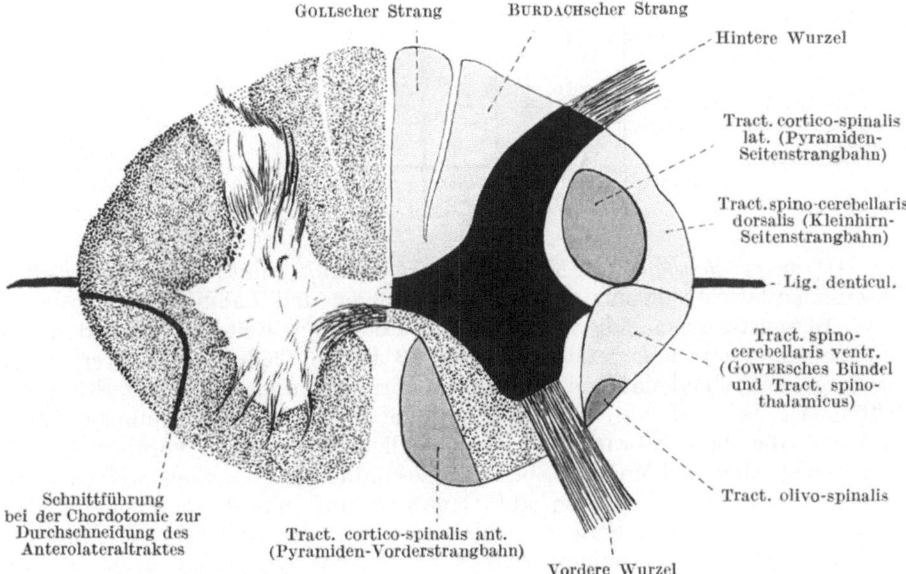

Abb. 15. Schematischer Querschnitt durch das Rückenmark und die wichtigsten Rüchenmarksbahnen. Dunkel getönt: motorische; hell getönt: sensible Bahnen.

genaues Urteil über die Leistungsfähigkeit des Verfahrens zu gewinnen, habe ich, auf dem Schrifttum (BANZET, BECK, BEER, BROMLEY, COTTALORDA und REBOUL-LACHAUX, FOERSTER, FRAZIER, GRANT und RANDALL, HAHN, HORRAX, JACOBOVICI, KOCH, LEIGHTON, LEONTE, DE MARTEL, MARTIN, MCCONNEL, PEET, QUENSEL, SSOSON-JAROSCHEWITSCH, STEBBING, STÖR) und eigenen Beobachtungen fußend, 131 Fälle zusammengestellt.

Die recht hohe Mortalität von 12% — nur SCHÜCK hatte bei 25 Fällen nur einen Todesfall zu beklagen — ist einzig und allein durch die große Zahl maligner Tumoren bedingt, die $^2/_3$ des Gesamtmaterials ausmachen. Sie betrifft also vorwiegend infauste Fälle, bei denen dieser Eingriff als letzte Hilfe vorgenommen wurde. Von den Kranken, die die Operation überstanden, wurden die meisten geheilt oder gebessert. Nur in 7% wurde keine Besserung erzielt. Die unmittelbare Beeinflussung des Schmerzes tritt also in einem weit höheren Prozentsatz ein als bei der hinteren Wurzeldurchschneidung. Freilich sind unsere Kenntnisse über die Wirkungsdauer sehr lückenhaft, da zahlreiche Kranke ihrem Grundleiden innerhalb weniger Monate erlagen, von annähernd der Hälfte die Beobachtungsdauer unbekannt ist und nur $^1/_8$ der Kranken über 1 Jahr verfolgt werden konnten. Unter diesen finden sich mehrere Heilungen von 4jähriger Dauer. *Die nicht ungünstigen Erfolgszahlen sind aber durch eine Reihe zum Teil unangenehmer*

Tabelle 19.

Erkrankung	Zahl	Geheilt	Gebessert	Ungebessert	Operationsmortalität	Dauer der Beobachtung			
						unter 3 Wochen	3 bis 12 Wochen	über 12 Wochen	unbekannt
Maligne Tumoren	86	45	16	2	14	19	12	4	35
Wurzelschmerz und lanzinierende Schmerzen . .	19	13	3	3	—	2	4	6	4
Periphere Neuralgien (Stumpfschmerz, Kausalgie, traumatische Neuralgie, Neuralgie bekannter und unbekannter Ursache	18	10	5	3	—	1	2	4	8
Herpes zoster	2	1	—	—	1	—	—	1	—
Arthritis und Kontrakturen	2	1	—	—	1	—	—	1	2
Kraurosis vulvae und Vaginismus	4	2	1	1	—	—	—	1	—
Summe	131	81 (62%)	25 (19%)	9 (7%)	16 (12%)	22	18	17	49

und keineswegs gleichgültiger Komplikationen erkauft, unter denen vor allem Blasen-Mastdarmstörungen, trophische Störungen und Lähmungen zu nennen sind. Blasenstörungen, die meistens in Retention bestehen und dann in Inkontinenz übergehen, fanden sich in 33 Fällen (25%). Sie waren 30mal vorübergehend, 3mal dauernd. Mastdarmstörungen und trophische Störungen stellten sich je 7mal ein (5,3%), spastische und schlaffe Lähmungen 23mal (17,6%). Alle diese Störungen gehen glücklicherweise meist vorüber, können aber doch Wochen und Monate Leben und Gesundheit des Kranken aufs schwerste gefährden und sein Vertrauen auf Genesung auf eine harte Probe stellen. Während auf der einen Seite die eben erwähnten Komplikationen infolge zu ausgiebiger Faserdurchtrennung schwer vermeidbar erscheinen, droht auf der anderen Seite das Gespenst des Rezidivs infolge ungenügender Ausdehnung des Eingriffes. Etwa 10% der Kranken mußten sich erneuten Chordotomien unterziehen und wurden auch dann noch nicht immer geheilt. Man weiß nicht, soll man mehr den Mut des Kranken oder des Operateurs bewundern, wenn man liest, daß bis zu 5 Chordotomien an Kranken vorgenommen wurden! Im allgemeinen muß diese draufgängerische Art abgelehnt werden, wenn man auch wohl einmal gezwungen sein kann, die einseitige Chordotomie durch die der anderen Seite zu ergänzen oder unter Umständen bei einem Rezidiv nach Monaten nochmals einzugehen. Die *Schwierigkeit der Operation liegt darin, sie so auszuführen, daß Komplikationen und Rezidive vermieden werden.* Der Schnitt darf auf keinen Fall zu weit nach hinten geführt werden, da sonst eine Schädigung der Pyramidenbahnen unvermeidbar ist. Bei der Beurteilung der Schnittiefe muß man Segmenthöhe und Größe des Rückenmarks in Betracht ziehen, um so den richtigen Weg zwischen Scylla und Charybdis einzuhalten.

Trotz mancher Todesfälle, Mißerfolge, postoperativer Komplikationen und Rezidive sind die Vorteile der Chordotomie, insbesondere die schlagartige Beseitigung des Schmerzes, so bestechend, daß diesen Eingriffen ein bleibender Platz in der Schmerzchirurgie gebührt. Die mit jedem Jahr wachsende Zahl geheilter oder gebesserter Fälle — seit Bearbeitung der vorliegenden Statistik sind noch zahlreiche weitere Fälle von CHIASSERINI, FLOTHOW, FLÖRCKEN, HENKEL, KAHN, KIRSCHNER, MARTIN, OLDBERG, SCHLÖSSMANN, STIEDA, VERAGUTH hinzugekommen — ist hierfür der beste Beweis.

V. Eingriffe an Gehirnnerven.

Die Operationen an Gehirnnerven betreffen vor allem den Trigeminus, seltener den Glossopharyngeus oder den Vagus. In Anbetracht der außerordentlichen Bedeutung des Themas, das im speziellen Teil eine ausführliche Würdigung erfahren wird, sei hier nur soviel gesagt, daß wir auch bei den zentralen Eingriffen den gleichen Behandlungsprinzipien der Injektion und Nerven-, bzw. Wurzeldurchschneidung huldigen.

VI. Spezielle Indikationen.

1. Kopfneuralgien.

a) Trigeminusneuralgie.

α) Einleitende Bemerkungen. Die *echte Trigeminusneuralgie* (trifacial neuralgia major) entpuppt sich immer mehr als eine *Sympathicusneurose*. Aber obwohl manche Vorgänge klarer geworden sind, ist uns die letzte Ursache dieses qualvollen Leidens unbekannt. Auf jeden Fall sind die Zusammenhänge höchst kompliziert. Die Hoffnung, daß man die zugrunde liegenden vasomotorischen Korrelationsstörungen durch Eingriffe am Sympathicus wieder in das Gleichgewicht zurückführen könnte, hat sich nicht erfüllt; im Gegenteil, paradoxerweise führten Sympathicusausschaltungen bei Angina pectoris in einem nicht unerheblichen Prozentsatz zum ungeschminkten Symptomenkomplex einer Trigeminusneuralgie (REID und ECKSTEIN, PETTE usw.). KULENKAMPFF hat diese rätselhaften Vorgänge zu erklären versucht. *Vorderhand bleibt uns nichts übrig, als das sensible Organ selbst, in dem die Krankheitserscheinungen zur Auswirkung gelangen, auszuschalten.*

Die chirurgischen Methoden haben sich im Laufe der Jahre insofern verschoben und geklärt, als *therapeutische Zwischenlösungen im allgemeinen abgelehnt werden.* Wir begnügen uns entweder mit *palliativen Verfahren* (periphere Alkoholinjektionen, periphere Neurexhairese), oder wir wählen *radikale Eingriffe am Ganglion selber* (Ganglioninjektion, Radikaloperation, Elektrokoagulation), die sämtlich die Eliminierung des Ganglion Gasseri bzw. die Unterbrechung der sensiblen Leitungsbahnen zum Ziele haben. Injektion und Nervenfreilegung einzelner Äste an der Schädelbasis sind grundsätzlich verlassen. Ich bespreche zunächst die Injektionsbehandlung, dann die Radikaloperationen und schließlich die Elektrokoagulation.

β) Injektionsbehandlung. Durch *periphere Injektion* zerstören wir die einzelnen Trigeminiusäste an ihren peripheren Austrittsstellen. Gelingt es dabei, etwas in die Knochenkanäle einzudringen, so sprechen wir von intermediären Injektionen. Am geeignetsten für die peripheren Injektionen ist der Nervus supraorbitalis, infraorbitalis und der Nervus mentalis.

Die Injektion geht folgendermaßen vor sich: Nach Hautdesinfektion und Anlegen einer Hautquaddel wird eine kurze Nadel durch die Haut in Richtung des entsprechenden Foramens bis auf den Knochen vorgeschoben. Wenn irgend möglich, sucht man die Nadel etwas in den Kanal vorzuschieben, was besonders bei dem Canalis infraorbitalis und supraorbitalis nicht schwer ist. Gibt der Kranke im Ausstrahlungsgebiet des Nerven Schmerz oder Parästhesien an und fließt kein Blut aus der Kanüle, so injiziert man langsam 1 ccm 80%igen Alkohols. In dem Augenblick entsteht ein lebhafter Schmerz, der rasch nachläßt. Man kann auch, wenn die Patienten nach Einführen der Nadel den Schmerz richtig angegeben haben, einige Tropfen Novocain und dann Alkohol injizieren.

Die Austrittsstelle des Nervus supraorbitalis läßt sich meist palpieren (Fissura supraorbitalis) oder durch eine Vertikale bestimmen, die man sich durch den medialen Hornhautrand beim Blick geradeaus gelegt denkt (KULENKAMPFF). Diese Linie schneidet nach oben das Foramen supraorbitale, nach unten das Foramen infraorbitale. Die Auffindung des Foramen mentale bereitet dank seiner gut palpablen Lage keine Schwierigkeiten.

Zur *basalen Injektion* eignen sich nur der 2. und 3. Trigeminusast. Der 2. Ast, der Nervus maxillaris, tritt durch das Foramen rotundum aus der Schädelhöhle aus und ist gut durch die Orbita hindurch, nach HÄRTEL in 89%, von der Fossa pterygopalatina aus nur in 35% zu erreichen. Zur Injektion des 2. Astes haben HÄRTEL und BRAUN perorbitale Verfahren angegeben, während SCHLÖSSER, MATAS und PAYR statt des Weges durch die Augenhöhle hindurch den seitlichen unter- oder oberhalb des Jochbeins vorgezogen haben. Auch zur Punktion des 3. Astes stehen verschiedene Wege zur Verfügung. Am häufigsten benutzt man den queren Weg BRAUNS.

Für die Injektion des *Ganglion Gasseri* ist die von HÄRTEL angegebene Tatsache maßgebend, daß das Ganglion in der Achse des 3. Trigeminusastes liegt. Die Punktion des Ganglion Gasseri nach HÄRTEL gestaltet sich in folgender Weise:

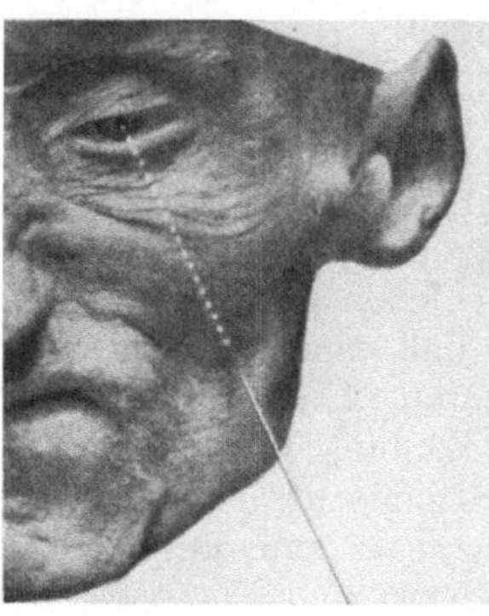

Abb. 16.

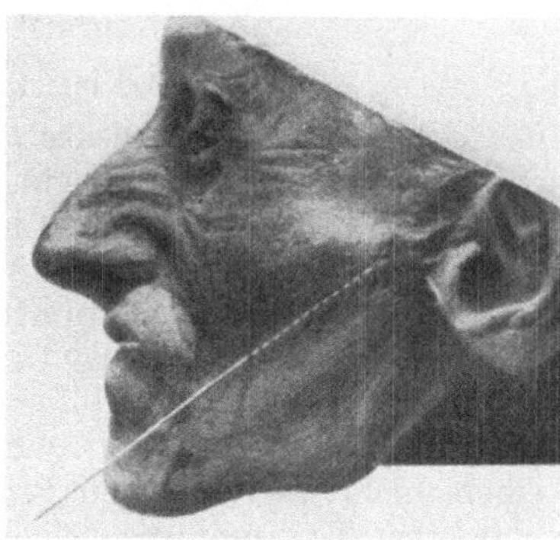

Abb. 17.

Abb. 16. Die Kanüle ist in das Ganglion Gasseri eingeführt. Die Kanüle zeigt bei Betrachtung von vorn nach der Pupille des gleichseitigen Auges. (Photographie nach einem Leichenpräparat.) (Nach HÄRTEL.)

Abb. 17. Dasselbe Präparat. Die Kanüle zeigt bei seitlicher Betrachtung nach dem Tuberculum articulare des Jochbogens. (Nach HÄRTEL.)

Nach Desinfektion wird ein großes Gebiet der Wange anästhesiert. Die 12 cm lange, 0,7 mm dicke, mit einem Schieber versehene Kanüle wird sodann in Höhe des Alveolarrandes des 2. oberen Molarzahnes eingestochen und unter Führung des in den Mund geführten Zeigefingers (man kann auch hierauf verzichten) submukös zwischen dem Vorderrand des aufsteigenden Unterkieferastes und dem Tuber maxillae um den Musculus buccinator herum zur Fossa temporalis steil nach oben bis zu der markierten Tiefe von 6 cm geführt. Ehe man die Nadel weiter vorschiebt, ist auf ihre richtige Stellung zu achten. Die Richtung der Kanüle muß, genau von vorn gesehen, in die Pupille des gleichseitigen Auges, von der Seite gesehen, in das Tuberculum articulare des Jochbogens fallen (Abb. 16 u. 17). Um die Ebene zur Mitte der Pupille und zum Processus articularis des Unterkiefers recht anschaulich darzustellen, hat BANGE ein gutes technisches Mittel angegeben. An der Injektionsnadel wird ein doppelter Seidenfaden befestigt, und zwar wird der eine Faden auf die Pupille, der andere auf den Processus articularis gerichtet. Wenn beide durch Assistenten fixiert werden, ist es leichter, die Nadel in die richtige Ebene einzuführen.

Außer dem Tuber articulare und der Pupille benutzt HÄRTEL noch den wichtigen Gegenpunkt am Schädel, welcher von der Spitze der Lambdanaht fingerbreit nach vorn und ebensoweit nach der der Injektionsstelle entgegengesetzten Seite liegt.

Beim weiteren Vorschieben der Nadel empfindet der Patient deutliche Ausstrahlungen in das Gebiet des 3. Astes. Der Schieber wird vom Einstichpunkt der Haut $1^1/_2$ cm zurückgeschoben und die Kanüle in das Foramen ovale hineingeführt, bis auch im Versorgungsgebiet des 2. Astes Parästhesien bzw. Schmerzen entstehen. Gelingt die Einführung nicht, so läßt HÄRTEL die Kanüle stecken und versucht mit einer zweiten Nadel von einem weiteren Einstichpunkt aus zu punktieren. Bei heftigen Schmerzen müssen einige Tropfen Novocain injiziert werden. BRAUN und HÄRTEL empfehlen $^1/_2$—1 ccm einer 2—4%igen Lösung, gleichsam als probatorische Injektion. Die Nadel bleibt liegen, und es wird auf die eintretende Anästhesie geachtet. Dann wird langsam und tropfenweise 1 ccm 80%igen Alkohols eingespritzt. Auf langsame Injektion und die geringe Menge wird besonderer Wert gelegt, da sonst eine Sprengung der abschließenden Bindegewebsräume eintreten kann.

Über die *Erfolge* der verschiedenen Injektionsformen ist folgendes zu sagen: Gibt ein Patient als Zeichen dafür, daß die Nadel richtig eingeführt worden ist, genau lokalisierte Parästhesien an, so wird die dann vorgenommene *periphere* Alkoholinjektion unmittelbar von einer Anästhesie gefolgt, die durchschnittlich 7—9 Monate anhält. SCHLÖSSER berechnete auf 123 periphere Injektionen eine Durchschnittsheilung von 10 Monaten. Dauerheilungen nach peripheren Injektionen sind nicht zu erwarten. Mitunter kommt eine Heilung von 2 Jahren vor, früher oder später aber tritt stets ein Rezidiv ein, das durch erneute Injektionen wieder für kurze Zeit behoben werden kann. Die Wirkung *basaler* Injektionen ist entschieden länger und kann bis zu 2 und 3 Jahren anhalten. Unter 500 tiefen Injektionen PATRICKs waren beim Maxillaris die Erfolge in 33% der Fälle gut, in 43% teilweise erfolgreich, beim Mundibularis in 28% gut, in 45% teilweise erfolgreich. Während aber die peripheren Injektionen ganz ungefährlich sind und höchstens einmal ein Hämatom oder Ödem verursachen, das in wenigen Tagen zurückgeht, können basale Injektionen, wenn auch sehr selten, zu Augenmuskellähmungen und Keratitis neuroparalytica führen. Viel schwerwiegender ist die mit der Alkoholdiffusion verknüpfte Narbenbildung an der Schädelbasis und am Ganglion, die den späteren Weg zur Ganglionfreilegung oder Alkoholinjektion völlig verbauen kann und so die basalen Injektionsmethoden zu einem gefährlichen Vorgehen stempelt, das berechtigterweise immer mehr verlassen und von Kennern der Methode wie KULENKAMPFF und HÄRTEL aufs schärfste abgelehnt wird.

Im Gegensatz zu den peripheren, intermediären und basalen Injektionen, die nur zu vorübergehender Besserung führen, ist mit Hilfe der *Ganglioninjektion* eine so weitgehende Zerstörung der Ganglienzellen möglich, daß die Kranken dauernd geheilt bleiben. Es gibt aber kaum einen zweiten Eingriff in der Chirurgie, dessen Erfolg so unmittelbar von der Erfahrung und Technik des einzelnen abhängt. Ausgezeichnete Ergebnisse wie die ALEXANDERs, BRAEUCKERs, HÄRTELs, HOFERs, HOPPEs, KULENKAMPFFs u. a. mit etwa 80% Dauerheilung veranschaulichen nur die Spitzenleistungen, die allzu leicht die Enttäuschungen und Fehlschläge ungeübterer Chirurgen vergessen lassen. Man strebt zwar eine Heilung durch einmalige Injektion an, doch sind zur Erzielung einer Daueranästhesie mitunter wiederholte Injektionen notwendig, die in Abständen von 3—7 Tagen ausgeführt werden. Mit jeder neuen Injektion wächst die Schwierigkeit, ohne daß die Garantie für eine Dauerheilung gegeben wird. Um eine völlige Verödung des Ganglions zu erzielen, hat KULENKAMPFF bei liegenbleibender Nadel die Injektion am Nachmittag oder folgenden Tag wiederholt. Eine totale Anästhesie ist nicht die unbedingt notwendige Voraussetzung für klinische Heilung. Der Kranke kann bei partieller Anästhesie subjektiv anfallsfrei sein, und umgekehrt können bei anfänglich totaler Anästhesie die Schmerzen bestehen bleiben. BRAEUCKER verzichtet auf Grund derartiger Erfahrungen bewußt auf eine völlige Zerstörung des Ganglion und empfiehlt die subganglionären Injektionen, bei denen die Kanüle im Foramen ovale liegen bleibt. Eine Beteiligung des subduralen Raumes und die hieraus resultierenden Gefahren werden so vermieden, die Heilungen aber in gleicher Zahl wie bei der klassischen Ganglioninjektion gewährleistet. Wie sich im übrigen Erfolge und Mißerfolge im einzelnen gestalten, geht aus der folgenden Tabelle hervor, in der zum Teil summarisch, zum Teil detailliert die Ergebnisse einzelner Autoren zusammengestellt sind.

Von 313 dieser Statistik zugrunde liegenden Fällen waren $55^1/_2$% total anästhetisch, 37% nur partiell anästhetisch. Die totale Anästhesie gelang HÄRTEL bei einmaliger Injektion in 78% seiner japanischen Serie. Geheilt wurden im ganzen 81%, es rezidivierten $14^1/_2$%, das Resultat war unsicher, bzw.

Tabelle 20.

Autor	Zahl der Fälle	Totale Anästhesie %	Partielle Anästhesie %	Geheilt %	Rezidive %	Resultat unsicher %	1 Injektionen %	2 Injektionen %	3—4 Injektionen %
Härtel . . .	73	47 ($64^1/_2$)	26 ($35^1/_2$)	50 ($68^1/_2$)	23 ($31^1/_2$)	—	35	46	19
	98	61 (62)	37 (38)	79 (81)	19 (19)	—	78	20	2
Kulenkampff	19	9 ($47^1/_3$)	3 (16)	11 (58)	1 (5)	7 (37)	—	—	—
Hoppe . . .	33	15 ($45^1/_2$)	18 ($54^1/_2$)	33 (100)	—	—	—	—	—
Suermondt .	6	2 ($33^1/_3$)	—	2 ($33^1/_3$)	2 ($33^1/_3$)	2 ($33^1/_3$)	—	—	—
Harris . . .	63	31 (49)	32 (51)	63 (100)	—	—	—	—	—
Rayner . .	14	9 (64)	—	9 (64)	1 (7)	4 (29)	—	—	—
Hirschel . .	7	—	—	7 (100)	—	—	—	—	—
Summe	313	174 ($55^1/_2$)	116 (37)	254 (81)	46 ($14^1/_2$)	13 ($4^1/_2$)	—	—	—

unbekannt in $4^1/_2$%. Nur ein Teil der Fälle wurde lang genug beobachtet, um sie als Dauerheilung bezeichnen zu können. Die ausführlichsten Daten verdanken wir Härtel und Hoppe. Eine Heilung von 3—5 Jahren findet sich 52mal, von 5 Jahren 31mal, 10 Jahren 5mal. Diese sehr beachtlichen Resultate sind nicht ohne Gefahren erkauft. Der Alkohol kann in das Schädelinnere vordringen und aus der extraduralen eine intradurale Injektion werden, ein Vorkommen, das Härtel freilich nur einmal bei einem Tumor erlebt hat. Relativ häufig, auch in der Hand Geübter, sind Herpes, Augenmuskellähmungen, von denen besonders der Abducens betroffen ist, und leichte Corneaschädigungen bis zur schweren Keratitis neuroparalytica mit Ophthalmie. Zu den schwersten Verletzungen gehört die des Sinus cavernosus und der Carotis. Alle diese Gefahrmomente und Unglücksfälle haben dazu beigetragen, die Ganglioninjektion, besonders bei Chirurgen, in Mißkredit zu bringen. Demgegenüber muß aber hervorgehoben werden, daß diese Einstellung, wie die Resultate der Statistik zeigen, jeder Berechtigung entbehrt. Zwar gewährt die Injektion keine 100% Heilung, aber schwerwiegende Unglücksfälle sind sicherlich größtenteils einer fehlerhaften Technik zur Last zu legen.

γ) *Operative Eingriffe.* Die Zusammenhänge, die offensichtlich zwischen Sympathicus und Trigeminusneuralgie bestehen, haben immer wieder zu *Eingriffen am sympathischen System* verführt (periarterielle Sympathektomie der Carotis, Vernichtung der periarteriellen Geflechte durch Alkohol, Ganglionektomie). 1906 berichtet Pinatelle in einer Sammelstatistik, der hauptsächlich Fälle Jaboulays zugrunde liegen, die Sympathicusoperationen über alles lobend, über 30 Fälle mit nur 2 Rezidiven. Hesse hingegen fand auf Grund eines sehr sorgfältigen Studiums der einschlägigen Literatur unter 34 veröffentlichten Fällen nur 12 Heilungen, von denen lediglich 8 1 Monat bis $1^1/_2$ Jahre beobachtet worden waren, und lehnt deswegen ebenso wie Brüning, Foerster, Hahn, Kappis, Wertheimer alle sympathischen Eingriffe bei der Trigeminusneuralgie im allgemeinen ab. Kann auch nicht bestritten werden, daß durch Ausschaltung der sensiblen sympathischen Hilfsbahnen hin und wieder eine Besserung und Umstimmung erzielt wird, so sind doch Dauerheilungen bisher nicht beobachtet worden und auch durchaus unwahrscheinlich. Ich habe eine Kranke mit schwerer Trigeminusneuralgie gesehen, bei der von anderer Seite die rechte Carotis unterbunden worden war und es zu einer Fadeneiterung, lebensbedrohlicher Blutung und langem Krankenlager kam. Wenn überhaupt, sind Eingriffe am Sympathicus nach Hesse nur dann indiziert, wenn ausgesprochene Erscheinungen einer Sympathicusreizung oder deutliche Angiospasmen bestehen und Einatmung von Amylnitrit den Anfall aufhebt oder beeinflußt. Über die Indikationen sympathischer Eingriffe bei Pseudoneuralgien gehe ich an anderer Stelle ein.

Die übrigen operativen Verfahren kann man ebenso wie die Injektionsmethoden in *periphere, basale* und *zentrale* teilen. Die *peripheren* bestehen in der von THIERSCH angegebenen Neurexhairese des N. supraorbitalis, infraorbitalis oder mentalis. Sie werden heute nicht mehr in dem Maße wie früher angewandt, die Rezidive sind zu häufig. Es mag sein, daß die Erfolge etwas günstiger sind als die der peripheren Alkoholinjektion; dafür nehmen wir aber stets einen operativen Eingriff mit in Kauf, der bei der Freilegung des 3. Astes nicht immer einfach ist. Die Rezidive treten im Durchschnitt einige Monate später ein als bei der Alkoholinjektion. Von Heilung kann bei der Neurexhairese ebensowenig die Rede sein wie bei den *basalen* Operationsmethoden, die vor Rezidiven nicht zu schützen vermögen, da sie das Leiden nicht an der Wurzel angreifen.

Die Operationsmethoden, die eine Dauerheilung garantieren, bestehen in der definitiven *Ausschaltung des Ganglion Gasseri* durch *Exstirpation* oder *Durschschneidung der sensiblen Wurzel* und neuerdings durch *Elektrokoagulationspunktion* des Ganglions (KIRSCHNER).

HARTLEY und KRAUSE entfernten das Ganglion Gasseri 1892 von der temporalen, DOYEN, LEXER u. a. später von der sphenotemporalen Seite. Dieser Eingriff ist in größeren Serien von KRAUSE, MILLS und SUERMONDT vorgenommen worden. KRAUSE berichtet in seiner letzten Statistik von 100 Fällen über eine Mortalität von 11%, die auf Blutverlust, Kollaps, Komplikationen bei arteriosklerotischen Herz- und Nierenerkrankungen und letaler Pneumonie beruhte. SUERMONDT hatte unter 31 Fällen 2 Todesfälle an Bronchopneumonie und Nachblutung, MILLS 13 Fälle ohne Todesfall. Einmal erforderte eine Nachblutung die spätere Ligatur der Carotis. Eine schwere Keratitis wurde von KRAUSE 2mal, leichtere Corneaschädigung öfters beobachtet. Die Exstirpation des Ganglion Gasseri ist heute fast allgemein zugunsten der 1900 von SPILLER empfohlenen, von FRAZIER erstmalig ausgeführten *retrogasserischen Durchschneidung* der Trigeminuswurzel verlassen worden. Selbst Chirurgen, die mit der Exstirpation befriedigende Resultate erzielt haben, erkennen die Vorteile der Durchschneidung an. Die Methode ist durch Modifikationen und Verbesserungen dauernd vervollkommnet worden, Schonung der motorischen, später der ophthalmischen Funktion und schließlich die dissoziierte Durchschneidung nur der von der Neuralgie betroffenen Fasern (STOOKEY) bedeuten Etappen dieser allmählichen, zielsicheren Entwicklung. *Heute ist das Verfahren in bezug auf die geringe Mortalität, die Geringfügigkeit der Ausfalls- und Nebenerscheinungen und die Sicherheit des Erfolges kaum zu überbieten.*

Die Durchschneidung der sensiblen Trigeminuswurzel ist besonders in Amerika an einem Riesenmaterial erprobt worden. CUSHING berichtet über 375, FRAZIER über 654, ADSON über 371 Operationen. Derartige Serien sind bei uns unbekannt. Man kann sie nur dadurch erklären, daß die Indikation in Amerika, gestützt auf die vorzüglichen Resultate, weitherziger gestellt wird als bei uns oder die schweren Trigeminusneuralgien drüben tatsächlich häufiger vorkommen. Die Operationsmortalität ist unter 1% (CUSHING, FRAZIER, HEYMANN, DEMARTEL OLIVECRONA, TAYLOR). LERICHE verlor unter 49 Fällen 2 an den Folgen einer Hirnkontusion, da die Freilegung des Ganglions zu weit hinten erfolgt war.

Eine Keratitis wurde von ADSON, FRAZIER, LERICHE in 10% festgestellt. Nun sind die meisten Operationen bisher noch ohne Rücksicht auf die ophthalmische Partie ausgeführt worden. Mit Schonung dieses Astes wird zweifellos auch die Keratitis seltener. FRAZIER hat sie in der letzten Serie von Fällen überhaupt nicht beobachtet.

Wie steht es nun mit den *Rezidiven*? FRAZIER sah unter 654 Fällen nur 2 Rezidive. Der eine Patient wurde ein zweites Mal operiert, dabei fanden sich stehengebliebene Fasern, nach deren Durchtrennung völlige Heilung eintrat. LERICHE beobachtete in seinen 49 Fällen 2 Rezidive im 12. und 18. Monat. Sie konnten ebenso wie im Falle TAYLORS auf nicht durchschnittene Fasern zurückgeführt werden. Wie ich glaube, werden auch die Rezidive anderer Autoren (SUERMONDT, PEIPER, Verf. usw.) so zu erklären sein, auch wenn dies nicht immer zu beweisen ist. Eine Faserregeneration, die PEIPER verantwortlich macht, halte ich für unwahrscheinlich.

Die Möglichkeit, die sensible Trigeminuswurzel *im Kleinhirnbrückenwinkel* zu durchtrennen, wurde von CLAIRMONT an der Leiche erwiesen, ohne Kenntnis davon, daß DANDY diesen Gedanken bereits kurz vorher in die Tat umgesetzt hatte. Dieses Verfahren schien zunächst bei der seltenen doppelseitigen Neuralgie (1% der Fälle im Material FRAZIERS) und bei Versperrung des temporalen Weges durchaus indiziert. DANDY hat inzwischen auch bei einseitiger Neuralgie den cerebellaren Zugang mit partieller Durchschneidung der Wurzel zu dem Verfahren der Wahl erhoben, OLIVECRONA ist ihm hierin gefolgt. DANDY rühmt folgende Vorzüge: Vermeidung der Keratitis, sichere Schonung der motorischen Wurzel und des N. petrosus superfic., der nicht in das Gesichtsfeld kommt, Fehlen jeglicher Sensibilitätsausfälle, schließlich die Möglichkeit, Tumoren der hinteren Schädelgrube (18mal!) und Veränderungen an Venen und Arterien als Ursache der Trigeminusneuralgie zu erkennen und zu beseitigen. Die auch von OLIVECRONA bestätigte Tatsache, daß nach Durchschneidung des hinteren Wurzelanteiles die Schmerzen wohl verschwinden, Sensibilitätsstörungen und trophische Störungen aber ausbleiben, spricht für den dissoziierten Verlauf dieser Fasern. DANDY hat 250 Fälle auf cerebellarem Wege operiert, die letzten 150 ohne Todesfall.

Die *Elektrokoagulation*, die auf die Chirurgie, besonders die Neurochirurgie, so ungemein befruchtend gewirkt hat, wurde von KIRSCHNER auch zur Behandlung der Trigeminusneuralgie herangezogen. KIRSCHNER gelang es, mit einer Elektrokoagulations-Hohlnadel das Ganglion mit dem elektrischen Strom zu vernichten.

Das Ganglion wird mit einer von KIRSCHNER für diesen Zweck angegebene Zielvorrichtung punktiert und etwa 5 Sekunden dem Strom ausgesetzt. In der Regel bekommt der Kranke trotz Anästhesierung einen heftigen Schmerzanfall, der nach Stromunterbrechung in einigen Sekunden abklingt. Wenn sich der Kranke erholt hat, wird der elektrische Strom erneut eingeschaltet. Man läßt dann das nächste Mal den Strom 10—15 Sekunden einwirken. Man schaltet den Strom in einer Sitzung so häufig ein — vielleicht 4—6mal —, bis Anästhesie und Schmerzverlust vollkommen sind. Das Zerkochen des Gewebes verursacht ein leichtes Brodeln im Innern des Kopfes. In letzter Zeit beschloß KIRSCHNER den Operationsakt, indem er 0,2 ccm 70%igen Alkohols in die geschaffene Höhle injizierte.

In dieser Weise wurden 60 Fälle, darunter 2 doppelseitige, 55 einseitige Trigeminusneuralgien und 3 Fälle von malignen Tumoren, mit insgesamt 94 Koagulationen behandelt, 6mal wurde das Ganglion sphenopalatinum koaguliert. Die Sensibilität war nach der Behandlung im Bereich des 2. und 3. Astes zumeist nur herabgesetzt, selten vollkommen erloschen, der erste Ast pflegte frei zu bleiben. Von 60 Fällen wurden 56 schmerzfrei. In einem trat Facialis-Glossopharyngeus- und Accessoriusparese ein ohne Schmerzlinderung, da die Nadel im Foramen lacerum saß, fernerhin eine Abducensparese, eine Vaguslähmung, eine Recurrenslähmung, eine Oculomotoriuslähmung. Häufig mußten 2, selten 3, einmal 4 Sitzungen bis zur vollständigen Beseitigung der Schmerzen vorgenommen werden. 6mal traten Rezidive nach 3, 4, 8, 11, 14 und 17 Monaten auf, die längsten Beobachtungen waren $2^1/_2$ Jahre. K. H. BAUER hat 9 Fälle in 15 Sitzungen elektrokoaguliert.

δ) *Wahl des Verfahrens.* In Anbetracht der vielen uns zur Verfügung stehenden Methoden zur Behandlung der Trigeminusneuralgie ist die Wahl des richtigen Verfahrens nicht immer einfach. *Voraussetzung ist die richtige Diagnose.* Ist sie gestellt, muß ein genauer Heilplan aufgestellt werden. Bei leichteren Trigeminusneuralgien wird man zunächst den Versuch mit internen und phsyikalischen Mitteln machen und häufig für Monate Beschwerdefreiheit erzielen. Dann treten die peripheren Injektionen in ihr Recht, die man unter Umständen wiederholen kann. Man steht heute allgemein auf dem Standpunkt, daß bei dem Versagen dieser palliativen Methoden nur noch radikale in Frage kommen, also entweder Ganglioninjektion bzw. Elektrokoagulation oder operativer Eingriff am Ganglion. Die basalen Injektionen, sowie die basalen operativen Eingriffe sind verlassen und haben keine Berechtigung mehr. Die Frage, ob Alkoholinjektion oder Operation, entscheiden die meisten Autoren zugunsten der Operation (ADSON, CUSHING, FRAZIER, HEYMANN, KRAUSE, KÜTTNER, LEXER, SCHMIEDEN u. a.). In sehr scharfen Worten wendet sich KÖNIG gegen die Alkoholinjektion. „Ein Chirurg hat den Weg gewiesen, die Alkoholinjektion ins Ganglion Gasseri zu machen, um die intrakranielle Exstirpation des Ganglions zu umgehen. Er hat damit der Chirurgie einen schlechten Dienst erwiesen." Diese schroffe Ablehnung ist unbegründet. Die Gegner der Alkoholinjektion machen ihr zum Vorwurf, daß sie im Dunkeln arbeitet, nicht ungefährlich ist, nicht mit Sicherheit Rezidive verhütet und vor allem spätere operative Eingriffe sehr erschwert. Auf diesen letzten Punkt muß ich mit einigen Worten eingehen, da er ein Hauptargument darstellt. Narbenbildungen werden nach KULENKAMPFF nur dann erzeugt, wenn zu große Mengen Alkohols zu energisch eingespritzt werden. KULENKAMPFF konnte nachweisen, daß nach Injektion von $^1/_4$—$^1/_2$ ccm Alkohol bei klinisch vollkommener Heilung Narben völlig fehlten. Pathologisch-anatomisch ließ sich bei dem Kranken, der, als er $1^1/_2$ Jahre von seiner Trigeminusneuralgie geheilt war, Suicid beging, eine totale Zerstörung des Ganglions feststellen. Die Narbenbildung hängt also einzig und allein von der Technik des einzelnen ab, und diese ist für den Erfolg maßgebend. „Nicht nur die Ganglionexstirpation, sondern auch die Ganglioninjektion gehört in Meisterhände", sagt HÄRTEL, der ebenso wie ALEXANDER, HOPPE, KULENKAMPFF zu den Hauptverfechtern der Injektion gehört. Hiermit trifft er einen wesentlichen Punkt. In den Händen einzelner Autoren hat die Ganglioninjektion vorzügliche Resultate gegeben. Gäbe es viele solcher Meister, würde die Zahl der Injektionsgegner wahrscheinlich zusammenschrumpfen. Unter den gegebenen Verhältnissen ist die Zurückhaltung verständlich, denn eine technisch unvollkommene Alkoholinjektion ist nicht nur unnütz, sondern erschwert einen späteren operativen Eingriff ungemein. Ferner spricht auch der Umstand für operatives Vorgehen, daß auch die besten Injektionsresultate hinter den Operationsergebnissen zurückstehen. Die letzte Entscheidung bleibt von der Lage des Falles, dem Können, der Erfahrung und dem Temperament des behandelnden Arztes abhängig.

Der Vergleich zwischen der Exstirpation des Ganglions und Durchschneidung der sensiblen Wurzel fällt unbedingt zugunsten der Durchschneidung aus. Nur KRAUSE und SUERMONDT treten für die Exstirpation ein, andere, zu denen außer den bereits erwähnten Autoren DE BEULE, DE MARTEL, COUGHLIN, LERICHE, ROBINEAU und SICARD gehören, erkennen die Vorzüge der Wurzeldurchtrennung an. Diese liegen in der geringeren Operationsgefahr und -mortalität, in der Möglichkeit, eine Keratitis neuroparalytica zu verhüten und durch differenzierte Durchschneidung den entstehenden Sensibilitätsdefekt auf ein Minimum zu reduzieren.

Bei der glücklicherweise sehr seltenen *doppelseitigen* Trigeminusneuralgie müssen die radikalen Methoden besonders sorgfältig erwogen werden, zumal wenn bereits einseitig infolge des 1. Eingriffes eine Kaumuskellähmung oder Anästhesie des 1. Astes besteht. FRAZIER hat als einziger beiderseits die sensiblen Wurzeln nach seiner Methode durchtrennt. In diesen Fällen sollte die cerebellare Durchschneidung erwogen werden (DANDY, OLIVECRONA). Die Größe und Schwierigkeit des Eingriffes wird dadurch aufgewogen, daß nach den vorliegenden Erfahrungen am Menschen die Resektion nur der hinteren Wurzelhälfte genügt, um unter Erhaltung von Gesichtssensibilität und Trophik die Schmerzen zu beseitigen. Für die einseitige Neuralgie werden die meisten Chirurgen mit FRAZIER den weniger gefahrvollen temporalen Weg beibehalten.

b) Glossopharyngeusneuralgie.

Schmerzen im Innervationsbereich des Glossapharyngeus können sekundär oder primär entstehen. Der ersten Gruppe gehören die symptomatischen Schmerzzustände bei Entzündungen, Drüsenschwellungen, Tumoren, Aneurysmen, Thrombose der Vena jugularis und Tabes an. Bei malignen infiltierenden Tumoren der Zunge und Rachengegend haben *Molotkoff* und PETROV-VERESCINSKIJ, einer Angabe FILATOVS folgend, den Nerven wiederholt mit Erfolg durchtrennt. Das rasche, expansive Wachstum dieser Geschwülste wird aber nicht selten auch eine Blockade des Trigeminus, des Vagus oder eine Laminektomie zur Unterbrechung der oberen Cervicalwurzeln erfordern. *Die operative Behandlung der echten Glossopharyngeusneuralgie ist ebenso dankbar wie die der Trigeminusneuralgie.* Dieses interessante Krankheitsbild, dem Chirurgen und Neurologen erst im letzten Jahrzehnt gebührende Aufmerksamkeit geschenkt haben, erklärt manchen erfolglosen Eingriff bei vermeintlicher Trigeminusneuralgie! Seit wir die beiden Neuralgieformen differenzieren können, haben sich die kasuistischen Mitteilungen gehäuft. Analog der Wurzeldurchschneidung bei Trigeminusneuralgie wurde auch beim Glossopharyngeus die intrakranielle Durchschneidung des Nerven nach suboccipitaler Kleinhirnfreilegung gefordert und von CHAVANY und WELTI, ADSON, DANDY, REICHERT und STOOKEY mit Erfolg ausgeführt. Der Einsatz ist groß! ADSON erlebte einen Todesfall an Nachblutung. Aber der theoretisch begründete Einwand, die periphere Operation sei von Rezidiven gefolgt, hat sich in der Praxis bisher nicht bestätigt. Bei den publizierten peripher operierten Fällen, die zum Teil bis zu 4 Jahren beobachtet wurden, war niemals von Rezidiven die Rede. Eine intrakranielle Glossopharyngeusdurchschneidung kommt deswegen nur dann in Betracht, wenn periphere Eingriffe aus irgendeinem Grunde nicht ausführbar sind oder versagen.

Auch die *periphere* Freilegung des Glossopharyngeus ist technisch keineswegs leicht. Sie bedarf sorgfältigster anatomischer Vorstudien und Beherrschung der komplizierten topographischen Verhältnisse. ROBINEAU durchschnitt irrtümlicherweise den Nervus vagus, in einem anderen Falle den Hypoglossus, ADSON den Ramus pharyngeus des Nervus vagus. ADSON legt den Nerven nahe der Schädelbasis nach Ligatur der Carotis externa und Durchtrennung des Hinterbauches des Digastricus und Stylohyoideus frei. FONIO und USADEL (KIRSCHNER) haben für eine weiter distale Freilegung übersichtliche Operationsverfahren ausgearbeitet und erfolgreich angewandt. Von insgesamt 27 publizierten Fällen (ADSON, FILATOV (HESSE), GOODYEAR, HANSEL, HARRIS, SICARD und ROBINEAU, SINGLETON, STOOKEY, USADEL) wurden 16 operiert und sämtlich geheilt. Der Fall FILATOVS von gleichzeitiger Trigeminus- und Glossopharyngeusneuralgie, die durch getrennte Eingriffe an beiden Nerven restlos verschwanden, ist einzigartig.

MIXTER und GRANT konnten in einer großen Serie von Carcinomen des Gesichtsschädels nach Ausschaltung des Trigeminus oder Glossopharyngeus oder beider Nerven eine erhebliche Schmerzlinderung feststellen. GREKOV und SOKOLOV machten bei insgesamt 29 malignen Tumoren die eigenartige Beobachtung, daß nach Neuro- und Radikotomie stärkeres Geschwulstwachstum einsetzt. Allerdings haben diese Autoren mit den Eingriffen weniger die Schmerzaufhebung als die Beeinflussung des Tumorwachstums bezweckt. Selbst wenn eine derartige Nebenwirkung, für die ich sonst nirgends Bestätigung gefunden habe, bestehen sollte, hat die Neurotomie von Hirnnerven doch ihre unbedingte Berechtigung, wenn es sich darum handelt, ein Tumorgebiet zum Zweck der Schmerzblockade zu deafferentieren. Über Alkoholinjektionen in den Tumor selbst und um den Tumor herum nach FEREY liegen bisher keine weiteren Erfahrungen vor.

c) Cervico-Occipitalneuralgie.

Bei den *cervico-occipitalen Neuralgien* kann neben dem Nervus occipitalis major, der am häufigsten isoliert erkrankt, auch der Nervus occipitalis minor, auricularis magnus, die Nn. subcutanei colli und supraclaviculares in Mitleidenschaft gezogen sein. Die isolierten Neuralgien des N. occipitalis major werden durch Alkoholinjektion beseitigt. Die Injektion, die ich ebenso wie andere Autoren wiederholt mit bestem Erfolg angewandt habe, läßt sich technisch leicht ausführen, unter Umständen auch wiederholen und sollte vor jedem größeren operativen Eingriff versucht werden. Erreichen wir mit ihr keine Dauerheilung, so ist die Resektion des befallenen Nerven und Ausdrehung seines peripheren Endes berechtigt (KRAUSE, OSTROWSKI). In Fällen, die auch dann noch refraktär sind, ist die Entfernung des 2. Spinalganglions geboten (v. HOFMEISTER, OEHLECKER).

d) Atypische Neuralgien.

Mitunter weist erst die Erfolglosigkeit eines Eingriffes darauf hin, daß wir das Opfer einer Fehldiagnose geworden sind. Nicht nur bei der Glossopharyngeusneuralgie, sondern auch bei denjenigen Neuralgien, die man in das Ganglion sphenopalatium (SLUDERsche Neuralgie) und das Ganglion geniculi bzw. den Nervus medius Wrisbergii (HUNTsche Neuralgie) verlegt, wurden fruchtlose Operationen am Trigeminus vorgenommen. Bei der SLUDERschen Neuralgie können Injektionen in das Ganglion sphenopalatinum Nutzen bringen (HOOVER). Zu seiner Freilegung und Exstirpation haben BRAEUCKER, FRAZIER-GRANT operative Wege gewiesen. Die Ergebnisse sind wechselnd. KIRSCHNER hat in gleicher Weise wie das Ganglion Gasseri 6mal das Ganglion sphenopalatinum erfolgreich elektrokoaguliert, während BRAEUCKER von isolierten Eingriffen am Ganglion sphenopalatinum keinen Nutzen sah und gleichzeitige Unterbrechung des Nervus maxillaris am Foramen rotundum fordert. Erst mit dieser kombinierten Art des Vorgehens bei der von ihm als *sphenomaxillär* bezeichneten Neuralgie wurden mehrjährige Heilungen erzielt.

Einen Fall schwerer HUNTscher Gesichtsneuralgie brachten CLARK und TAYLOR mit Hilfe der Durchschneidung des Facialisstammes im Kleinhirnbrückenwinkel zu restloser Heilung.

Neben den hier kurz besprochenen Neuralgien gibt es weitere Formen atypischer Gesichtsschmerzen, die durch die bisher erörterten Eingriffe nicht gebessert, sondern eher verschlechtert werden. Die Zahl der atypischen Gesichtsneuralgien ist recht erheblich. Unter 1287 Fällen FRAZIERS waren 1083 echte, 204 atypische Trigeminusneuralgien. 60 dieser atypischen Fälle sind von FRAZIER und RUSSELL genau studiert worden. Von großer praktischer Bedeutung ist die Feststellung, daß in 10 Fällen, in denen, zum Teil irrtümlicherweise, schon in einer früheren Krankheitsperiode die sensible Quintuswurzel reseziert worden war, weder Eingriffe am Ganglion sphenopalatinum noch die Exstirpation des oberen Cervicalganglions noch die Carotisschälung Erfolg brachte. Die Heilung eines Kranken durch CHRISTIAN SCIENCE legt den Gedanken nahe, daß mitunter eine funktionelle Genese vorliegt. Auf jeden Fall läßt sich auch bei der atypischen Neuralgie aus den chirurgischen Erfolgen der scheinbar bestehende Zusammenhang zwischen Neuralgie und Sympathicus nicht beweisen.

e) Migräne.

Die *Migräne* ist ihrem Wesen nach noch nicht geklärt. Auch sie bringt man immer wieder in Beziehung zu Spasmen der Hirngefäße und erhofft in konservativ erfolglos behandelten Fällen von Eingriffen am sympathischen System Heilung. CHIPAULT, DELREZ, JONNESCO haben durch Resektion des Halssympathicus einschließlich des 1. Brustganglions, WITZEL durch periarterielle Sympathektomie der Carotis unter Wegnahme der Carotisdrüse weitgehende

Besserungen herbeigeführt, doch sind die Erfolge unsicher. BRAEUCKER, der dem Problem der Migräne mit größter Systematik zu Leibe rückte, sah in einem schweren Fall ophthalmoplegischer Migräne weder nach Resektion des N. caroticus noch nach Injektion in das Ganglion sphenopalatinum noch nach Blockade des Nervus vertebralis ein befriedigendes Ergebnis; erst nach Injektion in das Ganglion Gasseri verringerten sich die Anfälle und wurden weniger intensiv. BRAEUCKER nimmt deswegen einen pathologischen Prozeß im Kerngebiete des N. oculomotorius, trochlearis, abducens, trigeminus an, der auf dem Wege verbindender Nervenfasern in der Carotis einen vasomotorischen Zustand hervorruft. Daß die Exstirpation des Ganglion cervicale superior zwecklos ist, hat neuerdings auch DANDY betont, hingegen hatte er Erfolg mit der Exstirpation des Ganglion stellatum und cervicale inferior. Die Dauer der Beobachtung, die nicht im Sinne der BRAEUCKERschen Argumentation spricht, betrug allerdings nur $2^1/_2$ bzw. $6^1/_2$ Monate. Man sollte auf jeden Fall bei strengster Auswahl und Kritik nur die Fälle operieren, die das Bild einer vasokonstriktorischen Neurose mit Sympathicusreizerscheinungen bieten.

2. Visceralgie.

a) Angina pectoris.

Die chirugrische Behandlung der Angina pectoris, der wichtigsten *thorakalen* Visceralgie, betrifft eher ein medizinisches als ein neurologisches Grenzgebiet. Auch heute noch stehen die Meinungen über die zweckmäßigste chirurgische Therapie mit großer Schärfe einander gegenüber. Diese Verschiedenheit der Anschauungen, die ihren Niederschlag in der Empfehlung zahlreicher operativer Verfahren findet, erklärt sich aus unseren mangelhaften Kenntnissen über die Lokalisation der Herzschmerzen, die zentripetalen Leitungsbahnen und die Wirkungsweise des Eingriffes. Die Frage, ob Coronarsklerose oder Aortalgie vorliegt, ob Sympathicus- oder Depressorblockade, Durchtrennung afferenter oder efferenter Fasern den operativen Erfolg bedingt, ist noch nicht entschieden und vielleicht überhaupt nicht mit Sicherheit zu lösen.

Als einfachstes Verfahren gilt auch bei der Angina pectoris die paravertebrale Novocaininjektion (C_8—D_4), für die besonders BRAEUCKER, LERICHE, MANDL eintreten, die Heilungen von vieljähriger Dauer beobachtet haben. Ihre Wirkung erinnert uns an die eigenartigen Beziehungen zwischen Lokalanästhesie und sympathischem System. Auf jeden Fall ist ein Versuch trotz der negativen Erfolge HOFERS und WENCKEBACHS gerechtfertigt. Eine intensivere Wirkung erzielten FLOTHOW, RICHARDSON und WHITE, SCHWARTZ, SWETLOW, Verf. durch Alkoholinjektionen. Allerdings können sehr hartnäckige Hyperästhesien und Parästhesien der Nachbargebiete die anfänglich guten Erfolge erheblich trüben.

Die Frage des *operativen Vorgehens* wurde auf dem Internistenkongreß 1930, auf dem das Hauptthema der Angina pectoris galt, nur flüchtig erwähnt. Deutsche Internisten zeigen hier besondere Zurückhaltung. Indessen ist kein Grund zu sehen, warum wir nicht, ebenso wie wir bei Schmerzzuständen anderer Art, z. B. inoperablen Carcinomen, die unweigerlich zum Tode führen, bemüht sind, den kurzen Lebensabend schmerzlos zu gestalten, auch bei Herzkranken, denen trotz aller Heilmethoden die stenotischen Anfälle unvermindert das Leben zur Qual machen, einen Eingriff wagen sollten. Zahlreiche Verfahren wurden angegeben: die Entfernung des ganzen Grenzstranges mit dem Ganglion stellatum, einseitig oder doppelseitig, partielle Sympathektomie in verschiedenen Formen, Depressordurchschneidung, Durchschneidung der Rami communicantes, Unterbrechung des sensomotorischen Reflexes, Durchschneidung der hinteren

Wurzeln. Die große Zahl der angegebenen Methoden deutet darauf hin, daß keine in vollem Maße befriedigt.

Tabelle 21. Die Resultate der operativen Behandlung der Angina pectoris.

	Zahl der Fälle	%
I. Vollkommenes Verschwinden der Anfälle	87	56,1
a) Beobachtungsdauer länger als 3 Monate (44 Fälle, 28,6%)	—	—
b) Beobachtungsdauer weniger als 3 Monate (20 Fälle, 13%)	—	—
c) Beobachtungsdauer nicht angegeben (22 Fälle, 14,9%)	—	—
II. Zeitweiliges Verschwinden der Anfälle	3	1,9
III. Bedeutende Besserung	16	10,3
IV. Unbedeutende Besserung	9	5,8
V. Ohne Besserung	15	9,7
VI. Unbekannt	6	3,9
VII. Postoperative Sterblichkeit	19	12,3
	155	100

Die Tabelle zeigt die Gesamterfolge unter Zugrundelegung der Statistik Hesses über 135 Fälle, die um 20 Fälle der neueren Literatur erweitert worden ist (Aubert, Bacaloglu, Dobrotvorski, Duclos, Fedoroff, Grekov, Kostlivy, Lemoine und Neuman, Leriche und Fontaine, Nogueras und Calandra, Petersen, Singer, Vela).

Bei einer Mortalität von 12,3%, die vorwiegend durch das ursprüngliche Herzleiden und Dekompensationsstörungen bedingt sind, kann man in ca. 66%, also etwa zwei Drittel der Fälle, bedeutende Besserungen bzw. Heilungen, darunter solche bis zu 9jähriger Dauer, feststellen. Analysiert man die einzelnen Methoden, so ergibt sich bei der totalen Sympathektomie eine höhere Mortalität als bei den übrigen Methoden. Diese Tatsache würde schon genügen, um andere Verfahren geeigneter erscheinen zu lassen, es kommt aber noch hinzu, daß die Erfolge der Radikalmethoden weder besser noch dauerhafter sind. Da mit der Ramikotomie, der Radikotomie und der Unterbrechung des sensomotorischen Reflexbogens noch nicht hinreichende Erfahrungen gesammelt worden und die Erfolge der Depressordurchschneidung inkonstant sind, muß man vorderhand die *partielle Sympathektomie*, und zwar die *obere mit partieller Resektion des Ganglion superior* und Schonung des Ganglion stellatum, als die zweckmäßigste Methode ansprechen.

b) Tabes.

Mit der Abnahme der Lues geht ein Sinken der metaluischen Erkrankungen Hand in Hand. Während die Fieberbehandlung der Paralyse eine neue Ära anbahnte, haben die Behandlungsmethoden der Tabes nur bescheidene Fortschritte gemacht. Jedoch werden glücklicherweise Kranke mit schwersten gastrischen Krisen, luischen Radikulitiden und Myelomeningitiden immer seltener. Immerhin gibt es noch Fälle, bei denen nur chirurgische Hilfe in Frage kommt und der Chirurg vor der ernsten Entscheidung steht, welchem Verfahren er den Vorzug geben soll. Am leichtesten gelingt es mit Hilfe *paravertebraler* Injektionen, Erbrechen und Schmerzen zu coupieren. Gewöhnlich verwendet man je 5 ccm $^1/_2$—1% Adrenalin-Novocainlösung oder nach Daniélopolu je 1 ccm 8% Antipyrinlösung. Die Erfolge sind nur von kurzer Dauer, wenn auch hier und da einmal monatelange Beschwerdefreiheit erreicht wird (Daniélopolu, Holfelder, Läwen, Mandl). Auch *Alkoholinjektionen* bringen meist nur vorübergehende Linderung. Mandl injizierte nach vorangegangener Adrenalin-Novocaininjektion bei ruhender Nadel 5 ccm 90% Alkohols. Jedoch waren nur 2 der Fälle nach $^1/_2$ Jahr bzw. mehreren Wochen schmerzfrei.

Problematischer Natur ist die *Neurexhairese* des Nervus intercostalis nach FRANKE. Dadurch, daß bei dem Herausdrehen des Nerven auch sympathische Fasern ausgerissen werden, wird unter Umständen der Reflexbogen unterbrochen, aber durchaus nicht immer, wie die negativen Leichenexperimente von SAUVÉ und TINEL, SICARD und LEBLANC zeigen. Über gute Erfolge der Neurexhairese berichten FRANKE, CADE, LERICHE, über Mißerfolge CLAIRMONT, MANDL. Auch MAUCLAIRES Statistik ist alles andere als ermutigend. Von 19 Fällen starben 3 im Anschluß an die Operation, 9mal kam es meist schon früh zu einem Rezidiv, bei 7 scheinbar geheilten Kranken war die Beobachtungszeit 4mal zu kurz, 3mal betrug sie 10, 12 und 15 Monate. Die Ausdrehung des N. intercostalis ist daher heute allgemein aufgegeben worden. Auch von operativen Eingriffen am Magen selber, seinen Ganglien und sympathischen Nerven dürfen wir keinen Erfolg erwarten (COTTE, JABOULAY, LERICHE, LATARJET und WERTHEIMER und SCHÖNBAUER).

Die *subdiaphragmatische Vagotomie Exners* wird verschieden beurteilt. Den Versagern von FÖRSTER, KÜTTNER, STEIN stehen teilweise Erfolge von EISELSBERG, GIORDANO, MANDL, THOMSEN entgegen. Von 12 Fällen MANDLS aus der HOCHENEGGschen Klinik starben 2 an den Folgen der Operation, das weitere Schicksal der übrigen Kranken ist nur in 4 Fällen bekannt. 1 Patient fühlte sich jahrelang nach der Operation ganz wohl, dann kam es wieder zu Krisen, die aber nicht so heftig waren wie vor der Operation. 7 Jahre nach der Operation Exitus am Grundleiden. Ein anderer überlebte die Operation in leidlichem Zustande 12 Jahre, 2 weitere Patienten blieben 2 Jahre lang anfallsfrei. Da in allen 4 Fällen nicht nur Erbrechen, also die vagale Form der Krisen, sondern stets auch Magenschmerzen bestanden, zieht MANDL den Schluß, daß die scharfe Trennung der einzelnen Krisenformen, wie sie FOERSTER erstrebt, schwer durchführbar ist und in Anbetracht der erzielten Erfolge der Begründung entbehrt.

Von weittragender Bedeutung für die chirurgische Therapie war der Gedanke FOERSTERS, daß die primäre Ursache der gastrischen Krisen in einem Reizzustand der hinteren Wurzeln zu erblicken sei, der reflektorisch motorische, sensible und sekretorische Reizerscheinungen in den dazugehörigen Organsphären hervorrufe. Auf Grund dieser Hypothese empfahl FOERSTER die hintere Wurzeldurchschneidung im Bereiche von D_7—D_{10}, die KÜTTNER als erster in die Tat umsetzte. Leider hat die so sinnreich ausgedachte Operation die in sie gesetzten Erwartungen nur zum Teil erfüllt. Ich bringe hier von den zahlreichen Sammelstatistiken (ALEMAN, FOERSTER, FRAZIER, STOELKER, TINEL) die von FRAZIER.

Tabelle 22. Resultate von 73 Operationen wegen gastrischer Krisen. (Nach FRAZIER.)

Nicht festgestellt	1 = 1,37%
Geheilt	14 = 19,18%
Gebessert	31 = 42,46%
Zeitweise gebessert	6 = 8,22%
Ungebessert	5 = 6,85%
Operativer Tod (innerhalb eines Monats)	10 = 13,70%
Tod (1 Monat und später), nicht postoperativ	6 = 8,22%
	75 Fälle

Neben Erfolgen sehen wir Mißerfolge und Rezidive. Die schlechten Ergebnisse beruhen nach FOERSTER zum Teil auf falscher Indikationsstellung, denn bei schmerzlosen Vaguskrisen mit peinigender Nausea und anderen Vagussymptomen erscheint der Eingriff an den hinteren Wurzeln zwecklos, da der irritative Prozeß in der Vaguswurzel lokalisiert ist. Ähnlich liegen die Verhältnisse bei der Phrenicuskrise, die mit Schulterschmerzen und Singultus einhergeht. Nach FOERSTER ist nur dann ein Erfolg zu erwarten, wenn die gastrischen Krisen auf Grund entsprechender hyperästhetischer Zonen mit Wahrscheinlichkeit in den Wurzeln des 5.—8. Thorakalsegments lokalisiert wurden. Aber auch unter dieser Voraussetzung finden sich Versager. Man kann diese also nur zum Teil auf ein größeres sensibles Einstrahlungsgebiet beziehen. Zwar wurden in manchen Fällen durch Hinzufügen der Resektion höher und tiefer gelegener Nachbarwurzeln noch Erfolge erzielt, aber in anderen die gastrischen Krisen trotz Resektion der hinteren Wurzeln von D_5—D_{12} nicht beeinflußt oder das Eintreten von Rezidiven nicht verhindert. Deswegen müssen wir eine weitere Ursache der Mißerfolge in den sensiblen, durch die vorderen Wurzeln verlaufenden Hilfsbahnen erblicken. Da auch nach Resektion vorderer und hinterer Wurzeln noch Fehlschläge (FOERSTER, SHAWE, THORBURN) verzeichnet worden sind, sind für sie sicherlich noch Momente verantwortlich, die uns im einzelnen unbekannt sind. HEYMANN nimmt eine Reizung der Rückenmarkszentren durch Zerfall der hinteren Strangbündel oder durch toxische Schädigungen an. Trotz der Versager können wir bei der FOERSTERschen Operation mit einer Heilungsziffer von 15—20% und einer Besserungsziffer von 20—30% rechnen, die durch gleichzeitige Resektion der vorderen Wurzeln oder durch ausgedehnte hintere Wurzelresektion vielleicht noch etwas gesteigert werden kann. Inwieweit es sich bei den sog. Heilungen um Dauererfolge handelt oder nur um ein mehrjähriges Freibleiben von Schmerzen, läßt sich aus der Literatur nicht mit Sicherheit feststellen.

Es war naheliegend, statt vieler Wurzeln die *medullären Schmerzbahnen* oberhalb des Einstrahlungsgebiets der abdominellen sympathischen Schmerzfasern zu durchtrennen. Über die *Chordotomie* bei Tabes liegen zahlreiche Mitteilungen vor. Zum Teil wurde die Durchschneidung des GOWERSchen Anterolateraltraktes primär ausgeführt, zum Teil nach dem Versagen anderer Methoden (hintere Wurzeldurchschneidung, Vagotomie, Durchschneidung der Rami communicantes). Die Operationsmortalität betrug 12%, sie entspricht also etwa der Mortalitätsziffer bei der hinteren Radikotomie. ADSON, BANZET, CHIASSERINI, FLOERCKEN, FOERSTER, HEYMANN, HÜTTL, HORRAX, LEIGHTON, MARTIN, DE MARTEL, OLDBERG, STEBBING, STIEDA u. a. berichten über vollkommenes Verschwinden der Krisen im Anschluß an die Operation bzw. weitgehende Besserung.

Allerdings trat nach der ersten Operation nicht immer der volle Erfolg ein, so daß bisweilen eine zweite Chordotomie hinzugefügt werden mußte. FOERSTER durchschnitt in einem Falle die hinteren Wurzeln ohne Erfolg. Ebensowenig beeinflußten Vagotomie und Gastroenterostomie und auch die Chordotomie am oberen Rande von D_3 den Zustand. Erst eine erneute Chordotomie am oberen Rande von D_1 brachte Besserung. In einem anderen Falle schwerster gastrischer Krisen, bei dem doppelseitige Splanchnikotomie und Resektion der hinteren 6.—10. Dorsalwurzel wirkungslos geblieben waren, beseitigte die Chordotomie in Höhe des 6. Dorsalsegmentes die Krisen für 14 Tage. Dann bestand wieder der alte Zustand. Ebenso sah BANZET nach 15 Tagen Wiederauftreten der Krisen. Neben Rezidiven drohen auch die Komplikationen von Lähmungen und Blasen- und Mastdarmstörungen, die aber, wie wir bereits kennengelernt haben, glücklicherweise meist vorübergehender Natur sind. Trotz mancher schlechten Erfahrungen und Enttäuschungen überwiegen die günstigen Erfolge, und häufig gelingt es, die Kranken ihres Morphinismus zu entwöhnen.

Die Angaben der Literatur genügen freilich zur Beurteilung der Dauererfolge nicht. Heilungen über 1—2 Jahre wurden des öfteren beobachtet. In den günstigen Fällen STEBBINGS traten spätestens nach 3—4 Jahren, meistens jedoch früher, Rezidive auf. Bisher hat man allgemein die Vorderseitenstrangbahn als die alleinige intramedulläre Schmerzbahn angesehen. In Anbetracht mancher Mißerfolge muß man aber mit FOERSTER annehmen, daß die funikuläre Schmerzleitung der Vorderseitenstränge ganz ausnahmsweise durch die griseale Leitung der Hinterhornsäulen weitgehend ersetzt werden kann.

Eine weitere Operation, auf die man große Hoffnungen setzte, war die von v. GAZA angegebene *Durchschneidung der Rami communicantes* D_6—D_9. Sie wurde von CEBALLOS, v. GAZA, HEYMANN, VERBRUGGE, WERTHEIMER und vor allem MANDL in einer größeren Serie ausgeführt. Auch bei dieser Operation sind neben wesentlichen Besserungen Mißerfolge und Rezidive zu verzeichnen.

In *keinem einzigen Falle* MANDLS konnte von *völliger Heilung* die Rede sein. Die Kranken zeigten zwar zum Teil erhebliche Gewichtszunahme, aber der Dauererfolg fehlte. Die Besserungen hielten im allgemeinen 2—3 Monate an, in einem Falle 15 Monate. Bemerkenswert ist ein Fall STEINS, in dem nacheinander die FOERSTERsche Operation, die doppelseitige Vagotomie und die einseitige Durchschneidung der Rami communicantes ausgeführt worden war. Erst die Durchschneidung der Rami communicantes auf der anderen Seite führte zur Heilung, die bei Abschluß der Arbeit freilich erst 7 Monate bestand. Man sollte auf jeden Fall, ehe man zur Durchführung dieses technisch keineswegs leichten Eingriffs schreitet, durch probatorische paravertebrale Novocain- oder besser Alkoholblockade die Eignung des Falles für die GAZAsche Operation festzustellen suchen (SAVY und THIERS, WHITE), wenn auch FOERSTER keinen Vorteil von diesem Vorgehen gesehen hat.

Zusammenfassend läßt sich folgendes sagen. Durch Injektion können wir einen schweren Anfall coupieren. Es mag mitunter auch einmal gelingen, eine vorübergehende Besserung von mehreren Wochen zu erzielen; auf die Dauer bleiben Häufigkeit und Schwere der Anfälle unbeeinflußt. Von den größeren operativen Methoden sollten die Eingriffe am Magen, an den Splanchnici, den sympathischen Ganglien und den Nervi intercostales vollkommen aufgegeben werden. Unter den übrigen Eingriffen konkurrieren die Radikotomie, die Durchschneidung der Rami communicantes, die Chordotomie und die subdiaphragmatische Vagotomie.

Keine der Methoden schützt vor Mißerfolgen, die nach Durchschneidung der Rami communicantes am häufigsten sind. Die Technik ist schwierig und der Eingriff, wenn doppelseitig ausgeführt, lang dauernd und eingreifend, daher wird dieser sinnreichen und einleuchtenden Operation kein dauernder Platz in der Chirurgie beschieden sein. Die Vagotomie ist erfolgreicher, als man auf Grund theoretischer Erwägungen annehmen sollte, und da sie einen relativ harmlosen Eingriff darstellt, trotz ihres peripheren Angriffspunktes bei vagalen Krisen zu versuchen. Die FOERSTERsche Operation mit Resektion möglichst vieler und evtl. auch vorderer Wurzeln bringt in einem gewissen Prozentsatz Heilung. Die Wahl eines so großen, dabei nicht mit Sicherheit helfenden Eingriffs ist weitgehend von dem Zustand des Patienten abhängig. Ist eine genaue Differenzierung der Krisen vor der Operation nicht durchzuführen, so sollte man wenigstens versuchen, Vagus- oder Phrenicuskrisen auszuschließen. Die einfachste Operationsmethode von allen, welche die Krisen mit größter Wahrscheinlichkeit beseitigt, ist die Chordotomie, die nicht nur durch klinische Erfahrungen, sondern auch durch die Experimente von SPIEGEL und BERNIS gestützt wird. Aber auch sie ist keineswegs ideal und frei von Nachteilen. Vielleicht ist ihr Heilerfolg nicht von gleicher Dauer wie im positiven Falle bei der FOERSTERschen Operation, aber es ist von nicht zu unterschätzendem Werte, daß man durch einen technisch verhältnismäßig einfachen Eingriff 3—4jährige Krisenfreiheit zu erzielen vermag. Versagt eine Methode, ist damit nicht gesagt, daß auch die anderen aussichtslos sind. Dafür sind zahlreiche Beispiele zu finden.

c) Schmerzen im Bereiche des Urogenitaltractus.

Nachdem früher JABOULAY schmerzhafte Affektionen des Urogenitalapparates durch Auslösung des Rectums und Durchtrennung sympathischer Fasern zu beeinflussen versucht hatte, wurde von HALLOPEAU, JIANU, LERICHE bei heftigen und konservativ unbeeinflußbaren Genitalneuralgien die Denudation der Arteria hypogastrica mit Erfolg ausgeführt. Da diese Operation häufig hartnäckige Blasenstörungen zur Folge hatte, wurde sie durch die Resektion des zuerst von ROCHET und LATARJET genauer beschriebenen *Nervus praesacralis* verdrängt, die rascher, wirksamer und einfacher ist und vor allem keine Blasenstörungen hinterläßt. Der Nerv wird transperitoneal über dem 5. Lendenwirbel aufgesucht und durchtrennt.

Diese Operation hat ihre Hauptanhänger in außerdeutschen Ländern (BEDRNA, BERNARD, RAYMOND und THEODORESCU, COSACESCU und GEORGESCU, COTTE, FEREY, FOULDS, HAMAUT, KWAN und TUNG, LEARMONTH, MICHON, MOLFINO, PAMPANINI, PETERSEN, SUERMONDT, TIRELLI, VIANNAY usw.). Die Indikationen sind nach COTTE und DECHAUME folgende: 1. Beckenneuralgie bei cystischer Degeneration der Ovarien oder Perimetritiden (hierbei wird die Durchschneidung unter Umständen mit einseitiger oder totaler Kastration kombiniert), 2. Vaginismus, 3. rebellische Dysmenorrhöen, 4. Uterushypoplasie mit Oligo-Hypomenorrhöen, 5. Metrorrhagien, 6. Klitoriskrisen mit genitaler Übererregbarkeit, also alles Störungen mit stark funktionellem Einschlag. Diese Indikationen kann man durch rebellische Cystitiden, Schmerzen bei malignen Tumoren der Blase, des Uterus, des Rectums und des Beckens und Beckenneuralgie erweitern. Nach den vorliegenden Berichten scheinen die Erfolge, die sich summarisch aus Tabelle 23 ergeben, befriedigend zu sein.

Tabelle 23.

	Zahl der Fälle	Geheilt	Gebessert	Vorübergehend gebessert	Ungebessert	Gestorben
Blasenaffektionen	9	4	5	—	—	—
Eierstockentzündung und Parametritis	7	4	—	3	—	—
Dysmenorrhöe	122	2	120	—	—	—
Beckenneuralgie	14	10	4	—	—	—
Maligner Tumor	19	8	6	2	1	2
	171	28 16,5%	135 79%	5 3%	1 0,5%	2 1%

Die Mortalität ist äußerst gering. Bei den geheilten Fällen müssen wir aber, wie so häufig, die Frage nach der Dauer der Heilung unbeantwortet lassen.

d) Idiopathische Visceralgien.

Es gibt eine große Gruppe schmerzhafter Zustände und Sensationen, die einen gröberen organisch-anatomischen Befund vermissen lassen und doch intensivste abdominelle Beschwerden verursachen. In Unkenntnis ihrer eigentlichen Ätiologie — die Annahme CARNETTS, daß die Ursache in einer Intercostalneuralgie zu suchen ist, bedarf erst der Bestätigung — können wir zunächst nur von idiopathischen Visceralgien oder Pseudovisceralgien sprechen, die sich durch folgende Eigenschaften von den eigentlichen Bauchschmerzen unterscheiden: 1. Der organische Befund tritt hinter den funktionellen Faktoren zurück oder ist überhaupt nicht nachweisbar. 2. Die subjektiven Schmerzempfindungen sind unscharf lokalisiert. 3. Objektiv sind stets segmentär scharf begrenzte Hyperalgesien der Bauchhaut und der Subcutanschichten nachweisbar. 4. Häufig finden sich als Zeichen einer bestehenden Organdysfunktion hypersekretorisch-vasomotorische und enteromotorische Störungen verschiedener visceraler Organe (Magen, Darm, Uterus, Niere). Diese idiopathischen Visceralgien, um deren Pathogenese und Therapie sich in jüngerer Zeit vor allem CARNETT, V. GAZA, MANDL, SCRIMGER verdient gemacht haben, besitzen eine ungeheure praktische Bedeutung,und wir haben allen Grund, uns mit ihnen zu befassen, denn die Kranken leiden unter ihnen oft mehr als unter greifbaren organischen Erkrankungen und sind in hohem Maße bedauernswert. Hilfesuchend ziehen sie von einem Arzt zum andern, bis sie schließlich, zum Hysteriker gestempelt und wiederholt ohne Erfolg an Blinddarm, Magen, Gallenblase, Adnexen operiert, am Leben verzweifeln. Selbstverständlich muß erst eine bauchinnere oder andere organische Nerven-, Knochen- und Rückenmarkserkrankung ausgeschlossen werden, ehe man die Diagnose *idiopathische Visceralgie* stellt.

Therapeutisch stellen diese Fälle größte Anforderungen an das Können und Verständnis des Arztes. Massage, Elektrisieren, Diathermie, Magnetismus, Hydrotherapie usf. sind des Versuches wert. Versagen sie, wird man zu aktiveren Verfahren gedrängt, obwohl auch sie keine Gewähr für Heilung bieten. Die periphere Unterbrechung des viscerosensiblen Reflexes durch Novocaininjektion der hyperalgetischen Hautpartien hat HALBAN (KRISS) bei 200 gynäkologischen Fällen in 81% nach einmaliger Injektion dauernde Heilung oder so weitgehende Besserung gebracht, daß die Kranken beschwerdefrei ihrer Arbeit nachgehen konnten. In 4% waren wiederholte Injektionen erforderlich, bei 15% war kein Erfolg. Diese Ergebnisse müßten unbedingt an einem anders zusammengesetzten Material überprüft werden. ALVAREZ, MANDL-Verf. haben nach paravertebraler Novocain- und Alkoholinjektion wiederholt mehrmonatlichen Erfolg gesehen. Um ihn dauerhafter zu gestalten, wäre die Vornahme der von v. GAZA angegebenen paravertebralen Ramisektionen logisch. v. GAZA hat sein Verfahren in 3 Fällen angewandt, jedoch ist die Beobachtungszeit zu kurz, im längstbeobachteten Falle nur 9 Monate. In diesem Zeitraum hatte sich der Patient außerordentlich erholt und 31 Pfund zugenommen. Auch die PIERIschen Fälle mit dysfunktionellen Baucherkrankungen wurden nicht länger als 4 Monate, der eine Fall SCRIMGERS $^5/_4$ Jahre beobachtet.

Leider ist große Skepsis in bezug auf die Dauererfolge geboten, da gerade bei dem vorliegenden Krankheitstypus, der für die Ramikotomie besonders geeignet erscheint, die große Gefahr besteht, daß die Beschwerden auf andere Segmente überspringen.

Das gleiche gilt von der Ramikotomie bei *postoperativen Bauchbeschwerden.* Zu diesem für die Praxis äußerst bedeutungsvollen Thema der sog. *Adhäsionsbeschwerden* und ihre Deutung hat A. W. FISCHER letzthin einen wertvollen Beitrag gegeben, in dem sich auch Hinweise auf die einschlägige neurologische Literatur finden. Würden Adhäsionen an und für sich Beschwerden verursachen, so müßten sie weit häufiger sein, da fast jeder Baucheingriff Verwachsungen hinterläßt. Nur dem Psychopathen und Neurotiker werden sie zum Verhängnis. Es bedarf der Zusammenarbeit zwischen Neurologen und Chirurgen, um aus der großen Zahl dieser deprimierenden Fälle die wirklich organisch bedingten zu erfassen.

Anhang: Juckneurosen.

Juckneurosen stehen in bezug auf ihre Hartnäckigkeit den Neuralgien nicht nach und können Kranke und Arzt an den Rand der Verzweiflung bringen. Im Laufe der letzten Jahre hat sich die chirurgische Therapie auch dieser Erkrankungen angenommen. Die Operationsindikation ist freilich nur in den schwersten Fällen gegeben, in denen alle konservative Maßnahmen erschöpft sind (Röntgentherapie, Streptokokken-Autovaccine!). Die Behandlung des *Pruritus* muß davon ausgehen, daß ein großer Teil der Fälle, vielleicht der größte, nur sekundär durch andere Erkrankungen bedingt ist. Unter ihnen spielen die recto-analen eine Hauptrolle, und zwar Coloproktitis, anale Fissuren, Fisteln, Hämorrhoiden, Polypen (BEELER und MONTAGUE). Gegenüber diesen ätiologischen Momenten treten der Diabetes und Würmer, die weit seltener schuld sind als angenommen wird, völlig zurück. Wesentlich sind ferner die psychogenen Momente, deren rechtzeitige Erkennung und sachgemäße Behandlung einen operativen Eingriff unnötig machen können. Wird ein primäres Leiden festgestellt, so muß dieses natürlich zunächst bekämpft werden. Läßt sich trotz sorgfältigster Untersuchung kein Anhaltspunkt für die Ursache des Pruritus gewinnen, so ist aktives Handeln geboten. Hier setzt die eigentliche „Prurituschirurgie" ein, bei der wir folgende Operationsverfahren unterscheiden können: 1. totale Exstirpation der erkrankten Haut, 2. Unterbrechung der Nervenleitung im Pruritusgebiet, 3. Eingriffe an Rückenmark und sympathischem System.

Ad 1. Die Exstirpation der erkrankten Haut bringt bei verschiedenen Formen des Pruritus, dem Pruritus pudendorum, vulvae, ausgezeichnete Erfolge (FRANKENTHAL,

Karewski, Küttner, Littauer). Dabei ging man verschieden vor. Entweder wurde der gesetzte Defekt durch plastische Lappenverschiebung gedeckt, oder man ließ ihn per granulationem zuheilen. Das wirksame *Prinzip* bei diesen Operationen ist wahrscheinlich nicht nur die Excision der erkrankten Hautpartie, sondern die gleichzeitig erfolgende Durchtrennung der Nerven. Planmäßig hat Frankenthal die Hautexstirpation mit Nervendurchschneidung kombiniert.

Ad. 2. Die Unterbrechung der Nervenfasern kann zunächst im Pruritusgebiet selber erfolgen, indem Kochsalzlösungen oder schwach anästhesierende Lösungen, Alkohol oder Chininharnstoff eingespritzt werden. Mit den Injektionsmethoden erzielten Moorer und Stone, mit der epiduralen Anästhesie Holland und Schubert gute Erfolge. Küttner befürchtet, daß die Wirkung nur vorübergehend ist. Immerhin sollte man dieses einfache Verfahren, das ja bei den Ischialgien häufig Dauerresultate ergibt, auch hier mehr anwenden. In radikaler Weise können die sensiblen Nerven dadurch blockiert werden, daß man den Anus beiderseits 2 cm von dem Rande entfernt durch 2 Schnitte umkreist, die nicht zusammenstoßen, die Haut ablöst, die Wunde tamponiert und eine Heilung per granulationem abwartet. Dieser als Ballsche Operation bezeichneter Eingriff wird von Goldman, Küttner, Leighton, Montague gerühmt. Auf gleichen Gedankengängen beruht das Verfahren Allens, das in radiären Incisionen durch die Prurituszone und Tamponade mit Jodoformgaze besteht. Auch hier wird Heilung per granulationem erstrebt.

Sind die erwähnten Eingriffe vergebens, sind *Nervendurchschneidungen* zu erwägen. Die doppelseitige Durchtrennung des Nervus pudendus und seiner Äste verursacht zu starke Ausfallserscheinungen und ist im allgemeinen zugunsten der Durchschneidung der Nn. perineales verlassen worden (Küttner, Markoff, Rochet). Ein Fall mit hartnäckigem Pruritus der Ohren wurde von Küttner durch die Durchtrennung des N. auricularis geheilt.

Ad 3. Wurzelresektionen, die theoretisch als drastische Maßnahmen in Betracht kämen, sind bisher nicht vorgenommen worden, wohl aber bei Kraurosis vulvae die Chordotomie und die Durchtrennung des Nervus praesacralis. Die Größe dieser Eingriffe steht indessen in keinem Verhältnis zu dem Leiden, und sie müssen sehr reiflich überlegt werden, da nicht nur die Rezidivgefahr des Pruritus, sondern auch sein Übergreifen auf bisher intakte Nachbargebiete bekannt ist.

3. Periphere Neuralgien und Schmerzzustände.

a) Stumpfneuralgie, schmerzhafte Stümpfe, Kausalgie.

Das *Amputationsneurom* entspricht einer Überschußproduktion von Nervenfasern, über denen eine bindegewebige Kappe liegt. Die Ansichten über die eigentliche Ursache der Neuromschmerzen gehen auseinander. Fixation des Neuroms am Knochen, Gefäß oder Muskel, Entzündungsvorgänge und Fremdkörper können dabei von Einfluß sein. Ob darüber hinaus noch andere Momente mitwirken, entzieht sich unserer Kenntnis. Keiner der vielen zur *Verhinderung von Neuromen* vorgeschlagenen Methoden ist ein sicherer Erfolg beschieden. Eine der ältesten besteht in weitem Vorziehen und möglichst hoher Abtragung des Nerven mit scharfem Skalpell (Billroth, Verneuil und Witzel). Bardenheuer wandte die sog. Neurocampsis an — Umbiegung des Nervenendes und Einpflanzen desselben in einen Schlitz des Hauptstammes — die den gleichen Zweck hat wie die End-zu-End-Anastomose zweier Nervenstümpfe. Durchquetschen der Nerven wurde von Krüger und später von Wilms empfohlen. Mit der Krügerschen Methode hat Hedri 3mal Mißerfolge erlebt. Zwei der Patienten mußten wegen schmerzhafter Neurome reamputiert werden, die zusammengepreßte Nervenscheide war gesprengt worden. Von der Annahme ausgehend, daß das Wundsekret den Nervenquerschnitt reizt, setzte sich Hedri für die Verschorfung ein. Moszkowicz nähte den durchschnittenen Nerven in die Muskulatur, um so die Neurombildung zu verhindern. Corner, der bei der Neurombildung eine Infektion der Nervenschnittfläche annahm, excidierte keilförmig das Nervenende und vernähte die so entstehenden türflügelförmigen Perineuriumlappen, um einer Infektion vorzubeugen. Weitere Verfahren bestehen in der Injektion differenter Mittel in den Nervenstamm oberhalb der Nervendurchtrennungsstelle. Bunnell, Foerster, Huber und Lewis, Salomon, Sachs und Malone verwandten hierzu 2 ccm 80%igen Alkohols, 3—4 cm oberhalb der Schnittfläche, Foerster wählte später 5%ige Formalinlösung. Ferner sei die Vereisung erwähnt, mit der sich vor allem Läwen befaßt hat. Auch sie ist nicht frei von Mißerfolgen.

Beswerschenko hat eine Anzahl der angegebenen Verfahren nachgeprüft. Er kam zu dem Schluß, daß sie sämtlich unsicher sind und nicht vor Neurombildung schützen. Das einzige Verfahren, bei dem die Neurombildung ausblieb, war das von Fedoroff, welches darin besteht, daß Acid. carb. liquef. auf die Schnittfläche gestrichen und in den Nerven eingespritzt wird. Daß die Verschorfungsmethode nicht vor Rezidiven bewahrt, hat bereits Sauerbruch nachweisen können. Ob die Annahme Lexers, daß das Auswachsen der Fasern durch Elektrokoagulation gehemmt werden kann, sich bestätigt, bleibt abzuwarten.

Da die Sicherheit, welche die einzelnen Methoden bieten, so gering ist, erscheint es ratsam, dem einfachsten Verfahren der Neuromprophylaxe den Vorzug zu geben. In erster Linie ist hier die hohe Durchschneidung der Nerven, die z. B. Eiselsberg bis auf den heutigen Tag nicht verlassen hat, zu nennen. Ziehen sich die Nerven gut zurück, so ist selbst im Falle einer Neurombildung die Gefahr späterer Beschwerden nicht allzu hoch einzuschätzen.

Bei *ausgebildeten Neuromen* sind Alkohol-, Formalin- oder Carbolinjektion wohl gleichwertig. Doch gibt es Fälle, in denen diese Verfahren nicht zum Ziele führen. Foerster, Hamant und Bodart u. a. haben bei schmerzhaften Oberschenkelstümpfen sämtliche hinteren lumbosacralen Wurzeln mit überwiegend gutem Erfolg durchtrennt. Foerster empfiehlt zur Vervollkommnung die Durchschneidung auch der vorderen Wurzeln. Schonender im Hinblick auf die motorische Funktion der Stumpfmuskeln wäre die Chordotomie; aber auch sie kann ja, wie wir sahen, versagen. Die erwähnten Fehlschläge weisen darauf hin, daß es *schmerzhafte Stümpfe gibt, bei denen die Schmerzhaftigkeit nicht an einzelne Nerven gebunden ist.* Immer wieder greifen wir an den Nerven an, doch die Schmerzhaftigkeit dieser hochempfindlichen, blaurot verfärbten Stümpfe will nicht weichen. Schon der äußere Anblick läßt auf *vasomotorische Störungen* schwerster Art schließen. Die Behandlung dieser Stümpfe ist ein Problem, das noch nicht gelöst ist. Die *periarterielle Sympathektomie* ergab im ganzen genommen günstige Resultate. Von insgesamt 23 Fällen (Bazy und Lataix, Blanchet, Guillemin, Hartwell, Kümmell, Leriche, Rubaschew, Santy, Uffreduzzi) wurden 20 geheilt. Indessen ist die Beweiskraft dieser Zahlen nicht sehr groß, da nur je ein Fall 2, 3 und 5 Jahre beobachtet wurde. Selbst der Ramisektion und Ganglionektomie kann in diesen Fällen der Erfolg versagt bleiben, wie die Berichte von Bazy und Lataix, Hesse, Leriche, Robineau, Samarin, Wertheimer lehren.

Die Fehlschläge bei schmerzhaften Stümpfen haben ihre Ursache darin, daß die algogenen Reize das Rückenmark durch die verschiedensten afferenten Bahnen erreichen, von denen wir mit der jeweiligen Operation immer nur einen Teil blockieren.

Ebenso wechselnd wie bei den vasomotorischen Formen schmerzhafter Stümpfe sind die Erfolge der einzelnen Eingriffe bei der genetisch wesensgleichen *Kausalgie.* Wie bereits erwähnt, zeigen vorwiegend Schußverletzungen des Medianus und Ischiadicus diese eigenartige Form sympathischer Schmerzirritation.

Was die einzelnen Verfahren leisten, sehen wir aus der folgenden Tabelle, die das Ergebnis von 227 Operationen darstellt und sich nur auf Kausalgie nach Kriegsverletzungen bezieht. Neben der großen Sammelstatistik von Blanchet (70 Fälle) und Leriche (119 Fälle) wurden die Beobachtungen von Braizeff, Platt und Bristow und Stookey verwertet.

Tabelle 24.

Methode	Zahl der Fälle	Geheilt	Gebessert	Nicht geheilt
Sympathektomie	80	48 = 60 %	21 = 26,25%	11 = 13,75%
Lysis	25	4 = 16 %	7 = 28 %	14 = 56 %
Ligatur	3	3 = 100 %		
Resektion	4	1 = 25 %	1 = 25 %	2 = 50 %
Resektion + Naht	24	19 = 79 %		5 = 21 %
Sympathektomie + Lysis	7	6 = 85,7%	1 = 14,3 %	
Sympathektomie + Lysis und Umscheidung	7	4 = 57,1%	2 = 28,6 %	1 = 14,3 %
Alkoholinjektion	67	52 = 77,6%	2 = 3 %	13 = 19,4 %
Cocaininjektion	3	1 = 33,3%		2 = 66,7 %
Amputation	7	2 = 28,6%	1 = 14,3 %	4 = 57,1 %
Summe	227	140 = 61,7%	35 = 15,4 %	52 = 22,9 %

Da manche Verfahren nur selten Anwendung fanden (Cocaininjektion, Ligatur, einfache Resektion, Amputation und kombinierte Eingriffe) geben die hier angegebenen Prozentzahlen ein schiefes Bild.

Immerhin ist es bemerkenswert, daß ein so radikaler Eingriff wie die Amputation nur in $^1/_3$ der Fälle Heilung gab. Bei den größeren Gruppen waren sich Resektion und Naht, Alkoholinjektion und periarterielle Sympathektomie etwa gleichwertig, während die einfache Lysis häufig versagte und infolgedessen weitere Eingriffe erforderte. Die 227 Operationen wurden an 205 Kranken vorgenommen, so daß also 10,7% mehrfach operiert werden mußten. Ebenso wie bei den schmerzhaften Stümpfen sind die meisten Heilungen als unmittelbare Operationserfolge aufzufassen, Dauererfolge sind ganz vereinzelt: bei der Sympathektomie von 14 und 6 Jahren, im übrigen mehrere von 2 und 3 Jahren. Bei dem Charakter der Läsion muß man mit häufigen Rezidiven rechnen, die statistisch nicht zu erfassen sind. Die Hartnäckigkeit der Kausalgie nicht nur nach Kriegsverletzungen, sondern auch nach anderen, zum Teil harmlosen Traumen und Halsrippen kann bei Versagen der peripheren Methoden zu zentralen Eingriffen zwingen. Der hinteren Wurzeldurchschneidung sind Ramikotomie oder Ganglionektomie (evtl. paravertebrale Alkoholinjektion) vorzuziehen, die noch Heilung bringen können.

b) Ischalgien.

Ich wies schon darauf hin, daß uns in der endoneuralen Kochsalzaufschwemmung und epiduralen Injektion souveräne Verfahren zur Behandlung der Ischialgien zur Verfügung stehen. Es sei aber klar ausgesprochen, daß selbst diese relativ harmlosen Eingriffe das Versagen konservativer Eingriffe — aus dem reichen Schatze therapeutischer Methoden sei die Röntgenbestrahlung nicht vergessen! (CURSCHMANN) — zur Voraussetzung hat. Erst in allerletzter Linie dürfen eingreifendere Operationen in Betracht gezogen werden. In Frage kommen: *die blutige Dehnung und Lösung von Adhäsionen, Resektion der sensiblen Bahn nach* STOFFEL, *Perineurotomie mit Entfernung dilatierter und veränderter Venen*.

Trotz mancher Erfolge, auch in jüngerer Zeit (WOLKOFF) hat sich die blutige Dehnung nicht durchsetzen können; sie ist ja auch keineswegs gleichgültig, hat doch AUERBACH sogar nach unblutiger Dehnung schwere sensible und motorische Ausfallserscheinungen infolge einer medullären Blutung erlebt. STOFFELs Deutung der Ischias als einer Entzündung der sensiblen Bahnen verträgt sich schlecht mit seiner stark ins Wanken geratenen Lehre von der Nervenquerschnittstopographie. Deswegen lehnt FOERSTER die STOFFELsche Operation ab. Auch andere Autoren müssen diese Bedenken geteilt haben, denn nach den ersten Publikationen STOFFELs hörte man kaum mehr etwas von diesem Eingriff, bis in jüngster Zeit BAUM und DEUTSCHLÄNDER mit Emphase für diesen Eingriff eintraten. BAUM hat in 15 Fällen chronischer Ischias den Nervus suralis medialis und lateralis in der Kniekehle freigelegt und reseziert. 11 von diesen 15 Fällen sind länger als 2 Jahre, zum Teil seit 16 Jahren geheilt. Trophische Störungen an Wade und Fuß sind nie beobachtet worden, Sensibilitätsstörungen nur in Form handtellergroßer hyperästhetischer Zonen an der Außenseite des Unterschenkels. 3 Kranke klagten weiter über die alten Beschwerden, und 1 Patient litt unter starken neuralgischen Fußschmerzen. Die Beobachtungen DEUTSCHLÄNDERs erstrecken sich über 4—5 Jahre. DEUTSCHLÄNDER betont, daß der Eingriff nur dann Erfolg verspricht, wenn in der Tat eine Erkrankung der sensiblen Bahnen des Nervus suralis vorliegt. Um dies festzustellen, führt er vor der Operation eine Leitungsunterbrechung des Nervus suralis mittels Novocaineinspritzung aus. Schwinden danach die Schmerzen, wenn auch nur vorübergehend, so kann man mit ziemlicher Sicherheit annehmen, daß nur der Nervus suralis ergriffen ist und die STOFFELsche Operation Aussicht auf Erfolg hat.

Weit sympathischer bei günstigeren Ergebnissen und Vermeidung hypästhetischer Zonen ist die *Lösung des Nervus ischiadicus* an seiner Beckenaustrittsstelle, wenn infolge vorangegangener Neuritis und Perineuritis Adhäsionen, Verklebungen und narbige Fixationen bestehen. Der Nerv wird unmittelbar unterhalb der Austrittsstelle freigelegt und mit dem vorsichtig eingeführten Finger ringsum gelöst. Unter Umständen ist eine endoneurale Neurolysis hinzuzufügen. Von RENTONS 32 Fällen wurden alle geheilt oder so weit gebessert, daß sie ihrem Beruf nachgehen konnten. 18 bzw. 16 Fälle GRAFFS und TAYLORS blieben bis zu 17 Jahren schmerzfrei. Von 16 operierten Patienten HEILES wurden 13 ganz gesund, PERS hatte unter 42 Fällen 3 Rezidive, von denen einer durch eine zweite Operation geheilt wurde. Schmerzen, die sich nach der Operation in der Lenden- und Glutäalgegend einstellen können, verschwinden prompt auf Massage. Ergibt die operative Freilegung thrombosierte Venen im Bereiche der Nervenscheide oder stark erweiterte Venenkomplexe im Ischiadicus, so müssen Nervenscheide bzw. Venenkomplexe reseziert werden (KLEINSCHMIDT).

Durch Resektion der sensiblen Nervenbahn hat STOFFEL eine *Scoliosis ischiadica* zum Schwinden gebracht. In einem sehr hartnäckigen Falle mit so hochgradiger Skoliose, daß weder Sitzen, Stehen noch Gehen möglich war, griff BABTSCHIN zur Chordotomie in Höhe von D_5. Die Skoliose war nach $2^1/_2$ Monaten ausgeheilt, die Schmerzen verschwunden. Hier handelt es sich um äußerst seltene Indikationen.

F. Chirurgie vegetativer Störungen (mit Ausnahme der Schmerzzustände) und der Sympathicustumoren.

I. Sekretorische und vasomotorisch-trophische Störungen.

1. Allgemeine Indikationen.

Die Chirurgie vegetativer Störungen hat im letzten Jahrzehnt eine zweite Blütezeit erlebt, nachdem bereits JABOULAY am Ende des letzten und Anfang dieses Jahrhunderts diesen Zweig der Chirurgie mit Liebe, Sorgfalt und Erfolg gepflegt hatte. Damals galten die Eingriffe vor allem der BASEDOWschen Krankheit, der Trigeminusneuralgie und den verschiedensten Formen peripherer Neuralgien und Visceralgien. Die Summe seiner reichen Erfahrungen hat JABOULAY in der Monographie: „Chirurgie du grand sympathique. Paris 1900" niedergelegt, die Früchte seiner mühevollen Arbeit hat er nicht mehr reifen sehen. Erst die Arbeiten LERICHES gaben den Anstoß zu einer weiteren, sich fast überstürzenden Entwicklung dieses heute kaum noch zu überschauenden Gebiets. Auf dem Boden chirurgischer, experimenteller und physiologischer Zusammenarbeit erwuchs die wichtige Erkenntnis von der Bedeutung *des sympathischen Systems für die Schmerzempfindung*. Auf sie wurde schon im letzten Abschnitt wiederholt hingewiesen. Mit ihr steht in engem Zusammenhang die *Lehre von dem Verlauf der sensiblen vegetativen Leitungsbahnen und der segmentären sympathischen Innervation*. Erst auf diesem Fundament konnte der Neubau einer Chirurgie des vegetativen Systems in planvoller Weise in Angriff genommen werden. Er ist noch lange nicht vollendet, doch darf man heute schon sagen, daß Großes geleistet worden ist. Daran vermag auch die Tatsache nichts zu ändern, daß zu Beginn dieser Ära wie bei allen neuen Operationsverfahren die Indikationsstellung zu weitgehend war und infolgedessen grobe Enttäuschungen nicht ausblieben. Die strenge Kritik, die einsetzte, führte eine wohltuende und notwendige Klärung herbei und schob unbegründeten Hoffnungen einen Riegel vor.

Ein Teil derjenigen Erkrankungen, bei denen Schmerzzustände im Vordergrund stehen, sind bereits besprochen worden. Ihre chirurgische Therapie gipfelt in der *Unterbrechung der afferenten sympathischen Leitungswege*. Hier stehen die Erkrankungen zur Diskussion, bei denen wir durch die Operation die *efferenten Bahnen* beeinflussen wollen. Das Ziel ist also anders, der Weg gleich. Zwischen den einzelnen Krankheitsgruppen bestehen im übrigen genetisch und therapeutisch so innige Berührungspunkte, daß eine strenge Trennung häufig nicht gelingt.

Da die sympathischen Bahnen sowohl entlang der Gefäße wie entlang der Nerven verlaufen, dürfen wir von einer *periarteriellen Sympathektomie,* die nur einen Teil der Fasern ausschaltet, nicht unbedingt einen physiologischen Effekt erwarten, ebensowenig von einer *Durchschneidung der Rami communicantes,* wenn dieses Verfahren auch weit wirksamer ist. Der Wechsel im Erfolg und die Unmöglichkeit seiner Voraussage berechtigen aber nicht dazu, ihn, wenn er eintritt, nicht als Operationsfolge anzuerkennen. LIEK, ROUX, RIEDER u. a. gehen hier in ihrem Skeptizismus zu weit! Eine sichere Beeinflussung der Zirkulationsverhältnisse gelingt nur durch die *Ganglionektomie.* Unsere Kenntnisse sind auch auf diesem Gebiete stetig im Wachsen, so wissen wir erst seit kurzem, worin die Ursachen für manche Mißerfolge nach Ganglionektomie bei der RAYNAUDschen Krankheit zu suchen sind.

Als *Indikationen* zum Eingriff am Sympathicus gelten: 1. alle Erkrankungen, bei denen *vasoconstrictorische* oder *vasodilatatorische Phänomene* das klinische Bild beherrschen (Akroparästhesie, Akrocyanose, Raynaud, Erythromelalgie, Vasospasmen, organische Gefäßerkrankungen, zu denen die präsenilen und senilen Sklerosen und die Arteriitis obliterans gehören). 2. *Hypertonische und spastische Erkrankungen der bauchinneren Organe* (Oesophago-Kardiospasmus, Pylorospasmus, Entero- und Colospasmen, Spasmen im Bereiche der Gallenwege, Megacolon, Pyelo-, Ureterospasmen). 3. *Vasomotorisch-trophische Erkrankungen* (Reflexkontrakturen, vasomotorische Arthritiden, bestimmte Formen trophischer Ulcera, Hemiatrophia faciei, Sklerodermie, trophoneurotisches Ödem, trophische Störungen bei Poliomyelitis). 4. *Hypersekretorische Reizzustände* (Hyperhidrosis der Extremitäten, Hyperhidrosis parotidea).

Am wichtigsten für den Neurologen ist die Gruppe der *vasoconstrictorischen* und *vasodilatatorischen* Erkrankungen. Für den Erfolg des Eingriffes ist es entscheidend, ob bei den Zirkulationsstörungen *organische* oder *funktionelle spastische Prozesse überwiegen,* und nur in diesem Falle haben wir die Berechtigung zu Sympathicuseingriffen, da die Endstadien organischer Gefäßveränderungen nicht mehr beeinflußbar sind. Nach amerikanischen Forschungen (ADSON, BROWN, FLOTHOW, WHITE) besitzen wir neben der probatorischen muskulären *Acetylcholininjektion* (JELSMA und SPURLING) in der *paravertebralen* Injektion, deren therapeutischen Wert wir bereits kennengelernt haben, einen wichtigen Wegweiser, auch für Diagnose und Prognose.

Die von BROWN zur *Beurteilung der Gefäßdilatation* angegebene *intravenöse Proteinprobe* besteht darin, daß nach vorhergehender Temperaturbestimmung der Extremität artfremdes Protein in die Vene des Kranken eingeführt wird. Hierzu werden 30—50 Millionen Bakterieneinheiten einer abdominalen Typhusvaccine verwandt. In $^1/_2$-stündigen Abständen wird im Verlaufe von 4—5 Stunden die Temperatur des Gefäßabschnittes, dessen vasomotorische Reaktion wir prüfen wollen, gemessen. Bei gesunden Leuten steigt die Temperatur gewöhnlich um 3—4°, bei Kranken mit vasomotorischer spastischer Gefäßneurose um 8—12°, mit organischer Gefäßobliteration überhaupt nicht. HESSE hat die BROWNsche Proteinprobe in 15 Fällen von Gefäßerkrankungen angewandt und sich von ihrem praktischen Wert überzeugt. Allerdings ist das Verfahren, das von Übelkeit, Erbrechen und Schüttelfrost gefolgt sein kann, nicht gleichgültig, FLOTHOW lehnt es aus diesem Grunde ab und ersetzt es durch eine ebenso sichere wie einfache Testprobe, die *paravertebrale Injektion.*

Um das Gebiet oberhalb der Clavicula zu prüfen, werden in C_7, D_1 und D_2, am Arm in D_{1-3}, am Bein in L_{1-4} je 5 ccm einer 1%igen Novocainlösung injiziert. Alle 5 Minuten werden für die Dauer von 20 Minuten die Temperaturen abgelesen und die Befunde mit denen an der nicht injizierten Extremität verglichen. Eine Temperaturerhöhung von mindestens 5°C ist notwendig, um eine Operation bei Gefäßerkrankungen wie der BUERGERschen geeignet erscheinen zu lassen. *Wenn die Schmerzen nach der Injektion verschwinden und die Temperatur um 5—10° steigt, ist Alkoholinjektion oder Operation angezeigt. Entsteht keine Hyperämie, so sind weitere operative Eingriffe zwecklos.* Den Wert des Verfahrens illustrieren am besten zwei Kurven, die der FLOTHOWschen Arbeit entnommen sind (Abb. 18a u. b). Ich selber konnte mich erst jüngst von der Brauchbarkeit der Methode überzeugen: Bei einem 63jährigen Patienten mit arteriosklerotischen Beschwerden und starken Zirkulationsstörungen rief die paravertebrale Anästhesie der Lumbalganglien keine hyperämische Reaktion hervor, man mußte daraus auf einen vorwiegend organischen Gefäßprozeß schließen. Die spätere Oberschenkelamputation zeigte einen völligen Gefäßverschluß. *Man sollte also jeder paravertebralen Alkoholinjektion, besonders aber jedem Eingriff an dem Grenzstrang und den Ganglien eine probatorische paravertebrale Novocaininjektion vorausschicken* und von ihrem Ausfall das weitere Handeln abhängig machen.

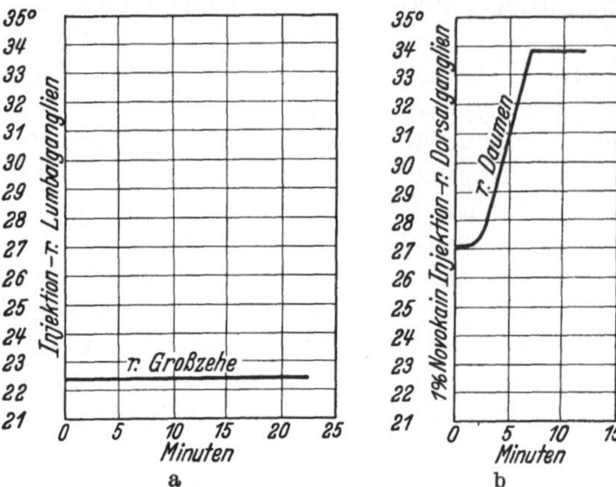

Abb. 18. Diagnostischer Wert der paravertebralen Novocaininjektion nach FLOTHOW.
a) H. R. 33 Jahre. Datum: 10. 10. 30. Klagen: Gangrän der rechten Großzehe. Starke Schmerzen. Diagnose: BUERGERsche Krankheit. Erfolg: Keine Temperaturerhöhung in der Zehe. Bein wurde warm in einem dicht unterhalb des Knies scharf begrenzten Gebiet. Von da abwärts blieb das Bein kalt. Amputation über dem Knie wurde beschlossen und ausgeführt.
b) H. N., 33 Jahre. Datum: 13. 5. 30. Klagen: Kalte, blaue, schmerzhafte Extremitäten. Diagnose: RAYNAUDsche Krankheit. Temperaturanstieg um 6,7° C, zeigt Vasospasmus an. Die kalte, blaue, cyanotische Hand wurde warm, rosa. Alkoholinjektion.

2. Formen der Eingriffe.

a) Periarterielle Sympathektomie; Sympathicodiaphorese.

Die *periarterielle Sympathektomie*, die man auch als arterielle Dekortikation, Arterienschälung oder periarterielle Histonektomie bezeichnet, ist in ihrer heute üblichen Form von LERICHE angegeben worden. In Deutschland wurde sie vor allem von BRÜNING propagiert. Bei der Operation wird zunächst die betreffende Arterie in einer Länge von 8—10 cm freigelegt, die Adventitia abgestreift und exstirpiert. Das adventitielle Gewebe sollte so ausgiebig abgelöst werden, daß keins mehr auf dem Arterienrohr sichtbar ist. Die unmittelbare Wirkung des Eingriffes besteht in einer lebhaften Kontraktion der Arterie bis zu Stricknadeldicke. Erweiterungen gehören zu den größten Seltenheiten. Reagiert eine Arterie nicht in der angegebenen Weise, so müssen wir annehmen, daß sie organisch verändert ist und ihr Kontraktionsvermögen eingebüßt hat. Als Folge der Arterienkontraktion entsteht in der sympathektomierten Extremität ein Zustand der Kühle, Blässe oder Cyanose, der 3—6 Stunden anhält, um durch ein hyperämisches und hyperthermisches Stadium abgelöst zu werden. Die vasodilatatorische Reaktion erreicht am 3. Tage ihren Höhepunkt und verschwindet nach einigen Wochen.

Die Sympathektomie ist an einem normalen Gefäß völlig gefahrlos, aber bei schwer veränderten atheromatösen Gefäßrohren nicht gleichgültig und erfordert größte Vorsicht, da die brüchige Arterienwand schon bei der leichtesten Berührung bersten und eine Arterienligatur notwendig machen kann (CHATON, HILSE, MIGINIAC, ROUX-BERGER, SCHLOFFER u. a.). Auch bedrohliche Nachblutungen, die zu einer Gefäßunterbindung zwangen, wurden beobachtet (KREUTER, MATONS, MILKO, ZÉNO). Schließlich ist bei geschwürigen Prozessen durch Eröffnung paravasaler Lymphbahnen eine Infektion des Operationsgebietes möglich. Immerhin dürfte der letale Ausgang wie in den Fällen SCHRÖDERS, MÜHSAMS und UNGERS zu den Ausnahmen gehören und durch die von PELS LEUSDEN empfohlene Dränage in gefährdeten Fällen vermeidbar sein.

Den im ganzen vereinzelten Unglücksfällen stehen große Operationsserien ohne jede Komplikation gegenüber. Jedenfalls mahnen die hier beschriebenen Vorkommnisse, in der Wahl der Fälle vorsichtig zu sein und bei stärker veränderten Gefäßen lieber auf den Eingriff zu verzichten und ihn durch paravertebrale Alkoholblockade zu ersetzen.

Um bei kranken Gefäßen das nicht gefahrlose Abschälen der Adventitia zu vermeiden, zerstört man die adventitiellen Geflechte auch auf chemischem Wege. DOPPLER betupft das freigelegte Gefäß mit 5—7 % wäßriger Phenollösung, später mit Phenoltrikresolmischung, die als Isophenil in den Handel kommt. Der von DOPPLER als *Sympathicodiaphorese* bezeichnete Eingriff hat die gleichen Folgen wie die periarterielle Sympathektomie und erzeugt intensive Hyperämie. Das Anwendungsgbiet dieses Verfahrens ist auf die Arterien der *Generationsorgane* ausgedehnt worden, um verschiedenste auf Keimdrüsenhypofunktion beruhende Prozesse durch Hormonmehrproduktion einer Heilung zuzuführen. HANDLEY injizierte die Arterie periarteriell von 4 Einstichpunkten aus mit Alkohol. Diesem besonders bei brüchigen Gefäßen nicht ungefährlichen Vorgehen entspricht am Nerven die *Alkoholbefeuchtung*, die NASAROFF an Stelle der von RASUMOWSKY empfohlenen peritronkulären Sympathektomie ausführte. Einen Vorteil der chemischen Methoden gegenüber der periarteriellen Sympathektomie vermag ich nur darin zu erblicken, daß sie auch an kleineren Gefäßen anwendbar sind.

b) Operationen der Rami communicantes.

Zur Freilegung der Rami communicantes des Halsplexus, die gut in Lokalanästhesie gelingt, sind verschiedene Schnittführungen und Zugangswege angegeben worden: Schnitt am vorderen Rand des Sternocleido, Schnitt am hinteren Rande oder Lappenschnitte (ROYLE, BRAEUCKER, HESSE, RIEDER, WERTHEIMER und BONNIOT). Der Zugang zu C_1—C_5 ist leichter von einem hinteren Schnitt, der Zugang zu C_6—D_1 von einem vorderen Schnitt aus. Hierbei kommt viel darauf an, die übrigen Nervengebiete möglichst zu schonen und wirklich nur die Rami communicantes zu durchtrennen.

Am zweckmäßigsten geht man in folgender Weise vor: Man sucht den Grenzstrang auf und verfolgt ihn bis zu der Stelle, wo er die Arteria thyreoidea inf. kreuzt, welche man doppelt unterbindet. Indem man den Grenzstrang weiter nach unten verfolgt, gelangt man an das hinter der Arteria und Vena vertebralis liegende Ganglion cervicale inf. Die Durchschneidung der Rami communicantes C_5, C_6, C_7 bereitet im allgemeinen keine Schwierigkeiten, wohl aber die von C_8 und D_1, die so tief verborgen liegen können, daß bei kurznackigen, dicken Menschen ihre Durchtrennung fast unmöglich wird. Legt man die Austrittsstellen der Plexuswurzeln frei, so lassen sich die zwischen dem lateralen Plexus und dem medialen Grenzstrang verlaufenden Rami communicantes darstellen und durchschneiden. Die sehr komplizierte Topographie der Halsgegend erfordert ein besonderes Studium.

Die Resektion der dorsalen Rami communicantes D_9—D_{12} nach v. GAZA bedingt eine ausgedehnte Freilegung. Der 10—15 cm lange dorsale Hautschnitt reicht von D_7—D_{12}. Trapezius und Latissimus dorsi werden parallel der Dornfortsatzlinie durchtrennt, die Querfortsätze von den anhaftenden Bandmassen und Muskelansätzen befreit und abgemeißelt Die Verfolgung der Rami posteriores führt zu den gewünschten Rami communicantes.

Zur Freilegung der lumbalen Rami communicantes stehen zwei prinzipiell verschiedene Operationswege, der transperitoneale und retroperitoneale, zur Verfügung. Der transperitoneale eignet sich besser für diejenigen Fälle, bei denen die doppelseitige Freilegung in einer Sitzung erfolgen soll, der extraperitoneale für die einseitigen Operationen.

c) Operationen am Grenzstrang und an den Ganglien.

Um den *cervicalen Grenzstrang* und das *Ganglion stellatum* zu exstirpieren, führt man am besten einen Schnitt am hinteren Rande des Sternocleidomastoideus aus, der vom Processus mastoideus bis zur Clavicula verläuft. Der freipräparierte Muskel und das Gefäßnervenbündel werden medialwärts verzogen. In der Tiefe liegt auf der Wirbelvorderfläche, von einer Bindegewebslamelle, der Fascia praevertebralis, bedeckt, der Grenzstrang. Er wird nach oben zum Ganglion superior verfolgt und in dessen Mitte durchtrennt. HESSE empfiehlt das teilweise Stehenlassen des Ganglion superior, auch bei der radikalen Grenzstrangexstirpation, deswegen, weil man offenbar nur so die sehr lästigen Kopfneuralgien nach Sympathicusexstirpation verhindern kann. Dann wird der Grenzstrang unter Durchtrennung abgehender Äste weiter nach unten verfolgt. Nach Unterbindung der Arteria thyreoidea kann das mediale sympathische Ganglion, falls ein solches vorhanden ist, zur Darstellung gebracht werden. Am schwierigsten ist die Exstirpation des Ganglion stellatum, das tief in der Brustkorbapertur liegt, von einem reichen Netz von Gefäßen und Nervenbahnen umgeben, in gefährlicher Nähe von Pleurakuppe und Ductus thoracicus. Eine besondere Gefahr bilden die vertebralen Gefäße, die zweckmäßig erst isoliert und beiseite gezogen werden, ehe man das Ganglion stellatum weiter entwickelt und exstirpiert. Das Herausdrehen des Ganglions ist zu vermeiden. Es kann, da die Verbindungsstellen sehr dünn sind, abreißen und in die Tiefe des Thorax gleiten. Die Erfahrung, daß auch das 2. Thorakalsegment wichtige Fasern zum Plexus schickt, regte zum Suchen nach einem Zugangsweg von hinten an (HENRY, ADSON). Bei Bauchlage des Patienten wird ein Schnitt in der Mittellinie der Dornfortsätze vom 6. Cervical- bis 4. Brustdornfortsatz geführt. Fascie und Muskeln werden parallel der Dornfortsatzlinie durchtrennt und nach Feststellung der 2. Rippe deren Querfortsatz und ein 3 cm langes Rippenstück subperiostal reseziert. Schiebt man die Pleura nach vorn seitlich, so kommt der Grenzstrang zwischen zwei Thorakalnerven und dem cervicothorakalen Ganglion zu Gesicht. Er wird unterhalb des 2. Thorakalganglions durchschnitten und das cervicothorakale Ganglion durch Zug mit allen abgehenden Ästen entwickelt und exstirpiert.

Die *lumbale transperitoneale Ganglionektomie* erfolgt in TRENDELENBURGscher Lage. Die Eingeweide müssen gut nach oben abgestopft werden. Der Dickdarm läßt sich durch Eintrennen der peritonealen Umschlagfalte am Übergang des Sigmas zum Descendens leicht abschieben. Der Ureter wird mit dem Colon durch Tücher nach median gehalten, die Aorta abdominalis leicht medianwärts gezogen. In der Tiefe erscheinen Ganglion und Grenzstrang, die durch Stieltupfer von anhaftendem Fett zu befreien sind. Der Grenzstrang wird unterhalb des 4. Lumbalganglions durchschnitten, unter Durchtrennung aller zu den Spinalnerven und zum Plexus hypogastricus abgehenden Äste nach oben gezogen und samt dem 3. und 2. Lumbalganglion entfernt. Auf der *rechten* Seite geht man ebenso vor wie links, nur daß man die laterale Incision neben der Vena cava vornimmt. Coecum, Dünndarm und Ureter werden nach außen und oben verzogen, die Vena cava nach medial, die Vena iliaca communis nach unten und medial. Im Bereiche des hinteren Peritoneums, gerade oberhalb des oberen Beckenrandes müssen unter Umständen kleinere Venen ligiert und durchtrennt werden. Die beiden peritonealen Incisionen werden exakt vernäht und die Bauchwunde verschlossen (ADSON, DIEZ). K. H. BAUER hat die Technik etwas modifiziert.

Die ursprüngliche *extraperitoneale Freilegung* von hinten, wie sie ROYLE zuerst vornahm, ist wegen der großen Tiefe und Unübersichtlichkeit des Operationsgebietes verlassen worden. Die gleichen Nachteile haften dem Verfahren von LERICHE und WERTHEIMER an. STAHL, der auch retroperitoneal vorging, erlangte eine übersichtliche Freilegung des lumbalen und sacralen Grenzstranges durch einen Schnitt von der 11. Rippe bis zum Ligamentum inguinale. Der Nachteil dieses Schnittes beruht nach RIEDER darin, daß die Musculi obliquus, abdominis internus und transversus durchtrennt werden und Nervus ilioinguinalis und iliohypogastricus sich nicht immer schonen lassen. Diese Mängel vermeidet RIEDER, indem er den Hautschnitt in der Linea alba von oberhalb des Nabels bis zur Symphyse verlaufen läßt, die Rectusscheide eröffnet und den peritonealen Sack stumpf bis zur Wirbelsäule ablöst. Das weitere Vorgehen RIEDERS unterscheidet sich nicht von den übrigen Verfahren.

3. Spezielle Indikationen.

a) RAYNAUDsche Erkrankung und verwandte Zustände.

Die *periarterielle Sympathektomie* ergibt bei der *echten* RAYNAUD*schen Erkrankung* wechselnde Resultate. Trotz klinisch gleicher Krankheitserscheinungen und trotz gleicher operativer Technik verhalten sich die einen vollkommen refraktär, die anderen weisen gute Erfolge auf. Die Mißerfolge überwiegen, doch kann man, glaube ich, immerhin mit einer Dauerheilung in etwa 25% rechnen. 3—5jährige Heilungen wurden von BRÜNING, BRAEUCKER, BRESSOT, HELLWIG, KÜMMELL, LERICHE, LOUBIÈRE, NEUHOFF, STAHL, Verf. beobachtet. Bisweilen führt die einseitige Operation vermöge eines in seiner eigentlichen Wirkungsweise noch ungeklärten Reflexes zu doppelseitiger Heilung.

In Anbetracht der unbestreitbaren Dauererfolge ist der Versuch der periarteriellen Sympathektomie bei der RAYNAUDschen Erkrankung mit Entschiedenheit zu fordern. Erst ihre Erfolglosigkeit zwingt zu radikaleren Eingriffen am sympathischen System. BRAEUCKER, BRÜNING, LERICHE, RIEDER sahen bei der Radikotomie von C_6, C_7, C_8, D_1 neben mehrjährigen Heilungen auch Rezidive. Ebenso ist die Entfernung des Grenzstranges samt Ganglion stellatum (ADSON und FULTON, ALLEN, DAVIS und KANAVEL, FLOTHOW und SWIFT, ORATOR und RIEDER) in ihrem Effekt nicht immer vollkommen. RIEDER berechnet bei 73 Fällen 27 Dauerheilungen (37%), 20 Heilungen (27,5%), 12 Besserungen (16,5%), 14 Mißerfolge (19%). Die teilweisen Mißerfolge sind mit auf das Erhaltenbleiben von D_2, vielleicht auch D_3 und der entsprechenden Ganglien zu beziehen (ADSON, BROWN, HESSE, KUNTZ, RIEDER), deren Entfernung man am besten von hinten nach der Methode HENRY-ADSON vornimmt.

Indessen zeigen die Ergebnisse JELSMAs und SPURLINGs, daß auch die Mitnahme von D_2 Fehlschläge nicht ausschließt und die sympathischen Innervationsverhältnisse der oberen Extremität offenbar weniger konstant sind als die der unteren. Seitdem ADSON und BROWN hier den lumbalen Grenzstrang in toto von oberhalb des 2. Lumbal- bis unterhalb des 4. Lumbalganglions exstirpieren, haben sie keinen Versager mehr in 5 Fällen mit zum Teil 3jähriger Beobachtungszeit erlebt. Eine Patientin war sogar an allen 4 Extremitäten operiert worden. Ein gleich günstiges Ergebnis hatte KOLODNY. Sollte es sich herausstellen, daß wir mit der *paravertebralen Alkoholinjektion*, wie FLOTHOW glaubt, das gleiche erreichen, so wäre natürlich dieser Eingriff als weit harmloser und technisch einfacher der Ganglionektomie vorzuziehen. Hierüber ist das letzte Wort noch nicht gesprochen. Auf jeden Fall bedeutet es einen gewaltigen Fortschritt, daß wir heute in der Lage sind, eine bisher so schwer beeinflußbare Erkrankung mit Erfolg chirurgisch anzugreifen. Man darf sogar sagen, daß das Ergebnis der Radikaltherapie maßgebend für die Richtigkeit der Diagnose ist. Tritt nämlich kein Erfolg ein, so liegt kein echter Raynaud vor, sondern ein Pseudo-Raynaud, wie wir ihn z. B. bei Halsrippe (BENEDEK, BRÜTT, LOESSL) und endarteriitischen Zuständen sehen.

Außer dem von mir publizierten Fall von geheilter *Akroparästhesie* mit 4jähriger und dem LEDOUX' von 3jähriger Beobachtungszeit werden im Schrifttum nur kurze Beobachtungen erwähnt. Bei dieser Erkrankung ist ebenso wie bei der *Akrocyanose* und verwandten *vasoplastischen Zuständen* eine Sympathicusoperation, und zwar zunächst die periarterielle Sympathektomie, berechtigt.

Im Gegensatz zu den vasokonstriktorischen sind die *vasodilatatorischen Vasoneurosen schwerer zu beeinflussen*. LÄWEN bannte bei einem Kranken mit Erythromelalgie, der freilich den Eingriff nur kurze Zeit überlebte, die Schmerzen durch eine Nervenvereisung. Periarterielle Sympathektomie und Chordotomie sind nach LERICHE meist nutzlos. Von der hinteren Radikotomie sahen FOERSTER, NAGAO und MAEJIMA im Gegensatz zu LERICHE Gutes. Die Resektion des lumbalen Grenzstranges wurde 2mal von DAVIS und KANAVEL und SAITO mit Erfolg ausgeführt. Die Fälle wurden bis zu 1 Jahr beobachtet. Eine vorangehende probatorische paravertebrale Injektion ist des Versuches wert.

Ein paar Worte über die Behandlung der *Endarteriitis obliterans*, die weniger ihrer Ätiologie als ihrer Therapie nach eine Besprechung in dem bisherigen Zusammenhang rechtfertigt, seien hier eingeschaltet. Diese ihrem Wesen nach noch nicht restlos geklärte Erkrankung erfuhr zuletzt auf der Chirurgentagung 1932 (RÖPKE, CEELEN) eine ausführliche Würdigung. Unter den hier allein interessierenden neurochirurgischen Behandlungsmethoden ist die Ganglionektomie an die erste Stelle gerückt. Die in dieser Weise Operierten zählen bereits nach

Hunderten (ADSON und BROWN, BOTHE, FLOTHOW und SWIFT, K. H. BAUER, RIEDER, ALESSANDRI, HÄRTEL u. a.); je frühzeitiger operiert wird, desto besser sind die Aussichten, die Extremität zu retten. In einem schweren Fall von Endarteriitis obliterans habe ich beiderseits 5 ccm 80%igen Alkohol in den Grenzstrang injiziert. Schmerzen, Gefäßspasmen verschwanden prompt, die livide Hautverfärbung wich einer Rosafärbung, die Nekrose der linken Großzehe demarkierte sich. Der an sich sehr bemerkenswerte und bis zu einem halben Jahr beobachtete Erfolg wurde vorübergehend durch eine hartnäckige Wurzelneuralgie beeinträchtigt. Auch durch Vereisung der Nervenstämme (LÄWEN) oder periphere Alkoholinjektion in die Nerven, Nervenexhairese bzw. Durchschneidung (ALLEN, LASKEY und SILBERT) können die Schmerzen behoben, die Zirkulationsverhältnisse erheblich gebessert werden.

b) Trophische Störungen der Haut und des Unterhautzellgewebes.

Bei der *Sklerodermie* kann man die Wirksamkeit der Sympathicuseingriffe nicht ohne weiteres ableugnen. Zwar sah ich ebensowenig wie KMENT, KÜTTNER, LOBMEYER u. a. nach *periarterieller Sympathektomie* eine Besserung, doch stehen diesen negativen Ergebnissen sehr bemerkenswerte Erfolge von BRÜNING, HORN, LERICHE, STAHL gegenüber. Der einfachen periarteriellen Sympathektomie sind *Ramikotomie,* vor allem aber *Ganglionektomie* überlegen (AJMAR, ADSON, LERICHE). Der Erfolg ist nicht regelmäßig, auch kann man meist nicht von Heilung sprechen — heilbar ist die Sklerodermie wahrscheinlich überhaupt nicht. Trotzdem sollte man bei diesem sonst in keiner Weise zu beeinflussenden Leiden den Stillstand des Prozesses und eine wesentliche Besserung positiver werten, als es im allgemeinen geschieht. Es ist falsch, ein Verfahren nur deswegen, weil es nicht immer hilft, als nutzlos ad acta zu legen.

Neuerdings hat man noch von anderen Überlegungen aus die operative Behandlung der Sklerodermie in Angriff genommen. Im Hinblick auf den bei dieser Erkrankung erhöhten Kalkstoffwechsel wurde die Entfernung von Epithelkörperchen empfohlen. Die Ergebnisse sind noch nicht spruchreif (LERICHE, MOULONGUET).

Die Bemühungen, die *Hemiatrophia faciei progressiva,* welche wahrscheinlich auf einem Reizzustand der trophischen Nervenfasern des cervicalen Sympathicusabschnittes beruht, durch Ramisektion und Grenzstrangdurchschneidung zu bessern, sind bisher fruchtlos geblieben (BRÜNING, HESSE, LERICHE, RATNER). Vielleicht wäre hier eine ausgedehntere Operation, welche auch die oberen dorsalen Rami communicantes berücksichtigt, richtiger. Bei *Poliomyelitis* scheinen in letzter Zeit Sympathicuseingriffe wieder in steigendem Maße ausgeführt zu werden in der Absicht, die mitunter stark gestörten trophischen und zirkulatorischen Verhältnisse ins Gleichgewicht zu bringen. Von der periarteriellen Sympathektomie sah ich bei dieser Indikation ebensowenig Erfolge wie andere. Wenn überhaupt, kommt nur Ramisektion besser noch Ganglionektomie in Frage (TELFORD und STOPFORD, OGILVIE, ROBERTSON).

Die an mehreren Hunderten von Fällen mit *Ulcera verschiedenster Genese* gesammelten Erfahrungen kann man dahin zusammenfassen, daß sehr oft eine unmittelbare Wirkung der periarteriellen Sympathektomie sowie der Nervendehnung (BERTONE, CHIPAULT, HARTTUNG, MOLOTKOFF, VOLKMANN u. a.) vorhanden ist: die Geschwüre reinigen sich, die Sekretion nimmt einen anderen Charakter an, die Bakterienflora ändert sich, die schlaffen Granulationen werden durch kräftige rote ersetzt, und ein bisweilen erstaunlicher Regenerationsimpuls setzt ein. Den gleichen Zustand erreicht man aber auch, nur nicht so rasch, mit rein konservativen Maßnahmen. Zudem sind Rezidive häufig, Dauerresultate dagegen spärlich (CONTAGYRIS, GUILLEMIN, LERICHE, OUDARD et

JEAN, RAESS, STAHL). Die Ulcera neurotischer Genese reagieren im ganzen besser als die übrigen. O. und E. NORDMANN sowie HARRIS haben bei trophischen Geschwüren das asensible Gebiet durch Verpflanzung eines sensiblen Nerven (Peroneus superficialis, Saphenus, Ramus superficialis Nervi radialis) resensibilisiert und Geschwürsheilung erzielt. Die hier besprochenen Verfahren sollten bei refraktären Ulcera, die jeglicher konservativen Therapie trotzen, nicht ganz der Vergessenheit anheimfallen.

c) Reflexkontrakturen und chronische Arthritiden.

Die sog. VULPIANschen Reflexkontrakturen, die nach schweren und auch scheinbar harmlosen peripheren Traumen auftreten, zeigen neben vasomotorisch-trophischen Veränderungen der Haut schmerzhafte Kontrakturen an Fingern und Handgelenken. Das auffallende, häufig beobachtete Mißverhältnis zwischen Trauma und Intensität der Folgeerscheinungen macht einen psychogenen Faktor wahrscheinlich. Die konservative Behandlung dieser eigenartigen Störungen hat einen schweren Stand. Obwohl die Kasuistik chirurgisch behandelter Fälle klein ist, läßt sich bei ihnen ein *Erfolg* sowohl der *periarteriellen Sympathektomie* wie der *cervicalen Ramisektion nicht abstreiten* (LERICHE, ROUX, WERTHEIMER). Neue Perspektiven eröffnen sich auch in der Behandlung primärer chronischer Arthritiden mit sekundären vasomotorischen Begleiterscheinungen (ADSON und ROWNTREE, FLOTHOW und SWIFT, HENDERSON und ADSON, LERICHE und JUNG). Unter 41 Fällen mit zum Teil doppelseitiger cervicaler bzw. lumbaler Ganglionektomie hatte ADSON 6 Mißerfolge, 11 Besserungen, 20 erhebliche Besserungen. Da FLOTHOW vergleichsweise in 3 Fällen auf der einen Seite Ganglionektomie, auf der anderen paravertebrale Alkoholinjektion mit gleich günstigem Erfolg vorgenommen hat, sollte zunächst die Alkoholinjektion bei dieser Indikation versucht werden.

d) Hyperhidrosis.

Die engen Beziehungen, die zwischen Sympathicus- und Schweißdrüsensekretion bestehen, ermöglichen bei *Hyperhidrosis* ein erfolgreiches operatives Eingreifen. Als erster resezierte KOČAREV bei profuser Schweißdrüsenabsonderung der rechten Körperhälfte infolge Druckes einer Struma den Grenzstrang zwischen oberem und mittlerem Halsganglion und brachte so das Schwitzen zum Sistieren. Nach BRAEUCKER verlaufen die Schweißfasern durch C_7, C_8, D_1. Die Durchschneidung dieser Rami communicantes hatte in einem Falle hartnäckiger Hyperhidrosis eine 2jährige Heilungsdauer zur Folge. Der von BRAEUCKER angegebene Verlauf kann jedoch nach Versuchen JUŽELEVSKIJs an der HESSEschen Klinik nicht als konstant angesehen werden. Abweichend von BRAEUCKER erzielte JUŽELEVSKIJ nach Resektion von C_4—D_1 nur Anhidrosis von Kopf, Gesicht und Hals, während an der oberen Extremität die Schweißabsonderung ungehemmt war. Hingegen konnte er nach Resektion des 2. Thorakalganglions in 3 Fällen völlige Anhidrosis der entsprechenden Kopf-, Gesichts- und Halsseite der ganzen oberen Extremität und der vorderen und hinteren Brustkorbfläche bis zum 4. Intercostalraum feststellen. Das Schwanken der Innervationsverhältnisse, das sich hiermit kundtut, erinnert sehr an die Verhältnisse bei der RAYNAUDschen Erkrankung. An der unteren Extremität resezierte BRAEUCKER beiderseits L_4, L_5, S_1 und S_2, worauf die Krankheitserscheinungen verschwanden. Die sehr seltene *Hyperhidrosis parotidea* wird nach HESSE durch die Resektion von C_2—C_5 nicht beeinflußt. Offenbar kommen auch hier die Rami communicantes der tieferen Hals- und oberen Dorsalsegmente in Betracht.

II. Tumoren des sympathischen Nervensystems.

Die von PICK und BIELSCHOWSKY vorgeschlagene Zweiteilung der sympathischen Tumoren in *ausgereifte Ganglioneurome* und *ausreifende Neuroblastome* genügt dem klinischen Bedürfnis. Weitere Untergruppierungen haben im wesentlichen wissenschaftliches Interesse.

Da die überwiegende Zahl der Ganglioneurome solitäre benigne Geschwülste sind — unter 24 Fällen BRAUNS fanden sich nur 2mal multiple Tumoren —, wird die Frage ihrer operativen Entfernung erst akut, wenn sie wachsen und Beschwerden verursachen. Das ist keineswegs immer der Fall. Wiederholt wurde eine Sympathicusgeschwulst erst bei der Sektion als Zufallsbefund festgestellt.

Als Ausgangspunkt dieser Tumoren kommen neben den bauchinneren Organen, Nebennieren und den Carotisdrüsen vor allem der Grenzstrang und die Ganglien an Hals, Brust und Lendenteil in Betracht. In den Fällen von AMANO, LINDENBAUM, FREUND, MACAULEY, SOMMERFELD gelang die Exstirpation *cervicaler* Sympathicustumoren ohne größere technische Schwierigkeiten. Der HORNERsche Symptomenkomplex muß mit in den Kauf genommen werden. GAZA glückte die Exstirpation eines 12:5:3 messenden Ganglioneuroms, das den cervicalen und thorakalen Grenzstrang betraf, vom Halse her.

An eine Geschwulst, die rein *intrathorakal* liegt, kommt man nur durch breite Eröffnung des Thorax unter Überdruck heran. Hier sind die Gefahrmomente begreiflicherweise viel größer, desto bewunderungswürdiger die glänzenden Erfolge von ROSENSON und EDELMAN, H. BRAUN, ELOESSER und vor allem SAUERBRUCH (5 Fälle ohne Todesfall). Weniger glücklich waren STOUT und NIEDEN. Der Fall STOUT gehört in die Gruppe der Sanduhrgeschwülste, von denen bereits die Rede war. Rückenmarkssymptome waren seine ersten Anzeichen.

Unter den Ganglioneuromen, die vom *Bauchsympathicus* ihren Ausgang nehmen, verdienen die glücklichen Exstirpationen GASPARJANS, FELS', SMIRNOWS, vor allem aber der einzigartige klassische Fall BRAUNS Erwähnung. Der Tumor, den BRAUN entfernte, maß 17:14:14 cm. Da die Aorta abdominalis bei dem Eingriff an einer Stelle lädiert wurde, war BRAUN gezwungen, sie in Ausdehnung von 2 cm zu resezieren und quer zu nähen. Der postoperative Verlauf war komplikationslos. Der Fall stellt ein Unikum in der Weltliteratur dar. Mikroskopisch enthielt die Geschwulst Ganglienzellen und größtenteils marklose Nervenfasern. Ein *sacrales Ganglioneurom* von riesigen Ausmaßen, das klinisch durch das Bestehen eines HIRSCHSPRUNGschen Megacolons ausgezeichnet war, entfernte LÄWEN (ERB). Diese Zusammenstellung exstirpierbarer Ganglioneurome verschiedenster Lokalisation soll keinen Anspruch auf Vollständigkeit erheben, sondern nur einen Überblick über die Möglichkeiten auf diesem Gebiete geben, im übrigen sei auf die Werke COENENS und HESSES verwiesen.

Neben den reinen Ganglioneuromen finden wir auch Neurinome des Sympathicus und Übergangsgebilde, die sog. *Ganglioneurinome*. In diese Geschwulstkategorie gehören die von BRUCE, ENDERLEN, GULEKE, KÖNIG exstirpierten retroperitonealen Tumoren. Schließlich wäre noch das seltene Vorkommen reiner Neurofibrome des Sympathicus zu erwähnen (GIBBERD).

Von chirurgisch weit geringerem Interesse sind die *Neuroblastome* (CATANIA, CAPALDI, SINGER, MILLER, MARTIUS u. a.). Im Falle von MARTIUS war bei einem $2^1/_2$jährigen Knaben der Versuch gemacht worden, den Tumor der rechten Halsseite operativ zu entfernen, es mußte jedoch hierbei ein Stück der Subclavia mitreseziert werden. Einige Stunden hinterher Exitus. Bei der Sektion fanden sich intrathorakal noch weitere Tumoren, die die großen Gefäße zum Teil umwachsen hatten. Die mikroskopische Untersuchung ließ sympathische Ganglienzellen erkennen, welche die für Neuroblastome charakteristischen verschiedenen Stufen der Reifung aufwiesen.

Literatur.

(Abgeschlossen am 1. X. 34.)

A I. Mißbildungen.

Zusammenfassende Arbeiten und monographische Darstellungen.

CORDES: Erg. Chir. **22**, 258 (1929).

Ferner: ACHUTIN, M.: Vestn. Chir. (russ.) **1929**, H. 48/49, 142. Ref. Z.org. **49**, 31 (1930). — ANTON: Münch. med. Wschr. **1909 II**, 1725.

BAUER, K. H.: Dtsch. Z. Chir. **237**, 402 (1932). — BEHR: Neur. Zbl. **1911**, 66.

HEILE, B.: Bruns' Beitr. **145**, 1 (1928).

KÜTTNER: Münch. med. Wschr. **1913 II**, 2209.

LEBENSBAUM, D.: Z. sovrem. Chir. (russ.) **2**, Lief. 1, 51 (1927). Ref. Z.org. Chir. **40**, 80 (1928).

MILLER: Jb. Kinderheilk., N. F. **25**, 195 (1886). — MYSCH, W.: Nov. chir. Arch. (russ.) **1925**, Nr 24, 561. Ref. Zbl. Chir. **1925**, Nr 44, 2492.

RANZI: KIRSCHNER-NORDMANNS Die Chirurgie, Bd. 3, S. 387. 1930. — REALI: Die Behandlung der angeborenen Schädel- und Rückgratsbrüche. Inaug.-Diss. Zürich 1874. — RIEPING: Dtsch. Z. Chir. **148**, 1 (1919). — RUDNICKY: Vestn. Chir. (russ.) **10**, H. 28/29 (1927). Ref. Z.org. Chir. **42**, 723 (1928).

SCHLOFFER: Verh. Chir. **1913 I**, 141. — SCHMIDT: Dtsch. Z. Chir. **224**, 331 (1930).

VORSCHÜTZ: Festschrift für BARDENHEUER. Leipzig: F. C. W. Vogel 1908.

A II. Hydrocephalus.

Zusammenfassende Arbeiten und monographische Darstellungen.

CUSHING, H.: Studies in intracranial physiology and surgery (lecture 1, third circulation). London: Humphrey Milford 1926.

DENK: Wien. klin. Wschr. **1927 II**, 1309, 1357.

HEIDRICH, L.: Erg. Chir. **22**, 679 (1929).

Ferner: ANDREWS: Zit. nach DAVIDOFF. — ANTON: Erg. inn. Med. **19**, 1 (1921). — ANTON u. v. BRAMANN: Münch. med. Wschr. **1908 II**, 1673. — ANTON u. SCHMIEDEN: Zbl. Chir. **1917**, Nr 10, 193. — ARCHIBALD, EDWARDS: Canad. med. Assoc. J. **3**, 451 (1913). Ref. Z.org. Chir. **2**, 448 (1913).

BABITZKY: Zbl. Chir. **1925**, Nr 18, 963. — BENECKE: Zit. nach HEIDRICH, Bruns' Beitr. **147**, 71 (1929). — BUDDE: Verh. Chir. **1923**, 193.

CUSHING, H.: Zit. nach FOWLER.

DANDY, WALTER E.: Ann. Surg. **68**, 569 (1918); **70**, 129 (1919). — Surg. etc. **31**, 340 (1920); **32**, 112 (1921). — DANDY u. BLACKFAN: Bruns' Beitr. **93**, 392 (1914). — DAVIDOFF, L. M.: Arch. Surg. **18**, 1737 (1929). — DAVIDOFF, LEO M. u. FREDERIC W. BANCROFT: Arch. Surg. **25**, 550—554 (1932). Ref. Z.org. Chir. **60**, 446 (1933). — DEDEKIND: Bruns' Beitr. **117**, 245 (1919). — DRACHTER: Zbl. Chir. **1925**, Nr 49, 2776.

EDEN: Dtsch. Z. Chir. **147**, 145 (1918). — EISELSBERG: Zit. nach HEIDRICH. — ELSBERG: J. nerv. Dis. **42**, 140 (1915). — Med. Rec. **92**, 874 (1917). — ENDERLEN: Bruns' Beitr. **76**, 888 (1911). — ERB: Arch. klin. Chir., Kongreßber. **148**, 219 (1927).

FISCHER, H.: Dtsch. Z. Chir. **229**, 256 (1930). — FOERSTER, O.: Z. Neur. **94**, 512 (1925). — FOWLER, R. S.: Ann. Surg. **49**, 374 (1909). — FRASER u. DOTT: Brit. J. Surg. **10**, 165 (1922). — FULLER, C. K.: Canad. med. Assoc. J. **17**, 675 (1927).

GLYNN u. THOMAS, J.: Lancet **1895 II**, 1106.

HAYNES, J. S.: Med. Rec. **87**, 751 (1915). — N. Y. State J. Med. **16**, 174 (1916). — HEIDRICH, L.: Bruns' Beitr. **140**, 345 (1927). — Zbl. Chir. **1929**, Nr 27, 1694. — Bruns' Beitr. **147**, 71 (1929). — HEILE, B.: Verh. dtsch. Ges. Chir. **1914 II**, 326. — Arch. f. klin. Chir. **105**, 501 (1914). — Zbl. Chir. **1925**, Nr 40, 2229; **1927**, Nr 30, 1859. — Bruns' Beitr. **145**, 1 (1928). — HILDEBRAND: Arch. klin. Chir **127**, 178 (1923). — HUDSON, W. H.: Ann. Surg. 57, 338 (1913).

KÄSTNER, HERMANN: Arch. klin. Chir., Kongreßber. **121**, 512 (1922). — KAZANSKIJ, V.: Nov. chir. Arch. (russ.) **25**, 176—181 (1932). Ref. Z.org. Chir. **60**, 266 (1933). — KOLJUBAKIN, S. L.: Arch. klin. Chir. **128**, 151 (1924). — KOSYREW, A. A.: Arch. klin. Chir. **141**, 691 (1926). — KRAUSE, F.: Berl. klin. Wschr. **1908 I**, 1165. — KÜTTNER: Zbl. Chir. **1927**, Nr 20, 1250.

LAEWEN, A.: Bruns' Beitr. **125**, 1 (1922). — LEXER: Zit. nach HEIDRICH.

MARBURG: Med. Klin. **1930 II**, 1134. — MICHELSOHN, I.: Chir. Klin. Med. Hochschl. Minsk. Kazan. med. Z. **28**, 691—693 (1932). Ref. Z.org. Chir. **65**, 83 (1934). — MIKULICZ: Zit. nach DAVIDOFF.

PAYR: Arch. klin. Chir. **87**, 801 (1908). — Verh. dtsch. Ges. Chir. **1911 II**, 515. — Zbl. Chir. **1924**, Nr 1/2, 28. — PERTHES: Münch. med. Wschr. **1919 I**, 677. — POHLISCH, KURT: Mschr. Psychiatr. **50**, 251 (1921). — POLENOV, A.: Sovrem. Chir. (russ.) **3**, 173 (1928). Ref. Z.org. Chir. **44**, 20 (1929). — PÓLYA, E.: Zbl. Chir. **1925**, Nr 43, 2404. — PUUSEPP: Arch. Kinderheilk. **59**, 172 (1912).

RANZI: Wien. med. Wschr. **1921 II**, 1521, 1566. — v. RUEDIGER-RYDYGIER, A. R.: Dtsch. Z. Chir. **117**, 344 (1912).

SATTLER: Handbuch der gesamten Augenheilkunde, 2. Aufl., Bd. 9, S. 334. — SENN, N.: Zit. nach DAVIDOFF. — SGALITZER, M.: Strahlenther. **22**, 701 (1926). — SHARPE, W.: Amer. J. med. Sci. **153**, 563 (1917). — SHARPE, W. and N. SHARPE: Neurosurgery, principles, diagnosis and treatment. London, Philadelphia: Lippincott 1928. — SIEDAMGROTZKY: Arch. klin. Chir. **145**, 122 (1927). — SOKOLOWSKI, M. u. J. IRGER: Zbl. Chir. **1925**, Nr 46, 2586. — SSOSON-JAROSCHEWITSCH: Arch. klin. Chir. **129**, 328 (1924). — SUTHERLAND, G. A. and W. W. CHEYNE: Brit. med. J. **1898 II**, 1155. — SCHRAMM, H.: Klin.-ther. Wschr. **1899 I**, 98.

TAYLOR, A. S.: J. nerv. Dis. **36**, 422 (1909). — TOWNE, E. B.: Arch. Surg. 5, 144 (1922).

VOZNESENSKIJ, V.: Nov. Chir. Arch. (russ.) **14**, 502 (1928). Ref. Z.org. Chir. **45**, 376 (1929).

WIDEROE, SOFUS: Norsk. Mag. Laegevidensk. **84**, Nr 5, 466 (1923/24). Ref. Z.org. Chir. **24**, 271 (1924).

ZDANOVSKIJ, S.: Nov. chir. Arch. (russ.) **26**, 182—185 (1932). Ref. Z.org. Chir. **62**, 242 (1933).

A III. Verletzungen.

Zusammenfassende Arbeiten und monographische Darstellungen.

CUSTODIS: Die Verletzung der Arteria meningea media. Bibliothek von COLER-SCHJERNING, S. 26. Berlin: August Hirschwald 1908.

DOLLINGER, A.: Erg. inn. Med. Kinderheilk. **31**, 373 (1927).

GULEKE: Erg. Chir. **10**, 116 (1918).

MELCHIOR, E.: Neue deutsche Chirurgie, Bd. 18, Teil 2, 1. 1916.

OCHSNER, A.: Amer. J. Surg., N. s. **12**, 222, 523 (1931).

SCHÜCK, FRANZ: Erg. Chir. **17**, 398 (1924). — SCHWARTZ: Erg. inn. Med. **31**, 165 (1927).

Ferner: APFELBACH, C. W.: Arch. Surg. **4**, 434 (1922).

BAGLEY, CHARLES: Arch. Surg. **18**, 1078 (1929). — BÁRÁNY: Primäre Excision und primäre Naht akzidenteller Wunden. Leipzig u. Wien: Franz Deuticke 1919. — BEEKMAN, FENWICK: Ann. Surg. **87**, 355 (1928). — BENEKE: Münch. med. Wschr. **1910 II**, 2125. — BESLEY, F. A.: J. amer. med. Assoc. **66**, 345 (1916). — BLAKESLEE, R.: Arch. of Ophthalm. **2**, 566 (1929).

CRANDON and WILSON: Ann. Surg. **44**, 823 (1906). — CUSHING, H. and F. E. B. FOLEY: Proc. Soc. exper. Biol. a. Med. **17**, 217 (1920).

DEMMER, F.: Arch. klin. Chir. **152**, Kongreßber., 381 (1928). — DOWMAN, C. E.: J. amer. med. Assoc. **79**, 2212 (1922). — South. Med. J. **18**, 351 (1925); **20**, 448 (1927).

ERNST, MAX: Dtsch. Z. Chir. **226**, 222 (1930).

FAY, TEMPLE: J. amer. med. Assoc. **80**, 1445 (1923); **82**, 766 (1924); **84**, 1261 (1925). — J. Jowa Med. Soc. **20**, 447 (1930). — FOERSTER, O.: Bruns' Beitr. **137**, 642 (1926).

GERBATSCH, G.: Bruns' Beitr. **150**, 339 (1930). — GULEKE: Arch. klin. Chir. **152**, Kongreßber., 292 (1928).

HENKEL: Zbl. Gynäk. **1922**, Nr 4, 129. — HENSCHEN, C.: Zbl. Chir. **1927**, Nr 50, 3169. — Schweiz. med. Wschr. **1930 II**, 599. — HOLBROCK, F. R.: J. amer. med. Assoc. **83**, 489 (1924). — HOLMAN, E. and W. J. SCOTT: J. amer. med. Assoc. **84**, 1329 (1925). — HUFSCHMIDT u. ECKERT: Bruns' Beitr. **106**, 147 (1917).

KAERGER: Arch. klin. Chir. **152**, Kongreßber., 72 (1928). — KOWITZ: Virchows Arch. **215**, 233 (1914).

LE COUNT, E. R. and C. W. APFELBACH: J. amer. med. Assoc. **74**, 501 (1920). — LERICHE, R.: Lyon chir. **17**, 638 (1920). — LERICHE et WERTHEIMER: Lyon chir. **18**, 492—500 (1921). — LYNN, FRANK S.: Internat. J. of Med. **39**, 441 (1926).

MCCLURE, R. D. and A. S. CRAWFORD: Arch. Surg. **16**, 451 (1928). — MCCREERY and F. B. BERRY: Ann. Surg. 88, 890 (1928).

PEET, M. M.: J. amer. med. Assoc. **84**, 1994 (1925). — N. Y. State J. Med. **28**, 555 (1928).

RAND, C. W.: Arch. Surg. **18**, 1176 (1929). — REDLICH: Die klinische Stellung der sog. Epilepsie. Berlin: S. Karger 1913. — REICHMANN: Dtsch. Z. Nervenheilk. **94**, 177 (1926); **96**, 260 (1927). — RIESENFELD, E. A.: Arch. of Pediatr. **48**, 728 (1931).

SACHS: Zit. nach OCHSNER. — SCHÜCK, FRANZ: Arch. klin. Chir. **152**, Kongreßber., 73 (1928). — SEITZ, L.: Münch. med. Wschr. **1908 I**, 608. — Zbl. Gynäk. **36**, 1 (1912). — SMITH, CARROLL and LORENZO WALTER: Arch. of Otolaryng. **14**, 610 (1931). — STEINTHAL, K. u. H. NAGEL: Bruns' Beitr. **137**, 361 (1926); **143**, 357 (1928). — STICH, R.: Bruns' Beitr. **114**, 1 (1919). — SWIFT, GEORGE W.: West J. Surg. **40**, 343—354 (1932). Ref. Z.org. Chir. **60**, 264 (1933). — SYMONDS, C. P.: Brit. med. J. **1928 II**, 302.

THOMAS, FRED W.: Zbl. Chir. **1929**, Nr 10, 586. — TIETZE: Bruns' Beitr. **137**, 523 (1926).

VALENTIN: Verh. otol. Ges. **1911**, 388. — VANCE: Arch. Surg. **14**, 1023 (1927). — VOGELER: Arch. klin. Chir. **167**, Kongreßber., 149 (1931). — VOSS: Beitr. Passow-Schaefer **3**, 385 (1909). — Biol. Abh. med. Fak. Frankfurt a. M., 6. Jan. **1923**. Ref. Klin. Wschr. **1923 I**, 854. — Mschr. Kinderheilk. **34**, 559 (1926).

WANKE, H. u. CHR. RAMM: Dtsch. Z. Chir. **231**, 477 (1931). — WILLIAMS, HENRY WARD: N. Y. State J. Med. **30**, 631 (1930).

ZANGE, JOH.: Arch. klin. Chir. **152**, Kongreßber., 335 (1928).

A IV. Entzündungen.

Zusammenfassende Arbeiten und monographische Darstellungen.

GRANT: J. amer. med. Assoc. **99**, 550—556 (1932). — GULEKE: Neue deutsche Chirurgie, Bd. 48, Teil I, 1. 1930. — Arch. klin. Chir. **152**, Kongreßber., 292 (1928).

KRAUSE, F.: Handbuch der ärztlichen Erfahrungen im Weltkriege, Bd. 1, S. 410. 1922. — Chirurgie des Gehirns und Rückenmarks. Wien u. Berlin: Urban & Schwarzenberg 1911.

OPPENHEIM u. CASSIRER: Der Hirnabsceß. Wien u. Leipzig: Alfred Hölder 1909.

WILLICH: Neue deutsche Chirurgie, Bd. 48, Abschn. 3, S. 201. 1930.

ZANGE, JOH.: Arch. klin. Chir. **152**, Kongreßber., 335 (1928).

Ferner: AMBERGER: Bruns' Beitr. **48**, 32 (1906).

BAKULEFF, A. N.: Zbl. Chir. **1929**, Nr 26 (1919). — BARTH: Verh. dtsch. Ges. Chir. **1914 II**, 386. — Arch. klin. Chir. **105**, 653 (1914). — BING, ROBERT: Med. Klin. **1911 I**, 207. — Neur. Zbl. **1911**, Nr 7, 216. — BORCHARD: Zit. nach GULEKE.

COLEMAN, C. C.: Arch. Surg. **18**, 100 (1929).

DANA, C. L. and C. A. ELSBERG: Med. Rec. **86**, 1051 (1914). — DANDY, WALTER E.: J. amer. med. Assoc. **87**, 1477 (1926). — DAY: Surg. etc. **16**, 369 (1913). — DELVOIE: Zit. nach KÜTTNER.

EDEN: Dtsch. Z. Chir. **147**, 145 (1918). — v. EISELSBERG u. RANZI: Verh. dtsch. Ges. Chir. **1913 II**, 514.

FINKELSTEIN, B. K.: Russk. Wratsch **1908**, Nr 37, 545. Ref. Zbl. Chir. **1908**, Nr 49, 1475. — FLEMING and JONES: Surg. etc. **54**, 81 (1932). — FOERSTER, O.: Zbl. Chir. **1911**, Nr 9, 313. — FRAZIER: Zit. nach ZESAS.

v. GAZA u. BRANDI: Klin. Wschr. **1926 II**, 1123; **1927 I**, 11. — GIRARD, CHARLES: Neur. Zbl. **1911**, Nr 7, 214. — GOEBELL: Zbl. Chir. **1909**, Nr 34, 1179. — GRANT, F. C.: Ann. Surg. **86**, 485 (1927). — GRISWOLD, R. A. u. FRANKLIN JELSMA: Arch. Surg. **15**, 45 (1927). — GULEKE: Erg. Chir. **10**, 116 (1918).

HAUKE, HUGO: Neue deutsche Chirurgie, Bd. 32, S. 277. 1924. — HEINE, BERNHARD u. JOSEF BECK: Handbuch der Hals-, Nasen- und Ohrenheilkunde, Bd. 8, Teil 3, S. 201. 1927. — HENSCHEN, C.: Verh. dtsch. Ges. Chir. **1912 II**, 269. — Schweiz. med. Wschr. **1930 I**, 599. — HOHLBAUM, J.: Arch. klin. Chir. **164**, 181 (1931). — HOLMES, WILLIAM H.: Arch. Neur. **20**, 162 (1928). — HORRAX, GILBERT: Arch. Surg. **9**, 95 (1924).

JENTZER, A.: Verh. dtsch. Ges. Chir. **66**, 666 (1933).

KING, JOSEPH E. J.: Surg. etc. **39**, 554 (1924). — Laryngoscope **34**, 974 (1924). — Arch. of Otolaryng. **1**, 26 (1925). — KÜTTNER: Zbl. Chir. **1911**, Nr 2, 313. — Handbuch der praktischen Chirurgie von GARRÈ, KÜTTNER, LEXER, Bd. 1, S. 331. 5. Aufl. 1921.

LEWIS: Zit. nach WILLICH.

MARBURG u. RANZI: Arch. klin. Chir. **116**, 96 (1921). — MCEWEN, WILLIAM: Pyogenic infective diseases of the brain and spinal cord. New York: Macmillan & Co. 1893. — MUCK, O.: Z. Hals- usw. Heilk. **22**, 343 (1929).

OPPENHEIM, B. u. M. BORCHARDT: Dtsch. med. Wschr. **1910 I**, 57.

PLACZEK u. KRAUSE: Berl. klin. Wschr. **1907 II**, 911. — PUTNAM, Tracy JACKSON and H. CUSHING: Arch. Surg. **11**, 329 (1925).

v. SAAR: Dtsch. Z. Chir. **145**, 398 (1918). — SARGENT, P.: Brit. med. J. **1928**, Nr 3543, 971. — SAUERBRUCH: Zbl. Chir. **1927**, Nr 24, 1507. — SPASSOKUKOTZKI: Vestn. Chir. (russ.) **39**, 29. Ref. Zbl. Chir. **1929**, Nr 17, 1026. — SCHULTHEISS, H.: Frankf. Z. Path. **23**, 111 (1920). — STARLINGER, F.: Arch. klin. Chir. **151**, 329 (1928); **152**, Kongreßber., 67 (1928); **156**, 474 (1930).

TIETZE: Zbl. Chir. **1911**, Nr 2, 313. — Bruns' Beitr. **137**, 523 (1926).

UFFENORDE: Arch. Ohr- usw. Heilk. **105**, 86 (1920). — Dtsch. Z. Chir. **117**, 425 (1912). — UNGER: Berl. klin. Wschr. **1909 I**, 208.

Veraguth: Schweiz. med. Wschr. **1929 I**, 154.

Wagget: Zbl. Ohrenheilk. **7**, 316 (1909). — Wendel, W.: Verh. dtsch. Ges. Chir. **1912 II**, 433. — West u. Scott: Zbl. Ohrenheilk. **7**, 305 (1909).

Zesas, Denis G.: Slg klin. Vortr., N. F. **1913**, Nr 685 (Chirurgie Nr 188), 1.

A V. Neubildungen.

Zusammenfassende Arbeiten und monographische Darstellungen.

Bailey, P.: Intracranial Tumors. London: Bailliere, Tindal & Cox 1933. — Bailey, Percival and Harvey Cushing: A classification of the tumors of the glioma group on a histogenetic basis with a correlated study of prognosis. Philadelphia, Lippincott a. Co. 1926. — Die Gewebsverschiedenheit der Hirngliome und ihre Bedeutung für die Prognose. Jena: Gustav Fischer 1930.

Cairns, Hugh: Privy Council, Med. Res. Council, Spec. Report Ser. Nr 125, 1. 1920. — Cushing, H.: The pituitary body and its disorders. Clinical states produced by disorders of the hypophysis cerebri. Philadelphia and London: Lippincott & Co. 1912. — Tumors of the nervous acusticus and the syndrome of the cerebellopontile angle. Philadelphia and London: W. B. Saunders & Co. 1917. — Intracranial tumours. Notes upon a series of two thousand verified cases with surgical mortality percentages pertaining thereto. Springfield & Baltimore: Charles C. Thomas 1932. — Deutsche Ausgabe: Berlin: Julius Springer 1935. — Cushing, H. and P. Bailey: Tumors arising from the bloodvessels of the brain; angiomatous malformations and haemangio-blastomas. Springfield and Baltimore: Thomas 1928.

Goldstein, Kurt u. H. Cohn: Diagnostik der Hirngeschwülste. Berlin: Urban & Schwarzenberg 1932.

Krause, F.: Chirurgie des Gehirns und des Rückenmarks. Berlin: Urban & Schwarzenberg 1911. — Dtsch. med. Wschr. **1927 II**, 1757.

Lehmann, Walter: Zbl. Neur. **44**, 393 (1926). — Die Grundzüge der Neurochirurgie. Dresden: Theodor Steinkopff 1932. — Loehr u. Jakobi: Fortschr. Röntgenstr. **44**, Erg.-Bd., 1933.

Olivecrona: Die chirurgische Behandlung der Gehirntumoren. (Eine klinische Studie.) Berlin: Julius Springer 1927. — Die parasagittalen Meningeome. Leipzig: Georg Thieme 1934.

Peiper: Hirnchirurgie. Zbl. Chir. **1934**, Nr 10, 562. — Pette: Münch. med. Wschr. **1934 I**, 5. — Puusepp, L.: Die Tumoren des Gehirns, ihre Symptomatologie, Diagnostik und operative Behandlung auf Grund eigener Beobachtungen. Tartu, Krüger, Anat. Ges. 1929.

Ranzi, E.: Über Entwicklung und Fortschritte der Neurochirurgie. Wien. klin. Wschr. **1933 I**, 33—38.

Schaltenbrand: Der gegenwärtige Stand der Neurochirurgie, Nervenarzt **1934**, H. 1, 10. — Schönbauer u. Hoff: Hirnchirurgie, Erfahrungen und Resultate. Leipzig-Wien: Franz Deuticke 1933.

Tönnis: Gehirnchirurgie in Schweden. Dtsch. Z. Nervenheilk. **131**, 205 (1935).

Ferner: Amrhein: Katamnese über 21 Fälle dekompressiver Trepanation bei Hirntumor. Inaug.-Diss. Heidelberg 1916. — Anschütz: Zbl. Chir. **1922**, Nr 47, 1759. — Dtsch. Z. Chir. **201**, 1 (1927). — Anton u. Denker: Z. Neur. **78**, 30 (1922).

Bailey, P.: Surg. etc. **31**, 390 (1920). — Bailey, P. and H. Cushing: Arch. of Neur. **14**, 192 (1925). — Bárány: Z. Ohrenheilk. **55**, 414 (1908). — Barling, H. G. and R. F. C. Leith: Lancet **1906 I**, 282. — Bauer, K. H.: Zbl. Chir. **1932**, Nr 13, 819; Nr 49, 2959. — Bernstein, S.: Virchows Arch. **290**, 501—539 (1933). Ref. Z.org. Chir. **66**, 81 (1934). — Biehl: Zbl. Chir. **1912**, 1, 1. — Borchardt: Verh. dtsch. Ges. Chir. **1905 II**, 496. — Erg. Chir. **2**, 131 (1911). — Berl. klin. Wschr. **1905 II**, 1033. — Bostroem, A. u. H. Spatz: Nervenarzt **2**, H. 9, 505 (1929). — Bremer, F.: Arch. of Neur. **5**, 663 (1921). — Brütt: Dtsch. Z. Chir. **231**, 497 (1931). — Brunner, H.: Z. Laryng. usw. **21**, 214 (1931). — Busch u. Olivecrona: Verh. dtsch. Ges. Chir., 57. Tagg **1933**, 60.

Cairns, Hugh: Arch. Surg. **18**, 1936 (1929). — Chiari, O.: Wien. klin. Wschr. **1912 I**, 5. — Coenen: Zbl. Chir. **1934**, Nr 26, 523. — Cordes, E.: Mitt. Grenzgeb. Med. u. Chir. **41**, 32 (1928/30). — Cushing, H.: J. amer. med. Assoc. **64**, 189 (1915). — Revue neur. **38**, 779 (1922). — Arch. of Neur. 8, 139 (1922); **10**, 605 (1923). — Brain **45**, 282 (1922). — Surg. etc. **34**, 557 (1922); **47**, 751 (1928); **52**, 129 (1931). — Lancet **1927 II**, 1329. — Acta path. (Københ.) **7**, 1 (1930). — Chirurg **4**, H. 7, 254 (1931).

Dana, C. L. and C. A. Elsberg: Med. Rec. **86**, 1051 (1914). — Dandy, Walter E.: J. amer. med. Assoc. **77**, 1853 (1921); **90**, 823 (1928). — Hopkins Hosp. Bull. **33**, 188, 344 (1922). — **53**, 31—51 (1933). Ref. Z.org. Chir. **65**, 654 (1934). — Arch. Surg. **17**, 190, 715 (1928). — Ann. Surg. **82**, 513 (1925); **98**, 841—845 (1933). Ref. Z.org. Chir. **66**, 81 (1934). — Surg. etc. **41**, 129 (1925). — Davis, Loyal E. and H. Cushing: Arch. of Neur. **12**, 681 (1925). — Denker: s. Anton u. Denker. — Dott, Norman M. and P. Bailey: Brit. J.

Surg. **13**, 313 (1925). — DOWMAN, CHARLES E. and WILLIAM A. SMITH: Arch. of Neur. **20**, 1312 (1928).

EISELSBERG: Beitr. path. Anat. **71**, 619 (1923). — Wien. klin. Wschr. **1909 I**, 287; **1912 I**, 17. — Arch. klin. Chir. **142**, Kongreßber., 203 (1926). — EISELSBERG u. RANZI: Verh. dtsch. Ges. Chir. **1913 II**, 514. — ELSBERG, CHARLES A. u. NICOLAS GOTTEN: Bull. neur. Inst. N. Y. **3**, 33—53 (1933). Ref. Z.org. Chir. **65**, 470 (1934).

FEIN: Wien. klin. Wschr. **1910 II**, 1035. — FOERSTER, O.: Wien. klin. Wschr. **1928 II**, 986. — FORSTER: Arch. klin. Chir. **167**, Kongreßber. 38 (1931). — FRAZIER, CHARLES H.: Arch. of Neur. **23**, 656 (1930). — FRAZIER, CHARLES H. and FRANCIS GRANT: J. amer. med. Assoc. **85**, 1103 (1925). — FREY, S.: Bruns' Beitr. **132**, 346 (1924). — FROMME: Arch. klin. Chir. **167**, Kongreßber., 38 (1931).

GLETTENBERG-LEHMANN: Zbl. Chir. **1934**, Nr 19, 1123. — GRANT, FRANCIS C.: Arch. of Neur. **20**, 292 (1928). — Surg. Clin. N. Amer. **9**, 1155 (1929). — GULEKE, N.: Zbl. Chir. **1929**, Nr 44, 2757; **1930**, Nr 36, 2251; **1931**, Nr 47, 2968 — Arch. klin. Chir. **167**, Kongreßber., 302 (1931). — Verh. dtsch. Ges. Chir. **1932**, 159. — GUTTMANN, E. u. H. SPATZ: Nervenarzt **2**, H. 10, 581 (1929).

HALSTEAD, A. E.: Surg. etc. **10**, 894 (1910). — HARTMANN u. SAUERBRUCH: Arch. klin. Chir. **176**, 568 (1933). — HENSCHEN, C. u. NAGER: Schweiz. med. Wschr. **1919 II**, 1289, 1349. — HERRMANN, G. u. F. RUDOLFSKY: Med. Klin. **1926 II**, 1515. — HERZ, PAUL: Dtsch. med. Wschr. **1912 I**, 1045. — HEUER, GEORGE J.: Arch. Surg. **1**, 368 (1920). — HEYMANN, E.: Bruns' Beitr. **136**, 385 (1926); **139**, 225 (1927); **146**, 401 (1927); **153**, 161 (1931). — Med. Klin. **1930 I**, 539. — HEYMANN: Zbl. Chir. **1933**, Nr 14, 786. — HIRSCH: Wien. klin. Wschr. **1926 I**, 93. — HIRSCH, OSKAR: Klin. Mbl. Augenheilk. **89**, 782—789 (1932). — HORAK, J. u. V. JEDLICKA: Čas. lék. česk. **1933**, 1141—1144. Ref. Z.org. Chir. **65**, 268 (1934). — HOLMES and SARGENT: Brain **50**, 518 (1927). — HORRAX, G.: Arch. of Neur. 8, 265 (1922).

KÄSTNER, H.: Arch. klin. Chir. **121**, Kongreßber., 512 (1922). — KANAVEL: J. amer. med. Assoc. **53**, 1704 (1909). — KERSCHNER, FRANZ: Bruns' Beitr. **144**, 458, 519 (1928). — KRAUSE, F.: Bruns' Beitr. **37**, 728 (1903). — Verh. dtsch. Ges. Chir. **1912 II**, 408. — Zbl. Chir. **1926**, Nr 44, 2812. — Dtsch. med. Wschr. **1927**, Nr 17, 691. — KÜMMEL, W.: Dtsch. Z. Nervenheilk. **90**, 180 (1913).

LAUTENSCHLÄGER: Chirurg **1**, 30 (1929). — LEHMANN, F.: Zbl. Chir. **1934**, Nr 19, 1125. — LEHMANN, WALTER: Arch. klin. Chir. **143**, 552 (1926). — LINDAU, ARVID: Chirurg **2**, 5 (1930). — Acta path. scand. (Københ.) **1**, Suppl., 35 (1926). — LIST: Arch. klin. Chir. **171**, 282 (1932). — LÖHR u. JACOBI: Zbl. Chir. **1933**, Nr 32, 1875. — LÖWE: Berl. klin. Wschr. **1909 I**, 448.

MARBURG, O. u. E. RANZI: Arch. klin. Chir. **116**, 96 (1921). — MARTEL, DE: Revue neur. **35**, 1055 (1928). — Presse méd. **1930 II**, 1449. — Surg. etc. **52**, 381 (1931). — Bull. Soc. nat. Chir. Paris **57**, 480 (1931). — MARTIN, PAUL: The Scalpel **79**, No 29, 655. Ref. Z.org. Chir. **36**, 676 (1927). — MÖLLER, H. U.: Zit. nach LINDAU. — MÜHSAM: Arch. klin. Chir. **130**, 522 (1924).

NONNE: Med. Klin. **1927 I**, 1.

OEHLECKER, F.: KIRSCHNER-NORDMANNS Die Chirurgie, Bd. 3, S. 349. 1930. — Verh. dtsch. Ges. Chir. **1922 II**, 491. — OLIVECRONA: Arch. klin. Chir. **167**, Kongreßbd., 36 (1931). Zbl. Chir. **1932**, Nr 49, 2954. — OLIVECRONA, H.: Nervenheilk. **128**, 1—44 (1932). — Hygiea (Stockh.) **94**, 497—515 (1932). Ref. Z.org. Chir. **60**, 27 (1933). — Ugeskr. Laeg. (dän.) **1932**, 921—927. Ref. Z.org. Chir. **60**, 804 (1933). — Zbl. Chir. **1934**, Nr 23, 369.

PEET, M. M.: Arch. Surg. **15**, 829 (1927). — PEIPER: Verh. dtsch. Ges. Chir. **1932**, 386. — PENDL, F. u. J. REINHOLD: Bruns' Beitr. **140**, 353 (1927). — PENFIELD, WILDER G.: Surg. etc. **36**, 657 (1923). — PERTHES: Münch. med. Wschr. **1919 I**, 677. — Dtsch. Z. Chir. **200**, 141; **203/204**, 93 (1927). — PHEMISTER, R.: Arch. Surg. **6**, 554 (1923). — PIFFL, O.: Beitr. Anat. usw. Ohr. usw. **21**, 111 (1924).

QUIX, F.: Arch. Ohrenheilk. **84**, 252 (1911). — Mschr. Ohrenheilk. **49**, 717 (1915).

RAND, CARL W.: Arch. Surg. **6**, 573 (1923). — RÖPKE: Arch. klin. Chir. **167**, Kongreßber., 285 (1931).

SACHS, E.: Ann. Surg. **66**, 152 (1917). — Arch. Surg. **1**, 74 (1920). — Arch. of Neur. **8**, 379 (1922). — SARGENT, P.: Brit. J. Surg. **14**, 102 (1926). — SAUERBRUCH: Zbl. Chir. **1928**, Nr 50, 3166; **1930**, Nr 36, 2250. — SCHLOFFER: Med. klin. **1918 II**, 1245; **1925 II**, 1521. — Zbl. Chir. **1929**, Nr 27, 1686. — SCHMIEDEN, V. u. H. PEIPER: Dtsch. med. Wschr. **1927 I**, 694. — SCHMIEDEN, V. u. SCHEELE: Med. Klin. **1921 I**, 401. — SCHMIEGELOW, E.: Z. Ohrenheilk. **73**, 1 (1915). — SCHÖNBAUER: Mitt. Grenzgeb. Med. u. Chir. **38**, 516 (1925). — Dtsch. Z. Chir. **191**, 343 (1925). — SCHÜLLER u. SCHLESINGER: Neur. Zbl. **1914**, H. 2, 82. — SENNELS, AAGE: Acta ophthalm. (Københ.) **2**, 97 (1924). — SHARPE, WILLIAM and NORMAN SHARPE: Neurosurgery, principles, diagnosis and treatment. London and Philadelphia: Lippincott 1928. — SPATZ: Münch. med. Wschr. **1930 I**, 825. — SPECHT: Arch. Ohr- usw. Heilk. **122**, 278 (1929). — SPILLER, WILLIAM G. and CHARLES H. FRAZIER: Arch. of Neur.

6, 476 (1921). — STENVERS, H. W. u. J. B. WALLER: Nederl. Tijdschr. Geneesk. **69 II**, Nr 15, 1648 (1925). Ref. Z.org. Chir. **34**, 489 (1926). — STERN, F. u. W. LEHMANN: Arch. f. Psychiatr. **86**, 539 (1929). — STERNBERG, H.: Berl. klin. Wschr. **1919 I**, 178.

TILMANN: Arch. klin. Chir. **145**, 128 (1927). — TÖNNIS, W.: Verh. dtsch. Ges. Chir. **1934**, 424. — TOOTH, H. H.: Brain **35**, 61 (1912).

UNGER, E.: Zbl. Chir. **1924**, Nr 29, 1560.

WANKE: Verh. dtsch. Ges. Chir., 57. Tagg **1933**, 528. — WEISER, A.: Dtsch. Z. Chir. **192**, 405 (1925).

ZANGE: Arch. path. Anat. **208**, 297 (1912). — Berl. klin. Wschr. **1915 II**, 1334.

A VI. Epilepsie.

Zusammenfassende Arbeiten und monographische Darstellungen.

BRAUN, W.: Neue Deutsche Chirurgie, Bd. 18, Teil 3, S. 93. 1916. — BREHME, TH.: Über Encephalographie im Kindesalter. Berlin: S. Karger 1926.

FOERSTER, O.: Dtsch. Z. Nervenheilk. **89**, 137 (1926). — FOERSTER, O. u. PENFIELD: Z. Neur. **125**, 475—572 (1930).

HEYMANN, E.: Med. Welt **1931**, Nr 13.

JABOULAY: La chirurgie du grand sympathique. Lyon: Storck et Co. 1900.

KRAUSE, F. u. H. SCHUM: Neue Deutsche Chirurgie, Bd. 49 b, Teil 2, 2. Hälfte. 1932.

MELZNER, E.: Bruns' Beitr. **142**, 580 (1928). — MUSKENS: Neurologische Monographien, Bd. 47. Berlin: Julius Springer 1926.

PUUSEPP, L.: Klin. Wschr. **1922 II**, 2142.

STEINTHAL, K.: Erg. Chir. **22**, 222 (1929).

Ferner: AUERBACH, SIEGMUND u. EMIL GROSSMANN: 17. Internat. Congr. Med. London, Aug. 1913. — AYALA, GUISEPPE: Policlinico **33**, 1077, 1113 (1926). Ref. Z.org. Chir. **37**, 865 (1927).

BORCHARDT: Verh. dtsch. Ges. Chir. **1920 I**, 187. — BREUER, FRITZ: Dtsch. Z. Chir. **221**, 303 (1929). — BRÜNING, F.: Zbl. Chir. **1920**, Nr 43, 1314. — BUNGART: Dtsch. med. Wschr. **1920 II**, 1246. — BURCKHARDT, HANS: Zbl. Chir. **1923**, Nr 33, 1277.

CHIARI, O.: Dtsch. Z. Chir. **172**, 244 (1922).

DREVERMANN: Münch. med. Wschr. **1930 I**, 424. — DUVERGEY: Arch. franco-belg. Chir. **25**, No 2, 173 (1921).

ELIASBERG, W.: Dtsch. med. Wschr. **1921 II**, 707.

FISCHER, H.: Zbl. Chir. **1926**, Nr 41, 2597. — Arch. klin. Chir. **146**, 562 (1927). — FOERSTER, O.: Zbl. Chir. **1925**, Nr 10, 531; **1929**, Nr 14, 894.

GULEKE: Verh. dtsch. Ges. Chir. **1920 II**, 203; **1933**, 569.

HABERER, v.: Zbl. Chir. **1917**, Nr 19, 402. — HAUKE, H.: Klin.-ther. Wschr. **1922 I**, 181. — HORSLEY, V.: Brit. med. J. **1886 II**, 670; **1906**, 411.

ITO, H.: Dtsch. Z. Chir. **115**, 489 (1912).

JONNESCO: Zbl. Chir. **1897**, Nr 2, 33.

KIRSCHNER: Verh. dtsch. Ges. Chir. **1912 I**, 102. — Schr. Königsberg. gelehrte Ges. Naturwiss. Kl. **4**, H. 4, 61 (1927). — KOROTNEFF, N. J. u. W. M. MINTZ: Russk. Wratsch **13**, 472 (1914). Ref. Z.org. Chir. **5**, 713 (1914). — KOZYREV, A.: Vestn. Chir. (russ.) **7**, 102 (1926). Ref. Z.org. Chir. **37**, 865 (1927). — KRAUSE, F.: Verh. dtsch. Ges. Chir. **1910 II**, 570. — Med. Klin. **1917 I**, 417, 445. — Arch. klin. Chir. **142**, Kongreßber., 466 (1926). — KRUKENBERG, H.: Münch. med. Wschr. **1930 II**, 1705. — KÜTTNER: Verh. dtsch. Ges. Chir. **1914 I**, 169; **1920 I**, 183; **1922 I**, 184. — KÜTTNER, H. u. ROBERT WOLLENBERG: Zbl. Chir. **1923**, Nr 11, 430. — KUTSCHA-LISSBERG, E.: Wien. klin. Wschr. **1921 I**, 299; **1923 I**, 443.

LEXER: Verh. dtsch. Ges. Chir. **1920 I**, 179. — LOBENHOFFER: Münch. med. Wschr. **1922 I**, 289; **1925 II**, 2168.

MANASSE: Dtsch. Z. Chir. **143**, 254 (1918). — MINTZ: Verh. 12. Pirogoff-Kongr., 29. Mai bis 5. Juni 1913, Bd. 2. S. 67. Ref. Z.org. Chir. **4**, 688 (1914). — MUSKENS: Arch. franco-belg. Chir. **25**, No 2, 180 (1921).

PEIPER, H.: Zbl. Chir. **1921**, Nr 12, 407. — PILEZ, ALEXANDER: Jb. Psychiatr. **48**, 317—338 (1932). Ref. Z.org. Chir. **60**, 265 (1933). — PRIOR, GUY P. U. and ALFRED T. EDWARDS: Med. J. Austral. **2**, 507 (1926). Ref. Z.org. Chir. **37**, 864 (1927). — PUUSEPP, L.: Eesti Arst **1**, 403, 464 (1922). Ref. Z.org. Chir. **21**, Nr 40 (1923). — Revue neur. **39 I**, 1385 (1932).

RANZI: Wien. med. Wschr. **1921 II**, 1521, 1566. — REHN: Arch. klin. Chir. **101**, 962 (1913).

SANDOR, STEFAN: Zbl. Chir. **1921**, Nr 25, 881. — SCHMIEDEN, V. u. H. PEIPER: Arch. klin. Chir. **118**, 845 (1921). — SCHÖNBAUER, L.: Arch. klin. Chir. **154**, 693 (1929). — SIOLI, F.: Münch. med. Wschr. **1927 I**, 791. — SSOKOLOWSKY, M.: Now. chir. Arch. (russ.)

5, 141 (1924). Ref. Z.org. Chir. **30**, 678 (1925). — STEINTHAL, K. u. H. NAGEL: Bruns' Beitr. **137**, 361 (1926); **143**, 357 (1928). — SULTAN, G.: Dtsch. med. Wschr. **1922 I**, 153.

TIETZE, C.: Psychiatr.-neur. Wschr. **1931 I**, 42. — TILMANN, O.: Med. Klin. **1922 I**, 393. — Dtsch. med. Wschr. **1926 II**, 1595. — Dtsch. Z. Chir. **225**, 31 (1930). — TRÖMNER, E.: Klin. Wschr. **1925 I**, 1065.

VOGELER: Arch. klin. Chir. **167**, Kongreßber., 149 (1931). — VOLLAND: Z. Neur. **74**, 505 (1922).

WAGNER, A.: Zbl. Chir. **1925**, Nr 12, 637. — WEISSPFENNIG: Bruns' Beitr. **92**, 50 (1914). — WITZEL, O.: Münch. med. Wschr. **1915 II**, 1478. — Zbl. Chir. **1924**, Nr 19, 1005.

A VII. Technik kleinerer hirnchirurgischer Eingriffe.

ANTON u. BRAMANN: Behandlung der angeborenen und erworbenen Gehirnkrankheiten mit Hilfe des Balkenstichs. Berlin: S. Karger 1913. — ANTON u. SCHMIEDEN: Zbl. Chir. **1917**, Nr 10, 193.

BRAMANN, v.: Dtsch. med. Wschr. **1909 II**, 1645.

CREUTZFELDT, H. G.: Mschr. Psychiatr. **68**, 140 (1928).

FORSTER, E.: Klin. Wschr. **1928 II**, 1690. — FRIK, K.: Nervenarzt **1**, 145 (1928).

GOETZE, O.: Dtsch. med. Wschr. **1912 I**, 318. — GULEKE: Arch. klin. Chir. **157**, Kongreßber., 164, 646 (1929).

HEYMANN, E.: Nervenarzt **1**, 27 (1928).

NEISSER u. POLLACK: Mitt. Grenzgeb. Med. u. Chir. **13**, 807 (1904).

PAYR: Zbl. Chir. **1913**, Nr 11, 386. — PINCUS, WALTER: Diagnostische und therapeutische Ergebnisse der Hirnpunktion. Eine kritische Studie. Berlin: August Hirschwald 1916.

SCHLOFFER: Med. Klin. **1918 II**, 1245. — SCHMIEDEN, V. u. H. PEIPER: Fehler und Gefahren bei chirurgischen Operationen von Stich-Makkas, 2. Aufl., Bd. 1. Jena: Gustav Fischer 1932. — SIMONS, A. u. C. HIRSCHMANN: Nervenarzt **1**, 73 (1928).

TANDLER, J. u. E. RANZI: Chirurgische Anatomie und Operationstechnik des Zentralnervensystems. Berlin: Julius Springer 1920.

B I. Mißbildungen.

Zusammenfassende Arbeiten und monographische Darstellungen.

BECK, O.: Erg. Chir. **15**, 491 (1922). — BLUMENSAAT, CARL u. CARL CLASING: Erg. Chir. **25**, 1 (1932).

ELSBERG, C. A.: Diagnosis and treatment of surgical diseases of the spinal cord and its membranes. Philadelphia: W. B. Saunders 1916.

GOLD: Neue Deutsche Chirurgie, Bd. 54. 1932.

HACKENBROCH: Erg. Chir. **17**, 457 (1924). — HESSE, F. A.: Erg. Chir. **10**, 1197 (1918). — HEYMANN, E.: KIRSCHNER-NORMANNS Die Chirurgie, Bd. 3, S. 663. 1930.

PEIPER, H.: Nervenarzt **4**, 436 (1931).

SCHMIEDEN, V.: Arch. klin. Chir. **162**, Kongreßber., 388 (1930).

Ferner: BABBINI, RAFAEL: Rev. méd. del Rosario **19**, 547, 621 (1929). Ref. Z.org. Chir. **50**, 327 (1930). — BAUMANN, G. J.: J. Bone Surg. **6**, 909 (1924). — BORCHARD: Arch. klin. Chir. **167**, Kongreßber., 42 (1931). — BURDENKO, N.: Verh. 20. russ. Chir. Kongr. Moskau, 26. Mai **1928**, 317. Ref. Z.org. Chir. **48**, 829 (1930).

COLLIER, J.: Oxford-Loose Leaf Med. **5** (1921). — COUGHLIN, W. T.: Ann. Surg. **94**, 982 (1931). — CRAMER: Dtsch. Z. Orth. **32**, 440 (1913). — Münch. med. Wschr. **1913 I**, 731. — CUTLER, GEORGE D.: Arch. of Neur. **12**, 149 (1924).

DELCHEFF: Arch. franco-belg. Chir. **31**, 229 (1928). Ref. Z.org. Chir. **46**, 495 (1929). — DEMME: Zit. nach HESSE.

ELLMER: Klin. Wschr. **1930 II**, 1654. — Chirurg **3**, 260 (1931). — ELMSLIE, R. C.: Proc. roy. Soc. Med., sect. orthop. **18 III**, 25 (1925).

FASSETT, F. J.: J. amer. med. Assoc. **65**, 1775 (1915). — FOERSTER, O.: Zbl. Chir. **1929**, Nr 14, 893. — Arch. klin. Chir. **167**, Kongreßber., 44 (1931). — GROBELSKI: Z. orthop. Chir. **57**, 220—245 (1932).

HACKENBROCH: Münch. med. Wschr. **1922 II**, 1191. — HEILE, B.: Zbl. Chir. **1925**, Nr 40, 2229. — HEYMANN, E.: Zbl. Chir. **1929**, Nr 7, 395. — HIBBS, R. A. and W. E. SWIFT: Surg. etc. **48**, 604 (1929).

INGEBRIGSTEN, R.: Acta chir. scand. (Stockh.) **65**, 283 (1929).

JAROSCHY, W.: Bruns' Beitr. **129**, 348 (1923); **142**, 597 (1928).

KAPPIS: Zbl. Chir. **1930**, Nr 46, 2875. — KOCH: Verh. dtsch. Ges. Chir. **1933**, 258. — KOCHS, JOH.: Münch. med. Wschr. **1927 II**, 1877. — KÜTTNER, H.: Bruns' Beitr. **142**, 882 (1928). — Zbl. Chir. **1931**, Nr 8, 468.

LINDEBERG, V.: Eesti Arst. **11**, Beih., 171, 172 (1933). Ref. Z.org. Chir. **63**, 778 (1933).

MERTZ, HENRY O.: J. of Urol. **29**, 521—530 (1933). Ref. Z.org. Chir. **64**, 570 (1933). — MEYER, H.: Röntgendiagnose in der Chirurgie und ihren Grenzgebieten, Berlin: Julius Springer 1927.

OPPEL, W. A.: Arch. klin. Chir. **155**, 416 (1929).
PEIPER, H.: Arch. klin. Chir. **167**, Kongreßber., 318 (1931). — POLJENOV: Zit. nach SSOSON-JAROSCHEWITSCH. — POUSSEP: Arch. franco-belg. Chir. **30**, No 4, 293 (1927). — PUUSEPP, L.: Presse méd. **1930 II**, 1804. — PUTNAM, T. J. and D. MUNRO: New England J. Med. **205**, 747 (1931).
ROEREN, L.: Z. orthop. Chir. **43**, 491 (1924).
SAENGER, A.: Dtsch. Z. Nervenheilk. **47/48**, 694 (1913). — SCHMIEDEN, V.: Zbl. Chir. **1929**, Nr 30, 1898; Nr 34, 2114. — SHACKLETON, W. E.: J. amer. med. Assoc. **66**, 1600 (1916). — SHARPE: Med. Rec. **92**, 874 (1917). — SPITZY: LANGEs Handbuch der Orthopädie, 3. Aufl. Jena 1928. — SSOSON-JAROSCHEWITSCH, A. J.: Arch. klin. Chir. **165**, 495 (1931). — STOCKMEYER, KARL: M. Abh. Kinderheilk. u. ihrer Grenzgeb., Beih. Jb. Kinderheilk. **1925**, H. 7.
VALENTIN, B. u. W. PUTSCHAR: Z. orthop. Chir. **57**, 245—266 (1932).
ZANOLI: Zit. nach GOLD. — ZENO, O.: Ref. Zbl. Chir. **1925**, Nr 37, 2111.

B II. Verletzungen.

Zusammenfassende Arbeiten und monographische Darstellungen.

FOERSTER, O.: Handbuch der Neurologie, Erg.-Bd., Teil 2, S. 1721. Berlin: Julius Springer 1929. — FRANGENHEIM: Erg. Chir. **11**, 1 (1919). — FRAZIER: Surgery of the spine and spinal cord, p. 457. New York and London: D. Appleton & Co. 1918.
JÜNGLING u. PEIPER: Erg. med. Strahlenforsch. **2** (1926).
MARBURG, O. u. E. RANZI: Arch. klin. Chir. **111**, 71 (1919).
NAST-KOLB, ALBAN: Erg. Chir. **3**, 347 (1911).
PUUSEPP, L.: Symptomatologie et traitement chirurgical des lésions de la moelle épinière. (Observations personelles au cours de la dernière guerre.) Tartu 1926.
SCHMIEDEN, V.: Arch. klin. Chir. **162**, Kongreßber., 388 (1930).
WAGNER u. STOLPER: Deutsche Chirurgie, Lief. 40. 1898.

Ferner: ALLEN: J. amer. med. Assoc. **50**, 941 (1908).
BÖHLER, L.: Verh. dtsch. Ges. Chir. **1933**, 424. — Chirurg **1935**, 444, 447, 562. 643.
DANDY: J. Bone Surg. **5**, 59 (1923). — DAVIS, G. S. and H. C. VORIS: Arch. Surg. **20**, 145 (1930). — DOWMAN, CHARLES E.: South. med. J. **23**, 607 (1930).
ENDERLEN: Dtsch. Z. Chir. **43**, 329 (1896).
HAUMANN: Arch. klin. Chir. **142**, Kongreßber., 75 (1926).
MAGNUS, GEORG: Münch. med. Wschr. **1929 I**, 527. — MARBURG u. RANZI: Wien. klin. Wschr. **1915 I**, 113. — MATTI: Dtsch. med. Wschr. **1916 II**. — Die Knochenbrüche und ihre Behandlung. Berlin: Julius Springer 1922. — MIXTER, W. J.: Bone J. Surg. **5**, 21, 95 (1923). — MIXTER, S. J. and H. M. CHASE: Ann. Surg. **39**, 495 (1904).
OEHLECKER, F.: Zbl. Chir. **1932**, Nr 21, 1274.
RAND, C. W. and C. H. PATTERSON: Surg. etc. **48**, 652 (1929). — RANZI, E.: Berl. klin. Wschr. **1915 II**, 1267.
SPELISSY: J. Bone Surg. **5**, 59 (1923). — STEINDL, H.: Wien. klin. Wschr. **1927 I**, H. 17, Sonderbeil.

B III. Entzündungen.

Zusammenfassende Arbeiten und monographische Darstellungen.

HEYMANN: KIRSCHNER-NORDMANNs Die Chirurgie **3**, 685. 1930.
KRAUSE, F.: Chirurgie des Gehirns und Rückenmarks. Berlin: Urban & Schwarzenberg 1911.
LOEFFLER, F.: Erg. Chir. **15**, 391 (1922).
MÉNARD, V.: Etude pratique sur le mal de Pott. Paris: Masson & Co. 1900.
PUUSEPP, L.: Symptomatologie et traitement chirurgical des lésions de la moelle épinière. (Observations personnelles au cours de la dernière guerre.) Tartu 1926.
SCHMIEDEN, V.: Arch. klin. Chir. **162**, Kongreßber., 388 (1930).

Ferner: ADSON: Siehe PARKER u. ADSON.
BAILEY, P. u. L. CASAMAJOR: J. nerv. Dis. **38**, 588 (1911). — BAKAY, L. v.: Verh. 4. Kongr. ung. Ges. Chir. Budapest, 1.—3. Juni **1911**. Ref. Zbl. Chir. **1912**, Nr 14, 465. — Rinasc. med. **6**, 28 (1928). Ref. Z.org. Chir. **43**, 501 (1929). — BAUER, K. H.: Zbl. Chir. **1925**, Nr 49, 2799. — BRUNS: Berl. klin. Wschr. **1908 II**, 1753.
ELSBERG: Zit. nach PARKER u. ADSON.
FOERSTER, O.: J. Psychiatr. u. Neur. **40**, 215 (1930). — FOSTER, P. STANLEY: J. Coll. Surg. Austral. **3**, 280 (1930). Ref. Z.org. Chir. **56**, 561 (1931).
GARCIA DIAZ: FRANCISCO u. PLACIDO A. BUYLLA: Med. ibera **1930 I**, 816. Ref. Zbl. Neur. **57**, 329 (1930). — GERSTMANN, J.: Zbl. Neur. **29**, 97 (1915). — GIBSON and MATHERS: Canad. Med. Assoc. J. **20**, 23 (1929). — GUTTMANN, E. u. L, SINGER: Arch. klin. Chir. **166**, 183 (1931).

Heidenhain, L.: Verh. dtsch. Ges. Chir. **1899 II**, 136. — Hildebrandt: Arch. klin. Chir. **94**, 219, 225 (1911). — Hohlbaum, J.: Zbl. Chir. **1930 I**, 979. — Arch. klin. Chir. **142**, Kongreßber., 723 (1926); **164**, 181 (1931). — Horsley: Brit. med. J. **1909 I**, 513. — Hunt, J. R.: Med. Rec. **65**, 641 (1904).

Joisten, Chr.: Münch. med. Wschr. **1927 I**, 273.

Kment, H. u. F. Salus: Bruns' Beitr. **154**, 191 (1931). — Kortzeborn, A.: Zbl. Chir. **1930**, Nr 16, 986. — Krause, F.: Berl. klin. Wschr. **1906 II**, 827. — Verh. dtsch. Ges. Chir. **1907 II**, 598. — Ther. Gegenw. **1909**, H. 12, 553. — Krause, F. u. Oppenheim: Verh. Ges. Naturforsch. Stuttgart **1906 II**, 194. — Küttner: Dtsch. med. Wschr. **1911**, Nr 32, 1499.

Lange: Münch. med. Wschr. **1909 II**. — Leriche, R.: Bull. Soc. nat. Chir. Paris **55**, 242 (1929). — Ludloff: Z. orthop. Chir. **42**, Kongreßber. Beil.-H. 39 (1922).

Mauss, Th. u. Hugo Krüger: Dtsch. Z. Nervenheilk. **62**, 1 (1918). — Mendel, K. u. S. Adler: Berl. klin. Wschr. **1908 II**, 1596. — Mendel, K. u. F. Selberg: Neur. Zbl. **1919**, Nr 18, 584. — Le Montet: Korresp.bl. Schweiz. Ärzte **1908**, Nr 21, 698.

Odin, M., G. Ranström u. A. Lindblom: Acta radiol. (Stockh.) Suppl. **7** (1929). — Ody, F.: Rev. med. Suisse rom. **50**, 221 (1930); Ref. Zbl. Neur. **56**, 777 (1930). — Oehlecker, F.: Bruns' Beitr. **134**, 1 (1925). — Oppenheim, H. u. F. Krause: Mitt. Grenzgeb. Med. u. Chir. **27**, 545 (1914).

Parker, Harry L. and A. W. Adson: Surg. etc. **41**, 1 (1925). — Pastine: Zit. nach Parker and Adson. — Puente, J. J., R. Orlando y E. Dowling: (span.) Ref. Zbl. Neur. **50**, 55 (1928).

Quincke: Münch. med. Wschr. **1921 II**, 935.

Ranzi, E.: Arch. klin. Chir. **120**, 489 (1922). — Ricard, A., J. Dechaume et P. Croizat: Lyon méd. **1929 II**, 93. Ref. Z.org. Chir. **48**, 398 (1930). — Robineau, M.: Revue neur. **39 I**, 707 (1923).

Sachs and M. A. Glaser: J. amer. med. Assoc. **88**, 308 (1927). — Sauerbruch: Zbl. Chir. **1927**, Nr 24, 1506. — Schede: Münch. med. Wschr. **1922 I**, 779. — Schlesinger, H.: Mitt. Grenzgeb. Med. u. Chir. **30**, 393 (1918). — Schmieden, V.: Arch. klin. Chir. **170**, 89 (1932). — Schwarz, Egbert: Bruns' Beitr. **119**, 151 (1920). — Sick: Klin. Wschr. **1924 I**, 218. — Skoog, A. L.: J. amer. med. Assoc. **65**, 394 (1915). — Spiller, Musser, Martin: Univ. Pennsylv. Med. Bull. **16**, 27 (1903).

Volkmann: Dtsch. Z. Chir. **132**, 445 (1915). — Vulpius-Stoffel: Orthopädische Operationslehre, 3. Aufl. Stuttgart: Ferdinand Enke 1924. — Vulpius: Zit. nach Löffler.

Weisenburg: T. H. and G. P. Müller: Amer. J. med. Sci., N. s. **140**, 718 (1910). — Willems, C.: Arch. klin. Chir. **162**, Kongreßber., 108 (1930).

B IV. Tumoren und V. Technik der Laminektomie und Tumorenentfernung.

Zusammenfassende Arbeiten und monographische Darstellungen.

Antoni, N. R. E.: Über Rückenmarkstumoren und Neurofibrome. Studien zur pathologischen Anatomie und Embryogenese (mit einem klinischen Anhang). München: J. F. Bergmann 1920.

Bauer, K. H.: Fehler und Gefahren bei chirurgischen Operationen von Stich-Makkas, S. 287. Jena: Gustav Fischer 1932.

Delagenière, Yves: La chirurgie des tumeurs de la moelle. Paris: Gaston Doin & Cie. 1928.

Elsberg: Tumors of the spinal cord. The symptoms of irritation and compressing of the spinal cord and nerve roots; pathology, symptomatology, diagnosis and treatment. New York: Paul B. Hoeber 1925.

Frazier: Surgery of the spine and spinal cord. New York and London: D. Appleton & Co. 1918.

Heymann, E.: Kirscher-Nordmanns Die Chirurgie, Bd. 3, S. 663. 1930.

Schlesinger, H.: Beitrag zur Klinik der Rückenmarks- und Wirbeltumoren. Jena: Gustav Fischer 1898. — Schmieden, V.: Arch. klin. Chir. **162**, Kongreßber., 388 (1930).

Ferner: Adson, A. W.: Lancet **1920 II**, 22. — Minnesota Med., Febr. **1924**, 79. — Northwest Med., Juli **1925**. — Adson, A. W. and W. O. Ott: Arch. of Neur. 8, 520 (1922). — Alpers, B., Franc. C. Grant and J. C. Yaskin: Ann. Surg. **97**, 10—18 (1933). — Alpers, B. J. and H. K. Pancoast: Surg. etc. **55**, 374—376 (1932). — Ayer: Arch. of Neur. **7**, 38 (1922); **10**, 420 (1923).

Bailey, P. and P. C. Bucy: J. amer. med. Assoc. **92**, 1748 (1929). — Borchardt, M.: Klin. Wschr. **1926 I**, 636. — Bürkner: Zit. nach Schloffer.

Coenen: Dtsch. Z. Chir. **203/204**, 71 (1927). — Cushing, H. and S. Burt Wolbach: Amer. J. Path. **3**, 203 (1927).

Dandy: Arch. Surg. **19**, 660 (1929). — Ann. Surg. **81**, 223 (1925). — Delagenière, Y.: Arch. franco-belg. Chir. **30**, 741 (1927). — Dercum, F. X. and J. C. Da Costa: J. nerv. Dis. **44**, 97 (1916). — Dowman and Smith: Arch. of Neur. **21**, 583 (1929).

EISELSBERG: Mitt. Grenzgeb. Med. u. Chir. **42**, 613 (1932). — ELLMER, G.: Chirurg **4**, 805—808 (1932). — ELSBERG, C. A.: Surg. etc. **18**, 170 (1914); **33**, 670 (1921). — Bull. neur. Inst. N. Y. **1**, 350 (1931). Ref. Z.org. Chir. **57**, 32 (1932). — Internat. Chir.kongr. Madrid 1932.

FOERSTER, O.: Dtsch. Z. Nervenheilk. **70**, 64 (1921). — Berl. klin. Wschr. **1917 I**, 338. — Zbl. Chir. **1929**, Nr 14, 892. — Leitungsbahnen des Schmerzgefühls usw., S. 273f. Berlin: Urban & Schwarzenberg 1927. — FRAZIER: Arch. of Neur. **8**, 536 (1922). — FRAZIER, CH. A. and W. G. SPILLER: Arch. of Neur. **8**, 455 (1922).

GIRASEK: Zit. nach SCHLOFFER. — GLOBUS, J. H. and L. J. DOSHAY: Surg. etc. **48**, 345 (1929). — GOWERS, W. R. and V. HORSLEY: Ein Fall von Rückenmarksgeschwulst mit Heilung durch Exstirpation. Berlin: August Hirschwald 1889. — GRANT, FRANCIS C.: Amer. J. Surg., N. s. **23**, 89 (1934). Ref. Z.org. Chir. **66**, 360 (1934). — GULEKE, N.: Arch. klin. Chir. **119**, 833 (1922). — Dtsch. Z. Chir. **200**, 524 (1927).

HACKEL: Zbl. Neur. **122**, 550 (1929). — HEUER, GEORGE J.: Arch. Surg. **18**, 935 (1929). — HEYMANN, E.: Zbl. Chir. **1926**, Nr 10, 606.

JUNGHANNS, H.: Arch. klin. Chir. **169**, 321 (1932).

KERNOHAN, JAMES W., HENRY W. WOLTMAN and A. W. ADSON: Arch. Neur. **25**, 679 (1931). — KNOPFLACH, I. G.: Dtsch. Z. Chir. **240**, 382, (1933). — KORTZEBORN, A.: Zbl. Chir. **1929**, Nr 14, 868; **1930**, Nr 39, 2418. — KRAUSE, F.: Bruns' Beitr. **136**, 330 (1926). — KÜTTNER, H.: Bruns' Beitr. **142**, 882 (1928). — Zbl. Chir. **1929**, Nr 14, 892.

LENNEP, HEINRICH v.: Dtsch. Z. Chir. **160**, 137 (1920). — LÖWENSTEIN, K.: Arch. klin. Chir. **162**, Kongreßber., 101 (1930).

MARTEL, T. DE: Revue neur. **39 I**, 701 (1923).

NAFFZIGER, H. u. H. A. BROWN: Arch. of Neur. **29**, 561—584 (1933). Ref. Z.org. Chir. **63**, 779 (1933). — NONNE: Med. Klin. **1932**, Nr 14, 475. — NONNE, MAX: Dtsch. Z. Nervenheilk. **47**, 436 (1913). — Dtsch. med. Wschr. **1929 II**, 1553.

OPPENHEIM, H. u. M. BORCHARDT: Mitt. Grenzgeb. Med. u. Chir. **26**, 811 (1913). — OTT, W. O. and A. W. ADSON: Arch. of Neur. **8**, 520 (1922).

PERMAN, EINAR: Acta chir. scand. (Stockh.) **61**, 91 (1927). — PERTHES: Dtsch. Z. Chir. **200**, 141 (1927); **203/204**, 93 (1927).

QUERVAIN, DE: Schweiz. med. Wschr. **1926 I**, 585.

RANZI: Arch. klin. Chir. **120**, 489 (1922). — REHN: Zbl. Chir. **1929**, Nr 30, 1899. — ROBINEAU, M.: Revue neur. **39 I**, 707 (1923). — RÖPKE, W.: Arch. klin. Chir. **96**, 963 (1911).

SACHS, ERNEST and EDGAR F. FINCHER jr.: Arch. Surg. **17**, 829 (1928). — SANDAHL: Zit. nach JUNGHANNS. — SAUERBRUCH: Zbl. Chir. **1931**, Nr 16 (1918). — SONNTAG, ALBRECHT: Diagnose und chirurgische Therapie extramedullärer Rückenmarkstumoren. Inaug.-Diss. Göttingen 1923. — SCHLESINGER, H.: Wien. klin. Wschr. **1915 I**, 76. — SCHLOFFER: Med. Klin. **1933 II**, 1635. — SCHMIEDEN, V. u. H. PEIPER: Dtsch. med. Wschr. **1929 I**, 513. — SCHÖNBAUER, L.: Arch. klin. Chir. **154**, 645 (1929). — SCHULTZE, F.: Dtsch. med. Wschr. **1912 II**, 1676. — STÄUDTNER, FRIEDRICH: Dtsch. med. Wschr. **1933 II**, 1564—1566. — STEINKE, CARL R.: J. nerv. Dis. **47**, 418 (1918). — STOOKEY, BYRON: Arch. of Neur. **20**, 275 (1928).

TURNER: Zit. nach PEIPER.

VERAGUTH, O. u. H. BRUN: Korresp.bl. Schweiz. Ärzte **1910**, Nr 33, 1097; 1916, Nr 13 385; Nr 14, 424.

WARING, J.: J. Labor. a. clin. Med. **7**, 96 (1921). — WENDEL: Arch. klin. Chir. **162**, Kongreßber., 109 (1930). — WIEDEN, L.: Bruns' Beitr. **142**, 121 (1928). — WOERDEN, J. VAN: Dtsch. Z. Chir. **206**, 394 (1927).

ZOLLINGER, R.: Amer. J. Surg., N. S. **19**, 137—139 (1933). Ref. Z.org. Chir. **61**, 735 (1933).

C I. Allgemeine Chirurgie der Nervenverletzungen. — 1. Indikationen zu Operationen und konservativen Verfahren. — 2. Indikationen zu Ersatzoperationen. — 3. Operative Technik. 4. Postoperative Behandlung. — 5. Erfolge der direkten Nervenoperationen. — 6. Ursachen der Mißerfolge.

Zusammenfassende Arbeiten und monographische Darstellungen.

BETHE: Allgemeine Anatomie und Physiologie des Nervensystems. Leipzig: Georg Thieme 1903.

COHN, TOBY: Die peripherischen Lähmungen, Diagnostik, Untersuchungstechnik, Prognostik und Therapie. Berlin u. Wien: Urban & Schwarzenberg 1927.

FOERSTER, O.: Handbuch der Neurologie, Erg.-Bd. Teil II, 1. Abschn. Berlin: Julius Springer 1929.

GEINITZ: Erg. Chir. **12**, 421 (1920).

HÄRTEL: Chirurgie der peripheren Nerven. Zbl. Chir. **1933**, Nr 26, 1526.

KÖLLIKER: Dtsch. Chir. **24** (1890). — KÜTTNER, H.: Arch. klin. Chir. **167**, Kongreßber., 263 (1931).

LEHMANN, W.: Die Chirurgie der peripheren Nervenverletzungen. Berlin: Urban & Schwarzenberg 1921. — KIRSCHNER-NORDMANN: Die Chirurgie, Bd. 3, S. 833. 1930.

PERTHES: BORCHARDT, CASSIRER u. PERTHES Handbuch der ärztlichen Erfahrungen im Weltkriege 1914/18, 2, Teil 2. Leipzig: Johann Ambrosius Barth 1922. — PLATT, HARRY: The surgery of the peripheral nerve injuries of warfare. Bristol: John Wright a. Sons 1921.

RANSCHBURG: Die Heilerfolge der Nervennaht. Berlin: S. Karger 1918.

SPIELMEYER: Zur Klinik und Anatomie der Nervenschußverletzungen. Berlin: Julius Springer 1915. — STOOKEY, BYRON: Surgical and mechanical treatment of peripheral nerves. Philadelphia and London: W. B. Saunders 1922.

Ferner: ADSON, A.: N. Y. State J. Med. **21**, 331 (1921). — Surg. etc. **34**, 351 (1922). — AUFFENBERG: Arch. klin. Chir. **82**, 615 (1907).

BOEKE: Erg. Physiol. **19** (1921). — BORCHARD: Bruns' Beitr. **91**, 634 (1914). — Verh. dtsch. Ges. Chir. **1920 I**, 37. — BORCHARDT, M.: Bruns' Beitr. **97**, 233 (1915); **101**, 82 (1916). — Verh. dtsch. Ges. Chir. **1920 I**, 40. — BUNNELL, STERLING: Surg. etc. **44**, 145 (1927). — J. Bone Surg. **10**, 1 (1928).

CAHEN, F.: Med. Klin. **1915 I**, 237.

DELAGENIÈRE: Bull. Soc. Chir. Paris **44**, 524 (1919). — DEMEL: Arch. klin. Chir. **167**, Kongreßber., 23 (1931). — DEMMER, F.: Wien. med. Wschr. **1929 I**, 642. — DUMAS, RENÉ: Gaz. Hôp. **93**, No 93, 1485 (1920). Ref. Z.org. Chir. **11**, 58 (1921).

ELSBERG, C. and A. H. WOODS: Arch. of Neur. **2**, 645 (1919). — ERLACHER: Arch. orthop. Chir. **23**, 380 (1925).

FOERSTER, O.: Münch. med. Wschr. **1916 I**, 283. — Z. orthop. Chir. **36**, 310 (1917). — Dtsch. Z. Nervenheilk. **59**, 32 (1918). — FRAZIER, CHARLES H.: Ann. Surg. **71**, 1 (1920). — FRAZIER u. SILBERT: Surg. etc. **30**, 50 (1920).

HEIDRICH: Arch. klin. Chir. **167**, Kongreßber., 19 (1931).

KIRSCHNER: Med. Klin. **1922 I**, 1. — KRAMER: Bruns' Beitr. **28**, 423, 581 (1900). — KRAUS, F.: Med. Klin. **1915 I**, 564. — Z. physik. Ther. **30**, 124 (1925). — KÜNZEL, ILSE: Bruns' Beitr. **107**, 583 (1917).

LEHMANN, W.: Arch. klin. Chir. **129**, 252 (1924). — LORENTZ: Bruns' Beitr. **100**, 248 (1916).

MARBURG u. RANZI: Wien. klin. Wschr. **1915 I**, 611.

NAFFZIGER, H. C.: Surg. etc. **32**, 193 (1921). — NEUGEBAUER: Bruns' Beitr. **15**, 465 (1896).

OBERNDÖRFFER: Zbl. Grenzgeb. Med. u. Chir. **11**, 307, 345, 377 (1908).

PLATT, H.: Lancet **1921 I**, 789. — PLATT, H. and BRISTOW: Brit. J. Surg. **11**, 535 (1924).

RAMSAUER: Zur Technik der Nervennaht. Inaug.-Diss. Bonn 1907. — RANSCHBURG: Münch. med. Wschr. **1915 I**, 523. — Neur. Zbl. **1917**, Nr 13, 521.

SARGENT, P. and GREENFIELD: Brit. Med. J. **1919 I**, 407. — SHARPE, WILLIAM: J. amer. med. Assoc. **66**, 876 (1916). — SPIELMEYER: Z. Neur. **36**, 421 (1917). — Münch. med. Wschr. **1918 II**, 1039. — STAPFF: Über Nervenverletzungen und ihre Heilung. Inaug.-Diss. Marburg 1897/98. — STEINTHAL: Bruns' Beitr. **98**, 739 (1916). — STOPFORD, JOHN S. B.: Brit. J. Surg. **10**, 216 (1922). — STRACKER: Bruns' Beitr. **116**, 244 (1919). — STRÖBEL u. KIRSCHNER: Bruns' Beitr. **83**, 475 (1913).

THÖLE: Bruns' Beitr. **98**, 131 (1916).

WEXBERG: Z. Neur. **36**, 345 (1917). — WISCHNEWSKY, A.: Arch. klin. Chir. **154**, 195 (1929).

C I. 7. Verfahren bei großen Nervendefekten.

ALLISON: Z. orthop. Chir. **31**, 444 (1913). — ASHHURST, A. P. C.: Ann. Surg. **72**, 408 (1920). — AUVRAY: Bull. Soc. Chir. Paris **45**, 1291 (1919).

BALLANCE, CHARLES: Brit. J. Surg. **11**, 327 (1923). — BALLANCE, CHARLES, LIONEL COLLEDGE and LIONEL BAILEY: Brit. J. Surg. **13**, 533 (1926). — BARDENHEUER: Dtsch. Z. Chir. **96**, 25 (1908). — BETHE: Dtsch. med. Wschr. **1916 II**, 1277.; **1919 I**, 373 — BIELSCHOWSKY and UNGER: J. Physiol. u. Neur. **22**, Erg.-H. **2**, 267 (1917). — BOEKE: Erg. Physiol. **19** (1921). — BRANDES, M.: Dtsch. Z. Chir. **153**, 62 (1920). — BRANDES u. MEYER: Münch. med. Wschr. **1919 II**, 1256.

CAHEN, F.: Zbl. Chir. **1917**, Nr 35, 785; **1920**, Nr 39, 1202. — CASSIRER, R. u. E. UNGER: Dtsch. med. Wschr. **1921 I**, 586.

DELAGENIÈRE: Surg. etc. **39**, 543 (1924).

EDINGER: Münch. med. Wschr. **1916 I**, 225. — ELSBERG, CHARLES A.: J. amer. med. Assoc. **73**, 1422 (1919). — ERKES: Bruns' Beitr. **142**, 842 (1928). — ERLACHER: Zbl. Chir. **1914**, Nr 15, 625. — Arch. klin. Chir. **106**, 389 (1915). — Wien. med. Wschr. **1924 I**, 1229.

FRAZIER: Ann. Surg. **71**, 1 (1920).

GERSUNY: Wien. klin. Wschr. **1906 I**, 263. — GOSSET et CHARRIER: J. de Chir. **19**, 1 (1922).

HABERLAND: Zbl. Chir. **1916**, Nr 4, 74. — HACKER, v.: Zbl. Chir. **1914**, Nr 21, 881. — HAYWARD: Zbl. Chir. **1917**, Nr 13, 263. — Arch. klin. Chir. **118**, 298 (1921). — HEILE: Bruns' Beitr. **124**, 639 (1921). — HEINEKE: Zbl. Chir. **1914**, Nr 11, 465. — Verh. dtsch. Ges. Chir. **1914 II**, 342. — HENLE: Verh. dtsch. Ges. Chir. **1906 II**, 60. — HOFMEISTER, v.: Bruns' Beitr. **96**, 329 (1915). — HUBER, CARL: J. nerv. Dis. **51**, 460 (1920).

INGEBRIGSTEN: Zbl. Chir. **1916**, Nr 43, 864.

JALIFIER: Lyon chir. **17**, 351 (1920). — JOYCE, J. L.: Brit. J. Surg. **6**, 418 (1918/19). — Brit. med. J. **1920**, Nr 3117, 468.

KIRSCHNER: Dtsch. med. Wschr. **1917 I**, 739. — KÖLLIKER: Zbl. Chir. **1917**, Nr 21, 454.

LETIÉVANT, J. J. E.: Traité des sections nerveuses. Paris: J. B. Ballière et fils 1873. — LEXER, E.: Wiederherstellungschirurgie. Leipzig: Johann Ambrosius Barth 1920. — LEVINGS: Zit. nach MURPHY. — LÖBKER: Zbl. Chir. **1884**, Nr 50, 841.

MACLEAN: Persönliche Mitteilung an PERTHES. — MANASSE, P.: Arch. klin. Chir. **120**, 665 (1922). — MAUSS u. KRÜGER: Bruns' Beitr. **108**, 143 (1917). — MOSZKOWICZ: Münch. med. Wschr. **1917 I**, 754. — MÜLLER, ERNST: Bruns' Beitr. **105**, 651 (1917). — MURPHY: Surg. etc. **4**, 385 (1907).

NAFFZIGER: Surg. etc. **32**, 193 (1921). — NAGEOTTE, J.: C. r. Soc. Biol. Paris **81**, 761 (1918). — NEUGEBAUER: Bruns' Beitr. **15**, 465 (1896).

PHILIPPEAUX, J. M. et A. VULPIAN: Arch. Physiol. norm. et path. **3**, 618 (1870). — PLATT, H.: Brit. J. Surg. **7**, 384 (1919/20). — POLICARD et LERICHE: Lyon. chir. **19**, 544 (1922).

RIESE: Verh. dtsch. Ges. Chir. **1920 I**, 38. — RAMSAUER: Zur Technik der Nervennaht. Inaug.-Diss. Bonn 1907. — ROTHSCHILD: Zit. nach HEILE.

SALOMON: Arch. klin. Chir. **109**, 150 (1918). — SEIBERT: Berl. klin. Wschr. **1918 II**, 996. — SICK u. SAENGER: Arch. klin. Chir. **54**, 271 (1897). — SOLÉ, ROBERTO: Semana méd. **33**, No 33, 452 (1926). Ref. Z.org. Chir. **36**, 842 (1927). — STEINDLER: Amer. J. orthop. Surg. **14**, 707 (1916). — STEINTHAL: Bruns' Beitr. **96**, 295 (1915). — Zbl. Chir. **1917**, Nr 29, 646. — STOFFEL: Zbl. Chir. **1921**, Nr 19, 667. — Z. orthop. Chir. **25**, 505 (1910). — STOOKEY: Surg. etc. **28**, 287 (1919). — STOPFORD, JOHN S. B.: Lancet **1920 II**, 1296. — STRACKER: Zbl. Chir. **1916**, Nr 50, 985. — Z. orthop. Chir. **36**, 373 (1917).

TELLO: Ref. Zbl. Chir. **1915**, Nr 25, 454.

UNGER: Verh. dtsch. Ges. Chir. **1920 I**, 33.

VANLAIR: Arch. Physiol. norm. et path. **10**, 595 (1882).

WEXBERG: Z. Neur. **36**, 345 (1917).

YOUNG: Diskussion zu PLATT und BRISTOW.

ZELLER, O.: Berl. klin. Wschr. **1920 I**, 399, 425.

8. Die Lähmungen bei Halsrippe und verwandten Zuständen.

Zusammenfassende Arbeiten.

STREISSLER: Erg. Chir. **5**, 281 (1913).

Ferner: ABALOS, J. B. y J. A. BIANCARDI: Rev. méd. del Rosario **16**, No 8, 355 (1926). Ref. Z.org. Chir. **37**, 327 (1927). — ADAMEK, G.: Arch. klin. Chir. **160**, 165 (1930). — ADSON, A. W.: Atlantic med. J., Jan. **1928**. — ADSON A. W. and JAY R. COFFEY: Ann. Surg. **85**, 839 (1927). — ASHHURST: Ann. Surg. **79**, 131 (1924).

BRAMWELL, E.: Rev. Neur. a. Psych. **1**, 236 (1903). — BRICKNER and H. MILCH: Surg. etc. **40**, 38 (1925).

CARROLL, W. C.: Zit. nach ADSON.

ELLARS, L. RAY: Med. J. a. Rec. **119**, 445 (1924).

FAY, T. S.: Zit. nach ADSON.

HENSCHEN: Zit. nach SEYFERT. — HONEIJ: Surg. etc. **30**, 481 (1920).

JONES, F. WOOD: J. Anat. a. Physiol. **44**, 377 (1910); **45**, 249 (1911). — Proc. roy. Soc. Med. **6**, clin. sect., **95** (1913).

NEEL, A. V.: Hosp.tid. (dän.) **63**, Nr 38, 591; Nr 39, 601 (1920). Ref. Z.org. Chir. **10**, 559 (1921).

OLJENICK, IGNAZ: Arch. Surg. **18**, 1984 (1929).

POPP, L.: Wien. klin. Wschr. **1927 I**, 354.

RECCIUS, A.: Zbl. Chir. **1929**, Nr 4, 211.

SARGENT, P.: Proc. roy. Soc. Med. **6**, clin. sect., **117** (1912/13). — Brain **44**, 95 (1921). — SEYFERT: Med. Klin. **1924 II**, 1035. — SOUTHAM, A. H. and W. J. S. BYTHELL: Brit. med. J. **1924**, Nr 3332, 844. — STOPFORD and TELFORD: Brit. J. Surg. **7**, 168 (1919).

TAYLOR, A. S.: N. Y. State J. Med. **22**, 97 (1922). — TELFORD, E. D. and JOHN S. B. STOPFORD: Brit. J. Surg. **18**, 557 (1921). — TROSTLER: Med. Rec. **100**, 504 (1921).

WILMS: Zit. nach SEYFERT. — WRANGHEIM, W. and JAMES PHILLIPS: Brit. med. J. **1923**, Nr 3243, 319.

C II. Tumoren und Tumoräquivalente der peripheren Nerven.

Zusammenfassende Arbeiten und monographische Darstellungen.

ANTONI, N. R. E.: Über Rückenmarkstumoren und Neurofibrome. Studien zur pathologischen Anatomie und Embryogenese (mit einem klinischen Anhang). München: J. F. Bergmann 1920.

COURVOISIER, L. G.: Die Neurome. Eine klinische Monographie. Basel: Bruno Schwalbe 1886.

KÜTTNER u. HERTEL: Erg. Chir. **18**, 377 (1925).

Ferner: BORCHARDT: Bruns' Beitr. **138**, 1 (1927).

CRAIG, WINCHELL MC: Amer. J. Surg. **2**, 593 (1927).

DUBS: Dtsch. med. Wschr. **1922 I**, 68.

ERB: Dtsch. Z. Chir. **181**, 350 (1923); **183**, 414 (1923). — ERKES: Bruns' Beitr. **142**, 842 (1928).

GAVIOLI, FEDERICO: Arch. ital. Chir. **27**, 760 (1930). Ref. Z.org. Chir. **53**, 350 (1931). — GAZA, v.: Dtsch. Z. Chir. **129**, 105 (1914). — GULEKE: Arch. klin. Chir. **142**, Kongreßber., 478 (1926).

HARTWELL: Boston. med. J. **144**, Nr 24, 583 (1901). — HILGENREINER, H.: Zbl. Chir. **1924**, Nr 8, 301.

KLOSE, H. u. J. SCHNEIDER: Zbl. Chir. **1932**, Nr 14, 868.

LINELL, ERIC: Brit. J. Surg. **10**, 202 (1922). — LOEFFLER u. VOLKMANN: Zbl. Chir. **1920**, Nr 44, 1339.

MARGOTTINI, MARIE: Policlinico, sez. chir. **83**, No 8, 395 (1926). Ref. Z.org. Chir. **36**, 766 (1927). — MCGUIRE, EDGAR R. and JOHN F. BURDEN: Surg. etc. **35**, 453 (1923). — MILLER, J. W.: Zbl. Path. **35**, 85 (1924). — MOREAU, J. et L. VAN BOEGART: Arch. franco-belg. Chir. **26**, Nr 9, 864 (1923).

NANDROT et GRANDCLAUDE: Ann. path. d'Anat. **5**, 751 (1928). Ref. Z.org. Chir. **44**, 867 (1929). — NATALE, LUIGI DI: Arch. ital. Chir. **35**, 289—302 (1933). Ref. Z.org. Chir. **66**, 27 (1934).

OEHLECKER: Dtsch. Z. Nervenheilk. **68/69**, 211 (1921).

RAHM: Zbl. Chir. **1928**, Nr 18, 1112. — REDLICH: Wien. med. Wschr. **1926 I**, 737. — REIS: Bruns' Beitr. **129**, 622 (1923).

SATO: Zit nach HESSE: Die Chirurgie des vegetativen Nervensystems. Moskau: Staatsverlag 1930. — SCHAMBACHER: Bruns' Beitr. **48**, 825 (1906). — SOMMER, R.: Bruns' Beitr. **125**, 694 (1922). — Dtsch. Z. Chir. **173**, 65 (1922). — STEWART, L. F. and MONA E. BETTIN: Surg. etc. **39**, 307 (1924). — SULTAN: Zbl. Chir. **1921**, Nr 27, 963.

VEROCAY: Festschrift für CHIARI. Wien u. Leipzig 1908.

C III. Spezielle Chirurgie der Hirnnerven (außer V und IX) mit Einschluß der Ersatzoperationen.

1. Facialis.

ADSON, A. W.: Arch. Otolaryng. **2**, 217 (1925). — ALEXANDER: Wien. klin. Wschr. **1916 I**, 497. — ALIPOV, G.: Nov. chir. Arch. (russ.) **12**, 192 (1927). Ref. Z.org. Chir. **40**, 82 (1928). — ALT, F.: Mschr. Ohrenheilk. **1907**, Nr 6, 96. — ANTONIOLI, G. M.: Gazz. Osp. **48**, No 27, 638 (1927). Ref. Z.org. Chir. **41**, 78 (1928).

BALLANCE, CHARLES: J. amer. med. Assoc. **48**, 826 (1907). — Brit. J. Surg. **11**, 327 (1923). — Brit. med. J. **1932**, Nr 3721, 787. — BALLANCE, CHARLES, HAMILTON A. BALLANCE and PURVES STEWART: Brit. med. J. **1903**, Nr 2209, 1009. — BLAIR, V. P.: South. med. J. **19**, 116 (1926). — BROWN: Surg. etc. **42**, 608 (1926). — BUNNELL, STERLING: Surg. etc. **45**, 7 (1927). — BURIAN TRAUT: Čas. lék. česk. **60**, Nr 8, 94 (1921). Ref. Z.org. Chir. **12**, 144 (1921). — BUSCH: Beitr. Anat. Ohr usw. **3**, 380 (1910). — Z. Hals- usw. Heilk. **68**, 175 (1913).

DEMEL: Zbl. Chir. **1934**, Nr 25, 1445. — DOSSENA, GAETANO: Morgagni **63**, No 10, 311 (1920). Ref. Z.org. Chir. **10**, 525 (1921). — DUEL: Arch. of Otolaryng. **16**, 767—788 (1932). Ref. Z.org. Chir. **62**, 377 (1933). — DUEL, ARTHUR B.: The Laryngoscope **42**, 579, 639 (1932).

ELIASON: Ann. Surg. usw. **79**, 141 (1924). — ESCAT, E. et A. VIÉLA: Ann. Mal. Oreille **43**, 1149 (1924). Ref. Z.org. Chir. **33**, 799 (1926).

FAURE: Rev. de Chir. **18**, 1008 (1898). — FOERSTER: Handbuch der Neurologie, Erg.-Bd., Teil 2, 3. Abschn. S. 1509. Berlin: Julius Springer 1929. — FRAZIER: Zit. nach HAERTEL.

GAVRILOV, K.: Sovet. Chir. **4**, 57—62 (1933). Ref. Z.org. Chir. **64**, 500 (1933). — GERSUNY: Wien. klin. Wschr. **1916, I**, 497. — GIBSON, ALEXANDER: Surg. etc. **33**, 472 (1921). — GOMOIU: Zit. nach ZESAS. — GRANT, W. W.: J. amer. med. Assoc. **55**, 1438 (1910).

HÄRTEL: Zbl. Chir. **1933**, Nr 26, 1526. — HARRIS u. WRIGHT: Zit. nach HÄRTEL. — HESSE: Chirurgie des vegetativen Systems, S. 115 f. Moskau: Staatsverlag 1930.

JIANU, A.: Dtsch. Z. Chir. **102**, 377 (1909). — JIANU, JON. et BUZOIANU: Bull. Soc. méd. Hôp. Cluj **9**, No 3, 35 (1927).

KIRSCHNER: Bruns' Beitr. **86**, 5 (1913). — KÖNIG, ERNST: Die körpereigene freie Fascienverpflanzung, ihre experimentellen Grundlagen und ihre praktische Anwendung. Berlin: Urban & Schwarzenberg 1928. — KÖRTE, W.: Dtsch. med. Wschr. **1903 I**, 293. — KUMMER, E.: Schweiz. med. Wschr. **1920 I**, 489.

LECOUTURIER: Arch. franco-belg. Chir. **28**, No 4, 308 (1925). — LERICHE: Presse méd. **34**, No 90, 1415 (1926). — LEVIT: Čas. lék. česk. **59**, Nr 10, 157 (1920). Ref. Z.org. Chir. **7**, 164 (1920). — LEXER: Zbl. Chir. **1927**, Nr 39, 2467.

MARSH, F.: Brit. med. J. **1909**, Nr 2527, 1356. — MOSZKOWJCZ: Münch. med. Wschr. **1917 I**, 754. — Wien. klin. Wschr. **1928 II**, 1151.

NEUGEBAUER: Bruns' Beitr. **152**, 625 (1931). — NEY, K. WINFIELD: The Laryngoscope **32**, 327 (1922). Ref. Z.org. Chir. **20**, 343 (1923). — NIX, J. T.: New Orleans med. J. **77**, 123 (1924). Ref. Z.org. Chir. **30**, 462 (1925). — NOWIKOFF, W. S.: Lyon. chir. **21**, 525 (1924).

PERRET: Schweiz. med. Wschr. **1920 I**, 485. — PERTHES: Zbl. Chir. **1924**, Nr 38, 2073.

ROBINEAU: Presse méd. **34**, No 86, 1352 (1926). — ROSENTHAL: Zbl. Chir. **1916**, Nr 24, 489. — ROTHSCHILD: Zbl. Grenzgeb. Med. u. Chir. **14**, Nr 14/21, 529 (1911).

SCHMIDT, W. TH.: Münch. med. Wschr. **1922 I**, 708. — SHARPE, W.: Ann. Surg. **82**, 684 (1925). — SPITZY: Wien. klin. Wschr. **1916 I**, 497. — STACKE: Dtsch. med. Wschr. **1903 II**, 275. — STEIN: Verh. dtsch. Ges. Chir. **1913 I**, 106. — STIEDA: Verh. dtsch. Ges. Chir. **1933**, 209. — STONEY, R.: Irish J. med. Sci., V. s. **1922**, Nr 9, 404. — SYDENHAM: Brit. med. J. **1909**, Nr 2523, 1113.

TITONE, M.: Lyon chir. **18**, 601 (1921). Ref. Z.org. Chir. **16**, 22 (1922).

WATSON-WILLIAMS, E.: J. Laryng. a. Otol. **42**, 516 (1927). Ref. Z.org. Chir. **43**, 165 (1928). — WERTHEIMER, PIERRE et F. CARCASSON: Lyon chir. **28**, 560 (1931).

ZESAS: Zbl. Grenzgeb. Med. u. Chir. **19**, 141 (1915).

2. Acusticus.

ABOULKER, H.: Presse méd. **35**, 1412 (1927).

DANDY, W. E.: Arch. Surg. **16**, 1127 (1928).

FRAZIER: J. amer. med. Assoc. **61**, 327 (1913).

HAUTAUT et RAMADIER: Arch. internat. Laryng. etc. **28**, 781 (1922).

KRAUSE, F.: Chirurgie des Gehirns und des Rückenmarks. Berlin: Urban & Schwarzenberg 1911.

PORTMANN, GEORGES: Presse méd. **34**, 1635 (1926).

3. Vagus. Recurrens.

AMERSBACH: Zbl. Hals- usw. Heilk. **1922 I**, 352.

BALLANCE, CHARLES: Brit. J. Surg. **11**, 327 (1923). — Brit. med. J. **1924**, Nr 3322, 349.

CHIARI, O. M. u. STUPKA: Bruns' Beitr. **138**, 461 (1926). — COLLEDGE and BALLANCE: Brit. med. J. **1927**, Nr 3455, 553; Nr 3456, 609. — COTTERILL: Zit. nach BALLANCE.

FRAZIER: Ann. Surg. **79**, 161 (1924). — FRAZIER, CHARLES H.: J. amer. med. Assoc. **83**, 1637 (1924). — FRAZIER, CHARLES and W. B. MOSSER: Surg. etc. **43**, 134 (1926).

GRABOWER: Arch. f. Laryng. **25**, 479 (1911). — GRASMANN, M.: Münch. med. Wschr. **1927 II**, 1660.

HEGNER, C. A.: Mschr. Psychiatr. **25**, 200 (1909). — HOESSLY: Bruns' Beitr. **99**, 186 (1916). — HORSLEY, J. SHELTEN: Ann. Surg. **51**, 524 (1910).

KILLIAN: Zit. nach ALBRECHT DENKERS Lehrbuch der Krankrankheiten des Ohres und der Luftwege, 10. u. 11. Aufl. Jena: Gustav Fischer 1925.

LEISCHNER: Mitt. Grenzgeb. Med. u. Chir. **19**, 304 (1909).

MARSHIK, H.: Zbl. Hals- usw. Heilk. **1922 I**, 353. — MARTENS: Verh. dtsch. Ges. Chir. **1911 II**, 543.

PAYR: Dtsch. med. Wschr. **1915 II**, 1265.

QUERVAIN, DE: Korresp.bl. Schweiz. Ärzte **1916**, Nr 32, 1018.

SCHMERZ, H.: Bruns' Beitr. **118**, 272 (1920). — SCHMIEDEN, V.: Münch. med. Wschr. **1926**, I, 558. — SERAFINI, J. et UFFRADUZZI: Arch. Méd. exper. **28**, 209 (1918). — STIERLIN: Dtsch. Z. Chir. **89**, 78 (1907). — STREISSLER, E.: Bruns' Beitr. **128**, 580 (1923).

WEHNER: Münch. med. Wschr. **1922**, **II**, 1118.

4. Accessorius.

ESSERS, EUGEN: Z. orthop. Chir. **34**, 479 (1914).

v. HACKER: Zbl. Chir. **1914**, Nr 21, 881.

KATZENSTEIN: Verh. dtsch. Ges. Chir. **1909 I**, 53.

LEHMANN, W.: Zur Ätiologie, Symptomatologie und Therapie der Cucullarislähmungen. Inaug.-Diss. Berlin 1913.

NEUGEBAUER: Bruns' Beitr. **156**, 461 (1932).
ROTSCHILD: Dtsch. med. Wschr. **1911 I**, 70.
SCHMIEDEN, V.: Arch. orthop. Chir. **28**, 350 (1930). — SZUBINSKI: Zbl. Chir. **1920**, Nr 38, 1172.

D I. Pyramidenerkrankungen.

Zusammenfassende Arbeiten und monographische Darstellungen.

DOLLINGER: Erg. inn. Med. **31**, 373 (1927).
FOERSTER, O.: Die Erkrankungen der Pyramidenbahn. Berlin: S. Karger 1906. — Erg. Chir. **2**, 174 (1911).
HESSE, E.: Die Chirurgie des vegetativen Nervensystems. Moskau: Staatsverlag 1930.
LEHMANN, W.: Erg. Chir. **16**, 577 (1923).
NEUBERGER, W.: Zur Behandlung der spastischen Lähmungen mittels Operationen am Nervensystem. Inaug.-Diss. Tübingen 1924.
STOFFEL: Z. orthop. Chir. **55**, Beil.-H., 171, 245 (1932).
WERTHEIMER et BONNIOT: Chirurgie du sympathique. Chirurgie du tonus musculaire. La section des rameaux communicants. Paris: Masson & Co. 1926.
Ferner: ADSON, A. W.: Surg., Clin. N. Amer. **5**, 777 (1925). — ALLISON: Surg. etc. **11**, 595 (1910). — Z. orthop. Chir. **31**, 444 (1913).
BANKART: Brit. med. J. **1926**, Nr 3442, 1211. — BIESALSKI: Münch. med. Wschr. **1913 I**, 434. — Z. orthop. Chir. **44**, 30 (1923). — BIESIN, A.: Z. orthop. Chir. **55**, Beil.-H., 229 (1932). — DE BOER: Fol. neurobiol. **7**, 371 (1913). — BORCHARDT: Zit. nach OPPENHEIM. — BRÜNING: Klin. Wschr. **1925 I**, 756.
CARRELL: J. amer. med. Assoc. **86**, 1978 (1926). — COATES, A. E. and O. W. TIEGS: J. Coll. Surgeons Austral. **3**, 346 (1931). — COFFEY: J. amer. med. Assoc. **86**, 1977 (1926). — CROTHERS: Arch. of Neur. **13**, 638 (1925).
DAVIS, LOYAL and B. C. KANAVEL: J. amer. med. Assoc. **86**, 1890 (1926). — DEREVENKO s. ISTOMINA. — DIEZ, JULIO: Arch. Conf. Méd. Hosp. Ramos Mejia **10**, 19 (1926). Ref. Z.org. Chir. **38**, 438 (1927). — DROBNIK: Dtsch. Z. Chir. **43**, 473 (1896).
FOERSTER, O.: Dtsch. Z. Nervenheilk. **58**, 151 (1918). — Surg. etc. **52**, 360 (1931). — FORBES, CANNON, O'CONNOR, HOPKINS and MILLER: Arch. Surg. **13**, 303 (1926).
GILL, BRUCE: J. orthop. Surg. **3**, 52 (1921). — Arch. of Pediatr. **39**, 320 (1922). — GOCHT: Z. orthop. Chir. **55**, 237 (1932). — GULEKE: Münch. med. Wschr. **1912 II**, 1720, 1769.
HENSCHEN: Zbl. Chir. **1913**, Nr 51, 1947. — HESSE, E.: Arch. klin. Chir. **155**, 405 (1929). — HUNTER and ROYLE: Austral. J. exper. Biol. a. Med. Sci. **1**, 57 (1924).
ISTOMINA, A.: Nov. chir. Arch. (russ.) **12**, 377 (1927). Ref. Z.org. Chir. **41**, 558 (1928).
KANAVEL, POLLOCK and DAVIS: Arch. of Neur. **13**, 197 (1925). — KREUZ, LOTHAR: Arch. orthop. Chir. **19**, 232 (1921); **23**, 86 (1925). — Z. orthop. Chir. **55**, 240 (1932).
LACKUM, H. v., LE ROY: J. amer. med. Assoc. **92**, 139 (1929). — LANGE: Z. orthop. Chir. **30**, Beil.-H. **50** (1912). — LANGELAAN: Brain **38**, 235 (1915); **45**, 434 (1922). — LAUENSTEIN: Zbl. Chir. **1892**, Nr 11, 217. — LORENZ: Z. orthop. Chir. **30**, Beil.-H. 51 (1912).
MAU, C.: Arch. orthop. Chir. **22**, 103 (1923). — MORTENSEN, O. A., K. FRIEDBACHER and R. QUADE: Proc. Soc. exper. Biol. a. Med. **25**, 757 (1928). — MURPHY: Surg. etc. **4**, 385 (1907).
NUTT, JOHN JOSEPH: J. Bone Surg. **20**, 453 (1922).
OKINSEVIC: Vestn. Chir. (russ.) **1925**, Nr 5. Zit. nach HESSE. — OPPENHEIM: Lehrbuch der Nervenkrankheiten, 3. Aufl., S. 241. 1923.
PAULIAN, DEMETRU, DEMETRESCU u. FORTUNESCU: Rev. Stiint. med. (russ.) **16**, 4 (1927). Zit. nach HESSE. — PERTHES: Zit. nach NEUBERGER. — POATE, HUGH R. G.: J. Coll. Surgeons Austral. **3**, 66 (1930).
ROYLE, N. D.: Surg. etc. **39**, 701 (1924). — Med. J. Austral. **1924**, Nr 13, 313; **1927 I**, Nr 18, 632. — Brit. med. J. **1927**, Nr 3460, 787; **1930**, Nr 3641, 628; **1931**, Nr 3652, 11. — J. Coll. Surgeons Austral. **2**, 401 (1930). — RYERSON u. DICKSON: Diskussion zu v. LACKUM.
SAMOV, V.: Verh. 17. russ. Chir.kongr. Leningrad, 25.—31. Mai **1925**, 167. Ref. Z.org. Chir. **37**, 499 (1927). — SCHWAB and ALLISON: J. nerv. Dis. **36**, 449 (1909). — SELIG: Z. angew. Anat. **1**, 97 (1914). — Arch. klin. Chir. **103**, 994 (1914). — SHARPE, WILLIAM and NORMAN SHARPE: Neurosurgery, S. 123f. Philadelphia: Lippincott 1928. — SHERRINGTON: Proc. roy. Soc. Lond. **9**, 411 (1896). — Quart. J. exper. Physiol. **2**, 209 (1909). — SIEBERT: Z. orthop. Chir. **47**, Beil.-H., 265 (1926). — SPISIC, B.: Liječn. Vijesn. (serbokroat.) **42**, Nr 12, 622 (1920). Ref. Z.org. Chir. **11**, 131 (1921). — SPITZY: Z. orthop. Chir. **13**, 326 (1904); **14**, 671 (1905); **15**, 641 (1906); **20**, 571 (1908). — Münch. med. Wschr. **1908 II**, 1423. — Wien. klin. Wschr. **1909 II**, 1590. — STEWART, STEELE F.: J. Bone Surg. **9**, 724 (1927). — STOFFEL: Münch. med. Wschr. **1911 II**, 2493; **1912 II**, 2860, 2916. — Z. orthop. Chir. **30**, Beil.-H., 1 (1912); **34**, 124 (1914). — Münch. med. Wschr. **1919 I**, 257.
VERBRUGGE: J. de Neur. **27**, No 26, 390 (1927). — VULPIUS: Münch. med. Wschr. **1912 II**, 1491. — Z. orthop. Chir., Beil.-H. **30**, 282 (1912). — VULPIUS u. STOFFEL: Orthopädische Operationslehre. Stuttgart: Ferdinand Enke 1913.

Wertheimer, Pierre: Bull. Soc., nat. Chir. Paris **57**, 1336 (1931).
Zahradnicky: Rozhl. Chir. a. Gynäk. **4**, 58—60 (1926). Ref. Z.org. Chir. **34**, 693 (1926).
Zavjalov: Vestn. Chir. (russ.) **11**, H. 33, 131 (1927). Ref. Z.org. Chir. **44**, 72 (1929).

D II. Extrapyramidale Hyperkinesen.

Zusammenfassende Arbeiten und monographische Darstellungen.

Cruchet, René: Traité des torticolis spasmodiques spasmes, tics, rythmies du cou, torticolis mental etc. Paris: Masson & Co. 1907. — Kappis: Chirurg **1933**, H. 3, 81. — Wertheimer, P. et A. Bonniot: Chirurgie du Tonus Musculaire. Paris: Masson & Co. 1926.
Ferner: Allison and Schwab: Surg. etc. **11**, 240, 318 (1910).
Borchardt: Siehe Maas. — Brüning: Zbl. Chir. **1923**, Nr 27, 1056. — Klin. Wschr. **1925 I**.
Coudray: Rev. de Chir. **18**, 1099 (1898).
Dandy, W. E.: Arch. Surg. **20**, 1021 (1930). — Dowman: Surg. etc. **53**, 836 (1931).
Finney and Hughson: Ann. Surg. **81**, 255 (1925). — Foerster: Zbl. Chir. **1926**, Nr 44, 2804. — Z. orthop. Chir. **51**, Beil.-H., 144, 173 (1929). — Frazier, Charles H.: Ann. Surg. **91**, 848 (1930).
Gehuchten, Paul van: Le Scalpel **77**, Nr 23, 678 (1924).
Hesse, E.: Die Chirurgie des vegetativen Nervensystems, S. 96f. u. 288. Moskau: Staatsverlag 1930. — Horsley: Brit. med. J. **1909 II**, 125.
Kaijser, F.: Sv. Läkartidn. **1928 II**, 1534. — Kanavel and J. Davis: J. amer. med. Assoc. **86**, 1890 (1926). — Keen: Ann. Surg. **13**, 44 (1891). — Kidd, Henry A.: Brit. med. J. **1933**, Nr 3759, 99—100. Ref. Z.org. Chir. **62**, 663 (1933).
Lehmann, W.: Bruns' Beitr. **143**, 118 (1928). — Lemoine, George: Le Scalpel **79**, Nr 32, 721 (1926); **80**, Nr 41, 963 (1927). — Lexer: Zbl. Chir. **1929**, Nr 48, 3036.
Maas, O.: Mschr. Psychiatr. **49**, 42 (1921). — Mann, L.: Berl. klin. Wschr. **1921 I**, 269. — McKenzie, Kenneth O.: Surg. etc. **39**, 5 (1924).
Nutt: J. amer. med. Assoc. **69**, 2082 (1917).
Olivecrona, H.: Sv. Läk.sällsk. Hdl. **57**, 284 (1931).
Putnam, T.: Arch. of Neur. **29**, 504 (1933).
Rees, Clarence E.: Amer. J. Surg., N. s. **21**, 411—415 (1933). Ref. Z.org. Chir. **66**, 207 (1934). — Rosanov, V. u. S. Cugunov: Russk. Klin. **4**, Nr 36, 522 (1927). Ref. Z.org. Chir. 41, 627 (1928). — Royle: Vgl. D I.
Samov, V.: Verh. 17. russ. Chir.kongr. Leningrad, 25.—31. Mai **1925**, 167. Ref. Z.org. Chir. **37**, 499 (1927). — Sicard, Haguenau et Wallich: Revue neur. **34 II**, 115 (1927). — Silfverskiöld: Z. orthop. Chir. **46**, Beil.-H., 245 (1925); **56**, Beil.-H., 242 (1932). — Spiller, Frazier and Kaathoven: Amer. J. med. Sci. **131**, 430 (1906).
Verbrugge, Jean: J. de Neur. **27**, No 6, 390 (1927).
Wertheimer s. Bonniot.

D III. Schlaffe Lähmungen und IV. Spezielle Chirurgie.

Zusammenfassende Arbeiten und monographische Darstellungen.

Biesalski u. Mayer: Die physiologische Sehnenverpflanzung. Berlin: Julius Springer 1916.
Lange, Fritz: Die epidemische Kinderlähmung. Lehmanns med. Lehrbücher, Bd. 11. 1930. — Lexer: Wiederherstellungschirurgie. Leipzig: Johann Ambrosius Barth 1931.
Riedel: Erg. Chir. **21**, 489 (1928).
Steindler, A.: Z. orthop. Chir. **53**, Beil.-H., 113 (1931).
Weil, S.: Erg. Chir. **24**, 385 (1931).
Ferner: Albee, Fred: Amer. J. Surg. **35**, 296 (1921). — Allison u. Schwab: Surg. etc. **11**, 240, 318 (1910). — van Assen, J.: Z. orthop. Chir. **50**, 136 (1928).
Baisch: Zbl. Chir. **1920**, Nr 26a, 689. — Brinkmann: Arch. orthop. Chir. **25**, 187 (1927). — Bunnell, Sterling: Surg. etc. **44**, 145 (1927). — J. Bone Surg. **10**, 1 (1928).
Cole, W.: J. Bone Surg. **12**, 289 (1930). — Cook: Zit. nach Weil. — Crego, C. H. jr. and F. J. Fischer: J. Bone Surg. **13**, 515 (1931). — Cushing: Zit. nach Murphy.
Drobnik: Dtsch. Z. Chir. **43**, 473 (1896).
Enderlen: Dtsch. Z. Chir. **101**, 516 (1909). — Erlacher: Z. orthop. Chir. **34**, 561 (1916).
Frazier: Zit. nach Murphy.
Gill, Bruce: J. Bone Surg. **13**, 49 (1931). — Guildal, Paul et Thor Sodemann: Acta orthop. scand. **1**, 199, 277 (1930).
Hackenbruch: Dtsch. med. Wschr. **1905 I**, 986. — Henderson: J. Bone Surg. **11**, 810 (1929). — Hildebrand: Zbl. Chir. **1895**. — Hoffa: Arch. klin. Chir. **81**, 455 (1906). — Hohmann: Zbl. Chir. **1919**, Nr 8, 147. — Huber, E.: Dtsch. Z. Chir. **162**, 271 (1921).
Jahn, A.: Z. orthop. Chir. **51**, 100 (1929).

Kirschner: Arch. klin. Chir. **92**, 888 (1910). — Bruns' Beitr. **86**, 5 (1913). — Kochs: Chirurg **4**, 67 (1932). — Kortzeborn: Chirurg **1**, 209 (1929). — Krukenberg, H.: Z. orthop. Chir. **42**, 178, 193 (1922).

Lange: Erg. Chir. **2**, 1 (1911). — Dtsch. Z. Chir. **232**, 4 (1931). — Z. orthop. Chir. **55**, Beil.-H., 239 (1932). — Lengfellner, K.: Münch. med. Wschr. **1917 I**, 633.

MacAusland: Arch. Surg. **18**, 624 (1929). — Maragliano, Dario: Arch. franco-belg. Chir. **27**, No 8, 657 (1924). — Arch. di Ortop. **31**, No 1, 40 (1914). Ref. Z.org. Chir. **6**, 30 (1920). — Miller, O. L.: J. Bone Surg. **7**, 85 (1925). — Murphy: Surg. etc. **4**, 385 (1907).

Ney, K. Winfield: Surg. etc. **33**, 342 (1921). — Nussbaum: Zbl. Chir. **1916**, Nr 49, 978. — Nutt, John: J. amer. med. Assoc. **69**, 2082 (1917).

Peiser, A.: Zbl. Chir. **1923**, Nr 4, 116. — Perthes: Bruns' Beitr. **113**, 289 (1918). — Klin. Wschr. **1922 I**, 127. — Zbl. Chir. **1924**, Nr 3, 106. — Port, Konrad: Dtsch. Z. Chir. **232**, 12 (1931).

Reinhard, W.: Dtsch. Z. Chir. **211**, 62 (1928). — Riedel: Zbl. Chir. **1927**, Nr 10, 578.

Samter, O.: Verh. dtsch. Ges. Chir. **1907 I**, 148. — Zbl. Chir. **1917**, Nr 33, 737; **1929**, Nr 26, 1607. — Schmidt, E.: Bruns' Beitr. **98**, 759 (1916). — Spiller: Zit. nach Murphy. — Spisic, B.: Ref. Z.org. Chir. **11**, 131 (1921). — Spitzy: Z. orthop. Chir. **20**, 571 (1908). — Mitt. Ver. Ärzte Steiermark **5**, Nr 7, 185 (1909). — Wien. klin. Wschr. **1928 I**, 237. — Steindler: Amer. J. orthop. Surg. **14**, 707 (1916). — Stoffel: Münch. med. Wschr. **1913 I**, 175; **1919 I**, 257; **1920 II**, 1312. — Zbl. Chir. **1914**, Nr 38, 1500; **1920**, Nr 26a, 688. — Sudeck: Zbl. Chir. **1919**, Nr 33, 651.

Vulpius, O.: Münch. med. Wschr. **1908 I**, 532; **1913 I**, 691. — Z. orthop. Chir. **30**, Beil.-H., 173 (1912).

Weil, S.: Klin. Wschr. **1926 I**, 650. — Weitz: Dtsch. med. Wschr. **1914 II**, 1351. — Wittek: Zbl. Chir. **1918**, Nr 44, 789. — Wullstein: Verh. dtsch. Ges. Chir. **1922**, 131.

E I. Allgemeine Indikationen und II. Eingriffe an peripheren Nerven.

Zusammenfassende Arbeiten und monographische Darstellungen.

Foerster: Symptomatische Eingriffe am Nervensystem, insbesondere solche der Schmerzbekämpfung. Münch. med. Wschr. **1933 I**, 83. — Foerster, O.: Die Leitungsbahnen des Schmerzgefühls und die chirurgische Behandlung der Schmerzzustände. Berlin u. Wien: Urban & Schwarzenberg 1927. — Handbuch der Neurologie, Erg.-Bd. 5. 1929.

Hesse: Die Chirurgie des vegetativen Nervensystems. Moskau: Staatsverlag 1930. — Heymann, E.: Schmerzbekämpfung durch chirurgische Eingriffe am Zentralnervensystem. Med. Klin. **1928 II**, 1297.

Lehmann, W.: Schmerzverhütung und Bekämpfung in der Chirurgie. Med. Klin. **1931 I**, 869. — Leriche: Presse méd. **35**, No 32, 497 (1927).

Stookey, Byron: Surgical and mechanical treatment of peripheral nerves. Philadelphia und London: W. B. Saunders Company 1922.

Ferner: Arnsperger: Bruns' Beitr. **98**, 737 (1916).

Bielschowsky u. Valentin: J. Physiol. u. Neur. **29**, 133 (1922). — Borchardt, M.: Handbuch der ärztlichen Erfahrungen im Weltkrieg 1914/18. Bd. 2, S. 609. — Brunzel: Münch. med. Wschr. **1915 I**, 900.

Cassirer: Z. ärztl. Fortbildg **1915**, Nr 19, 586. — Dtsch. med. Wschr. **1915 I**, 520. — Berl. klin. Wschr. **1916 I**, 191, 220.

Denk: Bruns' Beitr. **91**, 217 (1914).

Erlacher: Arch. orthop. Chir. **23**, 287 (1924).

Fay, Temple: Surg. etc. **43**, 366 (1926). — J. amer. med. Assoc. **91**, 375 (1928). — Finkelnburg: Z. Nervenheilk. **59**, 188 (1918). — Frankenthal, Ludwig: Zbl. Chir. **1923**, Nr 48/49, 1787. — Bruns' Beitr. **143**, 237 (1928).

Grant, Francis C.: Ann. Surg. **81**, 494 (1925). — J. amer. med. Assoc. **86**, 173 (1926). — Grinda, Godelewski: Zit. nach Förster.

Herzog: Münch. med. Wschr. **1917 I**, 128. — Dtsch. Z. Nervenheilk. **75**, 302 (1922).

Jehn: Münch. med. Wschr. **1914 II**, 40, 2048.

Kirschner: Dtsch. med. Wschr. **1915 I**, 313. — Kulenkampff: Arch. klin. Chir. **162**, Kongreßber., 524 (1930).

Laewen: Verh. dtsch. Ges. Chir. **1920 I**, 204. — Zbl. Chir. **1923**, Nr 35, 1346. — Bruns' Beitr. **133**, 405 (1925). — Lange: Klin. Wschr. **1928 II**, 1935. — Löwenthal, S.: Berl. klin. Wschr. **1916 I**, 216.

Mau, C.: Dtsch. Z. Chir. **214**, 319 (1929). — Mixter, W. Jason and Francis C. Grant: Ann. Surg. 87, 179—185 (1928). — Müller, Artur: Zbl. Chir. **1919**, Nr 42, 844.

Nasaroff, N. N.: Zbl. Chir. **1925**, Nr 49, 2777. — Nonne: Med. Klin. **1915 I**, 501, 527.

Perthes: Münch. med. Wschr. **1918 II**, 1367. — Handbuch der ärztlichen Erfahrungen im Weltkrieg, Bd. 2, 1914/18. — Klin. Wschr. **1922 II**, 1867. — Pette: Münch. med. Wschr. **1924 II**, 1092. — Platt, Harry and Bristow: Brit. J. Surg. **11**, 535 (1924). — Posnjakow,

L. N.: Chirurgische Sammelhefte der propädeutischen chirurgischen Klinik und des Instituts für Krebsforschung, I. Moskauer Staatsuniversität Prof. H. HERZEN, 1925. H. 2, 229. Ref. Z.org. Chir. **35**, 267 (1926).

RASUMOWSKY: Arch. klin. Chir. **146**, 389 (1927).

SCHLOESSER: Verh. inn. Med. **1907**, 149. — SCHLÖSSMANN, H.: Zbl. Chir. **1918**, Nr 51, 918. — Erg. Chir. **12**, 548 (1920). — SCHÜCK, F.: Zbl. Gynäk. **1933**, 913—917. Z.org. Chir. **83**, 778 (1933). — SICARD, J. A.: Presse méd. **24**, No 31, 241 (1916). — Sud. méd. et chir. **58**, No 2056, 74 (1926). — STOFFEL: Münch. med. Wschr. **1915 II**, 1243; **1917 II**, 1514. — Dtsch. med. Wschr. **1915 II**, 1243. — Z. orthop. Chir. **36**, 318 (1917). — SWETLOW, GEORGE L.: Amer. J. med. Sci. **171**, 397 (1926).

TERAUCHI, YASUTO: Jap. Arch. Chir. **3**, H. 6 (1926). Ref. Z.org. Chir. **38**, 269 (1927). — TRENDELENBURG: Münch. med. Wschr. **1918 II**, 1367. — Z. exper. Med. **7**, 251 (1919).

VALENTIN, B.: Med. Klin. **1922 II**, 1337. — VÖLCKER: Dtsch. Z. Chir. **133**, 65 (1916).

WOOD: Zit. nach FRANKENTHAL. — WOODBRIDGE, PHILIP D.: Amer. J. Surg., N. s. **9**, 278 (1930).

E III. Eingriffe am sympathischen System.

Zusammenfassende Arbeiten und monographische Darstellungen.

BRÜNING u. STAHL: Die Chirurgie des vegetativen Nervensystems. Berlin: Julius Springer 1924.

HAHN, OTTO: Die Chirurgie des vegetativen Nervensystems. Leipzig: Johann Ambrosius Barth 1925. — HESSE, ERICH: Die Chirurgie des vegetativen Nervensystems. Moskau und Leningrad: Staatsverlag 1930.

KAPPIS, MAX: Erg. inn. Med. **25**, 562 (1924).

LAEWEN u. WIEDHOPF: Handbuch der gesamten Therapie, Bd. 4, S. 208. 1926. — LEHMANN: Die Grundlagen der periarteriellen Sympathektomie. Erg. Chir. **17**, 608 (1924).

Ferner: BOBBIO: Zit. nach DURANTE. — BRÜNING, F.: Fortschr. Ther. **6**, 647 (1930).

DIEZ, JULIO: Prensa méd. argent. **12**, No 11, 377 (1925). Ref. Z.org. Chir. **34**, 146 (1926). — Arch. franco-belg. Chir. **28**, 875 (1925). — DONATI: Zit. nach HESSE. — DURANTE, LUIGI: Arch. ital. Chir. **17**, 371 (1927). Ref. Z.org. Chir. **39**, 86 (1927).

FRAZIER: Arch. of Neur. **19**, 650 (1928).

v. GAZA: Arch. klin. Chir. **133**, 479 (1924).

HEYMANN, E.: Med. Klin. **1928 II**, 1297.

LERICHE, R.: Lyon méd. **135**, 449 (1925).

MANDL, F.: Erg. inn. Med. **10**, 59 (1927).

NEGRO: Zit. nach DURANTE.

RIEDER: Zbl. Chir. **1928**, Nr 45, 2863. — Arch. klin. Chir. **173**, Kongreßber., 94 (1932).

SICARD: Le Scalpel **79**, No 27, 593 (1926).

WERTHEIMER, PIERRE: Bull. Soc. nat. Chir. Paris **57**, 1336 (1931).

E IV. Eingriffe an Rückenmark, Wurzeln und Ganglien.

Zusammenfassende Arbeiten und monographische Darstellungen.

BANZET, PAUL: La cordotomie: Etude anatomique, technique, clinique et physiologique. Paris: Louis Arnette 1927.

CATHELIN: Les injections épidurales par ponction du canal sacré et leurs applications dans les maladies des voies urinaires. Paris: Baillière & Fils 1903. Übersetzt von A. STRAUSS. Stuttgart: Ferdinand Enke 1903.

FOERSTER, O.: Die Leitungsbahnen des Schmerzgefühls und die chirurgische Behandlung der Schmerzzustände. Berlin und Wien 1927.

GULEKE: Münch. med. Wschr. **1912 II**, 1720, 1769.

HAMANT u. BODART: Rev. de Chir. **52**, 292—386 (1933). Ref. Z.org. Chir. **64**, 7 (1934).

LAEWEN, A.: Erg. Chir. **5**, 39 (1913).

MANDL, F.: Die paravertebrale Injektion. Anatomie und Technik. Begründung und Anwendung. Wien: Julius Springer 1926. — Erg. Med. **10**, Erg.-Bd., 59 (1927).

SCHLÖSSMANN: Erfolge, Mißerfolge, Dauererfolge der Chordotomie. Verh. dtsch. Ges. Chir. 57. Tagg **1933**, 565. — SCHMIEDEN, V.: Arch. klin. Chir. **162**, Kongreßber., 288 (1930).

Ferner: ABBE: Boston med. J. **135**, 329 (1896). — ARMOUR, DONALD: Lancet **1927 I**, 691.

BABTSCHIN, J.: Bruns' Beitr. **146**, 721 (1929). — BECK, CLAUDE S.: Ann. Surg. **92**, 335 (1930). — BEER: J. amer. med. Assoc. **60**, 267 (1913). — BENNETT: Lancet **1881 I**, 839. — Med. Chir. Trans. **72**, 329 (1889). — BROMLEY, LANCELOT: Guys Hosp. Rep. **80**, 234 (1930).

CHIASSERINI, ANGELO: Policlinico, sez. prat. **1933**, 168—172. Ref. Z.org. Chir. **63**, 85 (1933). — CHIPAULT et DEMOULIN: Gaz. Hôp. **1895**, No 95, 937. — COENEN: Zbl. Chir. **1931**, Nr 14, 874. — COTTALORDA, REBOUL-LACHAUX: Zit. nach BANZET. — CUSHING: Zit. nach PEET.

DOGLIETTI, A. M.: Presse méd. **1931 II**, 1249.

ELSBERG, C. A. and E. BEER: Amer. J. med. Sci. **142**, 636 (1911). — ERB: Arch. klin. Chir. **167**, Kongreßber., 26 (1931). — ERPS, VAN: Ann. Soc. belge Chir. **4**, 142–147 (1932). Ref. Z.org. Chir. **60**, 276 (1932).

FLÖRCKEN: Verh. dtsch. chir. Ges. 57. Tagg **1933**, 209. — FLOTHOW, PAUL G.: Surg. Clin. N. Amer. **13**, 1345—1347 (1933). Ref. Z.org. Chir. **66**, 86 (1934). — FOERSTER, O.: Wien. klin. Wschr. **1912 I**, 950. — Arch. f. Psychiatr. **81**, 707 (1927). — FOERSTER, O. u. KÜTTNER: Bruns' Beitr. **63**, 245 (1909). — FRAZIER, C. H.: J. nerv. Dis. **47**, 343 (1918). — Arch. of Neur. **4**, 137 (1920). — FRAZIER, C. H. and W. G. SPILLER: Arch. of Neur. **9**, 1 (1923).

GRANT, FRANCIS CLARK and ALEXANDER RANDALL: Trans. amer. Assoc. genito-urin. Surgeons **23**, 351 (1930). Ref. Z.org. Chir. **56**, 490 (1931). — GROVES: Lancet **1911 II**, 79.

HAHN: Bruns' Beitr. **140**, 32 (1927). — HENKEL: Zbl. Gynäk. **1933**, 65—72. Ref. Z.org. Chir. **63**, 86 (1933). — HEYMANN, E.: Med. Klin. **1928 II**, 1297. — HILDEBRAND: Arch. klin. Chir. **94**, 203 (1911). — HORRAX: Arch. Surg. **18**, 1140 (1929).

JACOBOVICI: Rev. Ştiinţ. med. (rum.) **15**, Nr 9, 782, (1926). Ref. Z. org. Chir. **37**, 582 (1927). — JONES, WILLIAM A.: J. amer. med. Assoc. **57**, 1175 (1911).

KAESTNER: Disk.bemerk. (nicht referiert). 35. Tagg nordwestdtsch. Chir.ver., 16. und 17. Dez. 1927. — KAHN, EDGAR: J. amer. med. Assoc. **100**, 1925—1928 (1933). Ref. Z.org. Chir. **65**, 89 (1934). — KILVINGTON: Brit. J. Surg. **2**, 231 (1914/15). — KIRSCHNER: Verh. dtsch. Ges. Chir. 57. Tagg **1933**, 208. — KOCH, C. F.: Arch. klin. Chir. **162**, Kongreßber., 91 (1930). — Zbl. Chir. **1931**, Nr 24, 1493. — KODOMA, SAKUJI: Tohoku J. exper. Med. **4**, 464 (1923/24). — KÜTTNER: Siehe FOERSTER.

LEHMANN, W.: Z. exper. Med. **12**, 331 (1921); **40**, 174 (1924). — Klin. Wschr. **1924 II**, 1895. — Arch. klin. Chir. **129**, 252 (1924). — LEIGHTON, W. E.: Surg. etc. **33**, 246 (1921). — LEONTE, C.: Rev. chir. **20**, 332 (1928).

DE MARTEL: Zit. nach SSON-JAROSCHEWITSCH. — MARTIN, PAUL: J. Chir. et Ann. Soc. belge Chir. **1933**, No 4, 111—115. Ref. Z.org. Chir. **63**, 482 (1933). — MCCONNELL, ADAMS A.: Ir. J. med. Sci., VI. s. **1930**, Nr 55, 291. — MEYER, A. W.: Dtsch. Z. Chir. **199**, 318 (1926).

OLDBERG, ERIE: Surg. Clin. N. Amer. **12**, 1315—1322 (1932). Ref. Z.org. Chir. **61**, 265 (1933).

PEET, M. M.: Arch. Surg. **13**, 153 (1926).

QUENSEL: Arch. f. Psychiatr. **81**, 716 (1927).

RIEDER: Zbl. Neur. **47**, 782 (1927). — ROBINEAU et BANZET: J. Chir. **30**, 129 (1927).

SCHLOESSMANN: Zbl. Chir. **1931**, Nr 14, 872. — SCHÜCK, F.: Zbl. Gynäk. **1933**, 913 bis 917. Z.org. Chir. **83**, 778 (1933). — SEGRE: Boll. Soc. Piemont. Chir. **2**, H. 13, 1560–1568 (1932). Ref. Z.org. Chir. **60**, 187 (1933). — SHAWE, R. C.: Brit. J. Surg. **11**, 648 (1924). — SHERRINGTON: J. of Physiol. **17**, 211 (1894). — SICARD, HAGUENAU et Lichtwitz: Revue neur. **35**, 242 (1926). — SPILLER u. MARTIN: J. amer. med. Assoc. **58**, 1489 (1912). — SSOSON-JAROSCHEWITSCH, A.: Arch. klin. Chir. **165**, 282 (1931). — STEBBING, GEORGE F.: Lancet **1929 I**, 654. — STIEDA: Zbl. Chir. **1933**, 27—29. — STÖR, OSKAR: Bruns' Beitr. **153**, 384 (1931). — SUERMONDT, W. F.: Arch. klin. Chir. **167**, Kongreßber., 671 (1931). — SULTAN: Zit. nach GULEKE.

THORBURN: Brit. J. Surg. **2**, 237 (1914/15).

VERAGUTH, O.: Schweiz. med. Wschr. **1933 II**, 851—854. Ref. Z.org. Chir. **66**, 587 (1934).

WARTENBERG: Zbl. Neur. **47**, 790 (1927).

ZAAIJER: Schriftliche Mitteilung.

E VI. Spezielle Indikationen. — 1. Kopfneuralgien. — a) Trigeminusneuralgie.

Zusammenfassende Arbeiten und monographische Darstellungen.

BRÜNING u. STAHL: Die Chirurgie des vegetativen Nervensystems. Berlin: Julius Springer 1924.

HAHN, O.: Die Chirurgie des vegetativen Nervensystems. Leipzig: Johann Ambrosius Barth 1925. — HESSE, ERICH: Die Chirurgie des vegetativen Nervensystems, S. 110f. Moskau und Leningrad: Staatsverlag 1930.

FOERSTER, O.: Die Leitungsbahnen des Schmerzgefühls und die chirurgische Behandlung der Schmerzzustände. Berlin und Wien 1927.

HÄRTEL, FRITZ: Die Leitungsanästhesie und Injektionsbehandlung des Ganglion Gasseri und der Trigeminusstämme. Berlin: August Hirschwald 1912.

KAPPIS, M.: Erg. inn. Med. **25**, 562 (1924). — KULENKAMPFF: Erg. Chir. **14**, 355 (1921).

Ferner: ADSON, A. W.: Surg. etc. **35**, 352 (1922). — Northwest Med., Mai **1923**. — Ann. of Otol. **35**, 601 (1926). — ALEXANDER: Zbl. Chir. **1929**, Nr 12, 752. — ALEXANDER, W.: Nervenarzt **1931**, H. 7, 385.

BANGE: Zbl. Chir. **1926**, Nr 40, 2533. — BAUER, K. H.: Münch. med. Wschr. **1932 I**, 125. — DE BEULE: Le Scalpel **73**, No 38, 741 (1920). — BRAUN, W.: Die Lokalanästhesie und ihre wissenschaftlichen Grundlagen und praktische Anwendung. 7. Aufl. Leipzig: Johann Ambrosius Barth 1925.

CLAIRMONT: Dtsch. med. Wschr. **1926 I**, 609. — COUGHLIN, W. T.: Illinois med. J. **47**, 25 (1925). — Surg. etc. **33**, 424 (1921). — CUSHING, H.: Amer. J. med. Sci. **160**, 157 (1920).

DANDY, W. E.: Bull. Hopkins Hosp. **36**, 105 (1925). — Ann. Surg. **96**, 787—795 (1932). Ref. Z.org. Chir. **60**, 805 (1933).

FRAZIER, CHARLES H.: J. amer. med. Assoc. **70**, 1345 (1918); **77**, 1387 (1921; **89**, 1742 (1927); **96**, 913 (1931). — Arch. of Neur. **13**, 378 (1925). — Ann. Surg. **88**, 534 (1928). FRAZIER, CHARLES H. and ETHEL RUSSELL: Arch. of Neur. **11**, 557 (1924). — FRAZIER, CHARLES H. and W. G. SPILLER: J. amer. med. Assoc. **48**, 943 (1904).

HÄRTEL, FRITZ: Münch. med. Wschr. **1924 II**, 1089. — Arch. klin. Chir. **156**, 374 (1930). — HARRIS, WILFRED: Lancet **1922**, Nr 3, 122. — HARTLEY: N. Y. State Med. J. **55**, 317 (1892). — HEYMANN, E.: Dtsch. Z. Chir. **216**, 1 (1929). — Zbl. Chir. **1929**, Nr 12, 749. — HIRSCHEL, GEORG: Münch. med. Wschr. **1915 I**, 5. — HOFER: Arch. klin. Chir., **162**, Kongreßber., 140 (1930). — HOPPE: Münch. med. Wschr. **1927 II**, 2089. — Zbl. Chir. **1928**, Nr 8, 473.

JABOULAY: Chirurgie du grand sympathique I, p. 145. Lyon: Storck 1900.

KIRSCHNER, M.: Arch. klin. Chir. **167**, Kongreßber., 761 (1931). — KÖNIG, FRITZ: Münch. med. Wschr. **1927 I**, 353. — KRAUSE, F.: Münch. med. Wschr. **1895 I**, 577. — Neur. Zbl. **1901**, 1131. — Med. Klin. **1923 II**, 1595. — Zbl. Chir. **1929**, Nr 12, 750. — KÜTTNER: Zbl. Chir. **1929**, Nr 14, 893. — KULENKAMPFF, D.: Zbl. Chir. **1923**, Nr 2, 50; **1926**, Nr 40, 2530. — Zbl. inn. Med. **1924**, Nr 33, 665; Nr 40, 809. — Münch. med. Wschr. **1925 I**, 224. — Arch. klin. Chir. **162**, Kongreßber., 524 (1930).

LERICHE, R.: Bull. Soc. nat. Chir. Paris **54**, 4 (1928). — LEXER: Dtsch. med. Wschr. **1931 I**, 434. — Zbl. Chir. **1926**, Nr 41, 2600.

DE MARTEL: Bull. Soc. nat. Chir. Paris **54**, 2 (1928). — MATAS: Trans. Lousiana State Med. Soc. **1900**, 329. — MILLS, PERCIVAL: Brit. med. J. **1926**, Nr 3401, 417.

OLIVECRONA: Arch. klin. Chir. **164**, 196 (1931).

PATRICK, HUGH T.: J. amer. med. Assoc. **58**, 155 (1912). — PAYR, E.: Münch. med. Wschr. **1921 II**, 1039. — Zbl. Chir. **1920**, Nr 40, 1226. — PEIPER, H.: Arch. klin. Chir. **143**, 384 (1926). — Zbl. Chir. **1926**, Nr 41, 2599. — PETTE: Münch. med. Wschr. **1924 II**, 1092. — PINATELLE: Lyon méd. **1906**, No 9, 64.

RAYNER: Brit. J. Surg. **7**, 516 (1919/20). — REID, M. R. and G. ECKSTEIN: J. amer. med. Assoc. **83**, 114 (1924).

SCHLÖSSER: Verh. 24. Kongr. inn. Med. **1907**, 149. — STOOKEY, BYRON: Ann. Surg. **87**, 172 (1928). — SUERMONDT: Nederl. Tijdschr. Geneesk. **79 I**, Nr 24, 3209 (1927). Ref. Z.org. Chir. **39**, 611 (1927). — Dtsch. Z. Chir. **205**, 216 (1927).

WERTHEIMER: Lyon méd. **132 II**, 925 (1923).

b) Glossopharyngeusneuralgie.

ADSON, A. W.: Arch. of Neur. **12**, 487 (1924).

CHAVANY, I. A. u. H. WELTI: Presse méd. **1932 I**, 999—1001. Ref. Z.org. Chir. **60**, 167 (1933).

DANDY, W. E.: Arch. Surg. **15**, 198 (1927).

FAY, TEMPLE: J. amer. med. Assoc. **91**, 375 (1928). — FEREY, DANIEL: Bull. méd. **1932**, 871—873. Ref. Z.org Chir. **61**, 33 (1933). — FILATOV, A.: Arch. klin. Chir. **166**, 345. (1931). — FISCHER: Chirurg **15**, 537 (1934). — FONIO: Dtsch. Z. Chir. **207**, 325 (1928).

GOODYEAR, HENRY M.: Arch. of Otolaryng. **5**, 341 (1927). — GRANT, FRANCIS C.: J. amer. med. Assoc. **78**, 794, 1780 (1922). — Ann. Surg. **81**, 494 (1925). — J. amer. med. Assoc. **86**, 173 (1926). — GREKOV, J. u. N. SOKOLOV: Vestn. Chir. (russ.) **5**, 3 (1926). Ref. Z.org. Chir. **38**, 344 (1927).

HANSEL: Zit. nach FILATOV. — HARRIS: Brain **44**, 34 (1921).

KRISS: Zbl. Gynäk. **1932**, 1986—1989.

MIXTER, W. JASON and F. C. GRANT: Ann. Surg. **87**, 179 (1928). — MOLOTKOFF u. PETROV, VERESCINSKIJ: Zit. nach FILATOV.

REICHERT, FR. L.: Surg. Clin. N. Amer. **13**, 193—194. Ref. Z.org. Chir. **62**, 753 (1934).

SICARD et ROBINEAU: Revue neur. **27**, 256 (1920). — SINGLETON, ALBERT O.: Ann. Surg. **83**, 338 (1926). — STOOKEY, BYRON: Arch. of Neur. **20**, 702 (1928).

USADEL, W.: Chirurg **1**, H. 12, 550 (1929).

c) Cervico-Occipitalneuralgie. — d) Atypische Neuralgien. — e) Migräne.

BRAEUCKER, W.: Beitr. Klin. Tbk. **66**, 1 (1927). — Dtsch. Z. Nervenheilk. **106**, 137 (1928). — Arch. klin. Chir. **162**, Kongreßber., 139 (1930); **167**, Kongreßber., 776 (1931).

CHIPAULT: Zit. nach HESSE.

DANDY, W. E.: Bull. Hopkins Hosp. **48**, 357 (1931). — DELREZ: J. belges Chir. **1922**.

Frazier, Charles H.: Ann. Surg. **74**, 328 (1921). — Arch. Neur. **19**, 650 (1928). — Frazier, Charles H. and Russel: Arch. of Neur. **11**, 557 (1924).

v. Hofmeister: Bruns' Beitr. **103**, 211 (1916). — Hoover, Walter B.: Surg. Chir. N. Amer. **12**, 733—736 (1932). Ref. Z.org. Chir. **60**, 267 (1933).

Jonnesco: Le sympathique cervico-thoracique, p. 79. Paris 1923.

Kirschner, M.: Arch. klin. Chir. **167**, Kongreßber., 761 (1931). — Krause, F.: Handbuch der praktischen Chirurgie, 5. Aufl. S. 782f. 1921.

Oehlecker, F.: Arch. klin. Chir. **105**, 752 (1914). — Dtsch. med. Wschr. **1917 I**, 329. — Dtsch. Z. Nervenheilk. **68/69**, 296 (1921). — Ostrowski: Beobachtung an Fällen von Exstirpation des Ganglion Gasseri und der Occipitalnerven. Inaug.-Diss. Berlin 1914.

Taylor, A. S. u. P. L. Clark: J. amer. med. Assoc. **46**, 856 (1906).

Witzel: Zbl. Chir. **1924**, Nr 19, 1005.

2. Visceralgien. — a) Angina pectoris.

Zusammenfassende Arbeiten und monographische Darstellungen.

Edens: Verh. dtsch. Ges. inn. Med. **43**, 262 (1931).

Hesse, Erich: Bruns' Beitr. **141**, 321 (1927). — Ž. sovrem. Chir. (russ.) **3**, 975 (1928). Ref. Z.org. Chir. **45**, 87 (1929). — Die Chirurgie des vegetativen Nervensystems, S. 143 f. Moskau: Staatsverlag 1930.

Fontaine, R.: Les résultats actuels de traitement chirurgical de l'angine de poitrine. Strasbourg 1926.

Ferner: Aubert, V.: Arch. franco-belg. Chir. **29**, No 4, 340 (1926). Ref. Z.org. Chir. **37**, 92 (1927).

Bacaloglu, C.: Bull. Soc. méd. Hôp. Bucarest et Soc. Sci. Méd. Cluj **9**, No 10, 193 (1927). Ref. Z.org. Chir. **43**, 638 (1929). — Braeucker: Verh. dtsch. Ges. Chir. **1933**, 665. — Braeucker, W.: Zbl. Chir. **1932**, Nr 49, 2962. — Brunn: Wien. klin. Wschr. **1926 I**, 585; **1926 II**, 1110.

Dobrotvorski, V.: Russk. Klin. **4**, Nr 36, 528. Ref. Z.org. Chir. **41**, 637 (1928). — Duclos, Francisco: Archivos Cardiol. **10**, 224 (1929). Ref. Z.org. Chir. **47**, 407 (1929).

Fedoroff: Zbl. Chir. **1929**, Nr 26, 1602. — Flothow, P. G.: Amer. J. Surg., N. s. **14**, 591 (1931).

Grekov: Verh. 17. russ. Chir.kongr. Leningrad, 25.—31. Mai **1925**, 112. Ref. Z.org. Chir. **37**, 499 (1927).

Hofer, G.: Wien. med. Wschr. **1924 I**, 1356.

Kostlivy: Rozhl. Chir. a. Gynaek. (tschech.) **9**, 111 (1930). Ref. Z.org. Chir. **53**, 91 (1931).

Lemoine et Neuman: J. de Chir. et Ann. Soc. belge Chir. **1926**, No 5, 39. Ref. Z.org. Chir. **37**, 583 (1927). — Leriche: Presse méd. **1927**, No 32, 497. — Leriche et Fontaine: Strasbourg méd. **89**, 61 (1929). Ref. Z.org. Chir. **43**, 508 (1929). — Arch. Mal. Coeur **22**, 588 (1929). Ref. Z.org. Chir. **48**, 33 (1930).

Mandl: Arch. klin. Chir. **136**, 495 (1925). — Erg. Med. **10**, Erg.-Bd., 59 (1927). — Die paravertebrale Injektion. Anatomie und Technik. Begründung und Anwendung. Wien: Julius Springer 1926.

Noguéras, V. M. u. S. Calandre: An. Acad. méd.-quir. españ. **14**, 341 (1927). Ref. Z.org. Chir. **43**, 270 (1929).

Petersen, Ekkert: Hop.tid. (dän.) **1931 I**, 61. Ref. Z.org. Chir. **53**, 781 (1931). — Pette: Dtsch. Z. Nervenheilk. **100**, 143 (1927).

Richardson and White: Amer. J. med. Sci. **177**, 161 (1929).

Singer, Richard: Wien. Arch. inn. Med. **14**, 113 (1927). — Swetlow, George J.: Amer. J. med. Sci. **171**, 397 (1926). — Swetlow, George J. and Sidney Schwartz: J. amer. med. Assoc. **86**, 1679 (1926).

Taylor, Adrian S.: Amer. J. Surg., N. s. **20**, 699—706 (1933). Ref. Z.org. Chir. **63**, 704 (1933).

Vela, Manuel: Bull. Soc. méd. Hôp. Bucarest **10**, 201 (1928). Ref. Z.org. Chir. **44**, 687 (1929).

Wenckebach, K. F.: Brit. med. J. **1924**, Nr 3306, 809.

b) Tabes.

Adson, A. S.: Surg. etc. **45**, 392 (1927). — Aleman, O.: Nord. med. Ark. (schwed.) Kirurgi **46**, 1 (1913). Ref. Z.org. Chir. **3**, 761 (1913).

Banzet, Paul: La cordotomie: Etude anatomique, technique, clinique et physiologique. Paris: Louis Arnette 1927.

Cade, A. u. R. Leriche: Dtsch. Z. Chir. **121**, 41 (1913). — Ceballos, Alejandro: Prensa méd. argent. **15**, 33 (1928). Ref. Z.org. Chir. **44**, 688 (1929). — Clairmont: Zit. nach Mandl.

Danielopolu, D.: Bull. méd. **37**, Nr 35, 988 (1923). Ref. Z.org. Chir. **25**. 325 (1924). — Bull. Soc. méd. Hôp. Bucarest **5**, No 3, 34 (1923). Ref. Z.org. Chir. **24**, 11 (1924). — Bull. Soc. méd. Hôp. Paris **39**, No 27, 1249 (1923). Ref. Z.org. Chir. **26**, 103 (1924).

Exner, Alfred: Dtsch. Z. Chir. **111**, 576 (1911).

Fedoroff: Zbl. Chir. **1929**, Nr 26, 1602. — Flörcken: Verh. dtsch. chir. Ges., 57. Tagg **1933**, 209. — Foerster, O.: Berl. klin. Wschr. **1909 II**, 2031. — Arch. f. Psychiatr. **81**, 707 (1927). — Die Leitungsbahnen des Schmerzgefühls und die chirurgische Behandlung der Schmerzzustände. Berlin: Urban & Schwarzenberg 1927. — Foerster u. Küttner: Bruns' Beitr. **63**, 245 (1909). — Franke: Zit. nach Mandl. — Frazier, Charles H.: J. nerv. Dis. **47**, 343 (1918).

Gaza, v.: Verh. dtsch. Ges. Chir. **1924**, 479. — Giordano, Davide: Riforma med. **38**, No 23, 530 (1922). Ref. Z.org. Chir. **19**, 53 (1923).

Heymann: Med. Klin. **1928 II**, 1297. — Holfelder: Ther. Halbmh. **1920**, Nr 2, 33. — Horrax, Gilbert: Arch. Surg. **18**, 1140 (1929). — Hüttl, Th.: 11. ung. Chir.tagg Budapest, 11.—14. Sept. 1924. Ref. Z.org. Chir. **31**, 230 (1925).

Jaboulay: La chirurgie du sympathique abdominal et sacré. Trav. de Neur. Chir. **1900**, No 1.

Küttner: Zbl. Chir. **1912**, Nr 12, 390; **1913**, Nr 38, 1486.

Läwen: Bruns' Beitr. **80**, 168 (1912). — Latarjet et Wertheimer: J. Méd. Lyon **2**, 1289 (1921). — Lehmann, W.: Zbl. Chir. **1920**, Nr 52, 1558. — Klin. Wschr. **1924 II**, 1895. Leighton, W. E.: Surg. etc. **33**, 246 (1921). — Leriche, R.: Lyon chir. **9**, 305 (1913). — Dtsch. Z. Chir. **122**, 159 (1913).

Mandl, F.: Dtsch. Z. Chir. **205**, 92 (1927). — Mauclaire: Bull. Soc. Chir. Paris **39**, 1290 (1913).

Sauvé, Louis et J. Tinel: J. de Chir. **10**, 129 (1913). Ref. Z.org. Chir. **1**, 344 (1913). — Savy, P. u. H. Thiers: J. Méd. Lyon **9**, 439 (1928). — Schönbauer, L.: Arch. klin. Chir. **160**, 175 (1930). — Shawe, R. C.: Brit. J. Surg. **11**, 648 (1924). — Sicard, J. A.: Lyon chir. **9**, 305 (1913). — J. de Sud méd. et chir. **58**, No 2056, 74 (1926). — Spiegel, E. A. u. W. J. Bernis: Arch. ges. Physiol. **210**, 209 (1925). — Stebbung, George F.: Lancet **1929 I**, 654. — Stein, Fritz: Dtsch. Z. Chir. **199**, 66 (1926); **205**, 111 (1927). — Stoelker, L.: Russki Wratsch. **12**, 1756 (1913). Ref. Z.org. Chir. **4**, 489 (1914).

Thomsen, Einar: Acta med. scand. (Stockh.) **60**, 66 (1924). Ref. Z.org. Chir. **27**, 285 (1924). — Thorburn: Brit. J. Surg. **2**, 237 (1914/15). — Tinel: Arch. des Mal. Appar. digest. **7**, 601 (1913).

Verbrugge, Jan: Vlaamsch geneesk. Tijdschr. **1928 II**, 830. Ref. Z.org. Chir. **44**, 688 (1929).

Wertheimer: Bull. Soc. nat. Chir. Paris **57**, 1336 (1931). — White: J. amer. med. Assoc. **94**, 1382 (1930).

c) Schmerzen im Bereiche der Urogenitalsphäre. — d) Idiopathische Visceralgien.

Allen, Carrol W.: New Orleans med. Surg. J. **73**, 127 (1920). — Alvarez, Walter C.: Amer. J. Surg., N. s. **14**, 394, 430 (1931).

Bedrna, J.: Rohzl. Chir. a. Gynaek. (tschech.) **9**, 128 (1930). Ref. Z.org. Chir. **51**, 415 (1930). — Beeler: Amer. J. Surg. **37**, 274 (1923). — Bernard, Raymond et Theodorescu: J. de Chir. **31**, 340 (1928). Ref. Z.org. Chir. **43**, 79 (1929).

Carnett, John B.: Surg. etc. **42**, 625 (1926). — Cosacescu, A., M. Georgescu et V. Georgescu: Rev. de Chir. **20**, 165 (1928). — Cotte, Gaston: Presse méd. **1925**, No 7, 98. — Les troubles fonctionels de l'appareil génital de la femme. Etude physiologique, clinique et thérapeutique, 2. Aufl. Paris: Masson & Co. 1931. — Cotte et Dechaume: J. de Chir. **25**, 653 (1925).

Ferey, Daniel: Arch. franco-belg. Chir. **30**, 695 (1927). — Fischer, A. W.: Chirurg **6**, H. 15, 537 (1934). — Foulds, Gordon S.: Brit. J. Surg. **20**, 139—144 (1932). Ref. Z.org. Chir. **61**, 136 (1933). — Frankenthal, Ludwig: Zbl. Chir. **1924**, Nr 45, 2848. — Dermat. Wschr. **1925 I**, 163.

Gaza, v.: Klin. Wschr. **1924 I**, 525. — Goldman: Med. J. Rec. **122**, 88 (1925).

Hallopeau: Bull. Soc. Chir. Paris **48**, 1143 (1922). — Hamaut: Zit. nach Hesse. — Hesse, E.: Die Chirurgie des vegetativen Nervensystems. Moskau 1930. — Holland: Dermat. Wschr. **63**, 871 (1916).

Jaboulay: Lyon méd. **1899**. — La chirurgie du sympathique abdominal et sacré. Trav. de Neur. Chir. **1900**, No 1. — Jianu, Jon: Bull. Soc. méd. Hôp. Bucarest **10**, 231 (1928). Ref. Z.org. Chir. **45**, 387 (1929).

Karewski: Zbl. Chir. **1923**, Nr 13, 523. — Kriss: Zbl. Gynäk. **1932**, 1986—1989. — Küttner, H.: Dtsch. Z. Chir. **200**, 71 (1927). — Kwan, S. T. G. Char and P. G. Tung: China med. J. **47**, 344—349 (1933). Ref. Z.org. Chir. **64** 529 (1933).

LEARMONTH, JAMES R.: J. of Urol. **26**, 13 (1931). — LEIGHTON, P.: Brit. med. J. **1910**, Nr 2564, 440. — LERICHE, R.: Bull. Soc. Chir. Paris **47**, 1150 (1921). — LITTAUER, L.: Zbl. Gynäk. **1923**, Nr 1, 25.

MARKOFF: Zit. nach KÜTTNER. — MICHON: Lyon chir. **23**, 459 (1926). — MICHON, L. et JEAN HAOUR: Gynéc. et Obstétr. **22**, 417 (1930). — MOLFINO, AQUILES H.: Semana méd. **1928 II**, 486. Ref. Z.org. Chir. **45**, 385 (1929). — MONTAGUE: N. Y. med. J. a. Rec. **117**, 469 (1923). — J. amer. med. Assoc. **83**, 1747 (1924). — N. Y. med. J. a. Rec. **130**, 63 (1929). — MOORER, M. P.: J. amer. med. Assoc. **83**, 766 (1924).

PAMPANINI, C.: Riv. ital. Ginec. **14**, 31—36 (1932). Ref. Z.org. Chir. **61**, 269 (1933). — PETERSEN, EKKERT: Progrès méd. **1930 I**, 731. — PIERI, GINO: Presse méd. **34**, No 72, 1141 (1926); **36**, No 74, 1173 (1928).

ROCHET: Lyon. chir. **18**, 462 (1921). — ROCHET et LATARJET: Lyon chir. **10**, 425, 548 (1913).

SCHUBERT, GOTTHART: Münch. med. Wschr. **1911 I**, 745. — SCRIMGER, F. A. C.: Canad. med. Assoc. J. **21**, 184 (1929). — SUERMONDT, W.: Verh. dtsch. Ges. Chir. **1928 I**, 80.

TIRELLI, SEVERINO: Policlinico, sez. chir. **35**, 633 (1928). Ref. Z.org. Chir. **45**, 385 (1929).

VIANNAY, CHARLES: Arch. franco-belg. Chir. **30**, No 3, 229 (1927).

3. Periphere Neuralgien und Neuritiden. — a) Amputationsneurome, schmerzhafte Stümpfe und Kausalgie. — b) Ischialgien.

Zusammenfassende Arbeiten und monographische Darstellungen.

BLANCHET, PAUL: Les causalgies post-traumatiques de WEIR-MITCHELL et leur devenir. Paris: Le François 1930.

FOERSTER, O.: Die Leitungsbahnen des Schmerzgefühls usw. Berlin u. Wien: Urban & Schwarzenberg 1927.

Ferner: AUERBACH: Dtsch. med. Wschr. **1929 I**, 270.

BABTSCHIN: Z. Neur. **129**, 233 (1930). — BARDENHEUER: Dtsch. Z. Chir. **96**, 128 (1908). — BAUM: Zbl. Chir. **1930**, Nr 46, 2867. — BAZY, LOUIS et GEORGES LATAIX: Bull. Soc. Chir. Paris **102**, 152 (1926). — BESWERSCHENKO, A. P.: Zbl. Chir. **1929**, Nr 8, 455. — BRAIZEFF: Med. Ž. (russ.) **1**, Nr 10, 684 (1921). Ref. Z.org. Chir. **18**, 499 (1922). — BUM: Wien. klin. Wschr. **1922 II**, 806. — BUNNELL: Surg. etc. **44**, 145 (1927).

CORNER, EDRED M.: Brit. med. J. **1919**, Nr 3067, 638. — Clin. J. **1920**, Nr 1314, 237. — Proc. roy. Soc. Med. **14**, Nr 7, sect. surg. **137** (1921). — CURSCHMANN: Münch. med. Wschr. **1932 II**, 1785.

DANDY, WALTER E.: Ann. Surg. **96**, 787—795 (1932). — DEUTSCHLÄNDER: Zbl. Chir. **1930**, Nr 46, 2868.

EISELSBERG, v.: Verh. dtsch. Ges. Chir. **1921 I**, 53.

FEDOROFF: Zit. nach BESWERSCHENKO.

GRAFF: Bruns' Beitr. **126**, 287 (1922). — GUILLEMIN: Rev. méd. Est **51**, 335 (1923).

HARTWELL: Ann. Surg. **78**, 431 (1923). — HEDRI, ANDREAS: Verh. dtsch. Ges. Chir. **1921 I**, 50. — Münch. med. Wschr. **1920 II**, 1148. — HEILE: Dtsch. Z. Chir. **174**, 10 (1922). — HUBER, G. CARL und DEAN LEWIS: Arch. Surg. **1**, 85 (1920).

KIRSCHNER: Arch. klin. Chir. **176**, 581—620 (1933). — KLEINSCHMIDT: Med. Klin. **1922 II**, 1730. — KRÜGER: Münch. med. Wschr. **1916 I**, 368. — KÜMMELL, H. jr.: Bruns' Beitr. **132**, 249 (1924).

LAEWEN: Verh. dtsch. Ges. Chir. **1920 I**, 204. — Bruns' Beitr. **133**, 405 (1925). — Münch. med. Wschr. **1930 II**, 1667. — LERICHE, R.: 36. Congr. franç. Chir. Paris 1927, p. 305. — Lyon chir. **19**, 311 (1922); **23**, 60 (1926). — Lyon méd. **135**, 449 (1925). — LERICHE, R. et ROBINEAU: Presse méd. **35**, 85 (1927). — LEXER: Zbl. Chir. **1931**, 341.

MOSZKOWICZ: Zbl. Chir. **1918**, Nr 32, 547.

PERS: Dtsch. med. Wschr. **1908 II**, 1273. — PLATT, H. and BRISTOW: Brit. J. Surg. **11**, 555 (1924).

RENTON, J. MILL.: Brit. med. J. **1921**, Nr 3146, 557. — ROBINEAU, MAURICE et ANDRÉ SICARD: J. de Chir. **40**, 26—36 (1932). — RUBASCHEFF: Verh. 18. russ. Chir. Kongr. Moskau, 27.—30. Mai **1927**, 338. Ref. Z.org. Chir. **41**, 271 (1928).

SACHS, ERNEST and JULIAN Y. MALONE: Arch. of Neur. **7**, 58 (1922). — SALOMON: Dtsch. med. Wschr. **1920 II**, 1390. — SAMARIN, N. N.: Zit. nach HESSE. — SANTY: Lyon chir. **19**, 430 (1922). — SAUERBRUCH: Aussprache zu HEDRI. — STOFFEL: Z. orthop. Chir. **34**, 100 (1914). — STOOKEY, BYRON: Surgical and mechanical treatment of peripheral nerves. Philadelphia and London: W. B. Saunders Co. 1922, p. 456 f.

TAYLOR, WILLIAM J.: N. Y. med. J. a. med. Rec. **116**, 693 (1922). — Atlantic med. J. **28**, 756 (1925).

UFFREDUZZI, O.: Riforma med. **40**, No 47, 1105, 1108 (1924). Ref. Z.org. Chir. **31**, 869 (1925).

WILMS: Zbl. Chir. **1918**, Nr 13, 213. — WOLKOFF, K. W.: Verh. Ärztekongr. Wolgagebiet Kasan **1923**. Ref. Z.org. Chir. **29**, 75 (1925).

F I. Sekretorische und vasomotorisch-trophische Störungen.

Zusammenfassende Arbeiten und monographische Darstellungen.

BRÜNING u. STAHL: Die Chirurgie des vegetativen Nervensystems. Berlin: Julius Springer 1924.

DOPPLER, KARL: Über Technik und Effekte der Sympathikodaphtherese (chemischen Sympathikusausscheidung) an den Keimdrüsenarterien. Berlin: Urban & Schwarzenberg 1928.

HAHN, O.: Die Chirurgie des vegetativen Nervensystems. Leipzig: Johann Ambrosius Barth 1925. — HESSE, ERICH: Die Chirurgie des vegetativen Nervensystems. Moskau, Leningrad: Staatsverlag 1930.

JABOULAY: La chirurgie du grand sympathique. Lyon: Storck 1900.

KAPPIS, M.: Erg. inn. Med. **25**, 562 (1924).

LEHMANN, WALTER: Erg. Chir. **17**, 607 (1924).

MATHEY-CORNAT: Chirurgie du sympathique périartérielle. Paris: Gaston Doin 1926.

Ferner: ADSON, A. W.: Amer. J. Surg., N. S. **11**, 227 (1931). — Ann. int. Med. **6**, 1044 bis 1068 (1933). Ref. Z.org. Chir. **64**, 23 (1933). — Surg. Chir. N. Amer. **13**, 895—904 (1933). Ref. Z.org. Chir. **66**, 213, 214 (1934). — ADSON, A. W. and G. E. BROWN: J. amer. med. Assoc. **84**, 1908 (1925); **99**, 529—534 (1932). Ref. Z.org. Chir. **60**, 408 (1933). — Surg. etc. **48**, 577 (1929). — AJMAR, FRANCO: Arch. Soc. ital. Chir. **1933**, 992—997. Ref. Z.org. Chir. **63**, 483 (1933). — ALESSANDRI, R.: Bul. Accad. med. Roma **58**, 89—93 (1932). Ref. Z.org. Chir. **60**, 638 (1933). — ALLEN, ARTHUR W.: Massachusetts Gen. Hosp. Boston Ann. Surg. **96**, 877—870 (1932). Ref. Z.org. Chir. **61**, 267 (1933). — AMBRUJANZ, G.: Vestn. Chir. (russ.) **1933**, H. 87/89, 343—346. Ref. Z.org. Chir. **65**, 601 (1934).

BAUER, E. K.: Zbl. Chir. **1934**, Nr 26, 1510. — BENEDEK, L.: Dtsch. Z. Nervenheilk. **82**, 217 (1924). — BERTONE, KARL: Zbl. Chir. **1925**, Nr 40, 2248. — BOTHE, FREDERICK A.: Ann. Surg. **97**, 461—463 (1933). Ref. Z.org. Chir. **62**, 664 (1933). — BRAEUCKER, W.: Beitr. Klin. Tbk. **66**, 1 (1927). — Klin. Wschr. **1928 I**, 683. — Arch. klin. Chir. **148**, Kongreßber., 246 (1927); **149**, 718 (1928); **150**, 455 (1928). — Zbl. Chir. **1928**, Nr 13, 831. — Dtsch. Z. Nervenheilk. **106**, 137 (1928). — BRESSOT: Rev. de Chir. **46**, No 1, 5 (1927). — BROWN, G. E. and A. W. ADSON: Amer. J. med. Sci. **170**, 232 (1925). — BRÜNING: Dtsch. med. Wschr. **1925 II**, 1516. — BRÜNING u. FORSTER: Zbl. Chir. **1922**, Nr 25, 913. — BRÜTT: Zbl. Chir. **1927**, Nr 15, 947.

CHATON: Rev. méd. Est **51**, 327 (1923). — CHIPAULT: Zit. nach VOLKMANN. — CONTAGYRIS: Lyon chir. **25**, 548 (1928). Ref. Z.org. Chir. **45**, 88 (1929).

DAVIS and KANAVEL: Surg. etc. **42**, 729 (1926). — DIEZ, J.: Arch. franco-belg. Chir. **28**, 875 (1925). — Prensa méd. argent. **12**, No 11, 377 (1925). Ref. Z.org. Chir. **34**, 146 (1926). — DOPPLER, KARL: Med. Klin. **1926 II**, 1954.

FLOTHOW, PAUL: Amer. J. Surg., N. s. **10**, 8 (1930); N. s. **14**, 591, 625 (1931). — FLOTHOW, PAUL F. and GEORGE W. SWIFT: Amer. J. Surg., N. s. **21**, 345—353, 357 (1933). Ref. Z.org. Chir. **66**, 211 (1934). — FULTON, J. F.: Ann. Surg. **88**, 827 (1928).

GASK, G. E.: Brit. J. Surg. **21**, 113—130 (1933). Ref. Z.org. Chir. **64**, 290 (1933). — GAZA, v.: Verh. dtsch. Ges. Chir. **1924**, 479. — GUILLEMIN: Rev. méd. Est. **51**, 335 (1923).

HANDLEY, SAMPSON: Brit. med. J. **1926**, Nr 3440, 1121. — HÄRTEL, E.: Zbl. Chir. **1931**, Nr 13, 809. — HARRIS, WILFRED: Brit. med. J. **1927**, Nr 3460, 789. — HARTTUNG: Zbl. Chir. **1927**, Nr 45, 2858. — HELLWIG: Arch. klin. Chir. **128**, 261 (1924). — HENDERSON, MELVIN S. and A. W. ADSON: J. Bone Surg. **14**, 47 (1932). — HENRY, ARNOLD K.: Ir. J. med. Sci. **5**, 157 (1924). — HESSE, E.: Dtsch. Z. Chir. **235**, 17 (1932). — HILSE: Zbl. Chir. **1925**, Nr 30, 1645. — HORN, WILLY: Zbl. Chir. **1923**, Nr 21, 831.

JELSMA and SPURLING: Amer. J. Surg., N. s. **18**, 76 (1932). — JIANU, J.: Spital (rum.) **41**, Nr 10, 312 (1921). Ref. Z.org. Chir. **19**, 326 (1923). — Rev. de Chir. **43**, 482 (1924). — JUZELEVSKIJ: Zit. nach HESSE.

KAPPIS, M.: Zbl. Chir. **1929**, Nr 18, 1112. — KMENT: Bruns' Beitr. **140**, 220 (1927). — KOČAREV: Schweiz. med. Rdsch. **1921**, Nr 51, 601. — KOLODNY: J. amer. med. Assoc. **95**, 1020 (1930). — KREUTER: Zbl. Chir. **1923**, Nr 46/47, 1685. — KÜTTNER: Med. Klin, **1924 I**, 532. — KUNTZ, ALBERT: Arch. Surg. **15**, 871 (1927).

LASKEY, NORMAN F. and SAMUEL SILBERT: Ann. Surg. **98**, 55—69 (1933). Ref. Z.org. Chir. **64**, 229 (1933). — LEDOUX, E.: Lyon chir. **21**, 182 (1924). — LEHMANN, W.: Bruns' Beitr. **143**, 320 (1928). — LERICHE, R.: Presse méd. **30**, No 102, 1105 (1922). — Bull. Soc. Chir. **49**, 398 (1923). — Lyon méd. **135**, 449 (1925). — 36. Congr. franç. Chir. Paris 1927, p. 305. — Ann. Surg. 88, 449 (1928). — LERICHE et FONTAINE: Strasbourg méd. **83**, 203 (1925); 88,

428 (1928). — Rev. de Chir. **65**, 285 (1927). — Revue neur. **1929 I**, 1046. — Bull. Soc. nat. Chir. Paris **59**, 218—220 (1933). Ref. Z.org. Chir. **62**, 66 (1933). — LERICHE, R. et A. JUNG: Bull. Soc. franç. Dermat. **38**, No 8, 1265 (1931). — Presse méd. **1933 I**, 66—68. Ref. Z.org. Chir. **62**, 308 (1934). — LERICHE, R. et WERTHEIMER: J. Méd. franç. **10**, 6 (1921). — LIEK: Arch. klin. Chir. **137**, 463 (1925). — LOBMYAER: Zit. nach RIEDER. — LOESSL, JOHANN: Dtsch. Z. Chir. **196**, 346 (1926).

MAEJIMA, J.: Zit. nach SAITO. — MATONS: Semana méd. **29**, No 28, 98 (1922). Ref. Z.org. Chir. **20**, 64 (1922). — MIGINIAC: Bull. Soc. Chir. Paris **48**, 1061 (1922). — MILKO: Zbl. Chir. **1924**, 11a, 513. — MOLOTKOFF: Vestn. Chir. (russ.) **1**, H. 3, 193 (1922). Ref. Z.org. Chir. **20**, 445 (1923). — Verh. Pirogoff-Ges., Petersburg **1922**. Ref. Z.org. Chir. **22**, 16 (1923). — MOULONGUET, P.: Bull. Soc. nat. Chir. Paris **57**, 1529 (1931). — MÜHSAM u. UNGER: Med. Klin. **1924 I**, 535.

NAGAO: Zit. nach SAITO. — NASAROFF, N. N.: Dtsch. Z. Chir. **224**, 110, 113 (1930). — NORDMANN, E.: Dtsch. med. Wschr. **1921 I**, 588. — NORDMANN, O.: Med. Klin. **1920**, Nr 31, 797.

OGILVIE, W. H.: Proc. roy. Soc. Med. **26**, 429—436 (1933). Ref. Z.org. Chir. **63**, 41 (1933). — ORATOR: Zbl. Chir. **1932**, Nr 18, 1110. — OUDARD et JEAN: Lyon chir. **20**, 336 (1923).

PELS-LEUSDEN: Zbl. Chir. **1924**, Nr 6, 218; Nr 17, 900.

RAESS: Dtsch. Z. Chir. **215**, 309 (1929). — RASUMOWSKY: Arch. klin. Chir. **146**, 389 (1927). — RATNER, J. A.: Dtsch. Z. Nervenheilk. **97**, 304 (1927). — RIEDER, WILHELM: Zbl. Chir. **1924**, Nr 31, 1685; **1928**, Nr 45, 2863. — Arch. klin. Chir. **157**, Kongreßber., 165 (1929); **158**, 355; **159**, 1 (1930); **172**, 458 (1933). — Chirurg **1929**, H. 9, 409; **1933**, 100, 219. — Dtsch. Z. Chir. **233**, 654 (1931). — Bruns' Beitr. **157**, 193 (1933). — ROBERTSON, D. E.: Surg. J. **58**, 312—317 (1934). Ref. Z.org. Chir. **66**, 589 (1934). — RÖPKE: Verh. dtsch. Ges. Chir. **1932**, 720. — ROWNTREE, LEONARD G. and A. W. ADSON: J. amer. med. Assoc. **85**, 959 (1925); **88**, 694 (1927). — ROUX: Presse méd. **1924**, No 25, 276. — Schweiz. med. Wschr. **1927 II**, 788. — ROUX-BERGER: Bull. Soc. Chir. Paris **48**, 1063 (1922). — ROYLE: Med. J. Austral. **1924**, Nr 13, 313.

SAITO, MAKOTO: Mitt. Grenzgeb. Med. u. Chir. **41**, 203 (1928—30). — SCHLOFFER: Klin. Wschr. **1924 I**, 534. — SCHRÖDER: Zbl. Chir. **1930**, Nr 14, 878. — STAHL, O.: Dtsch. Z. Chir. **197**, 280 (1926). — Arch. klin. Chir. **145**, 600 (1927).

TELFORD u. STOPFORD: Brit. med. J. **1933**, Nr 3799, 770—772. Ref. Z.org. Chir. **66**, 29 (1934).

VOLKMANN, JOH.: Zbl. Chir. **1921**, Nr 6, 193.

WHITE: J. amer. med. Assoc. **94**, 1382 (1930).

ZENO: Semana méd. **1925**, No 24. Ref. Zbl. Chir. **1926**, Nr 9, 561.

F II. Tumoren des sympathischen Nervensystems.

AMANO: Zbl. Chir. **1934**, Nr 2, 78.

BRAUN, H.: Arch. klin. Chir. **86**, 707 (1908). — BRUCE, HERBERT A.: Brit. J. Surg. **12**, 268 (1924). — BRUNNER: Arch. klin. Chir. **129**, 364 (1923).

CAPALDI: Frankf. Z. Path. **35**, 83 (1927). — CATANIA, VITO: Sperimentale **80**, 491 (1926). Ref. Z.org. Chir. **38**, 104 (1927). — COENEN: KIRSCHNER-NORDMANNS Die Chirurgie, Bd. 2, S. 147. 1928.

EDELMAN, LEO: Proc. N. Y. path. Soc. **23**, 47 (1923). — ELOESSER, LEO: Surg. Serv. Stanford Un. Med. Dep. S. Francisco Hosp. Ref. Z.org. Chir. **66**, 382 (1934). Surg. Clin. N. Amer. **13**, 1323—1326 (1933). — ENDERLEN: Zbl. Chir. **1929 I**, 32. — ERB: Dtsch. Z. Chir. **183**, 414 (1923); **232**, 208 (1931).

FELS: Zbl. Gynäk. **1933**, 89, 94. — FREUND, PAULA: Frankf. Z. Path. **13**, 266 (1913).

GASPARJAN, G.: Nov. chir. Arch. (russ.) **20**, 399 (1930). Ref. Z.org. Chir. **53**, 446 (1931). — GAZA, v.: Zbl. Chir. **1931**, 19, 1198. — GIBBERD, G. F.: Guy's Hosp. Rep. **74**, 367 (1924). — GULEKE: Zbl. Chir. **1929 I**, 33.

HESSE: Die Chirurgie des vegetativen Systems. Moskau-Leningrad: Staatsverlag 1930.

KÖNIG: Zbl. Chir. **1929 I**, 31.

LINDENBAUM: Vestn. Chir. (russ.) 8, 32 (1926). Ref. Z.org. Chir. **38**, 624 (1927).

MACAULEY, H. F.: Ir. J. med. Sci. VI. s. **1930**, Nr 55, 297. — MARTIUS: Frankf. Z. Path. **12**, 442 (1913).

NIEDEN: Zbl. Chir. **1929**, Nr 5, 266.

PICK, L. u. BIELSCHOWSKY: Zbl. Neur. **6**, 391 (1911).

ROSENSON, WILLIAM: Amer. J. Dis. Childr. **26**, 411 (1923).

SAUERBRUCH: Münch. med. Wschr. **1923 II**, 1011. — SINGER, BERNHARDT: Dtsch. Z. Nervenheilk. **92**, 240 (1926). — SMIRNOW, O. L.: Arch. klin. Chir. **236**, 365 (1932). — SOMMERFELT: Zbl. Path. **30**, 641 (1920). — STOUT, A. P.: J. amer. med. Assoc. **82**, 1770 (1924).

Konservative orthopädische Therapie der Lähmungen.

Von G. HOHMANN-Frankfurt a. M.

Mit 68 Abbildungen.

Bei der Darstellung der konservativen Behandlung der Lähmungen mit orthopädischen Mitteln will ich historisch nicht allzu weit zurückgehen, sondern nur auf die für jene Zeit bedeutsamen mechanischen Heilversuche JOHANN GEORG HEINES in Würzburg Ende des 18. und Anfang des 19. Jahrhunderts verweisen. Dieser geniale Mann fing als Universitätsinstrumentenmacher an, wurde von den Würzburger Chirurgen, die mit den orthopädischen Kranken nichts anzufangen wußten, zu Hilfe gerufen und es gelang ihm, mit besonders konstruierten Schienenapparaten, die heute noch im Juliusspital zu sehen sind, vielen Kranken wieder zum Gehen zu verhelfen. Durch seine Erfolge kühner und selbstbewußter geworden, sah er die Hilfsstellung als Bandagist als ungenügend zur Erreichung der immer klarer erkannten Ziele an und grübelnd, nächtelang fieberhaft in anatomischen Werken arbeitend und seine Kenntnisse vermehrend erreichte er schließlich das Ziel, die Kranken in einer ihm unterstellten orthopädischen Heilanstalt zu behandeln. Es war die erste in Deutschland. Hier hatte er die notwendige bis dahin entbehrte Verbindung von Krankenbett und Werkstatt und konnte auch neben den mechanischen Behelfen seinen Kranken mit physikalischen Heilmethoden, mit Bädern, Bewegungsübungen und Massage helfen.

Von dem Ärztegeschlecht der Heine will ich hier nicht weiter reden. Erinnert sei nur daran, daß sein Neffe, JAKOB HEINE in Cannstadt, eine berühmte orthopädische Heilanstalt gründete und 1840 das Krankheitsbild der spinalen Kinderlähmung beschrieb, die als HEINE-MEDINsche Krankheit seinen Namen trägt. Seitdem gehört die Lähmungsbehandlung zu einem der wichtigsten Gebiete des jungen Zweigs der Medizin, der Orthopädie.

Hier soll nur von der konservativen Behandlung der Lähmungen die Rede sein. Der Orthopäde muß es sich zur Regel machen, bei der Betrachtung des Gelähmten zunächst einmal von dem einzelnen besonders geschädigten Teil, etwa einem Spitzfuß oder Hackenfuß, etwas abzusehen und zu versuchen, zuerst die Gesamtpersönlichkeit des Kranken zu erfassen. BIESALSKI hat von den sozialbiologischen Problemen gesprochen, die uns hier gestellt werden. Die Aufstellung des Behandlungsplanes hängt ja vielfach von dieser Beurteilung der Gesamtpersönlichkeit in bezug auf spätere Berufsmöglichkeit usw. ab. Sodann hat er den Einfluß der Fehlform auf den statischen Aufbau des Körpers und den Ablauf der Funktionen zu studieren, den Fehlgang zu erkennen und zu bewerten, ehe er den Plan zur Umformung der Fehlform entwirft und ausführt. Es ist dies eine grundsätzliche Angelegenheit, die der orthopädischen Betrachtung eigen ist, niemals nur den Teil anzusehen, sondern stets sich bewußt zu bleiben, daß der Teil nicht aus dem Zusammenhang losgelöst werden kann, den wir als physiologische Bewegungseinheit verstehen.

Das bekannteste Beispiel hierfür ist die Fehlform des paralytischen Spitzfußes. Nichts ist technisch leichter als einen solchen durch eine Verlängerung der Achillessehne zu beseitigen. Wieviel Unheil aber können wir anrichten, falls wir in unerfahrenem Draufgängertum ihn ausgleichen, wenn gleichzeitig etwa eine Beinverkürzung vorhanden ist, zu deren Ausgleich ihn die immer anpassungsbereite Natur gerade erst geschaffen hat. Oder falls wir das Tenotom gegen die Achillessehne zücken, wenn gleichzeitig eine Schwäche oder Lähmung des Quadriceps besteht, bei welcher der Spitzfuß die mechanische Stabilisierung des Kniegelenks bewirkt. Wir stören diesen Mechanismus durch eine von uns gesetzte Verlängerung der Achillessehne, weil ihre Verkürzung gerade das Sprunggelenk gegen Überstreckung sperrt und von da aus mechanisch das Kniegelenk streckt und vor dem Einknicken bewahrt. Oder wenn wir bei geschwächten Dorsalflektoren des Fußes den einzigen kräftigen Hebel des Fußes, eben die Wadenmuskulatur mit einer Verlängerung der Achillessehne so stark schwächen, daß die Abwicklung des Fußes vom Boden leidet und sogar noch der mechanisch viel ungünstigere Hackenfuß an Stelle des bisherigen funktionell nicht so ungünstigen Spitzfußes entsteht.

Dabei ist es an sich gleichgültig, ob wir mit mechanischen oder operativen Mitteln arbeiten. Die Konstruktion eines mechanischen Gehapparates, einer Bandage, hat von den gleichen Überlegungen und Erfahrungen auszugehen wie etwa eine Operation an dem gelähmten Teil. Und darum ist auch der Bau eines orthopädischen Apparates durchaus eine ärztliche Angelegenheit und nicht, wie vielfach noch selbst in ärztlichen Kreisen geglaubt wird, lediglich eine Aufgabe des Bandagisten oder Orthopädiemechanikers. Nur zusammen mit dem orthopädischen Facharzt kann dieser die oft sehr schwierige Aufgabe lösen. Meist fehlen ihm die nötigen anatomischen, pathologischen und muskelmechanischen Kenntnisse, ohne die der Bau des Apparates nicht gelingt.

I. Die schlaffen Lähmungen.

An Häufigkeit und Bedeutung steht hier die *spinale Kinderlähmung*, die *Poliomyelitis acuta anterior*, obenan.

1. *Schon im Fieberstadium* müssen orthopädische Gesichtspunkte neben der allgemeinen und internen Behandlung berücksichtigt werden. Bei dieser Erkrankung, bei der es sich um eine Entzündung des Rückenmarks handelt, bestehen in vielen Fällen auch lebhafte Schmerzempfindungen, besonders beim Vorwärtsbeugen des Rumpfes, einem Bewegungsversuch, den die Kinder oft heftig abwehren. Draper nannte dies Symptom das „spine sign", das Rückgratzeichen. Wir müssen es beachten. F. Lange hat als erster die praktischen Folgerungen aus dieser Beobachtung gezogen. Bei Kyphosierung der Wirbelsäule wird das Rückenmark gespannt, bei Lordosierung entspannt. Das haben auch die Leichenversuche Beckers ergeben. Wir werden also das kranke Kind so lagern, daß keine Kyphosierung der Wirbelsäule entsteht, auf harter Matratze, unter die in der Lendengegend ein queres Brett geschoben wird, so daß der Rücken nicht nach hinten durchsinken kann. Der Körper wird außerdem seitlich durch Sandsäcke gestützt. Ist das Kind sehr unruhig, gibt man besser eine Gipsschale, die die Wirbelsäule und damit das Rückenmark sicherer ruhigstellt. Ich habe schon 1909 auf Grund von Beobachtungen in der Langeschen Klinik diese Gipsschalenbehandlung solcher Fälle empfohlen. Auch Förster hat die Berechtigung dieser Maßnahme anerkannt. Man kann dabei von der Vorstellung ausgehen, die auch Oppenheim hatte, daß „absolute Ruhe" notwendig erscheint, „um die Ausbreitung des Prozesses im Rückenmark hintanzuhalten." „Man halte das Kind selbstverständlich im Bette, schütze es vor jeder forcierten aktiven Bewegung, lasse auch Husten, Pressen usw. möglichst vermeiden." F. v. Lanz hat die Spannungsverhältnisse der Dura bei den verschiedenen Haltungen der Wirbelsäule untersucht und festgestellt, daß bei Lordose durch Entspannung

der Rückenmarkshäute eine starke Drucksenkung im Liquor stattfindet, was für den poliomyelitischen Krankheitsprozeß von Bedeutung ist.

Demgegenüber glaubt der bekannte Massagespezialist A. MÜLLER-München-Gladbach, daß die Anwendung dieses Fixierungsmittels der schnellen Wiederherstellung der Bewegungsfähigkeit entgegenwirke. Er empfiehlt wie gegen alle Krankheiten, so auch hier vor allem seine Massage zur Beseitigung der Schmerzen im akuten Stadium der Kinderlähmung und begründet dies mit der in den gelähmten Muskeln binnen 24 Stunden nach der Lähmung eintretenden akuten Schwellung, die von den Pathologen als „neuroparalytische Blutfülle" bezeichnet wird. Diese Schwellung ist schmerzhaft auf Druck. MÜLLER sieht in diesem Zustand der Muskulatur die Ursache der Schmerzen, die das frisch gelähmte Kind empfindet, und nicht im erkrankten Zentralorgan. So sehr ich in den übrigen Ausführungen über den Wert der Massage bei der Verhütung und Bekämpfung der Atrophie und Kontraktur der Muskeln mit MÜLLER einiggehe, so wenig kann ich ihm auf Grund meiner oben gemachten Darlegungen in der Empfehlung der Massage im akuten Stadium der Erkrankung recht geben. Hier ist die Ruhe des Körpers die vordringlichste Sorge, und jede Beunruhigung durch die schmerzmachende Massage, auch wenn sie noch so schonend ausgeführt wird, ist von Übel. Einen Schaden von der Ruhigstellung des Rückgrates und damit des Rückenmarks in dieser allerersten Zeit nach der Lähmung wird niemand sonst ernstlich behaupten wollen. Sind Fieber und Allgemeinsymptome abgeklungen, kommt die Massage selbstverständlich zu ihrem vollen Recht, aber dann auch nur *neben* den anderen Mitteln, Übungen, Elektrizität und Stützung durch Schienen zur Verhütung der Überdehnung. Von letzteren weiß MÜLLER in einer gewissen Einseitigkeit nichts. Er schreibt nur davon, daß erst, wenn die Besserung längere Zeit stehen bleibt, operative Maßnahmen oder Stützapparate in Frage kommen. Bis zu diesem Zeitpunkt pflegt der Orthopäde nicht zu warten, schon vorher sucht er durch geeignete einfache Behelfe Einfluß zu nehmen.

2. Ist das allererste Stadium der Krankheit abgelaufen, in dem man das Kind, besonders auch wegen der bisweilen bedrohlichen Allgemeinerscheinungen, so ruhig wie möglich hält, dann muß alsbald *unter allen Umständen* Sorge getragen werden, daß die von der Lähmung betroffenen *Gliedmaßen richtig gelagert* werden. Leider geschieht das sehr oft nicht zur rechten Zeit. Erst wenn eine Kontraktur sich entwickelt hat, denken viele hieran. *Wir müssen die Entstehung der Kontraktur verhüten.*

Die Kontraktur entsteht einmal durch das Moment der Schwere, zweitens durch das Überwiegen der Antagonisten. Je länger eine Kontraktur besteht, desto fester und härter wird sie. Ist zuerst nur ein überdehnter Zustand der einen Muskelgruppe und ein verkürzter der anderen vorhanden, so tritt allmählich eine zunehmende Schrumpfung aller anderen Weichteile, der Muskelfascien, Gelenkkapsel und Bänder und schließlich selbst der Gefäße und Nerven, ja der Haut ein, die sich an die verkürzte Strecke anpassen und, wenn der Patient wie meist, im Wachstumsalter ist, auch nicht mitwachsen. Ja selbst ein Wandern der Muskelsehnenansätze beobachten wir bei schweren und langbestehenden Kontrakturen als Folge funktioneller Anpassung an die neue Gelenkstellung. Je länger eine Kontraktur besteht, um so mehr leidet auch das Gelenk selbst, dessen Leben von seiner normalen Funktion abhängt, insbesondere leidet der außer Funktion gesetzte Knorpelbelag. Mitunter bilden sich bei langbestehenden Kontrakturen, vor allem bei Beugekontrakturen des Kniegelenks sogar Subluxationsstellungen dadurch aus, daß unter der Wirkung des Zuges der Beugemuskeln die Tibia nach rückwärts gezogen und gegen das Femur verschoben wird. Eine solche Subluxation ist dann oft nur sehr schwer wieder zu beseitigen.

Um das, was zu geschehen hat, richtig beurteilen zu können, muß sich der Arzt zunächst einen genauen Überblick über die *Ausdehnung der Lähmung* verschaffen. Diese wird er nicht in erster Linie durch eine elektrische Prüfung der Muskeln erlangen, die in diesem Zeitpunkt natürlich quantitative und qualitative Ausfälle zeigen. Damit können wir aber nicht allzuviel anfangen, abgesehen davon, daß diese Untersuchung bei einem kleineren Kinde auf Schwierigkeiten stößt. Wir pflegen uns mit der *funktionellen Prüfung* der Muskeln zu begnügen, indem wir das Kind auffordern, diese oder jene Bewegungen auszuführen, oder, indem wir nach OPPENHEIM bzw. SPITZY mit einer Nadel kitzeln und eine aktive Ausweichbewegung herbeizuführen suchen (Abb. 1). Dabei sehen und fühlen wir die einzelnen Muskeln bzw. ihre Sehnen sich anspannen und können so den ganzen Muskelbefund aufnehmen.

Wegen der unbefriedigenden Resultate der elektrischen Untersuchung in bezug auf die *Prognose* der Wiederkehr der Funktion der Muskeln in den ersten Wochen und Monaten nach der Lähmung — die faradische Untersuchung versagt vollkommen, weil die Muskeln weder direkt noch indirekt faradisch ansprechen und galvanisch nur E.A.-Reaktion festgestellt wird und die galvanische Erregbarkeit allmählich weiter sinkt — hat ERLACHER einen anderen Weg eingeschlagen. PERTHES konnte bei Nervenoperationen feststellen, daß die „gelähmten Muskeln in der Zeit von 2 Monaten bis $1^1/_2$ Jahren nach Abschuß des zugehörigen Nerven deutliche faradische Erregbarkeit zeigten“. „Niemals wurde der freigelegte Muskel innerhalb des ersten Jahres nach Durchtrennung des zugehörigen Nerven für den faradischen Strom völlig unerregbar gefunden, trotzdem die Muskeln sich bei der Untersuchung durch die Haut regelmäßig bei faradischer Reizung als absolut reaktionslos erwiesen hatten.“ Die Zuckung war 8 Wochen nach der Durchtrennung noch „blitzartig“, im 7. Monat war sie träge, „wurmartig“, nach 18 Monaten zwar schwach, aber deutlich. Diese Beobachtungen führten ERLACHER dazu, mittels durch die Haut in den Muskel eingestochener Nadeln die direkte Erregbarkeit des Muskels festzustellen und diese Methode zu diagnostischen Zwecken zur Feststellung der Ausdehnung und Schwere der Lähmung auszubauen. Er beobachtete, daß die relativ gut mit der Nadel erregbaren Muskeln später meist wieder funktionstüchtig wurden. Bei diesem Verfahren der direkten Nadelprüfung wird der große Widerstand des „Rheostaten“ Haut ausgeschaltet und der nackte Muskel der direkten faradischen Prüfung zugänglich gemacht. Er konnte in der Regel feststellen, daß jene Muskeln, deren direkte faradische Erregbarkeit während der ersten Monate nach der Lähmung nicht unter ein Drittel der normalen Stromstärke sinkt, sich wieder erholen, während Muskeln, die erst bei voller Rolle oder Anwendung des Kernes direkt erregbar sind, keine brauchbare Besserung mehr aufweisen.

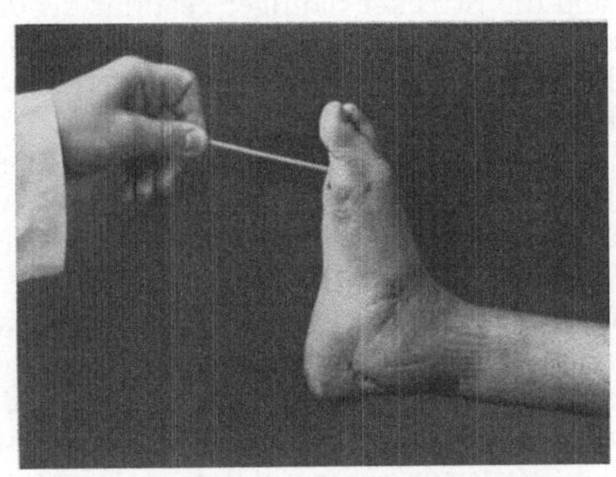

Abb. 1. Funktionsprüfung mit der Nadel.

Fast gleichzeitig teilte F. LANGE mit, daß er zur Vervollständigung der Übersicht über den Zustand der einzelnen Muskeln zwecks Kraftverteilung bei der Sehnenplastik in Narkose *unmittelbar vor der Operation* seit 1918 so vorgeht, daß er 2 Nadelelektroden, von denen die eine mit einem Stromunterbrecher versehen ist, am zentralen und peripheren Ende des Muskelbauches durch die

Haut in das Unterhautfettgewebe bis nahe an das Muskelfleisch heranführt. Der gesunde Muskel kontrahiert sich auch bei schwachem faradischem Strom sofort kräftig, der geschwächte braucht stärkeren Strom, beim völlig degenerierten bleibt jede Zuckung aus. Zur Aufnahme des Muskelbefundes bei der ersten Untersuchung eines Gelähmten aber bedient sich F. Lange nach wie vor der oben erwähnten einfachen funktionellen Prüfung, für die er mit als erster eingetreten ist und die im allgemeinen von den Orthopäden vorgenommen wird.

Was die typischen Lähmungsbilder, die wir zu sehen bekommen, betrifft, so liegen statistische Untersuchungen vor allem von dem Holländer van Assen über 151 Poliomyelitisfälle und von Mayr aus der Langeschen Klinik in München über 255 Fälle vor. Aus den letzteren, welche sich nur auf die Beinmuskeln beziehen, geht hervor, daß die Streckmuskulatur von Hüfte, Knie und Fuß häufiger betroffen ist als die Beugemuskulatur. Auch Lovett-Lukas, Statistik über 1158 Fälle zeigt die gleiche Beobachtung, während van Assen die Strecker nicht häufiger betroffen fand als die Beuger. Auch nach meinen Erfahrungen sind die Strecker häufiger gelähmt als die Beuger: Lähmung des Glutaeus maximus, des Quadriceps, der Dorsalflektoren des Fußes, woraus sich ganz typische Lähmungsbilder ergeben, besonders, wenn mehrere dieser Gruppen gleichzeitig betroffen sind.

In diesem ersten Stadium nach der Erkrankung besteht die konservative Behandlung außer in den Maßnahmen zur Verhütung von Gelenkkontrakturen und Fehlformen in der Anwendung von Massage, aktiven und passiven Bewegungsübungen, Elektrizität, Diathermie, Röntgenbestrahlung, Bädern usw. Massage und Bewegungsübungen finden an anderer Stelle besondere Besprechung.

Hier soll nur erwähnt werden, daß wir den größten Wert darauf legen, den Gelähmten *so früh wie nur irgend möglich wieder auf die Beine zu stellen* und zu Gehbewegungen zu bringen. Denn durch zu langes Liegen verlernt der Kranke den *Hilfsmuskelapparat* seines Körpers zu gebrauchen, der durch die ganze anatomische Konstruktion des Haltungs- und Bewegungsapparates als eines „Sinngefüges" (Petersen) bei der normalen Gehbewegung ständig mit in Tätigkeit ist. Dazu gehören vor allem die Stammuskeln, die Muskeln des Rückens und Bauches und auch die Schulter- und Armmuskeln, die für die Erhaltung des Gleichgewichtes des Körpers beim Stehen und Gehen von großer Bedeutung sind. Sie vermögen deshalb auch bei Muskelausfall an den Beinen durch Regulierung der Teilschwerpunkte des Körpers sehr wesentlich mitzuhelfen. Je später wir diese Kräfte einsetzen, um so mühsamer wird das Wiedergehenlernen, weil diese Muskelkräfte durch Untätigkeit und vor allem auch, weil der Mensch verlernt sich ihrer zu bedienen, leiden. Dadurch entsteht auch mit das Gefühl der Hilflosigkeit, das den schwer Gelähmten befällt und in ihm den Glauben, daß er je wieder zum Gehen kommen könne, langsam mehr und mehr schwinden läßt, je länger sein Krankenlager dauert. Dieses seelische Moment muß sehr beachtet werden. Aus allen diesen Gründen suche ich die schwer Gelähmten so früh wie möglich, d. h. etwa 3 Monate nach Eintritt der Lähmung, schon zum Stehen und Gehen zu bringen. Dazu sind anfangs oft nur ganz einfache *Behelfe* nötig. Um einen endgültigen orthopädischen Lähmungsapparat anzupassen, ist es im Stadium der Reparation, in dem sich die Muskelkraftverhältnisse noch wesentlich ändern können, noch zu früh. Ich verwende deshalb — besonders aus wirtschaftlichen Gründen — hier einfache leichte abnehmbare *Gipshülsen* aus Cellonagipsbinden, z. B. bei Quadricepslähmung vom Tuber ischii bis zum Knöchel reichend oder bei Hüftmuskellähmung eine Beckenbeinhülse, um das Zusammenklappen des durch den Muskelausfall haltlosen Körpers zu verhindern. Überraschend schnell, ja fast immer alsbald kann der

Gelähmte wieder stehen und bald gehen. Der ganze Muskelhilfsapparat des Körpers kommt dabei zur Anspannung und auch die etwa vorhandenen Muskelreste in den gelähmten Teilen werden genötigt zu arbeiten. Ich habe den Eindruck, daß die Reparation hierdurch schneller von statten geht. Indem man die versteifenden Gipshülsen abnehmbar macht, ist die übrige wiederherstellende Behandlung mit Massage, Bädern, Elektrisieren usw. weiter möglich.

Während Röntgenbestrahlung und Diathermisierung als direkte Einwirkung auf das Rückenmark empfohlen werden, sind die anderen Maßnahmen in der Hauptsache zur Beeinflussung der Peripherie der Muskeln gedacht.

Die Röntgenbestrahlung des Rückenmarks empfahl BORDIER-Lyon im Stadium der Rekonvaleszenz etwa 15—30 Tage nach der fieberhaften Periode [1] und will in seinen allerdings nicht zahlreichen Fällen nahezu vollständige Heilung erzielt haben [2]. Auch PERGAMINI und TURANO haben gute Erfolge gesehen. BORDIER führt die Bestrahlung bei Lähmung der Beine entsprechend der Lumbalschwellung zwischen dem Proc. spinos. des 11. Dorsal- und 1. Lendenwirbels aus, bei Armlähmung zwischen 3. und 6. Halswirbel. Er sucht ferner möglichst tangential das Rückenmark zu treffen. Über genauere Dosierung macht er keine Angaben.

Die Diathermisierung wird sowohl für das Rückenmark als auch die Peripherie angewendet. PICARD [3] will durch sie mit der künstlichen Hyperämie des Rückenmarks das Ödem desselben und seiner Häute möglichst rasch beseitigen und evtl. sogar die Krankheitserreger schädigen. Entsprechend dem betreffenden Marksegment werden die Elektroden angelegt. Bei Quadricepsausfall z. B. wird die kleinere differente Elektrode auf die Wirbelsäule in der Höhe des Lumbalsegments, die größere indifferente auf den Bauch gelegt. Bei Armlähmung erfolgt die Anwendung paravertebral an der Halswirbelsäule mit gleich großen Elektroden quer durch dieselbe hindurch, bei ausgedehnteren Lähmungen liegt die differente Elektrode über dem Halssegment, die indifferente über dem Lumbalsegment. Er dosiert sehr vorsichtig, namentlich bei kleineren Kindern, wo er ganz schwach beginnt. Durchschnittlich wandte er bei der transversalen Durchwärmung 1,1—1,4 Amp., bei der longitudinalen 0,9—1,1 Amp. an. Er beginnt mit der Behandlung möglichst früh, alsbald nach Abklingen des Fiebers. Die Dauer der einzelnen Behandlung betrug etwa 15 Minuten, die Gesamtdauer der Behandlung zwei Monate, anfangs täglich, später jeden zweiten Tag. Von 24 länger behandelten Fällen wurden 16 völlig wiederhergestellt, 2 weitgehend gebessert, bei 6 Fällen wäre auch ohne Diathermie eine Besserung zu erhoffen gewesen. Ungünstig waren die Resultate bei Erwachsenen. Man hat also ein Recht, diese Behandlung zu versuchen. Kombiniert mit der Röntgenbestrahlung wandte BORDIER-Lyon die Diathermie zur Belebung der Muskeln an, die bei der Kinderlähmung eine ausgesprochene Hypothermie zeigen. Auch wir wenden die Diathermie mit Vorliebe, und zwar an der Peripherie, an den Muskeln selbst, an.

Auch vom elektrischen Strom, dem galvanischen wie faradischen, macht man in diesem ersten Stadium der Krankheit gern Gebrauch, ohne daß man den Beweis für eine sichere Wirkung seiner Anwendung erbringen kann. Da die schwer geschädigten Muskeln auf den galvanischen Strom meist nicht ansprechen, muß man sich vielfach mit der faradischen Rolle begnügen, deren Wirkung vielleicht am ehesten die einer leichten Massage sein dürfte. F. LANGE bevorzugt den LEDUCschen unterbrochenen Gleichstrom, dessen langsames An- und Abschwellen für den Patienten angenehmer als das gewöhnliche Elektrisieren ist, und benutzt hierzu den von Siemens-Reiniger-Veifa gebauten Rheotrop, der auf den Panthostaten aufgesetzt wird. Auch ich wende gern Schwellstrombehandlung an. In der SCHEDEschen Klinik wird der dort konstruierte, als besonders wirksam empfohlene KOZAKsche Schwellstromapparat (Siemens-Reiniger) verwendet.

Der Hyperämisierung der Muskeln dienen auch warme *Vollbäder* mit Salzzusatz, in denen die Kranken zu Bewegungen angehalten werden sollen.

STOFFEL wies darauf hin, daß die Untersuchung der gelähmten Muskeln im warmen Salzbade auch Muskelreste zur Wirkung kommen sieht, die sonst nicht zur Geltung kommen, weil in der spezifisch schwereren Flüssigkeit die Schwerkraft zum Teil aufgehoben ist und die Glieder schwereärmer mehr schweben. Wir benutzen deshalb auch das warme Salzbad mit Vorliebe zu therapeutischen Zwecken, zur Übung der Muskeln und zwar in Form des *Bewegungsbades* nach dem Vorbild der Amerikaner. Zwar stehen uns nicht überall die natürlichen Thermen zur Verfügung und auch nicht das Klima wie in dem bekannten Thermalbad

[1] Zit. nach F. LANGE. — [2] Presse méd. **1925**, 802. — [3] Mschr. Kinderheilk. **28**.

Warm springs im Staate Georgia, wo die Kranken unter freiem Himmel im Bassin baden können und im Wasser unter der Leitung von Gymnasten Gehübungen an Laufbarren oder Bewegungen auf Pritschen liegend oder Schwimmen mit der Schwimmweste ausführen und sich viele Stunden am Tage im Wasser aufhalten, das die Schwere der Glieder trägt. Aber im Kleinen vermögen wir in der gleichen Weise einzuwirken, wie etwa in der breiten, Schulter- und Hüftspreizung erlaubenden PLATEschen Badewanne oder in Bassins mit künstlich erwärmtem Wasser. Die Temperatur von Warm springs ist um 35—36° C, die Thermen fast indifferent. Ich empfehle dringend im Stadium der Reparation eine solche Bewegungsbehandlung unter Wasser, zu der auch noch Massage kommt, vorzunehmen.

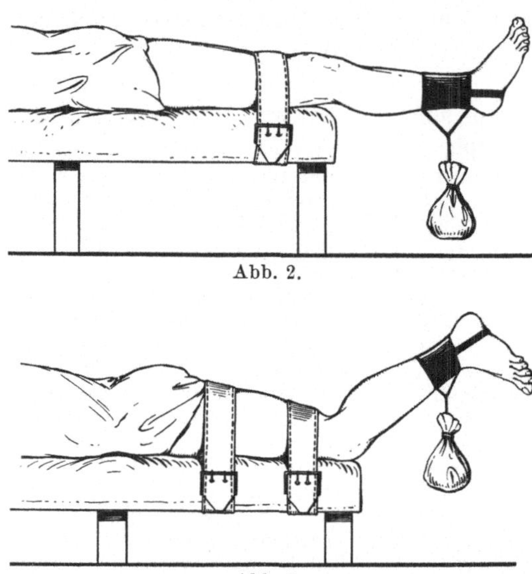

Abb. 2.

Abb. 3.

Abb. 2 u. 3. Passive Kniebeugung und -streckung.

Bekommen wir den Kranken erst, wenn schon *Gelenkkontrakturen* eingetreten sind, so müssen wir dieselben unter allen Umständen so bald wie möglich beseitigen, um ihn zum Stehen und Gehen zu bringen, und um auch, worauf ich eben schon hinwies, die durch Überdehnung geschädigten Muskeln noch zur Erholung zu bringen.

Welche Mittel wir anzuwenden haben, hängt vielfach davon ab, wie lange die Kontraktur schon besteht, bzw. wie hart sie erscheint. Passive Dehnungsübungen, Quengelverbände, operative Maßnahmen stehen uns je nach dem Grade der Kontraktur zur Verfügung. Den leichten noch nicht lange bestehenden Spitzfuß z. B. können wir durch Dehnung der verkürzten Wadenmuskulatur und der Gelenkkapsel wieder zu beseitigen versuchen. Hierzu eignen sich die einfachen von F. LANGE angegebenen Vorrichtungen mit Rollenzug und Gewichtsbelastung, das gleiche gilt für die Kniebeugekontraktur. Abb. 2 u. 3 und Abb. 4 zeigen Beispiele. Von allen ist die Hüftbeugekontraktur die hartnäckigste.

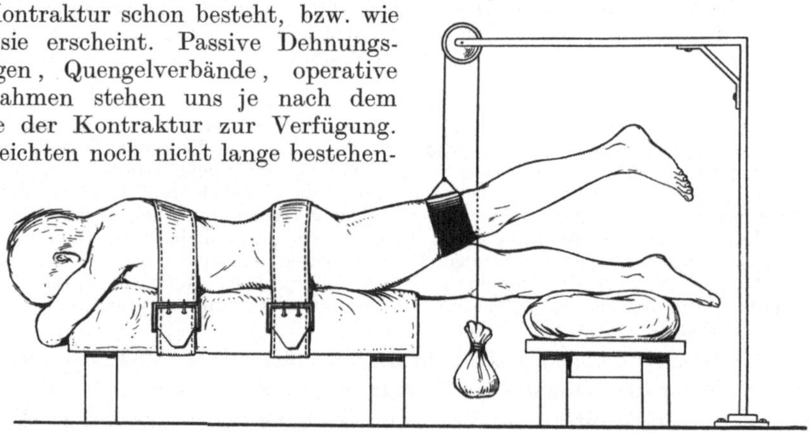

Abb. 4. Passive Hüftüberstreckung bei Beugekontraktur.

II. Die einzelnen Kontrakturformen.

Am häufigsten sehen wir einen *Spitzfuß* entstehen, sowohl bei Lähmung aller Fußmuskeln, als auch bei Lähmung nur der Dorsalflektoren. Schon bei völlig gelähmten Fußmuskeln sinkt die Fußspitze sohlenwärts herab und wird auch noch von der Bettdecke herabgedrückt. Und wenn erst wieder der Wadenmuskel zu wirken begonnen hat, der am häufigsten erhalten bleibt, fixiert sich der Spitzfuß besonders schnell. Je nach dem Ausfall der übrigen Fußmuskeln zieht sich der Spitzfuß mehr nach einwärts oder auswärts, nach einwärts in Supinationsstellung bei Ausfall der Pronatoren, nach auswärts in Pronationsstellung bei Ausfall der Supinatoren. Diese Fehlform läßt sich sehr einfach verhüten durch eine kleine einfache Schiene, auf die der Unterschenkel samt Fuß gelagert wird. Am besten eignet sich hierzu eine hintere Gipsschiene, die jeder praktische Arzt anfertigen kann, aus einer oder zwei Gipsbinden, die in Längslagen auseinandergezogen werden und so an die Rückseite, die Waden- und Sohlenseite des Unterschenkels angelegt, anmodelliert und mit einer Mullbinde angewickelt werden. Dabei wird der Fuß in rechtwinkliger Stellung zum Unterschenkel gehalten, bis die Gipsschiene hart geworden ist. Man wickelt dann die Mullbinde ab, läßt die Gipsschiene völlig trocknen, legt alsdann den Fuß wieder hinein und fixiert sie locker mit einer elastischen Binde (Abb. 5 und 6). So kann man das Bein jederzeit zum Üben, Diathermisieren, Elektrisieren, Massieren und Baden herausnehmen. Auch eine CRAMER- oder VOLKMANN-Schiene kann verwendet werden, wenn auch die individuell angeformte Gipsschiene vollkommener ist. Versäumt man dies in der ersten Zeit nach der Lähmung, so bildet sich unter zunehmender Verkürzung des Gastrocnemius und später der Sprunggelenkkapsel und -Bänder der Spitzfuß aus, der später durch einen besonderen operativen Eingriff erst wieder beseitigt werden muß. Aber dies ist nicht das Wichtigste. Sondern durch das Herabsinken der Fußspitze tritt eine Dehnung der gelähmten Dorsalflektoren (Tib. ant., extens. dig. commun. longus, extens. hall. longus) ein, die zu einer erheblichen und oft dauernden Schädigung der Muskeln führt und die ihre Regeneration ungünstig beeinflußt. Der Muskel braucht zur normalen Funktion eine bestimmte Spannung, die abgesehen von anderen Momenten, die in seiner Nervenversorgung liegen, von seiner Länge abhängt. Wird er dauernd oder für längere Zeit überdehnt, so wird seine Spannung leiden. Kehrt nun nach Abklingen der Infektion des Rückenmarks das Leben wieder in den Muskel zurück, so wird ein durch

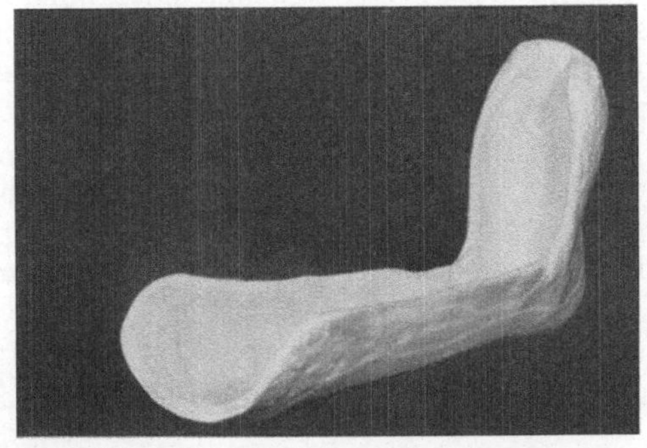

Abb. 5.

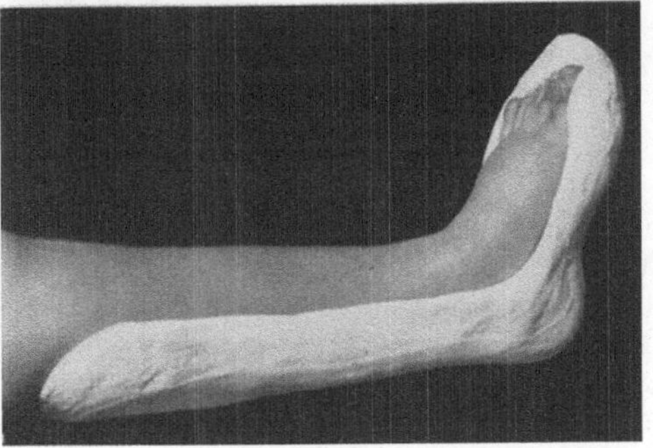

Abb. 6.

Abb. 5 u. 6. Lagerungsgipsschiene zur Verhütung des Spitzfußes.

Unterlassung der Stützung des Fußes überdehnter Muskel sich langsamer und ungenügender erholen, als ein anderer. Sehen wir doch selbst in einem späteren Zeitpunkt noch oft genug, wie ein durch Überdehnung geschädigter Muskel bloß nach Beseitigung des Spitzfußes wieder Spuren von Leben zeigt, die vorher nicht festzustellen waren. Diese Beobachtung ist für die operative Wiederherstellung des Muskelgleichgewichtes durch eine ins Auge zu fassende Muskelverpflanzung natürlich von großer Bedeutung, weil die vor der Operation aufzustellende Bilanz der vorhandenen und fehlenden Muskelkräfte den Plan der Operation bestimmt. Darum gehen wir Orthopäden in solchen Fällen auch immer grundsätzlich in zwei Etappen vor: erst Beseitigung der Fehlform, des Spitzfußes oder dgl. und nach einer Pause von 6—8 Wochen neue Untersuchung zur Feststellung der Muskelbilanz und erst dann die Muskelverpflanzung, wenn der Bestand klar zu übersehen und zu bewerten ist. Was für den Fuß gilt, hat ebenso für die anderen Glieder Bedeutung.

Betrifft der Muskelausfall den Wadenmuskel und sind die Dorsalflektoren erhalten, so droht die entgegengesetzte Fehlform, der *Hackenfuß*. Die Lagerungsschiene muß dementsprechend den Fuß in Plantarflexion halten, also in Spitzfußstellung bringen, damit der Gastrocnemius zur Regeneration entspannt wird.

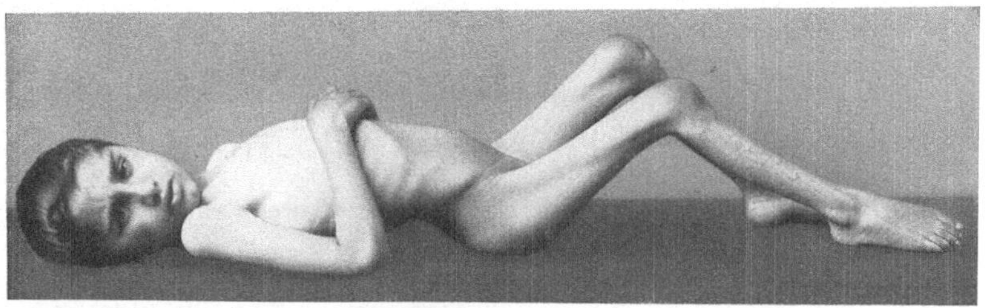

Abb. 7. Paralytische Hüftbeugekontraktur.

Am Kniegelenk handelt es sich vor allem darum, die *Beugekontraktur* zu verhüten, die bei Lähmung des Quadriceps und Erhaltensein der Kniebeuger, der ischiocruralen Muskeln droht. Nach meinen Beobachtungen pflegt diese Kontraktur im allgemeinen nicht in der ersten Zeit nach der Lähmung aufzutreten, jedenfalls nicht so schnell und zwangsläufig wie der Spitzfuß. Meist entwickelt sich diese erst später, wenn das Kind wieder anfängt, auf einem Stuhl mit abgebogenen Knien zu sitzen, oder auch, wenn es, an beiden Beinen schwer gelähmt, anfängt, sich durch Rutschen oder Kriechen auf allen Vieren am Boden fortzubewegen. Hierbei ziehen die Kniebeuger das Knie in Beugestellung, die unter Kapselschrumpfung fixiert wird. Die schwer vernachläßigten Fälle sind es, die zu uns mit mehr weniger ausgebildeter Beugekontraktur im Knie kommen, die jedes Aufstehen und Gehen unmöglich machen kann. Dazu sieht man außer der Beugekontraktur noch oft eine seitliche Abweichung im Sinne eines Genu varum oder valgum, je nachdem die innere oder äußere Gruppe der Kniebeugemuskeln erhalten ist, oder oft auch eine Rotation um die Längsachse, meist eine Außenrotation als Folge der außengedrehten Lagerung des gelähmten Unterschenkels. Vor allem sehen wir diese Außendrehung des Unterschenkels, wenn von den Beugemuskeln allein der Biceps erhalten ist. Aus den gleichen Gründen wie beim Spitzfuß müssen wir die Kniekontraktur verhüten. Wir werden also bei festgestellter Quadricepslähmung die Lagerschiene für das ganze Bein geben.

Gehen wir am Bein weiter nach oben, so kommt die *Hüftbeuge- und Abduktionskontraktur* in Betracht. Sie wird am häufigsten übersehen und ist bei schweren Lähmungen fast immer ein absolutes Hindernis der Aufrichtung des Körpers zum Stehen und Gehen. Sie zu verhüten ist darum außerordentlich wichtig. Sie entsteht bei Lähmung des Glutaeus maximus und der Adductoren. Das Bein rollt nach außen im Hüftgelenk, und in dieser Lage verkürzt sich der Tensor fasciae und sekundär auch der Glutaeus medius.

In schweren Fällen können sich alle Flexoren des Hüftgelenks: Iliopsoas, Tensor fasciae latae, Sartorius und Rectus femoris verkürzen. Um so hochgradiger wird dann die Beugekontraktur sein und um so schwerer ist es, sie zu beseitigen. Die doppelseitig Hüftmuskelgelähmten mit Tensorfasciaekontrakturen können nicht zum Stehen und Gehen kommen, sie bewegen sich auf allen Vieren kriechend am Boden fort (Abb. 7 und 8). Diese „Handgänger“ sind namentlich vor der Einführung der öffentlichen Krüppelfürsorge ziemlich häufig gefunden worden, während sie heute Dank der Aufklärung über die

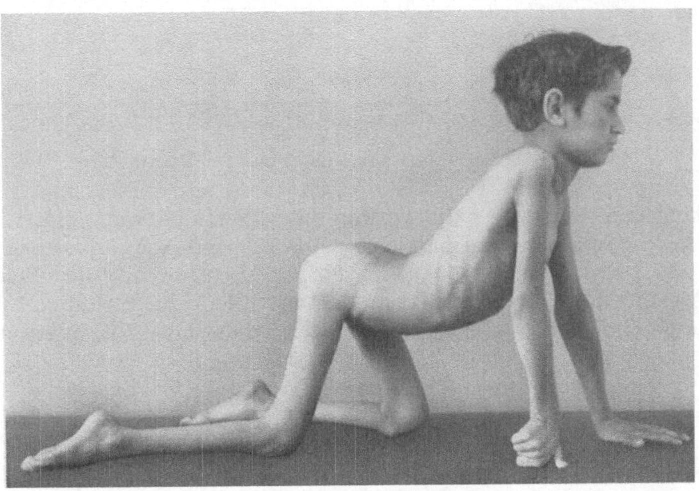

Abb. 8. Vierfüßlergang des Patienten.

Prophylaxe des Krüppeltums zu den selteneren Erscheinungen gehören, obwohl die Zahl der schweren und schwersten Lähmungsformen an sich nicht geringer geworden ist. Aber heute läßt man es eben nicht mehr so oft zu der Ausbildung der schweren Hüftbeugekontrakturen wie früher kommen.

Max Lange hat in einer eigenen Studie diese Kontrakturform behandelt. Insbesondere weist er auf den Tensor fasciae hin, der arm an muskulären, aber reich an sehnigen und fascialen Elementen ist, da in ihm die Bandmasse des Maissiatschen Streifens eingewebt ist. Infolgedessen ist er auch schwer zu dehnen. Oft ist er der allein am Leben gebliebene Hüftmuskel. Um dies zu erklären, hat Spitzy vergleichende anatomische Untersuchungen angestellt. Er fand, daß z. B. beim Igel der Nerv für den Tensor fasciae sich vom Nervus glutaeus isolieren ließ und sein Eintritt in das Rückenmark erst in einem Brustsegment erfolgte, weshalb er vermutete, daß beim Menschen vielleicht ähnliche Verhältnisse vorliegen und wegen der relativ hohen Lage der motorischen Vorderhornzelle des Tensor fasciae diese bei dem meist tiefer lokalisierten Entzündungsprozeß der Poliomyelitis verschont oder nur weniger geschädigt werde.

Ich habe oft gesehen, daß diese Kontrakturform übersehen oder nicht richtig gedeutet wurde. Um sie festzustellen, müssen wir das außengerollte und abduzierte Bein zunächst in die Mittellage überführen. Hierbei erst tritt die

Verkürzung des Tensor fasciae, dessen Sehne an der Spina iliaca ant. sup. stark gespannt vorspringt, in die Erscheinung. Eine Streckung des Hüftgelenks ist dabei nicht möglich. Versuchen wir sie, so tritt eine starke Lordosierung der Lendenwirbelsäule auf, da das Becken durch den Tensor in Vorwärtsneigung gezogen wird. Diese Kontraktur entsteht vor allem durch langes Sitzen der

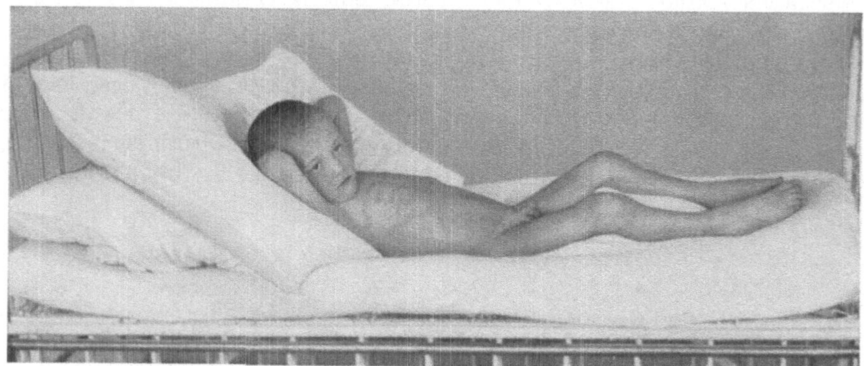

Abb. 9. Falsche Lagerung begünstigt die Entstehung von Kontrakturen (MOMMSEN).

Hüftmuskelgelähmten, wobei die Verkürzung des Hüftbeugers eintritt, und ist als typische *Sitzkontraktur* zu bezeichnen. Wir suchen sie zu vermeiden durch Lagerung in Streckstellung und gleichzeitiger Mittelstellung der Beine in der Hüfte. Außenrollung und Abduktion ist vor allem zu verhüten, was durch Sandsäcke geschehen kann. Ferner ist zu lang dauerndes Sitzen zu vermeiden.

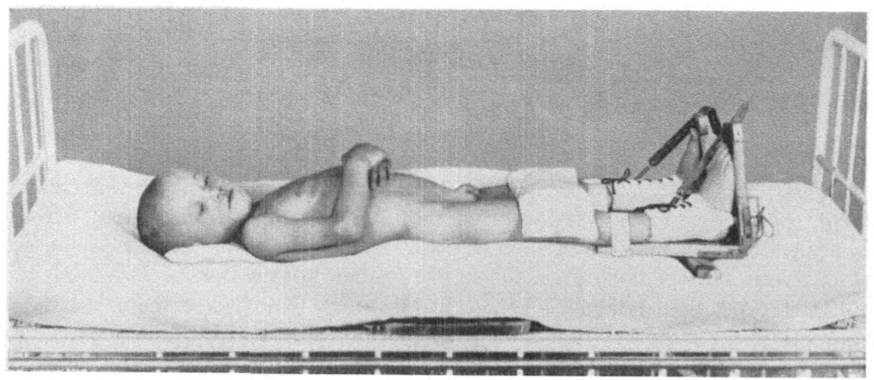

Abb. 10. Richtige Lagerung zur Verhütung von Kontrakturen (MOMMSEN).

Ein *Wechsel der Gelenkstellung* ist durch passive Bewegungen des Beins im Hüftgelenk von großer Bedeutung (Abb. 9 und 10).

Am Arm ist mitunter eine *Kontraktur im Schultergelenk* zu beobachten. Sie tritt bei Deltoideuslähmung durch Verkürzung des Pectoralis major ein. Häufiger als eine Kontraktur des Schultergelenks bildet sich bei Deltoideuslähmung ein *Schulterschlottergelenk* infolge Ausdehnung der Gelenkkapsel durch das Gewicht des herabhängenden Armes aus. Gleichzeitig bewirkt auch das Herabhängen des Armes eine Überdehnung des gelähmten Deltamuskels und hindert seine Reparation. Die Lähmung des Deltamuskels ist nicht immer eine vollständige. Man sieht oft nur den vorderen und mittleren Anteil des Muskels dauernd gelähmt, während die hintere Portion sich erholt. Wir geben deshalb bei jeder Deltoideuslähmung eine *Abduktionsschulterschiene,* auf der der Arm in rechtwinkliger Abduktion gelagert wird (Abb. 11). In dieser Lage wird der Deltamuskel nicht überdehnt, kann sich erholen, die Gelenkkapsel wird nicht ausgezogen, und während der Lagerung auf dieser Schiene lassen sich alle therapeutischen Maßnahmen zur Belebung des Muskels, besonders auch aktive Übungen, Heben des Armes usw. bequem ausführen. Eine ähnlich günstige Wirkung der Lagerung des Armes in Abduktionsentspannungshaltung sehen wir auch bei anderen Schädigungen des muskulären und kapsulären Anteils des Schultergelenks durch Kontusionen, Distorsionen und arthritische Prozesse. Die Lagerungsschiene läßt sich auch aus 2 CRAMER-Schienen improvisieren (Abb. 12).

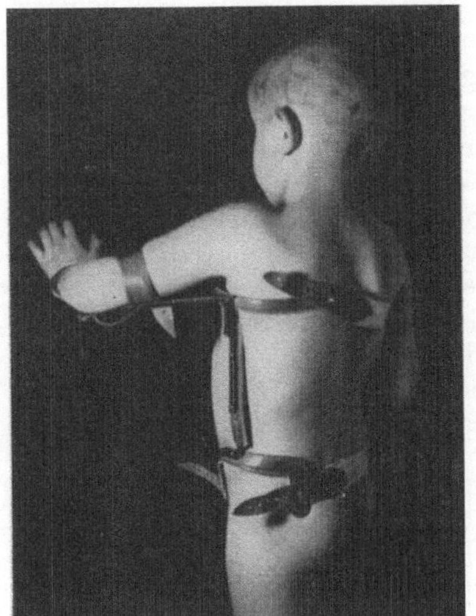

Abb. 11. Schulterabduktionsschiene (SCHEDE).

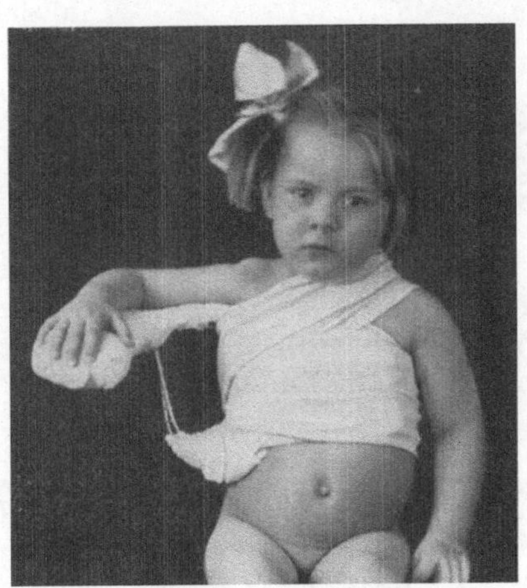

Abb. 12. Abduktionsschiene für Schulterlähmung improvisiert aus CRAMER-Schienen.

Sehr bald sehen wir durch diese Lagerungsbehandlung eine aktive Hebung des Armes im Schultergelenk eintreten, die vorher nicht möglich war. Sie ist allerdings nicht immer auf den wiederbelebten Deltamuskel zu beziehen, der sich in diesem Falle nach wie vor schlaff anfühlt und sich nicht kontrahiert. Diese Hebung geschieht dann gewöhnlich in deutlicher Außendrehung im Schultergelenk und ist eine Wirkung des von der Lähmung verschont gebliebenen Musculus supraspinatus. Auf das Eingreifen dieses wertvollen Hilfsmuskels ist wohl auch so mancher vermeintliche Erfolg einer Muskelplastik zum Ersatz des Deltamuskels zurückzuführen. Die Abduktionsschiene erleichtert jedenfalls diesem Muskel seine Arbeit, sie übt aber auch auf den Deltamuskel eine günstige Wirkung aus, der ja vor allem durch Überdehnung geschädigt ist und sehr schnell zu atrophieren pflegt. Die Entspannungslagerung erleichtert die Reparation des Muskels, bekämpft die Atrophie, bzw. verhütet sie, wenn sie frühzeitig angewendet wird.

Eine besondere Kontrakturform des Schultergelenks finden wir im Gefolge der *Plexuslähmung* der Neugeborenen, die auch als Geburts- oder Entbindungslähmung bezeichnet wird. Der Arm wird im Schultergelenk in Einwärtsdrehung gehalten, aktive und passive Auswärtsdrehung und auch die Hebung nach hinten ist beschränkt. Durch diese Kontraktur ist die Gebrauchsfähigkeit des Armes herabgesetzt. Wir geben dem Kind eine Schiene, die den Arm in Außendrehung bei rechtwinkliger Abduktion hält, und dehnen so allmählich die verkürzten Weichteile, Kapsel und Muskeln (Abb. 13). Beim Säugling kann man diese Armhaltung auch mit einer Gipsschale mit Armteil durchführen (Abbildungen 14 u. 15).

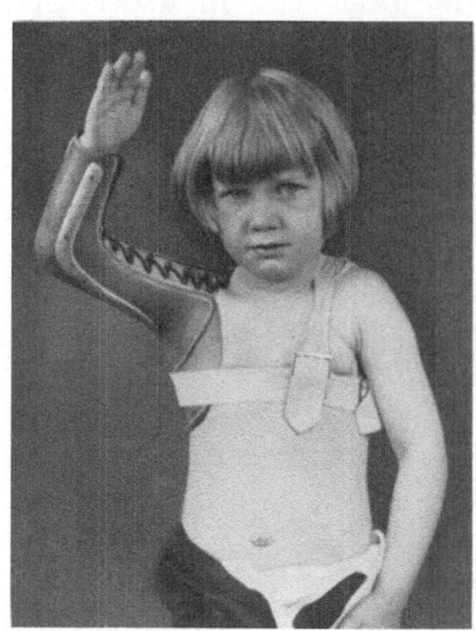

Abb. 13. Schiene bei Plexuslähmung.

Am Ellenbogen sehen wir seltener Kontrakturen bei den schlaffen Lähmungen. Wir begegnen ihnen mehr bei den spastischen Zuständen. An Hand und Fingern sind sie auch nicht sehr häufig, mit Ausnahme der Lähmungen durch Verletzungen peripherer Nerven, besonders im Gefolge der Ulnaris- und Medianuslähmung, etwas auch der Radialislähmung. Auch hier kann rechtzeitige Schienung die Kontraktur verhüten.

Zur Verhütung von Gelenkkontrakturen sind außer der für jedes Gelenk entsprechenden Lagerung oder Schienung *passive Bewegungen* nützlich, die einen Stellungswechsel des Gelenks bewirken. Sie sollen den Funktionsausfall in etwas ersetzen, die Elastizität der Gelenkweichteile erhalten und hyperämisierend wirken.

Wir müssen schließlich noch der *Kontrakturen der Wirbelsäule,* die nach Lähmung von Rücken- und Bauchmuskeln entstehen, der *paralytischen Skoliosen*

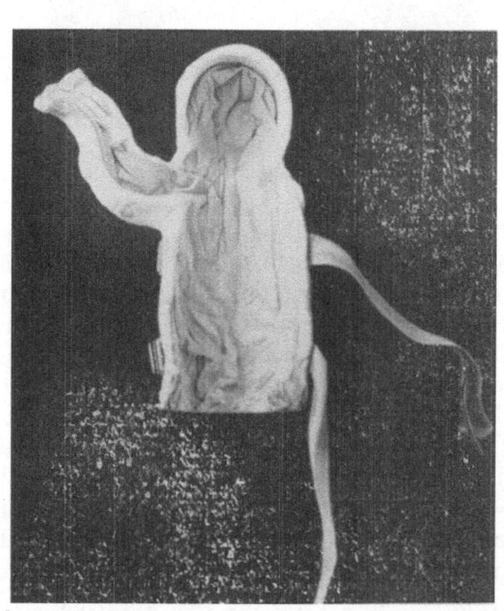

Abb. 14.

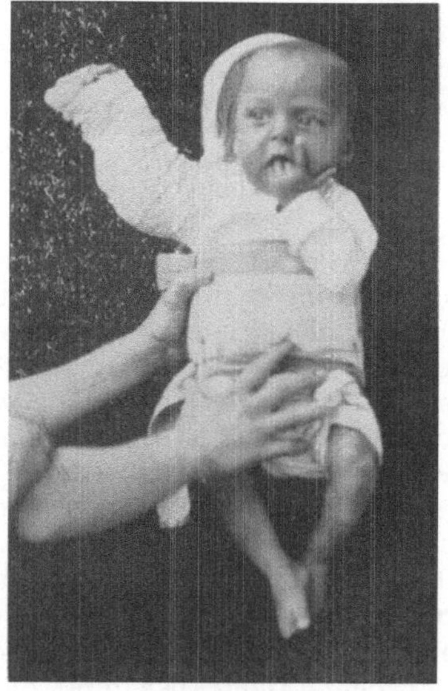

Abb. 15.

Abb. 14 u. 15. Gipsschale mit Armteil bei Plexuslähmung.

und Kyphoskoliosen gedenken, zu denen in dieser allerersten Zeit der Erkrankung der Grund gelegt wird. Ich sah erst kürzlich ein 8jähriges Mädchen, das vor 3 Monaten eine Poliomyelitis mit Lähmungen von Muskeln der Unterschenkel, des Bauches und Rückens durchgemacht hatte. Außer Spitzfüßen brachte es eine rechtskonvexe mittelschwere Dorsolumbalskoliose mit etwas Torsion mit, die besonders im Sitzen hervortrat. Es hatte während der 3 Monate seit der Lähmung tagsüber fast immer im Bett gesessen. Ich führe das Beispiel nur an, um bei Ausfall von Rücken- und Bauchmuskeln *grundsätzlich vor dem frühen Aufsitzen der Kinder zu warnen.* Analog dem frühen Aufsitzen des rachitischen Kleinkindes, wo es infolge schwacher Rückenmuskulatur und schwachen Knochengewebes zur Sitzkyphose und in der Folge oft auch zur Skoliose kommt, weicht bei Lähmungszuständen der Rücken- und Bauchmuskulatur die Wirbelsäule nach rückwärts und seitwärts aus. Die echten paralytischen Skoliosen pflegen unbeachtet

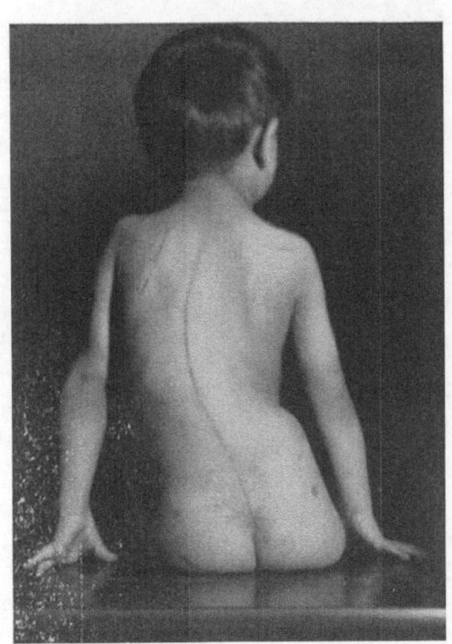

Abb. 16. Abb. 17.

Abb. 16 u. 17. Paralytische Skoliose mit Lähmung der Rücken- und Bauchmuskeln. Patient muß sich beim Sitzen aufstützen.

schnell fortzuschreiten, im Gegensatz zu den bei Lähmungen der Beine beobachteten Skoliosen, die durch eine Beinverkürzung entstehen, also statisch bedingt sind. Wir sehen alle Grade, von dem Ausfall nur eines Muskels bzw. nur einer Muskelportion bis zu den schwersten Formen der Lähmung der Stammuskeln, bei der der Rumpf sich nicht mehr aufrecht halten kann, sondern umsinkt. Die Kinder pflegen sich dabei mit den Händen auf der Sitzunterlage aufzustützen (Abb. 16 u. 17). Bestimmte charakteristische immer wiederkehrende Typen der Fehlform der Wirbelsäule gibt es nicht, weil infolge der segmentären Nervenversorgung der Rückenmuskeln die Variationen des Ausfalls von Muskeln und Muskelteilen sehr zahlreich sind, wir müssen auch hier genau untersuchen und die funktionelle Prüfung der einzelnen Muskeln in den verschiedenen Haltungen des Rumpfes beim Vorwärts-, Rückwärts- und Seitwärtsbeugen vornehmen. Wegen der großen Mannigfaltigkeit der Schädigung von Rückenmuskeln ist auch das früher beliebte Schema, wonach die Konvexität des skoliotischen Bogens vorwiegend nach der gesunden Seite hin gerichtet sei, nicht richtig. Jeder Fall kann anders liegen. Ja im Gegenteil sehe ich häufiger die Konvexität des Bogens nach der Seite gerichtet, auf welcher der Ausfall der langen Rückenmuskeln festzustellen ist, denen eben die Kraft fehlt, die Wirbelsäule gerade zu halten, so daß sie nach dorthin ausweicht, während die erhaltenen Muskelkräfte der anderen Seite gewissermaßen als Sehne im Bogen wirken. Für uns kommt es hauptsächlich darauf an, die Ausbildung einer Kontraktur der Wirbelsäule in diesem ersten Stadium nach Möglichkeit zu verhüten. Dies erreichen wir einmal durch ein *Sitzverbot,* zweitens durch eine Gipsschale für die Rückenlage. An Stelle des Sitzens lassen wir das Kind am Tage öfters die Bauchlage einnehmen.

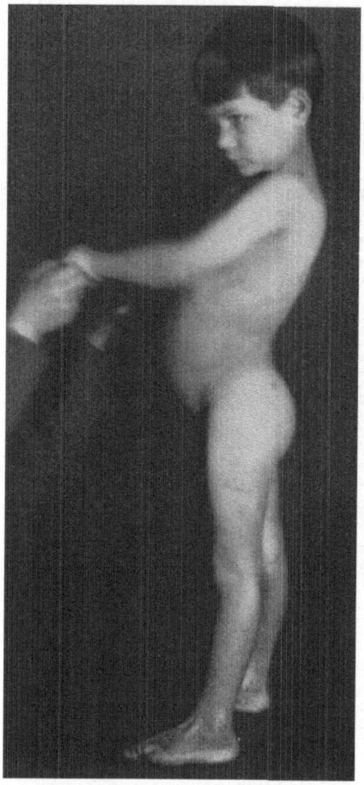

Abb. 18. Beim Stehen tritt Hohlkreuzbildung auf.

III. Lähmung der Bauchmuskulatur.

Oft ist die Lähmung der Rückenmuskulatur mit einer häufiger partiellen, seltener totalen Lähmung der Bauchmuskulatur verbunden. Die Lähmung der Bauchmuskulatur ist in ihrer Bedeutung für Haltung und Bewegung des Körpers noch verhältnismäßig wenig studiert worden. Gleichwohl werden durch den Ausfall von Bauchmuskeln mit oder ohne gleichzeitigen Ausfall von Rumpf- oder Hüftmuskeln eine ganze Reihe wichtiger Probleme für die Sicherheit des Körpers im Stehen und Sitzen und für seine Fortbewegung aufgeworfen, die uns den Zusammenhang und die gegenseitige Bedingtheit der Kräfte am Körper so recht eindringlich erkennen lassen. Bei Bauchmuskellähmungen ist meist wegen der Weichheit der Bauchdecken eine tiefe Palpation möglich, da die Muskeln, die bei normalem Verhalten auf den Dehnungsreiz mit reflektorischer Anspannung antworten, schlaff sind. Mehrfach wurde bei aktiver Anspannung der Bauchdecken das Auftreten eines tief eingezogenen Ringes oberhalb des Nabels gesehen. Mittelstaedt erklärt diesen Kontraktionsring wohl mit Recht als durch Reste des M. transversus bedingt. Die Ausdehnung der Lähmung stellen wir durch funktionelle Prüfung fest. Entweder nach Oppenheim-Erb, indem wir forcierte Exspiration, Husten und Schreien ausführen lassen, ferner die aktive Bauchpresse und schließlich die Fähigkeit, sich ohne Zuhilfenahme der Hände aus der horizontalen Rückenlage aufzurichten, prüfen. Strasburger prüft die *Funktion der Bauchpresse* (sowohl bei Erschlaffung des Zwerchfells beim Exspirationsakt, Husten, Niesen, Schreien, als auch bei festgestelltem Zwerchfell beim Pressen, Defäkation, Urinieren, Erbrechen, Fixierung der Baucheingeweide bei tiefer Inspiration).

Das Wichtigste aber ist die Prüfung der gestörten Haltungs- und Bewegungsfunktion des Körpers: die Fähigkeit zu stehen, gehen, sitzen, sich aufzurichten aus Rücken- und aus Seitenlage. Während die Bauchpresse mehr von den transversalen Muskeln bedient wird, kommen für die genannten Haltungs- und Bewegungsfunktionen die geraden und schrägen Bauchmuskeln in Betracht.

Die *Lordose der Lendenwirbelsäule,* die man beim Bauchmuskel- ebenso wie Rückenmuskelgelähmten häufig antrifft, hat die Beobachter besonders beschäftigt. Bekannt ist die Erklärung DUCHENNES: Bei Lähmung des Rückenmuskels legt der Patient seinen Schwerpunkt durch Rückverlagerung des Oberkörpers nach hinten, um nicht nach vornüber zu fallen. Die Bauchmuskeln spannen sich und heben das Becken an. Umgekehrt beugt der Patient mit Bauchmuskellähmung nach DUCHENNE aktiv sein Becken gegen den Oberschenkel nach vorn, um nicht nach hinten überzufallen, und überläßt das Tragen des Oberkörpers den Rückenstreckern. STRASBURGER gibt hierfür eine andere Erklärung, die auch von GOLDSTEIN akzeptiert wird. Er verweist auf den Zug der 3 Muskelgruppen, die für die Neigung des Beckens in Betracht kommen: Die geraden Bauchmuskeln heben das Becken vorn hoch, vermindern also seine Neigung nach vorn abwärts, die Glutaei maximi bewirken das gleiche, sie sind ja die Strecker des Hüftgelenks und dadurch Aufrichter des Beckens. Diesen Muskeln wirken die Beuger des Oberschenkels (illopsoas, rectus femoris, tensor fasciae latae) entgegen, die das Becken senken. Wird der Gleichgewichtszustand zwischen beiden Muskelgruppen, Hebern und Senkern des Beckens, durch Lähmung der einen gestört, so wird das Becken seine Stellung ändern. Sind die glutaei maximi oder die geraden Bauchmuskeln gelähmt, so überwiegen die Oberschenkelbeuger und neigen das Becken nach vorwärts, womit die Lendenlordose entsteht. Daß bei dauerndem Ausfall der geraden Bauchmuskeln und gleichzeitiger Lähmung der glutaei maximi Neigung zu einer *Beugekontraktur im Hüftgelenk* besteht — vorausgesetzt natürlich, daß Oberschenkelbeuger vorhanden sind — ist klar. Besonders schädlich ist in dieser Hinsicht wiederum das lange Sitzen.

HOFFMANN aus meiner Klinik gab in einer eingehenden Studie über zwei solcher Lähmungsfälle eine Erklärung der Bewegungsstörungen, aus der die interessanten funktionellen Zusammenhänge der verschiedensten Muskelgruppen hervorgehen. Während der STRASBURGERsche Fall die seltene isolierte Lähmung der geraden Bauchmuskeln betraf, bestanden in unseren Fällen auch Lähmungen anderer Muskeln, die das Bild sehr verändern. Bei Erhaltensein der Recti vermochte unser einer Patient seine Beine bei Rückenlage nicht zu heben, weil die Hüftbeugemuskeln fehlten. HOFFMANN weist auf die Aufgabe der Recti hin, das Becken zu fixieren, damit die Beine gegen diesen festen Punkt gehoben werden können. Sind die Recti nun gelähmt, so gelingt auch bei Erhaltensein der Hüftbeuger das Beinheben aus Rückenlage nicht, weil eben die Fixierung des Beckens fehlt und dieses durch die Hüftbeuger in Vorwärtsneigung gezogen wird, wodurch wiederum die Lendenlordose entsteht. Interessant war aber die Beobachtung, daß dann, wenn auf der einen Seite ein Glutaeus maximus vorhanden war, das Bein der anderen Seite bis zu einem gewissen Grade gehoben werden konnte. Der Glutaeus spannte sich spontan an und fixierte eben das Becken.

HOFFMANN lenkt die Aufmerksamkeit auch auf die Rolle der *schrägen* Bauchmuskeln, die *bei Seitenlage* an der Aufrichtung des Körpers mitwirken, indem sie Becken und Thoraxwand einander nähern und miteinander verbinden. Bei Lähmung können sie durch den Latissimus dorsi ersetzt werden, der diese Kraftleistung aber nur vollbringen kann, wenn der Arm im Schultergelenk fixiert wird, so daß der Muskel günstige Arbeitsbedingungen erhält. Der Patient hält hierzu den Arm seitlich heraus und dreht ihn auswärts, wodurch Ansatz und Ursprung des Latissimus voneinander entfernt werden und der Muskel so erhöhte Angriffsspannung erhält. Interessant ist, daß hierbei sich auch der obere Trapezius mit anspannt, um die Schulter zu fixieren. Die Muskelkette im Sinne v. BAEYERS ist aber noch nicht geschlossen: auch der gegenseitige

Sternocleidomastoideus springt an, um den Kopf gegen den Zug des Trapezius zu halten. Ich mache an dieser Stelle auch auf die ausgezeichneten muskelmechanischen Studien meines Oberarztes THOMSEN über den Sternocleidomastoideus und die Rumpfmuskulatur aufmerksam. Eine weitere Folge des Ausfalls der schrägen Bauchmuskeln ist eine Störung der Abspreizung des Beines aus der Seitenlage trotz Erhaltensein des Abspreizmuskels, des Glutaeus medius, wiederum, weil die Fixierung des Rumpfes nicht geschieht.

Welche praktische Bedeutung diese Muskelprüfungen besitzen, wird bei Besprechung der Apparatkonstruktion noch erörtert werden. Das Versagen so mancher orthopädischer Apparate ist durch mangelnde Beobachtung dieser Muskelzusammenhänge verursacht.

Wir sehen alle Grade von Bauchmuskellähmung, von den leichtesten Paresen im akuten Stadium bis zu den schweren totalen Lähmungen, bei denen keine Aufrichtung des Körpers aus der Rückenlage möglich ist und bei denen das Kind sich auf die Seite dreht und so in die Höhe zu kommen sucht. Dazwischen liegen die partiellen Lähmungen, bei denen nur ein Teil des Rectus, der ja segmentär innerviert ist, oder nur der Rectus der einen Seite (seitlich verzogener Nabel) gelähmt ist. Eine solche *einseitige Rectuslähmung* kann auch mit zur *Ursache einer Skoliose* werden, umsomehr, wenn gleichzeitig — und das ist die Mehrzahl der Fälle — Schädigungen von Rückenmuskeln vorhanden sind. — Die Schädigung der queren Bauchmuskeln, so wichtig sie für die Bauchpresse sind‘ wollen wir hier außer Acht lassen. Wir erkennen sie äußerlich an totaler oder umschriebener hernienartiger Vorwölbung der Bauchwand oder an der erwähnten queren Schnürfurche, die dem Transversus angehört, ferner an der gestörten Funktion der Bauchpresse beim Husten, Pressen usw.

IV. Behandlung der Kontrakturen.

Zur Behebung der Gelenkfehlstellungen, der Kontrakturen, kommen in erster Linie die *dehnenden* Maßnahmen der orthopädischen Übungsbehandlung in Betracht, die teils mit der Hand, teils mit einfachen Vorrichtungen als sog. Dehnlagerungen, teils mit Dauerschienen oder Dauerverbänden ausgeführt

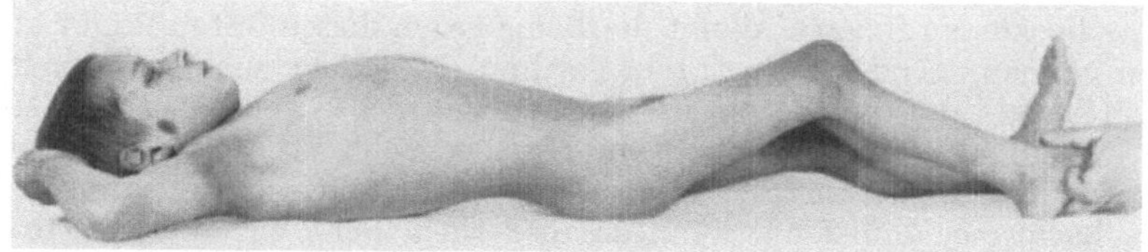

Abb. 19. Kniekontraktur bei Poliomyelitis mit leichter Subluxationsstellung des Unterschenkels (MOMMSEN).

werden. Ich habe in dem Übungsbuche: HOHMANN-STUMPF: Orthopädische Gymnastik[1] an der Hand vieler Abbildungen die einzelnen Maßnahmen eingehend beschrieben.

Sind die Kontrakturen sehr hart, so daß sie auf solche Maßnahmen hin nicht nachgeben, so haben wir, falls wir nicht operativ eingreifen wollen, in den sog. Quengelverbänden, die von BIESALSKI-MOMMSEN eingeführt und ausgebildet wurden, ein vorzügliches Mittel an der Hand, mit dem wir vieles leisten können. Diese Verbände beruhen auf der Beobachtung der Dauerwirkung kleinster Kräfte und sind wohl darum so schonend, weil die vorsichtige geringe Dosierung

[1] Thieme 1933.

und ganz allmähliche Steigerung der angewandten Kräfte unterhalb der Reizschwelle für den antagonistischen Muskelspasmus bleibt. Suchen wir mit gröberer Kraft eine Kontraktur zu strecken, so tritt alsbald reflektorisch eine erhöhte Spannung im Antagonisten zur Abwehr, zur Schmerzverhütung auf.

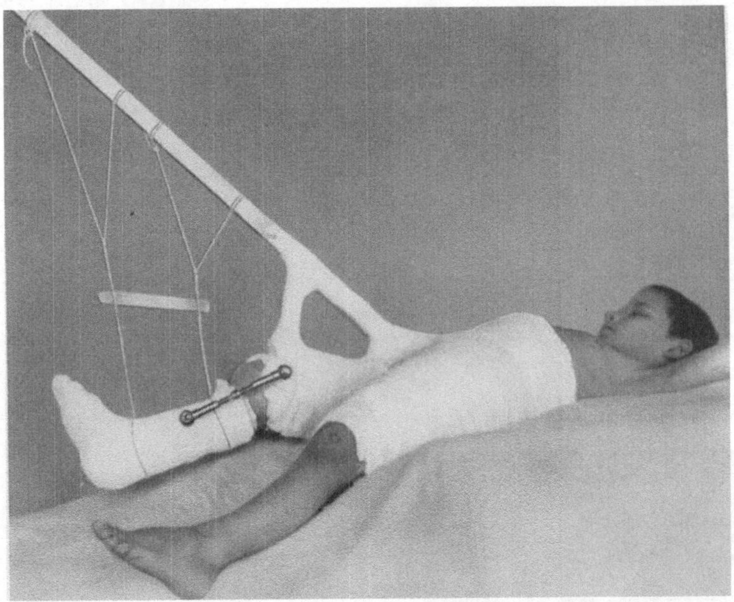

Abb. 20. Im Quengelgips.

Diese Abwehrspannung hindert unser Vorgehen. Die zarte Dosierung mit der Quengelmethode wird mit einer durch eine Quehle allmählich stärker aufgedrehten Schnur erreicht. Man gipst z. B. bei einer Kniekontraktur Oberschenkel und Unterschenkel, an den Druckstellen gut gepolstert, jeden für sich, also

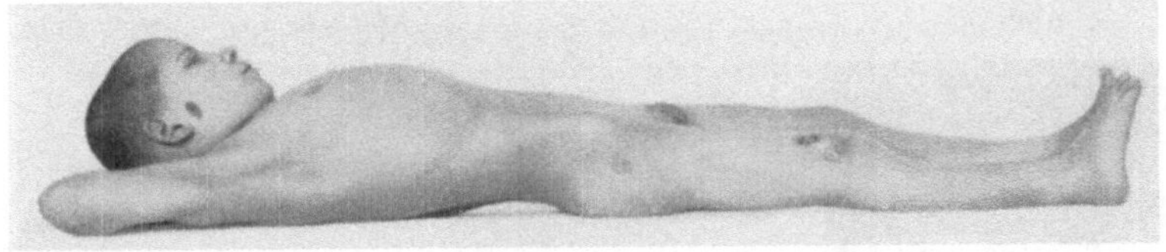

Abb. 21. Beseitigung der Kniekontraktur.

mit einem zweiteiligen Gipsverband, ein und verbindet beide Teile mit einer doppelten Schnur, die mit einem Querstab ganz allmählich mehr und mehr aufgedreht wird, so daß durch die kürzer werdende Schnur die beiden Teile gegeneinander oder auseinander, je nachdem, ob es sich um eine Streck- oder Beugekontraktur handelt, gezogen werden. Je dicker Schnur und Querholz gewählt werden, um so größer ist die Wirkung und umgekehrt. Die Umdrehung darf immer nur so weit getrieben werden, daß die Kraft unterhalb der Reizschwelle bleibt. In der Tat lassen sich auf diese Weise noch viele Lähmungskontrakturen, falls sie noch nicht zu lange bestehen, ausgleichen. Das Verfahren ist an jedem Gelenk anwendbar, wie die in den Abb. 19—24 gezeigten

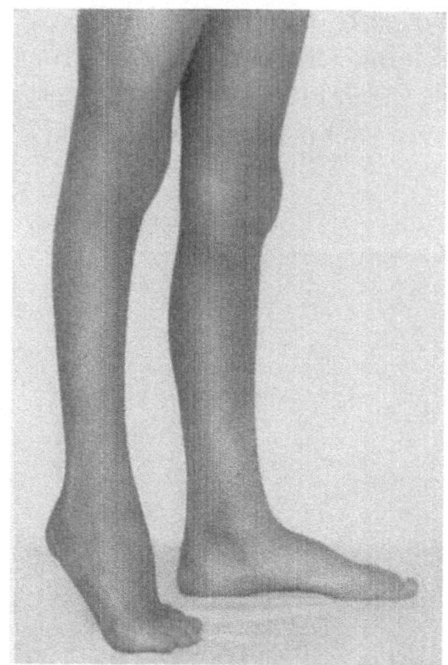

Abb. 22. Poliomyelitischer Spitzfuß (Mommsen).

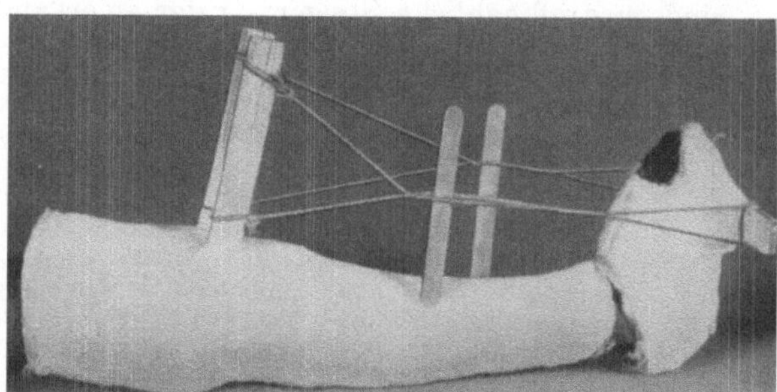

Abb. 23. Im Quengelgips.

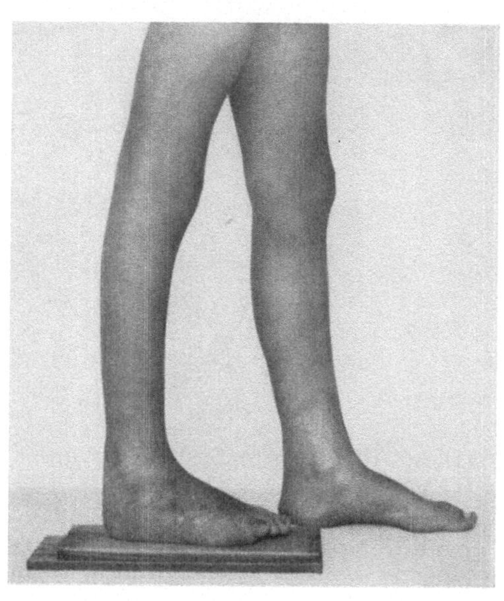

Abb. 24. Nach Beseitigung.

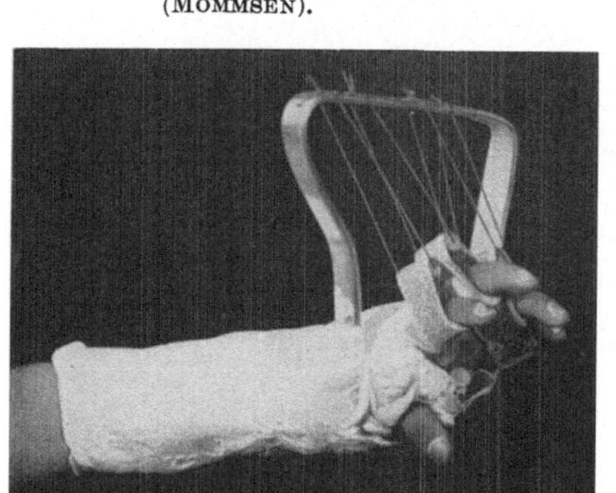

Abb. 25.

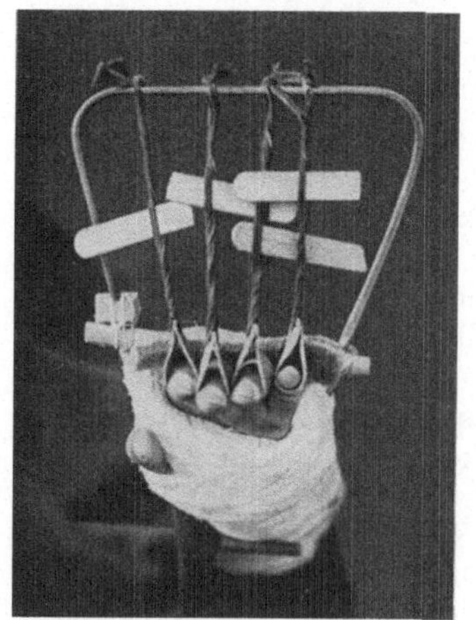

Abb. 26.

Abb. 25 u. 26. Quengelgips bei ischämischer Kontraktur der Fingerbeugemuskeln.

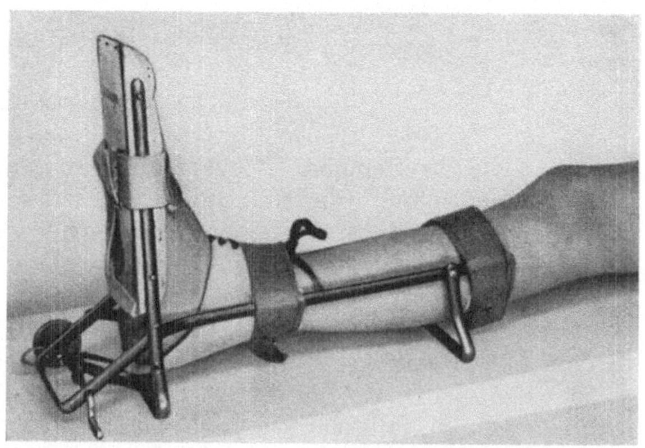

Abb. 27. Schiene zur allmählichen Korrektur des Spitzfußes (Schede).

Beispiele zeigen. Besonders wirksam ist es vor allem auch zur Bekämpfung der Fingerkontrakturen, die sich durch die *ischämische Muskellähmung* des Vorderarmes ausgebildet haben. Es ist in vielen solcher Fälle dem operativen Vorgehen überlegen (Abb. 25 u. 26). Ferner hat es vor einem blutigen Eingriff, der in einer einzigen Sitzung durch eine Verlängerung von Sehnen vor sich geht, noch den großen Vorzug, daß organische Gewebe nicht zerstört oder verletzt werden, die wir unter Umständen später noch zu einer weiteren Verbesserung sehr notwendig brauchen können, wie z. B. Sehnen von Muskeln, die wir zu einer Muskeltransplantation verwenden wollen. Freilich hat das Verfahren auch seine Grenzen und muß dann vor dem operativen Eingriff zurücktreten. Nach Beseitigung der eigentlichen Kontraktur muß unter allen Umständen eine sorgfältig überlegte und überwachte orthopädische Nachbehandlung einsetzen, um das Resultat zu erhalten und die Reste von aktiv wirksamer Muskelsubstanz zu beleben und zu kräftigen. Dem dienen vor allem Nachtschienen zur Verhütung erneuter Kontraktur und die Mittel der Übung, der Massage und der übrigen physikalischen Verfahren.

Außer Quengelgipsverbänden kommen auch noch redressierende Schienen, die als Nachtschienen im Bett angewendet werden können, wie die von SCHEDE (Abb. 27) in Betracht, die ebenfalls eine allmähliche Korrektur erlauben.

V. Das paralytische Schlottergelenk.

Wir beobachten es an den verschiedensten Stellen, so bei den schweren Fußlähmungen, so daß der Fuß in Hackenvalgus- oder Klumpfußlage haltlos umknickt und stützunfähig herumbaumelt. Wir beobachten es am Kniegelenk als genu recurvatum bei Lähmung des Quadriceps, neben der mitunter auch noch eine Lähmung der ischiocruralen Muskeln vorhanden sein kann. Ein gleichzeitiger Spitzfuß muß das Recurvatum noch verstärken. Das Recurvatum entsteht dadurch, daß der Patient, um nicht im Knie einzuknicken, den Oberschenkel mit Hilfe der ischiocruralen Muskeln rückwärts zieht oder, falls diese fehlen, das Knie mechanisch mit dem Spitzfuß streckt und es dadurch hinter die Schwerlinie verlagert. Hierdurch erhält er die gewünschte Sicherheit beim Stehen und Gehen, aber mit der Zeit leidet das Gelenk dadurch, daß seine hintere Kapsel mehr und mehr ausgedehnt wird. So entsteht das Schlottergelenk, das in seinen höheren Graden die Stabilität des Beines wieder erneut gefährdet. Besonders hohe Grade erreicht es, wenn auch die ischiocruralen Muskeln paretisch oder gelähmt sind und die Überstreckung mehr passiv erfolgen muß (Abb. 28). In der Wachstumszeit können wir das Entstehen des Schlottergelenks durch einen Gehapparat, oder wenn möglich durch eine Kniehülse, die gegen Überstreckung gesperrt ist, verhüten. Man kann eine Hülse entweder mit dem einfachen Scharniergelenk geben oder mit dem auf meine Veranlassung von HABERMANN ausgebauten physiologischen Kniegelenk, das mit seinem Gelenkviereck dem natürlichen Kniegelenksmechanismus besser entspricht (Abb. 29).

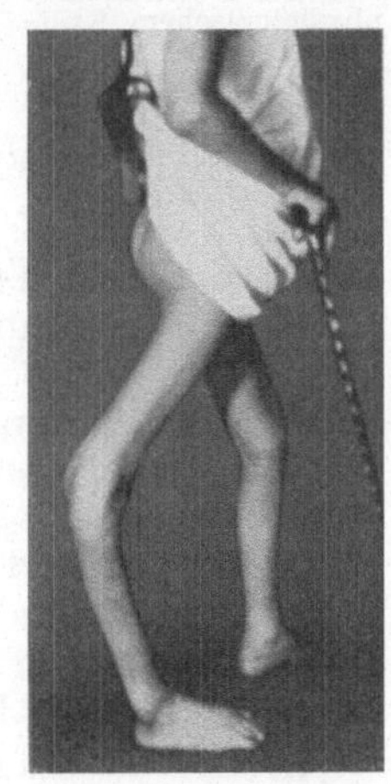

Abb. 28. Paralytisches genu recurvatum.

Am Hüftgelenk führt das Schlottergelenk mitunter zur Luxation des Femurkopfes aus der Pfanne. Wir sprechen von der *paralytischen Luxation,* die nicht gerade sehr häufig und nur bei den schwersten Lähmungsformen beobachtet wird. Sie kommt dadurch zustande, daß bei Lähmung aller Hüftmuskeln mit

Ausnahme der Iliopsoas und Tensor fasciae diese, die Beuger durch ihren Zug den Femurkopf nach hinten aus der Pfanne herausdrängen. Auch durch dauernde Sitzhaltung kann sich die Luxation allmählich ausbilden. Durch unblutige Einrenkung läßt sie sich meist wieder beseitigen, falls sie nicht schon zu lange besteht. Ist der Gelenkkopf schon länger aus dem Pfannenbereich getreten, so bildet sich in den Wachstumsjahren die Pfanne nicht entsprechend aus, und die Einrenkung gelingt nicht mehr.

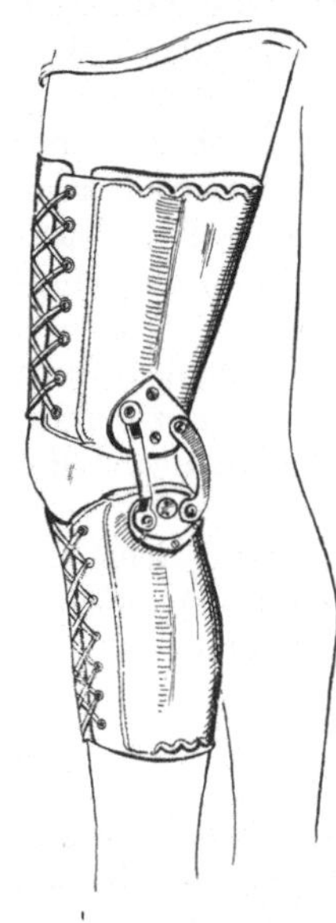

Abb. 29. Kniehülse mit physiologischem Kniegelenk.

Bei totaler Schultermuskellähmung entsteht, wie schon oben erwähnt, das *Schulterschlottergelenk* durch das Ausziehen der Schulterkapsel durch das Gewicht des herabhängenden Armes. In schweren Fällen muß man eine Schulterbandage geben. Nach dem 15. Lebensjahr versteift man, wenn der Serratus anticus und eine gebrauchsfähige Handmuskulatur vorhanden ist, das Gelenk in Abduktionsstellung durch die Arthrodese.

Die Beseitigung der Kontrakturen und Verhütung oder Behandlung von Schlottergelenken ist die notwendige Voraussetzung für die Aufgabe, den Kranken wieder zum Stehen und Gehen zu bringen. *Schon 6—8 Wochen nach der Erkrankung pflegen wir ihn wieder aufzurichten,* weil wir von einem längeren Sitzen oder Liegen nur ungünstige Einwirkungen auf die einzelnen Gelenke oder die Wirbelsäule befürchten und wir es auch aus psychischen Gründen für wichtig halten, ihn sobald als möglich wieder auf die Beine zu bringen. Hierzu ist meist ein orthopädischer Apparat notwendig.

VI. Der orthopädische Stützapparat.

Wir verordnen einen Apparat: 1. Um einen Gelähmten bald wieder zum Stehen und Gehen zu bringen. Je länger der Kranke nur sitzt oder liegt, desto mehr atrophieren die geschädigten Muskeln, die Gelenkkapsel und Bänder und bewirken eine immer härter werdende Kontraktur, desto mehr nimmt das Körpergewicht durch Fettanbildung zu, und ebenso auch, was noch schlimmer ist, das Gefühl der Hilflosigkeit und des Unvermögens, je wieder stehen und gehen zu können. Wir geben deshalb, wenn erforderlich, so bald wie möglich, also noch während die Reparationsvorgänge in den Muskeln andauern, einen Stützapparat oder eine Bandage oder eine behelfsmäßige Gipshülse als Mittel zur Übung und zur Belebung der Funktion. Wir versuchen den Apparat wieder abzulegen, wenn die regelmäßige Kontrolle des Kranken eine ausreichende Restitution der Muskelkräfte festgestellt hat, so daß das freie Stehen oder Gehen wieder möglich erscheint. Oft ist dann nur ein kleiner Behelf, eine Stütze am Schuh, eine Einlage oder dgl. erforderlich. Oder es scheint Zeitpunkt und Möglichkeit einer operativen Verbesserung gegeben (nicht vor $1^1/_2$ Jahren nach der Lähmung und nicht vor dem 6. Lebensjahr des Kranken!).

2. Dient der Apparat als wichtiges Hilfsmittel der Nachbehandlung. Er ist als Nachtschiene oder auch als Tagapparat zu vorübergehender Anwendung meist geradezu entscheidend für den Dauererfolg einer Operation, da er die Wiederdehnung von Muskeln verhütet (bei Hängefuß oder Hängehand!) oder die Verbiegung einer Arthrodese verhindert.

3. Dient der Apparat als Dauerstützvorrichtung für alle die Fälle, in denen weder genügend Muskelmaterial zu einer Verpflanzung vorhanden oder eine

Arthrodese nicht erwünscht ist, also für die schweren und schwersten sonst irreparablen Fälle.

Die Konstruktion des Apparates wird sich demnach nach der jeweiligen Indikation zu richten haben. Sie wird in den Fällen 1 und 2, wo er als Übungsgerät, als Hilfsmittel für die Wiederherstellung der Funktion der Muskeln gewählt wird, bezüglich der Freigabe der Gelenkbewegungen anders sein müssen, als in den in Punkt 3 genannten Fällen, wo aktive Kräfte zur Gelenkbewegung nicht zur Verfügung stehen. Der Apparat wird in den letzten Fällen mehr den Gesichtspunkt der notwendigen absoluten Sicherung zu erfüllen haben, während er in den ersteren durch frei bewegliche mechanische Gelenke den Muskelkräften die Möglichkeit der Betätigung läßt und sie so vor der Inaktivitätsatrophie schützt.

Vor Anpassung eines Apparates sollen, wenn möglich, störende Kontrakturen ausgeglichen werden, da sonst keine befriedigenden mechanischen Lösungen zu erreichen sind. Klumpfußstellung, Knie- und Hüftbeugekontraktur erschweren die Statik so außerordentlich, daß es dringend erwünscht, ja oft notwendig ist, diese Fehlstellungen zuerst zu beseitigen, um mit dem Stützapparat funktionell und kosmetisch besseres leisten zu können. Böhm hat besonders auch noch auf die ungünstigen Rotationsstellungen des Unterschenkels hingewiesen und ihre Beseitigung durch Drehosteotomie verlangt.

Wir wollen durch den orthopädischen Apparat einerseits eine Stützfunktion ausüben und erreichen dies durch eine entsprechende Anordnung der Gelenke, bzw. eine Sperrung derselben, andererseits versuchen wir den Ausfall von Muskelkräften durch elastische Züge zu ersetzen. Schließlieh seien noch die Kraftübertragungsapparate erwähnt, die von Radike und Biesalski versucht worden sind.

VII. Paralytischer Spitzfuß.

Wenn wir einzelne mehr typische Lähmungsbilder als Beispiele herausgreifen, so ist die am häufigsten uns gestellte Aufgabe, für einen *paralytischen Spitzfuß* eine Stütze zu geben. Da wiederum kommt es darauf an, ob es sich *nur um eine Lähmung der Dorsalflektoren* des Fußes mit hängender Fußspitze (Hängefuß) handelt oder um eine *mehr ausgebreitete Fußlähmung*.

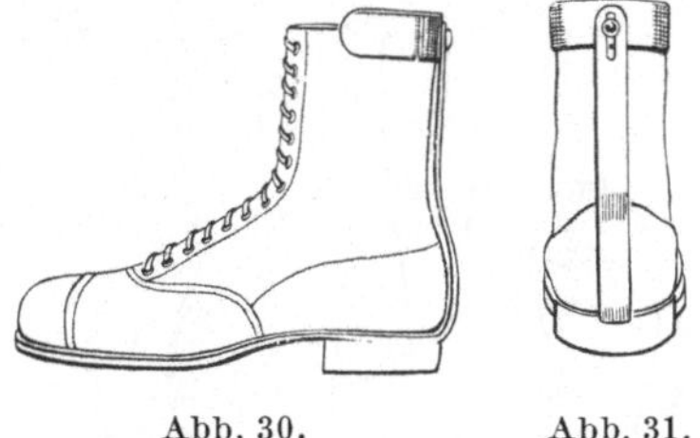

Abb. 30. Abb. 31.

Abb. 30 u. 31. Federnde Schiene am Stiefel für leichteren paralytischen Spitzfuß.

Der Fußgelähmte, dessen Fußspitze am Boden schleift, so daß er immer in Gefahr ist, über die Fußspitze zu stolpern, führt unwillkürlich gewisse Hilfsbewegungen aus, so eine stärkere Beugung des schwingenden Beines in Knie und Hüfte, eine Abduktion und Außenrotation in der Hüfte, um das Bein im Bogen nach vorn zu führen, ferner ein stärkeres Anheben der betreffenden Beckenseite. Der äußere Fußrand steht dabei tiefer, der Fuß wird in Supination gehalten. Diese Art zu gehen ist schwerfällig und ermüdend.

Handelt es sich nur um eine Lähmung der Dorsalflektoren, so genügt meist eine am Schuh angebrachte hintere federnde Schiene, die in den Absatz eingelassen ist und den Unterschenkel etwas oberhalb der unteren Drittelgrenze mit einem queren Bande und Riemen faßt (Abb. 30 u. 31). Solche Schienen werden in vielfachen Modifikationen angewendet, sie bezwecken die Anhebung des Fußes und hemmen die Plantarflexion. Es gibt elastische und unelastische Schienen. Letztere hindern natürlich beim Laufen und Springen. Wählt man die Feder nicht zu stark, so vermag der funktionstüchtige Wadenmuskel den Federwiderstand so weit zu überwinden, daß beim Gehen eine gewisse Plantarflexion möglich ist. Sehr zweckmäßig ist uns eine Modifikation erschienen, bei der das obere Querband in einem Schlitz der Feder nach oben und unten für Dorsal- und Plantarflexion des Fußes verschiebbar ist, um eine Kantung des Querbandes bei diesen Bewegungen zu vermeiden.

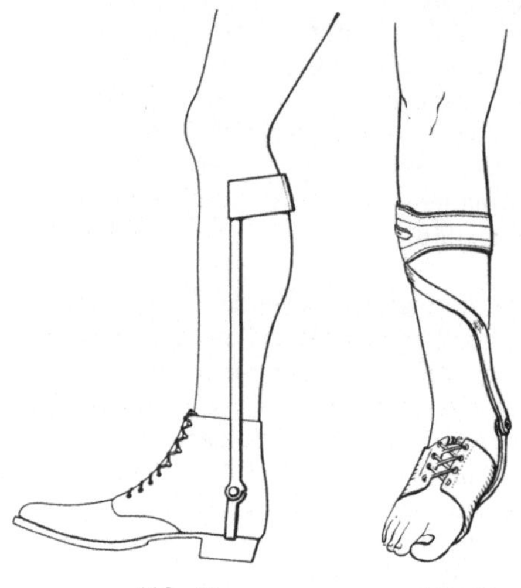

Abb. 32. Abb. 33.

Abb. 32. Schienenapparat für paralytischen Spitzfuß mit Arretierung am Fußgelenk (RECKLINGHAUSEN).

Abb. 33. Spiralschiene für pes valgus paralyticus (HOHMANN).

Schwieriger wird die Aufgabe, wenn die Lähmung ausgebreiteter ist, wenn durch Mitbeteiligung der Tibialisgruppe der Halt des Fußes geringer ist und er im Sprunggelenk lose, schlaff am Unterschenkel hängt. In diesem Falle kann der Patient nicht auf dem kranken Fuß allein stehen oder sich gar auf dem Fußballen erheben, während er bei Spitzfuß infolge reiner Peroneuslähmung dies meist sogar mit ziemlicher Kraft vermag. Auch kann zu der Spitzfußkomponente noch eine Abweichung des Fußes nach der Seite, im Varus- oder Valgussinne je nach Ausfall der einzelnen Muskelgruppen hinzukommen. In diesem Falle muß nicht nur der Hängefuß, sondern auch das seitliche Umkippen des Fußes verhindert werden. Meist gibt man in diesen Fällen einen kurzen Schienenhülsen- oder Schienenapparat, in welchem die seitliche Fußabweichung durch einen Laschenzug von der Seite her zurückgehalten wird und die Plantarflexion durch einen Anschlag gehemmt ist (Abb. 32).

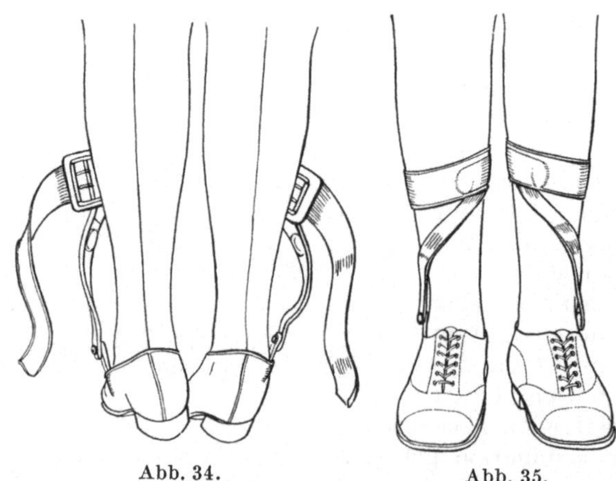

Abb. 34. Abb. 35.

Abb. 34 u. 35. Spiralschiene für pes varus paralyticus (Schiene nicht angezogen und in Korrektur).

Bei schwerer Fußlähmung kommt ein solcher in Frage, wobei die seitlichen Gelenke gegen Dorsalflexion gesperrt werden müssen, um einmal die Abwicklung des Fußes zu ermöglichen und andererseits gleichzeitig die ohne diese Sperrung gefährdete Kniesicherheit zu gewährleisten. In anderer Weise sucht BÖHM ein schwer gelähmtes Fußgelenk zu sichern. Er gibt einen Schnürstiefel mit einer aus kräftigstem Sohlenleder gewalkten Kappe, die nach Gipsabguß und Leisten gearbeitet, zwischen Brandsohle und Absatz eingelassen ist, weit nach vorn reicht und den Fuß, das Fußgelenk und etwa $^1/_3$—$^1/_2$ Unterschenkel um die Knöchel herum umfaßt. So entsteht eine vorn offene Hülse. Diese wird vorn durch eine breite Lasche ergänzt, in welche eine rundgebogene Aluminiumschale ähnlich einem Schuhlöffel eingelassen ist. Damit soll der Fuß fixiert werden. BÖHM nennt darum diesen Stiefel die „unblutige Arthrodese". Ob dieser Behelf für schwere Lähmungsfälle ausreicht, erscheint nach eigenen Beobachtungen zweifelhaft.

Bei vielen Patienten hat sich mir eine Schienenart bewährt, die ich als *Spiralschiene* veröffentlicht habe und die die Fußdeformität, sei es den Valgus-, sei es den Varusfuß, durch die Eigenart der Schienenführung in Spiralform aufrichtet und gleichzeitig eine Art funktioneller Sperrung bewirkt (Abb. 33, 34, 35). Diese Schiene geht von einer an den Fuß exakt anmodellierten Einlage aus und zwar beim Valgusfuß von der Innenseite, beim Varusfuß von der Außenseite der Einlage. Um das Hängen der Fußspitze zu beheben, fügt man einen Gummizug entweder von der Innen- oder von der Außenseite der Einlage aus zum Querband der Schiene zu.

VIII. Paralytischer Hackenfuß.

Haben wir den für das Gehen viel ungünstigeren *paralytischen Hackenfuß* zu versorgen, so ist die Aufgabe umgekehrt wie beim Spitzfuß. Wir werden bei dem Schienenhülsenapparat den ausgefallenen Wadenmuskel durch einen kräftigen Gummizug zu ersetzen versuchen, um die Abwicklung des Fußes vom Boden nach Möglichkeit zu fördern. Gleichzeitig muß auch die beim Hackenfuß meist vorhandene Valguskomponente mit berücksichtigt werden. Gibt man eine Spiralschiene, so muß an ihrem Gelenk die Dorsalflexion gesperrt werden, um eine Abwicklung zu ermöglichen.

Selten kommt eine so schwere Fußlähmung, bei der alle oder fast alle Muskeln gelähmt sind, für sich allein, isoliert vor. Meist ist sie kombiniert mit sonstigen schweren Lähmungserscheinungen, so daß das Fußstützungsproblem im Zusammenhang mit den übrigen Ausfallsmomenten zu lösen ist.

IX. Quadriceps- und Hüftmuskellähmung.

Häufig ist neben der Fußlähmung eine partielle oder totale *Quadricepslähmung* vorhanden. Hier kommt dann das oben schon besprochene Moment in Betracht, daß ein etwa vorhandener Spitzfuß als willkommene Fixierungsbeihilfe mit verwertet werden muß. In manchen Fällen genügt die Fixierung des Fußes in einer leichten Spitzfußstellung, um dadurch allein eine Sperrung des Kniegelenkes gegen Einknicken zu bewirken.

Genügt das nicht, ist ein Apparat für das ganze Bein notwendig, so sperren wir die Fußgelenke des Apparates in leichter Spitzfußstellung, um das gleiche zu erreichen. Eine besondere Fixierung des Kniegelenkes des Apparates ist dann meist nicht erforderlich. Handelt es sich um eine isolierte Quadricepslähmung ohne Fußmuskelschwächung, so kann oft die oben erwähnte leichte Kniehülse mit Anschlag gegen Überstreckung genügen, um die nötige Sicherheit beim Gehen zu gewähren.

Viel schwieriger wird die Aufgabe, wenn zu der Beinlähmung noch die Lähmung der *Hüftmuskeln* hinzukommt. Sind wenigstens die Hüftbeuger, Ileopsoas und Tensor fasciae vorhanden, so kann das Bein beim Gehen aus eigener Kraft vorwärts gebracht werden. Fehlen sie, so bleibt dem Patienten nur übrig, das gelähmte Bein mitsamt dem Becken mit Hilfe der Stammuskeln vom Boden abzuheben, im Bogen außen herumzuführen und so vorwärts zu schwingen. Meist sind die Hüftbeuger vorhanden, während die Hüftstrecker fehlen. Bisweilen fehlen auch noch die Hüftabduktoren. Für das Gehen ist der Verlust des hüftstreckenden Glutaeus maximus bei weitem ungünstiger als der des abduzierenden und das Becken seitlich haltenden Glutaeus medius. Der Verlust des letzteren verursacht zwar ein starkes Hinken, watschelnden Gang, Einknicken und dadurch schnelles Ermüden.

Der Verlust des Glutaeus maximus aber ist besonders bei gleichzeitiger Lähmung des Quadriceps und der Wadenmuskeln ein sehr schwerer Ausfall. Denn jetzt ist die Standfestigkeit des Beines auf das Empfindlichste gefährdet. Der Mensch vermag den Ausfall des Quadriceps zur Not auszugleichen, indem er seinen Oberkörper nach vorn beugt, um die Knieachse hinter die Schwerlinie des Beines zu bringen, hierbei spannt sich der gesunde Glutaeus maximus stark an, um den Oberkörper vor dem Überfallen nach vorn festzuhalten. Fällt dieser Muskel aber aus, so fehlt jede Standsicherheit. Der Gelähmte droht in Knie und Hüfte zusammenzufallen, instinktiv stützt er seine Hände auf Oberschenkel und Knie, um es vor dem Einknicken zu schützen. Mit einer Art Verbeugung bei jedem Schritt pflegen solche Patienten zu gehen. Noch schlimmer ist es, wenn zu der Glutaeuslähmung auch noch eine Hüftbeugekontraktur kommt. Nur in leichten Fällen läßt sich diese durch stärkere Lordose der Lendenwirbelsäule ausgleichen.

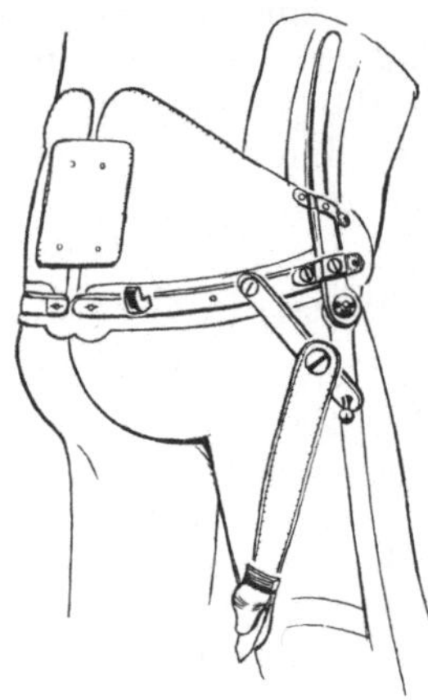

Abb. 37. Glutaeuszug ausgeschaltet für das Sitzen.

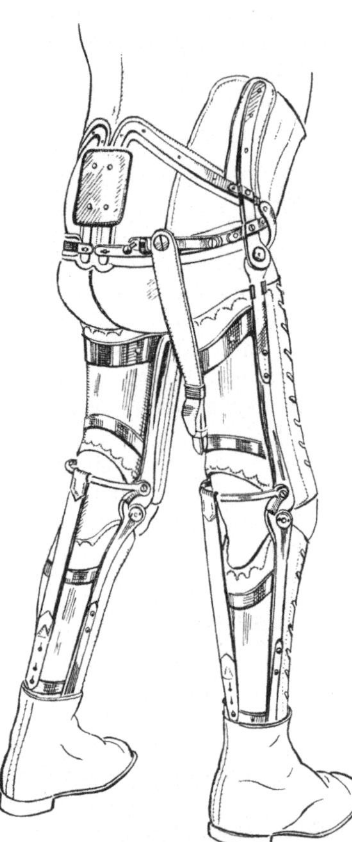

Abb. 36. Lähmungsapparat mit Glutaeuszug.

Das schlimmste aber sind die Fälle mit *beiderseitiger Hüftmuskellähmung*, wo man mindestens das eine Gelenk operativ oder mechanisch durch den Apparat feststellen muß, um das Aufrechtstehen und Gehen überhaupt zu ermöglichen. Das sind die Fälle, die unbehandelt und vernachlässigt als Bodenkriecher oder Kniegänger meist mit schweren Hüftbeuge- und Kniebeugekontrakturen zu uns kommen. Um einen solchen Schwergelähmten, der außer durch die mehr oder weniger vollständige Lähmung der Beinmuskeln vor allem durch den Ausfall des Glutaeus maximus am Stehen und Gehen verhindert ist, zum Gehen zu bringen, muß in erster Linie danach getrachtet werden, das vorwärts gekippte Becken aufzurichten. Wir fassen das Becken mit einer Art Beckenkorb, vermeiden aber dabei den bei der Aufrichtung lästigen Hüftbügel. Den Beckenbügel lassen wir natürlich vorn bis zur Spina und zwar gepolstert herumlaufen, um diese genügend zu fassen. Den Hüftbügel ersetzen wir durch eine genauest angepaßte Leibbinde, die das Gewicht des Bauches anhebt. An Stelle der Hüftbügel kann man zur besseren Fixation des Beckens längliche Filzwülste über die Beckenkämme in die Leibbinde einarbeiten. Ist so das Becken sicher gefaßt, richten wir es durch einen kräftigen Lederriemenzug auf, der an der Rückseite entsprechend dem Zuge des M. glutaeus maximus vom Beckenkorb zu einer

Oberschenkelhülse verläuft. Dieser Glutaeuszug ist für das Sitzen ausschaltbar (Abb. 36 u. 37). MOMMSEN versucht den Glutaeusausfall durch eine Spiralfederanordnung an der Rückseite des Apparates zu ersetzen (Abb. 38).

RENESSE aus der BAEYERschen Klinik hat ebenfalls eine Bandage konstruiert, die aus einem nach Gipsabguß gearbeiteten Beckenstahlring mit zwei für die Spin. il. ant. sup. ausgehöhlten Polstern besteht. Diese umfassen die Spinae von unten her wie mit einem Haken, um das Becken fest zu fassen. Von

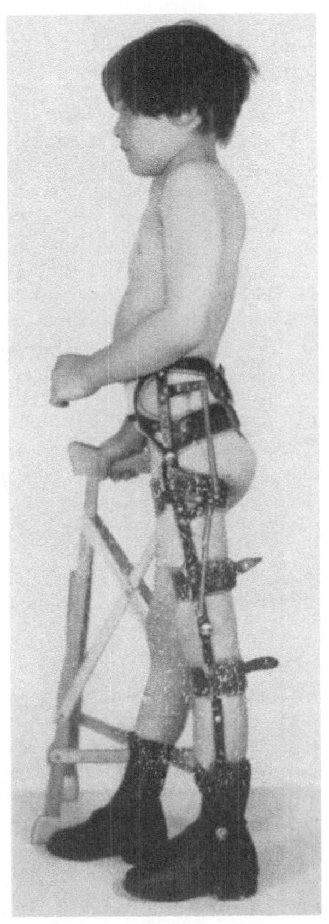

Abb. 38.

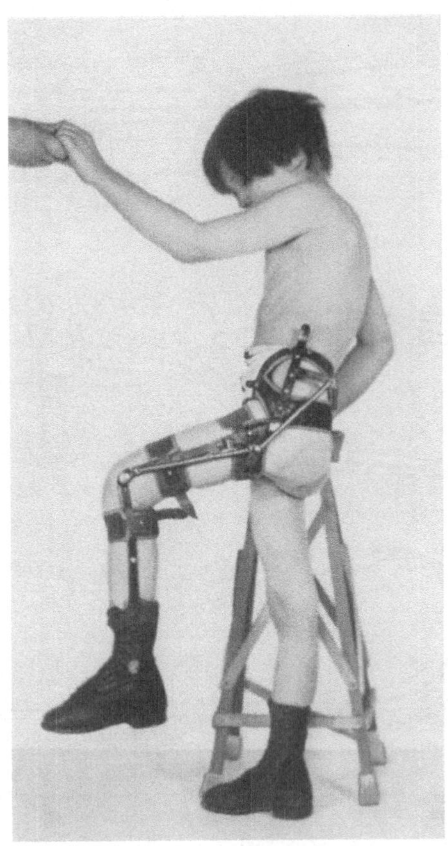

Abb 39.

Abb. 38 u. 39. Gehapparat mit Hüftstreckvorrichtung zum Ersatz des gelähmten Glutaeus maximus (MOMMSEN).

diesem Gurt gehen als Ersatz der Glutäen *starke* Gummizüge hinten herunter zu den Beinapparaten, um das Vornüberkippen des Beckens zu verhindern.

Ein anderer Weg, auf dem schon von AMBROISE PARÉ versucht wurde, den Gelähmten zu helfen, bestand in der Konstruktion von *Kraftübertragungsbandagen*. Bandagen, die an der Schulter aufgehängt wurden, um die Fußspitze bei Peroneuslähmung zu heben, was auch für die Kunstbeine verwendet wurde. An Stelle der einfachen Gewichtsaufhängung der Bandage trat dann die Kraftübertragung. Ihr Vorbild für die Prothesen war die amerikanische Fitwellbandage, die aus zwei auf dem Rücken sich kreuzenden und unterhalb des Schulterblattes nach der Vorderseite zurückgeführten Schultergurten besteht, von denen ein Riemensystem zur Oberschenkelhülse abwärts geht. RADIKE

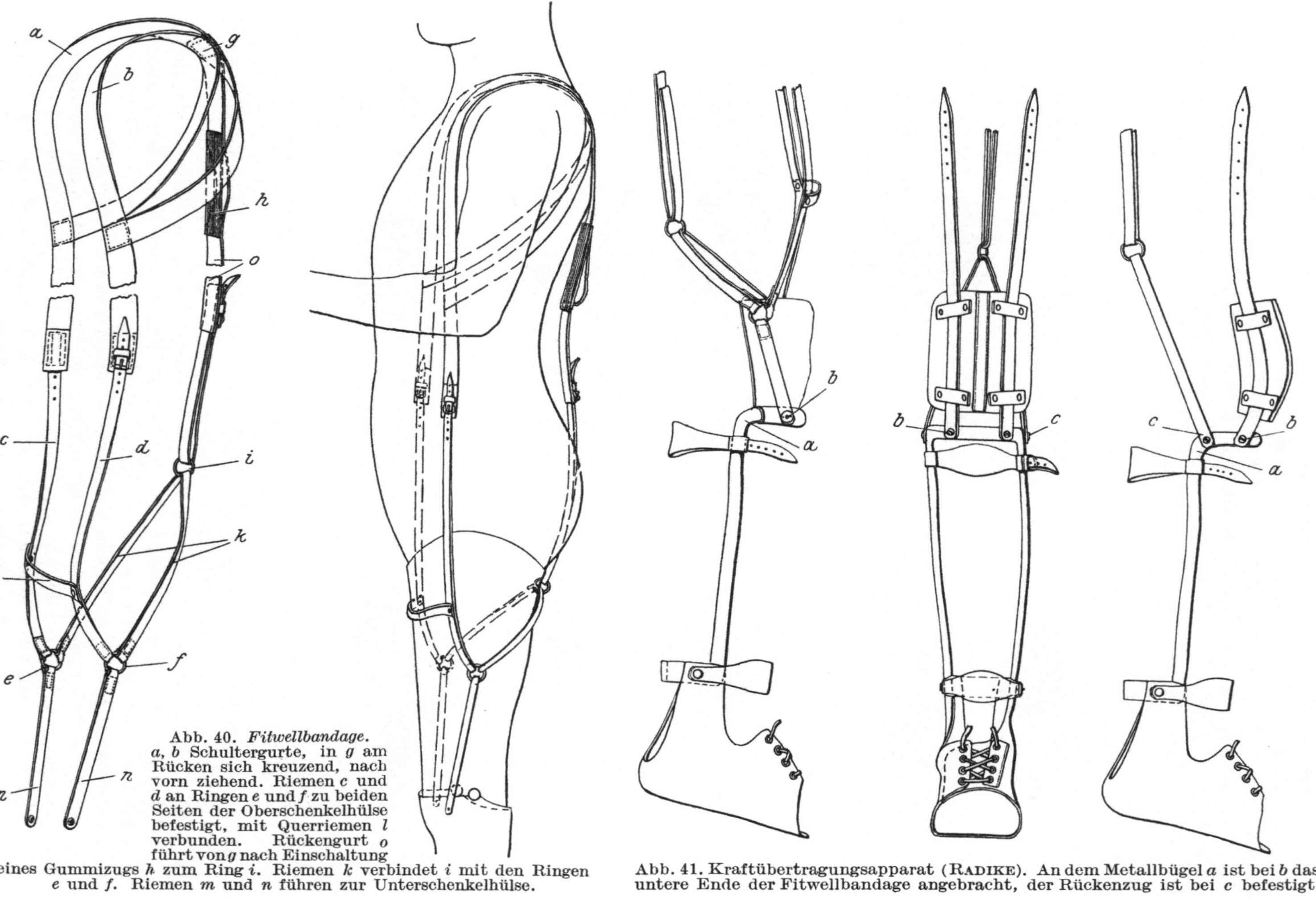

Abb. 40. *Fitwellbandage.* a, b Schultergurte, in g am Rücken sich kreuzend, nach vorn ziehend. Riemen c und d an Ringen e und f zu beiden Seiten der Oberschenkelhülse befestigt, mit Querriemen l verbunden. Rückengurt o führt von g nach Einschaltung eines Gummizugs h zum Ring i. Riemen k verbindet i mit den Ringen e und f. Riemen m und n führen zur Unterschenkelhülse.

Abb. 41. Kraftübertragungsapparat (RADIKE). An dem Metallbügel a ist bei b das untere Ende der Fitwellbandage angebracht, der Rückenzug ist bei c befestigt.

hat diese Bandage für Lähmungen verwendet, indem er sie zuerst mit Schienenhülsenapparaten in Verbindung setzte, die mit der Schulterkraft bewegt werden konnten. Da der Schienenhülsenapparat aber sich oft durch sein Gewicht als hinderlich erwies — eine Erfahrung, die mich ja auch zu den oben beschriebenen leichten und anders gearteten Bandagen geführt hat — hat RADIKE für Quadricepslähmungen einen leichten Unterschenkelapparat mit der Fitwellbandage in Verbindung gebracht und berichtet über günstige Erfahrungen (Abb. 40, 41). Von anderer Seite ist über Versuche mit diesen Bandagen nichts bekannt geworden. An sich hat sich die Kraftübertragung auf die Prothese von der Schulter her nicht eingeführt und man ist vielmehr dazu übergegangen, durch die entsprechende Statik der Prothese die Gehsicherheit zu gewährleisten, da die ständige Arbeit mit den Rumpf- und Schultermuskeln ermüdet. Möglicherweise trifft dieser Grund auch für die Anwendung dieses Prinzips bei den Lähmungen zu. Auch hier läßt sich, wie oben an Beispielen gezeigt, ohne solche ständige Mitarbeit anderer Körperteile lediglich durch den richtigen statischen Bau des Apparates wahrscheinlich das gleiche Ziel erreichen.

Auf ähnlichem Wege konnte RENESSE aus der v. BAEYERschen Klinik einer 19jährigen Patientin mit beiderseitiger Lähmung des Sartorius, Tensor fasciae, Quadriceps und der Kniebeuger bei Schwäche der Adductoren und des Glutaeus medius, aber Erhaltensein des Glutaeus maximus helfen. Sie besaß gute Standsicherheit und konnte leicht geführt gehen, war aber unfähig, aus dem Stuhl allein aufzustehen und konnte sich nicht allein hinsetzen, sondern ließ sich einfach auf den Stuhl fallen. Um die Rückenmuskulatur auszunützen, konstruierte RENESSE eine Bandage aus straffen Gurten (Abb. 42, 43), die durch Vorbeugen des Rumpfes, Hochziehen der Schultern und Krümmen des Rückens wie beim Katzenbuckel angespannt werden kann und dadurch gleichzeitig Hüft- und Kniegelenk streckt und die Füße zur Sicherung der Kniegelenke in Spitzfußstellung zieht. Beim Gehen, Stehen und Sitzen ist die Bandage entspannt. Beim Aufstehen beugt die Patientin den Rumpf soweit vor, daß er über den Knien steht, krümmt den Rücken, zieht die Schultern hoch, streckt so die Knie und richtet sich dann in den Hüften auf. Das Hinsetzen geschieht in umgekehrter Reihenfolge langsam und allmählich, bei auf die Lehne aufgestützten Händen. Von einem Leibchen aus als festem Punkt wirkt diese Bandage durch zwangsläufige Aneinanderkoppelung der Streckung des Hüft- und Kniegelenks und der Plantarbeugung auf alle Beingelenke bis zum Fußgelenk.

In dem Bestreben, den Schwergelähmten mit Hilfe möglichst leichter Stützapparate auf die Beine zu bringen, haben wir jetzt einen neuen Weg mit Erfolg beschritten. Ausgehend von meiner bei Hüftarthrosis mit Beugekontraktur bewährten Bandage[1], bei welcher durch Streckung des Hüftgelenks zwangsläufig eine Streckung des meist gebeugt gehaltenen Kniegelenks erfolgt, habe ich diese Bandage auch bei Lähmungen zur Grundlage genommen. An einem Beispiel sei es kurz erläutert:

Ein 12jähriges Mädchen mit linksseitiger teilweiser Lähmung der Glutäen, des Quadriceps, der mit ungenügend wirkender Verpflanzung des Sartorius zu ersetzen versucht wurde, der Kniebeuger und sämtlicher langer Fußmuskeln, also mit Lähmung fast aller Beinmuskeln und gleichzeitiger Außendrehung des Unterschenkels mit X-Beinneigung, die alsbald bei Belastung in Erscheinung trat, trug bisher einen großen Beckenbeinapparat etwa nach dem Beispiel von Abb. 36, doch ohne Schweizer Sperre des Kniegelenks. Die Patientin kam damit auch zum Gehen. Aber die Last des Apparates war doch erheblich. Ich gab nun, wie Abb. 44 und 45 zeigen, meine Beckenbandage mit für das Sitzen auswechselbarem Glutaeuszug und setzte diese Bandage bis zur Mitte des Unterschenkels fort, indem ich an der Innenpelotte am Knie eine Schiene mit Kniegelenk anbrachte. Diese Schiene lief am Unterschenkel bis zur Mitte abwärts, wo sie in einem Querband endigte,

[1] HOHMANN: Münch. med. Wschr. **1933 I.**

an welches der außenrotierte und seitlich abweichende Unterschenkel herangezogen wurde. Gegen das Herabhängen der Fußspitze des, wie gesagt, völlig gelähmten Fußes wurde nur die oben beschriebene gleitende Fersenschiene am Stiefel gegeben. Der Gang war ebenso

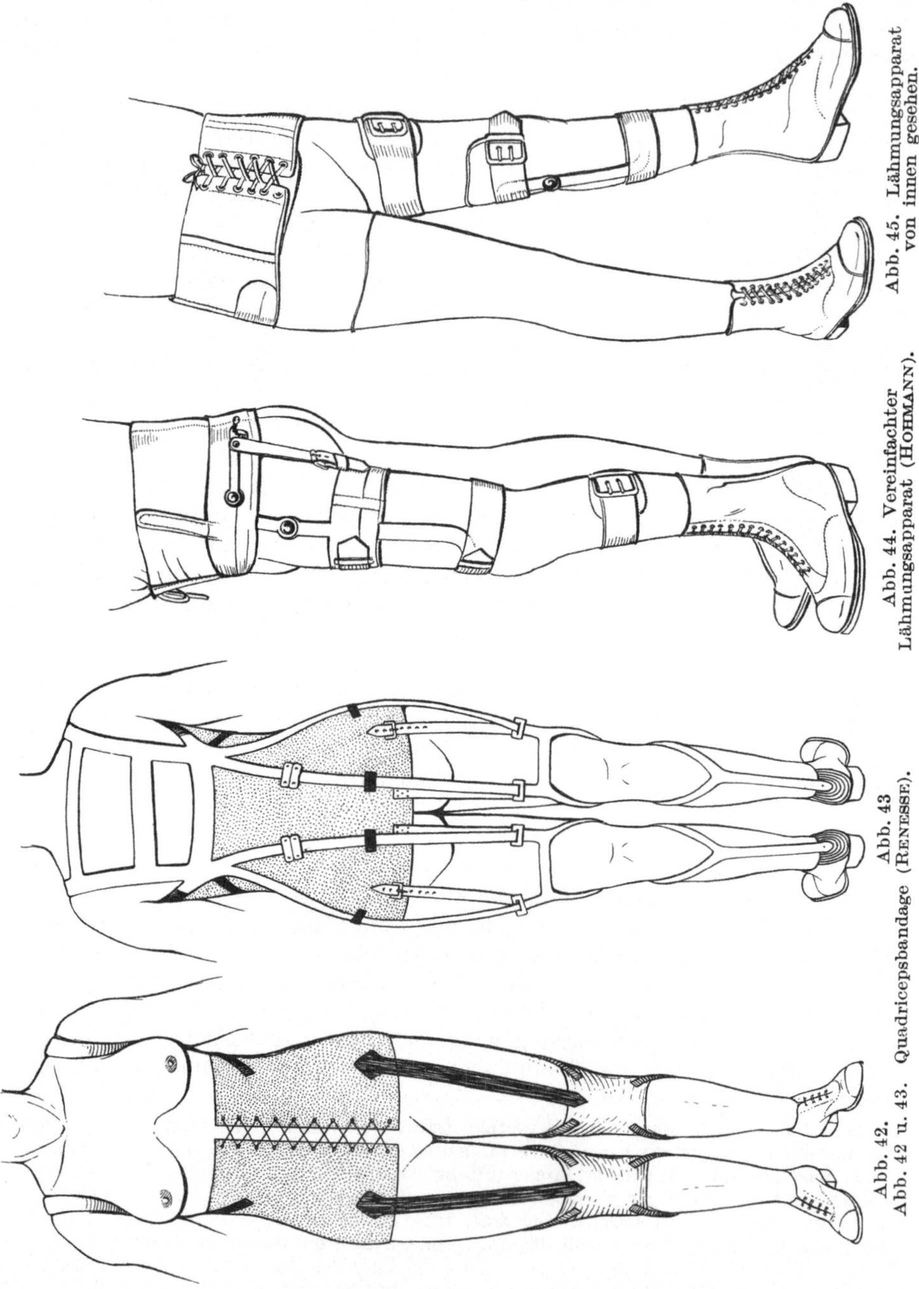

Abb. 42. Abb. 43

Abb. 42 u. 43. Quadricepsbandage (RENESSE).

Abb. 44. Vereinfachter Lähmungsapparat (HOHMANN).

Abb. 45. Lähmungsapparat von innen gesehen.

sicher wie in dem früheren großen Apparat, jedoch natürlicher, und ich habe den Eindruck, als ob die Muskelreste in dem verpflanzten Quadriceps ebenso wie in den Glutäen in dieser Bandage eher zu einer aktiven Wirkung gelangen können als in dem großen, sie völlig ausschaltenden Apparat.

Auch bei völlig gelähmter Beinmuskulatur wirkt der Wechsel der Gelenkstellung, der in einem solchen Apparat möglich ist und beim Gehen ständig geschieht, verbessernd auf die Blutzirkulation im Bein. Ich sah die früher geklagte Kälte, das Abgestorbensein und die Cyanose sich wiederholt bessern.

Mit einem solchen Schienenapparat braucht man auch bei völligem Fehlen des Quadriceps das Kniegelenk nicht zu sperren, da durch die Hüftstreckung das Knie automatisch mitgesperrt und gegen das Einknicken geschützt wird. In einigen Fällen habe ich die Schiene bis zum Fuße weiter geführt, um durch Sperrung des sehr gelockerten Fußgelenks gegen Dorsalflexion die Standsicherheit noch zu erhöhen.

Auch beim *beiderseits schwer Beingelähmten,* dem alle Beinmuskeln einschließlich der Glutäen und der Hüftbeuger fehlen und bei dem auch noch eine Bauchmuskellähmung besteht, habe ich dieses Prinzip mit Erfolg angewandt und den Kranken zum Gehen mit nicht gesperrten Kniegelenken lediglich durch die Hüftstreckzüge und Fußgelenkssperrung gebracht. Beim Gehen bringt der Patient sein Bein so vorwärts, daß er das im Hüftgelenk mit dem Streckzug gesicherte Bein durch Rückverlagerung seines Oberkörpers vorschwingt, hierbei entspannt sich durch die Überstreckung im Hüftgelenk der Glutaeuszug und eine geringe Exkursion im Hüftgelenk, gerade genügend für den nicht zu großen Schritt vorwärts, wird möglich. Darin liegt der grundlegende Unterschied zu einer mechanischen absoluten Feststellung des Hüftgelenks. Bei dieser muß der Patient das in seinen Gelenken mechanisch völlig versteifte Bein im Bogen herum nach vorwärts führen, wodurch das Schwanken des Oberkörpers bedingt ist. Geht aber der Kranke mit unserer Gelenksicherung, wie oben beschrieben, so wird der Gang natürlicher. Daß man das Kniegelenk des Apparates etwas nach rückwärts, das Fußgelenk etwas nach vorwärts versetzt, ist selbstverständlich. Besteht ein Genu recurvatum, so muß das Kniegelenk des Apparates gegen Überstreckung durch einen Anschlag gesichert werden. Mitunter sieht man Lähmungsapparate, welche mit einem Tubersitz versehen sind wie Entlastungsapparate bei Gelenkentzündungen. Daß das ein mechanischer Unsinn ist, ist scheinbar noch nicht überall erkannt. Ein Tubersitz muß die Wirkung eines etwa auf der gesunden Seite vorhandenen M. glutaeus maximus lahmlegen, was für das Gehen eine schwere Störung bedeutet.

X. Die paralytische Skoliose.

Besonders kompliziert kann das statische Problem sein, wenn neben einer schweren Lähmung beider Beine noch eine paralytische Kyphoskoliose vorhanden ist. Denn durch die Verschiebung der Wirbelsäule einschließlich des Beckens kann die Herstellung des Gleichgewichts unter Umständen sehr schwer sein. An dem Fall eines 52jährigen Patienten will ich dies kurz darstellen.

Seit Kindheit in Hessingschem Korsett und Schienenhülsenapparaten hatte er eine fast vollständige Lähmung des ganzen linken Beines, an dem nur der Tensor fasciae und der Psoas funktionierten und etwas Leben in den Glutäen vorhanden war. Das rechte Bein zeigte eine totale Lähmung, kein Muskel zeigte hier Leben. Durch eine rechtskonvexe lumbodorsale Skoliose mit erheblicher Torsion war eine Asymmetrie des Beckens entstanden, das links hochgeschoben war. Dadurch wurde eine Verkürzung des linken Beines und durch die Senkung der rechten Beckenhälfte eine relative Verlängerung des rechten Beines bedingt (Abb. 46). Die Beinapparate waren mit dem Korsett nicht fest verbunden, und der Patient bewegte sich, auf Krücken gestützt, dadurch vorwärts, daß er das linke etwas bessere Bein mit Hilfe des Tensor und Psoas vorwärts hob. Das rechte Bein, dem die anhebenden Kräfte fehlten, brachte er immer mit Hilfe des Beckens, das er hob, nach außen im Bogen herumführend vorwärts. Anscheinend durch Zunahme der rechtskonvexen Skoliose und stärkerer Verschiebung des Beckens (links noch mehr nach oben, rechts nach unten) trat eine weitere relative Verlängerung des rechten Beines ein, so daß der Patient seit einiger Zeit dieses, dem, wie gesagt, alle aktiven Kräfte fehlten, nicht mehr vom Boden fortbrachte. Eine

Bandagistenlösung durch Ausgleich der Verkürzung des linken Beines durch Unterlage am Schuh mußte versagen, denn diese schob ja das linke Becken noch höher hinauf und vermehrte den Beckenschiefstand. Die Abhilfe mußte auf anderem Wege gesucht werden. Zunächst stellte ich eine feste Verbindung des linken Beinapparates mit dem linkenBecken bzw. dem Hüftbügel des Korsetts durch eine seitliche Schiene mit Gelenk her, um ein weiteres Hochschieben des linken Beckens zu verhüten. Und da dies noch nicht genügend nützte, gab ich eine Riemenverbindung zwischen rechtem Beinapparat und rechtem Beckenkorb gewissermaßen als Ersatz des Glutaeus maximus, um so das rechte Bein gegen das Becken anzuheben und einen zweiten Lederriemen als Ersatz des Tensor fasciae. Dadurch gelang es alsbald das Bein vom Boden zu lösen und vorwärts zu bringen. Um eine noch größere Wirkung hervorzubringen, versuchten wir nun, nachdem linker Beinapparat mit dem Korsett durch die Schiene fest zu einem Ganzen verbunden und die Gefahr einer

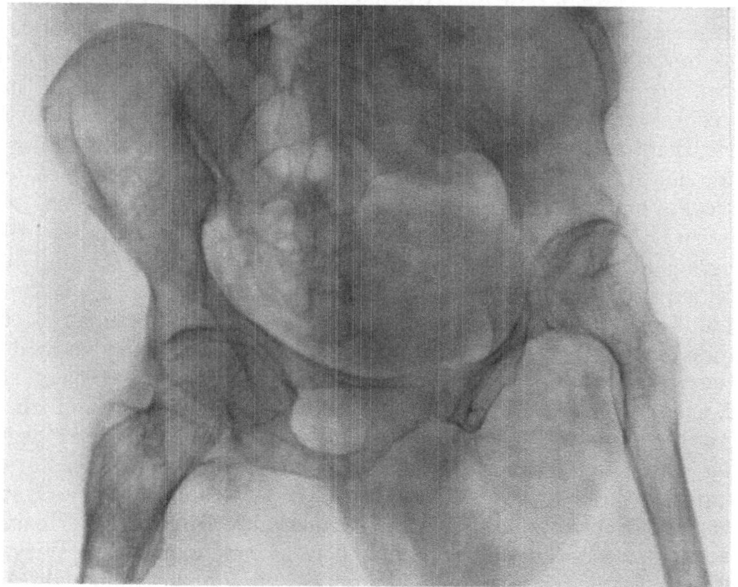

Abb. 46. Röntgenbild des verschobenen Beckens einer schweren Beinlähmung.

weiteren Verschiebung etwa des Beckens allein ausgeschlossen war, links durch Korkunterlage an der Sohle den ganzen Körper zu heben, so daß das rechte Bein jetzt noch besser durchschwingen konnte.

An diesem Beispiel aus vielen kann man sehen, wie jeder Fall neue und andere statisch-dynamische Fragestellungen bringen kann, die nur mit genauer Analyse der jeweiligen muskulären und skeletären Verhältnisse zu beantworten sind.

Ist eine *paralytische Skoliose* festzustellen, so sind alle wirksamen Maßnahmen gegen ihr Weiterschreiten anzuwenden. Da die Wirbelsäule infolge der Schwächung oder des Ausfalles der Muskeln nicht aufrecht gehalten werden kann, sondern umsinkt und dadurch die Verkrümmung zunimmt, müssen wir sie stützen. Hier kommt es nun sehr auf die Beschaffenheit und den Bau des Hilfsmittels an. Ich habe so viele Rückengelähmte gesehen, die von ihrer Kindheit an bis zum Lebensende ein HESSINGsches Stützkorsett getragen haben, daß ich mir wohl ein Urteil über diesen auch heute noch weitverbreiteten Typus eines Stützkorsetts erlauben darf. Jeder Brustkorb, der ein solches Korsett jahrelang trägt, einerlei aus welchem Grunde und bei welchem Leiden, zeigt die deutlich erkennbaren Spuren dieses Korsetts. Ob es sich um eine Lähmungsskoliose oder um eine rachitische Kyphoskoliose handelt, die lange Dauer des Tragens wirkt sich in schwerster Atrophie der ausgeschalteten Rückenmuskeln und einem Hochgeschobensein der Schultern durch die Achselkrücken aus. Versucht ein solcher Korsetträger sein Korsett wieder abzulegen, so kann er dies meist nicht, weil auch seine nicht gelähmte Stammuskulatur durch den Nichtgebrauch schwer gelitten hat. Der Patient ist zum Sklaven seines Korsetts geworden. Dazu kommt, daß das HESSINGsche Korsett meist nicht imstande ist, das Fortschreiten der skoliotischen Verkrümmung aufzuhalten, geschweige denn eine ausgebildete Krümmung geradezurichten. Im günstigsten Fall konserviert es die Skoliose. Es ist dies auch ohne weiteres verständlich und man begreift eigentlich nicht, warum dieser HESSINGsche Korsettypus sich so lange unangefochten erhalten hat. Denn es ist ohne weiteres klar, daß der Schultergürtel wegen seiner außerordentlich großen Beweglichkeit und Verschieblichkeit nicht zur Abstützung der Wirbelsäule bzw. des Rumpfes verwendet werden kann. Die Achselkrücken, welche sich in die Achselhöhlen einpressen und die Schultern hochschieben, hindern zudem die Armbewegungen außerordentlich, so daß die Patienten durch diese Art des Korsetts meist in ihrer beruflichen Arbeit sehr gestört sind, ferner üben sie häufig einen schädlichen Druck auf Nerven und Blutgefäße der Achselhöhlen aus. Auf die Schädigung der Organe der Brusthöhle wie der Bauchhöhle durch die Beengung der Atmung haben die Internisten ROMBERG und BRÖSAMLEN hingewiesen.

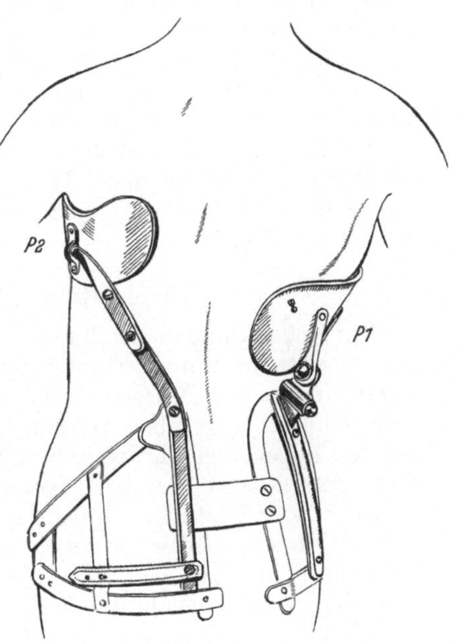

Abb. 47. Pelottenkorsett (HOHMANN).

Aus allen diesen Gründen dürfen wir nur Korsettypen anwenden, denen diese schädlichen Nebenwirkungen nach Möglichkeit nicht anhaften. Die modernen Pelottenkorsette, die von BAEYER, MOMMSEN, SCHEDE, SPITZY, HOHMANN in verschiedenen Arten konstruiert wurden, gehen in dieser Richtung. Sie bestehen aus einem Korb, der das Becken faßt und von dieser Basis aus die Korrektur bzw. Abstützung des skoliotischen Brustkorbs mit der Pelotte bewirkt. Abb. 47 zeigt ein von mir angegebenes Korsett, bei dem die Pelottenwirkung P 1 sich zunächst gegen die primäre Biegung der Wirbelsäule richtet. Diese wirkt sowohl seitlich schräg an der Diagonale des Brustkorbs als auch extendierend auf die Wirbelsäule. Mein Korsett sucht dies mit einer verstellbaren Schraubung, die auf die Pelotte wirkt, zu erreichen, eine neuere Konstruktion mit 2 sich überkreuzenden Hebeln, die hinten drehbar angebracht, an ihren Enden Pelotten zum Fassen des Brustkorbes von der Seite und hinten her tragen und mit Riemen beliebig fest angezogen werden. Durch die korrigierende passive Wirkung auf die primäre Biegung der Wirbelsäule wird aber auch zugleich die aktive Aufrichtung des zusammengesunkenen Thorax unterstützt. Das Gewicht des seitlich verschobenen Brustkorbs, das für die noch vorhandenen Muskelreste der Rückenmuskeln zu schwer war, fällt fort und diese sind nun in der Lage wieder zu arbeiten. Da die Korrekturpelotte verstellbar ist, kann eine allmähliche Verstärkung der Wirkung herbeigeführt werden. Das Korsett braucht nicht immer den ganzen Tag getragen zu werden, sondern muß zu aktiven und passiven Übungen, zur Massage und sonstigen Pflege der Muskeln abgenommen werden.

Man legt es natürlich zunächst immer bei lockerer Pelotte an, damit der Beckenkorb ohne Schwierigkeit das Becken fassen kann, und zieht erst dann die Schraube oder Schere an, um mit der Pelotte zu wirken.

Bei jeder Skoliose machen wir nun die Erfahrung, daß durch die Korrektur der primären Biegung die sekundäre kompensatorische Biegung nach der anderen Seite beeinflußt wird. Durch die seitliche Verschiebung des Rumpfes mit der korrigierenden Pelotte wird der sekundäre Bogen, der sich zur Erhaltung des Gleichgewichts gebildet hat, dieser Funktion entkleidet und es besteht Gefahr, daß der Rumpf nach dieser anderen Seite jetzt umsinkt. Deshalb geben wir auf dieser anderen Seite eine zweite Pelotte P 2, drehbar an einem Hebel angebracht, die den Rumpf weiter oben unterhalb und außerhalb der Achselhöhle auffängt und stützt und die sekundäre Biegung der Wirbelsäule zu korrigieren vermag. Wir setzen diesen Hebel mit einem Riemen unten am Beckenkorb je nach Notwendigkeit durch stärkere oder schwächere Anspannung in Tätigkeit.

Gelähmte Bauchmuskeln müssen durch eine an diesem Korsett angebrachte Leibbinde gestützt werden. Handelt es sich lediglich um Lähmung der Bauchmuskeln ohne gleichzeitige Beteiligung der Rückenmuskeln, so genügt eine einfache Leibbinde.

XI. Lähmungen an Hand und Arm.

Zur Behandlung der schlaffen *Lähmungen der Hand*, sei es durch Poliomyelitis oder Verletzungen und Erkrankungen der Armnerven, sind namentlich durch die Erfahrungen am Kriegsmaterial der Nervenschüsse eine große Anzahl von Stützschienen angegeben worden, von denen hier nur einige Beispiele der brauchbarsten Typen angeführt werden sollen. Ich erinnere besonders an die Studien von Recklinghausen hierüber. Grundsätzlich ist nach ihm für diese Gebrauchsschienen oder Prothesen, welche die Haltung und Beweglichkeit des gelähmten Teiles verbessern sollen, zu sagen, daß sie in der Konstruktion einfach und billig, leicht und dauerhaft sein sollen und daß wir sorgfältig je nach Kraft und Beweglichkeit der nicht gelähmten Teile, nach Stand, Beruf, Intelligenz und Neigung individualisieren müssen, also nicht etwa schematisch für eine bestimmte Lähmungsform immer den gleichen Apparat geben dürfen.

Bei der am häufigsten vorkommenden *Radialislähmung*, der Strecklähmung der Hand und Finger, bei der Hand und Finger gebeugt herabhängen und der Daumen meist etwas in die Hohlhand eingeschlagen ist, kommt es vor allem darauf an, so früh wie möglich die Hand richtig zu lagern, damit sich die langen Beuger nicht verkürzen und gleichzeitig die Strecker überdehnen können. Durch das Anheben der Hängehand gewinnt der Faustschluß an Kraft. Insbesondere ist dies für Arbeiten wie Hämmern erforderlich, während leichtere Arbeiten vom Radialisgelähmten oft nach einiger Übung mit gebeugter Hand ausgeführt werden. Wir kennen zwei grundsätzlich verschiedene Radialisschienen, eine starre Schiene, die bei mancher Arbeitsart lästig wird, aber die Haltung der Hand verbessert, und eine gelenkige Schiene, die etwas komplizierter gebaut ist. Diese Schiene liegt entweder auf der Streckseite von Hand und Arm, die mit Gelenken oder Sprungfedern verbunden sind. In der Hohlhand liegt nur ein dünner Steg, der bis an die Basis der Grundglieder geht, um diese zu heben. Oder man kann sie auf der Beugeseite, also auch durch die Hohlhand laufen lassen. Hierbei ist allerdings die Bildung der Faustzange nicht möglich, wohl aber die der Fingerzange. Die Schiene kann federnd sein und endet ebenfalls mit einem queren Steg in der Hohlhand. Will man die Hand beugen, so braucht man eine gewisse Kraft, um den Widersand der dorsalen Federung zu überwinden. Für Fingerspitzenarbeit wie Essen, Schreiben ist sie brauchbar. So ähnlich ist auch Spitzys Schiene gebaut. Abb. 48—51 zeigen diese Typen.

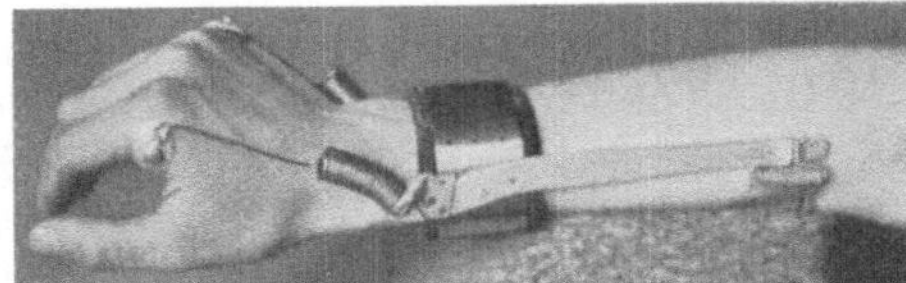

Abb. 48.

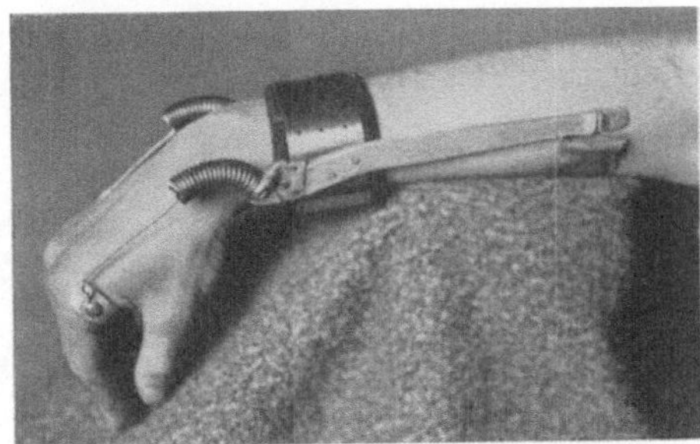

Abb. 49.

Abb. 48–51. Radialisschienen, 2 Typen (RECKLINGHAUSEN).

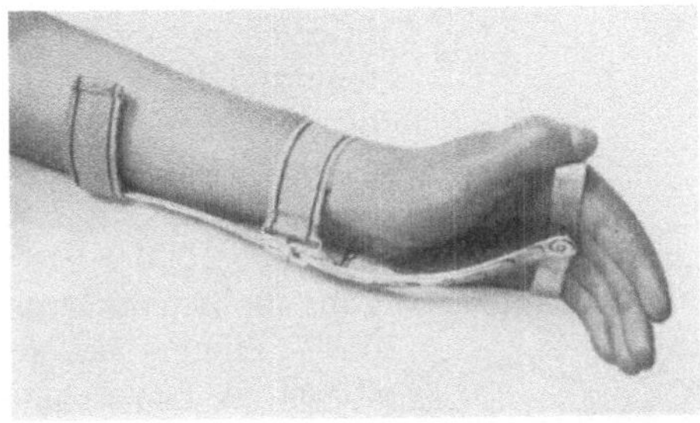

Abb. 50.

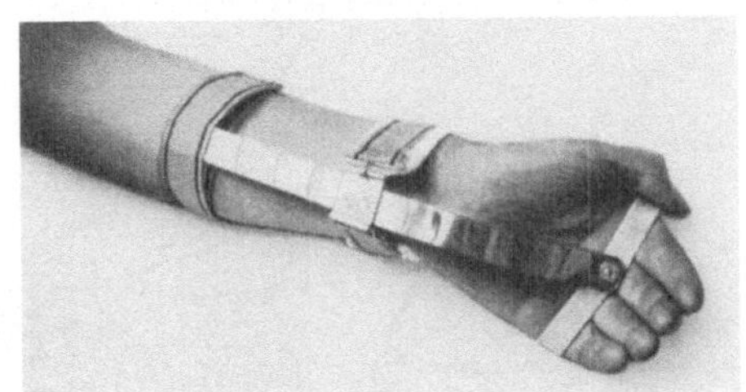

Abb. 51.

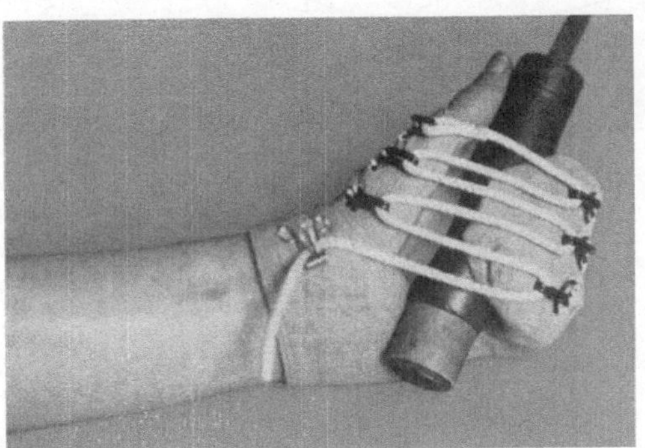

Abb. 52.

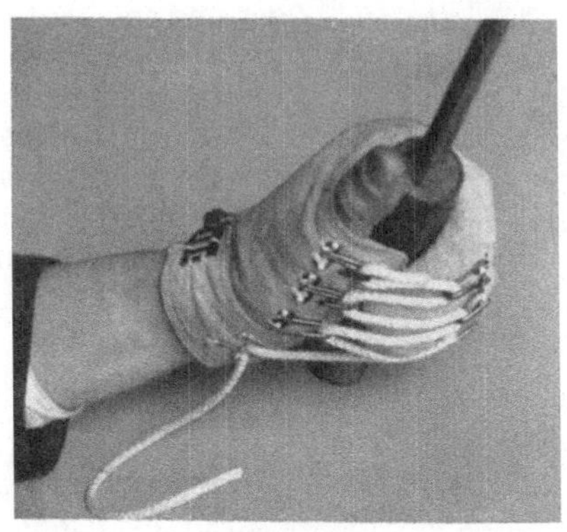

Abb. 53.

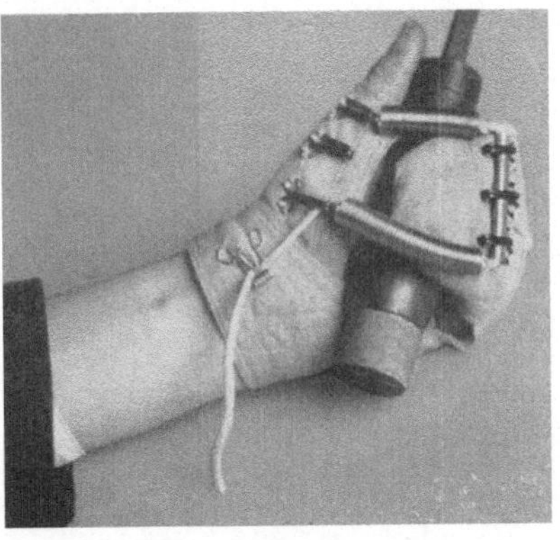

Abb. 54.

Abb. 52–54. Haltehandschuh für Beugerlähmung der Finger (RECKLINGHAUSEN). Abb. 52 u. 53 mit unelastischem, Abb. 54 mit federndem Verschluß.

Bei Ulnarislähmung ist wegen Ausfall des M. flexor carpi ulnaris die gleichzeitige Flexion und ulnare Abduktion der Hand und ferner durch Lähmung der ulnaren Hälfte des M. flexor digitorum prof. und aller Interossei die Beugung der 4 Finger und damit der Faustschluß weniger kräftig. Besonders schwer wiegt der Ausfall der Interossei und Lumbricales in bezug auf feinere Bewegungen der Finger, Verlust der Seitwärtsbewegung des Mittel-, Ring- und 5. Fingers, der Beugung der Grundgelenke des 4. Fingers bei gestreckten Zwischengliedergelenken, der Abduktion des Daumens, der Streckung in den Zwischengliedergelenken der beiden ulnaren Finger. Im Verlauf kommt es zu „Krallenfingern", Überstreckung der Grundgelenke durch Übergewicht der langen Strecker, starker Beugung der Mittelgelenke und leichter der Endgelenke mit Versteifung der Zwischengliedergelenke der Finger und starker Beeinträchtigung des Gebrauches der Hand.

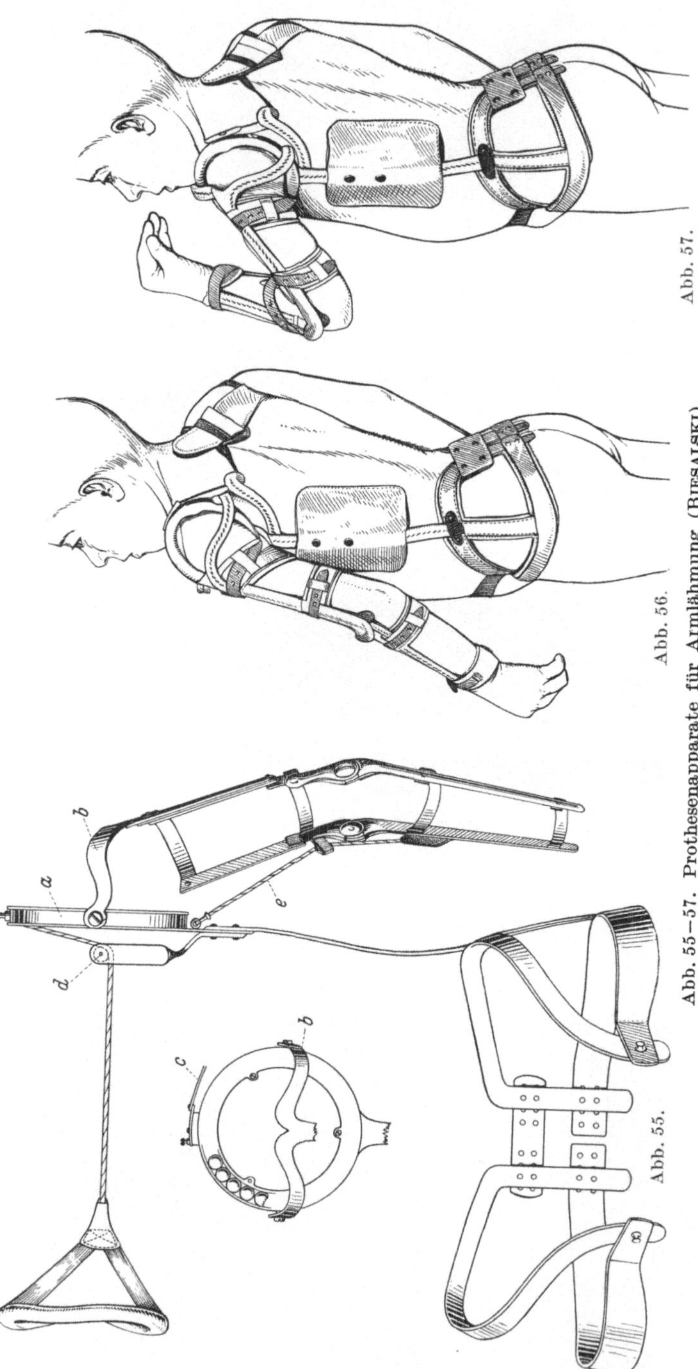

Abb. 57. Abb. 56. Abb. 55.

Abb. 55–57. Prothesenapparate für Armlähmung (Biesalski).

Bei der Medianuslähmung sind die wichtigeren radialen Beuger geschädigt und außerdem der M. opponens des Daumens, so daß die Gegenüberstellung des Daumens zu den Fingern und damit der wichtige Fingerspitzenschluß ausfällt.

Noch schlimmer ist das Bild, wenn *gleichzeitig Ulnaris* und *Medianus* gelähmt sind.

Sind die langen Fingermuskeln erhalten und die kurzen gelähmt wie bei manchen Formen der Plexusschädigung, so können wohl leichte Gegenstände durch den Faustschluß gehalten, aber kleine und dünne mit den Fingerspitzen schwer gefaßt werden.

Die verschiedensten Versuche mit Schienen, diese Beugerlähmung auszugleichen, haben im allgemeinen kein brauchbares Modell schaffen können. Am besten erscheint noch der *Haltehandschuh* (RECKLINGHAUSEN), bei dem der Handschuh den verlorengegangenen Faustschluß ersetzt. Ein in die mangelhaft zu schließende Hohlhand eingefügtes Handfüllstück, ein hölzerner Handklotz verkleinert den Raum der Hohlhand so, daß die vorhandene geringe Beugemöglichkeit zum Schließen der Finger ausreicht und die Fingerspitzenzange möglich wird. Die 4 Finger werden um ein in die Hand gelegtes Werkzeug herum und gegen den Daumenballen festgeschnürt, so daß das Werkzeug, Schaufel, Hacke, Sense, festgehalten werden kann. In eine Durchbohrung des Handklotzes kann Bleistift, Federhalter oder ein leichteres Instrument eingesteckt werden (Abb. 52—54). SCHEDE hat ähnliche Vorrichtungen seinerzeit für Kriegsgelähmte geschaffen.

Wenn bei den an sich nicht so häufigen schweren *Armlähmungen* kein operativer Eingriff (Muskelverpflanzung oder Arthrodese) in Betracht kommt, kann man nach dem Beispiel BIESALSKIS einen Prothesenapparat geben (Abb. 55—57), bei dem zur Bewegung des gelähmten Armes im Schultergelenk nach vorn und Beugung des Ellenbogens die Kraft von der nach vorwärts geführten gesunden Schulter verwendet wird. Von einem Beckenkorb geht auf der gelähmten Seite ein Seitenstab in die Höhe, der einen das gelähmte Schultergelenk in sagittaler Richtung umgreifenden auf Kugeln laufenden Doppelring trägt (ähnlich dem des Siemens-Schuckert-Arbeitsarmes). An seinem inneren Ring (der äußere ist an dem Seitenstab befestigt) trägt er die Armschiene. Nach hinten geht von ihm eine Schnur, die zu einer die gesunde Schulter umfassenden Armschlinge zieht. Bewegt man die gesunde Schulter nach vorn, so dreht der innere Ring den gelähmten Arm nach vorn. Gleichzeitig wird dadurch ein vom Unterarm zum Seitenstab laufender Zug angespannt und hierdurch der Vorderarm im Ellenbogen gebeugt.

Der orthopädische Apparat stellt natürlich nur eines der Heil- und Hilfsmittel dar. Daneben darf nicht vergessen werden, die Muskulatur durch physikalische und mechanische Mittel vor allem zu kräftigen: Massage und Übung.

XII. Die Massage.

Die Massage bei den schlaffen Lähmungen ist eine grundsätzlich andere als bei den spastischen. Was ihre technische Ausführung betrifft, so stimme ich im wesentlichen MÜLLER-München-Gladbach zu. Das allgemeine Drüberhinmassieren und wahllose Durchkneten der Muskeln, wie man es von manchen Laienmasseuren sieht, ist abzulehnen. Der Masseur muß vom überweisenden Arzt über die Ausdehnung der Lähmung und die zu beachtenden Gesichtspunkte genau unterrichtet werden. Steht kein erfahrener und gut ausgebildeter Masseur zur Verfügung, sollte der Arzt selbst die Massage ausführen. Auf alle Fälle aber muß er diese Behandlung sorgfältig überwachen. Jeder gelähmte oder geschädigte Muskel muß einzeln sorgfältig bearbeitet werden, vor allem mit Streichung und Knetung, um die Atrophie zu bekämpfen. Man darf schon sehr früh, und zwar alsbald nach Abklingen des Fiebers mit der Massage beginnen. Dafür treten auch WICKMAN und SALGE ein. Wegen der Druckempfindlichkeit der Muskeln im ersten Stadium hat die Massage sehr vorsichtig und schonend zu geschehen. Unser Ziel ist eine bessere Durchblutung der Muskeln anzuregen. Selbst wenn nur noch geringe Reste kontraktiler Substanz in einem Muskel festzustellen sind und die Lähmung auch schon lange zurückliegt, kann durch die Massage viel Nutzen gebracht werden.

Außer der Massage der gelähmten Muskeln müssen aber auch unter Umständen die Muskeln berücksichtigt werden, die als Hilfs- oder Ersatzmuskeln in Tätigkeit treten können, falls der betreffende gelähmte Muskel sich nicht wiederherstellen sollte. Ein solcher Ersatzmuskel ist z. B., wie oben erwähnt, der M. supraspinatus, der für den gelähmten M. deltoideus eintreten kann. Wir werden ihn also von vornherein mitmassieren und auch üben, um ihn so kräftig wie möglich zu machen. Das gleiche gilt für solche Muskeln, die evtl. später für eine operative Verpflanzung in Aussicht genommen werden können.

Die Massage hat sich auch auf die *Gelenke* zu erstrecken, teils um eine Kontraktur zu verhüten, teils um eine solche wieder zu beseitigen. Sie wird also die Gelenkkapseln und Gelenkbänder, sowie die Muskelansätze an den Gelenkenden durch lockernde, reibende, dehnende Massagehandgriffe bearbeiten. Belebung der gelähmten und evtl. Dehnung der verkürzten Muskeln ist also die Aufgabe.

Stets gehört zur Massage die Übung. Sie soll untrennbar mit ihr verbunden sein.

Daß nicht nur im Frühstadium der Lähmung, sondern auch noch nach Jahren Erfolge mit Heilgymnastik und Massage erzielt werden können, daß auch dann noch Muskelkontraktionen in bis dahin scheinbar toten Muskelteilen möglich sind, wird durch die mikroskopischen Untersuchungen von Imre Kopits aus Gochts Klinik verständlich. Er konnte zeigen, daß neben den regressiven Veränderungen der Muskelfasern auch *mehrere Jahre nach Auftreten der Lähmung* noch scheinbar junge Muskelfasern und begleitende amitotische Kernwucherungen wahrnehmbar wurden, die als Regenerationserscheinungen zu deuten waren. Auch hypervoluminöse Muskelfasern wurden festgestellt. Diese Beobachtungen ermutigen uns, die Bemühungen um eine Besserung der Muskelfunktion auch in späteren Stadien der Lähmung nicht als vergeblich anzusehen.

XIII. Die Übung

wird als fremdtätige, passive und als selbsttätige, aktive Übung angewendet, als passive zur Dehnung verkürzter Weichteile (Kapseln, Bänder, Muskeln) bei Kontrakturen, als aktive zur Belebung geschwächter Muskeln und zur Wiedererlernung des Gehens durch Erweckung des Haltungsgefühls. Beide Arten von Übungen werden zweckmäßig miteinander zu einer Heilbehandlung verbunden.

Die *passiven* Übungen werden nur manuell, z. B. in der schwedischen Gymnastik oder teils manuell teils mit Hilfe verschiedener Apparatvorrichtungen ausgeführt. Schon bald nach Ablauf der akuten Krankheitserscheinungen nehmen wir mit der Hand einen häufigen Stellungswechsel der Gliedmaßen in den Gelenken vor, Beugen, Strecken, Rollen, Abspreizen, Heranführen usw. zur Verhütung der Versteifung und Anregung der Zirkulation vor allem auch in den Gelenken, deren Knorpelbelag dadurch vor Inaktivitätsschädigung durch stärkere Absonderung von Synovia geschützt werden soll.

Die *Dehnungsübung*, die den Weg für die aktive Betätigung der Muskeln frei machen soll, können wir in der einfachsten Weise nach Art der Langeschen Rollengewichtsübungen ausführen, die in jedem Hause anwendbar sind (Abb. 2, 3 u. 4 zeigten diese Übung z. B. für Knie und Hüfte). Der zentrale Gelenkabschnitt wird fixiert, das Gewicht zieht den peripheren Teil aus der Kontrakturstellung langsam in die entgegengesetzte Stellung. Unter Umständen unterstützen wir dies noch mit den Schedeschen Dauerschienen (Abb. 58 u. 59). Oder wir verwenden die Pendelapparate, bei denen der Gewichtsausschlag die Kontraktur dehnt.

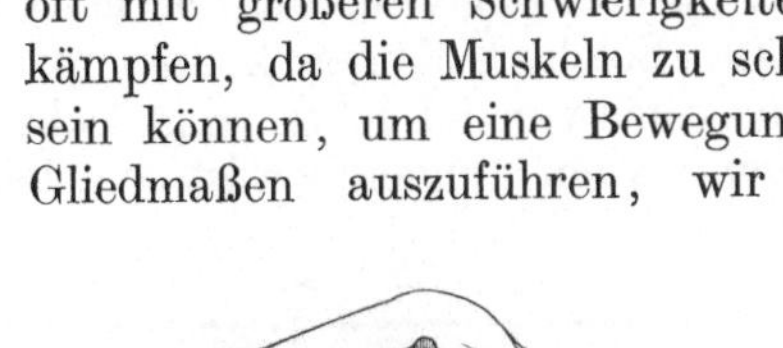

Die *aktive* Übungsbehandlung hat oft mit größeren Schwierigkeiten zu kämpfen, da die Muskeln zu schwach sein können, um eine Bewegung der Gliedmaßen auszuführen, wir aber

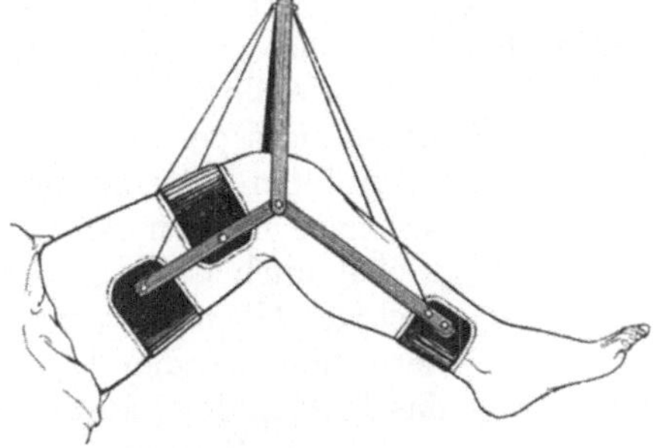

Abb. 58.

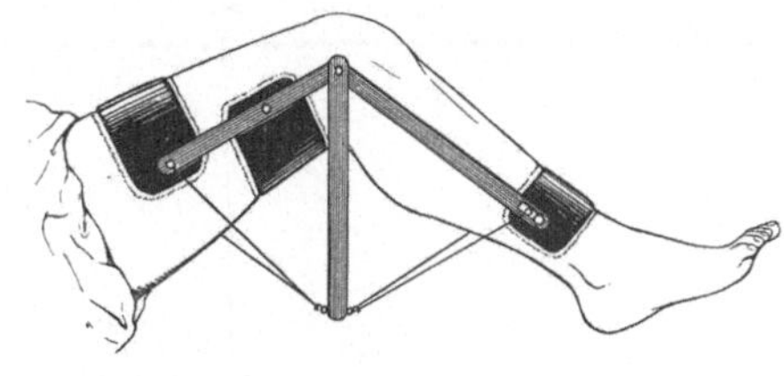

Abb. 59.

Abb. 58 u. 59. SCHEDEsche Dauerschiene zur Mobilisierung von Kontrakturen.

gleichwohl nicht darauf verzichten dürfen, die Muskeln zu innervieren. Namentlich gilt dies für das 1. Stadium nach der Lähmung. Es gilt hier oft das Gewicht

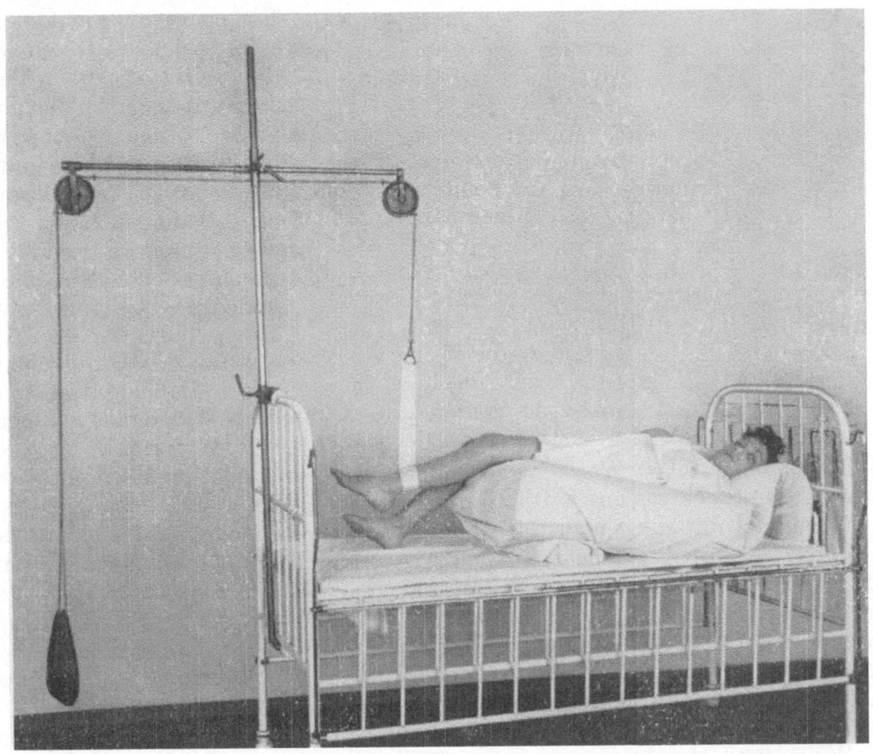

Abb. 60. Quadricepsübung im Bett mit Aufhebung des Beingewichts (SCHEDE).

des zu bewegenden Körperteils so weit zu reduzieren, daß die schwachen Muskeln zur Geltung kommen können. VERAGUTH-VOGLER und SCHEDE haben hierfür geeignete Vorrichtungen angegeben. Am einfachsten scheint mir der Weg SCHEDES, der durch einen Gewichtszug über Rollen das Eigengewicht des Beines ins Gleichgewicht bringt und dann je nach Fortschritt der Leistung den arbeitenden Muskeln durch Steigerung des Gewichtswiderstandes größere Aufgaben zuerteilt (Abb. 60). Solche Übungen können wir schon in der ersten Zeit im Bett vornehmen. Auch von der schon lange bekannten Übung im warmen Bade, bei der das Eigengewicht aufgehoben ist, machen wir Gebrauch, ebenso von der hierbei mitausgeführten Unterwassermassage.

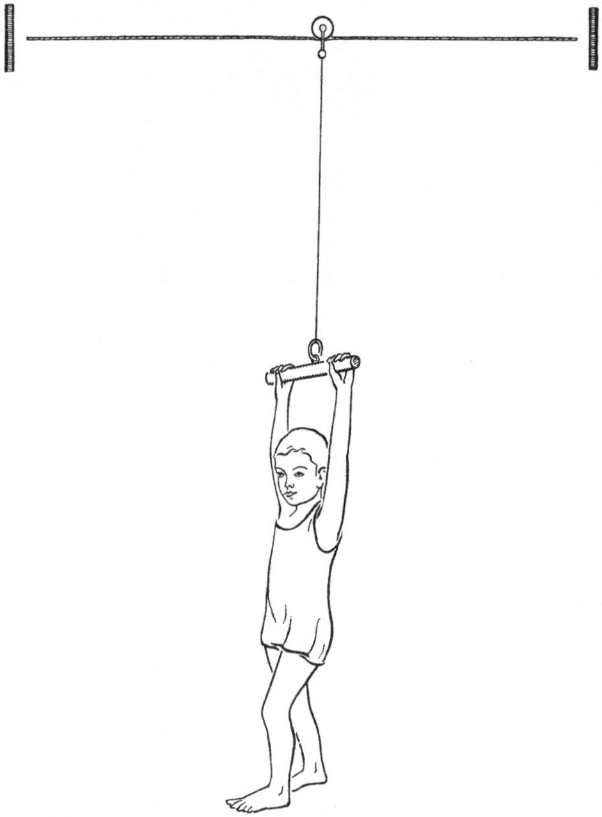

Bei den späteren Gehübungen müssen wir bisweilen auch das Eigengewicht des Übenden vermindern und wenden hierzu das Prinzip der Laufkatze an, wie sie SCHEDE in seiner Klinik eingeführt hat. Sie läßt sich auch im Privathaus oder kleineren Turnsaal unschwer einrichten (Abb. 61).

Abb. 61. Laufkatze nach SCHEDE zur Gehübung.

Ist die Aufhebung des Eigengewichts nicht mehr erforderlich, so lassen wir die selbsttätigen Widerstandsübungen an den einfachen Rollenzugapparaten ausführen, je nachdem Muskelausfall als Dorsal- oder Plantarflexion, Pro- oder Supination des Fußes, Beugung oder Streckung des Knies, Beugung, Streckung, Abduktion oder Adduktion des Hüftgelenkes usw. Dabei dürfen nun diese Widerstandsübungen nicht etwa rein mechanisch immer in der gleichen Weise vorgenommen werden, sondern müssen unter Berücksichtigung der wissenschaftlichen Erfahrungen, namentlich der Schule von ROUX, einmal mit steigenden Gewichten und dann nur jedesmal kurz dauernd, aber öfter wiederholt geschehen. WILLY LANGE stellte fest, daß nicht die lang dauernde gleichförmige Übung mit immer dem gleichen Gewichtswiderstand den Muskel stärkt, sondern nur *kurz dauernde Übungen mit höchstmöglicher Kraftleistung in der Zeiteinheit*. Dies allein wirkt als fördernder Reiz auf den Muskel und erzeugt Zunahme des Muskelquerschnitts. Bei Lähmung der Rumpf- und Rückenmuskeln müssen spezielle Übungen vorgenommen werden und vor allem auch eine richtige Atmungsgymnastik, bei der bei der Ausatmung ein Widerstand durch den wie zum Pfeifen gespitzten Mund gegeben wird, um ganz langsam die Luft unter einer gewissen Kraftentfaltung des Zwerchfells zu entleeren. Bei der Einatmung müssen die Arme mitsamt dem Schultergürtel leicht nach rückwärts genommen werden, während sie bei der Ausatmung zum Zusammenfallen des Brustkorbs wieder nach vorn verlagert werden.

Bei den Gehübungen stellen uns die Fälle mit Lähmung der Hüftabduktoren eine besondere Aufgabe. Sie pflegen sehr stark zu hinken, d. h. sie neigen ihren Oberkörper erheblich nach der gelähmten Standbeinseite über, in dem instinktiven Bestreben, das Hüftgelenk bei der Belastung in die Unterstützungslinie hineinzurücken. GOCHT machte nun bei einseitig Hüftluxierten, wo also die Hüftabduktoren ebenfalls insuffizient sind, und eine ähnliche Verschiebung des Oberkörpers nach der Standbeinseite eintritt, die Beobachtung, daß durch Anhängen eines schweren Gewichtes an die Hand der hüftluxierten Seite dieses Überhängen des Oberkörpers nicht mehr in diesem Maße auftritt. Sein Schüler STORCK stellte diese Erscheinung auch bei Lähmung der Hüftabduktoren fest und machte sie zum Gegenstand einer interessanten Studie. THOMSEN aus meiner Klinik hat darauf eine besondere heilgymnastische Übung für diese Fälle ausgebaut. Er gibt den Patienten als Übungsgerät einen Stab quer über die Schultern, an dessen längerem Ende auf der gelähmten Seite ein Gewicht befestigt wird, das je nach dem Fall weiter nach innen oder außen gerückt werden kann, bis das Optimum erreicht ist. Beim Gehen wird nun der Oberkörper zur Herstellung des Gleichgewichts instinktiv nach der anderen, nicht gelähmten Seite verschoben, bis die Gewichte über dem Unterstützungspunkt ausbalanciert sind. Durch diese Übung wird der hinkende Gang gebessert und das Haltungsgefühl angeregt.

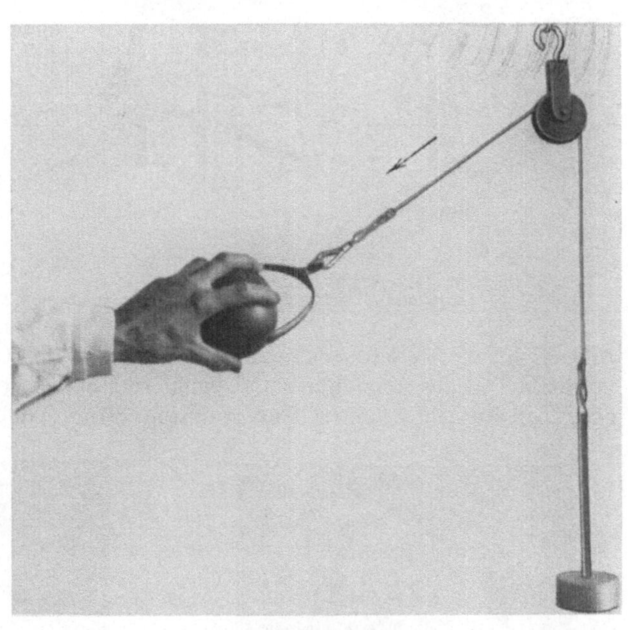

Abb. 62. Kugelzugübung bei Beugelähmung der Hand und Finger nach STUMPF.

Handgelähmte kann man mit je nach dem Ausfall sorgfältig ausgedachten Widerstandsübungen behandeln oder zur Abwechslung und aus psychischen Gründen mit Arbeitstherapie. Dies hat SCHEDE vor allem bei Kriegsgelähmten mit Hilfe von allerhand Behelfen durchgeführt. Sehr zweckmäßig sind STUMPFs Übungen, bei denen die Hand eine größere oder kleinere hölzerne Kugel umgreifen und festhalten muß, um die Widerstandszugübung auszuführen (Abb. 62), oder die sinnreich ausgedachten Übungen, die GEBHARDT in LEXERs Wiederherstellungschirurgie beschrieben hat. Er läßt mit entsprechend umgeformten handwerklichen Geräten, Zange, Hammer usw. Arbeiten verrichten. Auch STEINDLER-Jowa empfiehlt die Beschäftigungstherapie zur Behandlung der Muskelschwäche und Erziehung zu Ersatzbewegungen, und zwar Ausschnittarbeiten, Stich-, Laubsäge und Lederarbeiten, Schnitzereien, Korbflechtarbeiten, besonders auch zur Vor- und Nachbehandlung operativer Eingriffe. Den Arzt, der eine Übungsbehandlung selbst durchführen will, verweise ich auf das Büchlein HOHMANN-STUMPFs Orthopädische Gymnastik, in dem in Wort und Bild zahlreiche Beispiele von Übungen wiedergegeben sind.

XIV. Andere orthopädische Behelfe.

Bei schwersten Lähmungszuständen sind wir bisweilen gezwungen, außer dem Stützapparat noch Vorrichtungen zu ersinnen, die dem Gelähmten z. B. das Aufstehen aus der Sitzhaltung ohne fremde Hilfe gestatten. KNORR hat für einen Fall mit fast völliger Lähmung beider Beine und außerdem schweren Rumpf- und Armlähmungen, bei dem infolgedessen eine Ausnutzung der Rückenkrümmung zur Kraftübertragung für Hüft- und Kniestreckung nicht möglich war und der Kranke sich nicht aus der Sitzlage auf die mit Stützapparaten versteiften Beine stellen konnte, einen entsprechenden Hilfsstuhl konstruiert (Abb. 63 u. 64). Derselbe besitzt einen *kippbaren Sitz*. Beim Aufstehen stemmt sich der Patient kräftig mit den Armen auf den vorderen Teil der Armlehnen und beugt sich etwas vor. Dann beginnt der vordere Teil des in zwei Hälften geteilten Sitzes, der mit den Armlehnen fest

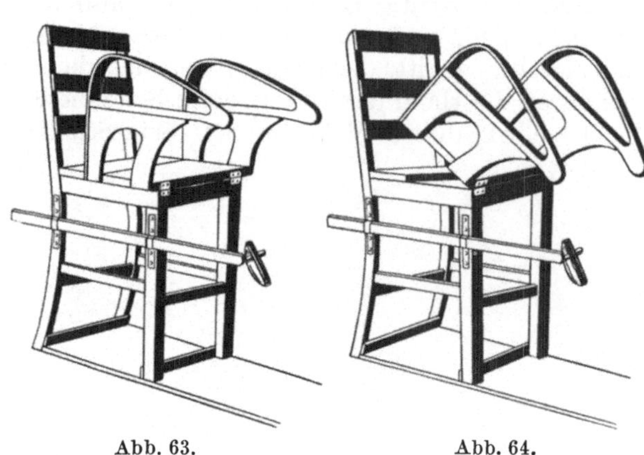

Abb. 63. Abb. 64.

Abb. 63 u. 64. Kippstuhl beim Sitzen und halb aufgeklappt nach KNORR.

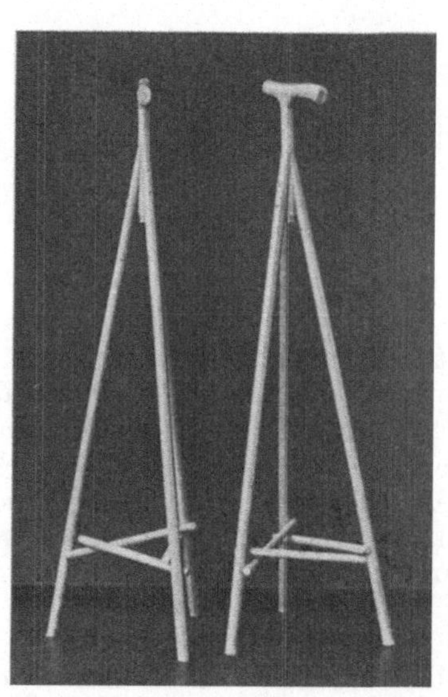

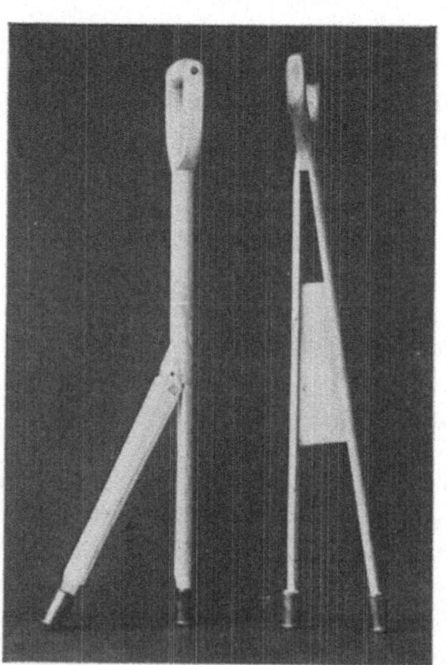

Abb. 65. Abb. 66.

Abb. 65. Dreibeinige Stöcke, Münchener Modell.

Abb. 66. Zweibeinige Stöcke, links erstes, rechts endgültiges Modell (Richtung der Stockkrücke senkrecht zur abgespreizten Stütze). (THOMSEN.)

verbunden ist, nach vorn zu kippen und dadurch das Gesäß anzuheben. Zur Unterstützung der Kniestreckung des rechten schwerer gelähmten Beines dient ein kurzes Querholz, welches in Kniehöhe durch eine seitliche Latte mit dem Stuhl verbunden ist.

Der Patient klettert nun mit den Händen an den seitlichen Armlehnen, welche dazu eine besonders geneigte geschwungene Form besitzen, in die Höhe, wobei der Sitz immer weiter nach vorn kippt, bis er senkrecht steht. Damit ist auch der Patient zum aufrechten Stand gehoben und die Feststellung des Kniegelenks am Schienenhülsenapparat schnappt ein. Dieser Vorgang kann noch mehr erleichtert werden, wenn man zwischen der rechten Armlehne und der seitlichen Latte, welche das Querholz für das rechte Kniegelenk trägt, eine Verbindung herstellt, so daß durch die Senkung der Armlehne die Latte mit dem Querholz nach rückwärts verschoben und dadurch ein kräftiger Druck im Sinne der Schlußstreckung auf das rechte Kniegelenk ausgeübt wird. Entsprechend gestaltet sich in umgekehrter Reihenfolge der Vorgang beim Hinsetzen.

Auch mit Hilfe besonders geformter *Gehstöcke*, wie der dreibeinigen Münchener Stöcke oder der zweibeinigen nach THOMSEN (Abb. 65 u. 66) oder des HERTZELLschen Doppelstocks (Abb. 67), des letzteren namentlich bei spastischen Lähmungen, läßt sich bei den Gehübungen dem Kranken wesentlich helfen, so daß sich vor allem das Gefühl der Unsicherheit verliert. Krücken aber vermeide man grundsätzlich, weil die Kranken dann ihre Beine überhaupt nicht mehr richtig benutzen lernen. Der Laufstuhl ist nur ganz im Anfang anzuwenden, wenn der Patient zum ersten Male auf die Beine gestellt wird. Höchstens bei Spastikern wird er mitunter länger gebraucht werden müssen.

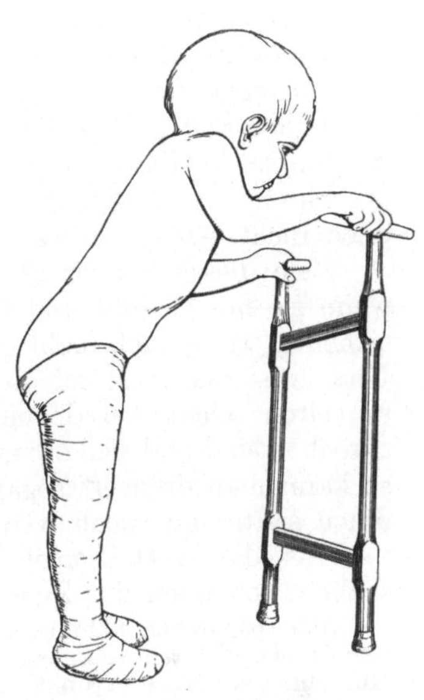

Abb. 67. Doppelstock.

Schließlich dürfen wir nicht die *Skeletveränderungen* vergessen, die im Gefolge der spinalen Kinderlähmung auftreten können. Ziemlich häufig sehen wir am gelähmten Bein eine *coxa-valga* entstehen, die keine Beschwerden zu verursachen pflegt und die auf die Schwäche des Glutaeus medius zurückzuführen sein dürfte. Noch häufiger ist als trophische Störung Kalkatrophie der Knochen der gelähmten Extremität zu finden, die unter Umständen hohe Grade erreichen und leichter zu Frakturen führen kann. Auch *Wachstumsverkürzungen* zum Teil hohen Grades sehen wir nicht selten, die einen orthopädischen Ausgleich erfordern können, teils durch erhöhten Schuh nach dem Prinzip der Extensions- oder Orfiprothese.

XV. Die spastischen Lähmungen

erfordern eine von anderen Gesichtspunkten bestimmte Behandlung als die wesensverschiedenen schlaffen Lähmungen. Vor allem sind es die LITTLEsche Krankheit und die infantile cerebrale Hemiplegie, die uns orthopädisch am meisten beschäftigen.

1. Die LITTLEsche Krankheit

wird meist nur in schwereren Fällen schon sehr frühzeitig an der besonderen Steifigkeit und Starre der Glieder erkannt und fällt oft erst dann den Eltern auf, wenn die Kinder zur üblichen Zeit sich nicht aufrichten und fortbewegen wollen wie andere Kinder.

Das Haupthindernis für die Erlernung des richtigen Stehens und Gehens sind die spastischen Kontrakturen der verschiedensten Gelenke. Fast immer treten uns typische Gelenkstellungen vor Augen, die Füße stehen in Spitzfußstellung, die Knie sind gebeugt, die Beine in den Hüftgelenken adduziert, mitunter auch leicht gebeugt und innenrotiert. Sie überkreuzen sich beim Versuch, die Kinder auf die Füße zu stellen, wodurch das Stehen und Gehen unmöglich wird. Seltener findet man Streckkontrakturen der Kniegelenke mit Hochstand der Kniescheibe durch Verkürzung des Quadriceps. Sind die Arme, wie glücklicherweise nur bei einem kleineren Teil der Fälle, mitbeteiligt, dann können die Oberarme im Schultergelenk leicht adduziert, im Ellenbogen gebeugt und die Vorderarme proniert, die Finger bei Streckstellung der Handgelenke stark zusammengekrallt sein.

Meist ist es unsere Aufgabe, diese Kinder überhaupt erst zum Stehen und Gehen zu bringen. Die Erreichung dieses Zieles hängt in allererster Linie davon ab, ob die Intelligenz des Kindes erheblich vermindert oder leidlich normal ist, in zweiter Linie von dem gleichzeitigen Bestehen von choreatischen und athetotischen Bewegungen. Bei erheblichen Intelligenzdefekten lohnt sich die mühevolle und kostspielige, immer jahrelange Behandlung nicht, und zur Zeit werden solche Fälle von der Behandlung auf Kosten der Krüppelfürsorge ausgeschlossen, weil das Ziel der Herbeiführung der späteren Erwerbsfähigkeit doch nicht erreicht wird.

Viele dieser Kinder aber zeigen eine leidliche Intelligenz und bringen es, wenn sie mit Geduld und Konsequenz behandelt werden, zu einem wenigstens sicheren, wenn auch nicht immer schönen Gehen, können auch Berufe ergreifen. Und was die ganz leichten Little-Fälle betrifft, die wir doch auch nicht so selten sehen, bei denen die spastischen Erscheinungen nicht sehr ausgesprochen sind und sich oft nur in einem etwas steifen, gehemmten Gehen äußern, so kann man diese oft sogar zu einem recht guten Gehen bringen, so daß man ihnen später nur noch wenig anmerkt.

Was die Ausfallserscheinungen der spastischen Lähmungen betrifft, so schließe ich mich der Zusammenfassung v. BAEYERS an, der sagt:

„Bei spastischen Lähmungen höheren Grades wird die Gliedermechanik systematisch beeinträchtigt durch Spasmen, Herabsetzung der willkürlichen Innervation der spastischen Muskeln, sekundäre Atrophie der Antagonisten der spastischen Muskeln, Kontrakturen, zentrale Koordinationsstörungen, gesteigerte Reflexerregbarkeit und Mitbewegungen, Vermehrung der muskulären Koordination und endlich in einigen Fällen durch Luxationen und Wachstumsstörungen."

Vor allem kommt es zunächst bei der Behandlung darauf an, die *Kontrakturen* zu beseitigen und nach deren Beseitigung durch geeignete Nachbehandlung eine Wiederkehr derselben zu verhüten und weiterhin durch geeignete Übungsbehandlung dem Patienten des Stehen und Gehen beizubringen.

Zunächst scheint mir ein Wort über Wesen und Zustandekommen der *spastischen Kontraktur* nötig zu sein. Ich schließe mich HAGLUND an, der jede Gelenkkontraktur als den Ausdruck für den vorliegenden Kräftezustand um das Gelenk ansieht und der demgemäß auch die spastische Kontraktur in ihren typischen Formen lediglich als den Ausdruck des *normalen Kräftebestandes um das Gelenk* auffaßt. Normalerweise sind die Kniebeuger stärker als die Kniestrecker und die Plantarbeuger des Fußes überwiegen die Heber der Fußspitze, die Adduktoren des Beines sind an Maße und demgemäß auch an Kraft den Abduktoren überlegen. Einmal bedingt dieses Kräfteverhältnis an sich die Gelenkstellung, die dann fixiert wird infolge der spastischen Funktionsstörung der Muskeln, die durch die ungehemmte Reflextätigkeit verursacht wird. Aber es kommen noch andere Momente hinzu, die dieses Kräfteverhältnis beeinflussen, vor allem die paretische Komponente, die bei Little in einzelnen Muskelgruppen ebenfalls neben der spastischen vorhanden ist. Diese mehr paretischen Muskeln pflegen den mehr spastischen zu unterliegen und die

Gelenkstellung wird von diesen beherrscht. Ist dies geschehen, dann pflegt sich der Spasmus in diesen Muskeln durch die dauernde Annäherung von Ursprung und Ansatz noch zu vermehren, worauf FÖRSTER hingewiesen hat. Auch aus diesem Grunde ist es für die Behandlung der Bewegungsstörungen beim Little von großer Bedeutung die Kontrakturen zu beseitigen.

Die meisten Autoren treten für die operativen Methoden für die Kontrakturbeseitigung ein. Auf dem Orthopädenkongreß 1931 berichtete jedoch FRITZ LANGE über seine langjährigen Erfahrungen mit der Behandlung der Spastiker, die ihn dazu geführt haben, die Operationen erheblich einzuschränken und mit Hilfe von Apparatbehandlung die Kinder zum Gehen zu bringen. Namentlich bei den leichteren Formen der LITTLEschen Krankheit sah auch BIESALSKI günstiges von der Apparatbehandlung. Er suchte dies so zu erklären, daß die Apparate eine physiologische Gelenkbewegung gewährleisten und alle unzweckmäßigen Ausschläge verhindern. Dadurch gewöhne sich das Kind an die Normalbewegungen und schleife seine Bahnen für diese ein. Auch verhindern die Apparate dadurch, daß man entsprechende Anschläge und Hemmungen anbringt, das Einknicken und Fallen der Kinder. Gerade davor haben sie besonders Angst und dies ist wiederum der Grund dafür, daß sie nur mit Zagen und stärkster Anspannung der Muskulatur, wobei sich Agonisten und Antagonisten anspannen, zu gehen wagen. BIESALSKI sah ferner in den Apparaten eine Art von sensiblem Indikator zu rechtzeitiger Auslösung zweckmäßiger Bewegungen, wie es FÖRSTER für die Tabes beschrieben hat. Auch im Little steckt häufig eine ataktische Komponente. Die zentripetal strömenden Reize sind krankhaft verändert und bedürfen der Korrektur, damit sie zur reflektorischen Auslösung zweckmäßiger Muskelkontraktionen dienen können.

Aber einerlei, ob wir uns mehr für eine operative oder nicht operative Beseitigung der Kontrakturen entscheiden, auch für die operative Behandlung gilt der Satz, daß es mit dieser allein nicht getan ist, sondern daß sie nur gewissermaßen günstigere Vorbedingungen für die Massage- und Übungsbehandlung schafft, ohne die das Ziel der Herbeiführung des freien Stehens und Gehens nicht erreicht wird. Unsere Aufgabe ist deshalb zuerst, eingetretene Verkürzungen der spastischen Muskeln zum Ausgleich der Kontrakturen zu beseitigen und weiterhin die Spastizität selbst in diesen Muskeln soweit irgend möglich herabzusetzen und zu dämpfen, um einen freieren Gebrauch der Gliedmaßen zu ermöglichen.

Wenn wir auf konservativem Wege die Verkürzungen auszugleichen versuchen, machen wir vor allem von *dehnenden* Maßnahmen aller Art Gebrauch, von der Extension, von Etappengipsverbänden mit allmählich vermehrter Wirkung, von Quengelgipsverbänden nach MOMMSEN, von Schienenhülsenapparaten mit Feder- oder Gummizugkräften usw. Insbesondere wendet man zur Bekämpfung der Adduktionskontraktur in den Hüftgelenken verstellbare Spreizbretter und Spreizgipse an, evtl. unter gleichzeitiger Extension an den Füßen. Letztere kommt auch bei Kniebeugekontrakturen in Betracht, gegen die auch Beschwerung des Knies durch einen Sandsack oder ein darüber gespannter Gurt angewendet wird. Zweckmäßigerweise redressiert man harte Kontrakturen in Narkose und gipst sie dann in Korrekturstellung ein.

Zur Verhütung spastischer Kontrakturen und zur Nachbehandlung nach Beseitigung solcher gibt man Schienen in Korrekturhaltung des betreffenden Gliedabschnitts.

Vor *Überkorrekturen* muß man sich aber im allgemeinen hüten, da man nicht selten sieht, daß dann oft der Spasmus mit Hilfe der sog. Schaltungsreflexe in die Antagonisten überspringen und eine Kontraktur in entgegengesetzter Stellung verursachen kann. So sah man nach Beseitigung von Adduktionskontrakturen sehr lästige Abduktionskontrakturen in den Hüftgelenken auftreten und nach Beseitigung eines spastischen Spitzfußes einen spastischen Hackenfuß. Alle dehnenden Maßnahmen müssen übrigens möglichst schonend geschehen, weil ein ruckweises Dehnen und Zerren auf dem Wege der Reflexbahnen neue Irritationen schafft und den Spasmus steigert. Ein Wort ist hier nötig über die Wirkung der starren Fixierung nach einer Korrektur der Kontraktur, weil sich hier die Meinungen gegenüberstehen. Die einen wie Lange sehen im richtig angelegten Gipsverband sich die Spasmen beruhigen, andere wie Stoffel glauben im länger liegenden Gipsverband eine stärkere spastische Erregbarkeit der Muskeln beobachtet zu haben. Wer die Mittellinie einhält, den Gips nicht zu lange liegen läßt, ihn nach 3—4 Wochen zur Schale schneidet und mit Bewegungsübungen beginnt, wird wohl keine schädlichen Wirkungen erleben.

Die zweite Aufgabe, den *Muskelspasmus herabzusetzen,* suchen wir zu lösen durch eine Reihe von Mitteln, die beruhigend wirken und die Reizzufuhr vermindern. In erster Linie haben sich hier warme Bäder bewährt, von Heubner in Form von Kuren mehrmals im Jahre empfohlen, anfangs mit 37° C, etwa 1/4 Stunde lang, dann allmählich bis zu 39 und 40° steigend, einen um den anderen Tag, mit Übungen und Massage im Bade. Haase empfiehlt „vorsichtige, Anreiz zu Gegenspannung vermeidende Streichmassage im Bade“.

Magnus hatte versucht durch Einspritzung von Novocain in die spastische Muskulatur die sensiblen Perzeptionsorgane soweit auszuschalten, daß die Spasmen verschwinden, konnte aber nur vorübergehende Wirkung erzielen. v. Baeyer suchte die Spasmen, insbesondere bei multipler Sklerose und amyotrophischer Lateralsklerose dadurch zu dämpfen, daß er die spastischen Körperabschnitte mit unelastischen Bändern leicht umschnürte.

Über die *Massage* bei spastischen Lähmungen begegnen wir sehr verschiedenen Meinungen. Während Hoffa und Gocht das Tapotement, das Beklopfen der Sehnen zur Milderung der Muskelhypertonie empfehlen und zwar ein kräftiges, rasches und federndes Beklopfen der spastischen Muskeln und besonders ihrer Sehnenenden und für die geschwächten Antagonisten das energische Durchkneten raten, sind andere wie Veraguth, dem ich mich hierin anschließe, gegen diese etwas energischen Anwendungen, weil dadurch den Vorderhornzellen nur stärkere Reize zugeführt werden und die Kontraktur vermehrt werden kann. Streichmassage aber wirke als Sedativum. Ich wende sie außerdem als *Dehnungsmassage* an für die hypertonischen Muskeln, an die man dann dehnende passive Übungen anschließt. So führt man, langsam die Spannung dieser Muskeln überwindend, die Gelenke in die entgegengesetzte Stellung, spreizt die Beine im Hüftgelenk oder streckt Hüft- oder Kniegelenk, führt den Spitzfuß in Hackenfußstellung über, dehnt am Oberarm die Adduktoren, am Vorderarm die Pronatoren, an der Hand die Beuger usw. Andere wie Brinkmann nehmen von Massage meist ganz Abstand, um nicht den Spasmus zu vermehren.

Zusammenfassend läßt sich über die Art der Massagebehandlung sagen, daß es bei den schlaffen Lähmungen vor allem darauf ankommt, atrophische und hypotonische Muskeln zu kräftigen und zu beleben, während bei den spastischen Lähmungen möglichst vermieden werden muß, den Hypertonus, die Übererregbarkeit der Muskeln etwa durch zu starke Reizwirkung noch zu erhöhen. Höchstens dürfen die atrophischen und weniger spastischen Antagonisten mit energischerer Knet- und Klopfmassage behandelt werden.

Um einen gehunfähigen Little auf die Beine zu bringen, bedarf es nach Beseitigung der Kontrakturen meist lang fortgesetzter und viel Geduld erfordernder Bemühungen. Diese bestehen einerseits in einer sorgfältig ausgebauten *Übungsbehandlung,* deren Grundsätze und Ausführung von Förster eingehend dargestellt werden.

Ich will hier nur einige technische Hilfsmittel erwähnen, die von Orthopäden zur Erlernung des Stehens und Gehens angewendet werden. Vor allem kommt es hierbei auf die statischen Gesichtspunkte an, auf die MOMMSEN hingewiesen hat: das Prinzip der Standfestigkeit und das Ökonomiegesetz, d. h. das Gesetz des kleinsten Kraftaufwands. Um die Standfestigkeit zu erzielen, ist dafür zu sorgen, daß die einzelnen Abschnitte des Körpers so übereinander liegen, daß der Gesamtschwerpunkt über die Mitte des Unterstützungsvielecks zu liegen kommt. Und ferner ist zu berücksichtigen, daß je mehr die Gliederabschnitte beim Stehen in eine winklige Abbiegung in Knie- und Hüftbeuge usw. kommen, desto unökonomischer die statische Arbeitsweise wird, weil immer größere Drehmomente in den großen Gelenken auftreten, die ihrerseits wieder eine stärkere Gegenwirkung seitens der Muskulatur erfordern. Diese Aufgaben suchen wir einmal durch die möglichst restlose Beseitigung der Kontrakturen zu lösen, andererseits aber auch durch apparatsmäßige Hilfskonstruktionen, welche eine immer wiederkehrende Beugestellung eines Gelenkes mechanisch verhindern. Durch solche zeitweise Fixierung einzelner Gelenke wird der komplizierte Bewegungsmechanismus sehr vereinfacht, was zur Beherrschung des Gleichgewichts, zur Balancierfähigkeit des Körpers oft hilft. Man macht nun oft die Beobachtung, daß nach einer Beseitigung des spastischen Spitzfußes durch eine Achillotomie eine Störung in der Muskelmechanik des Beines entsteht, so daß das Kniegelenk, das bisher beim Gehen gestreckt gehalten wurde, auf einmal in Beugestellung gerät, teils offenbar auf dem Wege von Schaltungsreflexen, teils durch Wegfall des kniestreckenden Moments des Spitzfußes bzw. der gehemmten Dorsalflexion des Fußes. In solchen Fällen kommt man bisweilen nicht um einen Apparat mit gesperrtem Fußgelenk oder, wie HELWIG vorschlug, mit durch Gummipuffer gedämpftem Anschlag herum.

Sehr oft stört bei den Littlekindern die spastische *Innenrotation* der Beine in den Hüftgelenken, die alsbald beim Gehversuch in Erscheinung tritt. Lernt das Kind im Schienenapparat das Gehen, so läßt sich diese Fehlstellung sehr leicht in demselben verhindern. Bei anderen haben sich die HEUSNERschen Spiralfedern bewährt, die von einem Beckengurt ausgehen und das Bein spiralig bis zum Schuh, an dem sie befestigt sind, umgeben und es außenrotieren. Auch CHLUMSKY hat einen ähnlich wirkenden Spiralgurt angegeben.

Unter den technischen Hilfsmitteln, die für das Stehen- und Gehenlernen oft nötig sind, spielen wie bei der spinalen Kinderlähmung mehrbeinige Stöcke, Laufstühle, die Laufkatze (Abb. 61), sowie die von VOGEL-München angegebenen Laufbretter eine Rolle. Diese sind kleine Holzbrettchen, bei 6jährigen Kindern etwa 30 cm lang und 8—10 cm breit, welche an den im Knöchel- und Kniegelenk fixierten, aber im Hüftgelenk beweglichen Apparaten an der Sohle wie Skibretter befestigt werden. Sie dienen zur Vergrößerung der Unterstützungsfläche und werden allmählich bei zunehmender Stehsicherheit vorne und hinten gekürzt, bis sie so klein geworden sind, daß ein Schuh mit breiter Sohle und breiten Absätzen angepaßt werden kann.

In der Übungsbehandlung spielen schließlich auch die *passiven* Übungen eine gewisse Rolle zum Stellungswechsel der Gelenke, zur Verhütung von Kontrakturen, zur Dehnung der zur Verkürzung neigenden Muskeln. Hierbei beachte man nach v. BAEYER die Kuppelung mehrerer Gelenke durch die mehrgelenkigen Muskeln (muskuläre Koordination). Man mache gegenläufige Bewegungen, z. B. bei gestreckter Hüfte Beugung des Kniegelenkes oder bei gebeugter Hüfte Kniestreckung und Hebung der Fußspitze usw. Hierdurch kann man eine dehnende Wirkung hervorbringen.

Zur Übung der Geschicklichkeit der *Hände* hat sich die praktische Arbeit in der Werkstätte besonders bewährt. BIESALSKI machte in seinem Krüppelheim die Beobachtung, daß wenn am Sonntag die Arbeit ausfiel, sich am Montag ein gewisser Rückgang in den Leistungen bemerkbar machte, der durch erneute Übung wieder eingeholt werden mußte.

Ein Wort verdienen noch die bei spastischen Lähmungen beobachteten *Skelet- bzw. Gelenkveränderungen.* ROHDE hat ein vermehrtes Hervortreten des Trochanter minor und einen zackigen Vorsprung unterhalb desselben bei schwerer Adduktionskontraktur eines Little beobachtet, ferner dornartige Zacken am Trochanter major, die in die Muskulatur hineinragten, schließlich Abplattungen der Knie- und Femurgelenkflächen bei Beugekontraktur der Kniegelenke, weiter Atrophie der Gelenkkörper infolge jahrelangen Bettliegens, Subluxationen und Luxationen der Hüftgelenke. Letztere waren schon immer bekannt. Auch DITTRICH-Frankfurt a. M. wies auf diese hin, ebenso auf die schon vorher beobachtete häufige coxa valga bei Little. Therapeutisch interessieren nur die Luxationen, die man ebenso wie die angeborenen einrenkt und im Gipsverband eine Zeitlang festhält. Von Bedeutung ist schließlich noch die Hackenfußbildung im Anschluß an eine Spitzfußbeseitigung, wo es zu einer erheblichen Skeletdeformierung kommen kann mit Steilstellung des Calcaneus, Hohlfußbildung und Subluxation im Tibiotalargelenk, einer Fehlform, die verhütet werden, die aber, wenn eingetreten, nur operativ wieder beseitigt werden kann.

Abgesehen von den Veränderungen der Gliedmaßen beobachten wir beim Little sehr häufig auch Veränderungen der Körperhaltung, der Rückenform, der zu einem ausgesprochenen und sehr starren *Rundrücken* werden kann.

Beim Little sind einmal die das Becken aufrichtenden Kräfte der Glutaei maximi relativ schwächer als die Beuger, vor allem der Iliopsoas, so daß das Becken nach vorn in Kippstellung gezogen wird. Und weiter neigt der Rumpf vornüber infolge der Schwäche der Erectores trunci. Aber auch spastische Ursachen bedingen sehr wesentlich diese Veränderung, teils das lange Sitzen dieser gehbehinderten Patienten, teils die Notwendigkeit, bei der Aufrichtung des Körpers das Gleichgewicht herzustellen, wenn die Knie- und Hüftgelenke in Beugestellung gehen, indem der Mensch instinktiv seine einzelnen Teilschwerpunkte zweckmäßig übereinanderlagert. So entsteht der runde Rücken, der wie gesagt sehr zunehmen und starr werden kann, so daß er bekämpft werden muß. Einesteils geschieht dies durch eine Liegeschale wie beim rachitischen Sitzbuckel, andererseits durch entsprechende Becken-, Rumpf- und Rückenmuskelgymnastik, sowie durch Kräftigungsmassage der schwachen Erectores trunci und Glutaei maximi.

2. Die cerebrale infantile Halbseitenlähmung

zeigt im Wesentlichen die gleiche Ausfallserscheinungen wie der Little, nur auf eine Körperhälfte beschränkt. Vor allem sind Arm und Bein leistungsgestört. Darum kommt es auch nur selten zur Aufhebung der Gehfähigkeit, da der Patient immer mit seinem gesunden Bein stehen und gehen kann, wenn auch das kranke mit der Fußspitze am Boden schleift. Der Fuß zeigt durch Verkürzung des Gastrocnemius einen Spitzfuß mit Neigung zur Varusstellung, der Oberschenkel wird in Adduktion und Einwärtsdrehung gehalten, das Knie leicht gebeugt. Der Gang ist dadurch behindert, schleppend, unschön und leicht ermüdend. Das durch den Spitzfuß verlängerte Bein wird beim Vorwärtsgehen im Bogen herumgeführt. Der Arm ist an den Rumpf angepreßt, der Vorderarm im Ellenbogen gebeugt und mit der Hand in halber Pronation gehalten. Die Hand selbst ist volar gebeugt und leicht ulnar geneigt, während die Finger mehr oder minder gebeugt in die Hohlhand eingeschlagen, ja eingekrampft sind und den Daumen überdecken. Meist ist die Schädigung der Gebrauchsfähigkeit der Hand eine erheblichere als die des Beines, so daß Greifen und Halten nicht möglich ist, besonders wenn noch eine auf die Seite der Lähmung beschränkte Hemiathetose dazu kommt. Diese Ausfallserscheinungen an Arm und Bein bewirken einen ganz bestimmten charakteristischen Typus, den man sofort erkennt. Das Bild ist ein ähnliches wie nach dem apoplektischen Insult des Erwachsenen, wenn auch Ätiologie, Lokalisation und Ausdehnung des Krankheitsprozesses im Gehirn ganz anders sind.

Allmählich entstehen trophische Wachstumsstörungen, die zur Verkürzung der Gliedmaßen führen können. Auch andere Skeletveränderungen können sich mit der Zeit bilden. So sah ich an schwer geschädigten Armen mit Adduktionskontraktur im Schultergelenk im Erwachsenenalter eine Humerusvarusbildung des Humeruskopfes, offenbar durch den einseitigen Muskelzug des Pectoralis verursacht.

Auch bei dieser Krankheit steht die Bekämpfung der bewegungsstörenden Kontrakturen im Vordergrund der Behandlung. Am erfolgreichsten ist dieselbe, wenn sie sehr früh einsetzt, noch ehe es zu einer Kontraktur gekommen und ehe die Antagonisten überdehnt sind. So gibt man frühzeitig eine Schiene für die Hand, durch welche Hand und Finger in Dorsalflexion und der Daumen abgespreizt gehalten werden (Abb. 68). Droht eine Pronationskontraktur des Vorderarms, so müssen wir den Ellenbogen mit in die Schiene einbeziehen und den Vorderarm in Supinationsstellung bringen. Dadurch verhüten wir Schrumpfungskontrakturen der Beugemuskeln und Überdehnung der Strecker. Gleichzeitig lassen wir entsprechende aktive Übungen ausführen. Bei ausgebildeter Kontraktur müssen wir versuchen, dieselbe durch Quengelverbände wieder allmählich zu beseitigen.

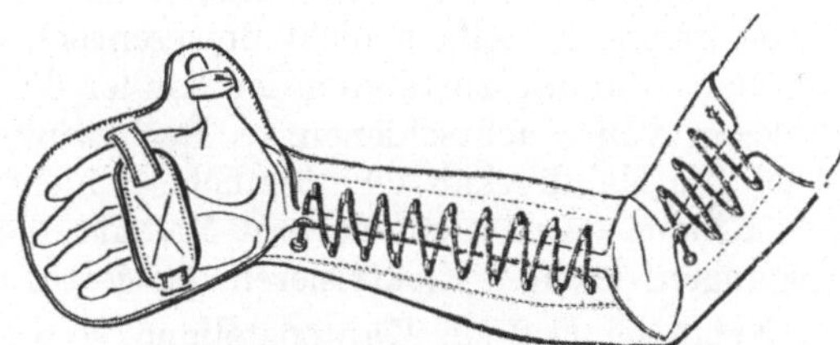

Abb. 68. Handschiene bei spastischer Hand-Fingerkontraktur.

Eine geringe Spitzfußbildung kann man meist mit Schienen nach Schede, die die Weichteile dehnen, ausgleichen, eine härtere Kontraktur verlangt operatives Vorgehen, wie Tenotomie oder Stoffelsche Operation. Gegen das Umkippen des Fußes in Klumpfußstellung geben wir eine besondere Einlage mit Erhöhung auf der Außenseite oder eine kleine Schiene wie in Abb. 30 oder 34. Für die Massage gilt das gleiche wie beim Little: eine übermäßige Reizung der spastischen Muskeln muß vermieden werden, um den Erregungszustand nicht zu steigern.

Bei der spastischen Hemiplegie sehen wir nicht selten Rückgratverkrümmungen im Sinne der *Skoliose.* Meist kommt es zu einem langgezogenen nach der spastischen Seite zu konkaven Bogen, der im allgemeinen nicht sehr hochgradig ist und auch nicht wesentlich zuzunehmen pflegt. Teils entsteht er durch die spastische Kontraktur der Rückenmuskulatur der einen Seite, teils durch den spastischen Spitzfuß, der das Becken auf dieser Seite hochschiebt, so das Bein verlängert und auf diese Weise statisch die Skoliose bedingt. Mit dem Ausgleich des Spitzfußes wird die letztere Ursache der Skoliose beseitigt, die Rückenmuskelkontrakturen werden mit Dehnungsübungen und die Schwäche der Rückenmuskeln der anderen nicht gelähmten Seite durch Aktivierungsübungen behandelt.

XVI. Der apoplektische Insult

der Erwachsenen macht wie gesagt ähnliche Ausfallserscheinungen wie die cerebrale Hemiplegie der Kinder, spastischen Spitzfuß und krampfgelähmte

Hand. Infolge der Varusneigung geht der Patient etwas auf der äußeren Fußkante. Das Bein wird infolge der Adduktorenspasmen von der Hüfte aus einwärts gedreht und adduziert, im Kniegelenk infolge von Verkürzungsspannung der Wadenmuskulatur leicht gebeugt gehalten. Die Hand ist leicht volarflektiert, die Finger in schweren Fällen eingekrallt. Wie die Dorsalflektion des Fußes, so ist auch die der Hand nur in geringem Ausmaße möglich, die Bewegung geschieht langsam, die Finger geraten dabei in stärkere Beugestellung. Im Schultergelenk wird der Arm einwärtsgedreht gehalten infolge eines Spasmus in den einwärtsdrehenden Schultermuskeln. Der Ellenbogen ist leicht gebeugt fixiert, in schweren Fällen sogar recht- oder spitzwinklig, der Vorderarm proniert.

Das Gehen ist erschwert, der Gang schleppend, die Fußspitze schleift. Der Gebrauch der Hand ist je nach Schwere des Falles mehr oder weniger beschränkt, teils wegen der Kraftlosigkeit, teils wegen spastischer Zusammenziehung der Muskeln. Oft durchziehen Arm und Bein des Apoplektikers krampfige Schmerzen.

Mit orthopädischen Maßnahmen läßt sich die Gebrauchsbehinderung von Hand und Fuß vielfach nicht unwesentlich bessern. Auch hier heißt es ebenso wie bei Lähmungszuständen der Kinder die Spitzfußbildung durch frühzeitiges Anlegen von Nachtschienen in Rechtwinkelstellung des Fußes zu verhüten. Auch die Hand erhält eine ähnliche Schiene wie bei der cerebralen Hemiplegie des Kindes. Außerdem bessern Massage der Muskeln, aktive und passive Bewegungen, leichtes Elektrisieren die gestörte Funktion.

Neigt der Fuß zur Kantenstellung, so erleichtert eine nach Gipsabguß angefertigte orthopädische Einlage mit etwas schiefer Ebene auf der Außenseite das Gehen. Ist der Spitzfuß nur gering, so gibt man der Einlage am Fersenteil eine kleine keilförmige Unterlage zum Ausgleich. Im übrigen genügen hierbei leichte passive Dehnungsübungen der Wadenmuskulatur. Ein höherer Grad von Spitzfuß hindert das Gehen sehr. Da erhebt sich oft die Frage, ob wir ihn durch eine subcutane Verlängerung der Achillessehne ausgleichen sollen. Vielfach wird das gelingen, aber gewisse Erfahrungen mahnen zur Vorsicht. Bei hochgradiger Arteriosklerose kann das Lumen der Beingefäße sehr verengt sein und durch die Dehnung beim Ausgleich des Spitzfußes bzw. der gleichzeitigen Kniekontraktur in Verbindung mit einer etwaigen Schädigung durch das Adrenalin im Lokalanaestheticum kann eine Ernährungsstörung im Bein unter Umständen zur Gangrän führen. Man prüfe daher vorher immer durch Röntgenbild und Pulsuntersuchung den Zustand der Arterien und vermeide einmal das Adrenalin und zweitens eine stärkere Dehnung bei der Kontraktur. Von STOFFELscher Nervenresektion habe ich bei diesen Fällen keine befriedigenden Erfolge gesehen. Doch das gehört nicht mehr zu meinem Abschnitt.

Oft wird eine spastische Varusstellung des Fußes nicht durch die Einlage ausgeglichen. In diesem Fall wende ich die Spiralschiene an, die ich bei Fehlformen des poliomyelitischen Fußes oben beschrieben habe (Abb. 34). Die Schiene steigt hier, da es sich um einen Varusfuß handelt, natürlich von der Außenseite der Einlage aus auf und der Fuß wird mit einer Lederschnürung und Fersenkappe oder in leichten Fällen auch nur mit einem Gummiband auf der Einlage fixiert.

Sehr lästig kann im Gefolge des apoplektischen Insults eine Krampfstellung der Zehen werden, die beim Gehen, also bei der Intension eintritt. Die Zehen krallen sich und schmerzen durch Druck und Reibung im Schuh. Mit einer nach Gipsabguß geformten Ledersandale, gegen die die Zehen in Streckstellung mit einem Riemen angezogen werden, habe ich solchen Patienten Erleichterung schaffen können.

Literatur.

ASSEN, VAN: Ergebnisse einer statistischen Untersuchung von Fällen von Kinderlähmung. Orthopädenkongr. 1926, Verh.-Bd. S. 264.

BAEYER, V.: Orthopädische Behandlung der Nervenkrankheiten. Lehrbuch der Nervenkrankheiten von CURSCHMANN u. KRAMER, 2. Aufl. — BECK, O.: Die Entstehung der paralytischen Kontrakturen. Verh. orthop. Kongr. **17**. — BECKER, FRANZ: Die Spannungsverhältnisse des Rückenmarks bei lordotischer und kyphotischer Einstellung der Wirbelsäule und ihre Bedeutung für die Behandlung des akuten Stadiums der Poliomyelitis. Münch. med. Wschr. **1929 II**. — BIESALSKI: Grundsätzliches. Orthop. Kongr. 1926 u. 1927, S. 297. — Orthopädische Behandlung der Nervenkrankheiten aus Lehrbuch der Orthopädie, 3. Aufl. Jena: Gustav Fischer 1928. — Technische Neuerungen. Z. orthop. Chir. **46**.

ERLACHER: Direkte Muskelprüfung zur Prognose der poliomyelitischen Lähmungen bald nach dem akuten Anfall. Klin. Wschr. **1922 II**. — EVERSBUSCH: Experimentelle Untersuchungen über die Lähmungstypen bei der cerebralen Kinderlähmung. Z. orthop. Chir. **41**, 481.

GEBHARDT, K.: Nachbehandlung der Bewegungsstörungen. LEXERs Die gesamte Wiederherstellungschirurgie, Bd. 2. Leipzig: Johann Ambrosius Barth 1931. — GOCHT: Orthopädische Technik. Stuttgart: Ferdinand Enke 1917. — GOCHT-DEBRUNNER: Orthopädische Therapie. Leipzig: F. C. W. Vogel 1925.

HAASE, ERNST: Cerebrale Kinderlähmung, LITTLEsche Krankheit. Neue Deutsche Klinik, Bd. 5. 1930. — HAGLUND: Die Kinderlähmungsfolgen und ihre Behandlung. (Frän Medicinsk och Social Synpunkt. Stockholm 1913, Nordiska Bockhandeln.) — Die Prinzipien der Orthopädie. Jena: Gustav Fischer 1923. — HOFFMANN: Studie über die Bauchmuskulatur. Z. orthop. Chir. **1934**. — HOHMANN: Zur Behandlung des Frühstadiums der Poliomyelitis anterior acuta. Münch. med. Wschr. **1909 II**. — HOHMANN: Fuß und Bein, 2. Aufl. München: J. F. Bergmann 1934. — HOHMANN-STUMPF: Orthopädische Gymnastik. Leipzig: Georg Thieme 1933.

IBRAHIM u. HERMANN: Über Bauchmuskellähmung bei Poliomyelitis. Z. Nervenheilk. **29** (1905).

KNORR: Technische Bemerkungen zur Behandlung der schwersten Formen von Kinderlähmung. Orthop. Kongr. 1926. — KÖNIG: Beiträge zur Klinik der cerebralen Kinderlähmungen. Dtsch. Z. Nervenheilk. **20**, 455 (1901). — KOPITS, IMRE: Beitr. zur Muskelpathologie, histologische Befunde an Muskeln, Nerven und Blutgefäßen in Spät- und Endstadien peripherer Lähmungen, mit besonderer Berücksichtigung der Poliomyelitis anterior acuta. Arch. f. Orthop. **27** (1929).

LANGE, F.: Die Prüfung der Muskeln durch subcutane elektrische Reizung. Z. orthop. Chir. **41**, 85. — Die epidemische Kinderlähmung. München: J. F. Lehmann 1930. — LANGE, MAX: Die Bedeutung und Behandlung der Hüftbeugekontraktur nach Poliomyelitis. Z. orthop. Chir. **47**, 86.

MITTELSTAEDT, W.: Über Bauchmuskellähmungen bei Poliomyelitis. Z. Neur. **58** (1920). — MOMMSEN: Statische Gesichtspunkte für die Behandlung der Kinderlähmung. Orthop. Kongr. 1927. — Der mechanische Ersatz des gelähmten Glutaeus maximus. Z. orthop. Chir. **53**, 296. — Die Dauerwirkung kleinster Kräfte bei der Kontrakturbehandlung. Z. orthop. Chir. **42**, 1. — MÜLLER, A.: Die Behandlung der spinalen Kinderlähmung im akuten Stadium. Münch. med. Wschr. **1932 I**.

PITZEN: Erfahrungen der Münchener Klinik mit der Behandlung schwerer Lähmungen. Orthop. Kongr. 1926.

RADIKE: Erfahrungen mit Kraftübertragungsapparaten bei Lähmungen, Schlottergelenken und Gelenkdefekten. Arch. f. Orthop. **19** (1921). — RECKLINGHAUSEN: Gliedermechanik und Lähmungsprothesen. Berlin: Julius Springer 1920. — RENESSE, V.: Eine „Quadricepsbandage". Arch. f. Orthop. **24**, 254. — Eine „Glutaeusbandage". Arch. f. Orthop. **23**, 749.

SCHANZ: Handbuch der orthopädischen Technik, 2. Aufl. Jena: Gustav Fischer 1923. — SPITZY: Erkrankungen neurogenen Ursprungs. Handbuch für Kinderheilkunde, 2. Aufl., Bd. 5. Leipzig: F. C. W. Vogel. — STEINDLER: Die poliomyelitischen Lähmungen der oberen Extremität. Verh. orthop. Ges. **1930**. — STOFFEL: Krankheitsbild und Behandlung der schweren Formen von Kinderlähmung. Orthop. Kongr. 1926. — STORCK: Die Körperhaltung bei einseitiger Beinbelastung und ihre Änderung bei Ausfall der Hüftabduktionsmuskeln. Arch. f. Orthop. **30**, H. 3. — STRASBURGER, J.: Zur Klinik der Bauchmuskellähmungen, auf Grund eines Falles von isolierter partieller Lähmung nach Poliomyelitis. Dtsch. Z. Nervenheilk. **31** (1906).

THOMSEN: Über die Funktion des M. sternocleidomastoideus. Z. Anat. **102**, 1. — Zur Statik und Mechanik der gesunden und gelähmten Hüfte. Z. orthop. Chir. **60**.

VERAGUTH: Über Hemiplegien und ihre Behandlung. Schweiz. med. Wschr. **1930 I**, 1. — Die Übungsbehandlung mittelst der Untergewichtsmethode. Schweiz. med. Wschr. **1931 I**, 840.

Übungstherapie.

Von O. FOERSTER-Breslau.

Mit 48 Abbildungen.

I. Einleitung.

Unter Übungstherapie verstehen wir den methodisch betriebenen Versuch die durch Erkrankungen des Nervensystems verursachten Störungen der motorischen Leistungen des Organismus durch systematische Übungen auszugleichen.

Bei den Erkrankungen des Nervensystems kann die Restitution, d. i. die Wiederangleichung an die vorbestehenden Verhältnisse der Gesundheit, auf dreifachem Wege zustande kommen, erstens durch Reversion der Noxe und die damit verbundene strukturelle und funktionelle Wiederherstellung der geschädigten Nervenelemente, zweitens durch Regeneration, d. h. Wiedererstehen des ursprünglich zugrunde gegangenen Nervengewebes und drittens bei irreparabler Destruktion nervöser Grisea- und Leitungsbahnen durch Reorganisation, d. h. durch Betriebsumstellung der erhalten gebliebenen Glieder der großen Arbeitsgemeinschaft, welche alle Abschnitte des Nervensystems miteinander bilden. Es unterliegt keinem Zweifel, daß die meisten motorischen Störungen, welche durch Läsionen des Nervensystems bedingt werden, schon *spontan*, infolge einer dem Organismus immanenten Tendenz die Leistungen, zu denen er unter normalen Verhältnissen fähig ist, auch bei Schädigung seiner Substanz mit den verbliebenen unbeschädigten Teilen des Nervensystems, überhaupt mit allen ihm noch zur Verfügung stehenden Kräften gleichwohl möglichst zweckmäßig zu erfüllen, eine mehr oder weniger weitgehenden Ausgleich auch dann erfahren, wenn weder eine Reversion der Noxe noch eine Regeneration des zugrunde gegangenen Nervengewebes in Betracht kommt, lediglich auf dem Wege der Reorganisation der verbliebenen Anteile des Nervensystems, das nicht eine aus einzelnen Teilen zusammengesetzte Maschine darstellt, die stillsteht, wenn ein Teil den Dienst versagt, sondern eine bewunderungswürdige Plastizität besitzt und eine erstaunlich weitgehende Anpassungsfähigkeit nicht nur an veränderte äußere Bedingungen sondern auch an Eingriffe in seine eigene Substanz aufweist. Die Übungstherapie greift in den Gang der Spontanrestitution ein, fördert dieselbe, baut sie aus. Gar nicht selten bringt sie dieselbe überhaupt erst in Gang, wenn die der Spontanrestitution zugrunde liegenden Kräfte brach liegen und vom Organismus nicht entfaltet werden, wie etwa bei den sog. Gewohnheitslähmungen oder manchen cerebralen Hemiplegien, bei denen die Lähmung der einen Körperhälfte zunächst eine totale bleibt, obwohl die anatomischen Vorbedingungen zu einer Restitution per reorganisationem vollkommen erfüllt sind, oder wie etwa bei hysterischen Lähmungen, bei denen der Organismus infolge der ihm eigenen hysterischen Reaktionsweise der Spontanrestitution geradezu instinktiv entgegenarbeitet.

Die Übungstherapie kann fördernd und unterstützend in den Gang der spontanen Restitution eingreifen, einerlei, ob letztere auf der Reversion der Noxe, auf der Regeneration oder auf einer Reorganisation bei irreparablen Destruktionen beruht. Naturgemäß hängt aber das Endresultat, das durch die

Übungsbehandlung erzielt wird, in hohem Maße davon ab, unter welcher der drei genannten Voraussetzungen dieselbe zur Anwendung kommt.

Das Grundprinzip aller Übungstherapie ist ein sehr einfaches; es besteht darin, die jeweils verliegende motorische Störung durch systematisch geübte größtmögliche Willensanstrengung auszugleichen. Bei der großen Mannigfaltigkeit der motorischen Störungen, die bei den Erkrankungen der verschiedenen Abschnitte des Nervensystems zutage treten, weist aber dieses Grundprinzip naturgemäß eine außerordentliche Vielgestaltigkeit auf. Es ist nicht möglich, etwa *eine* allgemeingültige Übungstherapie der motorischen Störungen bei den Erkrankungen des Nervensystems schlechthin zu entwerfen, sondern es ist erforderlich, die verschiedenen motorischen Syndrome analytisch zu zergliedern und aufzuzeigen, wie die einzelnen Komponenten des Syndroms durch Übung ausgeglichen werden können, welche speziellen Mittel und Wege der einzelnen Störung gegenüber zum Ziele führen.

II. Übungstherapie bei Erkrankung des peripheren motorischen Neurons (periphere, radiculäre und nucleare Lähmungen).

Das sog. periphere motorische Neuron — Vorderhornzelle — vordere Wurzel — peripherer motorischer Nerv — ist der einzige Weg, auf dem nervöse Impulse den Muskel überhaupt erreichen können. Die Vorderhornzelle erhält ihrerseits den Antrieb zur Impulsabgabe an den Muskel von zahlreichen Stationen des Nervensystems her, vom Großhirn, von subcorticalen supraspinalen Zentren, aber auch durch durch die ihr unmittelbar auf dem Wege der afferenten Bahnen zufließenden peripherogenen Erregungen. Unter Berücksichtung der mannigfachen Quellen, aus denen die Vorderhornzelle die Anregung zur Impulsabgabe empfängt, kann das periphere motorische Neuron auch als die letzte gemeinsame Wegstrecke für alle nervösen Impulse, die der Organismus dem Muskel zusendet, bezeichnet werden. Fällt das periphere motorische Neuron aus, so ist der Muskel deefferentiert, er erhält keine motorischen Impulse mehr, weder vom Cortex cerebri, noch von irgendeiner subcorticalen-supraspinalen Station, noch kann er durch irgendeinen sensiblen oder sensorischen Reiz reflektorisch in Tätigkeit versetzt werden. Es besteht eine völlige Aufhebung der willkürlichen, unwillkürlichen und reflektorischen Innervierbarkeit des Muskels. Es fehlen die Hautreflexe, Schleimhautreflexe und Visceralreflexe soweit als der deefferentierte Muskel als Erfolgsorgan in Betracht kommt, es fehlen die Muskeleigenreflexe, die Sehnen- und Knochenphänomene und der Dehnungsreflex des Muskels im engeren Sinne, die Lähmung geht mit Areflexie einher, sie ist eine schlaffe. Es fehlt die elektrische Erregbarkeit des Muskels vom Nerven her und es fehlt auch die direkte faradische Erregbarkeit des Muskels. Hingegen bleibt die direkte galvanische Erregbarkeit erhalten, allerdings ändert sich die Kontraktionsform, dieselbe läuft nicht wie in der Norm blitzschnell, sondern langsam und träge ab; auf stärkere Ströme reagiert der deefferentierte Muskel ebenso wie in der Norm nicht nur mit einer einmaligen klonischen Zuckung, sondern mit einer anhaltenden tetanischen Kontraktion, welche aber im Gegensatz zur Norm nicht selten auch nach Unterbrechung des Stromes noch eine kurze Zeit andauert. Während die Kontraktion des Muskels in der Norm vornehmlich durch die Applikation des elektrischen Stromes auf den sog. motorischen Reizpunkt, d. h. auf den in den Muskel eintretenden Nervenast erzielt wird, reagiert der deefferentierte Muskel am leichtesten und kräftigsten dann, wenn er in seiner ganzen Ausdehnung von dem galvanischen Strom erfaßt wird (Longitudinalreaktion). Der deefferentierte Muskel reagiert auch auf direkte mechanische Reize noch mit einer Kontraktion; diese läuft ebenso wie die durch den galvanischen Reiz ausgelöste Kontraktion langsam und träge ab, auch sie nimmt nicht selten tetanischen Charakter an. Und schließlich kann der deefferentierte Muskel auch noch durch bestimmte Pharmaca, die ihm auf der Blutbahn zugeführt werden oder direkt in seine Substanz injiziert werden, in tetanische, langanhaltende Kontraktion versetzt werden. Diese Eigenschaft kommt besonders den parasympathico-mimetischen Substanzen, dem Cholin und dem Pilocarpin zu; auch das Tetrophan (Tetrahydroatophan) entfaltet eine derartige Wirkung. Im Gegensatz dazu hebt Adrenalin die durch Cholin hervorgerufene Muskelkontraktur wieder auf.

Die den peripheren Lähmungen gegenüber zur Anwendung kommenden Übungsprinzipien sind grundsätzlich verschieden, je nachdem, ob wir uns einer totalen und irreparablen Lähmung einer Muskelgruppe gegenüber befinden, oder ob es sich nur um eine partielle Deefferentierung handelt.

A. Übungstherapie bei totaler irreparabler Lähmung.

Im Falle der totalen irreparablen gilt es diejenigen Kräfte zu mobilisieren und auszunützen, welche zu dem Zustandekommen derjenigen Aufgaben, für welche vorher die nunmehr völlig deefferentierte Muskelgruppe in erster Linie zur Verfügung stand, in irgendeiner Weise beitragen können.

1. Ausnützung der physikalischen Eigenschaften des deefferentierten Muskels.

Erstens kommen hierfür diejenigen *Kräfte* in Betracht, welche auf den *physikalischen Eigenschaften* beruhen, die auch der *völlig deefferentierte Muskel* noch besitzt. Diese Eigenschaften sind a) der *Dehnungswiderstand* des Muskels und b) die *Elastizität*, d. h. die Fähigkeit des Muskels sich nach vorausgegangener Dehnung wieder zusammenzuziehen, sobald die dehnende Kraft zu wirken aufhört.

a) Der Dehnungswiderstand des deefferentierten Muskels.

Die Ausnützung des *Dehnungswiderstandes* des deefferentierten Muskels kommt für kinetische Leistungen nur bei mehrgelenkigen Muskeln in Betracht. Das bekannteste Beispiel stellen die langen Fingerflexoren und Extensoren dar. Bei einer totalen Lähmung der Fingerflexoren werden die Finger durch eine energische und ausgiebige willkürliche Handstreckung infolge des Widerstandes, den die gelähmten Muskeln ihrer Dehnung entgegensetzen, mehr oder weniger ausgiebig in die Hohlhand eingeschlagen, in manchen Fällen so weit, daß die Fingerkuppen mit der Palma manus in Kontakt gelangen, so daß also ein voller, wenn auch naturgemäß kraftloser Faustschluß zustande kommt.

Es ist erstaunlich, in welchem Grade der Umfang der auf diese Weise zustande kommenden Beugebewegung der Finger durch systematische Übungen, die einfach in einer immer wieder ausgeführten maximalen willkürlichen Streckung der Hand bestehen, allmählich gesteigert werden kann. Diese allmähliche durch fortgesetzte Übung erzielbare Steigerung des Umfanges der Fingerbeugung beruht wohl darauf, daß der Kranke durch die immer erneute maximale willkürliche Handstreckung seine Handbeuger mehr und mehr erschlaffen lernt und gleichzeitig mit dem Impuls zur Fingerbeugung eine maximale Erschlaffung der Fingerstrecker verbindet.

Umgekehrt werden bei einer totalen Lähmung der Extensores digitorum die Finger durch eine energische und ausgiebige willkürliche Handbeugung infolge des Dehnungswiderstandes der gelähmten Fingerextensoren in mehr oder weniger ausgiebige Streckung gezogen, so daß gar nicht selten eine für praktische Zwecke ausreichende Faustöffnung zustande kommt. Auch hier kann nicht selten durch systematische Übungen, die für diesen Fall in der maximalen willkürlichen Handbeugung bestehen, das Resultat sukzessive ausgeweitet werden.

Prinzipiell gleichartige Möglichkeiten bestehen für jede mehrgelenkige Muskelgruppe. Sie sind in dem der speziellen Physiologie und funktionellen Pathologie der quergestreiften Muskeln gewidmeten Abschnitte dieses Handbuches eingehend berücksichtigt worden. Hier sei nur noch ein Beispiel einer mehrgelenkigen Muskelgruppe der unteren Extremität, das der langen Knieflexoren, Biceps, Semitendinosus und Semimembranosus angeführt. Trotz völliger Deefferentierung dieser Muskeln kann der Unterschenkel durch eine ausgiebige Flexion des Oberschenkels infolge des Dehnungswiderstandes der gelähmten Muskeln, in einem von Fall zu Fall allerdings sehr variablen Ausmaße in Beugung gezogen werden und auch hier kann unter dem Einflusse systematischer Übungen der Grad der Unterschenkelbeugung allmählich zunehmen. Der dieser Unterschenkelbeugung zugrunde liegende Mechanismus ist von einiger praktischen Bedeutung für die Bewegung des Schwungbeines beim Gange. DUCHENNE hatte bekanntlich gelehrt, daß bei völliger Lähmung aller Kniebeuger beim Vorführen des Schwungbeines der Unterschenkel des letzteren keinerlei Beugung eingehe. Diese Lehre ist nicht zutreffend, sie hat nur für den Fall Gültigkeit, daß gleichzeitig ein abnormer Widerstand seitens der Streckmuskeln oder der Gelenkbänder vorliegt. Da, wo ein solcher nicht besteht, wird der Unterschenkel beim Vorführen des Schwungbeines allemal sogar recht ausgiebig gebeugt und an dieser Beugebewegung ist, wenn auch keineswegs ausschließlich, so doch zum Teil der Dehnungswiderstand der gelähmten Kniebeuger beteiligt; der Grad der Unterschenkelbeugung wächst während der Bewegung des Schwungbeines gradatim mit der Zunahme der Flexion des Oberschenkels.

Es dürfte ohne weiteres einleuchten, daß der aus dem Dehnungswiderstande des deefferentierten Muskels erzielbare lokomotorische Effekt um so ausgiebiger sein wird, je größer der Dehnungswiderstand des gelähmten Muskels ist. Bei unkomplizierter Lähmung der Fingerflexoren bleibt der Faustschluß selbst bei maximaler Handstreckung in der Regel recht unvollkommen und kraftlos; er reicht in der Regel nicht aus, um auch nur einen Gegenstand, etwa ein Glas, umklammert zu halten. Sobald aber die gelähmten Fingerflexoren infolge bindegewebiger Schrumpfung ihre Dehnbarkeit gänzlich oder weitgehend eingebüßt haben, ist naturgemäß der Umfang der Beugebewegung der Finger bei aktiver Handstreckung ein wesentlich größerer und die Kraft, mit welcher ein zwischen Vola manus und Vola digitorum befindlicher Gegenstand umklammert gehalten wird, steht dabei unter Umständen derjenigen kaum nach, welche normaliter bei maximaler willkürlicher Kontraktion der Fingerbeuger entwickelt wird. Darin liegt ein unbestreitbarer Vorzug einer Kontraktur der langen Fingerflexoren; kein Wunder daher, daß man empfohlen hat, im Falle einer völligen Lähmung der langen Fingerflexoren durch operative Raffung ihrer Sehnen und Muskelbäuche ihren Dehnungswiderstand zu erhöhen und für den Faustschluß nutzbar zu machen. Aber leider wirft, wie sonst so auch hier, das Licht seine Schatten. Je stärker der Grad der Kontraktur der Fingerbeuger, um so fester zwar der Faustschluß bei der Handstreckung, aber um so geringer die Dehnbarkeit der Fingerbeuger, um so geringer die Möglichkeit der Faustöffnung, die für das Ergreifen von Gegenständen nun einmal eine ebenso unentbehrliche Voraussetzung ist wie erstere. Die Hand als Greiforgan ist einer Zange vergleichbar, deren Branchen bis zu der dem Umfange des zu ergreifenden Gegenstandes entsprechenden Weite geöffnet werden müssen, damit letzterer Platz zwischen den Armen der Zange findet, die alsdann um ihn geschlossen wird. Eine starre unüberwindliche Kontraktur der Fingerbeuger ist für den Greifakt unbrauchbar. Die goldene Mittelstraße bedeutet auch hier den besten Ausweg. Es fragt sich nun, durch welche Maßnahmen wir in der Lage sind, den Dehnungswiderstand einer völlig deefferentierten Muskelgruppe zu erhöhen, ohne deren Dehnbarkeit wesentlich zu schmälern. Wenn wir von den operativen Maßnahmen, die in diesem konkreten Falle in einer exakt dosierten Raffung der Muskelbäuche bzw. der Sehnen der langen Fingerflexoren bestehen, absehen, und nur die sog. konservativen Maßnahmen ins Auge fassen, so steht hier an erster Stelle die richtige *Lagerung* des gelähmten Gliedes. Der Dehnungswiderstand eines Muskels hängt von dem Grade der vorangehenden Entfernung seiner Insertionspunkte und der Dauer derselben ab, permanente Entfernung der Insertionspunkte des Muskels mindert seinen Dehnungswiderstand, dauernde Annäherung der ersteren erhöht den letzteren, ja sie führt unter Umständen zum Verlust der Dehnbarkeit zur mehr oder weniger starren Kontraktur. Das gilt grundsätzlich, wenn auch in beträchtlich verschiedenem Grade für den Muskel unter normalen Verhältnissen, wie für den völlig deefferentierten Muskel, wie für alle durch Unterbrechung der zentralen Abschnitte des Nervensystems bedingten Syndrome.

Für unseren konkreten Erfall ergibt sich jedenfalls aus der Erkenntnis dieses Grundgesetzes der Muskelphysiologie die Forderung im Falle der Lähmung einer Muskelgruppe durch entsprechende Lagerung des Gliedes eine größtmögliche Annäherung ihrer Insertionspunkte zu unterhalten, eine Forderung, die zwar im Alphabet der Orthopädie an erster Stelle steht, die aber bedauerlicherweise in praxi keineswegs immer gebührend berücksichtigt, ja leider nur allzu oft völlig vernachlässigt wird. Wir werden den Wert dieses Lagerungsprinzipes der Glieder noch in anderem Zusammenhange zu würdigen haben und seiner grundsätzlichen Bedeutung auf Schritt und Tritt begegnen. Durch die Lagerung der Glieder in derjenigen Stellung, bei welcher die Insertionspunkte der gelähmten Muskelgruppe möglichst angenähert sind, wird nicht nur das Ziel, die Leistungsfähigkeit des deefferentierten Muskels durch Erhöhung seines Dehnungswiderstandes möglichst zu vergrößern, erreicht, sondern gleichzeitig auch der bei jeder peripheren Lähmung drohenden Gefahr der Kontraktur des nicht gelähmten Antagonisten am wirksamsten vorgebeugt. Ist letzterer gleichzeitig gelähmt, so empfiehlt sich im allgemeinen eine Lagerung in Mittelstellung. Es ist aber zu berücksichtigen, daß die Neigung zur Kontraktur und die Zunahme des Dehnungswiderstandes bei Annäherung der Insertionspunkte nicht bei allen Muskelgruppen unseres Körpers in gleichem Grade ausgesprochen ist. So nehmen z. B. die Plantarflexoren des Fußes und der Zehen viel schneller einen erhöhten Dehnungswiderstand bei Annäherung ihrer Insertionspunkte an als die Dorsalflexoren. Es empfiehlt sich daher bei gleichzeitiger Lähmung beider Muskelgruppen den Fuß so zu lagern, daß die Insertionspunkte der Dorsalflexoren stärker angenähert sind als die der Plantarflexoren. Bei gleichzeitiger Lähmung der Kniestrecker und Kniebeuger ist es aus dem analogen Grunde notwendig, den Unterschenkel in Streckstellung zu lagern.

Mittels welcher Apparaturen oder Verbände die Annäherung der Insertionspunkte der gelähmten Muskelgruppen im einzelnen am zweckmäßigsten unterhalten wird, kann hier nicht erörtert werden. Ich verweise in dieser Beziehung auf den Abschnitt dieses Handbuches: „Konservative orthopädische Therapie“ sowie auf meine Ausführungen in dem Ergänzungsbande des Handbuches der Neurologie II, 3. Therapie der Schußverletzungen der peripheren Nerven, II. Konservative Therapie S. 1533 f. Julius Springer, Berlin 1929. Nur soviel sei hier hervorgehoben, daß das Lagerungsprinzip nicht in eine dauernde starre Stillstellung des Gliedes ausarten darf, sondern daß es unbedingt erforderlich ist, die Apparate oder Verbände mehrmals am Tage abzunehmen und passive und aktive Bewegungsübungen vornehmen zu lassen, damit keine Versteifungen und Inaktivitätsatrophien entstehen. Die passiven Bewegungsübungen können entweder manuell oder aber auch an Pendelapparaten vorgenommen werden.

Die Durchführung des Lagerungsprinzips ist ja an sich keine eigentliche übungstherapeutische Maßnahme, sondern nur eine solche, welche das Resultat der letzteren möglichst fruchtbar gestalten soll. An diesem Beispiel zeigt sich aber klar, wie innig die verschiedenen therapeutischen Methoden ineinandergreifen. Auch die Elektrotherapie, die Massage und die Pharmacotherapie unterstützen die Übungstherapie, indem sie unmittelbar den Dehnungswiderstand des gelähmten Muskels erhöhen. Wenn der deefferentierte Muskel durch geeignete elektrische Reize immer wieder zur Kontraktion gebracht wird, so erhöht das seinen Dehnungswiderstand. Die mechanischen Reize der Massage wirken in ähnlicher Richtung. Unter den Pharmaca sind es besonders das Cholin und seine Derivate, das Pilocarpin und das Tetrophan, welche den Dehnungswiderstand des deefferentierten Muskels merklich vermehren und damit den gelähmten Muskel zu ausgiebigeren lokomotorischen Leistungen befähigen.

b) Die Elastizität des deefferentierten Muskels.

Von nicht geringerer Bedeutung für den Ausgleich der Funktionsstörung bei totaler Lähmung einer Muskelgruppe ist die *Elastizität*, d. h. die Fähigkeit des Muskels sich nach voraufgegangener Dehnung wieder zusammenzuziehen, sobald die Wirkung der dehnenden Kraft aufhört. Wenn eine bestimmte Muskelgruppe gelähmt ist und der Kranke die Bewegung, die auf der Kontraktion dieser Muskelgruppe beruht, ausführen soll, so kann man feststellen, daß er zunächst die gegengerichtete Bewegung ausführt, wodurch die gelähmte Muskelgruppe gedehnt wird, darauf aber plötzlich die kontrahierten Muskeln erschlaffen läßt, so daß nunmehr das elastische Kontraktionsbestreben der gelähmten Muskelgruppe zur Geltung kommt und die geforderte Bewegung zustande bringt. Der Bewegungsausschlag ist allerdings in der Regel kein großer. Durch fortgesetzte Übung kann aber auch diese Muskelelastizität in steigendem Maße für kinetische Leistungen ausgenützt werden. Im wesentlichen beruht dies wohl darauf, daß der Kranke allmählich *immer besser lernt, eine Muskelgruppe zunächst maximal zu kontrahieren und gleich darauf raschestens maximal erschlaffen zu lassen.* Hervorzuheben ist, daß der Grad der Muskelelastizität ebenso wie der des Dehnungswiderstandes des deefferentierten Muskels von dem Grade und der Dauer der vorbestehenden Annäherung seiner Insertionspunkte abhängig ist. Die Lagerung des Gliedes nach dem Prinzip der größtmöglichen Annäherung der Insertionspunkte des gelähmten Muskels erhöht die elastische Kontraktionsfähigkeit des Muskels. Sorgt man bei einer Lähmung der Fingerbeuger dafür, daß die Finger dauernd in Beugestellung gehalten werden, so erreicht die elastische Kontraktionsfähigkeit der Fingerbeuger eine solche Stärke, daß die Finger, wenn sie aktiv maximal gestreckt werden und die Extensoren gleich darauf maximal erschlafft werden, wieder in die Ausgangslage zurückkehren. Auch durch passive Bewegungsübungen, die eine maximale Annäherung der Insertionspunkte des gelähmten Muskels herbeiführen, kann das elastische Kontraktionsbestreben des letzteren noch weiter gefördert werden. Ebenso wie durch die Lagerung des Gliedes wird aber die elastische Kontraktionsfähigkeit, des deefferentierten Muskels auch durch die systematische Elektrotherapie, durch Massage und durch Pharmaca, unter denen besonders dem Tetrophan eine praktische Bedeutung zukommt, erhöht.

Die übungsmäßige Ausgestaltung der Fähigkeit des gelähmten Muskels sich nach vorausgegangener Dehnung infolge seiner Elastizität wieder zusammenzuziehen, wenn die dehnende Kraft schnell und vollkommen aussetzt, spielt besonders bei einigen Muskeln der unteren Extremität eine nicht zu unterschätzende Rolle. Um bei einer Lähmung der Dorsalflexoren des Fußes beim Gange während der Schwungphase des Beines eine Dorsalflexion des Fußes einzuleiten, wird der Kranke angehalten, die während der Phase der doppelten Unterstützung ausgeführte Plantarflexion des Fußes des zum Schwungbeine bestimmten Beines auch zu Beginn der Schwungphase, während der Unterschenkel gegen den noch extendierten Oberschenkel flektiert wird, noch fortzusetzen, dann aber schlagartig die Plantarflexoren vollkommen erschlaffen zu lassen, so daß der Fuß in Dorsalflexion rückt. Wir werden alsbald sehen, daß die auf diese Weise eingeleitete Dorsalflexion im weiteren Verlaufe der Schwungphase noch durch einen anderen Mechanismus ihre Fortsetzung erfahren kann.

Bei Lähmung des Quadriceps ist es empfehlenswert, daß der Kranke den Unterschenkel zu Beginn der Schwungphase möglichst maximal gegen den Oberschenkel flektiert, dann aber die kontrahierten Kniebeuger plötzlich und vollkommen erschlaffen läßt; das elastische Kontraktionsbestreben des gelähmten Quadriceps reicht dann im Verein mit der im gleichen Sinne wirkenden Schwerkraft aus, um den Unterschenkel gegen den vorwärtsgeführten Oberschenkel in ausgiebige Streckung zu führen.

2. Der Ausgleich durch die Schwerkraft.

Noch bedeutsamer als die aus den physikalischen Eigenschaften des deefferentierten Muskels, seinem Dehnungswiderstand und seiner Elastizität ableitbaren Nutzeffekte, ist für den Ausgleich der aus der Lähmung einer Muskelgruppe resultierenden Störungen die Ausnutzung der *Schwerkraft*. Bei einer Lähmung des Triceps brachii oder der Adduktoren des Oberarmes vollzieht sich bekanntlich die Streckung des Vorderarmes gegen den herabhängenden Oberarm bzw. die Senkung des erhobenen Armes allein unter dem Einflusse der Schwerkraft ohne jede Störung, so lange keine der Schwerkraft entgegengerichteten Kräfte dies verhindern. Man kann bei der Lähmung der verschiedensten Muskelgruppen immer wieder feststellen, wie der Organismus ganz instinktiv die Schwerkraft zu statischen und kinetischen Leistungen heranzieht, an deren Zustandekommen normaliter die gelähmten Muskeln wesentlich beteiligt sind. Ich will das nur an einem markanten Beispiel erläutern. Bei einer Lähmung des Quadriceps ist das aufrechte Stehen vollkommen gewährleistet, so lange die Schwerlinie des Körpers vor die Querachse des Kniegelenkes fällt. Es kommt nur darauf an, daß der Kranke die einzelnen Abschnitte seines Körpers so gegeneinander gestellt hält, daß die Schwerkraft am Kniegelenk im Sinne der Streckung wirkt. Je weiter das Schwerlot vor das Kniegelenk fällt, um so geringer ist die Gefahr, daß der Körper unter der Last seines Gewichtes im Kniegelenk zusammenbricht. Darum wird der Oberkörper im Hüftgelenk vornüber gebeugt und der Unterschenkel gegen den Fuß nach hintenüber geneigt gehalten. In den Fällen, in denen der Kranke nicht von selbst diese Ausgleichshaltung einnimmt, ist dieselbe systematisch einzuüben. Vorbedingung für die Streckstellung im Knie und das Innehalten derselben durch die Schwerkraft ist nur, daß keine Kontraktur der Kniebeuger besteht, daß das Kniegelenk auch wirklich eine volle Streckexkursion zuläßt. Darum ist bei jeder Quadricepslähmung von Anfang an die Lagerung des Unterschenkels in maximaler Streckung das erste Gebot, damit es zu keiner Verkürzung der Beuger kommt, und da, wo eine solche eingetreten ist, muß sie, sei es durch unblutige orthopädische Methoden oder durch operative plastische Verlängerung der Sehnen der Beuger unbedingt redressiert werden. Eine weitere wesentliche Vorbedingung, dafür daß beim Stehen die Schwerkraft am Kniegelenk im Sinne der Streckung wirken kann, ist eine möglichst vollkommene Funktionstüchtigkeit der Plantarflexoren des Fußes, welche in dem hier angezogenen Beispiele den Unterschenkel gegen den Fuß rückwärts geneigt zu halten haben, zum mindesten aber ein Ausweichen desselben nach vornüber zu verhindern haben. Darum ist bei der Quadricepslähmung eine möglichste Kräftigung der Wadenmuskulatur von größter Wichtigkeit und im Falle einer etwa gleichzeitig verhandenen Kontraktur derselben ist die plastische Verlängerung der Achillessehne entweder geradezu kontraindiziert, oder jedenfalls in den Grenzen zu halten, welche eine genügende Kraftentfaltung der Wadenmuskulatur belassen. Ebenso wie beim Stehen kommt es bei der Quadricepslähmung auch beim Gange während der Phase der einseitigen Unterstützung nur darauf an, daß die Schwerlinie vor die Kniegelenksachse des Stützbeines fällt. Der Kranke muß lernen die dazu erforderliche Stellung der einzelnen Körperabschnitte willkürlich einzunehmen und einzuhalten. Am wichtigsten und schwierigsten ist dies während der ersten Hälfte der Phase der einseitigen Unterstützung, in welcher ja unter normalen

Verhältnissen die Schwerlinie des Körpers weit hinter das Kniegelenk des Stützbeins fällt, während sie in der zweiten Hälfte der Phase mit dem Vorwandern des Schwerpunktes immer mehr vor dasselbe rückt. Es ist deshalb erforderlich, daß der Kranke noch in der Phase der doppelten Unterstützung, ehe er das hintere Bein vom Boden lüftet, und die Last des Körpers dem vorderen Bein allein aufbürdet, darauf achtet, daß die Schwerlinie des Körpers vor das Knie des letzteren fällt. Es ist zweckmäßig, daß die schon beim aufrechten Stehen eingenommene Neigung des Oberkörpers nach vorne und die Rückwärtsneigung des Unterschenkels nach hinten, noch akzentuiert wird. Man kann sich dabei für übungstherapeutische Zwecke, wenigstens anfangs auch eines Kunstgriffes bedienen, den manche Kranke mit Quadricepslähmung zur Sicherung der Streckstellung des Knies beim Gange von selbst anwenden, während der Oberkörper vornüber geneigt wird, wird gleichzeitig die Hand auf die Kniescheibe aufgelegt und das Kniegelenk in Streckstellung gedrückt und darin festgehalten. Doch empfiehlt es sich diese manuelle Sicherung später wieder fallen zu lassen und sich allein auf die Wirkung der Schwerkraft zu verlassen. Es ließen sich noch zahlreiche Beispiele dafür anführen, daß bei Lähmung einer Muskelgruppe die Schwerkraft in zweckmäßiger Weise in den Dienst statischer und kinetischer Aufgaben gestellt werden und daß dieser Ausgleich durch systematische Übungen ausgebaut und gesichert werden kann. Indessen erübrigt es sich in diesem Kapitel des Handbuches, welches nur die Prinzipien der Übungsbehandlung darzustellen hat, auf alle Einzelfälle einzugehen; es kann diesbezüglich auf den der speziellen Muskelphysiologie und speziellen funktionellen Pathologie der quergestreiften Muskeln gewidmeten Abschnitt des Handbuches, in welchem für jede Muskelgruppe der Ausgleich der Lähmung durch die Schwerkraft eingehend gewürdigt ist, verwiesen werden.

3. Pendel- und Schleuderbewegungen.

Eine besondere Besprechung erfordert aber die Bedeutung der Schwerkraft für den Ausgleich der Lähmung einer Muskelgruppe insoweit, als die Abschnitte unseres Körpers in Sonderheit unsere Extremitäten *Pendel*, und zwar mehr-*gliedrige Pendel* darstellen und als solche den Pendelgesetzen unterliegen. Ein Pendel schlägt bekanntlich nach beiden Seiten gleich weit um die Vertikallinie aus. Wenn bei einer Quadricepslähmung im Sitzen der gegen den Oberschenkel senkrecht herabhängende Unterschenkel aktiv nach hinten gebeugt wird und nun die Beuger plötzlich und vollkommen erschlafft werden, so kehrt der Unterschenkel nicht einfach der Schwere folgend zur vertikalen Ausgangslage zurück, sondern er pendelt über diese hinaus nach vorne; der Grad dieser Streckexkursion kann unter Umständen ebenso weit über die Ausgangslage hinausgehen wie der Grad der vorangegangenen Beugung in der entgegengesetzten Richtung. Daß bei dieser Streckbewegung des Unterschenkels die Elastizität des gelähmten Quadriceps de facto erheblich mitwirkt, wenn sie auch rein physikalisch genommen völlig entbehrlich erscheint, geht daraus hervor, daß in den Fällen, in denen die Fähigkeit der elastischen Kontraktion des Quadriceps infolge seiner Überdehnung verloren gegangen ist, der Pendelausschlag des Unterschenkels nach vorne zu wesentlich geringer ausfällt als in solchen Fällen, in denen die genannte Eigenschaft des Muskels voll entwickelt ist. Unter dem Einflusse fortgesetzter Übung erlernen manche Kranken mit Quadricepslähmung die Streckbewegung des Unterschenkels erstaunlich weit zu treiben, indem sie in geschickter Weise die Pendelbewegung des Unterschenkels nach hinten mit der aktiven Kontraktion der Beugemuskeln genau verbinden und umgekehrt in dem Momente, in welchem der Unterschenkel seine größte Exkursion nach hinten zu erlangt hat, die Beugemuskeln schlagartig erschlaffen lassen, so daß das Pendel vollkommen unbehindert zurückschwingen kann, wobei die Schwerkraft durch die Elastizitätskontraktion des Quadriceps wirksam unterstützt wird. Derselbe Mechanismus, die Kombination der Wirkung der Schwerkraft auf das Pendel und der Muskelelastizität spielt bei der Streckbewegung des Unterschenkels gegen den Oberschenkel gegen Ende der Schwungphase des Ganges eine wesentliche Rolle. Wenn der Kranke zu Beginn der Schwungphase den Unterschenkel gegen den zunächst noch extendierten Oberschenkel ausgiebig beugt, und dann plötzlich die Beuger erschlaffen läßt, so wandert der Unterschenkel durch die beiden oben genannten Kräfte gegen den seinerseits in Beugung vorrückenden Oberschenkel in Streckung und diese Streckung kann in dem Augenblicke, in dem das Schwungbein dem Boden aufgesetzt wird, eine vollkommene sein. Damit ist die Vorbedingung für die Übernahme der Stützfunktion dieses Beines gegeben.

In dem hier angeführten Beispiel der Streckbewegung des Unterschenkels gegen den Oberschenkel während der Schwungphase des Ganges ist nun aber noch besonders zu berücksichtigen, daß der Oberschenkel nicht feststeht, sondern sich seinerseits in Bewegung befindet. Wenn ein mehrgliedriges Pendel schwingt, so schwingt das distale Glied schneller als das proximale, es führt gegen letzteres eine Eigenbewegung aus. Die Vorwärtsbewegung des Oberschenkels des Schwungbeines fördert also die Streckbewegung des Unterschenkels gegen den Oberschenkel. Je schneller und ausgiebiger die Flexion des Oberschenkels erfolgt, um so ausgiebiger fällt die Unterschenkelstreckung aus. Dementsprechend sehen wir, daß manche Kranke mit völliger Lähmung des Quadriceps während der Schwungphase des Beines, besonders gegen Ende derselben, den Oberschenkel aktiv ruckartig vorstoßen, wodurch dem Unterschenkel eine vermehrte Beschleunigung nach vorne erteilt wird. Diese Stoßbewegung des Oberschenkels kann in ihrem Nutzeffekt für die Unterschenkelstreckung durch Übung weitgehend ausgestaltet werden. Dasselbe Prinzip kann für die Ausgleich der Lähmung der Dorsalflexoren des Fußes herangezogen werden. Durch Vorstoßen des Oberschenkels und besonders durch ruckartige Streckung des Unterschenkels gegen den Oberschenkel in der zweiten Hälfte der Schwungphase wird dem Fuß eine erhebliche Beschleunigung im Sinne der Dorsalflexion erteilt. Bei vollkommener Lähmung aller Hüftbeuger kann gleichwohl eine Bewegung des Beines nach vorne dadurch erzielt werden, daß der Kranke die dem Schwungbein entsprechende Beckenhälfte ruckartig von hinten nach vorne vorstößt. Ich habe einen Kranken beobachtet der durch fortgesetzte Übungen gelernt hat, trotz völliger Lähmung sämtlicher das Scapulohumeralgelenk überbrückenden Muskeln den Arm lediglich dadurch bis zur Vertikalen emporzuschleudern, daß er eine Reihe von Stoßbewegungen des Schultergürtels abwechselnd nach vorwärts und rückwärts ausführte und dabei geschickt jeden neuen Stoß so abpaßte, daß er das schwingende Pendel noch weiter ausschlagen ließ. Der Vorgang ist in dieser Hinsicht weitgehend dem Mechanismus vergleichbar, dessen sich der Glöckner bedient, der durch den Zug am Seile eine Glocke in zunehmende Schwingungen versetzt. Manche Kranke sind trotz völliger Lähmung sämtlicher Vorderarmbeuger imstande ihre Hand auf den Scheitel zu bringen, dadurch daß sie zunächst den Oberarm weit nach hinten führen und ihn darauf ruckartig nach vorne vorstoßen; dadurch wird der Vorderarm seinerseits gegen den Oberarm in solche Schwingung versetzt und so ausgiebig flektiert, daß die Hand bis zum Munde, ja bis auf die Scheitelhöhe gelangt, und der Kranke sich Nahrungsmittel zuführen und die Mütze aufsetzen kann.

4. Muskelwirkung auf Nachbargelenke.

Eine *vierte* Möglichkeit des Ausgleiches der Lähmung einer Muskelgruppe beruht auf der von O. Fischer erkannten und als ein allgemein gültiges

Prinzip der Muskelmechanik erwiesenen *Wirkung* des *eingelenkigen Muskels* nicht nur auf dasjenige Gelenk, über das er hinwegzieht, sondern auch *auf die benachbarten Gelenke* der Gliederkette, welche unsere Extremitäten bilden. Der Brachialis internus beugt nicht nur den Vorderarm im Ellbogengelenke gegen den Oberarm, sondern er streckt gleichzeitig letzteren im Scapulohumeralgelenk. Der laterale und mediale Tricepskopf streckt nicht nur den Vorderarm sondern beugt gleichzeitig den Humerus im Schultergelenk. Die Interossei beugen nicht nur die Grundphalange der Finger gegen die Hand, sondern strecken auch die Hand im Radiocarpalgelenk. Der Vastus medialis und lateralis strecken nicht nur den Unterschenkel, sondern gleichzeitig auch den Oberschenkel, der kurze Kopf des Biceps femoris bewirkt Beugung im Knie- und Hüftgelenk, der Tibialis anticus Dorsalflexion des Fußes und Beugung des Unterschenkels, der Soleus Plantarflexion des Fußes und Streckung des Unterschenkels. Die vordere Portion des Deltoideus bewirkt Beugung des Humerus und Streckung im Ellbogen, die hintere Deltoideusportion Streckung im Schultergelenk und Beugung im Cubitalgelenk, der Iliacus beugt nicht nur im Hüftgelenk, sondern gleichzeitig auch im Kniegelenk. Die Bewegungsexkursionen in den beiden Gelenken sind dabei zwangsläufig miteinander verkoppelt, einer bestimmten Winkelstellung in dem einen Gelenk entspricht stets eine bestimmte Winkelstellung in dem anderen. Die Winkelgrößen hängen aber weitgehend von der Massenverteilung ab. Wenn die Hand belastet wird, nimmt bei der Kontraktion des Brachialis internus die Winkelgröße der Bewegung im Scapulohumeralgelenk relativ, und zwar dem Grade der Belastung entsprechend zu. In der angegebenen Form kommt aber die Wirkung des eingelenkigen Muskels auf das Nachbargelenk nur dann zum Ausdruck, wenn nur die Kontraktion des Muskels und keine anderen Kräfte auf das Skeletsystem wirken. Sobald z. B. die Schwerkraft gleichzeitig auf das Skeletsystem miteinwirkt, erfährt der Effekt der an sich fortbestehenden Einwirkung des Muskels auf die Abschnitte der Gliederkette naturgemäß eine Abänderung.

In dem Abschnitte über die funktionelle Pathologie der quergestreiften Muskeln ist im einzelnen eingehend berücksichtigt worden, inwieweit die Lähmung der einzelnen Muskelgruppen durch das hier dargelegte Prinzip der Einwirkung eingelenkiger Muskeln auf die benachbarten Gelenke ausgeglichen werden kann. Es kann daher hier auf die dortigen Ausführungen verwiesen werden.

5. Geführte Bewegungen.

In enger Verwandtschaft zu dem soeben dargelegten Prinzip der Einwirkung eines eingelenkigen Muskels auf Gelenke, über welche er gar nicht hinwegzieht, steht das Prinzip der Bewegungsführung. Ein Muskel, der an einem Gliede des aus gegeneinander beweglichen Teilen zusammengesetzten Systems angreift, wirkt auf alle Glieder der Kette. Der Effekt dieser Wirkung ist naturgemäß ein ganz verschiedener, je nach den Widerständen, welche an den Endpunkten des Systems vorhanden sind. Es ist eine seit langem bekannte Tatsache, daß Kranke mit einer völligen Lähmung des Quadriceps, die außerstande sind, das in Hüfte und Knie gebeugte und mit der Ferse der Unterlage aufruhende Bein auszustrecken, sofort eine kräftige Streckung des Beines im Hüft- und Kniegelenk auszuführen vermögen, sobald die Ferse von der Unterlage künstlich abgehoben gehalten wird und distalwärts ausweichen kann. Die Streckbewegung des gesamten Beins kommt hierbei dadurch zustande, daß die Hüftstrecker den Oberschenkel der Unterlage zuzudrehen bestrebt sind. Diese Drehtendenz kommt an der Ferse teils in Form eines vertikal gerichteten Druckes gegen den Unterstützungspunkt, teils in einer Verschiebung der Ferse in distaler Richtung zum Ausdruck. Die Hüftstrecker wirken also auch auf das Kniegelenk im Sinne der Streckung.

Bedingung für das Zustandekommen der Streckbewegung im Kniegelenk ist naturgemäß, daß die Ferse distalwärts ausweichen kann. Man ist unwillkürlich angesichts solcher Fälle zunächst immer wieder überrascht, mit welcher gewaltigen Kraft die Streckung des gesamten Beines bei der geschilderten Versuchsanordnung ausgeführt werden kann und der Uneingeweihte ahnt nicht, daß hinter dieser Kraftleistung der Hüftstrecker eine völlige Quadricepslähmung versteckt sein kann. Die von den Hüftstreckern auf den Oberschenkel ausgeübte Drehwirkung wird um so stärker als Druck auf die Unterstützungsfläche der Ferse wirken, je näher der Winkel den der Unterschenkel mit der Horizontalebene bildet, den rechten kommt, und um so stärker zu einer Verschiebung der Ferse in distaler Richtung führen, je spitzer der Winkel ist. Vor allem aber hängt das Zustandekommen der Beinstreckung von dem Grade des Widerstandes ab, den das Ausweichen der Ferse in distaler Richtung findet. Ruht die Ferse der Unterlage fest auf und ist sie der Möglichkeit distalwärts auszuweichen beraubt, so erschöpft sich die Kontraktion der Hüftstrecker ausschließlich in einem Druck der Ferse auf die Unterlage. Steht aber dem Ausweichen der Ferse in distaler Richtung gar kein Widerstand entgegen, wie es bei der oben angegebenen Versuchsanordnung der Fall ist, so vollzieht sich die Streckung des gesamten Beines spielend. Desgleichen gelingt die Streckung des Beines in der Regel auch dann noch, wenn die Ferse der Unterlage aufruht, diese Unterlage aber fest und glatt ist, die Bewegung mißlingt aber, wenn die Unterlage rauh und nachgiebig ist; im ersteren Falle sind die Bedingungen für die Gleitbewegung äußerst günstig, im letzteren Falle sind sie im hohen Grade ungünstig.

Ein anderes Beispiel einer solchen geführten Bewegung bietet der Soleus. Wenn wir mit angelegten Fußsohlen, ein Bein vor das andere gestellt, dastehen und den Fuß des hinteren Beines durch kräftige Kontraktion des Soleus plantarflektieren, also die Ferse vom Boden abwickeln, so führt dies, wenn das Knie durch Quadricepsspannung und das Hüftgelenk durch Spannung des Glutaeus maximus festgestellt ist zu einer Verschiebung des Körpers nach vorne oben, vorausgesetzt, daß nicht am vorderen Bein Muskelkräfte walten, welche sich dieser Verschiebung widersetzen. Hingegen führt das Abwickeln der Ferse des hinteren Beines unter der Kontraktion des Soleus zu einer Flexion des Knies und der Hüftgelenks desselben hinteren Beines, wenn diese Gelenke nicht durch Quadriceps- und Glutaeusspannung festgestellt sind, besonders dann, wenn gleichzeitig ein Ausweichen des Schwerpunktes des Körpers nach vorne oben durch Muskelkräfte des vorderen Beines verhindert wird. Der Soleus bewirkt also in diesem Falle durch Bewegungsführung an allen drei Abschnitten der Gliederkette des hinteren Beines ganz bestimmte Bewegungen. Dieser Mechanismus kann zweckmäßigerweise im Falle der Lähmung der Kniebeuger oder auch der Knie- und Hüftbeuger zur Einleitung der Beugung des Schwungbeines beim Gange herangezogen werden. Es ließen sich noch zahlreiche andere Beispiele derartiger geführter Bewegungen anführen. Ich verweise diesbezüglich auf den Abschnitt der speziellen Muskelphysiologie und speziellen funktionellen Pathologie.

6. Kräftigung gleichsinnig wirkender Muskeln.

Außer den bisher besprochenen Mechanismen kommt bei Lähmung eines oder mehrerer Muskeln für den Ausgleich aber noch die möglichste Kräftigung derjenigen Muskeln in Betracht, welche in ihrer Wirkungsweise mit der des gelähmten Muskels im wesentlichen übereinstimmen. Es wirken ja auf einen bestimmten Skeletteil mit Bezug auf eine bestimmte Gelenkachse zumeist eine recht große Anzahl von Muskeln in dem gleichen Sinne, wenn auch in recht verschiedenem Grade ein. So wirken z. B. auf den Oberarm hebend: Deltoideus, Supraspinatus, Coraco brachialis, Biceps und die Portio clavicularis des Pectoralis major, auf den Vorderarm flektierend: Biceps, Brachialis internus, Brachio radialis, Pronator teres und Extensor carpi radialis congus, für die Handbeugung kommen Flexor carpi radialis, Palmaris longus, Flexor carpi ulnaris, Flexor digitor sublimis, Flexor digitor posfundus, Flexor pollicis longus und Abductor pollicis longus in Betracht, für die Oberschenkelbeugung: Ileopsoas, Tensor fasciae latae, Rectus femoris, Sartorius, Gracilis und Pectineus, für die Beugung der Unterschenkels: Biceps femoris, Semitendinosus, Semimembranosus, Sartorius, Gracilis, Gastrocnemius, Plantaris und Popliteus. Bemerkenswerterweise unterstehen die auf eine bestimmten Skeletteil gleichsinnig einwirkenden Muskeln in der Regel ganz verschiedenen peripheren Nerven und auch die zugeordneten motorischen Vorderhornelemente sind über eine große Zahl spinaler Segmente verteilt, so daß also bei isolierter Unterbrechung eines bestimmten Nervenstammes oder bei umschriebenen Vorderhornläsionen zunächst noch Muskeln zur Verfügung stehen, welche in dem gleichen Sinne wie die gelähmten Muskeln wirken. So sind z. B. an der Erhebung des Oberarmes der N. axillaris, N. supraspinatus, N. musculo cutaneus und die N. thoracii anteriores, an der Beugung des Vorderarmes der N. musculo cutaneus, N. radialis und N. medianus, an der Handbeugung N. medianus, N. ulnaris und N. radialis, an der Beugung des Unterschenkels N. ischiadicus, N. cruralis und N. obturatorius beteiligt. Wenn auch in der Mehrzahl der Fälle von Lähmung des Deltoideus die Erhebung des Humerus im Scapulohumeralgelenk höchstgradig eingeschränkt, ja wir können sagen praktisch gleich Null ist, so kommen doch gelegentlich Fälle zur Beobachtung, in denen trotz völliger Lähmung des Deltoideus mittels der anderen zur Verfügung stehenden Elevatoren die Erhebung des Armes in erstaunlich breitem Umfange gelingt. In manchen Fällen von völliger Lähmung des Biceps, Brachialis internus und Brachioradialis kann mittels des Pronator teres und Extensor carpi radialis longus noch eine ausgiebige Vorderarmbeugung zustande gebracht werden. Daraus ergibt sich die Forderung in jedem Falle von totaler und irreparabler Lähmung bestimmter Muskeln eine möglichste *Kräftigung* der unversehrten, in gleichem Sinne wirkenden Muskeln anzustreben. Auf diese Weise gelingt es bisweilen erstaunliche Ersatzleistungen herauszuholen. Die Kräftigung eines Muskels wird durch nichts so sicher erreicht wie durch systematische Arbeitsleistung desselben. Die hierzu dienenden aktiven Bewegungsübungen müssen aber nach einem ganz bestimmten Prinzip gestaltet werden, das in Anlehnung an Roux und Wolff von Willy Lange aufgestellt worden ist. Eine Zunahme der Muskelkraft — und was fast immer damit Hand in Hand geht, eine Hypertrophie des Muskels — wird nicht so sehr dadurch erreicht, daß man den Muskel oft und rasch hintereinander mit einem gewissen Bruchteil der maximal möglichen Leistung arbeiten läßt, sondern vor allem dadurch daß das Maximum der möglichen Arbeitsleistung in raschem Ablauf erreicht, wird, und daß daraufhin sofort eine längere Ruhepause eintritt. Also maximale rasch ablaufende Kontraktion mit nachfolgender größtmöglicher Erschlaffung. In Praxi bedeutet das, daß der Kranke die geforderte Bewegung rasch bis zur größtmöglichen Exkursion und mit demjenigen Belastungsgrade, welcher die größtmögliche Exkursion und raschen Bewegungsablauf noch gerade gestattet, durchgeführt wird. Diese Höchstleistungen sollen repetiert vollbracht werden, aber sie sollen dem Muskel nur unter Wahrung genügend langer Ruhepausen zugemutet werden. In den Dienst dieses Prinzips können einfache Widerstandsbewegungen, Übungen an orthopädischen Apparaten, an Turngeräten, Übungen mit Gewichtsbelastungen, Hanteln, Stäben u. a. mit Erfolg gestellt werden.

Die möglichste Kräftigung der an einer bestimmten Bewegung beteiligten unversehrten Muskeln ist zweckmäßigerweise auch auf solche Muskeln auszudehnen, welche nicht unmittelbar auf denselben Skeletteil wie der gelähmte

Muskel einwirken, sondern in der Norm als Synergisten an ihnen benachbarten Abschnitten der Gliederkette fungieren. Welche Bedeutung eine möglichst hohe Kraftleistung der Handextensoren für den Faustschluß besitzt, ist nach den obigen Ausführungen über die Nutzbarmachung des Dehnungswiderstandes der deefferentierten Flexores digitorum für die Fingerbeugung wohl ohne weiteres einleuchtend. Ein Gleiches gilt für die Handbeuger im Dienste der Faustöffnung. Bei Lähmung der Muskeln des Scapulohumeralgelenkes gilt es, die Muskeln des Schultergürtels, welche bei jeder Erhebung des Armes als Synergisten mitwirken und die sog. Einstell- und Ergänzungsbewegungen des Schultergürtels zustande bringen, möglichst zu kräftigen. Bei Lähmung der Dorsalflexoren des Fußes wird bekanntlich die mangelnde Fußbeugung während der Schwungphase des Ganges durch eine vermehrte Knie- und Oberschenkelbeugung ausgeglichen; demselben Zwecke dient die Neigung des Rumpfes auf dem Stützbein nach außen oder die Verlängerung des Stützbeins durch Erheben auf die Fußspitze. Alle diese Ausgleichsbewegungen können durch systematische Kräftigung der jeweils an ihnen beteiligten Muskeln weitgehend ausgebaut werden.

Wie ersichtlich, stehen also dem Organismus auch bei völliger Lähmung eines Muskels oder einer Muskelgruppe eine ganze Anzahl von Kräften zur Verfügung, durch welche die Störungen, die aus der Lähmung des Muskels resultieren, mehr oder weniger ausgeglichen werden können. So wertvoll nun auch in jedem Fal[illegible] systematische Übungen erzielbare Ausgestaltung und Ausschöpfung aller dieser Kra[illegible]en ist, so darf andererseits nicht übersehen werden, daß selbst die sorgfältigste und konsequenteste, nach den dargelegten Prinzipien durchgeführte Übungsbehandlung keineswegs das Ideal der Therapie bei der totalen Lähmung einer Muskelgruppe darstellt. Vielmehr müssen wir als das Ziel aller unserer therapeutischen Bestrebungen bei peripheren, radiculären und nuclearen Lähmungen stets die möglichst weitgehende Wiederherstellung der Verbindung des gelähmten Muskels mit dem Zentralnervensystem im Auge haben und unser gesamtes therapeutisches Rüstzeug spielen lassen, um, wenn möglich, eine Reversion der Noxe herbeizuführen oder, wenn diese nicht gelingt, den Weg für die Regeneration, für die Reneurotisation des gelähmten Muskels freizumachen. Diesem Zweck[illegible]t bei Läsionen der peripheren Nerven die Neurolyse, die Nervennaht, unter Umständen die autoplastische Überbrückung größerer Nervendefekte oder die direkte Implantation des Nerven in den Muskel. Da, wo eine Reneurotisation des gelähmten Muskels durch seinen Eigennerven, die Homoreneurotisation, nicht möglich ist, kann die Wiederherstellung der Verbindung desselben mit dem Zentralnervensystem auch auf dem Wege der Reneurotisation durch einen fremden Nerven, durch Heteroreneurotisation (Kopulation, Inoculation), erreicht werden. Aber selbst da, wo auf eine Wiederherstellung der Verbindung des gelähmten Muskels mit dem Zentralnervensystem auf eine Reneurotisation endgültig verzichtet werden muß, steht uns in dem Ersatz des gelähmten Muskels durch Überpflanzung eines gesunden Muskels, in der sogenannten Muskel- oder Sehnenüberpflanzung, eine w[illegible] zur Verfügung. Und selbst wenn auch diese nicht gangbar ist, besitzen w[illegible] den fixierenden orthopädischen Methoden wertvolle Ausgleichsmöglichkeite[illegible] an die Arthrodese des Schultergelenkes bei Lähmung der Muskeln d[illegible] Sc[illegible] gelenkes, an die Tenodese bei Lähmung der Handstrecker, an die Fixierung der [illegible] am Thorax bei Lähmung der Muskeln des Schu[illegible]gürtels, an die Osteodese des ersten Metacarpale bei Lähmung der Opposition des Daumens erinnert. Und schließlich muß an dieser Stelle der große Nutzen der orthopädischen Lähmungsprothesen bei zahlreichen Lähmungen erwähnt werden.

B. Übungstherapie bei reparablen und unvollkommenen Lähmungen.

In denjenigen Fällen, in welchen mit einer Wiederherstellung der Nervenleitung gerechnet werden kann, liegt der Schwerpunkt der Übungstherapie in den *aktiven Bewegungsübungen*. Die Kranken müssen immer wieder systematisch versuchen, unter Aufbietung der größten Willensenergie und unter fortwährendem Antrieb seitens des Arztes oder desjenigen, der die Übungen dirigiert, alle die Bewegungen auszuführen, welche den gelähmten Muskeln zufallen, selbst dann, wenn auch der stärkste Willensimpuls anfangs nicht bis zum

Muskel durchdringt. Durch derartige systematische willkürliche Innervationsversuche wird offenbar der Regenerationsvorgang selbst gefördert. Der vom Cerebrum her immer wieder anstürmende Impuls erhöht offenbar die Regenerationstendenz, zwingt die Vorderhornzellen gleichsam ihre aussprossenden Neuriten rascher und ausgiebiger vorzuschieben, als sie ohne diese vis a tergo imstande sind. Vor allem aber sind diese willkürlichen Innervationsübungen durch die Elektrotherapie zu unterstützen. Der unmittelbare Vorzug der letzteren liegt ja unverkennbar darin, daß der Muskel durch den elektrischen Strom in Kontraktion versetzt werden kann und er auf diese Weise immer wieder an seine eigentliche Aufgabe erinnert wird, daß seine eigentliche Funktion dauernd wachgehalten wird. Daß übrigens auch diese durch den elektrischen Reiz erzeugte Muskelkontraktion, die Funktionsausübung des Muskels, einen die Regeneration fördernden Faktor bedeutet, sei hier nur nebenbei bemerkt. Ich verweise in dieser Hinsicht auf meine Ausführungen im Ergänzungsband des Handbuches der Neurologie II, 3, S. 1544 f. Nannten wir den Willensimpuls die vis a tergo, so können wir die durch den elektrischen Reiz erzeugte Muskelkontraktion als den Lockruf aus der Ferne an den aussprossenden Neuriten ansehen.

Die eigentliche Domäne dieser *aktiven Innervationsübungen* bilden aber diejenigen Fälle, in welch[illegible] Muskel nicht vollkommen deefferentiert ist, sondern ein Rest von motor[illegible] Innervationsmöglichkeit vorhanden ist, sei es daß durch den Krankheitsprozeß von vornherein nicht alle zum Muskel führenden Nervenfasern unterbrochen sind oder nicht alle ihm zugeordneten motorischen Vorderhornganglienzellen zerstört sind, sei es daß nach anfänglicher totaler Leitungsunterbrechung des Nerven, infolge der Reversion der Noxe oder auf dem Wege der Regeneration die sukzessive Wiederherstellung der Nervenleitung eingesetzt hat.

Solange die dem Muskel zufließenden Innervationsimpulse noch schwach und spärlich sind, müssen die aktiven Bewegungsübungen in der Weise vorgenommen werden, daß der Muskel nur die Trägheit des zu bewegenden Gliedes, nicht aber auch noch die Schwerkraft zu überwinden hat. Das kann am einfachsten durch entsprechende Lagerung der Gliedes erreicht werden, so daß die Bewegungen des Gliedes in der Horizontalebene ablaufen. Anfangs empfiehlt es sich sogar, die Schwerkraft geradezu als bewegende Kraft noch mit heranzuziehen, nicht nur weil dadurch bei dem Kranken die Überzeugung entsteht, daß die Beweg[illegible] „geht", sondern weil es bei aller Übungstherapie in erster [illegible]kommt, daß die geforderte Bewegung als solche auch wirklich [illegible] kommt, daß dem paretischen Muskel tatsächlich [illegible]geben wird, sich vollkommen zusammenzuziehen. Sehr zweck[illegible] ist es daher, nach dem Vorschlage von ALEXANDER anfangs die Bewegungsübungen im Bade ausführen zu [illegible]ssen, weil hierbei der Auftrieb einen beträchtlichen Teil der Gliederlast trägt. Man kann das Zustandekommen der Bewegungen auch durch Gewichtszüge, die über Rollen laufen, erleichtern. Sehr einfache und zweckmäßige Vorrichtungen dieser Art hat besonders F. LANGE in seiner Monographie über die epidemische Kinderlähmung angegeben. Die Abb 1—5 veranschaulichen diese Apparaturen. Das gleiche Ziel kann natürlich auch durch die bekannten ZANDER- oder HERZschen Pendelapparate erreicht werden, durch welche die Schwere des Gliedes vollkommen ausequilibriert und der Pendelschlag des Apparates für das Zustandekommen der Bewegung in dem jeweils erforderlichen abstufbaren Maße mit herangezogen werden kann.

Wenn die aktive Kontraktionsfähigkeit der Muskeln so weit gediehen ist, daß sie ohne Hilfe der Schwerkraft oder einer anderen Kraft imstande ist, die Trägheit der zu bewegenden Glieder in voller Exkursionsbreite zu überwinden, so wird nunmehr umgekehrt die Schwerkraft als zu überwindende Kraft eingeschaltet, was wiederum durch leichte Lageveränderungen des Gliedes genau abgestuft werden kann. Wenn schließlich der Muskel imstande ist, das Glied gegen

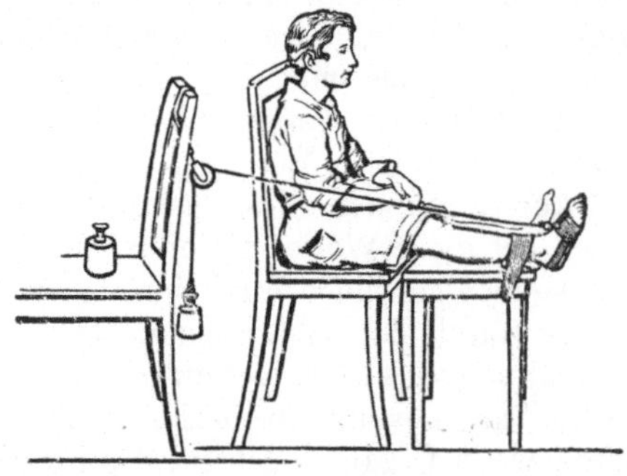

Abb. 1. Aktive Dorsalflexion, unterstützt durch Gewichtslauf. (Nach F. LANGE.)

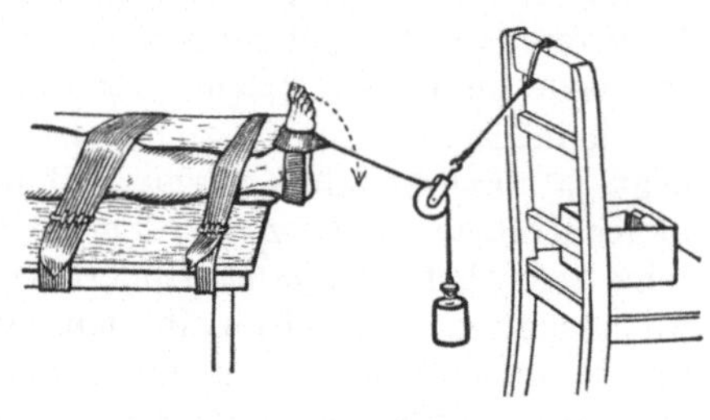

Abb. 2. Aktive Plantarflexion, unterstützt durch Gewichtslauf. (Nach F. LANGE.)

die voll zur Geltung kommende Schwerkraft in vollem Ausmaße zu bewegen, so kommt es weiterhin darauf an, außer der Schwerkraft dem Muskel auch noch

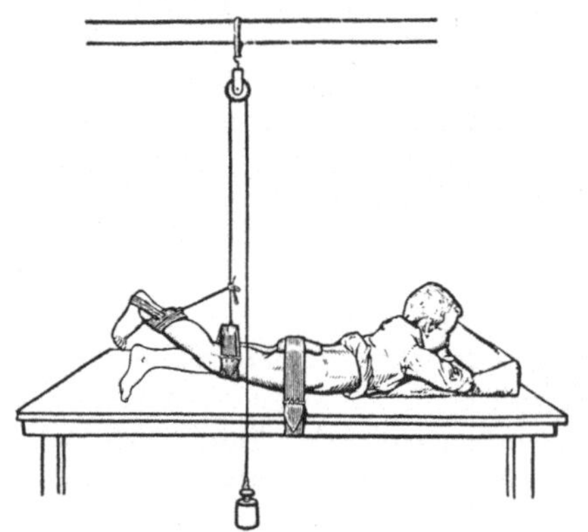

Abb. 3. Aktive Hüftstreckung, unterstützt durch Gewichtslauf. (Nach F. LANGE.)

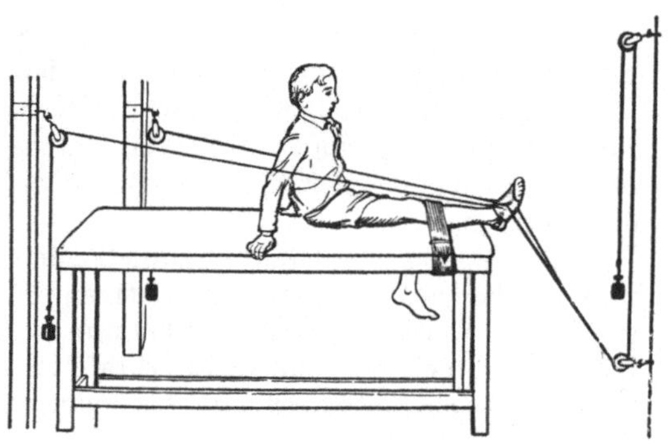

Abb. 4. Aktive Dorsal-Plantarflexion, unterstützt durch Gewichtsläufe. (Nach KOPITZ-LANGE.)

eine Zusatzlast aufzubürden. Dies geschieht am einfachsten durch einen manuell geleisteten und genau dosierbaren Widerstand. Aber auch hier erscheinen mir die einfachen, von F. LANGE empfohlenen Vorrichtungen, bei denen das Glied mit Gewichten, die über Rollen laufen, belastet ist, besonders zweckmäßig (Abb. 6 bis 8). Natürlich können zu dem gleichen Zweck auch die seit alters her üblichen orthopädischen Apparate für Widerstandsgymnastik verwandt werden.

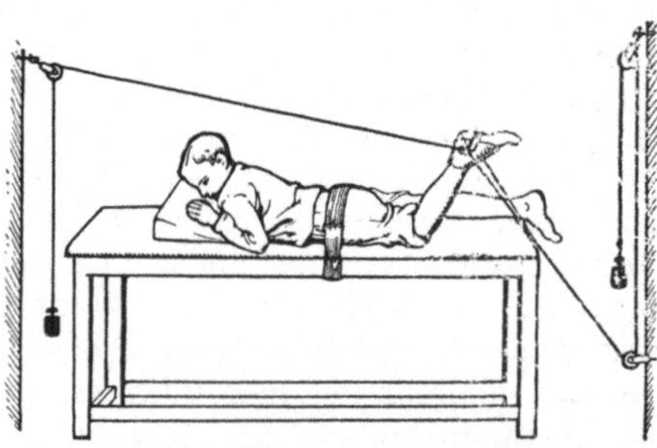

Abb. 5. Aktive Kniebeugung-Streckung, unterstützt durch Gewichtsläufe. (Nach KOPITZ-LANGE.)

Wie ersichtlich, basiert die Übungsbehandlung, deren Ziel die allmähliche Kräftigung des Muskels ist, auf dem Prinzip, die Anforderungen an den Muskel sukzessive zu erhöhen. Mit der sukzessiven Erschwerung der Aufgabe aber wächst die Leistungsfähigkeit, darin liegt das Geheimnis alles Lernens und Übens, alles Trainings im Sport, aller Virtuosität künstlerischer Technik. Aber bei diesen aktiven Bewegungsübungen muß vor allem auch das bereits an anderer Stelle erwähnte, in Anlehnung an ROUX und WOLFF besonders von WILLY LANGE betonte Prinzip berücksichtigt werden, daß eine Zunahme der Muskelkraft nicht so sehr dadurch erreicht wird, daß man den Muskel oft und rasch hintereinander mit einem Bruchteil der maximal möglichen Leistung arbeiten läßt, sondern vornehmlich dadurch, daß das Maximum der möglichen Arbeitsleistung in raschestem Ablauf erreicht wird, und daß daraufhin sofort eine längere Ruhepause eintritt. Also rasch ablaufende Bewegungen, von größtmöglicher

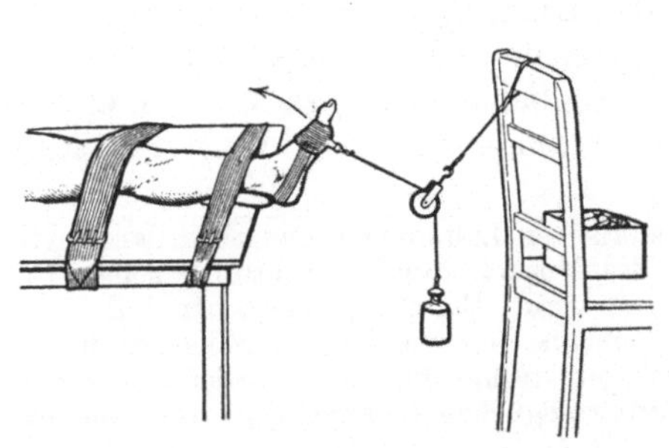

Abb. 6. Aktive Dorsalflexion gegen Widerstand. (Nach LANGE.)

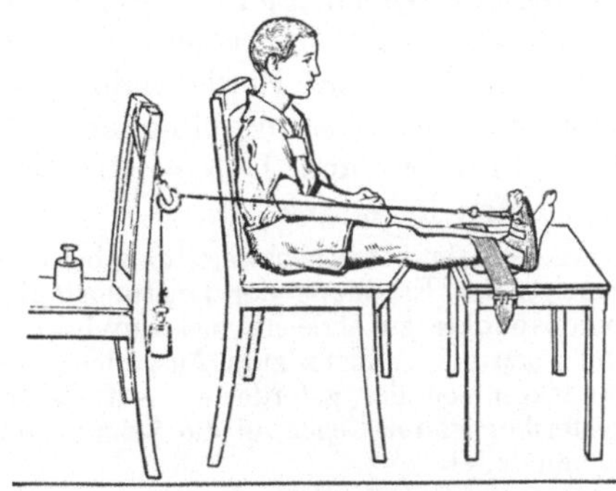

Abb. 7. Aktive Plantarflexion gegen Widerstand. (Nach LANGE.)

Exkursion, bei einer damit gerade noch vereinbaren größtmöglichen Belastung des Gliedes, unmittelbar darauf eine längere Erholungspause! Erst nach dieser wieder eine erneute einmalige maximale Arbeitsleistung! Dieser Gesichtspunkt kann gar nicht scharf genug betont werden, weil der Kranke im allgemeinen von sich aus nicht darnach trachtet, bei den aktiven Bewegungsübungen das Maximum der Arbeitsleitung herauszuholen, er neigt vielmehr dazu, sich in rasch aufeinander folgenden unvollkommenen Bewegungen, in Partialleistungen zu erschöpfen.

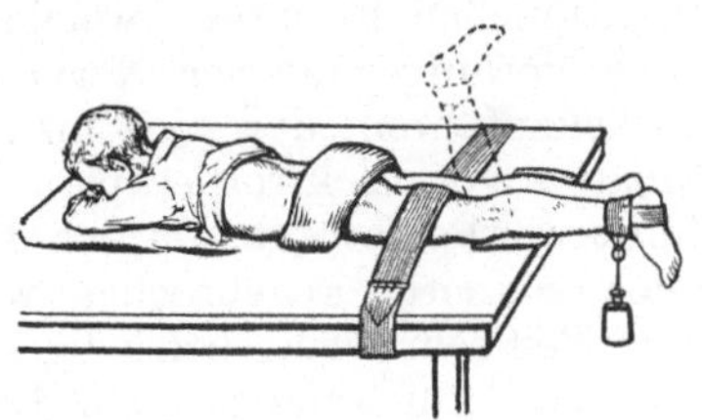

Abb. 8. Aktive Kniebeugung gegen Widerstand. (Nach LANGE.)

Ein anderer wichtiger Gesichtspunkt, der bei den aktiven Bewegungsübungen berücksichtigt werden muß, hängt mit einem allgemeinen Gesetze der Muskelmechanik zusammen, nach welchem jeder Muskel ein um so größeres Kontraktionsbestreben besitzt, je weiter seine Insertionspunkte voneinander entfernt sind. Viele unserer Muskeln sind bei maximaler Annäherung ihrer Insertionspunkte insuffizient. Es ist wohl allgemein bekannt, wie gering die Kraftentfaltung der Fingerbeuger ist, wenn die Hand flektiert ist, wie sie hingegen ins Riesenhafte wächst, wenn die Hand extendiert wird. Darum vollzieht sich unter normalen Verhältnissen der Faustschluß fast stets unter gleichzeitiger Handstreckung. Man kann sich leicht überzeugen, wie gering die Kraftleistung des Biceps femoris, Semitendinosus und Semimembranosus bei Streckstellung des Oberschenkels ist, wie groß sie wird, sobald die Insertionspunkte der genannten Kniebeuger durch Flexion des Oberschenkels voneinander entfernt werden. Dieses Prinzip der Erhöhung der Muskelkraft durch Entfernung der Insertionspunkte wird vom Organismus ganz instinktiv bei der Lähmung jedes mehrgelenkigen Muskels ins Feld geführt. Für die Übungsbehandlung ergibt sich daraus die Forderung, bei den Bewegungsübungen anfangs dafür zu sorgen, daß dieselben von einer Ausgangsstellung aus erfolgen, bei welcher die Insertionspunkte des paretischen Muskels maximal voneinander entfernt sind. So wird man z. B. bei einer Radialislähmung die aktive Fingerstreckung anfangs bei maximal flektierten Handgelenk vornehmen lassen. Bei weitgehend extendiertem Handgelenk bleibt die Fingerstreckung unvollkommen, während sie bei etwas geringerem Streckungsgrade der Hand vollkommen gelingt. So wichtig nun aber auch auf der einen Seite die Berücksichtigung des dargelegten Prinzipes zu Beginn der Übungsbehandlung ist, so sehr muß doch andererseits im weiteren Fortschritte der Behandlung gerade auch die Kontraktion des Muskels bei bereits bestehender Annäherung seiner Insertionspunkte geübt werden, da nur der sukzessiv erhöhte Anspruch die Leistungsfähigkeit steigert. Man muß also bei einer Radialislähmung, bei welcher eine weitgehende Wiederherstellung der Leistungsfähigkeit aller vom Radialis versorgten Muskeln erzielt ist, die Finger- und Daumenstreckung auch am vollgestreckten Handgelenk vornehmen lassen.

Es ist sehr bemerkenswert, daß bei den hysterischen Lähmungen das oben dargelegte Prinzip, eine Erhöhung der Leistungsfähigkeit des Muskels durch Entfernung seiner Insertionspunkte zu erzielen, fast durchweg vermißt wird. Bei der hysterischen Lähmung fehlt eben die Tendenz zum Ausgleich; der Organismus läßt die Kräfte, welche zum Zustandekommen der geforderten Aufgabe beizutragen vermögen, nicht spielen. Für den Hysteriker ist im Gegenteil die Schaustellung größtmöglichen Unvermögens die Tendenz, die ihn leitet.

Selbstverständlich muß auch in allen Fällen, in denen nur eine partielle Deefferentierung des Muskels besteht, die Übungsbehandlung mit einer systematischen Elektrotherapie kombiniert werden. Hatten wir bereits früher betont, daß gerade die Verbindung von aktiven Innervationsübungen mit der durch den elektrischen Strom erzeugten Kontraktion des Muskels weitaus die sicherste Methode zur Anbahnung der Reneurotisation des Muskels darstellt, so können wir mit derselben Bestimmtheit behaupten, daß diese kombinierte Methode wie keine andere auch dem *Ausbau* der Reneurotisation dient und allmählich die bestmögliche Kräftigung aller Muskeln herbeiführt. Die sehr befriedigenden funktionellen Resultate, welche ich an vielen Hunderten von Kriegsverletzten nach voraufgegangener Nervennaht erzielt habe, sind in erster Linie darauf zurückzuführen, daß eine mehrjährige Nachbehandlung, die nur in der Kombination von Elektrotherapie und Übungstherapie bestand, konsequent durchgeführt werden konnte. Da, wo diese Nachbehandlung nicht zur Anwendung kam oder vorzeitig abgebrochen wurde, waren die Resultate zum Teil trostlos, zum Teil sehr wenig befriedigend. Neben der Übungstherapie und der Elektrotherapie kam anfangs auch die Massage zur Anwendung und vor allem wurde das Lagerungsprinzip anfangs sorgfältig durchgeführt. Aber mit fortschreitender Reneurotisation wurde die Behandlung auf Elektrotherapie und Übungstherapie beschränkt. Die Fixierung der Glieder durch Verbände und Apparate wurde schon deshalb weggelassen, damit der Kranke selbst eine möglichst reichliche Gelegenheit zur Durchführung der aktiven Bewegungsübungen besaß. Nur während der Nacht wurden die Glieder auch weiterhin in der Weise durch Verbände und Apparate stillgestellt, daß die Insertionspunkte der noch paretischen Muskeln eine maximale Annäherung erfuhren.

Die Kombination von Übungstherapie und Elektrotherapie hat sich uns auch immer wieder bei den sog. *Gewohnheitslähmungen* bewährt. Es sind, daß diejenigen Lähmungen, in denen nach einer anfänglichen Leistungsunterbrechung des Nerven zwar eine Reneurotisation des Muskels eingetreten ist, wie dies aus der prompten elektrischen Erregbarkeit hervorgeht, in denen aber die willkürliche Innervation des Muskels nicht zustande kommt. Es kann hier nicht in eine nähere Diskussion über das Wesen dieser Gewohnheitslähmungen eingetreten werden. Es soll nur hervorgehoben werden, daß in manchen Fällen die systematisch betriebene Kombination von Willkürimpuls und elektrischer Reizung des Muskels sehr rasch zum Ziele führt und die Gewohnheitslähmung beseitigt. Aber man stößt immer wieder auf Fälle, in denen sich die funktionelle Lähmung als außerordentlich hartnäckig erweist. Trotzdem erreicht man durch die angegebene kombinierte Behandlung, die aber über viele Monate, ja über Jahresfrist fortzusetzen ist, schließlich doch daß die Funktion der Muskeln sich wieder herstellt. Bei den Bewegungsübungen empfiehlt es sich, die Bewegung zunächst passiv auszuführen und dem Kranken das Glied in der Stellung, in welche es geführt wurde, halten zu lassen. Man findet sehr oft, daß diese statische Leistung gelingt, während die kinetische Leistung, das Glied aktiv in die Stellung zu führen nicht vollbracht wird. Später wird man bei der Durchführung der Bewegung sukzessive immer weniger nachhelfen, bis zuletzt der Kranke die Bewegung ganz allein ohne jede äußere Hilfe durchführt.

Die Übungsbehandlung der peripheren und nuclearen Lähmung kann aber auch noch eine andere erfolgreiche Unterstützung erfahren durch die sog. *periphere Bahnung*. Wenn sensible Reize auf das gelähmte Glied einwirken, mögen sie mechanischer, thermischer, elektrischer oder chemischer Natur sein, mögen sie in Massage oder Bürstenbädern, in kalten, warmen oder Wechselduschen, in Paraffinpackungen, in Faradisation der Haut, in der Applikation von irritativen Salben, kohlensauren Bädern, Sonnenbestrahlungen und anderen Lichteinwirkungen bestehen, so werden dadurch die spinalen Vorderhornzellen des Muskels einem systematischen afferenten Zustrom ausgesetzt, welcher sie in einen Zustand vermehrter Ladung versetzt und sie dadurch für die ihnen zugehenden Willensimpulse bahnt. Es empfiehlt sich daher, die Übungstherapie mit der systematischen Applikation sensibler Reize zu verbinden, insbesondere die willkürlichen Innervationsimpulse mit bestimmten peripheren Reizen, welche geeignet sind, die geschwächte Muskelgruppe reflektorisch in Kontraktion zu versetzen, zu kombinieren. Die einfachste, praktisch brauchbarste Methode ist wohl die sog. SPITZYsche Nadelmethode, die darin besteht, daß mit einer Nadel Stiche in der Weise auf das gelähmte Glied appliziert werden, daß die paretische Muskelgruppe gleichsam gezwungen wird, in den Dienst der resultierenden Abwehrbewegung zu treten. Die Methode kommt besonders da in Betracht, wo die Kranken zur Erteilung von Willkürinnervationen nicht genügend bereit sind, also besonders bei Kindern, aber auch bei energielosen und widerstrebenden Erwachsenen. Es ist manchmal erstaunlich, in welch kurzer Zeit hier ein bedingter Reflex geschaffen wird. War anfangs die Nadel nur bei kräftigem Stiche wirksam, so genügt sehr bald schon das einfache Erblicken derselben oder das Hören des Wortes: „Nadel“ um den Kranken zu einer energischen willkürlichen Innervation des Muskels zu veranlassen.

III. Übungstherapie beim Pyramidenbahnsyndrom.

1. Passive Bewegungsübungen.

Der Übungstherapie fällt bereits in dem ersten der akuten Unterbrechung der Pyramidenbahn folgenden Stadium der vollkommenen Lähmung die wichtige Aufgabe zu, die Entstehung der Kontrakturen zu verhüten bzw. dieselben in die richtigen Bahnen zu lenken. Da die *dauernde Annäherung* der Insertionspunkte einer Muskelgruppe die Ausbildung einer spastischen Kontraktur derselben stark Vorschub leistet, so ergibt sich als erste Aufgabe der Übungstherapie, eine solche permanente Annäherung zu verhindern. Das geschieht am einfachsten durch möglichst häufige und ausgiebige *passive Bewegungen* sämtlicher Abschnitte der gelähmten Extremitäten, wobei der Schwerpunkt auf möglichst maximale Bewegungsexkursionen in allen Gelenken, und zwar um alle in Betracht kommenden Hauptachsen des jeweiligen Gelenkes zu legen ist. Diese passiven Bewegungen werden in der ersten Zeit am besten manuell ausgeführt, später können dazu auch Pendelapparate verwandt werden. Man kann aber für diese passiven Bewegungen auch die Mithilfe des Kranken selbst heranziehen, indem man ihn veranlaßt, mit den gesunden Gliedern die gelähmten Gliedteile möglichst häufig passiv zu bewegen. Besondere Beachtung ist den passiven Bewegungen des Oberarms im Scapulohumeralgelenk zu schenken, weil dieses ganz besonders leicht zur Versteifung neigt und nur zu oft später, wenn die willkürliche Innervierbarkeit der Muskeln wiedergekehrt ist, die aktive Beweglichkeit des Armes durch diese Versteifung und die mit ihr verbundene Schmerzhaftigkeit behindert oder unmöglich gemacht wird. Bei den passiven Bewegungen im Schultergelenk ist besonderer Nachdruck nicht nur auf eine möglichst maximale Elevation zu legen, die der Kranke selbst zweckmäßigerweise in der Weise durchführt, daß er den gelähmten Arm mit Hilfe des gesunden emporführt (Abb. 9), sondern auch auf eine maximale Außenrotation, welche am besten auf die in der Abb. 10 veranschaulichte Weise vorgenommen wird, indem man Clavicula und Akromion mit der einen Hand fixiert und nun den Oberarm bei rechtwinklig gebeugten Ellbogen im Scapulohumeralgelenk um seine Längsachse maximal auswärts und einwärts rotiert, wobei der Vorderarm, wie ein Uhrzeiger, den Ausschlag registriert.

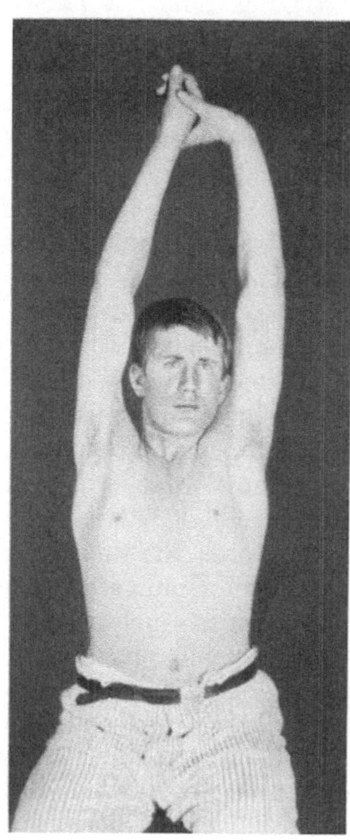

Abb. 9. Passives Erheben des gelähmten Armes durch den gesunden Arm.

Ein kurzes Wort zu der Frage, ob es ratsam ist, für die passiven Bewegungen den elektrischen Strom heranzuziehen. Die Meinungen der Autoren über die Zweckmäßigkeit und Nützlichkeit der Elektrotherapie bei zentralen Lähmungen gehen sehr auseinander. Während des Stadiums der schlaffen Lähmung, welches der akuten Unterbrechung der Pyramidenbahn zunächst folgt, halte ich persönlich die Anwendung des faradischen Stromes für statthaft und nützlich, selbstredend nur dann, wenn die DUCHENNEsche Methode der „Faradisation localisée“ angewandt wird und durch den Strom auch wirklich energische Muskelkontraktionen mit ausgiebigem lokomotorischem Effekt hervorgebracht werden. Lediglich mit der faradischen Rolle oder dem Pinsel über die gelähmten Glieder hinzustreichen ist sinnlos.

Sehr viel größere Vorsicht ist bei der Anwendung des faradischen Stromes in späteren Stadien, wenn die Kontrakturen sich einstellen, geboten. Wir werden darauf alsbald noch zurückkommen.

2. Das Lagerungsprinzip.

In den Zwischenzeiten zwischen den passiven Bewegungsübungen muß für die richtige *Lagerung* der einzelnen Extremitätenabschnitte gesorgt werden. Es gilt, die Entstehung der Kontraktur in denjenigen Muskelgruppen, die erfahrungsgemäß der spastischen Kontraktur zu verfallen pflegen, dadurch zu verhindern, daß die einzelnen Gliedabschnitte so gelagert und fixiert werden, daß die zur Kontraktur neigenden Muskeln möglichst gedehnt sind, die Insertionspunkte ihrer Antagonisten aber möglichst angenähert sind. Das bedeutet bei der Hemiplegie Lagerung des Fußes in Dorsalflexion und Pronation, des Knies in Beugung, des Oberschenkels in Flexion, Abduktion und Außenrotation (Abb. 11). In praxi kann man nun allerdings den Oberschenkel nicht gut auf längere Zeit in maximaler Flexion, Abduktion und Außenrotation fixieren. Eine derartige Stellung wäre für den Kranken sehr unbequem. Auch eine maximale Flexion im Knie wird auf die Dauer recht lästig. Deshalb begnügt man sich mit einer weniger extremen Stellung, bei welcher das Prinzip, auf das es ankommt, immer noch genügend gewahrt bleibt. Die Lagerung und Fixierung kann durch einfache Kramerschienen und Zellstoffverbände oder auch durch abnehmbare Schienenhülsenapparate bewerkstelligt werden. An der oberen Extremität kommt es vor allem darauf an, die Finger in maximaler Streckung, den Daumen in maximaler Streckung und Opposition, die Hand in Streckung und Supination, den Oberarm in einem Abduktionswinkel von etwa 90° bei voller Außenrotation zu lagern (Abb. 12).

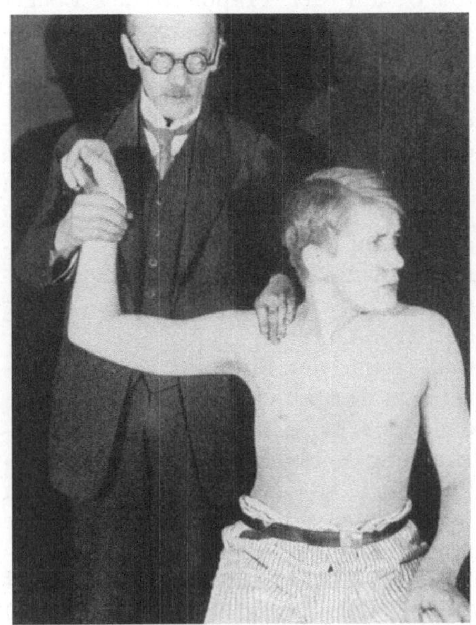

a

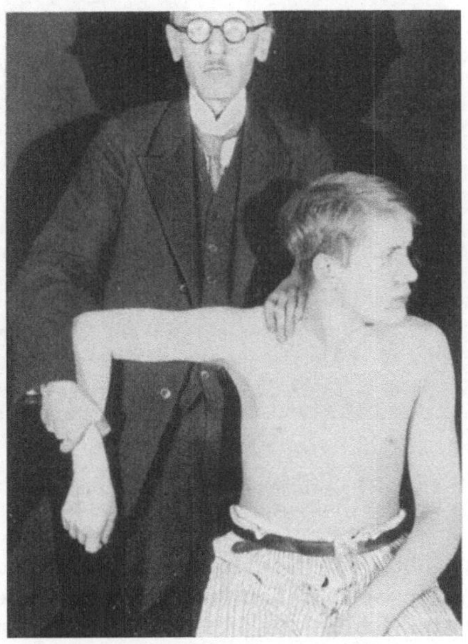

b

Abb. 10 a u. b. Passive Außenrotation und Innenrotation des Armes durch den Übungsleiter.

Diese Lagerung und Fixierung darf aber wohlgemerkt keine starre sein, sondern sie muß, wie schon betont wurde, durch häufige systematische passive Bewegungen immer wieder unterbrochen werden. Wenn sich in der Folge unter dem Einflusse der Lagerung der einzelnen Extremitätenabschnitte in den angegebenen Stellungen eine Kontraktur derjenigen Muskeln, deren Insertionspunkte angenähert sind, entwickelt und stärkere Grade anzunehmen droht, so ist es zweckmäßig, die Stellungen jeweils nach dem Grade der Kontraktur gradatim zu modifizieren. Doch lehrt die Erfahrung, daß man am Bein z. B. den Fuß gar nicht lange genug in ausgiebiger Dorsalflexion und Pronation fixieren kann, da in der Regel die Neigung der Plantarflexoren und Supinatoren des Fußes zur Kontraktur eine erheblich größere ist als die ihrer Antagonisten. Auch im Kniegelenk muß für lange Zeit eine gewisse Beugestellung einbehalten werden. Es empfiehlt sich, wenigstens über Nacht während vieler Monate, Fuß und Knie in den angegebenen Stellungen zu lagern. An der oberen Extremität muß die volle Streckstellung der Finger, die volle Streckung und Opposition des Daumens und ebenso eine volle Supination der Hand auf lange Sicht unterhalten werden, da auch hier die Neigung der Fingerbeuger, der Beuger und Adductoren des Daumens und der Pronatoren der Hand zur Kontraktur besonders groß ist. Der Ellbogen erlaubt Beugestellungen mäßigen Grades, aber am Oberarm muß die oben angegebene, annähernd rechtwinklige Abduktionsstellung und die volle Außenrotation für lange Zeit bewahrt werden.

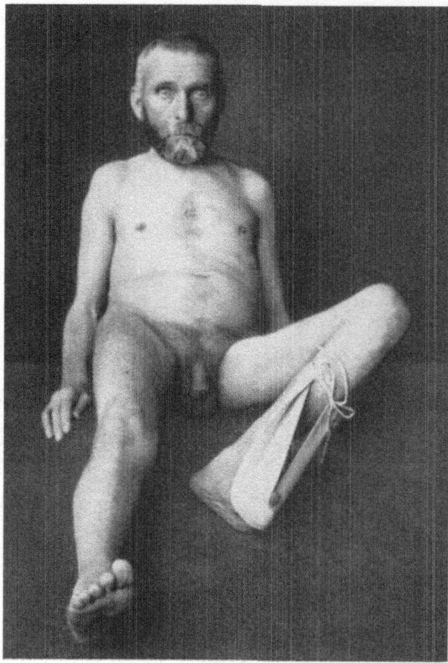

Abb. 11. Lagerung des gelähmten Beines in Flexion-Abduktion, Fußes in Dorsalflexion.

Bei doppelseitigen, akut entstandenen Pyramidenbahn-Unterbrechungen, also besonders bei den akut entstandenen spinalen Querschnittsparaplegien, ist im Gegensatz zur hemiplegischen Beinlähmung zunächst für eine Strecklage der Beine zu sorgen, weil hierbei die Gefahr der Präpotenz des Beugereflexes und die Entstehung einer Beugekontraktur sehr groß ist. Dabei muß aber gleichzeitig für eine gewisse Abduktionsstellung der Beine gesorgt werden und der Fuß muß in Dorsalflexion fixiert werden. Stellt sich im weiteren Verlauf heraus, daß die Entwicklung gleichwohl nach der Seite der Beugekontraktur geht, so wird die Lagerung und Fixierung in Streckstellung selbstverständlich beibehalten, evtl. muß sogar der Fuß aus seiner Fixierung in Dorsalflexion freigegeben werden. Macht sich hingegen die Entwicklung einer Streckkontraktur bemerkbar, so ist die Lagerung zu modifizieren und so zu gestalten, wie es oben für die hemiplegische Beinlähmung geschildert worden ist.

In vielen Fällen von akut entstandener Pyramidenbahnunterbrechung gelingt es tatsächlich auf diese Weise, die spastischen Kontrakturen in niederen Grenzen

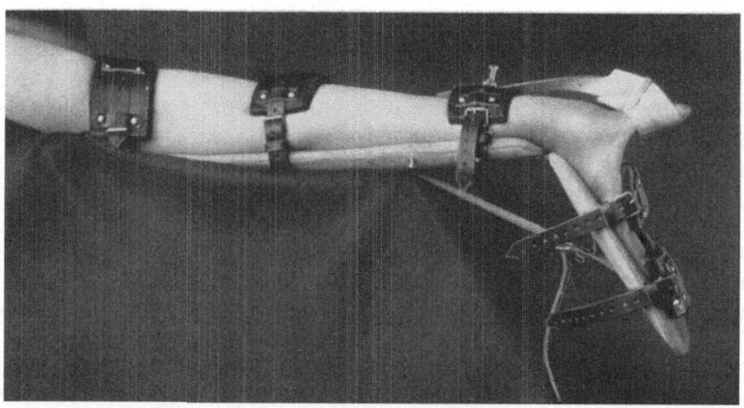

Abb. 12. Lagerungsschiene für den gelähmten Arm. Finger in Streckung, Daumen in Opposition, Hand in Streckung und Supination.

zu halten und vor allem eine einseitige Ausbildung der Kontrakturen zu verhindern. Aber auch in allen Fällen von spastischer Lähmung, bei denen es bereits zur Ausbildung von stärkeren Kontrakturen in bestimmten Muskelgruppen gekommen ist, sei es, daß sich die Erkrankung der Pyramidenbahn langsam entwickelt hat, sei es, daß nach akuter Unterbrechung derselben während des initialen Stadiums der Lähmung die angegebenen Behandlungsgrundsätze nicht berücksichtigt worden sind, wird man auf das Prinzip der richtigen Lagerung unter keinen Umständen verzichten dürfen. Leider gelingt es allerdings sehr oft durch diese allein nicht, stärkere Kontrakturen auf die Dauer zu überwinden, sondern man wird zu diesem Zwecke zu operativen Maßnahmen seine Zuflucht nehmen müssen. In Betracht kommen hierfür die Tenotomie bzw. Myotomie des spastischen Muskels, die plastische Verlängerung seiner Sehne, die partielle oder totale Deefferentierung des spastischen Muskels durch subtotale oder totale Resektion seiner motorischen Nervenäste oder die Resektion der hinteren Rückenmarkswurzeln. Es ist hier nicht der Ort, die Indikationen dieser verschiedenen operativen Methoden zu erörtern und die durch sie erzielbaren Resultate darzustellen. Ich verweise diesbezüglich auf die Ausführungen in dem Kapitel über die spezielle funktionelle Pathologie der quergestreiften Muskeln. Aber gerade nach derartigen, der Beseitigung oder Minderung der spastischen Kontrakturen dienenden Operationen, gewinnt das Lagerungsprinzip ganz besondere Bedeutung. Mit der richtigen Nachbehandlung steht und fällt das Resultat aller orthopädischen Operationen, die zum Zwecke der Restitution spastischer Lähmungen vorgenommen werden, wie übrigens der meisten orthopädischen Operationen überhaupt. Und bei dieser Nachbehandlung spielt die adäquate Gliederlagerung eine ganz fundamentale Rolle. So kommt es z. B. nach der partiellen Deefferentierung des Quadriceps, die zum Zwecke einer spastischen Kontraktur desselben vorgenommen worden ist, besonders in der ersten Zeit nach der Operation darauf an, das Knie in voller Streckstellung fixiert zu erhalten und diese Stellung um so länger auszudehnen, je ausgiebiger die Resektion am N. cruralis gewesen ist, weil sonst die Gefahr der Beugekontraktur droht. Später wird man besonders da, wo man in der Dosierung bei der Resektion der motorischen Nervenäste des Quadriceps zurückhaltender gewesen ist und die Wiederkehr einer spastischen Kontraktur des Kniestreckers sich ankündigt, umgekehrt das Knie in Beugestellung lagern. Ebenso kann man nach der zur Beseitigung einer Streckkontraktur der Beine vorgenommenen partiellen Resektion der hinteren Lumbosacralwurzeln gar nicht sorgfältig genug auf die Fixierung der Beine in Streckstellung achten, weil sonst der Beugereflex sein Haupt erhebt und die Beine in Beugung treibt. In noch viel höherem Grade gilt naturgemäß die Forderung, die Beine nach der Operation in Streckstellung zu fixieren, für diejenigen Fälle, in denen die Resektion der hinteren Lumbosacralwurzeln wegen einer Beugekontraktur der Beine vorgenommen worden ist. Nach der Resektion des N. obturatorius zwecks Beseitigung der Kontraktur der Adductoren hängt die Stellung, in welcher das Bein nach der Operation zu lagern ist, ganz von dem Grade des verbliebenen Restes an motorischen Nervenfasern der Adductoren ab. Ist der N. obturatorius total durchtrennt worden, was übrigens meines Erachtens nicht ratsam ist, so darf das Bein auf keinen Fall in Abduktion gelagert werden, weil sonst die Gefahr der Abduktionskontraktur droht, da im einzelnen Falle nie zu übersehen ist, welche Innervationsquote der N. tibialis für die Versorgung des Adductor magnus tatsächlich beisteuert. Da, wo man nur die partielle Resektion des Obturatorius vorgenommen hat und in der Dosierung des Eingriffs besonders zurückhaltend gewesen ist, wird man umgekehrt, je nach dem Grade des verbliebenen Restes des spastischen Adductorenwiderstandes, diesen durch Lagerung des Beines in einem adäquaten Abduktionswinkel ausgleichen können, wird sich aber auch hier im weiteren Verlaufe ganz von dem jeweiligen Grade des Dehnungswiderstandes der Adductoren leiten lassen und den Abduktionswinkel entsprechend modifizieren. Mit Argusaugen muß die Stellung des Fußes nach der zur Beseitigung einer spastischen Kontraktur der Plantarflexoren vorgenommenen plastischen Verlängerung der Achillessehne überwacht werden. War dieselbe zu ausgiebig, so kann dies nur durch möglichst vollkommene Plantarflexion des Fußes ausgeglichen werden; war sie hingegen nicht ausgiebig genug, so ist dem Fuß umgekehrt eine möglichst weitgehende Dorsalflexionsstellung zu geben. Auch hier entscheidet, fast von Tag zu Tag, der jeweilige Zustand der beiden antagonistischen Muskelgruppen. Aber man vergesse dabei nie, daß man den Teufel mit Beelzebub austreibt, wenn man eine Plantarflexionskontraktur des Fußes durch eine zu radikale Verlängerung der Achillessehne oder eine inadäquate Lagerung des Fußes während der Nachbehandlung in einen spastischen Hackenfuß umwandelt. An der oberen Extremität kann man selbst in Fällen von schwerer Pronationskontraktur der Hand, in denen man die *totale* Resektion aller motorischen Äste des Pronator teres vorgenommen hat, in der Regel die *Supinations*stellung gar nicht nachdrücklich genug urgieren, weil selbst nach völliger Ausschaltung des Pronator teres immer noch der viereckige Pronator nur gar zu leicht einen Rückfall in die Pronationskontraktur herbeiführt, so daß man gelegentlich nachträglich auch noch die Schwächung dieses so dürftig erscheinenden Muskels vornehmen muß. Aber auch hier entscheidet im Einzelfalle der jeweilige Zustand, das Kräfteverhältnis zwischen Pronatoren und Supinatoren. Nach der Resektion des N. thoracodorsalis, der subtotalen Resektion der Nn. subscapulares und der Nn. thoraci anteriores zum Zwecke der Beseitigung der spastischen Kontraktur der Adductoren und Innenrotatoren des Oberarms lagere man den Arm zunächst ruhig in Adduktionsstellung zur Seite des Thorax. Reicht der durch die Operation erzielte Grad an aktiver Elevationsmöglichkeit des Armes noch nicht aus, so kann man die Leistungsfähigkeit der Heber durch Lagerung des Oberarms in Abduktionsstellung stärken.

Die Frage, inwieweit die Elektrotherapie bei den zentralen Lähmungen auch dann noch heranzuziehen ist, wenn diese mit einer Steigerung der Reflexe und spastischen Kontrakturen einhergehen kann, nicht generell beantwortet werden, sondern muß von Fall zu Fall entschieden werden. In allen Fällen, in denen der Beugereflex sehr lebhaft ist, ist von der Anwendung des elektrischen Stromes ganz Abstand zu nehmen, da dieser allemal starke sensible Reize setzt und auf diese Weise die Beugereflexe bahnt. In Fällen mit Streckkontraktur kann man unter Umständen die lokale faradische Reizung der Beugergruppe vornehmen, muß sich dabei aber streng auf diese beschränken und jegliche Stromeinwirkung auf die Strecker zu vermeiden trachten. Auch an der oberen Extremität muß man, wenn man den elektrischen Strom zur Behandlung mitheranzieht, sich auf die Reizung der nicht oder weniger spastischen Muskeln beschränken, also auf die Reizung der Interossei und Lumbricales, der Daumenballenmuskeln, der Strecker der Finger und des Daumens, der Strecker und Supinatoren der Hand, der Strecker des Vorderarms, der Heber und Außenrotatoren des Oberarms und der Heber und Adduktoren der Schulter. Aber bei weitem nicht jeder Fall eignet sich für die Elektrotherapie, sehr oft wirkt auch die streng differenzierte elektrische Behandlung durch die mit ihr verbundenen starken sensiblen Reize bahnend auf den Dehnungsreflex der Muskeln des Armes und fördert damit die Kontrakturbildung.

3. Aktive Bewegungsübungen.

So wichtig nun auch die beiden bisher besprochenen Prinzipien der Therapie zentraler Lähmungen, die systematischen passiven Bewegungen und die adäquate Gliedlagerung sind, so sind sie doch nicht die einzige und nicht einmal die wirksamste Waffe im Kampfe gegen diese Lähmungen. Diese liegt in den *aktiven willkürlichen Innervationsübungen* des Kranken. Bei den meisten Pyramidenbahnunterbrechungen fallen keineswegs alle cortico-spinalen Bahnen aus, sondern in der Regel steht zum mindesten ein mehr oder weniger beträchtlicher Rest extrapyramidaler cortico-subcorticospinaler Verbindungen, sehr oft aber auch noch ein Pyramidenbahnrest, bei einseitigen Hemisphärenprozessen sogar die gesamte homolaterale Pyramidenbahn, zur Verfügung und infolgedessen folgt auf das Stadium der initialen totalen Lähmung, welche zunächst aus der akuten Unterbrechung der Pyramidenbahn resultiert, in den meisten Fällen früher oder später eine Periode der Restitution, in welcher die willkürliche Beweglichkeit in einem gewissen, von Fall zu Fall allerdings sehr wechselnden Grade wiederkehrt.

Diese spontane Restitution kann nun durch aktive Bewegungsübungen weitgehend gefördert werden. Am günstigsten liegen naturgemäß die Verhältnisse in solchen Fällen, in denen es zu einer Reversion der Noxe kommt, sei es „spontan", wie z. B. nach einer cerebralen Hämorrhagie, sei es unter dem Einfluß einer medikamentösen, orthopädischen oder operativen Therapie, wie etwa bei einer syphilitischen Gefäßerkrankung oder einer Meningomyelitis syphilitica durch eine energische kombinierte Hg-Salvarsantherapie, oder bei einer Spondylitis tuberculosa durch konsequente Extension und Immobilisation der Wirbelsäule, oder bei einem Rückenmarkstumor durch die operative Entfernung desselben. Aber auch da, wo eine irreparable Läsion vorliegt oder ein Teil der ursprünglich geschädigten Leitungsbahnen seine Funktion nicht wieder erlangt, kann die Übungsbehandlung sehr viel zur Ausgestaltung der Restitution beitragen.

Die spezifische Eigenart der Bewegungsstörung liegt beim Pyramidenbahnsyndrom, wie anderwärts ausgeführt, darin, daß die isolierte Innervierbarkeit der einzelnen Muskelgruppen und Muskeln aufgehoben ist. Die Fähigkeit, isolierte Bewegungen einzelner Extremitätenabschnitte auszuführen, ist verloren gegangen. Allemal, wenn der Kranke irgendeine solche Bewegung intendiert, tritt regelmäßig eine der stereotypen extrapyramidalen Bewegungssynergien auf, die der Kranke gar nicht oder nur unvollkommen modifizieren kann. Im Rahmen dieser extrapyramidalen Synergien sind eine ganze Anzahl von Gliedbewegungen überhaupt nicht vertreten und diese fallen daher überhaupt gänzlich aus. Es kommt nun bei den aktiven Bewegungsübungen darauf an, daß der Kranke lernt, die ihm verbliebenen Pyramidenbahnreste möglichst weitgehend auszunützen und zur isolierten Innervation der einzelnen Muskelgruppen heranzuziehen. Das Grundprinzip ist hierbei wie bei aller Übungstherapie das, daß der Kranke sämtliche Einzelbewegungen als solche immer wieder willkürlich intendiert. Aber hierbei stoßen wir sogleich auf eine große Schwierigkeit, die darin liegt, daß, je stärker der Willensimpuls ist, um so größer auch die Gefahr des stärkeren Hervortretens der extrapyramidalen Synergien ist. Deshalb muß der Kranke ausdrücklich immer wieder ermahnt werden, sich nicht zu sehr anzustrengen, keinen zu starken Impuls zu geben, wenn anders das Ziel des Zustandekommens einer isolierten Bewegung erreicht werden soll. In dieser Beziehung besteht ein prinzipieller Unterschied der Übungsbehandlung zentraler und peripherer Lähmungen. Es leuchtet nun ohne weiteres ein, daß, wenn der Kranke die Stärke seines Willensimpulses absichtlich in niederen Grenzen hält, eine solche Zurückhaltung besonders da, wo sich der intendierten Bewegung erhebliche Widerstände seitens des spastischen Antagonisten entgegenstellen, den Erfolg ganz in Frage stellt. Der direkte Weg ist also leider sehr oft nicht gangbar. Es gibt aber einen Umweg, der zum Ziele führt.

a) Das Prinzip der homologen Mitbewegungen.

Die isolierte Innervation einer einzelnen Muskelgruppe kann besonders bei einseitigen spastischen Lähmungen dadurch sehr wirksam gefördert werden, daß man den Kranken die homologe Bewegung auf der gesunden Seite willkürlich ausführen läßt. Dabei kommt es infolge der von den einzelnen Foci der Area pyramidalis einer Hemisphäre zu den gleichartigen Muskelgruppen *beider*

Körperhälften führenden Bahnen zu einer homologen Mitbewegung des betreffenden Gliedabschnittes auf der gelähmten Seite. Läßt man z. B. bei rechtsseitiger Hemiplegie den Kranken eine kräftige willkürliche Dorsalflexion des gesunden linken Fußes evtl. gegen Widerstand ausführen, so führt dabei auch der rechte gelähmte Fuß eine Dorsalflexion aus. Läßt man den Kranken in Bauchlage den Unterschenkel der gesunden linken Seite energisch flektieren, dann begibt sich auch der gelähmte rechte Unterschenkel in Beugung. Läßt man den Kranken die Finger und den Daumen der gesunden linken Hand energisch strecken, so strecken sich gar nicht selten dabei auch die Finger und der Daumen der rechten gelähmten Seite. Gelegentlich können sogar auch die feineren Fingerbewegungen, wie z. B. der Daumen-Fingerspitzenschluß in vorwärts geführter Stellung an der gelähmten Hand auf dem angegebenen Umwege zustande gebracht werden. Das gleiche gilt für alle anderen Einzelbewegungen der verschiedenen Armabschnitte, die Beugung und Streckung und die Supination und Pronation der Hand, die Beugung und Streckung des Vorderarms, die Erhebung und Senkung, Innen- und Außenrotation, Vorwärts- und Rückwärtsbewegung des Oberarms.

Bei diesen Übungen stellt, wohlgemerkt, anfangs die Bewegung des betreffenden Gliedabschnittes der gelähmten Seite lediglich eine unwillkürliche Mitbewegung dar, welche die willkürlich intendierte Bewegung auf der gesunden Seite begleitet. Es empfiehlt sich, anfangs ausdrücklich darauf zu halten, daß der Kranke nur die Bewegung auf der gesunden Seite, diese allerdings so kräftig wie möglich, intendiert, aber keinen Willensimpuls an die gelähmte Seite richtet, weil bei dieser Methode die sicherste Gewähr besteht, daß tatsächlich zunächst einmal überhaupt eine mehr oder weniger isolierte Bewegung des betreffenden Gliedabschnittes der gelähmten Seite zustande kommt. In der Folge ist dann aber der an die gesunde Seite gerichtete willkürliche Impuls mit einem solchen an die kranke Seite zu kombinieren. Der Kranke führt hierbei zwei gleichartige willkürliche Bewegungen nebeneinander aus. Im dritten Stadium richtet sich dann der Willensimpuls ausdrücklich nur an die Adresse des Gliedabschnittes der gelähmten Seite. Dabei kommt es zunächst auch noch zu der homologen Bewegung auf der gesunden Seite, aber diese stellt nunmehr ihrerseits nur eine unwillkürliche Mitbewegung dar, welche die willkürliche und als solche allein intendierte Bewegung der kranken Seite begleitet. Die letzte Etappe des Übungsganges ist dann die, daß diese Mitbewegungen der kranken Seite allmählich unterdrückt werden.

Das hier geschilderte Prinzip der Einübung der isolierten Innervation einer einzelnen Muskelgruppe mittels der homologen Einzelbewegung der gesunden Seite kann nun auch mit Erfolg angewandt werden, um in das starre stereotype Gefüge der extrapyramidalen Synergien modifizierend einzugreifen. Wenn der Kranke z. B. einen Gegenstand, den er mit der Hand umklammert hält, zum Munde führen soll, so geschieht dies unter Heranziehung der Beugesynergie des Armes, der Oberarm wird abduziert, der Vorderarm wird gebeugt. Diese beiden Komponenten der Synergie sind aufgabeadäquate Bewegungen. Auch unter normalen Verhältnissen wird beim Führen eines Gegenstandes zum Munde der Vorderarm gebeugt und der Oberarm erhoben. Aber die extrapyramidale Beugesynergie des Armes ist beim Pybahnsyndrom zwangsläufig mit einer Pronation der Hand verkoppelt, die zumeist infolge des Grades, den sie annimmt, der Durchführung der Aufgabe, den Gegenstand zum Munde zu führen, direkt zuwider läuft, indem die Handfläche regelrecht vom Munde abgewandt wird. Hält der Kranke ein Glas in der Hand und nähert er dasselbe dem Munde, so wird die Öffnung des Glases durch die starke Pronation der Hand nach abwärts gekehrt und die Flüssigkeit fließt nach unten heraus. Hier kann nun das vorhin erörterte Prinzip der Heranziehung der homologen Einzelbewegung der gesunden Seite mit Erfolg nutzbar gemacht werden. Wenn der Kranke während er den Gegenstand dem Munde nähert, auf der gesunden Seite eine kräftige willkürliche Supination der Hand ausführt, so erhalten auch die Supinatoren der gelähmten Hand einen Impuls und dadurch kann die unzweckmäßige Pronation derselben vermindert und auf das richtige Maß reduziert werden. Ebenso kann die beim Führen eines Objektes zum Munde im Rahmen der Beugesynergie erfolgende Flexion der Hand, welche ebenfalls höchst unzweckmäßig ist, weil sie die Kraft des Faustschlusses sehr herabmindert, dadurch reduziert oder gar in die erforderliche Handstreckung umgewandelt werden, daß der Kranke, während er den Gegenstand zum Munde führt, gleichzeitig eine energische Handstreckung auf der gesunden Seite ausführt. Mittels des gleichen Prinzips kann eine im Rahmen der Beugesynergie erfolgende starke Innenrotation des Oberarms durchbrochen und in den zum Heranbringen des Gegenstandes an den Mund erforderlichen Grad von Außenrotation umgewandelt werden, durch gleichzeitige willkürliche Außenrotation des gesunden Armes.

Unentbehrlich ist auch die Heranziehung bestimmter Bewegungen der gesunden Seite für den Akt des Ergreifens eines Gegenstandes. Wählen wir als Beispiel das Handgeben. Dabei wird normaliter der Oberarm nach vorne geführt und der Vorderarm wird mehr oder weniger gestreckt, die Faust ist geöffnet. Der an einer spastischen Armlähmung leidende Kranke verfügt zunächst überhaupt nicht über die erforderliche Vorwärtsführung des Oberarms und die Vorderarmstreckung gelingt ihm nur im Rahmen der Streck-Adduktionssynergie, wobei der Arm an den Rumpf angepreßt wird. Versucht der Kranke einer vor ihm stehenden Person seine Hand zu geben, so setzt er die Beugesynergie des Armes in Gang, der Oberarm wird zur Seite abduziert, der Vorderarm gebeugt, die Hand proniert. Damit die Hand des Kranken überhaupt der Hand des anderen nach vorne entgegenrückt, muß der Kranke seinen Rumpf nach dieser Seite zu vordrehen. Dadurch, daß man den Kranken eine kräftige Vorführung des *gesunden* Armes und eine Streckung desselben im Ellbogen ausführen läßt, kann die Beugesynergie des gelähmten Armes allmählich so fundamental abgeändert werden, daß eine Vorwärtsbewegung des Oberarms und eine Streckung des Vorderarms eintritt. Sehr wichtig ist auch bei diesem Greifakte die Bekämpfung der mit ihm verkoppelten Pronation der Hand. Selbst wenn die beiden Hauptkomponenten dieser zusammengesetzten Bewegung, die Vorführung des Oberarms und die Streckung des Vorderarms vom Kranken gut ausgeführt werden können, so schiebt sich dabei sehr oft eine höchst störende Pronation der Hand in den Weg, durch welche, ähnlich wie beim Führen des Glases zum Munde, die Palma manus von dem zu ergreifenden Objekte weggedreht wird. Diese unzweckmäßige Handpronation wird wieder am besten durch eine energische willkürliche Supination der gesunden Hand und die damit verbundene Mitinnervation der Supinatoren der gelähmten Hand bekämpft.

b) Bahnung der willkürlichen Innervierbarkeit durch das Lagerungsprinzip.

Beim Pyramidenbahnsyndrom hängt die Stärke des motorischen Impulses der dem Muskel von seinen Vorderhornzellen aus zugeht, von zwei Faktoren, ab, nämlich von der Zahl der noch zur Verfügung stehenden cortico-spinalen Verbindungen einerseits und der Reizschwelle der spinalen Vorderhornzellen andererseits. Die erstere ist bei irreparablen Läsionen der corticospinalen Leitungsbahnen eine konstante, unabänderliche Größe, die letztere ist aber Schwankungen unterworfen, sie kann „künstlich“ gesteuert werden. Das wirksamste Prinzip, die Reizschwelle der spinalen Vorderhornzellen einer

Muskelgruppe zu erniedrigen, dieselben für die ihnen zugeleiteten corticogenen Impulse ansprechbarer zu machen, ist die permanente Annäherung der Insertionspunkte dieser Muskelgruppe. Das Lagerungsprinzip, das wir bereits als eine der wirksamsten Methoden zur Bekämpfung der spastischen Kontrakturen herausgestellt haben, besitzt auch für die Wiederherstellung der willkürlichen Bewegungen eine nicht zu unterschätzende Bedeutung, nicht nur weil es die Entstehung der spastischen Kontraktur einer Muskelgruppe verhütet oder zu ihrer Minderung beiträgt und damit das der Bewegung sich entgegenstellende mechanische Hindernis hinwegräumt, sondern ebenso deshalb, weil es die willkürliche Innervierbarkeit des Muskels, dessen Insertionspunkte einer fortlaufenden Annäherung unterliegen, unmittelbar verbessert. Daraus ergibt sich die Forderung, bei jeder spastischen Lähmung die Reizschwelle der motorischen

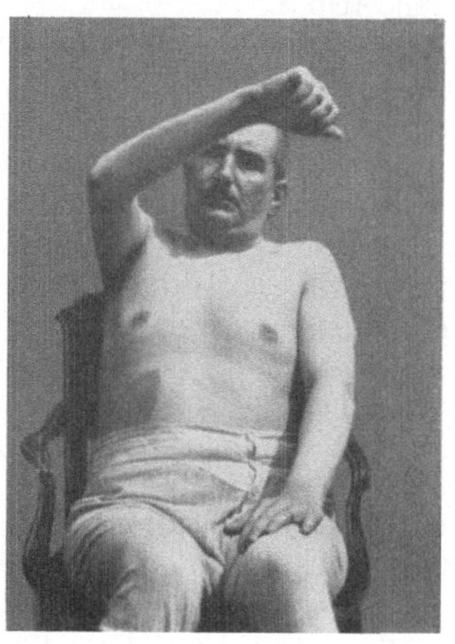

a

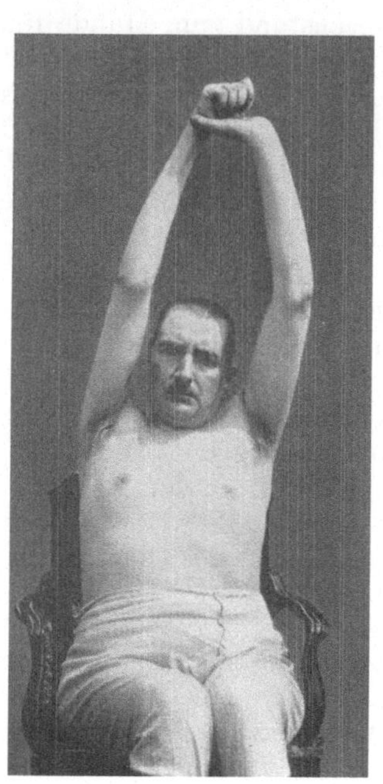

b

Abb. 13a u. b. Aktive Erhebung des gelähmten Armes. b Weiterführung der Bewegung bis zur höchsten Erhebung mit Hilfe des gesunden Armes.

Kerne, der schlechter innervierbaren Muskeln durch entsprechende Lagerung zu erniedrigen. Die Senkung der Reizschwelle der motorischen Vorderhornzellen einer Muskelgruppe durch passive Annäherung der Insertionspunkte derselben kann sogar schon dadurch bewerkstelligt werden, daß die Annäherung nur für kurze Zeit hergestellt wird. Wenn man z. B. den Kranken seinen Oberarm nicht nur soweit erheben läßt, als ihm dies aktiv gelingt (Abb. 13a), sondern ihn veranlaßt, darüber hinaus den gelähmten Arm mit dem gesunden Arm passiv ad maximum zu erheben und eine Weile in dieser Stellung zu halten (Abb. 13b), so wird der Kranke dadurch befähigt, den Arm nun auch aktiv in dieser Stellung zu erhalten, wenn er die Unterstützung durch den gesunden Arm ausschaltet, ja er kann sogar den gelähmten Arm aktiv mehr oder weniger weit senken und gleich darauf wieder zu der Ausgangsstellung maximaler Erhebung emporführen. Handelt es sich um die Einübung der Supination der Hand, so kommt es darauf an, daß der Kranke die gelähmte Hand passiv mittels der gesunden Hand in maximale Supination führt und sie darin eine kurze Weile erhält (Abb. 14a), darauf die gelähmte Hand aktiv etwas in Pronation dreht, sie gleich daran anschließend aber wieder in die vorangehende Supinationsstellung aktiv zurückführt (Abb. 14b). Oder wenn es sich um die Erlernung der Opposition des Daumens handelt, so führt der Kranke zunächst den gelähmten Daumen passiv mittels der gesunden Hand in maximale Opposition und erhält ihn eine Weile in dieser Stellung. Darauf reponiert er ihn aktiv etwas, um ihn aber sofort darauf wieder aktiv in die Ausgangslage, die Oppositionsstellung, zurückzuführen.

c) Die Minderung der äußeren Widerstände.

Es ist bekannt, daß eine der wesentlichsten Komponenten der Bewegungsstörung beim Pyramidenbahnsyndrom die spastische Kontraktur der Muskeln ist. Diese setzt der Bewegung im Gegensinn einen mechanischen Widerstand entgegen. Diesen Widerstand gilt es so weitgehend wie möglich auszuschalten.

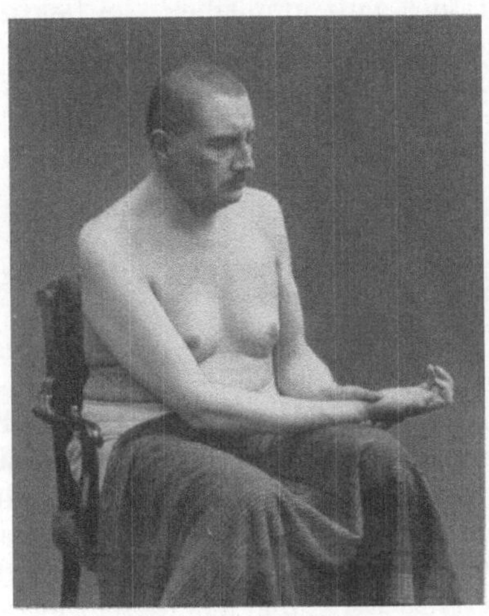

a

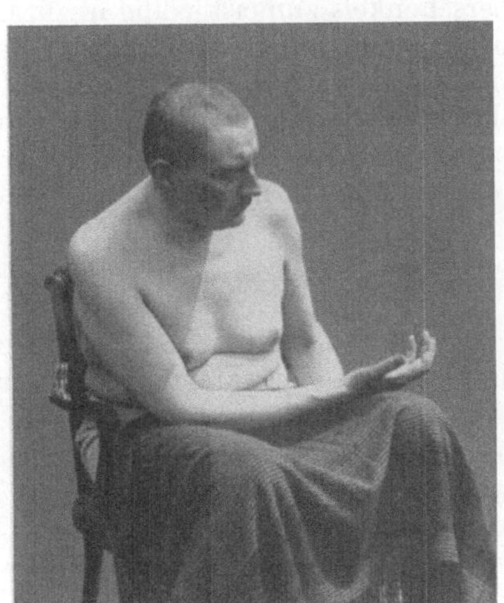

b

Abb. 14a u. b. a Passive Führung der Hand in Supination. b Aktive Supination.

Daß hierfür in erster Linie die passiven Bewegungsübungen und das Lagerungsprinzip oder, wenn nötig, auch operative Maßnahmen heranzuziehen sind, ist bereits ausführlich erörtert worden. Es muß aber auch bei den aktiven Bewegungsübungen darauf geachtet werden, daß bei den willkürlichen Bewegungsübungen der Widerstand der Antagonisten möglichst wenig zur Geltung kommt. So ist es z. B. zweckmäßig, die Dorsalflexion des Fußes bei gebeugtem Knie also in sitzender Stellung des Kranken, üben zu lassen, weil bei dieser Position der Gastrocnemius entspannt ist; die Streckung der Hand läßt man bei passiv gebeugten Fingern, die Beugung derselben umgekehrt bei extendierten Fingern vornehmen.

d) Ausnützung des Dehnungsreflexes für aktive Bewegungen.

Wir haben bei der Aufzählung der Kräfte, welche bei peripheren Lähmungen für den Ausgleich der Bewegungsstörung in Betracht kommen, bereits auf die große Bedeutung, welche hierbei dem Dehnungswiderstand des Muskels zukommt, hingewiesen. Ist schon der Dehnungswiderstand des völlig deefferentierten Muskels imstande, unter Umständen einen lokomotorischen Effekt zu entfalten, so gilt dies naturgemäß in noch viel höherem Grade von einem Muskel, der mit dem Rückenmark noch in ungestörter Verbindung steht und der sogar infolge der gesteigerten Reflextätigkeit auf jede Dehnung mit verstärkter

Spannung reagiert. Man kann in der Tat den Dehnungsreflex einer Muskelgruppe beim Pyramidenbahnsyndrom in weitgehendem Ausmaß für das Zustandekommen willkürlicher Bewegungen heranziehen. Die willkürliche Streckung der Finger gelingt sehr oft nur dann, wenn der Kranke gleichzeitig die Hand aktiv, oder wenn er dazu nicht imstande ist, passiv beugt. Die willkürliche Fingerbeugung leidet gar nicht selten daran, daß eine Beugekontraktur der Hand besteht und die Hand beim Faustschluß statt extendiert zu werden flektiert wird; die Fingerbeugung gelingt aber sofort in vollem Umfange und mit großer Kraft, wenn man die Hand passiv streckt und den Kranken gleichzeitig eine aktive Handstreckung intendieren läßt. Die willkürliche Plantarflexion des Fußes gelingt bei gestrecktem Knie wesentlich besser als bei gebeugtem Knie infolge des Ursprungs des Gastrocnemius von den Femurcondylen. Die willkürliche Beugung des Unterschenkels ist bei Extensionsstellung des Oberschenkels zumeist völlig unzureichend oder ganz unmöglich, am flektierten Oberschenkel hingegen entfalten die Kniebeuger eine respektable Kraft. Die Unterschenkelstreckung ist am extendierten Oberschenkel kräftiger als am flektierten, da der Rectus femoris durch die Hüftstreckung gedehnt wird. Die Oberschenkelbeuger gewinnen an Kraft durch Streckung der Wirbelsäule wegen des Ursprungs des Psoas major von der Wirbelsäule.

e) Bahnung der Vorderhornzelle durch besondere periphere sensible Reize.

Die soeben besprochene Ausnützung des Dehnungsreflexes einer Muskelgruppe für das Zustandekommen einer bestimmten Bewegung stellt nur einen besonderen Fall eines allgemeineren Prinzipes dar. Wenn der motorische Kern der agierenden Muskelgruppe gleichzeitig mit dem ihm zugeleiteten Innervationsimpuls auch auf afferentem Wege in Erregung versetzt wird, so wird er dadurch für den corticalen Impuls gebahnt. In dem soeben besprochenen Beispiele der Nutzbarmachung des Dehnungsreflexes für die willkürlichen Bewegungen fließt dem Kern des agierenden Muskels die afferente Erregung aus diesem letzteren selbst zu. Man kann aber auch exterozeptive Reize hierfür heranziehen. Wenn die willkürliche Dorsalflexion des Fußes geübt wird, kann man das Zustandekommen der Bewegung dadurch fördern, daß man gleichzeitig einen Reiz auf die Planta pedis appliziert, indem man mit dem Finger oder einem Stift über dieselbe streicht oder die Fußsohle kitzelt. Durch diesen exterozeptiven Reiz wird allerdings in der Regel die gesamte Beugereflexsynergie des Beines ausgelöst, von welcher die Dorsalflexion des Fußes nur eine Komponente ist. Wenn man aber den sensiblen Reiz möglichst schwach gestaltet, so manifestiert sich die Reflexbewegung als solche nicht selbst. Die Wirkung der afferenten Erregung beschränkt sich einerseits auf die Hemmung der Kerne der antagonistischen Muskelgruppen und unter ihnen der Plantarflexoren des Fußes, so daß deren Dehnungsreflex weniger hinderlich entgegentritt, andererseits auf eine Bahnung der Kerne der Beugergruppe und unter diesen der Dorsalflexoren des Fußes. Von unschätzbarem Nutzen sind derartige, den Beugereflex auslösende Reize in Fällen von spastischer Paraplegie, in denen die Kranken infolge starker spastischer Kontraktur der Strecker des Beines letzteres überhaupt nicht beugen können. In solchen Fällen kann man den an die Beuger des Beines adressierten Willensimpuls mit einem den Beugereflex auslösenden Reize kombinieren, und hierfür wird man unter Umständen sogar sehr starke Reize, wie einen Stich in die Fußsohle oder den Marie-Foixschen Handgriff heranziehen müssen. Umgekehrt kann man in Fällen mit Beugekontraktur der Beine, in welchen die willkürliche Streckung derselben auf Widerstand stößt, die letztere dadurch erleichtern, daß man den willkürlichen Streckimpuls des Kranken mit Reizen kombiniert, die den Streckreflex in Gang setzen. Als solche kommen in Betracht: leises Streichen der Vorderseite des Oberschenkels oder Kitzeln der Inguinalgegend oder ein kurzer Schlag gegen das Vorderende der Planta pedis oder Beklopfen der Innenseite der Tibia, oder auch ein starker Reiz am kontralateralen Bein, der den gekreuzten Streckreflex auslöst.

An der oberen Extremität kommt für praktische Zwecke hauptsächlich ein Kunstgriff in Betracht, welcher die willkürliche Streckung der Finger zu unterstützen geeignet ist, die ja sehr oft besonders geschädigt ist. Wenn man den Daumen passiv extendiert und abduziert, so strecken sich reflektorisch gar nicht selten alle Finger, umgekehrt löst die passive Streckung der Finger auch eine reflektorische Streckung und Abduktion des Daumens aus; manchmal genügt die passive Streckung eines einzelnen Fingers, um Streckung aller anderen Finger und des Daumens zu erzielen. Diesen peripheren Reiz kann man zweckmäßigerweise mit dem vom Kranken abgegebenen Streckimpuls verbinden und dadurch die willkürliche Fingerstreckung allmählich weitgehend bessern.

4. Die Übungsbehandlung des Ganges.

In der bisherigen Darstellung sind die allgemeinen Prinzipien, welche der Wiederherstellung der willkürlichen Beweglichkeit der Extremitäten bei den spastischen Lähmungen dienen, dargelegt. Die Übungsbehandlung darf sich aber nicht auf eine möglichst weitgehende Restitution der einzelnen Bewegungen der verschiedenen Extremitätenabschnitte beschränken, sondern sie hat vor allem die Aufgabe, diejenige zusammengesetzte statisch-kinetische Leistung der Beinmuskeln, welche im praktischen Leben deren wichtigste Funktion darstellt, den *Gang* zu sanieren, die Störungen, mit denen derselbe beim Pyramidedbahnsyndrom behaftet ist, möglichst auszumerzen. Die systematischen *Gehübungen* stehen bei den spastischen Beinlähmungen im Mittelpunkt der Therapie. Auf meiner Abteilung besteht seit Jahrzehnten die Einrichtung, daß sich in jedem Krankensaal in der Mitte ein 6 m langer Laufbarren befindet, in welchem die Kranken tagsüber immer wieder ganz regelmäßige Gehübungen unter ärztlicher Leitung bzw. unter Aufsicht besondes geschulten Personals vorzunehmen haben.

Die Gehübungen bestehen darin, daß der Kranke die verschiedenen Einzelkomponenten des Ganges kennen lernt und willkürlich ausführt. Während der Phase der doppelseitigen Unterstützung stehen bei den spastischen Beinlähmungen vor allem zwei Störungen im Vordergrunde. Bekanntlich treibt das hintere Bein normaliter durch eine kräftige Plantarflexion des Fußes den Schwerpunkt des Körpers nach vorne oben. Die Plantarflexoren des Fußes sind der eigentliche Motor der Lokomotion. Obwohl gerade die Plantarflexoren des Fußes bei den meisten spastischen Beinlähmungen zu denjenigen Muskeln gehören, deren Kraft in der Regel relativ gut erhalten ist, fällt doch sehr oft auf, daß beim Gange die Plantarflexion des hinteren Beines recht mangelhaft bleibt. Dieses Manko kann aber in der Regel durch eine entsprechende willkürliche Intention mehr oder weniger ausgeglichen werden (Abb. 15). Diese willkürliche Plantarflexion des Fußes des hinteren Beines während der Phase der doppelten Unterstützung stellt den ersten Akt der Gehübung dar. „*Hintere Ferse vom Boden abwickeln*" lautet das entsprechende Kommando (Abb. 16).

Unter dem Einflusse dieser von hinten her treibenden Kraft soll der Schwerpunkt des Körpers auf das vordere Bein verlegt werden, um dann über der Unterstützungsfläche desselben, während der folgenden Phase der einseitigen Unterstützung, sukzessive weiter nach vorne zu wandern. Bei dieser Verlagerung des Schwerpunktes von dem hinteren Bein auf das vordere muß sich der Unterschenkel des letzteren gegen den dem Boden aufruhenden Fuß nach vorne zu neigen. Diese Bewegung stößt bei den spastischen Beinlähmungen wegen des gesteigerten Dehnungsreflexes der Plantarflexoren des Fußes gar nicht selten auf beträchtliche Schwierigkeiten (Abb. 15 u. 16); vielfach ist wegen dieses Widerstandes der Plantarflexoren die Fußsohle des vorderen Beines gar nicht einmal in ganzer Ausdehnung, sondern nur mit ihrem vorderen Abschnitte mit dem Boden in Kontakt oder, wenn der volle Kontakt besteht, geht er mit dem Vorrücken des Schwerpunktes verloren und die Ferse des vorderen Beines hebt sich vom Boden ab. Da der Dehnungsreflex der Plantarflexoren des Fußes bekanntlich

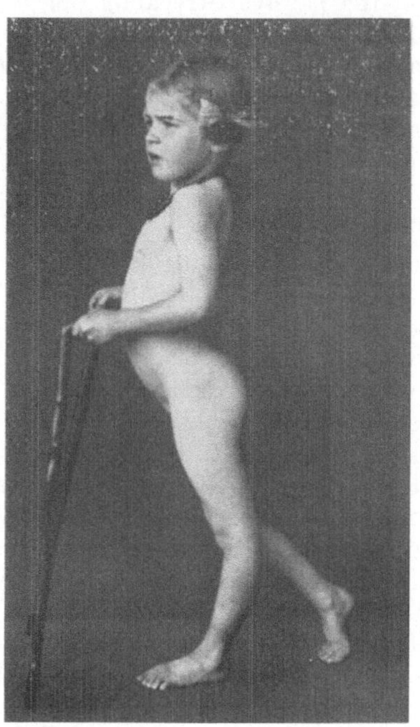

Abb. 15. Willkürlich forcierte Plantarflexion des Fußes des hinteren (treibenden) Beines während der Phase der doppelten Unterstützung. Willkürliche Aufrichtung des Rumpfes. (LITTLEsche Krankheit.)

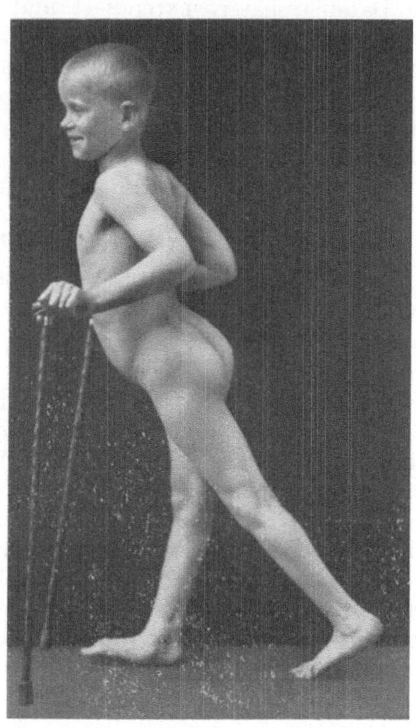

Abb. 16. Erste Phase der Gangübung. Plantarflexion am hinteren treibenden Bein. (LITTLEsche Krankheit.)

sehr oft die Form des Clonus aufweist, und ein solcher auch während des Ganges in der Phase der doppelten Unterstützung am Fuße des vorderen Beines unter dem Einflusse des Vorwanderns des Schwerpunktes auftritt, hört dieses vordere Bein auf, einen feststehenden Stützposten zu bilden. Durch das Fußzittern des vorderen Beines wird die Basis, auf welcher der Körper ruhen soll, in ein auf und abvibrierendes Glied umgewandelt. Es ist daher nur zu begreiflich, daß Kranke, bei denen die geschilderte Störung stärker hervortritt, es vermeiden, den Schwerpunkt des Körpers nennenswert nach vorne wandern zu lassen, so daß eine Neigung des Unterschenkels gegen den Fuß des vorderen Beines nach vorne gar nicht aufkommt. Hier setzt nun die Übungsbehandlung ein. Der Kranke muß, während er die Plantarflexion des Fußes des hinteren Beines ausführt, unbedingt darauf achten, daß der Schwerpunkt wirklich auf das vordere Bein rückt und daß dabei die Fußsohle dieses Beines in voller Ausdehnung dem Boden aufliegt und der Unterschenkel sich gegen den Fuß etwa in einen rechten Winkel stellt. Bei dieser Vorverlagerung des Schwerpunktes auf das vordere Bein muß nun außer der Stellung des Unterschenkels zum Fuß ganz besonders auch die Disposition des Hüftgelenks und Knies beachtet werden. In den meisten Fällen bleibt der Oberkörper gegen das vordere Bein nach vorne übergeneigt (Abb. 16), sehr oft wird auch das Knie hyperextendiert (Abb. 15). Diese beiden Anomalien stehen in engem Zusammenhang mit der mangelhaften Neigung des Unterschenkels gegen den Fuß. Durch sie wird es ermöglicht, daß der Schwerpunkt des Körpers über die Basis des vorderen Beines rückt, ohne daß der Unterschenkel seine Stellung gegen den Fuß nennenswert zu verändern braucht; er kann in einer mehr oder weniger hintenübergeneigten Position verharren. Deshalb muß der Kranke, während er den Schwerpunkt auf das vordere Bein verlegt, vor allem auch für eine möglichst vollkommene Streckung im Hüftgelenk sorgen. Das Kommando hierzu lautet: „*Hüfte nach vorne heraus, Oberkörper aufrichten!*“ (Abb. 15.) Eventuell ist dabei auch auf eine leichte Beugung im Knie zu achten; jedenfalls ist die Hyperextension desselben zu bekämpfen. Die Verlagerung des Schwerpunktes auf das vordere Bein bedeutet aber nicht nur ein Wandern desselben gerade nach vorne, sondern gleichzeitig auch ein solches nach außen. Diese Verschiebung nach außen bleibt sehr oft mangelhaft; der Rumpf verharrt nur gar zu leicht in der Sagittalebene des hinteren Beines und dieses Zurückbleiben des Schwerpunktes ad latus macht sich besonders im weiteren Verlaufe des Ganges in dem Augenblicke, in dem das hintere Bein den Boden verläßt und das vordere die alleinige Stütze übernimmt, sehr störend bemerkbar, indem hierbei der Rumpf nach der Seite des Schwungbeins zu umsinkt. Wir werden diese Störung noch eingehend bei Besprechung der Anomalien am Stützbein während der Phase der einseitigen Unterstützung zu würdigen haben. Ihr muß aber bereits in der Phase der doppelten Unterstützung vorgebeugt werden dadurch, daß der Kranke den Hüftknorren des vorderen Beins energisch einzieht und den Oberkörper auf dem vorderen Bein nach außen zu überlegt. „*Hüfte einziehen, Oberkörper nach außen überlegen!*“ lautet das entsprechende Kommando.

Auf die Phase der doppelten Unterstützung folgt die Phase der einseitigen Unterstützung, während der das „vordere Bein als „Standbein“ oder „Stützbein“ allein die Last des Körpers trägt und das hintere Bein zum Schwungbein wird und sich von hinten nach vorne zu vorwärts bewegt. Stützbein und Schwungbein erheischen eine gesonderte Besprechung.

Wir beginnen mit dem *Schwungbein*. Nachdem sich während der Phase der doppelten Unterstützung am hinteren Bein die für die Vortreibung des Körperschwerpunktes erforderliche Plantarflexion des Fußes vollzogen hat, begeben sich die drei Segmente des hinteren Beines in Beugung, der Fuß in Dorsalflexion, der Unterschenkel in Flexion gegen den Oberschenkel, der Oberschenkel in Beugung gegen das Becken. Während die beiden ersten dieser drei Teilakte der Schwungbeinbewegung im wesentlichen dazu dienen, das Bein zu verkürzen, zu „lüften“, damit es die Bewegung von hinten nach vorne, ohne mit der Fußspitze an den Boden anzustoßen, ausführen kann, stellt die Flexion des Oberschenkels gegen das Becken die eigentliche Hauptkomponente der Bewegung dar, durch welche die dem Schwungbein zufallende Aufgabe, gegen das Stützbein und den von ihm getragenen Rumpf eine vorgeschobene Position zu gewinnen, überhaupt erst erfüllt wird. Gegen Ende der Schwungphase wird der anfangs flektierte Unterschenkel gegen den Oberschenkel vorgestreckt und der Fuß dem Boden wieder aufgesetzt, womit die erneute Phase der doppelten Unterstützung beginnt. Es ist bekannt, daß bei den spastischen Beinlähmungen gerade die Beugung des Schwungbeins beim Gange besondere Schwierigkeiten bereitet. Vielfach bleiben die Dorsalflexion des Fußes und die Beugung im Knie ganz aus und auch die Flexion des Oberschenkels ist oft unzureichend, die Bewegung des Schwungbeines kommt zum Teil nur passiv durch Drehung des Rumpfes auf dem

Standbein zustande. Es hängt das mit der in der Mehrzahl der Fälle vorhandenen spastischen Kontraktur der Streckergruppe und der mit ihr Hand in Hand gehenden schlechten Innervierbarkeit der Beuger zusammen. Aber selbst, wenn der Kranke über die sog. Beugesynergie des Beines, die sich aus einer simultanen Flexion des Oberschenkels, einer Flexion des Unterschenkels und einer Dorsalflexion des Fußes zusammensetzt, verfügt, so bedeutet die Heranziehung derselben noch keineswegs einen geordneten Ablauf der Schwungbeinbewegung. Läßt man den Kranken das Bein im Hüftgelenk energisch hochziehen, so beugen sich zwar auch Unterschenkel und Fuß ausgiebig mit, aber die

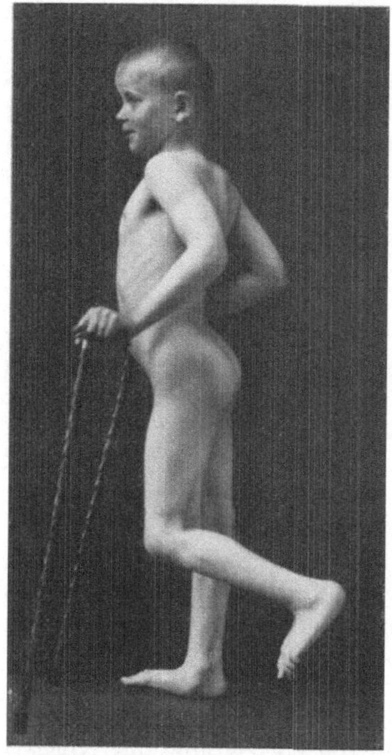

Abb. 17. Zweite Phase der Gangübung, Flexion des Unterschenkels gegen den Oberschenkel des Schwungbeines, Ferse nach hinten-oben.

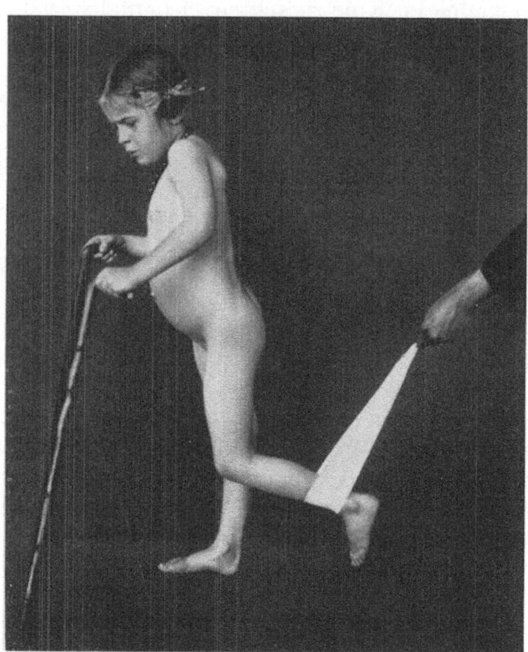

Abb. 18. Unterstützung der Unterschenkelbeugung durch äußere Hilfe.

Beugung der beiden letzteren erlangt den für die Schwungbeinbewegung wünschenswerten Grad erst bei einer weitgehenden Flexion des ersteren. Beim Gange liegen aber normaliter die Verhältnisse so, daß die Bewegung der Schwungbeins eingeleitet wird durch eine Flexion des Unterschenkels gegen den noch in nahezu vollkommener Extension befindlichen Oberschenkel und daß sich an die Unterschenkelbeugung unmittelbar eine Dorsalflexion des Fußes anschließt. Gerade diese Flexion des Unterschenkels gegen den gestreckten Oberschenkel bereitet dem Kranken die allergrößten und nicht selten geradezu unüberwindliche Schwierigkeiten. Darum ist auf sie bei den Gangübungen der größte Nachdruck zu legen. „*Ferse nach hinten in die Luft*“ lautet das entsprechende Kommando für diesen Akt der Gehübung (Abb. 17). Unter Umständen ist es erforderlich die Unterschenkelbeugung durch äußere Hilfe zu unterstützen (Abb. 18). Die Beugung des Unterschenkels gegen den Oberschenkel gelingt in schwereren Fällen nur unter gleichzeitiger Beugung des letzteren und einer konkomitierenden Rumpfbeugung. Becken und Rumpf neigen sich auf dem Standbein nach vorne über und gegen das Becken flektiert sich der Oberschenkel des Schwungbeins. Gleichzeitig erfolgt eine Dorsalflexion des Fußes. Durch diese Konstellation der einzelnen Beinsegmente wird aber wenigstens erreicht, daß der Fuß des Schwungbeins „Luft" bekommt, und daß nunmehr dieses letztere unter weiterer Vermehrung der Flexion des Oberschenkels, Unterschenkels und Fußes seinen Weg frei nach vorne nehmen kann. *„Knie hoch, Ferse nach hinten oben, Fußspitze vorne hoch!"* lautet das Kommando für diese Phase der Gangübung (Abb. 19).

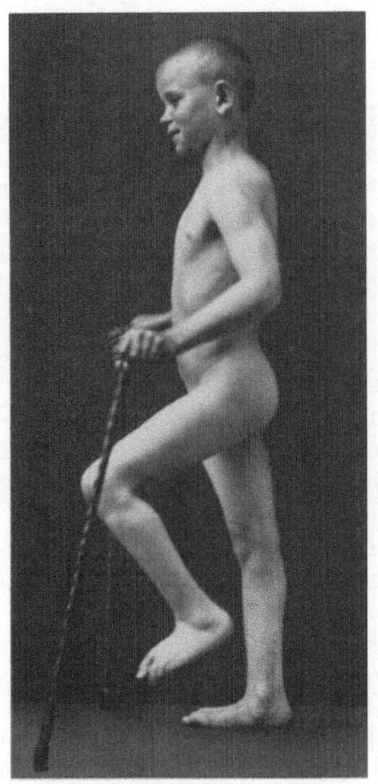

Abb. 19. Dritte Phase: Flexion des Schwungbeines im Hüft-, Knie- und Fußgelenk.

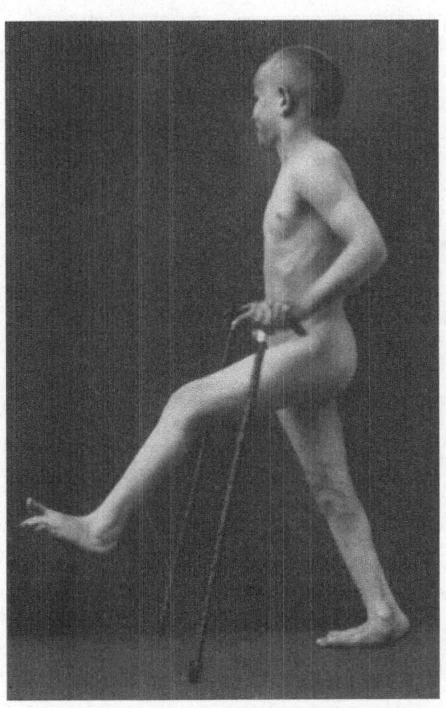

Abb. 20. Vierte Phase: Extension des Unterschenkels gegen den flektierten (erhobenen) Unterschenkel.

Hieran ist nun der nächste Teilakt der Schwungbeinbewegung anzuschließen. Er besteht in der Streckung des Unterschenkels gegen den vorgeführten, d. h. flektierten Oberschenkel. Wenn der Pyramidenbahnkranke diese Unterschenkelstreckung ausführt, so ist sie wegen der zwangsläufigen Verkoppelung der einzelnen Komponenten der Strecksynergie des Beines mit einer Streckung und Adduktion des Oberschenkels und einer Plantarflexion des Fußes verbunden. Durch die sich einschiebende Streckexkursion des Oberschenkels wird aber die durch die vorangehende Flexion des letzteren erzielte Vorführung des Schwungbeines wieder großenteils rückgängig gemacht, die Schrittlänge erleidet damit eine beträchtliche Verkürzung. Der Fuß geht infolge der Plantarflexion den Kontakt mit dem Boden nicht wie in der Norm mit der Ferse, sondern mit der Spitze ein; sehr häufig kommt es dabei auch zu einer Plantarflexion der Zehen, die sich förmlich in den Boden einkrallen. Außerdem leidet durch die mit der Streckung verbundene Adduktion des Beines die Schrittbreite; häufig überkreuzt das Schwungbein im Momente des Aufsetzens des Fußes das Stützbein in mehr oder weniger starkem Grade. Der Kranke muß also angehalten werden, in dieser Etappe der Schwungphase den Unterschenkel gegen den vorwärtsgeführten Oberschenkel vorzustrecken, ohne letzteren dabei mitzuextendieren. Ferner muß er angehalten werden, den Oberschenkel zu abduzieren, gleichzeitig aber auch den Fuß gegen den extendierten Unterschenkel dorsalflektiert zu halten. „*Unterschenkel vor, Fußspitze aufwärts, Bein nach außen!*“ lautet das Kommando dieses Aktes der Gangübung (Abb. 20).

Die beiden Teilbewegungen, die der Unterschenkel gegen den Oberschenkel während der Schwungphase auszuführen hat, die Beugung gegen den extendierten Oberschenkel zu Beginn der Schwungphase, die Extension gegen den flektierten Oberschenkel gegen Ende der Phase, ferner die Dorsalflexion des Fußes gegen den extendierten Unterschenkel gegen Ende der Schwungphase und die Abduktion des Beines während der Streckung des Unterschenkels sind Leistungen, welche auf der isolierten Innervation der einzelnen Muskelgruppen beruhen, ohne welche die stereotypen extrapyramidalen Synergien nicht durchbrochen werden können. Daraus geht zur Genüge hervor, wie unerläßlich gerade auch für die Wiederherstellung einer einigermaßen normalen Gangbewegung die weiter oben beschriebenen Übungen sind, die der Wiederherstellung der isolierten Bewegungen der einzelnen Extremitätenabschnitte dienen.

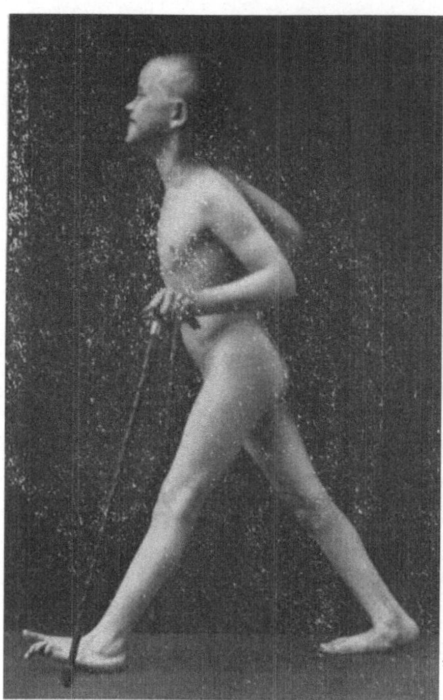

Abb. 21. Fünfte Phase: Aufsetzen des Schwungbeines auf den Boden, Ferse auf, Fußspitze hoch.

Hat der Kranke den Unterschenkel gegen den erhobenen Oberschenkel vorgestreckt, so kommt es nur noch darauf an, daß jetzt der Fuß dem Boden aufgesetzt wird. Dazu muß der Oberschenkel etwas gesenkt werden; dabei ist besonders darauf zu achten, daß sich keine Plantarflexion des Fußes und der Zehen einschleicht, sondern daß die vorangehende Dorsalflexion des Fußes festgehalten wird, daß jedenfalls zuerst die Ferse Kontakt mit dem Boden erlangt und daß sich erst darauf die gesamte Fußsohle dem Boden anlegt. „*Ferse auf den Boden, Fußspitze aufwärts!*“ lautet das Kommando für diesen Akt der Gangübung (Abb. 21).

Wir wenden uns nunmehr dem *Stützbein* zu. Die Störungen, welche bei den spastischen Beinlähmungen besonders in Betracht kommen, sind vor allem die mangelhafte Streckung des Beckens des Stützbeines, die mangelhafte seitliche Fixierung desselben und sehr oft auch eine Überstreckung des Knies. Der Oberkörper wird auf dem Stützbein in der Regel nicht vollkommen aufgerichtet, er hängt nach vorne über. Das Becken wird auf dem Stützbein seitlich nicht fixiert, es sinkt nach der Seite des Schwungbeins zu herab und mit ihm neigt sich der gesamte Rumpf nach dieser Seite; der Trochanter major des Stützbeins springt stark nach außen vor (Abb. 22). Am Knie fällt in Fällen mit Streckkontraktur besonders die Hyperextension auf, es besteht manchmal ein regelrechtes Genu recurvatum, der Unterschenkel ist dabei stark gegen den Fuß nach rückwärts geneigt. Wenn die Neigung des Rumpfes nach vorne, die Hyperextension im Knie und die Neigung des Unterschenkels gegen den Fuß nach hinten sehr stark ausgesprochen sind, gleicht der Körper einem zusammenklappenden Taschenmesser, wobei das Hüftgelenk das Scharnier bildet. In Fällen mit beginnender Beugekontraktur der Beine ist umgekehrt das Knie des Stützbeins mehr oder weniger gebeugt und dabei ist gleichzeitig der Unterschenkel mehr oder weniger gegen den Fuß vornüber geneigt.

Es kommt nun darauf an, diese Störungen am Stützbein auszugleichen. Diesem Zwecke dienten bereits die während der Periode der doppelten Unter-

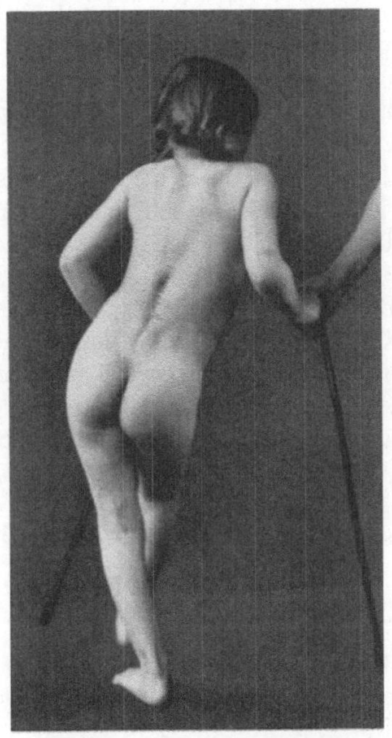

Abb. 22. Mangelnde seitliche Fixation des Beckens auf dem Stützbein, Rumpf kippt nach der Seite des Schwungbeines um. (LITTLEsche Krankheit.)

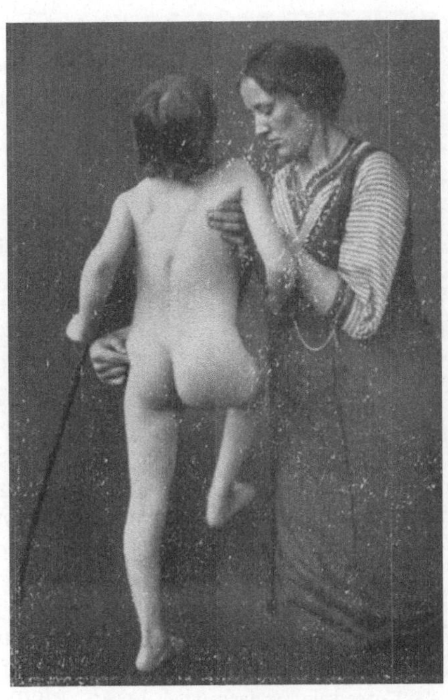

Abb. 23. Korrektur der Störung der Abb. 22, seitliche Aufrichtung des Rumpfes durch äußere Hilfe.

stützung bei der Verlagerung des Schwerpunktes auf das vordere Bein herangezogenen Einzelmaßnahmen, die Aufrichtung des Rumpfes (Hüfte nach vorn!), die Einziehung der Hüfte unter den Leib und Neigung des Rumpfes auf dem Stützbein nach außen („Hüfte herein, Oberkörper nach außen über!"), die Neigung des Unterschenkels gegen den Fuß bis zum rechten Winkel, evtl. auch eine leichte Flexion des Knies. Diese Maßnahmen sind während der Phase der einseitigen Unterstützung fortzusetzen und zu akzentuieren. Nun ergeben sich aber dabei gewisse Schwierigkeiten, die besonders in dem Augenblicke einsetzen, in dem der Kranke am Schwungbein die Flexion des Unterschenkels gegen den extendierten Oberschenkel intendiert. Wir haben gesehen, daß diese Unterschenkelbeugung des Schwungbeines mit einer Flexion des Beckens und Rumpfes auf dem Stützbein einhergeht. Es kommt also darauf an, daß der Kranke im weiteren Verlauf der Phase der einseitigen Unterstützung die verlorengegangene Streckstellung des Hüftgelenkes des Standbeins wiederherstellt.

Das geschieht am besten in derjenigen Phase, in welcher das Schwungbein in allen drei Abschnitten, im Hüft-, Knie- und Fußgelenk möglichst vollkommen flektiert wird. In dieser Phase ist auch die seitliche Fixation des Beckens und die Neigung des Rumpfes auf dem Stützbein nach außen erneut besonders zu akzentuieren. Dabei zeigt sich, daß der Kranke anfangs zwar die Wirbelsäule nach außen neigt, daß aber die seitliche Fixation des Beckens ausbleibt, dieses vielmehr auf dem Stützbein nach der Seite des Schwungbeins zu umkippt, und daß der Trochanter major des Standbeins stark nach außen vorspringt. Auf diese Störung muß der Kranke ganz besonders hingewiesen werden und er muß auf das nachdrücklichste angehalten werden, daß er den Hüftknorren einzieht und das Becken gegen das Stützbein fixiert hält. Sehr oft ist es erforderlich, die seitliche Fixation des Beckens durch äußere Kunsthilfen zu unterstützen (Abb. 23 u. 24). Außer der Streckung des Hüftgelenkes und der seitlichen Fixation des Beckens ist während dieser Phase auch auf die richtige Stellung des Knies und des Unterschenkels zu achten, wie es bereits beschrieben worden ist, in Fällen von Streckkontraktur leichte Flexionsstellung des Knies, in Fällen mit Neigung zur Beugekontraktur möglichst Streckung des Knies. In manchen Fällen, in denen das Genu recurvatum sehr stark ausgeprägt ist, empfiehlt es sich, dasselbe durch eine Kniebandage zu bekämpfen, die mit einem Sperrzahn versehen ist und die Überstreckung des Knies unmöglich macht.

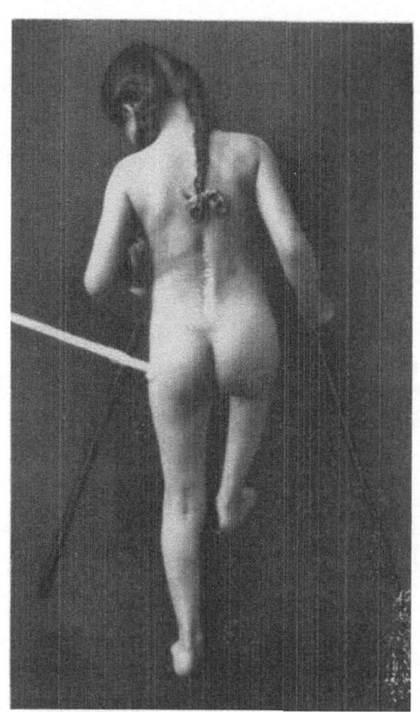

Abb. 24. Unterstützung der seitlichen Aufrichtung des Rumpfes auf dem Stützbein durch äußeres sensibles Signal.

Wie ersichtlich, bestehen die Gangübungen darin, daß die Gehbewegung in ihre einzelnen Komponenten zergliedert wird und daß jede einzelne derselben willkürlich von Kranken besonders intendiert wird. Ich lasse diese Gehübungen anfangs stets in dem bereits erwähnten Laufbarren vornehmen, wobei der Kranke sich mit beiden Händen, sofern er über diese verfügt, an den Stangen des Barrens festhält. Später gehe ich dazu über, nur eine Hand als Stütze zu verwenden, und zwar zunächst alternierend jeweils die dem Schwungbein entsprechende, in der Folge dann die dem Stützbein entsprechende Hand. An die Übungen im Laufbarren schließen sich Übungen an, bei denen sich der Kranke zweier Stöcke als Stütze bedient. Diese werden dann wieder in der Weise modifiziert, daß nur ein Stock, zunächst der dem jeweiligen Schwungbein, darauf der dem Stützbein entsprechende Stock zur Unterstützung herangezogen bleibt. Zuletzt folgen Übungen, bei denen überhaupt kein Stock mehr verwandt wird. Außer dem Gange nach vorwärts kann man auch den Gang nach rückwärts und den Flankengang, ferner den Laufschritt, Wendungen auf der Stelle und das Treppensteigen zum Gegenstand besonderer Übungen machen.

Ebenso müssen alle praktischen Verrichtungen der oberen Extremität, das Ergreifen eines Objektes mit der Hand, das Führen eines Gegenstandes zum Munde, das Erfassen eines kleinen Gegenstandes mit den Fingern, das Halten und Führen eines Bleistiftes, das Schreiben, das Knöpfen u. a. selbst besonders geübt werden.

Die Störungen, welche bei allen diesen praktischen Verrichtungen der oberen Extremität auftreten, sind in dem Kapitel Spezielle Physiologie und funktionelle Pathologie der Muskeln eingehend erwähnt worden und es sind auch die Methoden angegeben worden, durch welche diese Einzelstörungen am besten beseitigt werden können, so daß sich eine spezielle Darstellung der Übungsbehandlung der praktischen Verrichtungen der Hand, wie sie hier für den Gang gegeben wurde, erübrigt.

So erfolgreich nun auch die Übungsbehandlung der spastischen Lähmungen unter Umständen ist, so darf doch andererseits nicht verschwiegen werden, daß diese Behandlung in sehr vielen Fällen an den schweren spastischen Muskelkontrakturen scheitert und daß diese selbst durch die eifrigste Übungstherapie nur selten genügend beeinflußt werden können. Ihnen gegenüber kommt man sehr oft ohne operative Maßnahmen einfach nicht aus. Um so segensreicher wirkt aber die Übungstherapie nach der operativen Behebung der Kontrakturen. Ja, sie allein ist erst imstande, das Resultat, für welches der operative Eingriff nur die Grundlage geschaffen hat, wirklich auszugestalten und bei jahrelang unterhaltener Ausdauer sehr oft zu erstaunlicher Höhe emporzuführen. In dieser Hinsicht gilt für alle bei spastischen Lähmungen vorgenommenen operativen Eingriffe genau dasselbe wie für die bei peripheren und nuclearen Lähmungen ausgeführten Operationen. Wer sich nicht der Mühe der erforderlichen Nachbehandlung nach allen derartigen Operationen unterzieht, der darf sich über das Ausbleiben eines erhofften Resultats nicht wundern.

IV. Die Prinzipien der Übungstherapie beim Pallidumsyndrom.

1. Allgemeine Gesichtspunkte.

Für die Übungsbehandlung der pallidären Bewegungsstörungen sind zum Teil dieselben Gesichtspunkte maßgebend, wie für die der spastischen Lähmungen bei den Pyramidenbahnerkrankungen. Im Vordergrunde stehen einerseits die *passiven Bewegungsübungen*, andererseits *aktive Bewegungsübungen.*

Für die passiven Bewegungsübungen gelten, soweit die Extremitäten in Betracht kommen, genau dieselben Vorschriften wie für die bei den spastischen Lähmungen. Die Bewegungen können manuell oder mit Hilfe von Pendelapparaten ausgeführt werden. Sämtliche Gliedabschnitte sind nach allen Richtungen, in denen sie überhaupt beweglich sind, in möglichst maximalen Bewegungsexkursionen zu mobilisieren. Besonderer Nachdruck ist auch hier wieder bei den Bewegungen im Scapulohumeralgelenk auf maximale Elevation und Außenrotation zu legen. Zu den passiven Bewegungen der einzelnen Extremitätenabschnitte kommen aber bei der pallidären Bewegungsstörung vor allem auch noch Bewegungen des Rumpfes und Kopfes hinzu, die ja besonders frühzeitig und hochgradig zur Versteifung neigen. Da die Wirbelsäule in der Regel die Tendenz hat sich zu flektieren, ist der Schwerpunkt auf eine möglichst ausgiebige Streckung der Wirbelsäule und des Kopfes zu legen. Um eine solche Streckung der Lenden- und Brustwirbelsäule zu erzielen, empfiehlt es sich, die Schultern des sitzenden Patienten von hinten zu fassen und den Rücken über ein Hypomochlion in Gestalt eines gepolsterten Klotzes nach hinten zu biegen. Das Hypomochlion ist an der Lehne des Stuhles verstellbar und kann somit in jeder beliebigen Höhe der Lenden-Brustwirbelsäule angesetzt werden. Wo ein Stuhl mit verschiebbarem gepolsterten Klotz nicht zur Verfügung steht, kann man die Rückenstreckungen auch in der Weise vornehmen, daß man als Hypomochlion einen Gurt benützt, welcher dem Rücken anliegt und entweder von vorne her durch einen Gehilfen gehalten wird oder an der Wand befestigt wird. Die passiven Kopfbewegungen werden in der Weise vorgenommen, daß der Kopf manuell möglichst maximal nach vorne und hinten gebeugt und gestreckt wird, nach rechts und links geneigt und nach beiden Seiten rotiert wird.

Im Gegensatz zum Pyramidenbahnsyndrom kommt beim Pallidumsyndrom dem Lagerungsprinzip nur eine untergeordnete Bedeutung zu. Allerdings kann man in Fällen, in welchen sehr ausgesprochene Haltungsanomalien vorhanden sind, diese durch entsprechende Lagerung und Schienung der einzelnen Extremitätenabschnitte ausgleichen, bzw. da, wo die abwegige Haltung sukzessive zuzunehmen droht, einer solchen Zunahme entgegentreten. So empfiehlt es sich, besonders in Fällen, in welchen Finger und Hand einer extremen Beugekontraktur zustreben, diese durch Streckschienen auszugleichen, oder da, wo eine ausgesprochene Tendenz zur Beugekontraktur der Beine vorliegt, diese durch Streckbandagen zu bekämpfen. Man kann auch einer zunehmenden Kyphose der Wirbelsäule durch ein Korsett vorbeugen. Aber einen nennenswerten Erfolg wird man durch die Lagerung der Glieder kaum je zu buchen haben.

Der Schwerpunkt der Übungstherapie liegt beim Pallidumsyndrom in den *aktiven Bewegungsübungen.* Wie bekannt, leiden die Bewegungen des Pallidumkranken alle an einem verspäteten Bewegungsbeginn, verlangsamten Bewegungsablauf, und eingeschränkter Bewegungsexkursion. Diese gilt es auszugleichen. Dabei empfiehlt es sich zunächst den Nachdruck auf die Bekämpfung der Einschränkung der Bewegungsexkursion zu legen und den Kranken systematisch sämtliche Einzelbewegungen der einzelnen Extremitätenabschnitte Beugung, Streckung und Spreizung der Finger und des Daumens, die Opposition des Daumens, Streckung und Beugung, Radial- und Ulnarneigung, Pronation und Supination der Hand, Streckung und Beugung des Vorderarmes, Elevation und Adduktion, Vorwärts- und Rückwärtsbewegung, Außen- und Innenrotation des Oberarmes, Hebung und Senkung, Rückwärts- und Vorwärtsbewegung der Schultern, ebenso sämtliche Bewegungen der einzelnen Beinabschnitte, außerdem aber auch vor allem die Streckung, Seitwärtsneigung und Rotation der Wirbelsäule und des Kopfes, willkürlich ausführen zu lassen und ihn dabei anzuhalten, die *Bewegung bis zur vollen Exkursionsbreite zu treiben. Da, wo dies aktiv nicht gelingt, führe man die Bewegung passiv bis zum äußersten Ende.* Die Bewegungen der Wirbelsäule läßt man wenigstens in schweren Fällen am besten ebenso wie die passiven Bewegungen derselben über einem Hypomochlion vornehmen. In schweren Fällen, in welchen die Exkursionsbreite der aktiven Bewegungen sehr erheblich eingeschränkt ist, empfiehlt es sich, vor jeder aktiven Bewegung zunächst das Glied einmal oder auch mehrere Male passiv in voller Exkursionsbreite zu bewegen und dann nach Rückführung des Gliedes in die Ausgangslage den Kranken die aktive Bewegung sofort an die letzte passive Bewegung anschließen zu lassen. Kommt diese aktive Bewegung vor dem Endpunkt zum Stillstand, so wird sie wieder passiv bis zu Ende durchgeführt. Der Nachdruck liegt bei allen diesen aktiven Bewegungsübungen anfangs ausdrücklich nur auf der Exkursionsbreite. Bewegungsbeginn und Bewegungsgeschwindigkeit bleiben dabei zunächst unberücksichtigt.

Der Bekämpfung des verlangsamten Bewegungsbeginns dienen besondere Übungen, die sog. *Kommandobewegungen.* Am besten werden auf das Kommando 1—2 einander entgegengerichtete Bewegungen, wie Faustöffnung—Faustschluß, Handpronation—Handsupination, Armbeugung—Armstreckung, Armhebung—Armsenkung ausgeführt, oder nach dem Kommando 1—2—3—4 die Hände zur Schulter geführt, vorgestreckt, wieder zur Schulter zurückgeführt und wieder nach abwärts gestreckt. Die Aufmerksamkeit ist hierbei ganz auf den prompten Bewegungsbeginn konzentriert. In schwereren Fällen ist es auch hierbei erforderlich, zunächst bei jedem erteilten Kommando passiv nachzuhelfen, indem man die geforderte Bewegung durch passive Führung oder durch einen leichten Stoß gegen das Glied in Gang treibt. Sehr empfehlenswert ist auch ein leichter Schlag gegen das Glied mit einem dünnen Stabe, wobei weniger der mechanische Stoß als vielmehr der sensible Reiz als antreibender Faktor wirkt. In der weiteren Folge führt man die Schlagbewegung aus, ohne das Glied selbst zu berühren; schon der optische Reiz trägt bei systematischer Wiederholung mit zu einer prompten Impulsabgabe bei.

Mit den Kommandobewegungen, die in erster Linie dem prompten Bewegungsbeginn dienen, verbindet man am besten zugleich die *Schnelligkeitsübungen*. Der Kranke hat die geforderte Bewegung, die auf das Kommando hin einsetzt, so schnell wie möglich auszuführen. Hierbei kann unter Umständen wieder schnelle passive Gliedführung oder ein kräftiger Stoß gegen das Glied oder auch der sensible bzw. optische Reiz mittels des sanft anschlagenden oder nur zum Schlage ansetzenden Stabes zur Unterstützung herangezogen werden. Sehr zweckmäßig sind für die Wiederherstellung der Bewegungsschnelligkeit auch die sog. *Pendel-* und *Schleuderbewegungen*, die sich besonders für die Bewegungen des ganzen Armes im Schultergelenk aber auch für die Beinbewegungen im Hüftgelenk eignen. Es handelt sich hierbei streng genommen um eine Kombination von aktiven und passiven Bewegungsübungen, bei denen die Schwerkraft auf den Arm wie auf ein schwingendes Pendel wirkt und der Kranke die Schwingungen des Pendels durch geschickt abgepaßte aktive Intervention allmählich immer höher treibt. Die Pendelübungen des Armes werden am besten im Stehen vorgenommen, in der Weise, daß der Kranke den herabhängenden Arm nach vorne und hinten schwingen läßt. Für die Pendelübungen des Beines ist es zweckmäßig, daß der Kranke in einem Laufbarren sich mit den Händen festhält und dabei mit dem Stützbein auf einem etwas erhöhten Postamente steht, damit das freischwebende Bein vollkommen ungehindert nach vorne und hinten ausschlagen kann. Der Wiederherstellung der Bewegungsgeschwindigkeit dienen schließlich auch die besonders von FRIEDLÄNDER empfohlenen *Fallbewegungen*. Sie bestehen darin, daß der Kranke versucht, seine Muskeln möglichst zu erschlaffen und das Glied nur der Schwere folgend herabfallen zu lassen. Nach meiner Erfahrung scheitern leider derartige Übungen in allen etwas schwereren Fällen an der Unfähigkeit des Kranken aktiv den Dehnungsreflex der Muskeln zu inhibieren. Zur Überwindung des letzteren ist der aktive Impuls an den Agonisten unentbehrlich. Aber in leichteren Fällen sind derartige Fallübungen bzw. Erschlaffungsübungen manchmal ohne Zweifel recht nützlich. So empfehlenswert es auch an sich ist, bei den aktiven Bewegungsübungen anfangs größtmögliche Exkursionsbreite, prompten Bewegungsbeginn und raschen Bewegungsablauf voneinander gesondert zu berücksichtigen, so ist es doch andererseits später unbedingt wünschenswert allen drei Gesichtspunkten bei den Übungen gleichzeitig Rechnung zu tragen, am besten, indem man einfach bei den Kommandobewegungen auf promptesten Beginn, raschesten Ablauf und größte Exkursion hält.

Auch den pallidären *Paresen* gegenüber sollte sich die Übungstherapie auf die bisher dargelegten Prinzipien beschränken. *Widerstandsübungen* heranzuziehen, wie es FRIEDLÄNDER empfohlen hat, halte ich beim Pallidumsyndrom nicht für zweckmäßig, schon deshalb nicht, weil in diesen Fällen gerade die große Ermüdbarkeit bei wiederholten Anforderungen im Vordergrunde steht. Zweifellos gilt auch für die Übungsbehandlung der pallidären Bewegungsstörungen der Grundsatz, daß nur die sukzessive Erhöhung der Anforderung die Leistungsfähigkeit steigert. Aber dieses Prinzip darf andererseits nicht überbogen werden. Die Ermüdung ist einer der feinsten Indicatoren dafür, daß die Schraube nicht schärfer angezogen werden darf. Meines Erachtens haben beim

Pallidumsyndrom Widerstandsbewegungen nur bei solchen Kranken eine Berechtigung, welche erwiesenermaßen faul sind und mit ihren Willensimpulsen zurückhalten. Aber diese Kranken wird man auch durch Widerstandsbewegungen kaum dazu bringen, ihr letztes herzugeben.

Eine besondere Besprechung erfordern die zusammengesetzten Bewegungen, die beim Pallidumsyndrom bekanntlich daran leiden, daß die automatische Verknüpfung der einzelnen Komponenten des Bewegungskomplexes verloren gegangen ist, ja daß einzelne oft sogar wichtige Komponenten ganz ausfallen. Der Wiederaufbau dieser zusammengesetzten Bewegungen ist mit besonderem Nachdruck zu betreiben. Es kommt z. B. darauf an, daß der Kranke beim Führen des Glases zum Munde von vornherein nicht nur den Vorderarm beugt, sondern gleichzeitig den Oberarm erhebt. Der Kranke muß diese Teilbewegung des Aktes willkürlich *besonders intendieren* und man unterstützt den aktiven Impuls zweckmäßigerweise, wie wir es schon bei den einfachen Bewegungsübungen erwähnt haben, durch einen äußeren sensiblen Reiz, indem man mit dem Finger von unten innen her gegen den Epicondylus medialis des Humerus tippt oder auch durch optische Reize, indem man, vor dem Kranken sitzend, selbst die Bewegung ausführt und dabei die Abduktion des Oberarms besonders akzentuiert. Nach diesem Prinzip sind sämtliche praktischen Verrichtungen der oberen Extremität zum Gegenstand besonderer Übungen zu machen. Es ist für jeden Akt festzustellen in welchen Einzelheiten der Ablauf der Handlung sich von der Norm unterscheidet, der Kranke muß über diese genau belehrt werden und angehalten werden das Manko durch willkürliche Intention wettzumachen. Nur einige besondere Bemerkungen über eine der wichtigsten praktischen Verrichtungen der oberen Extremität, das Schreiben. Die Schrift des Pallidumkranken leidet vor allem an der ungenügenden Exkursion der Schriftzüge. Aus der Mikrographie kann man sehr oft ohne weiteres die Diagnose stellen. Es ist daher bei den Schreibübungen erforderlich, daß der Kranke möglichst große Schriftzüge ausführt. Am meisten bewährt hat sich das Schreiben in einem Heft mit doppelten Linien, wie es das Kind verwendet, wenn es schreiben lernt. Man achte aber darauf, daß der Linienabstand genügend hoch ist. Hefte mit zu engen Linien sind für den angegebenen Zweck unbrauchbar. Ein weiterer Fehler der Schrift ist der, daß dieselbe von links nach rechts zu, also gegen Ende der Zeile allmählich immer kleiner wird. Dies liegt hauptsächlich daran, daß die zum Vorrücken der Hand nach rechts erforderlichen Bewegungen des Oberarmes, die kontinuierlich zunehmende Außenrotation und die in Abständen sich vollziehenden Abduktionen gar nicht oder ganz unvollkommen ausgeführt werden. Zur Einübung dieser Teilbewegungen des Schreibaktes läßt man den Kranken einmal möglichst lange kontinuierlich fortlaufende horizontale Linien von links nach rechts ziehen, wobei der Kranke sein Augenmerk besonders auf die Außenrotation des Oberarms zu legen hat. Außerdem aber werden kurze in Abständen aneinandergereihte horizontale Linien gezogen, wobei der Kranke zu jeder folgenden Linie mit einer ad hoc intendierten Abduktion des Oberarmes ansetzt.

2. Stehübungen, Gehübungen, Übungen des Aufstehens und Hinsetzens.

Das analytische Prinzip spielt auch die Hauptrolle bei der Übungsbehandlung des Stehens und Gehens, des Aufstehens und Hinsetzens, des Treppensteigens und des Laufens. Beim Stehen ist der Nachdruck auf die ,,Aufrichtung" des Körpers zu legen. Ich lasse die Kranken besondere Stehübungen vornehmen, bei denen sie vor allem das Hüftgelenk, die Wirbelsäule und den Kopf möglichst zu extendieren haben. ,,Bauch heraus." ,,Oberkörper zurück, Kopf zurück!" lautet das Kommando. Wenn nötig wird mit passiver Hilfe oder sensiblen bzw.

optischen Reizen nachgeholfen. Sehr zweckmäßig ist die Anwendung eines einfachen „Geradehalters“ in Gestalt eines zwischen die Ellbeugen und den Rücken eingeklemmten Stockes.

Die *Gehübungen* vollziehen sich beim Pallidumkranken im wesentlichen in derselben Weise, in dieselben Akte zergliedert, wie sie im vorangehenden Kapitel für die Übungsbehandlung bei den spastischen Lähmungen geschildert worden sind. Wir beginnen auch hier prinzipiell mit den Übungen im Laufbarren. Auf das Kommando 1 wird die Ferse des hinteren Beines vom Boden abgewickelt und der Schwerpunkt auf das vordere Bein verschoben. Auf das Kommando 2 erfolgt die Aufrichtung des Rumpfes auf dem vorderen Bein. Beim Kommando 3 wird der Unterschenkel des hinteren Beines gegen den extendierten Oberschenkel flektiert und dadurch die Schwungphase eingeleitet. Auf das Kommando 4 erfolgt Beugung des Oberschenkels, des Unterschenkels und Fußes des Schwungbeines, gleichzeitig wird der Rumpf auf dem Stützbein so ausgiebig wie möglich aufgerichtet und wenn nötig auch unter Einziehung des Hüftknorrens nach außen übergelegt. Gleichzeitig wird auch der Kopf möglichst extendiert. Auf das Kommando 5 wird der Unterschenkel des Schwungbeins gegen den vorwärtsgeführten Oberschenkel vorgestreckt und dabei die Fußspitze aufwärts gerichtet gehalten. Auf das Kommando 6 erfolgt das Aufsetzen des Schwungbeins auf den Boden, wobei zuerst die Ferse Kontakt mit letzterem nimmt und sich dann die ganze Fußsohle dem Boden anlegt.

Den Gehübungen beim Pallidumsyndrom kommt es vorteilhaft zustatten, daß der Pallidumkranke im Gegensatz zum Pyramidenbahnkranken über die willkürliche Innervierbarkeit der einzelnen Muskelgruppen und die isolierten Bewegungen der einzelnen Extremitätenabschnitte verfügt. Er läuft nicht wie der Pyramidenbahnkranke Gefahr, daß bei der Intention einer einzelnen Komponente des Gehaktes, also z. B. bei der Beugung des Unterschenkels des Schwungbeins gegen den extendierten Oberschenkel zu Beginn der Schwungphase oder bei der Streckung des Unterschenkels gegen den Oberschenkel gegen Ende der Schwungphase, die festgefügten extrapyramidalen Bewegungssynergien des Beines auftreten und sich unerwünschte Bewegungskomponenten seitens der anderen Beinabschnitte einschieben. Andererseits bereitet dem Pallidumkranken z. B. die simultane Flexion von Oberschenkel, Unterschenkel und Fuß während der Schwungbeinphase in der Regel größere Mühe, entsprechend den Schwierigkeiten, auf welche gerade die Ausführung zusammengesetzter Bewegungen beim Pallidumsyndrom stößt. Der Kranke muß diesen Akt in drei Unterakte zergliedern, Oberschenkelbeugung, Unterschenkelbeugung, Dorsalflexion des Fußes, er muß diese der Reihe nach willkürlich intendieren und ausführen. Sehr zustatten kommt ihm aber hierbei der postkinetische statische Fixationsreflex, durch welchen der Gliedabschnitt in der Stellung, in welche er willkürlich geführt ist, auch nach dem Aufhören der Intention unwillkürlich weiter verharrt, so daß der Wille sich dem zweiten Teilakt voll und ganz zuwenden kann, ohne daß das Resultat des ersten wieder verloren geht. Besonderes Augenmerk ist bei den Gehübungen vor allem auch der Exkursionsbreite der einzelnen Bewegungen zuzuwenden. Die Bradybasie, la marche à petits pas, ist ein häufiges Signum des Pallidumsyndroms. Darum läßt man prinzipiell bei den Gehübungen möglichst lange Schritte ausführen.

Anfangs werden die Gehübungen wie bei den spastischen Lähmungen im Laufbarren unter Zuhilfenahme beider Hände, mit denen sich der Kranke an den beiderseitigen Geländern festhält, ausgeführt. Dann wird nur eine Hand zur Sütze herangezogen, und zwar zunächst bei jedem Schritt die dem Stützbein kontralaterale Hand; später nur die der Seite des Stützbeines entsprechende Hand. An die Übungen im Laufbarren schließen sich die Übungen mit 2 Stöcken an, dann die Übungen mit einem Stock, wobei zunächst wieder der dem Stützbein kontralaterale, später der ihm gleichseitige Stock die Stütze bildet. Zuletzt folgen die freien Gehübungen ohne jede Stütze. Bei allen diesen Übungen mit oder ohne Stock ist jeder Schritt genau in der gleichen Weise in seine Teilakte zu zerlegen und jeder derselben willkürlich zu intendieren und exakt durchzuführen. Bei den freien Gehübungen verwende ich sehr gerne den zuvor erwähnten Rückengeradehalter in Gestalt eines zwischen die Ellbeugen und den Rücken eingeklemmten Stabes.

Beim Pallidumsyndrom sind ebenso wie beim Pyramidenbahnsyndrom auch besondere *Laufschritt*-Übungen angebracht. Es kommt bei ihnen besonders darauf an, daß das „*Kleben*" der Beine am Boden bekämpft wird, daß die Beine genügend gebeugt und vom Boden hochgezogen werden.

Wichtiger aber als diese Laufschrittübungen sind Übungen, die dahin zielen, im schnellen Gang, auf ein bestimmtes Kommando *Halt* zu machen. Es ist erforderlich, daß der Kranke genau darüber belehrt wird, welche Ausgleichsbewegungen der einzelnen Körperabschnitte er in dem Momente des Haltesignals vorzunehmen hat, um den Schwerpunkt über der Unterstützungsbasis zu arretieren. Dem in Vorwärtsbewegung befindlichen Schwerpunkte gegenüber ist das die Rückwärtsneigung des Rumpfes und Kopfes, die Beugung der Knie, die Neigung der Unterschenkel gegen die Füße nach vorne und das Rückwärtswerfen der Arme. Man läßt am besten den Kranken zunächst im Stehen diesen Ausgleichbewegungskomplex sorgfältig einüben und ihn dann nach einer im voraus festgesetzten Anzahl von Schritten, etwa nach 6 Schritten zur Anwendung bringen. In der Folge läßt man die Gehgeschwindigkeit steigern und wieder nach der bestimmten Anzahl von Schritten Halt machen. Später wird die Zahl der Schritte nicht im voraus vereinbart, sondern das Kommando „Halt"! wird nach Belieben gegeben.

Man kann derartige Übungen im Haltmachen auch beim Rückwärtsgehen vornehmen. Die entsprechende Ausgleichsbewegung besteht hierbei in dem Vorwärtsbeugen des Rumpfes, der Rückwärtsneigung der im Knie gestreckten Beine gegen die Füße und dem Vorführen der Arme.

Einige Worte über das *Aufstehen* und *Hinsetzen* aus sitzender bzw. stehender Stellung. Die Störung, welche bei diesen Akten im Vordergrunde steht, beruht auf der Schwierigkeit der Verlagerung des Schwerpunktes über die Unterstützungsbasis bzw. die zur Erhaltung des Schwerpunktes über der Unterstützungsbasis erforderliche gegenseitige Verschiebung der Glieder des Körpergestelles gegeneinander. Wenn wir aus sitzender Stellung aufstehen, so geschieht dies dadurch, daß der Schwerpunkt durch simultane Streckung im Hüft- und Kniegelenk nach vorne oben gestoßen wird. Dies bereitet dem Kranken oft erhebliche Schwierigkeiten; die dem Schwerpunkt erteilte Beschleunigung reicht nicht aus, um denselben über die neue Unterstützungsbasis, die Füße, nach vorne und gleichzeitig nach oben zu führen. Der Körper wird wohl etwas vom Sitz erhoben, aber der Schwerpunkt rückt nicht genügend nach vorne und der Kranke sinkt vor Erreichung des Zieles wieder auf den Stuhl zurück. In schwereren Fällen kommt nicht einmal diese geringe Erhebung des Körpers zustande, der Kranke verharrt wie „angeklebt" auf seinem Sitze. Bei den Aufstehübungen kommt es in erster Linie darauf an, daß der Kranke schon vor dem Versuch der Erhebung den Schwerpunkt möglichst weit nach vorne verlagert und dafür sorgt, daß derselbe schon im Sitzen über die neue Stützbasis, die Füße, zu liegen kommt. Zu dem Zwecke muß der Kranke erstens die Füße möglichst weit zurückstellen und zweitens den Oberkörper weit nach vorne überlegen. Dann erst erfolgt der Streckstoß nach oben. Zweckmäßigerweise stellt man sich dabei vor den Kranken, erfaßt seine beiden

Hände und unterstützt den aktiven Streckimpuls des Kranken durch passiven Zug an den Armen. In der Folge hält man nur eine Hand des Kranken, erfaßt dann nur einen Finger, zuletzt muß der Kranke ohne Hilfe aufstehen. Man kann aber auch von hinten her mit sensiblen Signalen auf den Kranken einwirken, dadurch daß man ihm, während er zum Aufstehen ansetzt, einen leichten Stoß gegen den Nacken dicht unterhalb der Protuberantia occipitalis versetzt.

Während es beim Aufstehen aus sitzender Stellung die Verlagerung des Schwerpunktes nach vorne oben ist, die dem Kranken Schwierigkeiten bereitet, besteht umgekehrt beim Hinsetzen aus stehender Stellung die Gefahr, daß der Schwerpunkt auf seinem Wege nach abwärts nicht genügend lange über der primären Unterstützungsbasis, den Füßen, gehalten wird, da die hierzu erforderliche gegenseitige Verschiebung der einzelnen Abschnitte des Gliedersystems zueinander ausbleibt. Der Kranke, dem hinter und unter ihm gelegenen Zielpunkte zustrebend, beugt zwar die Knie ein, aber die gleichzeitig erforderliche Neigung der Unterschenkel gegen die Füße nach vorne fehlt, und auch die Neigung des Rumpfes nach vorne bleibt ungenügend. Der Kranke fällt, wenn er nicht von hinten her gestützt wird, einfach nach hinten auf den Stuhl herunter. In ganz schweren Fällen bleibt sogar die Kniebeugung aus, so daß überhaupt keine Setzbewegung zustande kommt; der Kranke fällt einfach wie ein starrer Klotz nach hinten auf das Sofa oder Bett um. Die Übungsbehandlung hat die Erhaltung des Schwerpunktes über der primären Unterstützungsbasis, den Füßen, während des Hinsetzens besonders zu betreiben. Der Kranke hat den Akt des Hinsetzens nicht mit einer Flexion der Knie, sondern mit einer Neigung des Rumpfes nach vorne einzuleiten, die man wieder ebenso wie beim Aufstehen durch Zug an den Armen oder durch einen leichten Schlag von hinten gegen den Kopf unterstützt. In zweiter Linie kommt dann das Einbeugen der Knie an die Reihe, wobei aber streng darauf zu achten ist, daß die Unterschenkel gegen die Füße nach vorne übergeneigt werden, und während dieses Teilaktes ist die Rumpfbeugung nach vorne noch weiter zu akzentuieren. Erst ganz zuletzt, wenn das Gesäß bis zur Höhe der Sitzfläche des Stuhls herabgerückt ist, läßt man den Schwerpunkt aus seiner bisherigen Bewegung nach abwärts, in die Bewegung nach hinten übergehen, dadurch, daß die Unterschenkel etwas gegen die Füße aufgerichtet werden. Der Kranke darf während dieser Übungen des Hinsetzens nicht das *hinten*-unten gelegene Ziel, den Stuhl, im Auge haben, für ihn bedeutet Hinsetzen in erster Linie ein Stehenbleiben auf den Füßen und dabei ein Übergehen aus der aufrechten Streckstellung in die Rumpf-Kniebeuge. Die Bewegung nach hinten kommt erst ganz zuletzt in Betracht.

Ein kurzes Wort über die Frage der Zweckmäßigkeit der Elektrotherapie beim Pallidumsyndrom. Eine solche ist bei der Mehrzahl der Fälle nicht am Platze. Selbstredend kann man durch kräftige faradische Ströme energische Muskelkontraktionen erzielen und ausgiebige Bewegungen zustande kringen, aber hierbei macht sich der postkinetische Fixationsreflex bemerkbar und bei häufiger Wiederholung desselben Vorganges erfährt derselbe eine manchmal recht unerwünschte Bahnung. Darum empfiehlt sich die lokale faradische Muskelreizung beim Pallidumsyndrom im allgemeinen nicht. Die weitaus wirksamste Unterstützung wird der Übungstherapie beim Pallidumsyndrom von seiten der Pharmakotherapie her zuteil, Scopolamin und Atropin vermögen in der Mehrzahl der Fälle die Muskelrigidität erheblich zu mildern und damit die aktive Beweglichkeit erstaunlich zu bessern. Bekanntlich werden von vielen Pallidumkranken geradezu erstaunlich große Dosen von Atropin oder Scopolamin vertragen. Leider gibt es aber immer wieder Fälle, die sich entweder beiden oder einem der beiden Medikamente gegenüber refraktär verhalten, und auch solche, die beide Mittel auch nicht einmal in minimalen Dosen vertragen.

Die Übungstherapie und die Scopolamin-Atropinbehandlung stellen vorerst unsere einzigen Waffen im Kampfe gegen die pallidäre Starre dar. Beide zusammen vermögen aber bei konsequenter Durchführung sehr oft recht erfreuliche Resultate zu zeitigen und den Kranken ihr Leiden erträglich zu gestalten, ihre Berufsfähigkeit wieder herzustellen und oft auf lange Zeit zu erhalten.

V. Die übungstherapeutischen Prinzipien beim Striatumsyndrom.

1. Allgemeine Gesichtspunkte.

Während beim Pyramidenbahnsyndrom und auch beim Pallidumsyndrom im Rahmen der Übungstherapie die passiven Bewegungen eine wichtige Rolle spielen, sind sie beim Striatumsyndrom zwecklos, ja unter Umständen geradezu schädlich. Jede passive Bewegung schließt einen Reiz in sich und löst wie jeder andere den Organismus treffende sensible oder sensorische Reiz eine reaktive Massenbewegung aus, er verstärkt die schon in der Ruhe vorhandenen spontanen Bewegungen und schiebt sich unter Umständen störend in den Ablauf der willkürlichen Bewegungen ein. Für passive Bewegungen ist daher in der Therapie der striären Hyperkinesen kein Raum. Das gleiche gilt in noch viel höherem Grade für die Elektrotherapie und die Massage, die beide eine noch weit ausgiebigere Quelle afferenter Erregungen als die passiven Bewegungen darstellen. Die beim Striatumsyndrom hervorstechende Wirkung aller den Organismus treffenden sensiblen Reize zwingt uns leider auch bei den aktiven Bewegungsübungen häufig dazu, darauf zu verzichten, stärkere sensible Reize zum Bewegungsantrieb heranzuziehen, im Gegensatz zum Pyramidenbahnsyndrom und zum Pallidumsyndrom, denen gegenüber wir uns bei der Übungstherapie starker Antriebsreize, wie verschiedentlich dargelegt worden ist, mit großem Erfolge bedienen. Daß allerdings bestimmt geartete sensible Reize beim Striatumsyndrom auch *krampflindernd* wirken und übungstherapeutisch nutzbar gemacht werden können, wird alsbald noch eingehend erörtert werden.

Eine ganz besondere Erschwerung bedeutet aber für die Übungstherapie der striären Bewegungsstörungen die Tatsache, daß auch sensorische, insbesondere optische und akustische Reize, lebhafte Reaktivbewegungen auslösen, die spontane Gliederunruhe steigern und auf den Ablauf der willkürlichen Bewegungen störend einwirken. Kommandoübungen, die ja beim Pallidumsyndrom und auch beim Pyramidenbahnsyndrom eine so große Bedeutung haben, verbieten sich beim Striatumsyndrom ganz einfach schon wegen des mit ihnen verbundenen starken akustischen Reizes. Aus demselben Grunde darf man auch den Striatumkranken bei den Übungen *nicht*, wie es dem Pallidumkranken gegenüber und mit einer gewissen Einschränkung auch beim Pyramidenbahnsyndrom so erfolgreich möglich ist, durch fortwährenden erneuten Zuspruch treiben und anfeuern. Ein wichtiger Grundsatz der Übungstherapie beim Striatumsyndrom ist der, daß jeder Auftrag, der dem Kranken erteilt wird, möglichst *leise* erfolgt.

Auch optische Reize müssen nach Möglichkeit vermieden werden. Man darf jedenfalls *in* den Gang der aktiven Bewegungsübungen nicht in der Weise eingreifen, daß man die Bewegung, die von dem Kranken gefordert ist, selbst vor Augen führt, während sich der Kranke bereits zur Bewegung anschickt, oder den Kranken durch irgendeine Geste zu treiben versucht. Selbstverständlich muß der Kranke über alle einzelnen Fehler, die er begeht, genau unterrichtet werden und dazu ist es unerläßlich, daß man ihm den richtigen Bewegungsablauf vordemonstriert. Das muß aber geschehen, *bevor* der Kranke die Ausführung der Bewegung beginnt; während der letzteren rühre der Übungsleiter kein Glied!

Auf der gleichen Linie wie die sensiblen und sensorischen Reize bewegt sich der Einfluß der Affektlage des Kranken. Jede emotive Erregung steigert die Intensität und Extensität der Spontanbewegungen und stört den Ablauf der Willkürbewegungen auf das empfindlichste. Ja, schon ein allzu lebhaftes Interesse des Kranken an dem Gelingen der ihm gestellten Aufgabe wirkt sich oft recht nachteilig aus. Es muß daher alles vermieden werden, was den Kranken in Erregung setzt, dieser Forderung ist dem Kranken gegenüber unausgesetzt von früh bis spät Rechnung zu tragen; aber insbesondere ist sie während der Übungskurse zu beachten. Man schelte niemals, man verrate auch nicht den leisesten Unmut, wenn der Kranke versagt, man setze vielmehr dem Striatumkranken gegenüber eine starre „pallidäre" Maske auf. Es ist auch dringend geboten, daß man dem Kranken immer wieder klar macht, daß allzugroßer Eifer nur schadet: „Ruhig Blut!" ist die oberste Parole. Eine Übungstherapie ohne eine gleichzeitige Psychotherapie, die die Affektlage des Kranken möglichst neutral gestaltet, ist beim Striatumsyndrom a limine zur Erfolglosigkeit verurteilt.

Eine wichtige Rolle spielt beim Striatumsyndrom die *Körperlage*; jede unbequeme Lage steigert nicht nur

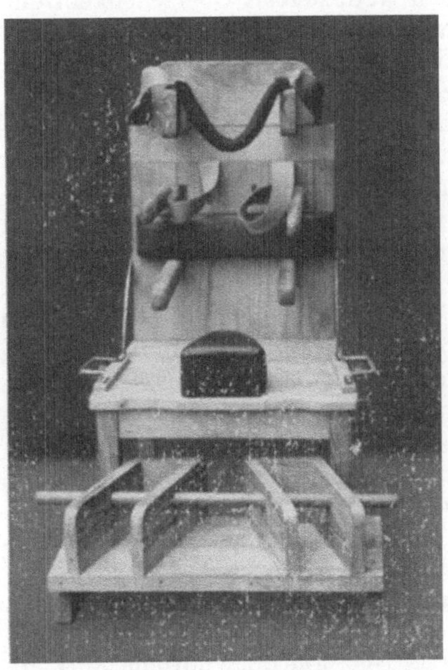

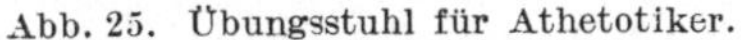

Abb. 25. Übungsstuhl für Athetotiker.

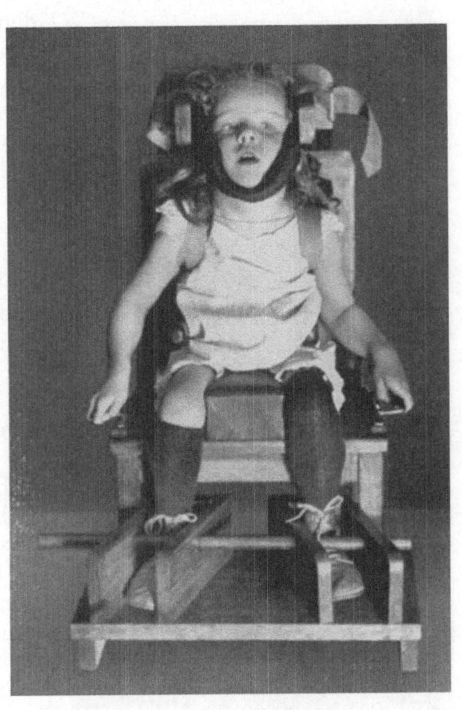

Abb. 26. Übungsstuhl für Athetotiker. Alle Hilfen sind eingeschaltet.

die spontane Gliederunruhe, sondern beeinflußt auch den Ablauf der willkürlichen Bewegungen auf das Nachträglichste. Es gibt Kranke, welche in ihrer optimalen Seiten-Bauchlage ohne Mühe allein zu essen und zu trinken, sogar zu schreiben vermögen, während sie in sitzender Stellung völlig außerstande sind, irgendeine Zweckhandlung auszuführen. Begreiflicherweise wird man eine derartige Seiten-Bauchlage oder eine ähnliche „optimale" Lage im allgemeinen nicht als Basis für die Übungstherapie wählen, aber andererseits kann nicht nachdrücklich genug betont werden, daß der Kranke, während er Bewegungsübungen ausführt, der gleichzeitigen Aufgabe überhoben sein muß, sich im Gleichgewicht zu erhalten. Da, wo die Gleichgewichtserhaltung dem Kranken Schwierigkeiten bereitet, muß dafür gesorgt werden, daß diese möglichst durch äußere Stützen gewährleistet wird und nicht als aktive statische Leistung von dem Kranken gefordert wird. Andernfalls stört die bei den Equilibrationsversuchen des Kranken auftretende Gliederunruhe den Gang der Bewegungsübungen auf das Empfindlichste. Ich lasse deshalb die aktiven Bewegungsübungen zunächst zwar in sitzender Stellung, aber in einem von allen Seiten weich gepolsterten Sessel, dessen Rück- und Seitenlehnen den Kranken hinten rechts und links umgeben und der durch einen vor dem Rumpf ausgespannten Gurt das Gleichgewicht auch nach vorne zu sichert, vornehmen. Sehr zweckmäßig ist auch ein besonders konstruierter Stuhl, in welchem der ganze Körper in allen seinen Teilen fixiert gehalten wird, der Kopf durch zwei von der Rücklehne vorspringende Stäbe oder eine GLISSONsche Schlinge, der Rumpf ebenso wie der Kopf durch zwei oder vier von der Rücklehne vorspringende seitliche Streben, einen an der Rücklehne angebrachten gepolsterten Klotz, der als Rückenstütze dient, einen Bauchgurt oder Brustgurt, der den Rumpf von vorne her umfaßt, die Beine durch einen auf dem Stuhlsitz zwischen den abduzierten Oberschenkeln eingesetzten gepolsterten dreieckigen Klotz und durch zwei am Boden angebrachte Kästen, in denen die Füße eingespannt werden, die Arme durch je einen an der Seite des Sitzes angebrachten Griff, den die Finger des Kranken umgreifen, wobei der Faustschluß durch eine besondere die Finger und den Handrücken umfassende Lasche gesichert ist (Abb. 25, 26, 27). Auf einem solchen Stuhle hat der Kranke das Gefühl größtmöglicher Sicherheit. Für die Übungen wird nur jeweils eine der vier Extremitäten, der rechte Arm oder der linke Arm, das rechte Bein oder das linke Bein freigegeben und der Kranke nimmt mit diesem die Bewegungsübungen vor.

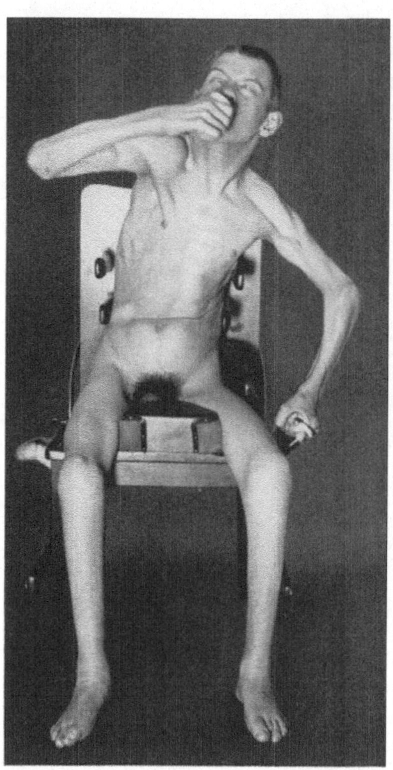

Abb. 27. Übungsstuhl für Athetotiker; ein Teil der Hilfen ausgeschaltet.

Um die einzelnen Gesichtspunkte, welchen bei diesen Übungen besonders Rechnung zu tragen ist, richtig zu würdigen, müssen wir uns die einzelnen Grundstörungen des Neostriatumsyndroms kurz rekapitulieren. Es sind das 1. der verspätete Bewegungsbeginn und gar nicht selten sogar völliges Ausbleiben der geforderten Bewegung, welch letzteres in der Regel durch abnorme Mitinnervation des Antagonisten, gelegentlich aber auch durch mangelnde oder fehlende Innervation des Agonisten bedingt ist, 2. die verlangsamte Bewegungsexkursion, auch wieder vornehmlich durch die paradoxe Mitinnervation der Antagonisten bedingt, die oft dazu führt, daß die Bewegung nicht gleichmäßig und kontinuierlich in der geforderten Richtung abläuft, sondern fortwährend durch Exkursionen in der Gegenrichtung unterbrochen wird; 3. die eingeschränkte Bewegungsexkursion; 4. die unwillkürliche Nachdauer der Muskelkontraktion nach einer willkürlichen Bewegung, durch welche das Glied in der Stellung festgehalten wird, in die es geführt ist, und vor allem 5. zahlreiche abnorme Mitinnervationen aufgabefremder Muskeln und Mitbewegungen der verschiedensten Körperabschnitte.

Man beginnt am zweckmäßigsten mit dem Erlernen von einfachen Einzelbewegungen, Faustschluß, Faustöffnung, Handbeugung und -streckung, Supination und Pronation, Vorderarmbeugung und -streckung, Armhebung und

-senkung, bzw. Dorsalflexion und Plantarflexion des Fußes, Streckung und Beugung des Unterschenkels, Hebung und Senkung des Beines. Dem Kranken wird zunächst die Bewegung vorgeführt, danach wird noch einige Augenblicke gewartet, bis die Reaktion auf den optischen Reiz abgeklungen ist und alsdann hat der Kranke die Bewegung zu wiederholen; es ist aber sehr wichtig, daß er keinen zu starken Impuls gibt; dadurch wird die Gefahr der Irradiation auf den Antagonisten und andere Muskelgruppen erheblich eingeengt. Der Kranke muß, so paradox dies auch erscheinen mag, immer wieder dahin belehrt werden, daß er jede Anstrengung zu vermeiden habe und daß es ganz gleichgültig sei, ob die Bewegung gelänge oder nicht. Man kann nun der aktiven Leistung des Kranken manchmal durch bestimmte, allerdings sehr behutsam anzuwendende sensible Reize zu Hilfe kommen. Soll der Kranke die Faust öffnen, so umfaßt man seine Hand sanft mit Daumen und Zeigefinger und führt, während der Kranke die Fingerstreckung intendiert, seine Hand in Flexion. Dadurch wird die Faustöffnung wesentlich erleichtert. In der Folge genügt es, wenn man nur einen Finger auf den Handrücken legt oder mit der Fingerkuppe ganz zart über den Handrücken streicht. Bei halbseitiger Athetose kann der Kranke diese Kunstgriffe auch selbst mit der gesunden Hand vornehmen. Soll der Faustschluß ausgeführt werden, so faßt man wieder, wie bei der vorangehenden Übung, die Hand des Kranken mit Daumen und Zeigefinger und führt sie, während der Kranke die Fingerbeugung intendiert, in Streckstellung. Später genügt leises Streichen der Palma manus mit der Fingerkuppe, um die Fingerbeugung zu bahnen. Dieser letztere Kunstgriff kommt auch für die Erleichterung der willkürlichen Handstreckung in Betracht, während die Handbeugung umgekehrt durch einen leichten Reiz am Handrücken unterstützt wird. Für Vorderarmbeugung und -streckung kommen entsprechende Reize an der Dorsal- bzw. Volarseite des Unterarms, für die Erhebung des Oberarms solche an der Innenseite desselben in Betracht. Entsprechende sensible Reize kommen bei den Bewegungen der unteren Extremität zur Anwendung, leises Streichen der Fußsohle bei der Dorsalflexion des Fußes, des Fußrückens bei der Plantarflexion, Berühren der Wade bei der Unterschenkelstreckung, des Schienbeins bei der Beugung.

Bei der Einübung dieser Einzelbewegung ist es sehr wichtig, daß man zwischen die einzelnen Bewegungen genügend lange Pausen einschaltet, daß man mit der folgenden Bewegung stets so lange wartet, bis die unwillkürliche Kontraktionsnachdauer der vorangehenden Bewegung ganz abgeklungen ist. Man lege ferner bei allen diesen Übungen den Schwerpunkt zunächst einzig und allein darauf, daß die geforderte Bewegung als solche überhaupt zustande kommt; verspäteter Bewegungsbeginn, verlangsamter Bewegungsablauf und Einschränkung der Bewegungsexkursion bleiben anfangs geflissentlich unberücksichtigt. Später, wenn der Kranke soweit fortgeschritten ist, daß die Einzelbewegung als solche sicher gelingt, kann auch auf eine möglichst ausgiebige Exkursion gehalten werden. Aber den prompten Bewegungsbeginn und raschen Bewegungsablauf übungsmäßig betreiben zu wollen, ist im allgemeinen nicht ratsam. Bei jedem derartigen Versuch macht sich fast immer das zur Lebhaftigkeit gesteigerte Interesse des Kranken störend bemerkbar und die aufgebotene Anstrengung führt sofort zu zahlreichen aufgabefremden und aufgabewidrigen Mitinnervationen.

Die Einübung der Einzelbewegungen ist naturgemäß nur Mittel zum Zweck, sie dient als Vorbereitung für die Einübung der zusammengesetzten Bewegungen, welche den praktischen Verrichtungen unserer Extremitäten zugrunde liegen. Man beginnt mit dem Ergreifen eines vor dem Kranken befindlichen Gegenstandes. Zunächst wird auch hier wieder der Ablauf der Bewegung dem Kranken vorgeführt, es wird ihm gezeigt, daß der Akt aus einer Vorführung des Oberarms und einer Streckung des Vorderarms besteht, wobei die Hand zunächst geöffnet ist, um alsdann um den Gegenstand geschlossen zu werden. Nach kurzer Pause hat der Kranke dann den Akt selbst auszuführen. Bei diesen Greifübungen ist vor allem die konkomitierende Affektlage sorgfältig zu berücksichtigen. Die Aufgabe muß anfangs so unkompliziert wie möglich gestaltet werden. Wir beginnen deshalb die Greifübungen damit, daß wir den Kranken nach einem Holzstab, den der Übungsleiter hält, greifen lassen; am besten wird der Stab zunächst horizontal gehalten, weil dabei die Hand in der Pronationsstellung, die sie in der Regel einnimmt, verbleiben kann, während sie beim Ergreifen des vertikal gestellten Stabes in Mittelstellung zwischen Pronation und Supination rücken muß, wodurch der Gesamtakt um einen neuen Teilakt komplizierter wird. Danach geht man dazu über, einen auf einem Tisch *liegenden* Gegenstand, etwa eine Semmel, danach einen auf dem Tisch stehenden Metallbecher, darauf ein leeres Glas, darauf ein halbgefülltes Glas, zuletzt ein vollgefülltes Glas ergreifen zu lassen. Wie ersichtlich, wächst von Aufgabe zu Aufgabe die Kompliziertheit derselben; der stehende Gegenstand schließt für den Kranken die Gefahr ein, daß er beim Ergreifen umgeworfen wird; das bedeutet für den Fall des unzerbrechlichen Metallbechers noch kein Unglück, wohl aber für den Fall des Glases, besonders wenn es gefüllt ist. Mit der Kompliziertheit der Aufgabe steigt die innere Unruhe des Kranken und damit nehmen die Störungen bei der Bewegungsausführung erheblich zu. Man darf deshalb nur ganz allmählich vom Einfachen zum Komplizierteren übergehen, eine neue Aufgabeerschwerung immer erst dann vornehmen, wenn der Kranke an die vorangehende Aufgabe vollkommen gewöhnt ist, wenn er seiner Sache einigermaßen sicher ist. Sehr zweckmäßig sind auch Greifübungen nach dem Handgriff des Übungsstuhles. Auch die Übungen des Führens eines Gegenstandes zum Munde stellen eine regelrechte Stufenleiter vom Einfachen zum Komplizierteren dar. Zunächst wird der Kranke über die Bausteine des Aktes belehrt, es wird ihm gezeigt, daß derselbe aus einer Beugung des Vorderarmes und einer Abduktion des Oberarms besteht. Alsdann hat der Kranke diese Bewegung vorzunehmen; zunächst die leere Hand zum Munde zu führen, darauf ein Stück Semmel, darauf ein leeres Glas, darauf ein halbgefülltes, zuletzt ein nahezu vollgefülltes Glas oder zunächst den leeren Suppenlöffel, darauf den gefüllten, oder die Gabel ohne Bissen, darauf die mit einem solchen bestückte Gabel.

Wichtig sind auch besondere Übungen, die der Bekämpfung der unwillkürlichen Nachdauer der Muskelkontraktion nach willkürlichen Bewegungen dienen. Der Kranke hat einen Holzklotz zu ergreifen, kurze Zeit zu halten und dann einfach auf den mit einem Teppich versehenen Boden fallen zu lassen; der Teppich dient der Vermeidung des Geräusches. Alsdann ergreift der Kranke ein Stück Semmel und legt es wieder auf den Tisch, dann stellt er ein leeres Glas, ein halb gefülltes, ein volles Glas hin, man läßt ihn eine Münze auf den Boden fallen lassen, darauf auf den Tisch legen, darauf in einen Kasten legen, danach in ein Portemonnaie stecken, zuletzt in den Spalt einer Sparbüchse hineinbringen.

2. Sitz-, Steh- und Gehübungen.

Einen ebenso breiten Raum wie die Übungen in den praktischen Verrichtungen der oberen Extremität nehmen die Sitz-, Steh- und Gehübungen ein. Beim Striatumsyndrom ist die Erhaltung des Körpergleichgewichts erheblich gestört, in schwereren Fällen gänzlich unmöglich, es besteht völlige Akathisie und Astasie. Die Kranken fallen bei jedem Versuche zu sitzen oder zu stehen rettungslos um; jeder Versuch, das Gleichgewicht zu halten, ist von den lebhaftesten Reaktionsbewegungen sämtlicher Körperteile begleitet; die vier

Extremitäten fahren in der Luft umher oder sie umklammern mit Füßen und Händen den ersten besten sich ihnen bietenden Gegenstand, Kopf und Wirbelsäule krümmen sich zusammen oder werden opisthotonusartig überstreckt oder nach einer Seite torquiert; das Gesicht verzerrt sich zur Fratze, die Zunge wird vorgestreckt, der Kiefer wird aufgerissen oder trismusartig zugepreßt, exspiratorische und inspiratorische Laute werden ausgestoßen. Der weiter oben beschriebene Übungsstuhl gestattet nun infolge der einzelnen Einrichtungen, mit denen er ausgestattet ist, die Vornahme ganz *systematischer Sitzübungen.* Der Stuhl ist, wie bereits geschildert, mit zahlreichen verstellbaren und abnehmbaren Stütz- und Haltevorrichtungen bestückt. Wenn alle „Sicherungen" eingeschaltet sind, so ist das Gleichgewicht tatsächlich vollkommen garantiert und auch die Extremitäten sind durch ihre Fixierung an den Seitengriffen und in den Fußkästen und dem zwischen den Oberschenkeln und der Symphyse eingesetzten dreieckigen Spreizblock, dem „*Sitztriangel*" mehr oder weniger vollkommen immobilisiert. Es muß aber betont werden, daß es sich hierbei keineswegs nur um eine rein mechanische Fixierung der einzelnen Körperabschnitte und der Extremitäten durch die Spangen und Gurten handelt, sondern daß diese letzteren zweifellos auch durch die sensiblen Reize, die sie am Körper setzen, krampflindernd wirken. In schweren Fällen kommt es nun zunächst einmal darauf an, daß die Kranken, die in der Regel zuvor ihr Dasein mehr oder weniger ausschließlich in horizontaler Lage zugebracht haben, an die sitzende Position gewöhnt werden; man läßt sie mehrmals am Tage $^1/_4$, $^1/_2$, 1 Stunde lang in dem Stuhl unter Einschaltung aller Sicherungen einfach sitzen, anfangs kürzer, später immer länger. Diese Sitzübungen bedeuten allerdings anfangs einen Bruch mit dem eingangs als maßgebend betonten Prinzip, jede Erregung des Kranken zu vermeiden. Die ersten Stunden, die der Kranke in einem solchen Stuhle verbringt, erscheinen ihm als wahre Höllenqualen und manche Mutter hat in dem „Übungsstuhl" anfangs einen „Marterstuhl" für ihr Kind erblickt. Aber hier zeigt sich sehr bald, daß das oberste Prinzip aller Übungstherapie eben doch darin besteht, daß zunächst einmal „*die Aufgabe überhaupt gestellt wird*" und daß der Versuch unternommen werden muß, sie zu erfüllen. Ohne Anforderung kein Lernen und ohne Steigerung der Anforderung kein Fortschritt. Diesem obersten Prinzip haben sich alle anderen Prinzipien, so bedeutsam sie auch an sich sein mögen, unterzuordnen und die jeweilige Reichweite einander entgegenstehender Prinzipien ist sorgsam gegeneinander abzuwägen und abzumessen. Sehr bald zeigt sich denn auch, daß der Kranke sich an den Stuhl gewöhnt, ja daß es ihn aus dem Bett heraus zum Stuhle hindrängt, der „Marterstuhl" ist sehr bald zum „Klubsessel" avanciert, auf dem der Kranke am liebsten Tag und Nacht verbringen möchte. Aber es gilt nicht auf bequemen Pfühlen auszuruhen. Ohne Anforderung kein Fortschritt. Darum müssen die einzelnen Sicherungsvorrichtungen sukzessive ausgeschaltet werden. Man gibt zuerst den Kopf frei, dadurch, daß man die GLISSONsche Schlinge löst oder die beiden den Kopf von der Seite stützenden Streben auslöst. Man fügt hierbei zweckmäßigerweise zu der statischen Aufgabe, den Kopf in aufrechter Lage ruhig zu halten, noch Bewegungsübungen des Kopfes hinzu, Drehbewegungen, Vor- und Rückwärtsneigen, Seitenneigungen. Alsdann wird die Kopfstütze wieder angelegt und die Rumpfstützen werden ausgeschaltet; zuerst, wenn vier seitliche Streben vorhanden, zwei von diesen; wenn nur zwei vorhanden sind diese beiden. Das Rückenpolster, der Bauch-Brustgurt und der Becken-Beintriangel bleiben an ihrem Platz. Darauf werden die Seitenpfeiler wieder eingesetzt und der Bauch-Brustgurt wird etwas gelockert, später ganz zurückgeschlagen. Nach Wiederanlegen desselben wird das Rückenpolster ausgeschaltet. In der Folge werden Seiten- und Vorderstütze oder

Seiten- und Rückstütze oder Vorder- und Rückstütze, zuletzt alle drei Stützen gleichzeitig ausgeschaltet und daran anschließend auch noch die Kopfstütze entfernt. Der Becken-Beintriangel bleibt zunächst in Funktion; er bleibt für lange Zeit der letzte und einzige Stützpunkt, an dem der Körper seinen Halt findet. Nächst dem Rumpf werden die Arme freigegeben. Bisher umschlossen die Hände die beiden am Sitz seitlich angebrachten Handgriffe und waren zur Sicherung des Faustschlusses mit besonderen Laschen umgeben. Jetzt werden zunächst diese Laschen gelockert, dann ganz abgenommen, der Kranke hält sich an dem Griff ohne ihre Hilfe allein mit den Fingern fest. Danach gibt er auch diese Stütze auf, er läßt den Griff los, erst auf einer Seite, dann auf der anderen, zuletzt auf beiden Seiten. Auch hier empfiehlt es sich, in die zunächst nur der statischen Aufgabe der Körpergleichgewichtserhaltung dienenden Übungen aktive Bewegungsübungen mit dem freigegebenen Arme einzufügen.

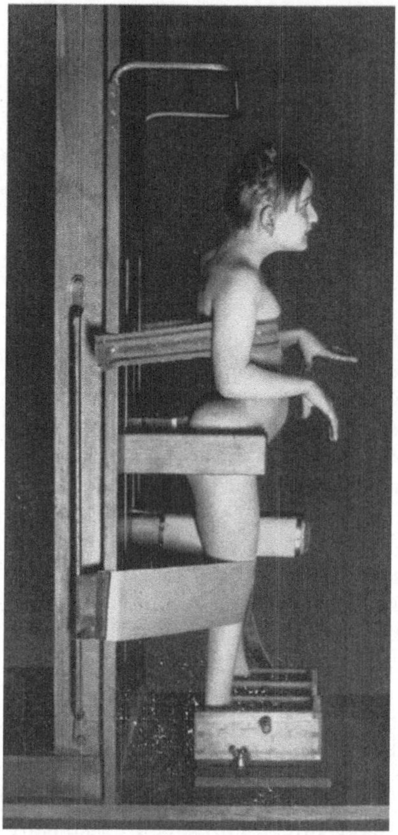

Abb. 28. Stehapparat für Athetotiker.

Nunmehr kommen die Beine an die Reihe. Sie waren bisher in der Weise immobilisiert, daß die Oberschenkel durch den auf dem Stuhlsitz angebrachten gepolsterten Triangel abduziert gehalten wurden, und daß die Füße in je einen am Stuhlboden angebrachten Kasten unter einem über ihren Rücken hinweggehenden Stab eingespannt waren. Der Stab ist herausziehbar und nach seiner Entfernung findet der Fuß nur noch eine Stütze an den Seitenwänden des Kastens, die Bewegung des Fußes aufwärts und damit die Bewegung des ganzen Beines ist jetzt nach dieser Richtung hin freigegeben. Es kommt nun darauf an, daß der Fuß gleichwohl in dem Kasten bleibt, daß er nicht nach oben herausgezogen wird. Wenn der Kranke gelernt hat das Krampfspiel seiner Beinmuskeln soweit zu beherrschen, daß der Fuß auf dem Boden verbleibt, wird der Fußkasten ganz entfernt, zuerst nur einer, später beide. Man verbindet auch hier wieder zweckmäßigerweise mit der Sitzübung aktive Beinbewegungsübungen, indem man den Fuß aus dem Kasten herausheben und wieder hineinstellen läßt. Der Becken-Oberschenkeltriangel bleibt aber auch hierbei zunächst an seinem Platze. Erst wenn alle anderen Stützen, die Kopfschlinge, die seitlichen Rumpfpfeiler, die Rückenstütze, der Bauch-Brustgurt, die Handgriffe, der Fußkasten entbehrlich geworden sind und der Kranke einzig nur noch an dem Sitztriangel Halt findet, erst dann kann überhaupt an den Verzicht auf diesen letzten Stützpunkt gedacht werden.

Für die *Stehübungen* dient ein Apparat, der nach den gleichen Gesichtspunkten konstruiert ist wie der Übungsstuhl (Abb. 28). Die Füße sind in zwei am Boden des Stehapparates angebrachten Fußkästen eingespannt. Die Kniee werden durch einen um die Kniescheiben herumgespannten Kniegurt in Streckung gehalten. Zwischen beiden Oberschenkeln befindet sich ein von der Rückwand des Apparates vorspringender gepolsterter Klotz, der die Beine verhindert, in Adduktion zu rücken. Der Rumpf findet seine Stütze erstens an einem an der Rückwand des Apparates angebrachten gepolsterten Klotz, welcher von hinten an das Kreuzbein stößt, zwei seitlichen, ebenfalls gepolsterten Klötzen, welche sich den Trochanteren anlegen, einen um den Bauch oder die Brust herumgespannten Gurt und zwei seitlichen Strebepfeilern ähnlich denen des Übungsstuhles. Der Kopf kann durch eine GLISSONsche Schwebe oder auch wieder durch zwei seitliche Streben fixiert werden. Die Hände finden ihren Halt entweder an zwei außen an den Trochanterklötzen angebrachten Griffen, die mit einer Sicherungslasche versehen sind, oder an einem etwas über Kopfhöhe vorspringenden Bügel.

Man beginnt auch hier wieder die Übungen mit voller Bestückung des Apparates und läßt den Kranken mehrmals täglich $^1/_4$—$^1/_2$ Stunde in ihm stehend verbringen; die Hände umfassen dabei zuerst die beiden seitlichen Griffe an den Trochanterstreben, später den über dem Kopf angebrachten Bügel und man läßt dann in der Folge abwechselnd bald die unteren Griffe, bald den oberen Bügel benutzen. Alsdann fällt die Kopfstütze fort. Darauf schaltet man sukzessive auch die Rumpfstützen aus, zuerst löst man den Bauch- bzw. Brustgurt, der Kranke hält sich dabei anfangs mit den Händen an den oben befindlichen Bügel, weil er dabei weniger Gefahr läuft, mit dem Rumpf nach vorne überzufallen, als wenn die Hände die tief gelegenen Seitengriffe umfassen; später darf nur eine Hand, sei es am oberen, sei es am unteren Griff, Halt finden, zuletzt fällt die Mithilfe der Hände ganz fort (Abb. 28). Es ist dringend erforderlich, daß man den Kranken, sobald der Brustgurt in Wegfall kommt, zur aktiven Streckung des Rumpfes besonders anhält; es empfiehlt sich dabei, mit sanften sensiblen Reizen, etwa durch einen leichten Druck mit der Fingerspitze gegen die Brust oder auch durch Streicheln des Kinnes nachzuhelfen. In der Folge werden dann die seitlichen Rumpfstreben ausgeschaltet, wobei wiederum die Hände anfangs als Stütze benützt werden, später aber nicht mehr mithelfen dürfen. Darauf kommen die Trochanterenbügel in Wegfall, damit entfallen auch zugleich die beiden seitlichen Handgriffe, während der obere Handbügel noch zur Verfügung bleibt.

Bisher sind alle Rumpfstützpunkte bis auf den Kreuzbeinblock ausgeschaltet. Dieser wird auch weiterhin beibehalten und man geht zunächst dazu über, den Beinen ihre Stütze zu nehmen, zuerst den zwischen den Oberschenkeln befindlichen Pfeiler, darauf den Kniegurt, darauf auch die Fußkästen. Es empfiehlt sich aber, in einer besonderen Übungsserie die Beinstützen schon auszuschalten, während die Trochanterpfeiler und mit ihnen die seitlichen Handgriffe noch eingeschaltet sind. Diese Anordnung gewährt die Möglichkeit, die Hände zur Stütze nicht nur an dem oberen Bügel, sondern auch an den tiefen seitlichen Handgriffen heranzuziehen.

Ehe man, nachdem alle äußeren Beinstützen und auch die sonstigen Rumpfstützen entfernt sind, auch noch den Kreuzbeinblock wegnimmt, läßt man den Kranken in dem Stehapparat, lediglich an dem Kreuzbeinblock angelehnt, Stehübungen mit Hilfe zweier Stöcke machen, später mit einem Stock, zuletzt ohne Stock. Steht der Kranke ohne Stockhilfe, lediglich unter Anlehnung an den Kreuzbeinklotz, so kann man auch den letzten Schritt, die Entfernung der Kreuzstütze, wagen. Dabei wird man aber zunächst auf die Hilfe der Hände nicht verzichten, die entweder am oberen Bügel Halt finden oder mit zwei Stöcken bewaffnet sind, später wird nur noch ein Stock benützt, zuletzt steht der Kranke völlig frei ohne jede äußere Hilfe.

Es ist ohne weiteres ersichtlich, daß der Stehapparat dank seiner mannigfachen Einzelvorrichtungen reiche und der Verschiedenheit der Einzelfälle gerecht werdende Kombinationsmöglichkeiten bietet. Die hier zugrunde gelegte Stufenleiter des Übungsganges darf nicht schematisch auf alle Fälle angewandt werden, sondern je nach dem stärkeren Hervortreten der einen oder anderen Störung, je nachdem, ob die Aufrechterhaltung des Rumpfes oder die Statik der Beine die größeren Schwierigkeiten bereitet, wird man das eine Mal die Beinstützen, das andere Mal die Rumpfstützen eher entbehren können.

Die *Gehübungen* beginnt man am zweckmäßigsten mit kräftiger Unterstützung unter beiden Achseln und beiden Händen, die jederseits von einer Hilfsperson zu leisten ist. Eine der hervorstechendsten Störungen bei der Athetose ist die, daß, sobald die Kranken auf den Boden gestellt werden und dabei unter den Achseln gestützt werden, beide Beine vom Boden emporschnellen und in der Luft Strampel- oder Laufbewegungen ausführen; manchmal vollführen die Kranken auch förmliche Hüpf- oder Sprungbewegungen. Es kommt also anfangs darauf an, daß der Kranke zunächst einmal die Grundkomponenten des Ganges erlernt, die darin bestehen, daß ein Bein als Stützbein fungiert und das andere als Schwungbein vorwärts bewegt wird. Das Stützbein bedarf anfangs unbedingt mehrfacher äußerer Stützen, die verhindern, daß es entweder vom Boden schnellt oder im Fuß-, Knie- und Hüftgelenk zusammensackt. Dazu ist erforderlich, daß ein vor dem Kranken in knieender Stellung befindlicher Assistent mit der einen Hand den Fuß des Stützbeines am Boden festhält, mit der anderen Hand von vorne her gegen das Knie drückt und dieses in Streckstellung fixiert. Die Rumpfaufrichtung fällt dem Kranken zu, gegebenenfalls helfen die Achselstützen nach. Darauf hat der Kranke das hintere Bein zu beugen und als Schwungbein vorzusetzen. Der Nachdruck ist hierbei darauf zu legen, daß die Bewegung nicht zu brüsk geschieht, daß das Bein nicht zu hoch emporschnellt, vor allem aber auch darauf, daß es beim Vorsetzen nicht das Stützbein überkreuzt. Der sog. Scheerengang ist eine der sinnfälligsten und hartnäckigsten Eigenheiten des Ganges des Athetotikers, er ist selbst in leichteren Fällen, die zu einer eigenen Lokomotion fähig sind, oft eine der augenfälligsten Komponenten des Gangbildes. Hat der Kranke das Schwungbein vorgesetzt und dabei die erforderliche Schrittbreite innegehalten, so wechselt der vor ihm knieende Assistent die Hände von dem bisherigen Stützbein zum soeben aufgesetzten Bein herüber, wobei zuerst die das Knie schützende Hand losgelassen wird und den Fuß des neuen Stützbeins auf den Boden drückt und darauf die den Fuß des bisherigen Stützbeins festhaltende Hand sich zum Knie der neuen Stützbeins begibt. Darauf beugt der Kranke das bisherige Stützbein behutsam und setzt es unter genügender Abduktion nach vorne. Wie ersichtlich, ist die einzige aktive Leistung, welche dem Kranken in diesem ersten Stadium der Gangübung obliegt, die Beugung und Vorführung des Schwungbeins und teilweise wenigstens die Aufrichtung des Rumpfes auf dem Stützbein. In der Folge muß der Kranke die letztere möglichst allein leisten und man gibt allmählich auch mit der äußeren Sicherung des Knies des Stützbeins nach, desgleichen mit der Fixierung des Fußes am Boden; der Kranke hat die Kniestreckung selbständig vorzunehmen, den Rumpf aktiv auf dem Stützbein aufzurichten und alsdann das Schwungbein vorzusetzen. Wenn der Gang in diesen seinen Grundkomponenten, wohlgemerkt bei beiderseitiger Unterstützung des Kranken unter den Achseln und Händen, die zur Erhaltung des Körpergleichgewichts erforderlich ist, gelingt, so geht man zu den Gehübungen im Laufbarren über, die im wesentlichen nach denselben Grundsätzen, in dieselben Akte zergliedert, erfolgen, wie sie für die Gehübungen beim Pyramidenbahnsyndrom und beim Pallidumsyndrom geschildert sind. Die Schwierigkeit bei der bilateralen Athetose liegt vornehmlich in der Behinderung der Gebrauchsfähigkeit der Hände des Kranken. Darum sind solche Laufübungen im Barren erst möglich, wenn der Kranke durch die mannigfachen früher geschilderten Übungen das Greifen und Festhalten von Gegenständen mit den Händen beherrschen gelernt hat. An die Übungen im Barren schließen sich dann Gehübungen mit zwei Krücken, mit zwei Stöcken, mit einem Stock, evtl. ohne jede Stütze an.

Der Übungsbehandlung bei der Athetose kommt der Umstand zustatten, daß gar nicht selten im Laufe der Jahre eine spontane Tendenz zur Besserung vorhanden ist, welche durch die systematischen Übungen mehr oder weniger weitgehend gefördert werden kann. Es muß aber andererseits betont werden, daß in ganz schweren Fällen die Übungstherapie bei der Athetose vielfach an den enormen Krampfzuständen der Muskeln scheitert, wozu noch erschwerend hinzukommt, daß infolge des sich immer wiederholenden Krampfes und der damit verbundenen dauernden Verkürzung manche Muskeln einer erheblichen Schrumpfungskontraktur unterliegen. In solche Fällen ist eine operative Behandlung unentbehrlich. Es sind alle möglichen Methoden versucht worden, Tenotomien und Myotomien, plastische Sehnenverlängerungen, die partielle oder totale Resektion der motorischen Nervenäste eines Muskels, partielle Resektionen an den Hauptnervenstämmen, Nervendurchschneidungen, z. B. des Ischiadicus mit sekundärer Naht, partielle Resektion der vorderen Rückenmarkswurzeln, die Durchschneidung des Vorderstrangs und Vorderseitenstrangs des Rückenmarks und die Excision der motorischen Rindenregion (Horsley, Bucy). Wenn auch in einzelnen Fällen mit der einen oder anderen dieser Methoden erfreuliche Resultate erzielt worden sind, so sind wir doch andererseits von einer idealen, ja von einer einigermaßen befriedigenden generellen Lösung des Problems, das die operative Behandlung der Athetose darstellt, noch weit entfernt. Wohl aber können mit bestimmten operativen Eingriffen ganz bestimmte lokalisierte Teilerfolge zweifellos erzielt werden. Als solche möchte ich auf Grund meiner eigenen Erfahrungen besonders die Beseitigung schwerster Krampfzustände der Adduktoren des Oberschenkels durch die intrapelvine extraperitoneale partielle Resektion des N. obturatorius erwähnen, durch welche vor allem auch der Scheerengang gründlich beseitigt wird. Dahin gehört ferner die percutane Tenotonie der Flexores digitorum pedis im Bereiche der Capitula metatarsalia zur Beseitigung des sehr lästigen Einkrallens der Zehen in den Boden beim Auftreten bzw. beim Aufsetzen des Fußes, ferner die plastische Verlängerung der Sehnen des Extensor hallucis longus zur Beseitigung extremer Dorsalflexionsstellungen der Großzehe, die plastische Verlängerung der Achillessehnen und der Sehne des Tibialis posticus zur Bekämpfung des „striären Varoequinismus". Der Beseitigung des Krampfes der Plantarflexoren dient auch die partielle Resektion der Nervenäste des Gastrocnemius und des dorsalen Teiles des Soleus. Wiederholt habe ich bei schwerem Krampf der Kniebeuger, der zu Schrumpfungskontrakturen derselben geführt hatte, die plastische Verlängerung der Sehnen des Biceps, Semitendinosus, Semimembranosus und Gracilis erfolgreich ausgeführt. Bei schweren Krampfzuständen der Rückenmuskulatur habe ich die Rami dorsales der lumbalen und thorakalen Spinalnerven zur Hälfte reseziert, rechterseits die ungeraden, linkerseits die geraden. Der Erfolg war der, daß der Kranke, der vorher beim Sitzen und Stehen von dem Krampf des Erector trunci einfach umgerissen wurde, nach der Operation ohne jede Störung sitzen und mit Hilfe von zwei Stöcken stehen und gehen konnte. An der oberen Extremität ist besonders die plastische Verlängerung der Sehnen der Flexores carpi oder die partielle Deefferentierung dieser Muskeln, die Resektion der Nervenäste des Pronator teres, die partielle Resektion des Musculo cutaneus, der Nn. thoracici anteriores, Nn. subscapulares und des N. thoracodorsalis anzuführen. Durch die erwähnten Eingriffe kann in einer Reihe von Fällen Nutzen gestiftet werden und der Boden für eine erfolgreiche Übungsbehandlung vorbereitet werden.

3. Übungstherapie beim Torticollis und anderen Tics.

Die Übungstherapie des Torticollis spasticus, des Retrocollis und des Facialistics erheischt eine gesonderte Besprechung, obwohl die für dieselben maßgebenden Prinzipien nicht wesentlich von denen abweichen, welche für das Neostriatumsyndrom generell gelten.

Torticollis, Retrocollis und Facialistic sind bestimmt lokalisierte, circumscripte, striäre Hyperkinesen. Ihnen liegen lokale Destruktionsherde innerhalb des Neostriatums zugrunde. Das Neostriatum weist ebenso wie die motorische Großhirnrinde und der Globus pallidus eine weitgehende somatotopische Gliederung auf; die hinteren Abschnitte des N. caudatus und Putamen sind dem Bein, die mittleren dem Rumpf und dem Arm, die vorderen dem Kopfgebiet zugeordnet. Die Halsmuskeln sind in den basalen vorderen und mittleren Bezirken des Putamens vertreten und die Zerstörung dieses fokalen Bezirkes ruft einen Torticollis, bei bilateraler Destruktion einen Retrocollis hervor. Unter dem Namen Torticollis spasticus werden alle diejenigen Formen von Schiefhals zusammengefaßt, welche auf einer abnorm erhöhten aktiven Tätigkeit derjenigen Muskeln beruhen, welche den Kopf nach der Seite drehen. bzw. neigen, d. h. einerseits des Sternocleidomastoideus, welcher bekanntlich den Kopf nach der Gegenseite dreht und nach der gleichen Seite neigt, und der oberen Portion des Cucullaris, welche dem Sternocleidomastoideus analog wirkt, andererseits des Splenius capitis et cervicis, des Semispinalis capitis und Longissimus capitis, des Rectus capitis posterior major et minor und des Obliquus capitis inferior, welche alle den Kopf gleichzeitig nach der homolateralen Seite drehen und neigen.

Die vermehrte aktive Tätigkeit dieser Muskeln, welche wir als Torticollis spasticus bezeichnen, weist in ihrem äußeren Gepräge von Fall zu Fall zahlreiche Variationen auf, der Kopf kann rein um die vertikale Achse nach einer Seite gedreht sein, zumeist ist er gleichzeitig nach der anderen Seite geneigt, kann aber auch nach derselben Seite zu inkliniert sein, nach der er gedreht ist. Manchmal fehlt die Drehung und es besteht nur eine mehr oder weniger starke Neigung des Kopfes nach einer Seite. Sehr oft ist die Drehung des Kopfes mit einer Streckung nach rückwärts verbunden, seltener mit einer Flexion des Kopfes nach vorne. Besonders in den Fällen, in welchen die Neigung des Kopfes nach einer Seite sehr stark ausgesprochen ist, ist gar nicht selten die Schulter dieser Seite nach oben gezogen. Wenn der Kopf ohne Neigung oder Drehung gerade nach hinten überstreckt ist, sprechen wir von Retrocollis.

Die vermehrte aktive Tätigkeit der Halsmuskeln, die dem Torticollis spasticus zugrunde liegt, kann durch verschiedene Ursachen zustande kommen. Sie kann z. B. durch Einwirkung einer pathologischen irritativen Noxe auf einen der an der motorischen Versorgung der Kopfdreher beteiligten peripheren Nerven, z. B. des N. accessorius, bedingt sein. Ich habe ausgesprochenen Torticollis spasticus bei einem Aneurysma der Arteria vertebralis, welches einen unmittelbaren Reiz auf den intraduralen Abschnitt des N. accessorius ausübte, sowie bei Lymphomen am Halse, die auf den Accessorius drückten, beobachtet. Sodann kann eine krampfhafte Drehung des Kopfes nach der Gegenseite bei corticalen Herden, die an der Regio nuchae der vorderen Zentralwindung als irritative Noxe angreifen, auftreten. Es handelt sich in diesen Fällen um fokale epileptische, tonisch-klonische Krämpfe der Kopfdreher, die in der Regel nur den Auftakt eines sich ausbreitenden JACKSONschen Rindenanfalls darstellen, gelegentlich aber auch auf die Halsmuskeln beschränkt bleiben. Hierher gehören auch die seltenen Fälle einer besonderen Variante der sogenannten Epilepsia corticalis partialis perpetua (KOJEWNIKOW), in denen das irritierte motorische Nackenfeld sich mehr oder weniger dauernd mit nur kurzen Unterbrechungen in unregelmäßiger Weise entlädt. Das Gegenstück zu der krampfhaften Drehung des Kopfes nach der Gegenseite bei irritativen Rindenprozessen beobachteten wir bei plötzlicher Ausschaltung der corticalen Nackenfelder einer Hemisphäre durch apoplektische Insulte. Hierbei werden bekanntlich die Muskeln, welche den Kopf und die Augen nach der dem Krankheitsherde gegenüberliegenden Seite drehen, gelähmt und Kopf und Augen unterliegen der alleinigen Wirkung der Muskeln, welche sie nach der Seite des Herdes zuwenden. Der Kranke sieht seinen Herd an. Diese Déviation conjuguée beruht aber nicht auf einem Krampf der Kopfdreher, sie ist nur die Folge der plötzlichen Verschiebung des Kraftverhältnisses zwischen den beiderseitigen Drehgruppen infolge des Fortfalles der corticalen Innervation der einen Gruppe. Sie hält bekanntlich auch fast niemals lange an, sondern gleicht sich meist sehr rasch aus. Nur sehr selten kommt es bei residuärer Hemiplegie zu einer regelrechten spastischen Kontraktur der Kopfdreher, einem Torticollis spasticus fixatus. Etwas häufiger ist der Torticollis rigidus fixatus beim Pallidumsyndrom, besonders in Fällen von Hemiparkinsonismus. Weit häufiger ist allerdings beim Pallidumsyndrom eine andere Haltungsanomalie des Kopfes, die abnorme Flexion desselben nach vorne; seltener besteht eine Überstreckung nach hinten, ein Retrocollis. Sehr häufig kommt der Torticollis beim Neostriatumsyndrom im Rahmen der generalisierten Athetose vor. Besonders bedeutsam für die pathogenetische Auffassung des Torticollis spasticus als einer striären Hyperkinese sind solche Fälle, bei denen die Krankheit ihren Anfang mit dem Auftreten eines isolierten Torticollis nimmt und im Anschluß daran sukzessive in das Bild der halbseitigen oder bilateralen generalisierten Athetose übergeht. Umgekehrt kann ein Torticollis als einziges Residuum einer ursprünglich generalisierten Athetose, die sich im übrigen völlig zurückgebildet hat, bestehen bleiben. Der Torticollis kann aber auch das einzige Symptom einer striären Erkrankung bilden.

Der striäre Torticollis unterscheidet sich von dem im Rahmen des Pyramidenbahn- oder Pallidumsyndroms vorkommenden fixierten immobilen Torticollis in erster Linie dadurch, daß der Krampf der Kopfdreher kein kontinuierlicher ist; er ist, wie es für alle striären Hyperkinesen gilt, ein „Crampus mobilis", „Spasmus mobilis". Das Krampfspiel ist auch kein regelmäßiges rhythmisches, wie etwa bei den klonischen Zuckungen der Halsmuskeln bei fokalen epileptischen Rindenentladungen; er ist viel langsamer und unregelmäßiger. Der Kranke steht in fortwährendem Kampfe gegen die krampfhaften, zumeist schmerzhaften und jedenfalls ausnahmslos sehr lästigen Verdrehungen des Kopfes; aber nur allzubald ermüdet er in seinen Anstrengungen, den Krampf zu überwinden, und den Kopf gerade zu halten, und er atmet erleichtert auf, wenn er den Kampf aufgibt und den Kopf sich selbst überläßt.

Der Torticollis spasticus ist wie alle striären Hyperkinesen in hohem Grade von Affekten und sensiblen und sensorischen Reizen abhängig. Jede Gemütserregung steigert die Intensität des Krampfes erheblich. Ja, es gibt Fälle, in denen ein Torticollis erst in unmittelbarem Anschluß an einen heftigen Schreck oder eine andere starke Gemütsbewegung entsteht und dann entweder nach Abklingen der Schreckwirkung wieder verschwindet oder aber auch fortbestehen kann und auch jeder Psychotherapie trotzt. Mit der Annahme, daß es sich in solchen Fällen um einen psychogenen Torticollis handle, ist das Problem keineswegs gelöst. Vielmehr erhebt sich angesichts solcher Fälle die Frage, warum denn bei dem einen Individuum auf den Schreck gerade ein Torticollis folgt, bei der Mehrzahl der Menschen aber nicht. Wir kommen hier meines Erachtens nicht um die Annahme herum, daß in diesen Fällen von thymogenem Torticollis von Haus aus eine Minderwertigkeit des der Halsmuskulatur zugeordneten fokalen Gebietes des Neostriatums vorhanden ist, eine latente Torticollisbereitschaft besteht.

Gelegentlich kann aber auch der gegenteilige Einfluß einer Affekteinwirkung festgestellt werden. Sehr starke Affekte bringen manchmal den Halsmuskelkrampf vorübergehend zum Verschwinden. Eine in dieser Hinsicht besonders eindrucksvolle Beobachtung möchte ich hier kurz anführen. Es handelt sich um einen Fall von postencephalitischem Torticollis schwersten Grades, bei dem ich zur Beseitigung des Krampfes die Resektion der vier oberen Halswurzeln und des N. accessorius vornahm. Als der Kranke auf den Operationstisch gelegt wurde, nahm der Krampf infolge der starken Erregung des Kranken einen derartigen Grad an, daß es unmöglich war den Kopf zu lagern und die Lokalanästhesie vorzunehmen. Ich setzte darauf dem Patienten auseinander, daß, wenn er sich nicht etwas mehr beherrsche, die Operation nicht ausgeführt werden könne und er sein Leiden behalten würde, oder es müsse eine Allgemeinnarkose gemacht werden, wodurch die Gefahr der Operation beträchtlich erhöht werden würde. Diese kurz und bündig gegebene Erklärung versetzte den Kranken in tödlichen Schrecken, und fast unmittelbar darauf war der Krampf buchstäblich wie weggeblasen, so daß der Kopf mit Leichtigkeit gelagert und die Lokalanästhesie vorgenommen werden konnte. Die Ruhe hielt auch während der Operation selbst bis zu Ende an.

Ebenso wie die Affekte wirken sensible oder sensorische Erregungen. Jeder stärkere Reiz, der den Organismus trifft, vermehrt den Krampf der Halsmuskeln in erheblichem Grade. Das zeigt sich besonders bei der Anwendung bestimmter orthopädischer Heilmaßnahmen. Der Versuch, den Halsmuskelkrampf durch Fixieren des Kopfes in einen Gipsverband in überkorrigierter Stellung zu bekämpfen, erweist sich fast stets als aussichtslos, er ruft im Gegenteil sehr oft eine stürmische Reaktion auf die mit der Fixation verbundenen sensiblen Reize hervor, die so heftig werden kann, daß infolge des fortgesetzten Reibens und Bohrens des Kopfes gegen die Innenwand der Gipshülse trotz sorgfältiger Wattepolsterung Decubitalgeschwüre am Kinn oder an der Wange aufzutreten drohen. Die zur Bekämpfung des Torticollis früher empfohlenen Myotomien der Nackenmuskeln sind in allen schweren Fällen ganz abzulehnen, weil durch die mit der Operation ja unvermeidlich verbundenen sensiblen Reize der Krampf der Muskulatur erheblich verstärkt wird. Die Rolle der afferenten Erregungen erweist sich besonders deutlich auch in den Fällen, in denen ein Torticollis spasticus auf dem Boden von rheumatischen Affektionen oder traumatischen Schädigungen der Halsmuskeln von akuten oder chronischen Arthritiden der Halswirbelsäule, von Furunkeln, phlegmonösen Entzündungen oder Narben im Bereiche des Halses oder des Nackens, von traumatischen irritativen Läsionen der sensiblen Halsnerven, besonders des Cutaneus colli und der Nn. supraclaviculares, von irritativen Prozessen des Labyrinthes oder des N. vestibularis (vestibulärer Torticollis) entsteht. Dahin gehören auch die Fälle, welche durch ihren Beruf gezwungen sind, ihren Kopf nach einer bestimmten Seite gedreht oder geneigt zu halten und bei denen, wie man zu sagen pflegt, die Kopfhaltung habituell fixiert wird, in denen der Versuch, eine gerade Kopfhaltung einzunehmen, Schmerzen und unangenehme Sensationen in den gewohnheitsmäßig kontrahierten Muskeln verursacht und der Kopf auch außerhalb der beruflichen Beschäftigung durch einen regulären Spasmus mobilis der Halsmuskeln immer wieder in die Berufsstellung geführt wird. In allen diesen Fällen ist die reflektorische Genese des Torticollis zwar unverkennbar und oft verschwindet der Halsmuskelkrampf wieder, sobald die Irritation der sensiblen Receptoren oder der afferenten Nerven des Halses geschwunden ist oder operativ beseitigt ist. Aber wir kommen diesen Fällen von reflektorisch bedingtem Torticollis ebenso wie den vorhin erwähnten Fällen von thymogenem Torticollis gegenüber *nicht* ohne die Annahme aus, daß hier eine präexistierende Minderwertigkeit des der Halsmuskulatur zugeordneten fokalen Abschnittes des Neostriatums vorhanden ist, eine latente Bereitschaft zum Torticollis besteht. Denn es reagiert auf die angeführten irritativen Nerven des Halsgebietes oder Vestibularapparates doch nur ein verschwindender Bruchteil der Individuen, die von derartigen Erkrankungen im Halsgebiet betroffen werden, gerade mit einem Torticollis.

Es wirken aber auf den Grad des Krampfes der Halsmuskulatur keineswegs nur sensible Reize, die im Halsgebiete selbst angreifen, verstärkend ein, sondern ebenso auch Reize mit weit abgelegenem Angriffspunkt. Operative Eingriffe im Abdomen oder an den Beinen, eine Wunde an der Hand, ein eingewachsener Nagel üben einen höchst unangenehmen Einfluß aus. Ich habe einen Kranken mit Torticollis längere Zeit hindurch beobachtet, der gleichzeitig an Hämorrhoiden litt. Der Halsmuskelkrampf war nur gering und der Kranke konnte ihn fast vollkommen beherrschen. Jedesmal aber, wenn seine Hämorrhoiden sich entzündeten, nahm der Torticollis die furchtbarsten Dimensionen an und war vollkommen unerträglich. Nur durch große Morphiumgaben, die die Hämorrhoidalschmerzen beseitigten, gelang es auch, den Halsmuskelkrampf wieder einzudämmen. Von besonderem

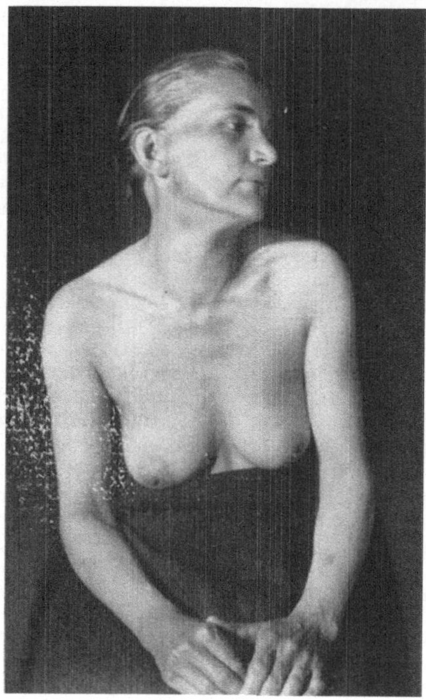

a

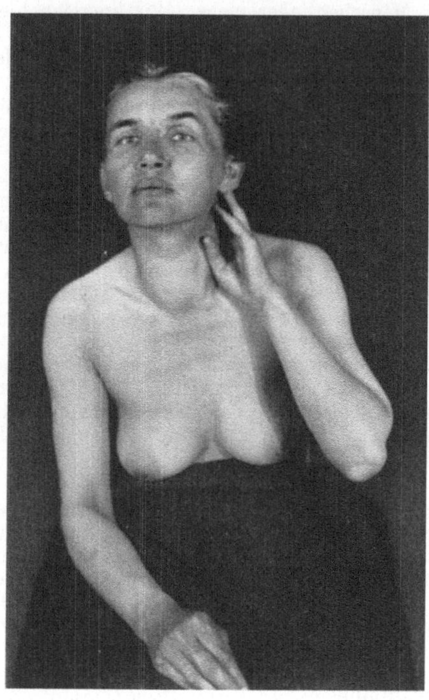

b

Abb. 29 a u. b. Torticollis spasticus (a), Krampf wird durch bestimmten Kunstgriff ausgeschaltet (b)

Interesse war übrigens die Tatsache, daß der Kranke aus einer Zunahme des Halskrampfes die bevorstehende Exacerbation seines Hämorrhoidalleidens, noch ehe sich das letztere durch Schmerzen am After äußerte, jedesmal mit Sicherheit vorauszusagen vermochte.

Dem Torticollis gegenüber spielt nun aber auch die umgekehrte Wirkung sensibler Reize eine Rolle. Besonders geartete Reize wirken *krampflindernd*, manchmal sistieren sie den Krampf vollständig. Fast jeder Torticolliskranke hat seinen eigenen besonderen Kunstgriff, durch den er den Krampf zu zähmen vermag. Der eine legt die Finger an die Wange, ein anderer an das Kinn, ein dritter an die Stirn, ein vierter an die Nase, ein fünfter an das Ohr (Abb. 29a u. b). Der Kunstgriff wirkt aber nicht etwa als mechanisches Hilfsmittel, der Kopf wird nicht durch die Kraft der angelegten Hand gewaltsam gerade gerückt und gerade gehalten, sondern der in dem Kunstgriff enthaltene sensible Reiz übt einen hemmenden Einfluß auf den Krampf aus. Wenn man die Kranken fragt, geben sie zur Antwort: „Stark drücken darf ich aber nicht, sonst wird es schlimmer.“ Ich habe eine Kranke beobachtet, welche an schwerstem Torticollis litt, der Kopf war nach links rotiert und konnte weder durch äußere Gewalt noch durch das stärkste Willensaufgebot der Kranken gerade gerichtet oder nach rechts gedreht werden. Es gelang aber spielend den Krampf auszuschalten, dadurch, daß man mit dem Zeigefinger die linke Wange der Patientin rhythmisch streichelte. Dabei rückte der Kopf aus seiner Zwangshaltung heraus und konnte ohne Mühe von der Kranken nach rechts gedreht werden. Sobald der sensible Reiz an der Wange aussetzte, rückte der Kopf alsbald wieder in die Zwangsstellung zurück.

Auch beim Retrocollis spielt die krampflindernde Wirkung bestimmt gearteter sensibler Reize eine Rolle. Einer meiner Kranken mit schwerstem Retrocollis konnte den Kopf willkürlich nicht aufrichten und es gelang auch nicht, durch äußere Gewalt den Krampf der Kopfstrecker zu überwinden. Sobald der Kranke aber seine Hand an den Hinterkopf anlegte, hörte der Krampf vollkommen auf. In diesem Falle trat auch der Einfluß der Rumpfhaltung auf den Krampf der Nackenstrecker sehr deutlich zutage. Wenn der Kranke aufrecht stand, so war der Retrocollis unbezwinglich, sobald aber der Rumpf nach vornüber geneigt wurde, ließ der Halsstreckspasmus beträchtlich nach, so daß der Kopf sogar flektiert werden konnte. Der Kranke nützte diesen Einfluß der Rumpfhaltung auf den Krampf der Kopfstrecker beim Einnehmen seiner Mahlzeiten mit Geschick aus, ein Fuß wurde auf einen Stuhl gestellt und der Rumpf stark vornüber gebeugt. In dieser Position konnte der Kranke ohne nennenswerte Belästigung essen.

Auf die krampfmindernde Wirkung bestimmt gearteter sensibler Reize baut sich die Übungsbehandlung des Torticollis in erster Linie auf. Am zweckmäßigsten ist es, zunächst einmal den bereits wirksamen Kunstgriff, den der Kranke selbst bereits erprobt hat, heranzuziehen und mit seiner Hilfe den Kranken den Kopf gerade richten zu lassen. In der Folge baut man dann die Kunsthilfe ab, in der Weise, daß man sie für kurze Augenblicke unterbrechen läßt und den Kranken die Stellung ohne sensible Hilfe willkürlich innehalten läßt, ferner in der Weise, daß man nicht mehrere, sondern nur einen Finger als Krampfbrecher benützen läßt und danach Reize verwendet, die sich der Kranke nicht selbst appliziert, sondern die von außen herangetragen werden, indem der Übungsleiter mit seinem Finger oder mit einem Wattebausch die Wange des Patienten leicht streicht. Darauf geht man dazu über, die sensiblen Reize durch optische zu ersetzen. Zu diesem Zwecke läßt man nach der Empfehlung von Brissaud den Kranken vor einem Spiegel sitzen und die Stellung seines Kopfes aufmerksam beobachten. Dabei werden zunächst sensible Reize herangezogen, wenn mit ihrer Hilfe der Kopf gerade gerichtet ist, wird der sensible Reiz ausgeschaltet und der Kranke versucht mit Hilfe der optischen Merkmale, die er durch den Spiegel gewinnt, die Stellung zu erhalten. Später bleiben die sensiblen Reize ganz fort und der Kranke hat die Korrektur allein auf Grund der optischen Merkmale vorzunehmen. Zuletzt fallen auch diese fort, indem man den Kranken, nachdem er vor dem Spiegel sitzend zunächst unter Hinsehen den Kopf gerade gerichtet hat, nunmehr die Augen schließen oder etwas senken und nun ohne hinzusehen den Kopf gerade halten läßt; sobald der Kranke fühlt, daß der Kopf wieder abrückt, hat er sofort wieder hinzusehen und mit Hilfe des optischen Merkmals die Stellung zu korrigieren.

Dieselbe Methode kommt auch dem *Facialistic* gegenüber in Betracht. Man läßt den Kranken vor dem Spiegel sitzend sein Gesicht betrachten und vor allem versuchen, den Lidschlußkrampf zu überwinden, indem man ihm aufgibt, ganz große Augen zu machen. Manchmal empfielt es sich auch, den Kranken die gesunde Gesichsthälfte allein willkürlich möglichst stark innervieren zu lassen. Es muß aber betont werden, daß nach meiner Erfahrung die Übungstherapie dem Facialistic gegenüber zumeist recht wenig zu leisten vermag.

Außer den soeben beschriebenen Übungen, bei denen der Schwerpunkt auf der Ausnützung sensibler Reize und optischer Merkmale liegt, kommen beim Torticollis auch noch Übungen in dem früher erwähnten Übungsstuhl in Betracht, in dem der Kopf entweder in einer GLISSONschen Schlinge oder zwischen zwei gepolsterten seitlichen Streben ruht. Daß diese nicht nur als rein mechanische Stütze fungieren, sondern zum Teil durch die sensiblen Reize, die sie erzeugen, krampfmindernd wirken, ist bereits früher betont worden. Diese Übungen im Sitzstuhl kommen aber nur für solche Fälle in Betracht, in denen der Torticollis Teilerscheinung einer allgemeinen Athetose ist.

Daß dem Torticollis gegenüber dieselben Prinzipien der Behandlung maßgebend sind, wie bei den striären Hyperkinesen im allgemeinen, ist bereits gesagt. Alle Emotionen müssen möglichst ferngehalten werden, unnötige und starke sensible Reize sind zu vermeiden. Darum verbietet sich die Elektrotherapie, jedenfalls die Anwendung des faradischen Stromes vollkommen. Die Massage wirkt zumeist eher schädlich als nützlich, vielleicht mit Ausnahme des rheumatischen Torticollis. Der Versuch, den Kopf im Gipsverband festzustellen, scheitert in allen schweren Fällen vollkommen. Die Psychotherapie, besonders in Form der Hypnose, kann gelegentlich beim thymogenen Torticollis, aber auch bei dem früher gelegentlich beobachteten Schultorticollis, der auf Nachahmung beruht und sich auf eine Anzahl von Schülern einer Klasse überträgt, von Nutzen sein. Übrigens leistet die Hypnose auch in anderen Fällen manchmal recht gutes, vor allem dadurch, daß sie in gemütlicher Hinsicht beruhigend wirkt. Bedauerlicherweise ist aber nur ein sehr kleiner Teil der Fälle hypnotisierbar. Die medikamentöse Therapie versagt dem Torticollis gegenüber fast immer vollkommen. Nur in ganz vereinzelten Fällen fand ich Scopolamin wirksam. Wirklich durchschlagende Erfolge erzielt man in schweren Fällen nur mittels operativer Methoden. In Fällen von sog. habituellem Berufstorticollis kann gelegentlich eine ausgiebige Novocaininfiltration der Nackenmuskeln und des Sternocleidomastoideus zum Ziele führen. In Fällen, in denen der Torticollis reflektorisch durch irritative Läsionen der sensiblen Halsnerven bedingt wird, beseitigt deren Exhairese den Krampfzustand. Aber dem Gros der schweren Fälle gegenüber ist die möglichst ausgiebige Deefferentierung der krampfenden Muskeln die Methode der Wahl. Ich nehme zu diesem Zwecke die Resektion des N. accessorius der einen Seite vor, wobei aber auf gelegentlich vorkommende accessorische Innervationen des Sternocleidomastoideus durch den Occipitalis minor oder Cutaneus colli zu achten ist, die, wenn vorhanden, mit auszuschalten sind. Auch die der oberen Trapeziusportion von den oberen Halsnerven regelmäßig zu gehenden Äste müssen unter Umständen geopfert werden. In der Regel habe ich dieselben aber mit Rücksicht auf die Schulterhebung geschont. Außer dem N. accessorius der einen Seite werden die vier oberen Cervicalwurzeln der anderen Seite intradural durchtrennt. Die Resultate dieser operativen Methode sind sehr befriedigend. Da, wo noch ein Rest des Krampfzustandes übrig bleibt, kann das Resultat gerade durch die Übungsbehandlung noch weiter ausgebaut werden.

VI. Die Prinzipien der Übungstherapie beim Cerebellarsyndrom.

Das Cerebellarsyndrom ist nicht selten einer weitgehenden *Spontanrestitution* zugänglich. Sie tritt am deutlichsten zutage in Fällen von akut entstandener Cerebellarläsion. In Fällen von akuter Ausschaltung einer Cerebellarhälfte besteht zunächst eine initiale, totale, cerebellare Hemiplegie, welche in der folgenden Phase der Restitution über die cerebellare Parese zur cerebellaren Ataxie führt. Letztere läßt ihrerseits zwei Stadien erkennen, das erste, in dem die Ataxie der Hinterwurzelataxie gleicht, das zweite, in dem sie sich in Gestalt des cerebellaren Aktionstremors präsentiert. In einem Falle, in dem ich bei einem 12jährigen Kinde die ganze linke Kleinhirnhälfte reseziert habe und der den geschilderten Gang der Restitution besonders deutlich zeigte, machte diese letztere aber keineswegs Halt, nachdem das Stadium des Aktionstremors erreicht war, sondern in der Folge nahm dieser sukzessive mehr und mehr ab und $1^1/_2$ Jahre nach der Intervention war nicht mehr die geringste Störung nachzuweisen. Auch die anfangs vorhandene schwere Gleichgewichtsstörung beim Sitzen, Stehen und Gehen ist allmählich restlos verschwunden, das Kind rennt umher, tanzt, turnt und radelt wie ein völlig normales Kind. Die einzige Störung, welche überhaupt übrig geblieben ist, ist ein leichter Nystagmus beim

Blick nach links, das letzte Residuum der initialen völligen Lähmung der Linkswender der Augen. Es ist eine dem Neurochirurgen geläufige Erfahrung, daß auch bei Erwachsenen nach ausgedehnten Resektionen oder tiefgreifenden Beschädigungen des Kleinhirns die darauf zunächst folgende Störung der Gleichgewichtserhaltung und der willkürlichen Beweglichkeit der Glieder sich gar nicht selten erstaunlich weit restituiert, ja manchmal gänzlich wieder verschwindet. Seit langem ist bekannt, daß besonders in Fällen von angeborener oder in früher Kindheit erworbener Cerebellaratrophie oder Agenesie die anfängliche Gleichgewichtsstörung im Laufe der Jahre mehr und mehr zurückgehen, ja buchstäblich ganz verschwinden kann. Solche Fälle hat schon vor langer Zeit besonders Anton mitgeteilt. Besonders hervorzuheben ist, daß in einigen dieser Fälle bei der Autopsie eine kompensatorische Hypertrophie der Pyramidenbahn und des Hinterstrang-Schleifensystems gefunden wurde. In dieser letzteren, welche der kompensatorischen Hypertrophie der erhaltenen Pyramide, die in Fällen von kongenitaler oder in frühester Kindheit erworbener einseitiger Großhirnhemisphärenläsion mit völliger Degeneration der von dieser ausgehenden Pyramidenbahn wiederholt beobachtet worden ist, vollkommen an die Seite zu stellen ist, findet die Reorganisation, welche bei der Zerstörung eines Abschnittes des Zentralnervensystems die anderen intakt verbliebenen Abschnitte des Nervensystems eingehen, förmlich ihren morphologischen Ausdruck. Das Kleinhirn ist nur einer der Abschnitte des Nervensystems, welche an der Gleichgewichtserhaltung beteiligt sind: Es ist zweifellos ein sehr bedeutsames Glied der Arbeitsgemeinschaft, welche im Dienste des Equilibriums steht, und sein Ausscheiden bringt allemal zunächst erhebliche Störungen in der Gleichgewichtserhaltung mit sich. Aber es ist kein unentbehrliches Mitglied dieser Gemeinschaft, mit dem die Leistungsfähigkeit der letzteren einfach steht und fällt, sondern Rückenmark, Hirnstamm und Großhirn zusammen können auch ohne Kleinhirn der Aufgabe, das Equilibrium des Körpers zu erhalten, unter Umständen voll Genüge leisten. Daß unter dieser Voraussetzung diejenige therapeutische Methode, durch welche wir die reorganisatorischen Tendenzen des Organismus wirksam zu unterstützen vermögen, die Übungstherapie besonders günstige Resultate zu erzielen vermag, wird ohne weiteres einleuchten.

1. Allgemeine Gesichtspunkte der Übungstherapie beim Cerebellarsyndrom.

Die cerebellare Lähmung wird wohl niemals Gegenstand der Übungstherapie sein, sie stellt ja nur das Initialstadium des akuten Cerebellarsyndroms dar, das schon spontan von dem Stadium der Parese und der Ataxie abgelöst wird. Auch gegen die cerebellare Parese wird man kaum jemals besondere therapeutische Methoden ins Feld zu führen haben; da, wo sie sehr ausgeprägt ist, kann gelegentlich neben der Elektrotherapie allenfalls auch eine aktive Widerstandsgymnastik in Betracht kommen; man kann auch an den Toren der Pharmakotherapie anklopfen und wird im Tetrophan ein willkommenes Medikament zur Bekämpfung der Parese finden. In der Hauptsache konzentriert sich die Übungstherapie auf die cerebellare Ataxie, den Aktionstremor, einerseits und auf die cerebellare Gleichgewichtsstörung andererseits. Hierbei sind zum Teil die gleichen allgemeinen Gesichtspunkte maßgebend wie für die Übungsbehandlung der striären Hyperkinesen. Vor allem gilt es bei den Übungen jegliche Emotion möglichst auszuschalten und dem Einfluß, den die Kompliziertheit der Aufgabe mit sich bringt, Rechnung zu tragen, also mit möglichst einfachen Aufgaben zu beginnen und dieselben nur ganz allmählich und stufenweise zu erschweren. In praxi hat es sich besonders bewährt, den Nachdruck anfangs auf einfache *statische* Aufgaben zu legen. Man läßt den Kranken der Reihe nach in Sonderübungen die Finger und den Daumen gegen die unterstützte Hand in Streckstellung, die Hand gegen den unterstützten Vorderarm extendiert, den Vorderarm gegen den fixierten Oberarm in rechtwinkliger Beugestellung, den im Ellbogen gestreckten bis zur Horizontalen erhobenen Arm in dieser Stellung ruhig halten. Danach geht man zu kombinierten statischen Aufgaben über, man läßt Finger und Hand gleichzeitig gegen den unterstützten Vorderarm ruhig halten, man läßt den Vorderarm in Beugestellung, den Oberarm in Abduktionsstellung, oder den Vorderarm in Streckung, den Oberarm in vorwärtsgeführter Stellung halten und fügt in diese beiden Aufgaben dann noch die Stellung ein, welche Hand und Finger bei geöffneter oder bei geschlossener Faust einnehmen. Desgleichen läßt man die Beine in bestimmten Stellungen ruhig halten: Unterschenkel und Oberschenkel in mittlerer Beugestellung bei aufliegender Ferse; dabei ist der Oberschenkel zunächst vertikaler gestellt, das Knie also aufwärts gerichtet; danach läßt man den Oberschenkel in Abduktion und Außenrotation bringen, so daß das Knie nach außen überliegt. Der zur Prüfung auf Ataxie bzw. auf statischen Aktionstremor angewandte Test, die Ferse des einen Beins auf der Kniescheibe des anderen ruhig zu halten, bedeutet eine relativ schwere Aufgabe und kommt daher bei der Übungstherapie erst später an die Reihe.

Man kann die statischen Aufgaben natürlich mannigfach variieren, die Winkelstellungen der einzelnen Glieder, sowohl bei den monosegmentalen wie bei den bisegmentalen und plurisegmentalen statischen Aufgaben nach Belieben abändern. Das Ziel, dem der Kranke zuzustreben hat, ist immer das gleiche: das Glied möglichst ruhig zu halten.

In leichteren Fällen oder solchen, in denen unter dem Einfluß der Übungen die Restitution bereits soweit gediehen ist, daß die erwähnten einfachen oder kombinierten statischen Aufgaben erfüllt werden, erschwert man die Aufgabe, indem man ein Glied, z. B. den Vorderarm, gegen äußeren Widerstand in einer bestimmten Stellung, etwa in rechtem Winkel zum Oberarm fixiert halten läßt und dem Kranken aufträgt, diese Stellung auch beizubehalten, wenn der äußere Widerstand plötzlich ausgeschaltet wird. Derartige Übungen dienen der Erlernung der Anpassung der Innervation an plötzliche Veränderungen der äußeren Bedingungen. Demselben Zwecke dient folgende Übung: Der Kranke hält den Arm gerade vorgestreckt in horizontaler Ebene. Der Arm ist belastet mit Gewichten, welche durch einen Bindfaden am distalen Ende des Vorderarms aufgehängt sind. Plötzlich wird der Faden durchschnitten und der Kranke hat darauf zu achten, daß der Arm bei der plötzlichen Entlastung nicht emporschnellt.

Eine weitere sukzessive Erschwerung der Aufgabe besteht darin, daß man zunächst den Arm mit leerer Hand leicht erhoben halten läßt, darauf gibt man einen festen Gegenstand, ein Stück Holz oder eine Semmel, in die Hand, darauf ein leeres Glas, darauf wird dieses sukzessive immer mehr gefüllt. Oder man gibt einen leeren Löffel in die Hand und gießt darauf in diesen Flüssigkeit.

Eine sehr zweckmäßige statische Fingerübung ist das Halten eines Pappringes zwischen Daumen und Zeigefinger; es kommt darauf an, daß der Ring seine Kreisform bewahrt und nicht durch übermäßigen Fingerdruck komprimiert wird. Später ersetzt man den Pappring durch einen Papierring, der viel leichter nachgiebig ist; außerdem läßt man aber vor allem auch das Halten kleiner Objekte, z. B. eines Knopfes zwischen den Pulpae von Daumen und Zeigefinger und das Halten eines Bleistiftes oder Federhalters zwischen Daumen, Zeige- und Mittelfinger üben.

Von besonderer Wichtigkeit sind Übungen, die dazu dienen, daß der Kranke lernt einen Stock zu halten und sich darauf zu stützen. Von ihnen wird später im Zusammenhang mit den Steh- und Gehübungen die Rede sein.

Neben den statischen Übungen, die die Grundlage der Übungsbehandlung bilden, gehen die aktiven *Bewegungs*übungen einher. Man beginnt mit einfachen Einzelbewegungen, Beugung und Streckung der Finger und des Daumens; Beugung und Streckung, Pronation und Supination der Hand, Beugung und Streckung des Vorderarms, Vorwärts- und Rückwärtsführung, Abduktion und Adduktion, Außen- und Innenrotation des Oberarms, Dorsal- und Plantarflexion des Fußes, Erheben des im Knie gestreckten Beines, Abduktion und Adduktion, Außen- und Innenrotation desselben. Man läßt die Bewegungen langsam ausführen und der Kranke hat darauf zu achten, daß dieselben so gleichmäßig wie möglich ablaufen. Danach werden die zusammengesetzten Bewegungen, welche den praktischen Verrichtungen unserer Glieder zugrunde liegen, geübt, zunächst Faustschluß und Faustöffnung, wobei abgesehen von der Gleichmäßigkeit des Bewegungsablaufes den Mitbewegungen der Hand, der Streckung derselben beim Faustschluß, der Beugung bei der Faustöffnung besondere Beachtung zu schenken ist. Nächst dem Faustschluß und der Faustöffnung kommt der Daumenfingerspitzenschluß an die Reihe, man läßt die Pulpa des Daumens der Reihe nach mit der Pulpa der vier anderen Finger in Berührung bringen und ferner läßt man die in Spitzenschluß gebrachten und darin verharrenden Finger abwechselnd in die vorwärtsgeführte und rückwärtsgeführte Stellung übergehen. Man kann die Aufgabe noch weiter erschweren, indem man zwischen Pulpa des Daumens und Zeigefingers einen runden Gegenstand, einen Bleistift oder eine kleine Kugel halten läßt, die während der Vorwärtsführung und Rückwärtsführung den Fingern nicht entgleiten darf. Ferner läßt man kleine Gegenstände mit dem Finger ergreifen, einen Knopf, ein Geldstück, eine Kugel, ein Streichholz, ein Stück Papier, den Bleistift oder Federhalter, den weiter oben bereits erwähnten Pappring oder Papierring. Man läßt den Kranken das Auf- und Zuknöpfen, das Anreißen eines Streichholzes und auch das Schreiben besonders üben. Bei den Schreibübungen beginne man mit einem dicken Bleistift und linienlosem Papier, später wird ein dünner Bleistift, darauf der Federhalter benützt und es wird liniertes Papier verwandt. In einer besonderen Serie wird das Ergreifen größerer Gegenstände mit der Hand, unter ständiger Erschwerung der Aufgabe, geübt. Man läßt den Kranken die Hand des Übungsleiters, darauf einen vertikal oder horizontal vorgehaltenen Holzstab, darauf ein vor ihm stehendes leeres Glas oder eine leere Flasche, darauf ein gradatim immer mehr gefülltes Glas ergreifen.

Darauf folgen Übungen, einen Gegenstand zum Munde oder Kopfe zu bringen. Man beginnt damit, die leere Hand zum Munde führen zu lassen, darauf einen einzelnen Finger in den Mund stecken zu lassen, darauf wird ein Stück Semmel, darauf ein leeres Glas oder ein leerer Löffel, zuletzt ein gradatim immer stärker gefülltes Glas bzw. der gefüllte Löffel zum Munde geführt. So kann man alle praktischen Verrichtungen der oberen Extremität selbst zum Gegenstand der Übung machen. Der leitende Gesichtspunkt ist dabei der, daß vom Einfachen zum Komplizierteren fortgeschritten wird und daß dabei streng darauf geachtet wird, daß die einzelnen Gliedkomponenten des Aktes in korrekter Weise nebeneinander bzw. nacheinander ablaufen und daß die Bewegung möglichst gleichmäßig und fließend erfolgt.

Die zusammengesetzten Bewegungen der unteren Extremität werden bei den Gehübungen besprochen werden.

Ein allgemeiner Gesichtspunkt, welcher sowohl die statischen wie die kinetischen Übungen betrifft, muß noch kurz berührt werden. Sowohl die cerebellare statische wie die kinetische Ataxie und der Aktionstremor werden nicht nennenswert durch optische Merkmale beeinflußt, die Störung bleibt in der Regel die gleiche, einerlei, ob der Kranke sein Glied ansieht oder nicht. Daraus ergibt sich nun aber nicht etwa die Konsequenz, daß der Kranke während der Übungen seine Glieder nicht anzusehen brauche. Im Gegenteil muß der Kranke bei jeder Übung das Glied auf das aufmerksamste betrachten und jede Bewegung genau mit den Augen verfolgen, weil ihm letztere unmittelbar die gewünschte Auskunft darüber geben, ob das Glied in Ruhe verharrt, ob die Bewegung gleichmäßig fließend abläuft. In dieser Beziehung sind die optischen Merkmale für die Übungsbehandlung unentbehrlich und unter ihrer konsequent fortgesetzten Heranziehung vollzieht sich die allmähliche Besserung der Störung. Der Unterschied zwischen der cerebellaren und der radicularen Ataxie ist hauptsächlich der, daß letztere zumeist durch optische Merkmale unmittelbar und oft erstaunlich weitgehend gebessert wird, während dieser Immediateinfluß bei der cerebellaren Ataxie vermißt wird.

2. Die Gleichgewichtserhaltungsübungen beim Cerebellarsyndrom.

a) Sitzübungen.

In schweren Fällen von Cerebellarerkrankung ist selbst das Sitzen gestört. Der Oberkörper hat im allgemeinen die Neigung, nach hinten umzusinken, bei einseitigen Erkrankungen gleichzeitig nach der Herdseite zu. Wenn die Kleinhirnhemisphären miterkrankt sind, tritt außerdem bei jedem Versuch, den Körper im Gleichgewicht zu halten, ein ausgesprochenes Aktionswackeln des Rumpfes und Kopfes auf. Bei den Sitzübungen faßt man anfangs den Kranken von vorne her an beiden Armen und zieht den Oberkörper nach vorne, unter Umständen kann auch von hinten her von einer Gehilfin ein Druck gegen den Rumpf oder Kopf ausgeübt werden. Hat der Rumpf auf diese Weise einmal die erforderliche Einstellung zur Unterstützungsbasis erlangt, so baut man die Hilfen allmählich ab, man läßt mit dem Zuge an den Armen des Kranken nach, gibt diesen ganz auf, hält aber zunächst noch beide Hände des Kranken umfaßt. Dann läßt man allmählich die eine Hand des Kranken los, übt dabei aber zunächst einen erneuten leichten Zug an der anderen Hand aus und läßt eventuell von hinten her einen leichten sensiblen Reiz auf den Rücken oder Kopf des Kranken einwirken, indem der hinter dem Kranken stehende Gehilfe mit dem Finger leichte Stöße gegen den Rücken oder Kopf versetzt. Darauf fällt auch der Zug von vorne her fort und man geht nun dazu über, auch die andere Hand des Kranken allmählich loszulassen, wobei wiederum von hinten her leichte Stoßsignale gegeben werden. Zuletzt fallen auch diese fort, man kann für die Sitzübungen zweckmäßigerweise auch den Übungsstuhl verwenden, der im vorigen Kapitel beschrieben worden ist. Derselbe gestattet dank seiner zahlreichen auswechselbaren Teile, eine Stütze nach der anderen zu entfernen und die äußeren Hilfen sukzessive zu reduzieren. Eine weitere Erschwerung der Aufgabe wird dadurch geschaffen, daß man den Kranken auf einem Sitzschemel ohne Lehne, sodann auf dem Tischrande sitzen läßt, wobei die Füße keinen Halt mehr am Boden haben. Zuletzt verwendet man einen lehnelosen Sockel, der so hoch ist, daß die Füße keine Bodenfühlung haben. Die Höhe des Sockels und vor allem auch der Umfang der Sitzfläche kann variiert werden und dadurch die Aufgabe weiter erschwert werden. Schließlich kann man auch noch zu Sitzübungen auf der Schaukel oder dem Trapez übergehen, wobei auch wiederum die Anforderungen allmählich gesteigert werden, teils, indem man den Kranken auf die Mithilfe seiner Hände mehr und mehr verzichten läßt, teils indem man Schaukel und Trapez in zunehmende Schwingungen versetzt. Die Hauptaufgabe ist bei allen diesen Sitzübungen die Erhaltung des Gleichgewichts. Dazu kommt unter Umständen noch die Bekämpfung des Aktionstremors, die am besten durch Sitzübungen vor dem Spiegel erfolgt. Aber auch sensible Signale sind hierbei, besonders bei starkem Aktionswackeln, von Wert, indem der Übungsleiter seine beiden Zeigefinger auf die Schultern des Kranken auflegt oder auf Brust und Rücken aufsetzt oder an beide Wangen oder an Hinterkopf und Stirn anlegt und dann die durch sie gegebenen Signale allmählich schwächer und seltener werden läßt.

b) Stehübungen.

In manchen ganz schweren Fällen, besonders solchen von akut entstandener Cerebellarerkrankung, bricht der Kranke, wenn er auf die Füße gestellt wird, einfach vollkommen zusammen, die Knie sacken unter der Körperlast ein, der Oberkörper fällt gegen die Oberschenkel nach vorne über. In solch schweren Fällen kommt es zunächst darauf an, daß der Kranke lernt, die Knie willkürlich gestreckt zu halten. Der Rumpf kippt dabei allerdings vollkommen nach vorne über; der Kranke klappt bei versteiftem Knie im Hüftgelenk wie ein Taschenmesser zusammen. Der nächste Schritt ist daher der, daß der Kranke beim Stehen auch den Rumpf aufrichtet. Eine weitere statische Einzelstörung, die bei vielen Cerebellarkranken auffällt, ist die, daß das Becken auf den Beinen seitlich nicht fixiert gehalten wird, es sinkt auf der einen Seite herab, und der Trochanter major springt auf der anderen Seite stark nach außen heraus. Der Kranke hat diese Störung durch willkürliche Geradrichtung des Rumpfes zu korrigieren. Sodann ist zu erwähnen, daß das Knie beim Stehen infolge des fehlenden Dehnungsreflexes der Kniebeuger häufig mehr oder weniger überstreckt ist. Dieses Genu recurvatum kann dadurch bekämpft werden, daß der Kranke die Knie willkürlich etwas eingebeugt hält. Doch empfiehlt es sich da, wo die Störung sehr ausgesprochen ist, eine besondere Kniebandage zu verwenden, durch welche eine Überstreckung mechanisch verhindert wird; wir kommen auf diese im nächsten Kapitel bei Besprechung der Übungstherapie bei der Tabes dorsalis, noch des Näheren zurück. Selbstverständlich kann die erste Voraussetzung für das aufrechte Stehen, die in der richtigen Disposition der einzelnen Körperabschnitte, Fuß, Unterschenkel, Oberschenkel, Becken-Wirbelsäule zueinander besteht, nur erreicht werden, wenn der Kranke zunächst der Aufgabe, den Schwerpunkt über der Unterstützungsbasis zu erhalten, überhoben ist, d. h. wenn er von außen genügend gestützt ist. Dies geschieht durch zwei Gehilfen, welche den Kranken an beiden Händen fassen und unter den Achseln halten. Sehr zweckmäßig ist aber hierfür auch der im vorigen Kapitel beschriebene Stehapparat, welcher für jedes Körpersegment eine abnehmbare Sicherung enthält und auf diese Weise die richtige Disposition der einzelnen Körpersegmente zueinander nach Bedarf mechanisch garantiert oder der aktiven Intervention des Kranken zuschiebt.

In der Folge werden die äußeren Stützen sukzessive ausgeschaltet. Zuerst fällt die Unterstützung unter den Achseln fort; und anstatt an den Händen gehalten zu werden, stützt sich der Kranke auf zwei Stöcke. Hierbei ist zweierlei besonders zu beachten. Erstens dürfen die Stöcke nicht zu kurz sein, weil sonst die Gefahr besteht, daß der Kranke, während er sich auf dieselben stützt, den Oberkörper zu sehr nach vorne überneigt. Große Schwierigkeiten bereitet hierbei die statische Ataxie der Arme, die beim Stützakt hin- und herwackeln und dadurch sehr oft den Gebrauch des Stockes illusorisch machen. Es ist deshalb erforderlich, in derartigen Fällen besondere Stockstützübungen einzufügen. Am geeignetsten ist für diese der Stehapparat, weil derselbe durch seine Einrichtungen die Erhaltung des Gleichgewichts mechanisch sichert und der Kranke sich bei Einschaltung aller Sicherungen ausschließlich der Stockstützübung widmen kann. Durch sukzessive Ausschaltung der mechanischen Sicherungen wird die Stockstützübung mit der aktiven Stehleistung kombiniert, bis zuletzt der Kranke ohne jede andere Hilfe mit zwei Stöcken allein steht. Darauf wird ein Stock ausgeschaltet und zuletzt auch der zweite Stock entzogen. Zur Sicherung des Gleichgewichts wird zunächst eine breite Unterstützungsbasis zugelassen. Der Cerebellarkranke pflegt ja schon von vornherein breitbeinig dazustehen. Ferner werden zur Sicherung des Gleichgewichts, sowie zur Bekämpfung des Aktionswackelns vom Übungsleiter je nach Bedarf von hinten und vorne oder von den Seiten durch leichtes Anlegen oder Antippen des Fingers gegen den Rumpf oder Kopf sensible Signale gegeben, ähnlich denen, wie sie bereits für die Sitzübungen beschrieben worden sind.

Die weitere Erschwerung der Aufgabe besteht erstens in der sukzessiven Verkleinerung der Stehbasis. Man läßt den Kranken die Füße mehr und mehr einander nähern. Der Kranke steht zunächst mit geschlossenen Fersen, aber auswärtsgerichteten Fußspitzen, sodann mit vollkommen geschlossener Fußstellung. Eine weitere Verschmälerung der Basis wird dadurch geschaffen, daß ein Fuß vor den anderen gestellt wird, wobei anfangs die Fußspitzen leicht auswärts weisen dürfen, später aber beide Füße in geraderer Linie ausgerichtet werden. Zuletzt kommt das Stehen auf einem Bein an die Reihe und man kann eine weitere Erschwerung der Aufgabe auch noch dadurch erreichen, daß man den Kranken auf einem schmalen Balken auf einem Bein stehend Balancierübungen vornehmen läßt.

Von großem Wert für das Erlernen der Gleichgewichtserhaltung sind nun aber auch besondere Übungen der sog. equilibratorischen Ausgleichsbewegungen bei Verschiebung eines Körperabschnitts. Man läßt den Rumpf nach vorne beugen und hält darauf, daß dabei die im Knie gestreckten Beine sich gegen die Füße nach hinten neigen. Bei der Neigung des Kopfes und Rumpfes nach hinten müssen die Knie in Flexion gehen und die Unterschenkel sich gegen die Füße nach vorne neigen. Man läßt drittens den Kranken sich auf die Fußspitzen erheben, wobei er die Arme nach hinten führen und Kopf und Rücken etwas hintenüber neigen muß; und man läßt viertens den Kranken umgekehrt die Fußspitzen vom Boden hochziehen und ihn auf den Fersen stehen, wobei der Rumpf etwas nach vorne gebeugt und die Arme vorgeführt werden müssen.

c) Gehübungen.

Die Gehübungen werden beim Cerebellarsyndrom ebenso wie bei den anderen Syndromen anfangs stets im Laufbarren vorgenommen. Der Kranke bedient sich beider Hände zur Unterstützung und der Gang wird in die bereits mehrfach beschriebene Teilakte zergliedert, die der Reihe nach vom Kranken willkürlich ausgeführt werden. Im Vordergrunde steht die richtige Schwerpunktsverlegung auf das vordere Bein in der Phase der doppelten Unterstützung und die Erhaltung des Schwerpunktes über der Fußbasis des Stützbeins während der Phase der einseitigen Unterstützung, während die Bewegung des Schwungbeins zunächst weniger berücksichtigt wird. Es kommt also anfangs besonders auf die richtige Durchführung der beiden Gehakte I und II während der Phase der doppelten Unterstützung an, d. h. auf die Plantarflexion des Fußes des hinteren Beines, durch welche der Schwerpunkt nach vorne oben gestoßen wird, und auf die richtige Einstellung der einzelnen Abschnitte des vorderen Beines zueinander, insbesondere die Aufrichtung des Unterschenkels gegen den Fuß einerseits, und die Streckung des Beckens und mit ihm des Rumpfes gegen den Oberschenkel andererseits. Daneben ist gerade beim Cerebellarsyndrom auch der seitlichen Fixation des Beckens auf dem vorderen Bein besondere Beachtung zu schenken, weil diese in zahlreichen Fällen sehr mangelhaft ist bzw. ganz ausbleibt. Es gilt, den Trochanter major nach innen einzuziehen und den Rumpf auf dem vorderen Bein nach außen überzulegen. In den Fällen, in welchen bei der Verlagerung des Schwerpunktes auf das vordere Bein infolge des

Fehlens des Dehnungsreflexes der Kniebeuger das Knie eine besonders starke Hyperextension eingeht, ist dasselbe willkürlich leicht flektiert zu halten. Während nun der Kranke das hintere Bein beugt und als Schwungbein vorwärts bewegt, sind an dem Stützbein die bereits in der Phase der doppelten Unterstützung eingeleiteten Teilakte, die Aufrichtung des Unterschenkels gegen den Fuß, die Aufrichtung des Rumpfes und die Einziehung des Trochanter major und Neigung des Rumpfes nach außen fortzusetzen und besonders zu akzentuieren; der Rumpf kippt auf dem Stützbein nur gar zu leicht wieder nach vorne oder nach der Seite des Schwungbeins zu über. Wie schon erwähnt, verlangt das Schwungbein bei den Gangübungen des Cerebellarkranken viel geringere Beachtung als das Stützbein ganz im Gegensatz zum Pyramidenbahnsyndrom und Palladiumsyndrom. Zwar pflegt der Kranke, besonders wenn er ohne Unterstützung geht, das Schwungbein im Knie nur sehr mangelhaft zu beugen, aber das beruht nicht auf dem Unvermögen, die Beuger genügend zu innervieren, sondern das Knie wird in der Hauptsache nur deshalb wenig oder gar nicht gebeugt, weil die Gleichgewichtserhaltung auf dem Stützbeine mangelhaft ist; das Schwungbein muß jeden Augenblick bereit sein, die Stütze wieder mitzuübernehmen, darum entfernen sich seine Segmente von der Streckstellung so wenig wie möglich. Sobald aber die Gleichgewichtserhaltung, wie es bei den Gehübungen im Barren der Fall ist, durch die Hände gewährleistet wird, kann der Kranke das Schwungbein ohne Mühe ausgiebig flektieren, gegen Ende der Schwungphase den Unterschenkel gegen den Oberschenkel strecken und den Fuß zuerst mit der Ferse und darauf mit der ganzen Sohle dem Boden anlegen. Die Hauptstörung, die seitens des Schwungbeins hierbei besonders in Erscheinung tritt, ist der kinetische Tremor desselben. Doch bleibt dieser zunächst unberücksichtigt, solange die Erhaltung des Körpergleichgewichts im Vordergrund der Gehübungen steht.

Auf die Gangübungen mit Unterstützung durch beide Hände folgen die Übungen mit einhändiger Hilfe, zuerst wird bei jedem Schritt die dem Stützbein gegenüberliegende Hand herangezogen, später die ihm gleichseitige Hand. Dann folgen Gehübungen mit Hilfe zweier Stöcke. Wir haben bereits bei den Stehübungen darauf hingewiesen, daß dem Kranken das Stützen auf die Stöcke infolge des statischen Aktionstremors der Arme erhebliche Schwierigkeiten bereiten kann. Das zeigt sich auch beim Gehen, um so mehr, als hierbei ja bei jedem Schritt der Stock vorgesetzt werden muß und dieses Vorsetzen durch den kinetischen Armtremor oft recht beträchtlich gestört wird. Darum empfiehlt es sich, die weiter oben im Stehapparat vorzunehmenden besonderen Stockstützübungen mit Stocksetzübungen zu verbinden. Auf die Gehübungen mit zwei Stöcken folgen die Übungen mit einem Stocke, zuerst wieder mit dem dem Stützbeine kontralateralen Stock, sodann mit dem ihm gleichseitigen Stock. Daran schließen sich die Übungen im freien Gehen ohne jede Hilfe, anfangs mit breiter Gangspur, später ist unter sukzessiver Verschmälerung derselben ein Fuß hart neben den anderen, zuletzt gerade vor den anderen zu setzen. Und an diese Gangübungen auf ebener Erde kann man schließlich auch noch Gehübungen auf einem schmalen Balken anschließen. Zum Seiltänzer wird es kein Cerebellarkranker je bringen. Daß bei den Gehübungen mit Hilfe des Stockes und später ohne diesen bis zu den Übungen mit schmaler Fußspur oder auf dem Balken der Kranke den Gang in die einzelnen Teilakte zu zergliedern und diese willkürlich korrekt auszuführen hat, bedarf wohl keines besonderen Hinweises.

Zur Bekämpfung des Aktionstremors des Schwungbeins kann man besondere Übungen heranziehen. Zunächst bestehen dieselben einfach darin, daß der Kranke beim Einbeugen und Vorsetzen des Schwungbeins möglichst darauf achtet, daß die Bewegung gleichmäßig fließend vor sich geht. In der Folge kann man mit einigem Nutzen auch Präzisionsaufgaben hinzufügen; man bemißt die Schrittlänge, indem die Fußspitze des Schwungbeins eine am Boden vorgezeichnete Marke zu treffen hat. Auch die Übungen im Gehen mit geschlossener Fußstellung oder mit voreinander gesetzten Füßen tragen durch die besonderen Anforderungen, die sie an die Schwungbeinführung stellen, auch zur Verbesserung der Ataxie des letzteren bei.

Außer den Gehübungen nach vorne empfiehlt es sich, auch solche des Rückwärtsgehens und des Flankengangs zu betreiben. Ferner sind von großem Nutzen besonders in leichteren Fällen Übungen im schnellen Gehen mit plötzlichem Anhalten, die nach demselben Prinzip vorzunehmen sind, wie sie S. 358 für das Pallidumsyndrom beschrieben sind. Auch Wendungen auf der Stelle oder plötzliche Wendungen beim Gange, oder Gehübungen im Kreise können zur Verfeinerung der Gleichgewichtserhaltung erheblich beitragen.

d) Übungen im Aufstehen und Hinsetzen.

Diese erfolgen nach ähnlichen Grundsätzen, wie sie bereits für das Pallidumsyndrom beschrieben worden sind. Beim Aufstehen präsentiert sich die Störung der Gleichgewichtserhaltung des Cerebellarkranken ganz besonders stark. In schweren Fällen erteilt der Kranke, wenn er aufzustehen versucht, dem Schwerpunkt zwar einen Stoß nach oben, die Oberschenkel strecken sich dabei etwas gegen die Unterschenkel, und das Gesäß entfernt sich von der Unterlage, aber die Kniestreckung ist ungenügend, und es fehlt die Schwerpunktsbewegung nach vorne über die neue Unterstützungsbasis, die Füße. Die Folge ist, daß der Kranke alsbald wieder auf den Stuhl zurückfällt. Fällt der den Kniestreckern zugehende Streckimpuls genügend stark aus, so kommt es zwar zur vollkommenen Kniestreckung, aber es fehlt die normaliter gleichzeitig erfolgende Streckung des Rumpfes gegen den Oberschenkel und die erforderliche Beugung der Unterschenkel gegen die Füße; der Kranke nimmt beim Aufstehen die Stellung des zusammenklappenden Taschenmessers ein. Die Streckung der Knie erfolgt dabei gar nicht selten mit solcher Vehemenz, daß die im Fußgelenk nach hinten ausfahrenden Beine mit der Rückseite gegen den vorderen Rand des Stuhlsitzes anprallen, so daß der Stuhl weggestoßen oder umgeschlagen wird.

Wie beim Pallidumsyndrom ist auch beim Cerebellarsyndrom der Nachdruck beim Aufstehen auf die Schwerpunktsverlagerung nach vorne zu legen. Die Fußbasis wird daher zunächst möglichst weit rückwärts verlegt, der Übungsleiter umfaßt von vorne her beide Hände des Kranken; dieser hat, ehe er zum Aufstehen ansetzt, den Rumpf möglichst weit nach vorne zu neigen, und erst darauf die Knie zu strecken und den Rumpf aufzurichten. Dabei übt, wenn nötig, der Übungsleiter einen Zug an den Armen des Kranken nach vorne aus, um die Schwerpunktsbewegung nach vorne zu unterstützen. Darauf wird nur eine Hand des Kranken erfaßt und der Zug an dieser wird ersetzt durch sensible Signale von hinten her gegen Rücken oder Kopf. Darauf folgt das Aufstehen an zwei Stöcken, an einem Stock und zuletzt ohne jede Hilfe; dabei dienen sensible Signale von hinten her dazu, die Schwerpunktsverlegung nach vorne zu stimulieren.

Beim Hinsetzen liegt umgekehrt der Fehler fast ausnahmslos darin, daß der Schwerpunkt zu rasch von der primären Basis, den Füßen, nach hinten abrückt, ehe die entsprechende Abwärtsbewegung erfolgt ist. Entweder knicken die Knie ein, ohne daß eine entsprechende Neigung der Unterschenkel gegen die Füße nach vorne und eine Neigung des Rumpfes gegen die Oberschenkel erfolgt, so daß der Kranke mit der vollen Wucht seines Gewichts zusammenbricht und mit dem Gesäß auf den Sitz aufprallt. Oder es wird im Gegenteil der Rumpf nach vorne geneigt, die Knie werden aber nicht flektiert und die im Knie gestreckten Beine weichen im Fußgelenk nach hinten aus, der Kranke klappt wie ein Taschenmesser im Hüftgelenk zusammen und die nach hinten ausweichenden Beine stoßen gegen den Stuhl an. In leichteren Fällen erfolgt zwar eine gleichzeitige Beugung im Hüft- und Kniegelenk, aber die Neigung des Unterschenkels gegen die Füße ist ungenügend, so daß auch hierbei der Schwerpunkt vorzeitig nach hinten ausweicht, und schließlich kommt es auch vor, daß zwar die Unterschenkel sich genügend gegen die Füße nach vorne neigen und die Oberschenkel sich genügend gegen die Unterschenkel im Knie beugen, daß aber die Neigung des Rumpfes nach vorne ausbleibt. Kurz und gut, es fehlt das harmonische Zusammengehen der einzelnen Körpersegmente beim Hinsetzen, die simultane Beugung im Fuß-, Knie- und Hüftgelenk, dank deren normaliter der Schwerpunkt so lange über der primären Basis, den Füßen, verharrt, bis er genügend tief gerückt ist und zuletzt nur noch eine geringe Verschiebung nach hinten erforderlich ist, damit das Gesäß mit der neuen Basis, dem Stuhlsitz, Kontakt gewinnt. Nach der BABINSKIschen Nomenklatur sind die beschriebenen Störungen beim Hinsetzen Beispiele der Asynergie cérébelleuse.

Die Übungen im Hinsetzen werden — wie die des Aufstehens — in der Weise vorgenommen, daß der Übungsleiter die Hände des Kranken von vorne her faßt und an ihnen einen Zug nach vorne ausübt. Der Kranke hat beim Hinsetzen streng darauf zu achten, daß der Schwerpunkt zunächst über der primären Basis verharrt, er darf wie der Pallidumkranke das *hinten* unten gelegene Ziel nicht ins Auge fassen, an den Stuhl zunächst gar nicht denken. Für ihn ist das Hinsetzen zunächst ein Übergehen aus der aufrechten Streckstellung des Körpers in die sog. Kniebeuge. Streng zu achten ist auf die simultane Beugung im Fuß-, Knie- und Hüftgelenk, wobei der Nachdruck, je nachdem, ob der Kranke die eine oder die andere der oben beschriebenen Varianten beim Hinsetzen bietet, das eine Mal besonders auf die Neigung des Rumpfes nach vorne, das andere Mal besonders auf die Neigung der Unterschenkel nach vorne, oder auf die Flexion des Knies zu legen ist. In der Folge wird der Kranke beim Hinsetzen nur an einer Hand gehalten, darauf erhält er als Stütze zwei Stöcke, dann nur noch einen Stock, zuletzt bleibt jegliche Stütze fort. Die einzige Hilfe, die noch gegeben wird, besteht in sensiblen Signalen, die je nachdem, ob Fußgelenk, Kniegelenk oder Hüftgelenk, mit ihrer Exkursion im Hintertreffen bleiben, am Unterschenkel oder Oberschenkel oder Rumpf angreifen.

VII. Die Prinzipien der Übungsbehandlung bei der Hinterwurzelataxie.

1. Allgemeine Gesichtspunkte.

Die Übungsbehandlung der Hinterwurzelataxie baut sich in erster Linie auf der Tatsache auf, daß *optische Merkmale* die verloren gegangenen propriozeptiven Merkmale bei der Innervationsregulierung weitgehend ersetzen können und daß diese Fähigkeit bei fortgesetzter Übung allmählich ständig zunimmt. Wenn der Kranke eine bestimmte Bewegung ausführen, etwa das Bein in vertikaler Ebene bis zu einem bestimmten Punkte langsam erheben soll und er angehalten wird, dabei das Glied anzusehen und den Ablauf der Bewegung aufmerksam mit den Augen zu verfolgen und jeden Fehler sofort zu korrigieren, so stellt sich heraus, daß, je öfter diese Bewegung geübt wird, die Fehler immer geringer werden. Die anfangs mit größter Vehemenz ausgeführte und weit über das Ziel hinausschießende Bewegung verliert ihren brüsken ausfahrenden

Charakter immer mehr und sehr bald verläuft die Bewegung unter der Kontrolle der Augen mit Bezug auf Tempo und Umfang völlig aufgabegemäß. Während das Bein anfangs bei der Erhebung weit aus der Bewegungsebene abwich, bald nach außen, bald nach innen überfiel und gleichzeitig maximal nach außen rotiert wurde, lernt der Kranke sehr bald diese auf inadäquater Innervation der kollateralen und rotatorischen Synergisten beruhenden Fehler immer prompter und vollkommener zu korrigieren, so daß das Bein während der Erhebung nur noch wenig aus der Bewegungsebene nach außen oder innen abweicht und nur wenig um seine eigene Längsachse hin und her rotiert, bis zuletzt auch diese Anomalien verschwinden und die Bewegung äußerlich tatsächlich in allen Einzelheiten vollkommen aufgabegemäß abläuft.

Wenn der Kranke den bekannten Hacken-Knie-Schienbeintest ausführt, so schießt anfangs infolge der viel zu brüsken Innervation der Oberschenkel- und Unterschenkelbeuger die Ferse weit über das Ziel hinaus, so daß sie nicht auf die Kniescheibe gelangt, sondern erheblich oberhalb derselben auf den Oberschenkel aufschlägt. Bei dem daraufhin unternommenen Korrekturversuch überschreitet die Ferse die Kniescheibe im Gegenteil nach unten, sie schlägt etwa auf die Mitte des Unterschenkels auf oder sie tappt rechts und links vom Knie in der Luft herum. Allmählich lernt der Kranke aber diese Fehler mit Hilfe der Augen auszugleichen und die Kniescheibe mit der Ferse auf den ersten Anhieb sicher zu treffen. Beim Gleiten der Ferse auf der Schienbeinkante rutscht erstere anfangs fortwährend bald nach der einen, bald nach der anderen Seite von dem Schienbein herab. Allmählich behält sie aber während der Bewegung den fortlaufenden Kontakt mit dem Unterschenkel; allerdings schwankt das Bein während der Gleitbewegung infolge ungenauer Innervation der kollateralen Synergisten des Hüftgelenks zunächst noch beträchtlich hin und her und die Gleitbewegung entbehrt noch sehr des gleichmäßig fortlaufenden Charakters, sie erfolgt bald zu schnell, gleich darauf kommt sie im Gegenteil ins Stocken. Aber auch diese Fehler gleichen sich sukzessive mehr und mehr aus.

Wenn nach der Durchschneidung der hinteren Cervicalwurzeln oder bei ausgeprägter Tabes cervicalis der Kranke die Hand und die Finger gegen den unterstützten Vorderarm ausgestreckt ruhig halten soll, so gelingt dies anfangs nicht; Hand und Finger führen ständig unregelmäßige, bizarre, an das unwillkürliche Bewegungsspiel der Athetose erinnernde Bewegungen aus, bald beugt sich die Hand, bald streckt sie sich; die Finger werden unter Spreizung maximal gestreckt, um gleich darauf im Grundgelenk in Flexion zu rücken; ein Finger wird gestreckt, während der andere sich beugt. Sobald der Kranke aber seine Hand ansieht, so nimmt die statische Ataxie ab; und je öfter er die Aufgabe wiederholt, um so kleiner werden die Abweichungen der Hand und der Finger von der geforderten Haltung, bis es zuletzt gelingt, sie vollkommen ruhig zu halten.

Nach der totalen Deafferentierung der oberen Extremität weisen alle feineren Fingerbewegungen eine erhebliche Störung auf, die Opposition des Daumens, der Daumenfingerspitzenschluß in vorwärts- oder rückwärtsgeführter Stellung, die Rückwärtsführung der Finger und des Daumens, d. h. die simultane Flexion der Mittel- und Endphalange und Streckung der Grundphalange des Fingers bzw. die Beugung der Daumenphalangen unter gleichzeitiger Streckung des ersten Metacarpale, die Vorwärtsführung der Finger und des Daumens, d. h. Streckung der Mittel- und Endphalange und Beugung der Grundphalange des Fingers bzw. Streckung der Daumenphalangen bei Flexion des ersten Metacarpale, ferner die isolierten Bewegungen eines einzelnen Fingers oder des Daumens oder einer einzelnen Fingerphalange. Wenn der Kranke irgendeine dieser

Bewegungen ausführen soll, werden mehr oder weniger alle Finger und der Daumen in allen ihren Gelenken gebeugt oder gestreckt, an die Stelle derfein eren Fingerbewegungen tritt, der gröbere Mechanismus des Faustschlusses und der Faustöffnung. Dieser Verlust der feinen Fingerbewegungen nach der totalen Deafferentierung des Armes kann zunächst auch nicht durch optische Merkmale ausgeglichen werden. Sie gelingen anfangs auch nicht, wenn der Kranke seine Finger ansieht. Aber bei fortgesetzter Wiederholung gelingt allmählich doch eine ganze Anzahl der genannten Bewegungen. Die optischen Merkmale gewinnen eine immer weiter reichende Herrschaft über die Finger, so daß unter ihrer Kontrolle zahlreiche feine praktische Fingerverrichtungen ausgeführt werden können. Aber zu einer vollkommenen Wiederangleichung an die Norm kommt es nie. So lernt der Kranke niemals vollkommen isolierte Bewegungen eines einzelnen Fingers oder einer einzelnen Fingerphalange auszuführen. Zur vollkommenen Unterdrückung der abnormen Mitinnervation reicht selbst das schärfste und wachsamste Auge nicht aus.

Das Prinzip für die aufgabegemäße Ausführung einer statischen oder kinetischen Leistung, *optische Merkmale* heranzuziehen und deren Wirksamkeit durch fortgesetzte Übungen immer mehr zu erhöhen, ist das Grundprinzip für das Wiederlernen nicht nur aller einfachen Bewegungen, sondern auch aller zusammengesetzten statisch-kinetischen Leistungen, des Stehens, Gehens, Aufstehens und Hinsetzens, Treppauf- und Treppabsteigens, des Ergreifens von Gegenständen mit der Hand oder mit den Fingern, des Hantierens mit den Gegenständen, kurz gesagt, aller praktischen Verrichtungen. Der Kranke hat alle einzelnen Fehler, die er bei der Ausführung des „Aktes" begeht, mit eigenen Augen zu erkennen und mit Hilfe derselben willkürlich auszugleichen und diesen Ausgleich immer wieder zu üben.

Neben der optischen Kontrolle kommt aber bei der Übungsbehandlung der Hinterwurzelataxie noch ein zweites wichtiges Prinzip in Betracht, die Heranziehung bestimmter *sensibler Merkmale.* In der Mehrzahl der Fälle von Hinterwurzelerkrankung, vor allem der Tabes dorsalis, liegt keine totale Unterbrechung der afferenten Leitungsbahnen vor, ein gewisser Rest von Sensibilität bleibt in der Regel erhalten, so daß stärkere sensible Reize noch zur Perzeption gelangen. Diese können als Stipulatoren für die Korrektur zahlreicher Einzelstörungen herangezogen werden. Ich will das nur an einem Beispiel darlegen. Eine der wichtigsten Komponenten der tabischen Gangstörung ist das Fehlen der seitlichen Fixation des Hüftgelenkes des Stützbeines während der Periode der einseitigen Unterstützung beim Gehen. In dem Augenblicke, in dem das hintere Bein den Boden verläßt und zum Schwungbein wird, erhalten normaliter die an der Außenseite des Hüftgelenks des Stützbeins ausgespannten Abduktoren, Glutaeus medius und minimus, einen kräftigen Impuls. Die Kontraktion dieser beiden Muskeln ist erforderlich, um zu verhüten, daß Becken und Rumpf auf dem Stützbein, der Schwere folgend, nach der Seite des in Vorwärtsbewegung begriffenen Schwungbeins zu umkippen, ihre Spannung dient dazu, das Becken und mit ihm den ganzen Rumpf auf dem Stützbein fixiert zu halten. Die den genannten Muskeln zugehende motorische Innervation erfolgt normaliter auf Grund von afferenten, dem Bein selbst entstammenden, Erregungen, die aber wohlgemerkt die Schwelle des Bewußtseins nicht überschreiten, sondern vollkommen unbewußt bleiben, ebenso wie auch der den seitlichen Hüftmuskeln zugehende motorische Impuls vollkommen unwillkürlich erfolgt. Wenn die hinteren Wurzeln geschädigt sind, so erhalten die verschiedenen Stationen des ZNS, von denen normaliter beim Gehen die Impulse an die Glutäen ausgehen, die perripherogene Anregung zu dieser Impulserteilung nicht mehr, die letztere bleibt aus, die Glutäen kontrahieren sich nicht, Becken und Rumpf kippen in der Phase der einseitigen Unterstützung auf dem Stützbein nach der Seite des Schwungbeins zu um, der Trochanter major des Stützbeins tritt stark nach außen heraus (Abb. 42). Die Bekämpfung dieser Störung bereitet bei der Tabes dorsalis oft erhebliche Schwierigkeiten. Es genügt nicht, daß man dem Kranken aufträgt, sein Becken auf dem Stützbein festzuhalten, den Trochanter nach innen hereinzuziehen; der Kranke bringt diesen Akt aus eigener Kraft zunächst nicht zustande, sondern es ist sehr oft erforderlich, daß man von außen her mit der Faust einen kräftigen Druck gegen den Trochanter ausübt und denselben nach innen hereindrängt und gleichzeitig den Rumpf nach außen zieht oder herüberdrückt (Abb. 44). Diese Hilfen wirken anfangs rein mechanisch und dienen dazu, daß der Kranke zunächst einmal überhaupt eine Vorstellung davon bekommt, worauf es ankommt und was für eine Bewegung er ausführen muß. In der Folge aber wirken die genannten Kunstgriffe nicht nur rein mechanisch, sondern wenn noch ein genügender Rest von Sensibilität in der Hüftgegend und am Rumpfe vorhanden ist, so wird der ausgeübte Druck dadurch, daß er vom Kranken wahrgenommen wird, zum Anlaß für die Innervation der Glutäen. In der weiteren Folge genügen immer leichtere sensible Reize; an Stelle der drückenden Faust tritt die Fingerspitze, ein leichter Stoß mit derselben gegen den Trochanter einerseits, gegen die dem Schwungbein entsprechende Rumpfseite andererseits, reicht aus, um die erforderliche Hüft-Rumpf-Bewegung in Gang zu bringen. In der weiteren Folge lernt man den Kranken an, sich diese sensiblen Indicatoren selbst zu geben; man läßt ihn beim Gange den Trochanter des Stützbeins mit der Hand umgreifen oder die Faust gegen den Trochanter stemmen (Abb. 45 u. 46). Die Fehlbewegung des Beckens wird hierbei durch zwei sensible Indicatoren kontrolliert, die umgreifende Hand registriert dank ihrer Sensibilität den Fehler und diese Wahrnehmung veranlaßt die Korrektur. Aber ebenso trägt auch die am Trochanter entstehende Druckempfindung zum Ausgleich der Störung bei. Von der Bedeutung dieses sensiblen Hüftknorrenindicators für die Übungsbehandlung der tabischen Gangstörung habe ich mich durch jahrzehntelange Erfahrung in immer steigendem Maße überzeugt und ich verwende deshalb in fast allen Fällen, in denen auch nur die geringste Störung in bezug auf die seitliche Fixation des Beckens auf dem Stützbein beim Gange erkennbar ist, einen Hüftgurt, der mit zwei seitlichen, den Trochanteren fest aufliegenden, Pelotten versehen ist (Abb. 37). Durch den Druck, der beim geringsten Heraustreten des Trochanters nach außen entsteht, wird ein sensibler Indicator geschaffen, der die korrigierende Innervation der seitlichen Hüftmuskeln herbeiführt. Zahlreiche Tabiker haben mir immer wieder erklärt, daß sie ohne diese Hüftpelotten nicht auskommen und den Beweis von der Leistungsfähigkeit desselben dadurch erbracht, daß sie selbst, wenn sie einmal versucht hatten, den Gurt abzulegen, ihn alsbald reumütig wieder aus der Truhe hervorgeholt haben.

Die Gliedsensibilität spielt bei fast allen Bewegungen eine wichtige Rolle bei der Übungstherapie. Wenn ein genügender Rest von Sensibilität erhalten ist, so kann der Kranke mittels derselben die Fehler, die bei der Bewegung oder bei der statischen Aufgabe unterlaufen, erkennen und korrigieren. Auch ohne daß der Kranke sein Bein ansieht, *fühlt* er, daß dasselbe bei der Erhebung gewaltsam emporgeschleudert wird, daß es dabei nach der Seite umfällt, maximal nach außen rotiert wird. Er fühlt, daß sich beim Gange das Knie des Stützbeins maximal nach hinten durchdrückt. Die entsprechenden Empfindungen bilden, besonders wenn der Kranke ihnen seine Aufmerksamkeit zuwendet, den unmittelbaren Anlaß, die jeweilige Störung willkürlich auszugleichen. Der Kranke reguliert seine motorischen Impulse mittels afferenter Erregungen, die Bewußtseinsqualität besitzen.

Das dritte Prinzip, auf dem sich die Übungsbehandlung der Hinterwurzelataxie aufbaut, knüpft an die Tatsache an, daß nach der Durchtrennung der

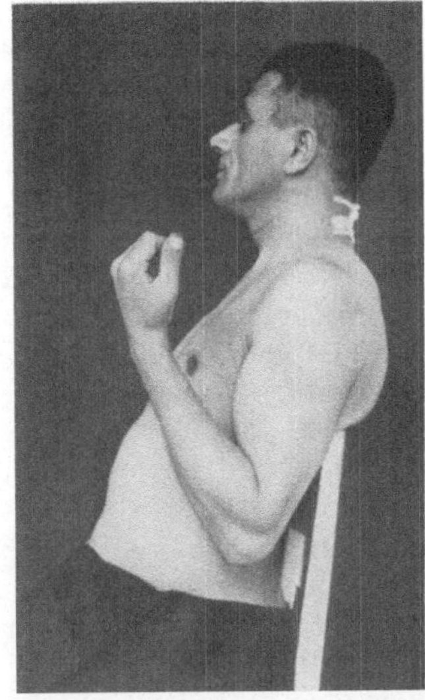

Abb. 30 a.

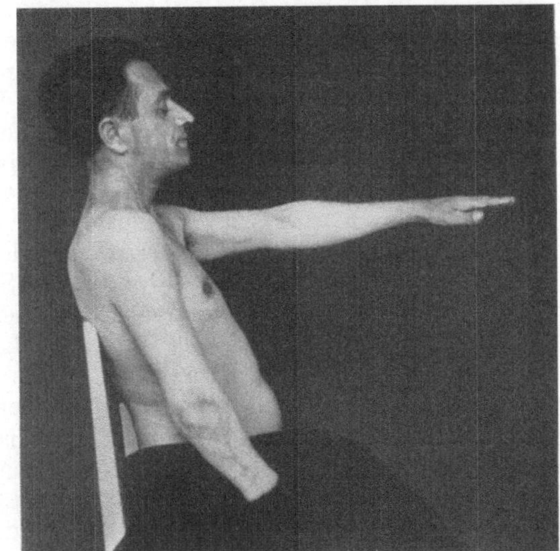

Abb. 31 a.

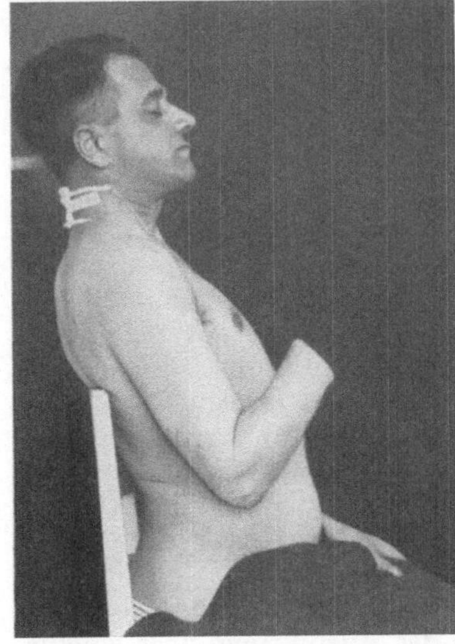

Abb. 30 b.

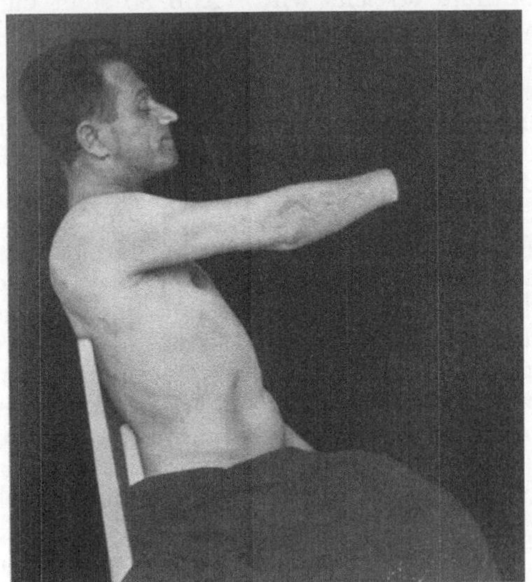

Abb. 31 b.

Abb. 30 a u. b. Vollkommene Deafferentierung des rechten Armes durch Durchschneidung der hinteren Wurzeln (C_3—Th_3). Willkürliche Beugung des gesunden linken Armes um einen bestimmten Winkelgrad (Abb. 30 a). Nachahmung der Bewegung mit dem deafferentierten Arm ebi geschlossenen Augen (Abb. 30 b).

Abb. 31 a u. b. Derselbe Kranke wie in Abb. 30. Willkürliche Erhebung des gesunden Armes bis zu bestimmter Höhe (Abb. 31 a). Wiederholung der gleichen Bewegung mit dem deafferentierten Arm bei geschlossenen Augen (Abb. 31 b).

hinteren Wurzeln, dank der Integrität der efferenten Leitungsbahnen die einzelnen Bewegungen der großen Extremitätenabschnitte, als solche *willkürlich* ausgeführt werden können, wenn auch jede feinere Abstufung in bezug auf Tempo, Umfang und genaue Richtung der Bewegung zunächst fehlt. Eine Störung, die bei sehr weit fortgeschrittener Tabes lumbosacralis besonders auffällt, ist die, daß beim Stehen der Rumpf gegen die Beine nach vorne überkippt, weil die Hüftstrecker nicht innerviert werden. Der Kranke kann aber, auch ohne optische Kontrolle und ohne Intervention sensibler Merkmale, die Hüftstreckung im Stehen willkürlich ausführen und dadurch den nach vorne überfallenden Oberkörper wieder aufrichten. In praxi verzichten wir allerdings bei der Übungsbehandlung dieser Störung und anderen gleichartigen gegenüber in der Regel nicht auf die Heranziehung optischer Merkmale und sensibler Indicatoren, aber prinzipiell ist die Korrektur der Störung auch ohne diese beiden Hilfen, rein durch *willkürliche* Intention der Korrekturbewegung möglich und dieses Prinzip kann an sich zum Ausgleich jeder einzelnen der zahlreichen Komponenten, aus denen sich die Störungen des Stehens und Gehens und die Störungen der praktischen Verrichtungen der oberen Extremität zusammensetzen, herangezogen werden. Aus diesem Grunde kann man z. B. bei Tabikern die gleichzeitig an schwerster Ataxie der Beine und an Opticusatrophie leiden, gleichwohl erfolgreiche Übungstherapie treiben.

Es ist nun von großer Bedeutung, daß nach der totalen Deafferentierung einer Extremität den verschiedenen Bewegungen des Oberarms und Vorderarms, des Oberschenkels, Unterschenkels und Fußes nicht nur als solche auch ohne optische Intervention noch willkürlich ausgeführt werden können, sondern daß bei fortgesetzter Übung im Laufe der Zeit auch eine auffallend exakte Bemessung des Innervationsgrades der agierenden Muskeln ohne jede optische Mithilfe erreicht wird. Abb. 30 stellt einen Kranken dar, dessen rechter Arm vollkommen deafferentiert ist. Dem Kranken ist die Aufgabe gestellt, zunächst den gesunden Vorderarm bis zu einem bestimmten Winkel zu beugen (Abb. 30a), darauf die Augen zu schließen und nun den rechten deafferentierten Vorderarm um den gleichen Winkelbetrag zu flektieren (Abb. 30b). Die Aufgabe gelingt etwa 8 Wochen nach der Deafferentierung ausgezeichnet. Derselbe Kranke erhebt den Oberarm bei geschlossenen Augen zu genau der gleichen Höhe, bis zu welcher er unmittelbar vorher den gesunden linken Arm gehoben hat (Abb. 31 a u. b). ALTENBURGER hat festgestellt, daß diese auch ohne Mithilfe optischer Merkmale erfolgende aufgabeadäquate Innervation des Agonisten ihren prägnanten Ausdruck in dem während der Bewegung gewonnenen Aktionsstrombilde des agierenden Muskels findet. Während anfangs nach der Deafferentierung bei jeder willkürlichen Bewegung eine Überinnervation des Agonisten erfolgt, die sich in einer Vermehrung der Zahl der einzelnen Aktionsstromschwankungen und einer beträchtlichen Vergrößerung ihrer Amplitude widerspiegelt, nimmt die Höhe der Amplituden im Laufe der Zeit sukzessive wieder ab; die Zahl der Aktionsstromschwankungen bleibt allerdings noch lange Zeit gegenüber der Nerven etwas erhöht.

Wir sehen also, daß der Organismus nach der Deafferentierung des Armes oder Beines nicht nur die Fähigkeit besitzt, bei der Ausführung einer willkürlichen Bewegung den erforderlichen motorischen Impuls auch ohne optische Merkmale an die richtige Adresse zu dirigieren, sondern daß er mit fortschreitender Übung auch dahin gelangt, die Impulsstärke nahezu vollkommen aufgabeadäquat zu gestalten. Der der Bewegungsvorstellung entsprechende corticale Erregungskomplex ist von sich aus imstande, auch ohne die Mithilfe afferenter und optischer Merkmale die aufgabeadäquaten motorischen Impulse in Gang zu setzen.

Diese an sich erstaunliche Leistungsfähigkeit findet aber naturgemäß ihre Grenzen. So ist z. B. der oben erwähnte Kranke, der auch ohne Augenkontrolle seinen deafferentierten rechten Vorderarm um eine bestimmte Winkelgröße zu beugen und den rechten Arm genau zu vorgeschriebener Höhe zu erheben vermag, außerstande, gleichzeitig bestimmte Bewegungen des Vorderarms und Oberarms miteinander zu kombinieren. Der Kranke kann unter optischer Kontrolle mit dem Stumpfende seines Vorderarms seine Nasenspitze ohne nennenswerte Schwierigkeiten treffen; die dabei zutage tretende Ataxie ist sehr gering. Sobald er aber die Augen schließt, treten bei der gleichen Aufgabe die allergröbsten Störungen zutage. Der Kranke fuchtelt dann planlos mit dem Arm in der Luft umher, in der Regel hebt er zunächst den Oberarm hoch empor, beugt darauf den Vorderarm, streckt ihn wieder, senkt den Oberarm mehr oder weniger; beugt erneut den Vorderarm, bis er nach zahlreichen Ausschlägen ins Leere zuletzt auch einmal durch Zufall mit dem Stumpf an den nicht deafferentierten Kopf gelangt. In diesem Augenblicke hat er gewonnenes Spiel. An der ihrer Sensibilität nicht beraubten Kopfhaut findet er einen festen Grund und einen sicheren Wegweiser zum Ziele. Der Stumpf schiebt sich, ohne seinen Kontakt mit dem Kopfe zu verlieren, über den Scheitel, die Stirn und den Nasenrücken bis zur Nasenspitze vor. Die Sensibilität des Kopfes besorgt die erforderliche Regulation der motorischen Impulse für den Arm in erstaunlich sicherem Maße.

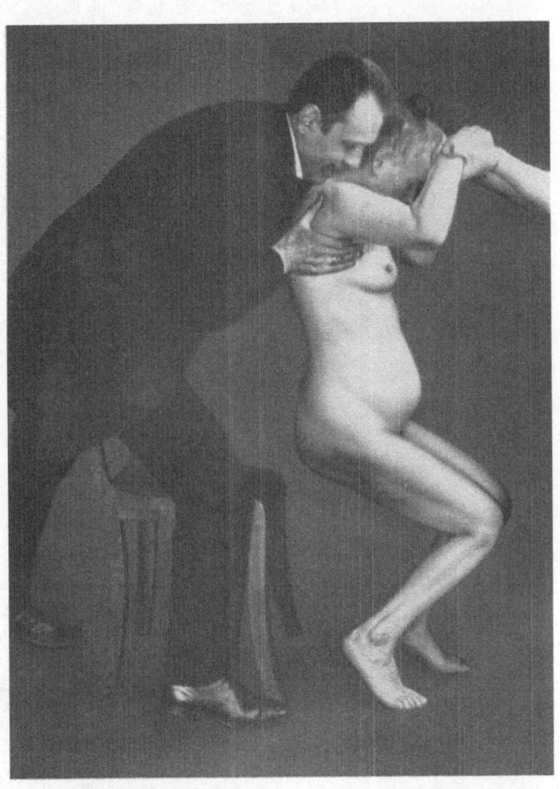

Abb. 32. Zusammenbrechen des Kranken in allen Gelenken der unteren Extremität beim Stehen. Schwere Tabes lumbosacralis.

2. Die Übungsbehandlung des Stehens.

Nach den im Vorangehenden entwickelten allgemeinen Gesichtspunkten ist es die Aufgabe der Übungsbehandlung, durch eine bis ins Einzelne gehende Analyse die Störungen, welche nach der Hinterwurzelunterbrechung beim Stehen hervortreten, festzustellen. Der Kranke muß selbst kennenlernen, was er falsch macht, und er muß jeden Einzelfehler willkürlich korrigieren und versuchen, mit Hilfe der Augen und künstlich ad hoc gegebener sensibler Signale die Korrektur zu unterhalten. Sind noch genügend Reste von Gliedsensibilität vorhanden, so muß der Kranke lernen den Fehler zu fühlen und auf Grund dieser Perzeption willkürlich zu korrigieren. Im einzelnen ist der Gang der Übungsbehandlung je nach der Schwere des Falles, je nach der Verschiedenartigkeit der Einzelkomponenten der Stehstörung recht wechselvoll. Wir beginnen unsere Betrachtung am besten mit jenen ganz schweren Fällen von Tabes lumbosacralis, die die Fähigkeit zu stehen völlig eingebüßt haben, die, wenn sie auf die Füße gestellt werden, sofort in allen Gelenken der Unterextremität zusammenbrechen (Abb. 32). Das erste Erfordernis ist, daß die Streckstellung im Knie hergestellt

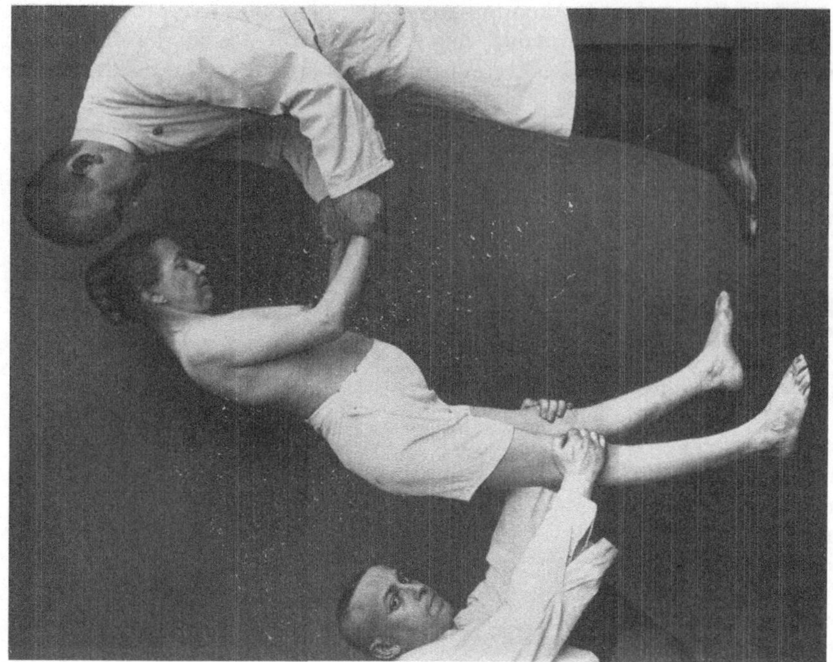

Abb. 34. Äußere Unterstützung der Kniestreckung beim Stehen (schwere Tabes).

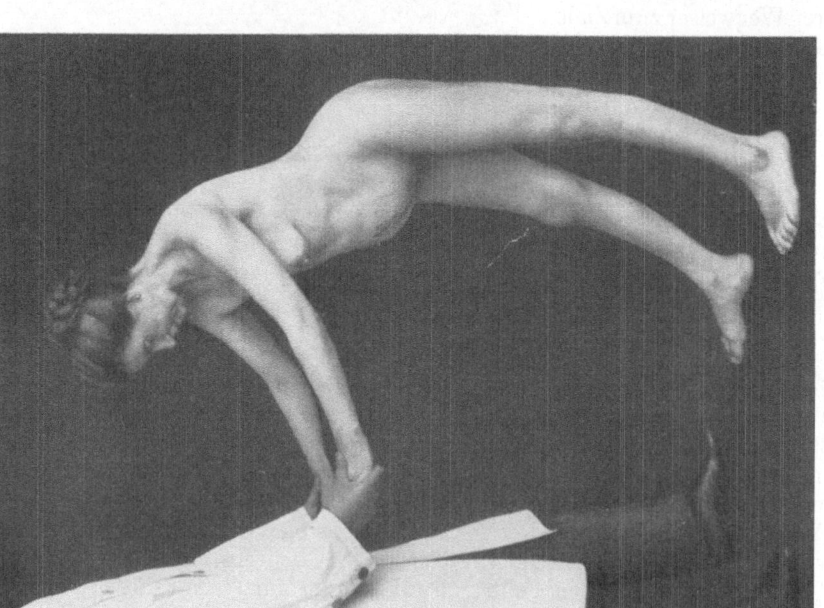

Abb. 33. Willkürliche Streckung der Knie, mangelhafte Rumpfstreckung beim Stehen (schwere Tabes).

wird. Während der Kranke von zwei Seiten unter den Achseln unterstützt oder an beiden Händen gehalten wird, fällt ihm zunächst einzig und allein die Aufgabe zu, die Knie willkürlich zu strecken und unter Kontrolle der Augen

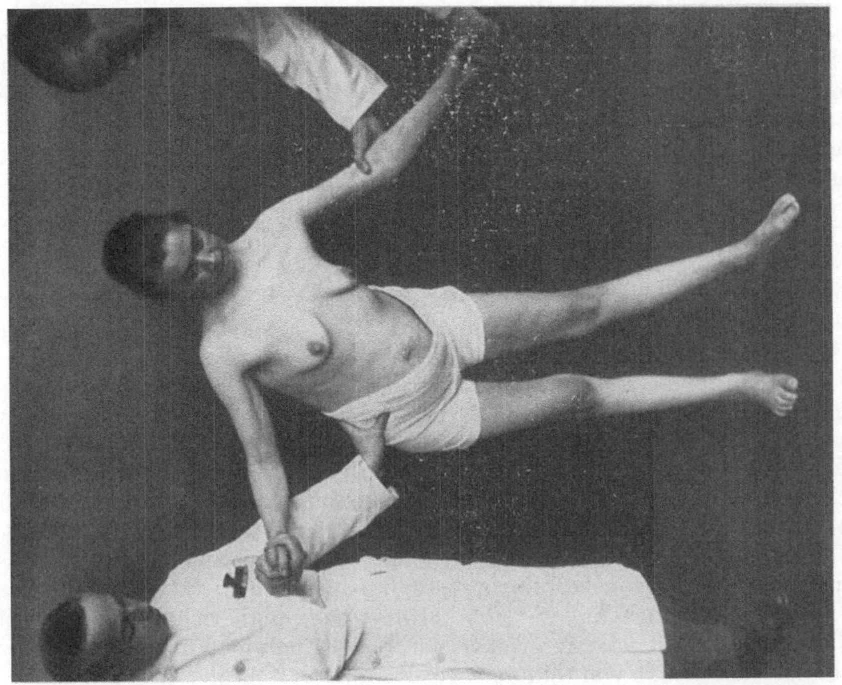

Abb. 36. Fehlen der seitlichen Fixation des Hüftgelenkes beim Stehen (schwere Tabes).

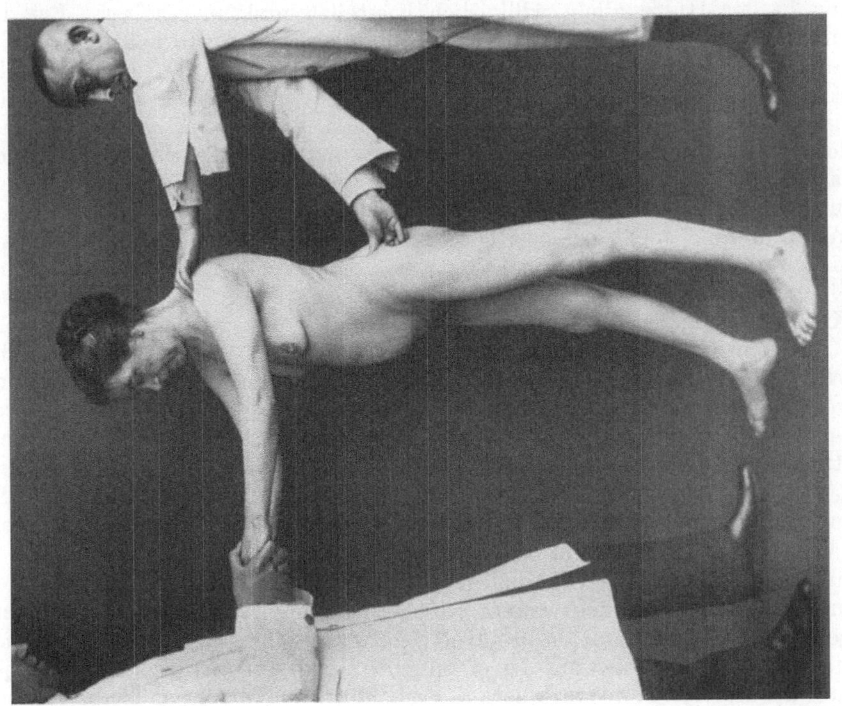

Abb. 35. Äußere Hilfe bei der willkürlichen Rumpfaufrichtung.

gestreckt zu halten (Abb. 33). Dabei bedarf es in ganz schweren Fällen manchmal noch einer besonderen äußeren Hilfe, durch welche die Knie mechanisch in die Streckstellung gedrückt werden (Abb. 34). In dem Maße, als dann der Kranke lernt, die Knie willkürlich gestreckt zu halten, wird die mechanische Hilfe ausgeschaltet, es ist aber zweckmäßig, in solchen Fällen dieselbe durch sensible Signale zu ersetzen, indem man mit dem Finger gegen die Kniescheibe mehrmals hintereinander anklopft und auf diese Weise den willkürlichen Streckakt zu unterstützen. Die Kniestreckung erfolgt, wie jede willkürliche Bewegung, in der Regel nicht nur mit großer Gewalt, sondern es kommt auch infolge des Fehlens des Dehnungsreflexes des Antagonisten, der Kniebeuger, zu einer Überstreckung, zu dem bekannten Genu recurvatum. Diese Überkorrektur wird aber anfangs, weil zweckmäßig und zur Sicherung der Streckstellung des Knies beitragend, bewußtermaßen in Kauf genommen.

Die zweite Aufgabe ist die Herstellung der Streckstellung im Hüftgelenk. Während der Kranke die Knie willkürlich streckt und gestreckt hält, bleibt die Streckung des Hüftgelenkes zunächst ganz aus, der Oberkörper kippt auf den Beinen nach vorne über, der Kranke klappt wie ein Taschenmesser in den Hüftgelenken zusammen (Abb. 33). Der Kranke hat also den Oberkörper willkürlich aufzurichten. Dieser Akt bereitet manchmal beträchtliche Schwierigkeiten, der Kranke streckt zwar den Kopf und die Wirbelsäule, aber nicht das Becken gegen die Oberschenkel. Darum ist ebenso wie für die Streckstellung des Knies auch hier anfangs äußere Hilfe erforderlich; man richtet den Rumpf entweder dadurch, daß man ihn von beiden Seiten umfaßt, künstlich auf oder man übt mit der Hand von hinten her einen Druck gegen das Kreuz aus (Abb. 35). Später wird diese mechanische Hilfe in einen sensiblen Indicator umgewandelt, indem mit dem Finger gegen das Kreuzbein gestoßen wird. In der Folge bleibt auch dieser sensible Reiz fort und der Kranke muß die Streckstellung in der Hüfte allein willkürlich herstellen und unterhalten. Bei der willkürlichen Aufrichtung des Rumpfes kommt es ebenso wie bei der willkürlichen Kniestreckung sehr leicht zu einer Überkorrektur. Wenn der Kranke das Kommando: „Rumpf aufrichten, Bauch heraus" befolgt, so schießt die Bewegung gar nicht selten über das Ziel hinaus, der Rumpf wird manchmal geradezu nach hinten über geworfen, dabei kommt es automatisch zu der auch normaliter bei ausgiebiger Rumpfstreckung erfolgenden kompensatorischen Beugung der Knie. In diesem Augenblicke bricht aber der Kranke in den Knien zusammen, wenn er nicht gleichzeitig die Kniestreckung auf das nachdrücklichste willkürlich intendiert. Das Innehalten der Kniestreckung bereitet aber bei der Überstreckung des Rumpfes deswegen so erhebliche Schwierigkeiten, weil der Kranke wegen des nach vorne vorspringenden Bauches seine Knie nicht mehr mit den Augen erreichen kann, also die optischen Merkmale für die Unterhaltung der Kniestreckung ausscheiden. Darum halten fast alle Kranken mit vorgeschrittener Tabes lumbosacralis beim Stehen den Oberkörper etwas nach vorne übergebeugt, eine Stellung, die ihnen einen Überblick der Knie gestattet. Aber der Übungstherapie fällt die Aufgabe zu, diese unvollkommene Hüftstreckung, so zweckmäßig sie auch anfangs ist, zu beseitigen und die gleichzeitige genügende Streckung von Knie und Hüfte energisch zu betreiben. Eine Überstreckung des Rumpfes ist aber naturgemäß zu vermeiden.

Außer der mangelnden Knie- und Hüftstreckung macht sich in allen schweren Fällen von Tabes noch eine weitere schwere Störung bemerkbar, die auf dem Mangel der seitlichen Fixation des Hüftgelenkes beruht. Das Becken und mit ihm der Oberkörper sinken auf der einen Seite herab und der Trochanter major tritt auf der anderen Seite stark heraus (Abb. 36). Die Korrektur dieser Störung die man als „Station hauchée" bezeichnet, wird am zweckmäßigsten zunächst auch wieder durch mechanische Hilfe unterstützt, der Trochanter wird durch kräftigen Druck nach innen gedrängt und gleichzeitig der Oberkörper durch Gegendruck von der anderen Seite her in die gerade Mittelstellung befördert. In der Folge ersetzt man den mechanisch wirkenden Druck durch sensible Reize, welche mit dem Finger auf den Trochanter und die Gegenseite des Rumpfes ausgeübt werden und die dem Kranken als Indicator bei der willkürlichen Korrektur der Störung behilflich sind. Auf die mangelnde seitliche Fixierung des Hüftgelenkes und ihren Ausgleich kommen wir später bei Besprechung der Gangstörungen noch eingehend zurück.

Als vierte Störung beim Stehen ist die mangelnde Fixation des Fußgelenkes zu erwähnen. Es kommt in schweren Fällen von Tabes gar nicht selten vor, daß der Fuß nach innen umknickt, so daß seine Außenfläche mit dem Boden Kontakt bekommt. Diese Störung, die übrigens wegen der Vehemenz, mit der das Umkippen einsetzt, leicht zu Fußgelenkdistorsionen und Bandzerrungen, ja zur Malleolarfraktur führen kann, tritt besonders dann ein, wenn beim Stehen die Fußspitze gerade aus oder etwas nach innen weist. Sie beruht auf der mangelnden seitlichen Fixation des Fußgelenkes durch die Pronatoren des Fußes (Peroneus brevis). Die Störung wird teils dadurch bekämpft, daß man den Kranken mit stark auswärtsgerichteten Fußspitzen stehen läßt, teils dadurch, daß der Kranke seine Füße mit den Augen überwacht und jede Neigung zum Umkippen in die Supination mit einer willkürlichen Innervation der Pronatoren beantwortet. Die gegenteilige Störung, der Pes planus, kommt bei der Tabes zwar auch zur Beobachtung, wird aber nur da, wo er extremere Grade annimmt, durch eine entsprechende Plattfußeinlage und eventuelle Erhöhung des Innenrandes der Schuhsohle bekämpft. Leichtere Grade von Pes planus bedeuten für den Tabiker eher einen Vorteil als einen Nachteil, weil sie der viel größeren Gefahr des Umknickens in Supination entgegenstehen.

Die fünfte Komponente der Stehstörung betrifft das Knie, und zwar die bereits weiter oben erwähnte Überstreckung desselben, das Genu recurvatum. Diese Störung, die auf dem Fehlen des Dehnungsreflexes der Kniebeuger beruht und durch die vom Kranken dauernd, fast ängstlich, unterhaltene maximale Innervation der Kniestrecker allmählich mehr und mehr gesteigert wird, bedeutet, wie bereits angedeutet wurde, anfangs einen großen Vorteil für den Kranken. Je mehr das Knie überstreckt ist, um so weiter fällt die Schwerlinie des Körpers vor das Kniegelenk, um so stärker wirkt die Schwerkraft an dem Gelenk im Sinne der Streckung, um so geringer ist füglich die Gefahr des Einknickens der Knie. So zweckmäßig aber die Überstreckung des Knies mit Rücksicht auf dessen Sicherheit ist, so bedeutet sie andererseits eine Gefahr für die Erhaltung der Streckstellung des Oberkörpers im Hüftgelenk. Denn je stärker das Genu recurvatum ausgeprägt ist, um so mehr werden beim Stehen die Unterschenkel gegen die Füße nach hinten geneigt und der Rumpf nach vornüber gebeugt gehalten. Wenn hierbei die Hüftstrecker nicht eine sehr genau abgestufte Innervation erhalten, so kippt der Rumpf nach vorne über. Die Korrektur der Überstreckung des Knies kommt also der normalen Rumpfhaltung zugute. Der Kranke muß zur Bekämpfung des Genu recurvatum willkürlich unter scharfer Augenkontrolle seine Knie leicht eingebeugt halten. Anfangs kommt es dabei zu einer Überkorrektur, die Beugung fällt zu stark aus. Allmählich aber lernt der Kranke unter der Augenkontrolle die richtige Stellung innezuhalten. In der Folge werden die optischen Merkmale durch sensible ersetzt, man stößt mit der Fingerspitze in die Kniekehle und veranlaßt dadurch den Kranken, die Knie in leichte Beugestellung zu bringen. Alsdann bleiben auch diese sensiblen Indicatoren fort und der Kranke muß ohne äußere Hilfe die richtige Stellung willkürlich, evtl. geleitet durch ihm verbliebene Reste von Sensibilität, unterhalten. Die Bekämpfung des Genu recurvatum durch derartige Übungen bereitet aber da, wo die Störung sehr ausgesprochen ist, solche Schwierigkeiten, daß es zweckmäßig ist, durch eine besondere Bandage (Abb. 37), welche mit einem Sperrzahn versehen ist, die Überstreckung mechanisch zu verhindern.

Bei den Stehübungen wird in allen schweren Fällen der Kranke zunächst kräftig an beiden Händen und unter den Achseln unterstützt. In der Folge wird er nur an beiden Händen gehalten, darauf an einer Hand. Dann geht man dazu über, den Kranken mit zwei Stöcken stehen zu lassen, darauf nur mit Hilfe eines Stockes, zuletzt auch ohne den letzteren. Es ist dringend erforderlich, daß bei dieser sukzessiven Ausschaltung der Stehhilfen jeder Fehler, der sich einschleicht, genau beachtet wird und unter optischer Kontrolle, unter Mithilfe sensibler Indicatoren und gegebenenfalls unter aufmerksamer Ausnützung verbliebener Sensibilitätsreste, willkürlich korrigiert wird.

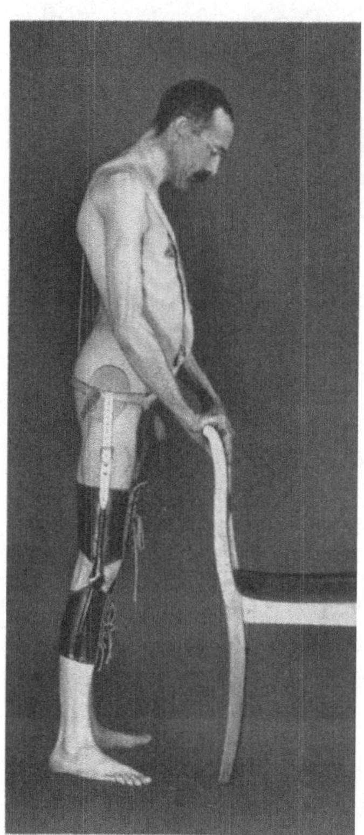

Abb. 37. Hüft-Kniebandage für Tabiker.

Ist erst einmal die Fähigkeit des freien Stehens ohne jede Hilfe wieder hergestellt, so kommt es darauf an, die Sicherheit der Gleichgewichtserhaltung durch Erschwerung der Aufgabe weiter zu erhöhen. Dies geschieht einmal dadurch, daß die Unterstützungsbasis allmählich verkleinert wird. Anfangs pflegen die Kranken breitbeinig zu stehen, weil dies ihnen größere Sicherheit gewährt, man läßt sie daher die Füße allmählich immer näher aneinander stellen, beim Stehen mit geschlossenen Füßen weisen anfangs die Fußspitzen nach auswärts, später berühren sich beide Füße in ihrer ganzen Ausdehnung. Daran schließt sich das Stehen mit voreinander gestellten Füßen; zunächst weisen dabei wieder beide Fußspitzen nach auswärts, später sind beide Füße geradeaus gerichtet und befinden sich in gerader Verlängerung zueinander. Daran schließt sich das Stehen auf einem Bein. Man kann die Aufgabe auch noch weiter erschweren, indem man den Kranken auf einem schmalen Balken mit voreinander gestellten Füßen bzw. nur auf einem Fuße stehen läßt.

Eine besondere Übungsserie dient den equilibratorischen Ausgleichsbewegungen. Man läßt den Kranken den Rumpf vorwärts beugen, wobei auf die ausgleichende Rückwärtsneigung der Beine gegen die Füße zu achten ist; man läßt umgekehrt den Rumpf nach hinten überlegen, wobei die Unterschenkel sich nach vorne gegen die Füße neigen und die Beine flektiert werden müssen. Man veranlaßt den Kranken, sich auf die Fußspitzen zu erheben, wobei der Rumpf etwas nach hinten übergelegt und die Arme nach hinten geführt werden müssen. Umgekehrt hat der Kranke, wenn er die Fußspitzen hochzieht und nur auf den Fersen steht, den Rumpf etwas nach vorne zu neigen und die Arme vorzuführen.

Eine weitere Erschwerung der Aufgabe bedeutet das Stehen mit Augenschluß. Welche Rolle die Augen bei der Bekämpfung der einzelnen Störungen beim Stehen spielen, ist ja genugsam hervorgehoben worden. Der Gesichtssinn dient aber nicht nur dazu, daß der Kranke durch ihn die Einzelstörungen erkennt und unter seiner Leitung willkürlich ausgleicht und korrigiert erhält, sondern er vermittelt dem Kranken auch die Orientierung im Raume, und diese trägt ganz wesentlich zur Gleichgewichtserhaltung bei, auch ohne daß der Kranke dabei seine Beine ansieht. Das Rombergsche Symptom, das Schwanken des Körpers bei Augenschluß, ist ja ein äußerst empfindliches Zeichen der statischen Ataxie. Manche Kranke, die mit offenen Augen, ohne ihre Beine anzusehen, fest und sicher stehen, stürzen sofort um, wenn sie die Augen schließen. Deshalb müssen auch besondere Übungen im Stehen mit geschlossenen Augen vorgenommen werden. Gerade bei diesen Übungen rückt der große Wert der äußeren sensiblen Indiactoren erst in sein volles Licht. Man gibt dem Kranken, während er mit geschlossenen Augen steht, je nach der Richtung, nach welcher der Körper schwankt, nach vorne, nach hinten, nach der einen oder nach der anderen Seite, mit dem Finger von vorne, von hinten, von rechts oder von links einen „Tip", der die Korrektur ermöglicht. Wenn später auch diese von außen her herangetragenen sensiblen Reize weggelassen werden können, kommt es darauf an, daß der Kranke die ihm verbliebenen Reste von Sensibilität aufmerksam ausnützt, um zu einer bestmöglichen Perzeption der Verschiebungen, welche die einzelnen Abschnitte seines Körpers beim Stehen erfahren, zu gelangen und auf Grund dieser Wahrnehmungen die Korrektur vorzunehmen. Dank des intakten Vestibularapparates empfindet ja der Tabiker die Schwankungen seines Körpers auch bei Augenschluß sehr genau. Er weiß aber infolge der gestörten Sensibilität seiner Beine nicht, an welcher Stelle der Fehler liegt und wo die Korrektur einzusetzen hat. Aber wenn genügende Reste von Beinsensibilität zur Verfügung stehen, kann bei angespannter Aufmerksamkeit die Gliedwahrnehmung doch eine genügende Genauigkeit erlangen, so daß der Kranke erfolgreich in die gestörte Statik eingreifen kann.

3. Die Übungsbehandlung des Ganges.

Die Gehübungen werden in ganz schweren Fällen in der Weise vorgenommen, daß der Kranke von zwei Seiten an den Händen und unter den Achseln kräftig unterstützt wird und er abwechselnd das eine Bein nach dem anderen vorzusetzen hat. Es kommt hierbei vor allem darauf an, daß der Kranke die Funktion des Stützbeines beherrschen lernt, daß er also erstens das Knie desselben unter Kontrolle der Augen willkürlich gestreckt hält und zweitens den Rumpf so gut als möglich auf dem Stützbein aufrichtet. Erst wenn er diese beiden Bedingungen erfüllt hat, darf er das hintere Bein beugen und als Schwungbein nach vorne führen. Wenn der Kranke soweit ist, daß er bei der oben genannten Unterstützung sich vorwärts bewegen kann, geht man zu den Gehübungen im Laufbarren über; der Kranke stützt sich dabei mit beiden Händen kräftig auf die Stangen des Barrens und hat nun, der genannten Anweisung des Übungsleiters folgend, die einzelnen Teilakte des Ganges unter Kontrolle der Augen willkürlich auszuführen. Der erste Akt besteht, wie bereits mehrfach ausgeführt ist, in der Plantarflexion des Fußes des hinteren Beines, durch welche der Schwerpunkt des Körpers seine Beschleunigung nach vorne empfängt; der Plantarflexion des Fußes des hinteren Beines geht die Verlagerung des Schwerpunktes auf das vordere Bein parallel. Dieser Akt stößt bei allen schweren Fällen von Tabes dorsalis auf sehr große Schwierigkeiten. Der Kranke scheut ängstlich davor zurück, die sichere Stellung auf beiden dem Boden in ganzer Ausdehnung anliegenden Füßen aufzugeben und in die viel gefährlichere Position überzugehen, bei welcher der hintere Fuß bis zur Spitze vom Boden abgewickelt ist und der Schwerpunkt nicht mehr wie bisher zwischen beide Füße fällt, sondern über der „schmalen" Fußbasis des vorderen Beines liegt. Die Furcht, vornüber zu stürzen, hält den Kranken von der Ausführung dieses Aktes ab, und zwar um so mehr, als die Plantarflexion des Fußes des hinteren Beines, wenn sie willkürlich ausgeführt wird, wie alle willkürlichen Bewegungen in der Regel mit übermäßiger Gewalt abläuft, über das Ziel hinausschießt und dadurch dem Schwerpunkt einen zu starken Stoß nach vorne erteilt, wodurch in der Tat die Gefahr, vornüber zu stürzen, sehr groß wird. Der Kranke unterläßt daher in der Phase der doppelten Unterstützung die Plantarflexion des Fußes des hinteren Beines gar nicht selten gänzlich, die Fußsohle bleibt in voller Ausdehnung dem Boden angelegt und die Verlegung des Schwerpunktes nach vorne wird lediglich durch eine Beugung des Oberkörpers nach vorne bewerkstelligt. Das hintere Bein verläßt dann den Boden und wird zum Schwungbein, ohne daß der Fuß desselben vorher auch nur eine Spur von Plantarflexion eingegangen hat. Sehr oft ist auch die Verlegung des Schwerpunkts nach vorne mit einer Rotation des Beckens und des Rumpfes auf dem vorderen Bein nach rückwärts, also einer Außenrotation im Hüftgelenk des vorderen Beines verbunden, das hintere Bein erfährt gleichfalls eine starke Außenrotation im Hüftgelenk, so daß seine Fußspitze gerade nach auswärts weist (Abb. 38). Auch bei dieser Schwerpunktsverlagerung bleibt die Sohle des hinteren Fußes in ihrer ganzen Ausdehnung am Boden. Die Aufgabe der Übungsbehandlung ist es, die fehlende oder fehlerhafte Schwerpunktsbeschleunigung und Schwerpunktsverlagerung nach vorne zu erzwingen bzw. zu korrigieren. Es empfiehlt sich, die Verlagerung des Schwer-Punktes auf das vordere Bein einzuleiten, ehe die Plantarflexion des hinteren Fußes ausgeführt wird. Dazu müssen der Unterschenkel des vorderen Beines gegen den Fuß soweit aufgerichtet werden, daß er vertikal steht, und vor allem muß das Hüftgelenk des vorderen Beines ausgiebig gestreckt werden, so daß der Oberkörper auf dem vorderen Bein vollkommen aufgerichtet ist. Hierbei muß der Übungsleiter anfangs fast stets energisch nachhelfen, dadurch, daß von hinten her ein kräftiger Druck gegen das Gesäß ausgeübt wird, und außerdem der Oberkörper an der Schulter nach hinten übergezogen wird. Während nun der Schwerpunkt auf diese Weise nach vorne gedrängt wird, muß der Kranke die Plantarflexion des hinteren Fußes willkürlich ausführen. Da die Scheu vor dieser letzteren hauptsächlich in der Gefahr des Vornüberfallens wurzelt und später, wenn die Übungen nicht mehr im Barren ausgeführt werden, immer wieder durchbricht, ist es zweckmäßig, daß der Kranke seine Hände auf die Lehne eines vor ihm stehenden Stuhles stützt (Abb. 39), dadurch wird nicht nur die Gefahr vornüberzustürzen objektiv gemindert, sondern der Kranke wird von der Furcht vor dieser Gefahr befreit. Auch in der Folge, wenn der Kranke seine Gangübungen an zwei Stöcken oder an einem Stocke oder ohne jegliche Hilfe vornimmt, wird man immer wieder den größten Nachdruck darauf legen müssen, daß in der Phase der doppelten Unterstützung die Plantarflexion des hinteren Fußes und die Verlagerung des Schwerpunktes auf das vordere Bein vom Kranken energisch betrieben wird. Alle zur Verfügung stehenden Hilfsmittel müssen hierzu herangezogen werden, die Kontrolle durch die Augen seitens des Kranken, sensible von außen ad hoc herangetragene Reize, Beklopfen der Ferse des hinteren Beines mit einem Stock, ein Stoß gegen das Gesäß des vorderen Beines mit dem Finger, und schließlich auch die Ausnützung verbliebener Beinsensibilitätsreste durch Hinlenkung der Aufmerksamkeit auf die in Betracht kommenden Vorgänge.

Nach der Verlagerung des Schwerpunktes auf das vordere Bein hat dieses die Rolle des *Stützbeines* zu übernehmen, während das hintere Bein zum Schwungbein wird und nach vorne geführt wird. Hierbei sind folgende Punkte zu beachten. Erstens muß der Kranke das Knie des Stützbeins willkürlich gestreckt halten; die dabei sich fast ausnahmslos einschleichende Überstreckung wird anfangs mit in Kauf genommen, ihre Bekämpfung kommt erst später an die

Reihe. Die willkürliche Streckung des Knies des Stützbeines wird, falls notwendig, durch sensible Reize, am besten einen leichten Stoß oder Schlag gegen die Kniescheibe gesichert. Zweitens muß der Kranke den Rumpf auf dem Stützbein aufrichten. Dieser Teilakt ist ja bereits während der Phase der doppelten Unterstützung eingeleitet worden, aber die Streckstellung des Hüftgelenkes geht fast regelmäßig wieder verloren, sobald der Kranke das hintere Bein beugt und vorsetzt, der Rumpf sinkt dabei auf dem Stützbein wieder nach

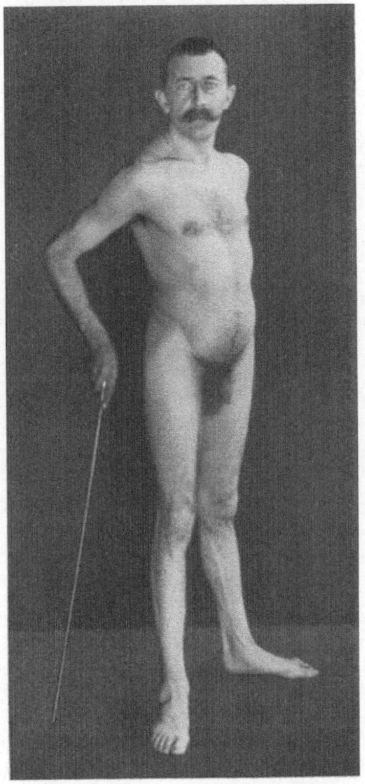

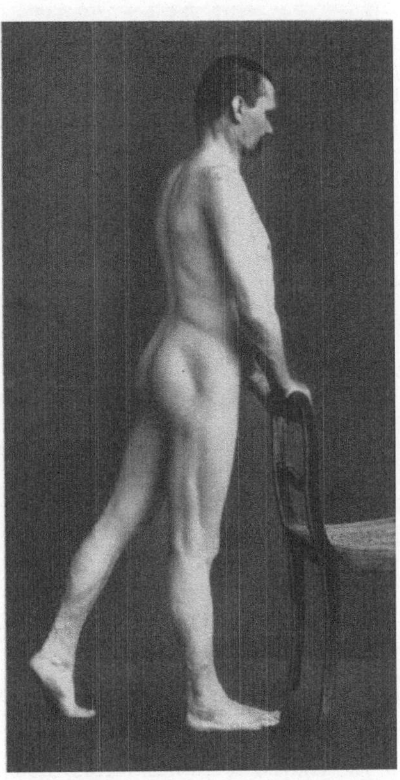

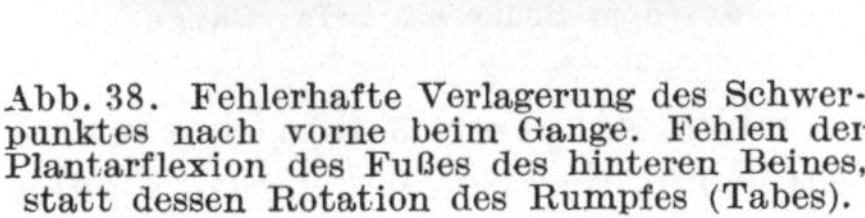

Abb. 38. Fehlerhafte Verlagerung des Schwerpunktes nach vorne beim Gange. Fehlen der Plantarflexion des Fußes des hinteren Beines, statt dessen Rotation des Rumpfes (Tabes).

Abb. 39. Richtige Schwerpunktsverlagerung nach vorne durch Plantarflexion des hinteren Fußes.

vornüber (Abb. 40). Der Kranke muß also mit allen Mitteln angehalten werden, die in der Phase der doppelten Unterstützung eingenommene Streckstellung der Hüfte des vorderen Beines innezuhalten, wenn das letztere zum Stützbein wird, bzw. dieselbe sofort wieder herzustellen, wenn sie verloren geht (Abb. 41). Auch hierbei ist sehr oft mechanische Hilfe in Form eines Druckes gegen das Gesäß von hinten und Zug an der Schulter nach hinten, oder die Applikation sensibler Reize, die mit dem Finger oder einem Stock gegeben werden, erforderlich. Auch in der Folge, wenn der Kranke an zwei Stöcken oder an einem Stock oder ohne deren Hilfe frei geht oder wenn er die besonders schweren Schmalspurgangübungen mit voreinander gesetzten Füßen ausführt, bricht die Störung der mangelnden Hüftstreckung des Stützbeins immer wieder durch und muß mit größter Energie bekämpft werden, indem der Kranke immer wieder angefeuert wird, den Rumpf aufzurichten.

Die dritte Aufgabe, welche an dem Stützbein zu erfüllen ist, betrifft die seitliche Fixation des Hüftgelenkes. Wie bereits oben S. 385 eingehend geschildert worden ist, kippt infolge des Fehlens der Innervation der seitlichen Hüftmuskeln, Glutaeus medius und minimus, das Becken und mit ihm der Rumpf auf dem Stützbein in dem Augenblicke, in welchem das hintere Bein den Boden verläßt, nach der Seite des Schwungbeins zu um und der Trochanter major des Stützbeins tritt stark nach außen heraus (Abb. 42). Wenn der Kranke

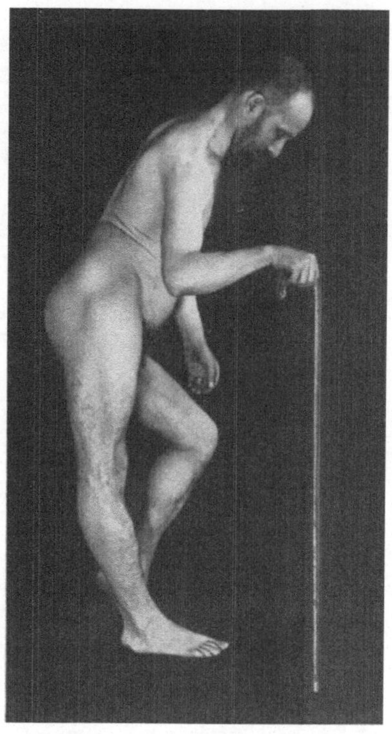

Abb. 40. Mangelhafte Aufrichtung des Rumpfes auf dem Stützbein beim Gange (Tabes).

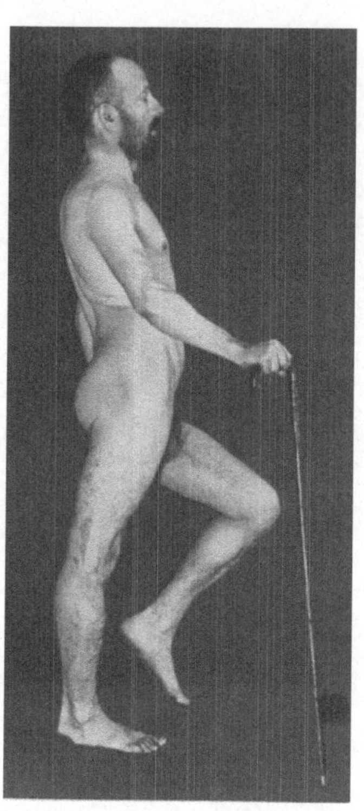

Abb. 41. Willkürliche Aufrichtung des Rumpfes auf dem Stützbein beim Gange.

diese Störung willkürlich zu korrigieren versucht, so bereitet ihm dies große Schwierigkeiten, er neigt zwar die Wirbelsäule auf der Seite des Stützbeines nach außen, aber das Becken wird nicht gehoben, es verharrt in seiner Kippstellung nach der Schwungbeinseite zu und der Trochanter major tritt ebenso stark nach außen heraus wie vorher (Abb. 43). Darum soll man, wie es schon weiter oben ausgeführt wurde, anfangs mit mechanischen Hilfsmitteln die richtige Stellung erzwingen, indem man den Hüftknorren durch kräftigen Druck mit der Faust nach innen drängt und den Rumpf durch Druck von der Gegenseite her nach außen herüberdrückt oder durch Zug am Arm nach außen herüberzieht (Abb. 44). Die mechanische Hilfe kann dann meist bald durch äußere sensible Reize ersetzt werden (Abb. 45 u. 46) und früher oder später gelangt der Kranke dahin, auch ohne jede Hilfe willkürlich das Becken auf dem Stützbein seitlich zu fixieren und den Rumpf nach außen überzulegen (Abb. 47). Aber ebenso wie die mangelnde Streckung des Hüftgelenkes des Stützbeins, so schleicht sich auch die mangelnde seitliche Fixierung bei den späteren Übungen mit zwei Stöcken, mit einem Stock, beim freien Gang und besonders beim

Schmalspurgang immer wieder ein und die Korrektur der Störung muß immer wieder auf das energischste betrieben werden. Daß sich hierbei der *Hüftgurt* (Abb. 37) besonders bewährt, ist ja bereits früher S. 386 eingehend erörtert worden. Er wirkt nicht so sehr mechanisch, als vielmehr durch den Druck, welchen die Pelotte auf den heraustretenden Trochanter ausübt, als sensibler Indicator, auf Grund dessen der Kranke die willkürliche Fixation des Beckens herstellt. Daß auch das Auflegen der Hand auf den Trochanter oder den

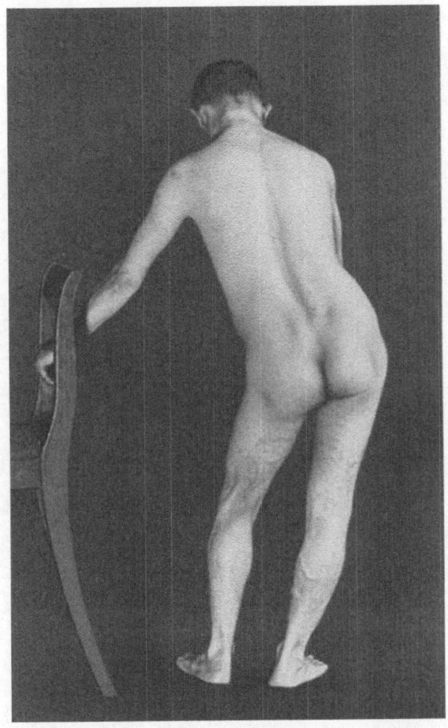

Abb. 42. Fehlen der seitlichen Fixation des Hüftgelenkes am Stützbein, Rumpf kippt nach der Seite des Schwungbeines um (Tabes).

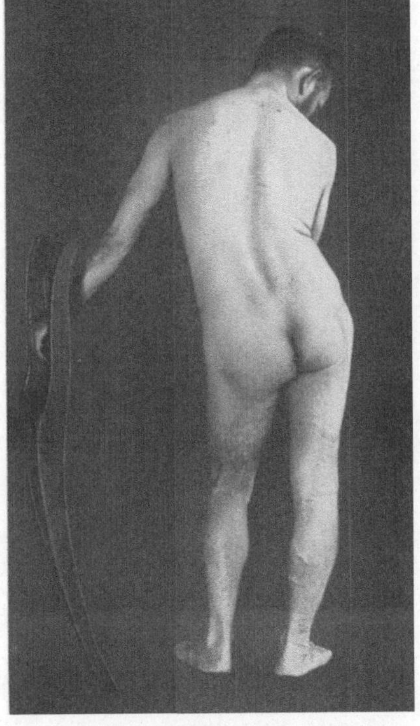

Abb. 43. Willkürliche Korrektur der Störung der Abb. 42. Wirbelsäule wird nach der Seite des Schwungbeines geneigt, aber Becken wird nicht angehoben.

Beckenkamm nach dem gleichen Prinzip unterstützend wirkt, ist bereits früher dargelegt worden.

Die vierte Störung, welcher der Kranke während der Phase der einseitigen Unterstützung seine Aufmerksamkeit zuzuwenden hat, ist die mangelnde seitliche Fixation des Fußes des Stützbeines. Wenn schon beim Stehen auf zwei Füßen die Gefahr besteht, daß der eine oder andere Fuß plötzlich in Supination umkippt, so gilt dies in noch weit höherem Grade für den Fuß des Stützbeines während der Phase der einseitigen Unterstützung beim Gange. Das Umknicken des Fußes kommt besonders darum so leicht zustande, weil, wie wir alsbald sehen werden, während der Schwungphase die Dorsalflexion des Fußes häufig unter Überwiegen der Supinatoren erfolgt und der Fuß sich daher beim Aufsetzen des Schwungbeins auf den Boden in supinierter Stellung befindet. Es muß daher bereits während der Schwungphase darauf geachtet werden, daß der Fuß in pronierter Stellung dorsalflektiert wird und mit auswärts gerichteter Spitze dem Boden aufgesetzt wird. Bei den in vorgeschrittenen Stadien der Übungsbehandlung vorgenommenen Schmalspurgangübungen mit geradeaus gerichteter Fußspitze erheischt die seitliche Fixation des Fußes die schärfste Beachtung, hier müssen die Augen besonders wachsam sein und noch vorhandene Sensibilitätsreste müssen auf das aufmerksamste ausgenützt werden.

Die fünfte Störung, welche während der Phase der einseitigen Unterstützung zu bekämpfen ist, ist die Überstreckung des Knies des Stützbeines, das Genu

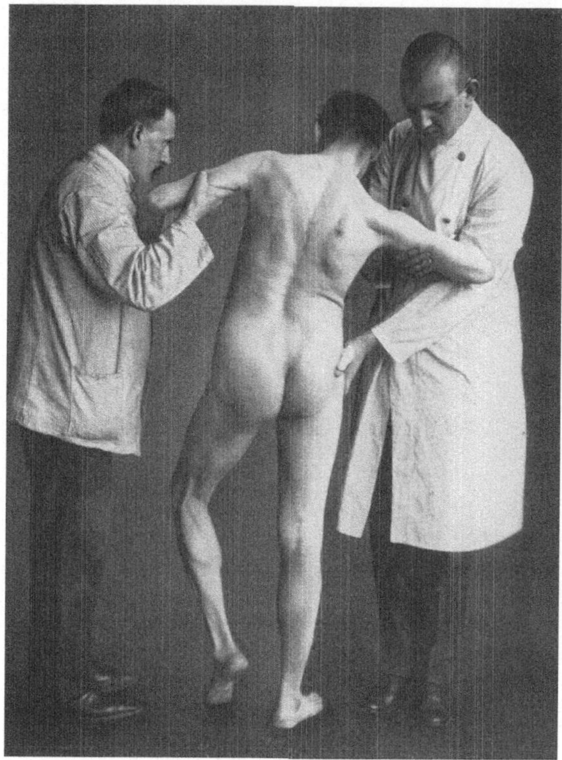

Abb. 44. Bekämpfung der fehlenden seitlichen Fixation des Hüftgelenkes am Stützbein durch äußere Hilfen. Rumpf wird nach der Seite des Stützbeines gezogen und gedrückt, Hüftknorren nach einwärts gedrückt.

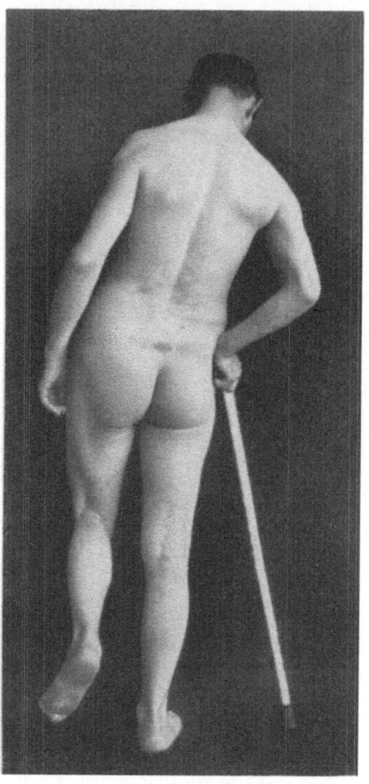

Abb. 45. Bekämpfung der fehlenden seitlichen Fixation des Hüftgelenkes durch Anstemmen der Faust gegen den Trochanter.

recurvatum (Abb. 33 u. 40). Wir haben bereits betont, daß diese Störung in schweren Fällen besonders zu Anfang in Kauf genommen werden muß, später aber muß auch sie so gut als möglich ausgemerzt werden. Wenn der Kranke unter Kontrolle der Augen das Knie des Stützbeines willkürlich einbeugt und in dieser Stellung erhalten soll, so kommt es fast stets zu einer Überkorrektur, die Flexion fällt zu stark aus, gar nicht selten bricht der Kranke dabei vollkommen im Knie zusammen. Aber zahlreiche Kranke lernen allmählich doch das Knie des Stützbeines in einem leichteren Grad von Flexion zu halten. Aber es darf nicht verschwiegen werden, daß gerade dieser Teilakt der Gehübungen außerordentlich ermüdend für den Kranken ist. Darum ist es zweckmäßig, in allen Fällen von hochgradigem Genu recurvatum durch eine besondere Kniebandage, die mit einem Sperrzahn versehen ist, die Überstreckung mechanisch zu verhindern (Abb. 37).

Wir wenden uns nunmehr den Anomalien des *Schwungbeines* zu. In allen schweren Fällen von tabischer Ataxie werden diese zu Anfang der Übungsbehandlung bewußtermaßen vernachlässigt. Die Behandlung hat sich zunächst ganz und gar auf die Schwerpunktsverlegung während der Phase der doppelten Unterstützung und auf die richtige Stellung der einzelnen Segmente des Stützbeins zueinander und des Rumpfes zum Stützbein während der Phase der einseitigen Unterstützung zu konzentrieren. Die fehlerhafte Schwerpunkts-

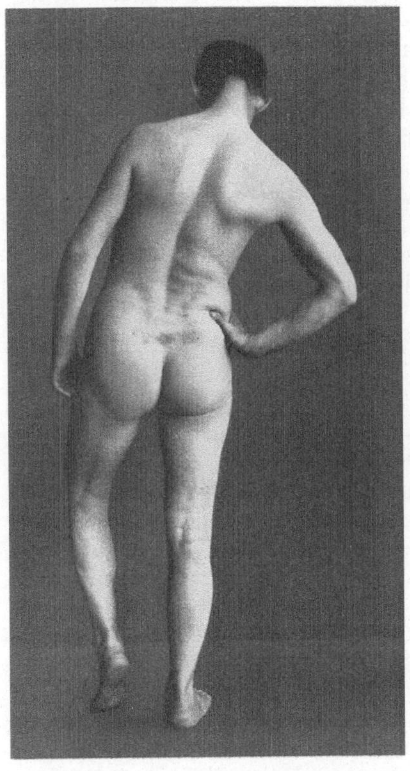

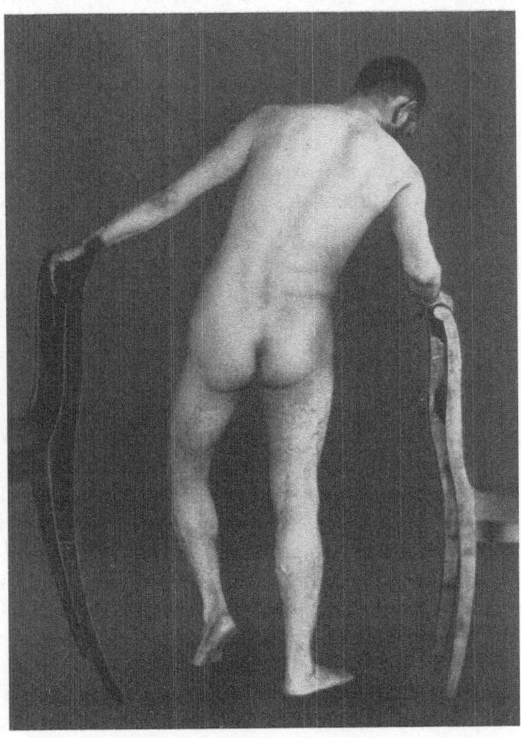

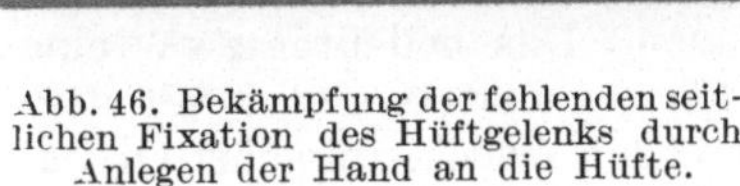

Abb. 46. Bekämpfung der fehlenden seitlichen Fixation des Hüftgelenks durch Anlegen der Hand an die Hüfte.

Abb. 47. Willkürlicher Ausgleich der fehlenden seitlichen Fixation des Hüftgelenks ohne äußere Hilfen.

verlegung und die Leistungsunfähigkeit des Stützbeines bilden die eigentliche Ursache der Gehunfähigkeit des Kranken und nicht die stampfenden und stoßenden Bewegungen des Schwungbeines oder die anderen Anomalien desselben. Aber in dem Maße, als sich die Leistungsfähigkeit des Stützbeines wieder herstellt, muß man auch dazu übergehen, den Anomalien des Schwungbeines Beachtung zu schenken und dieselben zu korrigieren. Je stärker die Gleichgewichtserhaltung auf dem Stützbein gestört ist, um so mehr besteht bei dem Kranken die Tendenz, das Schwungbein beim Vorführen so wenig wie möglich einzubeugen, um es ständig in möglichster Stützbereitschaft zu erhalten. Diese Tendenz kann solche Grade annehmen, daß das Schwungbein im Knie überhaupt nicht gebeugt wird, sondern völlig „versteift“ vorgeführt wird. Dieser „pseudospastische“ Gang verschwindet aber sofort, wenn der Kranke für seine Gleichgewichtserhaltung nicht selbst zu sorgen braucht, sondern von beiden Seiten kräftig gestützt wird. Dann nimmt der Gang sofort ein ganz anderes Aussehen an, das Schwungbein wird ausgiebiger und heftiger als in der Norm gebeugt, der Unterschenkel wird gegen den vorgeführten Oberschenkel vorgestoßen und der Fuß wird beim Aufsetzen mit der Ferse auf den Boden aufgeschlagen. Das „Schleudern“ und „Stampfen“, der „Hahnentritt“ und das „Talonnieren“ erscheinen nur dann auf dem Plan, wenn sie keine Gefahr für die Gleichgewichtserhaltung bedeuten und diese genügend gesichert ist. Unter diesen Umständen verleihen sie allerdings dem Gange des Tabikers sein charakteristisches Gepräge, so daß man an ihnen die Krankheit auf den ersten Blick erkennt.

Da bei den Übungen im Laufbarren die Gleichgewichtserhaltung durch die beiden Arme genügend gesichert ist, so bereitet die Flexion des Schwungbeines in der Regel keine Schwierigkeiten. Immerhin macht sich doch gar nicht selten eine Störung in der Dorsalflexion des Fußes bemerkbar, Wenn der Kranke in der Phase der doppelten Unterstützung den Fuß des hinteren Beines plantarflektiert hat und das Bein nunmehr in die Schwungphase eintritt, so werden zwar Unterschenkel und Oberschenkel flektiert, aber die Dorsalflexion des Fußes bleibt dabei manchmal ganz aus, die Fußspitze hängt herab und streift beim Vorführen des Beines über den Boden, gerade wie bei einer Peroneuslähmung. Diese Tatsache, daß die Dorsalflexoren des Fußes, während das Bein vorgeführt wird, zunächst nicht mitinnerviert werden, lehrt, daß normaliter der ihnen zugesandte motorische Impuls erst durch die dem ZNS von der Peripherie zugehenden afferenten Erregungen ausgelöst wird. Fehlen diese letzteren, so bleibt die Innervation der Dorsalflexoren aus. Der Kranke kann aber dieses aus der mangelnden afferenten Anregung resultierende Innervationsdefizit jederzeit durch willkürliche Innervation ausgleichen, besonders wenn er optische Merkmale heranzieht, die ihn über das Ausbleiben der Fußbeugung belehren. In der Regel fällt dann diese willkürliche Dorsalflexion des Fußes, wie alle willkürlichen Bewegungen, abnorm heftig aus. Diese übermäßige Dorsalflexion des Fußes macht sich sehr oft besonders gegen Ende der Schwungphase bemerkbar, indem der Fuß mit steil aufwärts gestellter Spitze mit der Ferse auf den Boden aufschlägt, eine Störung, welche auf die Dauer fast regelmäßig eine starke Abnützung der Schuhabsätze herbeiführt. Der Kranke muß also angehalten werden, daß er während der Schwungphase den Fuß zwar von Anfang an dorsalflektiert, aber andererseits in dieser Bewegung Maß hält. Es ist sogar in manchen Fällen, in denen das „Talonieren“ besonders ausgesprochen ist, zweckmäßig, den Kranken zu veranlassen, den Fuß nicht mit der Ferse, sondern mit der Spitze auf den Boden aufzusetzen. Das bedeutet zwar eine Abweichung vom normalen Gang, bei dem die Ferse zuerst Kontakt mit dem Boden gewinnt; aber diese Abweichung verfolgt nur den Zweck, zunächst einmal die gegenteilige Störung auszumerzen und sie kann später jederzeit wieder redressiert werden.

Eine besondere Beachtung ist dem bereits früher erwähntem Überwiegen der Supinatoren während der Dorsalflexion des Fußes zu schenken. Der Fuß legt sich infolge dieser Störung nicht mit der vollen Sohlenfläche dem Boden an, sondern nur mit seiner Außenkante, und diese Störung birgt in der Folge, wenn das vordere Bein zum Stützbein wird, die Gefahr des Umknickens des Fußes nach innen unter der Last des Körpers in sich. Es ist deshalb darauf zu achten, daß die Dorsalflexion des Fußes nicht unter supinatorischer Kantung, sondern unter akzentuierter Pronation erfolgt und daß die Fußspitze beim Aufsetzen des Fußes auf den Boden nach außen weist.

Während die Flexion des Unterschenkels von jenen pseudospastischen Fällen die beim Gange den Unterschenkel überhaupt nicht oder nur sehr unvollkommen beugen, abgesehen — keine besonderen Schwierigkeiten bereitet, erheischt die gegen Ende der Schwungphase erfolgende Streckung des Unterschenkels eine besondere Beachtung. In der Regel vollzieht sich diese Streckung des Unterschenkels mit großer Gewalt und das Bein ist, während es dem Boden aufgesetzt wird, im Knie ad maximum hyperextendiert. Der Kranke bereitet durch diese energische Kniestreckung des Schwungbeins das letztere gleichsam auf die ihm alsbald zufallende Rolle des Stützbeines vor. Solange die Hypertension des Knies des Stützbeins von der Übungstherapie als zweckmäßig zugelassen wird, kommt auch die Bekämpfung der vehementen Überstreckung des Schwungbeines nicht in Betracht. Wenn man sich aber später der Korrektur des Genu recurvatum des Stützbeins zuwendet, so muß diese bereits während der Schwungphase einsetzen. Das Schwungbein darf dann nicht mehr mit voll gestrecktem Unterschenkel dem Boden aufgesetzt werden, sondern das Knie muß einen leichten Grad von Beugung innehalten.

Unter den Anomalien, welche die Bewegung des Oberschenkels des Schwungbeines aufweist, müssen zuerst die aus der fehlerhaften Innervation der kollateralen und rotorischen Synergisten resultierenden Störungen besprochen werden. In ganz schweren Fällen, in denen die Kranken sich nur, von beiden Seiten unter den Achseln und an den Händen kräftig unterstützt, vorwärtszubewegen vermögen, pflegt das Schwungbein, wenn es von hinten nach vorne vorgeführt wird, in Adduktion zu geraten, der Gang wird dadurch ausgesprochen schmalspurig, ja gar nicht selten überkreuzt das Schwungbein das Stützbein regelrecht. Diese Adduktionstendenz des Schwungbeins hängt mit der medianwärts konvergierenden Stellung der Femora im Hüftgelenk zusammen. Wenn lediglich die Schwere auf das Bein einwirkt und es unter ihrem Einfluß von hinten nach vorn vorpendelt, so geht es zwangsläufig in Adduktion. An der im Wasser schwimmenden Leiche hängen die Beine in Adduktionsstellung unter dem Rumpfe. Und ebenso begeben sich die Beine während der Flexion in Adduktion, wenn nur die Beugemuskeln in Tätigkeit treten. Zur Vorführung des Beines in der vertikalen Ebene bedarf es der Mitinnervation der kollateralen Synergisten, der Abduktoren des Oberschenkels, und diese fehlt bei schwerer Tabes dorsalis, weil die afferenten Merkmale, die diese Mitinnervation veranlassen, fehlen. Der Kranke ist da, wo diese Störung besteht, zu veranlassen, beim Vorführen des Beines dasselbe gleichzeitig willkürlich zu abduzieren. Auf die Abduktion des Schwungbeins ist von Anfang an der größte Nachdruck zu legen, damit der Körper beim Gange auf eine möglichst breite Unterstützungsbasis gestellt ist. Von jenen ganz schweren Fällen abgesehen, die übrigens den Schmalspurgang auch nur dann aufweisen, wenn ihre Gleichgewichtserhaltung durch äußere Kräfte gesichert ist und sie der Bewegung des Schwungbeins mit bezug auf die Bewegungsebene keine Beachtung schenken und zu schenken brauchen, neigen alle Tabiker ganz instinktiv dazu, das Schwungbein beim Gange zu abduzieren, weil dadurch die Unterstützungsbasis verbreitert wird und die Gleichgewichtserhaltung besser gesichert wird. Der breitspurige Gang des Tabikers ist fast ebenso charakteristisch wie der Hahnentritt und das Talonnieren. In den ersten Stadien der Übungstherapie wird man diese Sicherheitsmaßnahme unbedingt beibehalten und pflegen und den Kranken ausdrücklich dazu veranlassen, das Schwungbein beim Vorsetzen genügend zu abduzieren. In der Folge aber muß man allmählich die Schrittbreite reduzieren, man läßt den Kranken beim Gehen den Fuß des Schwungbeins hart neben den des Stützbeins setzen, danach geht man zum regulären Schmalspurgang über, bei dem ein Fuß vor den anderen gestellt wird. Diese Übungen dienen einem doppelten Zweck, sie wirken der abnormen Schrittbreite entgegen gleichzeitig aber tragen sie durch die mit der Verschmälerung der Unterstützungsbasis verbundene Erschwerung der Gleichgewichtserhaltung dazu bei, die letztere zu verbessern; denn die Erschwerung der Aufgabe führt allmählich zu erhöhter Leistungsfähigkeit.

Eine andere Anomalie, die bei der Vorführung des Schwungbeins sehr häufig auftritt, ist die abnorm starke Außenrotation des Beines. Auch sie bedeutet, ebenso wie die Abduktion, eine zweckmäßige Maßnahme des Organismus. Wenn das Schwungbein in außenrotierter Stellung dem Boden aufgesetzt wird, so trägt das zur Sicherung des Fußgelenkes bei; der Gefahr, daß der Fuß im Momente der Belastung des Beines in Supination umkippt, wird durch die Außenrotation des Schwungbeines wirksam vorgebeugt. Darum soll die Übungstherapie diese spezielle Eigenheit der Schwungbeinbewegung nicht nur in Kauf nehmen, sondern geradezu pflegen. Erst wenn die Gleichgewichtserhaltung auf dem Stützbein weitgehend gesichert ist und es darauf ankommt, die seitliche Fixation des Fußes zum besonderen Gegenstand der Übung zu machen, läßt man den Kranken mit gerade ausgerichteter Fußspitze gehen; die Übungen mit geschlossener Fußspur und später der Schmalspurgang mit gerade ausgerichteten Füßen dienen demselben Zwecke.

Nun gibt es aber auch Kranke, bei denen das Bein, während es vorgeführt wird, abnorm stark nach innen rotiert wird, so daß die Fußspitze beim Aufsetzen des Fußes nach innen weist. Diese Anomalie ist von Anfang an auf das Energischste zu bekämpfen; der Kranke muß das Bein, während er es von hinten nach vorne vorführt, willkürlich nach außen rotieren und hat die Stellung sorgfältig mit den Augen zu überwachen.

Nach diesem Überblick über die aus der fehlerhaften Innervation der kollateralen und rotatorischen Synergisten der Oberschenkelbewegung erwachsenden Anomalien wenden wir uns der fehlerhaften Innervation der eigentlichen Agonisten, der Bewegung, zu. Bei genügender Sicherheit der Gleichgewichtserhaltung, wie sie bei den Gehübungen im Laufbarren ja in der Regel vorhanden ist, fällt die Oberschenkelbeugung als willkürlich intendierter Akt sehr leicht zu groß aus, das Schwungbein wird höher erhoben als erforderlich, dadurch fällt der Schritt unnötig lang aus, und dies bedeutet eine unliebsame Erschwerung der in der folgenden Schrittphase der doppelten Unterstützung bevorstehenden Verlagerung des Schwerpunktes auf das vordere Bein. Darum ist vor einer zu ausgiebigen Flexion des Oberschenkels zu warnen. Man kann auch besondere Übungen, die der exakten Bemessung der Schrittlänge dienen, vornehmen lassen, bei denen besondere am Boden befindliche Markierungslinien von der Fußspitze nicht überschritten werden dürfen. Auch der Gang mit geschlossenen Füßen und der Schmalspurgang, bei dem ein Fuß hart vor den anderen aufgesetzt wird, erfüllen den gleichen Zweck.

Die Gehübungen erfolgen, wie bereits dargelegt, anfangs unter doppelseitiger Unterstützung des Kranken unter den Achseln und an beiden Händen. Darauf folgen die Übungen im Laufbarren, bei denen zuerst beide Hände zur Stütze herangezogen werden, später nur die dem Stützbein jeweils gegenüberliegende Hand, darauf nur die ihm gleichseitige Hand. Daran schließen sich die Gehübungen an zwei Stöcken, mit Hilfe eines Stockes, und zwar zunächst wieder mit Hilfe des dem Stützbein kontralateralen, dann mittels des ihm gleichseitigen Stockes. Darauf folgt das freie Gehen ohne jede Unterstützung. Daran schließen sich die Gehübungen mit reduzierter Unterstützungsbasis, der Gang mit geschlossenen Füßen und der Schmalspurgang, anfangs mit auswärts gerichteter, später mit geradeaus gerichteter Fußspitze, und mancher Kranke wird sich auch in die höchste Klasse der Übungsschule, bis zu den Gehübungen auf einem schmalen Balken, emporarbeiten.

Wie die Stehübungen, so müssen auch die Gehübungen später unter Augenschluß vorgenommen werden. Außer dem Vorwärtsgehen empfiehlt es sich auch, wenn möglich, das Rückwärtsgehen und den Flankengang zu üben, ferner

Wendungen auf der Stelle, den Gang in der Runde, den Gang auf einem großen Quadrat, den Schnellgang mit plötzlichem „Halt“ auf Kommando, den Laufschritt, das Treppauf- und Treppabsteigen, das Springen und das Tanzen. Es ist nicht möglich, in eine Analyse der bei allen diesen verschiedenen Arten der Fortbewegung hervortretenden Störungen einzugehen. Die zur Bekämpfung der jeweils vorhandenen Störungen dienenden Prinzipien sind durchaus die gleichen wie die, welche für die Wiederherstellung des einfachen Ganges maßgebend sind.

4. Die Übungen des Aufstehens und Hinsetzens.

Die Störungen, welche bei der Hinterwurzelataxie bei dem Versuche des Kranken, aus sitzender Stellung in die aufrechte Körperhaltung überzugehen, auftreten, sind nahezu die gleichen wie beim Cerebellarsyndrom. In den ganz schweren Fällen fehlt die erforderliche Beschleunigung des Schwerpunktes nach vorne oben, durch welche die vorher gegeneinander gebeugten Segmente des Körpers, Unterschenkel, Oberschenkel und Rumpf in Streckstellung gegeneinander *empor*geführt werden und gleichzeitig der Schwerpunkt aus seiner primären rückwärtigen Lage über der Unterstützungsbasis des Stuhlsitzes in die neue, weiter vorne befindliche Position über den Füßen *vorwärts*geführt wird. Es erfolgt zwar ein Ansatz zu dieser Bewegung, der Schwerpunkt wird zwar etwas nach oben gestoßen und es kommt zu einer gewissen Streckung im Knie, aber diese bleibt ganz unzureichend und die Streckung im Hüftgelenk bleibt ganz aus; vor allem aber fehlt die erforderliche Bewegung des Schwerpunktes nach vorne. Daher bricht der Kranke sofort wieder zusammen und fällt mit dem Gesäß auf den Stuhl zurück. In anderen Fällen kommt es zwar zu einer vollkommenen Streckung des Knies, aber die Streckung des Rumpfes bleibt aus, die im Knie gestreckten Beine weichen in den Fußgelenken nach hinten aus, der Rumpf hängt vorn über. Die Kniestreckung erfolgt dabei in der Regel mit solcher Vehemenz, daß die in den Fußgelenken nach hinten ausweichenden Beine mit ihrer Rückseite gegen den Stuhl anschlagen und diesen umwerfen. Eine andere Störung, die sich beim Aufstehen recht oft bemerkbar macht, besteht darin, daß die Oberschenkel nicht adduziert gehalten werden, sondern unter Abduktion und Außenrotation auseinander weichen. Daneben kommt es auch sehr leicht zum Umkippen des Fußes in Supination.

Bei den Übungen, die dem Wiedererlernen des *Aufstehens* dienen, ist es vor allem dringend erforderlich, daß die neue Unterstützungsbasis, die Füße, möglichst nahe unter die primäre Stützfläche, das Gesäß, gebracht werden, ehe der eigentliche Aufstehakt beginnt. Der Kranke muß die Füße so weit als möglich nach rückwärts stellen. Der Akt des Aufstehens wird in zwei Teilakte zergliedert. Zunächst muß der Kranke den Schwerpunkt nur nach *vorne* verlagern, so weit, daß er vollkommen über die Füße zu liegen kommt. Man unterstützt den Kranken darin, indem man ihn von vorne an beiden Händen anfaßt und nach vorne zieht. Dann folgt der zweite Teilakt, das Hochstemmen des Schwerpunktes, das der Kranke allein durch eigene Muskelkraft zu besorgen hat. Dabei muß auf eine möglichst simultane Streckung von Knie und Hüfte besonders geachtet werden. Die meisten Kranken neigen dazu, die Knie allein zu strecken, während die Hüftstreckung ausbleibt oder nachhinkt. Es ist darum wünschenswert, daß man den Kranken zur Hüftstreckung durch sensible Reize in Form eines leichten mehrmaligen Stoßes gegen das Kreuzbein besonders antreibt, ihnen aber andererseits durch leichte Stöße in die Kniekehle ein Warnungssignal gegen die vorzeitige Kniestreckung erteilt. Seltener kommt es vor, daß die Rumpfstreckung vorauseilt und die Kniestreckung zurückbleibt. In diesem Falle muß man durch Stöße gegen die Kniescheibe von vorne her und durch einen leichten Gegendruck von hinten gegen die obere Rumpfpartie oder den Kopf die Gleichzeitigkeit der beiden Komponenten des Aufstehaktes zu erreichen versuchen. Außer auf die Simultanität der Knie- und Hüftstreckung ist besonders darauf zu achten, daß die Oberschenkel nicht auseinanderweichen, der Kranke muß angehalten werden, die Knie während des Aufstehens gegeneinander zu pressen; man unterstützt ihn durch sensible Reize, welche die Knie von außen her treffen. Die Gefahr des Umknickens der Füße in Supination wird am besten dadurch vermieden, daß die Fußspitzen von Anfang an nach auswärts gerichtet werden.

Die Störungen, die beim Hinsetzen zutage treten, sind dadurch charakterisiert, daß die Streckmuskeln der Hüfte des Knies und des Fußes, welche der Schwerkraft als Antagonisten entgegenzuwirken haben, teils gar nicht oder unvollkommen, teils abnorm stark innerviert werden. In schweren Fällen bricht der Kranke beim Hinsetzen einfach wie eine Gliederpuppe im Fuß-, Knie- und Hüftgelenk zusammen. Wenn der Kranke dies ,,Wegsacken" der Knie willkürlich verhindert, so kommt es jetzt umgekehrt zu einer maximalen Innervation der Kniestrecker; andererseits erhalten die Hüftstrecker gar keine Innervation und der Rumpf kippt gegen die Beine nach vornezu über, die letzteren weichen ihrerseits, im Knie gestreckt, in den Fußgelenken nach hinten aus. Der Kranke klappt regelrecht wie ein Taschenmesser im Hüftgelenk zusammen. In anderen Fällen kommt es zwar zu einer gleichzeitigen Flexion im Hüft-, Knie- und Fußgelenk und die Strecker leisten dabei der Schwere wenigstens soviel Widerstand, daß es nicht zum jähen Zusammenbruch kommt, wie es oben geschildert wurde, aber die Bewegungen in den drei Gelenken erfolgen nicht pari passu. In dem einen Fall eilt die Rumpfbeugung voran, während die Kniebeugung und die Beugung des Unterschenkels gegen die Füße nachhinkt, ein anderes Mal bleibt die Beugung des Rumpfes in der Hinterhand gegenüber der Kniebeugung und Unterschenkelbeugung. Und schließlich kommt es auch vor, daß die Rumpfbeugung und Kniebeugung in ausgiebigem Grade vor sich gehen, während die Neigung des Unterschenkels gegen die Füße nach vorne ausbleibt. Eine weitere Störung, die beim Hinsetzen ebenso wie beim Aufstehen sehr oft auftritt, beruht auf der mangelnden seitlichen Fixation der Oberschenkel, welche unter Abduktion und Außenrotation auseinanderweichen. Und schließlich kommt es auch beim Hinsetzen sehr leicht zum Umkippen des Fußes in Supination.

Die Übungen des Hinsetzens werden wie die des Aufstehens in der Weise vorgenommen, daß der Übungsleiter von vorne her die Hände des Kranken erfaßt und diesem aufträgt, zunächst ausschließlich unter gleichzeitiger Beugung des Rumpfes und der Beine und Neigung der Unterschenkel gegen die Füße nach vorne, in die Rumpf-Kniebeuge zu gehen. Man muß dem Kranken klar machen, daß es zunächst lediglich auf die Senkung des Schwerpunktes ankommt, daß das eigentliche Ziel, der Stuhlsitz, noch gar nicht ins Auge gefaßt werden darf. Um dies zu erreichen, übt man anfangs mit den Händen einen Zug auf den Kranken nach vorne zu aus. Erst wenn der Schwerpunkt tief genug gerückt ist, so daß sich das Gesäß etwa in der Höhe des Stuhlsitzes befindet, läßt man mit dem Zuge nach vorne nach und der Kranke hat durch eine Aufrichtung der Unterschenkel gegen die Füße die Rückwärtsbewegung des Schwerpunktes durchzuführen. Es kommt darauf an, daß, während der Kranke in die Rumpf-Kniebeuge geht, die drei Abschnitte Oberkörper-Oberschenkel-Unterschenkel sich möglichst pari passu beugen. Sobald einer der drei Abschnitte vorauseilt und die anderen zurückbleiben, wird durch entsprechende sensible Reize mit dem Finger hier gebremst, dort angetrieben. Das Auseinanderweichen der Knie hat der Kranke wie beim Aufstehen dadurch zu verhüten, daß er dieselben willkürlich einander genähert hält, gegebenenfalls wird auch hier durch entsprechende sensible Reize nachgeholfen. Dem Umkippen des Fußes wird durch Auswärtsrichten der Fußspitzen vorgebeugt.

Wie bereits erwähnt, wird das Aufstehen und Hinsetzen anfangs in der Weise geübt, daß der Kranke von vorne her vom Übungsleiter an beiden Händen gehalten wird. Später umfaßt derselbe nur eine Hand. Dann folgen die Übungen mit zwei Stöcken, mit einem Stock, zuletzt ohne jede Stütze. Jeder Fehler, der sich einschleicht, wird durch entsprechende Kommandos oder sensible Indicatoren alsbald korrigiert. Zuletzt folgen noch Übungen des Aufstehens und Hinsetzens mit geschlossenen Augen.

5. Die Übungen für das Wiedererlernen der praktischen Verrichtungen der oberen Extremität.

Es ist nicht möglich, sämtliche praktischen Verrichtungen der Hand einzeln zu behandeln. Wir müssen uns damit begnügen, die wichtigsten derselben ins Auge zu fassen und an einigen charakteristischen Beispielen die Prinzipien der Behandlung zu entwickeln. Es ist dann ein Leichtes, diese auf jede beliebige praktische Verrichtung der oberen Extremität zu übertragen.

Wir beginnen mit dem *Ergreifen eines Gegenstandes mit der Hand.* Dieses erfolgt normaliter durch gleichzeitiges Vorführen des Oberarmes in der Richtung des Gegenstandes und einer Streckung des Vorderarmes; die Hand nimmt je nach der Form des zu ergreifenden Gegenstandes eine Mittelstellung zwischen Pronation und Supination oder eine mehr pronierte Stellung ein; die Faust ist geöffnet, d. h. die Hand befindet sich in gerader Verlängerung zum Vorderarm, die Finger sind gestreckt, der gestreckte Daumen steht den anderen Fingern opponiert. Sobald die Hand sich dem Gegenstand soweit genähert hat, daß der Gegenstand sich zwischen den beiden Branchen der Greifzange befindet, wird die letztere geschlossen; es erfolgt der Faustschluß, bei dem sich die Finger und der Daumen unter Flexion um den Gegenstand herumlegen, wobei das erste Metakarpale in Opposition verharrt; beim Faustschluß begibt sich die Hand in mehr oder weniger ausgiebige Streckung. Alle diese Komponenten des Greifaktes fließen normaliter kontinuierlich zu einem einheitlichen Akt ineinander.

Die wichtigsten Störungen, die bei schwerer Tabes cervicalis bei diesem Greifakte auftreten, sind folgende. Die Vorführung des Armes erfolgt zumeist mit großer Vehemenz, so daß die Hand den Gegenstand umstößt, oder über ihm oder seitlich von ihm vorbeischießt, da außer der Überinnervation der Agonisten die Innervation der für das Innehalten der Richtung der Bewegung verantwortlichen kollateralen Synergisten in inadäquater Weise erfolgt. Wenn der Kranke die Überinnervation der Agonisten willkürlich korrigiert, so nimmt die Bewegung einen abgesetzten Charakter an, sie kommt mehrfach ins Stocken. Vor allem aber bereitet es dem Kranken Schwierigkeiten, die Vorführung des Oberarms und die Streckung des Vorderarms miteinander zu verschmelzen. Beide Teilakte werden gesondert ausgeführt, zunächst wird der Oberarm isoliert vorgeführt, danach der Vorderarm gestreckt, beide Teilakte stellen mehr oder weniger isolierte willkürliche Einzelbewegungen dar. Eine weitere Störung ist die, daß die vorgeführte Hand nicht in Mittelstellung zwischen Pronation und Supination gehalten wird, sondern weitgehend proniert ist, so daß die Handfläche abwärts weist. Diese Störung fällt besonders da ins Gewicht, wo es sich um einen aufrecht stehenden Gegenstand, etwa ein Glas, handelt, während kleinere flache Gegenstände in der Regel auch normaliter mit abwärts gewandter Handfläche erfaßt werden. Auch wenn der Kranke die Hand eines anderen ergreift, fällt die abnorme Pronationsstellung fast immer stark auf. Eine weitere Störung ist die, daß die Hand, während der Arm vorgeführt wird, gegen den Vorderarm herabhängt, da die

Handstrecker nicht den erforderlichen Impuls erhalten, daß sie aber darauf, wenn der Kranke die Handstreckung willkürlich intendiert, im Gegenteil übermäßig stark extendiert wird, ebenso wie auch die Finger und die Daumenphalangen in der Regel abnorm stark gestreckt und dabei gleichzeitig gespreizt werden. Wenn dann die Hand schließlich so gestellt ist, daß sich der Gegenstand zwischen den Branchen der Greifzange befindet, so erfolgt der Faustschluß, die Finger und der Daumen werden mit großer Vehemenz gebeugt, so daß der ergriffene Gegenstand unter unnötigen starken Druck gesetzt wird und wenn er nachbgiebig oder zerbrechlich ist, zusammengepreßt wird oder gar zerbricht. Wer einmal mit einem Kranken, der an ausgesprochener Tabes cervicalis leidet, einen Händedruck gewechselt hat, wird diesen nicht so bald vergessen. Im Gegensatz zu der enormen Überinnervation der Fingerflexoren beim Zufassen steht die fehlende oder mangelhafte Innervation der agonistischen Synergisten des Faustschlusses, der Handstrecker; die Hand klappt sehr oft, während die Finger und der Daumen den Gegenstand umklammern, in Beugung um.

Die Übungsbehandlung hat entsprechend den allgemeingültigen Prinzipien jeden einzelnen dieser Fehler auszumerzen; der Kranke wird auf den Fehler aufmerksam gemacht und hat ihn willkürlich, unter scharfer Kontrolle der Augen, zu korrigieren. Man beginnt in ganz schweren Fällen damit, daß man den Kranken zunächst einmal die simultane Vorführung des Oberarms und Streckung des Vorderarms ausführen läßt, ohne daß überhaupt ein Gegenstand ergriffen werden soll; dabei bleiben auch das Ausmaß und Tempo der Bewegung, sowie die Richtung der Bewegung, und die Stellung der Hand und der Finger ganz unberücksichtigt. Wenn die Simultanität der beiden genannten Komponenten des Greifaktes genügend gesichert ist, geht man dazu über, das Ausmaß der Bewegung in Übung zu nehmen dadurch, daß man den Kranken die Hand, ohne daß ihrer Stellung besondere Aufmerksamkeit zugewandt wird, bis zu einer bestimmten Ebene vorführen läßt; praktisch bewährt hat sich ein vertikal aufgestelltes Brett, bis zu welchem der Kranke die Hand vorzuführen hat, ohne es umzustoßen oder ein Schirm aus Seidenpapier, den die Hand nicht durchstoßen darf. Beherrscht der Kranke die Vorführung der Hand auch mit Bezug auf das Ausmaß der Bewegung, so wird die Treffsicherheit mit Bezug auf die Richtung einstudiert. Man läßt den Kranken die Hand auf einen vor ihn hingestellten Gegenstand zuführen; auch hierbei bleibt zunächst die Stellung von Hand und Fingern unberücksichtigt, der Kranke hat auch den Gegenstand noch nicht mit der Hand zu greifen, sondern es handelt sich lediglich darum, daß die Hand den Gegenstand überhaupt trifft. Um die Treffsicherheit zu üben, wird der Ort des Gegenstandes wiederholt gewechselt. Ist auch die erforderliche Treffsicherheit erworben, so geht man nunmehr zu den Greifübungen im engeren Sinne über. Es kommt hierbei darauf an, daß sich die Hand, während sie auf den Gegenstand zu vorgeführt wird, in der erforderlichen Mittelstellung zwischen Pronation und Supination befindet und gegen den Vorderarm gestreckt ist; dabei kann eine Überstreckung zunächst ruhig hingenommen werden. Ebenso müssen die Finger gestreckt, der Daumen opponiert und gestreckt sein; auch hierbei muß anfangs die Überstreckung in Kauf genommen werden. Die Bekämpfung der Hyperextension der Hand und der Finger wird erst später, weil von sekundärer Bedeutung, in Angriff genommen. Ist dann die Hand in die erforderliche Position zu dem Gegenstande gebracht, so hat der Kranke den letzteren zu umgreifen, dabei ist in erster Linie die Mitstreckung der Hand zu beachten. Die Bekämpfung der übermäßigen Flexion der Finger und des Daumens kommt erst später an die Reihe. Sie erfolgt am zweckmäßigsten dadurch, daß man kompressible Gegenstände — ich verwende dazu in der Regel einen Becher aus Gummi oder Papier —

ergreifen läßt; der Kranke hat zu beachten, daß er den Gegenstand nicht zusammenquetscht.

Das zweite Beispiel, das wir näher ins Auge fassen wollen, ist das Führen eines mit der Hand ergriffenen Gegenstandes, des Glases zum Munde, das *Trinken.* Normaliter setzt sich diese Bewegung aus einer simultanen Beugung des Vorderarms und einer Erhebung des Oberarms nach vorne außen zusammen, die mit einem bestimmten Grade von Außenrotation verbunden ist. Die Hand nimmt wie beim Greifakte eine Mittelstellung zwischen Pronation und Supination ein, sie ist, während die Finger das Glas umschlossen halten, extendiert. Ist das Glas an den Mund gebracht, so wird durch weitere Erhebung des Oberarms und gleichzeitige Pronation der Hand die schiefe Ebene hergestellt, auf welcher die Flüssigkeit in die Mundhöhle ihren Eintritt nimmt.

Die Störungen, welche bei schwerer Tabes cervicalis während der Ausführung dieses Aktes zutage treten, sind hauptsächlich folgende. Die Beugung des Vorderarms, als Hauptkomponente willkürlich intendiert, erfolgt mit großer Vehemenz, so daß das Glas mit großer Gewalt gegen den Mund oder das Kinn oder die Nase stößt. Ich habe einen Kranken mit schwerer Tabes cervicalis behandelt, der sich beim Führen des Glases zum Munde einen Zahn ausschlug und sich am Kinn eine Kontusion durch den Anprall des Glasrandes zugezogen hat. Ist der Kranke bestrebt, die Überinnervation der Vorderarmbeuger zu korrigieren, so nimmt die Bewegung ähnlich wie die Greifbewegung und überhaupt jede willkürliche Bewegung einen abgesetzten und stockenden Charakter an. Im Gegensatz zu der übermäßigen Innervation der Vorderarmbeuger steht die mangelnde oder fehlende Innervation der Abduktoren und Außenrotatoren des Oberarms, der letztere verharrt in seiner Stellung zur Seite des Thorax und wird sogar gar nicht selten an letzteren angepreßt gehalten. Die Hand klappt, während das Glas von den Fingern umklammert gehalten wird, in Beugestellung um. Wenn das Glas den Mund erreicht hat und der Kranke die zum Eintritt der Flüssigkeit in die Mundhöhle erforderliche schiefe Ebene herzustellen versucht, so fällt entweder die dazu erforderliche willkürliche Erhebung des Oberarms und die Pronation der Hand zu vehement aus, die Flüssigkeit entweicht seitlich von den den Rand des Glases umschließenden Lippen, oder aber der Kranke vermeidet es ängstlich, die schiefe Ebene durch die Oberarmerhebung und Pronation der Hand herzustellen, vielmehr sucht er diese durch Rückwärtsneigung des Rumpfes und Kopfes zu konstruieren, und vor allem den Eintritt der Flüssigkeit in die Mundhöhle durch Ansaugen derselben zu erreichen.

Die Übungsbehandlung beginnt ähnlich wie bei den Greifübungen mit der Wiederherstellung der Simultanität der beiden Grundkomponenten des Aktes, der Flexion des Vorderarms und der Abduktion und Außenrotation des Oberarms, wobei Ausmaß und Tempo der Bewegung, sowie das Ziel, der Mund, zunächst ganz unberücksichtigt bleiben, und auch die Stellung der Hand unbeachtet bleibt. Sind diese beiden Bausteine wieder fest ineinander gefügt, so kommt es darauf an, daß der Kranke lernt, das Tempo der Bewegung zu beherrschen, dieselbe ihres ausfahrenden Charakters zu entkleiden, man läßt den Kranken die leere Hand so langsam *wie* möglich zum Munde führen; er muß lernen, die Bewegung auf Kommando in jedem Augenblicke anhalten zu können. Darauf erst wird die Hand mit einem leeren Glas versehen, das an den Mund geführt wird; dabei ist vor allem zu beachten, daß die Hand nicht in Beugung umklappt, sondern extendiert gehalten wird und daß sie nicht in abnorme Pronation rückt, wodurch die Öffnung des Glases abwärts gekehrt werden würde. Hat der Kranke gelernt, das Glas auf diese Weise richtig bis zum Munde zu führen, so wird nunmehr ein mit Flüssigkeit versehenes Glas ergriffen und zum Munde gebracht; ist es dort angelangt, so muß der Kranke willkürlich den Oberarm etwas erheben und die Hand etwas pronieren, damit die zum Eintreten der Flüssigkeit in die Mundhöhle erforderliche schiefe Ebene hergestellt wird. Hierbei ist der Nachdruck darauf zu legen, daß die Bewegungen nicht zu stürmisch ausfallen und nicht über das Ziel hinausschießen. Je stärker das Glas gefüllt ist, um so feiner abgestuft müssen Erhebung des Oberarms und Pronation sein, um so leichter führt auch nur das geringste Übermaß der Bewegung dazu, daß die Flüssigkeit neben dem Munde über den Rand des Glases überläuft.

An die Übungen des Trinkens schließt man zweckmäßigerweise das Führen des *Löffels* zum Munde an. Dieser Akt hat normaliter mit dem Führen des Glases zum Munde das gemein, daß wieder eine Abduktion des Oberarms mit einer Flexion des Vorderarms verbunden ist, deren Exkursionsbreite aber hinter der beim Führen des Glases zum Munde zurücksteht. Der wesentliche Unterschied liegt beim Führen des Löffels zum Munde darin, daß die Hand eine ausgesprochene Supinationsbewegung auszuführen hat, durch welche der Löffel vom Teller zum Munde kreist. Das Erlernen gerade dieses Teilaktes bereitet dem Tabiker besondere Schwierigkeiten, weil der geringste Fehler in der Abstufung des Innervationsgrades zum Verschütten der Flüssigkeit aus dem Löffel führt. Darum muß man bei diesen Übungen anfangs ebenso wie bei denen des Trinkens mit leerem Löffel beginnen, denselben allmählich immer mehr auffüllen lassen, bis er zuletzt bis an den Rand zum Überlaufen voll ist.

Von den Verrichtungen der Hand am Kopfe wollen wir nur noch das *Kämmen* kurz ins Auge fassen. Das Führen der Bürste oder des Kammes auf den Kopf erfolgt ebenso wie das Führen des Glases zum Munde durch gleichzeitige Beugung des Vorderarms und Erhebung des Oberarms, aber entsprechend der größeren Höhe, bis zu welcher die Hand erhoben werden muß, ist auch der Grad der konkomitierenden Außenrotation des Oberarms ein beträchtlicherer als beim Führen des Glases zum Munde. Ist die mit der Bürste bewaffnete Hand auf dem Kopfe angelangt, so streicht sie, unter weiterer Außenrotation des Oberarms über die behaarte Kopfhaut von vorn nach hinten entlang, dabei geht sie, während sie zunächst, wenn die Bürste vorne an der frontalen Haargrenze angesetzt wird, weitgehend supiniert und nur wenig extendiert bzw. sogar etwas flektiert ist, in dem Maße, als sie die weiter occipitalwärts gelegenen Kopfpartien bestreicht, in zunehmende Pronation und Streckstellung über.

Das Kämmen bereitet dem Tabiker deshalb besondere Schwierigkeiten, weil er seine Hand auf der Höhe des Kopfes nicht mehr mit den Augen verfolgen kann. Selbst wenn er unter gleichzeitiger Erhebung und Außenrotation des Oberarms und Beugung des Vorderarms mit der Hand auf dem Kopfe angelangt ist, so setzen jetzt unüberwindliche Schwierigkeiten ein; die erforderliche weitere Außenrotation und Streckung der Hand bleibt mangels der optischen Merkmale ganz aus oder erfolgt in höchst unvollkommener Weise. Es ist deshalb erforderlich, daß der Kranke die Übungen im Kämmen vor dem Spiegel ausführt; er wird eingehend darüber belehrt, daß er beim Streichen von vorn nach hinten den Oberarm weiter nach auswärts rollen und die Hand zunehmend pronieren und strecken muß. Hat er die einzelnen Teilakte erst einmal unter Kontrolle der Augen wieder auszuführen gelernt, so vermag er sie später auch ohne diese willkürlich auszuführen und der Aufgabe anzupassen; geleitet wird er dabei durch die Sensibilität der Kopfhaut.

Als letztes Beispiel wollen wir das Ergreifen eines Gegenstandes mit den Fingern ins Auge fassen. Diesem Akte liegt der sog. *Daumen-Finger-Spitzen-*

schluß zugrunde. Der Unterschied zwischen diesem und dem vollen Faustschluß besteht einmal darin, daß die Greifzange nur aus dem Daumen einerseits und dem Zeigefinger oder dem Zeige- und Mittelfinger andererseits besteht, und zweitens darin, daß beim Schließen der Zange nur die Endphalangen in Kontakt gebracht werden bzw. den zu ergreifenden Gegenstand zwischen sich fassen. Das Schließen der beiden Zangenbranchen erfolgt durch leichte Flexion der Fingerphalangen einerseits und durch eine Flexion des in Opposition gegen die anderen Finger stehenden Daumens andcrserits. Abb. 48 zeigt die Stellung der einzelnen Semgente der Finger und des Daumens beim Halten eines Papierringes. Wenn der Tabiker einen kleinen Gegenstand, den Federhalter oder eine Münze oder einen Korken erfassen soll, so bedient er sich dabei nicht des feinen Greifmechanismus, des Daumenfingerspitzenschlusses, sondern er gleitet in den gröberen Greifmechanismus des vollen Faustschlusses ab. Der Daumen wird gar nicht oder ganz ungenügend opponiert und in seinen Phalangen stark flektiert, und alle vier Finger werden mehr oder weniger ausgiebig in allen Gelenken flektiert. Die Folge ist, daß das erfaßte Objekt nicht zwischen den Volarflächen der Endphalangen des Fingers und Daumens ruht, sondern zwischen den Spitzen derselben oder zwischen der Spitze des Daumens und dem radialen Rande des Zeigefingerendgliedes; die Feder wird in der Regel zwischen dem flektierten Daumen und dem radialen Rande des Zeigefingers. der seinerseits ebenso wie alle anderen Finger vollkommen zur Faust geballt ist, eingeklemmt. In leichteren Fällen wird der Stift zwar zwischen der Volarseite des Daumen- und Zeigefingerendgliedes gehalten, aber der Mittelfinger, welcher normaliter mit dem radialen Rande seines Endgliedes den Stift von unten her stützt, schlägt sich unter vollkommener Flexion aller seiner Phalangen ebenso wie der vierte und fünfte Finger in die Hohlhand ein.

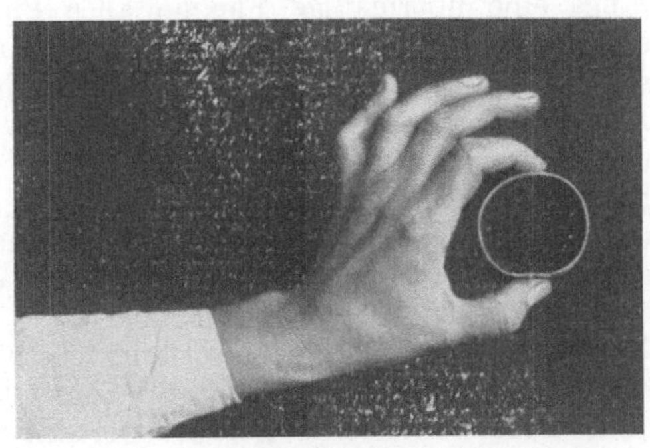

Abb. 48. Halten eines Papierringes zwischen den Fingerspitzen.

In anderen Fällen wird zum Ergreifen des Gegenstandes zwar der Daumenfingerspitzenschluß herangezogen, aber nicht wie in der Norm in Mittelstellung, sondern unter vollkommener Vorwärtsführung des Fingers und Daumens. Es fehlt die Mitwirkung der langen Fingerflexoren, der Zangenschluß erfolgt durch ausschließliche Wirkung der Interossei und der kleinen Daumenmuskeln des Opponens, Abductor pollicis brevis, Flexor pollicis brevis und Adductor pollicis. Finger und Daumen werden nur im Grundgelenk flektiert, der erstere im Mittel- und Endgelenk maximal gestreckt, der letztere im Endgelenk gestreckt, im Mittelgelenk etwas flektiert. Dabei kommt es gar nicht selten vor, daß die Mitwirkung des Abductor pollicis brevis versagt und die Daumenspitze unter der überwiegenden Wirkung des Adductor pollicis sich von der Endphalange des Zeigefingers zurückzieht. Es kommt aber auch vor, daß neben den Interossei und den kleinen Daumenmuskeln doch der Flexor profundus und der Flexor pollicis longus mit in Aktion treten, so daß sich die Endglieder flektieren, während das Mittelglied des Zeigefingers gestreckt bleibt und auch die Grundphalange des Daumens ihre geringe Flexion nicht vermehrt.

Bei der Einübung des feinen Greifmechanismus ist zunächst zu beachten, daß der Daumen den anderen Fingern gegenübergestellt wird, daß die

Greifzange richtig formiert wird. Wenn dann die Branchen der Zange geschlossen werden, so ist besonders darauf zu achten, daß dies nicht durch alleinige und übermäßige Aktion der langen Finger- und Daumenflexoren, andererseits aber auch nicht durch alleinige Wirkung der Interossei und kleinen Daumenmuskeln geschieht, sondern daß auch das Mittel- und Endglied eine leichte Flexion eingehen. In den Fällen, in welchen das Erfassen des Gegenstandes durch alleinige und übermäßige Wirkung der langen Flexoren erfolgt, wird man anfangs das Gegenstück, das Erfassen mit ausschließlicher Wirkung der Interossei und der kurzen Daumenmuskeln, in Kauf nehmen und erst allmählich die Mitwirkung der langen Flexoren wieder zulassen, so daß sich beim Schließen der Daumenfingerzange auch die Mittel- und Endphalange etwas mitbeugen. Umgekehrt muß man in den Fällen, in welchen der Daumenfingerspitzenschluß unter alleiniger Wirkung der kleinen Handmuskeln erfolgt, anfangs eine übermäßige Flexion aller Phalangen hinnehmen und diese dann sukzessive auf ihr richtiges Maß reduzieren. Um eine möglichst exakte Dosierung der Innervation der am Daumenfingerspitzenschluß beteiligten Muskeln zu erzielen, empfiehlt es sich, den Kranken einen Papierring zwischen Daumen und Zeigefinger halten zu lassen (Abb. 48). Sobald der Druck der Zangenbranchen gegeneinander zu stark wird, wird der Ring zusammengedrückt, unterschreitet der Druck das zum Festhalten erforderliche Minimum, so entgleitet der Ring den Fingern. Dadurch, daß der Kranke die Form des Papierrings mit den Augen scharf überwacht, gewinnt er einen ausgezeichneten Maßstab dafür, ob die motorischen Impulse korrekt oder zu stark sind. Besitzen die Finger noch genügend Sensibilität, so kann die Übung später auch ohne Augenkontrolle ausgeführt werden.

Für das Wiedererlernen der verschiedenen feinen Verrichtungen der Finger ist es erforderlich, daß der Kranke zunächst einmal die wichtigsten Grundkomponenten derselben beherrschen lernt. Zu den letzteren gehören in erster Linie die Rückwärtsführung und Vorwärtsführung der geschlossenen Daumenfingerzange. Die Rückwärtsführung kommt durch Extension der Grundphalange und vermehrte Beugung der Mittel- und Endphalange des Fingers bzw. durch Extension des Metakarpale und der Grundphalange sowie durch vermehrte Flexion der Endphalange des Daumens zustande. Bei der Vorwärtsführung wird umgekehrt die Grundphalange des Fingers gebeugt, die Mittel- und Endphalange gestreckt, das erste Metakarpale und die Grundphalange des Daumens werden gebeugt, die Endphalange wird gestreckt. Sowohl bei der Rückwärtsführung wie bei der Vorwärtsführung bleiben die Volarflächen der Endglieder des Fingers und Daumens im Kontakt; aber bei letzterer ist die Kontaktfläche größer als bei ersterer. Bei der Rückwärtsführung formieren Daumen und Finger miteinander annähernd einen Kreis, bei der Vorwärtsführung umschließen sie einen dreieckigen Spalt.

Wenn ein Tabiker, der Daumen- und Zeigefinger in Spitzenschluß gebracht hat, die Rückwärtsführung vornehmen soll, so liegt die Hauptschwierigkeit für ihn darin, beide Finger pari passu zu bewegen, er beugt entweder nur den Zeigefinger oder nur den Daumen, mit dem Ergebnis, daß der erstere von letzteren oder der letztere von ersteren abgleitet. Zweitens ist es charakteristisch, daß bei der Rückwärtsführung des Fingers oder Daumens das Grundglied nicht extendiert wird, es fehlt die Mitwirkung des Extensor dig. communis bzw. des Extensor pollicis brevis; hingegen werden die Fingerflexoren abnorm stark innerviert, so daß nicht nur das Mittel- und Endglied, sondern auch das Grundglied stark gebeugt werden. Bei der Vorwärtsführung des Daumens und Zeigefingers besteht die gleiche Schwierigkeit, beide pari passu zu bewegen, entweder schiebt sich der Daumen über dem in Flexion verharrenden Zeigefinger hinweg oder umgekehrt der Zeigefinger über dem in Beugestellung zurückbleibenden Daumen nach vorne. Außerdem rückt der Daumen bei der Vorwärtsführung sehr leicht aus seiner Oppositionsstellung heraus in Adduktion.

Die Übungen, welche dem Wiedererlernen der Rückwärts- und Vorwärtsführung der Daumen-Fingerspitzenzange dienen, beginnt man am zweckmäßigsten mit der Einübung der isolierten Rückwärts- bzw. Vorwärtsführung des Fingers bzw. des Daumens. Der Kranke muß lernen, die Beugung der Mittel- und Endphalange mit der Streckung der Grundphalange zu kombinieren, er muß die letztere neben der Flexion der ersteren besonders willkürlich intendieren, ebenso muß er lernen, die Grundphalange zu strecken unter gleichzeitiger Beugung der Mittel- und Endphalange. Beherrscht er diese Bewegungen des einzelnen Fingers und die entsprechenden Bewegungen des Daumens, so schreitet man dazu, beide miteinander zu kombinieren. Der Kranke hat unter schärfster Augenkontrolle darauf zu achten, daß Daumen und Finger pari passu bewegt werden, daß der Kontakt der Volarfläche der Endglieder gewahrt bleibt; jeder Fehler, der sich einschleicht, muß sofort korrigiert werden. Man kann die Aufgabe noch dadurch komplizieren, daß man während der Rückwärts- und Vorwärtsführung zwischen Daumen und Finger einen Gegenstand halten läßt, eine Streichholzschachtel, einen Pfropfen, einen Bleistift, eine Kugel oder den bereits früher erwähnten Papierring; die Gegenstände dürfen den Fingern nicht entgleiten, der Papierring darf seine Ringform nicht einbüßen.

Das Erlernen der Vorwärts- und Rückwärtsführung der Daumen-Fingerspitzenzange ist für die meisten praktischen Leistungen der Finger von grundlegender Bedeutung, für das Knöpfen, das Schreiben und zahlreiche andere. Selbstverständlich müssen diese letzteren selbst ebenfalls zum Gegenstand der Übung gemacht werden. Hierfür stellt aber der vorangehende Wiedererwerb der ihnen zugrunde liegenden Komponenten der Vorwärtsführung und Rückwärtsführung eine unerläßliche Voraussetzung dar.

Literatur.

II.

ALEXANDER: Z. physik.-diät. Ther. **17** (1913). — Münch. med. Wschr. **1915 II**.

FOERSTER, O.: Z. physik. u. diät. Ther **17** (1913). — Kompensatorische Übungstherapie. Handbuch der Therapie der Nervenkrankheiten. Jena: Gustav Fischer 1916. — Therapie der Motilitätsstörungen bei den Erkrankungen des Nervensystems. Handbuch der Therapie der Nervenkrankheiten. Jena: Gustav Fischer 1916. — Symptomatologie und Therapie der Schußverletzungen der peripheren Nerven. Verh. Ges. dtsch. Nervenärzte **1917**. — Kriegsverletzungen des R.M. und der peripheren Nerven. Handbuch der ärztlichen Erfahrungen im Weltkriege, Bd. 4. — Die Schußverletzungen der peripheren Nerven. Handbuch der Neurologie, Erg.-Bd. Berlin: Julius Springer 1929. — Die spezielle Physiologie und funktionelle Pathologie der quergestreiften Muskeln bei den Erkrankungen des Nervensystems. Dieses Handbuch, Bd. 3.

LANGE, F.: Die epidemische Kinderlähmung. München: J. F. Lehmann 1930. LANGE, W.: Funktionelle Anpassung. Berlin: Julius Springer 1917.

SPITZY, O.: Verh. dtsch. orthop. Ges. **1912**.

III.

BRISSAUD et SOUQUES: Traité de Médécine, Tome 9, p. 97. 1903.

FAURE: Revue neur. **1903**, 867. — Rev. Méd. **26**, No 2 (1906). — J. Physiothér. **1906**, No 42. — FOERSTER, O.: Physiologie und Pathologie der Coordination. Jena: Gustav Fischer 1902. — Mitbewegungen. Jena: Gustav Fischer 1903. — Allg. med. Z.ztg **1903**, Nr 1. — Verh. Ges. dtsch. Naturforsch. **1904**. — Die Contracturen bei den Erkrankungen der Py-Bahn. Berlin: S. Karger 1906. — Z. orthop. Chir. **22** (1908). — Dtsch. Z. Nervenheilk. **37** (1909). — Mitt. Grenzgeb. Med. u. Chir. **20**, H. 3 (1909). — Berl. klin. Wschr. **1910 II**. — Verh. dtsh. Ges. Chir. **1910**. — Verh. Ges. dtsch. Nervenärzte. **1910**. — Erg. Orthop. **2** (1911). — Ther. Gegenw. Jan. **1911**. — Proc. roy. Soc. Med., Juli **1911**. — Z. orthop. Chir. **27** (1911). — Z. orthop. Chir. **30**. — Wien. klin. Wschr. **1912 I**. — Surg. etc.

Mai **1913**, 463—474. — Z. physik. u. diät. Ther. **17** (1913). — Berl. klin. Wschr. **1913 I** u. **II**. — Internat. med. Congr. London 1913. Sitzgsber. neur. Sektion u. der orthop. Sektion. — Therapie der Motilitätsstörungen. Handbuch der Therapie der Nervenkrankheiten. Jena: Gustav Fischer 1916. — Kompensatorische Übungstherapie. Handbuch der Therapie der Nervenkrankheiten. Jena: Gustav Fischer 1916. — Dtsch. Z. Nervenheilk. **58**, H. 3/6 (1918). — Handbuch der Normalen und Pathologischen Physiologie, Bd. 10 (E/II, 2 d). Berlin: Julius Springer 1929. — Verh. Ges. dtsch. Naturforsch. **1930**. — Verh. amer. Colleg Surg., Okt. **1930**. — Dieses Handbuch, Bd. 3. — FRENKEL: Semaine méd. **1898**, No 16.

GUTHRIE: Lancet **1901 II**.

LAZARUS: Z. klin. Med. **1903**. — Charité-Ann. **26** (1902). — Z. physik. u. diät. Ther. **1901**, Nr 7.

MARIE, P.: Traitement de l'hémiplégie. Traité de thérapeutique de Robin, Tome 14, p. 209. 1898.

KOUINDJY: Arch. de Neur. **1900**, No 59.

ROTHMANN: Berl. klin. Wschr. **1901**; **1901**; **1902**. — Mschr. Psychiatr. **1900**, Nr 10. — Neur. Zbl. **1900**, Nr 22.

IV.

FOERSTER, O.: Contracturen. Berlin: S. Karger 1906. — Z. Psychiatrie **66**, H. 5 (1909). — Kompensatorische Übungstherapie und Therapie der Motilitätsstörungen bei Nervenkrankheiten. Handbuch der Therapie der Nervenkrankheiten. Jena: Gustav Fischer 1916. — Z. Neur. **73**, H. 1/3 (1921). — Dieses Handbuch, Bd. 3. — FRENKEL, S.: New York neur. Soc., 28. Nov. 1906. — FRIEDLÄNDER, H.: Z. physik. u. diät. Ther. **1903/04**, H. 12 **1907/08**.

V.

BRISSAUD: Lecons sur les maladies du système nerveux, Tome 2. Paris 1896.

FOERSTER, O.: Die choreatische Bewegungsstörung. Slg klin. Vortr., N. F. **1904**, Nr 382. — Z. physik. u. diät. Ther. **17** (1913). — Kompensatorische Übungstherapie und Therapie der Motilitätsstörungen. Handbuch der Therapie der Nervenkrankheiten. Jena: Gustav Fischer 1916. — Z. Neur. **73**, H. 1/3 (1921). — Verh. 23. Kongr. dtsch. orthop. Ges. Prag **1928**.

VI.

MEIGE, H.: Torticollis mental. Paris 1898.

FOERSTER, O.: Physiologie und Pathologie der Coordination. Jena: Gustav Fischer 1902. — Mitbewegungen. Jena: Gustav Fischer 1903. — Choreatische Bewegungsstörungen. Slg. klin. Vortr. N. F. **1904**. — Z. physik. u. diät. Ther. **17** (1913). — Kompensatorische Übungstherapie. Therapie der Motilitätsstörungen. Handbuch der Therapie der Nervenkrankheiten. Jena: Gustav Fischer 1916. — BETHES Handbuch der normalen und pathologischen Physiologie, Bd. 10. 1929. — Verh. Ges dtsch. Nervenärzte. **1930**.

VII.

ERB: Therapie der Tabes. Slg klin. Vortr. **1896**, Nr 150. — Behandlung der Tabes. Deutsche Klinik 1906.

FOERSTER, O.: Physiologie und Pathologie der Coordination. Jena: Gustav Fischer 1903. — Lehrbuch der physikalischen Heilmethoden. Wien 1904. — Verh. dtsch. Ges. orthop. Chir. **9** (1911). — Dtsch. med. Wschr. **1913 I**. — Z. physik. u. diät. Ther. **17** (1913). — Handbuch der Therapie der Nervenkrankheiten. Jena: Gustav Fischer 1916. — Verh. Ges. dtsch. Nervenärzte. **1930**. — BETHES Handbuch l. c. — Dieses Handbuch, Bd. 3. — FRENKEL, O.: Z. klin. Med. **1895**, H. 1/2. — Behandlung der Ataxie. Leipzig 1900.

GOLDSCHEIDER: Dtsch. med. Wschr. **1898**. — Übungsbehandlung der Ataxie. Leipzig 1904.

HIRSCHBERG: Arch. d. Neur. **1896**, Nr 9/11.

JACOB: Dtsch. med. Wschr. **1898 I**. — Handbuch der phys. Therapie, Teil 1, Bd. 2; Teil 2, Bd. 2.

LEYDEN: Klinik der Rückenmarkskrankheiten, 1876. — Tabes dorsalis. EULENBURGS Realenzyklopädie. Berl. klin. Wschr. **1892 I**.

RAYMOND: Lecons sur les maladies nerveuses. Tome 2.

Elektrotherapie.

Von L. MANN-Breslau.

Mit 48 Abbildungen.

Einleitung.

Die nachfolgende Darstellung der „Elektrotherapie" kann auf eine Vollständigkeit nicht Anspruch machen. Zu einer solchen hätte zunächst als Einleitung ein Kapitel über Elektrophysik und ein zweites über Elektrophysiologie gehört. Diese Gebiete aber auch nur in einer knappen Darstellung wiederzugeben, hätte den zur Verfügung stehenden Raum bei weitem überschritten und hätte auch zu Wiederholungen geführt, da die grundlegenden, für den Elektrotherapeuten unbedingt notwendigen Begriffe (elektrische Maßeinheiten, elektrophysiologische Grundgesetze usw.) in dem Abschnitt „Elektrodiagnostik" in diesem Handbuch zur Darstellung gebracht werden. Hierauf muß verwiesen werden.

Ich habe mich daher in dem ersten Kapitel auf eine kurze Darstellung derjenigen physikalischen und physiologischen Gesetze beschränkt, welche mir zum Verständnis der von mir vertretenen Anschauung bezüglich des Wesens und der Wirkungsweise der Elektrotherapie unerläßlich schienen und auf die ich bei der Besprechung des elektrotherapeutischen Verfahrens immer wieder zurückgreifen muß.

Auch bei der Schilderung der Methodik der Elektrotherapie, ihrer Indikationen und klinischen Anwendung konnte nur mit großer Auswahl verfahren werden. Die Elektrotherapie ist fast 200 Jahre alt. Ihre ersten Anfänge knüpfen sich unmittelbar an die Erfindung der Leidener Flasche, etwa in der Mitte des 18. Jahrhunderts. In dieser Zeit haben die Anschauungen über den Wert der Elektrotherapie, ihre Grundlagen und Anwendungsweisen sehr mannigfaltige und vielfache Wandlungen erfahren. Ihnen konnte historisch nicht nachgegangen werden. Es konnten vielmehr nur Tatsachen und Erfahrungen zur Darstellung gebracht werden, die nach dem gegenwärtigen Stande unseres Wissens, so wie es der Verfasser ansieht, als gesichert oder wenigstens theoretisch genügend begründet erscheinen, um mit Aussicht auf weitere Ergebnisse zu einer Nachprüfung anzuregen.

Die Literatur, deren Umfang ins Ungemessene angeschwollen ist, konnte nicht vollständig, sondern nur insoweit angeführt werden, als sie als Belegmaterial dieser Darstellung zu dienen geeignet erscheint. Einige allgemeine Winke betr. die einschlägige Literatur finden sich dem angefügten Literaturverzeichnis vorgedruckt.

Bei der Wahl der Abbildungen habe ich aus Gründen der Raumersparnis unterlassen. die allbekannten Typen der Apparate, die sich in allen Lehrbüchern und Katalogen der elektromedizinischen Firmen finden, nochmals zu reproduzieren. Ich habe mich hauptsächlich auf schematische Abbildungen beschränkt, die teils physikalische Vorgänge, teils praktische therapeutische Methoden erläutern sollen. Dieselben sind zum Teil nach meinen eigenen Angaben gefertigt, zum anderen Teil bekannten Lehrbüchern, wie KOWARSCHIK, T. COHN, VIGNAL usw. entnommen.

Allgemeiner Teil.

I. Einiges über die physikalischen und physiologischen Grundlagen der Elektrotherapie.

Um einen Einblick in die therapeutischen Wirkungsmöglichkeiten der Elektrizität und eine rationelle Grundlage für die Anwendung derselben zu gewinnen, müssen wir zwei Reihen von Erscheinungen betrachten: Einmal die durch die Elektrizität ausgelösten bzw. ihr zugrunde liegenden *physikalischen* Vorgänge, also diejenigen, die sich an der leblosen Materie in genau der gleichen Weise abspielen, wie an der lebenden und zweitens die *physiologischen* Vorgänge, also die *nur* am lebenden Organismus zu beobachtenden Effekte der elektrischen Kraft.

Dabei handelt es sich nicht etwa um zwei voneinander unabhängig verlaufende Erscheinungsreihen, sondern die zweite ist die Konsequenz der ersten, sie stellt die Reaktion der lebenden Materie auf den physikalischen Vorgang dar.

1. Physikalische Grundlagen.

Was nun zuerst die *physikalischen Vorgänge* betrifft, so müssen wir uns vor Augen halten, daß der menschliche Körper einen Leiter zweiter Klasse (Halbleiter, Elektrolyt) darstellt, d. h. er besteht zum großen Teil aus Flüssigkeit, in welcher mannigfache feste Bestandteile (Salze, Kolloide, usw.) sich in Lösung befinden.

In jeder Lösung ist aber ein Teil der Moleküle dissoziert, d. h. in elektrisch geladene Elementarteilchen, die Ionen, gespalten, von denen immer das eine positiv, das andere negativ elektrisch geladen ist, und die sich in fortwährender Bewegung befinden. Sobald der Elektrolyt mit den Polen einer Batterie in Verbindung gebracht wird, werden die Ionen von den beiden Polen angezogen, und zwar wandern die negativ geladenen, die Anionen, zum positiven Pol (der Anode), die positiv geladenen, Kationen, zum negativen Pol (der Kathode). Diese Wanderung ist nicht als eine Folge oder Begleiterscheinung des elektrischen Stromes zu betrachten, sondern sie ist der Strom selbst.

Im einzelnen sei hier nur daran erinnert, daß die Kationen durch den Wasserstoff und die Metalle, die Anionen durch die Säureradikale einschließlich der Halogene und der Hydroxylgruppe repräsentiert werden. In einer Jodkaliumlösung also z. B. spaltet sich das Jodkaliummolekül in das Kation Kali und das Anion Jod; ersteres wandert nach der Kathode, letzteres nach der Anode, so daß man an der Anode Blaufärbung beobachtet, falls man der Lösung Stärke hinzugesetzt hat. Bei den hochkomplizierten organischen Verbindungen machen sich ganz analoge Dissoziationsvorgänge geltend.

Diese elektrolytischen Vorgänge machen sich am stärksten in der unmittelbaren Nähe der Elektroden bemerklich, d. h. dort, wo der metallische Leiter, die Elektrode, an den Halbleiter, bei der Elektrotherapie also an die Körperoberfläche, angrenzt, also an den oberflächlichen Hautschichten. Hier kann man bei Anwendung hoher Stromstärken den elektrolytischen Effekt direkt in Form einer zur Bläschenbildung führenden Zerstörung der oberflächlichen Hautschicht beobachten. Untersucht man den Inhalt dieser Bläschen, so findet man, daß derselbe an dem positiven Pol (der Anode) sauer reagiert, an dem negativen (der Kathode) dagegen alkalisch. Dies erklärt sich ohne weiteres daraus, daß nach der Anode hin Cl-Ionen wandern, nach der Kathode dagegen Na-Ionen, welche sich mit OH-Ionen zu Natronlauge verbinden.

Am stärksten zeigt sich dieser elektrolytische Effekt, wenn wir unbedeckte Metallelektroden (in Form von kleinen Platten oder Nadeln) auf die Haut aufsetzen. Dann gehen die frei werdenden Ionen mit dem Metall stark ätzende Verbindungen ein. Dieses als „Elektrolyse“ im engeren Sinne bezeichnete Verfahren wird in der Dermatologie, Gynäkologie usw. vielfach angewendet, interessiert uns aber für die Neurologie verhältnismäßig wenig. Wir suchen die oberflächliche ätzende elektrolytische Wirkung vielmehr nach Möglichkeit zu vermeiden dadurch, daß wir die Metallelektroden mit mehrfachen, dicken Lagen durchfeuchteten Gewebes (Leinwand, Flanell) bedecken. Da diese selbst einen Halbleiter darstellen und der Metalloberfläche am nächsten liegen, sind sie der Sitz der intensivsten elektrolytischen Vorgänge und die Haut selbst wird nur in geringem Maße davon betroffen.

Bisweilen macht sich aber bei unserer Therapie unbeabsichtigt und unerwünscht ein elektrolytischer Effekt an der Haut bemerkbar, nämlich dann, wenn der feuchte Überzug der Elektroden nicht ganz intakt ist und infolgedessen an irgendeiner Stelle eine direkte Berührung des Metalles mit der Haut stattfindet. Es entstehen dann, zunächst an der Kathode, recht unangenehme Ätzschorfe.

Aber nicht nur in unmittelbarer Nähe der Elektroden machen sich elektrolytische Vorgänge geltend, sondern die gesamte interpolare Strecke, also der ganze vom Strom durchflossene Körper wird davon, wenn auch in geringerem Maße, betroffen; die Dissoziation der Moleküle und die Wanderung der Ionen nach beiden Richtungen greift in dem ganzen durchströmten Körperabschnitt Platz, wie besonders SCHATZKI (1) durch einfache Experimente bewiesen hat.

Das grundlegende Experiment ist folgendes: Man schneidet in eine Kartoffel eine Höhlung, die man mit Jodkaliumlösung füllt. Dann sticht man an zwei Punkten je eine Platinnadel als Elektrode ein und läßt einen Gleichstrom hindurchgehen. Nach einiger Zeit legt man einen Querschnitt durch die Kartoffel in der Ebene der Elektroden und der Aushöhlung; man findet dann das Parenchym um die Anode dunkelblau verfärbt. Diese Verfärbung rührt von dem Jod her, das, nachdem es als Anion die Kartoffel durchquert, an der Anode sich entladen und als freies Jod die spezifische Jodstärkereaktion geliefert hat. An der Kathode sieht man keine Färbung, hier sind die Kaliumionen abgeschieden worden. Auch die interpolare Strecke, durch die die Jodionen zur Anode hingewandert sind, bleibt ungefärbt. Wir können also sagen, daß an den Polen eine Ionenabscheidung, in der interpolaren Strecke eine Ionenwanderung stattfindet (s. Abb. 1).

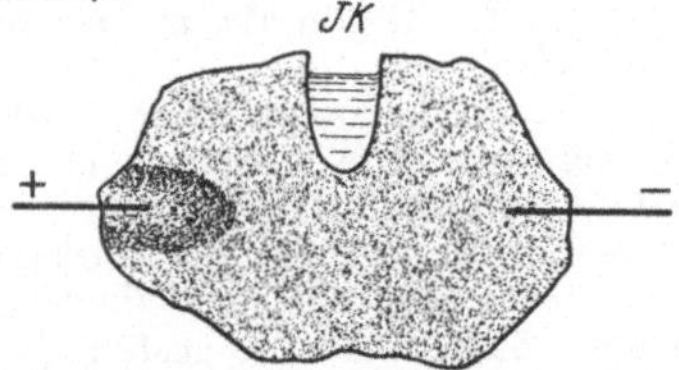

Abb. 1. SCHATZKYs Experiment zum Nachweis der Ionenwanderung.

Aus dieser Ionenwanderung müssen Verschiebungen und Veränderungen in der Zusammensetzung und Konzentration der Körperflüssigkeiten resultieren. Denn wir müssen daran denken, daß der Körper nicht ein homogener Elektrolyt ist, sondern daß die Gewebsflüssigkeit in den verschiedenen Organen sehr verschiedenartig konzentriert und zusammengesetzt ist. Beim Durchpassieren des Stromes durch den Körper muß daher ein Austausch der Bestandteile in den verschiedenen Körperabschnitten, eine Ionenverschiebung, stattfinden, die besonders dadurch befördert wird, daß die verschiedenen Ionen nicht die gleiche Wanderungsgeschwindigkeit besitzen, sondern sich mit sehr verschiedenartiger Geschwindigkeit fortbewegen[1].

Diese im menschlichen Körper bei Stromdurchgang erzeugten elektrolytischen Vorgänge, die wir uns auch als einen Salzaustausch der verschiedenen Organe vorstellen können, stellen gewissermaßen einen „chemischen Reiz" dar, den wir als Grundlage und Ausgangspunkt bei allen elektrotherapeutischen Vornahmen im Auge behalten müssen. Wir werden hierauf später ausführlich zurückkommen.

Die vorstehende Betrachtung bezieht sich natürlich nur auf den Gleichstrom (auch galvanischer Strom genannt). Nur ein gleichmäßig in unveränderter Richtung fließender, also eine konstante Ionenwanderung bewirkender Strom kann elektrolytische Vorgänge und Konzentrationsveränderungen in obigem Sinne zur Folge haben. Hingegen können die Wechselströme (zu denen auch der faradische Strom gehört), also diejenigen Ströme, bei denen die Stromrichtung nicht eine einheitliche ist, sondern fortwährend in ganz kurzen Intervallen wechselt, natürlich keine dauernde Ionenverschiebung hervorrufen.

Hier werden die Ionen infolge des fortwährenden Wechsels der Stromesrichtung gewissermaßen hin- und hergerissen, sie „pendeln"; die Verschiebung findet nur für einen Moment statt und gleicht sich sofort wieder aus [2]. Es kann also keine dauernde Ionenverschiebung und -abspaltung an den Polen stattfinden. In besonderem Maße gilt dies für die Hochfrequenzströme, die wir in Form der Arsonvalisation und Diathermie anwenden. Die Dauer der einzelnen Stromphase ist hier so kurz bzw. der Richtungswechsel geht so rasch vor sich (bis zu einer Million in der Sekunde), daß eine Ionenverschiebung und damit ein elektrolytischer Effekt überhaupt nicht eintreten kann. Daraus erklärt sich die Tatsache,

[1] Um nur einige Zahlen anzuführen, sei erwähnt, daß das am raschesten wandernde Ion, das H-Ion, 0,032 mm in einer Sekunde wandert. Diese Wanderungsgeschwindigkeit ist etwa 4mal so groß wie die des Cl-Iones und etwa 8mal so groß wie die des Na-Iones.

[2] Dadurch erklärt sich auch die bekannte Tatsache, daß der faradische Strom niemals, auch nicht bei Anwendung nackter Metallelektroden (Pinsel u. dgl.) die oben erwähnten elektrochemischen Verätzungen der Haut hervorrufen kann.

daß diese Ströme in so hohen Intensitäten angewendet werden können, wie sie beim Gleichstrom vollkommen unerträglich, ja sogar infolge zu starker Einwirkung auf den Chemismus des Körpers, deletär wären.

Neben der Elektrolyse bzw. der Ionenwanderung wurde besonders in der älteren Elektrotherapie auf eine andere physikalische Wirkung des Gleichstromes Wert gelegt, nämlich die *Kataphorese* oder Elektroosmose. Man versteht darunter die Fähigkeit des Stromes, nicht dissoziierte, also unzerlegte Moleküle, insbesondere Wassermoleküle, mit gleichzeitiger Fortführung kleinster suspendierter fester bzw. kolloidaler Partikelchen in der Richtung des Stromes, also von der Anode zur Kathode, fortzutreiben. Die Kataphorese wird häufig mit der Elektrolyse verwechselt, was zum Teil auf die nicht ganz einheitlich angewendete Nomenklatur zurückzuführen ist. In manchen Arbeiten wird die Bezeichnung „Kataphorese" für sämtliche unter dem Einfluß des Stromes stattfindenden Molekularbewegungen gebraucht. Sie ist aber prinzipiell von dieser verschieden durch die einsinnige Strömungsrichtung im Gegensatz zu der nach beiden Seiten gerichteten Ionenwanderung bei der Elektrolyse[1].

Die Erscheinungen der Kataphorese sind jedenfalls im Inneren des menschlichen Körpers nur sehr unbedeutend. Sie kommen vielleicht für manche therapeutische Maßnahme an der Hautbedeckung des Körpers in Betracht, für die Beeinflussung des Körperinneren, also auch für die Wirksamkeit der neurologischen Elektrotherapie kann ihr aber kaum eine wesentliche Bedeutung zugeschrieben werden, sie wird sogar von manchen Seiten völlig in Abrede gestellt (z. B. WERTHEIM-SALOMONSON), doch tauchen gelegentlich immer wieder Versuche auf, die Bedeutung der kataphoretischen Vorgänge in den Vordergrund zu rücken.

So haben kürzlich BERGELL und ROHRBACH versucht, die Wirkung der galvanischen Durchströmung auf elektroosmotische Vorgänge, also auf eine Wanderung nicht dissoziierter Stoffteile zurückzuführen. Jedoch sprechen mancherlei Tatsachen, die noch aus dem folgenden hervorgehen werden, gegen diese Anschauung.

Im Anschluß an die Ionenwanderung ist noch ein weiterer physikalischer Vorgang zu erwähnen, der in der neueren Elektrotherapie eine nicht unerhebliche Rolle spielt, nämlich die Iontophorese, d. i. die Einführung exogener Ionen in den Körper.

Wenn ein Strom durch zwei aneinandergrenzende, verschiedenartig zusammengesetzte Elektrolyten hindurchpassiert, so müssen die Ionen aus dem einen in den anderen hinüberwandern.

Tränkt man also den Überzug der auf den menschlichen Körper applizierten Elektroden mit einer körperfremden Salzlösung, z. B. einer Jodkaliumlösung, so tritt infolge der Ionenverschiebung ein Austausch der außerhalb des Körpers gelegenen „exogenen" Ionen mit den Körperionen ein in der Weise, daß das aus dem Jodkalium abgespaltene Jodion in der Richtung nach der Anode in den Körper hineinstrebt, d. h. also von der Kathode aus einwandert. Auf diese Weise kann man verschiedene Substanzen bzw. Medikamente in den Körper einführen. Über die praktische Anwendung dieses als „Iontophorese" bezeichneten Verfahrens ist im speziellen Teil nachzulesen.

Umgekehrt müssen auch bei entsprechender Stromrichtung Substanzen aus dem Körper in den anliegenden Elektrolyten hinauswandern. Man hat mit dieser „Elektroekphorese" Versuche zur Ausscheidung von Blei bei Bleivergiftung gemacht, ohne jedoch zu einem praktisch brauchbaren Ergebnis zu kommen (OLIVER, SCHNITTER, BORUTTAU).

Es muß allerdings auch erwähnt werden, daß bei der Einführung von Medikamenten durch den elektrischen Strom in manchen Fällen neben der Iontophorese auch die oben besprochene Kataphorese (also Einführung unzerlegter Teilchen) in Betracht kommen kann. So hebt BORUTTAU (1) im Anschluß an Versuche von TRAUBE und BERCZELLER hervor, daß Alkaloide vielfach kolloi-

---

[1] Es soll auch eine „Anaphorese" geben, also eine Wanderung kolloidaler negativ geladener Partikel von der Kathode zur Anode hin. Diese beiden Vorgänge der Ana- und Kataphorese sollen den anscheinend so einfachen Vorgang der Elektrolyse stark beeinträchtigen. In Gliedern, in denen die Zirkulation unterbrochen ist, soll durch den kataphorischen Transport der Gewebsflüssigkeit unter dem Einfluß des Stromes ein Ödem entstehen (VIGNAL).

dal sind und nicht als Kationen, sondern als feste Teilchen mit dem Strom wandern, so Atropin, Chinin, Veratrin, Acconitin. REIN (2) hat auf diese Weise oberflächliche Lokalanästhesie durch Kataphorese hergestellt. Es sind auch kataphoretische Versuche mit Vaccinevirus vorgenommen worden. Dasselbe wandert zur Anode und es entsteht an derselben eine Vaccineanreicherung (HARZBURG, KÖBE).

Anschließend müssen einige Worte über den *Leitungswiderstand* gesagt werden, den der menschliche Körper dem elektrischen Strom entgegensetzt. Der Leitungswiderstand eines Elektrolyten hängt ab 1. von seiner chemischen Konstitution bzw. seinem Dissoziationsvermögen, 2. von seiner Länge und 3. von seinem Querschnitt. Im menschlichen Körper ist der Leitungswiderstand der verschiedenen Organe sehr verschieden, er hängt wesentlich vom Wassergehalt ab (z. B. in Muskeln und Gehirn am geringsten, in Fettgewebe und Knochen am größten). Der Gesamtwiderstand des Körpers wird aber wesentlich bestimmt durch die Epidermis, die infolge ihrer Verhornung den größten, alle übrigen Organe weit übertreffenden Widerstand darbietet. Die Leitung wird hier wesentlich besorgt durch die Ausführungsgänge der Schweißdrüsen. Von deren Beschaffenheit (Schwitzen, Durchfeuchtung) hängt also der Leitungswiderstand wesentlich ab.

Der zweite Faktor, die Länge des durchflossenen Leiters, wird durch die Stellung der Elektroden zueinander bestimmt. Er hat keine wesentliche Bedeutung, da die mehr oder minder große Länge der durchflossenen flüssigkeitsreichen inneren Organe gegenüber dem großen Widerstand der Epidermis gar nicht ins Gewicht fällt.

Der dritte Faktor, der Querschnitt, entspricht der Elektrodengröße. Der Leitungswiderstand steht zu ihr im umgekehrten Verhältnis; je kleiner die Elektrode, desto größer der Widerstand.

Auf weitere Einzelheiten kann hier nicht eingegangen werden. Es sei nur darauf hingedeutet, daß der Leitungswiderstand des Körpers gegen Gleichstrom und Wechselstrom ein verschiedener ist, ferner, daß die Epidermis sich nicht wie ein reiner OHMscher Widerstand verhält, sondern auch als „kapazitiver" Widerstand, ähnlich wie ein Kondensator wirkt.

Daß der Leitungswiderstand mit der Dauer und der Intensität des Stromes abnimmt, wird später noch, als ein bei der praktischen Ausführung der Therapie wichtiges Moment, besprochen werden.

Schließlich ist noch eine für die Elektrotherapie wichtige physikalische Folgeerscheinung des Durchtritts des Stromes durch den Körper zu erwähnen, nämlich die *Umformung der elektrischen Energie in Wärme*, ein Vorgang, der jeder Art von Elektrizität eigentümlich ist und der dadurch erklärt wird, daß die Ionen bei ihrer Bewegung aneinander anstoßen und dabei ein Teil ihrer Bewegungsenergie in Wärme umgewandelt wird. Man hat gelegentlich versucht (TURELL), die Bildung der JOULEsche Wärme im Innern des Körpers als das wesentliche bei *allen* elektrotherapeutischen Anwendungen aufzufassen. Es läßt sich aber nachweisen, daß bei der Applikation des galvanischen und faradischen Stromes in den üblichen Stromdosen diese Wirkung nur eine minimale sein kann.

WERTHEIM-SALOMONSON hat ausgerechnet, daß beim Durchpassieren eines Gleichstromes von 10 mA während 10 Minuten ein Körper von 60 kg eine Temperaturerhöhung von nur 0,006° erfährt. Beim faradischen Strom ist diese Wirkung noch wesentlich geringer.

Nur bei *einer* Stromesart ist die Wärmewirkung eine ganz erhebliche, nämlich bei den Hochfrequenzströmen, insbesondere in der Form der Diathermie. Hierbei werden Spannungen durch den Körper geschickt, die denen bei den faradischen und galvanischen Applikationen angewendeten um das 100—1000fache überlegen sind und daher eine erhebliche Wärmeentwicklung im Inneren des Körpers bewirken. Es kann dadurch eine intensive Erwärmung einzelner Organe erzeugt werden, oder es kann auch die gesamte Körpertemperatur um mehrere Grade (im Tierexperiment bis zur tödlichen Hyperthermie) gesteigert werden. Daß sich darauf therapeutische Wirkungen — durch Anregung der Zirkulation, Wegschaffung von Exsudaten usw. in einem kranken Organ oder auch durch ein künstliches Fieber — begründen lassen, liegt auf der Hand (näheres s. später).

2. Physiologische Grundlagen.

Wir gehen nunmehr zur Betrachtung einiger, durch den elektrischen Strom ausgelöster *physiologischer Vorgänge* über, also den Reaktionen der lebenden Substanz auf das im Körper sich abspielende physikalische Geschehen.

Von diesen Vorgängen sind am längsten und besten die Wirkungen auf das Nervensystem bekannt, und zwar sind es zweierlei Erscheinungen, die wir als grundlegend für die Elektrotherapie ins Auge fassen müssen: a) die Reizwirkungen oder erregenden Wirkungen und b) die erregbarkeitsverändernden Wirkungen.

a) Die Reizwirkungen oder erregenden Wirkungen.

Auf die weite Definition, die die Physiologie dem Begriff des Reizes gegeben hat (s. besonders VERWORN) können wir hier nicht eingehen. Wir können für unseren Zweck den elektrischen Reiz nur in dem engeren Sinne eines „auslösenden“ oder „erregenden“ Vorganges betrachten, also die ganz augenfällige Tatsache konstatieren, daß der Einbruch des elektrischen Stromes in einen Nervenapparat denselben erregt, d. h. seine spezifische Funktion zur „Auslösung“ bringt: die Reizung eines motorischen Nerven ruft eine Muskelzuckung, die eines sensiblen Nerven eine Empfindung bzw. einen Schmerz, die eines sensorischen Nerven einen Sinneseindruck hervor usw.

Die Theorie des elektrischen Reizvorganges kann hier nicht erörtert werden; sie wird im physiologischen und diagnostischen Teil dargestellt werden. Wir müssen uns nur klar machen, daß der Reizvorgang eine direkte Folge- bzw. Begleiterscheinung des im vorstehenden geschilderten physikalischen Geschehens, insbesondere der Ionenverschiebung darstellt. Ein anschauliches Bild dieses Vorganges gibt die Theorie von NERNST. Derselbe nimmt an, daß wir es in organischen Geweben mit zweierlei Lösungsmitteln zu tun haben, einerseits einem wässrigen, der Gewebsflüssigkeit, andererseits dem Protoplasma. Wenn man nun annimmt, daß sich die Ionen in dem einen Lösungsmittel rascher bewegen wie in den anderen, so wird es beim Hindurchschicken eines Stromes an der einen Seite zu einer Verdichtung der Ionen, an der anderen Seite zu einer Verringerung ihrer Zahl kommen.

Die Trennungsschicht bilden sie sog. semipermeablen Membranen, welche die Nerven umgeben und diese werden infolge der Konzentrationsveränderung der Ionen der Sitz von elektrischen Ladungserscheinungen, die in dem Reizvorgang zum Ausdruck kommen. Einen derartigen Vorgang müssen wir der Umsetzung der elektrischen Energie in die vitale Erscheinung des Reizeffektes zugrunde legen, ohne daß hier näheres ausgeführt werden kann (s. auch später unter Elektrotonus).

Diese Vorstellung vereinigt sich auch sehr gut mit der grundlegenden Tatsache der elektrischen Reizung, welche in dem bereits im Jahre 1875 formulierten DUBOIS*schen Gesetz* ausgedrückt ist, mit der Tatsache nämlich, daß nicht das gleichmäßige Fließen eines Stromes, sondern das plötzliche Ein- und Ausschalten desselben eine Muskelzuckung erzeugt. Eine bestimmte Elektrizitätsverschiebung ergibt eben eine um so größere Konzentrationsveränderung, je rascher sie erfolgt, denn um so weniger kommt dann die ausgleichende Wirkung der Diffusion zur Geltung.

Lassen wir also einen Strom langsam bis zu einer gewissen Intensität ansteigen (einschleichen), so erhalten wir keinen sichtbaren Effekt, während wir eine starke Muskelzuckung erhalten, wenn wir einen Strom bei derselben oder sogar geringen Intensität plötzlich schließen.

Der Wortlaut des DUBOISschen Gesetzes sei hier wiedergegeben: „Nicht die Stromdichte an sich wirkt erregend auf die Nerven, sondern die Veränderung der Stromdichte von einem Augenblick zum anderen, und zwar ist die erregende Wirkung des Stromes um so größer, je schneller die Änderung der Dichte bei gleicher Stromschwankung geschieht oder je größer die Dichteänderung ist, die in gegebener Zeit vor sich geht.“

Die bei der Änderung der Stromdichte, also bei der Schließung und Öffnung eintretenden Reizwirkungen verhalten sich an den beiden Polen verschieden, indem an der Kathode überwiegend die Schließung, an der Anode die Öffnung wirksam ist (näheres darüber s. den diagnostischen Teil).

Die stärkste Reizwirkung erhalten wir dann, wenn wir den Strom öffnen und sofort wieder in umgekehrter Richtung schließen (Stromwendungen oder VOLTAsche Alternativen). Es summiert sich dabei gewissermaßen die Öffnungswirkung der Anode mit der Schließungswirkung der Kathode.

Die (durch Reizung eines motorischen Nerven bzw. Muskels) ausgelösten Muskelzuckungen verlaufen kurz, momentan, blitzartig, klingen sofort ab, wie lange auch der Strom nach Stromschluß fortdauert[1], nur bei Anwendung sehr hoher Stromstärken tritt eine tetanische, also während der ganzen Stromdauer anhaltende Kontraktion auf.

In gewissen pathologischen Fällen (Entartungsreaktion) erleidet das DUBOISsche Gesetz insofern häufig eine Abänderung, als die Schließung nicht an der Kathode, sondern an der Anode am stärksten wirkt, ferner nimmt in diesen Fällen die Zuckung eine träge „wurmförmige“ Verlaufsweise an.

In der Elektrotherapie begnügen wir uns aber für gewöhnlich nicht mit den durch Schließung und Öffnung des Gleichstromes hervorgerufenen kurzen Einzelzuckungen, sondern suchen eine länger dauernde, tetanische Kontraktion des gereizten Muskels zu erzielen.

Dies erreichen wir dadurch, daß wir eine ganze Serie von Stromschließungen und Stromöffnungen in raschem Rhythmus (etwa 50—100 in der Sekunde) auf den Nerven bzw. Muskel einwirken lassen. Durch die immer wiederholte Reizung ergibt sich eine Summation des Effektes, welche zu einer Dauerkontraktion führt.

Eine solche rhythmische Reizfolge können wir dadurch herstellen, daß wir in den Gleichstrom eine mechanische Unterbrechervorrichtung einschalten, welche den Strom in rascher rhythmischer Zeitfolge öffnet und schließt (LÉDUCsches Unterbrecherrad, BORUTTAUsches Chronaximeter u. dgl.). Den gleichen Effekt haben aber auch alle anderen, aus rhythmisch aufeinanderfolgenden Stromphasen bestehenden Stromesarten, so besonders der vielgebrauchte faradische Strom, ferner der sinusoidale Wechselstrom oder sinusoidale Gleichstrom, auch die rhythmischen Kondensatorentladungen, die rhythmischen FRANKLINschen Entladungen, die OPPENHEIMschen Tonfrequenzströme und andere Modifikationen.

---

[1] Die Dauer des Stromschlusses hat also auf den Verlauf der Zuckung keinen Einfluß, nur darf sie nicht unter ein gewisses Minimum heruntergehen. Die geringste Zeitdauer des Stromschlusses, welche noch ausreicht, um einen Nerven zu erregen, bezeichnet man neuerdings als „Chronaxie“. Die Chronaxiewerte sind für die verschiedenen Nerven etwas verschieden, sie liegen etwa zwischen 0,1 und 0,7 σ (= 0,0001—0,0007 Sekunden). Sie bezeichnen die „Geschwindigkeit des Reagierens“, d. h. die mehr oder weniger lange Stromdauer, die erforderlich ist, um einen Nerven in Erregung zu versetzen.

Alle diese rhythmisch verlaufenden Stromesarten rufen in gleicher Weise tetanische Muskelkontraktionen hervor.

Der Effekt der rhythmischen Reizung steigt im allgemeinen mit der Reizfrequenz. Dies gilt aber nur innerhalb gewisser Grenzen: Bei sehr hohen Frequenzen (Hochfrequenz-Diathermieströme) fällt sogar jede Reizwirkung fort, weil die Dauer der einzelnen Phase zu kurz ist, um eine Erregung hervorzurufen.

Der Effekt hängt ferner ab von der Form der Stromkurve: Je rascher die Einzelreize ansteigen und abfallen, desto größer ist (entsprechend dem DUBOISschen Gesetz) die Reizwirkung. Dementsprechend wirkt der sinusoidale Wechselstrom mit seiner sanft ansteigenden und abfallenden Kurve ceteris paribus schwächer erregend wie der unterbrochene Gleichstrom und der faradische Strom (s. Abbildung der Stromkurven im speziellen Teil).

Die erregende Wirkung des elektrischen Stromes auf motorische Apparate erstreckt sich nicht nur auf die quergestreifte Willkürmuskulatur, sondern auch auf die glatte Muskulatur. Die Erregungsgesetze sind hier aber offenbar sehr kompliziert. Auf die große, diesbezügliche Literatur kann hier nicht eingegangen werden. Es sei nur gesagt, daß nach manchen Autoren (z. B. BIEDERMANN) an der Magen- und Darmmuskulatur, ebenfalls die Schließung der Kathode stärker wirkt, wie die der Anode, nach anderen Versuchen aber ein umgekehrtes Verhalten besteht. So fanden z. B. KIRSTNER und GORINSTEIN in Übereinstimmung mit einigen anderen Autoren, daß die Anode, wenigstens in der überwiegenden Zahl der Fälle die Motilität des Magens stärker anregt, wie die Kathode.

Auch die sekretorischen Nerven sind elektrisch erregbar. BORDIER fand eine Zunahme der Speichelsekretion sowohl durch Einwirkung der Anode wie der Kathode, durch erstere aber stärker. KIRSTNER und GORINSTEIN konnten in den oben erwähnten Versuchen nachweisen, daß auch die sekretorische Funktion des Magens durch die Anode in weit stärkerem Maße angeregt wurde, wie durch die Kathode.

Von größerer Wichtigkeit für die Elektrotherapie ist die sehr große Anspruchsfähigkeit der *Gefäßmuskulatur* bzw. *der vasomotorischen Nerven* auf den elektrischen Reiz. Dieselben werden durch kurzdauernde Stromschwankungen, besonders wenn sie in rascher rhythmischer Aufeinanderfolge auftreten, stark erregt, also sowohl durch den faradischen Strom, wie den Wechselstrom, wie auch den LÉDUCschen Strom. Besonders der letztere ruft eine starke vasomotorische Hautreizung mit lebhaftem Wärmegefühl hervor, die sich an der Kathode bis zur Quaddelbildung steigern kann (DUSCHAK). Ebenso wirken die Funkenentladungen des FRANKLINschen Stromes und der Hochfrequenzströme stark vasomotorisch erregend. Im Gegensatz zu der quergestreiften Muskulatur reagieren aber die Vasomotoren nicht nur auf Stromschwankungen, also auf Stromschließungen und Öffnungen, sondern auch auf den Dauerreiz der gleichmäßigen Durchströmung, wie man aus der besonders intensiven und nachhaltigen Hautrötung ersieht, die nach jeder länger dauernden Gleichstromapplikation zurückbleibt.

Die große Bedeutung dieser Vasomotorenreizung für die Wirksamkeit der elektrotherapeutischen Methoden wird später zu erörtern sein.

Auch das Herz selbst ist elektrisch reizbar, im physiologischen Versuch sowohl durch Einzelinduktionsschläge, wie durch Dauerreize. Am lebenden Menschen hat v. ZIEMSSEN (1882) Gelegenheit gehabt, in einem Falle von Resektion der linken Brustbeinwand das bloßliegende Herz zu reizen. Er erzielte Reaktionen durch starke galvanische Ströme mit Unterbrechungen und Wendungen und will dann auch am unversehrten Menschen auf dieselbe Weise eine Beschleunigung und Energiezunahme der Herzkontraktionen beobachtet haben. BENEDICT will auch durch Faradisation der Brustwand Herzkontraktionen erzielt haben. Allerdings erscheint es fraglich, ob es sich hier nicht um eine reflektorische

Wirkung infolge des starken sensiblen Reizes gehandelt hat. Eine praktische Bedeutung für die Therapie haben diese Versuche nicht erlangt.

Die *sensiblen Nerven* folgen ebenfalls im wesentlichen dem DUBOISschen Gesetz, indem sie vornehmlich durch Veränderungen der Stromstärke erregt werden, und zwar um so stärker, je rascher die Veränderung vor sich geht.

Der plötzliche Stromschluß erzeugt auch hier (überwiegend an der Kathode), besonders wenn der Reiz auf einen sensiblen Nervenast appliziert wird, eine momentane Erregung in Form eines kurzen Stiches oder Schlages. Außerdem findet aber auch eine gewisse Dauererregung in Form einer leichten kribbelnden Empfindung statt, welche von EBBECKE als „Nervenschwirren" bezeichnet wird. Dieses Schwirren hält während der Stromdauer eine gewisse Zeitlang an, verringert sich aber trotz Gleichbleibens des Stromes allmählich an Stärke und klingt nach Verlauf etwa einer Minute vollständig ab.

Die interessanten Folgerungen, die EBBECKE an die eingehende Beobachtung des Nervenschwirrens anknüpft, können hier nicht wiedergegeben werden. Er sieht darin einen Beweis, daß in Analogie mit gewissen Feststellungen beim motorischen Kathodenschlußtetanus die Erregung der sensiblen Nerven durch einen gleichbleibenden konstanten Strom eine diskontinuierliche ist: Der Nerv reagiert auf den Strom mit dem ihm innewohnenden Eigenrhythmus.

In praxi verwenden wir aber für gewöhnlich nicht den konstanten Gleichstrom zur Erregung der sensiblen Nerven, sondern den faradischen Strom. Dieser ruft durch seine rasche, aus kurzen Stromstößen bestehende Reizfolge eine rhythmische Erregung hervor, welche dem Tetanus der motorischen Nerven zu vergleichen ist. Je nach der angewandten Stromstärke und Frequenz wird er als kribbelnd, stechend, schmerzhaft empfunden, und zwar sowohl bei Applikation an den Endorganen, also bei Reizung eines beliebigen Hautgebietes, wie auch bei Reizung der sensiblen Nervenstämme selbst. In letzterem Falle tritt eine in die Peripherie ausstrahlende Empfindung auf.

Die anderen rhythmisch unterbrochenen Stromesarten verhalten sich natürlich analog. Die Differenzen ihrer Wirksamkeit werden später zu erwähnen sein.

Auch die *Sinnesnerven* sind elektrisch reizbar, und es wird ihre Reizung besonders am Opticus und Acusticus auch therapeutisch verwendet. Das nähere über die Erregungsgesetze ist im diagnostischen Teil nachzulesen. Hier sei vom therapeutischen Standpunkt aus nur bemerkt, daß die Reizung der Sinnesnerven, also die Auslösung der spezifischen Sinnesempfindungen nur mit Schließungen und Öffnungen des galvanischen Stromes erreicht werden kann, während sie auf den faradischen (jedenfalls bei den anwendbaren Stromstärken) nicht reagieren (s. darüber im speziellen Teil).

b) Die erregbarkeitsverändernden oder elektrotonischen Wirkungen.

Der elektrische Strom wirkt nicht nur im Moment seines Entstehens und Vergehens als Reiz auf nervöse Apparate, also als erregendes oder auslösendes Moment, sondern er erzeugt auch, wenn er in längerer Dauer, stabil appliziert wird, gewisse Veränderungen der Erregbarkeit, so daß der betreffende Nervenapparat sich einem anderen Reiz gegenüber in seiner Anspruchsfähigkeit verändert erweist, entweder im Sinne einer Steigerung oder einer Herabsetzung.

Am längsten und besten sind uns diese Veränderungen aus physiologischen Versuchen mit Durchströmung eines *motorischen* Nerven mit einem konstanten Gleichstrom (galvanischer Strom) bekannt. Wir wissen, daß in diesem Falle an dem negativen Pol (Kathode) eine Steigerung (Katelektrotonus), am positiven Pol (Anode) eine Herabsetzung der Erregbarkeit entsteht (Anelektrotonus). Dieser Zustand hält aber nur so lange an, wie der Strom andauert. Nach Öffnung

(Unterbrechung) desselben verschwindet er sofort, oder schlägt sogar in sein Gegenteil um.

Auf dieses „elektrotonische Gesetz" wurde in der Elektrotherapie von jeher der größte Wert gelegt, besonders in der älteren Periode der Elektrotherapie, welche ja fast ausschließlich eine Elektrotherapie des *Nerven*systems darstellte. Es tauchten aber bald Zweifel auf, ob es denn berechtigt sei, die im Tierexperiment gewonnenen Gesetzmäßigkeiten auf den lebenden Menschen zu übertragen.

Bei Applikation durch die unversehrte Haut hindurch muß nämlich infolge der sich ausbreitenden „Stromschleifen", der z. B. unter die Einwirkung der Kathode gesetzte Nerv gleichzeitig auch von anodischen Stromanteilen getroffen werden, wenn auch von letzteren in geringerer Dichtigkeit (s. Abb. 2).

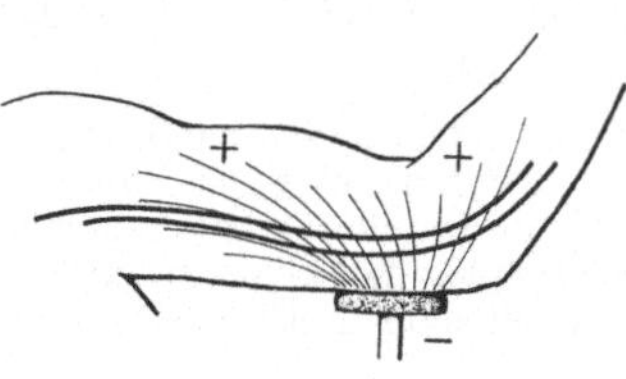

Abb. 2. Schema der Stromverteilung bei Applikation durch die Haut.

So berechtigt dieser Einwand auch erscheint, so trifft er doch in praxi sicherlich nicht vollständig zu, wie schon aus der Tatsache hervorgeht, daß die Gesetze der polaren elektrischen Reizung (Überwiegen der Schließungszuckung an der Kathode und der Öffnungszuckung an der Anode) im wesentlichen am lebenden Menschen ebenso in Erscheinung treten, wie im Tierversuch. Es ist also nicht abzusehen, warum nicht auch die Gesetze des Elektrotonus in Kraft bleiben sollten.

Auch experimentelle Beobachtungen haben dies bestätigt. So ist es schon vor langer Zeit, nachdem frühere Untersucher (Remak u. a.) zu keinen abschließenden Ergebnissen gekommen waren, Waller und de Watteville (1882) gelungen, durch Prüfung mit faradischen Reizen in sehr subtiler Versuchsordnung die polaren, erregbarkeitsändernden Wirkungen des galvanischen Stromes am motorischen Nerven des Menschen zu bestätigen, als eine Erregbarkeitssteigerung an der Kathode und eine -herabsetzung an der Anode nachzuweisen.

Léduc hat die erregbarkeitssteigernde Wirkung der Kathode dadurch nachgewiesen, daß er nach 8 Minuten langer Durchströmung die Amplitude der Muskelzuckungen bei graphischer Aufzeichnung vermehrt fand.

In anderer Versuchsanordnung läßt sich die erregbarkeitsändernde Wirkung des galvanischon Stromes, zwar nicht an den Polen selbst, sondern in der durchströmten, interpolaren Strecke in einer überraschend einfachen Weise überzeugend nachweisen: wenn man nach dem Vorgang von Babinski, Delherm und Jaworski eine Extremität von einem konstanten galvanischen Strom von etwa 10—20 MA. durchströmen läßt, in der Weise etwa, daß man z. B. die Anode an der Schulter, die Kathode an der Handfläche befestigt, und dann mit einem (von dem galvanischen vollständig getrennten) faradischen Apparat einen Muskel, etwa den Flexor digitorum reizt, so stellt man eine sehr deutliche Erregbarkeitssteigerung dieses Muskels fest. Bei umgekehrter Richtung des galvanischen Stromes (Kathode-Schulter-Anode-Hand) tritt nach den genannten Autoren eine Erregbarkeitsherabsetzung ein, die aber nach meinen Beobachtungen nicht immer ganz deutlich ist.

Für die *sensiblen* Nerven und den *Opticus* sind die elektrotonischen Gesetze am lebenden Menschen, kürzlich von Kroll (1 und 2) mit der besonders exakten Methode der Chronaxiebestimmung bestätigt worden. Er fand eine Verlängerung der Chronaxie (also Erregbarkeitsherabsetzung) an der Anode und Verkürzung (also Steigerung) an der Kathode. Ich selbst habe schon früher (2) am Opticus, allerdings nur in pathologischen Fällen, eine Funktionsbesserung an der Kathode und eine -verschlechterung an der Anode nachweisen können.

Wir können also als festgestellt ansehen, daß die elektrotonischen Wirkungen des galvanischen Stromes auch am lebenden Menschen in gesetzmäßiger Weise in Erscheinung treten.

Aber nicht nur mit dem gleichmäßig fließenden (konstanten) Strom, sondern auch mit anderen Stromesarten können wir erregbarkeitsverändernde Wirkungen am lebenden Menschen erzielen.

Insbesondere wirken rasch aufeinanderfolgende (tetanisierende) Reize bei genügender Stärke erregbarkeitsherabsetzend auf die motorischen und sensiblen Nerven. Wenn man z. B. einen Muskel durch einen kräftigen faradischen Strom einige Minuten lang in eine tetanische Kontraktion versetzt, so ist, wie *ich selbst* (1) nachweisen konnte, nach Beendigung dieser Applikation seine Erregbarkeit herabgesetzt. Man kann diese Wirkung wohl als eine „ermüdende" oder „erschöpfende" Wirkung deuten. Neuerdings ist dieser erregbarkeitsherabsetzende Einfluß der kräftigen faradischen Reizung von ALTENBURGER und KROLL mittels der Chronaxie nachgewiesen worden. Nach 14 Minuten dauernder Reizung stieg die Chronaxie von 0,36 auf 1,4. Diese Herabsetzung hielt 10 Minuten bis zu einer Stunde nach Aufhören der Reizung noch an.

Die Herabsetzung der Erregbarkeit ist nach meinen Versuchen um so stärker ausgesprochen, je stärker und länger der faradische Strom angewendet wird und je rascher seine Reizfolge ist.

Eine Erregbarkeits*steigerung* bei schwachen bzw. kurzdauernden Reizen, die man nach dem ARNDT-SCHULZEschen Gesetz erwarten sollte, konnte ich in meinen Versuchen am motorischen Nerven bzw. Muskel nicht nachweisen. In den oben erwähnten Untersuchungen von ALTENBURGER-KROLL ist aber dieser Nachweis gelungen. Nach Reizung von 3 Minuten Dauer sank die Chronaxie z. B. von 0,36 auf 0,1.

Die durch den faradischen Strom bei einmaliger, längerer, kräftiger Reizung erzielten Herabsetzung der Erregbarkeit ist naturgemäß nicht dauernd, sondern schwindet, wie jede andere Ermüdung in kürzerer oder längerer Zeit.

Wiederholt man aber die Applikation täglich, so tritt nach einer Reihe von Tagen das Gegenteil ein, nämlich eine Erregbarkeits*steigerung* und zwar ist diese dann dauernd nachweisbar, ein Vorgang, den man wohl mit einer „Übung" in Analogie bringen kann, und der, wie wir später sehen werden, als ein wichtiger Faktor der Elektrotherapie anzusehen ist.

Ebenso wie der faradische Strom wirken natürlich auch andere rhythmisch rasch unterbrochene Stromesarten, also der Wechselstrom (Sinusstrom) und besonders der LÉDUCsche zerhackte Gleichstrom, bei stärkerer Anwendung ausgesprochen ermüdend, also erregbarkeitsherabsetzend auf die motorischen Nerven. Nur bei rhythmischen Kontensatorentladungen fehlt diese Eigenschaft bzw. ist weniger ausgesprochen (MANN, 9).

Am *sensiblen Nerven* läßt sich folgendes konstatieren: kurze, kräftige Reize, also etwa eine faradische Pinselung, oder eine Applikation von Hochfrequenz- oder statischen Funken, wirken erregbarkeitssteigernd, d. h. hinterlassen eine Hyperästhesie, die noch lange nach der Anwendung nachweisbar ist (MANN, 4). (ISLER hat kürzlich eine Steigerung der Wärmeempfindlichkeit nach Applikation von Hochfrequenzfunken nachgewiesen, während die Kälteempfindlichkeit herabgesetzt war.)

Läßt man aber einen kräftigen faradischen Strom *längere Zeit* auf dieselbe Hautstelle bzw. einen circumscripten Nervenpunkt einwirken (was am besten in Form der später zu erwähnenden „schwellenden" Ströme geschieht), so tritt eine erregbarkeitsherabsetzende (ermüdende) Wirkung ein, er wirkt also anästhesierend (MANN, 4).

Noch stärker wie der faradische Strom wirkt der LÉDUCsche Strom anästhesierend (MANN, 3). Nach WINKLER (1) kann diese Anästhesie sogar bis zur völligen Aufhebung der Schmerzempfindung getrieben werden und zwar nicht nur an den Stellen, wo die Elektroden appliziert sind, sondern auch in den dazwischen gelegenen Strecken. Auch von seinen neu eingeführten Tonfrequenzströmen gibt OPPENHEIM besonders stark anästhesierende Wirkungen an.

Sehr schwache, an der Grenze der Wahrnehmbarkeit stehende elektrische Reize erzeugen zwar keine nachweisbare Veränderung der Erregbarkeit; sie wirken aber erfahrungsgemäß beruhigend oder reizmildernd, besonders an vorher hyperästhetischen Hautstellen; so ein ganz schwacher, kaum fühlbar faradischer Strom (faradische Hand), ferner auch die Büschelausstrahlungen des FRANKLINschen Stromes und die Hochfrequenzeffluvien.

Eine besondere Erregbarkeitsherabsetzung, nämlich eine Aufhebung der Hirnfunktionen, eine „elektrische Narkose", hat LÉDUC (3, 4, 5) mit dem bereits erwähnten, nach ihm benannten, zerhackten Gleichstrom zu erzielen vermocht. Die Applikation dieses Stromes am Kopfe mit allmählich ansteigender Stromstärke (Kathode an der Stirn) ruft im Tierversuch einen schlafähnlichen Zustand hervor, in dem das Tier selbst gegen schmerzhafte Eingriffe unempfindlich wurde (kürzlich von LIEBEN an Schlachttieren nachgeprüft).

LÉDUC hat sein Verfahren auch im Selbstversuch erprobt und dabei gefunden, daß die Gehirnzentren sukzessive ausgeschaltet werden. Zunächst tritt eine Ausschaltung des motorischen Sprachzentrums ein, dann eine Ausschaltung der motorischen und sensiblen Funktionen, dann eine Behinderung der Atmung, während das Herz noch weiter schlägt. Eine praktische Verwendung zur Erzeugung der Narkose hat das Verfahren jedoch bisher nicht gefunden.

Es ist übrigens schon seit langem bekannt und bereits von BRENNER erwähnt, daß in geringerem Maße auch andere elektrotherapeutische Prozeduren, insbesondere schwache Gleichstromapplikationen am Kopfe, eine ermüdende bzw. schlafmachende Wirkung ausüben. Diese Reaktion ist aber inkonstant und individuell verschieden. Besonders aufgefallen ist mir in der letzten Zeit die ermüdende bzw. schlafmachende Wirkung des durch den ganzen Körper in erheblicher Stärke im Vollbade hindurchgeleiteten Gleichstromes.

Schließlich ist noch ein besonderer Weg der Beeinflussung der Erregbarkeit durch den elektrischen Strom zu erwähnen, der sich nicht auf den Ort der Reizung, sondern auf entfernt gelegene Gebiete bzw. Organe erstreckt, nämlich die sog. „*Ableitung*" oder „*Revulsion*". Wir verstehen darunter die zuerst im physiologischen Versuch festgestellte Tatsache (BUBNOFF-HEIDENHAIN), daß Reizung eines Nervengebietes eine hemmende, also erregbarkeitsherabsetzende Beeinflussung eines anderen Organes, insbesondere des Zentralnervensystems, zur Folge haben kann, so daß z. B. starke faradische Reizung der Hautoberfläche einen künstlich gesetzten Reizzustand der Hirnrinde zum Verschwinden bringen kann. Kürzlich hat RIZZOLO diese alten Versuche mittels der chronaximetrischen Methode wiederum aufgenommen: Faradische Reizung oder auch Erwärmung gewisser Hautbezirke rief, je nach der Dauer der Reizung, eine Verkürzung oder Verlängerung der Chronaxie der Hirnrinde hervor.

Die Bedeutung dieser Experimente für das Verständnis der Wirkungsweise gewisser elektrotherapeutischer Prozeduren werden wir später ins Auge fassen.

c) Biologische Wirkungen auf nicht nervöse Organe.

Wir haben bisher die physiologischen (erregenden und elektrotonisierenden) Wirkungen der Elektrizität nur in bezug auf das *Nervensystem* betrachtet, weil diese am übersichtlichsten und am besten bekannt sind und uns auch bei unserer Darstellung am nächsten liegen. Wir dürfen aber nicht vergessen, daß die Elektrizität sicher auch auf *nicht* nervöse Gebiete, wie z. B. das Blut, als ein Reiz wirken kann, der sich allerdings nicht wie beim motorischen Nerven in einer äußerlich sichtbaren Betätigung, aber in einer Beeinflussung der trophischen Eigenschaften und damit der Funktionstätigkeit der betreffenden Zellkomplexe auswirken und dieselben eventuell in günstigem Sinne zu beeinflussen geeignet sein kann (formativer Reiz).

Von einer derartigen Anregung der Zellfunktionen kann naturgemäß unter Umständen eine allgemeine Beeinflussung des Stoffwechsels erwartet werden, eine Wirkung, die besonders den Hochfrequenzströmen zugeschrieben wird.

Ob bei diesen Strömen die Umsetzung der elektrischen Energie in Wärme ein wesentliches Zwischenglied darstellt, besonders bei den Diathermieströmen, oder ob der elektrische Reiz direkt stimulierend auf die Zellfunktionen wirkt, kann noch nicht als ganz sichergestellt angesehen werden. Die Ansichten neigen sich aber immer mehr nach der letzteren Richtung.

Aber auch von den anderen Stromesarten, insbesondere denjeningen, die eine starke Hautreizung ausüben (faradischer Strom, FRANKLINscher Strom) sind Stoffwechselwirkungen nachgewiesen. Die neuen Forschungen über die Beeinflussung der vasomotorischen und überhaupt der gesamten vegetativen Vorgänge durch den Hautreiz sind dabei von erheblicher Bedeutung geworden. Über diese und einige andere Wirkungsmöglichkeiten der Elektrotherapie kann aber erst im Zusammenhang mit den klinischen Beobachtungen und Erfahrungen näheres gesagt werden; wir wollen uns daher hier im physiologischen Teil, um Wiederholungen zu vermeiden, auf diese Andeutungen beschränken.

II. Anwendung der vorstehenden physikalischen und physiologischen Grundsätze auf die empirisch-klinischen Erfahrungen und Versuch einer theoretischen Erklärung der elektrotherapeutischen Heilerfolge.

Daß man die Wirkung der elektrotherapeutischen Prozeduren nicht etwa als ein rein physikalisches Geschehen auffassen kann, liegt auf der Hand. Gelegentlich sind derartige Vorstellungen aufgetaucht. Man hat z. B. an Fortschaffung von Exsudaten, die Resorption von Blutergüssen und dgl. auf rein physikalischem Wege, durch die Ionenwanderung und damit verbundener Flüssigkeitsverschiebung gedacht. Denkt man aber näher über diesen Vorgang nach, so wird man finden, daß auch hierbei die Zwischenschaltung eines biologischen Vorganges unentbehrlich sein dürfte, nämlich die Annahme einer durch den physikalischen Vorgang gesetzten Leistungssteigerung der vitalen Energie der die Resorption besorgenden Zellen. In anderen Fällen aber, besonders bei der Elektrotherapie der Nervenkrankheiten, drängt es sich noch unmittelbarer auf, in den *physiologischen* (durch das physikalische Geschehen ausgelösten) Vorgängen das Wesen der therapeutischen Einwirkung zu erblicken.

Hier auf der eigentlichen Domäne der Elektrotherapie schien es von Anbeginn dieser Disziplin ab verlockend, auf den physiologischen Grundgesetzen, also auf der *Reizwirkung* einerseits und der *erregbarkeitsverändernden* Wirkung andererseits ein therapeutisches Prinzip aufzubauen.

Betrachten wir von diesem Gesichtspunkt aus zunächst die *erregbarkeitsverändernden Wirkungen,* die in den *elektrotonischen Gesetzen* festgestellt sind.

1. Wirkungsweise der stabilen ununterbrochenen (elektrotonisierenden) Gleichstromapplikation.

Die Bedingungen hierfür sind in der praktischen Anwendung der Elektrotherapie häufig gegeben, und zwar bei der gleichmäßigen längerdauernden Durchströmung eines Gliedabschnittes bzw. der in demselben gelegenen peripheren Nerven mit einem ununterbrochenen Gleichstrom. Wir bringen diese Methode bekanntlich sehr häufig bei peripheren Nervenerkrankungen (Neuritiden, Lähmungen, Neuralgien u. dgl.) zur Anwendung. Hier lag es außerordentlich nahe, die elektrotonischen Gesetze, also die auch am lebenden Menschen nachgewiesene erregbarkeits*steigernde* Eigenschaft der *Kathode* als Grundlage für eine kräftigende anregende Wirkung (bei Lähmungen, usw.), die erregbarkeits*herabsetzende* Eigenschaft der *Anode* dagegen als Grundlage für eine beruhigende

Wirkung (bei Neuralgie, usw.) anzusehen. Es haben sich aber schon seit längerer Zeit Zweifel erhoben, ob wirklich auf dieses von den alten Elektrotherapeuten als Grundlage angesehene Prinzip Heilerfolge bezogen werden könnten, ob also z. B. das durch eine Gleichstromapplikation bewirkte Auftreten eines Anelektrotonus für einige Minuten an irgendeiner oberflächlichen Stelle eines neuralgisch affizierten Nerven irgendetwas mit einer eventuellen späteren Heilung der Neuralgie zu tun habe.

Schon Erb, der hervorragendste Vertreter der alten Elektrotherapie sprach 1872 die Vermutung aus, „daß in pathologischen Fällen wahrscheinlich ganz andere Dinge wirksam sind bei Heilerfolgen, als die durch den Strom hervorgerufenen elektrotonischen Veränderungen“ und daß jedenfalls „dieselben nur einen Teil, allerdings den von uns fast allein gekannten Teil der Polwirkungen bilden“.

Gestützt werden diese in neuerer Zeit immer stärker hervortretenden Bedenken durch die Erwägung, daß wenn man auch an einem circumscripten Punkt eines Nerven eine polare Erregbarkeitsveränderung zu erzeugen vermag (s. oben), man doch keinesfalls imstande ist, den ganzen Nerven, besonders wenn er einen ausgedehnten Längsverlauf hat, unter die Einwirkung eines bestimmten Poles zu setzen, daß vielmehr auch Teile desselben der entgegengesetzten Polwirkung ausgesetzt sein müssen[1], ferner noch durch einen weiteren Umstand: die elektrotonischen polaren Veränderungen halten bekanntlich nur solange an, als der Strom einwirkt und schlagen nach Öffnung (Unterbrechung) desselben in ihr Gegenteil um, wie unter anderen auch durch die oben erwähnten neuesten Untersuchungen von Kroll (1 und 2) bestätigt worden ist. Es tritt also *nach* der Applikation eine Erregbarkeitssteigerung an der Anode und eine -herabsetzung an der Kathode ein, womit wir gerade das Gegenteil von dem erzielen, was wir beabsichtigen.

Allerdings können wir dieser Erscheinung einigermaßen dadurch entgegentreten, daß wir den Strom bei Beendigung der Sitzung nicht plötzlich unterbrechen, sondern ganz langsam bis auf 0 reduzieren. Durch dieses „Ausschleichen“ wird das Eintreten der Umkehr des Elektrotonus verhindert oder wenigstens abgeschwächt und es gilt dieses Verfahren daher bei allen Applikationen, besonders bei der Neuralgiebehandlung von jeher als eine feststehende Regel.

Aber auch diese Regel scheint sich nicht ganz zu bewähren, jedenfalls spricht eine recht interessante Beobachtung von Erben dagegen, welcher bei galvanischer Durchströmung des Vestibularisapparates und langsam schleichenden Ausschalten des Stromes noch etwa $^1/_2$ Std. lang eine Erregung des Vestibularnerven in dem der vorangegangenen Polwirkung entgegengesetzten Sinne beobachten konnte. Also auch bei vorsichtigem Ausschleichen ist die Polwirkung nach Beendigung der Applikation in ihr Gegenteil verkehrt[2].

Nach diesen Beobachtungen und Erwägungen mag es wohl verständlich erscheinen, daß das alte elektrotherapeutische Grundgesetz von der differenten elektrotonischen Wirksamkeit der beiden Pole (Anregung durch die Kathode, Beruhigung durch die Anode) in der letzten Zeit immer mehr an Wertschätzung verloren hat, zumal diese Bedenken auch noch durch gewisse klinische Erfahrungen gestützt worden sind.

Schon der Umstand, daß die Gleichstromapplikation auch bei Ausdehnung auf nicht nervöse Organe, insbesondere Gelenke, ausgesprochen schmerzstillend

[1] Bei den Neuralgien der langen Extremitätennerven, z. B. des Ischiadicus, bringen wir sogar beide Elektroden im Gebiete des erkrankten Nerven an, setzen also einen erheblichen Teil derselben unter die Einwirkung der Kathode, ohne dadurch eine schädliche Erregbarkeitssteigerung zu erzielen.

[2] Nebenher sei hier erwähnt, daß Brandenburg nach galvanischer Durchströmung im Vierzellenbad noch stundenlang das Bestehen eines von den behandelten Hautstellen abzuleitenden Stromes nachweisen konnte. Allerdings bezieht sich diese Feststellung nur auf die äußere Haut und es ist nicht nachzuweisen, daß sich auch tiefer gelegene Organe (insbesondere Nerven) an dieser elektrischen Nachwirkung beteiligen. Immerhin ist diese Beobachtung für die Dauerwirkung von elektrischen Anwendungen von Interesse.

und beweglichkeitsfördernd wirkt, mußte darauf hindeuten, daß die elektrotonischen Veränderungen nicht das A und O der Elektrotherapie sein könnten.

Aber auch bei Nervenkrankheiten selbst finden wir Ergebnisse, die dieser Auffassung entgegenstehen.

So konnte ich selbst (4) schon vor längerer Zeit in Übereinstimmung mit anderen Autoren (VERNAY, DIGNAT, BERGONIÉ, LÉDUC) hervorheben, daß bei der Neuralgiebehandlung nicht selten die Kathode ebensogut oder besser wirkt, wie die Anode; und neuerdings hat sich am entschiedensten in dieser Beziehung KOWARSCHIK (2) ausgesprochen, der bei über 5000 Behandlungen von Neuralgien wahllos abwechselnd die Kathode und die Anode anwendete, teils bei denselben Patienten, teils in verschiedenen Fällen, und keine überzeugende Überlegenheit der letzteren in bezug auf die Schmerzstillung gesehen haben will.

Auch bei einer anderen Erkrankung, nämlich der Tetanie, kann man direkt messend feststellen, daß die krankhaft gesteigerte Erregbarkeit der peripheren motorischen Nerven sowohl durch die Kathode wie die Anode herabgesetzt, also therapeutisch günstig beeinflußt wird, und zwar für längere Zeit, wie zuerst PHILIPPSON in gründlichen Untersuchungen gezeigt hat.

Andererseits gibt es auch wieder Erfahrungen, die auf eine differente Polwirkung unwiderleglich hinweisen, und die wir trotz der soeben erwähnten widersprechenden Erfahrungen für die Therapie nicht vernachlässigen dürfen.

Ich erinnere hier besonders an die von E. REMAK hervorgehobene, nach meiner Erfahrung durchaus zutreffende Tatsache, daß bei leichten Lähmungen des Radialis und anderer peripherer Nerven die stabile Applikation der Kathode auf den Nerven, also das Hervorrufen eines Katelektrotonus die aktive Beweglichkeit der gelähmten Muskeln während der Dauer der Einwirkung bessert, während die Anode dies nicht bewirkt; ferner an die häufig zu machende Beobachtung, daß subjektive Ohrgeräusche während einer Anodenapplikation verschwinden, während sie durch die Kathode verstärkt werden, ein Unterschied in der Wirkung, den die Patienten ohne von dem Polwechsel etwas zu wissen, mit voller Bestimmtheit angeben.

An den sog. CORNELIUSschen Druckpunkten fanden KAUFMANN und KAISER bei Einwirkung der Anode ein ausgesprochenes Verschwinden der Schmerzhaftigkeit, während umgekehrt die Kathode eine Steigerung zur Folge hatte.

Ach am *Opticus* konnte *ich* (2) in Fällen von Atrophie eine vorübergehende Besserung der Funktion in bezug auf Sehschärfe und Gesichtsfeld durch stabile Galvanisation beobachten, und zwar wirkte die Hervorrufung des Katelektrotonus entschieden günstiger, wie die des Anelektrotonus, welcher letztere bisweilen direkt eine Verschlechterung der Sehfunktion mit sich brachte. Auch mittels elektrischer Reize (Kondensatorentladungen) läßt sich diese Besserung der Anspruchsfähigkeit des Opticus im Katelektrotonus nachweisen.

Auch die oben (S. 422) erwähnte unterschiedliche Polwirkung auf sekretorische Funktionen (überwiegende Reizwirkung auf Speichel- und Magendrüsen bei Applikation der Anode) kann hier angeführt werden.

Es geht also aus dem Vorstehenden hervor, daß bezüglich der differenten Polwirkung die Dinge nicht ganz einheitlich liegen, daß aber eine polare Beeinflussung der krankhaft veränderten Erregbarkeit — im Sinne einer beruhigenden Wirkung durch die Anode und einer anregenden durch die Kathode — keinesfalls von der Hand zu weisen ist und bei unseren elektrotherapeutischen Maßnahmen nicht ganz vernachlässigt werden darf. Allerdings scheint diese Einwirkung nicht regelmäßig und nicht anhaltend genug, um eine grundlegende Erklärung unserer elektrotherapeutischen Heilerfolge daraus herzuleiten.

Der Auffassung mancher Autoren, daß es in praxi zweckmäßig sei, an der alten Grundregel von der differenten therapeutischen Verwendbarkeit der beiden

Pole festzuhalten, kann man jedenfalls beipflichten, zumal keinesfalls damit etwas geschadet wird.

An der Stelle der „elektrotonischen" Erklärungsweise hat sich nun immer mehr eine *elektrochemische* oder *biochemische* Auffassung zur Erklärung der bei stabiler Gleichstromapplikation beobachteten Heilerfolge Geltung verschafft. Es ist wohl jetzt die Ansicht der meisten Elektrotherapeuten, daß das Wesentliche bei der stabilen Galvanisation die elektrolytischen Vorgänge sind, welche unter der Einwirkung des konstanten Stromes in dem Nerven vor sich gehen und welche auf dem Wege der Ionenverschiebung ein Wegschaffen krankhafter Produkte bewirken und damit Heilungsvorgänge anbahnen. Natürlich ist hierbei, wie nochmals betont werden soll, nicht an einen rein mechanisch-physikalischen Vorgang zu denken, sondern wir müssen uns die Vorstellung von einem durch die physikalischen Veränderungen angeregten *vitalen* Vorgang machen, ein Verhältnis, welches Kowarschik (2) sehr treffend folgendermaßen ausdrückt: „Wir müssen uns vorstellen, daß die (durch Elektrolyse und Ionenverschiebung) neu entstandenen Verbindungen als zellfremder Reiz wirken. Jeder derartige Reiz verzehrt Substanz, baut daher ab. Bei diesem Abbau kommt es auch zur Zerstörung, zur Dissoziation bestimmter schmerzerregender Atomenkomplexe. Da aber, solange der Organismus lebt, jeder Dissimilation wieder eine Assimilation, jedem Abbau ein Wiederaufbau folgen muß, so ist dadurch die Möglichkeit gegeben, daß an Stelle der alten unbrauchbaren, neue brauchbare Bausteine, d. h. funktionstüchtige Atomgruppen treten können. Auf diesem Wege kann uns die Anbahnung einer Heilung verständlich werden."

Wir sehen also eine durch den konstanten Strom erzeugte Umstimmung der Ernährungsverhältnisse der erkrankten Gewebe als die wesentliche Wirkung des konstanten Gleichstromes an. Die dabei an reizbaren nervösen Geweben nachweislich auftretenden, an den beiden Polen gegensinnigen elektrotonischen Erregbarkeitsveränderungen sind als Folge bzw. Begleiterscheinungen dieser feinen untritiven Veränderungen aufzufassen. Wenn sie auch nicht, wie es die ältere Elektrotherapie wollte, als die wesentliche Grundlage der elektrotherapeutischen Wirksamkeit anzusehen sind, so können sie doch immerhin als ein Indikator dafür betrachtet werden, daß an den beiden Polen verschiedenartige elektrochemische Veränderungen vor sich gehen, die sich unter Umständen auch in Krankheitsfällen in differenter Weise auswirken können.

Die vorstehend skizzierte Ansicht von der elektrochemischen, durch Änderungen des Ionengleichgewichtes bedingten Wirksamkeit der Elektrotherapie findet sich in neuerer Zeit in zahlreichen Darstellungen ausgesprochen (s. neuerdings u. a. Waddington). Man stellt sich z. B. vor, daß Ionen in die Zellen einwandern und Veränderungen des chemischem Verhaltens, Quellung von Kolloiden und dgl. veranlassen (Veraguth). Ausführlich hat sich darüber kürzlich Eisenmenger ausgesprochen. Derselbe bezeichnet die Wirkung des galvanischen Stromes direkt als eine *chemische:* die Repräsentanten der Lebensenergie sind die anorganischen Salzlösungen bzw. deren dissoziierte Partikelchen, die Ionen. Durch Verschiebung der Ionen werden Veränderungen im Inneren der Zellen und damit Änderungen ihres biologischen Verhaltens hervorgerufen. Je nach der Stärke der Einwirkung kann der Strom die Beschaffenheit der Zellen im Sinne einer Erregung, einer Lähmung oder Zerstörung beeinflussen. In der älteren Literatur ist dieses Prinzip wohl am schärfsten, wenn auch etwas primitiv von Schatzkij (1) hervorgehoben worden, welcher die Steigerung der Erregbarkeit an der Kathode dadurch erklärt, daß durch die Kathodenwirkung der Zelle Sauerstoff entzogen wird, während die Anode der Zelle Sauerstoff zuführt und dadurch ihre Erregbarkeit vermindert.

Die neuere physiologische Forschung hat uns nun Ergebnisse an die Hand gegeben, nach welchen die Vorstellung von biochemischen, durch den Strom hervorgerufenen Veränderungen aus der theoretischen Konstruktion einer therapeutischen Hypothese in das Gebiet der durch exakte histochemische Untersuchungen nachgewiesenen Tatsachen erhoben worden ist.

Hier sind in erster Linie die Arbeiten von BETHE zu erwähnen. Dieser fand bei Durchströmung eines Nerven mit einem konstanten Strom charakteristische histologische Veränderungen, sog. „Polarisationsbilder". Die Achsenzylinder im Bereiche der Kathode sind bei Anwendung bestimmter Färbemittel bedeutend dunkler gefärbt, als an der Anode.

Er nimmt an, daß in den Nervenfibrillen eine Säure, die „Fibrillensäure" enthalten sei, deren Ionen unter dem Einfluß galvanischer Ströme, dem Verhalten anderer chemischer Substanzen folgend, nach den Polen hinstreben und — je nach der Stromstärke zum kleineren oder größeren Teil — sich an der Kathode sammeln, wo sie, da sie die Trägerin der Nervenerregbarkeit ist, zu einer Erregbarkeitssteigerung Veranlassung gibt [1].

In diesen Befunden können wir sicherlich eine Grundlage für die Anschauung erblicken, daß die Wirkung des elektrischen Stromes auf den Nerven auf einer Änderung seiner strukturellen Beschaffenheit, insbesondere seiner Ionenverteilung, beruht.

Zahlreiche andere Arbeiten aus der physiologischen Literatur wären hier zu erwähnen. Es sei jedoch nur hingewiesen auf die Arbeiten von WORONZOW, KATSURA, HOLUBERT, STEFL, STÜBEL, ODA-DAIKICKI, AKIJAMA, ROEDER, TOMOCZAWA, BARANOW und GALIBIN.

In diesen Arbeiten sind nicht nur Veränderungen der Ionenkonzentration unter dem Einflusse des Stromes, sowie Verdichtungen und Auflockerungen der Grenzschichten durch die Anode bzw. die Kathode nachgewiesen, sondern auch Änderungen im Wassergehalt, Quellungen, Schrumpfungen, Weiterwerden des Keratinnetzes, Veränderungen der Nervenfaserdicke usw. Ein Versuch, in diese schwierieg biochemische Literatur weiter einzudringen, würde jedoch den Rahmen dieser Darstellung überschreiten.

Es sei nur als für unsere Auffassung besonders wichtig hervorgehoben, daß ebenso wie durch den konstanten elektrischen Strom das histologische Bild des Nerven auch dadurch beeinflußt wird, daß man die verschiedenen Ionen in einer stärkeren Konzentration als der normalen auf den Nerven einwirken läßt (SCHWARTZ, SCHREITER, MACKUTH). Kalium- und Hydroxylionen bewirken strukturell dasselbe, wie die Kathode (Auflockerung der Grenzflächenmembran), Calcium- und Wasserstoffionen dasselbe wie die Anode (Verdichtung der Grenzflächenmembran). Auch kann man eine durch Kalisalze oder Alkalose hervorgerufene funktionelle Lähmung und die damit einhergehende strukturelle Veränderung durch den Anelektrotonus rückgängig machen (WORONZOW, MACKUTH) und umgekehrt.

Ob die eigenartigen von SOMMER (3) kürzlich veröffentlichten Befunde bei Elektrolyse von Blutserum für unsere Kenntnisse der elektrotherapeutischen Vorgänge als bedeutsam angesehen werden können, wage ich nicht zu entscheiden. SOMMER sah bei der elektrischen Durchströmung (0,5—2 MA., $^1/_2$ Std.) einer mit Blutserum gefüllten Röhre, an deren beiden Enden eine Lösung von Argentum nitricum angebracht war, in der Anodenflüssigkeit sehr lebhaft bewegte, dunkle mikroskopische Körperchen auftreten, welche ihre Eigenbewegungen lange beibehielten und an der Kathodenseite fehlten. Er kommt selbst zu keiner endgültigen Beurteilung dieser Erscheinung, hält aber das Auftreten dieser Körperchen für eine allgemeine Eigenschaft des Blutes, welche unter bestimmten chemischen Umständen bei der Elektrolyse hervortritt.

---

[1] Gegen diese Theorie wird allerdings das außerordentlich rasche Entstehen des Elektrotonus (Latenzzeit von höchstens 0,00007 Sek.) geltend gemacht. Dies verträgt sich nicht mit der geringen Wanderungsgeschwindigkeit der Ionen (KOWARSCHIK).

Zusammenfassend also können wir sagen: Die histochemischen Untersuchungen haben eine materielle Einwirkung der Gleichstromapplikation auf die feinere strukturelle Beschaffenheit der Gewebe, insbesondere des Nervengewebes zweifellos ergeben. Aus der Kenntnis dieser Veränderungen können wir eine Erklärung für die empirisch feststehende Heilwirkung der konstanten Durchströmung bei gewissen Nervenkrankheiten gewinnen. Wir können daraus auch eine Bestätigung der sich immer mehr in der Therapie einbürgernden Empfehlung möglichst hoher Stromstärken von langer Dauer entnehmen: je intensiver und dauernder der Strom einwirkt, desto ausgiebigere elektrochemische Vorgänge muß er auslösen. Ferner können wir aus der nachgewiesenen Verschiedenheit der histochemischen Veränderungen an den beiden Polen nicht nur eine Erklärung für die physiologischen Erscheinungen des Katelektronus und Anelektronus gewinnen, sondern auch einen Hinweis darauf, daß das alte Gesetz von der differenten *therapeutischen* Wirksamkeit der beiden Pole bis zu einem gewissen Grade zu Recht besteht. Allerdings werden sich diese polaren Wirkungen infolge der diffusen Stromverteilung am lebenden Menschen vielfach überschneiden und verwischen, so daß sie nicht immer rein zum Ausdruck kommen können.

Übrigens ist kürzlich auch von physiologischer Seite (WACHHOLDER) auf Grund dieser Befunde mit Recht darauf hingewiesen worden, daß wir Neurologen in diesen experimentellen Ergebnissen die so lange gesuchte theoretische Erklärung finden könnten für die bisher rein empirische therapeutische Anwendung des konstanten Stromes. Die günstige Wirkung der Kathodenbehandlung von Lähmungen werde verständlich durch die in den BETHEschen Polarisationsbildern histologisch nachgewiesene, die Durchströmung lange überdauernde Auflockerung der Grenzflächenmembranen im Bereiche der Kathode, die dämpfende Wirkung der Anode bei Neuralgien dagegen durch die Verdichtung der Membranen im Bereiche der Anode.

Die vorstehenden Betrachtungen können, wie aus der Darstellung hervorgegangen sein wird, zunächst nur auf die an den *peripheren Nerven* ausgeübte Elektrotherapie bezogen werden, denn die oben erwähnten histochemischen Befunde sind ausschließlich an den peripheren Nerven gewonnen worden. Es fragt sich nun, ob wir die hieraus sich ergebende Auffassung von einer Beeinflussung der feinen chemischen Gewebsbeschaffenheit durch den Strom auch auf die *Zentralorgane* übertragen können. Die Durchströmung des Gehirns und Rückenmarkes mit relativ schwachen Strömen ist ja von jeher sehr viel geübt worden. Besonders die älteren Elektrotherapeuten (in erster Linie ERB und seine Schule) sprachen ihr weitgehenden Wirkungen bei den verschiedensten organischen Zentralerkrankungen zu. Als Erklärung für diese Erfolge glaubte man, ebenso wie bei den peripheren Erkrankungen, einen Einfluß des Stromes auf die Ernährungsverhältnisse, die chemische Konstitution der Zentralorgane annehmen zu können. Besonders LÉDUC (2 und 6) hat diese Anschauung vertreten. Er schreibt der Gehirngalvanisation einen direkt heilenden Einfluß auf hämorrhagische und andere Gehirnherde zu und führt denselben zurück auf die Anregung von Resorptionsvorgängen, Besserung der Ernährungsverhältnisse der Ganglienzellen, Ionenaustausch zwischen den Zellen und dgl. mehr.

Zur Erreichung dieses Effektes empfiehlt er allerdings erheblich höhere Stromstärken als die für gewöhnlich gebrauchten, nämlich 20—50 MA. in der Dauer von $1/2$ Std.

Auch bei Rückenmarkskrankheiten empfehlen manche Autoren die Anwendung hoher Stromstärken bis 50 MA. und wollen dadurch Verschwinden der gastrischen Krisen bei Tabikern, Besserung der Spasmen bei multipler Sklerose und dgl. mehr erzielt haben (CHARTIER, LAQUERIÈRE u. a.).

Gewiß läßt sich nicht bezweifeln, daß die elektrische Durchströmung des Gehirns und Rückenmarks, ebenso wie die der peripheren Nerven durch Ionenverschiebung und Ionenaustausch gewisse mikrochmeische Veränderungen in den Geweben herbeiführen muß, jedoch sehe ich bisher keinen Beweis dafür gegeben, daß die organischen Strukturen eines erkrankten Zentralorganes durch den elektrischen Strom im Sinne eines Regenerationsvorganges beeinflußt werden. Immerhin kann ich der Durchströmung des Gehirns und Rückenmarkes gewisse symptomatische Wirkungen, wie Besserung der Kopfschmerzen und des Schwindelgefühles bei Apoplektikern, zeitweilige Beruhigung tabischer Schmerzen und Krisen und dgl. mehr nicht absprechen. Ich halte es aber, besonders in Rücksicht auf die meist nur flüchtige Natur dieser Besserungen nicht für wahrscheinlich, daß es sich dabei um eine direkte Wirkung auf die histologische Beschaffenheit des Nervengewebes handelt, möchte vielmehr glauben, daß hier eine reflektorische Beeinflussung der Zirkulation in den Zentralorganen in Betracht kommt (s. später).

Neuerdings scheint die stärkere Beachtung der iontophoretischen Vorgänge, also die Verbindung der Galvanisation mit der Einführung körperfremder Ionen weitere Möglichkeiten einer Wirksamkeit bei Gehirnkrankheiten, im Sinne einer direkten, elektrochemischen Beeinflussung der Gewebe zu ergeben.

Jedenfalls weisen die von Bourguignon (2) in letzter Zeit publizierten Beobachtungen darauf hin. Er fand bei iontophoretischer Einführung von Jod und Calcium in das Gehirn bei Hemiplegikern (ein mit der Lösung getränkter Pol auf das geschlossene Augenlid der Herdseite, der andere im Nacken) eine Erwärmung der gelähmten Glieder und gleichzeitig damit einen auffallenden Spannungsnachlaß der kontrakturierten Muskeln und eine Verbesserung der aktiven Beweglichkeit. Er erklärt diese Erfolge durch eine direkte Beeinflussung der vasomotorischen Zentren der Herdseite durch die in statu nascendi wirksam werdenden Ionen.

Über die weitgehende Hypothese bezüglich der Wirksamkeit elektrotherapeutischer Prozeduren überhaupt, die Bourguignon hieran anknüpft, ist auf das spezielle Kapitel „Iontophorese“ zu verweisen.

2. Wirkungsweise der unterbrochenen Stromapplikation (elektrische Reiztherapie).

Die bisher besprochene Methode einer länger dauernden Gleichstromapplikation (konstante Durchströmung) ist aber durchaus nicht die einzige therapeutische Anwendungsform der elektrischen Kraft. Viel häufiger wenden wir *einzelne, ganz kurz dauernde Stromschwankungen* bzw. Stromstöße (in Form von Unterbrechungen und Schließungen des Gleichstromes) an, oder wir benutzen rhythmisch aufeinander, aber in wechselnder Richtung folgende kurze Stromimpulse (faradischer Strom, Wechselstrom), mit anderen Worten, wir benutzen die elektrische Kraft als *Reiz-* oder *Erregungsmittel.*

Hier scheint es auf den ersten Blick, noch schwieriger eine physikalisch-chemische Grundlage für die Wirksamkeit der Therapie zu finden.

Denn wie soll, könnte man fragen, die dem Reiz zugrunde liegende ganz kurz dauernde, sofort wieder rückläufige Ionenverschiebung, also eine ganz flüchtige Veränderung des elektrochemischen Gleichgewichtes einen dauernden Folgezustand, nämlich eine Heilwirkung, hinterlassen?

Wir können hier zunächst nur auf die empirisch feststehende Tatsache verweisen, daß die regelmäßig wiederholte Reizung eines nervösen Apparates allmählich eine dauernde Steigerung seiner Anspruchsfähigkeit bzw. Leistungsfähigkeit herbeiführt, ein gesetzmäßiges Verhalten, das die Grundlage jeder Übungstherapie bildet und welches von Wernicke (1) unter dem Begriff „Gedächtnis des Nervensystems“ untergebracht wird, in dem Sinne, daß jeder Reiz eine gewisse Spur im nervösen Apparat hinterläßt, welche ihn für später kommende Reize anspruchsfähiger macht.

Gerade für die Elektrotherapie habe *ich* (1) schon vor Jahren diese Wirkung wiederholter Reize experimentell nachweisen können, indem ich nach regelmäßiger Faradisation eines Muskels seine Erregbarkeit für den faradischen Strom ansteigen fand, eine Beobachtung, die später von LEVI bestätigt wurde.

Einen ähnlichen Versuch stellte BORDIER (2) mit dem galvanofaradischen Strome an. Er elektrisierte bei einem gesunden Manne 8 Wochen lang alle 2 Tage mit einem durch ein Metronom unterbrochenen Strom die Muskeln des einen Armes und fand am Schluß eine Umfangszunahme des Oberarmes um 10%, des Unterarmes um 9%.

Diese und ähnliche Versuche zeigen evident die Wirksamkeit einer konsequent durchgeführten elektrischen Reiztherapie auf die Kräftigung motorischer Apparate.

Wir müssen dieses Verfahren einer gymnastischen Therapie analog setzen, wobei aber zu bemerken ist, daß sie der letzteren in vielen Fällen weitaus überlegen ist. Denn eine aktive Gymnastik können wir zwar bei Schwächezuständen, aber nicht bei Zuständen völliger Lähmung anwenden. Im letzteren Falle ist die elektrische Reizung die einzige Methode, die die gelähmten Muskeln zur Ausübung ihrer adäquaten Funktion, d. i. der Kontraktion, zu zwingen imstande ist, oder die, wie sich FOERSTER (2) ausdrückt, den gelähmten Muskel immer wieder „*an seine normale Aufgabe erinnert.*"

Den materiellen Vorgang, der dieser Übungsfähigkeit zugrunde liegt, können wir uns mit VERAGUTH vielleicht so vorstellen, daß die Anwendung des elektrischen Reizes z. B. bei Lähmungen nicht nur den „Betriebsstoffwechsel" in Form der bekannten Erregung von Nerv und Muskel beeinflußt, sondern auch den „Baustoffwechsel" der in Frage kommenden Zellen, indem nutritive und formative Veränderungen dadurch hervorgerufen werden.

Diese formative Wirkung des elektrischen Reizes glaubt VERAGUTH besonders aus seinen Beobachtungen an Blutzellen entnehmen zu können, indem er unter der Einwirkung des galvanischen Stromes Änderungen des Leukocytenbildes beobachtete, die er durch die Einwanderung von Ionen und dadurch bedingte Quellung von Kolloiden usw. erklärt (s. später).

Ähnlich äußert sich auch BOEKE, der der regelmäßigen elektrischen Erregung eines lädierten Nerven zentralwärts von der Läsionsstelle direkt einen Einfluß auf die „Ausssproßenergie" der Fibrillen zuschreibt und in der regelmäßigen Infunktionsetzung des gelähmten Muskels auf dem Wege des elektrischen Reizes ein wichtiges Unterstützungsmittel des Regenerationsprozesses erblickt, bei dem eine harmonische Kooperation sämtlicher beteiligter Gewebe notwendig ist.

Für diese und ähnliche, in verschiedener Form ausgesprochenen therapeutischen Anschauungen haben uns wiederum die physiologischen Untersuchungen der neuesten Zeit greifbare Unterlagen an die Hand gegeben. Ich erinnere hier besonders an die Untersuchungen von WINTERSTEIN, der bei künstlicher Reizung eines Nerven eine Stoffwechselsteigerung (und zwar sowohl des oxydativen Stoffwechsels, wie auch des Stoffwechsels für Kohlehydrate, Fette und Eiweißkörper) in dem gereizten Nerven nachweisen konnte. Wir können uns nun sehr wohl vorstellen, daß diese bei jedesmaliger Reizung eines erkrankten Nerven gesetzte Stoffwechselsteigerung in der therapeutisch üblichen regelmäßigen Wiederholung die Grundlage einer Regeneration desselben bilden kann.

Diese Vorstellung scheint aber zunächst nur für die Erkrankungen des *peripheren* Nerven zu gelten, bei denen wir das erkrankte Organ direkt dem elektrischen Reiz aussetzen, also Stoffwechselvorgänge in demselben auslösen.

Wie können wir uns aber die von Manchen allerdings bestrittene, meiner Überzeugung nach aber doch empirisch feststehenden, fördernde Einwirkung des elektrischen Reizes auf die Restitution von solchen Lähmungen erklären, die durch eine *zentrale* Erkrankung bedingt sind?

Die elektrische Reizung der Muskeln und peripheren Nerven eines z. B. durch einen apoplektischen Insult hemiplegisch gelähmten Gliedes kann ja zunächst als ganz irrationell und zwecklos erscheinen, weil wir nicht „in loco morbi" behandeln, also das erkrankte Organ gar nicht der fördernden Wirkung des Stromes aussetzen.

Diesen theoretischen Bedenken stehen aber die praktischen positiven Erfahrungen entgegen. Wenn z. B. ein so guter Beobachter, wie WERNICKE, schon 1885 sagen konnte, „er sei nach seinen Beobachtungen zu dem Ausspruch berechtigt, daß die zentralen Leitungsunterbrechungen, welche der Hemiplegie zugrunde liegen, in ungeahnter Weise durch angemessene örtliche Muskelbehandlung einer Restitution in ihren Symptomen zugänglich sind" — so gibt uns ein solcher Ausspruch doch zweifellos Anlaß, unsere Aufmerksamkeit auch diesem Gebiet zuzuwenden.

Dabei ist zuzugeben, daß es eine große Anzahl von Hemiplegien gibt, welche nach Lage und Beschaffenheit des zentralen Herdes keinerlei Restitutionsmöglichkeiten bieten, andererseits aber zeigt die Erfahrung, daß in denjenigen Fällen, in welchen eine Restitution überhaupt möglich ist, dieselbe durch eine sachgemäße Elektrotherapie beschleunigt und befördert wird, ja es kommt sogar vor, daß das erste Einsetzen einer willkürlichen Beweglichkeit unmittelbar dem Beginn der elektrotherapeutischen Behandlung folgt.

Zum mindesten kann die Ausbildung der sehr lästigen Kontrakturen durch sachgemäße Faradisation, d. h. durch Faradisation der gelähmten Muskeln unter Verschonung der kontrakturierten Muskeln verhindert bzw. verringert werden.

Es stimmte diese Erfahrung auch mit den experimentellen Ergebnissen von MUNK überein, welcher (allerdings nicht durch Faradisation, aber durch die analog wirkende passive Gymnastik) das Auftreten von Kontrakturen verhindern konnte. Bei Aussetzen der Bewegungen stellte sich schon nach kurzer Zeit der Kontrakturzustand wieder ein.

Zum Verständnis dieser günstigen therapeutischen Wirkung kann uns die obenerwähnte (experimentell sicher gestellte) Tatsache dienen, daß ein regelmäßig elektrisch gereizter Muskel allmählich eine Zunahme seiner Erregbarkeit bzw. Anspruchsfähigkeit erfährt.

Denn wenn der Hirnherd überhaupt einer Regeneration fähig ist und allmählich, wenn auch zunächst schwache Impulse wieder hindurchläßt, so werden dieselben um so wirksamer werden können, je mehr die Anspruchsfähigkeit der peripheren Apparate durch die Elektrisation gesteigert ist. Überläßt man dagegen die Muskeln sich selbst, bringt man ihnen ihre Funktion nicht wie FOERSTER sagt, „in Erinnerung", so sinkt ihre Erregbarkeit, und die wiedererwachende zentrale Leistungsfähigkeit trifft auf untaugliche, schwerfällige Endorgane, die sie nicht in Bewegung zu setzen vermag.

Mit anderen Worten können wir vielleicht den Vorgang auch so ausdrücken: Der gesamte motorische Innervationsstrom, der vom Zentrum durch das Rückenmark und die peripheren Nerven zu den Muskeln verläuft und durch mannigfaltige zentripetale Einflüsse Anregungen erhält, erfährt eine Belebung und einen Anstoß, wenn an irgendeiner Stelle, und zwar in unserem Falle am peripheren Muskelapparat, eine Steigerung der Anspruchsfähigkeit durch den anregenden bzw. übenden elektrotherapeutischen Reiz gesetzt wird.

Wenn wir an die chronaximetrischen Untersuchungen von BOURGUIGNON denken, nach denen Erregbarkeitsveränderungen eines Neurons auch auf die Erregbarkeit entfernt gelegener anderer Neurone eine Rückwirkung ausüben, kann uns eine solche Anschauung wohl verständlich erscheinen. Eine analoge Betrachtung gilt auch für die spinalen Lähmungen, insbesondere die Vorderhornlähmungen vom Typus der Poliomyelitis. Auch hier können wir oft zweifelsfrei eine wesentliche Beförderung der Restitution durch sachgemäße elektrische Behandlung (galvanische Reizung) beobachten, eine Besserung der Bewegungsfähigkeit und Hebung der gesunkenen elektrischen Erregbarkeit in unmittelbarem Anschluß an das Einsetzen der Elektrotherapie. Die durch den elektrischen Reiz verbesserte Anspruchsfähigkeit der peripheren Organe ermöglicht auch hier den noch vorhandenen spinalen Impulsen eine Wirksamkeit.

Unter allen Umständen ist aber (und diese methodische Bemerkung muß schon hier im allgemeinen Teil vorweggenommen werden) die Vorbedingung einer wirksamen therapeutischen Anwendung des elektrischen Reizes bei Lähmungszuständen, mögen sie peripherer, cerebraler oder spinaler Genese sein, darin zu sehen, daß die elektrischen Reize in geeigneter Form und in einer solchen Stärke angewendet werden, daß kräftige Kontraktionen mit ausgiebigem Bewegungseffekt ausgelöst werden und daß diese Reizung auch in genügend langer Dauer durchgeführt wird, um eine übende Wirkung zu gewährleisten. Diese eigentlich selbstverständliche Forderung, die ich selbst mehrfach energisch vertreten habe und die kürzlich noch von FOERSTER (2) bei Gelegenheit seiner Darstellung der Kriegsverletzungen der peripheren Nerven besonders betont worden ist, wird leider oft genug vernachlässigt (s. darüber den speziellen Teil).

Außer dieser allgemein geläufigen Verwendung der faradischen Reizung zur Anregung bzw. Förderung der Anspruchsfähigkeit gelähmter motorischer Apparate, kann in seltenen Fällen der elektrische Reiz in einer gewissen Modifikation gelegentlich auch in entgegengesetztem Sinne, nämlich zur Erzeugung einer Erregbarkeits*herabsetzung* verwendet werden. Wie im physioloigischen Teil (S. 425) erwähnt wurde, tritt bei Anwendung einer rhythmischen summierenden Reizung, z. B. durch den faradischen Strom in besonders hoher Stromstärke und langer Dauer, eine Ermüdung bzw. Erregbarkeitsherabsetzung in dem gereizten Muskel auf. Es erklärt sich daher, daß durch eine solche Reizung ein lokaler Muskelkrampf momentan für einige Zeit zum Verschwinden gebracht werden kann.

Bei Erkrankungen bzw. Läsionen der *sensiblen Nerven* ist die Wirkung des elektrischen Reizes in gleicher Weise zu verstehen, wie bei den motorischen. Wie wir im vorigen Abschnitt gesehen haben, hinterläßt die elektrische Reizung, je nach der Stärke und Dauer ihrer Applikation entweder eine Steigerung der Erregbarkeit (bei kurzen kräftigen Reizen) oder eine Herabsetzung (bei langanhaltenden schwachen bis mittelkräftigen Reizen) in dem behandelten Gebiet. Dadurch wird verständlich, daß die erstere Anwendungsart bei Hypästhesien und Parästhesien, die letztere bei Schmerz- und Reizzuständen myalgischer, neuralgischer Natur und dgl. von günstiger Wirkung ist. (Näheres darüber s. im methodischen Teil.)

Daß die zunächst nur vorübergehende Wirkung auf die sensible Anspruchsfähigkeit bei regelmäßiger Wiederholung der Applikation schließlich zu einem therapeutischen Dauereffekt führt, können wir in Analogie mit dem vorher bei den motorischen Nerven gesagten uns verständlich machen, wenn wir an eine „Übung“ oder „Bahnung“ denken, die allmählich zu einer Umstimmung der Anspruchsfähigkeit führt.

Dazu kommt noch das therapeutisch sehr verwendbare Prinzip der *Fernwirkung* des *elektrischen Reizes* auf dem Wege der „*Ableitung*“ oder „*Revulsion*“ (s. S. 426). Dieses Prinzip macht es verständlich, daß wir durch *elektrische Reizung oberflächlicher Hautpartien* Schmerz- bzw. Reizzustände in tiefer oder entfernt gelegenen Organen (myalgische, neuralgische Schmerzen, auch Reizzustände von seiten der inneren Organe oder des Zentralnervensystems) zum Verschwinden bringen können. Diese Wirkung kommt allerdings auch anderen Reizen zu und stellt eine der ältesten therapeutischen Erfahrungstatsachen dar.

Wie dieser Vorgang, der praktisch einfach so ausgedrückt werden kann, daß „ein Schmerz den anderen vertreibt“ theoretisch zu deuten ist, ist noch nicht ganz klar, wir können uns aber doch einige Vorstellungen davon machen. Besonders ist hier an die sehr beachtenswerten Ausführungen von GOLDSCHEIDER zu erinnern.

Derselbe stellte in eingehenden Versuchen fest, daß ein Schmerzreiz (er benutzte allerdings mechanische und nicht elektrische Reize) eine ausgesprochene Hyperalgesie in einem, dem Reizort benachbarten, hauptsächlich proximalwärts sich ausdehnenden streifenförmigen Bezirk erzeugt. In diesem Vorgang sieht er einen Weg, auf dem wir die Natur in ihrem Bestreben unterstützen, die schmerzhaft gereizte und bedrohte Nervenstrecke zu entlasten. In der künstlich gesetzten hyperalgetischen Zone kommt zum Ausdruck, daß die Neuronschwelle in einem breiten Gebiete herabgesetzt ist, die intraneuronalen Widerstände verringert sind, die Irradiation also erleichtert, der Querschnitt, in welchem sich der Schmerzreiz ergießt, gewissermaßen verbreitert ist. Wir schaffen einen schmerzhaft erhöhten Erregungszustand in benachbarten Bahnen und erleichtern dadurch den Abfluß der primären schmerzhaften Erregungen in Kollateralen.

Es wird nach dieser Anschauung der von dem primären Reiz ausgehende Erregungsstrom gewissermaßen in ein künstlich geschaffenes weiteres Strombett geleitet, in welchem er versickern und sich verteilen kann, so daß die Schmerzempfindung dadurch erleichtert wird.

Ungefähr dieselben Gedankengänge liegen einer Formulierung zugrunde, die ich selber früher einmal zur Erklärung des ableitenden Verfahrens ausgesprochen habe, daß nämlich durch den künstlichen Reiz dem einen (oberflächlichen) Gebiet ein gewisses Quantum an Erregbarkeit hinzugefügt wird und dieses Plus dem im krankhaften Reizzustand befindlichen Gebiet gewissermaßen abgezogen wird.

Es bliebe nur noch die Frage zu erörtern, ob wir auch eine Erklärung dafür finden können, daß die wiederholte Applikation von sensiblen Reizen trotz ihres flüchtigen Charakters, schließlich einen dauernden Heileffekt herbeiführen kann.

In dieser Beziehung habe ich selbst schon darauf hingewiesen, daß die Wirkung des flüchtigen Reizes eine ziemlich nachhaltige ist, indem die dadurch gesetzte Hyperalgesie noch mehrere Minuten nach der Applikation nachweisbar ist. Man kann sich daher wohl denken, daß auch die Fernwirkung eine dauernde werden kann, besonders wenn die Prozedur mehrmals wiederholt wird. GOLDSCHEIDER geht in seiner Erklärung weiter. Nach ihm erzeugt der künstliche Schmerzreiz in den getroffenen Nervenbahnen Dissimilationen und damit sekundär regulierende Assimilationen, wie sie sich im normalen Nerven sofort anschließen. Die häufige Wiederholung dieses Eingriffes mag sehr wohl die Assimilationsbereitschaft auf dem Wege der Übung erhöhen und dadurch auch auf die Assimilationsvorgänge in den pathologisch veränderten Nervenstrecken zurückwirken. Die künstlichen Schmerzreize würden somit geradezu im Sinne einer *Regulierungsübung* wirken, ein Erfolg, welcher bekanntlich den Maßnahmen der physikalischen Therapie ganz allgemein zukommt.

Durch diese Betrachtung können wir zweifellos dem Verständnis der revulsiven, schmerzberuhigenden Wirkung des elektrischen Hautreizes einigermaßen nahe kommen. Hinzufügen möchte ich noch, daß wir unter Berücksichtigung neuerer Anschauungen über die Bedeutung des Sympathicus für die Sensibilität vielleicht auch daran denken können, daß durch den Hautreiz vegetative Reflexe ausgelöst werden, welche auf dem Wege der sympathischen Fasern „dämpfend“ auf sensible Reizzustände wirken.

Schließlich liegt noch eine andere Wirkungsmöglichkeit des elektrischen Reizes vor, die oft nicht genügend beachtet wird, meiner Ansicht nach aber eine sehr große Bedeutung in der Elektrotherapie hat, nämlich die Wirkung auf die *Vasomotoren.*

3. Wirkung des elektrischen Reizes auf die Vasomotoren.

Die Vasomotoren sprechen auf jede Art der elektrischen Reizung besonders leicht an, wie man aus der intensiven nachhaltigen Hautrötung ersehen kann, die nicht nur den rasch verlaufenden unterbrochenen Reizen (faradischer Pinsel, Hochfrequenzfunken usw.) sondern auch jeder stabilen Gleichstromapplikation folgt (s. S. 422). Bei der letzteren ist die Hautreizung sogar besonders intensiv und anhaltend, was sich aus der Ionenverschiebung in den oberflächlichen Hautschichten erklärt, die als chemischer Reiz wirkt.

Diese Vasomotorenwirkung erstreckt sich aber nicht nur auf die direkt gereizten, oberflächlichen Gefäßgebiete, sondern es werden auf dem Wege sog. „Gefäßreflexe" oder „sensibel-vegetativer Reflexe" (GLASER) auch weit entfernte Gefäßgebiete in Erregung versetzt. Diese Gefäßreflexe sind besonders für die thermischen Reize studiert worden, werden aber auch durch elektrische Reize ausgelöst.

Zahlreiche Beispiele sind dafür bekannt. Ich erinnere an eine alte Beobachtung von RUMPF (1), welcher durch faradische Pinselung der Schädelhaut eine Hyperämie der entgegengesetzten Hemisphäre hervorrufen konnte, ferner an die Versuche von LÖWENFELD, sowie FR. FRANK und MENDELSSOHN, welche bei Galvanisation der äußeren Kopfhaut am trepanierten Kaninchen eine Kaliberveränderung der Piaarterien (im Sinne einer Erweiterung oder Verengerung, je nach der Stromesrichtung) feststellen konnten. Neuerdings hat BAUMANN gezeigt, daß sich beim Kopfgalvanisieren eine Sympathicusreizung der Piagefäße durch Auftreten der MUCKschen „weißen Strichzeichnung" an der Nasenschleimhaut feststellen läßt.

Dieser reflektorische bzw. kollaterale Einfluß auf die Vasomotoren des Gehirns und seiner Hüllen ist es, wie bereits oben angedeutet, jedenfalls auch, welcher der praktisch vielgebrauchten *Kopfgalvanisation* zugrunde liegt. Es ist anzunehmen, daß die durch den Strom erzeugte, sichtbare Hyperämie der Kopfhaut mit einer Vasokonstriktion im Schädelinneren verbunden ist. Dafür spricht der Umstand, daß die Methode gerade bei solchen Zuständen wirksam ist, welche mit Gehirnhyperämie verbunden sind. Sie hat nicht nur bei angioneurotischen Zuständen, wie Migräne, sondern auch bei Arteriosklerotikern und Apoplektikern, bei postkommotionellen Zuständen u. dgl. zweifellos einen günstigen Einfluß auf die Beschwerden, also zum mindesten einen symptomatischen Erfolg.

Daß es sich hier nicht um eine suggestive Wirkung handelt, kann man daraus ersehen, daß diese Kranken auf jede (ihnen unbewußte) Veränderung der als geeignet erprobten Stromstärke äußerst fein mit einer Verschlechterung der Wirkung reagieren.

HENSSGE (2) nimmt an, daß bei der Kopfgalvanisation von Stirn zur Schläfe der Sinus saggitalis superior beeinflußt wird. Da dieser meist in den rechten Sinus transversus mündet, soll die Applikation der Kathode an der rechten Schläfe besonders wirksam sein (?).

Auch bei der früher viel verwendeten faradischen Pinselung bei Tabes dorsalis (RUMPF, 1), sowie der Galvanisation des Rückenmarkes dürfte eine analoge reflektorische Beeinflussung der Zirkulationsverhältnisse im Rückenmark als therapeutisch wirksames Agens anzusehen sein. Die von CAPRIATI nachgewiesene Steigerung der Muskelkraft bei Rückenmarksgalvanisation muß auf eine verbesserte Durchblutung der Rückenmarkszentren zurückgeführt werden, wie

Schnyder dadurch wahrscheinlich gemacht hat, daß er dieselbe Wirkung auch bei Applikation von Sinapismen erzielen konnte.

Neue Methoden suchen diese Wirkung gewissermaßen zu lokalisieren, so die Spondylotherapie von Abrams, welcher durch elektrische Reizung begrenzter kleiner Abschnitte der Rückenhaut ebenso begrenzte reflektorische Wirkungen auf innere Organe erzielen will, ferner der „galvanische Kragen" von Stscherbak (3), d. i. eine den Hals und die oberen Brust- und Rückenpartien bedeckende Elektrode, durch welche der gesamte „vegetative Cervicalapparat" beeinflußt werden soll.

Diese reflektorisch-vasomotorische bzw. vegetative Wirkungsweise der Elektrotherapie ist in der letzten Zeit immer mehr in den Vordergrund gerückt. (Kiritschinsky kennzeichnet in einer zusammenfassenden Arbeit diese Vorgänge direkt als Grundlage aller physiko-therapeutischen Anwendungen.)

Eine besonders intensive Wirkung auf die Blutzirkulation bzw. Blutverteilung erhält man aber, wenn man den elektrischen Reiz so appliziert, daß er erregend auf motorische Apparate wirkt, also Muskelkontraktionen auslöst. Ein arbeitender Muskel bekommt 3—5mal mehr Blut als ein ruhender, wie wir aus den Untersuchungen von Chauveau und Kaufmann an der Kaumuskulatur des Pferdes wissen. Das „Blutgefühl des Gewebes" besorgt die Deckung des vermehrten Blutbedürfnisses durch sinnvoll regulierte nutritiv-aufsteigende Reflexe" (s. darüber besonders die Darstellung von Fleisch). Die elektrische Reizung also, welche wir zur Anregung bzw. Übung eines gelähmten Muskels anwenden, führt diesem gleichzeitig einen vermehrten Blutstrom zu, und es erscheint wohl verständlich, daß dadurch eine Beschleunigung von Regenerationsvorgängen erzielt wird, welche die direkte Wirkung der Muskelreizung unterstützt.

Auf diese, meines Erachtens äußerst wichtige Wirkungsweise ist bisher in der elektrotherapeutischen Literatur verhältnismäßig wenig Wert gelegt worden. Eine treffende Bemerkung darüber finde ich bei Veraguth, der annimmt, daß sogar in Fällen faradischer Unerregbarkeit die rhythmische Faradisation günstig wirken könne, „denn die Synergisten und Antagonisten des gelähmten Muskels werden dabei beständig rhythmisch und in abwechselnder Reihenfolge zu kurzdauernden Kontraktionen angeregt und so wird eine bessere Durchblutung auch des gelähmten Muskels, ferner — auf dem Wege der Vasomotorenbeeinflussung — der Rückenmarksmetameren erzielt, in denen die Vorderhornzellen liegen, deren Achsenzylinder in den abgetrennten Nervenstumpf auswachsen sollen".

Wir können also durch elektrische Prozeduren lokale vasomotorische Wirkungen, und zwar nicht nur in dem direkt gereizten Gebiete, sondern auf reflektorischem Wege auch in entfernten Gebieten hervorrufen. Es gibt aber auch eine direkte Wirkungsmöglichkeit auf *tiefgelegene* Gefäßgebiete, nämlich durch die Hochfrequenztherapie, besonders in Form der Diathermie. Ob hierbei die in der Tiefe entwickelte Wärme als gefäßdilatierendes Agens die Vermittlung bildet oder ob es sich um eine spezifische Wirkung der elektrischen Kraft (vibratorische Erschütterung) handelt, ist noch nicht ganz geklärt. Jedenfalls sind erhebliche Wirkungen auf tiefere Organe nachgewiesen, wobei uns besonders die Wirkungen auf Gehirn und Rückenmark interessieren, die bereits zu recht beachtenswerten therapeutischen Versuchen geführt haben.

In erster Linie sind hier die erfolgreichen Versuche von Picard zu erwähnen, die entzündlichen Vorgänge im Rückenmark bei der Poliomyelitis durch Diathermie zu beeinflussen, ferner die Versuche von Kraus einer diathermischen Einwirkung auf das Zwischenhirn bei Encephalitis.

Die Diathermierung des Hirnstammes bzw. der Oblongata ergab auch eine erniedrigende Einwirkung auf den Blutdruck bei Hypertonien (Laslo und Weisel, Raab, 2).

Die Diathermierung der Hypophyse ergab eine Regelung des Gasstoffwechsels (Szenes und Stecher) sowie eine Steigerung der gesunkenen spezifisch-dynamischen Eiweißwirkung (Grünbaum und Liebesny, 2).

Von anderen endokrinen Drüsen sind besonders Versuche an der Schilddrüse gemacht worden, wobei ihre Funktion teils angeregt (Nagelschmidt, 3; Quinto), teils herabgesetzt werden konnte (Bordier, 5). — Kime konnte nach Diathermierung der Leber eine Erhöhung des Zucker- und Kalkspiegels des Blutes beobachten, Wirz (2) fand bei der Leberdiathermie eine Steigerung der Diurese, wobei allerdings eine Miterwärmung der Nieren nicht ausgeschlossen war. Rausch (3) beobachtete bei diathermischen Durchströmungen der Pankreasgegend häufig ein vermehrtes Hungergefühl. Systematische Versuche mit Pankreasdiathermie (in Anlehnung an frühere Versuche von Ghilarducci und Bordier) führten zu dem Resultat, daß die Diathermie die Insulinproduktion steigert und die Kohlenhydrattoleranz erhöht, was in leichten Fällen von Diabetes ausgenützt werden kann. Bei Diathmerie der Milzgegend wurde von Nonnenbruch und Szyska eine Vermehrung der roten Blutkörperchen und eine Erhöhung der Gerinnungsfähigkeit konstatiert. Auch eine Beeinflussung der Blut-Liquorschranke für gewisse Stoffe durch Diathermiewirkung auf die Plexus chorioidei soll nachgewiesen sein (Stern-Zeitlin und Rapaport, Spiegel und Chrostier).

Die im vorstehenden angedeuteten physiologischen und therapeutischen Versuche, auf die zum Teil später noch eingegangen werden wird, lassen zum mindesten die Möglichkeit erkennen, durch gewisse elektrische Prozeduren (Diathermie) auf tiefgelegene Organe im Sinne einer Funktionsanregung, jedenfalls auf dem Wege einer Hyperämisierung durch Wärmebildung, einzuwirken. Sie geben somit auch die Aussicht, bei Erkrankungen gewisser Organe, besonders entzündlicher Art, einen Heileffekt zu erzielen durch Wegschaffung entzündlicher Produkte, Leistungssteigerung der geschädigten Zellen usw. Daß sich hier für den Neurologen, besonders in bezug auf die Bekämpfung der schweren entzündlichen Erkrankungen des Zentralnervensystems wichtige Ausblicke eröffnen, ist nicht zu verkennen!

Außer dieser *lokalen Einwirkung* auf die Zirkulationsverhältnisse bestimmter Organe, darf aber auch nicht vergessen werden, daß gewisse elektrische Prozeduren auch eine ausgesprochene Einwirkung auf die *allgemeinen Zirkulationsverhältnisse*, auf die Herzkraft, den Blutdruck, den Blutumlauf ausüben können.

Besonders bei Einführung der Hochfrequenzströme fanden diese Wirkungen Beachtung. Unter den Mitteilungen, die d'Arsonval über die von ihm eingeführten Ströme Anfang der 90er Jahre machte, standen die günstigen Wirkungen auf den krankhaft gesteigerten Blutdruck im Vordergrund. Wenn dieser Effekt der Hochfrequenzströme in der ursprünglich angewendeten Form des d'Arsonvalschen Käfigs auch von einigen Seiten bezweifelt wurde (z. B. Untersuchungen von T. Cohn, 1), so ist er doch von späteren Untersuchern wieder bestätigt worden und ist besonders in der modifizierten Form der Diathermie (Kondensatorbett oder andere Formen der Allgemeindiathermie) nicht zu bestreiten. Wahrscheinlich ist er auf die durch die Wärmeentwicklung bedingte Dilatation der äußeren Hautgefäße zurückzuführen, die auch mit Hilfe des Capillarmikroskopes nachgewiesen werden konnte.

Kürzlich veröffentlichte eingehende Untersuchungen von Guizetti führten zu dem Resultat, daß bei normalem Blutdruck die Allgemeindiathermie etwa in den ersten 4 Minuten einen Abstieg des Blutdruckes um 10—25 mm herbeiführt, je nach Lage der Elektroden und Stromstärke, dann folgt bei Fortdauer des Stromes ein Anstieg, der innerhalb 10 bis 20 Minuten die Norm erreicht oder sogar etwas überschreitet (bei einem großen Teil der gesunden Personen kann diese initiale Blutdrucksenkung durch langsames Einschleichen des Diathermiestromes hintangehalten werden). Bei Fällen von Hypertonie sinkt der Blutdruck primär bis zu 40 mm in den ersten 4 Minuten; es erfolgt dann in den nächsten 20 Minuten ein Anstieg, wobei der Ausgangswert jedoch nicht wieder erreicht wird; es folgt sogar für gewöhnlich in der zweiten Hälfte der Diathermiezeit eine erneute Senkung. In Fällen von Hypotonie bleibt der primäre Blutdruckabfall aus; es tritt vielmehr langsam eine Steigerung ein, und zwar um etwa 15 mm in 20 Minuten.

Neuerdings ist übrigens nachgewiesen worden (L. Wolff), daß nicht nur die Allgemeindiathermie, sondern auch jede lokale Diathermie, besonders die Unterbauchdiathermie (Splanchnicusgebiet!) einen blutdrucksenkenden Einfluß ausübt.

Aber schon lange vor Einführung der Hochfrequenzströme kannten wir Methoden der elektrischen Beeinflussung der Blutdruckes und der Blutzirkulation im allgemeinen.

Abgesehen von den Versuchen, die von ZIEMSEN (1882), ferner BENEDICT u. a. anstellten, durch direkte Elektrisation des Herzmuskels die Herzkraft zu heben (s. S. 422) ist seit langer Zeit eine gewissermaßen zentralwirkende Methode des Vasomotorenbeeinflussung geübt worden, nämlich die Galvanisation des Sympathicus und Vagus oder „subaurale Galvanisation", mittels einer unter den Kieferwinkel aufgesetzten Elektrode. Diese Methode, welcher günstige Wirkungen bei verschiedenen organischen und funktionellen Nervenkrankheiten nachgerühmt wurden, ist zeitweise ziemlich außer Übung gekommen, neuerdings aber wieder zu Ehren gebracht worden durch die Untersuchungen von KAISER und LOEBEL, welche bei Basedow und essentiellen Hypertonien in der Mehrzahl der Fälle ein Herabgehen des Blutdruckes und Verminderung des Grundumsatzes und damit auch eine Besserung des subjektiven Befindens durch dieses Verfahren erzielen konnten.

Das gebräuchlichste Verfahren aber, um auf die allgemeine Zirkulatlon zu wirken, beruht darauf, daß man die Hautoberfläche in möglichst großer Ausdehnung dem elektrischen Reiz aussetzt, also auf ein großes peripheres Gefäßgebiet einzuwirken sucht.

Dies geschieht am besten durch die hydroelektrischen Bäder, die in Form einer sehr ausgebildeten Technik mit allen Stromesarten (galvanischem, faradischem, Wechselstrom usw.) appliziert werden können. Die Wirkung dieser ausgedehnten elektrischen Reizung auf die allgemeine Zirkulation und insbesondere den Blutdruck ist mehrfach experimentell nachgewiesen.

So konnte STEFFENS (1) einen regelmäßigen Einfluß auf das Armvolumen (plethysmographisch), sowie auf den Blutdruck nachweisen. Allerdings ist dieser Einfluß individuell verschieden, indem ein Teil der Fälle, sowohl beim faradischen, wie beim galvanischen Strom, mit Herabsetzung ein anderer mit Steigerung reagiert.

DE VRIES-REILINGH konnte während der Applikation in *allen* Fällen eine Blutdruckherabsetzung beobachten.

STAHL und SCHMEGG wiesen den Einfluß der elektrischen Hautreizung (im Vierzellenbad) auf den Tonuszustand des vegetativen Nervensystems, insbesondere der Vasomotoren durch eine Verstärkung der Quaddelbildung bei intracutaner Suprareninnjektion — auch an dem nicht direkt vom Reize betroffenen Arme — nach.

Jedenfalls also kann man einen energischen Einfluß dieser Prozeduren auf die *allgemeinen* Zirkulationsverhältnisse als bewiesen ansehen und dieser Umstand macht die elektrischen Bäder nicht nur geeignet zur Bekämpfung von *peripheren* Zirkulationsstörungen, sondern auch von Zuständen von Herzschwäche, Herzdilatation, nicht nur funktioneller, sondern auch organischer Natur. Diese Wirkung erklärt sich dadurch, daß die Anregung und Regulierung der peripheren Zirkulation dem geschwächten Herzen die Arbeit erleichtert und dadurch eine Kräftigung und Erholung desselben ermöglicht, wie *ich selbst* (7) noch kürzlich ausgeführt habe.

Da alle angewendeten Stromesarten den gleichen Effekt der Vasomotorenerregung haben, haben sie im Prinzip auch die gleiche therapeutische Wirkung und man kann oft bei gleichartigen Fällen einmal den faradischen, ein anderes Mal den galvanischen Strom mit Nutzen anwenden, ebenso kann dieselbe Stromesart sowohl bei Hochdruck wie bei niedrigem Druck nützlich wirken. Es wirken hier vielerlei individuelle, im einzelnen nicht zu übersehende Reaktionsweisen, die den elektrischen Reiz, bald in der einen, bald in der anderen Form zu einem wirksamen Regulationsmittel für die gestörte Zirkulation machen. Die allzu optimistischen Mitteilungen, die am Anfang dieses Jahrhunderts von einigen Autoren über die Wirkung der elektrischen Bäder auf Zirkulationsstörungen, insbesondere organische Herzkrankheiten, gemacht wurden, sind allerdings längst auf ein bescheideneres Maß zurückgeführt worden; dies gilt insbesondere für die Behauptungen HORNUNGS, betreffend die verkleinernde Wirkung auf das dilatierte Herz. Auch die Angaben dieses Autors über die ganz überlegene Wirksamkelt des dreiphasischen Wechselstromes haben späterer Nachprüfung nicht standgehalten.

Bezüglich des Angriffspunktes der Vasomotorenreizung können wir entweder an eine direkte Reizung der motorischen Elemente der Capillaren und Arteriolen denken (für die Reizbarkeit dieser Elemente haben die physiologischen Untersuchungen der letzten Zeit von EBBECKE, KROGH, HESS und vielen Anderen Beweise geschaffen) oder an eine reflektorische Reizung. Als Reflexweg kann aber nicht der sensibel-spinal-motorische Reflexbogen angenommen werden, denn, wie FOERSTER (1) nachgewiesen hat, tritt der vasomotorische Reizeffekt auch bei völliger Durchtrennung eines sensiblen Nerven auf. Es muß sich vielmehr um einen kurzen, in der Haut selbst verlaufenden Reflexbogen handeln, der von den sensiblen Nervenendigungen in direkt an die Gefäße herantretenden Fasern ohne Passieren von Ganglienzellen verläuft. Es spielt sich also in einem eigenen Reizleitsystem der Blutgefäße ab und breitet sich oft vom Orte der Reizung stufenweise aus, wie wir an der in der Umgebung der Reizstelle häufig auftretenden Rötung sehen können (Nachbarschaftserythem).

Ein näheres Studium dieser sehr komplizierten, weit verzweigten, aber bisher noch recht unübersichtlichen vasomotorischen Vorgänge verspricht einen erheblichen Gewinn für das Verständnis der Grundlagen unseres elektrotherapeutischen Vorgehens.

Bei der Vasomotorenreizung ist nun besonders beachtenswert, daß sie nicht etwa nur einen momentanen rasch vorübergehenden Reizeffekt darstellt, sondern den Reiz für längere Zeit überdauert. Dieses Verhalten der vasomotorischen Hautreaktion ist kürzlich von FREUND und SIMO eingehend studiert worden. Sie fanden, daß die „primäre Reaktion“, also die sofort nach dem Reiz zu beobachtende Hautrötung oft stundenlang anhält, daß sie dann allmählich abklingt oder nur noch andeutungsweise fortbesteht und daß nach diesem „Latenzstadium“, welches mehrere Stunden dauert, von neuem eine Hautrötung, eine „Spätreaktion“, wiederum von mehrstündiger Dauer hervortritt.

Diese Spätreaktion kann nach ihrem Abklingen noch am nächsten Tage von neuem durch einen anderen Reiz hervorgerufen werden; z. B. erschien nach einem heißen Bade genau an der gleichen Stelle, die vorher von dem elektrischen Reiz betroffen war, von neuem eine intensive Hautrötung.

Diese interessante Beobachtung beweist, daß die dem elektrischen Reiz ausgesetzten Vasomotoren sich noch lange Zeit in einem Zustand gesteigerter Erregbarkeit befinden. Daraus läßt sich wohl erklären, daß die *wiederholten*, wenn auch *kurzdauernden* Reizungen, wie wir sie zu therapeutischen Zwecken vorzunehmen pflegen, eine *dauernde* Wirkung auf die Innervation der Vasomotoren ausüben und damit eine Besserung der Ernährungsverhältnisse der betreffenden Gewebe anbahnen können.

Mit einer Beeinflussung der Vasomotoreninnervation dürfte aber die Wirkung der ausgedehnten elektrischen Hautreizung, wie sie besonders die elektrischen Bäder, aber auch andere elektrotherapeutische Prozeduren bieten, nicht erschöpft sein, vielmehr kann man nach neuerer Anschauung der Hautreizung eine erheblich weiter gehende Wirkung zuschreiben. Diese jetzt vielfach vertretene Auffassung geht dahin, daß die Haut nicht nur eine Körperbedeckung, sondern ein vegetatives Organ mit biologischer Eigenfunktion darstellt, welches den endokrinen Drüsen analog zu setzen ist und mit diesen in vielfacher Wechselwirkung steht.

4. Wirkung der elektrischen Hautreizung auf den Stoffwechsel.

Hautreize vermögen daher endokrine bzw. *Stoffwechselvorgänge* in weitgehender Weise zu beeinflussen. In der Tat sind solche Wirkungen des elektrischen Hautreizes vielfach nachgewiesen.

Besonders studiert wurden die Wirkungen auf Blutzellen: VERAGUTH und SYDERHELM konnte eine Änderung der Leukocytenbilder durch galvanische und faradische Ströme feststellen; SYDERHELM und KRATZEISEN fanden bei Leukämie nach Anwendung des galvanischen Stromes eine Änderung des Blutbildes im Sinne einer Vermehrung der polymorphkernigen und eine Verminderung der myeloiden Zellen. FISCHER und SCHLUND konnten bei Krampfkranken durch Faradisation eine Zunahme der Lymphocyten im Blut und Absinken der Neutrophilen erzielen. Auch bei Diathermie wurde eine Beeinflussung der Blutbilder gefunden (BUCKY und MANNHEIMER), aber nur dann, wenn die Diathermie als Hautreiz, also nicht mit festanliegenden Elektroden, sondern mit Kondensatorelektroden (mit überspringenden Funken) verwendet wurde.

MATHEW STEEL fand bei Faradisation, Galvano-Faradisation und Franklinisation eine Vermehrung des Gesamtvolumens des Urins und eine Zunahme seiner festen Bestandteile. SNOW (1) sah bei Franklinisation Wirkungen auf die Harnstoffausscheidung, die etwa 2 Tage anhielt, CAJORI bei Faradisation eine vermehrte Ausscheidung von Wasser, Stickstoff und Phosphor, STSCHERBAK (2) nach Galvanisation eine Erhöhung des Calciumgehaltes des Blutes.

Die bereits oben erwähnten Untersuchungen von STAHL und SCHMEGG (Verstärkung des vegetativen Tonus durch Hautreizung) sowie zahlreiche analoge Beobachtungen (s. darüber auch die zusammenfassende Arbeit von VOGT), haben zu der Auffassung geführt, daß bei Reizung der Haut, analog der Tätigkeit der endokrinen Drüsen, ein Stoff von intensiver pharmakologischer Wirksamkeit gebildet wird, der an den Kreislauf abgegeben wird und eine vegetative, insbesondere vasomotorische Wirkung entfaltet, den Blutdruck, das Blutbild, usw. beeinflußt. Nach EBBECKE u. a. muß es sich um Histamin oder einen histaminähnlichen Stoff dabei handeln. Diese Anschauung ist kürzlich von SCHAUDIG (allerdings für mechanische Reize) in interessanter Weise experimentell nachgeprüft worden.

Diese Wirkung der Elektrizität als ein, die vegetativen Vorgänge anregender und regulierender *Hautreiz,* findet jetzt bei der Einschätzung elektrotherapeutischer Prozeduren immer mehr Beachtung. TURELL geht darin sogar so weit, daß er die Wirkung des konstanten Stromes überhaupt auf einen „Anregungsreflex der Hautnerven" durch die Elektronenaufspeicherung zurückführt und demgegenüber die chemisch-physikalischen Veränderungen in der interpolaren Strecke, also die direkten Wirkungen auf die tiefgelegenen Gewebe vollständig in Abrede stellt.

Jedenfalls sind hier Ausblicke gegeben, welche eine eingehende Beeinflussung der Stoffwechselvorgänge und der Zellfunktionen durch elektrische Prozeduren dartun, und welche, wie eine einfache Überlegung zeigt, in den verschiedensten Richtungen auch für die neurologische Therapie nutzbar gemacht werden können. Es eröffnen sich hier Perspektiven, welche weit über die Zielsetzung der alten Elektrotherapie hinausgehen, welche wesentlich auf die reizenden und erregbarkeitsverändernden Wirkungen am Nervensystem Bezug nahm.

Während man also nach diesen neueren Ergebnissen gewisse Stoffwechselwirkungen allen elektrischen Prozeduren zuschreiben kann, glaubte man unmittelbar nach der Einführung der Hochfrequenzströme durch D'ARSONVAL, daß dieselben eine spezifische Eigenschaft dieser Ströme seien.

Von den Mitarbeitern D'ARSONVALS (APOSTOLI usw.) wurde diese Beeinflussung des Stoffwechsels in zahlreichen Arbeiten propagiert. Die Hochfrequenzströme sollten das „Zellheilmittel katexochen" bilden. Erhöhte Wärmeabgabe, Steigerung der Harnstoffausscheidung, Abnahme des Körpergewichtes und namentlich Vermehrung der Kohlensäureausscheidung in der Atemluft wurden ihnen zugeschrieben und es sollten dementsprechend hervorragende therapeutische Wirkungen bei Stoffwechselkrankheiten, wie Diabetes, Gicht, Fettleibigkeit, Arthritis, diesen Strömen eigen sein.

Diese Wirkungen sind allerdings von manchen Seiten bestritten worden (einer der ersten, dessen Versuche in dieser Beziehung negativ ausfielen, waren LEVY und COHN), und die ARSONVALschen Beobachtungen haben deswegen lange Zeit bei uns in Deutschland eine verhältnismäßig geringe Beobachtung gefunden.

Neuerdings sind aber wieder exakte Untersuchungen, besonders von amerikanischer Seite, veröffentlicht worden, welche die Angaben Arsonvals in verschiedenen Punkten bestätigen.

Vor allem ist eine Arbeit von Steel zu erwähnen, der in einem Selbstversuch bei dreitägiger purinfreier Kost und täglicher halbstündiger Arsonvalisation folgendes Ergebnis erzielte: Vermehrung des Tagesvolumens des Urins, wie der gesamten Summe seiner festen Bestandteile, in erster Linie des Kreatinins. Die Harnsäure und die Purinbasen blieben unverändert. Dagegen war eine Vermehrung der anorganischen Sulfate unverkennbar. Alle diese Erscheinungen gingen mit dem Aussetzen der elektrischen Behandlung rasch zurück, nach zwei Tagen waren die früheren Ausscheidungswerte erreicht.

Diese Ergebnisse wurden später durch eine gemeinsame Arbeit von M. Steel, B. Snow und F. de Kraft bestätigt. Auch die experimentellen Untersuchungen von Wendt, Grandauer und Hübner konnten den Einfluß der Hochfrequenzströme auf den Stoffwechsel nachweisen, so daß an dieser Tatsache kaum mehr gezweifelt werden kann (s. auch Kowarschik, 6).

Wendt insbesondere, der mit der sehr kräftigen Apparatur von Zeileis arbeitete, konnte durch Bestrahlung mit sehr wirksamen Effluvien eine enorme Vermehrung der endogenen Harnpurine feststellen, die am fünften Behandlungstage bis 145% betrug.

Grandaner sieht den Angriffspunkt der H.F.-Behandlung (in Form kräftiger Effluvien- bzw. Funkenbehandlung) im vegetativen Nervensystem. Durch feinste physikalische Hautschädigungen werden bei der kräftigen Effluvien- bzw. Funkenbehandlung Histaminsubstanzen frei, welche auf dem Wege eines parasympathischen Impulses reaktiv vasodilatierend, also den konstriktorischen Hormonen, wie Adrenalin, entgegenwirken.

Es entstehen Zerfallsprodukte, die sich in Erhöhung der Reststickstoffwerte im Blute zeigen. Es wurden ferner Leukocytensturz, Harnsäureverminderung, Senkung der Adrenalinblutdruckkurve, Steigerung der Säurewerte und der Kinetik des Magens festgestellt.

Hübner bezeichnet die Wirkung der H.F.-Behandlung als eine Leistungssteigerung der Esophylaxie der Haut und setzt sie der Wirkung parenteraler Eiweißinjektionen analog. Er stellt sich vor, daß unter dem Elektronenhagel punktförmige Wärmekoagulation im Eiweiß einzelner Zellen eintritt, daß letzteres resorbiert, und so zur Veranlassung der Heilreaktion wird. Die Wirkung der H.F.-Behandlung sei also im Endaffekt die gleiche, wie die nach Injektion von Eiweiß oder anderer Reizkörper, auch hier führe die Einspritzung zum partiellen Zelltod und zur Eiweißresorption, und dies bedingt die wirksame Heilreaktion, die Heilung durch „Umstimmung".

Man sieht also, daß die schon vor 40 Jahren von d'Arsonval beobachtete, aber oft bestrittene und zeitweise gänzlich vernachlässigte Wirkung der Hochfrequenzströme neuerdings wieder lebhafte Beachtung gefunden hat. Dabei ist es historisch interessant, daß den Anstoß zu diesen neueren Untersuchungen ein Laienbehandler großen Formates gegeben hat, Zeileis, welcher das Verfahren zwar gänzlich kritiklos angewendet hat, aber durch Konstruktion von Apparaturen von außerordentlich vergrößerter Leistungsfähigkeit die Aufmerksamkeit von neuem auf die Methode gelenkt hat.

Schon seit längerer Zeit und in höherem Maße beachtet wurde die Stoffwechselwirkung bei derjenigen Modifikation der Hochfrequenztherapie, die als *Diathermie*, etwa ein Jahrzehnt später wie die Arsonvalisation, in die Therapie eingeführt wurde. Daß die tiefgreifende, mit allgemeiner Steigerung der Körpertemperatur verbundene Wärmebildung, welche diesen Strömen eigen ist, den Stoffwechsel zu beeinflussen geeignet ist, war von vornherein vorauszusetzen und wurde bald durch vielfache Beobachtungen bestätigt. Es sei hier nur an die Arbeiten von d'Arsonval, Bergonier und Rechou, Durig und Grau u. a. erinnert.

Gewisse Widersprüche in den Ergebnissen (es wurde von einer Seite Verminderung, von anderer eine Erhöhung des Stoffwechsels durch Diathermie gefunden), wurden von Stary und Stein dahin aufgeklärt, daß die Wärmeproduktion eines ruhenden Versuchstieres sich zusammensetzt aus einer im Minimalumsatz auftretenden „Vitalwärme" und einer noch zu dieser hinzukommenden Ergänzungswärme, welche dazu dient, die Körpertemperatur bei wechselnder Außentemperatur konstant zu erhalten. Durch die Diathermie ist man nun in der Lage, die Ergänzungswärme teilweise oder auch ganz zu ersetzen und so den Stoffwechsel bis auf die Vitalwärme herabzudrücken, mit anderen Worten, energiesparend zu wirken. Führt man aber dem Körper große Wärmemengen in Form von Hochfrequenzenergie zu, so wird trotz des Ersatzes der Ergänzungswärme der Stoffwechsel erhöht. Neuere Versuche von Halbach haben eine Steigerung des Grundumsatzes durch Allgemeindiathermie ergeben.

Bergonier hat auf diese Beeinflussung des Stoffwechsels und des Wärmehaushaltes durch die Diathermie die geistreiche therapeutische Idee gegründet, bei geschwächten Personen Nährstoffe zu sparen, die sonst zur Bestreitung des Wärmehaushaltes verwendet werden. Er bezeichnet die Allgemeindiathermie als „energetische Zusatzernährung“ (ration énergétique d'appoint), indem die durch die Diathermie erzeugte Wärme einen Teil der vom Körper zu produzierenden Wärme ersetzt und es dem Körper ermöglicht, von der dem Körper zugeführten Nahrung nur einen minimalen Teil zur Bestreitung des Wärmehaushaltes herauszuziehen. Er will dadurch bei geschwächten Personen ganz erhebliche Körpergewichtssteigerungen, in einem Falle von 49,5 auf 63,2 kg erzielt haben.

Was die Erklärung der Stoffwechselwirkung der Diathermieströme anbetrifft, so war man lange Zeit geneigt, dieselben auf die durch die Umsetzung der elektrischen Energie erzeugte Wärmebildung zurückzuführen. In letzter Zeit ist man aber immer mehr dazu gelangt, den Diathermieströmen, ebenso wie den Arsonvalschen Strömen eine spezifisch elektrische Wirkung auf die Zellfunktion zuzuschreiben.

Man sieht diese darin, daß die feinen Schwingungen, in die die Zellen durch die hochfrequenten Ströme versetzt werden, etwa einer Vibrationsmassage oder einer Molekulargymnastik (Kraft) zu vergleichen seien, daß sie eine molekulare Erschütterung (Kowarschik), eine „ionic perturbation“ (Turell) hervorrufen und dadurch gewisse Veränderungen in der molekularen Konstitution, Lageveränderungen der Ionen und der kolloidalen Partikel innerhalb der Zellen (Grove) usw. erzeugen.

Diese Auffassung wird gestützt besonders durch die Versuche von Schereschewsky, welcher im Mäuseexperiment gewisse Beziehungen zwischen der Frequenz der Schwingungen und der Zellwirkung (verschieden hohe Mortalität bei verschiedener Schwingungszahl) feststellen konnte. Auch von anderer Seite sind ähnliche Ergebnisse gefunden worden (Mutscheller usw.). Bordier (3) studierte die Diathermiewirkung an lebenden Pflanzen und fand, daß bei mittleren Stromstärken das Wachstum verzögert wird, wobei die Vergleichsversuche ergaben, daß diese Verzögerung nicht etwa auf die Temperatursteigerung zurückgeführt werden kann, sondern nur auf die vibratorische Erschütterung.

Andererseits wird bisweilen auch noch die Auffassung vertreten, daß keine spezifische Wirkung bestimmter Wellenlängen vorläge und daß nicht die vibratorische Erschütterung das wirksame Moment darstellt, sondern daß alle Erscheinungen durch die Erwärmung zu erklären seien, die durch Induktion im Tierkörper entstehe (Christie und Loomis).

Die Frage nach der spezifischen Wirkung bestimmter Wellenlängen ist in neuester Zeit besonders lebhaft diskutiert worden aus Anlaß der Einführung von Diathermieapparaten von sehr hoher Schwingungszahl, also der Verwendung sehr kurzer Wellen (von unter 100 m bis zu 3 m herab). Es scheint, daß diese modernen Methoden die Wirksamkeit der Diathermie noch erheblich zu steigern geeignet sind. Ob der Vorzug derselben aber nur auf einer intensiveren und mehr in die Tiefe greifenden Wärmeentwicklung oder auf einer spezifisch-elektrischen Wirkungsweise bestimmter Wellenlängen beruht, ist noch nicht vollständig geklärt (s. darüber den speziellen Teil).

Neuerdings hat man die Allgemeinwirkung der Diathermie, insbesondere ihre wärmeerzeugende Eigenschaft noch in einer anderen Weise auszunützen versucht, nämlich zur Erzeugung künstlichen Fiebers. In der Tat gelingt es leicht, durch entsprechende Anwendung hoher Stromstärken Temperaturen von 40—41^0 zu erzielen. Es lag nahe, dieses Moment als „Fiebertherapie“ zum Ersatz der Malariaimpfung und ähnlicher Methoden bei der Behandlung der Paralyse und anderer metaluischer Erkrankungen auszunutzen und es scheinen auch tatsächlich schon Erfoge damit erzieltworden zu sein (näheres s. im speziellen Teil).

Als Vorzug der physikalischen Fiebertherapie gegenüber der Malariaimpfung ist die Dosierbarkeit des Fiebers und die Möglichkeit dasselbe jederzeit abzubrechen, zu betrachten.

Andererseits macht WAGNER-JAUREGG wohl mit Recht das Bedenken geltend, daß bei der Malariaimpfung der therapeutische Erfolg durchaus nicht immer der erreichten Temperatur parallel ginge, daß also bei der künstlichen Impfung wohl noch andere Faktoren, wie die Temperatursteigerung wirksam sein müßten, daß es also noch nicht sicher sei, ob die physikalische Fiebererzeugung sich als gleichwertig erweisen werde (s. darüber auch MARIE und MEDEKOWICZ).

Schließlich ist hier noch auf eine weitere, ebenfalls für das Gebiet der Neurologie Aussichten bietende, oder zum mindesten in dasselbe hineinspielende Wirkungsmöglichkeit der elektrischen Energie zu erwähnen, nämlich die *bactericide Wirkung.*

5. Bactericide Wirkungen.

Schon 1892 konnten KLEMPERER und KRÜGER zeigen, daß elektrische (galvanische) Ströme das Wachstum der Bakterien aufzuhalten und Dauerformen abzutöten imstande sind. Diese Beobachtungen wurden später von anderen Autoren (SCHATZKIJ, 3 und 4, SCHNÉE, usw.) bestätigt, besonders ausgiebig wurde dieses Gebiet für die Hochfrequenz- bzw. Diathermieströme von ARSONVAL und seinen Schülern (CHARRIN, usw.), später auch von anderen Autoren bearbeitet. Es wurde am Bacillus pyocyaneus und am Diphtheriebacillus der schädigende Einfluß auf das Wachstum und die Virulenz dieser Bakterien nachgewiesen. Zahlreiche andere Mitteilungen sind gefolgt. Unter anderem haben ZEYNECK und LAQUEUR die bactericide Kraft der Hochfrequenzströme in Form der Diathermie bestätigt. Wurden Kulturen verschiedener Bakterien intraartikulär, subcutan oder intramuskulär Tieren injiziert, und wurden die betreffenden Teile dann diathermiert, so waren die aus den infizierten Geweben entnommenen Proben entweder steril oder ließen doch eine deutliche Schädigung der injizierten Bakterien erkennen.

Zur Erklärung der bactericiden Wirkung können zwei Wege in Betracht kommen, nämlich eine Erhöhung der Vitalität der Körperzellen durch den Strom und damit die Erzeugung gesteigerter Abwehrkräfte, zweitens eine direkt abtötende Wirkung auf die Bakterien selbst.

Auf die erste Wirkungsweise hat besonders SCHATZKIJ (3 und 4) in bereits erwähnten Arbeiten hingewiesen. Er will den konstanten Strom mit sehr gutem Erfolg nicht nur bei akuten Entzündungen, sondern auch bei tuberkulösen Prozessen zur Anwendung gebracht haben und nimmt an, daß infolge des elektrolytischen Vorganges in der ganzen interpolaren Strecke ein vermehrter Zustrom von Sauerstoff zu den Zellen stattfindet, durch welchen die Abwehrkräfte im Kampf mit den Bakterien gestärkt, die Reparationsfähigkeit der Zellen gesteigert wird.

Andererseits wird auch die Meinung vertreten, daß der Elektrizität, insbesondere den Hochfrequenzströmen direkt eine bactericide Kraft innewohnt, und zwar entweder als eine spezifische Eigenschaft der elektrischen Kraft (wofür gewisse, bereits auf S. 445 erwähnte Experimente sprechen) oder als ein Effekt der durch den Strom erzeugten Wärme. Für die letztere Auffassung spricht der Umstand, daß die wärmeempfindlichen Bakterienarten (Gonokokken, Pneumokokken und Choleravibrionen) am ehesten dem Einfluß der Hochfrequenzströme unterliegen, während Strepto- und Staphylokokken sich wesentlich resistenter verhalten. Es ist aber nicht zu vergessen, daß neben der Wärme auch die reaktiv ausgelöste Hyperämie und Hyperlymphie wesentlich zur Schädigung der Bakterien beitragen (KOWARSCHIK).

Es sei noch bemerkt, daß die obenerwähnte, jetzt in Angriff genommene Verwendung der Kurzwellen eine bedeutend stärkere bactericide Wirkung zeigt, wie die gewöhnliche Diathermie. STIEBÖCK geht so weit, von der Kurzwellenbehandlung eine „therapia sterilisans maxima“ zu erwarten, durch die die überwiegende Mehrzahl der baktierellen Erkrankungen einer Heilung entgegengeführt werden könnte (s. später).

III. Experimentelle und klinisch-empirische Belege für die Wirksamkeit der Elektrotherapie.

Die bisherigen Auseinandersetzungen haben aufzuzeigen versucht, in wie weit aus den bisher bekannten, experimentell gesicherten physikalischen und physiologischen Beobachtungen eine Grundlage und ein Verständnis für die Wirkungsweise der von uns angewendeten elektrotherapeutischen Methoden gewonnen werden kann, und in wie weit diese theoretischen Anschauungen mit den empirisch-klinischen Erfahrungen in Einklang gebracht werden können.

Diese Betrachtungen stellen aber naturgemäß nur einen Analogieschluß, nicht einen tatsächlichen Beweis für die therapeutische Wirksamkeit der Elektrizität dar. Wenn z. B. die Anode des konstanten Stromes am normalen Menschen oder Tier die Erregbarkeit herabsetzt, so kann man wohl annehmen, daß auch in pathologischen Fällen eine Herabsetzung krankhaft gesteigerter Erregbarkeit erzielt werden wird. Ob aber wirklich eine Heilung eines neuralgischen Zustandes dadurch erreicht wird, ist damit keineswegs bewiesen.

Wirkliche Beweise für die therapeutische Wirksamkeit zu finden, ist aber gerade für die Elektrotherapie dringend notwendig, da die in dem letzten Jahrzehnt des vorigen Jahrhunderts von Moebius eingeleitete Epoche, in welcher ein großer Teil der Ärzte geneigt war, der Elektrotherapie jede materielle Wirksamkeit abzusprechen und ihre Erfolge als wesentlich „suggestive" zu betrachten, noch nicht völlig überwunden ist.

Überflüssig erscheint es heute, wo die Psychotherapie einen so breiten Raum in unserer therapeutischen Anschauungsweise einnimmt, zu betonen, daß der Elektrotherapie ein suggestives Moment, eine Einwirkung auf die Psyche des Patienten in ganz hervorragenden Maße zukommt, und zwar sicherlich in manchen Fällen, je nach der Einstellung des Arztes und des Patienten, in höherem Maße, als anderen Methoden. Dies gilt nicht nur für funktionelle, sondern auch für organische Nervenleiden. Diese besonderen suggestiven Eigenschaften, welche gerade der Elektrizität anhaften (geheimnisvolle Kraft, große Apparatur, sicht- und fühlbare Wirkungen motorischer und sensibler Art, usw.) werden ja von den Kurpfuschern in reichlichem Maße ausgenutzt. Es wäre ein Unrecht gegen die Kranken, wenn wir Ärzte dieses Moment leugnen oder ausschalten wollten; ein ebensolches Unrecht aber und eine große Zeitverschwendung wäre es, wenn wir den großen Apparat physikalisch-physiologischer Kenntnisse und technischer Installationen auffahren wollten, ohne die Überzeugung zu haben, daß außer den psychischen Einwirkungen, die wir ja auch auf andere Weise erreichen können, auch tatsächliche materiell begründete Einwirkungen auf den kranken Körper geschaffen werden.

Die Darlegungen von Moebius, mit denen er jeden materiellen therapeutischen Effekt der Elektrizität mit Ausnahme höchstens einer gewissen schmerzstillenden Wirkung bei Neuralgien in Abrede stellen zu können glaubte, hier nochmals aufzurollen, scheint mir entbehrlich. Auch die große Literatur, die sich an seine Schriften angeschlossen hat, sei übergangen.

Es sei nur erwähnt, daß sich unter den deutschen Elektrotherapeuten (im Auslande, besonders in Frankreich ist der Moebiussche Standpunkt eigentlich niemals ernstlich angenommen worden) besonders der inzwischen verstorbene T. Cohn in der ersten Auflage dieses Handbuches und in zahlreichen anderen Schriften (2) bemüht hat, tatsächliche Beweise für die materielle Wirksamkeit der Elektrotherapie beizubringen (s. u. a. auch Loewenthal, 1).

Derartige Beweise kann man auf dreierlei Wegen zu finden suchen: 1. Durch das Tierexperiment, durch künstliche Herstellung von Krankheitszuständen und elektrische Behandlung derselben; 2. durch anatomische Untersuchungen, die den Nachweis der Beeinflussung pathologisch-anatomischer Veränderungen unter dem Einfluß der Elektrizität zu erbringen streben; 3. durch klinisch-statische Beobachtungen am großen Material.

Die vorliegenden *experimentellen Arbeiten* erstrecken sich wesentlich auf das Gebiet der peripheren Lähmungen. Es ist interessant, daß schon im Jahre 1848 der Versuch gemacht worden ist, die Wirksamkeit der Elektrotherapie bei Lähmungen nachzuweisen: Reid durchschnitt die Spinalnerven von 4 Fröschen im unteren Teil des Spinalkanales und behandelte die gelähmten Muskeln der einen Seite mit einer schwachen galvanischen Batterie, während er die der anderen Seite in Ruhe ließ. Nach 2 Monaten zeigte sich, daß die Muskeln der galvanisierten Seite ihre ursprüngliche Größe und Festigkeit beibehalten hatten und sich kräftig kontrahierten, während die der anderen Seite auf die Hälfte ihres Volumens zusammengeschrumpft waren, wenn sie auch noch eine gewisse Kontraktilität bewahrt hatten. Später (1875) sind analoge Versuche an Meerschweinchen von Dejerine gemacht worden (diese und die vorige Arbeit zitiere ich nach Schultze). Er fand am elektrisierten Bein die gangränösen Teile kleiner bzw. fehlend, die Atrophie geringer und die Herabsetzung der faradischen Erregbarkeit weniger ausgesprochen.

Bekannter und häufig zitiert ist die spätere Untersuchung von Friedländer an einem Hunde. Er fand nach Durchschneidung beider Ischiadici das linke Bein nach 4 Wochen langer Galvanisation fast normal, das rechte, nicht behandelte, bedeutend schwächer. Oberschenkelumfang rechts 25, links 33 cm!

Ausgedehnte Versuche sind dann von Goetze angestellt worden. Er erzeugte Lähmungen an Hunden, Kaninchen und Meerschweinchen durch Dehnung der Ischiadici und konnte ebenfalls eine raschere Rückkehr der Motilität und der elektrischen Erregbarkeit und eine geringere Atrophie an dem behandelten Beine beobachten. Dabei erwies sich sowohl die stabile wie die labile Galvanisation als wirksame Behandlungsmethode.

Diesen positiven Resultaten gegenüber wird von Moebius ein von Moeli gewonnenes negatives Resultat zitiert. Bei diesen schon 1878 angestellten Versuchen wurde nach doppelseitiger Ischiadicusdurchschneidung das eine Bein täglich *faradisiert.* Hierbei ließen sowohl die Veränderungen der elektrischen Erregbarkeit, als auch die histologischen Befunde keinerlei Differenzen zwischen faradisierter und nichtfaradisierter Extremität erkennen. Wenn Moeli daraus schließt, „daß sich eine Beeinflussung schwerer peripherer Lähmungen durch von Anfang an geübte Faradisation nicht annehmen läßt", so hat er zweifellos damit Recht. Dieses Resultat war aber von vornherein zu erwarten, denn er hat eine gänzlich unzweckmäßige Methode angewandt! Kein einigermaßen erfahrener Elektrotherapeut wird eine schwere, durch Nervenläsion bedingte, also mit Entartungsreaktion einhergehende periphere Lähmung *faradisieren!.* Dieser „Versuch mit untauglichen Mitteln" mußte zu einem negativen Resultat führen! (s. S. 467).

Ein weiterer negativer Versuch stammt aus neuerer Zeit. Royle brachte durch Ausschneiden des N. peroneus die vordere Tibialismuskulatur bei Kaninchen beiderseits zur Degeneration und behandelte die gelähmte Muskulatur einseitig mit Galvanisation. Es wurde dann das Gewicht der gelähmten Muskeln bestimmt und kein Unterschied zwischen beiden Seiten gefunden. Hierbei handelte es sich um eine irreparable Störung, wie schon der Referent Laqueur bemerkt, und es kann daher kein Schluß auf die Unwirksamkeit der Galvanisation bei reparabler Lähmung aus diesem Vesuch gezogen werden. Eine Widerlegung der ersterwähnten positiven Resultate ist also durch die Versuche nicht gegeben.

Nachdem man lange Zeit von derartigen Versuchen nichts gehört hatte, wurden dieselben neuerdings von Piontkowsky nochmals aufgenommen. Er experimentierte ebenfalls mit Ischiadicusdurchschneidung bei Kaninchen, wandte einen absteigenden galvanischen Strom vom Kreuzbein bis zum Sprunggelenk (2—6 MA., 15—45 Minuten) an und fand nach 2—3 Wochen eine erheblich bessere Beweglichkeit der behandelten Extremität gegenüber der nichtbehandelten. Auch die trophischen Ulcera traten später und niemals so umfangreich auf, wie auf der anderen Seite. Wir kommen auf diese bemerkenswerte Arbeit späterhin bei den anatomischen Befunden nochmals zu sprechen.

Schließlich hat LIEBESNY (1) experimentell gezeigt, daß man die Resultate der Galvanisation durch Anwendung des schwellenden, rhythmisch unterbrochenen Stromes (LÉDUCschen Strom) noch verbessern kann.

Er erzeugte bei einem Kaninchen durch Unterbindung der Bauchaorta eine Lähmung beider Beine und behandelte das linke mit gewöhnlicher Galvanisation, das rechte mit schwellenden LÉDUCschem Strom. Der Unterschied im therapeutischen Erfolg sprach sehr deutlich zugunsten des letzteren, indem das linke Bein vom 12. Tage ab eine Kontraktur zeigte, die am 15. Tage zu einer kompletten Fixation führte, während das rechte Bein bis zu dem am 25. Tage erfolgten Tode keine Spur von Kontraktur zeigte, als Stützbein benutzt werden konnte und seine elektrische Erregbarkeit bewahrt hatte.

Wenn dieses vorliegende experimentelle Material auch nicht gerade sehr ausgiebig ist, so ist es doch zweifellos als eine gute Grundlage für die Wirksamkeit der Elektrotherapie bei peripheren Lähmungen zu bewerten.

Für die zentralen Lähmungen liegen leider keine experimentellen Untersuchungen vor. Es könnten hier allenfalls die Versuche von MUNK an Affen angeführt werden, aus denen hervorgeht, daß man durch regelmäßige passive Gymnastik das Auftreten von zentralen Kontrakturen verhindern kann und daß bei Aussetzen der Bewegungen schon nach kurzer Zeit der Kontrakturzustand sich einstellt. Da wir, wie oben erwähnt, die periphere Elektrisation in ihrem Wesen einer Übungstherapie gleichsetzen, dürften diese Versuche wohl bei Faradisation der gelähmten Muskeln in dem gleichen Sinn ausgefallen sein.

Auf anderen Gebieten fehlen pathophysiologische Experimentaluntersuchungen vollständig. Man könnte hier an das Studium der Wirkung elektrotherapeutischer Maßnahmen auf die Regeneration von künstlich gesetzten Krankheitsherden im Zentralnervensystem von Tieren denken; auch an die künstliche Erzeugung von Stoffwechselstörungen durch Ausschaltung von endokrinen Drüsen und nachfolgende elektrische Behandlung, usw.

Schließlich wäre auch im Hinblick auf die oben erwähnten bactericiden Wirkungen der Elektrizität die elektrotherapeutische Beeinflussung artefiziell erzeugter bakterieller Infektionen über die bereits auf S. 446 gesprochen wurde, weiter zu verfolgen und speziell für das Nervensystem in Angriff zu nehmen.

Was nun die *pathologisch-anatomischen* bzw. *experimentell-pathologischen* Befunde betrifft, so ist zunächst eine Arbeit von KOSAKA und IZAWA zu erwähnen, welche neben einigen Hinweisen auf ältere Arbeiten wichtige experimentell-anatomische Befunde ergibt. Diese Autoren ließen einen durchschnittenen Froschnerven 2—7 Tage lang von einem Gleichstrom von 0,1 MA. durchströmen und fanden bei Applikation der Kathode am zentralen Stumpfende zahlreiche neugebildete Nervenfasern, welche reichlich mit Wachstumskeulen versehen sind und zum Teil bis ins Nervengewebe fortschreiten. Bei Applikation der Anode dagegen sind nur wenige neugebildete Nervenfasern mit mangelhafter Bildung der Wachstumskeulen vorhanden; in manchen Fällen erscheint der Regenerationsprozeß durch die Anode sogar direkt gestört. Analoge Veränderungen fanden sich auch an den Ursprungszentren.

Neuere sehr wertvolle anatomische Untersuchungen, neben manchen hier zu übergehenden Hinweisen auf ältere Literatur, erhält die bereits erwähnte Arbeit von PIONTKOWSKY. Er konnte ein gewaltiges Aussprießen junger Achsenzylinder auf der behandelten Seite feststellen. Nach 3wöchentlicher Behandlung (16 Galvanisationen) stimmte das Bild des galvanisierten Nerven mit dem eines nichtbehandelten nach 2monatlicher Dauer überein. Der galvanisierte Nerv zeigte dagegen schon nach 2 Monaten (43 Galvanisationen) histologisch das Bild normaler Nerven.

Es sind durch diese Arbeiten also gewisse anatomische Unterlagen dafür gegeben, daß der elektrische Strom imstande ist, die Regeneration des Nervengewebes, wenigstens der peripheren Nerven zu fördern. Vielleicht wären in diesem Zusammenhang auch die histochemischen Untersuchungen anzuführen, auf die bereits auf S. 431 hingedeutet wurde. Es finden sich unter diesen Untersuchungen manche Beweise dafür, daß ein durch chemische Agentien (z. B. KCl) in seiner Struktur geschädigter Nerv durch den Einfluß des Stromes rascher wieder hergestellt wird.

Anhangsweise, wenn auch nicht ganz zu unserem Thema gehörig, sei erwähnt, daß auch außerhalb des Nervensystems die gewebsregenerierende Wirkung der Elektrizität nachgewiesen ist. So stellte KUMAGAI Versuche an Knochengeweben an. Er fand hier bei künstlich gesetzten Frakturen eine „positive Galvanotaxis", d. h. bei Applikation der Anode mit 0,1—0,2 MA., 3—15 Tage lang, an der Frakturstelle tritt eine lebhafte Wucherung der äußeren Knochenhaut auf. Alle Erscheinungen, wie Entwicklung des Knorpelgewebes, Balkenbildung, Adsorption und Resorption der Knochensubstanz, werden durch den elektrischen Strom begünstigt, während bei Anlegung der Kathode eine Dilatation der Blutgefäße der Markhöhle und eine Vermehrung der Markzellen auftritt, bei Verstärkung des Stromes sogar ein Zerfall des Periostes beobachtet wird.

Es wären an dieser Stelle auch noch einige, zwar nicht im eigentlichen Sinne anatomische Beobachtungen zu erwähnen, welche aber doch als ein sichtbarer Beweis für die Einwirkung des elektrischen Stromes auf die Regeneration krankhaft veränderten Gewebes angesehen werden können, nämlich die Untersuchungen über den Einfluß der Elektrizität auf Entzündungsvorgänge.

So beobachtete DIEMER direkt die Wirkung schwacher galvanischer Ströme auf Wundflächen. Er konnte dabei ein Zusammendrängen der roten Blutkörperchen nach der Kathode hin, ein Auftreten von Blutpünktchen usw. feststellen. Die Erprobung an 6 klinischen Fällen von schlecht heilenden (varikösen u. a.) Geschwüren ergab eine ausgezeichnete Wirkung der „elektrischen Hyperämisierung" durch Ströme von 1—2 MA. (Anode proximal, Kathode direkt am Geschwür, Dauer 10 Minuten). Dabei gewannen schon nach 14 Tagen, z. B. in einem bis dahin vergeblich behandelten Falle von Ulcus cruris, die Granulationen gegenüber der früheren blauroten Verfärbung einen stärkeren Ton ins Hellrote. An einzelnen Stellen traten stecknadelkopfgroße Pünktchen auf. Vom Beginn der 6. Woche an schiebt sich von den Rändern her ein deutlicher Epithelsaum nach der Mitte vor. Nach weiteren 6 Wochen ist die Wunde mit Borken bzw. einer dünnen Epithelschicht bedeckt.

SSUPONITZKAJA beobachtete den Verlauf von Entzündungsvorgängen unter Einwirkung des „galvanischen Kragens". Er fand eine Veränderung des Charakters der Entzündungsreaktion unter dem Einfluß des Stromes im Sinne einer Erhöhung der Assimilationsphase.

Im Anschluß hieran kann auch noch an eine ältere Arbeit von SCHATZKIJ (4) erinnert werden, welcher einen günstigen Einfluß des galvanischen Stromes auf akute Entzündungsvorgänge beobachtete und denselben auf die vermehrte Zufuhr von Sauerstoff zum Krankheitsherd und eine dadurch bedingte Anregung der Reparationsfähigkeit der erkrankten Zellen zurückführte.

So bedeutsam alle diese experimentellen und anatomischen Beobachtungen auch sein mögen, so kann doch grundlegend für unser therapeutisches Handeln nur der dritte der oben angegebenen Wege sein, nämlich *die klinische-statische Beobachtung.*

Es kann auffallend erscheinen, wie wenig zahlenmäßige statistische Beobachtungen bezüglich der Wirksamkeit der Elektrotherapie bei bestimmten Krankheitsgruppen vorliegen, trotz der ausgedehnten Anwendung, die diese Methode seit vielen Jahrzehnten allseitig erfährt. Diese Scheu, bestimmte Zahlen aufzustellen, erklärt sich aber sehr wohl aus den bekannten Schwierigkeiten, die allen therapeutischen Statistiken anhaftet, und die sich bei der Elektrotherapie ganz besonders bemerklich machen: Ungleichartigkeit des Materials, Einwände der Spontanheilung, der Suggestion und dgl. mehr. Einen Versuch, die Heilwirkung der Elektrizität bei einer bestimmten Krankheitsgruppe statistisch zu erfassen, hat schon im Jahre 1893 E. REMAK in bezug auf die peripheren Lähmungen gemacht mit seiner viel zitierten Arbeit über die Drucklähmung des Nervus radialis. Er kam damals auf Grund sorgfältiger

Beobachtungen an 63 Fällen zu dem Resultat, daß bei frühzeitig einsetzender Behandlung die Heilungsdauer dieser Lähmung 14 Tage beträgt, während die unbehandelten einen Zeitraum von 4—6 Wochen beanspruchen.

Eine analoge Untersuchungsreihe von Delprat führte zwar nicht zu demselben positiven Resultat, jedoch konnte Remak mit Recht verschiedene Bedenken gegen diese Untersuchungen geltend machen, besonders den Umstand, daß Delprat die Elektrotherapie nicht in der von Remak als am wirksamsten erprobten Form der Galvanisation an der Druckstelle des Radialis durchgeführt hatte.

Obwohl weitere derartige statistische Erhebungen, die der Remakschen an Bedeutung gleichkommen können, meines Wissens nicht gemacht worden sind, wird wohl kaum ein Zweifel an der Wirksamkeit der Elektrotherapie bei peripheren Lähmungen aufkommen können. Jeder elektrotherapeutisch tätige Arzt hat Fälle gesehen, in denen bei einer lange vernachlässigten peripheren Lähmung, unmittelbar nach der ersten galvanischen Sitzung der Beginn einer Wiederkehr der aktiven Beweglichkeit zu beobachten war, und die weiteren Fortschritte sich dann in rascher Folge anschlossen. Wenn aber noch ein Zweifel an der Wirksamkeit bestehen konnte, so hat die Riesenzahl der Nervenschußverletzungen im Weltkriege diesen Zweifel vollständig beseitigt.

Der Einfluß der elektrischen Behandlung drängte sich hier wohl jedem auf, der an Nervenlazaretten zu arbeiten Gelegenheit hatte. In größtem Umfange aber sind diese Beobachtungen von Foerster (2) gemacht und kritisch bearbeitet worden. Derselbe kommt in seinem großen, ein ungeheures Material zusammenfassenden Buche zu dem Schluß, daß das früher immer verlangte experimentum crucis für die Wirksamkeit der Elektrotherapie im Kriege tausendfach gemacht sei; jeder Zweifel an der Wirksamkeit der Elektrotherapie sei dadurch gründlichst beseitigt. Bei den Fällen, bei denen nach der Nervenoperation die Elektrotherapie unterlassen wurde, fand er den Zustand der Muskeln geradezu traurig, ganz im Gegensatz zu den bald nach der Operation behandelten Fällen. Die galvanische Erregbarkeit besserte sich bei den Fällen von Totaltrennung schon *vor* der Operation ganz auffallend unter der Therapie, noch mehr *nach* der Operation. Wurde die Elektrotherapie aus irgendwelchen Gründen ausgesetzt, so verschlechterte sich der Zustand in ganz ausgesprochenem Maße, die galvanische Erregbarkeit sank, die vorher schon wiedergekehrte faradische Erregbarkeit verschwand wieder und die bereits wiedererlangte willkürliche Beweglichkeit ging erheblich zurück. Beim Wiedereinsetzen der Behandlung trat sofort wieder eine Besserung in jeder Beziehung auf.

Freilich ist, um diese Erfolge zu erzielen, wie Foerster eindringlich hervorhebt, eine sachgemäße Methode der Elektrotherapie erforderlich; vor allem müssen genügend starke Ströme zur Verwendung kommen, um die Muskeln in ausgiebige Kontraktion zu versetzen, worüber im speziellen Teil Näheres gesagt werden wird.

Neben den peripheren Lähmungen sind von jeher die *Neuralgien* als die wichtigste Domäne der Elektrotherapie angesehen worden, hier sind, wie bereits erwähnt, selbst von den eifrigsten Gegnern, insbesondere von Moebius, Erfolge nicht bestritten worden. Die Methoden der Behandlung werden später zu erwähnen sein.

Hier sei nur bemerkt, daß die älteste klassische Methode der Neuralgiebehandlung, die stabile Anodenbehandlung mit relativ schwachen Strömen an den Druckpunkten noch immer für manche Fälle (besonders für die Neuralgie einzelner Trigeminusäste) ihre Berechtigung hat. Mir will aber scheinen, daß die von den Franzosen inaugurierte Einführung sehr hoher Stromstärken von langer Dauer mittels großflächiger Elektroden in das gesamte neuralgisch affizierte Gebiet, die Erfolge der Neuralgiebehandlung erheblich verbessert hat.

Wenn ich auch nicht wie manche französische Autoren behaupten möchte, daß jede schwere Trigeminusneuralgie damit geheilt und jedes etwa auftretende Rezidiv durch wenige Sitzungen unterdrückt werden kann (DUBOVY), so kann ich nach meinen Erfahrungen ihre sehr guten Erfolge bestätigen, ganz besonders für die Neuralgien der langen Extremitätennerven, die Ischias und die Brachialneuralgie. Zahlenmäßige Angaben kann ich allerdings nach meinem Material nicht machen.

In der französischen Literatur finden sich aber vielfach statistische Angaben, die allerdings zum Teil etwas optimistisch erscheinen können, z. B. bei MARQUÈS und CHAVAS, welche über 50 Fälle berichten (davon 7 Fälle mit tic doulorcux und 7 Fälle. bei denen bereits Resektionen vorgenommen waren). Sie erzielten dabei 24 Heilungen und 24 Besserungen, Rezidivfreiheit bis 3 Jahre beobachtet. Stromstärke 30—80 MA., 30—60 Minuten lang.

Von deutschen Autoren hat KOWARSCHIK (2), der sich wohl am meisten mit der Methode befaßt hat, einige zahlenmäßige Angaben gemacht. Er will an seinem großen Material nur 10—20% Mißerfolge (also 80—90% Erfolge) bei der Galvanotherapie der Neuralgien gesehen haben.

SCHURIG will von 41 Fällen von Trigeminusneuralgie, die sich ganz überwiegend im ersten Ast abspielten, 36 geheilt haben (davon waren 31 chronische Fälle). Er verwendet im Gegensatz zu dem jetzt überwiegend üblichen Verfahren nur sehr schwache Ströme (1 MA.) und wechselt mit Hochfrequenzeffluvien und Diathermie ab.

Durch die Einführung der Diathermie ist die galvanische Behandlung der Neuralgien neuerdings etwas verdrängt worden, wie ja jetzt die Diathermie überhaupt von manchen als das A und O der Elektrotherapie betrachtet wird. Nach meinen Erfahrungen nicht ganz mit Recht! Mir scheint gerade bei Neuralgien eine sachgemäße Galvanisation der Diathermie überlegen und damit stimme ich mit KOWARSCHIK überein, welcher in derselben (obenerwähnten) Beobachtungsreihe bei Diathermiebehandlung 30—40% Mißerfolge (also nur 60—70% Erfolge) konstatieren konnte.

Wir haben also keinerlei Anlaß, die Galvanisation bei Neuralgien zugunsten der Diathermie zu verlassen. Ich glaube sogar, daß wir für viele Fälle noch eine Verbesserung der Wirkung erzielen können, wenn wir die Galvanisation mit der Iontophorese (Salicyl, Aconitin) verbinden. Meine eigenen Erfahrungen lassen mir eine ausgedehntere Anwendung und Nachprüfung dieser besonders von französischen Autoren gerühmten Methode dringend wünschenswert erscheinen.

Auch die älteste einfachste Methode der Elektrotherapie, die ableitende faradische Pinselung, sollte nicht ganz vernachlässigt werden. Sie hat bei Neuralgien und besonders bei Myalgien oft eine ganz eklatante Wirkung (z. B. Verschwinden der skoliotischen Haltung bei Lumbago unmittelbar nach einer Sitzung!).

Wenn man solche Einzelbeobachtungen auch nicht statistisch erfassen kann, so stützen sie doch die Resultate der oben angeführten Statistiken, so daß es für den vorurteilslosen Beobachter wohl nicht angängig ist, diese Erfolge auf „Suggestion“ zurückzuführen.

Es muß daher zurückgewiesen werden, wenn von einem Chirurgen, wie KULENKAMPFF, dessen glänzende operative Erfolge allerdings nicht verkannt werden sollen, gesagt wird, daß die elektrische Behandlung die Neuralgie „verschlimmern“ könne und daher „ganz verschwinden“ sollte.

Bezüglich der zentralen Erkrankungen des Nervensystems, ebenso wie bezüglich der funktionellen Erkrankungen, sowie der Erkrankungen der vegetativen Apparate, besitzen wir leider keine ausgiebigen und überzeugenden Statistiken, was in Anbetracht der Vielgestaltigkeit dieser Krankheiten, ihrer verschiedenartigen Ätiologie, usw. durchaus erklärlich erscheint. Daß aber auch auf diesen Gebieten beachtenswerte Erfolge, wenn auch zum Teil nur symptomatischer Art erzielt werden, wird sich jedem aufdrängen, der sich ernstlich mit Elektrotherapie befaßt. Zahlreiche Hinweise in dieser Beziehung z. B. für die Poliomyelitis, die Tabes, die Hemiplegie, die BASEDOWsche Krankheit usw. wurden schon in dem vorangehenden Teil gegeben und der nachfolgende „spezielle Abschnitt" wird weitere Ausführungen darüber bringen.

Wenn ich meine eigenen, auf Grund jahrzehntelanger elektrotherapeutischer Betätigung gewonnenen Erfahrungen hier gewissermaßen eindrucksmäßig, ohne bestimmte Zahlenangaben zusammenfassen darf, so möchte ich folgendes sagen:

Die Wirksamkeit der Elektrotherapie bei peripheren Lähmungen und bei Neuralgien (wenigstens bei gewissen Formen) steht für mich vollkommen fest. Schon, wenn die Elektrotherapie nichts weiter als dieses leistete, würde ihre Anwendung, die Erprobung und Einübung der geeignetsten Methoden eine lohnende Beschäftigung sein. Darüber hinaus aber glaube ich bei zentralen Erkrankungen unbedingt zum mindesten eine symptomatische Wirksamkeit anerkennen zu müssen, in erster Linie gegenüber den zentralen *Lähmungen,* sowohl den hemiplegischen, wie den spinalatrophischen Lähmungen; bei ersteren im Sinne einer Besserung der Anspruchsfähigkeit der gelähmten Muskeln und vor allem einer Verhütung bzw. Milderung der Kontrakturen, bei letzteren im Sinne der Vorbeugung gegen Verfall in vollständige Atrophie und dadurch gebesserter Restitutionsbedingungen. Auch gegen die sensiblen spinalen Symptome, z. B. die Parästhesien und die Schmerzen der Tabiker leistet die Elektrotherapie zweifellos Gutes. Ferner ist nicht zu vergessen die Wirksamkeit bei chronischen und subchronischen Gelenkaffektionen, besonders solchen, die mit Muskelatrophie verbunden sind. Besonderen Wert aber möchte ich, wie aus meiner ganzen Darstellung hervorgegangen ist, auf die *vasomotorischen Vorgänge* legen. Die Beeinflussung dieser Vorgänge durch den elektrischen Reiz spielt nicht nur bei der Behandlung peripherer Erkrankungen mit, sondern kann sich auch bei zentralen und spinalen Erkrankungen günstig auswirken, nicht nur im Sinne einer symptomatischen Erleichterung (z. B. Kopfgalvanisation bei hyperämischen Zuständen), sondern wohl auch im Sinne einer Anbahnung von Heilungsvorgängen durch Verbesserung der Ernährungsvorgänge der Zentralorgane.

In dieser Beziehung scheinen mir die neuen Methoden, insbesondere die Diathermie mit ihrer tiefgreifenden Wärmeeinwirkung und dadurch gegebenen tiefen Vasomotorenbeeinflussung zum mindesten sehr aussichtsreich zu sein. Ich erinnere hier in erster Linie an die Erfahrungen bei Poliomyelitis, die ich allerdings nicht nachprüfen konnte, da mir in dem letzten Jahrzehnt akute Fälle dieser Erkrankung nur ganz vereinzelt zu Gesicht gekommen sind. Auf die analogen Versuche bei anderen zentralen Erkrankungen und die Ausblicke, die die Verbesserungen der Methode in Form der Kurzwellentherapie bietet, will ich hier nicht nochmals eingehen.

Die soeben bei den zentralen Erkrankungen erwähnten vasomotorischen Wirkungen der Elektrotherapie wirken sich naturgemäß am meisten aus bei den an dem Zirkulationsapparat selbst sich abspielenden Erkrankungen. So ist nach meinen Erfahrungen ein unzweifelhaft günstiges Objekt der Elektrotherapie die BASEDOWsche Krankheit, ferner die verschiedenartigen angioneurotischen Zustände. Unzweifelhaft ist auch eine Wirkung auf die allgemeinen Zirkulationsverhältnisse, den Blutdruck, die Herzkraft usw. Hier liegen schon feststehende therapeutische Erfahrungen vor. Welche mannigfachen Anwendungsweisen der elektrischen Kraft hierbei in Betracht kommen, wird aus dem speziellen Teil hervorgehen.

Als ein wichtiges, wenn auch noch in den Anfängen liegendes und des weiteren Ausbaues und der Erforschung bedürftiges Gebiet möchte ich zum Schluß nochmals auf die Stoffwechselwirkungen hinweisen, die der Elektrotherapie teils auf dem Wege des Hautreizes, teils auch der direkten Anregung der Zellfunktion (Hochfrequenz!) zukommen, andererseits auch auf dem Umwege über die Beeinflussung der endokrinen Drüsen; ein Gebiet, welches allerdings noch nicht scharf umgrenzt ist und dessen therapeutische Reichweite noch sehr verschiedenartig beurteilt werden kann.

Die mannigfaltigen, von den verschiedensten Angriffspunkten ausgehenden Methoden, die uns die moderne Elektrotherapie zur Erzeugung dieser Wirkungen an die Hand gibt (elektrische Bäder, Hochfrequenz, Iontophorese usw.), welche aber noch dringend der Nachprüfung an einem großen klinischen Material bedürfen, sind aus den folgenden Kapiteln zu entnehmen.

Im ganzen bin ich also der Ansicht, daß in der Elektrotherapie den Neurologen nicht nur einige in ihrer Wirksamkeit feststehende Methoden an die Hand gegeben sind, deren Anwendung er sich nicht entziehen kann, sondern daß sich hier noch ein weites Gebiet eröffnet, dessen wissenschaftliche Grundlagen bereits genügend fundiert sind, um zu weiterer Erforschung und klinischer Erprobung Anreiz zu geben.

Spezieller Teil.

I. Der galvanische Strom oder Gleichstrom.

1. Apparate.

Der galvanische oder Gleichstrom wird entweder durch *galvanische Batterien* erzeugt, oder er wird der Leitung einer Lichtzentrale durch geeignete *Anschlußapparate* entnommen. Die physikalischen und therapeutischen Wirkungen werden im allgemeinen in beiden Fällen als gleichartig angesehen, jedoch bestehen zweifellos gewisse Unterschiede. Der von der Dynamomaschine gelieferte Strom ist nämlich kein wirklicher Gleichstrom, er hat nicht, wie der Strom der Batterie, eine ganz gleichmäßige lineare Verlaufsweise, sondern er zeigt mehr oder weniger unregelmäßige Schwankungen, Pulsationen (Abb. 3 und 4). Dieser

Abb. 3. Konstanter Gleichstrom. Abb. 4. Inkonstanter Gleichstrom.

Unterschied kann in den Fällen, in denen man den Strom als „beruhigendes Mittel" verwendet, also insbesondere bei der Kopfgalvanisation und bei der Neuralgiebehandlung, in Betracht kommen, indem der Strom des Anschlußapparates wegen seiner Schwankungen mehr erregend empfunden wird wie der Batteriestrom. KOWARSCHICK (3) hat bei vergleichenden Versuchen festgestellt, daß bei Verwendung von Anschlußapparaten wegen der unangenehmen Empfindungen, durchschnittlich 10—20% kleinere Stromdosen vertragen werden wie bei der Verwendung einer galvanischen Batterie. An den neueren Konstruktionen sind aber diese Schwankungen nicht sehr erheblich, wie z. B. KAUFMANN (1) für den Multostaten durch Aufnahme von Oszillogrammen nachgewiesen hat.

In den meisten Fällen aber, besonders wenn man erregende Wirkungen durch Stromschlüsse beabsichtigt, sind beide Ströme vollständig gleich zu setzen. Praktisch haben die Anschlußapparate große Vorzüge vor den Batterien und werden daher jetzt fast durchweg verwandt. Der Nachteil der Batterien besteht vor allem darin, daß die Elemente bei längerer Anwendung größerer Stromstärken sich leicht erschöpfen und daher sehr häufig Ergänzungen und Reparaturen notwendig machen, während man mit dem Anschlußapparat einen stets bereiten Strom von der notwendigen Intensität zur Verfügung hat.

Die *galvanischen Batterien* werden in den verschiedensten Formen verwandt; teils als transportable Apparate, in handlicher Kastenform, teils als stationäre Apparate, in Schrank- oder Tischform. Statt der früher verwandten Chromsäureelemente und LECLANCHÉ-Elemente werden jetzt meistens Trockenelemente angewandt, neuerdings auch die aus der Radiotechnik bekannten Anodenbatterien (sehr bequem und haltbar). Die Elemente, mindestens dreißig an Zahl, sind hintereinander geschaltet, d. h. es ist immer der negative (Zink-) Pol mit dem positiven (Kohlen-) Pol des nächsten Elementes verbunden und es wird dann von dem ersten Kohlen- und dem letzten Zinkpol zu den Elektroden abgeleitet. Man bezeichnet für gewöhnlich den positiven (Kohlen-) Pol als *Anode*, den negativen (Zink-) Pol als *Kathode*. Zu jeder Batterie gehört zunächst:

1. Eine Vorrichtung, welche gestattet, die Elemente in beliebiger Zahl einzeln oder in Gruppen einzuschalten, um dadurch einen mehr oder minder starken Strom der Batterie zu entnehmen *(Elementenzähler)* (Abb. 5). Die Zahl der eingeschalteten Elemente ergibt ein ungefähres Maß der angewandten Stromspannung. Die durchschnittliche Spannung eines frischen Elementes beträgt 1,5 Volt, sinkt aber bei längerem Gebrauch ganz erheblich.

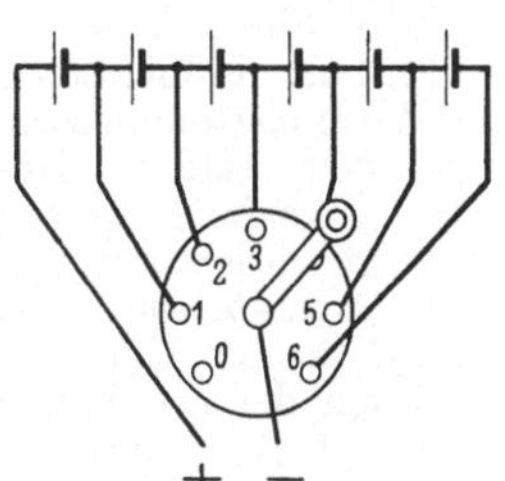

Abb. 5. Elementenzähler.

2. Eine Vorrichtung zur feineren Abstufung des Stromes durch Einschaltung verschiedener Widerstände *(Rheostaten)*. Man unterscheidet Metall-, Graphit- und Flüssigkeitsrheostaten je nach dem für die Widerstände verwandten Material. Die Regulierung besteht darin, daß entweder durch eine Kurbel- oder durch eine Schiebevorrichtung verschieden große Widerstände ein- bzw. ausgeschaltet werden können. Je größer der Rheostat ist, je größer damit die Summe der in den galvanischen Strom geschalteten Widerstände, um so größer ist der Spielraum für die Abstufung, um so besser also der gesamte Apparat. Der Rheostat kann entweder im Hauptkreise eingeschaltet sein, d. h. in demselben Kreise, in welchem sich der Körper des Patienten befindet, dann wird der auf den Patienten wirkende Strom natürlich um so schwächer, je mehr Widerstände im Rheostaten eingeschaltet sind, oder in einem abgezweigten (Neben-) Kreise, dann ist die Wirkung umgekehrt. Je mehr Widerstände im Nebenkreise eingestellt sind, ein desto größerer Stromanteil geht durch den Haupt- (Körper-) Kreis (Abb. 6a und b).

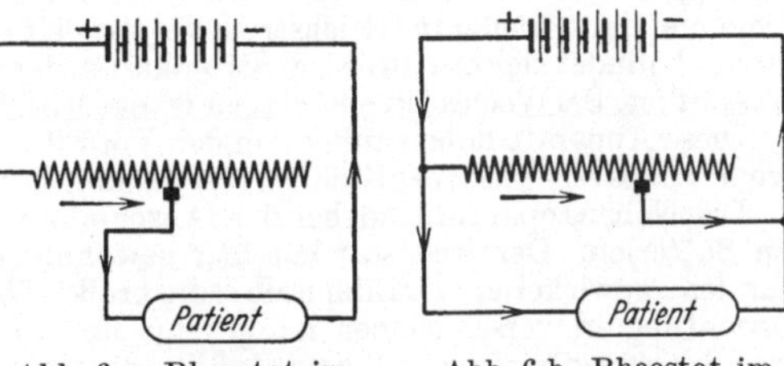

Abb. 6 a. Rheostat im Hauptkreise. Abb. 6 b. Rheostat im Nebenkreise.

3. Ein *Stromwender* (Abb. 7), welcher gestattet, in einfacher und bequemer Weise, durch Verschiebung eines Handgriffes, die Stromrichtung umzukehren, so daß man dieselbe Elektrode nach Belieben als Anode oder Kathode verwenden kann.

4. Ein *Galvanometer*, der die angewandte Stromstärke oder Intensität in dem Einheitsmaße, dem Milliampere, anzeigt. Dieses Instrument ist besonders wichtig: Wir dürfen uns bei der Dosierung des Stromes stets nur nach der vom Galvanometer angezeigten Intensität richten. Diese Intensität wird bestimmt durch die Spannung einerseits und den Widerstand andererseits. Sie ist der ersteren direkt, dem letzteren umgekehrt proportional $\left(\text{Ohmsches Gesetz } J = \frac{E}{W}\right)$. Da nun der Widerstand des menschlichen Körpers bzw. seiner Hautbedeckung, an den verschiedenen Hautstellen und bei den verschiedenen Individuen ein außerordentlich verschiedener ist, so kann dieselbe Stromspannung, die sich in der Elementen- bzw. Voltzahl ausdrückt, eine außerordentlich verschiedene Intensität ergeben. Je größer der Widerstand, desto kleiner die Intensität bei gleichbleibender Spannung. Nur die am Galvanometer abzulesende Intensität kann also den Maßstab für die therapeutische Dosierung des Stromes bilden. Die Konstruktion des Galvanometers beruht auf der Einwirkung eines Magneten auf eine stromdurchflossene Spirale. Die Abweichung dieser Spirale ist an einem Zeiger ablesbar, welcher über eine nach MA. eingeteilte Skala hinweggleitet. Die Skala gibt gewöhnlich 0,1—5 oder 10 MA. an, ist aber mit einer Multiplikationsvorrichtung versehen, welche es durch eine einfache Umschaltung ermöglicht, auch hohe Stromstärken, bis 50 oder 100 MA. abzulesen.

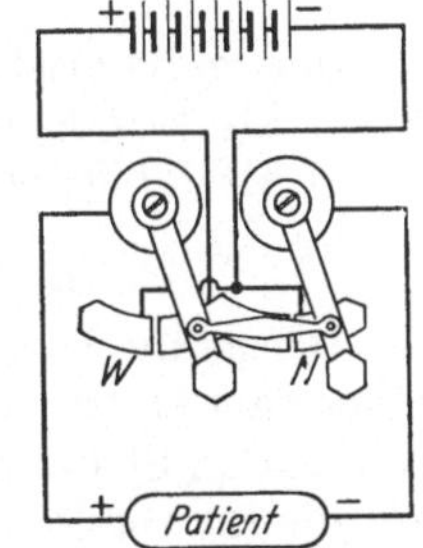

Abb. 7. Stromwender.

5. *Die Zuleitungsschnüre und Elektroden. Erstere* bestehen aus mit Seide besponnenen und oft noch mit dünnen Kautschuk überzogenen Kupferdrähten, deren Überzug in der Regel für ein jedes Stück des Paares eine andere Farbe trägt, rot und grün, damit man sich leicht über die Pole orientieren kann. Die in den verschiedensten Formen verwandten *Elektroden* werden bei den einzelnen Methoden besprochen werden.

Die *Anschlußapparate* haben sehr verschiedene Konstruktion. Äußerlich von Kasten- oder Schrankform oder auch von der Form an der Wand hängender Tableaus, richtet sich ihre Konstruktion zunächst danach, ob die vorhandene Lichtleitung Gleichstrom- oder Wechselstrom hergibt. Im ersteren Falle ist es nur nötig, durch Vorschaltwiderstände (Glühlichtlampen, Drahtwiderstand, Voltregulator) dafür zu sorgen, daß die hohe Spannung der Lichtleitung (220 bzw. 110 Volt bei den meisten Anlagen) auf ein geringeres Maß herabgedrückt wird; gewöhnlich auf nicht mehr wie 60—70 Volt bei maximaler Einstellung. Der Gleichstrom der Lichtleitung kann dann unter entsprechender Regulierung durch den Voltregulator direkt benutzt werden.

Enthält die Lichtleitung jedoch Wechselstrom, so muß dieser durch einen „Umformer“ (ein Wechselstrommotor, der mit einem Gleichstromdynamo gekoppelt ist) in Gleichstrom verwandelt werden. Neuerdings werden, um diesen transformierten Strom möglichst schwankungsfrei zu gestalten, statt des Motordynamos die aus der Radioindustrie bekannten Doppelgleichrichterröhren empfohlen (OPPENHEIM, 1; KOWARSCHIK, 3; LEWIN; EDSTRÖM, 1). Diese Apparate werden nach Angaben von OPPENHEIM unter dem Namen „Pantax“ und „Ortax“ in den Handel gebracht.

Gegen die Anschlußapparate hat man vielfach das Bedenken geltend gemacht, daß die Einschaltung des menschlichen Körpers in den von hoher Spannung durchflossenen Stromkreis der Lichtleitung nicht unbedenklich sei, weil durch einen technischen Fehler, insbesondere Auftreten eines „Erdschlusses“ eine Gefahr für den Patienten entstehen könnte. Kürzlich hat KOWARSCHIK (8) nochmals diese Gefahren betont. Dieser Gesichtspunkt hat zur Konstruktion der „erdschlußfreien“ Anschlußapparate geführt, die unter dem Namen Pantostaten, Multostaten usw. sehr bekannt und beliebt sind. Sie beruhen auf dem Prinzip, daß der Strom der Lichtleitung nicht direkt zur therapeutischen Verwendung kommt, sondern daß er durch einen doppelten Umformer zunächst in Wechselstrom und dann wieder in Gleichstrom verwandelt wird. Der mit dem Gleichstrom behandelte Patient befindet sich also in einem Stromkreise, der von der Lichtleitung völlig unabhängig und getrennt ist. Bei Wechselstromanlagen ist natürlich nur eine einmalige Transformierung nötig.

Diese Apparate haben außerdem den Vorteil, daß sie auch den Wechselstrom (Sinusoidalstrom s. später) therapeutisch zu verwenden gestatten.

Die Nebenapparate sind bei den Anschlußapparaten im wesentlichen dieselben wie bei den Batterien. Der Rheostat hat hier gewöhnlich die Form des Voltregulators, d. h. einer sehr fein gewickelten Drahtspirale von großer Windungszahl, die mittels einer Schiebervorrichtung in verschiedener Länge ein- bzw. ausgeschaltet werden kann. Die Stellung des Schiebers gibt ein ungefähres Maß für die verwendete Spannung (Voltzahl). Eine genaue Messung der Spannung durch ein Voltmeter ist nur an wenigen Apparaten vorgesehen. Die Stromstärke oder Intensität wird ebenso wie bei den Batterieströmen mit einem Galvanometer gemessen.

Näheres über konstruktive Einzelheiten kann hier nicht angegeben werden. Man orientiert sich hierüber am besten aus den Katalogen der elektromedizinischen Firmen.

2. Methoden und Wirkungsweise.

Der galvanische oder Gleichstrom wird in zweierlei Form angewendet:

a) als stabile oder konstante Galvanisation (Durchströmung),

b) als labile oder unterbrochene Galvanisation (Reiztherapie).

a) Konstante oder stabile Galvanisation.

Das ist die länger dauernde Durchströmung irgendeines Organes oder Körperteiles mit einem nicht unterbrochenen, in seiner Stärke und Richtung gleichbleibenden Strom (konstanter Gleichstrom). Wir rekurrieren bei dieser Methode auf die im vorstehenden geschilderten elektrolytischen Vorgänge bzw. die Ionenwanderung, suchen also gewisse Veränderungen der Ernährungsverhältnisse und der chemischen Konstitution des durchströmten Organes hervorzurufen, welche imstande sind, Heilungsprozesse anzubahnen. Wir denken dabei besonders auch an Veränderungen der Erregbarkeit, die an nervösen Organen im Zusammenhang mit den elektrolytischen Veränderungen an den beiden Polen im gegensätzlichen Sinne auftreten und eine anregende bzw. beruhigende Wirkung auszuüben imstande sind, sowie ferner an vasomotorische Einwirkungen an der behandelten Stelle selbst und auch an entfernter gelegenen Stellen (vegetative Reflexe).

Das Verfahren ist also bei mannigfaltigen Erkrankungen des Nervensystems indiziert, sowohl bei zentralen, wie besonders bei peripheren Erkrankungen, aber auch bei Affektionen der inneren Organe und der Gelenke kann die die Ernährungsverhältnisse bessernde Wirkung der Durchströmung nutzbar gemacht werden (s. später).

Die wichtigsten Methoden dieser konstanten Durchströmung sind folgende:

1. Kopf- oder Gehirngalvanisation. Durchströmung des Kopfes, auch Kopf- oder *Gehirngalvanisation* genannt. Diese wird am häufigsten als *Längsgalvanisation* ausgeführt, d. h. die eine Elektrode (große, biegsame mit mehreren Leinwandlagen überzogene, nur mit einer Klemme, aber nicht mit einem Handgriff versehene, gut durchfeuchtete Platte von mindestens 5 + 10 cm) wird an der Stirn, eine ebensolche im Nacken mit elastischen Bändern befestigt; die Nackenelektrode kann zweckmäßig vom Patienten selbst durch Zug an einem Bande nach vorn und unten fixiert gehalten werden (s. Abb. 8). Gewöhnlich verwende ich die Anode an der Stirn, die Kathode am Nacken. Die gelegentlich gemachte Angabe (z. B. BROOKE), daß die Anode an der Stirn ermüdend und die Kathode erfrischend wirkt, kann ich nicht bestätigen.

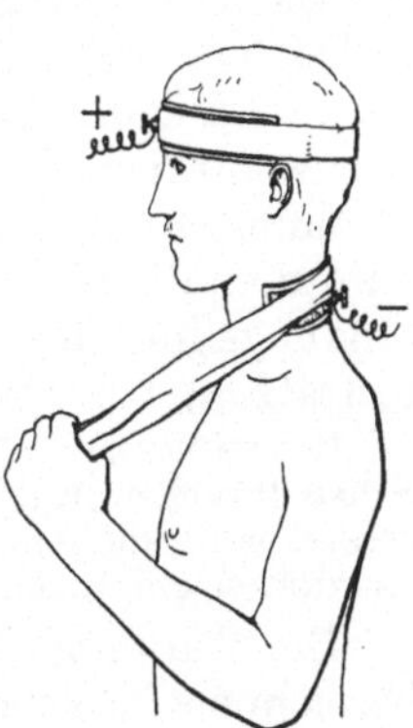

Abb. 8. Kopfgalvanisation.

Die typische Sitzung verläuft so, daß man vom Nullpunkt des Rheostaten bzw. Voltregulators ausgehend, den Strom ganz allmählich durch Vorwärtsschieben des Schiebers bis zu der gewünschten Höhe ansteigen (einschleichen) läßt, dann eine bestimmte Zeit unverändert durchpassieren und am Schluß ebenso langsam wieder durch Rückwärtsgehen mit dem Voltregulator abschwellen (ausschleichen) läßt. Stromstärke für gewöhnlich nur 1—3 MA., Sitzungsdauer 5—10 Minuten, bisweilen auch bis 20 Minuten.

Von französischen Autoren [BERGONIÉ, LÉDUC (2 und 6)] werden sehr hohe Stromstärken und langdauernde Sitzungen empfohlen (s. S. 432), LÉDUC z. B. verwendet Ströme bis 40 MA. (meist nur 20—25 MA.) 20 Minuten und länger, dabei ist sehr langsames Einschleichen erforderlich, so daß der Stromanstieg bis zu seinem Maximum etwa 5 Minuten in Anspruch nimmt. Die Elektroden müssen hierbei besonders fest anliegen. Es werden daher mehrfach zusammengelegte durchfeuchtete Tücher verwendet, die fest um Stirn (Kathode) und Nacken (Anode) geschlungen werden und mit einer Zinnfolie bedeckt werden, die die Verbindung herstellt. Von manchen Patienten werden diese hohen Stromstärken schlecht vertragen, und man kann im allgemeinen wohl mit den geringeren auskommen.

Bei jeder Kopfgalvanisation ist besonders darauf zu achten, daß die Elektroden fest und unverrückt anliegen, und nicht irgendwo die Kontakte sich lockern können, damit unerwünschte Stromschwankungen vermieden werden. Letztere werden sofort durch ein Hin- und Herpendeln der Galvanometernadel angezeigt und machen sich für den Patienten durch unangenehme Reizerscheinungen (Lichtblitze, Schwindelgefühl) bemerklich. Das ist strengstens zu vermeiden, denn die Kopfgalvanisation soll beruhigend und nicht erregend wirken!

Ferner ist hier, wie überhaupt bei allen Gleichstromapplikationen noch folgende Erscheinung zu beachten: Nach Einstellung des Stromes auf eine bestimmte Höhe beobachtet man, daß, ohne daß man an der Einstellung des Rheostaten, also an der Stromspannung, irgendetwas verändert hätte, die Nadel des Galvanometers langsam vorwärts rückt, wodurch eine spontane Zunahme der Stromstärke angezeigt wird. Diese Erscheinung, die sich um so stärker bemerklich macht, in je größerer Dauer und Stärke der Strom angewendet wird, beruht auf einer *Abnahme* des *Hautwiderstandes* infolge zunehmender Durchblutung der Haut und Ionenwanderung in die Hautkanäle. Da aber die

Stromstärke dem Widerstand umgekehrt proportional ist, macht sich das Absinken des ersteren in einem Ansteigen der letzteren bemerklich.

Um diesem Übelstand zu begegnen, hat SOMMER (1 und 2) seine sog. „Stabilierungsmethode" angegeben. Dieselbe beruht auf der Vorschaltung eines metallischen Widerstandes von 10 000—16 000 Ohm. Diesem großen unveränderlichen Widerstand gegenüber kommen die relativ geringen Widerstandsveränderungen des Körpers nicht wesentlich in Betracht und die Stromstärke bleibt daher annähernd konstant. Eine andere Methode, welche den Einfluß des Körperwiderstandes vollständig ausschließt, ist von BÜGE und MANN angegeben. Sie beruht auf der Verwendung einer Ventilröhre.

Diese Methoden, welche die Apparatur sehr komplizieren, sind jedoch praktisch kaum erforderlich. Es genügt, daß man während der Sitzung den Patienten nicht unbeaufsichtigt läßt, sondern die Galvanometernadel beobachtet und langsam mittels des Rheostaten zurückreguliert, falls die Stromintensität das erwünschte Maß überschreitet.

Statt der beschriebenen Längsgalvanisation wird seltener auch die *Quergalvanisation* von Schläfe zu Schläfe angewendet. Hierbei ist die Befestigung der Elektroden weniger sicher und bequem, auch neigen bei Querdurchströmung viele Personen zu Schwindelempfindungen schon bei den geringsten Stromschwankungen. Die Längsgalvanisation ist also im allgemeinen vorzuziehen. Nur wenn man die Vorstellung hat (die ich im allgemeinen nicht teile), daß ein bestimmter lokalisierter Gehirnherd durch den Strom beeinflußt werden soll, wird man die Elektroden anders plazieren, und zwar so, daß der Herd in der Verbindungslinie der Elektroden liegt, z. B. bei Kleinhirnherden an den Warzenfortsätzen, bei Stirnhirnherden an den Schläfen u. dgl.

RATHBORNE empfiehlt die Kopfgalvanisation bei den Folgen von Schädelschüssen und Schädelbrüchen in der Form, daß die Kathode auf die Schädelnarbe bzw. die Stirngegend gesetzt wird, die Anode auf das Kreuzbein oder in ein Bad, in welches die gelähmten Extremitäten eintauchen. Stromstärke 8—30 MA., Dauer 30—45 Minuten.

Die Wirkung der Kopfgalvanisation ist im allgemeinen als eine sedative zu bezeichnen, besonders bei der oben beschriebenen Anwendung Anode-Stirn, Kathode-Nacken. Sie hat einen ausgesprochen symptomatisch günstigen Effekt bei allen denjenigen Zuständen, die mit vasomotorischen Störungen im Schädelinneren, besonders mit einer Hyperämie einhergehen, sowohl funktioneller wie organischer Art.

Sowohl Neurastheniker mit vasomotorischen Kopfschmerzen, Migränekranke usw. geben nach einer sachgemäß durchgeführten Kopfgalvanisation eine ganz erhebliche Erleichterung des Kopfdruckes und des Schwindelgefühls für längere Zeit an und empfinden das Gefühl größerer Frische.

Bei Migränikern ist allerdings nur im Intervall, nicht während des Anfalles zu behandeln. Bei Apoplektikern darf die Behandlung frühestens 2—4 Wochen nach dem Insult einsetzen und es sind auch dann alle Stromschwankungen ganz besonders sorgfältig zu vermeiden.

Daß die Wirkung der Kopfgalvanisation meiner Ansicht nach nicht auf eine direkte Einwirkung auf die Strukturen des Gehirns, sondern auf eine vasomotorische Beeinflussung auf dem Wege sog. Gefäßreflexe zurückzuführen ist, wurde bereits im allgemeinen Teile erwähnt (s. S. 438).

Auch bei *Epilepsie* ist die Kopfgalvanisation in früherer Zeit vielfach empfohlen worden (u. a. schon von ERB). Man macht jetzt, wohl mit Recht, wenig Gebrauch von dieser Methode. Manche Autoren warnen sogar direkt davor (z. B. F. FRANK und MENDELSSOHN), was ich nach meinen Erfahrungen, sachgemäße Technik vorausgesetzt, nicht für berechtigt halte.

2. Die Rückenmarksgalvanisation. Die Durchströmung des Rückenmarks wird meistens als *Längsgalvanisation* ausgeführt, in der Weise, daß die Anode am Nacken, die Kathode in der Höhe der Lendenwirbelsäule fixiert gehalten wird (absteigende Galvanisation) (Abb. 9).

Man muß große, gut durchfeuchtete Platten von mindestens 50 qcm Größe verwenden, damit die Stromschleifen in genügender Breite eindringen, um das Rückenmark zu treffen. Die Nackenelektrode kann von dem Patienten in derselben Weise, wie bei der Kopfgalvanisation am Band fixiert gehalten werden,

Sitzungsdauer 10—15 Minuten, Stromstärke höher wie bei der Kopfgalvanisation, durchschnittlich 5—10 MA. Das spontane Ansteigen des Stromes durch Verminderung des Leitungswiderstandes ist auch hier zu beachten!

Auch hier werden von manchen Autoren besonders starke Stromstärken, etwa 50 MA., verwendet; CHARTIER z. B. will mit absteigender Galvanisation mit 50 MA. gastrische Krisen bei Tabes nach der ersten Sitzung gebessert, nach 10 Sitzungen völlig schwinden gesehen haben und empfiehlt das Verfahren auch bei der multiplen Sklerose.

Man kann die Elektroden in der oben angegebenen Weise während der ganzen Sitzung fixiert halten (stabile Galvanisation), man kann aber auch die eine Elektrode, gewöhnlich die untere, langsam streichend am Rücken auf und ab wandern lassen, so daß die verschiedenen Teile des Rückenmarkes wechselnd in den Bereich der stärksten Stromwirkung kommen (labile Galvanisation). Hierbei zeigt die von der Galvanometernadel angegebene Intensität an den verschiedenen Rückenabschnitten eine sehr verschiedene Höhe wegen des differenten Widerstandes an den verschiedenen Hautstellen, also dauerndes Regulieren mittels des Rheostaten erforderlich!

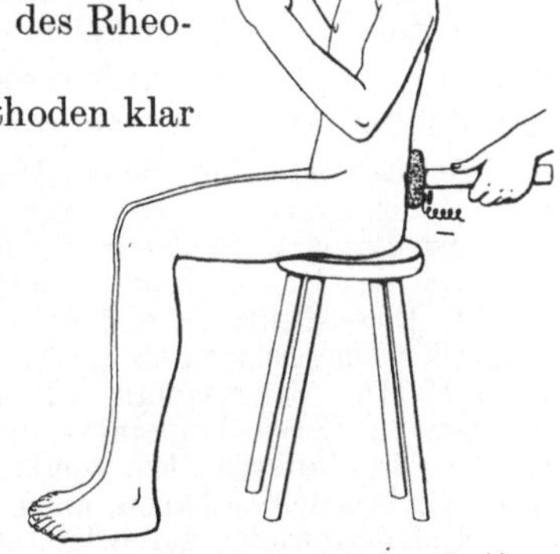

Abb. 9. Rückenmarksgalvanisation.

Man muß sich aber bei Anwendung dieser Methoden klar sein, daß es außerordentlich fraglich ist, ob ein nennenswerter Anteil des Stromes wirklich das Rückenmark trifft; denn dem Strome stehen ja durch die Weichteile viel bequemere Wege zur Verfügung, wie durch die schlecht leitende knöcherne Rückenmarksumhüllung!

Eher scheint eine direkte Wirkung auf das Rückenmark verständlich bei *Quergalvanisation*. Diese wendet man hauptsächlich bei lokalisierten Rückenmarksherden an, z. B. bei der Poliomyelitis in der Weise, daß man die eine Elektrodenplatte auf die dem Sitz des Herdes entsprechenden Dornfortsätze, die zweite Elektrode in entsprechender Höhe an der vorderen Körperfläche aufsetzt.

Die günstigen Durchströmungsbedingungen dieser Anordunng kann man sich aber auch bei diffusen Rückenmarkserkrankungen, z. B. Tabes zunutze machen, indem man so verfährt, daß die eine Elektrode langsam am Rücken auf und ab geführt wird, während die andere Elektrode an der vorderen Körperfläche von Sternum bis zur Bauchgegend auf und ab gleitet, so daß sie immer mit der ersteren in der gleichen Höhe bleibt.

Zweckmäßiger und einfacher ist vielleicht die von KOWARSCHIK empfohlene Querdurchströmung des gesamten Rückenmarks: Bleistreifen von 7 × 45 cm mit durchfeuchtetem Frottierstoff umhüllt werden auf die Wirbelsäule einerseits und die vordere Körperfläche andererseits gelegt, mit den Kabeln verbunden und ein Strom von 20—30 MA. angewendet. (Der Patient liegt dabei auf dem Rücken, und es wird durch untergeschobene Kissen dafür gesorgt, daß die Elektrode gut anliegt.)

Wie schon im allgemeinen Teil gesagt, ist die therapeutische Wirkung dieser Methoden, selbst bei der letzterwähnten günstigsten Anordnung, recht fraglich. Es ist nicht erwiesen, daß dadurch Regenerationsvorgänge bei organischen Erkrankungen befördert werden. Wahrscheinlich handelt es sich günstigsten Falles um eine Beeinflussung der Vasomotoren des Rückenmarkes, durch die sich vielleicht eine vorübergehende Besserung der Funktion erzielen läßt.

Tatsache ist, daß bei spinalen Krankheiten (Tabes, multiple Sklerose), oft nach der Sitzung ein Gefühl der Kräftigung und größerer Sicherheit des Ganges angegeben wird, auch Nachlassen der Schmerzen. Eine überzeugende Besserung objektiver Symptome habe ich aber nie gesehen.

3. Sympathicusgalvanisation (auch subaurale Galvanisation oder Galvanisation am Halse genannt). Diese früher sehr viel geübte Methode besteht darin, daß man eine kleine Elektrodenplatte (etwa 5 qcm) als Kathode in die Gegend unter das Ohrläppchen hinter den absteigenden Unterkieferast aufsetzt, während die Anode als etwas größere Platte auf dem Manubrium sterni oder auf der gegenüberliegenden Nackenseite neben den untersten Halswirbeln sitzt. Stromstärke etwa 2—5 MA. Obgleich schon ERB die Wirkung dieses Verfahrens auf den Nervus sympathicus als recht unsicher bezeichnete, wurde dasselbe doch lange Zeit bei den verschiedensten Affektionen (teils Neurosen, teils organischen Erkrankungen, Basedow, Chorea usw.) zur Besserung der allgemeinen zirkulatorischen und trophischen Verhältnisse, anscheinend manchmal mit recht gutem Erfolge angewandt, ist aber allmählich immer mehr in Vergessenheit geraten und hat erst in neuerer Zeit wieder in den auf S. 441 erwähnten Untersuchungen von KAISER und LÖBEL stärkere Beachtung gefunden. ERB verwendet übrigens vielfach eine Kombination von Sympathicus- mit Rückenmarkgalvanisation (eine Elektrode am Kieferwinkel, die andere über den unteren Rückenmarkspartien oder labil an der Wirbelsäule entlang). Der Gedanke, bei spinalen Affektionen die trophischen und vasomotorischen Verhältnisse günstig zu beeinflussen, lag offenbar auch hier zugrunde.

Eine besondere Methode der Beeinflussung des Sympathicus empfiehlt STSCHERBAK (3) in Form des „galvanischen Kragens“.

Es ist dies eine Elektrode von etwa 800—1000 qcm Fläche, die so geformt ist, daß sie einen Teil des Halses, beide Schultern und den oberen Teil des Rückens und der Brust bedeckt. Diese Elektrode wird meist als Anode verwendet, während die indifferente Elektrode von großen Dimensionen an den lumbosacralen Teil der Wirbelsäule angelegt wird. Stromstärke 10 MA. STSCHERBAK will von dieser Methode eine Beeinflussung des gesamten „vegetativen Cervicalapparates“ und damit sehr weitgehende therapeutische Erfolge, nicht nur bei funktionellen, sondern auch bei organischen Erkrankungen (z. B. Opticusatrophie!) beobachtet haben, auch eine Beeinflussung der vegetativen Zentren des Stoffwechsels, nachgewiesen durch Veränderungen des Calcium-, Phosphor- und Zuckergehaltes des Blutes usw.!

An eine Wirkung auf den Sympathicus ist wohl auch bei der von HARTENBERG, SICARD u. a. empfohlene Methode bei Epilepsie gedacht: halsbandförmige Elektroden um den Hals herumgelegt als Anode und eine große Platte, auf der der Patient sitzt, als Kathode. Stromstärke bis 50 MA, Dauer 30 Minuten.

4. Zentrale Galvanisation. Eine Kombination der drei vorstehenden Methoden wurde besonders in früherer Zeit unter der Bezeichnung „*Zentrale Galvanisation*“ als ein Mittel zur allgemeinen Anregung oder auch Beruhigung des Zentralnervensystems bei Neurasthenikern, Hysterikern usw. empfohlen. Sie kann entweder in hintereinanderfolgenden Sitzungen, 1. Kopf-, 2. Rückenmarksgalvanisation und 3. Sympathicusgalvanisation ausgeführt werden, oder sie wird in der Weise kombiniert, daß man eine große Kathode während der ganzen Sitzung auf dem Sternum ruhen läßt und eine kleinere Anode wandern läßt, indem sie 2 Minuten an der Stirn, 2 Minuten am Nacken, 5 Minuten am Nervus sympathicus ruht und dann labil am Rückenmark auf und ab bewegt wird.

Eine noch weiter gehende Verallgemeinerung der Stromwirkung wurde früher als „*allgemeine Galvanisation*“ empfohlen, dieselbe besteht in einem sukzessiven Bestreichen der einzelnen Körperregionen mit einer durchfeuchteten Elektrodenplatte oder einer ebenfalls durchfeuchteten Massagerolle, gewöhnlich der Kathode.

Diese Methode wurde früher bei Allgemeinerkrankungen, Neurosen, Stoffwechselkrankheiten, Anämie, Gicht, Diabetes usw. verwendet. Sie wirkt milder als die für die gleichen Fälle empfohlene allgemeine Faradisation (s. später), ist aber jetzt ziemlich verlassen und wird meistens durch die in bequemer Weise eine Allgemeinwirkung hervorrufenden elektrischen Bäder ersetzt.

5. Die galvanische Durchströmung der peripheren Nerven. Dieselbe wird in zwei Formen angewendet: a) *als lokale Galvanisation* eines einzelnen, als Locus morbi anzunehmenden Nervenpunktes, b) als *Gesamtdurchströmung* eines peripheren Nervengebietes.

a) Lokale Galvanisation an circumscripten Nervenpunkten. Dieselbe ist dann indiziert, wenn ein circumscripter lokalisierter Punkt im Verlaufe eines peripheren Nerven als Locus morbi anzusehen ist. An diesem Punkt kann anregend eingewirkt werden durch die *Kathode*, beruhigend durch die *Anode*.

Die *Kathodenbehandlung* ist also indiziert bei Leitungsunterbrechungen eines peripheren Nerven, z. B. bei Druckläsionen oder Schnittverletzungen an einem lokalisierten Punkt, wie z. B. an der Umschlagstelle des N. radialis, auch bei neuritischen Lähmungen. Die *Anodenbehandlung* besonders bei Neuralgien solcher Nerven, die einen verhältnismäßig kurzen Verlauf an der Oberfläche haben und sich durch bestimmte Druckpunkte auszeichnen, wie z. B. die Trigeminusäste, aber auch als beruhigendes Mittel bei lokalisierten Muskelkrämpfen, z. B. im Facialisgebiet, wobei man die Anode direkt auf den motorischen Punkt des krampfenden Muskels aufsetzen kann.

Methode. Stabiles Aufsetzen der gut durchfeuchteten Elektrode auf den betreffenden Punkt (entweder ohne Handgriff, mit Bändern befestigt, oder mit Handgriff von einer Hilfsperson, möglichst nicht vom Patienten selbst gehalten). Die zweite, größere Elektrodenplatte, an einem indifferenten Punkt, Sternum, Nacken, Kreuzbein od. dgl.

Größe der aktiven Elektrode je nach Tiefenlage des zu behandelnden Nerven; je tiefer dieser liegt, desto größer muß die Elektrode sein; bei oberflächlich gelegenen Nervenpunkten, z. B. Ästen des Trigeminus sind sehr kleine Elektroden zweckmäßig, etwa 3 qcm Fläche. Bei tiefgelegenen Nerven würde aber das aus dieser Elektrode strömende, gewissermaßen dünne Strombündel wegen seiner Zerstreuung nicht mit genügender Sicherheit den Nerven treffen. Man verwendet daher bei tiefer gelegenen Nerven, z. B. am Plexus brachialis, Nervus radialis und dgl. Elektroden von mindestens 10 qcm Fläche, am Ischiadicus solche von 20—30 qcm. Die Stromstärke muß sich nach der verwendeten Elektrodengröße richten, denn je größer die Elektrode ist, desto kleiner ist bei der gleichen Intensität die *Stromdichte*[1], von der die Wirksamkeit wesentlich abhängt. Bei kleinen Platten (z. B. Trigeminusäste) genügen also 1—3 MA., bei großn verwendet man 5—10—15 mA.

In manchen Fällen kann man die wirksamste Stromstärke direkt ausprobieren. Bei der Drucklähmung des Radialis z. B. bekommt während der Kathodendurchströmung der Patient die Fähigkeit, die vorher vollständig gelähmte Hand willkürlich zu heben (wie R. Remak zuerst nachgewiesen hat). Diejenige Stromstärke, bei der dies am besten und ausgiebigsten möglich ist, wird die therapeutisch geeignetste sein. Sie liegt nach meinen Erfahrungen gewöhnlich zwischen 4—8 MA. Auch bei Neuralgien kann man oft durch das unmittelbare Verschwinden bzw. Linderung des Schmerzes die günstigste Stromstärke ausprobieren.

Jede Sitzung hat mit langsamem Einschleichen zu beginnen, wie es bei der Kopfgalvanisation geschildert worden ist (besonders bei Neuralgien wichtig, um jede Reizwirkung zu vermeiden!). Nach Erreichung der gewünschten Stromstärke muß der Strom gleichmäßig ohne alle Schwankungen, etwa 10—15 Minuten hindurchpassieren, dann langsames Ausschleichen.

[1] Die Stromdichte (D) ist proportional der Stromintensität (J) und umgekehrt proportional dem Elektrodenquerschnitt (Q) : $D = \frac{J}{Q}$. Ein Strom von 1 MA. bei 3 qcm Elektrodenfläche ergibt also $D = \frac{1}{3}$. Denselben Wert ergibt aber auch ein Strom von 10 MA. bie 30 qcm Elektrodenfläche.

An den langen Nerven finden sich oft mehrere Druckpunkte (z. B. bei Ischias der glutaeale, der ischiadische, der popliteale usw.), die dann getrennt in aufeinanderfolgenden Sitzungen behandelt werden, indem man auf jeden Punkt die Anode mit Ein- und Ausschleichen einwirken läßt (Kathode an einem indifferenten Punkt).

Man kann die Anordnung aber auch so modifizieren, daß man die beiden Elektroden gleichzeitig auf je einen Druckpunkt, und zwar die Anode proximal, die Kathode distal, also „absteigende Längsgalvanisation in Etappen" anwendet, so etwa bei Ischias:

1. Anode am oberen Glutaealpunkt, Kathode am Sitzknorrn,
2. Anode am Sitzknorrn, Kathode in der Kniekehle,
3. Anode in der Kniekehle, Kathode in der Knöchelgegend.

Jede Etappe 5—10 Minuten, jedesmal mit Ein- und Ausschleichen! Analoge Anordnungen bei Brachial-, Cruralneuralgie usw.

Hierbei wird allerdings das reine Prinzip der lokalen *Anoden*behandlung der Schmerzpunkte durchbrochen, was aber nach den obigen Auseinandersetzungen nicht bedenklich ist.

Besonders erwähnt sei noch die Anordnung bei der *Facialislähmung*. Hier sucht man gewöhnlich den Locus morbi dadurch zu treffen, daß man die Kathode hinter dem aufsteigenden Unterkieferast dicht unter dem Ohrläppchen aufsetzt und nach oben und innen andrückt. Man erwartet, dadurch den Nerven bei seinem Austritt aus dem Knochenkanal zu erreichen.

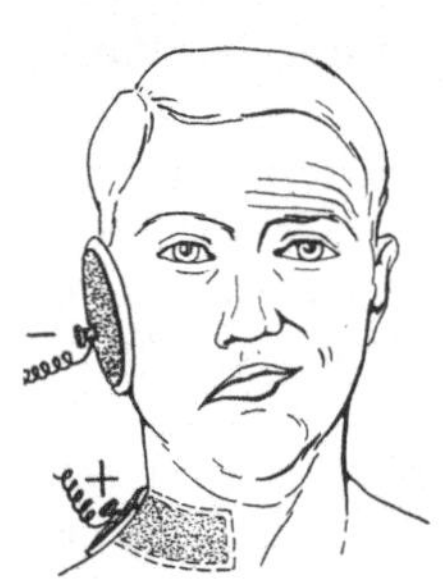

Abb. 10. Galvanisation des Facialis nach BOURGUIGNON.

BOURGUIGNON (1) will die Methode dadurch verbessern, daß er einen Weg geringsten Leitungswiderstandes sucht, auf welchem der Strom bis zum Nerven im Knochenkanal vordringen kann.

Er füllt den äußeren Gehörgang mit 1% Jodkaliumlösung (s. später Iontophorese), schiebt einen mit derselben Lösung getränkten Tampon bis zum Trommelfell vor, breitet das Ende desselben außerhalb aus, bedeckt es mit einer Wattekompresse, auf welche die Elektrode (Kathode) kommt (s. Abb. 10). Eventuell kann man noch eine ebensolche (ebenfalls mit der Kathode verbundene) Kompresse auf das geschlossene Augenlid legen. Die Anode kommt als große Platte in den Nacken in der Höhe des Atlanto-occipital-

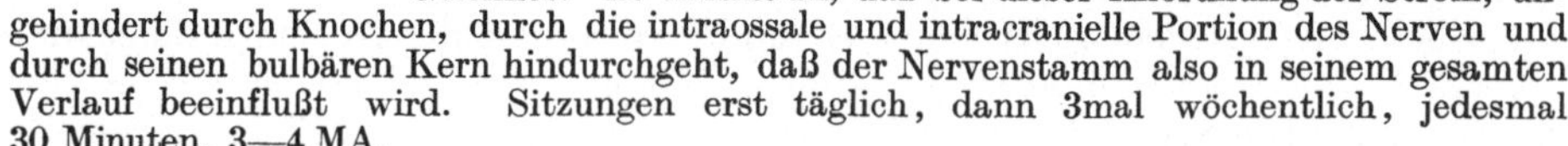
Gelenkes. B. nimmt an, daß bei dieser Anordnung der Strom, ungehindert durch Knochen, durch die intraossale und intracranielle Portion des Nerven und durch seinen bulbären Kern hindurchgeht, daß der Nervenstamm also in seinem gesamten Verlauf beeinflußt wird. Sitzungen erst täglich, dann 3mal wöchentlich, jedesmal 30 Minuten, 3—4 MA.

Als eine besondere, nur von einer kleinen Gruppe von Therapeuten angewendete lokale Galvanisationsmethode ist schließlich die Behandlung des CORNELIUSschen „Nervenpunkte" zu erwähnen. Die CORNELIUSsche Schule will bekanntlich bei neuritischen, neuralgischen, myalgischen und ähnlichen Affektionen circumscripte Schmerzpunkte (Nervenpunkte) feststellen, die sich nicht nur durch die manuelle Palpation, sondern auch durch eine Abtastung mit einer kugelförmig zugespitzten galvanischen Elektrode (Galvanopalpation, KAHANE) auffinden lassen. Die betreffenden Punkte zeichnen sich hierbei aus durch eine Überempfindlichkeit gegen den galvanischen Strom und gesteigerte Gefäßreaktion, sowie durch eine Verminderung des galvanischen Leitungswiderstandes (ALBRECHT, KAUFMANN und WEISS). Die Behandlung dieser Punkte mit stabiler Anode soll ausgezeichnete schmerzstillende Wirkung ergeben, die (probeweise vorgenommene) Kathodenbehandlung dagegen ausgesprochen verschlechternd wirken.

Ferner hat man auch versucht, bei Neuralgien durch Einführen von Platinnadelelektroden den erkrankten Nerven direkt (elektrolytisch) zu beeinflussen. DAVIES empfiehlt eine mit der Kathode verbundene Platinnadel, welche in Lokalanästhesie bis direkt auf den Nerven eingestochen wird, 10 Minuten bis zu einem Maximum von 6 MA. Behandlung alle 2 Tage bis täglich. Sehr empfohlen bei akuter Ischias. RÉTHI sticht bei Trigeminusneuralgie eine mit der Kathode verbundene Nadel direkt durch das Foramen in den betreffenden Knochenkanal ein, verwendet Stromstärken von 30 MA., 15—16 Minuten (es gehört diese Therapie wohl schon mehr in das Gebiet der Chirurgie).

JONES sucht die überempfindlichen Punkte (ähnlich wie KAHANE) mit dem faradischen Strom auf und sticht die Nadelelektrode (Kathode) ein, bei Stromstärke von 0,2 bis höchstens 1,0 MA., 5 Minuten. Angeblich sehr gute Erfolge bei Neuritis, Myositis, Arthritis.

Schließlich sind als Indikation der lokalen Durchströmung noch die Krankheiten der *Sinnesnerven* zu erwähnen. Wenn es auch wegen der tiefen Lage dieser

Nerven nicht möglich ist, sie in strenger Lokalisation dem Strom auszusetzen, so genügen doch erfahrungsgemäß die in die Tiefe dringenden Stromschleifen, um ausgesprochen polare Wirkungen hervorzurufen. Besonders am N. acusticus ist dies sehr deutlich. Hier wirkt bei Reizzuständen (nervöses Ohrensausen) die Anode ausgesprochen beruhigend, die Geräusche lassen nach oder verschwinden, während sie bei Anwendung der Kathode verstärkt werden. Die Kathode ist dagegen indiziert bei Schwächezuständen des Acusticus, also bei nervöser Schwerhörigkeit.

Anordnung: Es werden in allen Fällen am besten *beide* Ohren mit dem betreffenden Pol verbunden, weil bei einseitiger Applikation das nichtarmierte Ohr unter den Einfluß eines virtuellen Poles von entgegengesetzten Vorzeichen gerät, so daß also z. B. bei linksseitiger Anodenapplikation, die Ohrgeräusche zwar links nachlassen, aber rechts verstärkt werden. Als Elektroden werden mittelgroße Platten verwendet, die außen auf den Tragus und die Ohrmuschel gesetzt oder auch in Form von Wattebäuschen in den Gehörgang eingeführt werden. Verbindung beider Elektroden mit demselben Pol mittels einer Gabelschnur, der andere Pol in Form einer größeren Platte am Nacken. Gute Befestigung der Elektroden mit Bändern oder mit einer bügelartigen Vorrichtung (Radiohörer) ist hier besonders erforderlich, ebenso sehr vorsichtiges Ein- und Ausschleichen, da der Acusticus bekanntlich leicht auf Stromschwankungen reagiert, in höherem Maße aber sein gleichzeitig vom Strom betroffener Partner, der Vestibularis (Schwindelerscheinungen).

Auch am Opticus hat man therapeutische Versuche mit konstanter Durchströmung gemacht. Ich selbst (2) konnte unter dem Einfluß der Kathode eine vorübergehende Besserung der Sehfunktion nachweisen. Dauernde Heilerfolge haben sich allerdings bei den hier in Betracht kommenden schweren Erkrankungen nicht ergeben. Methode: Entweder Querdurchströmung: beide Elektroden in der Schläfengegend an den äußeren Augenwinkeln, oder Längsdurchströmung: passend geformte gut mit feuchter Watte gepolsterte Elektrode (es gibt auch besondere Augenelektroden) auf das geschlossene Lid, zweite Elektrode im Nacken.

Stromstärke 1—5 MA., sehr vorsichtiges Ein- und Ausschleichen wegen der bei Stromschwankungen sehr leicht auftretenden Reizerscheinungen (Lichtblitze).

b) Gesamtdurchströmung des peripheren Nervengebietes mittels sehr großer Platten in langer Dauer. Der im vorstehenden geschilderten Methode der stabilen galvanischen Behandlung lokalisierter Nervenpunkte wird in neuerer Zeit vielfach die *Gesamtdurchströmung des betreffenden peripheren Nervengebietes* mittels sehr großer Platten vorgezogen. Diese zuerst von Bergonié eingeführte Methode geht von der Erwägung aus, daß die in den Körper eingeführten Strommengen um so größer sein können, je größer die Elektrodenplatten sind, weil hierdurch die Dichtigkeit (s. S. 461) verringert wird und dadurch hohe Intensitäten erträglich werden. Außerdem werden bei dieser Methode die Sitzungen möglichst lange ausgedehnt, $^1/_2$—1 Stunde, da die Größe der im Körper ausgelösten elektrochemischen Vorgänge nicht nur der Stärke, sondern auch der Dauer des Stromes proportional ist.

Die zu verwendenden großen Elektrodenplatten müssen der zu behandelnden Körperregion entsprechend geformt sein. Am Gesicht z. B. verwendet man maskenförmige Elektroden, welche eine Gesichtshälfte mit Aussparung von Auge und Mund vollständig bedecken (Abb. 11). Diese Maskenelektrode wird bei *Trigeminusneuralgie* als Anode verwendet, während die Kathode in Form einer großen Platte auf dem Nacken, Rücken oder Brust sich befindet.

Das Anlegen und Befestigen dieser Maskenelektrode muß besonders sorgsam geschehen, weil sie sich nicht immer ganz leicht der Gesichtsoberfläche anschmiegt. Von manchen Autoren wird empfohlen, unter sehr langsamen Einschleichen bis 50 MA. zu gehen. Diese hohen Stromstärken werden aber von vielen Personen nicht vertragen und es genügen meist schon 10—20 MA., um eine bessere Wirkung zu erzielen, wie mit der lokalen Behandlung der Druckpunkte mit kleinen Platten.

Bei Neuralgien einzelner Trigeminusäste kann man statt der Maskenelektrode entsprechend geformte, biegsame Platten verwenden, welche ein Teilgebiet bedecken, die Stirn, den Oberkiefer, den Unterkiefer und im übrigen in analoger Weise verfahren.

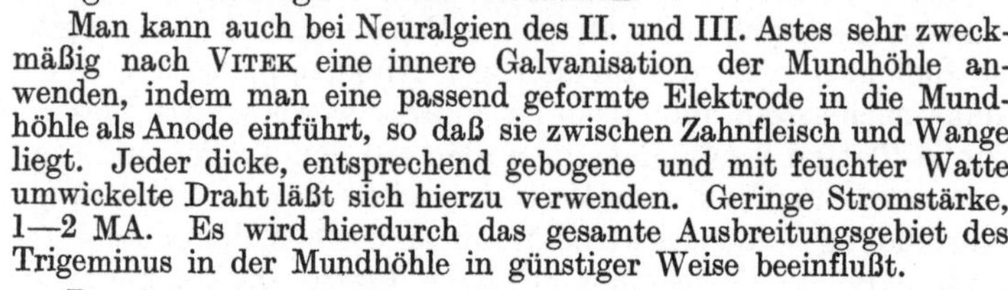

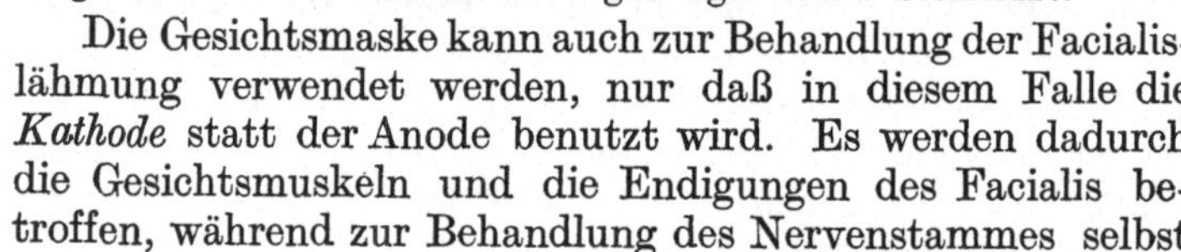

Abb. 11. Gesichtsmaske.

Man kann auch bei Neuralgien des II. und III. Astes sehr zweckmäßig nach VITEK eine innere Galvanisation der Mundhöhle anwenden, indem man eine passend geformte Elektrode in die Mundhöhle als Anode einführt, so daß sie zwischen Zahnfleisch und Wange liegt. Jeder dicke, entsprechend gebogene und mit feuchter Watte umwickelte Draht läßt sich hierzu verwenden. Geringe Stromstärke, 1—2 MA. Es wird hierdurch das gesamte Ausbreitungsgebiet des Trigeminus in der Mundhöhle in günstiger Weise beeinflußt.

Die Gesichtsmaske kann auch zur Behandlung der Facialislähmung verwendet werden, nur daß in diesem Falle die *Kathode* statt der Anode benutzt wird. Es werden dadurch die Gesichtsmuskeln und die Endigungen des Facialis betroffen, während zur Behandlung des Nervenstammes selbst die lokale Galvanisation des Facialisstammes am Unterkieferwinkel oder das oben angegebene BOURGUIGNONsche Verfahren benützt wird (s. S. 462).

Am meisten wird aber die Durchströmung großer Gebiete an den *Extremitäten* angewandt bei den Neuritiden und Neuralgien.

Man kann hier Längsdurchströmung, meist in absteigender Richtung (Anode proximal, Kathode distal) verwenden. Es werden dann große, biegsame Platten benützt, die man in verschiedener Größe bis zu etwa 500 qcm Fläche vorrätig haben muß, in der Weise, daß die Anode als gepolsterte, gut durchfeuchtete Platte das ganze Ursprungsgebiet des Nerven, z. B. bei Ischias die ganze Kreuz- und Gesäßgegend des liegenden oder sitzenden Patienten bedeckt, während die Kathode am peripheren Ausbreitungsgebiet, also bei Ischias am Fuß und Unterschenkel befestigt ist (durch Herumlegen großer biegsamer Platten).

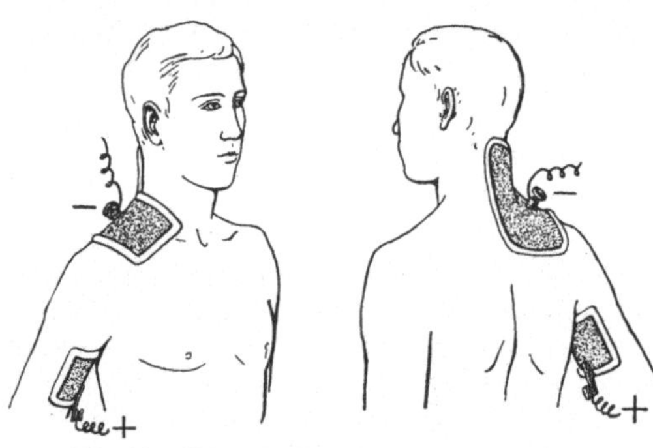

Abb. 12. Galvanisation des Plexus brachialis.

Bei Neuralgien und Neuritiden der oberen Extremitäten verfährt man in analoger Weise: Bei Plexusneuralgien eine passend geformte, biegsame Elektrode am Nacken und an den seitlichen Halspartien bis zur Supraclaviculargegend (als Anode) mit Bändern befestigt, eine zweite, ebenfalls sehr große Platte (Kathode) an der Handfläche oder am Unterarm oder auch an der Innenfläche des Oberarmes (Abb. 12), je nach Lokalisation der Schmerzausstrahlung). Bei einer derartigen Anordnung können, gut anliegende und reichlich durchfeuchtete Platten und langsames Ein- und Ausschleichen vorausgesetzt, hohe Stromstärken, 20—50 MA. in langer Dauer ($^1/_2$—1 Stunde) mit sehr gutem Erfolge angewendet werden, sowohl bei reinen Neuralgien der Extremitätsnerven, wie bei Neuritiden mit motorischen und sensiblen Lähmungserscheinungen.

Als bequemen und sehr brauchbaren Ersatz dieser großflächigen Elektroden verwendet man bei Neuralgien und Neuritiden der Extremitäten (ganz besonders wirksam bei der Ischias!) die lokalen galvanischen Bäder. Man läßt den Patienten den Fuß und Unterschenkel in eine mit lauem Wasser gefüllte Fußbadewanne setzen, in welche die Kathode eingeleitet wird (dazu benutzt man am besten eine Zelle des bekannten Vierzellenbades) und läßt ihn dabei auf einer großen gut durchfeuchteten Anodenplatte, welche Kreuz- und Gesäßgegend bedeckt, sitzen (Abb. 13). Analog verfährt man an der oberen Extremität mit einer Hand- bzw. Unterarmwanne und einer Nackenelektrode (Abb. 14).

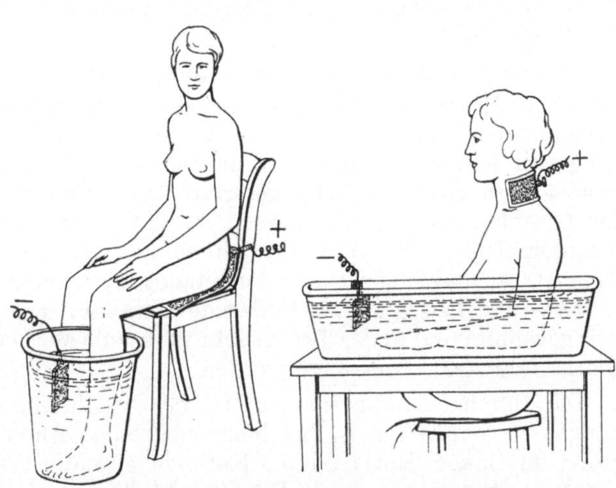

Abb. 13. Galvanisches Fußbad. Abb. 14. Galvanisches Armbad.

Die vom Wasser bedeckte Hautpartie entspricht dabei einer großflächigen Elektrode, welche dem Strom eine breite Eintrittsfläche bietet. Der bisweilen geäußerte Einwand, daß der Strom bei Anwendung der lokalen Bäder nur in einen ganz schmalen, dem Rande der Wasseroberfläche entsprechenden Streifen eindringt, trifft nicht zu. Die intensive Rötung der gesamten eingetauchten Hautfläche (in strumpf- oder handschuhförmiger Ausdehnung) zeigt deutlich, daß die gesamte vom Wasser bedeckte Fläche als Eintrittspforte dient.

Statt der geschilderten Längsdurchströmung wird aber an den Extremitäten in neuerer Zeit vielfach auch *Quergalvanisation* angewendet, die besonders von Kowarschik (2) empfohlen worden ist und auch als „anatomische Galvanisation" bezeichnet wird (Grünbaum, 1), weil die Elektroden entsprechend dem anatomischen Verlauf der Nerven angebracht werden. Kowarschik verwendet dazu, z. B. bei Ischias, Streifen aus Bleiblech von 90 × 10 cm, welche also etwa der Länge des Beines entsprechen und mit einer 6fachen mit heißem Wasser durchfeuchteten Stofflage umhüllt sind. Auf die eine Elektrode lagert sich der Patient (bei Ischias z. B.) so, daß sie sich der Rückenseite des Beines von der Ferse bis zur Hüfte anschmiegt, während die zweite gegenüber auf der Streckseite des Beines angelegt wird (Abb. 15). Die Elektrode legt sich infolge ihrer Schmiegsamkeit gut an, kann evtl. noch durch Sandsäcke fixiert werden. Bei dieser Elektrodengröße und bei sehr langsamem Ansteigen des Stromes können Stromstärken bis zu 70—80 MA., in manchen Fällen von 100—120 MA. in der Dauer von 30—60 Minuten angewendet werden.

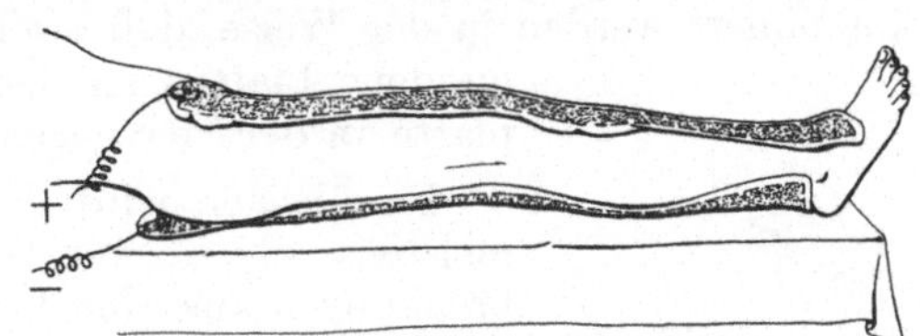

Abb. 15. Quergalvanisation bei Ischias.

Am Arm, bei Brachialneuralgie usw., kann eine Quergalvanisation mit entsprechend geformten Elektroden in ganz analoger Weise angewendet werden.

Eine noch weitere Vergrößerung der Elektrodenflächen hat Hirtz empfohlen; derselbe verwendet bei neuritischen und ähnlichen Affektionen großflächige Elektroden, die die Extremitäten in ihrer ganzen Länge und noch dazu einen Teil des Rumpfes bedecken, so daß sie eine Gesamtfläche von etwa 2000 qcm bilden. Er nennt diese Methode „galvanothérapie intensive a faible densité“. Er will damit bis zu Stromstärken von 200 oder 250 MA. gehen können.

Daß man auch am Rumpf, z. B. bei den häufigen Intercostalneuralgien, in ähnlicher Weise verfahren kann, braucht wohl kaum besonders erwähnt zu werden. Man setzt hier die etwas länglich geformte Anodenplatte (etwa 100 qcm groß) in der Höhe der Austrittsstelle des neuralgischen Nerven neben die Dornfortsätze in der Verlaufsrichtung des neuralgischen Nerven auf, während die Kathode etwa in derselben Größe das vordere und seitliche Ausbreitungsgebiet des Nerven bedeckt.

6. Galvanische Durchströmung anderer Organe. Darüber ist vom Standpunkt des Neurologen aus wenig zu sagen. Am meisten kommt noch die Durchströmung der *Gelenke* in Betracht, da ja Arthriden sehr häufig eine Begleiterscheinung von Neuritiden und anderen Nervenerkrankungen darstellen. Hier verwendet man große, passend geformte, gut durchfeuchtete Elektroden, welche das Gelenk zwischen sich fassen, so daß es gradlinig durchströmt wird; am Schultergelenk z. B. vorn und hinten auf das Gelenk. Bei möglichst hoher Stromstärke und langer Dauer der Sitzung erzielt man oft eine sehr gute schmerzstillende und beweglichkeitsfördernde Wirkung. Diese früher von Remak u. a. sehr gerühmte und in der Tat oft sehr wirksame Methode ist neuerdings durch die Diathermie stark verdrängt worden.

Die Durchströmung innerer Organe wird häufig bei neurotischen Erscheinungen verwendet, z. B. bei Magenneurosen: Anodenplatte von etwa Handgröße im linken Epigastrium, Kathode gegenüber am Rücken, langsam ansteigender Strom von 5—10 MA. 10—15 Minuten (dabei auch eine Vermehrung der Sekretion beobachtet, Kirstner).

Die Methode wirkt in beruhigendem Sinne, bisweilen auch bei gastrischen Krisen der Tabiker. Analoge Verfahren bei Blasen-Darmneurosen usw. Bei Herzneurosen hat die stabile Durchströmung der Herzgegend (große Anode auf der vorderen, Kathode auf der hinteren Brustwand) einen beruhigenden Effekt. Wahrscheinlich beruht die Wirkung hier auf einer peripheren Vasomotorenerregung, welche reflektorisch bzw. ableitend die Herztätigkeit beeinflußt. Diese Behandlung kann auch mit Sympathicusgalvanisation (s. oben) kombiniert werden in der Weise, daß zwei kleine, beide mit der Kathode verbundene Platten an den Kieferwinkeln, eine große Anodenplatte in der Herzgegend angebracht wird.

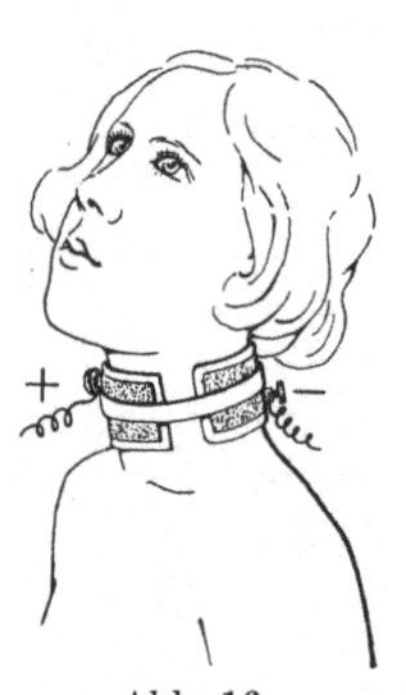

Abb. 16. Strumagalvanisation bei Basedow.

Im übrigen wird die Galvanisation der inneren Organe meistens als „anregende“ Behandlung mit Stromesunterbrechungen ausgeführt und wird daher im folgenden Kapitel zu erwähnen sein.

Eine zweifellos wirksame Methode stellt die Durchströmung der *Struma* bei *Basedow* vor. Sie wird entweder in querer Richtung ausgeführt, indem man die Elektroden zu beiden Seiten der Struma aufsetzt und den Strom erst in der einen Richtung 5—10 Minuten hindurchgehen läßt und dann nach Ausschleichen und Umschalten ebenso lange in der anderen Richtung, oder man setzt eine große, etwa 5×10 cm, biegsame Platte direkt auf die Struma (meist Kathode) und die andere Elektrode als ebensolche Platte gegenüber in den Nacken. Stromstärke anfangs 5—10 MA., allmählich ansteigend, evtl. bis 20 MA. und darüber. Die Erfolge dieser Methode sind nach meinen Erfahrungen sehr zufriedenstellend (s. auch Loebell) (Abb. 16).

b) Galvanisation mit Stromesunterbrechungen oder erregende Galvanisation (Reiztherapie).

Wie im allgemeinen Teil (S. 433) auseinandergesetzt wurde, bildet der galvanische Strom ein *Reiz-* oder *erregendes* Mittel, wenn er in Form von plötzlichen Stromschwankungen bzw. Schließungen und Unterbrechungen in einen Nervenapparat einbricht. Wir verwenden diese Einwirkung besonders an den peripheren motorischen Nerven und Muskeln zum Zwecke der Auslösung von Muskelkontraktionen mit der therapeutischen Absicht einer Kräftigung bzw. Übung gelähmter motorischer Apparate, seltener an den sensiblen und sensorischen Nerven.

Um einen möglichst energischen Effekt an den motorischen Nervenapparaten zu erzielen (von diesen sei hier zunächst nur die Rede), ist folgendes zu beachten:

1. Es ist in der Regel die Kathode als Reizelektrode zu verwenden, da die Schließung der Kathode (KS) nach den Erregungsgesetzen das stärkste Reizmoment bildet, die Anode nur in gewissen Fällen von Entartungsreaktion (s. später).

2. Als Reizelektrode dient eine kleine durchfeuchtete Platte von 5—10 qcm, die an einem Unterbrecherhandgriff befestigt ist. Derselbe ermöglicht es mittels eines Fingerdruckes den Strom plötzlich zu schließen und zu unterbrechen; die Schließungen und Öffnungen geschehen im Tempo von 1—2 Sekunden. Die zweite „indifferente" Elektrode wird als große Platte auf eine indifferente Hautstelle, gewöhnlich in die Mittellinie des Körpers gesetzt, evtl. aber auch in die Nähe der Reizelektrode (s. später).

3. Die Reizelektrode muß mit gleichmäßigem festen Druck auf den erregbarsten Punkt des motorischen Nerven (indirekte Reizung) oder des Muskels (direkte Reizung) aufgesetzt werden. Bezüglich des Aufsuchens dieser „motorischen Punkte" wird einiges in dem Kapitel „Faradisation" gesagt werden.

4. Die Stromstärke muß so gewählt werden, daß überminimale, zu einem kräftigen Bewegungseffekt führende, aber dem Patienten nicht unangenehme, schmerzhafte Zuckungen ausgelöst werden.

Die auf diese Weise ausgelösten Muskelkontraktionen sind bei normaler oder nur quantitativ veränderter elektrischer Erregbarkeit kurz, von blitzartigem Verlauf, klingen momentan ab, obgleich der Strom fortdauert (nur bei sehr hohen, therapeutisch für gewöhnlich nicht verwendbaren Stromstärken tritt eine tetanische Dauerkontraktion auf).

Die Lähmungen mit *normaler* oder *nur leicht herabgesetzter* Erregbarkeit, also *ohne* Entartungsreaktion, d. i. die zentralen (hemiplegischen) Lähmungen, die funktionellen, sowie die *leichten* spinalen und peripheren Lähmungen und die idiopathischen Muskellähmungen sind aber verhältnismäßig selten das Objekt der galvanischen Reiztherapie. Meist ziehen wir hier den faradischen Strom vor oder verwenden auch den galvano-faradischen oder den LÉDUCschen Strom (s. später).

Der Grund hierfür ist der, daß die durch die einzelnen Schließungen des *galvanischen* Stromes ausgelösten, kurz und ruckweise erfolgenden Zuckungen dem natürlichen Ablauf der Willkürkontraktionen unähnlich sind, während die durch den faradischen und LÉDUCschen Strom hervorgebrachte tetanische Dauerkontraktion sich diesen mehr annähert, somit also für eine elektrische Übungstherapie geeigneter erscheint.

Das wesentliche Gebiet der galvanischen Reiztherapie und eines der wichtigsten Gebiete der Elektrotherapie überhaupt, bilden die *schweren Lähmungen mit Entartungsreaktion* (E.A.R.), also die durch Leitungsunterbrechung der peripheren motorischen Nerven bzw. Zerstörung ihrer spinalen Ursprungszellen hervorgerufenen Lähmungen. In diesen Fällen stellt eine sachgemäße galvanische Reiztherapie eine durch nichts zu ersetzende, unerläßliche Maßnahme dar, um durch Anregung der Funktion die Restitution der gelähmten Muskeln zu fördern und ihren Verfall in völlige Atrophie vorzubeugen. Durch den *faradischen* Strom kann hier die galvanische Reizung keinesfalls ersetzt werden, denn die „trägen" entarteten Muskeln reagieren nicht auf die kurzdauernden steilverlaufenden

Einzelreize des faradischen Stroms, sondern ausschließlich auf die längerdauernden Schließungen (und Öffnungen) des galvanischen Stromes.

Auch eine aktive Übungstherapie kann die galvanische Reizung nicht ersetzen, da die total gelähmten Muskeln dem Willen nicht gehorchen.

Die hier in Betracht kommenden Krankheitsprozesse sind sehr verschiedener Natur: Bei den peripheren Nerven einerseits die entzündlichen Affektionen, Neuritiden, wozu auch die schwere Form der Facialislähmung zu rechnen ist, ganz besonders aber die traumatischen Läsionen, seien sie durch stumpfe oder schneidende Gewalt bedingt. Bei den Rückenmarksprozessen die Poliomyelitis, ferner Blutungen in die graue Substanz, gliomatöse Prozesse, Tumoren u. dgl.

Das häufigste und zugleich dankbarste Gebiet sind die traumatischen peripheren Nervenläsionen. Die sehr alte Erfahrung von der günstigen Wirkung der Galvanotherapie in diesen Fällen hat sich im Kriege durch die ungeheure Zahl von Nervenverletzungen in überzeugender Weise bestätigt, wie besonders Foerster an seinem außerordentlich großen Material dargetan hat. Er konnte in diesen Fällen oft sehen, daß in lange vernachlässigten Fällen unmittelbar im Anschluß an das Einsetzen der Galvanotherapie die erste Wiederkehr der aktiven Beweglichkeit sich bemerklich machte und daß die stark gesunkene elektrische Erregbarkeit mit jeder Sitzung eine Besserung erfuhr (s. auch S. 451).

Selbst wenn durch eine Nervenoperation die Nervenendigungen unmittelbar zur Vereinigung gebracht waren, war diese galvanische Nachbehandlung unerläßlich, um ein gutes funktionelles Resultat zu erzielen und jedes Aussetzen der Therapie hatte einen Rückschritt im Heilungsverlaufe zur Folge.

Voraussetzung für eine derartige Wirkung ist aber eine sachgemäße Technik, die man durchaus nicht überall antrifft; im Gegenteil bemerkt man häufig, auch an neurologischen Stellen, eine geradezu erschütternde Unkenntnis in dieser Beziehung.

Es wird mit untauglichen Mitteln, mit zu schwachen Strömen, zu kurzen Sitzungen, falscher Stellung der Elektroden und dgl. gearbeitet, ja es wird sogar der bei Entartungsreaktion gänzlich unwirksame faradische Strom statt des galvanischen verwendet!

Zur Charakteristik der Entartungsreaktion und der sich daraus ergebenden therapeutischen Folgerungen ist folgendes zu bemerken:

1. nimmt bei E.A.R. die durch den galvanischen Reiz ausgelöste Zuckung eine verlangsamte Verlaufsform, einen trägen, „wurmförmigen“ Charakter an, klingt aber ebenfalls (wie die normale Zuckung) in kurzer Zeit ab, trotz Fortdauer des Stromes;

2. tritt in vielen (nicht in allen) Fällen eine Umkehr der Zuckungsformel auf in der Weise, daß die Schließung der Anode stärker wirkt wie die der Kathode. Es muß also jedesmal der wirksamste Pol ausprobiert und zur Reizung verwendet werden;

3. tritt eine Verschiebung des erregbarsten Punktes, eine Wanderung desselben nach dem distalen Ende ein. Die Reizelektrode ist also in diesen Fällen nicht auf den motorischen Punkt, sondern weiter abwärts in die Gegend des sehnigen Ansatzes zu plazieren;

4. verliert der Nervenstamm (wenigstens in den Fällen kompletter E.A.R.) vollständig seine Erregbarkeit, so daß nur direkte (Muskel)reizung, aber nicht indirekte (Nerven)reizung angewendet werden kann;

5. die Erregbarkeit ist in den Fällen von E.A.R. anfangs sehr gesteigert, so daß ganz geringe Stromstärken (oft unter 1 MA.) zur Reizung genügen. Im weiteren Verlaufe sinkt dann die Erregbarkeit immer mehr, in unheilbaren Fällen sogar bis zur völligen Unerregbarkeit;

6. haben die Fälle von Entartungsreaktion noch eine bereits erwähnte wichtige *negative* Eigenschaft, nämlich die, daß die galvanische Reizung der gelähmten Muskeln niemals durch die Anwendung des faradischen Stromes ersetzt werden kann. Die degenerierten Muskeln sprechen auf die kurzdauernden Stromstöße des faradischen Stromes überhaupt nicht an, daher kann dieser niemals zu einer therapeutisch wirksamen Reizung dienen (es gibt allerdings auch Fälle von partieller E.A.R. durch *un*vollständige Leitungsunterbrechung bedingt, in denen die Erregbarkeit für den faradischen Strom nur herabgesetzt, nicht aufgehoben ist. In diesen Fällen können beide Stromarten therapeutisch verwendet werden).

Als allgemeine Regeln für die Behandlung der Lähmungen mit E.A.R. ergibt sich demnach folgendes: Die Reizung muß unter allen Umständen so durchgeführt werden, daß *ausgiebige, kräftige Kontraktionen* der gelähmten Muskeln mit sichtbarem Bewegungsaffekt auftreten, daß der Muskel also gewissermaßen zum Arbeiten gezwungen wird. Ohne dieses kein therapeutischer Effekt! Dazu gehört vor allem eine zweckmäßige Elektrodenanordnung. Die bei Fällen mit normaler Erregbarkeit übliche Anordnung (Reizelektrode am motorischen Punkt, indifferente Elektrode an einer entfernten Körperstelle) ist hier völlig unbrauchbar, einmal wegen der oben erwähnten Verschiebung des motorischen Punktes und dann auch deswegen, weil bei dieser Anordnung Stromschleifen das ganze Glied durchziehen, welche auch oder sogar vorzugsweise die nicht gelähmten Muskeln treffen. Man erhält z. B., wenn man mit dieser Anordnung die gelähmte Radialismuskulatur reizen will, eine Kontraktion der gesunden Beugemuskeln am Unterarm, also gerade das Gegenteil des gewünschten Effektes! Man muß deswegen *beide* Elektroden unmittelbar auf den gelähmten Muskel setzen, und zwar in Anbetracht der obenerwähnten Verschiebung des erregbarsten Punktes, die eine Elektrode distalwärts am sehnigen Ende, die andere in die Gegend des proximalen Ursprunges des Muskels. Diese „Längsdurchströmung" ist am wirksamsten bei langen Muskeln, wie z. B. der Peronealmuskulatur. Man erzielt hier die ausgiebigste Kontraktion, wenn man eine mittelgroße Platte (etwa 30—50 qcm) auf die Dorsalfläche des Unterschenkels, dicht unter die Kniescheibe setzt, die zweite an die Dorsalseite des Fußgelenkes dicht über den Knöcheln oder sogar auf den Fußrücken. Die Betätigung des an einer der beiden Elektroden angebrachten Unterbrechers ergibt eine ausgiebige Kontraktion ohne Beteiligung der antagonistischen Muskeln. An kurzen Muskeln ist die günstigste Stellung wieder anders: z. B. am Deltoideus vorn und hinten vom Schultergelenk, also Querdurchströmung des Muskels, an den Interossei eine Elektrode palmarwärts, die andere dorsalwärts auf dem Muskel und dgl.

In einzelnen Fällen ist es auch zweckmäßig, zwei kleine Elektroden dicht nebeneinander auf den Muskel aufzusetzen. Jedenfalls ist die günstigste Stellung der Elektroden, welche den optimalen Effekt gibt, auszuprobieren. Auch die jeweilige Plazierung des negativen Poles einerseits und des positiven andererseits ist individuell variabel.

Die zu verwendenden Stromstärken sind verschieden, je nach dem Stadium der Entartungsreaktion. In frischen Fällen genügen ganz geringe Stromstärken, in älteren Fällen mit stärkster Herabsetzung bleiben oft Stromstärken selbst von 20—30 MA. unwirksam, man kann dann bisweilen noch Kontraktionen erzielen dadurch, daß man, während beide Elektroden sich auf dem Muskel befinden, plötzliche Stromwendungen (VOLTAsche Alternative) vornimmt. Offenbar summiert sich hier die Öffnungswirkung des einen Poles mit der Schließungswirkung des anderen. Es ist dies oft die letzte Lebensäußerung, die an einem der völligen Degeneration verfallenden Muskel noch zu erzielen ist.

Aber nicht nur bei den durch periphere Nervenläsionen bedingten Lähmungen, sondern auch bei der zweiten Gruppe der Lähmungen mit E. A. R. nämlich den durch *spinale Vorderhornläsionen* bedingten Lähmungen vom Typus der Poliomyelitis werden durch sachgemäße galvanische Reizungen der gelähmten und atrophischen Muskeln zweifellos gute Erfolge erzielt, wenn auch nicht in dem überzeugenden und augenfälligen Maße, wie bei den peripheren, neuritischen und traumatischen Lähmungen.

Zweifellos gibt es bei der Poliomyelitis irreparable, totale Zerstörungen ganzer Zellgruppen, bei denen jede Wiederherstellung ausgeschlossen ist; bei leichteren partiellen Schädigungen sieht man aber oft, selbst in lange vernachlässigten

Fällen eine überzeugende Besserung unmittelbar an das Einsetzen der Therapie sich anschließen.

Allgemein ist man jetzt der Ansicht, daß die galvanische Behandlung um so günstigere Aussichten hatte, je früher sie einsetzt, daß man also unmittelbar nach Abklingen des fieberhaften Stadiums damit zu beginnen und sie evtl. jahrelang fortzusetzen hat. Die Technik der Reizung ist dieselbe wie sie vorstehend für die schweren peripheren Lähmungen geschildert wurde. Es ist die günstigste Stellung der Elektroden auszuprobieren, in Fällen, in denen nur einzelne Muskeln gelähmt sind, müssen diese sorgsam aufgesucht und isoliert gereizt werden. Da aber bei der Poliomyelitis häufig ganze Glieder in toto oder wenigstens mit dem größten Teil ihrer Muskeln gelähmt sind, so wird hier häufig eine von BERGONIÉ angegebene Methode angewendet, die auch als „électrisation en masse" bezeichnet wird (welche natürlich unter Umständen auch bei peripheren Lähmungen zweckmäßig verwendet werden kann). Man befestigt z. B. bei Lähmung eines Beines die eine Elektrode mit Bändern am Fußrücken bzw. an der Fußsohle (evtl. als geteilte, oder auch als biegsame um den

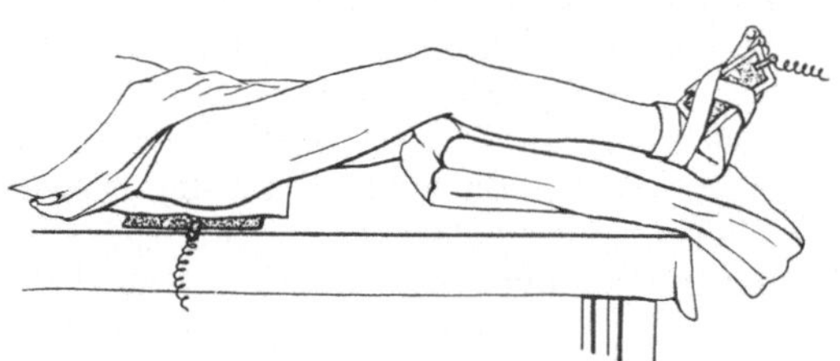

Abb. 17. Galvanisation en masse nach BERGONIÉ.

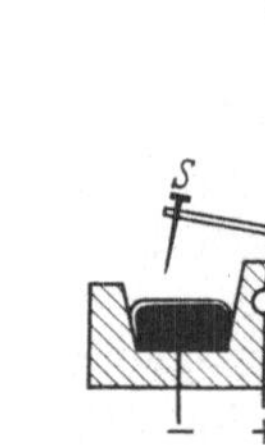

Abb. 18. Metronomunterbrecher.

Fuß herum gelegte Elektrode), während als zweite Elektrode eine große Platte benutzt wird, auf der der Patient mit der Kreuzgegend liegt (Abb. 17). Bei Lähmung des Armes analoge Anordnung von Hand zur Nackengegend. Man schaltet dann einen Metronomunterbrecher (Abb. 18) (evtl. auch, was aber unbequemer ist, einen Handunterbrecher) ein, welcher automatisch den Strom in einem Rhythmus von 1—2 Sekunden öffnet und schließt. Dadurch erzielt man rhythmische Kontraktionen und Erschlaffungen des Gliedes, man läßt das gelähmte Glied gewissermaßen passiv arbeiten. Dieses „Arbeiten" stellt eine ausgezeichnete Übungstherapie dar. Man kann es in langer Dauer (etwa $^1/_2$—1 Stunde, evtl. zweimal täglich) unter Beaufsichtigung einer geschulten Pflegeperson vor sich gehen lassen. Am besten ist das Verfahren anwendbar im ersten Stadium der Entartungsreaktion, in welchem die gelähmten Muskeln gesteigerte Erregbarkeit zeigen. Hier erregt der das ganze Glied passierende Strom gerade die gelähmten Muskeln, erzielt also den gewünschten Effekt. In späteren Stadien der Entartungsreaktion, in denen die Erregbarkeit herabgesetzt ist, werden überwiegend die relativ leichter erregbaren *gesunden* Muskeln erregt. Jedoch ist auch in diesen Fällen eine gewisse Wirksamkeit aus der Reizung der Vasomotoren und dadurch gebesserten Durchblutung des Gliedes zu verstehen.

MOERIS empfiehlt in einer kürzlich erschienenen Mitteilung statt der Fuß- bzw. Handelektrode eine Fuß- bzw. Handbadewanne anzuwenden, die mit dem negativen Pol verbunden ist, die positive Platte in der Kreuz- bzw. Nackengegend. Er läßt dann zunächst etwa 10—15 Minuten einen Strom von 10 MA. ohne Unterbrechung hindurchpassieren, um jede Schmerz- und Schreckerregung bei den Kindern zu vermeiden. Erst nach einigen Wochen werden am Schluß der Sitzung einige Stromesunterbrechungen hinzugefügt, in allmählich zunehmender Zahl und Stärke auch Stromwendungen. Mit dieser über Jahre hindurch täglich oder mindestens dreimal wöchentlich fortgesetzten Behandlung (mit zeitweiligen Pausen von mehreren Wochen) will Moeris ausgezeichnete Erfolge erzielt haben: unter 342 Fällen von Poliomyelitis 194 vollständige Heilungen, 71 wesentliche Besserungen; nur 77 behielten Difformitäten zurück, die orthopädische Eingriffe nötig machten.

Schließlich sei noch eine Modifikation der galvanischen Muskelreizung erwähnt, nämlich die *labile galvanische Reizung*. Dieselbe ist angezeigt, wenn man eine besonders milde Reizung anwenden will, z. B. im Gesicht bei frischer Facialislähmung mit sehr gesteigerter Erregbarkeit. Man verfährt dabei so, daß man über den zu behandelnden Körperteil in mehr oder weniger raschem Tempo mit der Elektrode „labil" auf- und abstreicht, ohne Öffnungen und Schließungen auszuführen.

Das Verlassen des einen Muskels wirkt bei passender Stromstärke für diesen wie eine Unterbrechung und das Erreichen des nächsten wie eine Schließung des Stromes. Die Kontraktionen erfolgen aber weniger brüsk, wie bei Betätigung der Unterbrecherelektrode.

Ebenso wie für die motorischen Apparate kann der galvanische Strom in Form von Schließungen und Öffnungen auch als Reizmittel für die *sensiblen Organe* benutzt werden, wobei ebenfalls die Schließung der Kathode stärker wirkt, wie die der Anode. Wir ziehen jedoch zur Anregung der gesunkenen Sensibilität meistens den faradischen Strom vor, worüber später zu sprechen sein wird.

Für die *Sinnesnerven* sind die Schließungen und Öffnungen des galvanischen Stromes ein sehr starkes Reizmittel (während hier, wie bereits erwähnt, der faradische Strom völlig unwirksam ist).

Der *N. opticus* reagiert schon auf ganz geringe Stromstärken (0,1—0,2 MA.) mit Lichterscheinungen, was sich bekanntlich bei jeder Kopfgalvanisation, wenn dieselbe mit unbeabsichtigten Stromschwankungen verbunden ist, störend bemerklich macht. Elektrodenanordnung, wie oben bei der stabilen Galvanisation angegeben (S. 463).

Höhere Stromstärke erfordert der *N. acusticus* zur Auslösung von Klangreaktionen. Sehr empfindlich gegen galvanische Reizung ist jedoch der *N. vestibularis:* Schon die geringste Stromschwankung ergibt, am meisten bei Querleitung von Ohr zu Ohr, lebhafte Schwindelerscheinungen und Gleichgewichtsstörungen mit Fallneigung des Körpers nach der Anodenseite, oft auch von Übelkeit und Brechreizung, Kollabieren des Pulses begleitet.

Die Erregung der Sinnesnerven durch Stromschließungen und -unterbrechungen wird jedoch im allgemeinen zu therapeutischen Zwecken wenig angewendet. Am Opticus und Acusticus zieht man die bereits erwähnte milde, stabile Kathodengalvanisation zur Anregung der Funktion (Erregbarkeitssteigerung) den sehr stark erregenden Stromschließungen vor.

Der galvanische Strom ist ferner ein starkes Reizmittel für die *Vasomotoren*. Hierbei sind jedoch die Stromunterbrechungen nicht erforderlich, sondern schon die stabile Durchströmung wirkt, wie bereits auf S. 438 erwähnt wurde, stark erregend auf die Vasomotoren, eine Eigenschaft, die besonders bei Anwendung großflächiger Elektroden, besonders in Form hydroelektrischer Bäder, ausgenutzt wird (s. später).

Auch auf die *inneren Organe* wirken Stromschließungen und Unterbrechungen und besonders Wendungen als starkes Reizmittel, und es kann daher bei atonischen Zuständen von Magen, Darm, Blase, von dieser Methode Gebrauch gemacht werden. Man setzt entsprechend große Elektrodenplatten in die Gegend der betreffenden Organe (Kathode) und die zweite Elektrode gegenüber in die Rücken- bzw. Kreuzgegend und führt wiederholte Unterbrechungen und Schließungen mit ziemlich starkem Strom aus. Manche empfehlen auch „innere" Galvanisation, indem passende sonden- bzw. katheterförmige Elektroden in Magen bzw. Blase eingeführt werden, und die zweite Elektrode sich außerhalb in der Höhe der betreffenden Organe befindet. Hierbei ist besonders daran zu denken, daß der galvanische Strom Verätzungen der Schleimhäute hervorrufen kann, und es muß daher darauf geachtet werden, daß der Magen bzw. die Blase mit Flüssigkeit gefüllt ist, so daß die Elektrode nicht direkt die Schleimhaut berührt, ferner muß durch häufige Unterbrechungen und Wendungen dafür gesorgt werden, daß starke elektrolytische Wirkungen nicht zustande kommen. Auch müssen die zuführenden Elektroden so konstruiert sein, daß sie zum großen Teil ihrer Länge von einem nichtleitenden (Gummi-) Überzug bedeckt sind, z. B. Gummikatheter, aus dem nur an der Spitze das stromführende metallische Ende herausragt. Einzelheiten über diese, mehr in das Gebiet der internen Therapie gehörige Methode können hier nicht angeführt werden.

Es soll nur auf eine von DOUMER angegebene Methode der Behandlung der chronischen Obstipation verwiesen werden, mit welcher wir ja bei Nervenkrankheiten sehr häufig zu tun haben:

Es werden zwei mittelgroße, gut durchfeuchtete Elektroden beiderseits in die Unterbauchgegend gesetzt und ein möglichst starker Strom (DOUMER geht bis 100 MA. und darüber, was aber durchaus nicht erforderlich ist; etwa 20 MA. genügen durchaus!) hindurchpassieren gelassen. Etwa alle $^1/_2$—1 Minute wird der Strom plötzlich gewendet, was mit einer starken Erschütterung der Bauchdecken verbunden ist. Dieses Verfahren wird 10—20 Minuten fortgesetzt. Ob hierbei nur die Erschütterung der Bauchdecken das Wesentliche ist oder eine direkte Wirkung auf die Peristaltik der Darmmuskulatur stattfindet, will ich dahingestellt sein lassen; jedenfalls ist der Erfolg oft sehr gut.

II. LÉDUCscher Strom oder zerhackter Gleichstrom.

Eine wichtige und beachtenswerte Modifikation der Gleichstromanwendung stellt der *LÉDUCsche Strom* dar.

Das Wesen dieses Stromes besteht darin, daß ein gewöhnlicher Gleichstrom durch eine mechanische Unterbrechervorrichtung in rascher rhythmischer Folge, mindestens 40mal in der Sekunde unterbrochen und wieder geschlossen wird. LÉDUC verwendete ursprünglich zur Erzeugung dieses Stromes den FOUCAULTschen Unterbrecher (zwei oszillierende Stäbe, die abwechselnd in Quecksilbernäpfe eintauchen). Später konstruierte er das rotierende Unterbrecherrad, welches jetzt in der modifizierten Form des BORUTTAUschen Chronaximeters wohl am meisten gebräuchlich ist.

Diese Vorrichtung besteht in einem durch einen Motor in Umdrehung versetztem Rade, dessen Peripherie mit 4 leitenden Sektoren belegt ist, die durch nichtleitende Zwischenstücke getrennt sind. Dieselben gleiten an zwei Schleifkontakten entlang, welche den Strom zuführen, dadurch entstehen abwechselnd Unterbrechungen und Schließungen, indem der Strom immer dann geschlossen ist, wenn beide Schleifkontakte denselben Metallstreifen berühren, aber unterbrochen ist, wenn sie mit einem nichtleitendem Stück oder zwei getrennten Metallstreifen in Berührung stehen (Abb. 19). Diese Unterbrechungen und Schließungen des Stromes erzeugen eine Serie von gleichmäßigen momentan ansteigenden und abfallenden Stromstößen (Abb. 20), deren Frequenz durch Abänderung der Umdrehungsgeschwindigkeit in gewissen Grenzen reguliert werden kann. Auch die Dauer des einzelnen Stromstoßes und die Dauer der Unterbrechung kann in gewissen Grenzen durch eine Mikrometerschraube variiert und abgelesen werden. Gewöhnlich werden 100 Unterbrechungen in der Sekunde angewendet und es beträgt dann die Dauer je einer Schließung und Öffnung zusammen je $^1/_{100}$ Sekunde. Ist also der Strom $^1/_{1000}$ Sekunde geschlossen, so ist er $^9/_{1000}$ Sekunden geöffnet und umgekehrt beträgt bei einer Schließungsdauer von $^9/_{1000}$ Sekunden die Öffnung $^1/_{1000}$ Sekunden. Bei einer Schließungsdauer von $^5/_{1000}$ Sekunden hat die Öffnungsdauer dieselbe Länge von $^5/_{1000}$ Sekunden.

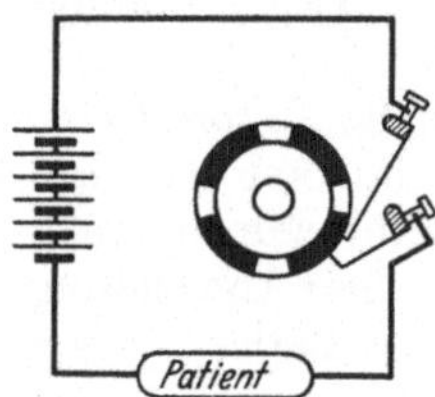

Abb. 19. LÉDUCsches Unterbrecherrad.

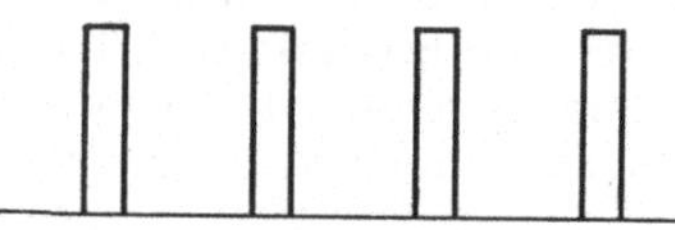
Abb. 20. Kurve des LÉDUCschen Stromes.

Schickt man diesen Strom in einen motorischen Nerven oder Muskel, so summieren sich die durch die einzelnen Stromstöße erzeugten Muskelzuckungen zu einer tetanischen Kontraktion, welche so lange anhält, wie die Stromwirkung andauert, also der Tetanisierung durch den faradischen Strom äußerlich vollkommen gleichkommt.

Der Léducsche Strom kann aber zweifellos dem faradischen als überlegen angesehen werden, schon aus der theoretischen Erwägung heraus, daß er wegen seiner gleichbleibenden Richtung und wegen der (im Vergleich zum faradischen Strom) längeren Dauer des einzelnen Stromstoßes Ionenverschiebungen auszulösen vermag, ferner aber auch deswegen, weil er, wie Léduc (7) selbst nachgewiesen hat, erheblich mehr in die Tiefe dringt wie der faradische. Dies beweist unter anderen der Umstand, daß er den N. opticus sehr leicht erregt, wozu der faradische Strom nicht imstande ist. Schließlich ist ein Vorteil des Léducschen Stromes, daß er maximale Kontraktionen bei relativ geringer Schmerzerregung hervorruft.

Der Léducsche Strom kann also mit Vorteil bei allen motorischen Lähmungs- und Schwächezuständen angewendet werden. Bei den Lähmungen ohne E. A. R. erzeugt er dieselben tetanischen Kontraktionen wie der faradische Strom, bei Lähmungen mit E. A. R. ruft er, vorausgesetzt, daß die Dauer der einzelnen Stromschlüsse auf eine genügende Länge[1] eingestellt ist, dieselben trägen, wurmförmigen Zusammenziehungen hervor wie der gewöhnliche galvanische Strom. Eine Dauerkontraktion vermag er in Fällen von E.A.R. ebensowenig wie der letztere hervorzurufen, weil die Unterbrechungen zu kurz sind, um den entarteten, träge reagierenden Muskel zu neuer Kontraktion anzuregen (Mann und Bloch, Grund).

Die Erfahrung zeigt aber zweifellos, daß in manchen Fällen die therapeutische Wirkung des Léducschen Stromes der des faradischen bzw. galvanischen Stromes überlegen ist (s. auch Liebesny, 1).

Ebenso wie zur motorischen Reizung eignet sich der Léducsche Strom auch zur sensiblen Reizung; er kann hier ganz wie der faradische Strom angewendet werden, teils als Reizmittel bei Hypästhesien (bei kurzer kräftiger Reizung), besonders aber im ermüdenden bzw. beruhigenden Sinne. In letzterer Beziehung ist er dem faradischen Strom erheblich überlegen. Er wirkt bei langdauernder Applikation in steigender Stromstärke ausgesprochen anästhesierend (s. auch S. 425). *Ich* (3) konnte dies in eigenen Versuchen bereits mit einem älteren, inzwischen vergessenen (Batschisschen) Apparat feststellen, eingehend hat sich dann Winkler (1) mit dieser Wirkung beschäftigt. Er fand für die Anästhesie am günstigsten die Einstellung des Apparates auf eine Schließungsdauer von $\frac{1}{10}$ der Periode (Unterbrechung also $\frac{9}{10}$ der Periode) und eine Stromstärke von etwa 2 MA., d. i. entsprechend einer Dauerschließung von 20 MA. Er legte zwei kleine scheibenförmige Elektroden im Abstande von 2—3 cm auf die Beugefläche des Unterarmes (Kathode zentral, Anode peripher) und fand dabei eine völlige Aufhebung der Schmerz- und Temperaturempfindlichkeit in der Strecke zwischen den Elektroden, die so weit ging, daß während des Stromdurchtrittes kleine Operationen (Epilationen) schmerzlos ausgeführt werden konnten. Bei der Entstehung dieser Anästhesie spielt die Kontraktion der unter der Hautstelle befindlichen Muskulatur mit. Nach Aussetzen des Stromes kehrten dann die normalen Empfindungsquantitäten sofort wieder. Sehr günstig erwies sich

---

[1] Die Dauer des Stromschlusses muß der sehr verlängerten Chronaxie des entarteten Muskels entsprechen, also der Zeitdauer, welche der Muskel zum Reagieren erfordert; während der normale Muskel schon bei einer Reizdauer von 0,25 σ und darunter anspricht, erfordert der entartete eine solche von 5—8 σ und darüber.

diese Anwendung bei Juckreiz, der nicht nur während der Applikationen, sondern noch lange nachher vollständig verschwand.

Diese anästhesierende Eigenschaft des LÉDUCschen Stromes kann bei Neuralgien, Neuritiden und Myolitiden praktisch mit sehr gutem Erfolge verwendet werden. Man legt dazu zwei manschettenförmige durchfeuchtete Elektroden von entsprechender Größe an das zentrale und periphere Ende des betreffenden Gliedabschnittes und leitet, vorsichtig mit der Stromstärke ansteigend, den Strom 10—20 Minuten lang hindurch. Dadurch erzielt man oft einen ausgesprochen schmerzlindernden Effekt, kann aber neben dieser symptomatischen Wirkung auch an eine direkte Beeinflussung des Krankheitsprozesses denken, indem der LÉDUCsche Strom in Anbetracht seiner gleichbleibenden Richtung dieselben Ionenverschiebungen, also Beeinflussung der Ernährungsverhältnisse der Gewebe usw. hervorzurufen imstande ist, wie der ununterbrochene konstante Gleichstrom.

Daß die anästhesierende Wirkung des LÉDUCschen Stromes von dem Autor ursprünglich durch Anwendung am Gehirn zu einer allgemeinen Narkose, einer Hemmung der Gehirnfunktionen verwendet worden ist, wurde auf S. 426 erwähnt. Für die praktische Therapie kommt dieses höchst interessante Verfahren nicht in Betracht.

Die anästhesierende bzw. beruhigende Wirkung äußert sich aber auch in sehr günstiger Weise an den inneren Organen und wird hier besonders von HUFNAGEL (1) bei Herzneurosen empfohlen. Eine feuchte Platte wird auf die Herzgegend, eine zweite auf den Nacken in der Gegend der Brustwirbel gebracht. Bei langsamem Ansteigen des Stromes tritt nach spätestens $2^1/_2$ Minuten eine angenehme Beruhigung und Nachlassen der Herzbeschwerden ein, welches noch lange Zeit nach der Sitzung anhält.

Auch bei Magen-Darm- und Blasenaffektionen kann der Strom in analoger Weise angewendet werden, ferner bei Gelenkleiden (besonders DUSCHAK). Hier verbindet sich offenbar die anästhesierende Wirkung mit einer hyperämisierenden Wirkung und einer anregenden Wirkung auf die geschwächte, das Gelenk umgebende Muskulatur.

BLUM hat kürzlich einen handlichen transportablen Apparat für LÉDUCsche Ströme beschrieben. Derselbe ist mit einem Metronomunterbrecher verbunden, der den LÉDUCschen Strom 30mal in der Minute unterbricht und schließt, so daß Tetani von je einer Sekunde Dauer mit ebenso langer Pause entstehen.

NAGELSCHMIDT (1) hat eine Kommutatorvorrichtung angegeben, wodurch immer die zweite Phase des LÉDUCschen Stromes in ihrem Verlauf umgekehrt wird, so daß ein „zerhackter Wechselstrom“ entsteht, dessen einzelne Phasen denselben steilen Verlauf haben wie beim LÉDUCschen Strom, aber ständig die Richtung wechseln.

III. Iontophorese.

Auf die Grundlagen dieser Methode, die bei uns in Deutschland verhältnismäßig wenig ausgeübt wird, im Auslande, besonders in Frankreich aber großes Ansehen genießt, wurde bereits im allgemeinen Teil auf S. 418 hingewiesen.

Diese Methode stellt eigentlich eine Kombination einer pharmakologischen Therapie mit der Elektrotherapie dar. Sie geht von dem Gedanken aus, daß die zum Wesen des Gleichstromes gehörige Ionenwanderung bzw. Ionenverschiebung nicht nur in den Geweben des durchströmten Organismus selbst chemische Veränderungen anbahnen muß, sondern daß exogene, also außerhalb des Körpers an seiner Oberfläche befindliche Ionen an dieser Wanderung teilnehmen, also bei passender Anordnung in den Körper eindringen müssen, mit anderen Worten, daß man den elektrischen Strom zur Einführung von Pharmaca in den Körper benützen kann.

Daß eine solche Einführung von körperfremden Substanzen in den Körper mittels des Gleichstromes tatsächlich möglich ist, wird am schlagendsten durch das bekannte Experiment von LÉDUC bewiesen: Er schaltete 2 Kaninchen hintereinander in einen galvanischen Stromkreis, indem er jedem Tier eine mit Strychnin- und eine mit Kochsalzlösung durchfeuchtete Elektrode auflegte, und zwar in der Weise, daß die Strychninelektrode bei dem einen Tier Anode, bei dem anderen Kathode ist (Abb. 21). Da die Strychninionen von der Anode zur Kathode wandern, so werden sie nur bei dem einen Tier in den Körper gelangen können, bei dem zweiten dagegen von ihm fortwandern. In der Tat geht das erste Tier unter den Erscheinungen der Strychninvergiftung zugrunde, das zweite bleibt unversehrt.

Auch am lebenden Menschen ist das Eindringen von exogenen Ionen nachgewiesen, z. B. sah JÜRGEN (1) nach jodhaltigen, galvanischen Bädern kurzdauernde Erhöhung des Blutjodspiegels und vermehrte Jodausscheidung im Harn. Derselbe Autor (2) konnte auch das Eindringen von zwei- und dreiwertigen Eisenionen bis in das Unterhautzellgewebe (bei Mäusen) im galvanischen Bade nachweisen. WEDEKIND konnte bei Gebrauch von Stangerbädern Salicyl im Urin nachweisen, wenn er dem Bade Natr. salicyl. oder Salhumin zusetzte.

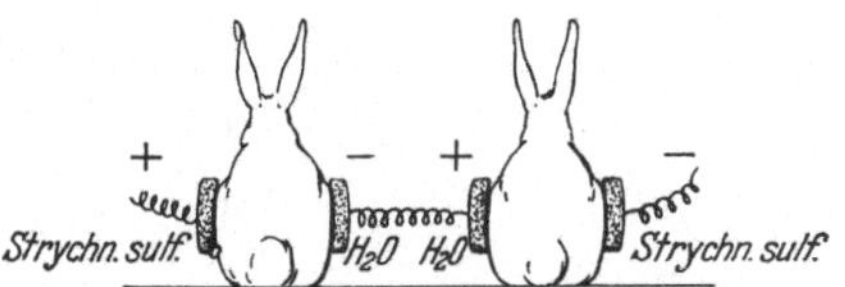

Abb. 21. LÉDUCsches iontophoretisches Experiment.

Man kann die Passage der eingeführten Medikamente durch den Körper auch dadurch nachweisen, daß man das Medikament durch die eine Elektrode einführt und dann die Flüssigkeit der anderen Elektrode auf die betreffende Substanz untersucht. HENSSGE (1) hat dies zunächst für Jod angegeben: 10% Jodkaliumlösung an der Kathode ergibt Blaufärbung an der Anode, wenn dieselbe mit Stärkelösung getränkt ist. Ich konnte diese Erscheinung bestätigen und auch für Salicyl nachweisen.

Vorbedingung für die Einführung ist zunächst, daß die Ionen ihrer Wanderungsrichtung entsprechend angebracht werden. Die elektropositiven Ionen (Kationen), die Alkaloide und Metalle, wandern zur Kathode, müssen also an der Anode angebracht werden, die elektronegativen (Anionen), nämlich die Halogene, Jod, Säureradikale, Salicyl, usw., wandern zur Anode, müssen also von der Kathode aus eingeführt werden.

Die einzuführenden Ionen dringen um so leichter ein, je kleiner sie sind, je geringer also ihr Atomgewicht ist, die komplizierten Ionen der Alkaloide und die einfachen Ionen mit hohem Atomgewicht dringen also schwerer ein, wie die mit geringerem Atomgewicht. Den Beweis dafür bringt LAQUERRIÈRE dadurch, daß das Thallium (Atomgewicht von 204) nicht eindringt, sondern sich an der Hautoberfläche niederschlägt.

Diese Tatsache ist für die Technik der Iontophorese wichtig, sie zeigt die Notwendigkeit, eine chemisch absolut reine Substanz zur Iontophorese zu benutzen und diese in durchaus einwandfrei destilliertem Wasser zu lösen, denn wenn die Lösung Beimengungen (parasitäre Ionen) enthält, welche eine größere Wanderungsgeschwindigkeit besitzen, wie die einzuführenden Ionen, so wird der Transport der letzteren dadurch zurückgehalten. In Frankreich werden daher besondere, für die Iontophorese bestimmte Präparate vorrätig gehalten. Auch die Elektroden müssen möglichst frei von parasitären Ionen gehalten werden. Die Stoffe, die mit der einzuführenden Flüssigkeit getränkt werden, müssen zuvor sorgsam mit destilliertem Wasser ausgewaschen werden. Schon die Anwesenheit von Spuren von Stärke kann den Transport der Ionen behindern.

An der Anode müssen die durchtränkten Stoffe in besonderer Dicke die als Elektroden benutzten Metallplatten bedecken, denn es können sonst Ionen der Metallplatte statt des Medikamentes eingeführt werden, an der Kathode ist dies wegen der Wanderungseinrichtung der Metallionen nicht möglich, daher können die Stofflagen von geringerer Dicke sein.

Die Elektroden müssen möglichst mit Gummibinden befestigt, so plaziert werden, daß das zu behandelnde Organ zwischen beiden in der Verbindungslinie sich befindet, z. B. an einem Gelenk an der Vorder- und Hinterfläche oder an beiden Seitenflächen gegenüber. Niemals dürfen sie an derselben Gelenkseite nebeneinander gesetzt werden, weil dann die Ionen nicht in das Gelenk eindringen, sondern sich nur im subcutanen Gewebe zwischen den Elektroden verbreiten würden.

Bei lokalen Prozessen, z. B. traumatischen Läsionen eines Nervenstammes muß die wirksame Elektrode direkt auf den locus laesionis und die andere gegenübergesetzt werden, z. B. am N. radialis wie Abb. 22.

Statt der stoffumhüllten Elektrodenplatten kann man sehr zweckmäßige, wenn es sich um Iontophorese an einer Extremität handelt, ein lokales, das gelöste Medikament enthaltendes elektrisches Bad verwenden, welches mit dem wirksamen Pol verbunden ist, während der andere Pol sich als gewöhnliche Elektrodenplatte an einer indifferenten Körperstelle befindet. Dazu kann eine Einzelzelle des Vierzellenbades dienen oder auch die kürzlich von Bettmann (3) angegebene „elektrodenlose Wanne", d. i. eine Hand- oder Fußbadewanne, deren Innenfläche aus einer leitenden Graphitmasse besteht, so daß die Wanne einfach an ihrem Rande mittels einer Klemme mit dem Strome verbunden werden kann.

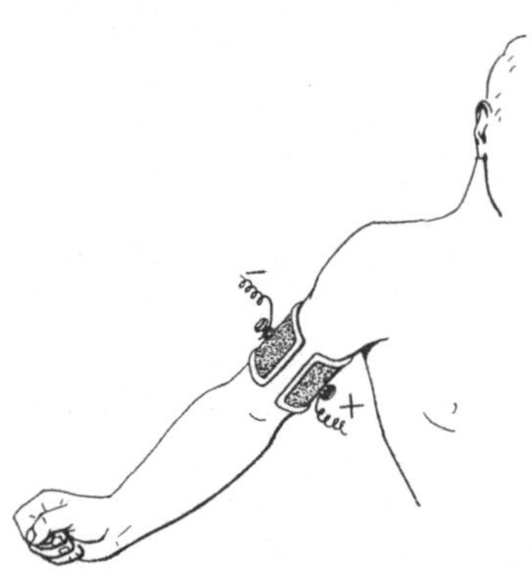

Abb. 22. Iontophorese am N. radialis.

Delherm und Laquerrière verwerfen die Benutzung von lokalen Bädern mit der Begründung, daß die Iontophorese hierbei nicht an der ganzen vom Wasser bedeckten Fläche, sondern nur an einer schmalen, der Oberfläche der Flüssigkeit entsprechenden Streifen stattfindet. Dies ist nach meinen Beobachtungen nicht richtig, denn, wie man besonders bei der Histaminiontophorese sieht, zeigt die gesamte eingetauchte Hautoberfläche nach dem Bade eine intensive Hyperämie.

Die Konzentration der am häufigsten benützten Salzlösungen (Jod, Calcium, Natr. salicyl., Lithion usw.) beträgt gewöhnlich 1—2%. Für das giftige, viel verwendete Aconitin werden verschiedene Angaben gemacht, jedenfalls sehr schwache Lösungen benützt, gewöhnlich 0,02: 1000.

Zur Jodiontophorese wird auch Tölzer Jodsalzlösung verwendet, bei Rheuma, Neuralgien usw. auch Kreuznacher Salzlösung (Henssge, 1 und 3).

Die Intensität des verwendeten Stromes muß ziemlich hoch, aber für den Patienten nicht unangenehm sein. Die Angaben der Autoren über die günstigsten Stromstärken sind verschieden. Léduc z. B. empfiehlt sehr hohe, Bourguignon geringe Stromstärken. Jedenfalls ist die Menge der eingeführten Ionen proportional der Elektrizitätsmenge; bei geringer Stromstärke muß die Sitzungsdauer länger sein und umgekehrt. Laquerrière gibt als Durchschnitt 0,5 MA. auf den Quadratzentimeter der Elektrode an (also z. B. 25 MA. bei 50 qcm) und als Sitzungsdauer 30—40 Minuten.

Man unterscheidet *oberflächliche* und *tiefe Iontophorese.* Die erstere interessiert uns Neurologen verhältnismäßig wenig. Sie wird in der Dermatologie vielfach mit gutem Erfolg angewendet bei ulcerösen und anderen Hautaffektionen, oberflächlichen Neoplasmen, Furunkeln, usw. Meistens wird Jod- oder Zinkiontophorese verwandt. Mit Cocainiontophorese läßt sich eine oberflächliche Anästhesie erzielen (s. unter anderem die Arbeit von Wirz).

Beachtenswert ist die Behandlung von Narben mit Jodiontophorese. Bourguignon hat bei 229 Kriegsverletzten bei Narben, die zum Teil mit Nervenästen verwachsen waren, 85% Erfolge erzielt.

Wichtiger ist für uns die *Tiefeniontophorese,* also die Behandlung tiefgelegener Organe durch Iontophorese.

Gegen diese Methode ist vielfach der naheliegende Einwand gemacht worden, daß das Medikament nur an der Hautoberfläche eine lokale Wirkung ausüben könne, dagegen keine Tiefenwirkung; denn, sobald es in die gefäßführende Schicht eingedrungen ist, müsse es in die allgemeine Zirkulation aufgenommen werden und somit dieselbe Allgemeinwirkung entfalten, wie bei peroraler oder subcutaner Einverleibung (s. das oben erwähnte Strychninexperiment von LÉDUC).

In der Tat ist nachgewiesen, daß die lokale Wirkung der eingeführten Medikamente nur in geringe Tiefe reicht. Es läßt sich dies mit anästhesierenden Medikamenten, wie Cocain, leicht demonstrieren. BETTMANN (1) hat nachgewiesen, daß die Substanzen nicht mehr wie 2 mm in die Tiefe dringen; RASCEJA hat das Eindringen auch histochemisch beobachtet, indem er bei Calciumiontophorese typische Veränderungen im Kaliumcalciumbild der Kaninchenhaut hervorrufen konnte.

Kann man nun angesichts dieser Tatsachen eine iontophoretische Beeinflussung tiefgelegener Organe annehmen? Kann man insbesondere eine Einwirkung auf Gelenke, tiefgelegene Nervenstämme und gar auf die Zentralorgane erwarten, eine Einwirkung, die sich unterscheidet von der Wirkung der auf anderem Wege (per os oder subcutan) eingeführten Medikamente? Manche, besonders deutsche Autoren, z. B. KOWARSCHIK verwerfen wegen der oben angeführten Bedenken die Iontophorese vollständig und selbst LAQUERRIÈRE, einer der Hauptvertreter der Iontophorese, dessen (mit LEHMANN) auf dem Lütticher Kongreß (1930) erstatteten Referat wir in unserer Darstellung teilweise folgen, sagt, daß er nahe daran gewesen sei, sich den oben angeführten Bedenken anzuschließen, daß die Erfahrung aber gezeigt habe, daß die Iontophorese in vielen Fällen unverkennbar raschere und vollkommenere Resultate liefere, wie die einfache Galvanisation.

Man hat zur Erklärung dieser den experimentellen Tatsachen scheinbar widersprechenden praktischen Erfahrungen verschiedene Theorien aufgestellt.

Manche wollten die Wirkung dadurch erklären, daß die Medikamente im ionisierten Zustand eingeführt werden bzw. daß die Ionen „in statu nascendi" eindringen. Man erklärt die Wirkung auch dadurch, daß in der Haut eine „Elektronendeposition" stattfindet (TURELL), daß die Medikamente länger festgehalten werden, wie bei andersartiger Einführung, weil ein Teil der eingeführten Ionen seine Ladung verliert und sich in ein elektrisch neutrales Atom verwandelt (BOURGUIGNON). Man nimmt ferner an (KUTZNOW), daß der Übergang der eingeführten Stoffe nicht so schnell erfolgt, weil die eingeführten fremden Ionen die Stelle der durch den Strom extrahierten Ionen einnehmen und somit das Ionengleichgewicht der Gewebe nicht gestört wird. Als Vorteil der Iontophorese wird auch angegeben (BREDERSOHN), daß sie die einzige Methode ist, welche es ermöglicht, nur denjenigen Teil des Arzneistoffes einzuführen, dessen Wirkung uns erwünscht ist.

Neuerdings hat sich besonders BOURGUIGNON zur Theorie der Iontophorese geäußert und zwar ausgehend von seinen Versuchen einer iontophoretischen Beeinflussung des Gehirns. BOURGUIGNON (1) hat gezeigt, daß bei Applikation außen am Schädel die Ionen nicht in das Schädelinnere eindringen, sondern sich außerhalb in den Weichteilen verbreiten. Er wählt deshalb einen besonderen Weg durch die Weichteile bzw. Knochenkanäle, indem er die durchtränkte Elektrode in das Innere des Gehörorganes bzw. auf das geschlossene Augenlid und die andere in die Gegend des Hinterhauptloches setzt und will dadurch ein Eindringen in das Gehirn erzielen. Er nennt diese Methode „transcerebrale Dielektrolyse" und benutzt dazu besonders die Calcium- und Jodiontophorese in 1%igen Lösungen: Eine mit der betreffenden Lösung gut durchtränkte Elektrode von der Größe des Augapfels (bei Calcium die Anode, die Jod die Kathode) wird auf das geschlossene Augenlid gesetzt, die zweite mit gewöhnlichem Wasser durchtränkte Elektrode auf den Nacken in der Höhe des Hinterhauptsloches. Stromstärke etwa 3 MA., bei gleichzeitiger Anwendung auf beiden Augen 4—5 MA. Dauer stets 30 Minuten. BOURGUIGNON (2 und 3) benutzt diese „transcerebrale Dielektrolyse“ (Abb. 23) besonders zur Behandlung der Hemiplegie. Er fand, daß (bei Applikation auf die Herdseite) die gelähmten (gekreuzten) Glieder eine Verbesserung ihrer Zirkulation erfahren, sie werden „erwärmt“ und damit bessert sich die Kontraktur und die Motilität[1].

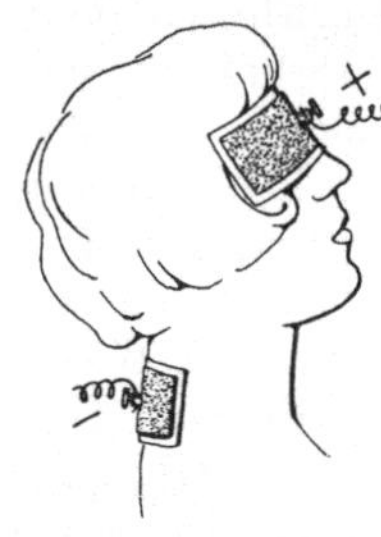

Abb. 23. Transcerebrale Dielektrolyse nach BOURGUIGNON.

Zur Erklärung nimmt B. eine Wirkung auf die vasomotorischen Zentren der betreffenden Gehirnhemisphäre an. In zahlreichen zum Teil mit GLIOPOULOS gemeinsam angestellten Versuchen will er dies nachgewiesen haben durch Messung des „oszillometrischen Index“. Dieser steigt sowohl bei Normalen wie bei Hemiplegikern bei der Applikation an, und zwar bei letzteren am stärksten an den gelähmten Gliedern (bei Applikation auf der gekreuzten, also der Herdseite). Bei der gewöhnlichen Blutdruckmessung findet er nur bei Magnesiumiontophorese eine Steigerung um 1—2 cm Hg., er vermeidet diese deshalb bei hypertonischen Hemiplegikern und verwendet stets Calcium oder Jod[2].

Weitere Versuche haben dann ergeben, daß dieselbe Wirkung eintritt, wenn der Patient das betreffende Medikament *innerlich einnimmt* und nachher die Dielektrolyse mit Elektroden vorgenommen wird, die mit destilliertem Wasser befeuchtet sind. Er gibt also am Tage vor der Applikation z. B. 20—30 Tropfen Jodtinktur in Milch. Durch die Wirkung des Stromes werden dann die im Blute kreisenden (per os eingeführten) körperfremden Ionen im Gebiet der Stromlinien aus dem Blute herausgebracht und als Atom im Status nascendi, das seine elektrische Ladung verloren hat, zur Einwirkung auf die polarisierten Gewerbe gebracht.

Es ist also gleichgültig, wie das Ion in den Körper eingebracht wird, ob per os oder subcutan oder auf iontophoretischem Wege durch den Strom selbst. Es kann zur Verstärkung auch eine Kombination von innerlichem Gebrauch mit Iontophorese angewendet werden.

Wichtig ist nach BOURGUIGNON bei der Iontophorese eine Verlängerung der Sitzung auf 30 Minuten, weil der erste Teil der Sitzung für das Einführen der Ionen verbraucht wird und dann erst der wirksame Transport an die Gewebe eintritt.

BOURGUIGNON zieht aus seinen Versuchen weitgehende Schlüsse auf das Wesen der Elektrotherapie überhaupt: Die alte Idee, daß der Strom an sich wirke, müsse aufgegeben werden; nur die eingeführten fremden Ionen seien wirksam und wenn man mit der alten „einfachen Galvanisation“ gelegentlich einige Resultate erzielt habe, so seien diese ganz zufälliger Art und seien nur dem Umstand zu verdanken, daß man die Elektroden nicht mit destilliertem, sondern mit gewöhnlichem Wasser getränkt habe und damit irgendwelche beliebigen Ionen eingeführt habe! Es will mir nicht scheinen, daß die BOURGUIGNONschen Versuche schon so weitgehende Folgerungen rechtfertigen[3]!

Von gegenteiligen Versuchsergebnissen sind die von STSCHERBAK (1) zu erwähnen. Durch eine besondere Untersuchungsmethode (elektrische Jodionenprobe) konnte er ebenfalls nachweisen, daß bei Jodiontophorese außen

[1] Die besten Erfolge findet er in den Fällen von Hemiplegie, in welchen der Herd im Pons bzw. Pedunculus sitzt und erklärt dies durch den Verlauf der Stromlinien durch das Hinterhauptsloch. Die cortical gelegenen Herde werden weniger gut beeinflußt.

[2] JORDANESCU und BRUCK wiesen mit der pletysmographischen Methode bei Calciumiontophorese nach BOURGUIGNON eine Volumenzunahme des Armes und auch (bei Pat. mit Schädeldefekten) eine Volumenzunahme des Gehirnes und eine Oszillationszunahme der Gehirnpulsationen nach.

[3] Anmerkung bei der Korrektur: In einer neuesten Arbeit (Verh. Ges. dtsch. Nervenärzte. München, Sept. **1934**) hat BOURGUIGNON seine Versuche weiter ausgedehnt. Er hat 24 verschiedene Ionen untersucht und ihre Wirksamkeit in Beziehung zu ihrem Atomgewicht gebracht. Auch findet sich in dieser Arbeit ein weiterer Ausbau seiner theoretischen Anschauungen über die Wirkungsweise der Iontophorese bzw. Dielektrolyse.

am Schädel die Jodionen nicht in das Gehirn eindringen, sondern auf einem Umwege, an den Hirnhäuten entlang von der Kathode zur Anode wandern. Auch in das periphere Nervengewebe drangen die Jodionen nicht ein, z. B. zeigten sie sich bei Durchströmung einer Kaninchenextremität in den tiefliegenden Oberschenkelmuskeln, aber nicht im Stamm des N. ischiadicus. STSCHERBAK nimmt an, daß das Nervengewebe eine negative Affinität gegenüber den Jodionen besitzt und fand, was besonders wichtig ist, dieses negative Verhalten auch bei der BOURGUIGNONschen Methode (Applikation durch Auge oder Ohr) bestätigt: Auch bei dieser fand er kein Eindringen in das Kaninchengehirn.

STSCHERBAK (2) stellt daher eine ganz andere Hypothese vom Wesen der Iontophorese auf. Danach ist dieselbe nicht mehr als ein rein physikalischer Vorgang, eine besondere Form der Einverleibung von Medikamenten, sondern als eine reflektorisch ausgelöste physiologische Wirkung anzusehen. Er beobachtete bei Calciumiontophorese eine Erhöhung der Muskelerregbarkeit für Kondensatorreize, und zwar nicht nur lokal an der Stelle der Einführung, sondern allgemein, und parallel damit einen günstigen Einfluß auf dystrophische Muskeln. Diese Wirkung auf den vegetativ-trophischen Tonus der Muskulatur soll aber nicht auf eine Erhöhung des Ca-Gehaltes des Blutes zurückzuführen sein, denn dieser steigt auch bei gewöhnlicher Galvanisation, ohne daß der Effekt auf die Muskelerregbarkeit eintritt. Sie soll vielmehr auf einen „vegetativen Haut-Muskel-Calciumreflex" beruhen, der durch die sensiblen Nerven und den Grenzstrang des Sympathicus verläuft, wobei die Calciumionen der Haut die Reflexerreger bilden. Den Beweis für diese Theorie sieht er darin, daß intracutane Einspritzung von Calcium denselben Effekt hat und daß lokale Hautanästhesie den Reflex zeitweilig vernichtet.

Man sieht also, daß die theoretische Auffassung vom Wesen der Iontophorese noch sehr unsicher ist. Die praktischen Erfolge der BOURGUIGNONschen Methode bei Hemiplegien werden aber von mehreren Autoren bestätigt. So will FORMIGEL LUZES mit der BOURGUIGNONschen Methode bei 58 Hemiplegikern mit Kontrakturen nur 16 Mißerfolge gehabt haben (BOURGUIGNON selbst läßt überhaupt keine Mißerfolge zu), bei allen übrigen hat er beträchtliche Besserungen der Kontrakturen und der Motilität gesehen, auch noch nach sehr langem Bestehen der Hemiplegie, auch die Aphasie besserte sich. Die besten Erfolge sah er bei cerebralen Kinderlähmungen. Es wurde meist Calciumiontophorese, selten, wenn diese versagte, Jodiontophorese angewandt.

VLASTOS erzielte mit der Methode sehr gute Erfolge gegen das Zittern der Parkinsonisten (3 Mißerfolge bei 33 Fällen).

RASCEJA bestätigt ebenfalls die Erfolge der Methode bei Kontrakturen, zieht die Jodiontophorese vor.

Ich selbst habe mich, allerdings bei einer vorläufig geringen Zahl von behandelten Fällen noch nicht völlig von der von BOURGUIGNON angegebenen therapeutischen Wirksamkeit überzeugen können. Daß aber tatsächlich entgegen dem Zweifel von STSCHERBAK bei dieser Methode eine lokale Einwirkung auf die Gehirnzentren ausgeübt wird, davon habe ich bei 2 Fällen von luischer Hemiplegie einen Beweis gehabt. Es traten bei der Jodiontophorese nach der BOURGUIGNONschen Methode jedesmal ein klonisch-tonischer Krampfzustand der gelähmten Extremität, von typisch corticalem Charakter auf, ein Vorgang, der zur Vorsicht mahnte und zum Abbrechen der Sitzung nötigte.

Die BOURGUIGNONsche Methode wird auch als „Transcerebromedulläre Dielektrolyse" bei *spinaler Kinderlähmung* verwendet. Es wird hier die IK-getränkte Kathode auf die geschlossenen Augenlider gesetzt, die Kathode in die Sakrolumbalgegend (3—4 MA. 30 Minuten). Hiervon berichtet MOLDAWER sehr gute Erfolge, er verwendet sie abwechselnd mit Salicyliontophorese in der Höhe des Erkrankungsherdes.

BOURGUIGNON bemerkt dazu, daß durch die Dielektrolyse spinale Zellen nach noch mehr wie 10 Jahren wieder funktionsfähig gemacht werden können und daß dadurch auch die Regeneration eines scheinbar völlig atrophischen Muskels erzielt werden könnte. Die Dielektrolyse sei in *jedem* Stadium der spinalen Kinderlähmung anzuwenden.

BESSE empfiehlt eine schwache Jodiontophorese bei multipler Sklerose, auch bei Encephalitis.

Außer dieser jetzt durch BOURGUIGNON besonders in Aufnahme gekommenen iontophoretischen Behandlung der Zentralorgane sind als ältere Indikationen der Iontophorese besonders zu erwähnen die arthritischen, ferner die myalgischen, neuritischen und neuralgischen Erkrankungen, sowie die peripheren Lähmungen. Bei Arthritis hat sich von jeher Salicyliontophorese bewährt (Kathode) bei echter Gicht Lithiumiontophorese (Anode). ZIMMERN will die Resultate noch verbessern, indem er beide Elektroden mit Lithiumsalicylat durchtränkt; dann dringen von der Anode die Lithiumionen, von der Kathode die Salicylionen ein. Experimentell hat LUBATAT nachgewiesen, daß harnsaure Konkremente, die bei Tieren unter der Haut implantiert wurden, unter dem Einfluß der Lithiumanode 25% mehr Gewichtsverlust erlitten, als bei Anwendung der einfachen Anode.

Bei rheumatischen Affektionen von myalgischer und arthritischer Form erweist sich Salicyliontophorese (Kathode) als sehr wirksam, bei Gelenkversteifungen Jodiontophorese (Kathode).

Bei peripheren Lähmungen wird Jodiontophorese möglichst in loco morbi angebracht, also z. B. bei Radialislähmung wie Abb. 22.

Die Methode der iontophoretischen Beeinflussung der Facialislähmung nach BOURGUIGNON wurde bereits auf S. 462 erwähnt.

Mit dieser Methode behandelt BOURGUIGNON seine Fälle in der ersten Woche 6mal, dann 3 Wochen je 3mal, dann 3 Wochen Pause, dann neue Behandlungsserie. Er will 7 Fälle mit Unerregbarkeit des Facialis in 2—3 Serien, das würde heißen in 11—18 Wochen geheilt haben (eine sehr kurze Verlaufsdauer!) Fälle mit partieller E.A.R. sämtlich in 4 Wochen.

UAROW verwendet die mit Jodkalium getränkte Gesichtsmaskenelektrode (s. Abb. 11) und gleichzeitige Einführung eines Jodkaliumtampons in den Gehörgang. Er bezeichnet die Erfolge als „etwas günstiger wie sonst", gibt aber zu, daß sich Spätkontrakturen auch hierbei nicht vermeiden lassen.

Auch ARMANINI empfiehlt die BOURGUIGNONsche Methode. LUZENBERGER verwendete Salicyliontophorese und will dabei besonders gute Wirkung auf die anfänglichen Schmerzen konstatieren.

Bei Neuralgien wird ebenfalls Salicyliontophorese angewandt, besonders aber nach der Empfehlung von BARRÉ Aconitiniontophorese (Anode). Dieselbe soll hauptsächlich bei der „großen" Trigeminusneuralgie wirksam sein. LAQUERRIÈRE sagt darüber, daß die Resultate bedeutend rascher erzielt würden, wie mit einfacher Galvanisation. Letztere wirkt zwar sehr günstig aber langsam, oft erst nach Wochen, während Anocitiniontophorese schon nach wenigen Sitzungen Erleichterung herbeiführt. Ich konnte dies in einigen Fällen bestätigen. Auch Calciumiontophorese (Anode) wird bei Neuralgien empfohlen. Die Calciumiontophorese wird von STSCHERBAK und TIKOTSCHINSKAJA als sehr wirksames Mittel bei der progressiven Muskeldystrophie empfohlen. Sie verwendeten das Mittel, ausgehend von der Auffassung, daß es sich bei der Muskeldystrophie um eine vegetative Krankheit handelt und erzielten in 80% der Fälle gute Erfolge und führten diese auf eine Regulierung des oben erwähnten „Hautmuskelcalciumreflexes" zurück. Der dadurch gebesserte vegetative Tonus der Muskulatur läßt sich objektiv in einer Steigerung des kondensatorischen (und auch der galvanischen) Erregbarkeit der paretischen Muskeln nachweisen (s. S. 479).

Von der Calciumiontophorese berichten ferner SCHIMSCHELEWITSCH und LJAS gute Erfolge bei Diabetes insipidus: Große (16×24 cm) mit 1% $CaCl_2$-Lösung getränkte Anode in der Regio lumbalis, Kathode an der Wade, durchschnittlich 20 MA., 29 Minuten. Auch bei der Epilepsie wird Calciumiontophorese empfohlen (BESSE).

BETTMANN verwendet bei Kontrakturen eine 10%ige Lösung von Magnesium sulfuricum im galvanischen Vollbade.

Schließlich sei noch hinzugefügt, daß von einem deutschen Autor (NEUMANN) Versuche mit Iontophorese von Radiumemanation bei Neuralgien und Neuritiden, anscheinend mit Erfolg, gemacht worden sind, indem man eine radiumhaltige Flüssigkeit an der Anode mit $^1/_2$% Kochsalzlösung anbrachte, 5—10 MA., 15—30 Minuten.

Hierher gehört wohl auch die von DARRICEAU empfohlene Anwendung radiumhaltigen Schlammes in Verbindung mit dem galvanischen Strom. HENSSGE (3) empfiehlt besonders Eifelfangopackungen mit darauf gelegten Plattenelektroden und berichtet gute Erfolge bei Trigeminus- und anderen Neuralgien, Spondylitis, Herpes zoster usw. ROSICKY versuchte (im Anschluß an NOVAK) die Iontophorese von Radium und Polonium in Verbindung mit Schwermetallen zur Tumortherapie.

In neuester Zeit hat das *Histamin* wegen seiner gefäßerweiternden Wirkung bei der Iontophorese lebhafte Beachtung gefunden. Dieser Stoff verursacht bekanntlich eine verstärkte Füllung und Durchströmungsgeschwindigkeit der Capillaren, eine Erweiterung der benachbarten Arteriolen, eine vermehrte intracelluläre Transsudation, sowie Anstieg der Hauttemperatur; es hat also in verstärktem Maße dieselbe Wirkung wie die verschiedensten anderen Hautreize, deren therapeutischer Wert nach neuen Anschauungen auf Freiwerden körpereignen Histamins bzw. histaminähnlicher Substanzen zurückgeführt wird (s. auch S. 443).

Das Histamin wird von der Anode aus eingeführt, entweder mittels mehrfacher Gazelagen, die mit Histaminlösung (1: 10000—20000) getränkt sind oder mit den von der Firma Schering hergestellten Katexonfolien (mit Histaminlösung imprägniertes Papier, welches vor Gebrauch angefeuchtet wird). Auch können an den Extremitäten lokale galvanische Bäder mit Histaminlösung verwendet werden (gewöhnliche Teilbadewannen oder auch die BETTMANNsche elektrodenlose Wanne). Zur Herstellung der Lösung sind in sehr bequemer Weise die von der Firma Roche gelieferten fertigen Tabletten (Imadyltabletten) zu verwenden. Stromstärke bei mittelgroßen Elektroden oder Folien etwa 6—10 MA. Dauer an jeder einzelnen Stelle (es ist meist zweckmäßig mehrere Stellen zu behandeln) 2 Minuten oder darüber. Bei lokalen Bädern ist die Stromstärke natürlich höher zu wählen.

Als unmittelbaren Effekt der Histaminanwendung beobachtet man eine lebhafte Hyperämie der behandelten Stelle mit Quaddelbildung, welche oft mehrere Stunden anhält, ferner eine Erhöhung der Hauttemperatur um 2—5°, welche nach ECKARDT in 20—30 Minuten ihren Höhepunkt erreicht und in 2—5 Stunden abfällt.

Über günstige therapeutische Erfolge des Verfahrens berichtete als erster DEUTSCH (1 und 2), ferner KRONER und TRUMPP (1 und 2); und zwar hauptsächlich bei Myositiden und Myalgien, ferner bei arthritischen, neuritischen und neuralgischen Affektionen. Weitere günstige Mitteilungen stammen von BETTMANN (2 und 4), KOPITS und LAQUEUR (3), wenn auch manche Versager vorkommen.

RUHMANN äußerte sich skeptisch bezüglich einer Dauereinwirkung, KAUFMANN (4) führt die Erfolge rein auf die Stromwirkung, unabhängig vom Histamin, zurück, eine Auffassung der von DEUTSCH (2) und BETTMANN (2) entgegengetreten wird.

In letzter Zeit mehren sich die Mitteilungen über die Methode. Es seien nur die Arbeiten erwähnt von BEHREND, SCHENK, ROSENBLATH und RONALD, LEWI und SCHIMANSKY, HENSSGE (4), RAVINA, HAUSE, FABER, HEIDEMANN, ALSCHINSKY, RUTHENBECK u. a.

Als wichtigstes und erfolgreichstes Gebiet werden durchweg die myalgischen Affektionen, Muskelrheumatismus, Lumbago usw. angegeben, aber auch bei Arthralgien, ferner bei Neuralgien und Neuritiden, Ischias usw. werden gute Erfolge erzielt.

Ich selbst kann nach meinen Erfahrungen diese Angaben durchaus bestätigen, ich habe nicht nur bei Myalgien, sondern auch bei Neuralgien, besonders bei Ischias in einer ganzen Anzahl von Fällen recht gute Erfolge von der Histaminiontophorese gesehen, die die Erfolge der gewöhnlichen Galvanisation jedenfalls übertrafen.

HANSE dehnt die Indikation auf die verschiedensten „Hyperalgien" aus, Pseudoneuralgien, die auf verschiedenen Ursachen beruhen, oft von inneren Organen auf reflektorischem Wege, durch einen „viscerosensorischen Reflex", z. B. durch den Plexus solaris ausgelöst werden, wobei vielfach Gefäßspasmen im Spiele sind. Als Kontraindikation betrachtet HANSE eine stark vasolabile Konstitution, wobei oft eine Irradiation auf das gesamte vegetative Nervensystem mit unangenehmen Begleiterscheinungen auftritt.

Bei organisch bedingten Zirkulationsstörungen wie Akroparästhesien, lokaler Gangrän, auch bei Furunkeln und Infiltraten hat VAS die Methode erprobt, ebenso FALK bei Stauungserscheinungen an den Unterschenkeln, bedingt durch eine schlechte Blutversorgung bei Krampfadern und deren Folgen.

Dies wären die hauptsächlichsten Anwendungsweisen und Indikationen der Iontophorese, denen sich noch einige andere hinzufügen ließen. Man wird LAQUERRIÈRE Recht geben müssen, wenn er am Schluß seines Referates sagt, daß die Methode für manche Fälle einen wichtigen therapeutischen Fortschritt darstellt. Sie sei zum mindesten ein wichtiges Unterstützungsmittel der Elektrotherapie, indem sie in vielen Fällen rascher wirkt, wie der einfache Strom. In manchen Fällen ergebe sie aber auch Resultate, wo die einfache Elektrotherapie versagt.

Schließlich sei hier darauf hingewiesen, daß man auch Versuche zur Einführung von Medikamenten mittels des Hochfrequenzstromes gemacht hat. BORDIER (7) befestigte an der Glaselektrode Wattebäuschchen, die mit Medikamenten getränkt waren und ließ Funkenentladungen und Effluvien auf die Haut übergehen. Es sollen dann Teile des Medikamentes mitgerissen und zur Resorption gebracht werden, da die Haut infolge mikroskopischer Erosionen aufnahmefähiger wird. Auch PAULIAN und BISTRICEANU empfehlen die Methode, besonders bei Neuralgien. Von BARAIL wird die Einführung von anästhesierenden Medikamenten durch den Hochfrequenzstrom in der Zahnheilkunde usw. geübt. Er hebt hervor, daß die Medikamente dabei nicht dissoziiert werden, sondern als Ganzes auf osmotischem Wege durch das „Elektronenbombardement" eindringen.

Ferner sei erwähnt, daß JANIK die Iontophorese gleichzeitig mit Diathermie anzuwenden empfiehlt (diathermische Ionisation). Die durch die Diathermie bewirkte bessere Durchblutung der Gewebe schafft günstigere Bedingungen für die Einführung des Medikamentes.

Nach Schilderung der Anwendungsweisen des in gleichmäßiger Richtung fließenden Stromes (Gleichstrom) wenden wir uns nunmehr den Wechselströmen zu, deren gebräuchlichster der *faradische Strom* ist.

IV. Der faradische oder Induktionsstrom.

1. Apparate.

Der Typus des faradischen Apparates ist das DUBOIS*sche Schlitteninduktorium*. Dasselbe wird in den verschiedensten Größen und Formen konstruiert. Auf die mannigfaltigen Modifikationen kann hier nicht eingegangen werden. Die einzelnen Teile des Apparates sind (Abb. 24):

1. Die Stromquelle, welche von einem oder mehreren Elementen oder auch durch Anschluß an eine durch Vorschaltwiderstände ausreichend abgeschwächte Gleichstrom-Lichtquelle gebildet wird.

2. Die primäre Spirale, welche aus verhältnismäßig dickem, gut isoliertem Draht besteht und mit einer automatischen Unterbrechungsvorrichtung, dem sog. WAGNERschen Hammer, verbunden ist.

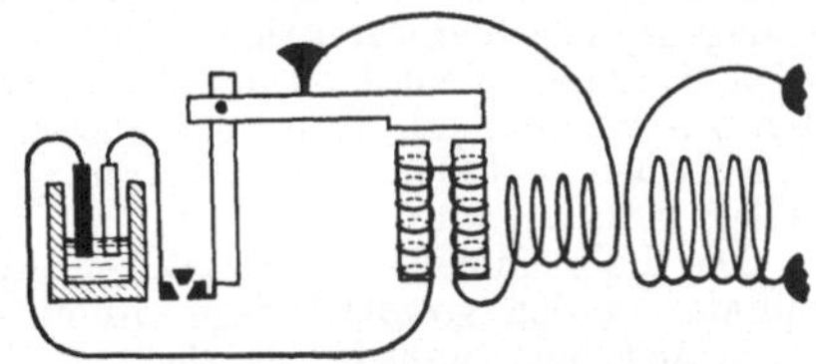

Abb. 24. Schema des faradischen Apparates.

3. Die sekundäre Spirale, welche aus sehr feinem Draht und zahlreichen Windungen hergestellt ist, und welche vermittels einer Schlittenvorrichtung der primären Spirale mehr oder weniger genähert bzw. über dieselbe hinweggeschoben werden kann.

4. Ein sog. Kern, welcher aus einem Bündel von Eisenstäben gebildet ist und zur Verstärkung der Induktionswirkung in die primäre Spirale eingeschoben wird.

Der von der Stromquelle durch die primäre Spirale und den WAGNERschen Hammer hindurchgeschickte Gleichstrom wird durch den letzteren rhythmisch in kurzer Zeitfolge unterbrochen und geschlossen. Das Prinzip, nach dem dieser Hammer automatisch arbeitet, wird als bekannt vorausgesetzt. Die Unterbrechungen und Schließungen des durch die primäre Spirale kreisenden Gleichstromes erzeugen nun nach dem Gesetze der Induktion in der benachbarten, aber mit der primären Spirale nicht leitend verbundenen, sekundären Spirale ganz kurz verlaufende Stromstöße von abwechselnder Richtung, und zwar ist der bei der Stromschließung entstehende Stromstoß der Richtung des in der primären Spirale verlaufenden Stromes entgegengesetzt, der bei der Öffnung entstehende ihm aber gleichgerichtet (Abb. 25). Diese in der sekundären Spirale induzierten Stromstöße werden vermittels der an ihren Enden befindlichen Klemmen, Leitungsschnüren und Elektroden dem Körper zugeführt und bilden den sog. *sekundären Induktionsstrom* oder *faradischen Strom*. Dieser Induktionsstrom ist also ein Wechselstrom, da von seinen rasch aufeinanderfolgenden Phasen die eine immer der nächsten entgegengesetzt gerichtet ist. Die beiden Phasen sind aber von ungleichem Verlauf, und darum auch von ungleicher Wirksamkeit. Der bei der Öffnung entstehende Stromstoß verläuft steil ansteigend und kurz abfallend, während der bei der Schließung entstehende flacher verläuft und eine geringere Intensität hat. Praktisch kommt also für die Wirkung des faradischen Stromes ganz überwiegend die Wirkung der Öffnungsinduktionsschläge in Betracht, so daß man ihn physiologisch einem rhythmisch unterbrochenem Gleichstrom von hoher Spannung und sehr kurzem Verlauf der einzelnen Schließungen gleichsetzen kann.

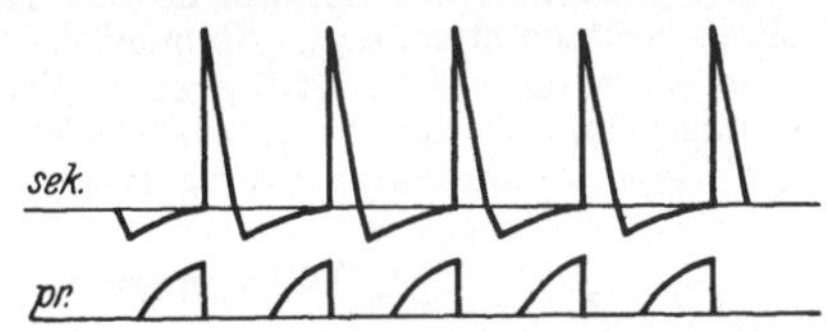

Abb. 25. Verlaufskurve des faradischen Stromes.

Die Verstärkung und Abschwächung des Stromes geschieht dadurch, daß die sekundäre Spirale mittels einer Schlittenvorrichtung der primären angenähert bzw. von ihr entfernt wird. Die Entfernung der beiden Rollen voneinander (Rollenabstand) kann an einer Millimeterskala abgelesen werden und gibt ein Maß für die Stärke des Stromes. Der maximale Strom, bei dem die Rollen vollständig übereinander geschoben sind, wird mit Rollenabstand (R.A.) = 0 bezeichnet; je größer der angezeigte Rollenabstand ist (bei den meisten Apparaten bis etwa 100 oder 150 mm ablesbar), desto schwächer ist der Strom.

Die Messung der Stärke des faradischen Stromes mittels der Angabe des Rollenabstandes ist natürlich nur eine relative. Ein Rollenabstand von einer bestimmten Anzahl von Millimetern bedeutet bei verschiedenen Apparaten einen ganz verschiedenen Wert, je nach der Stärke der Stromquelle, der Windungszahl und dem Durchmesser des zu den Spiralen verwendeten Drahtes usw. Auch bei Benutzung ein und desselben Apparates ist der Wert des Rollenabstandes nicht gleichbleibend, da die Kraft der Stromquelle nicht immer konstant bleibt, besonders bei Verwendung von Elementen allmählich nachläßt. Es sind auch Methoden angegeben worden, um die Intensität des faradischen Stromes in absoluten Maßen zu messen, jedoch haben sich diese in die Praxis noch nicht eingebürgert. Kürzlich ist wieder eine derartige Vorrichtung unter dem Namen „Galvanostat“ von HENSSGE und STARK (1) angegeben worden.

An manchen Apparaten wird die sekundäre Rolle nicht über die primäre hinübergezogen, vielmehr stehen die beiden Rollen fest zueinander und die Regulierung wird nur durch mehr oder minder tiefes Einschieben des Eisenkernes besorgt, was eine ziemlich grobe Abstufung darstellt.

Bezüglich des WAGNERschen Hammers ist noch zu sagen, daß derselbe an besseren Apparaten eine nach verschiedenen Prinzipien konstruierte Vorrichtung enthält, durch welche die Frequenz der Unterbrechungen variiert werden kann, so daß man nach Belieben die Induktionsstöße mit mehr oder minder großer Frequenz aufeinander folgen lassen kann. Manche Apparate enthalten auch eine Vorrichtung zur Erzeugung von Einzelinduktionsschlägen; es ist hier durch einen einfachen Schlüssel die Möglichkeit gegeben, den WAGNERschen Hammer nicht kontinuierlich arbeiten zu lassen, sondern durch einen Fingerdruck den Strom in der primären Spirale nach Belieben einmal zu unterbrechen und dann wieder zu schließen, so daß in der sekundären Spirale nur ein einmaliger Öffnungs- bzw. Schließungsschlag induziert wird.

Die Polklemmen des faradischen Apparates, also die beiden Enden der sekundären Spirale, werden gewohnheitsgemäß mit plus und minus, also als Anode und Kathode bezeichnet, eine Bezeichnung, die eigentlich keinen Sinn hat, da der faradische Strom, wie oben gesagt, ein Wechselstrom ist, der Wert der Pole also ein dauernd alternierender ist. Die Bezeichnung wird aber hergeleitet von der Richtung des wirksameren Öffnungsinduktionsstromes.

An manchen Apparaten wird auch der sog. „primäre Induktionsstrom“ verwendet, das ist ein in der primären Spirale selbst induzierter Strom (sog. „Extracurrent“). In seiner physikalischen Beschaffenheit und physiologischen Wirksamkeit wird er im allgemeinen dem sekundären Strom gleichgesetzt. Er hat jedoch eine geringere Spannung wie der sekundäre (dickerer Draht, geringere Windungszahl) und auch, wie EBEL kürzlich nachgewiesen, eine andere Stromkurve. Er ähnelt mehr einem zerhackten Gleichstrom und vermag infolge dieser Gleichstromeigenschaft auch elektrolytische Wirkungen zu entfalten (s. unter Schwellströme).

Die Zuleitung des Stromes zum Körper erfolgt mit denselben Leitungsschnüren und Elektroden wie beim galvanischen Strom. Die Form und Größe der Elektroden wird bei den einzelnen Methoden zu erwähnen sein.

Die großen Apparate, welche den galvanischen und faradischen Strom vereinigt enthalten, besitzen einen sog. „*Stromwähler*“, d. h. eine Vorrichtung, welche es durch einfaches Umschalten eines Handgriffes ermöglicht, nach Belieben aus denselben Elektroden und Leitungsschnüren den faradischen oder galvanischen Strom oder auch beide gleichzeitig abzuleiten (kombinierter oder galvano-faradischer Strom; s. später).

2. Wirkungsweise des faradischen Stromes.

Der faradische oder Induktionsstrom stellt infolge seiner Zusammensetzung aus ganz kurz dauernden, rasch aufeinander folgenden Einzelreizen ein starkes Reizmittel dar, sowohl für die motorischen, wie für die sensiblen und vegetativen Nerven. Durch die Summation der Einzelreize ruft er am gereizten Muskel eine tetanische (Dauer)erregung hervor, die während der ganzen Stromdauer anhält. Ebenso geraten die sensiblen Nerven durch den faradischen Strom in eine Dauererregung, die aber deutlich den Charakter des diskontinuierlichen hat.

Die Frequenz der aufeinander folgenden Stromstöße hat auf den Reizeffekt eine erhebliche Wirkung, indem eine rasche Reizfolge bis zu einem gewissen Grade stärker erregend wirkt, aber bei längerer Einwirkung auch stärker ermüdet, wie eine weniger frequente. Man wird also, um die anregende Wirkung nicht durch Ermüdung in das Gegenteil zu verkehren, in bezug auf Stromstärke, Reizfrequenz und Dauer vorsichtig sein müssen.

Die anregende Wirkung der Faradisation verwenden wir therapeutisch auf motorischem Gebiet gegenüber Lähmungen und Paresen, auf sensiblem Gebiet gegen Hyp- und Anästhesien, auf dem vegetativen Gebiet gegen Schwächezustände der Vasomotoren und der inneren Organe.

Ein Organ ist der faradischen Reizung nicht zugänglich, das ist das unversehrte Zentralnervensystem. Der faradische Strom dringt infolge seiner geringen Intensität (bei hoher Spannung) nicht genügend in die Tiefe, um die innerhalb der Schädelkapsel gelegenen Apparate zu erregen. Eine Reizung des N. opticus und acusticus, die, wie oben gesagt, auf den galvanischen Strom sehr leicht ansprechen, ist daher mit dem faradischen Strom bei den anwendbaren Stromstärken unmöglich.

Im Gegensatz zu der erregenden Wirkung kommen dem faradischen Strom aber auch *ermüdende* oder *erregbarkeitsherabsetzende* Wirkungen zu, wenn er in großer Stärke und langer Dauer angewendet wird. Er eignet sich in dieser Form zur Bekämpfung von Reizzuständen (Krampfzustände, neuralgische Schmerzen usw.).

Schließlich kämen noch seine Fernwirkungen (reflektorische, *ableitende* Wirkungen) in Betracht, durch welche es ermöglicht wird, durch Reizung oberflächlicher Hautpartien die Reizbarkeit tiefer bzw. entfernt gelegener Nervengebiete herabzustimmen und damit auf dem Wege der „Ableitung“ schmerzstillend zu wirken (s. darüber allgemeinen Teil, S. 436).

Die elektrochemischen Wirkungen, die wir bei dem galvanischen Strom in den Vordergrund stellten, kommen für den faradischen Strom wegen des steilen, momentanen Verlaufes seiner einzelnen Phasen und wegen seiner wechselnden Richtung vollkommen in Fortfall (s. S. 417). Wir können also nicht erwarten, durch den faradischen Strom, wie mit dem galvanischen, Heilwirkungen auf dem Wege einer Änderung der Ionenkonzentration, also der chemischen Konstitution der Gewebe herbeizuführen.

Nur auf indirektem Wege kann der faradische Strom auf die Ernährungsverhältnisse der Gewebe wirken, nämlich durch die Reizung der Vasomotoren und die damit bewirkte Verbesserung der Durchblutung, und zwar beeinflußt dieser Hautreiz nicht nur die oberflächlichen, sondern reflektorisch auch tiefgelegene Vasomotoren und vermag auch auf dem Wege vegetativer Reflexe, wie jeder Hautreiz, tiefgreifende Wirkung auf den Stoffwechsel, die Blutbeschaffenheit usw., auszuüben (s. S. 438).

Es sind also mannigfache Gesichtspunkte, von denen aus man die Wirkungsweise der faradischen Behandlungsmethoden zu betrachten hat.

3. Faradische Behandlungsmethoden.

a) Anwendung an den motorischen Organen.

α) Lokalisierte faradische Reizung der Muskeln und peripheren motorischen Nerven.

Diese besonders häufig gebrauchte, sozusagen klassische, von Duchenne eingeführte und als „lokalisierte Elektrisation“ bezeichnete Methode kann bei allen motorischen Lähmungs- und Schwächezuständen angewendet werden, soweit die geschwächten Muskeln ihre faradische Erregbarkeit bewahrt haben, d. h. auf den faradischen Strom mit Kontraktionen reagieren. *Ausgeschlossen* von der faradischen Behandlung sind also nur diejenigen Lähmungen, bei welchen totale Entartungsreaktion besteht, bei denen also die faradische Erregbarkeit aufgehoben ist. Es sind dies die auf S. 468 gekennzeichneten schweren Lähmungen, die durch eine totale Leitungsunterbrechung der *peripheren* motorischen Nerven oder eine Zerstörung der *Vorderhornzellen* im Rückenmark, mit sekundärer absteigender Degeneration des Nerven und seiner Endorgane bedingt sind. Hier haben die motorischen Nerven und die Muskeln die Fähigkeit verloren, auf die kurzdauernden Stromstöße des faradischen Stromes zu reagieren, und es ist daher vollständig widersinnig, bei diesen Lähmungen den faradischen Strom anzuwenden, was leider noch häufig genug geschieht. Denn ein Nervenmuskelapparat kann durch eine Stromesart, auf die er nicht anspricht, auch keine therapeutisch nützliche Anregung erfahren!

Die Methode der lokalen Faradisation wird analog der galvanischen Reizmethode ausgeführt: Eine kleine, etwa 3—10 qcm große Elektrodenplatte (Reizelektrode), welche an dem mit dem Unterbrecher versehenen Handgriff befestigt ist, wird mit gleichmäßigem Druck auf den motorischen Punkt des gelähmten Muskels bzw. des zugehörigen motorischen Nerven aufgesetzt und eine (durch allmähliches Vorgehen auszuprobierende) Stromstärke, bei nicht zu rasch arbeitendem Wagnerschen Hammer, eingestellt, welche eine mäßig starke, ausgiebige, aber nicht schmerzhafte, tetanische Kontraktion des Muskels auslöst. Die Unterbrecherelektrode wird dann mittels Fingerdruckes in Intervallen von einigen Sekunden rhythmisch geöffnet und geschlossen, wobei man den Strom jedesmal ungefähr ebensolange geöffnet, wie geschlossen hält. Dadurch entstehen tetanische, eine gewisse Zeit andauernde Kontraktionen abwechselnd mit Erschlaffungen des Muskels. Man erzeugt also eine der natürlichen Muskelfunktion ähnliche Tätigkeit, läßt den Muskel gewissermaßen „arbeiten".

Als zweite indifferente Elektrode verwendet man häufig eine große Elektrode in der Mittellinie des Körpers (Sternum, Nacken). Dies ist aber in vielen Fällen unpraktisch, weil sich, besonders bei herabgesetzter Erregbarkeit, störende Stromschleifen ergeben, die andere als die zu reizenden Muskelgruppen in Tätigkeit setzen. Man setzt in solchen Fällen zwei Elektroden von geringer Fläche dicht nebeneinander auf den Muskel auf. Zu diesem Zweck sind auch Doppelelektroden konstruiert worden (Sittig, Stracker, Zanietowski), welche aber entbehrlich sind. Die Elektroden müssen, um unnötige Schmerzerregung zu vermeiden, natürlich gut mit einem porösen Stoff überzogen und reichlich mit Wasser durchtränkt sein.

Gewöhnlich verwendet man *direkte* Reizung (Reizelektrode auf dem motorischen Punkt des Muskels); man kann aber auch *indirekt* (vom *Nervenpunkt* aus) reizen, wenn das gesamte Gebiet eines Nerven von der Lähmung befallen ist.

Bezüglich der Anwendung der Methode im einzelnen, also bezüglich des Verfahrens beim Aufsuchen der motorischen (erregbarsten) Punkte und des durch die Reizung jedes einzelnen Muskels zu erzielenden Reizeffektes ist auf den diagnostischen Teil zu verweisen, wo auch die bekannten schematischen Lagepläne der motorischen Punkte zu finden sind.

Das Verfahren erfordert einige Übung, die sich jeder Neurologe aneignen muß, denn nur bei genauer Lokalisation auf die motorischen Punkte ist es möglich, einen optimalen Reizungseffekt bei möglichst geringer Schmerzerregung zu erreichen. Die motorischen Punkte entsprechen nicht immer ganz dem Schema, sind individuell etwas verschieden gelagert. Man muß also in jedem Falle in der Umgebung des dem Schema entsprechenden Punktes mit der Elektrode herumprobieren, bis man den besten Bewegungseffekt bei geringster Stromstärke gefunden hat.

Die motorischen Punkte der Muskeln entsprechen den Eintrittsstellen der motorischen Nerven in dem Muskel. Die sog. „direkte Muskelreizung" ist also streng genommen eine Nervenreizung. Die Nervenstämme sind meist in ihrer ganzen Länge erregbar, jedoch findet man auch hier, entsprechend der anatomischen Lagerung des Nerven, einen bestimmten Punkt, an dem der Bewegungseffekt ein optimaler ist.

Jeder therapeutischen Faradisation hat eine genaue Untersuchung der willkürlichen Funktionsfähigkeit der einzelnen Muskeln des gelähmten Gliedes voranzugehen. Nur auf die gelähmten Muskeln hat sich in strenger Lokalisation die Faradisation zu erstrecken, nicht auf diejenigen, welche ihre Funktion bewahrt haben. Die ist besonders wichtig bei denjenigen Lähmungen, bei welchen sich die Antagonisten der gelähmten Muskeln im Kontrakturzustande befinden (s. später).

Die Indikationen der lokalen faradischen Muskelreizung sind im einzelnen folgende:

1. *Cerebrale (meist hemiplegische) Lähmungen.*

Die faradische Behandlung der hemiplegischen, durch einen Insult entstandenen Lähmung soll in der Regel frühestens 3—4 Wochen nach ihrem Eintritt beginnen. Auch dann ist noch, besonders in Fällen von Blutdrucksteigerung, größte Vorsicht am Platze. Bei der Faradisation dieser Lähmungen ist ganz besonders peinlich darauf zu achten, daß streng lokalisiert *nur* die gelähmten Muskeln und nicht ihre Antagonisten gereizt werden. Letztere neigen bekanntlich zur Kontraktur, eine Neigung, die durch faradische Reizung nur verstärkt werden kann. Es sind also z. B. am Bein *nur* die Dorsalflexoren des Fußes, aber nicht die Plantarflexoren, am Unterarm *nur* die Strecker der Hand und der Finger, aber nicht die Beuger zu reizen usw. Verfährt man in dieser rationellen Weise, so kräftigt man nicht nur die gelähmten Muskeln, sondern überwindet auch die Kontraktur ihrer Antagonisten. Die oft ausgesprochene Ansicht, daß die Faradisation bei der Hemiplegie nachteilig wirke, trifft nur zu, wenn man, wie man es häufig sieht, ganz willkürlich mit der Elektrode über das Glied hinwegstreicht, so daß die ohnedies kontrakturierten antagonistischen Muskelgruppen gereizt werden. Bei sachgemäßer Anwendung der Faradisation befördert man aber zweifellos in vielen Fällen die Restitution und wirkt vor allem der Ausbildung der sehr lästigen Kontrakturen entgegen. Über die Theorie der Wirkung s. S. 435.

Ablehnender stehe ich der Faradisation bei den extrapyramidalen Lähmungen gegenüber, wie sie der Parkinsonismus encephalitischer und anderer Genese bietet. Hier besteht eine Rigidität in *sämtlichen* Muskelgruppen, aber keine eigentliche Lähmung, und es ist verständlich, daß unter diesen Umständen der anregende faradische Reiz nicht zweckmäßig sein kann.

2. *Die spastischen spinalen (meist paraplegischen) Lähmungen* sind nach denselben Grundsätzen zu behandeln wie die cerebralen hemiplegischen Lähmungen. Auch hier finden wir eine Verteilung der Lähmung auf bestimmte Muskelgruppen und eine Kontrakturierung ihrer Antagonisten. Es sind daher diese Lähmungen, wie wir sie z. B. bei der spastischen Spinalparalyse, der multiplen Sklerose usw. finden, in derselben lokalisierten Weise zu behandeln, wie die cerebrale Hemiplegie.

Eine Ausnahme möchte ich machen für die durch eine Querschnittsläsion (Trauma, Tumor, circumscripte Meningitis usw.) bedingten spastischen Lähmungen. Hier besteht oft eine so starke Neigung zu Kontrakturen (Beugekontraktur), die sich durch jeden Reiz in Form eines Fluchtreflexes verstärken, daß die faradische Reizung trotz aller Vorsicht ungünstig zu wirken imstande ist.

3. *Die spinalen Vorderhornlähmungen* sind meistens von der Faradisation ausgeschlossen, weil sie bei totaler Zerstörung der betreffenden Zellgruppen komplette Entartungsreaktion, also faradische Unerregbarkeit zeigen. Bei leichter Schädigung der Zellen entstehen aber unvollkommene Lähmungen mit partieller Entartungsreaktion oder rein quantitativer Herabsetzung der Erregbarkeit. In diesen Fällen können die paretischen Muskeln mit dem faradischen Strom gereizt werden, jedoch zieht man in Anbetracht der meist recht gesunkenen faradischen Erregbarkeit auch hier den galvanischen Strom vor oder verwendet noch besser den kombinierten (galvano-faradischen) Strom.

4. Von spinalen Krankheiten ist noch die *Tabes* zu erwähnen, die im allgemeinen allerdings nicht zu Lähmungen führt. Jedoch ist gegenüber der Hypotonie bei der Tabes (die ja mit vollkommen erhaltener faradischer Erregbarkeit einhergeht), die faradische Reizung der Muskulatur angezeigt. Sie vermag zweifellos durch Zuführen von Reizen den Tonus zu erhöhen und kann dadurch die sonstige Therapie (insbesondere Übungstherapie) unterstützen. Hier ist es oft zweckmäßig, statt der lokalen Muskelreizung die labile Faradisation anzuwenden (s. später).

5. *Die peripheren Lähmungen.* Ebenso wie bei den unter 3. genannten Lähmungen können die schweren Formen *nur* galvanisch behandelt werden. Bei den leichten Formen mit erhaltener faradischer Erregbarkeit ist aber der faradische oder der farado-galvanische Strom durchaus indiziert. Ich kenne davon

keine Ausnahmen, selbst bei der leichten Form der Facialislähmung (mit erhaltener faradischer Erregbarkeit), bei der manche die Faradisation verwerfen, finde ich sie wirksam, allerdings bei Anwendung eines möglichst schwachen Stromes und unter sorgsamer Berücksichtigung der erregbarsten Punkte.

Die Anwendung bei den peripheren Lähmungen im einzelnen kann hier nicht geschildert werden. Sie ergibt sich aus der Kenntnis der Muskelphysiologie und einer genauen Untersuchung des einzelnen Falles.

Ich möchte hier nur auf eine spezielle, aber wenig beachtete Faradisationsmethode eines Nervenpaares, nämlich der *Nn. phrenici*, hinweisen, die zum Zwecke der künstlichen Atmung bei asphyktischen Zuständen oft mit sehr gutem Erfolge angewendet werden kann (unter anderen auch bei der Asphyxie der Neugeborenen, wofür Israel kürzlich einen handlichen Apparat für den Geburtshelfer angegeben hat).

Methode. Zwei kleine Knopfelektroden, von denen die eine mit dem Unterbrecher versehen ist, werden zu beiden Seiten des Halses hinter dem Sternocleidomastoideus, etwa am oberen Ende seines unteren Viertels (Überkreuzungsstelle des M. scalenus) aufgesetzt und etwas hinter den Muskelbauch geschoben. Rhythmische Schließungen und Öffnungen, etwa im Tempo der Atmung, ergeben deutliche Kontraktionen des Zwerchfelles (Vorwölbung des Epigastriums, inspiratorisches Atmungsgeräusch).

Wernicke (2) hat die Faradisation der Nn. phrenici auch zur Bekämpfung der Angst- und Beklemmungszustände der Nervösen und Hysterischen empfohlen, welche oft mit einer Insuffizienz der Zwerchfellatmung verbunden sind.

6. Die *Myopathien*, insbesondere die progr. Muskeldystrophie, sind ebenfalls Objekt der faradischen Reiztherapie, vorausgesetzt, daß die faradische Erregbarkeit nicht zu stark gesunken ist. In letzterem Falle zur Steigerung der Wirkung am besten kombinierter Strom.

Sekundäre Muskelatrophien nach Gelenkleiden, Knochenbrüchen usw. bilden ein dankbares Objekt der faradischen Reiztherapie, sie bessern sich dabei oft sehr rasch und die Mobilisation der Gelenke wird gefördert.

Streng *kotraindiziert* ist die Faradisation bei Myasthemia gravis, weil hier schon die vorsichtigste Faradisation die Ermüdung zu steigern geeignet ist.

7. Von den *funktionellen Lähmungen* und *Paresen* sind die allgemein neurasthenischen Schwächezustände mit der labilen allgemeinen Faradisation, die hysterischen nach den Grundsätzen der suggestiven Elektrisation zu behandeln.

Wir müssen uns bei den vorstehenden Behandlungsmethoden klar sein, daß sowohl bei peripheren wie bei zentral bedingten Lähmungen die elektrische Muskelreizung nur eine an den Endorganen angreifende symptomatische Behandlung darstellt, welche zwar die gelähmten Muskeln kräftigt und ihrem Verfall in Atrophie vorbeugt, aber doch nicht den Locus morbi beeinflußt.

Wir werden daher in allen Fällen von peripherer Lähmung diese symptomatische Behandlung mit einer direkten Behandlung des Punctum laesionis verbinden, indem wir z. B. der faradischen (oder auch galvanischen) Muskelreizung bei Facialis- oder Radialislähmung eine stabile Kathodengalvanisation am Kieferwinkel bzw. an der Umschlagstelle des Radialis vorangehen oder folgen lassen, zum Zwecke einer Anbahnung von Heilungsvorgängen in dem erkrankten Gebiet. Ebenso werden wir bei poliomyelitischen Erkrankungen neben der Reizung der gelähmten Muskeln die Durchströmung der erkrankten Rückenmarkspartien anwenden, bei hemiplegischen Lähmungen Kopfgalvanisation und dgl.

Statt der lokalen Faradisation kann man zur Anregung geschwächter Muskulatur in manchen Fällen auch die sog.

β) labile Muskelfaradisation

anwenden, wenn es sich darum handelt, die Muskulatur eines Gliedes oder auch des gesamten Körpers (s. später unter allgemeiner Faradisation) dem kräftigenden faradischen Reiz auszusetzen. Man kann dabei entweder eine gewöhnliche Elektrodenplatte benützen oder zweckmäßiger die sog. elektrische Massagerolle, eine walzenförmige, überzogene, gut durchfeuchtete, mit einem Handgriff versehene Elektrode, mit der man das Glied bequem bestreichen kann. Man verwendet dabei eine solche Stromstärke, daß beim Berühren der motorischen Punkte leichte Muskelkontraktionen ausgelöst werden, so daß durch das sukzessive Erreichen und Verlassen der verschiedenen Muskelpunkte ein Muskelspiel des gesamten Gliedes ausgelöst wird. Damit kann man auch die Wirkung einer leichten Massage verbinden, indem man, überwiegend von der Peripherie nach dem Zentrum streichend, einen mäßigen Druck ausübt.

Das Verfahren wird bei Paresen und Atrophien ohne Entartungsreaktion verschiedenster Genese angewendet, also besonders bei funktionellen Schwächezuständen usw., auch bei der Hypotonie der Tabiker

γ) Ermüdende oder erregbarkeitsherabsetzende Muskelfaradisation

Mittels einer Modifikation des Verfahrens kann man der Muskelfaradisation im Gegensatz zu der im Vorstehenden geschilderten anregenden Wirkung, auch einen ermüdenden oder erregbarkeitsherabsetzenden Charakter geben, kann sie also in Fällen von lokalen *Muskelkrämpfen* als beruhigendes Mittel nutzbar machen. Man muß zu diesem Zwecke den auf S. 425 ausgesprochenen Grundsätzen entsprechend, den WAGNERschen Hammer auf eine möglichst rasche Reizfolge einstellen und eine maximale Stromstärke in langer Dauer verwenden. Man läßt also die differente Elektrode etwa $^1/_4$ Stunde lang auf dem motorischen Punkt des krampfenden Muskels ruhen und verwendet, um dem Patienten die hohe Stromstärke erträglich zu machen, die Methode der „schwellenden Ströme" an, d. h. man beginnt mit ganz geringen Stromstärken und steigt durch ganz allmähliches Einschieben der Induktionsrolle langsam an, bis der krampfende Muskel in einen gleichmäßigen, allmählich zunehmenden Tetanus gerät, den man 10—15 Minuten lang anhalten läßt. Geht man dann langsam zurück, so läßt sich oft lange Zeit nach Aufhören des Stromes eine Beruhigung des Krampfes beobachten. Die hierbei nötige hohe Stromstärke wird erträglich, weil gleichzeitig mit der Muskelermüdung auch eine Ermüdung der sensiblen Nerven eintritt.

δ) Faradisation der Antagonisten bei Krampfzuständen.

Es sei hier nebenbei noch eine andere faradische Methode erwähnt, durch welche man auf krampfende bzw. kontrakturierte Muskeln krampfherabsetzend wirken kann, das ist die Faradisation der Antagonisten. BOURGUIGNON empfiehlt sie besonders bei der *peripheren Facialislähmung* in dem Stadium der Regeneration, in welchem die bis dahin gelähmten Muskeln in einem Kontrakturzustand zu geraten pflegen. Durch die anregende Faradisation der gesunden Muskeln der Gegenseite, wird der Krampf der erkrankten Seite gewissermaßen überwunden.

Ich habe dieselbe Methode häufig auch bei *Torticollis spasticus* angewendet. Wenn man durch kräftige Faradisation des antagonischen M. sterno-cleidomastoideus den Kopf künstlich in die dem Kopfkrampf entgegengesetzte Richtung zwingt, tritt oft für einige Zeit ein Nachlassen des Krampfes auf.

b) Anwendung der Faradisation an den sensiblen Organen.

Der faradische Strom ist auch den sensiblen Nerven gegenüber ein starkes Reiz- bzw. Erregungsmittel, und zwar ein Reizmittel, welches in so fein abgestufter und dosierbarer Weise, von feinem, der taktilen Empfindung ähnlichen Kribbeln bis zur maximalen Schmerzempfindung die sensiblen Nerven zu erregen imstande ist, wie kaum ein anderes. Diese Dosierbarkeit verleiht dem faradischen Strome auch die Fähigkeit, die sensiblen Organe in der verschiedensten Weise, teils im Sinne einer Anregung, teils einer Beruhigung bzw. Schmerzstillung therapeutisch zu beeinflussen.

Zur sensiblen Reizung benützen wir nicht die bei der motorischen Reizung verwandten überzogenen und durchfeuchteten Elektroden, sondern „trockene“ metallische Elektroden, am häufigsten in Form einer aus einer Anzahl von Metallfäden bestehenden Pinsel- oder Bürstenelektrode, oder auch einer festen Metallelektrode, meistens mit konvexgeschliffener Oberfläche oder auch in Walzenform.

Der Unterschied in der Wirkungsweise dieser trockenen Elektroden gegenüber den feuchten ist folgender: Bei feuchten Elektroden wird durch die Flüssigkeitsschicht ein gleichmäßiger Kontakt zwischen Haut und Elektrode gebildet, so daß der Stromeintritt in einer großen Breite, also geringer Dichte sich vollzieht und infolgedessen wenig sensibel erregend wirkt. Bei der Pinselelektrode dagegen erreicht der Strom in dem geringen Querschnitt eines jeden der feinen Metalldrähte eine große Dichtigkeit, wirkt daher stark sensibel erregend. Ebenso verhalten sich die festen, unüberzogenen Metallelektroden, weil sie der Haut nicht so innig anliegen wie die feuchten Elektroden.

Daß der mit diesen trockenen Elektroden applizierte faradische Strom nicht, wie der galvanische, die Gefahr der Hautverätzung mit sich bringt, wurde bereits oben erwähnt und erklärt (s. S. 417).

Die Art der Anwendung muß sich nach den im allgemeinen Teil gegebenen Grundsätzen richten. Wir können unterscheiden:

Labile faradische Pinselung. Sie besteht darin, daß wir mit der Pinselelektrode, während eine feuchte Platte an beliebiger Stelle als indifferente Elektrode benutzt wird (es gibt auch Doppelpinsel, wobei die indifferente Elektrode natürlich wegfällt), in langsamem Tempo über die zu behandelnde Körperstelle hinwegstreichen, so daß jede einzelne Stelle jedesmal nur kurze Zeit dem Reiz ausgesetzt und immer wieder eine andere Stelle von neuem gereizt wird. Die Stromstärke muß so gewählt werden, daß eine deutliche, mäßig schmerzhafte Empfindung entsteht. Man muß also unter Umständen, bei stark gesunkener Sensibilität, recht hoch damit gehen, kann auch durch leichtes Abheben des Pinsels kleine knisternde Fünkchen überspringen lassen und dadurch die Reizung verstärken.

Der Effekt der labilen faradischen Reizung ist zunächst eine Anregung der oberflächlichen Sensibilität, sie ist daher indiziert bei allen Anästhesien und Hypästhesien, aus welcher Ursache sie auch entstanden sein mögen. In der Tat beobachtet man unmittelbar nach der Applikation eine Erniedrigung der sensiblen Reizschwelle und die Patienten empfinden auch subjektiv eine Besserung des lästigen Taubheitsgefühles.

Wahrscheinlich spielt bei dieser günstigen Wirkung neben der direkten Reizung der sensiblen Endorgane auch die Vasomotorenreizung eine Rolle (starke Hautrötung nach der Pinselung!). Die verbesserte Durchblutung der Haut begünstigt die sensible Aufnahmefähigkeit.

Am günstigsten tritt dieser therapeutische Effekt bei peripheren und spinalen Anästhesien hervor. Von letzteren ist besonders die Tabes ein günstiges Objekt. Schon vor langer Zeit hat Rumpf (1) die faradische Pinselung ausgedehnter Hautflächen mit Recht als eine sehr wirksame Methode bei der Tabes empfohlen. Man kann sich vorstellen, daß die Zuführung zahlreicher Hautreize gewissermaßen die verlorengegangenen Hinterwurzelanregungen zeitweise ersetzen kann.

Außer der die sensiblen Endorgane *anregenden* Wirkung hat aber die faradische Pinselung auf dem Wege der „Ableitung“ oder „Revulsion“ (s. S. 426) auch eine in die Tiefe gehende *beruhigende* und *schmerzstillende* Wirkung. Dieses Prinzip der Schmerzberuhigung durch Hautreizung ist ja auch sonst in der Therapie altbekannt.

Die sensible Erregung des oberflächlichen Gebietes verringert den von den tiefer- bzw. zentralgelegenen Stellen (Wurzeln, periphere Nerven usw.) ausgehenden Reizzustand. Was dem einen Gebiet an Sensibilität hinzugefügt wird, wird dem anderen gewissermaßen abgezogen (s. S. 437).

Diese beiden Wirkungsweisen sind oft gleichzeitig verwendbar, indem bei den obenerwähnten peripheren und spinalen Affektionen ja sehr häufig neben der Anästhesie auch Schmerzen vorhanden sind (Anaesthesia dolorosa). In der Tat beobachtet man oft, sowohl bei der Tabes, wie bei peripheren (neuritischen und neuralgischen) Affektionen außer der Besserung der Hypästhesie auch ein Nachlassen der Schmerzen. Selbst bei der Trigeminusneuralgie ist die faradische Pinselung bisweilen wirksam. Französische Autoren (z. B. BILLINKIN) empfehlen sie bei der „kleinen" Neuralgie, die sich durch kontinuierliche leichte Schmerzen auszeichnet, während bei der „großen" Neuralgie (anfallsweise, tickartige Schmerzen mit Intervallen) die Anodengalvanisation angezeigt ist.

Auch bei anderen Schmerzzuständen, myalgischen, arthralgischen und bei Schmerzzuständen von seiten der inneren Organe ist die faradische Pinselung oft wirksam.

Bei myalgischen Schmerzen (Muskelrheumatismus, Lumbago usw.) kann man oft zweckmäßiger als den Pinsel die konvex geschliffene Metallelektrode oder die metallische Walze (Rolle) verwenden, weil man damit gleichzeitig einen massierenden Druck ausüben kann[1].

Die Behandlung von Schmerzen durch faradische Pinselung ist aber *kontraindiziert*, wenn, was z. B. bei frischen Neuralgien und Myalgien, aber auch in selteneren Fällen von Tabes, ferner bei funktionellen Schmerzen, Migräne usw. vorkommt, neben den Schmerzen eine *Hauthyperalgesie* besteht. In diesen Fällen wirkt die kräftigende, anregende Faradisation immer ungünstig, ja direkt schmerzsteigernd. Es ist dies durchaus verständlich, da ja die faradische Reizung den in den oberflächlichen Gebieten bereits bestehenden Reizzustand vermehren muß.

In solchen, mit Hauthyperalgesie verbundenen Fällen erweist sich im Gegensatz zu der ungünstigen Wirkung der kräftigen faradischen Pinselung eine ganz schwache, gerade an der Grenze der Wahrnehmbarkeit liegende Faradisation von oft sehr günstiger Wirkung.

Dazu eignet sich häufig besser als der faradische Pinsel die Anwendung der „faradischen Hand": Der Arzt leitet zunächst den Strom seinem eigenen Körper zu, indem er die eine Elektrode in die linke Hand nimmt, eine andere Elektrode wird als indifferente Elektrode in der üblichen Weise am Nacken, am Sternum des Patienten oder dgl. befestigt, und dann benützt der Arzt die leicht befeuchteten Fingerspitzen seiner rechten Hand als eigentliche Reizelektrode, indem er mit denselben langsam über die zu behandelnden Hautpartien des Patienten hinwegstreicht bei einer Stromstärke, die ihm selbst in den Fingerspitzen gerade fühlbar ist.

Unter Umständen kann man die faradische Hand auch in einer kräftigeren Weise anwenden, als „faradische Massage", indem der Arzt in der üblichen Weise eine Handmassage ausübt, während gleichzeitig durch die oben geschilderte Anordnung der elektrische Strom zur Wirkung kommt.

Stabile sensible Reizung. Im Gegensatz zu den vorstehend geschilderten „anregenden" Effekt der labilen Reizung können wir durch „stabile" Behandlung eines bestimmten Punktes eine ermüdende und schmerzherabsetzende Wirkung erzielen. Es geschieht dies am besten mittels der bereits bei den motorischen Methoden geschilderten „schwellenden" faradischen Ströme. Wir können bei Neuralgien, besonders aber bei Myalgien, die ausgesprochene druckempfindliche Punkte zeigen, den faradischen Pinsel auf den schmerzhaften

---

[1] Man hat die Massagerolle auch als Thermophor konstruiert (GOLDSCHEIDER), so daß also eine Kombination von Elektro-, Mechano- und Thermotherapie damit ermöglicht wird.

Druckpunkt stabil aufsetzen, zunächst bei einer leicht schmerzhaften, aber gut erträglichen Stromstärke. Die dadurch erzeugte schmerzhafte Empfindung läßt in kurzer Zeit nach, wie man durch Befragen des Patienten feststellen kann.

Nach kurzer Zeit verliert dann wieder eine neue Verstärkung des Stromes an Schmerzhaftigkeit, man kann wiederum verstärken und so fort, bis man zu so hohen Stromstärken gelangt, die von Anfang an für den Patienten unerträglich gewesen wären. Man hat also an der circumscripten, von dem Pinsel bedeckten Hautstelle eine ausgesprochene An- bzw. Hypästhesie erzeugt, wie sich vergleichsweise daraus ergibt, daß eine geringe Verschiebung des Pinsels auf eine benachbarte Hautstelle sofort einen heftigen Schmerz erzeugt.

Bei dieser Methode kombiniert sich offenbar die anästhesierende Wirkung der starken Dauerreizung mit einer ableitenden Wirkung auf tiefergelegene Gebiete. Denn unmittelbar nach einer solchen Applikation macht sich oft bei myalgischen Affektionen eine überraschende Schmerzlinderung, eine auffallende Besserung der vorher durch die Schmerzen gehemmten Beweglichkeit geltend.

Diese sehr brauchbare Methode des „schwellenden faradischen Stromes" kann auch bei Neuralgien langer Nerven, z. B. bei Brachialneuralgien in der Weise durchgeführt werden, daß man die trockene Metallelektrode proximalwärts auf den schmerzhaften Plexuspunkt appliziert und eine zweite größere Platte auf die Handfläche, so daß das gesamte Nervengebiet von den allmählich anschwellenden Strömen durchströmt wird.

c) Faradisation der vegetativen Apparate, insbesondere der Vasomotoren.

Daß der faradische Strom eine starke Vasomotorenerregung hervorruft, erkennt man ohne weiteres aus der nach jeder faradischen Reizung, besonders Pinselung zurückbleibenden intensiven und nachhaltigen Hautrötung. Daß diese Wirkung als unterstützendes Agens bei der faradischen Behandlung motorischer und sensibler Apparate zu betrachten ist, wurde schon oben erwähnt.

Man kann sie aber auch direkt ausnutzen bei *angioneurotischen Störungen*, wie Erythromelalgie, Akroparästhesien, Angiospasmen, angioneurotischen Ödemen.

Man kann hier feuchte Elektroden oder auch den faradischen Pinsel oder (an den Extremitäten) auch sehr zweckmäßig die lokalen faradischen Bäder anwenden. Die wirksame Stromstärke, Dauer usw. ist sehr verschieden, sie kann in jedem Falle nur durch empirische Beobachtung festgestellt werden.

Auch bei nervösen Affektionen des *Herzens* ist die Faradisation oft sehr wirksam. Schwache faradische Reizung der Brusthaut mit feuchten Elektroden, der Rolle oder dgl., wirkt oft bei Herzpalpitationen sehr beruhigend, etwas stärkere bei Schwächezuständen des Herzens. Daß es sich dabei nicht um direkte Reizung des Herzmuskels, sondern um reflektorische Wirkungen handelt, ist zweifellos. Man kann sich auch vorstellen, daß die durch den Reiz herbeigeführte Vasodilation der peripheren Gefäße dem Herzen die Arbeit erleichtert. Letzterer Gesichtspunkt macht sich besonders geltend, wenn größere Körperflächen dem elektrischen Reiz ausgesetzt werden, wie dies mittels der allgemeinen Faradisation oder der elektrischen Bäder geschieht (s. später).

Die vasomotorische Wirkung kommt auch in Betracht bei Behandlung gewisser drüsiger Organe, besonders der *Struma*. Bei Basedow ist ein altes, aber noch immer nicht ganz zu vernachlässigendes Verfahren, die von VIGOUROUX angegebene Faradisation der Struma (mit zwei Plattenelektroden), der auch eine Faradisation der Carotiden, der Bulbi und der Herzgegend hinzugefügt wird. Allerdings ist diese Methode gegenüber den galvanischen Behandlungsmethoden des Basedow (s. oben) jetzt zurückgetreten. Manche empfehlen

Kombination beider Methoden. Faradisation im Anschluß an die galvanische Durchströmung (Laroche und Rameaux).

Auch bei anderen drüsigen Organen, z. B. dem *Hoden*, kann die Faradisation versucht werden, um, wahrscheinlich auf dem Wege verbesserter Zirkulationsverhältnisse, eine Anregung der sekretorischen Funktionen zu erreichen.

Bezüglich der Faradisation *innerer Organe* soll hier nur gesagt werden, daß man mit dem faradischen Strom zweifellos bei Schwächezuständen anregend auf die glatte Muskulatur wirken kann; ob es sich hierbei um reflektorische oder um direkte Reizwirkungen handelt, wird sich nicht immer entscheiden lassen.

So kann bei chronischer *Obstipation* Faradisation des Bauches oft sehr wirksam sein. Man führt sie am besten mit der Rollenelektrode aus, welche man in der Richtung der Peristaltik mit Druck (gleichzeitige Massagewirkung) über den Leib führt, während der Patient mit dem Rücken auf der großen indifferenten Elektrodenplatte liegt. Kräftige Ströme sind erforderlich, so daß die Bauchmuskeln sich kontrahieren, ein Moment, welches zweifellos mitwirkend ist.

Auch eine Steigerung der Peristaltik des Magens und Darmes durch Faradisation ist nachgewiesen (Beutel und Mahler), daher auch bei atonischen Zuständen u. dgl. anzuwenden.

Auch bei *Blasenschwäche*, sei es auf organischer oder funktioneller Grundlage, kann die Faradisation symptomatisch nützlich sein. Man setzt gewöhnlich eine Elektrode auf den Damm, die andere auf die Symphyse, so daß das Organ gewissermaßen zwischengefaßt wird. Man kann aber evtl. noch eine größere Wirksamkeit durch innere Behandlung der Blase zu erreichen suchen. Man benutzt dazu eine katheterförmige Elektrode (Guyonsche Olive), welche zum größten Teil mit einer isolierten Hülle überzogen ist und nur an dem olivenförmigen Ende das Metall freiläßt. Diese Olive wird bei Incontinentia urinae bis zum Spincter, bei retentio durch denselben bis in die mit Flüssigkeit gefüllte Blase vorgeschoben, während die indifferente Elektrodenplatte über der Symphyse oder in der Lendengegend sitzt. Man erzielt oft mit dieser Methode bei organischen Blasenstörungen, z. B. bei Tabes, einen, zum mindesten vorübergehenden, Erfolg. Daß bei dem faradischen Strom nicht wie beim galvanischen die Gefahr der Verätzung der Schleimhaut vorliegt, wurde schon erwähnt.

Daß man auch zur Behandlung von Schwächezuständen des Magens und des Darmes sondenförmige Elektroden in den Oesophagus bzw. den Mastdarm einführt, daß man auch entsprechende Schlund- und Kehlkopfelektroden für Behandlung des Gaumensegels und des Stimmbandes benutzt, soll hier, als mehr in das interne Gebiet gehörig, nur nebenher erwähnt werden.

Ein wichtiges Kapitel stellen auch die chronischen und subchronischen *Gelenkerkrankungen* dar, welche ja zum Teil in unser Gebiet gehören. Neben der Galvanisation und der Diathermie spielt hier die Faradisation besonders dann eine Rolle, wenn, wie es häufig der Fall ist, die umgebende Muskulatur von sekundärer Atrophie befallen ist. Faradische rhythmische Reizung mit der Unterbrecherelektrode kann zur Kräftigung dieser Muskulatur und zur Mobilisation des Gelenkes beitragen, wobei sicher auch die Wirkung auf die Zirkulation mitspielt, und der ableitende Reiz des faradischen Stromes schmerzstillend wirkt.

Schließlich ist eine, besonders in früheren Zeiten, sehr viel geübte Methode von allgemeiner Wirksamkeit zu erwähnen, nämlich die

d) Allgemeine Faradisation.

Sie wird bei allgemeinen Schwächezuständen, neurasthenischen Erkrankungen usw. häufig verwendet und wurde früher besonders als ein Bestandteil der sog.

Mast- und Ruhekur vielfach benutzt. Ihre Wirksamkeit beruht auf einer Kombination der Reizung der motorischen, sensiblen und vasomotorischen Nerven. In einer Sitzung von etwa 10—30 Minuten Dauer wird allmählich die ganze Körperoberfläche dem faradischen Reiz ausgesetzt, dadurch, daß man, am besten mittels der vorher beschriebenen rollen- oder walzenförmigen Elektrode in langsamem Tempo die ganze Hautoberfläche bestreicht, indem man sie nacheinander über die Extremitäten, Rücken, Brust und auch über den Kopf und Hals hinwegführt. Die Methode kann, je nach der Indikation, mannigfach variiert werden. Handelt es sich wesentlich um motorische Schwächezustände, so wird man eine Stromstärke anwenden, welche bei Berührung der motorischen Punkte Muskelkontraktionen auszulösen imstande ist (s. oben, labile Faradisation) und wird durch besondere Berücksichtigung dieser Punkte allmählich die gesamte Muskulatur in Tätigkeit setzen. Es ist dies eine Art von passiver Übung, z. B. bei schwächlichen Neurasthenikern, die man während der Bettruhekur jede aktive Muskelanstrengung vermeiden lassen will.

Geht man aber weniger auf Anregung der Muskulatur aus, sondern will man mehr Parästhesien der Haut, Kältegefühl infolge mangelhafter Tätigkeit der Vasomotoren u. dgl. beeinflussen, so wird man entsprechend den obigen Grundsätzen lieber eine Pinselelektrode bei mäßiger, gut fühlbarer Stromstärke verwenden, die man an empfindlichen Hautstellen, wie z. B. am Kopf, auch durch die faradische Hand ersetzen kann.

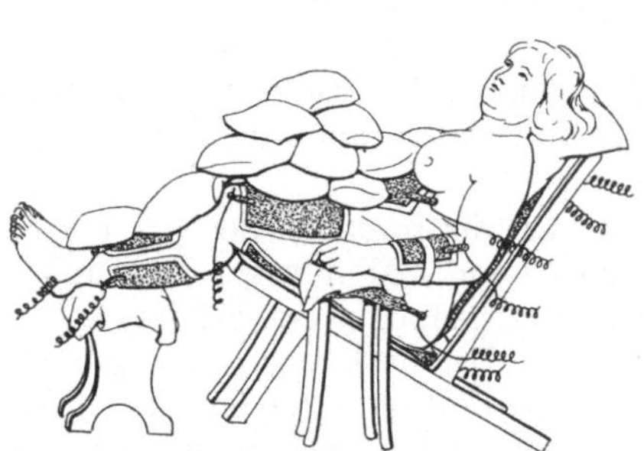

Abb. 26. Behandlung auf dem Bergonié-schen Stuhl.

Eine weitere *allgemeine* Anwendung der Faradisation ist durch den sog. Bergonié-*schen Stuhl* gegeben. Derselbe besteht in einem besonders konstruierten Lehnstuhl, der vier flache Metallelektroden für die beiden Gesäß- und Rückenhälften enthält und dem außerdem noch Bauch-, Schenkel- und Wadenelektroden hinzugefügt werden können. Ein besonders gut regulierbarer faradischer Strom[1] wird mit diesen Elektroden verbunden, welcher durch einen Metronomunterbrecher rhythmisch etwa 20mal in der Minute unterbrochen und gewendet wird. Dadurch gerät die gesamte Muskulatur des Körpers in rhythmische Kontraktionen. Man kann also den Patienten gewissermaßen passiv arbeiten lassen. Bergonié hat diese Methode ursprünglich als Entfettungsverfahren bei Fettleibigkeit angegeben. Dabei wendet er möglichst hohe Stromstärken und lange Dauer der Sitzungen (1—2 Stunden) an und verstärkt die Muskelarbeit noch durch aufgelegte Sandsäcke (s. Abb. 26).

Trotz dieser enormen Muskelleistung tritt keine subjektive Ermüdung, dagegen aber eine Zunahme der Puls- und Atemfrequenz und erhebliche Schweißbildung ein. Bergonié will durch dieses Verfahren erhebliche Gewichtsabnahmen erzielt haben. Das Verfahren ist von internistischer Seite teilweise abfällig kritisiert, teilweise aber auch für gewisse Fälle warm empfohlen worden (s. z. B. Forschbach). Vom neurologischen Standpunkt interessiert uns das Verfahren hauptsächlich deswegen, weil es auch bei allgemeinen Schwächezuständen der Muskulatur gute Dienste leisten kann. Natürlich wendet man hierbei schwächere Ströme und kürzere Sitzungen an. Eine solche mäßige faradische Muskelarbeit kann aber zweifellos anregend und kräftigend wirken.

Man kann den Apparat auch zur Behandlung einzelner gelähmter Glieder verwenden, indem man nur die betreffenden, zu dem Gliede gehörigen Platten einschaltet. Natürlich

[1] Von Nagelschmidt wird statt dessen ein zerhackter Wechselstrom empfohlen (s. S. 474).

kann man dasselbe auch primitiver, ohne den Stuhl, durch Auflegen von gewöhnlichen Elektrodenplatten am proximalen und distalen Ende des Gliedes und Einschaltung eines Metronomunterbrechers erreichen, in derselben Weise, wie bei der Galvanisation geschildert (s. Abb. 17).

In neuerer Zeit sind die allgemeinen Faradisationsmethoden dadurch in den Vordergrund der Beachtung gerückt, daß man Wirkungen auf das Blutbild und den Stoffwechsel unter dem Einfluß des faradischen Reizes beobachtet hat (s. oben im allgemeinen Teil S. 442). Dadurch eröffnen sich Ausblicke auf eine, über den ursprünglich angenommenen Indikationskreis hinausgehende Wirkungsweise (s. auch unter hydroelektrische Bäder).

e) Suggestive Faradisationsmethoden.

Schließlich ist zu erwähnen, daß der faradische Strom ganz besonders zu suggestiven elektro-therapeutischen Maßnahmen geeignet ist, d. h. zu solchen, bei welchen wir einen Heileffekt durch psychische Einwirkung auf den Patienten zu erreichen anstreben, während wir den elektrischen Strom nur als Träger der Suggestion benutzen (larvierte Suggestion). Natürlich kann auch jede andere elektrotherapeutische Methode zur suggestiven Einwirkung benutzt werden, je nach der psychischen Einstellung des Patienten (s. auch S. 447).

Zwei Eigenschaften des faradischen Stromes machen diesen jedoch zur suggestiven Wirkung besonders geeignet, einmal die gut abstufbare, schmerzerregende Wirkung und zweitens die funktionsanregende Wirkung. Erstere, die man gegebenenfalls in allmählich zunehmender Stärke oder auch in Form eines plötzlich einsetzenden sehr kräftigen Reizes verwenden kann (Überrumpelung) vermag bisweilen schon für sich allein ein hysterisches Symptom (z. B. eine hysterische Aphonie bei Kindern) zu beseitigen. Sehr wesentlich kann sie aber oft von der zweiten, der funktionsanregenden Wirkung unterstützt werden. Wenn man z. B. bei einer hysterischen Lähmung dem Patienten durch die faradisch ausgelösten Kontraktionen gewissermaßen die Bewegungsmöglichkeit des Gliedes wieder ins Bewußtsein führt, so kann man dieses Moment in der Weise zu einer suggestiven Einwirkung benutzen, daß man den Patienten zwischen den faradischen Reizungen, die man in allmählich zunehmender Stromstärke ausführen kann, immer wieder energisch auffordert, das Glied nach Möglichkeit aktiv zu bewegen. Man verbindet so eine suggestive Übungstherapie mit der elektrischen Reizung und unterstützt die Wirkung der Übung durch eine Schmerzerregung, indem man den Patienten dadurch, daß man allmähliche Verstärkung des schmerzhaften Reizes in Aussicht stellt, zu einer energischen Willensanspannung veranlaßt (MANN, 6; OEHMEN).

In besonders energischer Form ist dieses Verfahren während des Krieges bei hysterischen Kriegsneurosen als F. KAUFMANNsches Verfahren (stundenlanges sehr schmerzhaftes Faradisieren, verbunden mit Zwangsexerzieren) angewendet worden, ein Verfahren, gegen welches mancherlei Bedenken geltend zu machen sind, welches sogar zu einzelnen Todesfällen geführt hat, allerdings dadurch, daß statt des faradischen Stromes der sinusoidale Wechselstrom angewendet wurde, und welches außerhalb der Kriegsverhältnisse nicht anwendbar ist.

V. Der galvanofaradische (oder kombinierte) Strom.

Durch eine einfache, an jedem besseren Apparat befindliche Vorrichtung (Stromkombinator oder WATTEVILLEscher Umschalter) ist es ermöglicht, durch Betätigung eines Handgriffes nach Belieben den galvanischen oder faradischen Strom durch dieselben Elektroden hindurchzuschicken, oder auch bei Mittelstellung des Handgriffes beide Ströme gleichzeitig (Abb. 27). Besitzt man nur einen getrennten galvanischen und faradischen Apparat ohne die Kombinationsvorrichtung, so kann man sie sich leicht in primitiver Weise herstellen, indem man den positiven Pol des galvanischen mit dem negativen des faradischen durch einen leitenden Draht verbindet und von den beiden freibleibenden Polen (den positiven galvanischen und negativen faradischen) zu den Elektroden ableitet. Dann gehen beide Ströme durch den Körper, der faradische, nachdem er den galvanischen Apparat, der galvanische, nachdem er den faradischen Apparat passiert hat; man verwendet damit einen kombinierten oder galvanofaradischen Strom.

Trifft man nun die Anordnung so, daß die Reizelektrode dem negativen Pol (Kathode) des galvanischen Stromes entspricht, so stellt man bei jedem Stromschluß einen Katelektrotonus, also einen Zustand gesteigerter Erregbarkeit her und der gleichzeitig einsetzende faradische Reiz kann dadurch eine größere Wirksamkeit entfalten. Es wird dabei auch infolge der erfrischenden Wirkung des galvanischen Stromes (wie DE WATTEVILLE sagt) das Eintreten von Ermüdung oder Erschöpfung, wie es sonst bei energischer Faradisation vorzukommen pflegt, hintangehalten.

Das Verfahren ist in der Tat sehr zu empfehlen bei Lähmungszuständen mit stark herabgesetzter Erregbarkeit, also bei Muskelatrophien und Dystrophien verschiedener Genese, bei mittelschweren peripheren Lähmungen mit partieller Entartungsreaktion oder einfach herabgesetzter Erregbarkeit, bei schweren peripheren Lähmungen im Rückbildungsstadium mit wiedergekehrter, aber noch herabgesetzter faradischer Erregbarkeit.

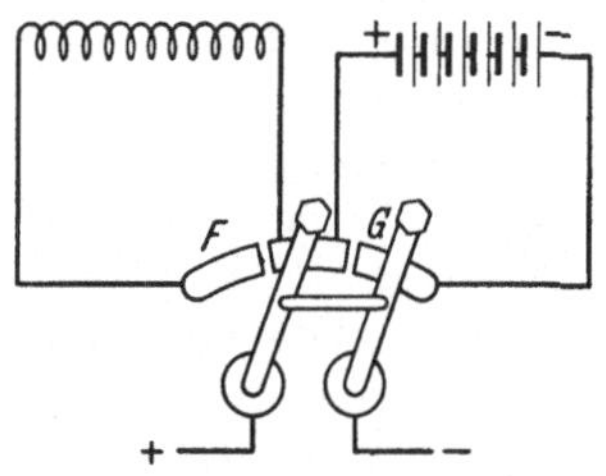

Abb. 27. Stromkombinator nach DE WATTEVILLE.

In allen diesen Fällen kann man beobachten, daß die faradische Kontraktion durch die gleichzeitige Anwendung des galvanischen Stromes erheblich kräftiger wird bzw. bei geringerer Stromstärke eintritt.

Die Stromstärke wird am besten so bestimmt, daß man zunächst den galvanischen Strom einstellt bis zu einer solchen Stromstärke, daß bei jeder Schließung eine deutliche, mäßig kräftige Zuckung eintritt, dann den faradischen Strom allmählich so weit verstärkt, bis die kurze galvanische Zuckung sich mit einer faradischen tetanischen Kontraktion verschmilzt.

Es ist auch empfohlen worden, die Schaltung so vorzunehmen, daß sich die faradische Reizelektrode mit der *Anode* des galvanischen Stromes kombiniert, und zwar besonders bei schmerzhaften Muskelaffektionen, auch bei spastischen Hemiplegien (BORDIER). Es soll sich dann die anregende Wirkung der Faradisation mit der beruhigenden der Anodengalvanisation verbinden. Es scheint aber doch recht fraglich, ob es möglich ist, auf einen Muskel gleichzeitig anregend und beruhigend einzuwirken.

Außer bei den Lähmungen der willkürlichen Muskulatur wird die Galvanofaradisation besonders auch bei Schwächezuständen des Magens, Darmes und der Blase empfohlen. In der Tat scheint das Verfahren bei atonischen Zuständen, bei Obstipation oft günstiger zu wirken, wie die einfache Faradisation oder Galvanisation. Dasselbe läßt sich auch über die Behandlung der Gelenkleiden sagen.

Auch bei Basedow scheint die Galvanofaradisation der Struma manchmal besonders günstig zu wirken. Es ist unter dieser Behandlung auch eine Beeinflussung des Stoffwechsels der Basedowiker gefunden worden (LAQUERRIÈRE und MOREL). Im übrigen kann auf die zahlreichen einzelnen Empfehlungen des Verfahrens, die sich in der Literatur finden, hier nicht eingegangen werden.

Es sei nur noch eine besondere Form der Stromkombination erwähnt, die von BABINSKI, DELHERM und JAWORSKI empfohlen wird, nämlich die Herstellung *zweier getrennter* Stromkreise. Sie lassen die zu behandelnde Extremität in toto von einem absteigenden konstanten galvanischen Strom durchströmen (z. B. am Arm: Anode an der Schulter, Kathode an der Handfläche) und reizen dann die zu behandelnden Muskeln, z. B. des Medianusgebietes, mit einem von dem galvanischen Strom vollkommen getrennten faradischen Apparat in der gewöhnlichen Weise, also in einem gesonderten Stromkreise. Die gereizten Muskeln zeigen nun, wie bereits auf S. 424 erwähnt, während der galvanischen Durchströmung des Gliedes eine Steigerung der faradischen Erregbarkeit, so daß Muskeln zur Kontraktion gebracht werden können, die bei der gewöhnlichen Reizung unerregbar schienen (latente faradische Erregbarkeit). Ich habe mich bei einer kürzlich vorgenommenen Nachprüfung von der Richtigkeit dieser Angaben überzeugt und glaube, daß die bisher wenig beachtete Methode in Fällen stark herabgesetzter Erregbarkeit eine therapeutische Bedeutung beanspruchen kann.

VI. Der Wechselstrom oder Sinusstrom

wird häufig in seiner Wirkungs- und Anwendungsweise als im wesentlichen identisch mit dem faradischen Strom angesehen, aber sehr mit Unrecht. Die erste gründliche Untersuchung über die diagnostischen und therapeutischen Eigenschaften dieses Stromes stammt von BERNHARD (1904), auf dessen Arbeit hiermit verwiesen sei.

Er ist dem faradischen Strom allerdings darin gleich, daß er aus einer rhythmischen, raschen Aufeinanderfolge von kurzen Stromimpulsen besteht, von denen der eine immer dem folgenden entgegengesetzt ist, und daß er infolgedessen stark erregend auf sensible und motorische Nerven und Muskeln, auf letztere „tetanisierend", wirkt.

Trotz dieser Ähnlichkeit der Wirkung ist aber das Wesen der beiden Stromesarten in physikalischer Beziehung ein durchaus verschiedenes. Während beim faradischen Strom der Öffnungsinduktionsschlag einen viel steileren und kürzeren Verlauf hat, wie der Schließungsinduktionsschlag, so daß eigentlich nur der erstere für die physiologische Wirkung in Betracht kommt (s. S. 483), verläuft der Wechselstrom in einer nach oben und unten abgerundeten, gleichmäßigen, sanft an- und absteigenden Kurve, Sinuskurve (s. Abb. 28).

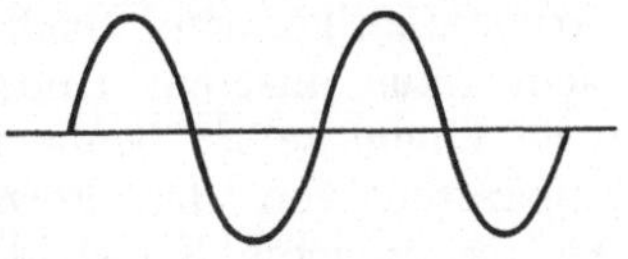

Abb. 28. Sinusoidaler Wechselstrom.

Dieser Unterschied im Verlauf bedingt erhebliche Differenzen in der physiologischen und therapeutischen Wirksamkeit, wie sogleich zu erwähnen sein wird.

Die technischen Grundlagen der Wechselstromerzeugung seien hier übergangen; es sei nur gesagt, daß der Wechsel- oder Sinusstrom (auch sinusoidaler Strom genannt) entweder direkt einem Wechselstromlichtnetz nach entsprechender Abschwächung entnommen, oder, viel häufiger, dadurch gewonnen wird, daß der Gleichstrom einer Lichtzentrale oder einer Akkumulatorbatterie durch einen sog. Umformer in einen Wechselstrom niedriger Spannung transformiert wird. Dieses Verfahren wird besonders bei den sog. Pantostaten und Multostaten angewandt und die große Beliebtheit dieser Apparate hat dazu geführt, daß der Wechselstrom eine weitgehende Verwendung gefunden hat und von vielen Ärzten gedankenlos dem faradischen Strom zu diagnostischen und therapeutischen Zwecken gleichgesetzt wurde. Unterstützt wurde diese fehlerhafte Anwendung dadurch, daß die Fabrikanten lange Zeit hindurch den Wechselstrom an diesen Apparaten als „faradisch" bezeichneten, ein Unfug, der erst abgestellt wurde, als von mehreren neurologischen Seiten (BORUTTAU, LEWANDOWSKI, T. COHN, MANN u. a.) energisch darauf aufmerksam gemacht wurde.

Ein Übelstand macht sich bei Verwendung des Sinusstromes zu diagnostischen und therapeutischen Zwecken ohne weiteres bemerklich: Der Sinusstrom reizt schon bei verhältnismäßig geringen Stromstärken sehr stark die sensiblen Nerven in Form eines unangenehmen Brennens und Stechens, während er auf die motorischen Nerven (infolge seiner sanftansteigenden Verlaufskurve) erst bei relativ hohen Stromstärken erregend wirkt. Die therapeutisch wirksame tetanische Muskelkontraktion ist also bei Verwendung des Sinusstromes für den Patienten mit recht unangenehmen Empfindungen verbunden, während ein guter faradischer Apparat mit seinen steilansteigenden, kurzverlaufenden Öffnungsschlägen dieselben fast schmerzlos auslöst.

Bei längerer Anwendung mit ansteigenden Stromstärken wirkt der Sinusstrom hypästhesierend, also schmerzstillend. Jedoch finde ich nicht, daß er, wie von einigen Autoren behauptet wird, in dieser Beziehung den anderen rhythmischen Stromesarten, besonders dem faradischen Strom, überlegen ist.

Ein wichtiger Umstand spricht gegen die Verwendung des Sinusstromes, nämlich der, daß dieselbe mehrfach Todesfälle im Gefolge gehabt hat. Es geschah dies besonders während der Kriegszeit, als zum Zwecke des KAUFMANNschen Verfahrens (s. S. 495) ein sehr starker, sensibel und motorisch erregender Strom in langer Dauer angewendet wurde und hierzu gelegentlich statt des faradischen der Sinusstrom benützt wurde. Aber auch bei milderer Anwendung des Sinusstromes sind einige solche Fälle vorgekommen, ein trauriges Ereignis, was bei dem faradischen Strom niemals zu verzeichnen gewesen ist. Auf die große Literatur, die sich an diese Fälle angeschlossen hat, kann hier nicht eingegangen werden, es sei besonders auf die Arbeiten von T. COHN (3) und BORUTTAU (3) verwiesen und kurz nur folgendes gesagt: Der faradische Strom hat infolge seines steilen Verlaufes eine hohe Spannung, aber geringe Intensität, er setzt nur geringere Elektrizitätsmengen in Bewegung und dringt nicht in die Tiefe. Der Sinusstrom dagegen muß, um mit seiner flach ansteigenden Kurve wirksam zu werden, eine verhältnismäßig große Intensität haben. Die Intensität kann nach der Berechnung BORUTTAUS bei der üblichen Applikation leicht auf 100 MA. steigen [1], ein Wert, der bei dem Wechselstrom schon über der durchschnittlich tödlichen Dosis liegt. Die verderbliche Wirkung kommt besonders dann zustande, wenn eine Disposition des Patienten durch Status thymicus vorliegt und wenn die Anordnung der Elektroden so ist, daß Stromanteile in erheblicher Dichte durch das Herz gehen, in welchem sie Kammerflimmern hervorrufen können. Nach diesen Erfahrungen ist der Wechselstrom zwar noch nicht „aus unserem Heilschatz spurlos verschwunden", wie LEWANDOWSKY nach einem selbst beobachteten Todesfalle forderte; er ist an den meisten Apparaten von der Form der Multo- und Pantostaten noch vorhanden. An den neueren Konstruktionen dieser Apparate findet sich aber durchweg außerdem ein Induktorium eingebaut, welches einen echten faradischen Strom liefert.

Zur Muskel- und Nervenreizung an den Extremitäten und am Stamm, besonders bei einer Elektrodenanordnung, bei welcher erhebliche Stromanteile das Herz passieren können, ist letzterer *ausschließlich* anzuwenden, *niemals* der Wechselstrom. Die einzige Anwendungsform, in der er noch als statthaft zu bezeichnen ist, ist die der elektrischen Bäder, besonders in Form der Vierzellenbäder. Hierbei tritt der Strom in breiter Fläche und diffuser Verbreitung in den Körper ein, so daß nicht zu befürchten ist, daß das Herz von Stromanteilen erheblicher Dichte betroffen wird. Wenn man außerdem die Verstärkung des Stromes im Vierzellenbade ganz allmählich und vorsichtig vornimmt, so ist eine Gefahr kaum zu befürchten. Zur Kontrolle der Stromstärke fordert BORUTTAU (3) die Anbringung eines Meßinstrumentes (Wechselstrommilliamperemeter), welches bei den jetzt üblichen Apparaten nicht vorhanden ist. Als zulässige Maximaldosis, die nur in besonderen Fällen zu überschreiten ist, gibt er 20 MA. an. Man kann aber auch ohne dieses Meßinstrument den Wechselstrom im Vierzellenbade ohne Gefahr anwenden, wenn man nicht über eine Stromstärke hinausgeht, die eine deutlich prickelnde, leicht stechende, aber nicht schmerzhafte Sensation in den Extremitäten hervorruft.

Aber auch diese, nach allgemeiner Anschauung gestattete Anwendung des Sinusstromes hat nach meinen, mit anderen, z. B. GROEDEL, übereinstimmenden Beobachtungen keinerlei therapeutischen Vorzug vor der Anwendung des faradischen Stromes, so daß ich das vollständige Verschwinden des ersteren aus unserem Instrumentarium für keinen Nachteil halten würde (s. darüber auch das Kapitel Hydroelektrische Bäder).

---

[1] Dies erklärt sich daraus, daß der Körperwiderstand gegenüber Wechselströmen normalerweise sehr niedrig ist, etwa 300 Ohm beträgt. Verwenden wir also eine Spannung von 30 Volt, so erzielen wir eine Intensität von 30/300 Amp. = 100 MA.

Eine andere Form des Wechselstromes, nämlich der dreiphasische Wechselstrom (Kurve s. Abb. 29), ist bereits völlig außer Gebrauch gekommen. Es wurde ihm, besonders von HORNUNG, eine ganz besonders günstige, den anderen Stromesarten überlegene Wirkung bei Herzkrankheiten zugeschrieben, was sich aber nicht bestätigt hat. Er ist daher als überflüssig und umständlich (s. z. B. KOWARSCHIK) vollkommen fallengelassen worden.

Noch eine weitere Abart des Sinusstromes hat eine allgemeine Anwendung nicht erreichen können, nämlich der *sinusoidale Gleichstrom* (Abb. 30) (auch undulierender oder pulsierender Strom genannt). Er beruht darauf, daß durch eine Wendungsvorrichtung sämtliche Phasen des Sinusstromes die gleiche Richtung erhalten. Der Strom behält also infolge seiner rhythmischen Unterbrechungen seine erregende Wirkung bei, vermag aber wegen seiner gleichbleibenden Richtung auch elektrolytische Wirkungen zu entfalten. Er wird wegen angeblich besonderer Tiefenwirkung besonders zur Behandlung innerer Organe, zur Resorption von Entzündungsprodukten der weiblichen Genitalorgane, zur Resorption von Nieren- und Gallensteinen u. dgl. empfohlen.

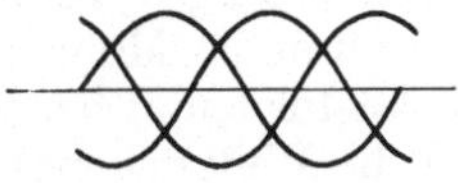

Abb. 29. Dreiphasiger Wechselstrom.

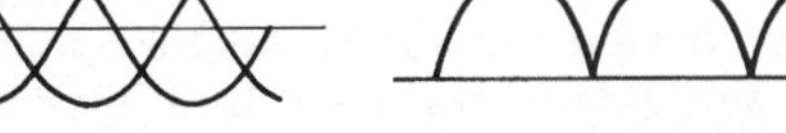

Abb. 30. Undulierender Strom oder sinusoidaler Gleichstrom.

Anhang.

Schallplatten als Schwingungs- und Rhythmuserzeuger.

In allerletzter Zeit hat OPPENHEIM (3, 4 und 6) über Versuche berichtet, die Schallplatten zur Erzeugung von rhythmischen elektrischen Reizen zu verwenden. Er geht von der Überlegung aus, daß die den sensiblen und motorischen Nerven gegenüber reizwirksamen Frequenzen ungefähr in derselben Breite liegen wie die akustisch wahrnehmbaren Schwingungen, also die Tonschwingungen. Durch Umwandlung der Tonschwingungen in elektrische Schwingungen kann man also reizwirksame Frequenzströme erzeugen. Man kann die üblichen rhythmischen Stromesarten auf Schallplatten aufschreiben und durch Reproduktion der Platten, also Abspielen, wieder zur Verwendung bringen. Man kann aber auch musikalische Platten mit ihren verschiedenen Rhythmen zur Verwendung bringen (z. B. Marsch- oder Tanzplatten, oder besonders eine für die Musikbegleitung der Leichtathletik herausgegebene Platte) und kann dadurch gelähmte oder geschwächte Muskeln in den verschiedensten Rhythmen in Erregung versetzen. Man erzielt dadurch physiologische, zweckmäßige Bewegungen, deren Kraft je nach der angewandten Stromstärke beliebig dosierbar ist. So sind z. B. Sprech- und Gesangsplatten bei Gesichts- und Stimmbandlähmungen geeignet, die gelähmten Teile in ihrem natürlichen Rhythmus wirksam anzuregen und aktiv zu bewegen.

Außer auf die Motorik wirken diese Ströme auch sehr stark auf die Sensibilität ein, man soll damit bei geeigneter Frequenz (600—3000) eine vollständige Anästhesie eines Gliedes erzeugen und dadurch auch sehr gute Erfolge bei schmerzhaften Affektionen, wie Neuralgien usw. erzielen können, eine Eigenschaft, auf die ja bereits auch bei den anderen rhythmischen Stromesarten hingewiesen wurde. Langsame Rhythmen am Kopf angewandt erzeugten eine Schläfrigkeit und Müdigkeit, ähnlich wie die LÉDUCsche Narkose, während bei lebhaften oder komplizierten Rhythmen Aufgeregtheit und Stimmungsbeeinflussung nach der einen oder anderen Richtung eintrat.

Eine sehr starke Wirkung wurde ferner auf die Peristaltik der Unterleibsgrenze beobachtet und am Röntgenschirm sichtbar gemacht.

Es soll auf diese interessanten Versuche, deren Mitteilung erst kurz vor Abschluß dieses Manuskriptes erschienen ist, hier nur hingewiesen werden.

VII. Schwellströme.

Bei den in den vorstehenden Abschnitten geschilderten Methoden der elektrischen Reizung geschwächter oder gelähmter Muskeln wird es oft als ein Übelstand empfunden, daß die zum Zwecke der Übung bzw. Kräftigung erzeugten künstlichen Muskelkontraktionen dem Ablauf der natürlichen Willkürbewegungen durchaus nicht adäquat sind. Die Schließungen und Öffnungen des Gleichstromes ergeben kurze, blitzartige Zuckungen, wie wir sie bei der üblichen willkürlichen Muskeltätigkeit so gut wie niemals anwenden; die durch den faradischen (und andere intermittierende Stromesarten) erzeugten Kontraktionen kommen den Willkürbewegungen allerdings insofern näher, als sie tetanische, längere Zeit auf gleicher Höhe bleibende Dauerzusammenziehungen darstellen; auch im Rhythmus der sich summierenden Einzelreize gleichen sie den Willkürbewegungen, da der faradische Strom, ebenso wie auch der LÉDUCsche und Sinusstrom durchschnittlich aus 50—100 Einzelreizungen pro Sekunde besteht, eine Zahl, die mit der Frequenz der Aktionsströme bei Willkürbewegungen übereinstimmt. Aber der elektrisch erzeugte Tetanus unterscheidet sich von der Willkürkontraktion dadurch, daß er im Moment des Stromschlusses brüsk und momentan bis auf seine Höhe ansteigt und bei Stromöffnung, ebenso momentan auf Null zurückfällt, während die Willkürkontraktion langsam und gleichmäßig zur Höhe ansteigt und am Schluß der Bewegungsintention ebenso langsam wieder absinkt.

Das Bestreben, diese natürliche Kontraktionsform nachzuahmen und dadurch die therapeutische Reizung möglichst wirksam zu gestalten, hat zu der Konstruktion von Apparaten geführt, welche ein langsames An- und Absteigen der Stromesintensität und damit eine allmähliche Zunahme und einen allmählichen Rückgang der Kontraktion bewirken, also „Schwellströme" oder „undulierende Ströme" liefern (Abb. 31).

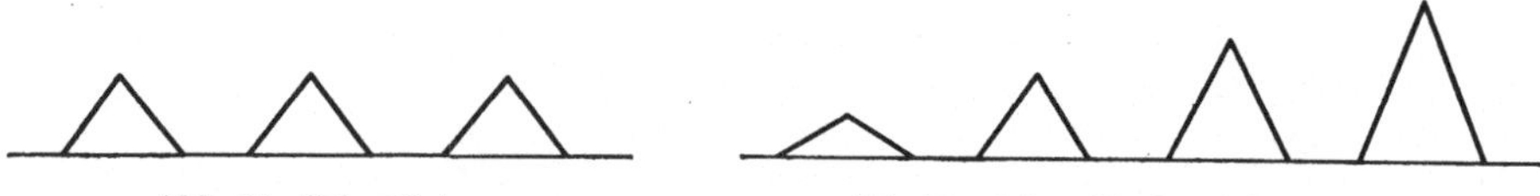

Abb. 31. Schwellstrom. Abb. 32. Schwellender Schwellstrom.

Die erste Konstruktion dieser Apparate geht auf französische Elektrotherapeuten zurück, BERGONIÉ (1896), BORDIER (1903), BORDET (1908), LAQUERRIÈRE und DELHERM (1908) und mehrere andere. Von deutschen Konstruktionen ist besonders bekannt geworden der BECKERsche *Myomotor* und der KOWARSCHIKsche *Undulator*.

Die Konstruktion dieser Apparate beruht zum großen Teil darauf, daß Widerstände, sei es Flüssigkeitssäulen oder Metall- oder Graphitwiderstände mittels einer durch einen Motor rhythmisch in Bewegung gesetzten Vorrichtung langsam aus- und eingeschaltet werden, wodurch die Stromstärke entsprechend ansteigt bzw. absinkt, oder auch darauf, daß die sekundäre Induktionsrolle durch eine ähnliche Vorrichtung langsam vor und rückwärts geschoben wird.

Es werden auch noch mannigfache andere Prinzipien angewendet, neuerdings sogar die Gleichrichterröhre, deren Heizstrom durch einen „Blinker" unterbrochen wird [OPPENHEIM (2)]. Auf diese konstruktiven Einzelheiten kann hier nicht eingegangen werden.

Es können alle Stromesarten „schwellend" gestaltet werden, am meisten wird der faradische und der LÉDUCsche Strom dazu verwendet, wobei die verschiedensten Möglichkeiten in bezug auf Ansteigungsgeschwindigkeit, Dauer der Höhe der Kontraktion usw., gegeben sind. Durchschnittlich beträgt die Dauer einer An- und Abschwellung zusammen etwa 3—5 Sekunden. Es werden auch „schwellende Schwellströme" hergestellt, bei welchen die Höhe jeder einzelnen Anschwellung größer ist als die der vorangehenden (Abb. 32).

Vielfach wird auch der Gleichstrom verwendet als „langperiodische galvanische Wellen" (LAUGIER, LAQUERRIÈRE, DELINCOURT, WADDINGTON u. a.). Der Gleichstrom steigt dabei in einer Zeit von mehreren Sekunden langsam an und klingt ebenso langsam wieder ab; manchmal werden auch alternative Wellen angewendet, indem immer die zweite Welle umgekehrt wird, so daß ein gewissermaßen verlangsamter Sinusstrom entsteht.

Als eine besondere Konstruktion ist noch der vor einigen Jahren herausgekommene „EBEL*sche Tonisator*" zu erwähnen, über den Publikationen von SCHROTTENBACH, OSTERMANN u. a. vorliegen. Dieser leicht transportable, mit 4 Trockenelementen betriebene Apparat bewirkt ein An- und Abschwellen des faradischen Stromes dadurch, daß mittels eines Uhrwerkes ein über 24 Stifte schleifender Kontrakt, welcher Widerstände verschiedener

Größe einschaltet, kreisförmig bewegt wird. Dadurch wird, wie bei den anderen Schwellvorrichtungen, ein An- und Abschwellen der Intensität des faradischen Stromes bewirkt. Die Besonderheit der Konstruktion liegt aber darin, daß durch eine eigenartige Einschaltung der Schwellvorrichtung in den primären Stromkreis gleichzeitig mit der Intensität auch die Unterbrechungsintervalle ein periodisches An- und Abschwellen erfahren, in der Weise, daß die kleinen Frequenzen den kräftigen Stromimpulsen und die großen Frequenzen den schwächeren Strömen zugeordnet sind (s. Abb. 33). Dadurch entsteht eine eigentümliche „rieselnde" und „schüttelnde" Stromwirkung.

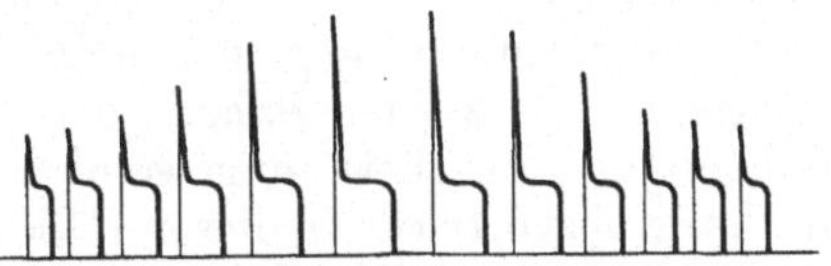

Abb. 33. Kurve des primären Induktionsstromes beim EBELschen Tonisator.

In dieser Weise kann durch den Apparat sowohl der gewöhnliche sekundäre faradische Strom schwellend geschaltet werden, besonders aber benutzte EBEL den primär-faradischen Strom, der nach den Feststellungen des Wiener elektrotechnischen Instituts nicht einen Wechselstrom darstellt, sondern einen zerhackten Gleichstrom, also dem LÉDUCschen Strom ähnlich ist. Er unterscheidet sich von diesem nur dadurch, daß vor dem Abreißen der einzelnen Stromphasen durch das Auftreten des Extrastromes eine scharfe Stromspitze entsteht (s. Abb. 33). Infolge seiner einheitlichen Richtung und der längeren Dauer der einzelnen Stromphase ist er aber (im Gegensatz zum faradischen Strom) imstande, elektrolytische Wirkungen zu entfalten, ebenso wie der LÉDUCsche Strom.

Die Applikation der Schwellströme bei Lähmungen geschieht in derselben Weise wie bei den üblichen elektrischen Reizmethoden mittels lokal an den motorischen Punkten applizierten Elektroden.

OPPENHEIM (5) hat dazu besondere Elektroden angegeben, welche nicht in der Hand gehalten werden, sondern automatisch an jeder Körperstelle fixiert werden können. Bei Lähmungen eines ganzen Gliedes können auch gewöhnliche größere Elektrodenplatten verwendet werden, welche am distalen und proximalen Ende des Gliedes befestigt werden, so daß der Strom das ganze Glied durchströmt. Nach Einschaltung der Schwellvorrichtung arbeiten die gelähmten Muskeln mit rhythmisch an- und abschwellenden Kontraktionen, ein Verfahren, welches man eine halbe Stunde und länger anwenden kann und welches besonders bei spinaler Kinderlähmung und anderen Poliomyelitiden, bei neuritischen und traumatischen Lähmungserscheinungen usw. angewendet wird. Es wirkt weniger ermüdend und angenehmer wie das auf S. 470 geschilderte analoge Verfahren mit brüsken Unterbrechungen und Schließungen durch das Metronom.

Auch bei Hemiplegien kann der Schwellstrom mit Erfolg statt der gewöhnlichen faradischen Reizung angewendet werden, aber natürlich, wie auf S. 486 gesagt ist, nur in strenger Lokalisation auf die gelähmten Muskeln mit Verschonung der kontrakturierten Muskeln.

Daß diese durch Schwellströme erzeugte Muskelarbeit derjenigen bei rhythmischer Willkürkontraktion sehr nahekommt, jedenfalls viel näher, als sie durch rhythmische Schließungen mittels des Metronoms erzeugte, hat BORDET myographisch nachgewiesen. Experimentell hat LIEBESNY (1) die Überlegenheit der Schwellstrombehandlung über die gewöhnliche galvanische Behandlung nachgewiesen an einer bei einem Kaninchen künstlich erzeugten beiderseitigen Beinlähmung (s. S. 449).

Von klinischen Erfahrungen sei eine Mitteilung desselben Autors erwähnt, nach welcher er in Fällen von Poliomyelitis acuta gelähmte Muskelgebiete, die bei der ersten Untersuchung selbst auf LÉDUCsche Ströme hoher Intensität kaum reagierten, nach einigen Tagen konsequenter Schwellstrombehandlung ihre Kontraktionsfähigkeit wiedererlangen gesehen hat; wobei sich die Anspruchsfähigkeit immer mehr steigerte. Besonders eindringlich schildert BECKER (1 und 2) die „schier ans Wunderbare grenzenden" Erfolge seines Myomotors bei den verschiedenen Lähmungsformen.

Ich möchte nicht unterlassen, zu betonen, daß ich auch bei der üblichen einfachen Galvanisation Ähnliches gesehen habe, will damit aber nicht verkennen, daß die Schwellstromtherapie doch einen Fortschritt bedeutet und eine gewisse Überlegenheit besitzt.

Außer bei den motorischen Lähmungen wird die Schwellstrombehandlung auch als schmerzstillendes bzw. beruhigendes Mittel bei Neuralgien und bei Überempfindlichkeit innerer Organe angewendet. Besonders die Ebelschen Tonisatorströme wirken bei mäßigen Stromstärken oft außerordentlich beruhigend. Sie werden daher auch bei allgemeinen Erregungszuständen, neurasthenischer Art usw. angewendet, wobei gleichzeitig auch eine tonisierende Wirkung hervortritt. In diesen Fällen werden mehrfache großflächige Elektroden verwendet, die an den Extremitäten befestigt werden, oder es wird auch vermittels der Vierzellenbäder der Strom dem gesamten Körper zugeleitet. Auch auf die Vasomotoren wirken die Tonisatorströme stark ein, so daß sie sowohl bei allgemeinen Zirkulationsstörungen, wie auch bei lokalen (Claudicatio intermittens, Akroparästhesien usw.) von günstiger Wirkung sind.

Die große Literatur über Schwellströme konnte hier nur angedeutet werden. Zur näheren Orientierung sei auf die auch zahlreiche Literaturnachweise enthaltenden Arbeiten von Boruttau (2), Mann (5), Becker (1 und 2), Kowarschik (1), Liebesny (1) hingewiesen.

Manche wollen die Schwellstrombehandlung dadurch noch wirksamer gestalten, daß man die gereizten Muskeln gegen einen Widerstand arbeiten läßt. Dies geschieht schon dadurch, daß man das behandelte Glied in eine Stellung bringt, welche der elektrisch auszulösenden entgegengesetzt ist, z. B. das Knie in leichte Beugestellung bei Reizung des Quadriceps. Es muß dann bei jeder Reizung des Muskels der Unterschenkel gehoben werden, so daß also sein Gewicht als Widerstand wirkt. Es sind auch Vorrichtungen mit elastischen Zügen usw. angegeben, welche in graduierter Abstufung diesem Zweck dienen.

Diesem Prinzip, welches auch als „Elektromechanotherapie" bezeichnet wird, sind wir bereits bei dem Bergoniéschen Entfettungsstuhl begegnet, wo durch aufgelegte Sandsäcke ein Widerstand geschaffen wird, welcher die Kontraktionen wirksamer gestaltet.

VIII. Kondensatorenentladungen.

Die Kondensatorenentladungen haben für die Elektrodiagnostik eine große Bedeutung, weil sich die dabei in Bewegung gesetzte Elektrizitätsmenge nach ihrer Intensität und ihrem zeitlichen Verlauf genau messen läßt (s. elektrodiagnostischer Teil). Für die Elektrotherapie kommen sie jedoch relativ wenig in Betracht.

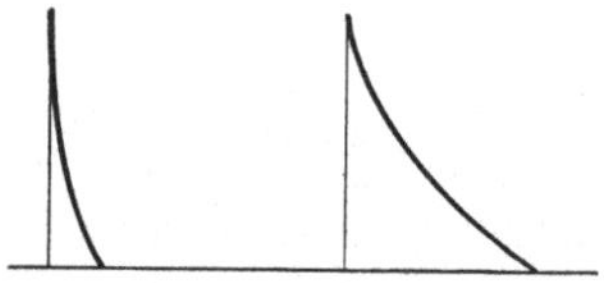

Abb. 34. Entladung eines kleinen und eines größeren Kondensators.

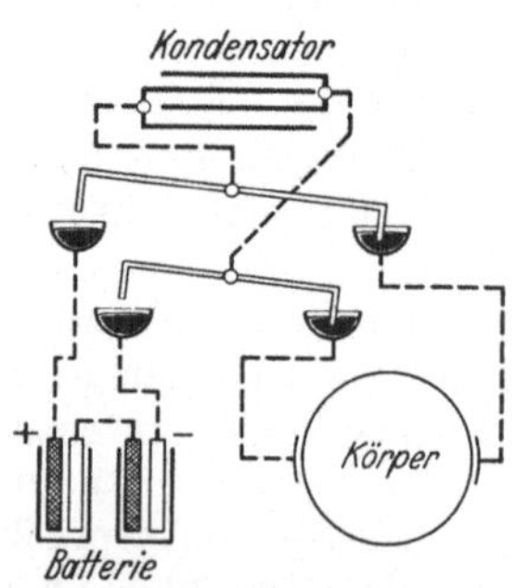

Abb. 35. Wippe für rhythmische Kondensatorladungen und -entladungen.

Die motorischen und sensiblen Nerven können durch Kondensatorenentladungen ebenso wie durch jede andere elektrische Schwankung erregt werden, und zwar ist die Wirkung der Entladung eines größeren Kondensators wegen ihres relativ langen Verlaufes der Schließung eines galvanischen Stromes ähnlich, die eines kleineren Kondensators ähnelt dagegen mit ihrem kurzen, steilen Verlauf einem Einzelschlag des Induktionsapparates (Abb. **34**). Eine Kondensatorentladung ruft also eine kurzdauernde Einzelzuckung hervor. Man hat aber auch Vorrichtungen konstruiert, bei denen durch eine automatisch arbeitende Wippe in rascher rhythmischer Aufeinanderfolge eine ganze Serie von Ladungen und Entladungen eines Kondensators bewirkt wird (Abb. **35**). Dadurch entsteht eine Serie von Reizen, welche tetanisierend wirkt, ebenso wie der faradische oder Léducsche Strom oder der Sinusstrom.

Diese Tetanisierung durch Kondensatorentladung hat den Vorteil vor den anderen Methoden, daß sie weniger schmerzerregend und auch weniger ermüdend wirkt wie diese, ja sogar einen erregbarkeitssteigernden Effekt hat [MANN (9)]. Ob nach dieser Eigenschaft ihr auch günstigere therapeutische Einwirkungen bei Lähmungszuständen zukommen, wie den anderen rhythmisch erregenden Stromesarten, scheint mir allerdings nicht bewiesen.

ZANIETOWSKI, der sich um die Einführung der Kondensatoren besonders bemüht hat, schreibt den Entladungen größerer Kondensatoren eine beruhigende, den der kleineren eine erregende Wirkung zu. Von manchen werden die Kondensatorenreizungen der Herzgegend als besonders wirksam bei Herzneurosen empfohlen [SCHIFFTAN und SCHURIG (2)]. Mir scheint jedoch, daß man dasselbe auch mit den üblichen faradischen und anderen Reizmethoden erreichen kann.

IX. Die Franklinisation oder Anwendung der statischen Elektrizität.

1. Apparate.

Die Franklinisation, d. i. die Behandlung mit der „Elektrisiermaschine“ ist die älteste Methode der Elektrotherapie überhaupt. Sie blickt auf ein Alter von mehr als 200 Jahren zurück und erfreute sich einst in Ärzte- wie in Laienkreisen eines sehr großen Ansehens.

Wenn auch die großen Erwartungen, die man in früherer Zeit auf diese Therapie gesetzt hat, sich nicht ganz erfüllt haben, so sind doch mancherlei wissenschaftliche Erkenntnisse und Erfahrungen übrig geblieben, nach denen ihr ein gewisser Heilwert nicht abgesprochen werden kann und welche eine Beschäftigung mit dem Verfahren auch heute noch lohnend erscheinen lassen.

Zur „Franklinisation“ wird die durch die *Influenzmaschine* erzeugte sog. „ruhende“, statische oder Spannungselektrizität benutzt, d. h. die Elektrizitätsform, welche durch Reibung gewisser Körper entsteht und welche die Neigung hat, sich an die Oberfläche der sog. Elektrizitätsleiter, z. B. der Metalle auszubreiten und dort gleichsam „ruhend“ — in „Spannung“ zu verharren. Die Eigenart der statischen Elektrizität im Gegensatz zur galvanischen ist ihre relativ geringe Quantität bei sehr hoher Spannung. Letztere befähigt sie, Nichtleiter, z. B. die trockene Luft, zu durchdringen. Auf der Oberfläche eines durch Reibung „elektrisierten“ Körpers breitet sich die statische Elektrizität namentlich nach den Enden aus, dort ist sie größer als in der Mitte; an Spitzen ist sie am größten. Hat sie eine gewisse Höhe überschritten, so verläßt die gespannte Elektrizität den Körper, und zwar entweder allmählich in Form von Büscheln (Büschelentladung) oder in Form eines Funkens, der nichtleitende Körper, z. B. die Luft, durchdringt und wieder nach einem Leiter hinstrebt.

Man unterscheidet zwei Arten dieser Elektrizität: *positive* (Glas) und *negative* (Harz) Elektrizität. Als „nichtelektrisch“ bezeichnen wir solche Körper, in denen beide Formen der Elektrizität in inniger Verbindung, gewissermaßen zu gleichen Teilen gemischt, vorhanden, „gebunden“ sind. Solche Körper können durch direkte Berührung mit elektrischen, positiv oder negativ geladenen Körpern elektrisch werden (elektrische Mitteilung). Sie nehmen dann die betreffende Elektrizitätsart an.

Wenn aber ein nichtelektrischer Körper einem elektrischen genähert wird (nicht bis zur Berührung), so übt der elektrische eine Fernwirkung (Induktion) auf den nichtelektrischen in Form der sog. *Influenz* aus, d. h. es spalten sich die im nichtelektrischen Körper gebundenen Elektrizitätsarten derart, daß an seinem, dem (z. B. positiven) elektrischen Körper zugewendeten Ende die entgegengesetzte (also z. B. negative) Elektrizität angesammelt wird, während die andere Elektrizitätsform zur Erde abgeleitet werden kann. Der influenzierte Körper ist also jetzt negativ elektrisch geladen.

Durch Wiederholung dieses Vorganges kann die angesammelte Elektrizitätsmenge immer mehr gesteigert, vervielfältigt, potenziert werden, so daß allmählich eine sehr hohe Spannung entsteht.

Auf diesem Prinzip beruhen die Leidener Flaschen bzw. FRANKLINschen Tafeln (Glasplatten mit doppelseitiger Staniolbelegung), besonders aber die Influenzmaschinen, welche zu der hier in Rede stehenden Therapie benutzt werden.

Die physikalischen Grundlagen und technische Konstruktion dieser Maschinen zu schildern, ist hier nicht der Ort. Es sei nur gesagt, daß diese Maschine (zwei Typen sind die gebräuchlichsten: WIMSHURST und TOEPLER-HOLTZ) im wesentlichen aus zwei Glasscheiben besteht, von denen die eine durch einen Motor in rasche Rotation versetzt wird, während die andere feststeht oder in entgegengesetzter Richtung rotiert. Die eine Scheibe trägt radial angeordnete Metallsektoren, welche bei der Rotation an Metallpinseln vorüberstreifen und dadurch elektrisch geladen werden. Durch die immer wiederholte Ladung wird die Elektrizität potenziert, also zu hoher Spannung gebracht. Die positive und negative Elektrizität wird je einem metallischen, kugelförmigen Konduktor zugeführt, von denen sie mittels direkter, mit Gummi überzogener Leitungskabel dem Körper zu therapeutischen Zwecken zugeführt werden kann.

Nähert man die beiden Konduktoren, in welchen die positive und negative Elektrizität angesammelt ist, aneinander an, so tritt bei einer gewissen Entfernung ein Funkenübergang ein. Die Länge der von den Funken durchschlagenen Strecke gibt ein ungefähres Maß der erreichten Spannung an.

Diese Spannung ist schon bei den gebräuchlichen Maschinen sehr hoch, erreicht viele tausend Volt, während die Intensität außerordentlich gering ist, nur Bruchteile von Milliampere beträgt. Für die allerstärksten Maschinen, die in neuerer Zeit, besonders in England und Amerika in Gebrauch sind und die 10—12 rotierende Scheiben enthalten, werden 4 MA. angegeben.

Die Maschine ladet sich nicht immer in derselben Richtung. Es ist daher vor jeder Benutzung Feststellung der Polarität notwendig. Dies geschieht am besten dadurch, daß man den zwischen den Konduktoren überspringenden Funken in einer Länge von $1^1/_2$ bis 2 cm beobachtet: am positiven Pol zeigt sich eine längere, hellglänzende, leuchtende Strecke, am negativen nur ein kleiner leuchtender Punkt.

2. Anwendungsmethoden.

a) Das FRANKLINsche Luftbad (Abb. 36) (allgemeine Franklinisation, monopolare Ladung). Der Patient ist gegenüber dem Erdboden isoliert, d. h. er sitzt auf einem Stuhl, welcher auf eine dicke Gummiplatte bzw. ein Brett mit Glasfüßen gestellt ist. Auf dieser Unterlage befindet sich eine Metallplatte, welche mit dem positiven Pol der Maschine verbunden ist und auf welche der Patient die (bekleideten) Füße setzt. Der negative Pol bleibt unverbunden oder wird zur Erde abgeleitet.

Wird nun die Maschine in Rotation versetzt, so erhält der Patient während der ganzen, etwa 10—15 Minuten dauernden, Sitzung eine positive Ladung, welche sich an der Körperoberfläche ausbreitet, und von welcher der Patient gar keine (oder höchstens eine ganz leicht erwärmende oder kribbelnde) Empfindung hat. Man kann ihm die elektrische Ladung aber sofort demonstrieren, wenn man einen Finger oder einen anderen leitenden Gegenstand irgendeiner Stelle seiner Körperoberfläche nähert. Dann springt ein mehr oder weniger kräftiger, leicht schmerzhaft empfundener Funke über.

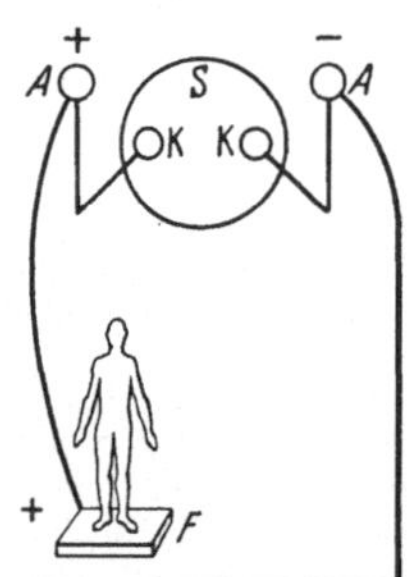

Abb. 36. FRANKLINsches Luftbad.

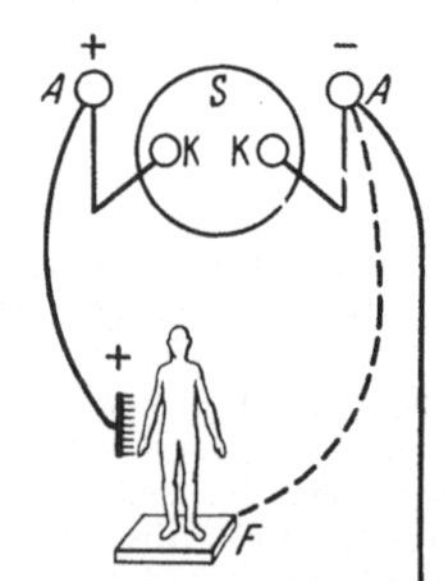

Abb. 37. FRANKLINsche Spitzenausstrahlung.

b) Die Spitzenausstrahlung oder Büschelentladung (Abb. 37). Es wird eine aus einer feinen Metallspitze oder einem Kranz von solchen Spitzen bestehende Elektrode benutzt, und mit dem positiven Pol verbunden, während der negative Pol am besten wieder mit der obenerwähnten isolierten Fußplatte in Verbindung steht (oder auch zum Erdboden abgeleitet wird).

Nähert man nun die Spitzenelektrode einer Hautstelle des Patienten auf etwa 1—5 cm Abstand, so entstehen an der Spitze Lichtbüschel, die auf die Haut überstrahlen und sich als ein angenehmer Hauch bemerklich machen. Gleichzeitig tritt Ozonentwicklung auf, der wahrnehmbare Geruch stammt aber nicht von Ozon, sondern von Stickstoffoxyd oder -dioxyd.

c) Die elektrische Kopfdusche oder statische Dusche (Abb. 38). Dieses Verfahren ist eigentlich nur eine besondere Lokalisation der vorigen Methode auf die Oberfläche des Kopfes.

Die an jedem Apparat befindliche metallische Kopfplatte (sie ist bisweilen auch an der dem Kopfe zugekehrten Seite mit Spitzen versehen) wird mittels eines isolierten Statives in einer Entfernung von 5—10 cm über dem Kopf befestigt und mit dem einen (gewöhnlich dem negativen Pol) verbunden, während der andere Pol zur Fußplatte geleitet oder geerdet wird. Die Prozedur wird als Hauch oder laue Dusche auf der Kopfhaut empfunden. Es tritt ein Emporsträuben der Haare ein.

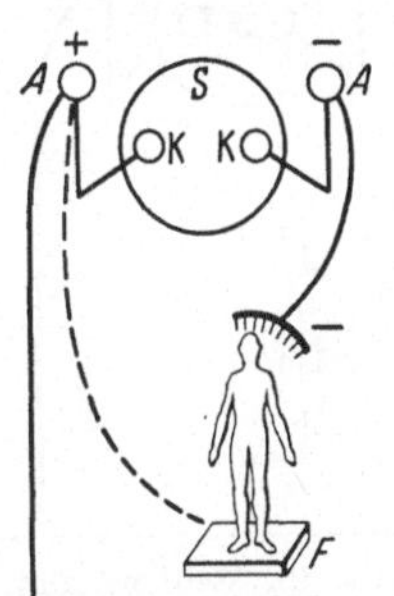

Abb. 38. FRANKLINsche Kopfdusche.

d) Konzentrische Franklinisation. Die unter 2. und 3. geschilderte lokale FRANKLINsche Ausstrahlung wird in einem allerdings selten angewendeten Verfahren, auch in allgemeiner Form ausgeführt. BREITUNG hat einen Käfig (ähnlich dem später zu erwähnenden ARSONVALschen) konstruiert, in welchen der Patient hineingesetzt wird. Derselbe besteht aus Ebonitleisten mit dazwischen laufenden Metalleisten. Diesen entströmt der „statische Wind“ und wirkt somit auf ausgedehnte Körperpartien.

e) Funkenbehandlung (Abb. 39). Der eine Pol wird mit einer Knopf- bzw. kugelförmigen Metallelektrode verbunden, während der andere Pol wieder zur Fußplatte geleitet oder auch unverbunden gelassen bzw. zur Erde abgeleitet wird. Sobald die Knopfelektrode dem Körper angenähert wird, springen lebhaft knallende Funken (auch durch die Kleider hindurch) auf die Haut über. Die Entfernung kann je nach der Spannung größer oder geringer gewählt werden, durchschnittlich etwa 10 cm. Die Funken bilden einen lebhaft, etwas schmerzhaft empfundenen Hautreiz und wirken außerdem, wenn sie auf motorische Punkte dirigiert werden, als Muskelreiz, welcher kräftige, isolierte Muskelzuckungen auslöst. Die Hautreizung kann vermindert, die Tiefenwirkung dagegen dadurch verstärkt werden, daß man die Elektrode mit einem nassen Überzug bedeckt, direkt auf die Haut aufdrückt und die Funken nicht direkt auf die Haut, sondern in einer in die Elektrode eingeschalteten Zwischenstrecke zwischen 2 Kugeln überspringen läßt (Éxcitateur médial von BERGONIÉ). Dann findet, wenn die Elektrode auf einem Muskel sitzt, eine lebhafte motorische Reizung statt, während der reizende Funke nicht auf die Haut selbst übergeht, sondern innerhalb der Elektrode überspringt.

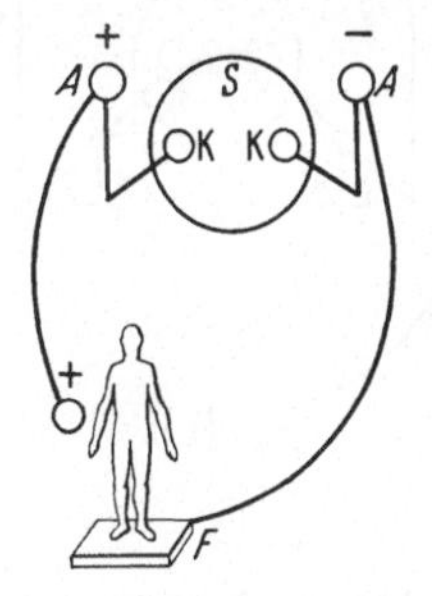

Abb. 39. FRANKLINsche Funkenbehandlung.

Eine weitere Modifikation besteht darin, daß man die Knopfelektrode mit einem Wolltuch überzieht oder ein Wolltuch auf die zu behandelnde Körperstelle des Patienten auflegt und mit der Elektrode unter leichtem Druck darauf hin- und herfährt. Die dünne isolierende Schicht begrenzt die Länge des Funkens, der dadurch auf der ganzen Stelle nur leicht reizend wirkt. Die Methode wird auch „elektrische Massage“ genannt, sie bewirkt eine leichte Hautreizung (Rötung), hat aber auch eine gewisse Tiefenwirkung.

f) Wellenstrom (Abb. 40). Bei allen bisher geschilderten Prozeduren waren die beiden, die positive und die negative Elektrizität enthaltenden, im Innern der Maschine befindlichen Konduktoren so weit voneinander entfernt, daß kein direkter Funkenübergang zwischen ihnen stattfinden kann. Wenn man aber mittels der an jeder Maschine enthaltenen Vorrichtung die Konduktoren bis zum Funkenübergang einander annähert, während der Patient durch eine stabil aufgelegte Elektrode mit dem einen Pol verbunden ist (der andere geht zur Fußplatte oder ist geerdet), so treten in demselben Tempo, wie die Entladungen in der Funkenstrecke stattfinden, je nach der Funkenlänge an Stärke und Frequenz modifizierbar, im Körper rhythmische Übergänge und Unterbrechungen des Stromes auf, also gewissermaßen ein „wellenförmiges" Auf- und Absteigen des Stromes. Als Elektrode wird entweder die Knopfelektrode verwendet oder auch Metallplatten von verschiedener Form, evtl. in die Körperhöhlen einzuführende Metallelektroden. Da durch jeden Funken, der zwischen den Polen übergeht, einige rasch abklingende, also stark gedämpfte elektrische Schwingungen entstehen, so stellt diese Methode nichts anderes als eine primitive Form der Hochfrequenztherapie dar (Kowarschik).

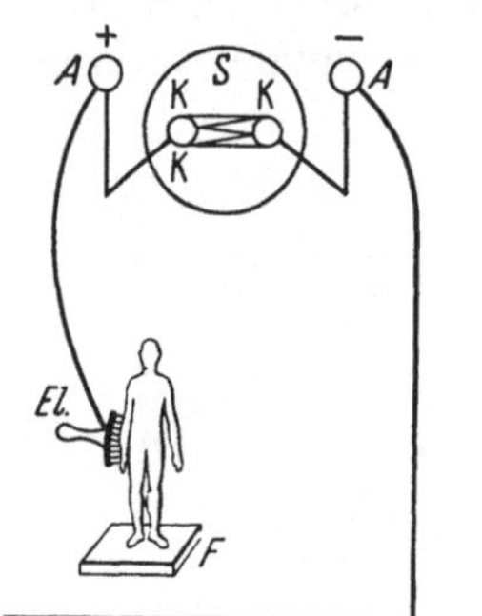

Abb. 40. Wellenstrom.

g) Mortonscher Strom oder statischer Induktionsstrom (Abb. 41). Es werden die an jedem Apparat befindlichen Leidener Flaschen bzw. Franklinschen Tafeln eingeschaltet, indem je eine Belegung derselben mit je einem der beiden Konduktoren in leitende Verbindung gebracht wird.

Von den beiden anderen Belegungen wird zum Körper abgeleitet und zwar an den einen Pol mit der Knopfelektrode, die fest auf die Körperoberfläche aufgedrückt wird, am anderen Pol zur Fußplatte oder zur Erde. Wenn man nun die Funkenstrecke, wie bei dem Verfahren der Wellenströme, einschaltet, so gehen wieder entsprechend dem Tempo des Funkenüberganges rhythmische Entladungen in den Körper über. Diese durch die Zwischenschaltung der Kondensatoren (Leidener Flaschen usw.) erzeugten, in ihren Belegungen „induzierten" Ströme haben aber eine wesentlich erhöhte Spannung. Sie erzeugen, wenn die Knopfelektrode fest auf einen motorischen Punkt aufgedrückt wird, eine sehr kräftige (infolge der raschen rhythmischen Reizfolge) tetanische Muskelkontraktion und das etwas schmerzhafte Gefühl einer tiefgreifenden Erschütterung. Schon bei einem Abstande der Konduktorkugeln von 5—10 mm ist diese Empfindung sehr lebhaft; eine größere Entfernung derselben, also größere Funkenlänge, verstärkt die Wirkung alsbald bis zur Unerträglichkeit. Die Methode stellt also eine sehr lebhafte, tiefgreifende Reizwirkung auf die motorischen Apparate dar. Sie wird auch als „dunkle Entladung" bezeichnet, da der Übergang in den Körper ohne sichtbare Funkenbildung stattfindet.

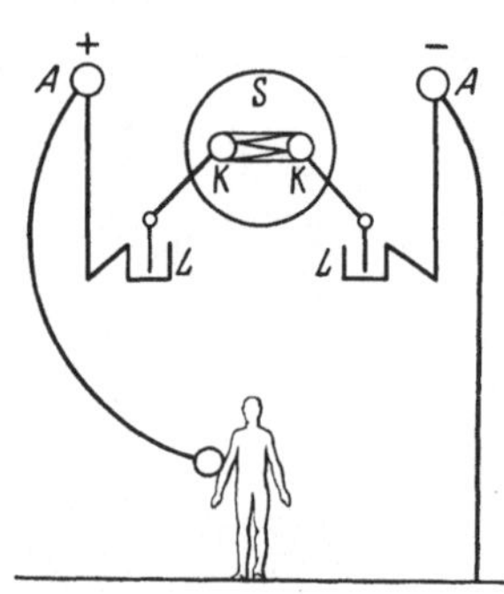

Abb. 41. Mortonscher Strom.

3. Wirkungsweise und Indikationen.

Bezüglich der Wirkungsweise und der Indikationen der Franklinisation ist folgendes zu sagen:

Man hat zeitweise den Versuch gemacht, die Wirkung der Franklinisation auf elektrolytische Vorgänge zurückzuführen, ganz analog der Galvanisation. Der Hauptvertreter dieser Auffassung ist Schatzky (2), welcher bei der Franklinisation eine „Durchströmung elektrischer Massen durch die Gewebe und Flüssigkeiten des Körpers annimmt", welche unbedingt zur „Entwicklung von elektrolytischen Phänomenen und Wärme in denselben" führen müssen.

Mit dieser Auffassung können die von einigen Autoren (Snow, Steel, de Kraft) gemachten Beobachtungen über Stoffwechselwirkungen der Franklinisation (s. auch S. 444) in Zusammenhang gebracht werden. Sowohl bei Büschelentladung wie bei Funkenbehandlung, wie auch beim statischen Luftbade, besonders bei der ersteren wurde die Ausscheidung der festen Bestandteile im Harn (sowohl Gesamtstickstoff wie Harnsäure, wie Kreatin) gesteigert und auch die Gesamtmenge des Urins vermehrt gefunden, auch wurde Vermehrung der Kohlensäureausscheidung, der Wärmebildung und der Schweißsekretion nachgewiesen.

Von diesem Standpunkt einer elektrolytischen Beeinflussung der Stoffwechsel- und Ernährungsvorgänge wird jedoch die Franklinisation jetzt im allgemeinen nicht betrachtet. Wir sehen sie mehr von dem Standpunkt einer Reizwirkung auf das Nervensystem mit ihren mannigfaltigen Folgeerscheinungen an, wozu allerdings auch die Stoffwechselwirkungen des Hautreizes gehören (s. S. 443).

Von den einzelnen Prozeduren sind wohl die geringsten Wirkungen dem *statischen Luftbade* zuzuschreiben, und es wird diese Prozedur von manchen als ein ausschließlich suggestiv wirkendes Verfahren betrachtet. Es wird verwendet als ein beruhigendes Mittel bei Zuständen allgemeiner nervöser Erregbarkeit und Schwäche, und es wird von manchen Patienten ein angenehm beruhigendes und dabei erfrischendes Gefühl, auch gebesserter Schlaf nach dieser Prozedur angegeben. Es scheint nicht unmöglich, daß der gleichmäßige, sanfte Hautreiz, der auf die Körperoberfläche durch die Ausstrahlung der elektrischen Ladung in die Luft gegeben ist, hier von Wirksamkeit ist, analog einem schwachen hydroelektrischen Bade oder einer milden allgemeinen Faradisation.

Besser fundiert ist die Wirkung der *Büschelbestrahlung*. Dieselbe hinterläßt nachweislich an den bestrahlten Körperpartien für kurze Zeit eine Hypästhesie für Berührungen und Nadelstiche und vermindert die Empfindlichkeit vorher hyperalgetischer Gebiete. Dementsprechend zeigt sich die Methode wirksam bei oberflächlichen Neuralgien und Neuritiden, auch bei den Schmerzen der Tabes (Bestrahlung der Wirbelsäule und der Extremitäten), ferner beruhigend bei Parästhesien und juckenden Affektionen.

Die *statische Kopfdusche*, die ja nur eine modifizierte Form der Büschelbestrahlung darstellt, wird bei den Kopfschmerzen der Neurastheniker und bei Migräne als sehr erleichternd, beruhigend und schlafmachend empfunden; Außer dem sensiblen leichten Hautreiz spielen hier wohl auch Wirkungen auf die Zirkulation mit.

Diese Wirkung auf die Zirkulation neben einer feinen Vibration in der Tiefe der Gewebe führt z. B. Humphris als Erklärung dafür an, daß die Büschelentladung sich bei Schwellungen und Distorsionen, bei Kontusionen und Frakturen als nützlich erweist. Es soll dabei gewissermaßen das Exsudat in die Lymphräume ausgepreßt werden, ähnlich wie bei der Massage. Auch soll die Büschelentladung eine entzündungswidrige und antiseptische, und damit schmerzstillende Wirkung, z. B. bei Verbrennungen, haben, auch bei allerhand vasomotorisch-trophischen Affektionen, Ulcus cruris, Frostbeulen usw.

Die *Funkenbehandlung* ist zunächst vom Standpunkt einer kräftigen Hautreizung anzusehen. Dieselbe ist je nach der Länge und Stärke des Funkens, der Zeitdauer der Anwendung und der Ausdehnung des behandelten Hautgebietes modifizierbar und besitzt alle die Wirkungen des Hautreizes, die auf S. 442 besprochen wurden. Sie hinterläßt für einige Zeit eine Hyperästhesie, wirkt also bessernd auf gesunkene Sensibilität (daher nicht anzuwenden bei bereits bestehender Hyperästhesie!) und kann als „ableitender“ Reiz bei tiefergelegenen, schmerzhaften Affektionen schmerzstillend wirken; ist also verwendbar bei myalgischen Affektionen, Lumbago usw., bei tiefsitzenden Neuralgien, allerdings wesentlich bei älteren Formen, nicht bei frischen entzündlichen, neuritischen Affektionen.

Gleichzeitig wirkt der Hautreiz des Funkens stark auf die Vasomotoren ein, und zwar in hervorragendem Maße auf die Vasokonstriktoren, wie besonders WINKLER (2) nachgewiesen hat. Derselbe sah nach Funkenbehandlung einen anämischen Kreis entstehen der erst nach 2 Min. sich in einen roten Kreis verwandelte. (Umgekehrt wirken die ARSONVALschen Funken nur für $^1/_2$ Min. anämisierend und dann anhaltend hyperämisierend.)

Die Funkenbehandlung ist daher *nicht* angezeigt bei allen angiospastischen Veränderungen der Haut, dagegen angezeigt bei allen denjenigen Zuständen, die mit Congestions- und hyperämischen Zuständen einhergehen.

Die Reizwirkung des Funkens kann abgemildert werden durch die oben beschriebenen Modifikationen, also Bedeckung mit einem Wolltuch, womit auch eine Massage (Friktion) verbunden werden kann. Dieselbe wird u. a. bei Affektionen der Bauchorgane, habitueller Obstipation u. dgl. als anregendes Mittel verwendet. Ferner sind auch die Wellenströme mit fest auf den schmerzhaften Partien sitzenden Elektroden als ein milder gleichzeitig mit einer allgemeinen Erschütterung verbundener Hautreiz aufzufassen, der ebenfalls dei Neuritiden, Neuralgien, Myalgien usw. schmerzstillend wirken kann.

Außer der oberflächlichen hautreizenden Wirkung kommt aber dem FRANKLINschen Funken noch eine stark in die Tiefe greifende reizende, bzw. erregende Wirkung auf die Muskeln, bzw. motorischen Nerven zu; es treten lebhafte, kurzverlaufende Muskelzuckungen auf, die bei rascher Aufeinanderfolge des Funkenüberganges (s. oben Wellenströme und MORTONsche Ströme) einen tetanischen Charakter annehmen.

In dieser Form kann also die Franklinisation auch zur Erregung paretischer bzw. gelähmter Muskeln verwendet werden. Von MARTIN kürzlich noch ganz besonders bei Facialislähmung empfohlen.

BORDIER konnte nachweisen, daß an gesunden Muskeln die Entladung des negativen Poles stärkere Wirkungen auslöst wie die des positiven Poles (also entsprechend dem galvanischen Zuckungsgesetz). An gelähmten degenerierten Muskeln, also in Fällen von Entartungsreaktion sprechen die gelähmten, faradisch nicht mehr erregbaren Muskeln oft noch auf den elektrischen Funken an, allerdings erlischt in fortgeschrittenen Fällen von Degeneration diese „FRANKLINsche Erregbarkeit" früher als die galvanische.

Man sieht also, daß die Franklinisation in mancherlei Form recht verwendbar ist und wenn sie wohl auch in den meisten Fällen durch andere elektrotherapeutische Prozeduren ersetzt werden kann, möchte ich sie doch nicht, wie KOWARSCHIK, als ein „entbehrliches Verfahren bezeichnen, zu dem sich wohl noch verschiedenen Anhänger bekennen, das aber bereits historisch zu werden beginnt". Zur weiteren Orientierung sei besonders auf die Monographie von LUZENBERGER (2) verwiesen.

X. Die Behandlung mit Hochfrequenzströmen.

(Arsonvalisation und Diathermie.)

1. Arsonvalisation.

a) Wesen der ARSONVALschen Ströme.

Die Hochfrequenzströme sind Wechselströme, welche, wie ihr Name sagt, eine sehr hohe Frequenz besitzen.

Während beim Gleichstrom die elektromotorische Kraft andauernd in der gleichen Richtung wirkt und daher die Ionen eine fortschreitende progressive Bewegung in gleichbleibendem Sinne vollziehen müssen (Ionenverschiebung), ist die Richtung der Kraft beim Wechselstrom eine fortwährend wechselnde. Die Bewegung der Ionen muß daher eine hin- und hergehende, eine pendelnde oder schwingende sein, daher auch Schwingungsströme genannt.

FARADAY war der erste, der auf dem Wege der Induktion (1831) Wechselströme herstellte, die nach ihm benannten faradischen Ströme oder Induktionsströme. Diese sind aber ebenso wie die durch die Dynamomaschine erzeugten Sinusströme Wechselströme von niedriger Frequenz. Sie wechseln ihre Richtung etwa 100mal oder etwas mehr in der Sekunde. Von hochfrequenten Strömen spricht man aber erst dann, wenn die sekundliche Frequenz 100 000 und darüber beträgt.

Erst um das Jahr 1890 gelang es dem Physiker N. Tesla, gestützt auf die Experimente von H. Hertz, Hochfrequenzströme, die für technische Zwecke geeignet waren, zu erzeugen. Der französische Physiologe d'Arsonval war es, der diese Ströme als erster therapeutisch verwendete. Das Verfahren wird daher in der Medizin allgemein als *Arsonvalisation* bezeichnet.

b) Allgemeines, Apparate.

Wie kommt nun diese hohe Frequenz zustande? Mit mechanischen Vorrichtungen, wie dem Wagnerschen Hammer oder der Dynamomaschine kann man derartig hohe Frequenzen auch nicht annähernd erzeugen. Man gelangt damit allerhöchstens bis zu Frequenzen von einigen Tausend in der Sekunde.

Das Problem, hochfrequente Ströme zu erzeugen, wurde in ganz anderer Weise gelöst, nämlich durch *Kondensatorentladungen mittels elektrischer Funken.* Wenn man nämlich aus einem mit hoher Spannung aufgeladenen metallischen Körper, etwa einer Belegung einer Leidener Flasche, einen Funken überspringen läßt, so ist dieser Vorgang nicht eine gleichförmige, einheitliche elektrische Strömung, er besteht vielmehr aus einer Anzahl rasch aufeinanderfolgender, abwechselnd gerichteter Schwingungen, gewissermaßen einem Hin- und Herpendeln der Elektrizität, ebenso wie ein angestoßenes Pendel einige Male nach beiden Richtungen hin- und herschwingt und alsbald zur Ruhe kommt. Der Vorgang erschöpft sich in etwa 10—20 Schwingungen („gedämpfte" Schwingungen); er kann aber beliebig oft wiederholt bzw. kontinuierlich unterhalten werden, wenn man dafür sorgt, daß die Leidener Flaschen jedesmal, wenn eine Schwingung abgeklungen ist, sofort wieder von neuem aufgeladen werden. Dies geschieht dadurch, daß man den Leidener Flaschen einen Wechselstrom von niederer Frequenz zuführt. Einen solchen erhält man bei den großen Apparaten von dem ursprünglichen Arsonvalschen Typus entweder aus einem großen, durch Kondensatoren verstärkten Induktorium, einem sog. Ruhmkorffschen Funkeninduktor (Abb. 42 *b*), wie er bei den Röntgenapparaten gebräuchlich ist, oder aus einer Wechselstromeinrichtung (Lichtleitung, oder falls diese Gleichstrom führt, unter Einschaltung eines Wechselstromtransformers). Wenn man einen solchen Wechselstrom den inneren Belegungen zweier Leidener Flaschen zuleitet (*c*) und zwischen diese eine (in ihrer Länge regulierbare) Funkenstrecke (*d*) einschaltet, so findet in dieser ein dauernder, mit lebhaftem Geräusch verbundener Funkenübergang statt. Verbindet man nun die äußeren Belegungen der beiden Leidener Flaschen durch eine Kupferdrahtspirale (Solenoid) (*e*) miteinander, so tritt jedesmal, wenn sich in der Funkenstrecke die Ladung der inneren Belegungen durch Funkenübergang ausgleicht, derselbe Schwingungsvorgang auch in dem die äußeren Belegungen verbindenden Solenoid auf. Und dieser aus Schwingungen von ungeheurer Frequenz bestehende elektrische Vorgang ist der therapeutisch verwendete Arsonval*sche Strom.*

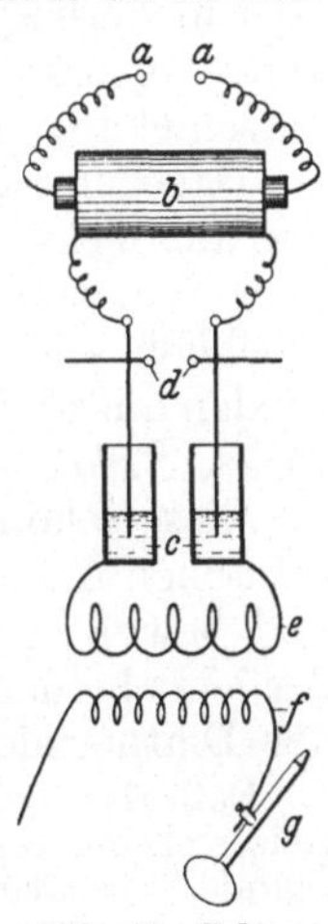

Abb. 42. Schema des Arsonvalschen Apparates.

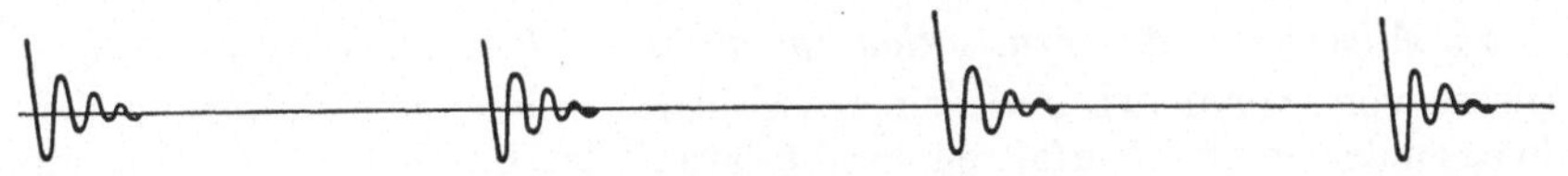
Abb. 43. Gedämpfte Schwingungen.

Den Vorgang stellt im Groben das obenstehende Schema dar, auf physikalische und technische Einzelheiten kann hier nicht eingegangen werden. Es sei nur folgendes über das Wesen dieser Ströme erwähnt:

Die Arsonvalschen Ströme haben, wie gesagt, eine außerordentlich hohe Frequenz, die zwischen 100 000 und 1 000 000 pro Sekunde liegt. Sie bestehen aus einzelnen Schwingungsgruppen von relativ kurzer Dauer, die durch relativ lange stromfreie Intervalle voneinander getrennt sind (gedämpfte Schwingungen). Das Verhältnis ist etwa 1:100. Wenn die Dauer der Schwingung also $\frac{1}{50\,000}$ Sekunde beträgt, ist das Intervall bis zur nächsten Schwingung $\frac{1}{500}$ Sekunde (Abb. 43).

Die Arsonvalschen Ströme haben eine sehr hohe Spannung, einige 1000 bis 100 000 Volt, dagegen eine relativ geringe Intensität, einige 100 MA.

Trotz ihrer außerordentlich hohen Spannung erregen diese Ströme die sensiblen und motorischen Nerven *nicht*. Sie lösen weder das bekannte Gefühl des Elektrisierens aus, noch erzeugen sie Muskelkontraktionen. Diese Erscheinung beruht nach den Forschungen von NERNST, ARSONVAL u. a. auf der außerordentlich hohen Frequenz bzw. dem raschen Richtungswechsel: unsere motorischen und sensiblen Apparate sind nicht darauf eingerichtet, Schwingungen, die eine gewisse Frequenz — etwa 100000 in der Sekunde überschreiten — zu perzipieren, ebenso wie der Opticus und Acusticus auf Reize, die über einer gewissen Frequenz liegen, nicht reagiert.

Ebenso erklärt es sich, daß diese Ströme trotz ihrer kolossalen Spannung keine Gewebszerstörungen im Körper hervorrufen, welche, bei einem Gleichstrom oder niederfrequenten Wechselstrom von auch nur annähernd gleicher Spannung eintreten müßten. Die Schwingungen vollziehen sich so rasch, daß eine Ionenverschiebung, also eine elektrolytische Wirkung nicht platzgreifen kann.

Dagegen setzt sich der Hochfrequenzstrom auf seinem Wege durch den Körper wie alle elektrischen Ströme in Wärme um. Infolge der hohen Spannung muß diese Umwandlhng in (JOULEsche) Wärme bei den ARSONVALschen Strömen erheblich sein, während sie bei den sonst üblichen elektrotherapeutischen Methoden mit niedrig gespannten Strömen nur minimal und völlig zu vernachlässigen ist (s. S. 419).

Diese schon von ARSONVAL beobachtete Bildung von Wärme ist aber bei der typischen Arsonvalisation nicht als das Wesentliche anzusehen. In voller Stärke und bewußter therapeutischer Absicht wird sie erst zur Geltung gebracht bei der jetzt besonders viel gebrauchten Modifikaltion der Hochfrequenzbehandlung, der Diathermie (s. später).

Daß aber bei der Arsonvalisation trotz des Fehlens aller motorischen und sensiblen Reizerscheinungen und trotz nur geringer Wärmebildung in einem der ARSONVALschen Spirale angenäherten menschlichen Körper lebhafte elektrische Vorgänge sich abspielen, kann man jederzeit dadurch demonstrieren, daß eine dem Apparat angenäherte elektrische Glühlampe oder GEISLERsche Röhre sofort ins Glühen gerät. Man ersieht daraus, daß der ARSONVALsche Strom in einem in die Nähe gebrachten elektrischen Leiter elektrische Vorgänge „induziert". Solche Vorgänge müssen also auch im menschlichen Körper ablaufen und man kann wohl annehmen, daß sie, obgleich sie keine sicht- und fühlbare Wirkung hervorrufen, doch auf das Gleichgewicht der feinsten Elementarteilchen des Organismus einen Einfluß ausüben (molekulare Erschütterung). Durch diesen Wirkungsmodus, also durch eine direkte Einwirkung auf das Zellprotoplasma, erklärt man sich die anregenden und regulierenden Wirkungen auf den Stoffwechsel, die Blutzirkulation usw., die diesen Strömen zugeschrieben werden (s. später).

c) Anwendungsmethoden.

α) Allgemeine Arsonvalisation im großen Solenoid oder sog. Käfig.

Dieses von ARSONVAL und seinen Schülern, schon bei Einführung der Methode besonders geübte Verfahren beruht darauf, daß mit den äußeren Belegungen der Leidener Flaschen eine sehr große, aus dickem Kupferdraht bestehende Spirale verbunden wird, die so konstruiert ist, daß der Patient darin stehen oder sitzen kann.

Die in dem Solenoid ablaufenden Ströme induzieren nun in dem Körper des Patienten entsprechende elektrische Vorgänge, von denen derselbe, wie oben gesagt, nichts wahrnimmt, die ihn aber jederzeit durch das Aufglühen einer in seine Hand gegebenen elektrischen Glühlampe demonstriert werden können.

Subjektiv üben diese Sitzungen im „Käfig", die durchschnittlich in einer Dauer von 10—15 Minuten angewendet werden, einen beruhigenden Einfluß aus, sind besonders gegen Schlaflosigkeit wirksam, auch sonst als beruhigendes Mittel bei Neurosen, verschiedenartigen Paraesthesien und Schmerzen. Ferner kommt ihnen eine blutdruckherabsetzende Wirkung zu, und sie werden deshalb als ein wirksames Mittel bei Arteriosklerose und Präsklerose, besonders von französischen Autoren gerühmt. Diese von manchen Seiten, meiner Erfahrung nach nicht ganz mit Recht, bestrittene Wirkung wird neuerdings wieder in den Vordergrund gestellt, u. a. hat sich auch LAQUEUR (2) dafür ausgesprochen.

Ganz besonders aber wurde von ARSONVAL und seinen Mitarbeitern die Wirkungen auf das Zellprotoplasma in Form eines anregenden und regulierenden Einflusses auf die Stoffwechselvorgänge hervorgehoben. Die Methode wurde deshalb als ein äußerst wirksames Mittel bei Stoffwechselkrankheiten und Ernährungsstörungen, insbesondere Diabetes, Fettsucht, Gicht, Rheumatismus usw. gerühmt. Auch diese, zeitweilig ebenfalls bestrittene Stoffwechselwirkung der Hochfrequenzströme ist wie bereits auf S. 443 erwähnt wurde, in neuerer Zeit durch exakte Experimente wiederum bestätigt worden.

β) Allgemeine Arsonvalisation auf dem Kondensatorbett.

Eine zweite allgemeine Anwendungsvorrichtnug ist das Kondensatorbett, ein Ruhebett, welches mehrere Metallbelegungen trägt, denen der Hochfrequenzstrom zugeleitet wird. Die Metallbelegungen sind ihrerseits mit nichtleitenden Platten (Hartgummi) bedeckt, auf die der Patient gelegt wird, so daß er von den stromführenden Platten durch eine nichtleitende Schicht getrennt ist. Der Körper des Patienten bildet also gewissermaßen die eine Belegung des Kondensators, während die andere Belegung von den mit dem Strom verbundenen Metallplatten gebildet wird. Es werden dadurch in dem Körper des Patienten Stromwirkungen „induziert", ebenso wie bei der Behandlung im Käfig. Die Wirkung ist im wesentlichen die gleiche.

γ) Lokale Behandlung in Form von Effluvien oder Funken.

Im Gegensatz zu den vorstehend geschilderten allgemeinen Methoden übt der ARSONVALsche Strom sehr lebhafte sensible und motorische Reizerscheinungen aus, wenn er auf einen *lokalisierten* Punkt des Körpers überspringen gelassen wird. Diese plötzliche Ladung bzw. Entladung ruft einen lebhaft stechenden Schmerz und, falls sie einen motorischen Punkt trifft, eine kräftige Muskelzuckung hervor. Ja der Reiz kann sogar bei intensivster Anwendung bis zur Destruktion von Geweben getrieben werden, ein Umstand, der in der Chirurgie und Dermatologie zur Zerstörung von oberflächlichen Neoplasmen u. dgl. verwendet wird (Fulguration).

Für unsere Zwecke wird die lokale Arsonvalisation in milder Form als ein wirksamer, sehr gut in seiner Intensität und Ausdehnung abstufbarer Hautreiz verwendet, worüber später Näheres zu sagen ist.

Zur Erreichung der für eine wirksame lokale Behandlung nötigen hohen Spannung werden bei den ARSONVALschen Apparaten sog. Hochspannungstransformatoren verwendet, deren Prinzip kurz folgendes ist: Die äußeren Belegungen der Leidener Flasche werden jetzt nicht, wie bei der allgemeinen Arsonvalisation mit dem großen Solenoid (oder Käfig) verbunden, sondern mit dem *kleinen* Solenoid, einer aus wenigen Windungen dicken Kupferdrahtes bestehenden Spirale. In der Nähe dieser primären oder Erregerspule befindet sich eine zweite sekundäre Spirale, die zahlreiche Windungen aus dünnem Draht führt (s. Abb. 42 *f*.) Beide Spulen haben miteinander keine leitende Verbindung, sie sind, wie man sagt, „induktiv gekoppelt". Über die Windungen der Primärspule schleift ein Kontakt, der es gestattet, die Zahl der in den Primärkreis eingeschalteten Windungen zu vergrößern oder zu verkleinern, wodurch die Spannung der im Sekundärkreis induzierten Ströme erhöht oder vermindert wird. Ein solcher Hochspannungstransformator ist der TESLA-Transformator. Eine zweite Art ist der Resonator von OUDIN. Er unterscheidet sich von dem ersteren nur durch die Art der Koppelung. Während sie bei dem ersteren eine induktive ist, ist sie bei dem zweiten eine galvanische; die sekundäre Spule ist mit der ersten leitend verbunden, sie ist gleichsam die Fortsetzung der ersteren; sie hat daher nur *ein* freies Ende. Auch hier wird durch das Verschieben eines Kontaktes auf den

Windungen der Primärspule die „Resonanz“ hergestellt, die Stromwirkung wird dadurch verstärkt bzw. abgeschwächt.

Zur Ableitung der Ströme werden starke, mit dickem Gummi überzogene Kabel benutzt. Beim Oudinschen Resonator wird nur einspolig zur Elektrode abgeleitet, beim Tesla-Transformator wird der zweite Pol zur Erde abgeleitet oder zu einem Metallstab, welchen der Patient mit den Händen umgreift.

Wir unterscheiden nun verschiedene Arten der lokalen Behandlung je nach der Art der verwendeten Elektroden.

Die Effluvienbehandlung (Bestrahlung). Hierzu wird eine Elektrode benutzt, die eine Anzahl von Spitzen trägt und an einem langen Hartgummihandgriff befestigt ist (auch eine dicke, kugelförmig gestaltete Elektrode, die nach Art einer Bürste aus feinen Metallfäden besteht, ist im Gebrauch). Zur Behandlung stellt man den Transformator durch Verschiebung des Gleitkontaktes auf seine Höchstleistung, also auf Resonanz ein. Man sieht dann an den Spitzen der Elektrode violette Lichtbündel auftreten, die unter leichtem Knistern von der Elektrode ausstrahlen, eine Erscheinung, die besonders im Dunkeln deutlich ist. Man hält dann die Elektrode dem zu bestrahlenden Körperteil in einer Entfernung gegenüber, die groß genug ist, um das Überschlagen von Funken zu verhüten, andererseits aber ausreicht, um eine kräftige Bestrahlung zu gewährleisten. Behandlung 10—15 Minuten.

Die Funkenbehandlung. Vermindert man den Abstand zwischen Körper und Elektrode unter ein gewisses Maß, so erfolgt die Entladung nicht mehr als Glimmlicht, sondern in Form von Funken. Diese sind bei größerer Intensität recht schmerzhaft und bilden einen kräftigen Hautreiz, die Prozedur wird daher auf wenige Minuten beschränkt. Man benutzt entweder eine aus weichen Metallfäden bestehende Pinselelektrode oder auch eine knopfförmige Metallelektrode, die rasch über die zu behandelnde Körperpartie hin- und hergeführt wird.

Die Behandlung mit **Kondensatorelektroden** stellt die häufigste Anwendungsform dar. Am meisten Verwendung finden die sog. Vakuumelektroden, das sind Elektroden aus Glas, die nach der Art der Geislerröhren verdünnte Luft enthalten, die ja ein Leiter für hochgespannte Elektrizität ist. Wird eine solche Elektrode, deren es die verschiedensten Formen gibt, auf den Körper aufgesetzt, so ist dieser durch eine nichtleitende Schicht (Glas) vor dem direkten Stromübergang geschützt. Es kommt gleichsam zur Bildung eines Kondensators, wobei das isolierende Glas das Dielectricum darstellt und die eine Belegung von der Körperoberfläche, die andere von der verdünnten Luft in der Elektrode gebildet wird [1]. Bringt man eine solche Elektrode in direkten Kontakt mit der Körperoberfläche, so fühlt man zunächst gar nichts, nach einiger Zeit eine gewisse Wärme (Diathermiewärme). Hebt man die Elektrode ein wenig von der Körperoberfläche ab, dann prasselt ein Regen von feinsten Fünkchen auf die Haut nieder, der um so stärker wird, je größer die Entfernung ist, natürlich auch je stärker die Einstellung des Transformators gewählt wird. Es wird auf diese Weise ein Hautreiz geschaffen, der in seiner Stärke sehr gut dosiert werden kann. Stabiles Aufsetzen bildet den mildesten Reiz (besonders an der Herzgegend angewendet), labiles Hinübergleiten über die Haut unter Bewahrung des Kontaktes einen etwas stärkeren, und Überspringenlassen von Funken den stärksten Reiz, der bis zu erheblicher Intensität getrieben werden kann. In letzterem Falle werden auch die motorischen Nerven bzw. Muskeln erregt (Muskelkontraktion), wenn motorische Punkte getroffen werden [2]. Eine lebhafte vasomotorische

---

[1] Ebenso wirken die Graphitelektroden: hier enthält die Glasröhre statt der verdünnten Luft eine Graphitfüllung.

[2] Diese Wirkung tritt besonders bei einer neuen, von Cluzet, Chevallier und Ponthus angegebenen Anordnung hervor. Sie stellen „gleichgerichtete Hochfrequenzströme“ her,

Reizung ist stets zu beobachten. Dieselbe besteht anfangs in einem kurzdauernden Erblassen der getroffenen Hautstelle (Vasokonstriktion), der bald eine Rötung (Vasodilation) folgt, die mit subjektivem Wärmegefühl verbunden und lange nachhaltig ist. Beim festen Anlegen der Glaselektrode (stille Entladung) entsteht dagegen eine andauernde Vasokonstriktion.

Betrachten wir also die Wirkung der *lokalen* Arsonvalisation wesentlich vom Standpunkt des Hautreizes, so ist zuzugeben, daß es sich wohl nicht um eine spezifische Wirkung der Hochfrequenzströme handelt, sondern daß ihr Wesen vielfach identisch ist mit der mehrfach besprochenen hautreizenden Wirkung anderer elektrotherapeutischer Prozeduren, insbesondere der Faradisation und der Franklinisation. Ein Vorzug der Hochfrequenzströme scheint mir aber einmal ihre sehr exakte Abstufbarkeit bzw. Dosierbarkeit zu sein, ferner der Umstand, daß sie schon bei relativ geringen Stromstärken sehr lebhaft und nachhaltig auf die Vasomotoren (hyperämisierend) wirken.

Auch ist nicht zu übersehen, daß jede lokale Arsonvalisation auch eine allgemein elektrische Aufladung zur Folge hat, wie man daraus ersehen kann, daß man aus jeder Körperstelle eines lokal behandelten Patienten, auch weit entfernt vom Orte der Applikation, Funken ziehen kann.

Es können also auch bei jeder Lokalbehandlung Allgemeinwirkungen, Wirkungen auf den Stoffwechsel usw. angenommen werden (ganz abgesehen von den Stoffwechselwirkungen, die schon an sich jedem ausgedehnten Hautreiz zukommen).

d) Wirkungsweise und Indikationen.

Im einzelnen ist über den Anwendungsmodus und die Wirkungsweise folgendes zu sagen: Schwache Arsonvalisation (Effluvien, schwache Kondensatorelektrodenbehandlung) ist entsprechend dem Grundsatze, daß schwache Reize, besonders in längerer Dauer, beruhigend wirken, indiziert bei neuralgischen und neuritischen Affektionen, die mit Hyperästhesien, Paraästhesien, Juckreiz usw. verbunden sind.

Es kommen hier also in Betracht die oberflächlichen Neuralgien, ferner die sog. Pseudoneuralgien, unbestimmte neuralgische Schmerzen, die oft mit einer Druckempfindlichkeit und Vermehrung des Fettgewebes verbunden sind (sog. Adiposalgie). Ferner reagieren oft Kopfschmerzen verschiedener Art, besonders solche, die auf vasomotorischen Störungen beruhen, sehr gut auf Effluvienbehandlung. Meyer-Schwarzburg hat dieses Verfahren kürzlich besonders enthusiastisch empfohlen.

Die Behandlung mit starken Reizen (Funkenbehandlung, stärkere Kondensatorentladungen) wirkt bei Zuständen von Hypästhesie anregend auf die gesunkene Sensibilität und hat außerdem eine ableitende, revulsive, also schmerzstillende Einwirkung auf tiefsitzende schmerzhafte Affektionen. Man verwendet sie also bei tiefsitzenden Neuralgien, wie Ischias u. dgl., Myalgien (Lumbago usw.), auch bei allerhand anderen schmerzhaften Affektionen, wie Tarsalgie, Achillodynie usw. Bei Narbenneuralgien erweist sie sich oft als sehr wirksam. Auch bei spinalen Affektionen, besonders der Tabes, wirkt Funkenbehandlung günstig auf die Hypalgesie und gleichzeitig auf die Parästhesien und Schmerzen.

---

dadurch, daß durch die Ventilwirkung einer Elektronenröhre nur die eine Phase des hochfrequenten Wechselstromes durchgelassen, die andere aber abgeschirmt wird. Diese „redressierten Ströme“ sollen eine sehr starke Einwirkung auf die motorischen Nerven und Muskeln haben, sollen sie bisweilen sogar in solchen Fällen erregen, in denen der galvanische Strom nicht mehr zu wirken vermag.

Eine andere Methode, die Hochfrequenzströme motorisch wirksam zu machen, wird von Herzog empfohlen: Auflegen einer Metallplatte auf den Körper, auf welchen Funken aus einer Metallelektrode überspringen gelassen werden. Dabei treten lebhafte Zuckungen auf.

Es werden kräftige Funkenentladungen aus Kondensatorelektroden auf die hypalgetischen Bezirke, an den Beinen, am Rumpf angewendet, auch wird die Brust- und Lendenwirbelsäulengegend, bei gastrischen Krisen, mit gutem Erfolg in derselben Weise behandelt (s. z. B. KELLER). Zu beachten ist, daß wenn nicht wie zumeist, eine Hypalgesie, sondern eine Hyperalgesie an den Beinen besteht, keine Funkenbehandlung, sondern nur ganz schwache, beruhigende Effluvienbehandlung angezeigt ist.

Die gleichzeitige Wirkung der lokalen Arsonvalisation auf die Zirkulation macht die Methode besonders geeignet, bei vasomotorischen Störungen, also bei allerhand Angioneurosen, Akroparästhesien, lokaler Asphyxie usw. Auch bei den trophischen Geschwüren erweist sich die Arsonvalisation oft als ein die Heilung förderndes Mittel. Schließlich kommen arteriosklerotische Zustände in Betracht, intermittierendes Hinken, neuralgiforme Schmerzen bei Angina pectoris usw., natürlich auch Herzneurosen. Hier wirkt schwache Arsonvalisation der Brusthaut oft sehr beruhigend. TREIBMANN (2 und 3) verwendet dazu anschnallbare Glaselektroden in der Dauer bis zu einer Stunde und will damit ausgezeichnete Wirkungen bei paroxysmaler Tachykardie erzielen. Andererseits wirkt etwas kräftigere Funkenbehandlung der Herzgegend mit Kondensatorelektroden reflektorisch anregend auf die Herztätigkeit und kann daher bei Myokardschwäche u. dgl. verwendet werden [LAQUEUR, (2)].

Das Anwendungsgebiet der lokalen Arsonvalisation ist also recht ausgedehnt und wenig scharf umgrenzt. ISLER hat kürzlich versucht, an einem größeren klinischen Material die Indikationen näher zu präzisieren. Er benutzte meist Effluvien- oder schwache Funkenbehandlung mit Kondensatorelektroden und fand gute Erfolge bei klimakterischen Beschwerden (in einem Drittel der Fälle). Von Neuralgien reagierten am besten die Cruralneuralgien, ferner die Meralgia paraesthetica, andere Formen weniger sicher. Günstige Erfolge bei chronischer Arthritis, bei Erkrankungen des Zentralnervensystems nur symptomatische Besserungen. Sehr günstige Wirkung bei Asthma bronchiale, dagegen negative Erfolge bei Herz- und Gefäßerkrankungen. Der Autor konnte nicht einmal die oben erwähnte blutdruckherabsetzende Wirkung bestätigen. Er versucht die therapeutischen Erfolge mit einer Wirkung auf die sympathischen Fasern in Verbindung zu bringen.

Weitere Nachprüfungen an großem klinischen Material sind noch sehr nötig, besonders um der gedankenlosen Erweiterung des Indikationsgebietes entgegenzutreten, die in den letzten Jahren durch die Einführung der sogleich zu erwähnenden kleinen, billigen Hochfrequenzapparate befördert worden ist.

Anhang.

Kleine Hochfrequenzapparate.

Als Ersatz der kostspieligen Arsonvalapparate hat man in neuerer Zeit zahlreiche kleine Apparate konstruiert, welche vermöge der ausgedehnten Propaganda unter Laien eine sehr weite Verbreitung gefunden haben.

Statt der Leidener Flaschen werden hier flächenförmige Kondensatoren verwendet, die durch einen sehr kleinen Funkeninduktor aufgeladen werden. Ein OUDINscher Resonator von kleinstem Format dient zur Erzeugung von Hochspannung.

Diese Apparate haben die Form kleiner Kästchen, sie werden mittels eines Steckers an die Lichtleitung angeschlossen. Die beigegebenen Vakuumelektroden verschiedener Formen ermöglichen nach den Prospekten die Behandlung sämtlicher Krankheiten und sichern die glänzendsten Erfolge!

Tatsächlich sind diese Apparate zur Allgemeinbehandlung gänzlich unbrauchbar, liefern auch keine Effluvien, sondern nur ein Fünkchenspiel aus den Glaselektroden. Dieses stellt zwar einen gewissen Hautreiz dar, rechtfertigt aber nicht im geringsten die marktschreierische Reklame, mit der diese Apparate angepriesen werden. Die unterschiedslose Verwendung bei den verschiedensten Krankheiten durch Laien (leider bisweilen auch durch Ärzte) ist vielmehr als ein grenzenloser Unfug zu bezeichnen! Auf die Aufzählung der Namen dieser zahlreichen Apparate sei daher hier verzichtet.

Erwähnt sei nur der „*Invictus*“, welcher gewissermaßen ein Mittelding zwischen den großen typischen Apparaten und den kleinen spielerischen Konstruktionen darstellt. Er liefert recht kräftige, gut abstufbare Ströme und ist daher zu Effluvien- und Funkenbehandlung (allerdings nicht zur Allgemeinbehandlung) wohl zu gebrauchen.

2. Diathermiebehandlung.

a) Allgemeines, Apparate, Zischfunkenstrecke, Elektronenröhre.

Das jetzt außerordentlich viel gebrauchte Diathermieverfahren stellt eine Modifikation der Arsonvalisation dar, die im Jahre 1908 durch ZEYNEK und BERND in die Therapie eingeführt wurde. Durch eine verhältnismäßig einfache konstruktive Änderung gelang es, die schon bei der Arsonvalisation beobachtete und oben erwähnte Umsetzung des hochfrequenten Stromes in Wärme außerordentlich zu steigern und diese in der gesamten, vom Strome durchflossene Körperstrecke entstehende Wärme therapeutisch auszunützen.

Die wesentliche konstruktive Besonderheit liegt in der Funkenstrecke. Während wir bei der Arsonvalisation die sog. Knallfunkenstrecke benutzen, in welcher der Funken über eine verhältnismäßig große Strecke mit lautem Geräusch überspringt, verwenden wir am Diathermieapparat eine Lösch- oder Zischfunkenstrecke. Dieselbe besteht aus zwei Metallscheiben, die flächenparallel in einem Abstand von Bruchteilen eines Millimeters einander gegenüberstehen und mittels einer Mikrometerschraube einander mehr oder weniger angenähert oder entfernt werden können. Infolge der geringen Entfernung reichen viel geringere Spannungen aus, um den Luftwiderstand in Form eines Funkens zu überwinden. Die Funken werden dadurch viel kleiner, zugleich aber auch zahlreicher. Während bei der Knallfunkenstrecke die sekundliche Funkenzahl (also die Zahl der Schwingungsgruppen) etwa 100 beträgt, wird sie bei der Löschfunkenstrecke auf 1000—2000 erhöht.

Die Pausen zwischen den einzelnen Schwingungsgruppen sind also kürzer, die gesamte umgesetzte Elektrizitätsmenge daher größer, dementsprechend auch der Wärmeeffekt größer. Die Spannung ist entsprechend der geringeren Funkenlänge niedriger, nämlich nur einige 100 Volt, während sie bei den ARSONVALschen Strömen viele Tausende, bis 100 000 Volt beträgt; die Intensität dagegen höher (bis etwa 3000 MA. und darüber, bei den ARSONVALschen Strömen nur einige 100 MA.).

Statt der Löschfunkenstrecke hat man auch den Lichtbogen und in letzter Zeit besonders die Elektronenröhre als Schwingungserreger benützt. Letztere ergibt im Gegensatz zu den „gedämpften“, durch Pausen getrennten Schwingungen des Arsonvalapparates und der Löschfunkenstrecke, einen aus einer ununterbrochenen Folge von Schwingungen bestehenden Strom, d. h. „ungedämpfte“ Schwingungen. Die Röhrenapparate liefern also trotz niedriger Spannung eine verhältnismäßig große Stromausbeute. Außerdem arbeiten sie vollkommen geräuschlos und es fällt die Entwicklung nitroser Gase vollständig fort (BORDIER, HUMBERT, KOWARSCHIK).

Die erreichte Stromstärke wird am Diathermieapparat an einem Hitzedrahtampermeter abgelesen, daraus kann der Wärmeeffekt durch eine einfache Formel errechnet werden.

Im übrigen kann auf die Konstruktion hier nicht eingegangen werden. Die wesentlichen Teile des Apparates sind im Prinzip dieselben wie bei dem ARSONVALschen Apparat. Von dem Erregerkreis aus, in welchem sich die Löschfunkenstrecke befindet, werden auf einen zweiten, von dem ersten völlig getrennten Kreis, den Therapiekreis, in welchen der Patient eingeschlossen ist, die zur Therapie verwendeten Ströme auf dem Wege der Induktion übertragen.

Der wesentliche Unterschied der Anwendung gegenüber der Arsonvalisation beruht in der Anlegung der Elektroden. Es findet hier kein Funkenübergang auf die Haut statt, sondern der Strom wird durch festanliegende Kontaktelektroden direkt dem Körper zugeleitet.

Als Elektroden benutzte man ursprünglich überzogene, durchfeuchtete Elektrodenplatten, bzw. Kissen; die Erfahrung ergab aber, daß diese sich infolge ihres hohen Eigenwiderstandes beträchtlich erhitzen und dadurch auf der Haut ein unangenehmes Hitzegefühl erzeugen. Man ist deswegen jetzt allgemein zur Verwendung nackter Metallplatten übergegangen, welche direkt der Haut angelegt werden. Es sind Bleiplatten von höchstens 0,5 mm Dicke, in verschiedener Größe, mit leicht abgerundeten Ecken, oder auch Zinn- oder Stanniollamellen; jedenfalls biegsame Platten, welche sich der Körperoberfläche gut anlegen lassen. Näheres über die Applikation wird noch später erwähnt werden.

HEMINGWAY und HANSEN haben die Temperaturentwicklung unter feuchten Elektroden einerseits und trockenen Metallelektroden andererseits untersucht. Sie fanden, daß bei der durchschnittlichen Sitzungsdauer von 20 Minuten die Temperatursteigerung unter den letzteren, sowohl oberflächlich wie in der Tiefe, erheblich größer ist wie unter den ersteren. Nur bei sehr langer Sitzungsdauer (etwa 1 Std.) steigt die Temperatur unter der Kissenelektrode in der Tiefe stärker an, wie unter der Metallelektrode, während die Hauttemperatur konstant bleibt. Kissenelektroden sind also nur dann empfehlenswert, wenn eine längere Tiefendurchströmung bei geringer Erwärmung der Hautoberfläche erwünscht ist.

Wirkungs- und Anwendungsweise. Das Wesen der Diathermie ist eine Wärmebildung, und zwar eine Wärmebildung, die in der Tiefe der Gewebe selbst entsteht. Während die üblichen thermischen Applikationen von der Oberfläche her wirken und die zugeführte Wärme nicht in die Tiefe dringen lassen, weil dieselbe alsbald von der Zirkulation weggeführt wird, entsteht die Wärme bei der Diathermie in der Tiefe der Gewebe selbst, wie man sich durch einen einfachen Versuch überzeugen kann: nimmt man zwei zylinderförmige metallische Diathermieelektroden in die Hände, so fühlt man die Wärme zunächst nicht an der Stelle der Elektroden, sondern entfernt davon, an den Handgelenken, an den Stellen, an denen die durchströmten Oberextremitäten den geringsten Querschnitt haben. Auf andere Weise kann man sich von der Durchwärmung der tieferen Gewebsschichten durch Einlegen eines Thermometers in die Mundhöhle bzw. in den After, bei Durchströmung von Wange zu Wange bzw. von Kreuz- zur Bauchgegend überzeugen.

Die therapeutische Wirkung der tiefgreifenden Wärme ist in einem Einfluß auf die Lymph- und Blutbewegung zu sehen. Sie fördert die Durchblutung, steigert den lokalen und allgemeinen Stoffwechsel, regt die Resorption an und unterstützt so die Heilungsvorgänge, übt dabei auch einen schmerzstillenden Einfluß aus. Die durch die Erwärmung in der Tiefe entstehende Hyperämie wurde unter anderem von KOLMER und LIEBESNY am Hoden des Hundes nachgewiesen, bei relativ geringer Stromstärke, die zu keiner Schädigung der äußeren Hodenhaut führte. Diese Hyperämie hat nach NAGELSCHMIDT einen capillar-arteriellen Charakter (im Gegensatz zu der BIERschen Stauung). Gleichzeitig tritt eine Hyperlymphie ein, also eine starke Durchströmung der behandelten Gewebsabschnitte und damit eine bessere Ernährung der Zellen und Organe, Fortschaffen verbrauchten Stoffwechselmaterials, also eine Beschleunigung des Zellchemismus und Funktionssteigerung der Organe.

Die Vorstellung, daß die *gesamte* therapeutische Wirkung der Diathermie auf dem Wege der Wärmebildung vor sich geht, ist wohl aber nicht zutreffend. Man ist in letzter Zeit immer mehr zu der Ansicht gekommen, daß die feinen molekularen Schwingungen, in die die Gewebe versetzt werden, eine spezifisch-elektrotherapeutische Wirkung ausüben (s. darüber allg. Teil, S. 445).

Die allgemeine Anwendung kann auf dem Kondensatorbett geschehen, wie die allgemeine Arsonvalisation. Hier ist also der Körper nicht direkt mit den Elektroden in Verbindung, sondern durch eine nichtleidende Schicht (Hartgummiplatten) von demselben getrennt. Gewöhnlich verwendet man aber jetzt, um eine starke Durchwärmung zu erzielen, direkt angelegte Elektroden. Eine häufig gebrauchte Methode ist die, daß vier biegsame Platten in der Größe von etwa je 200 qcm mittels Binden an den Ober- und Unterschenkeln befestigt und sämtlich mit *einem Pol* verbunden werden, während der zweite Pol mit einer Platte von 400—600 qcm verbunden ist, die man unter den Rücken des Patienten legt.

Eine zweite Methode ist die Dreiplattenmethode von KOWARSCHIK. Es werden hier 3 Platten von je 30×40 cm verwendet, von denen die eine unter den Rücken, die zweite unter das Gesäß, die dritte unter die beiden Waden des liegenden Patienten kommt. Der Abstand der 3 Elektroden voneinander muß ein möglichst gleicher sein. Die mittlere Elektrode wird mit dem *einen* Pol, die beiden anderen mit dem zweiten Pol verbunden. Dadurch kommt es zu einer Teilung des Stromes, so daß er von der mittleren Platte nach oben und nach unten fließt.

Die Allgemeindiathermie führt zu einer allgemeinen Steigerung der Körpertemperatur, die schon bei einer Stromstärke von 1,5—2,5 Amp. etwa 0,7° erreichen kann (in der Mundhöhle oder rectal gemessen) und einen allgemeinen Schweißausbruch auslöst.

Als Effekt dieser leichten Temperaturerhöhung beobachtet man eine Blutdrucksenkung, besonders wenn derselbe pathologisch erhöht ist (s. S. 440), jedenfalls eine Folge der als Reaktion gegen die Temperatursteigerung auftretenden Erweiterung der peripheren Hautgefäße. Die Methode ist daher gut verwendbar bei Sklerotikern und Präsklerotikern und wirkt hier symptomatisch zweifellos günstig. Ferner hat sie einen ausgesprochen sedativen Effekt. Sie wirkt bei reizbaren, überempfindlichen Neurasthenikern oft sehr beruhigend, ruft oft ein unmittelbares Schlafbedürfnis hervor und hinterläßt bei Schlaflosen eine ausgesprochene Wirkung auf den Schlaf, wirkt auch günstig auf die diffusen Schmerzen und Hyperästhesien des Neurasthenikers.

Daß die Allgemeindiathermie auch Stoffwechselwirkungen ausübt und daher bei Konstitutionsanomalien verwendbar ist, wurde bereits erwähnt (vgl. S. 444), sie führt daher auch zur Besserung des Ernährungszustandes bei Neurasthenikern.

In neuester Zeit versucht man aber, wie bereits auf S. 445 bemerkt, durch intensive und langdauernde Anwendung der Allgemeindiathermie sehr hohe Temperaturen (40—41°) zu erzielen und diese als „künstliches Fieber" zur Bekämpfung der progressiven Paralyse und anderer Erkrankungen des Zentralnervensystem auszunutzen. Dieser naheliegende Gedanke ist schon vor längerer Zeit ausgesprochen [u. a. MANN, (8)], aber erst in letzter Zeit praktisch durchgeführt worden, und zwar anscheinend mit gutem Erfolge.

NEYMANN (1, 2), OSBORN und KOENIG erzeugten durch Diathermie ein 5stündiges Fieber zwischen 39,7 und 40,5° unter Anwendung von 3000—6500 MA. Sie erzielten 41% absolute, dauernde klinische Remissionen, 19% Besserungen, 40% unverändert, einen Todesfall. Günstig ist dabei, daß die Altersgrenze für die Behandlung im Vergleich zu der Malariatherapie hinausgeschoben werden kann.

Ein weiterer Bericht stammt von HINSIE. Derselbe verwendete Kurzwellen und erzeugte Temperaturen von 40—40,5°, die durch Einpackung und Wärmeflaschen 7 Stunden konstant gehalten wurden (17 Paralytiker, 11 Besserungen, 1 Todesfall).

Weitere Mitteilungen stammen von KAUDERS (klinische Remissionen mit Abänderungen des Liquorbildes), BRUNNER-ORNSTEIN (2), MCKAY, KENNETH und WINANS (4—6 Amp., 40° Temperatur 3 Stunden lang, 40 Sitzungen. Von 28 Patienten 11 geheilt oder nahezu geheilt, 7 gebessert, 7 ungeheilt, 3 Todesfälle), ferner von SCHAMBERG und BUTTERWORTH (Temperaturen bis 41°, von 9 Fällen 6 gebessert, auch in bezug auf den Liquorbefund), von POLMER (juvenile Paralyse), GRAHAM, WORTHING, EPSTEIN (besonders bei Tabes), BIERMANN, SIMPSON, KING u. a. Außer bei den metaluischen Erkrankungen werden auch von einzelnen Autoren gute Erfolge bei multipler Sklerose berichtet (SCHMIDT und WEISS).

Es sei hier noch bemerkt, daß mehrere der vorgenannten Autoren zu der Fiebererzeugung statt der gewöhnlichen Diathermieströme die im nächsten Kapitel zu erwähnenden Kurzwellenströme benutzten, wodurch die Wirkung noch intensiver gestaltet werden soll.

Die lokale Anwendung der Diathermie. Beim Anlegen der obenerwähnten biegsamen Metallelektroden muß man stets von dem Gesichtspunkt ausgehen, den zu behandelnden Körperteil derart zwischen die beiden Elektroden zu fassen, daß ihn der Strom in möglichst gleichmäßiger Dichte durchsetzt. Am einfachsten ist dies, wenn es möglich ist, die Elektroden so anzulegen, daß sie einander direkt und parallel gegenüberstehen, wie z. B. zu beiden Seiten des Kniegelenks. Der Strom zieht dann in parallelen Linien oder mit einer ganz geringen Streuung quer durch das Gelenk, die Erwärmung ist in allen Teilen desselben im wesentlichen gleichmäßig (Abb. 44).

Dabei ist auf die Größe der Elektroden zu achten; je dicker der Körperteil, je größer also der gegenseitige Abstand der Elektroden ist, desto größere

Elektroden müssen gewählt werden. Denn wenn der Abstand der Elektroden erheblich größer ist wie der Elektrodendurchmesser, so kommt es auf der Mitte der Strombahn zu einem Auseinanderweichen, zu einem Streuen der Stromlinien, das zur Folge hat, daß die Erwärmung hier eine geringere ist (Abb. 45).

Wenn es, wie das häufig der Fall ist, nicht möglich ist, die Elektroden parallel einander gegenüberzustellen, sondern sie in einem Winkel zueinander geneigt stehen, so ist zu beachten, daß der Strom stets den kürzesten Weg, d. h. den Weg des geringsten Widerstandes wählt. Der Strom wird also hauptsächlich zwischen den beiden Kanten der Elektroden sich ausgleichen, welche zueinander am nächsten liegen, dort wird also die Erwärmung am größten sein (Abb. 46).

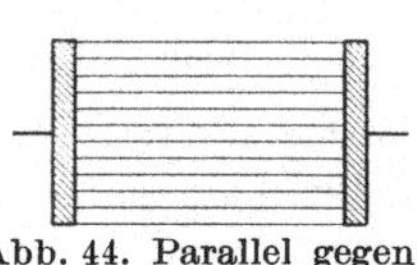

Abb. 44. Parallel gegenüberstehende Diathermieelektroden.

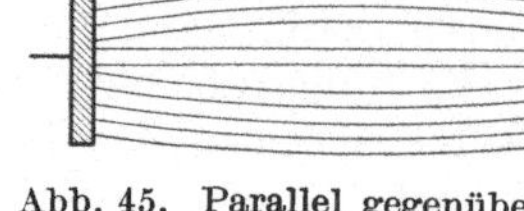

Abb. 45. Parallel gegenüberstehende kleinflächige Diathermieelektroden.

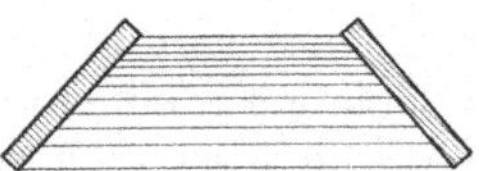

Abb. 46. Schräg zueinanderstehende Elektroden.

Am stärksten wird dies zum Ausdruck kommen, wenn beide Elektroden in derselben Ebene liegen; dann geht der Strom in der Hauptsache von der einen Kante zu der nächstliegenden Kante der anderen Elektrode und es findet nur eine Erwärmung des zwischen den beiden Elektroden liegenden Hautstückes statt und eine Tiefenerwärmung bleibt aus (Abb. 47).

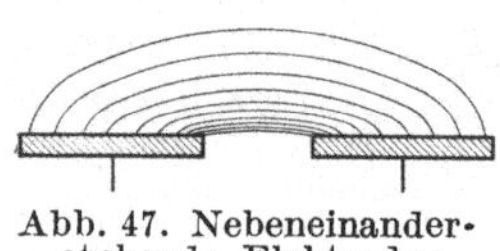

Abb. 47. Nebeneinanderstehende Elektroden.

In manchen Fällen ist es überhaupt nicht möglich, den zu behandelnden Körperteil mitten zwischen die beiden Elektroden zu fassen (z. B. Behandlung eines Auges, Ohres, der Wirbelsäule, der Rückenmuskulatur usw.). Hier benutzen wir die Tatsache, daß bei Verwendung zweier verschieden großer Platten die Erwärmung unter der kleineren stets stärker ist, weil die Stromlinien hier gedrängter verlaufen, die Stromdichte also größer ist.

Wir legen also z. B. bei Lumbago eine kleine Platte auf die Lendengegend und eine erheblich größere auf die Bauchgegend; dann wird der Strom die stärkste Erwärmung unter der Rückenelektrode hervorbringen. Natürlich muß die größere (thermisch inaktive) Elektrode so plaziert werden, daß ihre Verbindungslinie mit der kleineren Elektrode durch den zu behandelnden Teil hindurchgeht, wie es in obigem Beispiel der Fall ist (Abb. 48).

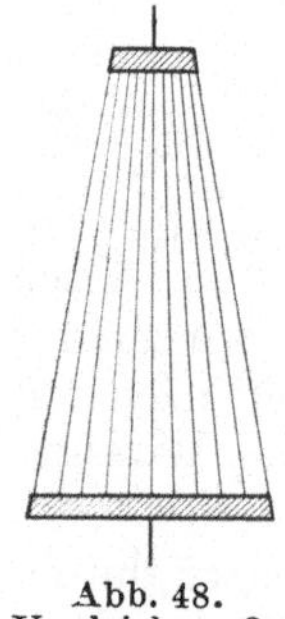

Abb. 48. Ungleich große Elektroden.

Ein besonderer Fall ist noch der, daß der Strom auf seinem Wege einen Körperquerschnitt passiert, der kleiner ist als die Elektrode. Dann findet die stärkste Erwärmung in diesem Körperabschnitt statt, weil sich hier die Stromlinien gewissermaßen zusammendrängen. Es ist dies z. B. am Hand- und Sprunggelenk der Fall. Zur Erwärmung dieser Gelenke genügt es daher, eine zylindrische Elektrode in die Hand nehmen zu lassen, bzw. den Fuß auf eine größere Platte zu stellen und die zweite Elektrode am Unterarm bzw. Unterschenkel zu befestigen. Dann erwärmt sich das Hand- bzw. Sprunggelenk am stärksten (s. oben S. 516).

Die vorstehenden Grundsätze über die Anlegung der Elektroden, bei deren Darstellung ich im wesentlichen KOWARSCHIK gefolgt bin, in voller Übereinstimmung mit meinen persönlichen Erfahrungen, sind die wichtigsten Grundlagen für die technische Durchführung des Diathermieverfahrens[1].

[1] Bezüglich einiger praktischer Winke ist zu verweisen auf DIETRICH: Med. Welt **2**, 183 (1928), auch Z. physik. Ther. **32**, 230 (1926/27).

Natürlich ergeben sich mancherlei Einzelheiten aus der praktischen Übung. Es muß für möglichst vollkommenes Anliegen der Elektroden gesorgt werden, so daß der Strom sich gleichmäßig über die ganze Fläche verbreitet und nirgends ein unangenehmes Brennen, Stechen oder Prickeln auftritt. Dies ist der Fall, wenn sich entweder eine Kante bzw. Ecke der Elektrode besonders fest in die Haut eindrückt, oder wenn die Elektrode an einer Stelle unvollkommen anliegt, so daß sich zwischen ihr und der Haut eine Luftschicht befindet. Dann geht der Strom in Form von kleinsten, schmerzhaft wirkenden Fünkchen über. Es ist daher zu empfehlen, die Haut vor der Behandlung leicht mit warmem Wasser zu befeuchten (manche benutzen auch Seifenspiritus), die Ecken sorgsam abzurunden und eventuell abzubiegen, damit sie sich nicht in die Haut eindrücken. Nichtbeachtung dieser Vorschriften führt oft zu unangenehmen Verbrennungen, die erst unter dicker Schorfbildung langsam heilen. Wird von den Patienten während der Sitzung das unangenehme Gefühl des Brennens an einer bestimmten Stelle angegeben, so ist durch leichtes Verschieben der Elektrode bzw. Andrücken derselben (nach Abstellen des Stromes, niemals bei Stromdurchgang!) der Übelstand zu beseitigen. Alles dies sind Dinge, die die Erfahrung ergibt.

Die Befestigung der Elektroden geschieht, wo es angängig ist, durch Gummibinden; an manchen Stellen, z. B. am Rücken, können sie einfach durch die Schwere des Körpers angedrückt werden, häufig ist aber dauerndes Festhalten durch den Arzt oder eine Hilfsperson, mittels aufgelegter Kissen oder dgl. erforderlich.

Die Dosierung des Stromes ist an dem Amperemeter abzulesen. Es ist aber zu beachten, daß der Wärmeeffekt zu der Intensität im quadratischen Verhältnis steht, d. h. also die doppelte Amperezahl erzeugt die vierfache Wärmemenge.

Der Wärmeeffekt ist ferner nach dem Jouleschen Gesetz direkt proportional dem Widerstand des Gewebes und der Zeitdauer der Einwirkung. Bordier (4) hat aber nachgewiesen, daß in bezug auf den Einfluß des Widerstandes die Diathermiewärme dem Jouleschen Gesetz nicht folgt, indem eine Salzlösung trotz ihres geringeren Widerstandes eine höhere Erwärmung gibt, wie destilliertes Wasser (s. über den Wärmeeffekt auch die Arbeit von Freund und Benz).

Im Durchschnitt verwenden wir Intensitäten zwischen 0,5 und 2 Amp., je nach der Elektrodengröße und mannigfaltigen anderen Umständen. Wir können uns aber bei der Dosierung nicht schematisch nach dem Amperemeter richten. Es ist stets die subjektive Empfindung des Patienten zu beachten. Oft zwingt eine lebhafte Empfindlichkeit der Haut zur Beschränkung auf geringere Intensitäten. Umgekehrt ist besondere Vorsicht vonnöten in Fällen von Hautanästhesie (Tabes u. dgl.), bei denen man also nicht durch die Empfindung des Patienten gewarnt wird. Hier können bei unaufmerksamem Verfahren schwere Verbrennungen entstehen.

Überhaupt erfordert jede Sitzung große Aufmerksamkeit, der Patient ist niemals unbeobachtet zu lassen, nicht nur wegen der erwähnten Verbrennungsmöglichkeit, sondern auch deswegen, weil jede lokale Diathermie auch allgemeine Wirkungen auf Puls, Blutdruck usw. ausübt, so daß bei Personen mit labilem Gefäßsystem unangenehme Begleiterscheinungen auftreten können (Wolff).

Die Dauer der Sitzung wird verschieden lange bemessen, im Durchschnitt etwa 20—30 Minuten.

Zahlreiche Modifikationen der Elektroden sind in der letzten Zeit angegeben worden, die hier im Einzelnen nicht beschrieben werden können. Am meisten in Gebrauch gekommen sind die *Dietrichschen Stromlinienelektroden*, die durch zahlreiche Einschnitte eine gefensterte bzw. gelappte Gestalt besitzen; die dadurch bedingte außerordentliche Vergrößerung der Elektrodenränder verringert die oben erwähnte Randüberhitzung ganz erheblich. Außerdem seien erwähnt die Kettenelektroden von René Sommer, die Drahtnetzelektroden von Rausch (2).

b) Indikationen.

Was nun die *Indikationen und das Verfahren* im speziellen betrifft, so ist vom Standpunkt des Neurologen folgendes zu sagen.

Das wichtigste Indikationsgebiet stellen für uns die Neuralgien und Neuritiden dar. Daß hier sehr gute Erfolge erzielt werden, und zwar bei den akuten Neuralgien im allgemeinen mehr wie bei den chronischen, ist zweifellos, wenn auch nochmals zu betonen ist, daß die Wirksamkeit der Methode keinesfalls immer der Galvanisation überlegen ist (s. S. 452).

Bei der Neuralgiebehandlung muß man sich bestreben, die Elektroden so zu applizieren, daß nach Möglichkeit das ganze neuralgisch affizierte Gebiet durchwärmt wird. Man muß dazu mancherlei Kunstgriffe anwenden. Bei der häufigsten Neuralgie der unteren Extremitäten, der *Ischias*, benutzt man gewöhnlich 3 Elektroden in der Weise, daß man eine Platte von 300 qcm an der Vorderseite des Oberschenkels über dem Kniegelenk anlegt, eine kleinere (200 qcm) fesselförmig um die Wade und eine dritte (200—300 qcm) unter das Gesäß. Man verbindet nun die erste (mittlere) Elektrode mit dem einen Pol, während die beiden anderen Platten zusammen an den anderen Pol angeschlossen werden. Der Strom teilt sich dann von der mittleren Elektrode in einen auf- und abwärts steigenden Zweig, so daß das ganze Bein gleichmäßig durchwärmt wird. Je nach der Lokalisation der Schmerzen kann man auch andere Anordnungen anwenden, z. B. bei überwiegendem Sitz in der Glutäalgegend und Rückseite des Oberschenkels folgendermaßen: Patient legt sich auf einen Bleistreifen (8—10 cm breit), der vom oberen Darmbeinrand über das Gesäß bis zur Kniekehle reicht. Ihm gegenüber werden auf die Leistengegend und die Streckseite des Oberschenkels zwei große Platten von je 300 qcm gelegt, die an den zweiten Pol angeschlossen werden. Entsprechend der kleinen Fläche der rückwärtigen Elektrode konzentriert sich dann die Wärme auf die Hinterfläche des Beines entlang dem Verlauf des Ischiadikus. RAUSCH empfiehlt Verwendung von 4 Platten.

Bei *Brachialneuralgie* genügen gewöhnlich zwei Elektroden, von denen die eine um den Ober- bzw. Unterarm gelegt wird, die andere über das Schulterblatt bzw. an die Halswirbelsäule. (Es wird Anlegung an der Streckseite bevorzugt, weil es an der Beugeseite entsprechend dem Verlauf der Gefäße leicht zu Überhitzungen kommt.) Auch hier kann man die Dreiplattenmethode anwenden, die mittlere am Oberarm liegende an den *einen*, die Schulter- und Unterarmelektrode an den *zweiten* Pol des Apparates geschaltet.

Bei der *Trigeminusneuralgie* benutzt man Elektroden aus Stanniolpapier, die entsprechend dem Ausbreitungsgebiet des erkrankten Astes geformt sind. Eine inaktive Elektrode (200 qcm) kommt auf den Rücken, evtl. auch auf den Vorderarm oder dgl. Man hat auch besonders für jeden einzelnen Fall aus Plastilin geformte und mit Stanniol überzogene Elektroden (Fasal) und mancherlei andere Hilfsmittel empfohlen.

RAAB verwendet bei Trigeminusneuralgie und anderen Kopfschmerzen unbestimmter Art eine Stanniolelektrode, die die Stirn bedeckt, und benutzt als zweiten Pol das Kondensatorbett, auf dem der Patient liegt. Er will dabei (unter gleichzeitiger „Sensibilisierung" durch Aspirin-Phenacetin-Codein!) ausgezeichnete Erfolge erzielen.

Bei den anderen Neuralgien verfährt man entsprechend den aus dem vorstehenden hervorgehenden Grundsätzen. Die Stromstärke ist im allgemeinen beim Beginn der Behandlung niedrig zu wählen, etwa 0,5 Amp., weil manche Neuralgien schon auf geringe Erwärmungen stark reagieren. Allmählich kann man mit der Stromstärke höher gehen, etwa bis 1,5—2 Amp. (die Größe der Elektroden ist dabei natürlich von ausschlaggebender Bedeutung).

Auch bei *Lähmungen* peripherer oder spinaler Genese wird die Diathermie mit Erfolg verwendet, aber nicht im Sinne einer Reiztherapie, wie der faradische oder galvanische Strom, sondern zur Besserung der Zirkulation der schlecht durchbluteten, cyanotischen und abgekühlten Muskeln. Eine diathermische Durchwärmung der gelähmten Glieder ergibt, besonders bei der Poliomyelitis, in der Tat eine auffallende Wiederherstellung der Zirkulation in den gelähmten Gliedern: arterielle Durchblutung, hellrote Farbe, Wärmegefühl, wie sie durch keine andere Methode zu erreichen ist.

Der diathermischen Durchwärmung läßt man dann zweckmäßig die galvanische Reizung unmittelbar folgen, weil die durchwärmten Muskeln eine gesteigerte Erregbarkeit zeigen. MARINESCO, SAGER und KREINDLER haben dies noch kürzlich durch Chronaxieuntersuchungen nachgewiesen. Sie empfehlen deswegen besonders bei spinaler Kinderlähmung eine kombinierte Behandlung (Diathermogalvanisation): 20—25 Minuten Diathermie, unmittelbar darauf ebenso lange galvanische Reizung.

Bei *Rückenmarkskrankheiten* ist die Diathermie in neuerer Zeit vielfach angewendet worden. Erwähnt wurde bereits (S. 439) die Behandlung der *Poliomyelitis* durch PICARD. Er ging von der Anschauung aus, daß bei der spinalen Kinderlähmung eine Mitbeteiligung der Meningen und ein Ödem der Rückenmarkssubstanz selbst vorliege, welches einen zerstörenden Druck auf die Ganglienzellen ausübe. Frühbehandlung mit Diathermie sei daher angezeigt zur Resorption entzündlicher Exsudate, bevor irreparable Schädigungen an der Rückenmarkssubstanz eingetreten sind.

Methode. Bei lokalisierten Formen transversale Diathermie (Brust-Rücken, die kleinere Elektrode am Rücken in der Höhe des Herdes), bei diffusen Formen longitudinale Diathermie (Nacken-Kreuzbein), Stromstärke transversal 1,1 bis 1,4 Amp., longitudinal 0,9—1,1 Amp. Frühzeitiges Einsetzen der Behandlung, sofort nach Schwinden des Fiebers 2 Monate lang, anfänglich täglich, später zweitägig, Sitzungsdauer 15 Minuten.

PICARD will mit dieser Methode bei 36 Patienten in zwei Dritteln der Fälle völlige Heilung, bei den übrigen wesentliche Besserung erzielt haben. Auch andere Autoren, besonders BORDIER, LIEBESNY, ferner MOLDAWER, HEALD, DELHERM und LAQUERRIÈRE empfehlen die Methode.

Auch bei *Tabes dorsalis*, *multipler Sklerose*, *Myelitis* usw. wird die Diathermie in derselben Weise angewendet, wobei die Anordnung immer so zu wählen ist, daß der zu supponierende Herd möglichst direkt in der Verbindungslinie der Elektroden liegt. Bei gastrischen Krisen wird man also z. B. die eine Elektrode in die Höhe der unteren Brustwirbel, die zweite in die Magengegend setzen. Andererseits benutzt man auch lange, streifenförmige Elektroden, welche die ganze Wirbelsäule bedecken, während eine große Platte auf die Bauchgegend gelegt wird.

SEMENZA konnte die gastrischen Krisen der Tabiker durch Diathermiebehandlung nicht nur unterdrücken, sondern auch ihrem Wiederauftreten vorbeugen. Bei multipler Sklerose sah STEPHENSON „akute Besserungen". ÖSTERREICHER will in einem Fall von akuter Myelitis eine „schlagartige Besserung", in zwei weiteren Fällen fast völlige Rückbildung gesehen haben.

Auch als rein symptomatische Methode kann die Diathermie bei den lanzinierenden Schmerzen der Tabes angewendet werden in Form einer diathermischen Durchwärmung des befallenen Gebietes. Bei herumwandernden Schmerzen, die wechselnd an verschiedenen Stellen auftreten, wirkt eine leichte Allgemeindurchwärmung oft sehr beruhigend. Solche Allgemeindurchwärmungen sind auch bei anderen Erkrankungen des Zentralnervensystems zu empfehlen, z. B. bei der Paralysis agitans, bei der sie oft das Zittern sehr günstig beeinflussen.

Bei *Gehirnerkrankungen* sind die Erfahrungen über lokale Wirkungen noch spärlich, jedoch sind erhebliche Allgemeinwirkungen von der Gehirndiathermie beobachtet. Dieselbe bewirkt nach KOWARSCHIK (9) durch Erzeugung einer Hyperämie eine Besserung in der Funktion der Hirnzentren. So kommt es bei Hyperämie zur Herabsetzung des Blutdruckes, bei Urämie stellt sich das Bewußtsein wieder ein. Die Urinmenge nimmt in vielen Fällen zu, der Grundumsatz wird gesteigert, ebenso die Aktivität der Geschlechtsdrüsen.

BRÜNNER-ORNSTEIN und EHRENWALD haben Versuche bei Epilepsie gemacht (Elektroden Nacken-Stirn) und damit angeblich gute Resultate erzielt.

Von lokalen Gehirnkrankheiten sei besonders auf die Versuche von KRAUS (1, 2) bei der Behandlung der Encephalitis durch Zwischenhirndiathermie verwiesen. Er erzielte in 2 Fällen eine auffallende Besserung der klinischen Symptome, ferner auch bei Parkinson, Chorea usw. KRAUS verwendet dazu Stanniolfolien (15 cm lang, 4 Querfinger breit), die mit Leukoplast an Stirn und Hinterkopf, dicht an der Haargrenze, befestigt werden (0,2—0,5 Amp., 10—15 Minuten, 2—3mal wöchentlich). Diese Anordnung von Nacken zu Stirn ist die übliche Methode, man kann auch von Schläfe zu Schläfe durchwärmen.

Ferner wurden therapeutische Versuche mit Hypophysendiathermie gemacht. GRÜNBAUM und LIEBESNY (2) erzielten bei der Dystrophia adiposo-genitalis günstige Erfolge: Steigerung der gesunkenen spezifisch-dynamischen Eiweißwirkung, Abnahme des Körpergewichtes und Besserung der Potenz (die akromegalischen Formen reagieren dagegen besser auf Röntgenstrahlen).

GRÜNBAUM nimmt die Hypophyse unter „Kreuzfeuer" (2 Apparate, ein Elektrodenpaar an den Schläfen, das zweite Nacken und Stirn), 1,5—3 Amp., 15—30 Minuten, Sitzungen alle zwei Tage.

BRÜNNER-ORNSTEIN fügt der üblichen Durchwärmung von Stirn zu Nacken oder Schläfe zu Schläfe noch eine dritte Methode hinzu, nämlich von der Schädelbasis zu Scheitelhöhe. Es wird eine dem harten Gaumen anliegende Mundelektrode benutzt, die aus Hartgummi nach Art einer Zahnprothese hergestellt und an ihrer Gaumenfläche mit Staniol bedeckt ist. Die Gegenelektrode besteht aus einem Stanniolblatt, welches am Scheitel über die gut angefeuchteten Haare gelegt wird. Stromstärke 0,4—0,6 Amp.

Ein wichtiges Gebiet stellen ferner, wie aus der Wirkung der tiefgreifenden Wärme auf die Zirkulation verständlich ist, die am *Zirkulationsapparat* selbst sich abspielenden Erkrankungen dar. Bei den verschiedenartigen angioneurotischen Erkrankungen, Angiospasmen, lokale Asphyxie, RAYNAUDsche Gangrän, intermittierendes Hinken, Arteriitis obliterans usw. werden in der Tat sehr gute Erfolge beobachtet.

Die Technik ist am besten die einer Gesamtdurchwärmung des Beines mit drei Elektroden, wie sie oben für die Ischias beschrieben wurde, oder es genügt auch eine Längsdurchwärmung mittels einer großen Platte an Gesäß und einer zweiten an der Fußsohle. Eine direkte Durchwärmung der Zehen bei bereits beginnender Gangrän oder lokaler Asphyxie ist zu vermeiden, da diese Teile sehr wärmeüberempfindlich sind. Die Besserung der allgemeinen Zirkulation der Glieder durch die oben erwähnten Methoden wirkt auch auf die Zirkulation der peripheren Abschnitte. Bezüglich der Einzelheiten der Technik ist auf die Spezialarbeiten zu verweisen (s. auch ZIMMERN, DELHERM und BEAU, RUSS usw.).

Über die Behandlung der *Herzaffektionen*, besonders die sehr wirksame diathermische Durchwärmung der Herzgegend bei *Coronarsklerose* soll hier, als nicht eigentlich zum neurologischen Gebiet gehörig, nicht gesprochen werden.

Wichtiger ist für uns die Therapie des *Basedow*. Die Beobachtungen sind hier noch widersprechend. Besonders empfohlen wird die Methode von BORDIER (5). *Technik:* Biegsame Elektrode auf die Schilddrüsengegend, größere zweite Platte auf die oberen Rückenpartien, Stromstärke bis 1,5 Amp., Dauer $^1/_2$ Stunde. Besonders günstig wird die Tachykardie dadurch beeinflußt. Die Reaktion der Fälle auf die Behandlung ist aber verschieden. die sog. Basedowoiden sollen (nach CURTI) unbeeinflußt bleiben. Über einen auffallend günstigen Erfolg berichtet WASTERLAIN (Gewichtszunahme um 18 kg in 20 Monaten)

SCHWERDTNER will gute Erfolge mit „kalter Diathermie" erzielt haben, d. h. mit Stromstärken, welche nicht zu einer fühlbaren Erwärmung führen. Er wendet Intensitäten bis höchstens 0,3 Amp. an.

Im Gegensatz hierzu hat NAGELSCHMIDT (3) bei Myxödem durch Diathermie der Schilddrüse eine so starke Steigerung ihrer Funktion gesehen, daß thyreotoxische Symptome auftraten. Auch QUINTO erzielte dabei eine Erhöhung des Grundumsatzes über die Norm und eine Steigerung des Kalkspiegels.

Unter diesen Umständen ist die Diathermierung der Schilddrüse bei Basedow nur mit großer Vorsicht anzuwenden, KOWARSCHIK und GRÜNBAUM warnen direkt vor ihr, weil sie ungünstige Wirkungen gesehen haben. Ich persönlich ziehe jedenfalls die Galvanisation der Struma als die zuverlässigere Methode vor.

Daß auch andere drüsige Organe außer der Schilddrüse der Diathermie unterworfen werden, wurde bereits erwähnt. Besonders der Hoden wird (bei Impotenz) vielfach diathermiert. Eine besondere Elektrode „Orchidiatherm“ ist von MEYER zu diesem Zwecke angegeben.

Zum Schluß sei noch an die Anwendung der Diathermie bei *Gelenk- und Knochenerkrankungen* erinnert, welche allerdings nur teilweise in das Bereich der Neurologie gehören, aber als ein ganz besonders wichtiges und dankbares Gebiet hier nicht vollkommen übergangen werden soll. Im allgemeinen erscheint bei akuten Gelenkprozessen die Diathermie nicht geeignet, dagegen hat sie sehr gute Erfolge bei subakuten und chronischen Prozessen. Auf unserem Gebiete können u. a. die tabischen Arthropathien, ferner die Erkrankungen der Wirbelsäule und ihrer Gelenke (MARIE-BECHTEREWsche Erkrankung u. dgl.) in das Bereich der Therapie gezogen werden. Bezüglich der Form und Anlegung der Elektroden ist nach den oben angegebenen allgemeinen Grundsätzen zu verfahren. An der Wirbelsäule werden unter Umständen lange, streifenförmige Elektroden angewendet.

Mancherlei Hilfsvorrichtungen sind gerade für eine wirksame Gelenkdurchwärmung angegeben: besonders die an manchen Apparaten befindlichen Stromverteiler, welche mehrere Stromkreise herstellen, so daß ein Gelenk in zwei Richtungen oder auch mehrere Gelenke gleichzeitig durchwärmt werden können. Auch der BUCKY*sche Alternator* ist zu erwähnen; bei diesem werden 4 Elektroden angelegt, z. B. am Kniegelenk ein Paar seitlich, das zweite vorn und hinten, und es wird durch eine automatische Kommutatorvorrichtung dafür gesorgt, daß der Strom abwechselnd bald durch das eine, bald durch das andere Elektrodenpaar hindurchgeht. Dadurch ist eine besonders intensive Tiefenwirkung ermöglicht.

Als eine „verbesserte Methode“ der Diathermiebehandlung wurde kürzlich noch von KARSTEN empfohlen: eine gleichzeitige Anwendung der Diathermie und eines schwellenden faradischen Stromes. Diese Kombination kann durch eine „Pulsotherm“ genannte Vorrichtung leicht hergestellt werden und soll verbesserte Erfolge bei Poliomyelitis und sonstigen Lähmungen, atrophischen Gelenkerkrankungen u. dgl. ergeben.

3. Kurzwellentherapie.

Wie schon im allgemeinen Teil kurz erwähnt wurde (S. 445), ist in der letzten Zeit eine Modifikation des Diathermieverfahrens aufgekommen, welches einen entschiedenen Fortschritt in der Therapie zu bedeuten, jedenfalls neue Ausblicke zu eröffnen scheint.

Aus der in der kurzen Zeit von etwa 3 Jahren schon erstaunlich angewachsenen Literatur sei hier nur das wichtigste berichtet und einige eigene Erfahrungen hinzugefügt.

Zur Erzeugung von elektrischen Wellen benützen wir einen „Sender“, in der Radiotechnik, dem Rundfunk, ebenso wie bei der Diathermie, nur mit dem Unterschiede, daß wir beim ersteren den Weltenraum durchstrahlen, während wir bei letzterer die Wirkung auf Teile des menschlichen Körpers, welche zwischen zwei Elektroden gebracht werden, begrenzen. Die bisher in beiden Fällen benutzten Wellenlängen lagen ungefähr in der gleichen Breite, nämlich zwischen 300 und 600 m, seltener darüber.

Die Radiotechnik, die anfangs ebenso wie die Elektromedizin die über eine Funkenstrecke stattfindenden Kondensatorentladungen zur Wellenerzeugung benutzte, ist schon seit längerer Zeit dazu übergegangen, die Elektronenröhren dazu zu verwenden, und mittels dieser Röhren ist es in der letzten Zeit gelungen, Wellen von sehr geringer Länge hervorzubringen. Auch in der Medizin schien anfangs in der Senderöhre das gegebene Verfahren zur Erzeugung von Kurzwellen gelegen. Der sehr rührigen Elektroindustrie ist es aber gelungen, durch eine besondere Konstruktion der Funkenstrecken auch dieses Verfahren zur Erzeugung von therapeutisch verwendbaren Kurzwellen nutzbar zu machen.

Die physikalisch-technischen Grundlagen können hier nicht besprochen werden; es sei nur darauf hingedeutet, daß der physikalische Unterschied wesentlich darin liegt, daß die von den Senderöhren erzeugten Kurzwellen ungedämpft sind, während die Funkenstrecken gedämpfte Wellen ausstrahlen. Es ist aber keineswegs als nachgewiesen anzusehen, daß die beiden Wellenarten in ihrer biologischen Wirkung sich wesentlich unterscheiden.

Die von den gebräuchlichen Apparaten erzeugten Kurzwellen liegen zwischen 30 und 10 m, und zwar wird am meisten eine Welle von 15 m benutzt. Es gibt auch Ultrakurzwellenapparate, welche Wellen von 6—3,5 m erzeugen.

Welcher Konstruktion in praxi der Vorzug gebührt, soll hier nicht erörtert werden. Es wird gewöhnlich angeführt, daß der Röhrenapparat teurer und empfindlicher ist, während der Funkenapparat äußerst robust ist und kaum zu Reparaturen und Ergänzungen Anlaß gibt. Der letztere verursacht allerdings ein stärkeres Geräusch, welches aber bei den neueren Konstruktionen auf ein geringes Maß abgedämpft ist.

Es scheint, daß sich die Funkenstreckenapparate mehr eingebürgert haben wie die Röhrenapparate. Als die gebräuchlichsten Apparate nenne ich hier nur den Undala-Apparat (Sanitas) und den *Brevitherm* (Siemens-Reiniger), ohne damit etwa eine Überlegenheit über andere Konstruktionsformen zum Ausdruck bringen zu wollen.

Zur Applikation am Menschen wird meistens das sog. „Kondensatorfeld" benutzt, d. h. der Schwingungskreis ist an einer Stelle unterbrochen und mit zwei Kondensatorplatten versehen, welche als Elektrodenplatten dienen, zwischen denen der zu behandelnde Körperteil liegt. Dieser befindet sich also in dem zwischen den Platten herrschenden „Felde", steht aber mit dem stromführenden Metall nicht in direkter Berührung, sondern ist durch eine nichtleitende Schicht von ihm getrennt. Als solche dienen biegsame Hartgummiplatten, die die Elektroden bekleiden und unter die auch noch mehrere Schichten von Gaze oder Leinwand gelegt werden können; ja sie können auch über die Kleider gelegt werden. Diese Applikation ist eine sehr viel bequemere wie bei der gewöhnlichen Diathermie; bei dieser bereitet ein glattes Anlegen der nackten Metallelektroden stets Schwierigkeiten und bringt auch die Gefahr der Verbrennung mit sich, welche bei den gummiüberzogenen K.W.-Elektroden so gut wie ausgeschlossen ist.

SCHLIEPHAKE (4) trennt die Kondensatorplatten von der Körperoberfläche durch einen Luftabstand, indem er sog. „Elektrodenschuhe" benutzt, d. h. Schalen aus Glas, die einen gewissen Abstand von der Hautfläche gewährleisten (Luftkondensatoren).

Neben dieser Zufuhr durch Kondensatoren sind auch andere Methoden versucht worden, so direkte Funkenentladungen aus Metallelektroden (MÜLLER und STIEBÖCK), durch Solenoide, in welche das Glied eingeführt wird, wie beim ARSONVALschen Käfig [KOWARSCHIK (7)] usw. Jedoch hat sich die Verwendung der Kondensatorelektroden ganz allgemein eingebürgert.

Was ist nun von physikalischen und physiologischen Wirkungen dieser Ströme bekannt?

Zunächst ist festgestellt, daß der Wärmeeffekt erheblich höher ist wie bei den gewöhnlichen Diathermieströmen. 50 g einer physiologischen Kochsalzlösung konnten in einer Minute um 7—15° erwärmt werden (SCHLIEPHAKE, KOWARSCHIK, 7). Dabei ist von Interesse die Tatsache, daß die Wellenlänge von entscheidender Wirkung auf den Grad der Erwärmung ist. Dieselbe Lösung erwärmt sich ganz verschieden, je nachdem die Wellenlänge von 3,10 oder 50 m angewendet wird.

Das wichtigste aber ist die Tatsache, daß die Erwärmung durch die K.W. viel mehr in die Tiefe greift wie bei der Diathermie. Während bei letzterer eine starke Erhitzung der Haut und des Hautgewebes eintritt, wodurch einer stärkeren Wärmeeinwirkung auf die tieferliegenden Teile oft eine Grenze gesetzt wird, ergreift das Kraftfeld der K.W. das ganze Objekt unbehindert von Widerständen und Isolatoren (Kowarschik). Während der Diathermiestrom im Inneren des Körpers wie jeder andere Strom dem Ohmschen Gesetz folgt, also überall da fließt, wo er die geringsten Widerstände findet, durchsetzt das Kondensatorfeld des K.W.-Stromes die ganze Masse des in ihm befindlichen Stoffes, des Dielektrikums, gleichmäßig. Im Modellversuch (feuchter Ton, Brotlaib) konnte nachgewiesen werden, daß auch eingeschaltete nichtleitende Körper wie Holzstücke, Glasplatten usw. glatt überwunden werden [Laqueur und Remzi, Raab (3)]. Auch auf die neuen Modellversuche von Kowarschik (10), die recht komplizierte Verhältnisse ergeben, sei verwiesen.

Die K.W.-Therapie ist also eine Tiefentherapie kat exochen. Man überzeugt sich ohne weiteres von der Tiefenwirkung, wenn man die beiden gummiüberzogenen Kondensatorelektroden auf zwei beliebige Hautstellen appliziert: Unter den Elektroden fühlt man zunächst gar nichts, dagegen macht sich ein intensives Wärmegefühl in der Tiefe der durchströmten Körperpartie bemerklich.

Man kann also mit dem K.W.-Strom eine intensive Durchwärmung innerer Organe erzielen, ohne eine übermäßige Erwärmung der Hautbedeckung. Dabei ist von besonderem Vorteil die oben erwähnte gradlinige Durchströmung der Gewebe, welche eine scharf lokalisierte Beeinflussung tiefgelegener Organe ermöglicht, wenn man sich nur bemüht, die Elektroden an dem behandelten Körperteil möglichst einander gegenüber zu plazieren, so daß das zu beeinflussende Organ in ihrer direkten Verbindungslinie liegt. Diese scharfe Lokalisation der Durchwärmung, die „Steuerbarkeit“ (Schweitzer) zeichnet die K.W.-Ströme vor dem Diathermiestrom aus. Natürlich ist der Patient während der Sitzung sorgsam zu beobachten und nach seiner Empfindung zu befragen. Eine Überhitzung kündet sich stets (normale Sensibilitätsverhältnisse vorausgesetzt) durch unangenehme brennende Empfindungen auf der Haut an.

Neben der Wärmebildung wurden von weiteren physikalischen Wirkungen im Experiment beobachtet: rasche Koagulation von Eiweiß, Verharzung von Terpentinöl, antirhachitische Aktivierung von Sterol (Grover), Erscheinungen, die, wie Kontrollversuche ergaben, durch die Wärmewirkung allein nicht zu erklären sind.

Von *biologischen Wirkungen* ist zunächst als Allgemeinwirkung eine außerordentlich intensive Steigerung der Körpertemperatur festgestellt. Bei kleinen Tieren (Mäusen) gelang es in kurzer Zeit, eine tödliche Hyperthermie bis zu 44° zu erzielen, dabei hing die Höhe der Mortalität von der Schwingungszahl ab (Schereschewsky, Woodbery). Es wurden Wellen von 2,2—36,1 m angewendet. Beim Menschen konnte die Bluttemperatur in 1 Sekunde um 1° erhöht werden (Noak).

Es wurde sodann der Einfluß auf verschiedene Gewebe, sowohl von Pflanzen wie von Tieren studiert. Je nach der Wellenlänge und der Intensität der Bestrahlung trat eine fördernde oder hemmende Beeinflussung des Gewebswachstums auf. Es lag daher nahe, die Wirkung der Wellen auf maligne Neoplasmen zu studieren (Jorns). Das Mäusecarcinom kam nach den Versuchen von Schereschewsky in 25% zur Heilung (während sonst 95—96% zugrunde gehen).

Eingehende Untersuchungen stellte in dieser Beziehung Reiter an. Er fand an Rattentumoren eine ausgesprochen zerstörende Wirkung, aber nur bei Wellenlängen, die um 3,5 m herumlagen. Weiterhin fand derselbe Autor einen ausgesprochen entzündungserregenden Effekt bei Wellenlängen von 15 m abwärts, am stärksten bei 4 m. Diese zeigte sich im Tierexperiment zunächst in einer sehr starken Gefäßerweiterung mit seröser Schwellung, weiterhin Bindegewebsneubildungen und Verwachsungen, schließlich Nekrose und Vereiterung.

Einen ausgesprochenen Einfluß auf die Blutgefäße bzw. die Vasomotoren ist überhaupt besonders hervortretend. SCHLIEPHAKE beobachtete eine intensive, lange nachhaltige Erweiterung der Blutgefäße, die er als Lähmungserscheinung des Sympathicus erklärt.

Eine Einwirkung auf das strömende Kaninchenblut ist ferner von v. OETTINGEN und SCHULTZE-RHONHOFF beobachtet worden; nach kurzer Abnahme stieg die Zahl der weißen Zellen um etwa 30%. Die Gerinnungsfähigkeit und Senkungsgeschwindigkeit nahmen zu.

OSTERTAG studierte (mit SCHLIEPHAKE) die Einwirkung auf die Wärmeregulation und wies an Kaninchen nach, daß Applikation der K.W.-Ströme in der Hals- und Nackengegend schwere Störungen der Wärmeregulierungsfähigkeit hervorruft. Auch anatomische Befunde (je nach der angewandten Wellenlänge verschieden) wurden hierbei in der Oblongata gefunden.

Eine scharf lokal umgrenzte Wirkung auf das Zentralnervensystem stellte ferner experimentell HELLER fest. Er konnte durch Anwendung sehr kleiner Platten beim Frosch begrenzte Zonen beeinflussen, Rückenmarklähmungen hervorrufen, einzelne Gehirnzentren ausschalten usw.

Besonders eingehend wurden die *bactericiden Eigenschaften* der K.W.-Ströme von verschiedenen Autoren studiert. Verschiedene Bakterienkulturen, Staphylokokken, Tuberkelbacillen gingen unter der Einwirkung der Kurzwellen rasch zugrunde, aber nicht etwa auf dem Wege einer rein physikalisch bedingten Temperatursteigerung, denn die Abtötung geschah viel schneller, als wenn die Kulturen der gleichen Temperatur im Wasserbade ausgesetzt wurden. LIEBESNY, WERTHEIM und SCHOLZ zeigten, daß in vitro bestrahlte Bakterien- und Kokkenarten sich sehr verschieden verhalten. Bei einem großen Teil tritt eine starke Wachstumshemmung, bei anderen aber eine Förderung ein, und zwar ist die Reaktion auf verschiedenen Wellenlängen verschieden. So bewirkte die 15 m-Welle eine Hemmung des Bakterienwachstums, während sie die Entwicklung von Trychophyten und Strahlenpilzen förderte. Das Wachstum der letzteren wurde dagegen durch die 4 m-Welle behindert.

Die Autoren halten daher noch eingehende Untersuchungen über die Reaktion der verschiedenen Arten von Mikroorganismen auf verschiedene Wellenlängen für notwendig und fordern in klinisch-therapeutischer Beziehung, daß zunächst beim Menschen nur solche bakterielle Erkrankungen der Bestrahlung unterzogen werden sollten, deren Erreger durch bestimmte festgestellte Wellenlängen in ihrem Wachstum gehemmt werden.

Was nun die *therapeutischen Indikationen* und *Erfolge* anbetrifft, so ist zunächst hervorzuheben, daß die meisten der bisher gemachten Beobachtungen und Mitteilungen sich auf die 10—15 m Wellen beziehen, in deren Bereich, wie kürzlich noch SCHWEITZER ausgeführt hat, wahrscheinlich das Maximum der therapeutischen Verwendbarkeit liegen wird. Die Erfahrungen mit den ultrakurzen (etwa 3 m) Wellen sind noch nicht ausgiebig genug, um ihnen eine überlegene, bzw spezifische Wirkung zuschreiben zu können. Ob sich etwa, entsprechend den oben erwähnten Versuchen, herausstellen wird, daß die ganz kurzen Wellen sich zu einem erfolgreichen therapeutischen Angehen von Tumoren eignen, muß der Zukunft überlassen werden.

Das in therapeutischer Hinsicht wesentliche bleibt also zunächst die Wärmeeinwirkung, die, wie oben auseinandergesetzt, in gewissen Punkten der gewöhnlichen Diathermie überlegen ist.

Daß diese Wärmeeinwirkung auf dem Wege einer tiefen und anhaltenden Hyperämie und dadurch bedingter Wegschaffung von entzündlichen Produkten usw. ein hervorragendes Mittel zur Schmerzbekämpfung darstellt, gilt für die K.W.-Therapie in dem gleichen oder höheren Maße wie für die Diathermie.

Es kommen also für unser Gebiet in erster Linie in Betracht die *Neuritiden* und *Neuralgien,* bei denen, wie ich selbst bestätigen kann, oft sehr gute und prompte Erfolge erzielt werden, besonders bei der Ischias. In der Zusammenstellung von LAQUEUR und REMZI werden 22 Erfolge bei 3 Mißerfolgen angegeben, von SCHWEITZER 11 : 1 (Ischias 10 : 2). Als Vorzug der K.W.-Behandlung wird angeführt, daß die bei der Diathermie bisweilen beobachteten anfänglichen Schmerzreaktionen und zeitweiligen Verschlimmerungen vollständig fehlen. LAQUEUR und REMZI führen diesen Vorzug auf die *homogene* gleichmäßige Durchwärmung aller Gewebe zurück, während der Diathermiestrom die am besten leitenden Gewebspartien, also vor allem die Gefäße und die begleitenden Nervenstämme aussucht, wobei die selektive Erwärmung leicht eine Reizung der überempfindlichen Nervenstämme herbeiführen kann.

SCHWEITZER führt noch besonders an, daß ein Teil der Neuritiden auch im akuten Stadium der K.W.-Therapie zugänglich ist (was bei Diathermie im allgemeinen nicht der Fall ist), allerdings nur bei sehr vorsichtiger Dosierung. Nur in wenigen Fällen starke Schmerzreaktionen, die zum Abbruch der Behandlung nötigen.

Auch andere Autoren berichten über gute Erfolge bei Neuritiden, so z. B. MÜLLER und STIEBÖCK, welche lokale Funkenübergänge (Scintillationsmethode) anwendeten. Sie finden bei akuten Neuritiden größere Wellenlängen (50—60 m), bei chronischen kleinere (10 m und darunter) besonders wirksam. Ferner GROAG und TOMBERG, SAIDMANN, KRAINIK.

Bei *Myalgien, Lumbago* usw. wird nach Angabe der Autoren die Beseitigung der Beschwerden durch die K.W.-Ströme meist rascher bewirkt wie durch die Diathermie.

Ganz besonders gut aber reagieren chronische und subchronische *Arthritiden* (die ja auch ein dankbares Objekt der Diathermie sind) auf die K.W.-Therapie. Hier ist die Schmerzerleichterung oft schon nach den ersten Sitzungen auffallend. Günstige Erfolge werden auch bei der gonorrhoischen Arthritis berichtet.

Die gefäßerweiternde Wirkung der K.W.-Ströme wird ferner ausgenützt bei angiospastischen Zuständen, arteriosklerotischer Gangrän u. dgl., wobei SCHLIEPHAKE gute Erfolge gesehen hat. LAQUEUR hat allerdings in einigen derartigen Fällen die Diathermie als wirksamer befunden.

Für uns Neurologen wäre die Frage von besonderer Wichtigkeit, ob die hyperämisierende und damit entzündungswidrige Wirkung der K.W.-Ströme sich auch am Zentralnervensystem bewährt, ob also die bereits bei derDiathermie erwähnten Versuche einer Behandlung der akuten entzündlichen Erkrankungen, wie Poliomyelitis u. dgl., mit diesem Verfahren noch aussichtsreicher in Angriff genommen werden können. Darüber liegen noch keine ausgiebigen Erfahrungen vor, wenn auch einige Einzelmitteilungen. Jedenfalls aber wird es sich verlohnen, die Aufmerksamkeit auf diesen Punkt zu richten.

Eine Mitteilung von SCHLIEPHAKE ist hier noch zu erwähnen. Derselbe fand bei Anwendung der K.W.-Ströme am Kopfe von Paralytikern bei 3 von 6 behandelten Fällen eine erhebliche Besserung auch in bezug auf den Liquorbefund. Ähnliche Erfahrungen wurden von KAUDERS, LIEBESNY und FINALY berichtet. DAUSSET sah bei alten Apoplektikern eine Besserung der Beweglichkeit.

Ein weiteres, sehr ausgedehntes Anwendungsgebiet der K.W.-Ströme, welches aber im wesentlichen außerhalb unseres neurologischen Gebietes liegt, ist die Behandlung akut entzündlicher und eitriger Prozesse, bei welchen die Diathermie gerade kontraindiziert ist. SCHLIEPHAKE hat hier besonders bei Furunkeln ausgezeichnete Erfolge erzielt. Schon nach der ersten Durchströmung verschwinden Schmerz und Spannungsgefühl und es tritt eine intensive Rötung um den Furunkel herum auf. Der Eiter bricht sehr bald durch oder der Furunkel trocknet sehr bald ein. Heilungsdauer durchschnittlich 4—5 Tage. Ebenso gute Erfolge erzielte er bei Karbunkeln, Panaritien, Paradentosen, Kieferhöhleneiterung, Pleuraempyemen. Auch LIEBESNY (3) berichtet von günstiger Beeinflussung (15 m-Welle im Kondensatorfeld) bei durch Strepto-Staphylo-Gonokokken sowie Tuberkelbacillen bedingten Erkrankungen. Daß hierbei neben der rein entzündungswidrigen, hyperämisierenden Wirkung auch die oben erwähnten bactericiden Eigenschaften der K.W.-Ströme mitsprechen, ist wohl anzunehmen. Ob diese Eigenschaft sich auch an den *infektiösen Krankhciten des Nervensystems* bewähren wird, bleibt abzuwarten.

Die von STIEBÖCK ausgesprochene Ansicht, daß es sich hier um eine ,,therapia maxima sterilisans handele, durch die die überwiegende Mehrzahl der bakteriellen Erkrankungen einer Heilung entgegengeführt werden könnte", scheint vorläufig noch etwas zu weitgehend zu sein.

Schließlich kann die intensive, temperatursteigernde Eigenschaft der in allgemeiner Form angewendeten K.W.-Ströme, welche nach SCHLIEPHAKE nicht nur durch physikalische Umsetzung der Elektrizität in Wärme, sondern auch durch eine Beeinflussung der zentralen Wärmeregulation zu erklären ist, vielleicht noch wirksamer, wie das gewöhnliche Diathermieverfahren, bei der Behandlung der metaluischen Erkrankungen des Nervensystems in Form der *Fiebertherapie* nutzbar gemacht werden. Mehrere der auf S. 517 bei der Fieberbehandlung genannten Autoren ziehen sie jedenfalls vor. KAUDERS fand dabei eine ungewöhnliche Abänderung des Liquorbildes, wie es bei der Diathermiebehandlung niemals auftrat, nämlich eine ganz besondere Vermehrung der Globuline und des Gesamteiweißes. (Erzeugung einer sterilen Meningitis, die sich durch hochgradigen Eiweißabbau kennzeichnet.)

NAGELSCHMIDT wies bei durch K.W.-Ströme erzeugtem Fieber bis über 40° (bis 4 Stunden lang ohne Schaden durchzuführen) eine Herabsetzung des Grundumsatzes nach, die tagelang anhielt. Bei Kachektischen konnten die natürlichen Wärmeregulierungsvorgänge durch die Behandlung eingeschränkt werden.

Schließlich sind noch die Allgemeinerscheinungen zu erwähnen, die sich unerwünschterweise bei den Personen geltend machen, die längere Zeit mit K.W.-Strömen arbeiten (Ärzte und Hilfspersonal). Es werden von allen Beobachtern (KORWARSCHIK, SCHLIEPHAKE, LAQUEUR und REMZI usw.) Kopfschmerzen von oft erheblicher Stärke, Mattigkeit, erhöhtes Schlafbedürfnis, Appetitlosigkeit angegeben, Erscheinungen, die aber nach Aussetzen der Tätigkeit ohne bleibende Folgen zurückgehen. Es werden Schutzvorrichtungen empfohlen, so von KOWARSCHIK eine ein Metallgespinst enthaltende Schutzkleidung, von SCHLIEPHAKE ein Käfig aus Ketten, durch die der Arzt hindurchgreifen kann, von LAQUEUR ein metallischer Vorhang.

Wegen der oben erwähnten schläfrig machenden Wirkung wird das Verfahren übrigens auch zur Bekämpfung der Schlaflosigkeit empfohlen, eine Wirkung, die von dem gewöhnlichen Diathermieverfahren (besonders bei Anwendung des Kondensatorbettes) längst bekannt ist.

Der vorstehende Bericht dürfte gezeigt haben, daß wir es bei der K.W.-Therapie mit einem noch im Werden begriffenen Gebiet zu tun haben, welches sich aber bereits recht guter Grundlagen erfreut[1]. Ob es sich dabei nur um eine (in manchen Fällen vielleicht wirksamere) Modifikation eines bereits bekannten Verfahrens, des Diathermieverfahrens, handelt, oder ob wir hier Ansätze zu

[1] Anmerkung bei der Korrektur. Über klinische Erfahrungen mit der K.W.-Therapie an 250 Nervenleidenden berichteten kürzlich (aus der Greifswalder Nervenklinik) F. W. KROLL und G. BECKER (Münch. med. Wschr. **1935 I**, 908.).

einem prinzipiellen neuen therapeutischen Prinzip vor uns haben (Wirkung auf bakterielle Erkrankungen des Nervensystems, auf Tumorzellen) wird abzuwarten sein.

Es sei zum Schluß verwiesen auf die bisher erschienenen zusammenfassenden Darstellungen von SCHLIEPHAKE, Kurzwellentherapie, Jena 1932 — RAAB, Die Kurzwellen in der Medizin, Berlin 1933 — HOLZER, Grundriß der Kurzwellentherapie, Wien 1935.

XI. Die RUMPFschen oszillierenden Ströme

stellen eine Abart der Hochfrequenztherapie dar. RUMPF (2, 3 und 4) hat sich mit diesen Strömen bereits seit 1888, also vor der Einführung der ARSONVALschen Hochfrequenzströme beschäftigt, und seit dieser Zeit, also seit über 40 Jahren, die Methode in eifriger Arbeit ausgebaut und in zahlreichen Publikationen zur Darstellung gebracht.

Die Methode beruht darauf, daß der Strom der sekundären Spirale eines RUHMKORFFschen Funkeninduktors, der bei direkter Anwendung völlig unerträglich ist, durch eine Glasunterbrechung dem Körper zugeleitet wird. RUMPF benutzte dazu eine Laboratoriumsflasche, deren Inneres mit Stanniolpapier gefüllt und mit einem Pol des Induktors verbunden ist. Als zweite Elektrode benutzte er anfangs eine ebensolche Flasche, später für gewöhnlich eine Glasplatte, welche mit der unteren Fläche auf Stanniolpapier mit metallischer Zuleitung liegt und auf die der Patient die Füße aufsetzt. Infolge der Zwischenschaltung des Dielektrikum-Glas entladet sich der Strom oszillatorisch in Form von Hochfrequenzströmen (bis zu 800 000 Schwingungen pro Sekunde) in den Körper.

Statt des üblichen mit Gleichstrom gespeisten und mit einem Unterbrecher versehenen Funkeninduktors, kann die primäre Spirale des Induktors auch direkt an Wechselstrom angeschlossen werden, wobei der Unterbrecher dann wegfällt. Auch hierbei werden in der sekundären Spirale Ströme höherer Spannung induziert, die sich dann durch die Glasunterbrechung oszillatorisch entladen. Bei dieser Anordnung können 5—10 Amp. in der primären Spirale verwendet werden, während man bei Gleichstrom mit Unterbrecher nicht über 3—5 Amp. gehen kann.

Die therapeutischen Resultate sollen in ersterem Falle vielfach noch günstigere sein.

Von physikalischen Wirkungen erwähnt RUMPF Wärmebildung (ähnlich wie bei der Diathermie), Ozonentwicklung, chemische Wirkungen (Zersetzung von Jodsalzen, Wirkung auf die photographische Platte), Steigerung der Osmose. Als physiologische Wirkung ergab sich eine an der Schwimmhaut des Frosches nachweisbare Verengerung der Capillaren, ferner eine Verkleinerung des vergrößerten Herzens mit Besserung der Herzfunktion, Verlangsamung und Vertiefung der Atmung, Abnahme der gesteigerten Pulsfrequenz, Regulierung des Blutdruckes (im Sinne einer Steigerung des unternormalen oder Herabsetzung des erhöhten Blutdruckes), ferner fand sich Steigerung der Urinentleerung und Speichelsekretion, eine Erregung des Opticus bei Anwendung am geschlossenen Augenlide, Steigerung des Patellarreflexes bei Durchleitung durch das Bein. Ferner wurden bactericide Wirkungen auf verschiedene Bakterienkulturen nachgewiesen, besonders wenn der Kultur eine verdünnte Jodlösung zugesetzt wurde.

Therapeutisch werden die oszillierenden Ströme in erster Linie bei Schwächezuständen des Herzens angewendet. Durch Anwendung der Glaskondensatorelektrode über der Herzgegend sollen bei den verschiedensten Herzaffektionen, teils Myocarditis, Endocarditis chronica, auch bei Aortitis und Angina pectoris vorzügliche Wirkungen erzielt werden, es sollen auch die Beschwerden der Arteriosklerose, Schwindel, Kältegefühl der Glieder, usw. unter der Behandlung schwinden.

Hier handelt es sich also um eine direkte Einwirkung auf die Herz- und Gefäßmuskulatur. RUMPF legt aber besonderen Wert auf die elektrochemische Wirkung. Der in vitro geführte Nachweis der Zersetzung von Jodsalzen durch die oszillierenden Ströme führte ihn zu einer Empfehlung der Kombination einer Jodbehandlung mit den RUMPFschen Strömen. Er will dadurch überraschende Besserungen bei syphilitischen Herz- und Gefäßerkrankungen gesehen haben und nimmt an, daß die durch die Ströme bewirkte Zersetzung der Jodsalze eine besonders günstige Wirkung des Jod „in statu nascendi" zur Folge habe. Er empfiehlt deswegen auch bei Paralyse den Kranken eine größere Joddosis zu verabreichen und 2—3 Stunden später eine energische Durchströmung des Kopfes mit oszillierenden Strömen von mindestens 20 Minuten Dauer folgen zu lassen.

Auf diesem elektrochemischen Wege sollen auch anderweitige Infektionen beeinflußt werden; so sind bei Tuberkulose Versuche mit der kombinierten Jod- und oszillierenden Strombehandlung gemacht worden. Ferner sollen Gichtknoten, Fälle von Neuralgie, Neuritis, Migräne usw., welche an toxische Einwirkungen der Körpersäfte denken lassen, günstig beeinflußt werden, wie überhaupt die gesamte sekretorische Tätigkeit angeregt wird, was sich schon aus der Steigerung der Urinausscheidung ergibt.

Diese Wirkungen werden aber auch zum Teil auf eine direkte Beeinflussung des Nervensystems zurückgeführt. Bei Lumbago, Ischias und anderen Neuralgien wird mit sehr gutem Erfolg Bestreichen der schmerzhaften Partien mit der Kondensatorflasche angewendet, während der Patient auf einer mit Salzwasser getränkten, leinwandüberzogenen Metallplatte sitzt, oder die Füße auf eine solche stellt.

Bei Migräne wirkt Bestreichen von Stirn- und Schläfengegend günstig, während Schlaflosigkeit am besten durch Behandlung des Hinterhauptes oberhalb der Squama occioitalis beeinflußt wird.

Die Methode kann also mannigfaltige Verwendung finden, ist aber wohl nicht in dem Umfang, wie es nach den Publikationen von RUMPF wünschenswert wäre, nachgeprüft worden. Die Literatur ersieht man am besten aus der 1927 von RUMPF (4) gegebenen zusammenfassenden Darstellung. Denselben sind dann noch einige Publikationen von RUMPF in den letzten Jahren gefolgt (6 und 7).

XII. Die Anionentherapie.

Eine verhältnismäßig wenig verwendete, aber immerhin recht beachtenswerte Form der Elektrotherapie stellt die Anionenbehandlung (nach STEFFENS) dar.

STEFFENS (2, 3 und 4) ging bei seiner im Jahre 1910 zuerst publizierten Methode von Beobachtungen aus, die er bezüglich des Einflusses des Witterungswechsels bzw. des Klimas auf das Befinden von Rheumatischen und Nervösen gemacht hatte. Er kam durch vergleichende Untersuchungen zu dem Resultat, daß die Ionisierung der Luft hierbei das ausschlaggebende sei und daß insbesondere eine Vermehrung der *negativen* Ionen eine Besserung der Beschwerden, und ein Heruntergehen der negativen Ionenzahl eine Verschlechterung des Befindens dieser Kranken zur Folge habe.

Damit schien ihm auch eine Erklärung der Heilwirkung der radioaktiven (Wild-) Bäder gegeben. Diese Bäder sind reich an Emanation und senden Strahlen aus, unter denen die negativ-elektrisch geladenen β-Strahlen die größte Durchdringungsfähigkeit haben. Der Badende befindet sich also in einem Medium, das an Ionen weit reicher ist als die Atmosphäre, wobei ein Teil der negativen Ionen der β-Strahlen Gelegenheit hat, in den Körper einzudringen und dort eine Heilwirkung auszuüben.

Dieser Gedankengang legte es STEFFENS nahe, die angenommene Heilwirkung der negativen Ionen gewissermaßen auf experimentellem Wege zu prüfen und den Versuch zu machen, durch künstliche Anreicherung der negativen Ionen in der Umgebung eine günstige therapeutische Wirkung auszuüben.

Als das beste Mittel zur Erzeugung eines Stromes rein negativer Ionen fand er das Röntgeninduktorium. Wenn dasselbe so gebaut ist, daß die Schließungsinduktion so weit unterdrückt ist, daß nur der Öffnungsinduktionsstrom zur Geltung und Abnahme kommt, so liefern die beiden Pole der Sekundärspule rein positive bzw. negative Ionenausstrahlungen, wie sich durch elektroskopische Prüfung nachweisen läßt.

Das ursprüngliche Instrumentarium von Steffens bestand in einem großen Röntgeninduktor mit 25—40 cm Funkenlänge. Von dessen negativen Pol wird (unter Zwischenschaltung einer Kapazität zur Abschwächung der allzukräftigen Stromwirkung) der Strom in Form eines „elektrischen Windes" oder auch von elektrischen Funken mittels verschiedenartiger Elektroden abgeleitet, während der positive Pol geerdet ist.

Neuerdings benutzt Steffens auch ein kleines Induktorium von 5 cm Funkenlänge. Auch dieses gibt im wesentlichen gegensätzliche negative bzw. positive Ausstrahlungen an den beiden Polen, wenn auch nicht ganz so rein, wie das große Induktorium; durch Vorschaltung einer Glühventilröhre, welche nur die negativ geladenen Ionen hindurchläßt, kann man jedoch auch hier eine rein negativ-elektrische Ausstrahlung aus der mit dem negativen Pol (ohne Zwischenschaltung eines Kondensators) verbundenen Elektrode erhalten. Der positive Pol steht bei diesem kleinen Instrumentarium mit einer Fußplatte in Verbindung, welche zur Abschwächung des positiven Stromes mit einer dicken Holzplatte bedeckt ist, auf welche der Patient während der Behandlung die mit Stiefeln bekleideten Füße setzt.

Die verwendeten Elektroden sind:

1. Eine Spitzenelektrode zur Bestrahlung einzelner Körperteile, die in etwa 10—15 cm Abstand vom Körper gehalten wird, so daß keine Funken überspringen.

2. Ein Bestrahlungsnetz (Käfig), in dessen Mitte sich der Patient in leichter Kleidung befindet. Hierbei wird der ganze Körper des Patienten gleichmäßig der von allen Seiten auf ihn eindringenden Anionenbestrahlung ausgesetzt.

3. Eine Kondensatorelektrode, das ist eine mit Graphitpulver gefüllte Glasröhre, deren Inhalt mit dem Apparat in leitender Verbindung steht. Wird diese Elektrode in einer Entfernung von 3—6 mm langsam über der zu behandelnden Stelle hin und herbewegt, so sehen wir die elektrische Ausstrahlung in Gestalt einer zahllosen Menge sich jagender blauer Fünkchen, die auf die Körperfläche übergehen.

Die Sitzungsdauer beträgt im Käfig 5—10 Minuten, bei Verwendung der Spitzenelektrode bis 15 Minuten. Bei der Behandlung einzelner Stellen, z. B. Gichtknoten, mit der Kondensatorelektrode genügt eine Dauer von 2—3 Minuten, welche Zeit bei ausgedehnteren Hautbezirken entsprechend verlängert werden kann.

Was nun die Indikationen der Methode betrifft, so sind diese nach Steffens recht zahlreich: in erster Linie Rheumatismus (akuter und chronischer) der Muskeln und Gelenke, Gicht und zwar sowohl akuter Gichtanfall wie chronische Gelenkgicht und harnsaure Diathese, Neuritiden, Neuralgien, wie Ischias u. a. lanzinierende Schmerzen bei Tabes, Migräne usw.

Bei allen diesen schmerzhaften Affektionen soll die Wirkung schon nach 4—12 Bestrahlungen eine vorzügliche sein und alsbald zu einer dauernden Besserung führen. Dabei tritt auch eine Besserung des Schlafes ein.

In vielen Fällen tritt nach den ersten Behandlungen eine leichte und schnell wieder vorübergehende Steigerung der Beschwerden auf, welche an die bekannte „Bäderreaktion" erinnert.

Außerdem will Steffens auch Erfolge bei den Gehstörungen der Tabes und der multiplen Sklerose gesehen haben, auch bei allgemeinen Schwächezuständen und bei Hautkrankheiten (Pruritus, Urticaria, usw.). Bei letzteren führt er an, daß experimentell eine bactericide Wirkung der Anionenbehandlung nachweisbar sei.

Ein großes Indikationsgebiet stellen ferner die Störungen des Zirkulationsapparates dar: Herzleiden auf nervöser Grundlage, Arteriosklerose, vasomotorische Störungen bei Basedow, klimakterische Störungen, usw. Der erhöhte

Blutdruck soll bei jeder Sitzung um 2—6 mm (!) heruntergehen und bei einer Serie von Behandlungen staffelförmig absteigen, so daß er z. B. in einem Falle in 8 Sitzungen von 159 auf 130 mm zurückging, auf welcher Höhe er dann stehen blieb.

Schließlich ist zu erwähnen, daß STEFFENS auch gute Erfolge bei Epilepsie beobachtet haben will. Er erklärt dies dadurch, daß nach SPIELMEYER die epileptischen Anfälle durch Zirkulationsstörungen ausgelöst werden und gerade diese durch die Anionentherapie günstig beeinflußt werden. Allerdings gibt er dabei gleichzeitig Brompräparate, usw. und führt die günstige Wirkung dieser „kombinierten Behandlung" auf die Abspaltung der wirksamen Bestandteile des Medikamentes durch die Einwirkung des Stromes zurück, so daß es „in statu nascendi" eine verstärkte Heilwirkung entfalten kann.

Die Methode von STEFFENS, die der Autor seit 21 Jahren ausgearbeitet und in zahlreichen Schriften propagiert hat, scheint recht gut begründet und der weiteren Beachtung wert. Soweit mir aber bekannt ist, hat die Methode, ebenso wie die RUMPFsche, wenig Verbreitung gefunden, und auch ich selbst besitze keine persönlichen Erfahrungen darüber. Interessenten seien verwiesen auf den zusammenfassenden „Rückblick", den STEFFENS (6) kürzlich gegeben hat, in welchem auch die gesamte Literatur zu finden ist.

Eine interessante Bestätigung haben die STEFFENSschen Beobachtungen kürzlich durch DESSAUER gefunden. Derselbe berichtete 1930 auf dem Kongreß zu Lüttich über seine seit 10 Jahren betriebenen (also erheblich später wie STEFFENS begonnenen) Versuche mit ionisierter Luft. Er erzeugte „unipolar beladene Luft" (negative und positive) hauptsächlich durch Verwendung von Magnesiumoxydionen, wobei die Aufladung auf elektrischem Wege (Gitterapparate) geschieht. Es soll mit seinen Apparaten möglich sein, die Luft so mit unipolaren Ionen zu beladen, daß ihr Ionengehalt bis 100 000mal so groß ist als derjenige der normalen Luft. Die Ionen werden hierbei der Versuchsperson durch Einatmung zugeführt.

Was uns an diesen Untersuchungen interessiert, ist ihre klinisch-physiologische Prüfung, die von den Mitarbeitern DESSAUERS, von STRASSBURGER und HAPPEL durchgeführt wurde. Sie führte zu vollständiger Übereinstimmung mit den Resultaten von STEFFENS und zu einer wesentlichen Ergänzung derselben. HAPPEL konstatierte außer Einwirkung auf Puls, Atmung, Diurese, usw., auch Beeinflussung von psychophysischen Reaktionen. Bei optischen Versuchen bzw. Konzentrationsuntersuchungen (kurzdauerndes Vorzeigen von Zahlenreihen) ergab sich bei Einwirkung von negativen Ionen eine Verbesserung der Leistung, also Veringerung der Fehlerzahl, bei positiv ionisierter Luft das umgekehrte.

STRASSBURGER fand eine ausgesprochene blutdrucksenkende Wirkung der negativen Ionen bei Fällen von Blutdrucksteigerung, und zwar zeigte sich dieser günstige Erfolg bei 81% der Fälle (bei Nierenbeteiligung nur in 62%). Die Beschwerden der „Blutdruckkrankheit" (Schwindel, Kopfschmerzen, Sausen, usw.) wurde in ausgesprochener Weise gebessert. Überhaupt trat bei vielen an Migräne und Kopfdruck leidenden Personen eine Besserung des Befindens ein, die an die Wirkung eines günstigen Klimas erinnert.

Bei rheumatischen Leiden wurde die schon von STEFFENS angegebene Steigerung der Schmerzen nach den ersten Sitzungen (Bäderreaktion) und die später eintretende Besserung bestätigt, ebenso die ungünstige Wirkung der positiven Ionen.

Kürzlich ist noch eine Arbeit von DÉNIER erschienen, welcher die Wirkung der negativen Ionen auf den Rheumatismus nachprüfte und zu bestätigenden Resultaten kam.

Er fand besonders günstige Wirkungen bei „endokrinen Rheumatismus" (?!) in den Wechseljahren und bei vorzeitiger Eierstocksinsuffizienz, ferner bei schmerzhaften Angioneurosen, sowie bei Männern mit gichtischer Konstitution.

Schließlich ist zu erwähnen, daß EDSTRÖM (2) bei Einwirkung von negativen Ionen die Chronaxie der motorischen Nerven erniedrigt, also die Erregbarkeit erhöht fand, während die positiven Ionen umgekehrt wirkten.

Die STEFFENSschen Beobachtungen haben also durch diese neuen Untersuchungen recht interessante Bestätigung erfahren. Für die praktische Verwendung wird aber vorläufig noch das STEFFENSsche Verfahren dem DESSAUERschen vorzuziehen sein, einmal wegen seiner größeren Einfachheit und auch wegen der Möglichkeit, den Anionenstrom auf lokalisierte Teile (auch mittels Kondensatorelektrode) einwirken zu lassen.

Die Anwendung der im vorstehenden unter XI. und XII. geschilderten beiden Methoden ist dadurch erleichtert, daß die Firma Reiniger, Gebbert und Schall ein Instrumentarium konstruiert hat, welches der Ausführung beider Methoden dient. Es besteht wesentlich aus einem Funkeninduktor, welcher sowohl mit Flaschenelektroden (für die RUMPFschen Methode), wie mit Bestrahlungsnetz, Spitzen und Kondensatorelektroden (für die STEFFENSsche Methode) versehen ist.

Diese technische Vereinigung könnte wohl zu der Auffassung führen, daß das den beiden Methoden zugrunde liegende Prinzip im wesentlichen das gleiche sei. RUMPF (2) selbst hat in der Tat diese Vermutung ausgesprochen. Er bezweifelt, daß es sich bei der STEFFENSschen Anordnung um reine Polwirkungen handelte, die Ionen bewegten sich vielmehr auch hier pendelförmig in wechselnden elektrischen Feldern. Er ist daher geneigt, die Wirkung der STEFFENSschen Behandlung, ebenso wie die seiner Methode, teils durch elektrolytische Wirkungen, teils durch vibratorische Erschütterungen zu erklären. STEFFENS (5) dagegen hält daran fest, daß es sich bei seinem Verfahren nicht um Wechselströme, sondern eine rein unipolare (Anionen-) Wirkung handle. Die Annahme einer „molekularen Vibration" bzw. einer „Stoßwirkung" könne darauf schon deswegen nicht zutreffen, weil dieselbe Heilwirkung auch bei den radioaktiven Bädern beobachtet werde.

In einer neuesten Arbeit hat RUMPF (6) noch darauf hingewiesen, daß in den Hochfrequenzströmen, auch in den von ihm verwendeten oszillierenden Strömen die Kathodenausstrahlungen (d. h. die Anionen) in reicher Menge enthalten seien, und daß diese das wesentliche Heilungsprinzip der Ströme darstellen.

Er empfiehlt die Einschaltung einer Glasglühröhre in seine oszillierenden Ströme zur Gewinnung reiner Kathodenausstrahlungen und erwartet davon für manche Fälle eine Verbesserung der Hochfrequenzwirkung. Näheres über seine Ausführungen kann hier nicht wiedergegeben werden.

XIII. Die elektromagnetische Behandlung (auch Permea-Elektrotherapie genannt).

Eine Abart der Elektrotherapie stellt die Verwendung des Elektromagnetismus dar. Die Methode beruht darauf, daß einem Elektromagneten mittels einer herumgewickelten Drahtspirale ein Wechselstrom zugeführt wird, welcher in dem ersteren Magnetismus erzeugt, der entsprechend der Frequenz des Wechselstromes fortwährend seine Polarität wechselt (System KONRAD MÜLLER). Oder es wird der wechselnde Magnetismus dadurch erzeugt, daß der Eisenkern vor einer von Gleichstrom durchströmten Spirale rotiert (System TRÜB).

Von physiologischen Wirkungen kennt man eine Wirkung auf den Opticus in Form einer Lichterscheinung, welche auftritt, wenn man den Kopf dem Apparat nähert. Auch ist im Experiment beobachtet, daß das erlahmende Froschherz unter der Wirkung der Elektromagnetisation neu belebt wird.

In therapeutischer Hinsicht wurde das Verfahren im ersten Jahrzehnt dieses Jahrhunderts lebhaft empfohlen als sedatives Mittel bei allerhand schmerzhaften Affektionen, besonders bei Neuralgien, lanzierenden Schmerzen der Tabes, Gelenk- und Muskelrheumatismus, auch gegen Schlaflosigkeit, vasomotorische Störungen, angina pectoris und dgl.

Das Verfahren hat aber keine allgemeine Verbreitung gefunden, sondern wird nur in einzelnen Spezialinstituten (besonders in der Schweiz) ausgeübt. Ich habe keine persönlichen Erfahrungen darüber.

Bezüglich der Literatur sei auf die Arbeiten von K. E. MÜLLER, KALISCHER, EULENBURG, LILIENFELD, T. COHN (4) verwiesen.

Die Literatur der letzten 20 Jahre enthält keinerlei wissenschaftliche Publikationen oder klinische Mitteilungen, welche zu einer Beschäftigung mit dem Verfahren anregen könnten.

XIV. Hydroelektrische Bäder.

Die Kombination von elektrotherapeutischen- mit Badeprozeduren, oder wie man auch sagen kann, die Zuleitung des elektrischen Stromes durch das Badewasser von entsprechend eingerichteten Wannen, ist ein schon ziemlich altes, seit mehr wie 50 Jahren gebräuchliches Verfahren. Die erste systematische Verwendung desselben geht auf STEIN, LEHR und EULENBURG zurück.

Der Vorteil des Verfahrens ist einmal darin zu sehen, daß hydrotherapeutische Wirkungen sich mit den elektrotherapeutischen kombinieren, ferner darin, daß durch die ausgedehnte Wasserfläche, welche gleichsam an die Stelle der Elektrode tritt, große Elektrizitätsmengen eingeführt werden können, schließlich auch, daß der Hautwiderstand, der sonst dem Eindringen des Stromes in den Körper hinderlich ist, durch das Aufquellen der Epidermis im warmen Wasser erheblich vermindert wird, und daß die Ätzwirkung der Metallelektroden in Wegfall kommt, wodurch die Schmerzhaftigkeit der Prozeduren herabgesetzt wird.

Man unterscheidet *elektrische Vollbäder* und *lokale Bäder,* je nachdem der ganze Körper oder nur einzelne Gliedmaßen sich im Badewasser befinden.

Zu den *Vollbädern* werden Badewannen aus nicht metallischen Material (Holz, Ton oder Porzellan) benützt, in welcher der Strom mittels leitender Elektrodenplatten eingeführt wird. Diese Elektroden sind entweder nur am Kopf- und Fußende der Wanne angebracht, oder gleichzeitig auch an den Seitenwänden und es wird die eine Hälfte derselben mit dem positiven, die andere Hälfte mit dem negativen Pol des galvanischen oder faradischen Apparates verbunden. Die Elektroden sind mit Holzrosten bedeckt, so daß der Körper des Badenden nirgends mit der leitenden Elektrodenplatte direkt in Berührung kommt, sondern nur mit dem den Strom leitenden Badewasser.

Es ist ohne weiteres klar, daß bei dieser Anordnung nur ein kleiner Anteil des in die Wanne geschickten Stromes den Körper des Badenden passiert. Der größte Teil des Stromes gleicht sich in dem nur geringen Widerstand bietenden Badewasser von Elektrode zu Elektrode ab, umgeht also gewissermaßen den Körper. Die Größe dieses Anteiles ist von verschiedenen Faktoren abhängig, von dem Widerstand der Haut, der Größe und der Lage der verwendeten Elektroden, der Leitfähigkeit des Badewassers u. a. m. Eine exakte Messung des den Körper passierenden Stromanteiles ist also unmöglich; von WEDEKIND wird er nach einigen Versuchen auf ein Drittel des gesamten Stromes geschätzt.

Um den *gesamten* Strom durch den Körper hindurchzuzwingen, sind verschiedene Modifikationen des elektrischen Bades angegeben worden. Zunächst ist zu erwähnen das *GÄRTNERsche Zweizellenbad.* Hierbei wird die Wanne durch ein quer durch dieselbe gespanntes Gummidiaphragma in zwei Hälften geteilt. Der Badende, der seinen Körper durch ein in der Gummimembran befindliches Loch hindurchzwängt, befindet sich jetzt also gewissermaßen mit dem Ober- und Unterkörper in zwei getrennten Wannen. Wenn nun am Kopf- und Fußende die beiden Elektroden sich befinden, so muß der gesamte Strom durch den Körper hindurchgehen. Mehr wie dieses recht unbequeme Verfahren werden die *monopolaren Bäder* benützt. Bei diesen wird, im Gegensatz zu den bisher beschriebenen bipolaren Bädern, nur *ein* Pol dem Badewasser zugeleitet, während der andere außerhalb des Bades angebracht bzw. direkt auf die Körperoberfläche appliziert wird. Am häufigsten verwendet wird die sog. *Monopolarstange*, eine quer über die Wanne gelegte metallische Stange, welche der Badende mit den Händen umgreift, und welche mit dem einen Pol verbunden ist, während der andere dem Badewasser zugeleitet wird.

Der gesamte Strom muß also den Körper passieren; es macht sich dabei aber der Übelstand geltend, daß der Strom an den verhältnismäßig kleinen, die Stange umgreifenden Handflächen sehr dicht ist, so daß er unangenehm stark empfunden wird. Dies macht sich weniger bemerklich bei einer anderen Konstruktion, der TRAUTWEIN*schen Rückenkissen-Elektrode*, das ist ein großes (etwa 400 qcm) Kissen, an welches sich der Badende mit dem Rücken anlehnt und welches mit dem einen Pol verbunden ist, während der andere dem Badewasser zugeleitet ist. Auch hierbei ist allerdings der Strom an der Rückenelektrode verhältnismäßig am dichtesten, was nicht immer erwünscht ist.

Man bezeichnet die monopolaren Bäder als Kathoden- oder Anodenbäder, je nachdem die Kathode oder die Anode dem Badewasser zugeleitet wird. Dabei ist aber gerade der andere Pol der wirksame, wegen der größeren Dichtigkeit, die der Strom an der kleinen Elektrodenfläche hat. Man hat den Anoden- und Kathodenbädern differente Wirkungen zugeschrieben, entsprechend der beruhigenden Wirkung der Anode und der erregenden Wirkung der Kathode, jedoch ist diese Unterscheidung wohl nicht ganz zutreffend. Bei Verwendung des faradischen Stromes ist die Wahl des Poles natürlich verhältnismäßig gleichgültig.

Eine weit größere Verbreitung wie die elektrischen Vollbäder haben die *lokalen elektrischen Bäder* gefunden.

Man hat sie von jeher angewendet, um ein Glied, Hand, Fuß, Unterarm und dgl. der Wirkung des Stromes auszusetzen. Ihre Verwendung an Stelle von großflächigen Elektroden wurde bereits erwähnt (S. 465). In primitiver Weise kann jedes Holz-, Ton-, oder Porzellangefäß (Topf, Eimer, Schüssel, Arm- oder Fußbadewanne) dazu benutzt werden, welches mit lauem Wasser gefüllt wird und eine Elektrode aufnimmt, so daß der gebadete Körperteil nicht direkt davon berührt wird. Eine zweite großflächige Elektrode wird auf eine indifferente Stelle des Körpers (Sternum, Kreuzbein oder dgl.) aufgesetzt. Zum Baden zweier Gliedabschnitte benutzt man zwei derartige Gefäße (z. B. zwei Eimer für die Füße), in die man je eine Elektrode eintaucht.

In systematischer Weise sind diese lokalen Bäder ausgebildet worden von SCHNÉE in Form seines bekannten *Vierzellenbades*. Hier werden vier zweckmäßig geformte, mit Elektrodeneinsätzen versehene Porzellanwannen für die vier Extremitäten benutzt, von denen zwei die Armlehnen eines Sessels bilden und zwei zu Füßen des Sessels stehen. Alle vier sind mit der Stromquelle verbunden und können mittels einer Schalttafel in beliebiger Polrichtung und Zusammenordnung eingeschaltet werden, sodaß man den Strom nach Wunsch längs oder quer durch den Körper gehen lassen kann, auch eine Extremität besonders dem Strom aussetzen kann, indem man sie allein an den *einen* Pol anschaltet, während die anderen drei mit dem *anderen* Pol verbunden sind und dgl.

Da man auf diese Weise erhebliche Teile der Körperoberfläche als Stromeintrittspforten benützt (an den Armen wird die benutzte Fläche auf je 1200 qcm, an den Unterschenkeln auf je 1400 qcm berechnet) und der Strom in seiner Gesamtheit den Körper passieren muß [1], so werden diese Vierzellenbäder als vollwertiger Ersatz der elektrischen Vollbäder angesehen. Sie haben eine außerordentlich weite (durch eine nicht ganz erfreuliche Reklame und etwas weitherzige Indikationsstellung geförderte) Verbreitung gefunden. Dazu hat besonders beigetragen der geringe Wasserverbrauch, die Bequemlichkeit der Installation, welche im Gegensatz zu den Vollbädern in jedem ärztlichen Sprechzimmer oder auch in der Privatwohnung des Patienten ohne eigentliche

[1] Daß beim Vierzellenbad erhebliche Stromanteile das Körperinnere treffen, wurde von GERLACH nachgewiesen; bei einem galvanischen Bade mit Stromstärke bis 50 MA konnte derselbe einen Strom bis 1,3 bei Ableitung von der Mundhöhle zum Mastdarm an einem eingeschalteten Galvanometer ablesen.

Badeanlage vorgenommen werden kann. Auch die Gefahr des Erdschlusses, welche bei den Vollbädern (durch das Abflußrohr, usw.) zustande kommen [vgl. darüber u. a. LOEWENTHAL (2)] kann und sorgfältig vermieden werden muß, fällt bei diesen Bädern vollständig fort.

Die große Beliebtheit des Vierzellenbades hat zu der Konstruktion zahlreicher Modifikationen bzw. Vereinfachungen geführt, die hier nur aufgeführt, aber nicht näher beschrieben werden sollen. Man hat ein *Dreizellenbad* verwendet (zwei Zellen für die Arme, eine gemeinschaftliche für die beiden Unterschenkel), auch ein Fünfzellenbad (Hinzufügung einer Zelle für die Perinealgegend). Mehrere Konstruktionen vereinfachen das Verfahren dadurch, daß sie die Zellen durch großflächige, gut durchfeuchtete Elektroden ersetzen. So der WINTERNITZsche *Elektrodentisch*, welcher aus 4 Elektrodenplatten in Form von Wasser aufsaugenden Kissen in flachen Glasschalen besteht. Der *Elektromat*, ein Liegestuhl, welcher eine 2000 qcm große Rückenplatte und schmiegsame Elektroden für die Extremitäten enthält, die BORUTTAUschen *Hüllenelektroden*, die aus Strumpf- bzw. handschuhförmigen Elektroden aus porösem durchfeuchtbaren Material mit Einlage eines feinen Drahtnetzes bestehen. Alle diese Modifikationen bestreben sich, den Strom von großen Körperoberflächen aus einzuleiten, sind also im Prinzip den Vierzellenbädern gleich, wenn sie sie wohl auch an Wirksamkeit und Bequemlichkeit nicht ganz erreichen.

Ein neues Prinzip ist die hydroelektrische Badetechnik gebracht worden durch die Einführung der HELLER-*Bäder* und STANGER-*Bäder*. Die ersteren werden nur in einer eigens dazu eingerichteten Anstalt in *Brunnen* in der Schweiz verabreicht. Aus eigener Beobachtung ist mir darüber nichts bekannt. Sie beruhen auf einem ähnlichen Prinzip wie die STANGER-*Bäder,* über die ich bereits persönliche Erfahrungen sammeln konnte, und die daher im folgenden geschildert werden sollen; wissenschaftliche Publikationen über diese Bäder liegen bereits von ALEXANDER und v. NOORDEN, sowie von LAQUEUR (1), ferner von WEDEKIND und PFLEIDERER vor. Sie stellen eigentlich eine Kombinationstherapie" dar, in dem Sinne, daß den bei den üblichen elektrischen Bädern verwendeten beiden Faktoren, dem thermischen Reize des Bades und dem elektrischen Reize noch ein dritter Faktor hinzugefügt wird, nämlich ein chemischer Reiz, der durch einen Badezusatz bewirkt wird.

Dieser Badezusatz bestand ursprünglich (nach den Angaben des Erfinders, des Gerbermeisters J. STANGER) in einer starken Lohebrühe. Später wurde von seinem Sohn (dem Ingenieur H. STANGER) diese Lohebrühe durch einen aus Rindenextrakten, Pflanzensäuren und Gerbstoffen bestehenden Zusatz ersetzt, dessen nähere Zusammensetzung nicht bekannt ist, von dem etwa 1 kg dem Bade zugesetzt wird.

Dieses Bad wird in einer für die Durchleitung des Stromes sehr zweckmäßig konstruierten Holzwanne verabreicht. Dieselbe enthält einmal fest an den Längsseiten der Wannen eingebaute Kohlenelektroden, sodaß man den Strom in breiter Fläche quer durch den ganzen Körper passieren lassen kann, dann aber (und das ist das besondere) bügelförmige Elektroden, welche über einzelne Körperteile, z. B. über Gelenkgegenden gesetzt werden können, ferner flächenförmige Elektroden, die etwa zwischen einem Arm und dem Rumpf oder zwischen beiden Beinen eingehängt werden können, so daß der Strom auf einzelne Körperteile lokalisiert und konzentriert werden kann.

Der benutzte Strom ist ein Gleichstrom niederer Spannung (40 Volt), der durch eine eigene kleine Dynamoanlage erzeugt wird, sodaß also der Strom der Lichtleitung nicht direkt durch das Badewasser passiert und somit jede Gefahr des Erdschlusses fortfällt. Am Fußende des Bades findet sich eine Regulierzelle (regulierbarer Flüssigkeitswiderstand) zur allmählichen Einschaltung und Abstufung des Stromes und ein Galvanometer zur Ablesung der Stromstärke. Es können recht hohe Intensitäten verwendet werden zwischen 0,3 und 1,5 Amp., von welchen natürlich ebenso wie bei den anderen Vollbädern nur ein gewisser Teil den Körper passiert.

Über die allgemeine *Wirkungsweise* und die *Indikationen* der elektrischen Bäder ist folgendes zu sagen:

Zunächst sind die *lokalen elektrischen* Bäder, wie bereits S. 465 erwähnt, sehr brauchbar in allen Fällen, in denen eine Gesamtdurchströmung einer Extremität, sei es mit dem galvanischen oder dem faradischen Strom oder einer anderen Stromesart indiziert ist, also bei Neuritiden, Neuralgien, auch bei peripheren und poliomyelitischen Lähmungen, arthritischen Affektionen und dgl. Für ein solches lokales Bad kann sehr bequem eine einzelne Zelle des Vierzellenbades verwendet werden, während die anderen Zellen ausgeschaltet sind und durch eine Elektrodenplatte ersetzt werden. Bei doppelseitigen, z. B. neuritischen oder arthritischen Erkrankungen, können zwei Zellen (zwei Arm- oder zwei Beinwannen) eingeschaltet werden. Bei den Kontrakturen des Hemiplegikers, bei denen lokale galvanische Bäder oft sehr günstig wirken, kann man eine Arm- und eine Beinbadewanne zur Durchströmung benutzen (halbes Vierzellenbad), ebenso bei halbseitiger Paralysis agitans. Diese Anwendungen lassen sich beliebig kombinieren und variieren. Sie gehören eigentlich mehr in die lokale Elektrotherapie, wie in die hydroelektrische Badetherapie und sind zum Teil bereits besprochen. Auch bei den STANGER-Bädern lassen sich durch besondere Elektrodenschaltungen lokale Wirkungen neben den allgemeinen erzielen.

Das wesentliche der elektrischen Badetherapie ist aber nicht die lokale, sondern die *Allgemeinwirkung* des elektrischen Stromes, die in Form der elektrischen *Voll- und Vierzellenbäder* geboten wird. Die Wirkungsweise ist in dieser Beziehung den Methoden der allgemeinen Faradisation und Galvanisation (S. 493 und 460) gleichzusetzen, also den Methoden, welche sich bestreben, möglichst große Teile der Hautoberfläche der Reizung durch den elektrischen Strom auszusetzen, nur daß dies bei diesen Methoden sukzessive geschieht, während bei den elektrischen Bädern die Einwirkung an der gesamten Hautoberfläche gleichzeitig stattfindet.

Unter den Wirkungen dieser ausgedehnten Hautreizung scheinen mir die *vasomotorischen Wirkungen* an erster Stelle zu stehen. Nach jedem elektrischen Bade (am allerausgesprochensten nach dem STANGER-Bade) beobachtet man eine intensive, lange nachhaltende Hautrötung. WEDEKIND hat diese hyperämisierende Wirkung (beim STANGER-Bade) auch durch Messung der Wärmestrahlung der Haut nachgewiesen. Daß diese Vasomotorenreizung auf dem Wege einer verbesserten Hautdurchblutung eine erfrischende und kräftigende Wirkung, besonders bei Neurasthenikern hinterläßt, daß sie auch auf allerhand oberflächliche Schmerzen und Parästhesien günstig wirken kann, liegt auf der Hand. Es ist auch verständlich, daß fast regelmäßig unmittelbar nach dem Bade (wiederum am stärksten beim STANGER-Bade) ein intensives, sehr angenehmes Schlafbedürfnis eintritt. Diese Wirkung ist ja in gewissem Grade allen die Oberfläche hyperämisierenden Prozeduren eigen (feuchte Packungen, allgemeine Diathermie usw.).

Wir müssen aber auch bedenken, daß die Erweiterung der peripheren Gefäßgebiete auch auf die Gesamtzirkulation von Einfluß sein muß, daß sie dieselbe regulieren, Hyperämien tiefer Organe beseitigen, den Blutdruck beeinflussen und dem geschwächten Herzen bei Myokarditis, leichten Klappenfehler und dgl. die Arbeit erleichtern kann. Wirkungen auf den Blutdruck sind in der Tat regelmäßig zu beobachten, wenn auch je nach den gegebenen Verhältnissen in verschiedener Richtung (s. darüber allgemeiner Teil, S. 441), am regelmäßigsten, meiner Erfahrung nach, Blutdrucksenkungen bei essentiellen Hypertensionen, klimakterischen Hypertensionen und bei Basedow. Das STANGER-Bad scheint mir hier den anderen Badeformen überlegen.

Von dem Gesichtspunkt der Vasomotorenreizung erklärt es sich auch, daß ein prinzipieller Unterschied in der Wirksamkeit der verschiedenen Stromesarten nicht besteht. Ein faradischer oder Sinusstrom kann in demselben Sinne, wenn auch bisweilen individuell verschieden, wirken wie ein galvanischer Gleichstrom, trotz der grundsätzlichen physikalischen Gegensätzlichkeit dieser Stromesarten. Allen ist eben die vasomotorenerregende und daher die periphere Zirkulation befördernde Wirkung gemeinsam. Es entspricht also nicht den Tatsachen, wenn von mancher Seite den faradischen Bädern eine anregende, den galvanischen Bädern eine beruhigende Wirkung zugeschrieben wird. Beide Stromesarten können vielmehr in demselben Sinne wirken, je nach Stromstärke, Stromdauer und besonders nach individuellen Faktoren, die im einzelnen nicht zu übersehen sind (vgl. MANN, 7). Es heißt also in jedem Falle vorsichtig probierend vorzugehen. Als die mildeste Einwirkung betrachte ich ein ganz schwaches faradisches Bad (eben fühlbarer Strom), als eine etwas stärkere ein galvanisches Vierzellenbad von 5—10 MA. Eine weitere Verstärkung ist gegeben durch galvanische Ströme von 10—30 MA und darüber oder verstärkte faradische Bäder bis nahe an die Grenze des Auftretens von Muskelkontraktionen oder auch sinusoidale Vierzellenbäder. Bei den Vollbädern sind die Stromstärken entsprechend der größeren Flächenwirkung natürlich entsprechend höher zu nehmen, wie oben bereits für die STANGER-Bäder angegeben. Die Wirkung ist dafür aber auch um so intensiver.

Auch mit der Dauer der Bäder muß man probierend vorgehen, durchschnittlich 10 bis 30 Minuten. Längere Ruhe nach jedem Bad ist wichtig.

Außer der direkten Einwirkung auf die periphere Zirkulation ist bei der Beurteilung der elektrischen Bäder auch an die neuerdings immer mehr beachtete Funktion der Haut als „endokrines Organ", an ihre engen Beziehungen zu vegetativen und innersekretorischen Vorgängen zu denken, die durch jeden *Hautreiz* eine mächtige Anregung und Beeinflussung erfahren. Daß die ausgedehnte Hautreizung durch den elektrischen Strom imstande ist, Stoffwechselwirkungen, Einwirkungen auf endokrine Vorgänge, auf das Blutbild usw. hervorzurufen, ist bekannt und bereits auf S. 443 erwähnt. Neuerdings sind diese Wirkungen für das STANGER-Bad von WEDEKIND untersucht worden. Von weiteren Wirkungsmöglichkeiten ist auch an die iontophoretische Einführung von Pharmaka durch das Bad zu denken (von JÜRGEN für Jod, von WEDEKIND für Salicyl nachgewiesen). Jedoch glaube ich nicht, daß diesem Modus besondere Bedeutung zukommt, insbesondere kann ich mich der bisweilen geäußerten Ansicht nicht anschließen, daß das STANGER-Bad durch iontophoretische Einführung irgendwelcher unbekannter pflanzlicher Substanzen wirkt; ich sehe die Wirkung des Badezusatzes vielmehr nur in dem dadurch gesetzten Hautreiz.

Die *Indikationen* der elektrischen Bäderbehandlung sind also sehr mannigfaltige: vor allem ist sie angezeigt bei allen Schwächezuständen der Zirkulation, mögen sie auf einer funktionellen Vasomotorenschwäche beruhen, wie sie häufig bei Neurasthenikern vorkommt, oder auf irgendwelchen leichten Insuffizienzerscheinungen des Herzens (Myokarditiden, leichte Klappenfehler und dgl.). Auf diese Anregung der Zirkulation läuft wahrscheinlich zum großen Teil die ausgesprochen kräftigende und erfrischende Wirkung hinaus, die die Bäder häufig bei Neurasthenikern hinterlassen. (Daß der regulierende Einfluß auf die Zirkulation sich andererseits auch gegenüber Blutdrucksteigerungen günstig auswirkt, wurde erwähnt.) Man kann bei neurasthenischen u. a. Schwächezuständen aber auch vom Standpunkte einer Einwirkung auf den Stoffwechsel, einer „umstimmenden" Wirkung an die Bädertherapie herangehen. Dabei möchte ich besonders auf die Wirkung auf endokrine Störungen, insbesondere ovarielle und thyreogene, hinweisen. Dieselben werden, wie ich in Übereinstimmung mit PFLEIDERER angeben kann, ganz besonders durch STANGER-Bäder günstig beeinflußt.

Ferner ist die Bäderbehandlung auch als beruhigende sedative Prozedur angezeigt, sie wirkt günstig bei leichten Erregungszuständen, Tremoren, Chorea, Parkinson usw., auch bei Schlaflosigkeit. Der gleichmäßige leichte allgemeine Hautreiz ist wohl hier als das vermittelnde Agens anzusehen.

Daß man die elektrischen Bäder auch bei mehr lokalisierten Affektionen verwenden kann, insbesondere bei Neuriditen, Neuralgien, Arthritiden und Myositiden, indem man durch besondere Schaltungen (im Vierzellenbad, STANGER-Bad usw.) einzelne Glieder durchströmen läßt und dadurch Tiefenwirkungen auf erkrankte Nerven usw. neben den vasomotorischen Wirkungen erzeugt, sei nur nochmals kurz erinnert. Man erzielt dadurch in bequemer und wirksamer Weise dasselbe, wie bei Anwendung großflächiger Elektroden.

Im einzelnen wird man sich die Indikationen der elektrischen Bäder aus der oben gegebenen Darstellung der allgemeinen Wirkungsweise ableiten können.

Als eine Modifikation sei anhangsweise noch angeführt: STABLOW empfiehlt „elektrische Schlammbäder". Es wird Badeschlamm im Vierzellenbad oder Vollbad mit 100—120 MA galvanischen Strom verwendet. Sehr starke Schweißentwicklung auch an den außerhalb des Bades befindlichen Körperteilen. Günstige Wirkung bei Neuritiden und Polyarthritiden. Die Hautreaktion wird auf diesem Wege offenbar noch verstärkt.

Man hat auch den Hochfrequenzstrom mittels der Vierzellenbäder zugeleitet, jedoch dürfte diese Anwendungsform kaum irgendwelche Vorteile vor anderen allgemeinen Applikationen des Hochfrequenzstromes haben.

Literatur.

Das nachstehende Literaturverzeichnis führt nur diejenigen Publikationen an, auf die im Text direkt Bezug genommen wird. Dabei ist die sehr umfangreiche ältere elektrotherapeutische Literatur im Interesse der Kürze nur ganz vereinzelt berücksichtigt. Der Interessent findet sie vollständig in E. REMAKS Grundriß der Elektrodiagnostik und Elektrotherapie, 1. Aufl. 1895. Die 2. Auflage (1909) enthält eine Fortsetzung dieses Literaturverzeichnisses.

Weitere Quellenangaben finden sich in dem „Handbuch der gesamten medizinischen Anwendungen der Elektrizität" (herausgegeben von BORUTTAU und MANN, 1911) und dem Ergänzungsband „Neuere Erfahrungen auf dem Gebiete der medizinischen Elektrizitätslehre" (herausgegeben von MANN und KRAMER, 1928). Auch der Abschnitt „Elektrotherapie" von T. COHN in der ersten Auflage dieses Handbuches enthält ein recht ausgiebiges Literaturverzeichnis.

Die zahlreichen mehr oder weniger umfangreichen in- und ausländischen, zum Teil ausgezeichneten Lehrbücher der Elektrotherapie, die bei der Darstellung naturgemäß ausgiebig benutzt wurden, sind in dem nachfolgenden Verzeichnis im einzelnen nicht angeführt; sie werden als bekannt vorausgesetzt. Ich nenne nur die Lehrbücher von ERB, E. REMAK, ZIEMSSEN, DE WATTEVILLE, KOWARSCHIK, T. COHN, ZIMMERN, LAQUERRIÈRE-DELHERM, VIGNAL, ZANIETOWSKI als einige bekannte Beispiele.

Zahlreiche Arbeiten aus schwer zu beschaffenden ausländischen Zeitschriften konnten vom Verfasser nur in Referaten benutzt werden. Hierzu diente hauptsächlich die „Zeitschrift für die gesamte physikalische Therapie" und das „Zentralblatt für die gesamte Neurologie".

AKIJAMA, SEIROHU: Ref. Zbl. Neur. **56**, 261 (1930). — ALBRECHT: Die umschriebene Herabsetzung des Gleichstromwiderstandes der menschlichen Haut. Leipzig 1921. — ALECHINSKY: Ref. Z. physik. Ther. **45**, 162 (1933). — ALEXANDER, A. u. C. v. NOORDEN: Dtsch. med. Wschr. **1924 II**, 1053. — ALTENBURGER u. KROLL: Z. Neur. **132** (1931). — ARMANINI: Ref. Z. physik. Ther. **31**, 217 (1926).

BABINSKI, DELHERM et JAWORSKI: Arch. Électr. méd. **1913**, No 359, 491. — BARAIL: Med. Welt **1922**, Nr 15; **1932**, 1098. — BARANOW u. GALIBINA: Ref. Zbl. Neur. **58**, 757. — BAUMANN, W.: Münch. med. Wschr. **1929 II**, 1719. — BECKER, W.: (1) Z. physik. Ther. **16**, 583, 732 (1912). (2) Z. orthop. Chir. **29**, Beil.-H. — BEHREND: Dtsch. med. Wschr. **1933 I**, 326. — BERGELL u. ROHRBACH: Z. physik. Ther. **26**, 55 (1922). — BERGONIÉ: (1) C. r. Acad. Sci. Paris, 2. Aug. **1897**. — Semaine méd. **17**, 38 (1897). (2) Arch. Électr. méd. **1911**, No 307, 308. (3) Arch. Électr. méd. **1912**, No 348, 595. — BERNHARD, M.: Neur. Zbl. **1904**, 690, 752. — BESSE: Ber. in Z. physik. Ther. **40**, 78, 79 (1931). — BETHE: Pflügers Arch. **183**, 289 (1920). — BETTMANN: (1) Klin. Wschr. **1928 II**. (2) Dtsch. med. Wschr. **1932 I**, 827. (3) Z. physik. Ther. **42**, 269 (1932). (4) Dtsch. med. Wschr. **1932 I**, 1006. — BEUTEL, A. u. P. MAHLER: Med. Klin. **1931 II**, 993. — BIERMANN: Ref. Zbl. Neur. **67**, 168. — BILLINKIN: Bull. Soc. franç. Électrothér. **1907**, No 1. — BLUM, P.: C. r. 5. Congr. internat. Physiothér. Lüttich **1930**. — BORDIER, H.: (1) Lyon méd. **1898**, No 43. (2) Lyon méd.

34, No 31 (1902). (3) C. r. Acad. Sci. Paris **178**, 1844 (1924). (4) Arch. Électr. méd. **35**, No 530, 389 (1927). (5) Ref. Z. physik. Ther. **34**, 103 (1928). (6) Arch. Électr. méd. **37**, 79 (1929). (7) Ref. Z. physik. Ther. **36**, 306 (1929); **39**, 177 (1930). — BORUTTAU: (1) Jber. ärztl. Fortbildg, Aug. **1915**. (2) Jber. ärztl. Fortbildg **7** (1916, Aug.). (3) Dtsch. med. Wschr. **1918 II**, 1412. (4) Z. Neur. **83** (1923). — BOURGUIGNON, G.: (1) Paris méd. **13**, No 35, 184 (1923). Ref. Z. physik. Ther. **28**, 355 (1924). (2) Ref. Z. physik. Ther. **43**, 111 (1932). Orig. Rev. d'Actinol. 8, 103 (1932). (3) Arch. Électr. méd., Juli **1932**. — BOURGUIGNON et ELIOPOULOS: C. r. Acad. Sci. Paris, 9. Febr. **1930**. — BRANDENBURG: Med. Klin. **1919 I**. — BROOKE: Ref. Z. physik. Ther. **39**, 65 (1930). — BRÜNNER-ORNSTEIN u. EHRENWALD: Psychiatr.-neur. Wschr. **1932 I**, 125. — BRÜNNER-ORNSTEIN: (1) Wien. med. Wschr. **1932 I**, 350. (2) Jb. Psychiatr. **49**, 226 (1933). — BÜGE, M. u. L. MANN: Z. physik. Ther. **34**, 1 (1928).

CAJORI, PEMBERTON u. STILZ: Ref. Zbl. Neur. **53**, 22 (1929). — CAPRIATI, V.: Z. Elektrother. **2**, H. 1 (1900). — CHARTIER: Arch. Électr. méd. **1920**, 450. — CHRISTIE u. LOOMIS: Ref. Z. physik. Ther. **37**, 100 (1929). — CLUZET u. CHEVALLIER: Ref. Z. physik. Ther. **33**, 107 (1927); **36**, 305 (1929). — CLUZET et PONTHUS: Ref. Z. physik. Ther. **42**, 65 (1932); **43**, 115 (1932). — COHN, T.: (1) Berl. klin. Wschr. **1900 II**. (2) Ther. Gegenw. **1906**. (3) Berl. klin. Wschr. **1917 II**, 1158. (4) Berl. klin. Wschr. **1904 I**. — CURTI, G.: Ref. Z. physik. Ther. **39**, 134 (1930).

DARRICAU: Ref. Z. physik. Ther. **43**, 112 (1932). — DAUSSET: Ref. Z. physik. Ther. **45**, 90 (1933). — DAVIES, N.: Practioner **1914**, No 6. Ref. Neur. Zbl. **1914**, 1035. — DELHERM u. LAQUERRIÈRRE: Ref. Z. physik. Ther. **39**, 129 (1930). — DELHERM und BEAU: Ref. Z. physik. Ther. **38**, 100 (1930). — DELPRAT: Dtsch. med. Wschr. **1893 I**. — DÉNIER: Ref. Z. physik. Ther. **44**, 149 (1933). — DESSAUER, STRASSBURGER u. HAPPEL: Z. physik. Ther. **40**, Kongreßber. 80 (1931). — DEUTSCH: (1) Med. Klin. **1931 II**, 1491. (2) Dtsch. med. Wschr. **1932 I**, 827. — DIEMER: Dtsch. Z. Chir. **203/204** (1927) — DIETERICH, C.: (1) Med. Welt **1**, 368 (1927). (2) Dtsch. med. Wschr. **1929 I**, 64. — DUCHENNE, G. B.: Physiologie der Bewegungen, übersetzt von C. WERNICKE. Cassel u. Berlin 1885. — DUSCHAK: Z. physik. Ther. **23**, 412 (1919).

EBBECKE: Pflügers Arch. **197**, 482 (1922). — EBEL, S.: (1) Wien. klin. Wschr. **1927 II**. (2) Wien. klin. Wschr. **1928 II**. — ECKARDT: Z. physik. Ther. **45**, 43 (1933). — EDSTRÖM, G.: (1) Ref. Z. physik. Ther. **35**, 146 (1928). (2) Z. physik. Ther. **42**, 124 (1932). (3) Studies in natural and artificial atmospheric electric ions. Lund 1935. — EISENMENGER, R.: Wien. klin. Wschr. **1927 II**, 1607. — EPSTEIN: Ref. Z. physik. Ther. **45**, 4 (1933). — ERBEN: Med. Klin. **1923 I**. — EULENBURG: Ther. Gegenw., Okt. **1902**.

FABER, A.: Münch. med. Wschr. **1933 II**, 1249. — FALK: Med. Welt **1933**, 998. — FASAL: Wien. klin. Wschr. **1929 I**, 399. — FISCHER u. SCHLUND: Z. Neur. **72**, 1 (1921). — FISCHER u. THAER: Z. Neur. **74**, 499 (1922). — FLEISCH, A.: Schweiz. med. Wschr. **62**, 873 (1932). — FOERSTER, O.: (1) Dtsch. Z. Nervenheilk. **107**, 41 (1929). (2) Schußverletzungen der peripheren Nerven usw. Handbuch der Neurologie, Erg.-Bd. 1929. — FORMIGAL, LUZES: C. r. 5. Congr. internat. Physiothér., Lüttich **1930**. — FORSCHBACH: Med. Klin. **1914 I**. — FRANK, FR. et MENDELSSOHN: Bull. Acad. Méd. 16. Jan. **1900**, No 2. — FREUND u. SIMO: Z. physik. Ther. **25**, 308 (1921). — FREUND, E. u. FR. BENZ: Med. Klin. **1930 I**, 392. — FRIEDLAENDER: Dtsch. med. Wschr. **1896 I**, 414.

GERLACH, V.: Ther. Mh., Dez. **1900**. — GLASER, F.: Med. Klin. **1924 II**; **1926 I**. — GOETZE: Inaug.-Diss. Jena 1900. — GOLDSCHEIDER: Z. physik. Ther. **19**, 289 (1915). — GRAHAM: Ref. Zbl. Neur. **67**, 756. — GRANDAUER, K.: Abhandlungen für den praktischen Arzt, H. 37. München 1930. — GROAG u. TONBERG: Wien. klin. Wschr. **1933 I**, 929, 964. — GROVER, B.: Ref. Z. physik. Ther. **39**, 24 (1930). — GRÜNBAUM: (1) Wien. klin. Wschr. **1918 II**. (2) Wien. klin. Wschr. **1925 I**, 959. — GRUND: Dtsch. Z. Nervenheilk. **85**, 150 (1925). — GUIZETTI, H.: Z. physik. Ther. **42**, 163 (1932).

HALBACH: Z. klin. Med. **123**, 548 (1933). — HANSE: Z. physik. Ther. **45**, 45 (1933). — HARTENBERG: Arch. Électr. méd. **1913**, No 359, 513. — HEALD: Ref. Z. physik. Ther. **38**, 212 (1930). — HEIDEMANN: Ref. Z. physik. Ther. **45**, 161 (1933). — HELLER: Klin. Wschr. **1931 II**, 2398. — HEMINGWAY u. HANSEN: Ref. Z. physik. Ther. **42**, 211 (1932). — HENSSGE, E.: (1) Med. Welt **1933**, 159. (2) Dtsch. Z. Nervenheilk. **102**, 198 (1928). (3) Z. Neur. **144**, 613 (1933). (4) Z. Neur. **146**, H. 5 (1933). — HENSSGE u. STARK: (1) Z. Neur. **123**, 140 (1929). (2) Z. Neur. **130**, 357 (1930). — HERZBERG: Klin. Wschr. **1931 II**, 1627. — HERZOG, F.: Z. physik. Ther. **40**, 95 (1931). — HESS, W. R.: Die Regulierung des Blutkreislaufes. Leipzig: Georg Thieme 1930. — HINSIE, LETAND E.: Wien. klin. Wschr. **1931 I**, 696. — HIRTZ: Arch. Électr. méd. **1913**, No 366, 249. — HOFF, H. u. T. SCHILDER: Klin. Wschr. **1929 II**, 1856. — HOLOBUT, W.: Ref. Z. physik. Ther. **37**, 21 (1929). — HORNUNG: 2. internat. Kongr. Elektrol. Bern 1902. — HÜBNER: Med. Welt **1930**, 231. — HUFNAGEL, V.: (1) Z. physik. Ther. **24**, 92 (1920). (2) Z. Bäderk. **2**, 885 (1928). (3) Med. Welt **1928**, 1107. — HUMBERT, RENÉ: Ref. Z. physik. Ther. **36**, 171, 311 (1929).

ISLER, L.: Med. Klin. **1932 II**. — ISRAEL, F.: Z. Chir. **55**, 331 (1928).

JANIK, A.: Ref. Z. physik. Ther. **43**, 65 (1932). — JONES u. W. BLACK: Ref. Z. physik. Ther. **42**, 18 (1932). — JORDANESCU u. BRUCH: Ref. Z. physik. Ther. **45**, 50 (1933). — JORNS, G.: Bruns' Beitr. **152**, 31 (1931). — JÜRGENS, R.: (1) Z. Kurortwiss. **1**, 409 (1931). (2) Klin. Wschr. **1932 I**, 586.

KAHANE, M.: Z. physik. Ther. **16**, 454 (1912). — KAISER u. LOEBEL: Z. physik. Ther. **34**, 128 (1927). — KALISCHER: Z. Elektrother. **1903**, 103, 190. — KARSTEN, T.: Z. physik. Ther. **43**, 39 (1932). — KATSURA: Pflügers Arch. **217**, 279 (1927). — KAUDERS: Jb. Psychiatr. **49**, 218 (1933). — KAUFMANN, F.: Münch. med. Wschr. **1916 I**. — KAUFMANN, M.: (1) Dtsch. med. Wschr. **55**, 230 (1929). (2) Med. Welt **1930**, 1210. (3) Dtsch. med. Wschr. **1932 I**, 660. — KAUFMANN u. WEISS: Dtsch. med. Wschr. **1927 II**, 1592. — KELLER, CH. J.: Münch. med. Wschr. **1931 I**, 237. — KIME, EDWIN: Ref. Z. physik. Ther. **36**, 261 (1929). — KING: Ref. Z. physik. Ther. **45**, 166 (1933). — KIRITSCHINSKI, A.: Z. physik. Ther. **36**, 209 (1929). — KIRSTNER u. GORINSTEIN: Z. physik. Ther. **44**, 121 (1933). — KIRSTNER, GORINSTEIN u. RUDNY: Arch. Verdgskrkh. **49**, 19 (1931). — KLEMPERER: Berl. klin. Wschr. **1892**, 792. — KOEBE: Klin. Wschr. **1931 II**, 2088. — KOLMER u. LIEBESNY, P.: Wien. klin. Wschr. **1920 II**. — KOPITS, I.: Z. orthop. Chir. **55**, Beil., 425 (1932); auch Arch. orthop. Chir. **31**, 7 (1932). Ref. Z. physik. Ther. **43**, 2 (1932). — KOSAKA u. TZUWA: Okayama-Igakkai-Zasshi (jap.) **1932**, Nr 401. — KOWARSCHIK: (1) Z. physik. Ther. **16**, 730 (1912). (2) Wien. klin. Wschr. **1918 I**. (3) Münch. med. Wschr. **1927 I**, 857. (4) Wien. klin. Wschr. **1928 I**, 523. (5) Z. physik. Ther. **38**, 111 (1930). (6) Wien. klin. Wschr. **1931 I**. (7) Wien. klin. Wschr. **1931 II**. (8) Z. physik. Ther. **42**, 82 (1932). (9) Ref. Z. physik. Ther. **43**, 4 (1932). — (10) Klin. Wschr. **1933 II**, 1757. — KRAINIK: Ref. Z. physik. Ther. **45**, 10 (1933). — KRAUS, F.: (1) Z. physik. Ther. **36**, 167 (1929). (2) Med. Klin. **1929 II**, 1929; auch Dtsch. med. Wschr. **1930 I**, 160. — KROGH, A.: Anatomie und Physiologie der Capillaren, 2. Aufl. Berlin 1929. — KROLL, F. W.: (1) Z. Neur. **122** (1929). (2) Z. Neur. **125** (1930). — KRONER, J.: Med. Welt **1931**, Nr 48, 1707. — KRÜGER: Z. klin. Med. **22**, 191 (1893) — KULENKAMPFF,: Ther. Gegenw. **69**, (1928). — KUMAQUAI: Okayama-Igakkai-Zasshi (jap.) **40**, Nr 3 (1928). Ref. Z. physik. Ther. **34**, 94.

LAQUEUR, A.: (1) Ref. Z. physik. Ther. **40**, 97 (1931). (2) Fortschr. Ther. **7**, 272 (1931). (3) Z. physik. Ther. **43**, 41 (1932). — LAQUEUR u. REMZI: Med. Welt **1933**, 767. — LAQUERRIÈRE u. LEHMANN: Ref. Lüttich. Kongr. Physiother. Z. physik. Ther. **40**, 91 (1931). Ausführlich: Arch. Électr. méd., Okt. **1930**, No 560. — LAQUERRIÈRE et MOREL: Soc. d'Électrique, März 1904. — LAROCHE et ROMEAUX: Ref. Z. physik. Ther. **44**, 49 (1933). — LASLO u. WEIZEL: Klin. Wschr. **1930 II**, 1576. — LAZARUS, P.: Z. physik. Ther. **5**, 550 (1902).; **6**, 115 (1903). — LÉDUC: (1) Arch. Électr. méd. **1900**. (2) Gaz. méd. Nantes **1900**; auch: Ann. Électrobiol., März-April **1901**. (3) 2. internat. Kongr. Elektrol. Bern 1902. (4) Arch. d'électr. méd. Dez. **1902**; auch: Z. Elektrother. **5**, 23 (1903). (5) Z. Elektrother. **1903**, 374, 403. (6) Z. Elektrother. **5** (1903). (7) Ann. d'Électrobiol., März-April **1900**. — LÉVAI u. SIMINSKY: Wien. klin. Wschr. **1932 II**, 1535; auch Z. physik. Ther. **44**, 245 (1933). — LEVI, R.: Neur. Zbl. **1903**, Nr 9. — LEWANDOWSKY: Dtsch. med. Wschr. **1917 II**. — LEWIN, J.: Dtsch. med. Wschr. **1930 II**, 1567. — LIEBEN, S.: Dtsch. med. Wschr. **1928 I**, 564. — LIEBESNY: (1) Wien. med. Wschr. **1914 I**. (2) Z. physik. Ther. **34**, 133 (1928). (3) Wien. med. Wschr. **1932 I**. — LIEBESNY, WERTHEIM u. SCHOLZ: Klin. Wschr. **1933 I**, 141. — LILIENFELD: Ther. Gegenw., Sept. **1902**. — LOEBEL, R.: Z. physik. Ther. **33**, 197 (1927). — LÖWENFELD: Zbl. med. Wiss. **1881**, 132. — LOEWENTHAL: (1) Med. Klin. **1909 I**. (2) Med. Klin. **1926 II**. — LOEWY, A. u. T. COHN: Berl. klin. Wschr. **1900 II**. — LUZENBERGER: (1) Arch. Électr. méd. **1912**, No 340, 219. (2) Die FRANKLINsche Elektrizität. Leipzig 1905.

MACKUTH: Pflügers Arch. **214**, 612 (1926). — MANN, L.: (1) Arch. klin. Med. **51**, 127 (1893). (2) Z. physik. Ther. 8, 416 (1905). (3) Z. med. Elektrol. **9**, 97 (1907). (4) Z. physik. Ther. **17**, 518 (1913). (5) Z. physik. Ther. **17**, 213 (1913). (6) Dtsch. med. Wschr. **1917 II**. (7) Z. physik. Ther. **39**, 162 (1930). (8) Berl. klin. Wschr. **1914 I**. (9) Berl. klin. Wschr. **1904 II**. — MANN, L. u. BLOCH: Dtsch. Z. Nervenheilk. **87**, 69 (1925). — MARINESCO, SAGER u. KREINDLER: C. r. 5. Congr. internat, Physiother. Lüttich **1930**. — MARIE u. MEDEKOWICZS: Ref. Z. physik. Ther. **45**, 87 (1933). — MARQUÈS et CHAVAS: Arch. Électr. méd., 25. Okt. **1908**, No 248. — MARTIN, W.: Ref. Zbl. Neur. **63**, 232 (1932). — MAYER, JULIUS: Dtsch. med. Wschr. **1931 II**, 1406. — MCKAY, KENNETH u. WINANS: Ref. Z. physik. Ther. **44**, 153 (1933). — MEYER-SCHWARZBURG: J. Psychol. u. Neur. **37**, 186 (1928). — MOEBIUS, Schmidts Jb. **1884—93** und „Neurologische Beiträge", Heft 1, S. 88. Leipzig 1894. — MOELI: Korresp.bl. allg. Mecklenburg. Ärztever. **1878**, Nr 12. — MOERIS: C. r. 5. Congr. internat. Physiothér. Lüttich **1930**. — MOLDAWER: Arch. Électr. méd. **39**, 32 (1931). Auch Ber. Lüttich. internat. Kongr. Physiother. **1930**. — MÜLLER, K. E.: Z. Elektrother. **1902**, 51, 357; **1903**, 181. — MÜLLER u. STIEBÖCK: Z. physik. Ther. **35**, 39 (1928). — MUNK, H.: Sitzgsber. preuß. Akad. Wiss., Physik.-math. Kl. **36** (1894). — MUTSCHELLER: Ref. Z. physik. Ther. **34**, 60 (1928).

NAGELSCHMIDT: (1) Berl. klin. Wschr. **1912 II**, 1849. (2) Z. ärztl. Fortbildg **1927**, Nr 15. (3) Ref. Z. physik. Ther. **35**, 5 (1928). (4) Orig. Z. physik. Ther. **40**, 94; auch Dtsch. med. Wschr. **1928 II**, 2102. — NEUMANN, F.: Mschr. physik.-diät. Heilmethod. **1909**, H. 6. — NEYMANN, CL.: (1) Z. Neur. **132**, 184 (1931). (2) Ref. Z. physik. Ther. **42**, 19 (1932). (3) Ref. physik. Ther. **45**, 3 (1933). — NEYMANN u. KÖNIG: Ref. Zbl. Neur. **61**, 100. — NEYMANN u. OSBORNE: Ref. Z. physik. Ther. **40**, 210 (1931). — NOAK: Münch. med. Wschr. **1928 II**. 1763. — NRUNORI u. TORRISI: Ref. Z. physik. Ther. **39**, 177 (1930).

ODA, DAIKIKE: Ref. Zbl. Neur. **56**, 625 (1930). — OEHMEN: Dtsch. med. Wschr. **1917 I**. — OESTERREICHER: Wien. klin. Wschr. **1930 II**, 1770. — OETTINGEN, v. u. HOOK: Zbl. Gynäk. **1930**, Nr 37. — OETTINGEN, v. u. SCHULTZE-RHONHOF: Zbl. Gynäk. **1930**, 2245. — OLIVER: Lancet **1930**. — OPPENHEIM, G.: (1) Klin. Wschr. **1928 I**, 381. (2) Med. Welt **1930**, 792. (3) Zbl. Neur. **61**, 287 (1931). (4) Klin. Wschr. **1932 I**, 595. (5) Verh. Ges. inn. Med. Wiesbaden **1930**. (6) Zbl. Neur. **65**, 185 (1932). — OSTERMANN, M.: Wien. med. Wschr. **1932 II**. — OSTERTAG: Dtsch. med. Wschr. **1932 II**, 1240.

PAULIAN u. BISTRICEANU: Ref. Z. physik. Ther. **45**, 51 (1933). — PFLEIDERER: Münch. med. Wschr. **1932 I**, 634. — PHILIPPSON: Berl. klin. Wschr. **1907 II**. — PICCARD: Klin. Wschr. **1923 II**,; auch Mschr. Kinderheilk. **1924**, 28. — PIONTKOWSKY, J. A.: Arch. f. Psychiatr. **91**, H. 2 (1930). — POLMER: Ref. Zbl. Neur. **67**, 757 (1933).

QUINTO: Ref. Z. physik. Ther. **43**, 114 (1932).

RAAB, O.: (1) Orig. Z. physik. Ther. **33**, 30 (1927). (2) Dtsch. med. Wschr. **1931 II**, 1875. (3) Wien. med. Wschr. **1932 I**. — RASCEJA (Lütticher Kongr.): Z. physik. Ther. **39**, 133; **40**, 92 (1931). — RATHBONE: Arch. of Radiol. **26**, Nr 5 (1921). — RAUSCH, Z.: (1) Orig. Z. physik. Ther. **32**, 160 (1926/27). (2) Orig. Z. physik. Ther. **33**, 214 (1927). (3) Dtsch. med. Wschr. **1932 II**, 1244. — RAVINA: Ref. Z. physik. Ther. **45**, 81 (1933). — REIN: (1) Dermat. Z. **49**, 137 (1926). (2) Klin. Wschr. **1925 I**. — REITER: Dtsch. med. Wschr. **1933 I**, 160. — REMAK, E.: Dtsch. Z. Nervenheilk. **4**, 377 (1893). — RÉTHY, A.: Münch. med. Wschr. **1913 I**, 295. — RIZZOLO, A.: C. r. Soc. Biol. Paris **97**, 1608 (1927). — ROEDER, FRITZ: Biochem. Z. **218**, 404 (1930). — ROSENBLAETH-RONALD: Med. Klin. **1932 II**, 1561. — ROSICHY, H.: Strahlenther. **47**, 754 (1933). — ROYLE, NORMAN D.: Ref. Z. physik. Ther. **34**, 9 (1928). — RUHMANN, W.: Münch. med. Wschr. **1931 II**, 2201. — RUMPF: (1) Neur. Zbl. **1882**. (2) Pflügers Arch. **137**, 329 (1910). (3) Z. physik. Ther. **30**, 1 (1925). (4) Die Anwendung der oscillierenden Ströme, die einfachste und erfolgreichste Hochfrequenztherapie. Jena: Gustav Fischer 1927. (5) Z. physik. Ther. **37**, 242 (1929). (6) Z. physik. Ther. **39**, 191 (1930). (7) Z. physik. Ther. **42**, 259 (1932). — RUTHENBECK: Klin. Wschr. **1935 I**, 228.

SAIDMANN: Ref. Z. physik. Ther. **45**, 10 (1933). — SCHAMBERG u. BUTTERWORTH: Ref. Z. physik. Ther. **44**, 154 (1933). — SCHATZKIJ, S.: (1) Z. Elektrother. **2**, H. 1/2 (1900). (2) Z. Elektrother. **3**, H. 1 (1901). (3) 2. internat. Kongr. Elektrol. Bern 1902. C. r. **1902**, 483. (4) 2. internat. Kongr. Elektrol. Bern 1902. C. r. **1902**, 222. — SCHAUDIG, E.: Z. physik. Ther. **40**, 129 (1930). — SCHENCK, V.: Münch. med. Wschr. **1933 I**, 223. — SCHERESCHEWSKY, J. W.: Ref. Z. physik. Ther. **32**, 241 (1926/27). — SCHIFTAN, O.: Med. Welt **1928**, 1091. — SCHIMSCHELEWITSCH u. LJASS: Z. physik. Ther. **40**, 175 (1931). — SCHLIEPHAKE: (1) Klin. Wschr. **1930 II**, 2333; auch Med. Welt **1929**, 333; auch Dtsch. med. Wschr. **1931 II**, 2088. (2) Wien. klin. Wschr. **1931 II**, 1585. (3) Dtsch. med. Wschr. **1932 II**, 1235. (4) Med. Welt **1933**, 609. — SCHMIDT u. WEISS: Ref. Z. physik. Ther. **42**, 22 (1932). — SCHNÉE: Z. Elektrolog. **1909**, 413. — SCHNITTER; Ther. Mh. **29**, 248 (1915). — SCHNYDER, L.: Z. Elektrother. **4** (1902); auch Berner Kongreß. — SCHREIBER: Pflügers Arch. **156**, 314 (1914). — SCHROTTENBACH, H.: Münch. med. Wschr. **1927 II**, 1801. — SCHULTZE: Über die Heilwirkung der Elektrizität bei Nerven- und Muskelkrankheiten. Wiesbaden 1892. — SCHURIG: (1) Ther. Gegenw. **70**, 94 (1929). (2) Med. Welt **1930**, 925. — SCHWARZ: Pflügers Arch. **138**, 487 (1911). — SCHWEITZER: Med. Welt **1934**, 117. — SCHWERDTNER, H.: Med. Klin. **1928 II**, 1087. — SEMENZA: Ref. Z. physik. Ther. **29**, 281 (1925). — SEYDERHELM u. KRATZEISEN: Z. klin. Med. **28**, H. 3/4 (1919). — SICARD: Arch. Électr. méd. **1912**, No 343, 357. — SIMPSON: Ref. Z. physik. Ther. **45**, 165 (1933). — SITTIG: Wien. med. Klin. **1916**, Nr 26. — SNOW, W. B.: (1) Ref. Z. physik. Ther. **32**, 194 (1926/27). (2) Ref. Z. physik. Ther. **31**, 463 (1926). — SOMMER, RENÉ: Dtsch. med. Wschr. **1929 II**, 1553. — SOMMER, ROBERT: (1) Jber. Neur. **19**, **35** (1915). (2) Kongr. f. Psychotherapie, Nauheim 1927. (3) Z. Neur. **131** (1930). — SPIEGEL, E. A.: Z. Neur. **122**, 488 (1929). — SPIEGEL, E. A. u. H. QUASTIER: Wien. med. Wschr. **1931 II**, 1059. — SSUPONITZKAJA: Z. physik. Ther. **41**, 105 (1931). — STAHL, R. u. P. SCHMEGG: Z. physik. Ther. **27**, 50 (1923); **29**, 37 (1925) (STAHL u. BAHN); auch Dtsch. med. Wschr. **1924 II**. — STARY, Z. u. W. E. STEIN: Z. Biol. **85**, 551 (1927). — STEBLOW, G. M.: Arch. f. Psychiatr. **90**, 777 (1930). — STEEL, MATTHEW: Ref. Z. physik. Ther. **21**, 254 (1917). — STEFFENS: (1) Zwanglose Abhandlungen aus dem Gebiete der Elektrotherapie usw., H. 7. Leipzig 1908. (2) Arch. physik. Med. u. med. Techn. **5**, H. 33 (1910). (3) Ther. Mh. **1911**, 272. (4) Z. physik. Ther. **29**, 117 (1925). (5) Z. physik.

Ther. **30**, 241 (1925). (6) Die Anionenbehandlung, ein Ersatz der radioaktiven Bäder und der Hochfrequenzbehandlung. (Rückblick auf 21 Jahre Anionen-Therapie.) München: Otto Gmelin 1931. — STEFL, J.: Pflügers Arch. **221**, 150 (1928). — STEPHENSON: Ref. Z. physik. Ther. **32**, 156 (1926/27); **33**, 52 (1927); **36**, 262 (1929). — STERN, ZEITLIN u. RAPAPORT: Ref. Zbl. Neur. **56**, 514 (1930). — STIEBÖCK, L. H.: Wien. klin. Wschr. **1928 II**, 1558. Ref. Z. physik. Ther. **37**, 21 (1929). — STRACKER: Z. Elektrol. **14**, 131 (1916). — STRASBURGER: Z. Physik. Ther. **41**, 210 (1932). — STSCHERBAK, A. E.: (1) Mschr. Psychiatr. **70**, 1 (1928). (2) Mschr. Psychiatr. **76**, 206 (1930). (3) Z. physik. Ther. **39**, 254 (1930). — STÜBEL: Pflügers Arch. **149**, 1 (1913). — SZENES u. STECHER: Z. exper. Med. **48**, 126 (1925).

TIKOTSCHINSKAJA: Mschr. Psychiatr. **76**, 221 (1930). — TOMCZAWA: Ref. Zbl. Neur. **51**, 520. — TREIBMANN: (1) Dtsch. med. Wschr. **1927 II**, 2168. (2) Dtsch. med. Wschr. **1930 II**, 1047. (3) Med. Welt **1932**, 1027. — TRUMPP, R.: (1) Münch. med. Wschr. **1931 II**, 1862. (2) Münch. med. Wschr. **1932 I**, 316. — TURELL, W. J.: (1) Ref. Z. physik. Ther. **29**, 59 (1925). (2) Ref. Z. physik. Ther. **40**, 34 (1931).

UAROW (russ.): Ref. Z. physik. Ther. **32**, 57 (1926/27).

VAS, ST.: Dtsch. med. Wschr. **1932 II**, 1009. — VERAGUTH: Ref. Neur. Zbl. **39**, 283 (1920). — VERAGUTH u. SEYDERHELM: Münch. med. Wschr. **1914 I**. — VITEK, V.: Neur. Zbl. **1912**, 1023. — VOGT, H.: Z. Bäderk. **1927**, H. 7.

WACHHOLDER, K.: Fortschr. Neur. **3**, H. 4/5 (1931). — WADDINGTON, J. E. G.: Ref. Z. physik. Ther. **37**, 145 (1929). — WAGNER-JAUREGG: Wien. med. Wschr. **1932 I**, 328. — WALLER and DE WATTEVILLE: Trans. roy. Soc. **1882, 961**. — WALTERHÖFER, G.: Z. physik. Ther. **35**, 215 (1928). — WASTERLAIN: Ref. Zbl. Neur. **50**, 441 (1928). — WEDEKIND, W.: Z. physik. Ther. **43**, 183 (1932). — WENDT u. ZEILEISS: Beobachtungen über die physiologische Einwirkung unipolar hochfrequenter elektrischer Entladungen in Verbindung mit Radiumstrahlung. München u. Wien 1929. — WERNICKE: (1) Grundriß der Psychiatrie, Teil I, S. 21. Leipzig 1894. (2) Mschr. Psychiatr. **2**, 200 (1897). — WINKLER, F.: (1) Mh. Dermat. **45** (1907). (2) Mh. Dermat. **45** (1907). — WINTERSTEIN: Pflügers Arch. **224**, 749 (1930). — WIRZ, F.: (1) Dtsch. med. Wschr. **1925 I**, 311. (2) Z. exper. Med. 88, 126 (1933). — WOLFF, L.: Z. physik. Ther. **45**, 30 (1933). — WOODBURY, FRANK: Ref. Z. physik. Ther. **37**, 65 (1929). — WORONZOW, D. S.: Pflügers Arch. **216**, 32 (1927). — WORTHING: Ref. Z. physik. Ther. **45**, 4 (1933).

ZANIETOWSKI: Z. Elektrotherapie 8, 65 (1906). — ZIMMERN: Ref. Zbl. Neur. **50**, 149 (1928). — Z. physik. Ther. **35**, 3 (1928).

Röntgenbehandlung der Nervenkrankheiten.

Von OTTO MARBURG und MAX SGALITZER-Wien.

Allgemeines über die Strahlenwirkung.

Bei der stetigen Ausdehnung der Röntgentherapie auf immer neue Krankheitsformen ist es doppelt notwendig, hier besondere Kritik walten zu lassen. Auf der einen Seite sehen wir, besonders bei Neurologen und Chirurgen, eine ganz ungewöhnliche und durch nichts begründete Skepsis, auf der anderen Seite, vorwiegend bei Radiologen, einen ebensowenig begründeten Enthusiasmus bezüglich der Heilungserfolge. Wenn je irgendwo, so liegt die Wahrheit hier meist in der Mitte. Aber es muß zugegeben werden, daß eine Beurteilung der therapeutischen Resultate besonders dadurch erschwert wird, daß meist nur die Diagnose des behandelten Falles mitgeteilt erscheint, während die näheren Umstände zumeist verschwiegen werden. Bei jeder Indikation ist zu fordern, daß neben Alter und Geschlecht des Kranken, und selbstverständlich der Diagnose, der vermutliche Sitz der Erkrankung angegeben wird, weiter ob es sich um einen streng lokalisierten oder mehr generalisierten Prozeß handelt, ferner die Dauer der Erkrankung, auch wenn diese nur mutmaßlich ist, und schließlich deren Intensität, die ja zumeist aus der Dauer und Symptomatologie erschlossen werden kann. Nur auf diese Weise wird es gelingen, Vergleichsresultate zu erzielen.

Die Röntgentherapie der Nervenkrankheiten bedient sich stark gefilterter (harter) Strahlen (Kupfer, Zink, Aluminiumfilter). Die Filter härten das Strahlengemisch, indem sie die weniger durchdringenden (weichen) Strahlen, die in der Haut stecken bleiben, in größerem Maße absorbieren als die harten. Bei entsprechender Vorsicht kann eine Schädigung der Haut und anderer Organe bei der Röntgenbestrahlung vermieden werden.

Nach HOLZKNECHT unterscheidet man vier Grade der Hautveränderungen. Der erste Grad ist eine Reaktion, die 2—3 Wochen nach der Bestrahlung auftritt und zur Schuppenbildung der Haut und Haarausfall führt. Diese Reaktion ist für die Röntgenbehandlung deshalb überaus unangenehm, weil sich der Haarausfall in einer Anzahl von besonders schweren Fällen nicht vermeiden läßt. Das ist vorwiegend bei weiblichen Patienten eine Unannehmlichkeit, der allerdings keine weitere Bedeutung zukommt, da das Haar gewöhnlich in wenigen Wochen wieder nachwächst. Es ist nur notwendig, die Kranken auf dieses mögliche Vorkommnis vorher aufmerksam zu machen. Nachdem diese Reaktion abgeklungen ist, bleibt eine Pigmentierung der Haut zurück.

Unangenehmer ist schon die Reaktion des zweiten Grades. Hier kommt es nach ungefähr zwei Wochen zu Hyperämie, Erythem, Schwellung, Infiltration und Haarausfall. Aber auch diese Reaktion verschwindet nach Hinterlassung einer Pigmentierung schon nach 2—3 Wochen.

Der dritte Grad der Reaktion führt zur Blasenbildung. Hier bleibt aber dauernde Alopecie und Trockenheit der Haut bestehen. Oft erst nach 1—2 Jahren schließt sich an diesen Zustand eine weitgehende Hautatrophie sowie das Auftreten von Teleangiektasien.

Der vierte Grad der Reaktion — 2—8 Tage nach der Bestrahlung — führt schließlich zur Gewebsnekrose unter lebhaften Schmerzen, wobei es kaum möglich ist zu sagen, welchen Ausgang dieser Prozeß nimmt.

Während leichte Veränderungen der Haut nur als komplikatorische für den Neurologen in Frage kommen, sind andere Momente dagegen von wesentlicher Bedeutung, da sie gleichzeitig als Faktoren der Therapie zu gelten haben.

In erster Linie ist hier die *zerstörende Einwirkung der Röntgenbestrahlung auf die Lymphocyten* hervorzuheben, die im unmittelbaren Anschluß an die Bestrahlung schon zerstört werden, wodurch selbstverständlich eine Allgemeinwirkung zustande kommen wird. Wenn auch kompensatorisch nach diesem Leukocytensturz gleich eine Ausschwemmung solcher aus den blutbildenden Organen erfolgt, so ist diese nur eine vorübergehende und es bleibt, für einige Zeit wenigstens, eine gewisse Leukopenie bestehen.

Auffallend geringfügig ist der Einfluß auf die roten Blutkörperchen.

Ein zweites sehr wichtiges Moment genereller Natur ist der *Einfluß auf die Gefäße*. Hier scheint ein Doppeltes vorzuliegen. Erstens eine Erweiterung derselben, wobei noch kontrovers ist, ob wir es hier mit einer Wirkung auf die Gefäßnerven zu tun haben oder ob andere Momente in Frage kommen. Nicht kontrovers ist jedenfalls die Tatsache, daß die Capillarendothelien geschädigt, durchlässig werden, wodurch besonders bei den jungen Gefäßen im pathologischen Gewebe die Neigung zu Hämorrhagien entsteht. Auf diese Capillarendothelschädigung ist die sog. *Frühreaktion* zu beziehen, die in einer ödematösen Durchtränkung und Rötung des Organs, unmittelbar nach der Bestrahlung auftretend und 24 Stunden dauernd, besteht. In diesen beiden Momenten, dem Zerfall des lymphoiden Gewebes auf der einen Seite und der Gefäßreaktion auf der anderen Seite, weiters der Einwirkung auf Blutdrüsen und das vegetative System liegt vor allem die Schuld für das Auftreten von Allgemeinerscheinungen nach der Bestrahlung, die im allgemeinen als *Röntgenkater* bezeichnet werden. Es können Kopfschmerzen auftreten, nervöse Unruhe, Übelkeit, Erbrechen, gelegentlich auch leichte Temperatursteigerung und Schwindel, was bei Schädelbestrahlung allerdings selten ist. Es ist ersichtlich, daß bei nervösen Kranken diese Zustände oft sehr übertrieben werden. Sie treten gewöhnlich schon 1—2 Stunden nach der Bestrahlung auf und sind meist in 24 Stunden verschwunden. Sollten sie länger dauern, so ist die Weiterbehandlung solange auszusetzen, bis die Zustände vorüber sind. Eine wichtige Rolle beim Zustandekommen dieser Allgemeinerscheinungen spielt, wie erwähnt, auch die Strahleneinwirkung auf drüsige Organe, vor allem die innersekretorischen Drüsen. Ob außer den genannten Veränderungen im Blut oder den Gefäßen eine Störung im Tonus der vegetativen Organe in Frage kommt, oder gar, wie andere Autoren meinen, eine Kochsalzverarmung, ist noch nicht zu entscheiden.

Fast ähnlich wie auf die Capillarendothelien wirken sich die Röntgenstrahlen auf die reifenden Follikel und Spermatozoen aus, während das eigentliche Drüsengewebe im normalen Zustand eine große Röntgentoleranz besitzt.

Wir sehen also, daß eine verschiedene Strahlenempfindlichkeit verschiedener Gewebspartien besteht, und auf dieser Grundtatsache beruht das Wesen der Röntgentherapie. Auf dem Umstand also, daß keine einheitliche Radiosensibilität besteht, sondern daß die verschiedenen Zellverbände, aus denen ein Organ zusammengesetzt ist, eine ganz verschiedene Strahlenempfindlichkeit aufweisen, beruht die „elektive Strahlenwirkung.“ Dieser Begriff beinhaltet natürlich nicht, daß nur bestimmte Zellen unter der Strahlenwirkung eine Schädigung erfahren, andere unbeeinflußt bleiben. Die Unterschiede sind nur quantitativer Natur. Jede lebende Zelle wird durch genügend große Röntgenstrahlenmengen vernichtet. Nur ist die Strahlenmenge, die hiezu notwendig ist, eine ganz verschiedene und es werden bestimmte Röntgenstrahlenmengen, die bestimmte Zellverbände bereits schwer schädigen oder abtöten, andere Zellgruppen nur relativ wenig beeinflussen. Man muß aber wohl an der Anschauung festhalten, daß die Strahlenwirkung auf die Zelle eine ausschließlich depressive ist, die z. B. bei drüsigen Organen in einer Herabsetzung der Funktion ihren Ausdruck findet. Eine große Strahlenempfindlichkeit weist junges, wachsendes, in ständiger

Erneuerung befindliches Gewebe, sich teilende Zellen auf zum Unterschiede von langlebigen Zellen wie z. B. den stabilen Ganglienzellen des Zentralnervensystems. Demzufolge zeigt das reife Zentralnervensystem eine große Röntgentoleranz zum Unterschiede vom werdenden, noch nicht entwickelten. Ohne auf die ganze Literatur dieser Frage einzugehen, möchten wir nur die Untersuchungen von BRUNNER und die von DEMEL erwähnen, besonders deshalb, weil wir sie nach jeder Richtung hin verfolgen konnten. BRUNNER verwendete sehr hohe Dosen harter Strahlen und konnte bei jungen Katzen an einzelnen Stellen frische Capillarblutungen nachweisen, bei Hunden epileptische Anfälle. Trotzdem er mit so überaus hohen Dosen arbeitete, die jede der gebräuchlichen therapeutischen um ein Vielfaches überschreiten, konnte er nachweisen, daß diejenigen Elemente des Zentralnervensystems, welche bereits ihre volle Entwicklung erfahren hatten, trotz dieser intensiven Strahlenbehandlung intakt geblieben sind. Das sind die Ganglienzellen, die Nervenfasern und die entwickelte Glia. Selbst die Reizglia, die sich bei Narbenbildung entwickelte, ließ keinen wesentlichen Einfluß erkennen, ebensowenig das Bindegewebe. Hier muß man aber mit CASPARI unterscheiden zwischen Bindegewebszelle und Bindegewebsfibrille, denn die erstere scheint radiosensibel. Die Untersuchungen von DEMEL bewegten sich in einer anderen Richtung. Er suchte bei jungen Tieren in allererster Linie den Einfluß auf das Wachstum festzustellen. Schon makroskopisch konnte man bei den Gehirnen sehen, daß das bestrahlte gegenüber dem unbestrahlten sehr wesentlich kleiner war. Das gilt sowohl für das Großhirn als die Brücke. Noch interessanter erscheint uns der Umstand, daß durch die Bestrahlung nicht nur generelle Verkleinerung des Gehirns erzielt wurde, sondern daß die der bestrahlten Seite entsprechende Gehirnhälfte eine noch weitergehende Verkleinerung zeigte, so daß also eine Hemiatrophie des Gehirns resultierte. Auffallenderweise waren auch im histologischen Bild Veränderungen im Sinne einer Schichtverwerfung und eines Zellschwundes im Cortex nachzuweisen. Diese letzteren Tatsachen konnten MOGILNITZKY und PODLJASCHUK bestätigen. Sie erwähnten außerdem einen Fettansatz, den sie auf Hypophysenschädigung beziehen. Die von DEMEL hervorgehobene Pachygyrie wurde von ihnen nicht bestätigt, dagegen konnten sie bei jungen Tieren nicht nur an den Gefäßen, sondern auch in den Ganglienzellen der Rinde Schädigungen nachweisen. Die Veränderungen bei erwachsenen Tieren waren ganz im Sinne jener, die BRUNNER angegeben hat. Hier konnten sie nur Proliferationen und Veränderungen der Permeabilität der Gefäßwandungen feststellen. Dagegen haben neuerdings vorgenommene Untersuchungen von SPIEGEL und QUASTLER gezeigt, daß eine Durchbrechung der Blutliquorschranke durch Röntgenbestrahlung, wie dies MOGELNITZKY und PODLJASCHUK angeben, nach Untersuchungen mit der Brommethode von WALTER nicht erfolgt, ein Umstand, der auch nach einer anderen Richtung hin von Belang ist.

Daß das fetale Gehirn sehr röntgensensibel ist, beweisen eine ganze Reihe von Fruchtschädigungen bei röntgenbestrahlten schwangeren Frauen. Bezüglich des Gehirns scheint es sich meist um das Auftreten von Mikrocephalie oder Hydrocephalie zu handeln, gefolgt von schweren psychischen Schädigungen im Sinne der Idiotie, wie u. a. ein erst kürzlich mitgeteilter Fall von DOLL und MURPHY erweist.

Die Ergebnisse aus diesen bisher festgestellten Tatsachen lassen sich dahin zusammenfassen, daß, will man Schädigungen vermeiden, man Röntgenbestrahlungen von Schwangeren absolut unterlassen soll, ebenso auch solche bei sehr jungen Kindern. Während wir aber früher die Grenze der unschädlichen Bestrahlungsmöglichkeit mit 5 Jahren festlegten, hat sich gezeigt, daß man auch unter diese Grenze herabgehen kann, besonders in dringlichen Fällen, jedenfalls aber nicht unter 1 Jahr (HOLZKNECHT). Man muß sich aber des Risikos bei solchen Bestrahlungen immer bewußt sein und die *Dosen entsprechend niedrig halten.*

Es erscheint dagegen fraglich, ob die Möglichkeit einer Strahlenschädigung im höheren Alter zunimmt. Mit Sicherheit läßt sich das deswegen nicht ganz ausschließen, weil man weiß, daß die Gefäße überaus strahlenempfindlich sind und bei etwas brüchigen Gefäßen sehr leicht durch die Bestrahlung eine Schädigung hervorgerufen werden könnte, zumal der Röntgenbestrahlung unmittelbar als Frühreaktion eine Hyperämie folgt. Die Fälle, die hier angeführt werden, sind jedoch nicht absolut beweisend. Man wird aber gut tun, bei cerebraler Arteriosklerose oder bei der Annahme cerebraler Gefäßprozesse die Bestrahlung sehr vorsichtig durchzuführen. Das geht auch aus den Darlegungen von SCHOLZ hervor, der allerdings erst bei Anwendung ganz besonders hoher Dosen experimentell Gefäßschädigungen fand.

Fast analog wie das Zentralnervensystem verhalten sich auch die peripheren Nerven, was ja selbstverständlich ist.

Besondere Aufmerksamkeit muß man der Tatsache schenken, daß durch die Bestrahlung die *Liquorproduktion* offenbar in irgendeiner Weise eine Schädigung erfährt. Da die Frage der Liquorproduktion auch heute noch kontrovers ist und die Plexustheorie neben der Capillartheorie besteht, so ist man kaum in der Lage, den Grund für diese Hemmung der Liquorproduktion sicherzustellen. Denn eigentlich müßte man ja erwarten, daß die Gefäßdurchlässigkeit nach der Röntgenbestrahlung steigt, wie das von einer Reihe von Autoren angegeben wurde, und demzufolge, wenn die Capillartheorie richtig wäre, man eher eine Liquorvermehrung erwarten müßte. Nun haben aber SPIEGEL und QUASTLER gezeigt, daß die Blutliquorschranke bei röntgenbestrahlten Tieren für den Durchtritt von Flüssigkeit eher gesperrt bleibt, im Gegensatz von MOGELNITZKY und PODLJASCHUK und neuerdings MINORU, der allerdings mit sehr großen Dosen arbeitete, so daß man aus diesem Umstand allein schon annehmen könnte, daß im Zentralnervensystem eine Flüssigkeitsverminderung im allgemeinen eintritt. Andererseits haben SGALITZER und SPIEGEL das Gehirn von ausgewachsenen Hunden bestrahlt. Schon 14 Tage nach der Bestrahlung ließen sich dann im Plexus chorioideus degenerierte Kerne nachweisen. Aber auch noch auf eine andere Weise gelang es den genannten Autoren mit INABA zu zeigen, daß die Liquorproduktion durch Röntgenwirkung herabgesetzt wird. Näht man Hunden eine mit einem Hahn versperrbare Kanüle in die Membrana atlanto-occipitalis und läßt dann den aus der Cisterna cerebello-medullaris abtropfenden Liquor etwa durch zweistündiges Öffnen der Kanüle durch 5—10 Min. abfließen, so zeigt sich, daß 14 Tage nach der Röntgenbestrahlung die Liquormenge auf ein Minimum reduziert ist gegenüber Tieren, die nicht bestrahlt worden sind. HEIDRICH, HAAS und SILBERBERG konnten diese Untersuchungen nicht bestätigen, weil sie die Plexuszellen angeblich intakt gefunden haben. Sie leiten diese Intaktheit davon ab, daß diese Zellen corpusculäre Farbstoffe in gleichmäßiger Verteilung aufzunehmen imstande sind. Dieser Umstand allein erscheint uns für die intakte Funktion der Zelle nicht ausreichend. Es hängt sicherlich von dem Flüssigkeitsgehalt und von dem Funktionszustand einer Zelle ab, wie sie die Farbstoffgranula verarbeitet. Die neuen Untersuchungen von SPIEGEL und QUASTLER sprechen jedenfalls auch zugunsten der Abnahme einer Liquorproduktion, wofür sich übrigens auch ausreichende Beweise bei der Behandlung der Liquorfisteln, wie wir später sehen werden, ergeben.

Da wir in vielen Fällen bei Nervenkrankheiten Bestrahlungen der Blutdrüsen vornehmen müssen, so erhebt sich die Frage nach der Radiosensibilität dieser letzteren. Es scheint hier das gleiche zu gelten wie für das Gehirn, nämlich, daß Drüsen bei ganz jungen Individuen radiosensibel sind, während die entwickelten normalen Drüsen in der Mehrzahl der Fälle keine Zeichen größerer Radiosensibilität erkennen lassen (zuletzt Saupe). Das gilt zunächst für die Hypophyse, dann für die Thyreoidea und die Para-Thyreoidea, während die Nebenniere, soweit die Rinde in Betracht kommt, sehr strahlenempfindlich ist. Bei dem Thymus gilt das nur für das lymphatische Gewebe, während das eigentliche Drüsengewebe gleichfalls wenig strahlenempfindlich zu sein scheint.

Der Einfluß auf die Genitaldrüsen wurde bereits erwähnt. Er bezieht sich in allererster Linie auf die Unterdrückung der Spermatogenese bzw. der Follikelbildung. In neuerer Zeit hat man auch direkt auf das vegetative Nervensystem einzuwirken versucht. Kleine Dosen sollten angeblich die Empfindlichkeit des Systems erhöhen, große Dosen sie herabsetzen. Es werden die Zentren (Tuber, Ganglien) bestrahlt (Heinz Langer, Langeron und Desplats u. a.), daneben aber auch die peripheren Apparate.

Im Mittelpunkt des Interesses der Strahlentherapie steht ihr *Einfluß auf maligne Tumoren,* wozu sich Béclère erst kürzlich wieder geäußert hat. Das Wesentlichste bei der Röntgenbehandlung der malignen Tumoren ist die direkte Einwirkung der Röntgenstrahlen auf die Tumorzelle. Zweifellos spielt auch die Capillarschädigung eine Rolle, die dann sekundär zu Ernährungsstörungen im Tumor führen kann. Daneben dürfte auch die Beeinflussung der bindegewebigen Elemente des bestrahlten Gebietes von Wichtigkeit sein. Nach Caspari käme den beim Zellzerfall entstehenden Nekrohormonen eine Bedeutung zu. Welchen Einfluß auch immer die Erzielung einer unspezifischen Immunisierung durch die Röntgenbestrahlung haben mag, so muß man daran festhalten, bei der Röntgenbehandlung des Tumors in erster Linie die Tumorzelle selbst durch die Strahlen zu treffen, und zwar durch Dosen, welche die Tumorzellen so weit als möglich schädigen. Die Schwierigkeit liegt darin, daß sich Tumoren auch gleicher mikroskopischer Bauart bei verschiedenen Individuen gegen die Bestrahlung verschieden verhalten, daß Tumoren verschiedener Organzugehörigkeit einen verschiedenen Empfindlichkeitsgrad aufweisen und schließlich in einem und demselben Tumor die verschiedenen Geschwulstzellen bis zu einem bestimmten Grad eine ganz verschiedene Radiosensibilität besitzen, was auch davon abhängig ist, ob die Zelle sich im Teilungszustand befindet oder im Ruhezustand ist.

Jedenfalls ist eines sicher, daß selbst, vorausgesetzt die Tumorzellen seien alle gleich junge Zellen, die Einwirkung auf diese keine gleichmäßige sein kann. Hier gilt scheinbar auch das sog. Bergonnié-Tribondeausche Gesetz, das die verschiedene Radiosensibilität der einzelnen Organe erklären soll. Jene Zellen sind am meisten radiosensibel, deren reproduktive Tätigkeit am größten, deren karyokinetischer Werdegang am längsten und deren Funktion am wenigsten definitiv festgelegt ist (nach Caspari). Das liegt wohl auch in dem Begriff des Mausergewebes nach Schinz, der darin ein Gewebe mit einer Matrix, rascher Zellvermehrung und Zellfolge sieht, das überaus röntgenempfindlich ist (auch Borak).

Untersucht man nun bestrahlte Hirntumoren, so muß man sich gestehen, daß es unendlich schwer fällt, gewisse Veränderungen, die sich in diesen Tumoren finden, auf die Bestrahlung als Ursache zu beziehen. Und doch können wir uns heute nicht mehr so ablehnend gegen eine direkte Einwirkung auf die Tumoren äußern, wie seinerzeit der eine von uns (Marburg). Beim Gliom läßt sich doch immerhin zeigen, daß Kernteilungen nach Bestrahlung verhältnismäßig wenig nachweisbar sind. Weiters sieht man Stellen, die, ohne daß eine Gefäßschädigung vorhanden wäre, einen ganz nekrotischen Eindruck machen. Daß es sich hier um sekundäre Veränderungen handelt, beweist der Umstand, daß in der Umgebung solcher Nekrosen die Glia reaktive Veränderungen erkennen läßt. Schließlich sieht man in solchen Tumoren schwere Schädigungen auch an den Gefäßen. Für einen Typus der Gliome, die cerebellaren Medulloblastome hat Bailey erst kürzlich wieder

Befunde erbracht, die darum sehr wertvoll sind, weil er einen Vergleich vor und nach der Bestrahlung vornehmen konnte. Er fand zunächst die Pseudorosetten verschwunden, zahlreiche atypische Mitosen, Riesenzellen. Es scheint, daß an Stelle des Tumorgewebes bei den Metastasen im Rückenmark dichtes Bindegewebe oder Gliosen getreten sind. Das Bindegewebe war so dicht, daß es zur Kompression der hinteren Wurzeln geführt hat. Auch er erwähnt Veränderungen der Gefäße wie wir übrigens auch schon in früheren Beobachtungen, Veränderungen, die bis zu einem Verschluß des Gefäßes führen können. In einem Fall von Medulloblastom, den MARBURG nach sehr lang dauernder Bestrahlung untersuchen konnte, zeigten sich ähnliche nekrotische Herde wie bei den Gliomen und auch sonst sah man in den Tumorzellen Verfettung, also deutliche Zeichen schwerer trophischer Störungen. Trotzdem aber konnte man in all den Gliomen stellenweise die deutlichste Progression wahrnehmen. Es scheint, daß auch in den anderen Tumoren Ähnliches zu erweisen ist. Das gilt sowohl für das Endotheliom als auch für Endothelsarkome. Auch hier möchten wir auf die besonderen Veränderungen der Gefäßwände aufmerksam machen, wie sie MURATA in einem in bezug auf seine Zugehörigkeit nicht sicherstehenden Tumor eben beschrieben hat. Hier zeigte sich nämlich, daß die Gefäße, die der Peripherie genähert waren, eigentümliche Wandverdickungen aufwiesen, während zentral die Gefäße eher ein normales Aussehen zeigten. Umgekehrt aber hat MARBURG ein Sarkom beschrieben, das schwerste Nekrosen mit Gefäßveränderungen zeigte, ohne bestrahlt worden zu sein, andererseits aber nach der Bestrahlung ein frisches wucherndes Gewebe aufwies. Es läßt sich heute also mit Sicherheit noch kein abschließendes Urteil abgeben über die Wirkung der Röntgenstrahlen auf das im Zentralnervensystem am häufigsten anzutreffende Tumorgewebe (Gliom) selbst. Aber es hat den Anschein, als ob eine solche Wirkung tatsächlich bestehe. Nur ist sie im allgemeinen keine so weitgehende, um den Tumor in toto zu zerstören, sondern vermag nur störend in die Trophik einzugreifen, sei es direkt durch Einwirkung auf die Zellen, oder indirekt durch die Wirkung auf die Gefäße, wodurch es zu Blutungen bzw. Nekrosen kommen kann.

Was nun die Wirkung auf Entzündungen des Gehirn- bzw. des Rückenmarkgewebes betrifft, so muß man hier offenbar differenzieren. Jene Entzündungen, die mit einem reichlichen lymphocytären Exsudat einhergehen, wie z. B. die Entzündungen der Poliomyelitis — bzw. Encephalitisgruppe — werden sicherlich günstig beeinflußt werden können, da ja die Strahlen einen rapiden Zerfall der lymphocytären Elemente herbeiführen und dadurch vielleicht lokal immunisieren können. Dagegen wird ein Einfluß auf jene Formen von Entzündung negiert, die als produktive anzusehen sind, d. h. also mit einer Knötchenbildung, Gliaproliferation und verhältnismäßig geringem Exsudat einhergehen. Das wurde erst jüngst wieder von PANSDORF und TRAUTMANN hervorgehoben.

Nach dem eben Gesagten müßte man erwarten, daß auch die tuberkulösen und syphilitischen Entzündungen dem Röntgeneinfluß unterliegen, da ja auch hier lokal ein starker Zerfall des lymphoiden Gewebes erfolgen dürfte. Auffallenderweise sind Erfahrungen darüber erst in letzter Zeit häufiger bekannt geworden, seitdem man mit BOKAI gegen die Meningitis tbc. bestrahlt. Es erscheint ziemlich gleichgültig, welcher Art die Infektion ist. Es kommt immer nur darauf an, ob sie eine produktive oder mehr infiltrative Form zeigt.

So auffallend gering der Einfluß der Röntgenstrahlen auf die normale Hypophyse erscheint, so beträchtlich ist er unter Umständen auf die adenomatösen Veränderungen derselben.

So wissen wir, das adenomatös veränderte Hypophysen ein ausgezeichnetes Objekt für die Strahlenbehandlung im depressiven Sinne darstellen. Wir stimmen BÉCLÈRE bei, wenn er meint, daß der Einfluß bald die chromophilen, bald die chromophoben Zellen betrifft. Für die basophilen Zellen hat das Cushing in letzter Zeit erwiesen. Wir glauben nach unseren Erfahrungen sagen zu können, daß der Einfluß ein mehr genereller ist. Das kann man aus den Folgezuständen nach der Bestrahlung erschließen.

Ähnlich wie bei der Hypophyse sehen wir auch bei der Thyreoidea den Einfluß in allererster Linie in jenen Fällen, in welchen es zu einer Hyperfunktion der Drüse kommt, die bekanntlich immer die Strahlenempfindlichkeit steigert, während in den anderen Fällen, wie späterhin noch gezeigt werden soll, der Einfluß ein verhältnismäßig geringfügiger ist.

Für den Thymus gilt, was bereits gesagt wurde. Hier ist vor allem sicher, daß durch die Bestrahlung das lymphoide Gewebe vernichtet wird, da dieses in manchen Fällen von Hypertrophie des Thymus besonders vermehrt erscheint. Es läßt sich schon dadurch allein ein Einfluß durch die Bestrahlung vermuten. Es scheint bei dieser Einwirkung auf die pathologisch veränderten Drüsen in allererster Linie eine Funktionshemmung aufzutreten, die als direkter Einfluß auf die Drüsenzellen zu werten ist.

Zuletzt seien noch einige Worte angefügt über den Ablauf der Röntgenreaktionen. Sie sind besonders bei den Bestrahlungen des Zentralnervensystems und der Blutdrüsen von größter Bedeutung. Vorausschicken muß man, daß wir auf dem Standpunkt von Holzknecht und seiner Schule stehen, daß die Röntgenwirkung auf die Zellen eine depressive ist. Wir haben das ja eben bei Besprechung des Einflusses der Röntgenstrahlen auf die verschiedenen Tumoren bzw. Blutdrüsen betont. Zunächst tritt in den ersten 24—36 Stunden das auf, was man als *Frühreaktion* bezeichnet. Sie äußert sich, wie erwähnt, in einer ödematösen Durchtränkung, Schwellung, Hyperämie des bestrahlten Gebietes als Ausdruck der Capillarschädigung. An der Haut tritt neben einem subjektiven Spannungsgefühl eine leichte Rötung und Schwellung auf. Das schwindet, wie gesagt, gewöhnlich am 2. Tag. Während diese Frühreaktionen an der Haut verhältnismäßig belanglos sind, kann man das bei der Bestrahlung der Hirntumoren, keineswegs als belanglos hinstellen. Diese Frühreaktion kann nämlich zu einer schweren Drucksteigerung führen und ein Teil der nach Röntgenbestrahlung beobachteten Todesfälle bei Hirntumoren sind auf eine unzweckmäßige Bestrahlung bei zu hohem Druck zurückzuführen (Verabfolgung zu hoher Dosen auf einmal). Es läßt sich das heute leicht durch die *fraktionierte* Bestrahlung vermeiden, wie sie von uns seit jeher vertreten wurde. Auch bei den peripheren Nerven können wir eine derartige Frühreaktion, die sich gewöhnlich besonders bei Neuralgien in einer anfänglichen Zunahme der Schmerzen äußert, beobachten. Sehr wichtig ist diese Frühreaktion ferner bei Behandlung der Basedowstrumen (Inkrestoß-Pordes), wo es unter Umständen zu einer stürmischen Steigerung der Symptome kommen kann, die man durch zweckmäßige Anordnung des Bestrahlungsplanes in der Mehrzahl der Fälle leicht vermeiden kann. 2—4 Wochen nach der Bestrahlung tritt gewöhnlich der Effekt der Bestrahlung in Erscheinung, was aus praktischen Gründen als *Hauptreaktion* bezeichnet werden kann.

Die *Spätreaktionen* sind für den Neurologen von geringerem Interesse, da sie bei den heute geübten Bestrahlungsmethoden kaum mehr in Erscheinung treten. Hierher gehört das indurative Ödem der Haut, die lederartig derb wird und das erst nach vielen Monaten eine Rückbildung aufweist. Stets sind Teleangiektasien im Gefolge dieses Ödems zu finden. Auch ulceröse Veränderungen können sich anschließen, auch schon aus dem Grunde, weil eine solche Haut gegen verschiedene Reize sehr empfindlich ist. Diese Veränderungen pflegen oft erst sehr spät nach der Bestrahlung aufzutreten. Die Einteilung in

Früh-, Haupt-, und Spätreaktion hat natürlich nur praktischen Wert, kann aber vom Standpunkt des pathologischen Geschehens nicht aufrecht erhalten werden, da keine Grenzen zwischen den einzelnen Stadien bestehen.

Was nun die *Bestrahlung* selbst anlangt sowie *deren Technik*, so wollen wir hier nur ganz allgemein andeuten, daß wir bei Bestrahlung des Zentralnervensystems die einmalige Verabreichung großer Dosen vermeiden und einfach fraktioniert arbeiten, d. h. wiederholt in kurzen Intervallen kleinere Dosen anwenden. Man erreicht, da die Röntgenstrahlen kumulierende Wirkung besitzen, das gleiche wie mit der einmaligen Anwendung großer Dosen, ohne den Kranken durch eine stürmische Frühreaktion und schwere Allgemeinerscheinungen zu schädigen. Man muß strengstens darauf achten, daß man die Röntgenreaktion einer Bestrahlungsserie erst vollständig ablaufen läßt, bevor man eine neue Bestrahlungsserie beginnt, um Hautschädigungen zu vermeiden. Man wird demzufolge, wenn man bei einer Bestrahlungsserie eine höhere Dosis erreicht hat, zumindest ein Intervall von 8 Wochen einschieben müssen, um die Gefahr einer Hautschädigung hintanzuhalten.

Unsere eigenen Angaben beziehen sich auf eine Apparatur von 180000 Volt Spannung (180 kV). Wir filtern bei Bestrahlung des Gehirns und Rückenmarks durch 0,5 mm Zn (Zink) plus 1 mm (Aluminium).

Sehr wichtig für die Beurteilung der verabfolgten Dosis ist auch die Angabe der Felderwahl, der Feldgröße sowie die sogenannte Focus-Hautdistanz (FHD), eventuell auch Angaben über die Schnelligkeit der Verabfolgung der Dosis (r Minutenzufluß).

Vorbedingung einer Röntgenbehandlung ist die Möglichkeit einer *Strahlendosierung*. Wir vermögen die Strahlen nach ihrer Qualität (Durchdringungsfähigkeit) als auch nach ihrer Quantität zu messen. Für die quantimetrische Messung der Strahlenmenge, die auf eine bestimmte Fläche entfällt, stehen uns chemische Meßmethoden (z. B. das HOLZKNECHTsche Radiometer) und elektrische Methoden der Dosierung (z. B. die Jonisationskammer) zur Verfügung. Das zweckentsprechendste Dosimeter ist heute das STRAUSSsche Mekapion- bzw. das Hammer-Dosimeter. Die von der deutschen Röntgengesellschaft vorgenommene Vereinheitlichung der gesamten Meßmethodik beruht auf einer Zurückführung der Röntgenstrahlenmessung auf die elektrostatische Einheit, wobei als Standardmaß die Röntgeneinheit (Deutsches „R“) festgesetzt wurde. Neben diesen physikalischen besitzt auch die *biologische Dosierung* einige Bedeutung. Die *Hauteinheitsdosis* ist charakterisiert durch eine Strahlenmenge, die unter bestimmten Bestrahlungsbedingungen nach 8 Tagen eine leichte Hautröte, nach 6 Wochen eine deutliche Bräunung der bestrahlten Hautpartie herbeiführt. Für schwergefilterte Therapiebestrahlung entspricht eine Hauteinheitsdosis (HED) = 12 H (HOLZKNECHT-Einheiten) = etwa 55 deutsche R = etwa 1240 französische R = nicht ganz 600 internationale r.

Bekanntlich erfährt ja die Strahlenintensität auch unter günstigsten Bedingungen in den Gewebsschichten eine rasche Schwächung und es gelangt in die Tiefe nur ein kleiner Prozentsatz der Oberflächendosis. Aufgabe der Tiefentherapie ist, unter Schonung der Körperoberfläche die therapeutisch wirksame Dosis an den Sitz der Erkrankung zu bringen. Man vermag die Tiefenwirkung zu verstärken durch Erhöhung der Betriebsspannung, Verwendung von Schwermetallfiltern, eventuell Vermehrung der FHD, Ausnutzung der Streustrahlung durch Vergrößerung des Hautfeldes, Mehrfelderbestrahlung. Letztere verfolgt den Zweck, zur Vergrößerung der Dosis am Zielorgan von mehreren Hauteinfallspforten Strahlenkegel in die Tiefe zu schicken, die sich im Zielorgan zu überkreuzen haben, um die Herddosis zu erhöhen.

Spezielle Strahlenwirkung.

Hirntumoren.

Von chirurgischer Seite wurde zum Teil auch gegen uns wiederholt der Vorwurf erhoben, daß durch die Röntgenbehandlung der Hirntumoren der richtige Augenblick für den chirurgischen Eingriff verabsäumt wird und daß dadurch in einzelnen Fällen die Schädigung des Sehnerven so vorgeschritten ist, daß das Sehvermögen dauernd schwer geschädigt bleibt. Wir möchten deshalb an die Spitze der Ausführungen über die Hirntumoren den Satz stellen, daß fast jeder sicher lokalisierbare Tumor, der operativ zugänglich ist, selbstverständlich ohne vorherige Röntgenbestrahlung sofort der Operation zugeführt werden muß. Leider aber ist trotz der unleugbar großen Fortschritte der Diagnostik der Tumoren diese Lokalisationsmöglichkeit nicht überall vorhanden. Aber auch in diesen Fällen ist unser Vorgehen strikt anzugeben. Es hängt in allererster Linie vom Zustand des Sehnerven ab. Ist der Visus normal, die Stauungspapille nicht exzessiv groß, das Gesichtsfeld gleichfalls ohne wesentliche Schädigung, dann wird man beim Vorhandensein von Hirndruck zunächst die Bestrahlung versuchen, gelegentlich auch von lokalisierbaren Fällen. Ist aber der Druck ein exzessiver, die Stauungspapille weit vorgeschritten, das Sehvermögen schwer geschädigt, dann wird man bei Unvermögen einer Lokalisation des Tumors zunächst eine Ventiloperation empfehlen, an die man dann zweckmäßig eine Röntgenbestrahlung anschließt. Man darf nicht erwarten, daß in jedem Fall einer Ventiloperation das ersehnte Ziel auch zu erreichen ist. Vielfach tritt dies erst auf, wenn eine entsprechende Bestrahlungstherapie nach dem Eingriff eingeleitet wurde. Wir stehen dagegen keineswegs auf dem Standpunkt der Küttner-Schule, die offenbar bei jedem Hirndruck zunächst trepaniert, um den Druck herabzusetzen. Das hat sich uns in vielen Fällen als unnötig erwiesen. Wenn irgendwo das Individualisieren notwendig ist, so ist das in den Fällen von Hirndrucksteigerung. Dies um so mehr als wir wissen, daß nicht alles, was unter dem Bilde der Hirndrucksteigerung einhergeht, auch gleichbedeutend ist mit Hirntumor; daß vielfach der Hydrocephalus, auch entzündliche Vorgänge und Pseudotumoren, d. h. Vorgänge im Gehirn, denen der anatomische Befund derzeit noch mangelt, unter dem Bilde von Hirntumoren verlaufen können. Wir haben geglaubt, dies voranschicken zu müssen, um von vornherein zu dokumentieren, daß wir in der Röntgentherapie nicht das Um und Auf der Behandlung hirndrucksteigernder Prozesse sehen.

Bei der Beurteilung der therapeutischen Resultate bei den Tumoren, muß man auch dem Umstand Rechnung tragen, daß neben den Allgemeinerscheinungen die Lokalsymptome beeinflußt werden müssen. In der Mehrzahl der Fälle handelt es sich bei der Röntgenbehandlung wohl nur um eine Beeinflussung der allgemeinen Erscheinungen, die wir allerdings etwas weiter stecken als es gemeinhin geschieht, indem wir Erscheinungen seitens der Hirnnerven, besonders des Abducens und des Vestibularis, auch noch hier einbeziehen. Eine günstige Beeinflussung dieser ist häufig möglich, ohne daß der Hirntumor selbst durch die Strahlen beeinflußt würde, lediglich durch die Herabsetzung des Hirndruckes. Leider wird in vielen Fällen nur ganz allgemein von Hirntumoren gesprochen und es werden die Drucksymptome der Reihe nach angeführt, ohne daß man die Möglichkeit hätte zu entscheiden, ob auch Lokalsymptome vorhanden waren und welcher Art dieselben sind. Deshalb sind die Angaben der Literatur nur mit großer Vorsicht zu verwerten.

Das Gliom.

Schon aus den Untersuchungen von Brunner ist hervorgegangen, daß die Röntgenwirkung auf die Glia, sei es auf die vollentwickelte oder auf die sich bei Reizung entwickelnde, eigentlich negativ war. Dies muß um so mehr wundernehmen, als doch die Röntgenwirkung auf junges Gewebe sichersteht. Bei den Gliomen finden sich, auch wenn wir die weitgehende Differenzierung von BAILEY und CUSHING hier nicht berücksichtigen, zahlreiche unreife Formen, bei denen von vornherein eine gewisse Röntgenempfindlichkeit zu erwarten wäre.

Eigentlich müßte jedes Gliom neben den reifen Zellen unreife aufweisen, da wir ja nicht annehmen können, daß ein Astrocyt gleich als solcher in Erscheinung tritt. Wir müssen demnach bei jedem Gliom nach derartigen unreifen Partien suchen und werden dieselben auch sicherlich finden. Demzufolge werden wir im folgenden nur von unreifen Formen sprechen dann, wenn die Hauptmassen der Zellen diesem Typ entsprechen, von reifen, wenn solche Zellen in der Überzahl vorhanden sind. Meist handelt es sich aber, wie wir uns überzeugten, um Mischformen, bei denen man zahlenmäßig nicht genau angeben kann, ob mehr reife oder unreife Zellen vorhanden sind. Dies gilt besonders für die unter dem Namen Glioblastome oder als Spongioblastoma multiforme bezeichneten Gliomgruppen, die wir als die häufigst vorkommenden gefunden haben.

Es läßt sich, wenn man die verifizierten Beobachtungen von Gliomen aus der Literatur zusammenstellt, nicht leugnen, daß in einzelnen Fällen, ein mehr oder minder deutlicher Einfluß auf den Tumor selbst bzw. dessen Weiterwachstum ausgeübt wurde. Aber die Ergebnisse sind unendlich widerspruchsvoll selbst bei den erfahrenen Autoren, der Erfolg, wie LÖWENTHAL meint, unberechenbar. ROUSSY, LABORDE und LEVY haben in ihren 5 Fällen nur eine Verschlimmerung gesehen. TOWNE berichtet wieder über Besserungen. Auch BREMER meint, daß eine Beeinflussung der Gliome durch Röntgenstrahlen erwiesen sei, und zwar auch der Lokalsymptome. Auch von der KÜTTNER-Klinik sind Besserungen berichtet worden. Dabei darf man aber nicht vergessen, daß in der Mehrzahl der Fälle nur postoperativ bestrahlt wurde, wie z. B. bei HYSLOP und LENZ und der Mehrzahl der anderen.

Die größte Statistik rührt von BAILEY, MERILL, SOSSMANN und VAN DESSEL her. Auch hier zeigen sich unendlich gegensätzliche Resultate. Beim Spongioblastom treten in einzelnen Fällen Besserungen auf, in anderen Verschlimmerungen. Auch bei dem Astrocytom konnte man in einzelnen Fällen Besserungen sehen, von Heilung aber war nicht die Rede. Aber diesen Besserungen stehen bei anderen Fällen immer wieder Verschlimmerungen gegenüber. In den aufschlußreichen Darlegungen von RITTER und RÖHRS finden sich kaum nennenswerte Veränderungen nach Gliombestrahlung. Und doch ist schließlich nicht zu leugnen, daß es Fälle gibt, die scheinbar durch die Röntgenbehandlung geheilt wurden. Doch waren von den 5 uns bekannten Fällen 4 gliöse Cysten, die vorher eröffnet waren. Wir selbst kennen einen solchen Fall seit mehr als 16 Jahren, bei dem ebenfalls die Cysten zweimal eröffnet wurden, der sich bei leichter Verschlimmerung aber immer wieder unter Röntgenbestrahlung sofort besserte. Wir würden also diese cystischen Fälle (MARTIN und SLUYS, BREMER, COPPEZ und SLUYS, DERR) nicht als beweisend für eine Beeinflußbarkeit des Glioms durch Röntgenstrahlen gelten lassen. Freilich haben auch wir eine Reihe von Beobachtungen, welche die durchschnittliche Lebensdauer der Gliome auch ohne operativen Eingriff oder einfach nach Palliativtrepanation unter dem Einfluß der Röntgenstrahlen weit überschritten haben.

Wir wollen die Fälle nicht im einzelnen anführen. Aber sie gehören nach den histologischen Untersuchungen sowohl den unreifen als auch den reifen Formen an. Gerade bei den Gliomen wird es oft der Fall sein, daß wir präoperativ bestrahlen müssen, da sich diese Fälle vielfach nur unter dem Bilde eines einfachen hirndrucksteigernden Prozesses entwickeln. Wir haben bei dieser präoperativen Bestrahlung sicherlich auch Erfolge gesehen. Postoperativ ist unter allen Umständen beim Gliom, das ja zumeist unradikal operiert wird, die Bestrahlung zu versuchen, da sowohl aus den Befunden der Literatur als auch aus unseren eigenen hervorgeht, daß die Lebensdauer solcher Kranker verlängert werden kann, und daß man sie durch Bestrahlung eventuell sogar von den quälenden Nebenerscheinungen befreit. Wir konnten sehen, daß in einem Fall postoperativer Bestrahlung eines ausgedehnten, inoperablen Glioms, bei dem nur eine Probeexcision gemacht wurde, die Stauungspapille geschwunden ist und die Lokalsymptome sich in jeder Weise bis zur vollen Arbeitsfähigkeit zurückbildeten, die 3 Jahre anhielt.

Es erhebt sich nun die Frage, ob durch eine Bestrahlung nicht auch eine Schädigung hervorgerufen werden kann. Wir müssen gestehen, daß wir selbst das nie gesehen haben und daß die Fälle, welche dafür angeführt werden, wie z. B. der bekannte von FISCHER (Gliom im Cerebellum), nur durch die unzweckmäßige Bestrahlung zum raschen Exitus gelangten. Heute, wo die fraktionierte Bestrahlung der Hirntumoren Gemeingut aller ist, werden derartige heftige Frühreaktionen wohl stets vermißt oder sie sind von so geringer Intensität, daß sie in verhältnismäßig kurzer Zeit spontan wieder abklingen.

Der Satz: „Die Röntgenbestrahlung bei Tumoren der hinteren Schädelgrube ist nicht in Erwägung zu ziehen“, gilt nur für geschlossenen Schädel.

Zwei Gruppen von Gliomen müßte man noch besonders hervorheben. Die einen sind die Ependymgliome, die gleichfalls reife und unreife Formen zeigen, von denen die ersteren in bezug auf die Lebensdauer in die Nähe der Astrocytome zu setzen sind, während letztere eine viel kürzere Lebensdauer aufweisen. Hier kann man über die Radiosensibilität ein sicheres Urteil noch nicht abgeben.

Anders liegen die Verhältnisse bei dem Medulloblastom. Hier haben wir sicher einen unreifen Tumor vor uns, der, wie schon aus der ersten Arbeit von BAILEY, SOSSMANN, MERILL und VAN DESSEL hervorgeht, wenigstens postoperativ auffallend radiosensibel ist. BAILEY selbst ergänzt diese Angaben in drei Fällen, wobei es ihm gelang, Befunde vor und nach der Bestrahlung zu erheben. Er konnte nach der Bestrahlung das Verschwinden von Pseudorosetten, das Auftreten zahlreicher atypischer Mitosen und Riesenzellen zeigen. In den anderen Fällen zeigt sich eine verhältnismäßig stärkere Bindegewebs- und Gliawucherung bei metastatischem Auftreten der Tumoren im Rückenmark, was wohl auf den Röntgeneinfluß hinweist. Derselbe aber ist keineswegs ein so weitgehender, um den Exitus zu verhüten. Wir selbst hatten einen weit geringeren Erfolg in einem sichergestellten derartigen Fall, da trotz wiederholter Bestrahlung und operativer Verkleinerung des Tumors ein verhältnismäßig früher Exitus nicht aufgehalten werden konnte. Bei der histologischen Untersuchung dieses Falles zeigte sich aber, wie bei den Gliomen, eine stellenweis auftretende Nekrose, die unerklärlich ist und auffallende Verfettung der größeren Zellen und der ganglienzellähnlichen Gebilde, was immerhin für Röntgenwirkung spricht. Wir werden also für das Medulloblastom ganz Ähnliches sagen können, wie für das Gliom, d. h. daß man eventuell die Lebensdauer durch eine postoperative Bestrahlung verlängern kann (s. auch OLIVECRONA und LYSHOLM, GOTTHARDT, GRANT).

Auch die von BAILEY und CUSHING in die Gliomgruppe gerechneten *Pinealome* haben (SOLOMON) sich als radiosensibel erwiesen.

Wenn wir also diese Resultate der Gliome zusammenfassen, so läßt sich nicht leugnen, daß eine gewisse Radiosensibilität besteht. Nicht sicher erwiesen ist trotz der Annahme von ZIMMERN und CHAVANY, daß diese nur den Spongioblastomen bzw. Medulloblastomen zukomme. Dagegen ist sicher, daß die Röntgenwirkung postoperativ eher zum Ausdruck kommt als ohne Operation.

Man wird imstande sein, wie besonders unsere eigenen Beobachtungen lehren, nicht nur das Leben zu verlängern, sondern in einzelnen Fällen auch einen erträglichen Zustand bis ans Ende herbeizuführen.

Hirntumoren nichtgliösen Charakters.

Es erscheint uns nicht gleichgültig, daß von der Mehrzahl der Autoren von vornherein die Röntgentherapie der anders konstituierten Hirntumoren abgelehnt wird. Wir müssen auch hier unterscheiden zwischen Bestrahlung ohne Verkleinerung des Tumors und solcher mit Verkleinerung. Wir würden unter allen Umständen bei sichergestelltem Brückenwinkeltumor vom Charakter *des Neurinoms* nur die Operation empfehlen und uns gegen die präoperative Bestrahlung solcher Tumoren entschiedenst aussprechen, da nach unseren Erfahrungen hier ein sicherer Einfluß auf den Tumor nicht nachzuweisen ist. Dagegen würden wir unbedingt darauf bestehen, postoperativ zu bestrahlen, da sowohl unsere Erfahrungen als die Erfahrungen der Literatur zeigen, daß sich hier ein Einfluß fühlbar macht. Allerdings ist auch das nach den Ausführungen von RITTER und RÖHRS nicht sicher. Es wäre aber verständlich, wenn man die Gefäßverhältnisse dieser Tumoren ins Auge faßt und anführt, daß hauptsächlich in der Umgebung dieser Geschwülste äußerst dünnwandige Blutgefäße nachgewiesen werden können, die durch die Bestrahlung sicher eine Wandschädigung erleiden können und dadurch allein die Trophik des Tumorrestes beeinflussen.

Wir wollen hier gar nicht an die Beeinflussung von postoperativen Liquoransammlungen dieses Gebietes denken, die erfahrungsgemäß einen größeren Tumorrest vorzutäuschen imstande sind und die röntgenbeeinflußbar sind (SIEDAMGROTZKY und eigene Fälle).

Wir werden demzufolge bezüglich des Neurinoms zu ähnlichen Schlüssen kommen wie beim Gliom, nur daß hier die Radiosensibilität noch eine geringere ist als bei diesem.

Es erscheint einleuchtend, daß die *Angiome* (BREMER) auf Röntgenstrahlen ansprechen, wohingegen wir bezüglich der *Endotheliome* kein abschließendes Urteil abgeben können. LÖWENTHAL bezeichnet sie als zu reif. Im allgemeinen sind sie nicht röntgenempfindlich. Aber es hat den Anschein, als ob auch hier durch eine postoperative Bestrahlung die Symptome rascher zum Abklingen kommen können und vielleicht das Rezidivieren ein wenig hinausgeschoben wird. Freilich darf man nicht vergessen, daß unter dem Begriff Endotheliom eine ganze Reihe ganz verschiedenartiger Tumoren subsummiert werden. So wird man wohl damit rechnen können, daß die Angioendotheliome sich leichter beeinflussen lassen werden als die gefäßarmen (EWING). In diese Gruppe der Endotheliome rechnet man neuerdings auch gewisse Formen von *Sarkomen,* die gewöhnlich vom Arachnoidealgewebe ausgehen und sekundär in die Dura einbrechen. Diese ziemlich bösartigen Tumoren scheinen sich in bezug auf die Radiosensibilität ähnlich zu verhalten wie die Sarkome, denn diese gelten ganz allgemein als besonders röntgenempfindlich. Das gilt selbst für die Osteosarkome. Das auffallendste aber ist, daß gelegentlich auch *Carcinommetastasen* durch die Röntgenbestrahlung offenbar günstig beeinflußt werden (KRISER und E. H. MAYER, LÖWENTHAL im Gegensatz zu RITTER und RÖHRS). In den meisten Fällen aber hat man trotz der Bestrahlung einen raschen Exitus gesehen. Das gilt besonders für einen Fall von ROUSSY (Basalzell-Epitheliom).

Einen ähnlichen Fall konnte MARBURG beobachten und gleichfalls keinen günstigen Einfluß der Bestrahlung feststellen, da die Symptome sich verschlimmerten.

Über scheinbare Beeinflussung von Carcinomen durch Einfluß auf die Allgemeinerscheinungen bei Hirntumoren wollen wir erst später sprechen. Auch *Tuberkel* sind nicht selten radiosensibel, dagegen ist der Einfluß bei *Gummen* nicht sicherzustellen.

Neben der immerhin schon beträchtlichen Menge bioptisch oder autoptisch sichergestellten Hirntumoren findet sich aber in der Literatur eine unglaublich große Anzahl *nicht sichergestellter Tumoren*. Sie erscheinen darum besonders wichtig, weil deren günstige Beeinflussung durch die Bestrahlung eigentlich der Ausgangspunkt der Radiotherapie der Hirntumoren wurde. Nordentofft, Artom und Bolaffio, Holfelder, Jüngling, Pancoast, Michalowsky, Störmer und Gotthardt, Backmund, Monrad-Krohn und Lossius, Passow, Guillain und Rouquès, Pavia und Repetto berichten über eine große Anzahl derartiger Fälle, bei denen überaus günstige Erfolge erzielt wurden, wobei sich aber zeigt, daß diese Erfolge in der Hauptsache wohl nur die Allgemeinsymptome betroffen haben. Man kann rechnen, daß gut 50% dieser Fälle günstig beeinflußt werden, und zwar auch ohne vorherige Trepanation, wie wir uns an dem eigenen ziemlich großen Material überzeugen konnten. Diese Fälle sind also eigentlich die Hauptdomäne der Röntgentherapie. Sie wird, wie schon hervorgehoben, überall dort herangezogen werden müssen, wo man wohl allgemeine Hirndrucksymptome inklusive Stauungspapille findet und die Lokalsymptome eine Lokalisation des Tumors nicht gestatten. Aber es scheint auch solche Fälle mit Lokalsymptomen (Pedunculussyndrom Guillain und Rouquès) zu geben.

Wie schon erwähnt, ist hier für die Indikation zur Bestrahlung der Augenbefund maßgebend. Gestattet dieser ein Zuwarten, so kann man ohne Trepanation bestrahlen, gestattet dieser ein solches aber nicht und zeigen sich besonders starke Hirndruckerscheinungen, dann wird man vorher trepanieren und dann bestrahlen.

Auf ein Moment aber muß man noch aufmerksam machen. Es kann ein oder das andere Mal vorkommen, daß nach einer Röntgenbehandlung alle Erscheinungen des Hirntumors schwinden und eine scheinbar völlige Heilung eintritt. Das kann auch 1 Jahr lang anhalten. Eines Tages treten Symptome auf, die anzeigen, daß der Prozeß nicht zum Stillstand gekommen ist und die dann oft rasch zum Tode führen. In einem solchen Fall fanden wir ein Carcinom, das scheinbar unbeeinflußt geblieben ist und das erst durch seine Metastasierung das Neuaufflackern des Prozesses erkennen ließ. Solche Fälle sprechen dafür, daß der Einfluß der Röntgenbehandlung auf die Liquorzirkulationsverhältnisse, besonders auf den begleitenden Hydrocephalus — ventriculographisch nachgewiesen — ein ganz beträchtlicher sein muß.

Bei sichergestellten Hirntumoren sind Technik und Dosierung der Röntgenbestrahlung abhängig vom Sitz, der Größe des Tumors, seiner Natur und dem Reifegrad seiner Zellen, von der Anwesenheit eines Hydrocephalus, von der Höhe des intrakraniellen Druckes; die größte Rolle spielt auch der Umstand, ob bei offenem oder geschlossenem Schädel bestrahlt wird, ferner das Alter des Patienten, um so mehr als wir wissen, daß bei Kindern schon sehr geringe Strahlendosen eine therapeutische Wirkung entfalten, große Dosen sehr schädlich wirken können. Bestrahlung bei geschlossenem Schädel ist bis auf wenige Ausnahmen, besonders bei stärkerem Hirndruck abzulehnen. Der Röntgenbehandlung beim Hirntumor schicken wir eine *Probebestrahlung* voran, wobei wir *als Maximum 50 r* durch Schwermetallfilter (180 kV) auf ein Feld verabfolgen. Je nach der Reaktion des Patienten auf diese Bestrahlung richtet sich die weitere Behandlung. Niemals darf pro Tag mehr als ein Feld bestrahlt werden. Die *Höchstdosis von*

150 r pro Tag unter den oben angegebenen Bedingungen darf nie überschritten werden. Bestrahlt wird abwechselnd von 4—5 großen Einfallspforten (6 : 11 cm, die meist die Stirne, die seitlichen Schädelpartien und das Hinterhaupt betreffen), wobei bei 2—3wöchentlicher Dauer der Behandlung pro Feld die Gesamtdosis von 600 r nur ausnahmsweise überschritten wird, da kaum je bei Kranken, die auf mittlere Dosen nicht reagierten, durch größere Strahlenquantitäten eher ein Erfolg zu erzielen war. Die Wahl großer Einfallspforten bringt auch beim Hirntumor den Vorteil der Möglichkeit einer günstigen Einwirkung auf einen den Tumor so häufig begleitenden Hydrocephalus mit sich, wodurch allein schon schwere Hirndruckerscheinungen, Stauungspapille, Lähmungserscheinungen usw. zum Schwinden gebracht werden können. Die Behandlung kann bei dieser Dosierung in $2^1/_2$—3monatlichen Intervallen, bei schwächerer Dosierung früher wiederholt werden. Bei exzentrischer Lage des Tumors wird das tumornahe Hautfeld als Fernfeld bestrahlt, um eine möglichst gleichmäßige Durchstrahlung des Tumors zu erzielen. So ungern bei geschlossenem Schädel ein sichergestellter Tumor bestrahlt werden wird, so überzeugt muß bei Tumoren, die operativ kaum radikal entfernt werden können, wie bei *Gliomen, Sarkomen* die *Nachbestrahlung* von großen Einfallspforten aus empfohlen werden, ebenso nach der chirurgischen Behandlung *aller Tumoren, die von einem Hydrocephalus begleitet sind.* Auch bei *postoperativen Liquoransammlungen*, die ein Tumorrezidiv vortäuschen, wird sich eine nach den oben erwähnten Methoden vorgenommene Röntgenbehandlung oft überraschend gut bewähren. Zu einer Schädigung wird die Röntgentherapie nie führen, wenn nach den eben hervorgehobenen Prinzipien vorgegangen wird und ein in Gehirnbehandlung bewanderter Strahlentherapeut die Bestrahlung durchführt. *Das Optimum des therapeutischen Erfolges bei Hirntumoren wird in einer großen Zahl von Fällen von einer Kombination der operativen Behandlung mit der Strahlentherapie zu erwarten sein.*

Was die Technik der Bestrahlung anlangt, so konnten wir uns deshalb kurz fassen, weil, wie auch aus den Ausführungen von Béclère sowie Zimmern und Chavany hervorgeht, heute die Methode der fraktionierten Bestrahlung sich allgemein durchzusetzen beginnt. Seit 15 Jahren ist es bereits unser Prinzip, bei Hirntumoren an einem Tag nie mehr als ein Feld zu bestrahlen. Aber auch auf dieses Feld verabfolgen wir bei empfindlicheren Patienten in einer Sitzung nicht mehr als 100—150 r durch 0,5 mm Zn + 1 mm Al bei 180 kV, also nicht die ganze beabsichtigte Dosis. Diese Bestrahlung kann am gleichen Feld in mehreren aufeinanderfolgenden Tagen wiederholt werden. Bei nichtlokalisierbaren Hirntumoren gehen wir bei der Bestrahlung in der Weise vor, daß wir auf 4 große Felder (6 : 11 cm), und zwar (Stirn-Hinterhaupt, 2 seitliche Schädelpartien) an 8—24 aufeinanderfolgenden Tagen pro Tag eine Dosis pro Feld von etwa 100 r in der oben angeführten Weise verabfolgen, so daß jedes Feld 2—6mal je 100—150 r erhält. Wird die Bestrahlung beschwerdefrei vertragen, kann die Bestrahlungsserie auf einen kürzeren Zeitraum zusammengedrängt werden bei entsprechender Erhöhung der Tagesdosis. Die Bestrahlungen werden je nach Höhe der verabfolgten Dosis nach 8 Wochen, später nach 12 Wochen wiederholt.

Bei lokalisierbaren Tumoren — meist solchen die bei der Operation gesichtet wurden, aber inoperabel waren — richtet sich der Bestrahlungsplan nach dem Sitz des Tumors. Wir wählen aber bei der Bestrahlung auch hier nicht zu kleine Felder (meist 6 : 11 cm), und zwar weil der Tumor oft viel größer ist als man glaubt, weil ferner die Streustrahlung bei größerem Einfallsfeld die Tiefendosis erhöht und weil schließlich eine gleichzeitige Mitbestrahlung der Plexus chorioidei den den Hirntumor oft begleitenden Hydrocephalus günstig beeinflussen kann. Bei Tumoren der hinteren Schädelgrube, um ein Beispiel zu nennen, werden als Einfallspforten 2 Bestrahlungsfelder vom Hinterhaupt miteinander überkreuzendem Strahlenkegel, außerdem ein großes Feld am Scheitel neben seitlichen Schädelfeldern in Betracht kommen. Die Bestrahlungstechnik ist die gleiche, wenn eine Trepanationslücke vorliegt. Bei Kindern verwendet man, was ausdrücklich hervorgehoben sei, natürlich kleinere Dosen.

Tumoren der Hypophyse.

Es ist notwendig, die Tumoren der Hypophyse besonders hervorzuheben, weil wir aus den klinischen Erscheinungen zumeist in der Lage sind, auch die Artdiagnose zu stellen. Abgesehen davon, daß die akromegalen Erscheinungen das acidophile Hypophysenadenom charakterisieren, die Dystrophia adiposogenitalis den Hypophysengangstumor, das Syndrom von Cushing das basophile Adenom, sind wir heute infolge der fortgeschrittenen Röntgendiagnostik auch zumeist in der Lage, eine Differenzierung zwischen Hydrocephalus und Hypophysentumor vorzunehmen.

Die Art der Sellaerweiterung läßt uns bis zu einem gewissen Grad auf den Tumorcharakter schließen und aus den Kalkeinlagerungen, die am Röntgenbild sichtbar werden, können wir häufig den Gangtumor vom Adenom unterscheiden. Sgalitzer hat gefunden, daß beim Hydrocephalus nach Lipjodolfüllung die Cysterna chiasmatis gegen die Sella gedrückt wird, während bei den intrasellaren Tumoren das umgekehrte der Fall ist.

Wenn die Statistik Townes richtig ist, so kommen auf 80% Hypophysenadenome 20% cystische Tumoren, welch letztere selbstverständlich kaum Aussicht auf einen Erfolg durch Röntgenbehandlung geben.

Béclère, der nach Gramegna der erste war, der einen Hypophysentumor mit Erfolg bestrahlt hat, spricht sich gleich der Mehrzahl der Autoren dafür aus, daß besonders die Adenome radiosensibel sind. Das geht wohl auch aus den Angaben der anderen französischen Autoren (Roussy, Bollack, Laborde, Lévy, Solomon) hervor und auch aus den Zusammenstellungen von Küpferle und Szilly, Heinismann und Czerny, Magnus, Cushing, Löwenthal, Schulte, Ritter und Röhrs, Bacigalupi (um nur einige zu nennen), kann man ein gleiches erschließen. Wir können das bestätigen. Diese Radiosensibilität, die für die acidophilen Adenome Geltung hat, scheint auch für die basophilen zu gelten (Cushing).

Das erste, was bei diesen Fällen schwindet, ist der Kopfschmerz (s. a. Ritter und Röhrs). Dann bessert sich gewöhnlich das Sehvermögen und man ist erstaunt, daß selbst bei völlig weißer Papille und nahezu völliger Amaurose der Visus wieder zurückkehren und verhältnismäßig weitgehend gebessert werden kann. Weniger gut ist der Einfluß auf das Gesichtsfeld, obwohl auch dieses sich erweitert (Schulte, Bacigalupi). Selbst die Genitaldystrophie zeigt Besserungen, besonders bei Frauen durch Rückkehr der Menses. Daß auch die Polyurie und Glykosurie schwinden können, beweisen die zahlreichen Fälle der Literatur und eigene Beobachtungen. Verhältnismäßig geringfügig sind die Besserungen der Akromegalie, obwohl auch hier, besonders in eigenen Fällen, ein merklicher Rückgang der Erscheinungen zu konstatieren war. Was aber am auffälligsten ist, ist die Rekalzifikation der zerstörten Sellaknochen, die in einer ganzen Reihe von Fällen zur Beobachtung kam.

Weniger günstig sind die Resultate bei der *Dystrophia adiposo-genitalis*, wo sich in der Mehrzahl der Fälle Besserungen nicht gezeigt haben. Allerdings haben eine ganze Reihe von Autoren auch hier über Besserungen berichten können (außer den bereits genannten Ranschburg, Wehefritz, Flatau, Sgalitzer). Unsere eigenen Beobachtungen sind eigentlich wesentlich günstiger als die Erfahrungen der Literatur. Wir konnten sowohl ohne operativen Eingriff als nach einem solchen besonders bezüglich des Visus in einer Reihe von Fällen auffallende Besserungen finden. Wir sind aber jetzt darüber klar, daß diese Besserungen keineswegs mit jenen zu vergleichen sind wie beim Hypophysenadenom, da nach unseren jüngsten Erfahrungen es sich gezeigt hat, daß trotz der Besserung des Visus und des Rückganges der Allgemeinerscheinungen der Tumor progressiv wachsen kann. Nichtsdestoweniger können die Besserungen viele Jahre lang anhalten. Ähnliches geht auch aus den Darlegungen von RITTER und RÖHRS hervor.

Wir können die Fälle, auf die wir uns beziehen, hier nicht in extenso anführen, möchten aber nochmals betonen, daß die Besserungen oft verhältnismäßig lange anhalten (CHRISTOPHE 3 Jahre, dann plötzlicher Exitus, eigene Fälle 7 bzw. 8 Jahre) und darum Anlaß sind, daß der Patient immer wieder neuerliche Bestrahlungen verlangt, auch wenn sein Sehvermögen oder die Allgemeinerscheinungen wieder Verschlimmerungen zeigen.

Während wir in den Fällen von Akromegalie die Indikation zu einer Weiterbestrahlung selbst bei neuerlicher Verschlimmerung stellen können, werden wir bei der Dystrophie in einem solchen Fall von den Weiterbestrahlungen absehen und den operativen Eingriff dringendst empfehlen. Denn, wie schon erwähnt, sieht man trotz Besserung des Visus und der Allgemeinerscheinungen nach Bestrahlung oft eine deutliche Progression, die sich zumeist in dem Auftreten von Tubersymptomen oder solchen des Pedunculus merkbar macht.

Noch schwieriger ist die Entscheidung in jenen Fällen, die man nach HIRSCH als ophthalmisches Syndrom bezeichnet, Fälle, die auch unter den Begriff des Chiasmasyndroms fallen. Hier verbindet sich lediglich ein Röntgenbefund mit einer typischen chiasmatischen Sehstörung. Trotzdem es sich in diesen Fällen vielfach um Endotheliome handelt, gibt es auch hier Fälle, die anscheinend ganz besonders röntgenempfindlich sind und weitgehende Besserungen zeigen. Es scheint aber, daß es sich hier oft um Analoges handelt, wie wir es eben für die Gangtumoren geäußert haben, indem die Besserung nur eine scheinbare ist und schließlich eine unaufhaltbare Progression eintritt.

Wir haben seinerzeit das Verhältnis der gebesserten zu den ungebesserten Fällen auf 3 : 2 errechnet. Dabei ist diese Besserung eine oft sehr weitgehende, indem das Sehvermögen, das vollständig geschwunden war, wieder aufgetreten ist. Wir können nur betonen, daß trotzdem auch wir in diesen Fällen über sehr gute Resultate verfügen, man deswegen nichts Bestimmtes prognostizieren kann, weil wir über den Charakter dieser Geschwülste oft im unklaren sind. Wenn sich ein solcher Fall im Klimakterium entwickelt, so scheint er günstiger anzusprechen als außerhalb dieses.

Wir werden demzufolge schließen, daß von den Hypophysentumoren das Adenom die besten Resultate ergibt, daß aber auch die anderen Arten von Tumoren auf Röntgenbestrahlung häufig gut ansprechen können, allerdings quantitativ ganz verschieden.

Wir werden bei den sichergestellten oder nahezu sicheren Adenomen die Bestrahlung, selbst wenn sich kleine Verschlimmerungen zeigen, fortsetzen; bei den Hypophysengangstumoren dagegen werden wir, wenn sich die Besserung nicht früh, also schon nach einigen Wochen zeigt, überhaupt von einer weiteren Bestrahlung absehen; wenn sie sich aber vertieft und das Auge ein Zuwarten gestattet, so wird man auch in diesen Fällen die Bestrahlung wiederholen, aber nur solange als sich nicht durch Auftreten von Tuber- oder anderen Nachbarschaftssymptomen eine Progression des Prozesses erweisen läßt.

Ein Ähnliches gilt für das ophthalmische Syndrom, bei dem wir die Qualität des Tumors meist nicht entscheiden können. Es geht nicht an zu sagen: wenn sich innerhalb von 6 Monaten nichts bessert, dann operieren, sondern die

Indikation zur Beendigung der Röntgenbehandlung ist lediglich gegeben durch den Augenbefund oder den Nachweis von Symptomen, die eine Progression erweisen.

Ähnlich wie bei den anderen Hirntumoren muß man auch die Hypophysentumoren fraktioniert bestrahlen. Als Eingangspforten werden gewöhnlich 3 Felder gewählt, und zwar beide Schläfen (6 : 6 cm) und die Stirn (5 : 10 cm) unter Vermeidung der behaarten Partien. Bei Annahme eines malignen Tumors wird außerdem ein 4. Feld am Scheitel, eventuell ein 5. am Hinterhaupt bestrahlt. Die Dosen ähneln jenen, wie sie bei den anderen Hirntumoren verwendet werden, ebenso die Wiederholung der Bestrahlung. Indessen wird man nicht selten mit sehr geringen Dosen einen guten Erfolg erzielen. Es hängt weitest gehend von der Natur des suprasellaren Tumors ab, ob überhaupt ein Erfolg der Strahlenbehandlung und durch welche Strahlenintensität zu erwarten ist. Bei Anwesenheit eines Hydrocephalus werden auch hier statt kleiner Schläfefelder große seitliche Schädelfelder bestrahlt werden.

Wir beobachten einige Patienten durch 6—10 Jahre, die in der ersten Zeit 4 Serien im Jahr absolvierten, später 2 Serien und die, trotzdem die Bestrahlung seit 2—4 Jahren ausgesetzt wird, den erreichten gebesserten Zustand ohne jede Behandlung erhalten (alle genannten Formen).

Es ist natürlich, daß in Fällen von Hypophysentumoren gelegentlich ein Rezidiv auftritt, auch nach Jahren. Man kann sich aber überzeugen, daß die Strahlenempfindlichkeit dieser Tumoren auch nach langen Jahren und trotz wiederholter Bestrahlungen nicht abgenommen hat.

Hier anschließen möchten wir die Behandlung der *Pseudotumoren*. Solange man unter diesem Begriff sich nichts Bestimmtes vorstellen kann, ist es sehr schwer, sich dazu zu äußern. Es gibt aber gerade in dieser Gruppe Fälle, die unter dem Bilde des Hirntumors verlaufen und die lediglich durch Anwendung von Röntgenstrahlen vollständig geheilt werden können.

Das sind vor allem Fälle nach Trauma. Vielleicht ist hier eine Meningitis serosa oder ein traumatischer Hydrocephalus die Ursache, welche die Erscheinungen des Hirndrucks hervorruft und wie man weiß, sind diese beiden der Röntgenbeeinflussung günstig.

Vielleicht gilt ein Gleiches für jene Fälle, welche nach Gravidität aufgetreten sind. Auch diese sind beeinflußbar. Man wird heute jedenfalls den Versuch machen, durch Luft- oder Jodölfüllung den Charakter des Prozesses zu erschließen. Wo dies nicht möglich ist, wird man unter allen Umständen zunächst die Röntgenbehandlung versuchen.

Das gleiche wie für die Pseudotumoren gilt für die *Meningitis serosa* (WITZLEBEN, ARTOM und BOLAFFIO, FLATAU). Auch hier wird man die Diagnose nicht immer mit Sicherheit stellen können und viele Fälle, die vielleicht als einfacher Kopfschmerz oder Epilepsie oder Hirndruck in Erscheinung treten, können eventuell durch eine Meningitis serosa bedingt sein. Auch diese Fälle sind bis zu einem gewissen Grad als radiosensibel zu bezeichnen. Dagegen scheint die *Meningitis tuberculosa*, die nach BOKAI gleichfalls ein Objekt der Röntgenbehandlung sein soll, nach den Angaben der Mehrzahl der Autoren sich nicht für die Strahlenbehandlung zu eignen. GHIMUS lehnt sie ab, MOGGI starben 3, MANICATIDE 8, WIENER 9 Fälle trotz der Behandlung. Es sei auch erwähnt, daß nach M. SILBERMANN *cerebrale Erweichungs- und Blutungsherde* nach Röntgenbestrahlung eine viel raschere Rückbildung der Erscheinungen durch Beschleunigung der Resorption erkennen lassen.

Hydrocephalus.

Seitdem der eine von uns (MARBURG) auf die günstige Wirkung der Röntgenbestrahlung auf den Hydrocephalus hingewiesen hat, haben wir uns bemüht, zunächst durch die Ventriculographie einen objektiven Anhaltspunkt für das Bestehen eines Hydrocephalus zu gewinnen. Wenn wir nur diese sichergestellten Fälle ins Auge fassen, so möchten wir betonen, daß es uns gelungen ist, in einer ganzen Reihe solcher die allgemeinen Hirndrucksymptome, aber auch die Lokalsymptome weitgehendst zu bessern und einzelne Fälle vollständig zur Heilung zu bringen, eine Heilung, die seit vielen Jahren kontrolliert werden kann (10 Jahre und mehr). Allerdings einen Fall, wie BRUSA ihn erwähnt (Hydrocephalus congenitus — 14 Tage altes Kind —) würden wir nicht zu bestrahlen wagen.

Es ist leider oft der Fall, daß solche Kranke in einem Zeitpunkt zur Beobachtung kommen, in welchem der Visus bereits auf das schwerste betroffen ist und die Papille atrophisch erscheint. In solchen Fällen haben wir uns aber nun ein oder das andere Mal entschlossen, eine Palliativtrepanation auszuführen. Wir haben aber gesehen, daß selbst in den allerschwersten Fällen, immer vorausgesetzt, daß der Visus nicht ein rasches Eingreifen erforderte, die Röntgenbestrahlung allein genügt, den Zustand zu bessern; besonders bei Kindern, die unter dem Bilde des Kleinhirntumors zur Beobachtung kamen und wo die Ventriculographie lediglich einen ganz symmetrischen Hydrocephalus der Seitenventrikel ergab, hat sich das Röntgenverfahren auf das beste bewährt.

Wir haben bereits eingangs die Gründe für unser Vorgehen auseinandergesetzt oder besser experimentelle Tatsachen hervorgehoben, die ein derartiges Vorgehen gerechtfertigt erscheinen lassen. Wir haben auch in dem einen oder anderen Fall früher die Operation über dem Kleinhirn durchgeführt und dadurch zeigen können, daß kein Kleinhirntumor vorliegt. Durch die nachträgliche Bestrahlung hat sich dann der Hydrocephalus auf das weitgehendste gebessert, was eigentlich Wunder nehmen muß, da man nicht gut annehmen kann, daß eine solche Ausdehnung der Ventrikel, wie sie in manchen dieser Fälle beobachtet wird, ausheilt. Aber um die Tatsache kommen wir nicht herum. Wir werden in diesen Fällen von 4 großen Einfallsfeldern (6 : 11 cm), die Stirn, Hinterhaupt, die seitlichen Schädelpartien betreffen, aus 30 cm FHD durch 0,5 mm Zn und 1 mm Al (180 kV) an 8—16 aufeinanderfolgenden Tagen bestrahlen, so daß jedes der 4 Felder 2- bis 4mal bestrahlt wird und eine Gesamtdosis von rund 300 r erhält. Pro Tag wird nicht mehr als 1 Feld bestrahlt. Wiederholung der Bestrahlung nach 6—8, später nach 8—10 Wochen.

Der Widerspruch, den diese unsere wiederholt betonten günstigen Resultate gefunden haben, läßt sich am besten dadurch bekämpfen, daß wir auf die günstigen Erfolge bei der *Liquorrhöe* hinweisen. Es ist ganz gleichgültig, ob diese Liquorrhöe eine spontane oder eine operativ bedingte ist. Das gilt besonders für die Liquorfistel, die nach Tumoroperation oft viel zu schaffen macht, aber auch für die umschriebenen Liquoransammlungen, die entweder ein Tumorrezidiv vortäuschen oder aber den Heilungsverlauf verzögern. Wir haben Fälle dieser verschiedenen Arten zu beobachten und zu behandeln gehabt und konnten in der Mehrzahl derselben den überaus günstigen Einfluß der Röntgenstrahlen auf die Resorption des Liquors bzw. auf den Verschluß der Fistel, sei sie nun spontan oder artefiziell, feststellen. Auch SCHÖNBAUER verweist auf die günstigen Erfolge der Röntgenbehandlung bei postoperativen Liquorfisteln. Für uns ist demnach sowohl beim Hydrocephalus als auch bei der Liquorrhöe die Röntgenbehandlung die Methode der Wahl, immer natürlich vorausgesetzt, daß der Zustand des Kranken die Möglichkeit einer längerdauernden Behandlung gestattet. Die Dosierung bei der Liquorrhöe entspricht jener beim Hydrocephalus.

Auch eine ganz große Gruppe von Fällen mit *Kopfschmerzen* läßt sich durch Röntgenbehandlung beeinflussen. Wir haben nie behauptet, daß jeder Fall von Kopfschmerzen durch Röntgenbehandlung einer Heilung zugeführt werden kann. Aber wir haben Fälle von Kopfschmerzen nach Traumen gesehen, die ganz ausgezeichnet auf die Behandlung angesprochen haben, auch wenn das Trauma jahrelang zurück gelegen ist. Selbst habituelle Kopfschmerzen ließen sich beeinflussen, ebenso Fälle bei Kranken mit abgelaufener Tuberkulose oder Spitzenaffektion, wo man eventuell an das Bestehen einer Meningitis serosa denken konnte. Auffallenderweise ist die Migräne schwer beeinflußbar. Doch konnten wir auch in solchen Fällen, allerdings erst nach vielen Serien von Bestrahlung, vereinzelt eine Besserung konstatieren. Man darf nur nicht erwarten, daß jeder Fall von Kopfschmerz auf Röntgenstrahlen anspricht, vielleicht am besten der hydrocephal bedingte (Technik und Dosierung ähnelt jener beim Hydrocephalus angegebenen, nur daß die Dosen etwa um 20% niedriger sind).

In diesen eben angeführten Fällen wird es aber sehr oft gelingen, einen Einfluß auf die Schmerzen zu gewinnen. Sehr günstig läßt sich der im Klimakterium auftretende Kopfschmerz durch Hypophysenbestrahlung beeinflussen (BORAK); Fälle von *Turmschädel,* die wir wegen Kopfschmerzen bestrahlt haben, zeigten einen nur vorübergehenden Erfolg.

Epilepsie.

Solange wir nichts Genaueres über das Wesen der Epilepsie kennen, ist es schwer, eine strikte Indikation für die Anwendung der Röntgentherapie bei dieser Krankheit zu stellen.

Wir haben bei einer Reihe von Epileptikern durch Ventriculographie versucht, einen eventuellen Hydrocephalus oder irgendwelche meningeale Veränderungen sicherzustellen. Es ist uns aber in den bisher untersuchten Fällen oft nicht gelungen, den ätiologischen Faktor aufzuzeigen. Per parentesim möchten wir bemerken, daß die Pneumocephalie, die ja durch die Ventriculographie erzeugt wird, in unserem Material keinen wie immer gearteten Einfluß auf die Anfälle gehabt hat. Wir müssen demnach aus rein klinischer Erwägung heraus die Fälle auswählen, die für die Röntgenbehandlung geeignet erscheinen.

Als erste sind die traumatischen Epileptiker zu nennen, ob sie nun vom JAKSON-Charakter sind oder aber generell. Die zweite Gruppe sind jene Fälle, bei denen sich Halbseitenerscheinungen zeigen. Auch diese lassen eine lokale Läsion im Gehirn wahrscheinlich erscheinen. Da wir nun wissen, daß solche fokale Herde, auch wenn sie noch so klein sind, zu hydrocephalen Veränderungen Veranlassung geben können, besonders wenn sie in der Kindheit auftreten, so wäre es immerhin möglich, daß ein Teil dieser Epilepsien hydrocephale Epilepsiefälle darstellen. Wie gesagt, haben wir nur in einzelnen Fällen nicht besonders beträchtliche Erweiterung der Ventrikel gefunden. In einer Reihe von Fällen haben sich Erscheinungen gezeigt, die an den chronischen Hirndruck erinnern. Auch solche Fälle werden sich für die Röntgenbehandlung eignen.

Die Röntgentherapie bei Epilepsie ist noch sehr jungen Datums. Erst während des Krieges haben STRAUSS und KODON über solche Fälle berichtet. Die späteren Beobachtungen aber sind so schwer verwertbar (z. B. STEIGER), daß sie einer strengen Kritik nicht standhalten. Wir selbst haben jetzt schon ein größeres Material der verschiedensten Art, auch rein genuine Epileptiker ohne irgendwelche Halbseitenerscheinungen. Wenn man ohne Rücksicht auf den Charakter des Falles die Resultate betrachtet, so kann man ungefähr sagen, daß etwa ein Fünftel der Fälle refraktär bleibt, etwa drei Fünftel der Fälle Besserung zeigt, und zwar derart, daß die Intensität der Anfälle geringer und das Intervall zwischen den Anfällen größer wurde. In etwa einem Fünftel (es waren besonders hydrocephale und traumatische Fälle sind schon seit 2 Jahren keine Anfälle eingetreten. Diese günstigen Erfolge betreffen also in allererster Linie die hydrocephale Epilepsie, wobei betont sei, daß in einzelnen dieser Fälle die Epilepsie jahrelang gedauert hat, keiner wie immer gearteten Behandlung zugänglich war und erst durch die Röntgentherapie günstig beeinflußt wurde. Und was das auffälligste ist, es fanden sich in unserem Material auch Fälle von petit mal, die auf Röntgen sich besserten (s. Referat SGALITZER am INC London 1935).

Wir werden deshalb bezüglich der Röntgenwirkung auf Epilepsie zum Schluß kommen, daß wir sagen, die Behandlung hat in keinem Fall zu einer Vermehrung der Anfälle, zu einer Intensitätssteigerung geführt, wenn man von ein oder dem anderen Anfall, der knapp nach der Bestrahlung auftrat, absieht. Wir haben in einem großen Teil der Fälle nicht unwesentliche Besserungen erzielen können, ja in einer beträchtlichen Anzahl vollständiges Sistieren der Anfälle seit 2—3 Jahren. An der Spitze der beeinflußbaren Fälle steht die hydrocephale Epilepsie. Die günstigen Erfolge sind, da wir ja noch nicht alle Fälle durch Jahre beobachten konnten, derzeit noch nicht als definitive zu bezeichnen und wir müssen betonen, daß wir bereits in solchen günstigen Fällen Rezidive gefunden haben, die allerdings sehr geringfügig waren und durch neuerliche Röntgentherapie beeinflußt wurden.

Es erscheint von Wichtigkeit, hier unsere Methode der Bestrahlung hervorzuheben. Sie entspricht unter sonst gleichen Umständen etwa $^2/_3$—$^4/_5$ der beim Hydrocephalus verwendeten Dosen. Bei Epilepsie, wo man entzündliche Veränderungen als Ursache annehmen darf, wird man mit viel geringeren Dosen ein Auslangen finden (WIESER), (s. Referat SGALITZER).

Das Wesentlichste bei der Röntgentherapie erscheint uns aber nicht nur die Art der Bestrahlung, sondern auch die Häufigkeit. 1—2 Serien sind vollständig unzureichend. Wir müssen in solchen Fällen über ein Jahr lang in fortgesetzten Serien bestrahlen, um zu einem wirklichen Resultat zu kommen. Anfangs geschieht dies in 7—8wöchentlichen Intervallen (2—3 Serien), später in 3monatlichen. Nur auf diese Weise durch wiederholt durchgeführte Bestrahlungen haben wir die vorerwähnten Resultate zu erzielen vermocht. Es darf nicht verschwiegen werden, daß wir die Patienten während der Behandlung unter Luminal hielten, wobei wir mit 0,1 pro die auskamen. Außerdem waren wir bemüht, eine kochsalzarme Diät durchzuführen. Die Erfolge wurden aber bei Kranken erzielt, wo die vor der Bestrahlung durchgeführten Behandlungen, auch solche mit Luminal, ohne Erfolg geblieben waren.

Tumoren des Rückenmarks.

Der erste, der bewußt unradikal operierte Rückenmarkstumoren einer Röntgenbestrahlung unterzog, war EISELSBERG. Es trat in diesem Falle nach der Bestrahlung eine nahezu vollständige Heilung ein. OSKAR FISCHER dagegen hat solche Tumoren ohne operativen Eingriff bestrahlt und gleichzeitig gezeigt, auf welche Weise es möglich ist, die Röntgenwirkung zu kontrollieren. Es zeigte sich nämlich, daß die Tumorzellen im Liquor schwere degenerative Veränderungen aufwiesen und daß der Kompressionsliquor verschwand. Aber wie in einem Fall von cerebellarem Gliom, so war auch hier infolge einer offenbar zu intensiven, in einem zu kurzen Zeitraum vorgenommenen Bestrahlung eine schwere Frühreaktion mit Steigerung der Kompressivsyndrome aufgetreten.

Es wurde nachher hauptsächlich von französischen Autoren (BABINSKI, BÉCLÈRE, SICARD, GALLY, HAGUENAU und WALLICH, dann FLATAU, WEIL u. a.) über derartige Fälle berichtet. Auch wir hatten solche, und es ergibt sich dabei, daß eigentlich nur die Tumoren der Sarkomgruppe auch präoperativ einen äußerst günstigen Einfluß durch die Bestrahlung erkennen lassen.

Die Gliome verhalten sich ähnlich wie die des Gehirns, während die Neurinome, die Endotheliome und auch die Angiome und Lipome eigentlich präoperativ keinen Einfluß erkennen lassen. Auffallend erscheint, daß die metastatischen Tumoren ähnlich wie im Gehirn (Carcinome, Hypernephrome) bisweilen radiosensibel sind. Die besten Erfolge erzielt man bei jenen Tumoren, die bewußt unradikal operiert wurden durch postoperative Bestrahlung. Das geht sowohl aus der Literatur als aus unseren eigenen Beobachtungen hervor. Daß durch Nachbestrahlung radikal operierter Tumoren die Rückbildung der Erscheinungen gefördert wird, erweist ein analoges Verhalten wie beim Gehirn.

Wenn wir statistisch die Wirkung der Röntgenbestrahlung auf die Rückenmarkstumoren im allgemeinen erfassen wollen, so ist, wenn wir die präoperative Bestrahlung und die Bestrahlung bewußt unradikal operierter Tumoren zusammenfassen, in nur einem kleinen Teil der Fälle Heilung eingetreten, aber in $^1/_3$ der Fälle weitgehende Besserung; die anderen Fälle sind als unbeeinflußt zu bezeichnen. Um nicht kostbare Zeit zu verpassen, erscheint es uns am richtigsten, die Röntgenbestrahlung nicht primär, sondern sekundär zu verwenden.

Ähnlich wie im Gehirn finden sich auch im Rückenmark Fälle, die ganz den Eindruck eines Tumors machen, ohne jedoch bei der Operation einen solchen zu ergeben *(Pseudotumoren, Meningitis serosa)*. Es zeigt sich in diesen Fällen wohl das typische Kompressionssyndrom, das aber nicht von dem typischen des Liquors begleitet ist. Wir haben in der letzten Zeit von der Operation solcher Fälle Abstand genommen und sie lediglich der Röntgenbehandlung zugeführt.

Eine Gruppe läßt sich allerdings deutlich aus diesen uncharakteristischen Fällen herausheben. Da sind die nach schweren Traumen entstandenen. Hier war BABINSKI der erste, der durch die Röntgenbehandlung einen Dauererfolg erzielte. Auch wir haben solche Fälle durch Röntgenbestrahlung günstig beeinflußt, haben aber auch eine ganze Reihe anderer nicht traumatischer Fälle mit dem sog. Kompressionssyndrom ohne charakteristische Liquorveränderung günstig beeinflussen können. Man darf nicht vergessen, daß sich hinter diesen Fällen ganz verschiedene Krankheiten verbergen, daß einzelne derselben sich später als disseminierte Erkrankungen erweisen, während andere in ihrem Charakter gleich bleiben, was wir nach 15jähriger Beobachtung wohl annehmen können.

Wir werden demnach, ohne mit Sicherheit sagen zu können, was wir eigentlich bestrahlen, in solchen zweifelhaften Fällen die Röntgentherapie empfehlen. Beim Trauma werden wir von vornherein mit Wahrscheinlichkeit einen Erfolg versprechen können. Bei den nicht traumatischen Affektionen sahen wir besonders bei sichergestellter Meningitis serosa, auch serofibrosa, Besserung, die soweit ging, daß die vollständig paraparetischen Patienten, wenn auch schwerfällig, so doch sicher herumgehen können.

Ein Einfluß auf die Blasen-Mastdarmstörungen hat sich nicht gezeigt.

Wir werden diese Fälle analog den Rückenmarkstumoren bestrahlen. Wir wählen ein größeres Feld, entsprechend der angenommenen Affektion, und bestrahlen bei 180 kV durch 0,5 mm Zn plus 1 mm Al aus 40 cm, um die Tiefenverteilung günstiger zu gestalten. Um der stürmischen Frühreaktion aus dem Wege zu gehen, verabfolgen wir natürlich auch hier pro Tag auf das Feld nicht mehr als 150 r, wobei wir diese Bestrahlung evtl. 10mal und öfter an aufeinanderfolgenden Tagen wiederholen. In gleicher Weise kann dann evtl. auch von der rechten und linken Körperseite her bestrahlt werden. Bei Affektionen im Gebiete der Lendenwirbelsäule kann man evtl. bei mageren Patienten auch von der ventralen Seite her bestrahlen (1—2 Felder). Die zweite Serie wird je nach Höhe der Dosis in etwa 2—3 Monaten verabfolgt.

Die sog. Präventivbestrahlung nach Entfernung eines Rückenmarktumors erfordert etwa die Hälfte der genannten Dosis.

Syringomyelie.

Bei einer Krankheit, die eigentlich jeder Behandlung trotzt, ist es als ein besonderer Glücksfall zu bezeichnen, wenn man ein therapeutisches Instrument hat, das der Krankheit wenigstens bis zu einem gewissen Grad beikommt. Das gilt für die Röntgentherapie der Syringomyelie.

Der erste, der eine Syringomyelie bestrahlen ließ, war RAYMOND im Jahre 1905. Es häuften sich dann solche Fälle (Zusammenstellung bei STÜRMER und BREMER sowie in unseren eigenen Darstellungen). Es erscheint auffällig, daß die Häufigkeit der Syringomyelie in den westlichen Ländern scheinbar abnimmt, während sie in den östlichen Ländern noch als eine nicht gerade seltene Krankheit aufgefaßt werden kann. Das geht wenigstens aus den vielen Publikationen aus den Ostländern hervor, von denen besonders die von GIESE und OSSINSKAJA, von OSSINSKAJA allein und hauptsächlich die von CZERNY und HEINISMANN hervorzuheben sind, sowie von MARKOW, GORJELIK und LIWSCHITZ aus neuester Zeit. Wenn man den genannten Autoren folgt, denen wir, wenn auch ein sehr geringes eigenes Material an die Seite stellen können, so kann man durch eine zweckmäßige Röntgenbestrahlung jener Rückenmarkspartien, die als erkrankt angesehen werden müssen, unter Umständen sehr weitgehende Besserungen erzielen. Diese betreffen nicht nur die Schmerzen und Parästhesien, also die subjektiven Symptome, was besonders KEJSER hervorhebt, sondern auch die objektiven, d. h. es können die Sensibilitätsstörungen vollständig verschwinden, die verschwundene Beweglichkeit, die Amyotrophien sich zurückbilden, auch die Reflexe können wiederkehren und — was von ganz besonderer Wichtigkeit ist — auch die trophischen Störungen, die Arthropathien und die Mutilationen der Haut zeigen eine Besserung, ja vereinzelt sogar Heilung.

Während CZERNY und HEINISMANN früher betonten, daß die Erfahrungen bei der Syringobulbie schlechte seien, können sie jetzt nach jahrelangen Beobachtungen hier Besserungen im Nystagmus, an den Muskelstörungen und der Sensibilität erweisen. OSSINSKAJA betont hauptsächlich die Einwirkung auf die pathologischen Prozesse in den Knochen und Gelenken und hebt hervor, daß selbst Ergüsse in die Gelenke eine günstige Beeinflussung erfahren können und daß man in manchen Fällen eine vollständige klinische Heilung erzielen kann.

Die französischen Autoren, zuletzt DELHERM, MOREL-KAHN und DESGREZ, sprechen sich vielleicht nicht so günstig aus, da sie die Zahl der Besserungen gegenüber den Verschlimmerungen mit 60 : 33% beziffern, während CZERNY und HEINISMANN in 75% der Fälle gute Resultate erzielten, in 13% der Fälle den Prozeß zum Stillstand bringen konnten und nur in 12% der Fälle eine Progression beobachteten. Sie verfügen allerdings über ein viel größeres Material (124 Fälle, von denen 70 länger als 2 Jahre in Beobachtung standen). RITTER und RÖHRS konnten überhaupt nur die subjektiven Erscheinungen zum Schwinden bringen. Man wird demnach nach diesen letzten Statistiken von einem Röntgeneinfluß auf die überwiegende Mehrzahl der Fälle sprechen können, ein Resultat, das zu den besten gehört, das überhaupt bei einer Therapie zu verzeichnen ist. Von den 32 Fällen von MARKOW, GORJELIK und LIWSCHITZ z. B. blieben nur 5 unbeeinflußt.

Es erhebt sich nun die Frage, ob bei diesen Fällen von vornherein eine Einwirkungsmöglichkeit zugegeben werden darf. Wenn wir die Fälle klassifizieren, so handelt es sich in der einen Gruppe um einfache Hydromyelien, in der zweiten Gruppe um Gliosen. Wir möchten hier besonders betonen, daß diese Gliosen sich sicherlich mit den Gliomen nicht vergleichen lassen. Sie besitzen offenbar eine viel leichtere Zerfallsneigung und stehen dem embryonalen Gewebe näher. Daß diese Anschauung nicht aus der Luft gegriffen ist, beweist eine Beobachtung von Lhermitte, bei der ein durch viele Jahre behandelter Fall an Hämoptöe zugrunde ging. Hier war bei der Obduktion die Gliomatose vollständig geschwunden und lediglich eine Cyste übriggeblieben. Noch interessanter ist der Fall, den Goyon, Lhermitte und Beaujard beobachteten, der an Tuberkulose gestorben war, wo die Bestrahlung im Halsmark die Gliomatose vernichtet hatte, während sie im Lendenmark, das nicht bestrahlt war, vollständig intakt geblieben ist. Schließlich fanden Lhermitte, Nemours und Tielles in einem Fall, der nach Bestrahlung starb, die Höhle frei von Gliawucherung. Angesichts dieser Fälle muß man zum Schluß kommen, daß durch die Röntgenbestrahlung der Syringomyelie tatsächlich ein Dauererfolg erzielt werden kann. Nur muß man die Bestrahlung, wie dies alle Autoren, die mit Erfolg gearbeitet haben, betonen, lange fortsetzen und sich nicht begnügen, wenn nach ein oder zwei Serien der Erfolg nicht eintritt. Wir bestrahlen ein Feld (evtl. müssen 2—3 gewählt werden) in der Größe von 10—18 cm aus 30—40 cm FHD durch 0,5 mm Zn und 1 mm Al bei 180 kV mit 100—150 r an 2—16 aufeinanderfolgenden Tagen. Wiederholung je nach der Dosis in 2—4monatlichen Intervallen.

Entzündliche Erkrankungen des Zentralnervensystems.

Bei dem Umstand, daß durch Röntgenbestrahlung die Lymphocyten rasch zerfallen können und dadurch eine Beeinflussung krankhafter Prozesse zustande kommen kann, bei der weiter sichergestellten Tatsache, daß das nervöse Gewebe wenig strahlenempfindlich ist, mußte man von vornherein annehmen, daß die Röntgenstrahlen auch auf entzündliche Prozesse des Nervensystems günstig einwirken. Das scheint aber bis zu einem gewissen Grad nur für ganz bestimmte Gruppen der Fall zu sein, und zwar jene Erkrankungen, die in die Poliomyelitisgruppe gehören, während die Fälle der lethargischen Form der Encephalitis eigentlich auffallend wenig auf Röntgenbestrahlung ansprechen. Hier müßten experimentelle Untersuchungen einsetzen, um zu zeigen, was die Ursache dieses eigenartigen Verhaltens ist, ob nicht vielleicht die Fälle mit reicher Infiltration günstig, die Fälle mit produktiver Entzündung aber ungünstig ansprechen. Revello und Vallebona haben bei Kaninchenencephalitis gefunden, daß wohl durch Röntgenbestrahlung eine Hemmung des entzündlichen Prozesses erreicht wird, daß aber eine Gefäßschädigung eintritt, die zu Hämorrhagien Veranlassung gibt. Man wird sich also hier vorläufig noch mit den empirischen Erfahrungen begnügen müssen, und die zeigen nur, daß wir bei der epidemischen Encephalitis, besonders in deren Spätformen, dem Parkinsonismus, wie wir das selbst in einer Reihe von Fällen erfahren haben, keine sehr wesentlichen Erfolge erzielen werden. Das betonen ja auch Ritter und Röhrs. Die Beeinflussung des Speichelflusses durch Parotisbestrahlung kommt ja hier nicht in Frage, da es sich doch nur um Beseitigung eines wenn auch lästigen Symptoms, also symptomatischen Erfolges, handelt. Im Gegensatz zu diesen Mißerfolgen stehen die Angaben über große Erfolge bei Behandlung der Poliomyelitis, wie sie durch Bordier (1911) eingeführt wurde. Die untere Altersgrenze, die Bordier für die Bestrahlung empfiehlt, ist 2 Jahre. Es gilt natürlich als Gesetz, daß, je früher die Bestrahlung einsetzt, desto besser der Erfolg ist. Das wird selbstverständlich sofort den Verdacht aufkommen lassen, daß die Besserungen solcher früh behandelter Fälle nicht dem Röntgeneinfluß zuzuschreiben sind, sondern daß es sich hier möglicherweise um spontane Remissionen handelt, die, wie wir wissen, häufig auch nach ganz indifferenten Behandlungen im Laufe der Zeit sich einstellen. Gegen diese Annahme der Spontanremission spricht aber der

Umstand, daß auch dann noch Besserungen eingetreten sind, wenn die Behandlung erst Monate nach dem Einsetzen der Erkrankung erfolgte. Besonders gute Resultate haben die italienischen Autoren (Bergamini, Antonio D'Istria, Sighinolfi, Chizzola, Bezardi u. v. a.) erzielt, wobei Bergamini sogar soweit geht, 2—3 Monate alte Säuglinge zu bestrahlen. Es darf nicht verschwiegen werden, daß mit Bordier eine Reihe von Autoren die gelähmten Muskeln außerdem durch Diathermie hyperämisierten oder auch elektrische Methoden anwandten.

Was nun die Resultate der verschiedenen Autoren anlangt, so sind die Statistiken nicht ganz gleichartig und man muß Delherme und Mathieu beistimmen, wenn sie behaupten, daß die Heilresultate zu wenig objektiviert werden. Wir gehen allerdings nicht so weit, von 290 Fällen der Literatur, wie die eben genannten Autoren meinen, nur 15 deshalb als für den Einfluß beweisend anzuführen, weil hier die elektrische Untersuchung genauest durchgeführt wurde. Von diesen 15 gaben allerdings 11 ein günstiges Resultat und die Autoren selbst fanden in 2 von ihren 10 Fällen eine Besserung der Entartungsreaktion. Kodinka hat in etwa 10 Jahren 32 Fälle behandelt. Von 28, die er weiter beobachten konnte, sind 7 geheilt, 17 wesentlich gebessert. Auch Graçovski bringt einen Fall mit ausgezeichnetem Erfolg. Was wir gesehen haben, betrifft eigentlich nur Fälle chronisch-progressiver spinaler Muskelatrophie unsicherer Genese, aber nicht luischer. Hier war der Erfolg der Röntgenbehandlung ein geradezu überraschender, nachdem zuvor jede andere Therapie vollständig im Stich gelassen hatte. Auch diese Fälle wurden nicht primär, d. h. unmittelbar im Anschluß an den Beginn der Erkrankung behandelt, sondern erst Monate, selbst Jahre nach dem Ausbruch der Erkrankung. Auch waren diese Fälle nicht stationär sondern progressiv, als sie zur Behandlung kamen. Neuerdings berichten Bordier und Goujon über ähnliche Resultate bei progressiver Muskelatrophie vom Typus Aran-Duchenne. Sehr interessant ist die Heilung in einem Fall von v. Kiss und v. Mészöly, der allerdings in seinem Wesen nicht ganz geklärt ist.

Die Mehrzahl der Autoren gibt an, daß in 10—15% die volle Heilung eintritt und daß von den übrigen Fällen vielleicht in 60—70% Besserungen auftreten. Die Zahl der refraktären Fälle wird mit 6—10% angegeben. Wie schon erwähnt, sind auch die chronischen Fälle dieser Art bei Erwachsenen einer Beeinflussung zugänglich.

Was nun die Technik der Bestrahlung anlangt, so bestrahlen wir die betreffenden Rückenmarkspartien in älteren Fällen analog wie bei der Syringomyelie, wobei wir natürlich bei Kindern die Dosis entsprechend herabsetzen. In frischen Fällen wird die Tagesdosis hingegen 50 v nicht überschreiten. Piga bestrahlt dabei auch das vegetative Nervensystem, da die Röntgenstrahlen angeblich ein Reizmittel für den zentralen und peripheren Sympathicus darstellen und sucht auf diese Weise Einfluß auf die Trophik der Muskeln zu gewinnen.

Multiple Sklerose.

Bereits im Jahre 1909 hat Marinesco versucht, die multiple Sklerose durch Röntgenbestrahlung zu beeinflussen. Diese Therapie hat erst in neuerer Zeit an Boden gewonnen und wir selbst haben in den letzten Jahren eine ganze Reihe solcher Fälle der entsprechenden Behandlung unterzogen.

Es ist unendlich schwierig, sich über den Heileffekt hier zu äußern, da man weiß, daß bei der multiplen Sklerose fast jede Therapie einen wenn auch vorübergehenden Erfolg erzielt. Auch unsere Resultate sind nicht eindeutig. Wir möchten aufmerksam machen, daß es bei der multiplen Sklerose offenbar Fälle gibt, die in ihrem ganzen Wesen eine gewisse Benignität erkennen lassen, d. h.

bei denen die Progression eine sehr langsame ist und die Symptome keine besonders großen Dimensionen annehmen. Wir haben diese Fälle bestrahlt und prompte Remissionen gesehen, ohne daß wir eine andere Therapie anwandten, und wir müssen gestehen, daß sich diese Remissionen ziemlich leicht stabilisiert haben. In anderen rascher progressiven Fällen hatten wir keine so günstigen Resultate. Jedenfalls konnten wir die Progression nicht aufhalten. Möglicherweise ist sie nicht so rasch erfolgt, als sie voraussichtlich ohne diese Behandlung erfolgt wäre. Aber eine Sicherheit darüber ist nicht zu gewinnen. Ritter und Röhrs sind noch skeptischer als wir selbst und finden eher negative als positive Resultate, d. h. gelegentlich Verschlimmerungen.

Die Technik der Bestrahlung fällt mit der bei der Syringomyelie erwähnten zusammen, wobei wir ungefähr $^2/_3$ der für die Syringomyelie in Betracht kommenden Dosen verabfolgen. Es erscheint hier am vorteilhaftesten, das ganze Rückenmark in 3 Feldern bei nicht lokalisierbarem Prozeß zu bestrahlen. Gelingt es aber einen Herd etwa durch eine Sensibilitätsstörung sicherzustellen, so werden wir natürlich bei solchen lokalisierten Formen den Herd selbst bestrahlen.

Tabes dorsalis.

Hier handelt es sich wohl nicht darum, die Krankheit als solche zu treffen, sondern die tabischen Reizzustände zu beeinflussen, besonders die Krisen und die lanzinierenden Schmerzen.

Erst kürzlich haben Ahringsmann und Illig darüber berichtet und gezeigt, daß Krisen und lanzinierende Schmerzen unter Umständen gleich nach der Bestrahlung geschwunden sind. Auch wir können das bestätigen. Unter 36 Fällen unkomplizierter Tabes blieb bei den genannten Autoren nur ein Fall refraktär. Die Autoren glauben die Wirkung darin zu sehen, daß die Bestrahlung entzündungswidrig wirkt, daß vor allem ein Zerfall der lymphocytären Elemente erfolgt. Deswegen sind auch die Fälle vorteilhafter, bei denen eine hohe Pleocytose besteht. Wir selbst haben Fälle mit gastrischen Krisen bestrahlt und können nur bestätigen, was die genannten Autoren anführen (s. Literatur bei Marburg und Sgalitzer). Aber wir müssen zugeben, daß durch diese Behandlung nicht eine Heilung des Krankheitsprozesses erreicht wird, da wir allerdings bei unzweckmäßiger Lebensweise Rezidiven der Krisen auftraten sahen.

Auch Arthropathien scheint man bisweilen bessern zu können. Wir bestrahlen die Tabes analog der multiplen Sklerose.

Erkrankungen der peripheren Nerven.

Wenn irgendwo der ätiologische Faktor maßgebend für die Indikation zur Therapie ist, dann gilt das für die *Neuralgien*. Denn nur durch die Nichtbeachtung dieses Umstandes entstehen die Fehlresultate, welche bei kritisch veranlagten Ärzten die ganze Behandlungsmethode als unzulänglich erscheinen lassen.

Wir glauben, daß bei der Neuralgie zwei Faktoren Rechnung zu tragen ist. Der erste ist ein dispositioneller, dessen Wesen bisher nicht sicherzustellen war. Der zweite Faktor aber scheint uns auf einer Quellung oder besser gesagt Schwellung des Nerven zu beruhen, wodurch der Anfall seine Erklärung fände, indem durch diese Volumsvermehrung die Nerven an die engen Knochenkanäle gepreßt werden und dadurch die Schmerzattaque hervorrufen. Quellung und Entquellung stellen also nach unserer Meinung die Basis des Anfalles dar.

Es ist uns bisher nicht gelungen festzustellen, was eigentlich durch die Röntgentherapie in diesen Fällen geleistet wird, ob die Disposition zum Anfall eine Herabsetzung erfährt oder aber, ob den Quellungsphänomenen entgegengearbeitet wird. Letzteres hat viel Wahrscheinlichkeit für sich, wenn wir an die Verhältnisse im Gehirn (Beeinflussung der Liquormenge) denken.

Wir teilen zwecks Indikationsstellung die Neuralgien am besten in drei Gruppen. Als erste Gruppe möchten wir jene Fälle bezeichnen, bei denen die Neuralgie komplikatorisch auftritt. Um ein paar Beispiele anzuführen, die das erklären sollen, bezeichnen wir als komplikatorisch die Neuralgien im Gefolge von Zahnkrankheiten, Nebenhöhlenaffektionen, Affektionen im Auge und ähnliches. In der Mehrzahl dieser komplikatorischen Neuralgien wird nach Beseitigung der Ursache die Neuralgie schwinden.

Es gibt aber auch Fälle, besonders dort wo Eiterungen vorliegen, bei denen auch nach Entfernung des ursächlichen Momentes die Neuralgie weiterbesteht. Solche Fälle werden wir dann in die zweite Gruppe einreihen, die sog. sekundären Neuralgien. Wir verstehen darunter alle jene Formen, welche im Anschluß an irgendeine Infektion oder Intoxikation nach Ablauf dieser oder einer mehr oder minder großen Latenz in Erscheinung getreten sind. Das beste Beispiel für diese Form der Neuralgie ist die Malarianeuralgie oder die Zosterneuralgie.

Und dann gibt es noch eine dritte Form, bei der es uns unmöglich war, irgendeine Ursache zu finden. Wenn es auch sicher ist, daß diese Formen, die man gemeinhin als genuine bezeichnet, im höheren Alter aufzutreten pflegen, so kennen wir doch eine ganze Reihe von Fällen dieser Art bei jüngeren Individuen.

Wenn wir nun darangehen, die Indikation für die Röntgentherapie aufzustellen, so müssen wir außerdem noch unterscheiden zwischen akuten und chronischen Fällen und zwischen Fällen mit einer verhältnismäßig geringen Intensität und solchen, die mit überwältigenden Schmerzen einhergehen.

Die komplikatorischen Neuralgien sind für gewöhnlich nicht Gegenstand der Röntgentherapie, es sei denn, daß die Neuralgie zur sekundären wird, d. h. nach Abklingen des ätiologischen Prozesses weiterbesteht. Die sekundären und genuinen Neuralgien sind das Hauptgebiet für die Röntgentherapie. Aber auch hier muß man eine Einschränkung machen. Die akuten Fälle wird man zunächst medikamentös behandeln oder auch mit den gebräuchlichen physikalischen Methoden, und wird erst dann, wenn diese versagen, was bei sorgsamster Durchführung nur für einen Teil der Fälle gilt, zur Röntgentherapie übergehen. Die eigentliche Domäne der Röntgenbehandlung sind demnach die mehr chronischen sekundären und die genuinen Fälle, die gegenüber den verschiedenen angewandten Behandlungen refraktär geblieben sind.

Was nun die einzelnen Formen der Neuralgie anlangt, so wollen wir die *Trigeminusneuralgie* an die Spitze stellen, deshalb, weil hier selbst von chirurgischer Seite (Wilms) gefordert wird, daß vor jedem chirurgischen Eingriff zumindest die Bestrahlung versucht werden soll. Es erscheint wohl ganz gleichgültig, ob die Neuralgie sich nur im Gebiete eines Astes ausbreitet, oder ob sie generell ist. Denn bei den hartnäckigen Fällen erscheint bezüglich der Röntgentherapie keine deutliche Differenz in bezug auf den Bestrahlungserfolg zu bestehen.

Die heute so vielfach gebräuchliche Alkoholinjektion in das Ganglion scheint nach den Erfahrungen verschiedener Autoren, wie z. B. Walter und Lax, Wilms, Müller, Lenk, ungünstig für die Bestrahlung zu sein. Wenn man das Material von Walter und Lax überblickt, so zeigt sich, daß in 17 Fällen, die nicht injiziert wurden, 13mal Heilung, 3mal eine weitgehende Besserung auftrat und nur ein Fall refraktär blieb. Unter den vorbehandelten Fällen finden sich nur 6 Heilungen, 3 weitgehende Besserungen, während in 3 Fällen die Besserungen minimal waren, bzw. ein Fall fast refraktär blieb. Ganz kürzlich haben Schäfer, ferner Grabowski über günstige Resultate berichtet.

Wir können über etwa 30 Fälle, die jeder Kritik standhalten, berichten. Davon sind 18 Fälle als völlig gesund zu betrachten, 9 Fälle sind in bezug auf das Resultat deshalb zweifelhaft, weil hier die Besserungen nur vorübergehend waren und bei längerer Beobachtung wieder ein Rezidiv eintrat. 3 Fälle sind bisher refraktär geblieben. Der eine dieser Fälle ist vielfach operiert worden und blieb ungeheilt. Hier hat die Röntgenbestrahlung versagt. Im zweiten Fall vermochte die Röntgenbestrahlung das Rezidiv nicht aufzuhalten, trotzdem sie durch lange Zeit durchgeführt wurde. Dieser Fall ist ein absolut genuiner bei einem jüngeren Kranken. Und im dritten Fall, der einen alten Mann betrifft, liegt ähnliches vor.

Es ist offenbar, daß es eine Reihe von Fällen gibt, die überhaupt jeder Behandlung gegenüber refraktär bleiben. Dann muß eben zur Alkoholinjektion ins Ganglion (am besten unter Röntgenaufnahmekontrolle nach Sgalitzer und Brücke) oder zur Ganglienexstirpation oder besser zur retroganglionären Wurzeldurchschneidung geschritten werden.

Seitdem Gocht als erster bei Neuralgie bestrahlt hat, wurden die verschiedensten Methoden für die Behandlungen angegeben. Bezüglich des Trigeminus stehen manche Autoren auf dem Standpunkt, das Ganglion Gasseri allein zu bestrahlen (Breitländer), und zwar, wie das Holfelder angibt, von 2 Einfallspforten aus.

Wir selbst bestrahlen stets die ganze Gesichtshälfte an mehreren aufeinanderfolgenden Tagen (10—15) bei 170 kV durch 0,5 mm Zn+1 mm Al aus 30 cm FHD unter Abdeckung des Auges und der Haare mit schwachen Dosen, und zwar etwa 30 r pro Tag. Durch diese schwachen Dosen wird vor allem eine Schmerzsteigerung nach der Bestrahlung vermieden (Sgalitzer). Gewöhnlich tritt nach der 6.—8. Bestrahlung in den günstig reagierenden Fällen bereits eine weitgehende Besserung ein. Es entspricht diese Dosierung am ehesten der alten Freundschen Bestrahlung in dosi refracta.

Die zweithäufigste Form der Neuralgie, die *Ischias,* ist fast noch mehr als die Trigeminusneuralgie Gegenstand der Röntgenbehandlung. Hier war Freund im Jahre 1907 der erste, der einen Erfolg aufzuweisen hatte. Es liegen wohl schon mehr als 1000 Beobachtungen vor, die über günstige Resultate berichten, so daß Gauducheau erst kürzlich hervorheben konnte, daß die Ischias eine besonders röntgenempfindliche Krankheit sei. Wenn wir das Material von Kraus von 422 Fällen überblicken, so müssen wir 284 dieser Fälle als akute nach unseren eingangs erwähnten Angaben ausschalten. Er meint, daß die guten Resultate die schlechten bei weitem überragen. Auch Zimmern und Chavany, welche die Ischias in hochsitzende (radikuläre), mittlere (Affektionen des Plexus) und tiefsitzende (Affektionen des Truncus) einteilen, berichten über auffallend gute Resultate. In der Statistik von Zimmern und Cottenot waren von 67 Fällen 38 geheilt, 18 zeigten eine sehr weitgehende Besserung, und nur bei 11 versagte die Behandlung. Das ist immerhin ein ganz hervorragendes Resultat, wenn man bedenkt, daß es sich hier um schwere Fälle gehandelt hat. Aber auch bei den rheumatischen Fällen haben Zimmern und Chavany gleich gute Resultate erreicht und Boca, der nur 10 Fälle mitteilt, berichtet von 8 Heilungen, einer Besserung und nur einem refraktären Fall. Delherm und Nilus haben 297 Fälle zusammengestellt, von denen 161 geheilt und 79 gebessert wurden.

Was nun die Technik der Behandlung anlangt, so empfehlen Zimmern und Cottenot, die Wurzelbestrahlung durchzuführen. Sie bestrahlen die Wurzeln in der Höhe des 4. und 5. Lumbal- und des ersten und zweiten Sacralwirbels, wobei auch die Articulatio sacroiliaca im Strahlenkegel liegt (wie solches Juster besonders gefordert hat). Hat man eine Radiculitis angenommen, so muß etwa bis D 11 hinauf bestrahlt werden. Zimmern und Chavany geben in ihrem Werk an, daß sie 300—400 franz. R durch Schwermetall in einer Sitzung verabreichen und diese Bestrahlung 3—4, auch 5mal wiederholen, höchstens 2—3 Sitzungen in der Woche. ZIMMERN und CHAVANY heben hervor, daß sie bei dieser Behandlung kaum eine Schädigung gesehen haben, nur in 2 Fällen traten bei Frauen Menorrhagien auf. Eine Serie nützt gewöhnlich nichts, man muß sie meist wiederholen. Es ist wichtig. den Kranken darauf aufmerksam zu machen, daß die Schmerzen im Anfang sich steigern können, ein Umstand, der zumeist schon nach wenigen Tagen schwindet. Die Besserung tritt gewöhnlich erst nach 14 Tagen ein, mitunter bedarf es aber auch Wochen oder erst einer zweiten Serie von Bestrahlungen, bevor man ein halbwegs zuverlässiges Urteil über die Röntgenwirkung hat.

Wir selbst bestrahlen das Lumbalmark (170 kV) aus 30 cm FHD durch 0,5 mm Zn + 1 mm Al mit 2mal 150 *r*. Außerdem bestrahlen wir die ganze Gesäßhälfte der erkrankten Seite von einem großen Feld aus mit der gleichen Dosis (150 r) an 2—3 aufeinanderfolgenden Tagen. Es folgt dann die Bestrahlung des Stammes des N. ischiadicus von der Rückseite des Oberschenkels aus (2×150 r unter sonst gleichen Umständen, nur aus weiterem FHD, um den ganzen Nervenstamm am Oberschenkel zu treffen) und dann eine gleichartige zweimalige Bestrahlung des ganzen Unterschenkels. Es dauert auf diese Weise die ganze Behandlung 8—9 aufeinanderfolgende Tage. Wiederholung nach 6 Wochen.

Die *Coccygodynie* bietet bei der Bestrahlung oft einen ganz ausgezeichneten Erfolg, besonders bei Frauen nach gynäkologischen Operationen. Wir bestrahlen hier die schmerzende Stelle an 3—4 aufeinanderfolgenden Tagen mit 100 *r* durch 0,5 mm Zn + 1 mm Alum. bei 170 kV aus FHD 25—30 cm.

Gegenüber den beiden eben beschriebenen Formen von Neuralgie treten die anderen entschieden in den Hintergrund. Und doch sind auch hier die Resultate der Röntgenbestrahlung oft ganz ausgezeichnete, wie wir uns selbst bei hartnäckigen Occipital-, Plexus- und Intercostalneuralgien überzeugen konnten. Der Vorgang bei der Bestrahlung ist ein ähnlicher wie der eben für die Ischias erwähnte (Wurzel- und Nervenstammbestrahlung). Die Resultate gleichen in vieler Beziehung denen bei Ischias.

Anfügen möchten wir hier, daß es uns gelungen ist, auch bei der RECKLINGHAUSEN*schen Krankheit* durch Bestrahlung der schmerzenden Stellen die neuralgischen Schmerzen zum Schwinden zu bringen, und daß wir besonders in Fällen von *Pseudoneuralgien* bei Arthrosen und bei Neuralgien im Anschluß an Traumen oft sehr gute Erfolge aufzuweisen hatten.

Wenn wir hier noch ein paar Worte über die Behandlung der *Neuritis* anschließen, so gilt für diese nahezu das gleiche wie für Neuralgie. In den akuten Fällen wird man die Röntgenbehandlung vermeiden, in den subakuten und chronischen dagegen wird man sie empfehlen, da sich auch hier bei entsprechender Behandlung gute Resultate erzielen lassen.

Es ist auffallend, daß wir der Röntgentherapie eigentlich in allererster Linie bei der Schmerzbehandlung begegnen, daß dagegen bei *motorischen Nervenlähmungen* die Röntgentherapie bisher wenig Verwendung gefunden hat. Es sind zwar auch hier bereits Fälle bekannt geworden (F. KRAUS, D'Armand u. a.), die eine günstige Beeinflussung erkennen lassen. MASCHERPA hat bereits 20 Fälle behandelt und sowohl in akuten als chronischen mit EAR gute Resultate erzielt (mittelharte Strahlen $^2/_3$ Erythemdosis).

Unsere Erfahrungen über die Erfolge bei solchen Erkrankungen sind nicht besonders ermutigend, obwohl die Patienten selbst von Besserungen berichten. Aber die elektrische Reaktion hat sich in solchen alten Fällen durch die Röntgentherapie nicht beeinflussen lassen. Es schien nur mitunter, daß die Motilität eine gewisse Besserung aufwies, so daß die Chance, in solchen Fällen vielleicht eine Heilung zu erzielen, eine sehr geringe ist.

Nicht ganz das gleiche gilt für die *Krämpfe*. In erster Linie kommt hier die *Torticollis spastica* in Frage. Wir haben jetzt bereits eine ganze Reihe solcher Fälle der Röntgenbehandlung unterzogen, und zwar aus dem Grunde, weil alle angewandten Methoden, suggestive, physikalische, Novocaininjektionen, ohne Erfolg geblieben sind und die Patienten sich gegen einen operativen Eingriff, der doppelten Radicotomie, ausgesprochen haben. Wenn wir diese Fälle überblicken, so haben wir in einzelnen überraschende Resultate erzielen können; dies sogar in einem, bei dem sich der Prozeß sogar bis auf die Rückenmuskeln erstreckte. Der Umstand, daß wir das suggestive Moment durch eine Scheinbestrahlung ausschalteten, spricht wohl dafür, hier eine direkte Röntgenwirkung anerkennen zu müssen. Was wir erreicht haben, ist, daß die Krämpfe an Intensität abgenommen und die Patienten den Kopf für längere Zeit ruhig halten konnten. Ein völliger Schwund der Erscheinungen wurde nicht erreicht, aber es gelang in einzelnen Fällen den Kranken wieder berufsfähig zu machen.

Die Bestrahlung wurde zentral und peripher vorgenommen, und zwar wurde das Cervikalmark bei 180 kV, aus 30 cm FHD durch 0,5 mm Zn+1 mm Al an 2—3 aufeinanderfolgenden Tagen mit je 150 r bestrahlt. Dieselbe Teildosis wurde auch 2—3mal auf den krampfenden Muskel verabreicht.

Angiodystrophische und angiospastische Störungen.

Wie wir schon bei der Syringomyelie erwähnten, gelingt es hier durch Bestrahlung der entsprechenden Rückenmarkspartien, die trophischen Störungen günstig zu beeinflussen. Man hat sich deshalb bemüht, auch solche Störungen, von deren Ursache man nichts weiß, aber annehmen konnte, daß sie spinal bedingt sind, durch die Bestrahlung zu beeinflussen. Das war zunächst die *Sklerodermie,* die von Wetterer peripher, von Vigano zentral angegangen wurde. Wir wollen von den vergeblichen Versuchen, durch Bestrahlung von Blutdrüsen dieser Krankheit beizukommen, absehen und wollen nur aus eigenem anführen, daß alle Fälle, die wir sowohl zentral als peripher bestrahlt haben, keine wie immer gearteten Erfolge, sei es auf die bereits veränderten Partien oder aber auf die Progression der Erkrankung erkennen ließen.

Dagegen müssen wir der Therapie der Raynaudschen Erkrankung das Wort reden, die Borak offenbar unter dem Einfluß der günstigen Resultate bei Syringomyelie im Jahre 1926 inaugurierte. Wenn wir dessen drei Stadien acceptieren, das erste durch angiospastische, das zweite durch trophische Geschwüre der Weichteile und das dritte durch gleichzeitige Affektion der Knochen charakterisiert, so ist von vornherein anzunehmen, daß die Fälle von mittlerer Intensität die besten Resultate ergeben werden. Eine ganze Reihe von Autoren hat bereits über günstige Erfolge berichtet. Wir können aus eigenem Material hinzufügen, daß die angiospastischen Fälle und die mit leichter Geschwürbildung in den Weichteilen günstig beeinflußt werden können. Aber bei den schweren Fällen hatten wir keinen Erfolg.

Wir gingen ähnlich Borak vor und bestrahlten jenen Rückenmarksabschnitt, welcher der trophischen Störung entsprach. Das ist also unteres Hals- und oberstes Brustmark bei Erkrankung der oberen, unteres Brust- und oberstes Lendenmark bei Erkrankung der unteren Extremitäten, wählten aber nicht zu schmale Felder, um auch die paravertebralen Abschnitte (vegetative Nerven) zu treffen. Bei 170 kV Spannung wurden durch 0,5 mm Zn aus 30 cm FHD bei 10:15 cm Feldgröße an 4 aufeinanderfolgenden Tagen je 150 r verabfolgt. Wir legen schließlich großen Wert darauf, auch die peripheren Gefäße zu bestrahlen, wobei wir anschließend an die zentrale Bestrahlung die beiden Oberschenkel von vorn und hinten, ebenso die Unterschenkel mit je 200 r aus 40 cm FHD unter sonst gleichen Umständen bestrahlen.

Auffällig günstig erscheinen die Resultate häufig bei der *Dysbasia angiosclerotica*. Der eine von uns hat schon seit Jahren die Röntgentherapie bei der Dysbasie empfohlen und sie gegenüber dem Verfahren von LÉRICHE als wesentlich ungefährlicher und fast gleich wirksam bezeichnet. Auch BORAK hat in solchen Fällen bestrahlt ebenso wie bei Akroparästhesien und Gangrän auf arterio-sklerotisch-diabetischer Basis. Unsere Fälle betreffen sowohl jüngere als ältere Individuen, und es gelang uns oft in überraschender Weise, durch zentrale, aber auch periphere Bestrahlung solche Fälle zu bessern. Die Bestrahlung wird in gleicher Weise vorgenommen wie die eben geschilderte der RAYNAUDschen Erkrankung.

Es hat sich unser Material in den letzten Jahren erhöht, und wir können wohl sagen, daß das Verhältnis 4 geheilte zu 6 ungeheilten, also 2:3, nun umgekehrt werden darf, indem das Verhältnis geheilte zu ungeheilten Fällen jetzt 3:2 ist. Der Umstand, daß man heute in der Lage ist, die Gefäße röntgenologisch darzustellen, wird es uns ermöglichen, auch objektiv die Wirkung der Röntgenbehandlung aufzuzeigen (SGALITZER und DEMEL).

Bei den *Akroparästhesien* erscheint die Röntgentherapie als Methode der Wahl, und wir bestrahlen hier in der gleichen Weise wie bei den vorgenannten Erkrankungen. Denn wir können die BORAKsche Anschauung nicht teilen, daß die Akroparästhesien nur deshalb, weil sie gelegentlich auch im Klimakterium vorkommen, hypophysär bedingt seien. Es ist ja möglich, daß durch die Hypophysenbestrahlung im Klimakterium mitunter auch die Akroparästhesien gebessert werden, aber in der Mehrzahl der Fälle handelt es sich hier um angiospastische Zustände mit anderer Ätiologie.

Neurosen.

Es ist schwer, sich vorzustellen, wie Röntgenstrahlen auf Neurosen einwirken können. Aber wir haben bereits gesehen, daß Fälle von *Kopfschmerzen*, die jahrelang gedauert haben, durch Röntgenbehandlung ausgezeichnet beeinflußt wurden. Man weiß, daß derartige Kopfschmerzanfälle oft parallel gehen mit schwerer allgemeiner Nervosität. Nun hat sich gezeigt, daß nach Aufhören der Schmerzen auch die Neurose gebessert wurde. Unter anderem hat nun UIBERALL Versuche gemacht, die nervöse Agrypnie röntgenologisch zu beeinflussen. Er führt eine ganze Reihe von Fällen an, in denen er durch Hypophysenbestrahlung eine Besserung dieses Zustandes erreichen konnte. Auch hier war wohl der Ausgangspunkt die klimakterische Schlaflosigkeit. ZÉNOPE hat ein gleiches von der Thyreoidea aus erreicht. Wir haben schon seit langem solche Zustände allgemeiner Nervosität, bei der auch Schlaflosigkeit bestand, aus anderen Gründen röntgenologisch behandelt und in einem oder dem anderen Fall eine Besserung der Schlaflosigkeit wahrgenommen. Man wird jedenfalls diesen Dingen nachgehen müssen, bevor man ein definitives Urteil abgeben kann und jedenfalls auch Scheinbestrahlungen ausführen müssen vor der eigentlichen Röntgenbehandlung, um suggestive Wirkungen auszuschließen.

Dysglanduläre Erkrankungen.

An die Spitze dieser Erkrankungen muß man den Morbus Basedowii stellen. Es ist nicht ohne Interesse hervorzuheben, daß die Röntgenbehandlung des Morbus Basedowii eigentlich zuerst von chirurgischer Seite ausgegangen ist (WILLIAMS, MAYO, BECK). Aber erst im Laufe der Zeit ist man dahinter gekommen, daß nicht jeder Morbus Basedowii mit Aussicht auf Erfolg einer Bestrahlung unterworfen werden kann. Es hat sich nämlich gezeigt, daß man die Fälle in 3 Gruppen unterteilen kann:

1. Thyreotoxikosen mit typischer Basedowstruma,
2. Thyreotoxikosen mit toxischem Schilddrüsenadenom und
3. Thyreotoxikosen bei Strumen verschiedener Genese.

Es ist selbstverständlich nicht gleichgültig, welcher Form der Struma die Thyreotoxikose entspricht. Denn eigentlich ist für die Röntgentherapie nur die erste Form besonders geeignet, nämlich der Morbus Basedowii mit der echten Basedowstruma.

Bezüglich der zweiten Form, dem toxischen Schilddrüsenadenom, gehen die Meinungen auseinander. Man kann aber bis zu einem gewissen Grad auch hier zumindest in der Hälfte der Fälle auf einen Erfolg bei der Bestrahlung rechnen.

Anders die dritte Gruppe. Hier ist der Erfolg von vorneherein ein zweifelhafter, und man wird gut tun, solche Fälle doch lieber für den chirurgischen Eingriff zu bestimmen. Aber es ist dabei noch ein weiteres Moment zu berücksichtigen. Wir unterscheiden zwischen einem vollen Basedow und den sogenannten oligosymptomatischen Formen (forme fruste). Hier muß man zunächst sicherstellen, daß es sich wirklich um thyreoideabedingte Störungen handelt. Denn hier ist das post hoc nicht gleich propter hoc. Wenn auch durch Scheinbestrahlung das suggestive Moment in solchen Fällen ausgeschaltet werden kann, so ist doch bezüglich der Einwirkung der Röntgenstrahlen auf solche Fälle eine absolute Sicherheit nicht zu gewinnen. Hierher gehört auch das Kropfherz und die als Pseudotuberkulose bezeichneten Fälle, bei denen sich leichte Temperatursteigerungen durch lange Zeit zeigen (PORDES), gleichzeitig mit Abmagerung, Ermüdbarkeit und Erregungszuständen. Dabei ist der Lungenbefund negativ. Auch Chlorose mit Basedowschen Erscheinungen gehört in die gleiche Gruppe wie die forme fruste des Morbus Basedowii. Wir werden deshalb nach objektiven Kriterien suchen müssen, um tatsächlich die Thyreotoxikose zu erweisen. Als solches gilt die Grundumsatzbestimmung; aber auch dieses Moment ist nicht absolut verläßlich, besonders wenn die Steigerung sich in bescheidenen Grenzen hält. HIRSCHL hat die Neigung solcher Fälle zur Glykosurie benützt und in unsicheren Fällen eine solche Glykosurieprobe versucht. Auch die Lymphocytose solcher Fälle kann herangezogen werden.

GÖTSCH hat eine Probe angegeben, die jedoch wegen ihrer Gefährlichkeit nur im äußersten Notfall zu verwenden wäre. Er injiziert dem Kranken 0,5 ccm einer 1‰igen Lösung von Adrenalin, wodurch es zu einer exzessiven Steigerung der Erscheinungen kommt. Im großen und ganzen wird aber die Grundumsatzbestimmung in der Mehrzahl der Fälle ausreichen.

Weiter muß man bei der Indikationsstellung zur Bestrahlung noch zwei Momenten Rechnung tragen. Das eine Moment ist das Verhalten des Herzens. Sind die Erscheinungen seitens des Herzens bereits deutlich ausgesprochen, aber noch so, daß ein operativer Eingriff vertragen werden kann, dann sollte operiert werden. Ist die Myokardaffektion aber eine verhältnismäßig leichte oder so schwere, daß ein Eingriff noch nicht oder nicht mehr in Frage kommt, dann muß man die Bestrahlung versuchen. Das zweite Moment ist das Verhalten der Trachea. Es läßt sich heute leicht der Zustand der Trachea röntgenologisch sicherstellen. Man wird bei leichter Kompression keinen Anstand nehmen zu bestrahlen. Wenn aber die Kompression eine schwerere ist oder gar die Knorpel bereits gelitten haben (SGALITZER und STÖHR), dann wird man von der Bestrahlung Abstand nehmen. Rasch progrediente Formen, wie z. B. der gallopierende Basedow, sind von vornherein von der Bestrahlung auszuschalten (HOLZKNECHT). Auch der Jodbasedow gibt nicht besonders günstige Chancen, doch gibt es Autoren, die der kombinierten Jod-Röntgentherapie das Wort reden (CSÉPA).

Es erhebt sich nun die Frage nach dem Effekt der Bestrahlung. Solange wir nicht genau wissen, welcher Art die behandelten Fälle sind, und das ist nach dem heutigen Stand der Literaturangaben unmöglich zu erforschen, werden wir auch diese Frage nicht mit Sicherheit beantworten können. Statistiken, die sich auf über 5000 Fälle beziehen (LOILAND, COSTOLOW und MELAND), geben 73% Heilungen, 16% Besserungen, 11% refraktäre Fälle an, verwenden aber von der Gesamtzahl nur 3000 Fälle. Sehr wesentlich sind die Angaben von SIELMANN. Er hat in 328 Fällen von Nachuntersuchungen 166, das sind also $50^1/_2$% der Fälle, vollkommen beschwerdefrei gefunden, und zwar durch 1—10 Jahre. Neuere Angaben stammen von WILLIAMS, der auch toxische Adenome bestrahlte und mehr als 50% Heilung erzielte, GRANZ (246 Fälle, 21,6% geheilt, 48,5% gebessert, 18% teilweise Besserung), KESTERMANN, der nur in 43% gute Resultate erzielte. Mit der Zahl von 55—60% decken sich unsere eigenen Erfahrungen, nur müssen wir betonen, daß Rezidive auch nach scheinbar vollständiger Heilung nicht auszuschließen sind, Rezidiven, die aber nach einer neuerlichen Bestrahlung wieder weichen können.

Es konnte nicht fehlen, daß man neben der Schilddrüse auch andere Drüsen bestrahlt hat. Zunächst den Thymus. Nun weiß man wohl, daß der Thymus sich auch bis ins höchste Alter erhält, und weiß, daß mitunter gerade bei Basedowikern der Thymus eine ziemliche Entwicklung aufweist. Andererseits aber ist nur zu erweisen, daß die Bestrahlung des Thymus zur Vernichtung des lymphatischen Gewebes im Thymus führt, und schließlich ist es fast selbstverständlich, daß bei einer Schilddrüsenbestrahlung der Thymus mitbestrahlt wird. Es erscheint sehr fraglich, ob diese Mitbestrahlung irgendeinen Erfolg auf die Thyreotoxikose besitzt. Anders die Bestrahlung der Ovarien.

Schon im Jahre 1913 hat MANNABERG statt der Thyreoidea in manchen Fällen die Ovarien bestrahlt, indem er meinte, daß er über die Ovarien die Schilddrüse beeinflussen könne. WINTZ hat zeigen können, daß bei Thyreotoxikosen ovarielle Störungen auftreten können, wobei er 14mal bei 16 Fällen Störungen des Grundumsatzes fand. Es ist selbstverständlich, daß in einem solchen Falle die Schilddrüse zu bestrahlen ist. Andererseits aber gibt es Fälle, bei denen die Thyreotoxikose oophorogen sei, dann müsse man eine temporäre Sterilisation vornehmen. JUGENBURG macht besonders aufmerksam, daß der Basedow im Klimakterium oder nach diesem gewöhnlich schwerer verlaufe als sonst. Sie berichtet über 160 Fälle mit 5 Todesfällen und macht darauf aufmerksam, daß die Schilddrüse in diesen Fällen auffallend geringfügig vergrößert ist. Sie führt den schwereren Verlauf bei diesen älteren Frauen auf die Mitbeteiligung der Hypophyse zurück und verlangt, daß neben der Thyreoidea in solchen Fällen auch die Hypophyse bestrahlt werde. Röntgenbestrahlungen der Hypophyse bei Basedow wurden auch von LANGER, BORAK vorgenommen.

In früherer Zeit haben sich bei der Bestrahlung der Thyreoidea gelegentlich sehr unangenehme Schädigungen fühlbar gemacht. Als erste dieser ist wohl die Frühreaktion zu bezeichnen (Inkretstoß nach PORDES), wobei es zu einer vorübergehenden Schwellung der Schilddrüse und zu einer Steigerung der Basedowschen Erscheinungen kommen kann. Es ist interessant, daß diese heftige Reaktion bei mit Jod vorbehandelten Fällen oder beim Jodbasedow häufiger auftritt. Eine zweite bedrohliche Störung ist das in ganz seltenen Fällen nach unzweckmäßiger Bestrahlung aufgetretene Myxödem, auf das WAGNER-JAUREGG schon im Jahre 1909 aufmerksam gemacht hat. Es müssen nicht immer große Dosen sein, die imstande sind, Myxödem hervorzurufen, weshalb man bei der Bestrahlung mit alleräußerster Vorsicht vorgehen muß (zuletzt SCHIOEDTE, BRAUN).

Weiter darf man nicht vergessen, daß auch der Kehlkopf leiden kann, was aber leicht durch seine Abdeckung verhütet werden kann.

Schließlich möchten wir nur kurz noch auf die nach Bestrahlung eventuell auftretenden Verwachsungen hinweisen, die einen notwendig werdenden operativen Eingriff erschweren können. Straaten erwähnt einen Fall mit starker Bindegewebswucherung, die aber als Röntgenbestrahlungsfolge nicht ganz verständlich ist. Sicherlich ist aber dies kein ausreichender Grund gegen die Röntgentherapie Stellung zu nehmen.

Auch Todesfälle sind nach Bestrahlungen aufgetreten, doch sind bei genauerer Untersuchung diese Fälle keineswegs geeignet, die Röntgentherapie zu belasten. Auf 5000 bestrahlte Fälle hat Upson 4 Todesfälle errechnet. Sillmann hat unter 200 Fällen keinen Todesfall. Zweifel konnte im ganzen 28 Todesfälle aus der Literatur zusammenstellen, von denen aber 11 überhaupt nicht der Bestrahlung zur Last fallen. Er warnt vor allem davor, Fälle mit Angina oder irgendeiner Infektion zu bestrahlen wegen der Gefahr eines Coma Basedowicum. Es haben sich die neueren Autoren alle für die Bestrahlung ausgesprochen und nur von chirurgischer Seite wird immer wiederholt, daß bei schweren Fällen keine überzeugenden Resultate auftreten (z. B. Röder). Das kommt daher, daß eben die Indikation nicht in dem von uns eingangs angegebenen Sinne getroffen wird. Man wird alle Momente, welche als gefährlich für die Röntgenbehandlung zu gelten haben, heranziehen und versuchen, Normen für die Therapie aufzustellen. So ergibt sich zunächst, daß man unbedingt mit kleinen Dosen zu arbeiten beginnt. Das wird auch von Holzknecht und seiner Schule (Schwarz, Pordes, Borak, Herrnheiser) besonders betont. Bardachzi, um nur einen der letzten zu nennen, der auch Vorbehandlung schwererer Fälle das Wort redet, gibt im Anfang nur 10% der HED. Im ganzen kommt er etwa auf $^1/_2$ HED. Wir selbst bestrahlen mit verteilten Dosen in wiederholten Sitzungen, die an jedem 2. Tag vorgenommen werden. Die Dosen sind um so kleiner, je kürzer die Krankheitsdauer, je schwerer die Krankheitssymptome, variieren zwischen 40 und 120 r pro Sitzung (170 kV, 0,5 mm Zn + 1 mm Alum, FHD 30 cm). Diese Bestrahlungen werden 4—6mal vorgenommen. Bei kleinen Strumen wählen wir ein vorderes Halsfeld, bei größeren Strumen zwei Halsfelder. Der Kehlkopf wird abgedeckt. Es ist immer darauf zu achten, ob nicht Veränderungen des Grundumsatzes auftreten, die als Zeichen für die Beendigung der Bestrahlung aufzufassen sind. Es kann aber auch vorkommen, daß die thyreotoxischen Erscheinungen schwinden und der Grundumsatz noch eine wesentliche Steigerung aufweist. Wir werden aufhören, wenn der Grundumsatz 15% über der Norm sich bewegt. Unter 10% der Grundumsatzsteigerung herunterzugehen, empfiehlt sich nicht. Wir haben nie eine nennenswerte Störung bei unseren zahlreichen bestrahlten Basedowikern wahrnehmen können, da wir allen Umständen, die erwähnt wurden, Rechnung trugen. Noch einmal müssen wir betonen, daß wir den Holzknechtschen Standpunkt teilen, daß je kürzer die Krankheitsdauer, je akuter der Fall, mit desto kleineren Dosen gearbeitet werden muß. Bezüglich der Wirkung der Bestrahlung der vegetativen Zentren auf den M. Basedow haben wir keine Erfahrung. Sie wird wie erwähnt von Langer, Delherm und Morel-Kahn, Borak empfohlen.

Klimakterische Beschwerden.

Erst im Jahre 1923 hat Werner darauf aufmerksam gemacht, daß man viele ovariellen Ausfallserscheinungen, besonders im Klimakterium durch Bestrahlung der Hypophyse beeinflussen könne. Diese klimakterischen Erscheinungen zeigen die nervösen Symptome der Thyreotoxikose, gehen aber statt mit einer lebhaften Abmagerung und Steigerung des Grundumsatzes gewöhnlich mit einer Verfettung einher. Borak ist es zu danken, diese Anregung von Werner weiter ausgebaut zu haben und darauf hingewiesen zu haben, daß neben einer

Bestrahlung der Hypophyse auch eine solche der Thyreoidea in Betracht kommen kann, und zwar bei fetten Frauen nur eine solche der Hypophyse, bei mageren aber auch eine solche der Thyreoidea. Es ist nach BORAKS Ansicht die Hyperfunktion der Hypophyse bzw. der Thyreoidea, die durch die Röntgenbestrahlung herabgesetzt wird. Wir können die günstigen Resultate WERNERS und BORAKS aus eigenem bestätigen und hinzufügen, daß tatsächlich durch diese Bestrahlung nicht nur die erwähnten nervösen Erscheinungen, sondern auch eine Reihe anderer, zum Teil vegetativer Störungen behoben werden können.

Auf die Beeinflussung der Schlaflosigkeit haben wir bereits hingewiesen. Das gleiche gilt für die Beeinflussung des Juckreizes, wie er manchmal im Klimakterium aufzutreten pflegt (BORAK).

Die Technik der Bestrahlung, wie wir sie verwenden, ist die folgende: Von je einem (unbehaarten) Schläfefeld und einem Stirnfeld werden an 3 aufeinander folgenden Tagen bei der Hypophysenbestrahlung aus 30 ccm FHD bei 170 kV durch 0,5 mm Zn + 1 mm Al je 100—150 r verabfolgt. Dies kann man je nach dem erreichten Erfolg in 6 Wochen wiederholen. Bestrahlt man gleichzeitig die Schilddrüse, so gibt man gleichfalls nicht mehr als 100—150 r in 2tägigen Intervallen etwa 3mal unter sonst gleichen Umständen. Auch hier wird man nach 6 Wochen die Bestrahlung wiederholen.

Myasthenie.

Als dritte Gruppe der Erkrankungen, die angeblich durch Blutdrüsen bedingt sind und durch Röntgenbestrahlung eine Besserung erfahren haben, ist die myasthenische Paralyse zu erwähnen. Wenn wir kurz anfügen wollen, was MARBURG in letzter Zeit betreffs der Beziehung des Thymus zur Myasthenie ausgeführt hat, so ist der Grund der Muskelschwäche in einer Überschwemmung des Blutes mit Magnesiumsalzen zu sehen, für welche der Thymus als Speicher dient. Es ergibt sich also eine Parallele zur Parathyreoidea, dem Kalkspeicher des Organismus. Wenn wir den Thymus bestrahlen, müssen wir aber wissen, daß eine Wirkung wahrscheinlich nur auf das lymphatische Gewebe ausgeübt wird, während die eigentliche Drüse, wenigstens wenn sie normal ist, unbeeinflußt bleibt. Es wäre ja möglich, daß im Falle einer Hyperfunktion der Drüse auch diese selbst beeinflußt werden könnte. Aber darüber ist nichts Sicheres bekannt. Ein so gewichtiger Forscher wie OPPENHEIM hat nach Thymusbestrahlung bei Myasthenie keinen Erfolg gesehen. SAUPE meint, der Thymus sei röntgenempfindlich und bestrahlt ihn bei Myasthenie. Wir konnten in zwei Fällen, die wir allerdings nicht übermäßig lange beobachten konnten, eine Besserung wahrnehmen, die in dem einen Fall durch ein Jahr lang — solange konnten wir ihn beobachten — angehalten hat. Jedenfalls kann man, da die Bestrahlung scheinbar ganz ungefährlich ist, in jedem Fall von Myasthenie den Versuch einer solchen vornehmen. Wir empfehlen auf ein oberes mittleres Brustfeld (10:15 cm) aus 30 cm FHD durch 0,5 mm Zn bei 170 kV eine Dosis von 150 r zu verabfolgen und diese Bestrahlung im 3tägigen Intervall 3—4mal zu wiederholen. Wiederholung dieser Serie nach 4wöchiger Pause.

Aus unseren Ausführungen ergibt sich für den Neurologen die Tatsache, daß man in jedem Fall, der zur Röntgenbehandlung bestimmt wird, bezüglich der Indikationsstellung ungemein invidualisierend vorgehen muß. Es geht nicht an, alles zu bestrahlen und dann von Mißerfolgen zu sprechen. Nur wenn der Fall sachgemäß ausgewählt wird und die Indikation nach jeder Richtung hin begründet erscheint, dann wird man Erfolg und Mißerfolg richtig abwägen können und nur so wird es möglich sein, die Grenzen, die jeder Therapie gesetzt sind, auch der Röntgentherapie abzustecken.

Literatur.

Zusammenfassende Literaturangaben.

CASPARI: Physiologie der Röntgen- und Radiumstrahlen. Handbuch der normalen und pathologischen Physiologie, S. 343. Berlin: Julius Springer 1926.

GOCHT: Handbuch der Röntgenlehre, 7. Aufl. Stuttgart: Ferdinand Enke 1921.

HOLFELDER: Die Röntgentherapie der chirurgischen Krankheiten. Leipzig: Georg Thieme 1928.

JÜNGLING: Röntgenbehandlung chirurgischer Krankheiten. Leipzig: S. Hirzel 1924.

LAZARUS: Handbuch der gesamten Strahlenheilkunde, 2. Aufl. — LENK: Röntgentherapeutisches Hilfsbuch, 2. Aufl. Berlin: Julius Springer 1921.

MARBURG u. SGALITZER: Die Röntgenbehandlung der Nervenkrankheiten. Sonderbände zur Strahlentherapie, Bd. 15. Wien: Urban & Schwarzenberg 1930.

WETTERER: Handbuch der Röntgen- und Radiumtherapie, 3. Aufl. Leipzig: Otto Nemnich 1919.

ZIMMERN et CHAVANY: Diagnostic et therapeutique electro-radiologiques des maladies du système nerveux. Paris: Masson et Cie 1930.

AHRINGSMANN u. ILLIG: Nervenarzt **3**, 257 (1930). — D'ARMAND: Atti 6. Congr. ital. Radiol. med. **1926**, 369. — ARTOM e BOLAFFIO: Riv. otol. ecc. **1**, 455 (1924).

BABINSKI: Revue neur. **1923 I**, 69. — BACIGALUPI, MARIO: Contributo alla Roentgenterapia nei tumori ipofisario. Osp. Bergamo **2**, 87 (1933). — BACKMUND: Münch. med. Wschr. **1929 II**, 1239. — BAILEY: Amer. J. Path. **6**, 125 (1930). — BAILEY and CUSHING: Gewebsverschiedenheiten der Gehirngliome. Jena: Gustav Fischer 1930. — BAILEY, MERILL, SOSSMANN and VAN DESSEL: Amer. J. Roentgenol. **12**, 203 (1928). — BARDACHZI: Strahlenther. **36**, 173 (1930). — BARDACHZI, F.: Ist die Röntgenbestrahlung bei Hyperthyreosen jetzt noch gefährlich? Med. Klin. **1933 II**, 1045. — BARDACHZI, F. u. R. EPSTEIN: Zur Strahlenbehandlung Basedowkranker. Med. Klin. **1932 II**, 1417. — BECK: Berl. klin. Wschr. **1905 I**, 593. — BÉCLÈRE: Revue neur. **1925 II**, 4; **1928 I**, 885; **37 I**, 631 (1930); s. a. LAZARUS, Handbuch. — BÉCLÈRE, ANTOINE: Sur la radiothérapie des tumeurs de l'encéphale. Arch. Électr. méd. **40**, 80 (1932). — BERGAMINI: Arch. di Radiol. **2**, H. 5 (1926). — BEGONIE et TRIBONDEAU: C. r. Acad. Sci. Paris **143**, 983 (1906). — BEZARDI, ANTONIO: La Roentgenterapia nella mallatia di HEINE-MEDIN. Boll. Soc. Pediatr. **2**, 280 (1933). — BOCAI: Spital (rum.) **50**, 1760 (1930). — BORAK: Münch. med. Wschr. **1924 I**, 864; Fortschr. Röntgenstr. **33**, 90 (1925); Strahlenther. **20**, 222, 441 (1925); **23**, 519 (1926); Wien. klin. Wschr. **1927 I**, 24; Ther. Gegenw. **69**, 492 (1928). — BORDIER: Paris méd. **1922**, 533 u. a. o. — BORDIER et GOUJON: Les effets de la Radiothérapie dans la poliomyélite antérieure chronique. Arch. Électr. méd. **40**, 140 (1932). — BRAUS, ISRAEL: Thyroidless GRAVES disease following x ray treatment. Arch. physic. Ther. **13**, 549 (1932). — BREITLÄNDER: Zbl. Chir. **53**, 3154 (1926). — BREMER: J. de Neur. **1923**, 455; Strassbourg méd. **85**, 1 (1927). — BRUNNER: Arch. klin. Chir. **114**, 332 (1920); **116**, 489 (1921). — BRUSA, P.: Contributo allo studio della cura roentgenterapica dell'idrocefalo congenito. Boll. Soc. Pediatr. **1**, 354 (1932).

CHIZZOLA: Radiol. med. **45**, 3 (1927). — CHRISTOPHE, LOUIS: Considération sur les résultats éloignés de la chirurgie et de la radiothérapie des tumeurs cérébrales. Revue neur. **39 I**, 1408 (1932). — COPPEZ et SLUYS: Le Cancer **1**, 145 (1924). — COYON: LHERMITTE et BEAUJARD: Bull. Soc. méd. Hôp. Paris **38**, 387 (1922). — CSÉPAI, KARL: Die Jod-Röntgentherapie der BASEDOWschen Krankheit. Endokrinol. **11**, 260 (1932). — CUSHING: J. amer. med. Assoc. **99**, 281 (1932); Arch. internat. Méd. **51**, 487 (1933). — CZERNY u. HEINISMANN: Z. Neur. **125**, 573 (1930).

DELHERM et MOREL-KAHN: Note sus la radiothérapie dorsolombaire dans le traitement de la maladie de GRAVES-BASEDOW. Bull. Soc. Radiol. méd. France **21**, 459 (1933). — DELHERM et FRANÇOIS NILUS: Roentgenthérapie lombosacrée et périphérique appliqués à la sciatique. Presse méd. **1933 II**, 1625. — DELHERM et MATHIEU: Rev. d'Actinol. **5**, 683 (1929). — DELHERM, MOREL-KAHN et DEGRÉS: Presse méd. **1**, 281 (1930). — DEMEL: Arb. neur. Inst. Wien **28**, 13 (1926). — DEMEL, R., M. SGALITZER u. V. KOLLERT: Zur Klinik der Arteriographie. Bruns' Beitr. **152** (1931). — DERR: Radiology **6**, 66 (1926). — DOLL and MURPHY: Amer. J. Psychiatr. **9**, 870 (1930).

EISELSBERG: Wien. klin. Wschr. **1921 I**, 321.

FISCHER, O.: Z. Neur. **76**, 81 (1922). — FLATAU: Revue neur. **1924 I**, 21, 176; **1925 I**, 311; **35**, 675 (1928). — FREUND, H.: Wien. klin. Wschr. **1907 II**, 1611; Med. Klin. **1920 I**, 437; Arch. f. exper. Path. **91**, 272 (1921).

GAUDUCHEAU: Arch. Électr. méd. **1927**, 28; Revue neur. **1930 I**, 1108 — GHIMUS: Quelques considérations sur le traitement radiothérapique de la méningite tuberculeuse. Bull. Soc. Pediatr. Paris **30**, 598 (1932). — GIESE u. OSSINSKAJA: Fortschr. Röntgenstr. **35**, 597 (1927). — GOTTHARDT: Strahlenther. **31**, 720 (1929). — GRABOWSKI, W.: Röntgentherapie bei Neuralgien. Medicyna **4**, 34 (1934). — GRAÇOSKI, S.: Bons résultats de la radiothérapie dans la poliomyélite. Bull. Soc. Pédiatr. Iasi **3**, 122 (1932). — GRAMEGNA: Revue neur. **17/18**, 15 (1909). — GRANT: Surg. Clin. N. Amer. **9**, 1155 (1929). — GRAUR, E. ST.: Die Röntgenbehandlung der BASEDOWschen Krankheit. Rev. Stiint. med. (rum.) **21**, 934 (1932). — GUILLAIN, G. et L. ROUQUÈS: Pseudotumeur du pédoncule cérébrale traitée par la radiothérapie. Revue neur. **40 I**, 61 (1933).

HEIDRICH, HAAS u. SILBERBERG: Bruns' Beitr. **145**, 285 (1929). — HEINISMANN u. CZERNY: Strahlenther. **24**, 331 (1926). — LHERMITTE: Paris méd. **11**, 284 (1921). — HIRSCH: Arch. f. Laryng. **24**, (1910). — HOLFELDER e BOLAFFIO: Riv. otol. ecc. **1**, 455 (1924). — HOLZKNECHT: Wien. med. Wschr. **1929 I**, 1. — HYSLEP and LENZ: J. amer. med. Assoc. **84**, 1813 (1925); Amer. J. Surg. **91**, 29 (1930).

INABA, SGALITZER u. SPIEGEL: Klin. Wschr. **1927 II**, 1655. — D'ISTRIA, ANTONIO: L'Actinoter. **6**, 113 (1927).

JÜNGLING: Strahlenther. **10**, 501 (1920). — JUGENBURG: Strahlenther. **36**, 491 (1930). — JUSTER: Revue neur. **37/38**, 1114 (1930).

KEJSER: Arch. of Radiol. **7**, 37 (1926). — KESTERMANN, E.: Zur Röntgenbestrahlungsbehandlung der Hyperthyreosen. Med. Klin. **1933 I**, 608. — KISS, P. v. u. P. v. MÉSZÖLY: Über einen Fall von nach Röntgenbestrahlung gebesserter Muskelatrophie im Kindesalter. Mschr. Kinderheilk. **59**, 183 (1934). — KODINKA, S.: Roentgenthérapie de la poliomyélite antérieure aigue. Arch. Électr. méd. **41**, 167 (1933). — KODON: Münch. med. Wschr. **1917 I**, 144. — KOHLMANN: Strahlenther. **47**, 689 (1933). — KRAUS: Z. physik. Ther. **28**, 80 (1924); Med. Klin. **1925**; **1927 I**, 236. — KRISER: Wien. klin. Wschr. **1924 I**, 151. — KÜPFERLE u. SZILLY: Klin. Mbl. Augenheilk. **60**, 647 (1918); Dtsch. med. Wschr. **1915 I**, 910.

LANGER, HEINZ: Roentgen treatment over vegetative nerve centers or ganglion. Amer. J. Roentgenol. **28**, 747 (1932). — LANGERON, L. et R. DESPLATS: La radiothérapie fonctionelle sympathique et glandulaire. Rev. d'Actinol. 8, 22 (1933). — LHERMITTE, NEMOURS et TIELLES: Histopathologie de la syringo-myélie traitée par rayons X. Revue neur. **41 I**, 84 (1934). — LÖWENTHAL: Über Röntgentherapie der Nervenkrankheiten. Nervenarzt **5**, 481 (1932).

MAGNUS: Graefes Arch. **121**, 25 (1929). — MANICATIDE: Sur le traitement de la méningite tuberculeuse par les rayons Roentgen. Bull. Soc. Pédiatr. Paris **30**, 595 (1932). — MANNABERG: Wien. klin. Wschr. **1913 I**, 693. — MARBURG: Arb. neur. Inst. Wien **30**, 171 (1928); Dtsch. Z. Nervenheilk. **117/119**, 189; Wien. klin. Wschr. **1931**. — MARINESCO: Arch. Électr. méd. **1909**, No 263. — MARKOW, D. A., R. GORJELIK u. S. LIWSCHITZ: Über die Röntgentherapie der spinalen Gliose. Strahlenther. **45**, 349 (1932). — MARTIN et SLUYS: Le Cancer **1924**, 57. — MASCHERPA, FERMO: La Roentgenterapia della paralisi periferiche del fasciale. Osp. magg. **20**, 475 (1932). — MAYER, E. G.: Strahlenther. **23**, 604 (1926). — MAYO: Med. Rec. **66**, 734 (1904). — MICHALOWSKY: Strahlenther. **30**, 644 (1928). — MINORU TATSUMI: Über den Einfluß der Röntgenbestrahlung des Schädels auf die Blut-Liquorschranke. Klin. Wschr. **1933 II**, 1325. — MOGELNITZKY u. PODLJASCHUK: Fortschr. Röntgenstr. **1929**, 1906. — MOGGI, DINO: Sulla Roentgenterapia della meningite tubercolare. Riv. Clin. pediatr. **31**, 129 (1933). — MONRAD-KROHN u. LOSSIUS: Norsk. Mag. Lagevidensk. **90**, 6 (1925). — MÜLLER: Münch. med. Wschr. **1926 II**, 1915. — MURATA: Arb. neur. Inst. Wien **33** (1931).

NORDENTOFFT: Acta radiol. (Stockh.) **1**, 918 (1922); Strahlenther. **9**, 631 (1919).

OLIVECRONA u. LYSHOLM: Acta radiol. (Stockh.) **7**, 259 (1926). — OPPENHEIM: Lehrbuch der Nervenkrankheiten, 6. Aufl., S. 1367. Berlin: S. Karger 1913. — OSSINSKAJA: Vestn. rentgenol. Zbl. Neur. **56**, 100 (1930).

PANCOAST: Amer. J. Roentgenol. **19 I**, 1 (1928). — PANSDORF u. TRAUTTMANN: Röntgenpraxis **2**, 393 (1930). — PASSOW: Arch. Augenheilk. **201**, 564 (1929). — PAVIA et R. REPETTO: Amélioration notable de la stase papillaire dans un cas de paralyse du regard traité par le radiothérapie pénétrante. Revue neur. **40 I**, 1144 (1933). — PIGA, ANTONIO: Die Röntgentherapie des Sympathicus bei der Kinderlähmung. An. Hosp. José y Adela **3**, 47 (1932). — PORDES: Strahlenther. **30**, 619 (1928); **33**, 652 (1929).

RAUSCHBURG: Dtsch. med. Wschr. **47**, 1291 (1921). — RAYMOND: J. des Prat. **19**, 1817 (1905). — REVELLO et VALLEBONA: Pathologica (Genova) **22**, 259 (1930). — RITTER, F. H. u. E. RÖHRS: Erfahrungen aus der Röntgenbehandlung neurologischer Erkrankungen Mschr. Psychiatr. **84**, 130 (1932). — RÖDER: Strahlenther. **36**, 64 (1930). — ROUSSY: Revue neur. **1923**, 298; Fol. neuropath. eston. **3/4**, 402 (1925). — ROSSELET, A.: La Roentgenthérapie de la maladie de Basedow et des hyperthyroides. Rev. d'Actinol. **81**, 343 (1932); Acta radiol. (Stockh. **14**, 13 (1933). — Roussy, Bollak, Laborde, Lévy: Revue neur. **31/33**, 129 (1924).

Saupe, E.: Über die Strahlenbehandlung von Erkrankungen der Drüsen mit innerer Sekretion. Med. Welt **1933**, 361. — Schäfer, Anny: Strahlentherapie bei Trigeminusneuralgie. Inaug.-Diss. Bonn 1933. — Schioedte, Nicolai: Acute thyrotoxicosis following X ray treatment of exophthalmic goitre. Acta med. scand. (Stockh.) **78**, 485 (1932). — Scholz, W.: Klin. Wschr. **1935 I**, 189. — Schulte, G.: Die Röntgentherapie der hypophysären Erkrankungen. Strahlenther. **46**, 83 (1933). — Schwartz: Wien. klin. Wschr. **1908 II**, 1332. — Sgalitzer: Wien. klin. Wschr. **1924 I**, 6; Handbuch der Neurologie des Ohres, Bd. 3, S. 209. 1926. — Sgalitzer, M., R. Demel u. V. Kollert: Die klinischen Ergebnisse der Arteriographie bei Erkrankungen peripherer Arterien. Mitt. Grenzgeb. Med. u. Chir. **42** (1931). — Sgalitzer: Strahlenther. **22**, 701 (1935); **53**, 3. — Wien. med. Wschr. **1935**; ferner J. N. C. London 1935. — Sgalitzer u. Brücke: Arch. klin. Chir. **181**, 254 (1934). — Sgalitzer, M. u. W. Stöhr: Zur Röntgenuntersuchung der Luftröhre, unter besonderer Berücksichtigung der Tracheomalacie. Fortschr. Röntgenstr. **32**, H. 3/4 (1925). — Sicard, Gally, Haguenau et Wallich: Revue neur. **35/36**, 489 (1928). — Siedamgrotzky: Arch. klin. Chir. **145**, 122 (1927). — Sielmann: Strahlenther. **19**, 690 (1925). — Sielmann, R.: Strahlenbehandlung bei Basedowscher Erkrankung und Thyreotoxikosen. Münch. med. Wschr. **1932 II**, 1314. — Sighinolfi: Radiol. med. **1927**. — Silbermann, M.: Psychiatr.-neur. Wschr. **1932 I**. — Soiland, Costolow u. Meland: Strahlenther. **32**, 131 (1929). — Solomon: Revue neur. **19** (1922); s. a. Lazarus' Handbuch. — Spiegel u. Quastler: Wien. med. Wschr. **1931**. — Steiger: Schweiz. med. Wschr. **1922 I**, 1141. — Störmer u. Bremer: Des Prat. **19**, 1817 (1905). — Störmer u. Gotthardt: Strahlenther. **30**, 644 (1928). — Straaten, Th.: Durch Röntgenbehandlung inoperabel gewordener Fall von Morbus Basedowii. Dtsch. Z. Chir. **238**, 518 (1933). — Strauss: Strahlenther. **11**, 414 (1920).

Towne: J. amer. med. Assoc. **84**, 1815 (1925).

Uiberall: Zur Therapie der Schlaflosigkeit. Med. Klin. **27**, 455 (1931). — Upson: Bull. of Battle Crek Sanitarium **19** (1927).

Vizano: Communic. alla XVI Riunione Soc. dermat. Roma, Dez. 1909.

Wagner-Jauregg: Wien. klin. Wschr. **1909**. — Walter u. Lax: Münch. med. Wschr. **1926 I**, 645. — Wehefritz: Fortschr. Röntgenstr. **31**, 680 (1923/24). — Weil, O.: Strahlenther. **24**, 745 (1927); Fortschr. Röntgenstr. **30**, 118 (1923). — Werner: Zbl. Chir. **1904**, 43. — Wiener, C.: Zur Röntgenbestrahlungstherapie der Meningitis tuberkulosa. Jb. Kinderheilk. **138**, 249 (1933). — Williams: The Röntgen rays in medicine and surgery. New York 1902. — Williams, Alden H.: X ray treatment in goiter illness with results reported and comments made on 200 individually controlled cases. Radiology **18**, 553 (1932). — Wilms: Münch. med. Wschr. **1918 I**, 7. — Wintz: Strahlenther. **24**, 412 (1927). — Witzleben: Verslg Ges. dtsch. Nervenärzte Würzburg 1929. Leipzig: F. C. W. Vogel 1929.

Zenope: L'insomnie dite nerveuse et son traitement par la galvano- et la Röntgenterapie. Evolution ther. 8, 182 (1927). — Zimmern u. Cottenot: Arch. Électr. méd. **1927**, 20 u. a. O. — Zweifel, C.: Gibt es Todesfälle im Anschluß an Basedowbestrahlung? Acta radiol. (Stockh.) **14**, 33 (1933).

Hydrotherapie.

Von ALOIS STRASSER-Wien-Kaltenleutgeben.

Einleitung.

Eine Hydrotherapie der Erkrankungen des Nervensystems hat sich im Laufe vieler Jahrzehnte empirisch ausgebildet und erst spät, nachdem die Wirkungen der gebräuchlichen hydrotherapeutischen Anwendungen auf biologische Vorgänge klinisch und experimentell studiert worden sind, konnte man daran gehen, die Wirkungen auf das Nervensystem und die fallweisen durch diese Methode zu erreichenden therapeutischen Möglichkeiten einzeln zu analysieren. Man kann als feststehend registrieren, daß die Wirkungen der hydrotherapeutischen Anwendungen durchwegs durch Vermittlung des Nervensystems zustandekommen, und so darf man die Berechtigung aussprechen, daß eine Methode, die an das Nervensystem herantritt, als gelegentliches Heilsystem in Anspruch genommen wird, unpräjudizierlich ob die Tendenz der Therapie den Teilen des Nervensystems als Erfolgsorganen zugedacht ist oder nicht.

Die Hydrotherapie, die nur konventionell diesen Namen trägt, aber in ihrer jetzigen Gestaltung eine mit mehr minder großen mechanischen Beiwirkungen ausgestattete Thermotherapie darstellt, verdankt ihre Wirkungen durchwegs den Reizen, die an die Körperoberfläche herantreten und vom Nervensystem perizipiert werden. Die reichlich vorhandene Korrelation verschiedener Organe, die von den erregten Nerven aus in ihren verschiedenen biologischen Funktionen Veränderungen zugänglich sind, ist für die Wirkung maßgebend, wobei nicht aus den Augen gelassen werden darf, daß der weitumfassende Begriff der Gewebs- und Organreaktion oft pendelartig vor sich gehende Schwankungen biologischen Geschehens umfaßt, nach deren Ablauf wieder ein Ruhezustand erreicht werden soll, dessen Qualitäten im Vergleiche mit dem Zustand vor Einsetzen des Reizes allein der Idee einer fallweise eingreifenden Änderung zugänglich sind und einer erreichten Wirkung wohl den Charakter einer Heilwirkung zuzusprechen gestatten.

Der alte, von WINTERNITZ konzipierte Satz, daß die von den Nerven perzipierten Reize differenter Temperatur eine „Steigerung, Hemmung, Herabsetzung, Umstimmung, selbst Vernichtung des Nerveneinflusses an Stelle des Reizangriffes in sensiblen, sensoriellen und motorischen Bahnen, im Zentralorgan und im gesamten Nervensystem durch Fortleitung, Mitteilung und Reflex“ bewirken, ist heute schon näher analysierbar und der Hinweis darauf, daß alle Veränderungen des Kreislaufs, des Muskelgefühls und der muskulären Leistungsfähigkeit, der Sekretion und des Stoffwechsels, zuletzt auch der inneren Sekretion mit all ihrer Auswirkung auf das biologische Getriebe durch Nervenreiz zustandekommen, muß die Dignität einer therapeutischen Methode bedeutend erscheinen lassen, deren Wirkungen überhaupt auf Reiz gegründet sind. Den oben angedeuteten pendelartigen Reaktionsbewegungen angeordnet muß festgelegt werden, daß Organfunktionen durch nervöse Reize vielfach nicht direkt, sondern auch mittelbar durch chemische Reize ausgelöst und verändert werden können und daß weiters gewissermaßen reziproke Umstände dabei eine

Rolle spielen, indem Nervenreize die Tätigkeit von Drüsen verändern und diese Veränderung dann ihrerseits wieder auf das ganze Nervensystem irgendwie zurückwirkt. — Diese Relationen müssen wir bei den hydrotherapeutischen Anwendungen besonders im Auge halten, zumal außer den thermischen Wirkungen auf periphere Nerven überwiegend große Teile oder der ganze Körper von den thermisch-mechanischen Reizen reflektorisch getroffen werden, wodurch komplexe Wirkungen zustande kommen, deren selektive Wirkung auf das Nervensystem oft schwer oder gar nicht präzisiert werden kann.

In der ganzen Literatur findet sich zunächst die Feststellung, daß *thermische Reize eine Bewußtseinsstörung oft rasch und prompt beheben können.* Das kann als Beweis dafür genommen werden, daß thermische Reize auf das Zentrum erregend wirken. Diese Wirkung ist sicher, wenn auch davon abhängig, welche Ursache der Bewußtseinsstörung zugrunde liegt, und ist keineswegs als eine dem thermischen Reiz unbedingt spezifisch zugehörige Wirkung anzusehen, da sie gelegentlich auch durch ganz andere sensible Reize zustande kommt (Geruchsreize, Schmerzempfindungen aller Art, Olfactorius, Trigeminus). Daß aber den thermischen Reizen dennoch eine Art spezifische Wirkung zukommt, kann man u. a. aus dem Umstande folgern, daß tiefe Störungen des Bewußtseins, wie sie bei schweren Infektionskrankheiten zweifellos als toxische Wirkung vorkommen, durch Kältereize auch dann oft aufgehoben werden, wenn andere sensible Reize versagen. Die toxische Depression der Hirnfunktion weicht also unter Umständen mehr dem Stimulus des Kältereizes als dem anderer Reize, was um so mehr als eine spezifische Wirkung auf das Gehirn angesehen werden kann, als große Wirkungen solcher Einzelprozeduren auf die Hyperthermie oder auf rasche Ausscheidung entscheidender Mengen von Toxinen kaum angenommen werden können.

Die feststehende Wirkung thermisch-mechanischer Reize auf die *Vasomotorentätigkeit* und auf die *Blutverteilung* gewährt Ausblicke auf die Möglichkeit, durch *Veränderung der Blutfülle Einfluß auf solche Erkrankungen des zentralen oder peripheren Nervensystems zu gewinnen, die durch vermehrte oder verminderte Blutfülle gekennzeichnet sind.* Da ist nun zu erklären, daß es weitgehend gelingt, lokal eine Hyperämie ziemlich ausgiebig und ausdauernd und auch eine Anämisierung in leidlich weiten Grenzen zu erzeugen, wobei noch zu erwägen ist, wie weit etwa bei einem vorhandenen Entzündungsprozeß eine Anämisierung durch Verminderung des Blutzuflusses oder eine Erleichterung des entzündlich stokkenden lokalen Kreislaufes als dem Heilvorgang nützlich anzusehen sind. — Die Wirkung auf lokale Schmerzsymptome, soweit diese auf Veränderung der Blutfülle zurückzuführen sind, sind unter die eben besprochenen Wirkungen zu subsumieren. Die Wirkung allgemeiner, größere Teile des Körpers oder den ganzen Körper treffender thermischer Reize auf den allgemeinen Kreislauf ist sehr weitgehend, doch muß festgehalten werden, daß die für eine therapeutische Tendenz als Grundlage dienenden Vorstellungen über willkürlich genau zu steuernde Lenkung des Blutstromes von oder zu gewissen Regionen des Körpers nicht sehr weitgehend legitimiert sind und wir uns damit begnügen müssen, anzunehmen, daß allgemeine kühle und kalte Prozeduren jeweilig nach der Reflexerregbarkeit des Behandelten *mehr minder große Mobilisierung großer Blutmassen,* während warme und fallweise heiße, besonders aber allmählich erhitzte Prozeduren auf dem Wege der konsensuellen Reaktion der Hautdecke (O. MÜLLER) und der von der Lehre des Antagonismus des Kreislaufs bestimmten Mitwirkung innerer Gefäßgebiete (DASTRE-MORATsche Regel, durch G. HAUFFE in der Deutung wesentlich modifiziert) *eine allgemeine Erleichterung des Blutumlaufes bewirken können, an welchen dann nervöse Organe ihren gelegentlich weitgehenden Anteil nehmen.*

Immerhin liegen Feststellungen vor, daß man im *Schädelinnern die Blutfülle durch hydrotherapeutische Prozeduren verändern kann.* Dazu ist auch keine Wirkung auf den ganzen Körper notwendig, zumal bei Kältewirkung auf den Bauch eine Füllung, bei Wärme eine Leere der Piagefäße entsteht (SCHÜLLER). Ebenso kommt es zu einer Leere der Piagefäße, wenn kalte Fußbäder gegeben werden (SCHÜLLER). Auch allgemeine, kühl angewendete, aber rasch zu einer allgemeinen Erwärmung führende feuchte Einpackungen bewirken eine Leere der Piagefäße. — Dieses Wirkung der lokalen Prozeduren auf Bauch und Füße sind sicher reflektorischer Art, während die Wirkung der Einpackung höchstwahrscheinlich ein Resultat einer allgemeinen Erleichterung des Kreislaufes sein dürfte und, sofern man den Füllungszustand der Piagefäße als für den des Gehirns selbst maßgebend erachten kann, scheint eine wirklich anämisierende Wirkung auf das Gehirn eher der feuchten Einpackung zuzukommen, was auch daraus zu ersehen ist, daß ihnen eine schlafmachende Wirkung eigen ist, die bei den thermischen Wirkungen auf den Bauch fehlt und nach den kalten Fußbädern nur unsicher vorkommt. Es darf aber auch nicht verschwiegen werden, daß die *beim Tierexperiment üblichen Eingriffe doch vielfach anders sind, als die bei Menschen einer Therapie dienlichen.* — Auch wird kein Unbefangener behaupten, daß noch so lange angewendete Thermophore auf den Bauch eine Ohnmacht erzeugen können, zumal die Wärmedilatation der Gefäße niemals zu Lähmungszuständen im Splanchnicusgebiet führen wird, wie das etwa als Wirkung des GOLTZschen Klopfversuches entstehen kann. — Die Teilnahme der Gehirnzirkulation an den durch das Gesetz des Antagonismus zwischen äußerem und innerem Stromgebiet (DASTRE-MORATsche Regel) war natürlich Gegenstand zahlreicher Studien und man suchte mit vielerlei Methoden die Geschehnisse im Schädelinnern festzustellen, zunächst durch direkte Betrachtung, die nur im Tierexperiment oder fallweise bei Schädelverletzungen möglich ist, dann durch die Methode der Hirnplethysmographie, also mit einer onkometrischen Methode (von Schädeldefekten aus), weiteres durch die Partialwägungsmethode von O. MÜLLER und endlich durch Tropfenzählung aus der Schädelvene durch Messung des Liquordruckes und des Abflusses von Liquor cerebrospinalis (SCHÜLLER, WINTERNITZ, O. MÜLLER, SCHLAYER, SIEBECK, GLAMSER). Die Methoden der Temperaturmessung an der Gesichtshaut und in der Tiefe der Nase ist auch geübt worden (ALWENS) und konnte, sofern sie eindeutige Resultate lieferte, zur Unterstützung der Feststellungen nach den obigen Methoden benützt werden, durch die im großen und ganzen ein *ziemlich paralleler Verlauf der Gehirnzirkulation und der Splanchnicusgefäße dargetan wurde.* Die durch HINSBERG nachgewiesene Steigerung des Liquordruckes durch Kälte ist recht bedeutungslos, eine rasche Zunahme desselben bei raschen und energischen Abkühlungen der Füße (MÜLLER-SIEBECK) feststehend, ebenso der Umstand, daß stockender Abfluß von Liquor (etwa bei Meningitiden) durch energische Kälte oder Wärme wieder in Gang gebracht werden kann (CURSCHMANN). — Es wurden jedoch mehrfach mit denselben Methoden auch andere, selbst gegenteilige Resultate erzielt (STRASSBURGER), so daß man auch bei der Gehirnzirkulation von einem gesetzmäßigen Antagonismus von außen und innen, hier selbst zwischen äußerem und innerem Kopf eigentlich nicht reden kann. — Es ist von großer Wichtigkeit, diese Tatsachen festzulegen, da kalte und warme Behandlungen des Kopfes bei verschiedenen Kreislaufzuständen und Störungen des Gehirns und seiner Häute von jeher eingebürgert sind und man feststellen kann, daß hier die empirisch legitimierte Therapie wissenschaftlich nicht, jedenfalls nicht restlos gestützt erscheint.

Das Urteil über mögliche Wirkungen von thermischen und thermischmechanischen Prozeduren kann aber nicht nur nach der Primärwirkung gebildet werden, zumal in der ganzen Hydrotherapie die *sog. Gefäßreaktion* eine überaus große Rolle spielt, und die Vorstellung umfaßt, daß thermisch erzeugte Veränderungen des Kreislaufes und der Blutfülle teilweise noch während, jedenfalls aber nach der Wirkung der provokativen thermischen Einflüsse einem Ausgleich zustreben, der vielfach erst nach pendelartigen Bewegungen (GOLDSCHEIDER) zustande kommt. Unter diesem Gesichtspunkte ist auch die Möglichkeit inbegriffen, daß an einer solchen Evolution des Körpers auch die Gehirngefäße teilnehmen und es wird wichtig sein, im gegebenen Fall festzustellen, ob der Zustand und die Leistungsfähigkeit der Gehirngefäße eine mehr oder minder große Beanspruchung vertragen können, ein Umstand, der sowohl bei entzündlichen als auch bei sklerotischen Gefäßerkrankungen, und ebenso bei allen Prozessen einschneidende Bedeutung haben wird, bei welchen aus irgendeinem Grunde durch Drucksteigerung im Schädel verschiedener Genese oder bei degenerativen, malazischen usw. Vorgängen die Blutzirkulation innerhalb des Schädels als geschädigt anzunehmen ist. — Der Einfluß der hydrotherapeutischen Reize auf Säfteströmung, wie das im Sinne der Ansicht von ROSENBACH geradezu für die Gewebsspalten des Gehirns von Wichtigkeit zu sein scheint, ist im wesentlichen unbekannt und dürfte mehr passiv von dem jeweiligen Zustand und der Güte des Kreislaufes abhängen.

Unsere Auffassung über die Wirkung von warmen, um oder wenig über dem *Indifferenzpunkt* liegenden Bädern (um 35° C.) geht jetzt überwiegend den *Weg der Erleichterung des allgemeinen Blutumlaufes,* wobei die Vorstellung von Aufhebung von Blutdepots und Einleitung der Blutmassen in den allgemeinen Kreislauf den Gesichtskreis erweitert und alle Annahmen legitimiert, die eine fallweise günstige Wirkung einer hindernislosen Durchblutung auf erkrankte Teile des Nervensystems ins Auge fassen.

Die jeweilige Blutfülle der peripheren Nerven ist durch thermische Prozeduren weitgehend beherrschbar. Man kann anämisieren und hyperämisieren. Die letztere Aufgabe ist leichter zu erfüllen und ist durch die gangbaren Vorstellungen über Ausmaß und Wirkung der Hyperämie (Fluxion) recht gut erklärbar. Die Anämisierung ist als Anfangswirkung von Kälte leicht und klar, weniger die Dauerwirkung, zumal ein einfaches Abriegeln des Kreislaufes örtlich für die Dauer nicht restlos gelingt, vielmehr bei andauernder Kälte nicht nur Engstellung der zuführenden Gefäße erzeugt wird, sondern auch Capillarstauungen und Störungen der Bewegung von Gewebsflüssigkeit, Zustände, die im Rahmen der Behandlung von Entzündungszuständen, wie sie fallweise in Nerven vorkommen, nicht durchwegs wünschenswert sind. Wir werden später darauf zurückkommen, wie weit diese lokalen Wirkungen thermischer Einflüsse bei entzündlich-degenerativen Prozessen der Nerven, bei den späteren reparativen Vorgängen und symptomatisch im jeweiligen Stadium dieser Erkrankung ausgewertet werden dürfen.

Soweit wir die Wirkung hydrotherapeutischer Reize auf die Funktion des zentralen und peripheren Nervensystems beurteilen können, sei folgendes festgestellt:

Die *Änderung der Leitungsfähigkeit des* Zentralnervensystems durch thermische Prozeduren kann im wesentlichen nur durch Veranschaulichung komplexer Wirkungen dargetan werden, da die jeweilige Anteilnahme verschiedener Funktionsgebiete außerordentlich schwankend ist. — Jedenfalls sehen wir eine Vermehrung und Verminderung verschiedener Funktionen. Im allgemeinen läßt sich sagen, daß kompensatorische Funktionen des Zentralnervensystems durch kalte Prozeduren verstärkt werden. Man ersieht das aus der Besserung überwiegend subjektiver Beschwerden, wie Schwächegefühl, Kopfdruck, Schwindel usw. und auch aus der Besserung syntaktischer Störungen wie Amyasthenie,

Hypotonie und Ataxie, indem Muskelsinnstörungen verringert werden. — Heiße Bäder bewirken dann so ziemlich generell das Gegenteil, wenn ihre Wirkung als heißes Bad voll zum Ausdruck kommt, wenn sie also lange genug dauern. — Ganz kurze heiße Bäder wirken ziemlich genau so, wie kalte.

Lauwarme Bäder sind beruhigend, mildern Erregungszustände und die Reflexerregbarkeit, bewirken Schlafeinstellung, Beruhigung ängstlicher, psychomotorischer Erregung.

Wenn kalte Prozeduren nicht lange dauern, dann ist zu sehen, daß die bewirkte Erregung, die sich auch in Steigerung der Reflexerregbarkeit kundgibt, eine Weile länger dauert als durchschnittlich die vasomotorische Erregung, somit oft die Zeit des als Gefäßreaktion angesprochenen Vorganges überdauert, aber bei nicht übermäßiger Reizbarkeit, die bei verschiedenen organischen und funktionellen Nervenkrankheiten vorkommen kann, dennoch abklingt und einer Beruhigung Platz macht, die man sich wiederum als einen nach Pendelbewegungen zustande gekommenen Gleichgewichtszustand vorstellen kann. — In der ganzen Literatur wird die Beobachtung von M. STERNBERG angeführt, daß *erloschene Sehnenreflexe* durch kalte Prozeduren (Bäder, Duschen) wieder erscheinen können. Sowohl STRASSBURGER als auch ich haben die Richtigkeit dieser Beobachtung bestätigen können.

Für den Einfluß thermischer Reize auf die Hirnfunktion seien die Feststellungen von BUSCH und PLAUT und von DI GASPERO angeführt. Sie besagen, daß Bäder von indifferenter Temperatur die Auffassungskraft und die Aufmerksamkeitsleistungen bessern, daß die psychische Müdigkeit durchaus geringer ist als die körperliche, ja daß die ergographisch ermittelte Muskelleistung nicht herabgesetzt wird. — Unter Besserung des Gemeingefühls, elementarer Hirnrindenleistungen, können die Konzentrationsfähigkeit gebessert, irritative Zustände beruhigt werden. Dieser Erfolg bleibt bei stark gehemmten Kranken (Depression) gelegentlich aus. Kalte Prozeduren (Bäder, Duschen) fördern zunächst auch die Rindenleistungen, nach Abklingen der Reaktionsperiode kommt es oft zu Verflachung der Leistungen, gelegentlich auch zu Schläfrigkeit. In heißen Bädern, Dampf- und Heißluftbädern, kommt es meist zu Abschwächung der Rindenleistungen, doch muß da auch wieder darauf hingewiesen werden, daß die hier skizzierte Wirkung, sehr von der Dauer der angewendeten Prozeduren abhängt und in weiten Grenzen schwankend ist. Im allgemeinen ist aber festzustellen, daß Erregung und primär oder sekundär in oder nach der Reaktionsphase eintretende Beruhigung von Leistungen des Zentralnervensystems durch thermische Prozeduren erreichbar ist. — Daß dabei psychische Einflüsse sehr stark hineinspielen, ist zweifellos, zumal bei kalten Prozeduren, welche häufig ein Unlustgefühl bewirken, wie denn *die psychische Einstellung zu den thermischen Reizen überhaupt den Ablauf und das Zustandekommen des Effektes wesentlich zu modifizieren imstande ist.* Dieser Umstand, der für den Ablauf der vasomotorischen Reaktion durch zahllose Versuche und Beobachtungen bewiesen erscheint (E. WEBER), dürfte in analogem Sinne für den Ablauf nervöser Erregungen maßgebend sein.

Viel genauer können wir die Wirkung thermischer *Reize auf die peripheren Nerven* darlegen. — Die Ortswirkung läßt sich im ganzen darin zusammenfassen, daß Kälte die Leistungsfähigkeit peripherer Nerven herabsetzt, Wärme dieselbe fördert. Konnte doch TRENDELENBURG durch Chloräthylerfrierung eine wochenlang dauernde Leitungsunterbrechung erzeugen. Solche brutale Kältereize sind aber in der Hydrotherapie nicht üblich und auch die Methode der Eisbestreichung, wie sie ab und zu bei Neuralgien (Trigeminus) angewendet wurde, ist in ihrer Wirkung mit der der Erfrierung nicht zu vergleichen, da ihre Wirkung überwiegend in der Reaktionsphase zutage tritt und die brutale

Kältewirkung viel zu kurz ist. Auch die Wirkung hoher Temperaturen ist als eine oberflächliche anzusehen, zumal eine Unerregbarkeit der Nerven durch Wärme erst bei einer Temperatur von über 50⁰ auftritt und wir in der Hydrotherapie über keine Methode verfügen, die unter der Haut eine Temperatur über 37—38⁰ erreichen ließe. Hohe Temperaturen sind allenfalls durch Diathermie und im Kurzwellenfeld in die Tiefe zu bringen.

Es ist also festzustellen, daß die Aufnahmefähigkeit der peripheren Nerven durch Wärme erhöht, durch Kälte (fallweise über ein Stadium der Erregung) vermindert wird. Es mag sein, daß neben einer spezifischen Wärmewirkung die Nervenstämme, mehr noch die Endkörperchen durch die arterielle Hyperämie sensibilisiert werden, die die Wärme erzeugt. Auch hier ist hervorzuheben, daß kurze Kältereize im Gegensatz zu langen erregend wirken. Einige Einsicht auf die Wirkung von Wärme und Kälte auf die taktile Sensibilität gewähren neuere Arbeiten aus meiner Abteilung (LÖWENSTEIN und RÁCZ), durch die mittels des Tasterzirkels und des Ästhesiometers von FREY nicht nur festgestellt wurde, daß die genannten thermischen Reize die taktile Sensibilität an Ort und Stelle (Extremität) ändern, sondern daß gleichzeitig am ganzen Körper Änderungen des Tastsinnes feststellbar sind, die aber im entgegengesetzten Sinne ausfallen wie an der dem calorischen Reize direkt ausgesetzten Extremität. Diese „simultane Kontrasterscheinung“ hat entgegen früherer, aus dem Ablauf vasomotorischer Erscheinungen gefolgerter Anschauung nicht einen segmentären, vielmehr einen zentralen Charakter. Für diese veränderte Nervenerregbarkeit haben wir Änderungen der Konzentration der Blutsalze, insbesondere des Kalkspiegels verantwortlich gemacht.

Es ist weiters mit der Methode der *Chronaxiemessung* festgestellt, daß in heißen Bädern die Chronaxie der Hautnerven und der unter der Haut liegenden Muskulatur verlängert wird, im kalten Bade nimmt sie ab (BUDELMANN).

Die Wirkungen thermischer Reize auf das *vegetative Nervensystem* sind sehr mannigfach. Soweit man sie zusammenfassen kann, ist zu sagen, daß Wärme mehr auf das parasympathische, Kälte auf das sympathische System wirkt. — Die weitgehende Wirkung auf viscerale Organe ist damit gekennzeichnet und damit ein therapeutisch auswertbarer Einfluß auf Kontraktionszustand und Rhythmus, auf Bewegungssteigerung und Hemmung des ganzen Darmtraktes, der Harnblase usw. (KATSCH und BORCHERS, HEMPEL, ISELIN, LÜDIN). Es wäre aber ein Fehler, gerade bei den thermischen Reizen auf das vegetative Nervensystem die möglichen Wirkungen als direkte und unveränderliche Primärwirkungen anzusehen, da die schon oben erwähnten, oft pendelartigen Vorgänge, die man summarisch durchwegs als Reaktionsbewegungen bezeichnet, gerade in Manifestationen des vegetativen Nervensystems stark vortreten können. Als Beispiel will ich aus den großangelegten Untersuchungen von MARCHIONINI und OTTENSTEIN (Dermatologische Klinik Freiburg) über die Wirkung von Schwitzbädern (Überhitzungen) die Angaben anführen, daß sich die Wirkungen phasenmäßig während und nach den Prozeduren nicht nur anders, sondern fast durchwegs antagonistisch zeigen. Es ist dies am Verhalten der CO_2-Spannung und der Alkalireserve, des Blutzuckers und Eiweißgehaltes des Serums zu sehen, an Zuständen, an deren Gestaltung das vegetative System großen Anteil hat. — Wenn eine einfache faradische Reizung des Splanchnicus in den Glomerulis und den Tubulis die jeweilige Affinität zu saueren oder basischen Farbstoffen geradezu umkehren kann (KORÁNYI und KARCZAG), so darf man ähnliche Umstellungen intimer Art als Wirkung komplexer Reize, die an das vegetative Nervensystem herantreten, wohl als weitgehend möglich, aber in ihren Abläufen und Grenzen schwer bestimmbar annehmen.

Das Wechselspiel zwischen Hirnrindenvorgängen und den vegetativen Funktionsäußerungen ist sehr individuell und ist durch die oben angedeuteten Relationen zu den endokrinen Drüsen nur zum kleinsten Teile gekennzeichnet. Jedenfalls ist als Wirkung thermischer Reize ein schwankender Eingriff auf reziproke Einflüsse des zentralen und vegetativen Nervensystems ohne weiteres anzunehmen. — Ein Vergleich der Wirkung thermischer Prozeduren mit denen der klassischen Pharmaca, Adrenalin und Pilocarpin ist nur in sehr engen Grenzen möglich, wenn wir auch der Kälte generell den Sympathicus, der Wärme den Parasympathicus sensibilisierende Eigenschaften zuerkennen müssen.

Für die Praxis der Hydrotherapie spielt die *Beeinflussung des Gemeingefühls* sicher eine große Rolle. Man kann mit ziemlicher Verallgemeinerung sagen, daß warme Prozeduren (Bäder) und solche, die bald zu einer Erwärmung führen (Packungen), primär eine Entspannung, Beruhigung bewirken, kalte Prozeduren eine Tonisierung, jeweilig auch über ein mehr minder langes Stadium des Unlustgefühls. Die Betonung dieses letzten Ablaufes beinhaltet wieder das, was ich vorhin als schwankendes und oft antagonistisches Verhalten des vegetativen Nervensystems thermischen Reizen gegenüber geschildert habe. Die Resultate des Gemeingefühls dürfte auch vielfach über Schwankungen zustande kommen, an welchen alle Teile des Nervensystems beteiligt sein dürften.

Es sei aber hier festgestellt, daß das, was man *Behaglichkeitsgefühl* nennt, für die Hydrotherapie durchwegs nicht nur bei Fernhalten aller Reize, also nur bei Anwendung indifferenter Temperaturen zu erreichen ist und es sei dazu der Vergleich erlaubt, daß die sog. Behaglichkeitszone bei der Wärmeregulation nicht bei der „effective temperature" (amerikanische Bezeichnung) von 73—81^0 Fahrenheit, also bei unserer Indifferenzzone (gegen Luft) liegt, sondern bei 63—71^0 Fahrenheit, also bei einer niedrigeren Temperatur, wo der Sauerstoffverbrauch im Organismus schon als etwas angestiegen angesehen wird (Kohsaku-Kakinuma). Die Behaglichkeitszone liegt also nicht bei einer völligen Reizlosigkeit der Umgebung, sondern bei einer allerdings niedrigen Stufe einer Erregung. Das dürfte aber zumal bei verschiedenen organischen und funktionellen Nervenkrankheiten sehr verschieden sein, und es erwächst dem Therapeuten die Pflicht, sich jeweils über die Stellung des Patienten zum Reize genau und fortlaufend zu orientieren.

Den Weg des Gemeingefühls geht auch diejenige Wirkung der Hydrotherapie, die man schlechtweg als *suggestive Wirkung* zu benennen pflegt. Der Hydrotherapie sind entgegen vieler anderer therapeutischer Methoden Wirkungen zu eigen, die suggestiv sehr stark bewertet werden können, das sind die manifesten Organgefühle, die thermischen Reizen folgen, sich in Kreislaufveränderungen, Muskelgefühl usw. manifestieren und an die der Kranke die Idee seiner Heilung knüpfen kann.

Die vorhin angeführten Feststellungen von Busch-Plaut und di Gaspero lassen sich sicherlich auch im Rahmen der Einflüsse thermischer Prozeduren auf das Gemeingefühl auswerten. Es ist jedoch genau zu betonen, daß sowohl zentrale als auch vegetative nervöse Erkrankungen, die den Ablauf der biologischen Vorgänge im Kreislauf, Stoffwechsel, innerer und äußerer Sekretion in vielerlei Formen und Ausmaßen verändern, auch den Ablauf der auf thermische Reize folgenden Reaktionen und damit fallweise auch das Gemeingefühl anders zu gestalten in der Lage sind.

Die psychisch-assoziative Einstellung zum thermischen Reiz ist in gesunden Tagen so stark von konstitutionellen Anlagen, Gewöhnung, Erziehung usw. abhängig, daß man sie für Krankheiten des Nervensystems selbst nicht annähernd festlegen kann. Es ist jedoch sicher, daß entgegen vielen medikamentösen Einflüssen die thermischen Reize bei vorhandener Neigung ausgezeichnet wirken, bei Abneigung völlig wirkungslos, selbst schädlich sein können, ein Umstand, der natürlich überwiegend bei funktionellen Erkrankungen ins Gewicht fällt.

1. Die sog. Reaktion in der Hydrotherapie.

Der Begriff der Reaktion in der Hydrotherapie ist überwiegend auf die vasomotorische Reaktion eingestellt, mit allen Korrelationen der mit und infolge der vasomotorischen Vorgänge auftretenden Veränderungen des biologischen Getriebes. Schlechtweg sprach man von guter Reaktion, wenn nach lokalen Kältewirkungen von kurzer Dauer eine helle Rötung der betroffenen Stelle, oder nach allgemeinen thermischen Reizen (früher vorwiegend Kältereizen) ein Gefühl der Wärme an der Peripherie eingetreten ist. Es ist auch die Technik der Hydrotherapie auf diese Reaktion zugeschnitten und soll sie möglichst gut gestalten. Da wir nun aus der Güte der peripheren Gefäßreaktion allein nur in sehr wenigen Fällen weitgehend folgern können, wie und in welchem Ausmaße die Prozeduren in die organische Betriebstätigkeit eingegriffen haben, wenn nun auch die Wirkung auf Herzaktion, Vasomotorentätigkeit auch in nicht direkt betroffenen Gebieten, auf Sekretionstätigkeit und Stoffwechsel weitgehend bekannt sind, so sind wir in unserem Urteil über die Reaktion in weiterem Sinne mehr auf die empirisch erbrachten Feststellungen angewiesen. Zweifellos ist ein Zusammenhang zwischen der Güte der Reaktion und der Stimmungslage des Nervensystems da. Bei schlechter Gefäßreaktion sehen wir auch, vom Fröstelgefühl abgesehen, eine eigenartige Erregung, ein Unbehagen, während nach guter Reaktion ein behagliches Gefühl da ist wie nach dem Abklingen einer Erregung. Wenn auch die Gefühle von Erregung und Beruhigung von dem Gefühle des Fröstelns und der Erwärmung differenziert werden können, der Kranke wird das meist nicht tun, und so spielt der jeweilige Ablauf der Reaktion auch psychisch-assoziativ sicher eine große Rolle. Man soll also bei kühlen und kalten Prozeduren danach trachten, die Gefäßreaktion so gut als möglich zu gestalten. Dafür gelten nun, jedoch nur durchschnittlich folgende Gesetze: 1. Je größer der thermische Reiz, um so rascher und ausgiebiger kommt es zur Reaktion. Hierbei ist sogleich die Einschränkung zu machen, daß plötzlich angewendete sehr niedrige, ganz analog der Wirkung plötzlicher sehr hoher Temperaturen zunächst eine Füllung der Capillaren bei Engstellung der zuführenden kleinen Arterien bewirken, einen Zustand, der zunächst für eine glatte Erledigung der Blutströmung nicht günstig ist (Hauffe) und die gute Reaktion, die das subjektive Wärmegefühl erzeugen soll, auf Voraussetzung einer guten Durchströmung der Peripherie beruht. Die geschilderte Stockung im Capillarkreislauf wird bei kurzen Reizen auch intensiver Art rasch überwunden, bei länger dauernden allerdings nicht oder nicht rasch. Allenfalls ist zur Erzeugung einer Reaktion ein organisch auswirkender Reiz notwendig und es ist zu betonen, daß das, was man in der Hydrotherapie als Reaktion bezeichnet, mit indifferenten Temperaturen nicht zu erreichen ist. Indessen darf man analog der Auffassung über die Wirkung indifferenter Bäder mit Salz und Gasgehalt annehmen, daß auch einfache indifferente Bäder ohne besondere chemische Beimengungen nicht wirkungslos sind. Diese Auffassung geht den Weg der auch solchen Bädern zugesprochenen unterschwelligen Reize, durch deren Summierung die Schwelle der Indifferenz überschritten wird und so eine Wirkung zustande kommt, die sich in biologischen Abläufen verschiedener Art, so also auch am Nervensystem manifestieren kann. 2. Mechanische Reize erleichtern und erhöhen die Reaktionen. Sie werden zumal kalten Prozeduren gesetzmäßig beigegeben und helfen die Capillarstauung zu überwinden. 3. Muskelbewegung während und nach einer Kälteprozedur steigert und beschleunigt die Reaktion. 4. Chemische Reize (Beimengung von Hautreizmitteln, wie Salz, Alkohol, Kohlensäure usw.) verstärken ebenfalls die Reaktion sowie 5. der innerliche Gebrauch von Reizmitteln von entsprechender Wirkung (Alkohol, heiße Flüssigkeiten). 6. Vorausgehende Erwärmung der Haut begünstigt nur dann die reaktive Hyperämie, wenn die Erwärmung nicht exzessiv gewesen ist. Durch längere Wärmeanwendung erschlaffte Gefäßgebiete bedürfen wiederholter Kältereize, um den Tonus wieder herzustellen. 7. Eine bereits erreichte gute Gefäßreaktion soll nicht wieder verloren gehen. Eine gewisse Kontraktionsneigung der peripheren Gefäße bleibt auch nach erreichter reaktiver Hyperämie bestehen. Bleibt ein Patient nach erreichter Reaktion etwa mit feuchter Haut unbedeckt liegen, so tritt infolge stärkerer Wärmeabgabe neuerdings ein Kontraktionszustand auf, der Patient kann ein Frostgefühl bekommen. Dieser Zustand ist unter dem Namen „zweiter Frost“ bekannt. Diese Erscheinung gehört auch sicher zu den von GOLDSCHEIDER so bezeichneten Pendelbewegungen vor Erreichung des jeweiligen nervösen Ruhezustandes. Muskelaktion, sorgfältiges Bedecken lassen den zweiten Frost vermeiden. Bei Leuten mit großer nervöser Erregbarkeit ist der Ablauf der Gefäßreaktion oft abnorm, und zwar häufiger unvollkommen (bei Krampfneigung der Gefäße), seltener überschießend (bei vasomotorischen Störungen mit Neigung zu Vasodilatation, im Klimakterium, Hysterie, auch bei Basedow).

Im Gebiete erkrankter Nerven ist die Reaktion oft schlecht. Das kann bei zentralen Nervenkrankheiten ebenso vorkommen (Tabes) wie bei peripheren (Polyneuritis, Ischias). Weiter sind toxische Schädigungen des reaktiven Ablaufs der Reize in den Gefäßen bei schweren Infektionskrankheiten und bei Nephritis (Krampfneigung der Gefäße) zu sehen, dann beim Basedow und bei chronischen Intoxikationen, insbesondere mit Alkohol und Morphium. Endlich kann die Reaktion schlecht sein bei Herzinsuffizienz im Gebiete der gestörten Zirkulation und bei Anämie und Chlorose.

Die Reaktionsfähigkeit ist einer Schulung zugänglich, man kann sie organisch erlernen, eine Erfahrung, die in der Lehre der Abhärtung eine bekannte Rolle spielt. Auch kann sie, wie vorhin gesagt, überschießend sein, auch dann, wenn vasodilatatorische Neigungen nicht beweisend vorhanden sind. Solche überschießende Reaktionen sind als überkompensierende Tendenzen des Organismus anzusehen (nach GOLDSCHEIDER, wenn die Assimilation die vorhergehende Dissimilation in der reparativen Tendenz übertrifft) und äußern sich nicht allein in den Grenzen der vasomotorischen Abläufe sondern in Hebung der Muskelkraft, Energie und funktioneller Leistungsfähigkeit überhaupt. *Diese für die Praxis wichtigen Erscheinungsformen gehören zum weiteren Begriff der sog. Reaktion.* Es kann einer, auch wenn er eine gute Hautreaktion hat, in seiner organischen Betriebstätigkeit weniger gut reagieren, was gerade für organische und funktionelle Nervenkrankheiten als besonders wichtig zu betonen ist. Es gibt Leute, die trotz guter Hautreaktion Wasserkuren nicht gut vertragen, sie werden müde, eventuell auch schlaflos, erleiden Störungen der Ernährung. Da muß uns die Vorstellung leiten, daß thermische Reize außer den vasomotorischen Abläufen auch andere zentral gesteuerte Organtätigkeiten erregen, ändern, deren reaktives Verhalten von den Vasomotoren different ist, jedenfalls aber nicht parallel gehen muß.

Da nun die ganze Reaktion auf thermische Reize eine komplexe Organtätigkeit darstellt, deren Leistungsfähigkeit nicht ständig gleich und gelegentlich auch einer Ermüdung bzw. einer Erschöpfung zugänglich ist, muß die aus der Praxis wohlbekannte Tatsache verzeichnet werden, daß selbst bei Leuten, deren Reaktion in der umfassendsten Bedeutung des Wortes gut ist, im Verlaufe einer Wasserkur, insbesondere bei Häufung kalter Prozeduren mitunter eine Veränderung der reaktiven Vorgänge, gewissermaßen eine Ermüdung der regulatorischen Funktionen des Organismus zu sehen ist, die für die Gestaltung der Reaktion maßgebend sein wird. Bei organischen und funktionellen asthenischen Zuständen sehen wir am häufigsten, daß die Patienten anfangs auf Kältereize gute Reaktion aufbringen, diese gute Reaktionsfähigkeit aber besonders bei gehäuften Reizen wieder verlieren, wodurch anfangs mögliche Vorteile der Wasserkur wieder verloren gehen können. Die in der alten Hydrotherapie üblichen Begriffe der „Krisen“ oder „Sättigung mit der Wasserkur“ umfassen den Zustand von irregulären, teils zurückbleibenden, teils überschießenden Reaktionen und beweisen, daß auf dem Höhepunkt von kumulierten Reizen die Regulation versagen kann. Als „poussé thermal“ werden in der französischen Hydrotherapie außer den eben genannten Reizerscheinungen auch solche bezeichnet, die Aufflackerungen latenter und Steigerungen bestehender Reizzustände bewirken, die entzündlich und degenerativ sein können und durch eine Akutisierung der Eigenart der vorliegenden Störung gemäß gelegentlich nützlich, aber auch schädlich sein können. In dieser Hinsicht wird ein durch thermische Reize provoziertes Malariarezidiv, eine aufflackernde Pleuritis oder Pulpitis, eine akutisierte chronische Gelenkkrankheit nicht so beurteilt werden können wie Verschlimmerungen einer Ischias oder einer Polyneuritis, die Auslösung krisenartiger Zustände bei Tabes, Beeinträchtigungen der Schlafsteuerung oder psychisch-affektiver Zustände bei Psychosen.

WINTERNITZ hat stets gefordert, man soll mit „adäquaten Reizen“ arbeiten, eine Forderung, der nicht genügt, daß die vasomotorische Reaktion möglichst beherrscht wird, die vielmehr die Steuerung aller reaktiv möglicher biologischer Evolutionen, die auf thermische Reize entstehen können, im weitesten Maße anstreben soll.

2. Methodik und Indikationen.

Es sollen hier die Methoden der hydrotherapeutischen Prozeduren geschildert werden, die bei Nervenkrankheiten Verwendung finden. Gewisse allgemeine Gesichtspunkte sollen vorangeschickt werden. Es ist bei Anordnung hydrotherapeutischer Kuren sehr verschieden, ob ein Kranker mitten in seiner beruflichen Tätigkeit — sofern er derselben nachgehen kann — der genannten Kur unterworfen wird oder im Krankenhaus oder in einem Sanatorium. Es spielen hierbei sehr viele somatische und psychische Momente eine mehr minder große Rolle, deren jeweilige Bedeutung aus der Schilderung der Wirkungsweise ersichtlich sein muß. Die reaktiven Abläufe, die sicherlich von corticalen, subcorticalen, höheren und tieferen vegetativen Zentren dirigiert werden und deren Gestaltung weiters von Zusammenwirken auch ursprünglich anders gesteuerten Vorgängen abhängt, sind durch psychische Vorgänge und Einstellungen vielfach variabel und die jeweilige Tragfähigkeit des Nervensystems für diese reaktiven Vorgänge auch sehr davon abhängig, ob neben den mit bewußter Tendenz angewendeten thermisch-mechanischen Reizen gleichzeitig auch andere dem Nervensystem zugemutete Arbeiten geleistet werden sollen. Ein ausgeruhter Mensch wird fallweise die erwünschten Reaktionen besser aufbringen als ein ermüdeter, ein erregter anders als ein ruhiger, ein in der Ernährung, dem Stoffwechsel, der Blutbildung herabgekommener Kranker schlechter als einer, der sich in guter Verfassung der genannten biologischen Vorgänge befindet. Man muß schon bei der medikamentösen Therapie, bei der optimale und maximale Dosen für die Medikation mit annähernder Präzision festgestellt sind, je nach Individualität und nervöser Lage des Kranken oft Änderungen vornehmen, so ist das bei der Hydrotherapie noch viel mehr der Fall, sofern man mit dieser

Therapie tatsächlich anstrebt, ausgiebige, für das jeweils erkrankte Nervensystem nützliche Wirkungen zu erzielen. Ich betone dies darum, weil in vielen Ländern die Anwendung der Hydrotherapie auf das Niveau von einfachen indifferenten Prozeduren herabgesunken ist, deren Unschädlichkeit ebenso unzweifelhaft ist wie fallweise ihre Unwirksamkeit. Wahr ist, daß die in der Technik der Hydrotherapie geschilderten Prozeduren, falls die Dosierung des thermischen und des beigegebenen mechanischen Reizes genau ist, nicht unbedingt und unbeweglich nur in der geschilderten Form wirken können. Während in deutschen Ländern von Bädern viel Gebrauch gemacht ist, beschränkt sich die französische Hydrotherapie vorwiegend auf die Duschen, mit deren Variabilität, trotzdem die mechanische Komponente nicht ausgeschaltet werden kann, auch alle Wirkungen, erregende und beruhigende, reizende und erschlaffende erzielt werden können, wovon weiter unten die Rede sein wird. In den teilweise durch Laien inaugurierten Methoden der Hydrotherapie werden gewisse, oft einseitig gefaßte und eingerichtete Prozeduren und Kuren als allgemein und auf alle Arten von Krankheiten, also auch auf Nervenkrankheiten wirksame dargestellt. Sofern es sich hier um das handelt, was man allgemein und schematisch als eine „Umstimmung“ bezeichnen kann, mögen die Vorstellungen richtig sein, sie haben aber dann die mit anderen Kuren gemeinsame Bedeutung, die mit brutaler Änderung der Ernährung, mit Anwendung verschiedener elektrischer Stromarten von differenter Stromstärke, Spannung und Frequenz arbeiten.

Die hydrotherapeutische Technik ist schon viel besser und selektiv besser zu handhaben, man kann sie jeweils den als pathologisch erkannten Vorgängen besser anpassen und in der Möglichkeit ihres reparativen Einflusses bewerten.

In früherer Zeit war eine allgemeine Vorschrift, den Kopf, besonders bei den ganzen oder größere Teile des Körpers treffenden Kältereizen, einer Kühlung zu unterwerfen. Nach kühler Waschung des Gesichtes und des Kopfes wurde eine nasse Kappe auf den Kopf gestülpt und während und einige Zeit nach der Prozedur liegen gelassen. — Im ganzen ist diese Kühlung des Kopfes (die nach WINTERNITZ Vorbeugung gegen die Rückstauungskongestion, nach MATTHES Vorbeugung gegen die zentrale Wallung benannt wurde) verlassen worden. Sie wird dort notwendig sein, wo subjektiv unangenehme Neigung zu Kongestion besteht, wie bei vasomotorischer Labilität dieser Art, bei klimakterischer, atherosklerotischer Empfindlichkeit. Außerdem ist sie nötig bei allen allgemeinen Überhitzungsprozeduren, heißen Bädern, Dampf-, Heißluft-, Licht- und Sandbädern, bei welchen weder von einer Rückstauungskongestion noch von einer zentralen Wallung im Sinne von MATTHES die Rede ist, nur von einer einfachen Überhitzungskongestion. — Bei großer Empfindlichkeit des Kopfes (Meningen) und bei notwendiger Vorbeuge gegen eine cerebrale Kongestion kann an Stelle der Kopfkühlung mit viel ausgiebigerer Wirkung eine Kühlkravatte um den Hals angewendet werden, bei der die Kälte nicht nur die zuführenden Gefäße selbst, sondern auch die Gefäßnerven trifft, um im zugehörigen peripheren Gebiet (Gehirn, Meningen) eine Gefäßverengerung zu erzeugen.

3. Wannenbäder.

1. Indifferente Bäder sollen eine Temperatur von etwa 35° C. haben. Der Patient liegt bis zum Halse ins Wasser getaucht in der Wanne, kann sich selbst leise reiben, wird aber vom Wärter nicht übergossen oder gerieben. Die Dauer der Bäder soll mindestens 10 Minuten betragen, die längste Dauer wird nach Indikation bestimmt werden und kann viele Stunden, auch Tage und Wochen betragen, wie es für die in der Psychiatrie angewendeten sog. Dauerbäder verlangt wird. Die erste und für die Indikation bestimmende Wirkung ist eine eminent beruhigende, reiz- und schmerzlindernde. Das Wort „indifferent“ ist nur dafür maßgebend, daß diese Bäder an den Körper keinerlei Reiz herantragen. In der Wirkung ist besonders bei längerer Dauer des Bades schon die Fernhaltung von Reizen von Bedeutung. Außerdem wissen wir, daß solche Bäder bei einer Dauer von 30 und mehr Minuten schon nachweisbare Änderungen der Nierentätigkeit bewirken, größere Ausscheidung von Wasser, Kochsalz, Stickstoffsubstanzen, also eine Änderung der Stoffwechsellage, die sich gelegentlich am Nervensystem auch auswirken kann. Die kreislaufändernde Wirkung der längeren indifferenten Bäder dürfte dadurch am besten gekennzeichnet sein, daß wir einen allgemeinen Ausgleich des Kreislaufes annehmen, bei welcher mit teilweiser Aufhebung der Depots (Speicher!) eine reichlichere Durchströmung des Körpers stattfinden kann mit allen Auswirkungen, die eine leichtere Durchströmung verschiedener Organe und Systeme in Betätigung ihrer arteigenen Funktion haben kann. In diesem Sinne ist die Wirkung der indifferenten Bäder nicht in einer Herabsetzung sondern in einer Erleichterung verschiedener organischer Leistungen zu sehen. Nach dem indifferenten Bad soll unbedingt für eine Zeit völlige Ruhe beobachtet werden. Damit setzen sich die Kreislaufwirkungen des Bades fort. Man muß den Patienten, der ohne Temperaturerhöhung warm ist, vor Wärmeverlust schützen (am besten Bettruhe).

Die Beruhigung drückt sich vielfach in einem Gefühl der Müdigkeit und der Schlafneigung aus. Daher die Indikation als Schlaf- oder Schlafeinleitungsmittel. Diese Wirkung ist tatsächlich oft verläßlich. Man wird diese Bäder (auch mit Zusatz von aromatischen Mitteln, wie Kamillen, Fichtenextrakte usw.) vor dem Zubettgehen anwenden. Es kann sein, daß sie allein wirken, sonst können sie die Wirkung von Rinden- und Stammhypnoticis unterstützen, so daß man mit kleineren Dosen auskommt. Es kann aber vorkommen, daß schwer neurasthenische Patienten das durch das Bad bewirkte Ermattungsgefühl, das normalerweise zum Schlaf überleiten soll, quälend empfinden, das Gefühl der Unbeholfenheit steigert sich zur großen Unruhe und der Effekt bleibt aus, kann sich auch unerwünscht auswirken. Man kann, dieser Möglichkeit Rechnung tragend, das Bad nicht unmittelbar, sondern etwa 2—3 Stunden vor dem Zubettgehen anwenden.

Sonst wird, wie gesagt, die Indikation von der eminent reizmildernden und beruhigenden Wirkung bestimmt und erstreckt sich auf erethische Formen der Neurasthenie und Hysterie, auf sensible Reizzustände bei Polyneuritis und Tabes und auf hyperkinetische Zustände, bei Chorea, Athetose und auch bei der Paralysis agitans. Als „kinetotherapeutische Bäder" (GOLDSCHEIDER) spielen die indifferenten Bäder eine große Rolle, in der Übungstherapie bei Tabes dorsalis und in den Reparationsbestrebungen bei zentral oder peripher bedingten Lähmungen von Extremitäten (Hemiplegien, Reparationsstadien von Neuritiden) zumal der Auftrieb des Wassers die Bewegungsmöglichkeit schwacher oder schwach innervierter Muskulatur wesentlich fördert und erleichtert.

Die in der psychiatrischen Therapie eingeführten Dauerbäder, die auf Tage und Wochen ausgedehnt werden, dienen zur Beruhigung schwerer Erregungszustände bei Geisteskranken. Ihre Durchführung ist in den entsprechenden Abschnitten beschrieben.

2. Halbbäder. Wannenbäder, in welchen der Patient etwas über die Nabelhöhe im Wasser sitzt. Er wird während der Dauer, die durchwegs kurz zu sein pflegt (3 bis längstens 10 Minuten), zunächst am Rücken (sitzend), dann an der Vorderseite (Rückenlage) begossen, dann partienweise am ganzen Körper durchgerieben, wonach unter Abkühlung des Wassers (Zufluß kalten Wassers) neuerlich begossen wird und der Patient nach mehrfachem Schwenken im Bad (Wellenbewegung) dasselbe verläßt.

Mit der Modifikation der Temperatur, der mechanischen Manipulation und der Dauer können verschiedene Effekte erzielt werden, wenn auch prinzipiell im Auge zu behalten ist, daß in der ganzen Anlage und Durchführung des Halbbades die Tendenz nach Erreichung einer Reaktion in weitgehendem Sinne des Wortes zu sehen ist, mit allen organischen und psychischen Evolutionen, die mit einer solchen Reaktion einhergehen und sich in vasomotorischen Vorgängen (Erwärmung), in Muskelgefühl, Ausgleich nervöser Funktionsstörungen manifestieren sollen. Man kann aber doch in der Temperaturbreite und dem Ausmaß der Beigabe mechanischer Manipulationen doch mehr die erregende oder beruhigende Wirkung hervortreten lassen. Kühlere (23—26° C.) Bäder wirken erregender, wärmere (26—30—31° C) beruhigender. Diese letzteren Temperaturen nähern sich schon den indifferenten und können wünschenswerte anregende Wirkung vermissen lassen. Die Dauer ist bei kühleren Halbbädern kurz bemessen (3—4 Minuten) bei laueren länger (ausnahmsweise selbst bis 10 Minuten).

Diese viel verwendete Prozedur wird sich bei allen organischen und funktionellen Nervenkrankheiten unschwer in den Behandlungsplan einfügen lassen, Kontraindikation gibt es fast gar nicht, allerdings nur bei richtiger Auswahl der Temperaturen. Als allgemein tonisierende milde Prozedur wird das Halbbad von 27—25° C vier Minuten fast ohne Einschränkung angewendet werden können, man muß nur darauf achten, ob gute Reaktion da ist und der Kranke das Bad subjektiv gut verträgt. Bei organischen Nervenkrankheiten wird man sich im großen und ganzen nach der pathologisch bedingten Reizempfindlichkeit, weiters symptomatisch danach richten, ob Reiz- oder Ausfallserscheinungen im Vordergrunde sind. Die ersteren verlangen mehr nach Beruhigung, also höhere Temperaturen (28—31° C), die zweiten vertragen niedrigere. Bei noch schmerzhafter Polyneuritis wird dieser schematischen Vorschrift wohl genau entsprochen werden können, nicht aber z. B. bei Tabes dorsalis, bei der neben Reizerscheinungen (lanzinierende Schmerzen, Krisen) auch Ausfallserscheinungen sensibler und sensorischer Art (An- und Parästhesien, Ataxie) gleichzeitig vorkommen können. Da ist am besten, eine mittlere Linie einzuhalten (bei 27—30° C). Man soll bei solchen Krankheiten, wie z. B. Tabes, die Grenze von 25° C nach unten nicht überschreiten. Es wurde betont, daß solche Krankheiten auch den Ablauf der Gefäßreaktion ungünstig beeinflussen, daher ist auf diese sehr zu achten. Bei abgelaufener Polyneuritis sowie im Reparationsstadium vom Hemiplegien kann man bei der Badetemperatur beruhigt bis auf 25° C herabgehen, vorausgesetzt, daß nicht etwa eine bestehende schwere Atherosklerose zur Vorsicht zwingt.

Es ist meine langjährige Erfahrung, daß man bei selbst erregten Neurotikern, sowie bei hyperkinetischen Neurosen sich in der Verabreichung kühlerer Halbbäder auch unter 25° C. keine Beschränkung auferlegen soll. Die auch hier erwünschte Beruhigung ist in der Periode der guten Reaktion zu erwarten und geht sicherlich psychisch-assoziative Wege. *Bei deprimierten Kranken mit kalten Halbbädern die Stimmung heben zu wollen, ist verfehlt.* Da bei den echten Depressionen vielfach unterdrückte Erregung mitläuft, kann man mit kalten Prozeduren den Zustand hervorrufen oder verstärken, der „agitierte Melancholie" genannt wird. So wie diese Kranken die durch lange indifferente Dauerbäder erzeugten Gefühle der Schlaffheit unangenehm empfinden so auch den Erregungszustand, der dann oft noch mehr ängstlich betont ist als der schlaffe. Am besten vertragen diese Kranken milde, kühle Halbbäder von 30—28° C bis 5 Minuten.

Nach dem Halbbade soll möglichst Bewegung gemacht werden; falls dies nicht möglich ist, gehört der Patient für einige Zeit ins Bett (oder in den Ruheraum, gut bedeckt!).

3. Kalte Tauchbäder werden bei Nervenkranken allgemein vermieden, jedenfalls mit Unrecht. Es beweist die KNEIPPsche Technik der nur für wenige Sekunden verabreichten kalten Tauchbäder (von 20° C und weniger), daß sie nicht schädlich sind. Sicherlich kommen bei unerkannten organischen Erkrankungen (Metalues, Tumoren usw.) oder auch schweren Psychoneurosen unerwünschte Verschlimmerungen nach kalten Bädern vor, aber bei robusten Neurotikern, ängstlich, hypochondrisch eingestellten Personen kommt es nach der durch die Kürze des Reizes raschen und ausgiebigen Reaktion oft zu einem ausgezeichneten Gefühl, das den Vorstellungen von Kraft und körperlicher Ertüchtigung sehr zugänglich ist und daher weitgehende psychisch fundierte Wirkungen haben kann. Die Ausnützung dieser schulmäßig eher abgelehnten Methode bedeutet einen Teil der Erfolge der außerhalb der Schule tätigen Heilkünstler. Mit Auswahl der Fälle kann jeder bei Vermeidung von üblen Folgen dieselben Erfolge haben.

4. Heiße Bäder, die um mehrere Grade wärmer sein müssen als die indifferenten, also von 38° C an bis zu 43—44° C, werden bei Nervenkrankheiten wenig verwendet. Trotzdem die einwandfreien Berichte vorliegen, daß eitrige Meningitiden nach heißen Bädern gut geworden sind (WOLISCH, EWNIN, AUFRECHT, ÁNGYÁN), ist mir von einer allgemeinen Verwendung heißer Bäder nichts bekannt. Ich behandelte eine einwandfreie Pneumokokken- und eine Influenzameningitis im Kriegsspital mit heißen Bädern von 40—42° C 20 Minuten. Beide kamen durch. Man hat keine sichere Vorstellung, ob die unter dem Bade auftretende und nach dem Bade anhaltende Schweißsekretion oder aber die selbst bei vorhandener hoher Körpertemperatur noch eintretende weitere Steigerung derselben (Überhitzung) in der Wirkung ausschlaggebend ist. Im allgemeinen sollen die Bäder als allmählich erwärmte angewendet werden, so daß man etwa 5 Minuten braucht, um bei fortlaufendem Zufluß heißen Wassers die gewünschte Höhe der Badetemperatur zu erreichen, und dann erst den Kranken noch 15—20 Minuten im Bade läßt. So wird die hohe Temperatur kaum je lästig empfunden. Allerdings ist das Herz und das Gefäßsystem auf seine Leistungsfähigkeit richtig einzuschätzen. Man kann mit Kühlung des Kopfes und der Herzgegend (Kühlapparate) auch das Bad erträglicher machen.

Diese Prozedur sollte bei Nervenkrankheiten auch mehr verwendet werden, als es gewöhnlich geschieht. Bei Neuritiden, auch Polyneuritis sind sie gut anwendbar, bei letzteren lieber protrahierter (25 Minuten), aber nicht über 40—41° C. Der dermaßen produzierte Schweißausbruch ist wohltätig und oft sicher von guter Wirkung auf die Krankheit (Ausscheidung toxischer Produkte) und die Überwärmung an sich ist schmerzstillend (oft sehr nachhaltig). Sicher ist auch, daß die Verbindung dieser Bäder mit Verwendung von Medikamenten oft guten Einfluß erwarten läßt. Man erreicht mit kleinen Dosen von antineuralgischen Mitteln (Aspirin, Pyramidon, Atophan) mehr und kann auch z. B. bei gleichzeitiger Jodtherapie auf intensiveren Durchtransport des Mittels, auch auf bessere Ausscheidung desselben rechnen. Die heißen Bäder, die die spezifischen antiluischen Kuren in ihrer Wirkung sehr unterstützen, können also dieser Indikation entsprechen, zumal die guten Wirkungen, die bei Durchführung spezifischer Kuren in Badeorten mit sehr heißen Bädern gesehen werden, unschwer als Resultate dieser kombinierten Behandlung angesehen werden können.

Kurze heiße Bäder, wie sie bei den Japanern seit jeher üblich sind, müssen als sehr gute tonisierende Prozeduren angesehen werden. Sie sind bei uns wenig üblich, doch habe ich gerade bei schlaffen und schlecht schlafenden Neurasthenikern von ihnen mehrmals großen Nutzen gesehen. Es ist der Phantasie leicht zugänglich, sie auch als Schlafmittel zu versuchen.

Von DETERMANN stammt die Empfehlung kurzer heißer Tauchbäder für Muskelschwäche, Neuralgien, hysterischen Schmerzanfällen und juvenilem Asthma.

4. Teilbäder.

1. Das Hinterhauptbad ist in seiner alten (PRIESNITZschen) Form verlassen. Man macht mit entsprechenden Apparaten eine Kühlung des Hinterhauptes.

Die Wirkungsweise ist nicht genau erforscht, es scheint, daß irgendeine vom verlängerten Mark ausgehende beruhigende Wirkung da ist. Bei anämischen Kopfschmerzen ist die Wirkung gut, noch besser bei sexuellen Erregungszuständen (Pollutionen), bei nervösen Herzsymptomen (Palpitationen), endlich bei Morbus Basedowii.

2. Hand- und Fußbäder, besonders die letzteren, sind mehr in Gebrauch. Es kommen hierbei mittlere Temperaturen nicht in Betracht sondern niedrige (10—15°) von kurzer und hohe (40—45°) von längerer Dauer. Die Wirkung kann nur eine auf reflektorischem Wege zustandekommende Fernwirkung sein. Wir haben oben die Kontraktion der Meningealgefäße auf Kältereiz der Füße kennen gelernt. Eine nennenswerte reaktive Gefäßerweiterung nach solchem kurzdauernden Reiz ist eigentlich nicht bekannt. Es ist daher von einer Beherrschung der Blutfülle der Meningen durch entsprechend variierte Fußbäder kaum die Rede. An einer empirisch feststehenden entlastenden Wirkung kurzer kalter und langer heißer Fußbäder auf Kopf und Gehirn dürfte der ganze Gefäßapparat beteiligt sein, der von den Füßen aus reflektorisch getroffen werden kann, besonders das Splanchnicusgebiet. Wir sehen auch eine reflektorische Wirkung auf die Blaseninnervation, indem kalte Fußbäder Miktionsreiz, warme eine Beruhigung bewirken. Bei Frauen sind entsprechend kolikartige Schmerzen hervorgerufen und Beruhigung solcher erzielt worden. Mit solcher reflektorischer Reizbarkeit der Beckeninnervation muß gelegentlich gerechnet werden (Tabes, irritable bladder). Die hervorragendste Indikation für die Fußbäder bilden kongestive Zustände, die angioparalytische Migräne und die Schlaflosigkeit. Von Handbädern ist wieder reflektorischer Einfluß auf das Herz und die Atmungsinnervation zu erwarten, die Indikation erstreckt sich auch fast ausschließlich auf nervöse Atemstörungen und auf anginöse Zustände.

Während Fußbäder kalt (2—3 Minuten) und heiß (15—20 Minuten) angewendet werden, sind bei Handbädern wohl nur heiße in Verwendung, und die übliche Anwendung sehr hoher Temperatur (bei kurzer Dauer) fast bis zur Grenze des überhaupt Erträglichen zeigt, daß nicht die Wärme essentiell sondern die Reizwirkung der sehr hohen Temperatur als wirksam gedacht ist. Immerhin zeigt sich nach wiederholtem Eintauchen der Extremitäten in heißes Wasser eine viel ausgiebigere Erwärmung (Hyperämie) als nach kalten Eintauchungen. An Stelle der kalten Fußbäder ist als planmäßige Form der Anwendung auch die Methode des Wassertretens in der Wanne (Wasser etwa 15°, Dauer zwei Minuten) oder das Graslaufen (KNEIPP) brauchbar. Bei habituellem, überwiegend hyperämischem Kopfschmerz läßt diese Methode Erfolge erwarten. Ebenso werden diese Arten, wie auch die wechselwarmen Hand- und Fußbäder bei habitueller Kälte und Schweiß der Extremitäten angewendet.

Die von SCHWENINGER angegebenen, von G. HAUFFE wissenschaftlich begründeten Teilbäder (Arm und Unterschenkel) mit allmählicher Steigerung der Temperatur (von 35—36—44—45° etwa 20 Minuten bis zum leichten allgemeinen Schweiß) bilden eine praktisch bewährte Bereicherung der hydrotherapeutischen Technik. Es ist bewiesen, daß sie eine Erleichterung des Kreislaufes bewirken, deren Auswirkungen weitgehend sind und sich sicherlich auch auf das Zentralnervensystem ausdehnen. Sofern also aus irgendwelcher Ursache Kreislaufstockungen im Zentralnervensystem an der Krankheit oder an der Entstehung von Symptomen kausal beteiligt sind, sollen die HAUFFEschen allmählich erwärmten Teilbäder weitgehend angewendet werden, besonders bei cerebraler Atherosklerose mit allen Ausdrucksformen, den Kopfschmerzen, Schwindelzuständen, Desorientiertheiten und besonders den Schlafstörungen. Auch bei Schlafstörungen anderer Genese wirken diese Arten von Teilbädern oft sehr gut, ebenso bei der blassen angiospastischen Migräne.

Aus dem Gesagten ist zu entnehmen, daß kalte Fußbäder bei Hirnanämie, angiospastischer Migräne und den Reizzuständen im Gebiete des Beckens kontraindiziert sind.

3. Sitzbäder sind bei Nervenkrankheiten weniger in Gebrauch. Die Wirkung geht auch bei diesen überwiegend reflektorische Wege, wobei aber Wirkungen, die man nach Zonen segmentartig auffassen kann, für die Therapie verwendbare Grundlagen geben. Es werden Krampfzustände (Tenesmus, Koliken) durch warme (35—38° C) Sitzbäder beruhigt, durch kalte fallweise hervorgerufen. Kühle Sitzbäder (25—28° C bis 10 Minuten) wirken bei psychischer Impotenz, bei Blasenschwäche (sowohl Sphincter als Detrusor), bei Prostatorrhoe und Spermatorrhoe, sowie bei Incontinentia alvi. Es ist nicht zu übersehen, daß ein Teil dieser Störungen zentral bedingt ist und ein kühles Sitzbad nur eine therapeutische Hilfe am Erfolgsorgan bedeuten kann. Die Erfahrung legitimiert die sich ergebende Indikation, wenn auch große Erfolge oft nicht erreichbar sein werden. Warme und allmählich (von 35—38—39° C bis 20 Minuten) erwärmte Sitzbäder sind überall angezeigt, wo es sich um Beruhigung von Reizsymptomen im unteren Bauch- und Beckengebiet handelt, also etwa bei nervösen Strangurien, sexuellen Erregungszuständen (Priapismus) usw. Bei visceralen Krisen im Bereiche des Abdomens wird man mit warmen, viel besser noch mit allmählich von 35—38—39° erwärmten Sitzbädern meist gute Beruhigung erreichen und dadurch eine ökonomische Verwendung von schmerzstillenden Mitteln unterstützen.

5. Duschen, Güsse.

Wie oben erwähnt, bedient sich die französische Hydrotherapie seit FLEURY ganz besonders der Duschen, deren Variabilität so groß ist, daß man, je nachdem man sie kalt oder warm auf den ganzen Körper oder nur auf Teile desselben anwendet, mit ihnen die mannigfachsten Wirkungen erzielen kann. In der französischen Hydrotherapie finden wir neben den kalten und warmen, vollen und strahlgebrochenen Duschen geradezu die wechselwarmen Duschen mit genauerer Vorschrift der Anwendungsart registriert. Die älteste Form der Fallbäder sind wohl die *Güsse,* die in der Laienhydrotherapie noch heute eine große Rolle spielen und deren Wirkung je nach der Anwendungsstelle verschieden dargestellt wird. Die Güsse werden meist ganz kalt, aber nur kurz angewendet. Die in der KNEIPPschen Methodik gebräuchlichen Güsse sind meist nur von sekundenlanger Dauer und wirken eben so wie es dem Kältereiz an Ort und Stelle der Anwendung beigemessen werden kann. Güsse auf den Nacken beeinflussen die Herz- und Ateminnervation, Bauchgüsse die Darm- und Blaseninnervation, Güsse auf die Extremitäten jeweils die lokalen und reflektorisch getroffenen Gebiete mit allen Folgen, die sich jeweils aus möglichen reaktiven Vorgängen ergeben können (Ableitung! ?). Güsse längs der Wirbelsäule bewirken eine allgemeine spinale Erregung, die bei Gesunden sehr rasch vorübergehen, bei Kranken aber mit spinaler Vulnerabilität länger andauern und sich in einem Reizzustand manifestieren kann. Die ganz kurzen Rückengüsse mit fließendem Wasser aus einem dicken Schlauch sind z. B. im LAHMANN-Sanatorium viel in Verwendung. Sie regen allgemein gut an und können bei einiger Selektion der Fälle kaum je schaden. Übermäßige und nachhaltige Erregung muß bald bemerkt werden. Bei WINTERNITZ war eine modifizierte Art der Rückengüsse in Verwendung und hieß „fließende Rückenwaschung". Am Nacken wurde der Schlauch angesetzt, man ließ den vollen Strahl kalten Wassers längs der Wirbelsäule herabrinnen und rieb gleichzeitig den Rücken. Die Dauer war mit einer Minute bemessen. Anfangs stellen sich einige tiefe Atemzüge ein, die dann verschwinden. Die Prozedur ist subjektiv nicht unangenehm und die Wirkung auf die spinale Innervation unverkennbar. Die fließende Rückenwaschung wird bei der sog. torpiden spinalen Neurasthenie (sofern diese Bezeichnung gestattet ist) und besonders bei sexueller Schwäche vorwiegend psychischer Grundlage angewendet. Die Resultate sind oft sehr gut, doch stellt sich bei allgemeiner Empfindlichkeit mit der Zeit eine Intoleranz ein, die dazu zwingt, diese Prozedur einzustellen.

Die eigentlichen Duschen oder Fallbäder in ihren mannigfachen Formen sind bei Nervenkrankheiten vielfach verwendet worden. Aus der Besprechung der Wirkungsweise der hydrotherapeutischen Reize wird die Wirkungsart der Duschen leicht erkennbar sein, von Prozeduren, bei welchen die mechanische Komponente niemals ganz ausgeschaltet werden kann, da die unter Druck stehenden fallenden Wassermassen stets auch einen mechanischen Reiz ausüben. Es wurde aber schon gesagt, daß durch die Apparaturen eine solche Variabilität der Anwendung von Duschen möglich ist, daß man so ziemlich jeder Indikation entsprechen kann.

Der notwendige Minimaldruck beträgt 1—1$^1/_2$ Atmosphären; besser ist, wenn man etwa 2—2$^1/_2$ Atmosphären zur Verfügung hat, zumal man bei der Anwendung den Druck besonders durch Teilung des Strahles (fächerförmig oder durch einen Brausekopf) wünschenswert ändern kann. — In Verwendung stehen Brause- oder Regenduschen mit groben, weiters sogenannte Staubduschen mit sehr fein durchlochten Brauseköpfen, Strahlduschen mit einfach konisch zugespitztem Ansatzrohr und Fächerduschen, bei welchem eine fächerförmige bewegliche Klappe vor dem Conus den Strahl fächerförmig zerteilt. Am meisten gebräuchlich sind ab- und aufsteigende Brausen und die bewegliche Fächerdusche, mit der man den Körper beliebig bestreichen kann.

Die angewendeten Temperaturen bewegen sich in breiten Grenzen von den verfügbar niedrigsten bis zu den für die Haut erträglichen hohen Temperaturen, deren Höhe man danach bemessen muß, ob Wasser oder etwa Dampf oder heiße Luft verwendet wird, da dem Gesetze der Wärmekapazität (Konvektion) entsprechend bei Dampf und heißer Luft viel höhere Temperaturen vertragen werden als bei Anwendung von Wasser. Die abwechselnde Anwendung hoher und niedriger Temperaturen wird „schottische Dusche" genannt, wobei zwischen der deutschen und französischen Nomenklatur insoferne ein Unterschied besteht, als man bei uns nur die lokalen, in Frankreich auch die allgemeinen wechselarmen Duschen „schottische Dusche" (douche écossaise) nennt.

Die Wirkung der Duschen sei in folgendem gekennzeichnet. Kurze kalte (etwa 12°) oder heiße (etwa 38—40°) Duschen bis 5 Sekunden erregen kräftig und erzeugen eine Hyperästhesie an der Körperoberfläche, eine Erhöhung des Temperatur-, Druck- und Tastsinns, der Muskelkraft und der elektromotorischen Erregbarkeit. Lange kalte oder heiße Duschen setzen die periphere Empfindlichkeit herab. Laue allgemeine Duschen wirken beruhigend, aber auch etwas erschlaffend auf Muskel- und Gewebstonus. Nach kurzen kalten Duschen kommt es zu derselben allgemeinen Reaktion wie nach jeder kurzen kalten allgemeinen Applikation.

Die schottischen (wechselwarmen) Duschen werden gerade in der französischen Technik in sehr brauchbaren Formen angewendet. Man unterscheidet nach FLEURY die Douche écossaise avec transition, das ist die lau (35—36°) beginnende, allmählich abgekühlte Dusche und die Douche écossaise sans transition, mit einem unmittelbaren Übergang von einer etwas längeren lauen Regendusche (35°, $^1/_2$ Minute) zu ganz kaltem Regen, der aber nur einige Sekunden dauern soll (Maximum 10 Sekunden). Die deutsche schottische Dusche bedient sich überwiegend des strömenden Wasserdampfes. Der Strahl (Kondensationswasser vorher abspritzen, da Verbrühungsgefahr!) wird an die zu behandelnde Stelle gerichtet und der Patient aufgefordert, so nahe heranzukommen, als für ihn erträglich ist, man läßt den heißen Strahl etwa 15—20 Sekunden einwirken, richtet dann ohne Übergang den ganz kalten Strahl (Fächer) auf dieselbe Stelle und führt den Wechsel 3—4mal hintereinander durch, wobei die Kälteanwendung durchwegs viel kürzer zu dauern hat. Die Wirkung der allgemeinen, allmählich abgekühlten schottischen Dusche ist erfrischend und beruhigend zugleich, die mit plötzlichem Übergang angewendete allgemeine schottische Dusche ist überaus angenehm erfrischend, die lokale (deutsche) schottische Dusche bewirkt den stärksten lokalen Reiz, den wir mit Wasseranwendung erzielen können, und erzeugt eine sehr ausgiebige lokale Reaktion mit starker Hyperämie und den damit gehenden lokalen biologischen Abläufen.

Die Indikationen für die Duscheanwendung, sofern diese für Nervenkrankheiten faßbar sind, kann man als sehr weitgehend ansehen. Ich sagte schon, daß sich die französische Hydrotherapie vorwiegend der Dusche bedient, und man kann tatsächlich mit entsprechender Modifikation Erregung und Beruhigung erzielen, ohne gezwungen zu sein, sich unbedingt an die Praxis der indifferenten Duschen zu halten, die leider sehr viel geübt werden, meist nicht schaden, aber auch kaum einen Nutzen erwarten lassen. Wirken die warmen Duschen (38—42°) auf erethische Formen der Neurasthenie und Hysterie und bei chronischen Intoxikationszuständen (Morphinismus Cocainismus) sehr gut, so sind die oben erwähnten schottischen allgemeinen Duschen (sans transition) auch ebenso beruhigend, ohne erschlaffende Wirkung daneben. Auch als schlafeinleitende Prozedur kann diese Art von Dusche benützt werden. Keinesfalls soll man einen schlaffen, schlaflosen Neurotiker etwa mit kalter Dusche zum Schlaf umstimmen wollen, was allerdings von jeweiligen psychischen Einstellungen aus gelegentlich gelingen kann, meist aber versagt. Die französische Hydrotherapie (BOTTEY) verlangt allgemein ganz kalte Duschen und Bestreichung mit dem Fächer (jet brisé) durch 10—12, bis zur Dauer von 30 Sekunden auch für sehr erregte Neurasthenie, Hysterie und andere psychische Erregungszustände auch dann, wenn hysterische Krisen, Katalepsie, Kontrakturen (Krämpfe) oder Schlaf vorhanden sind. Man soll sich darum nicht kümmern! (BOTTEY S. 320). Das geht nach unserem Sinne den Weg der Schreckbehandlung, die, wie man schon gesehen hat, oft von Erfolg war, aber diese Art der Therapie der nervösen Erregungs- und abwegigen psychomotorischen Zustände ist sehr an die augenblickliche Einfühlung in die Lage gebunden und vielleicht dann und dort durchführbar, wo ähnliche psychische Infekte, wie sie in der Produktion von nervösen Krankheitserscheinungen eine Rolle spielen, auch in der Therapie mithelfen können und sicher den oft erwünschten Weg der Suggestion gehen.

Duschen werden bei organischen Nervenkrankheiten bei uns leider wenig angewendet. Man kann sowohl bei Tabes als auch bei multipler Sklerose, bei einem reinen oder postencephalitischen Parkinson, ja bei einem im vorgeschrittenen Stadium der Reparation befindlichen Polyneuritiker, bei Poliomyelitis nach abklingen des akuten Stadiums, auch bei Chorea die Duschen genau so mit Erfolg anwenden wie bei Neurosen. Selbstverständlich muß aber hierbei der jeweilige Grad der Erregbarkeit und die Folgen erwogen werden, die durch eine mehr minder große Erregung entstehen können. Ein ataktischer Tabiker kann nach einer milden, kühlen Dusche oft stundenlang sicherer gehen und ein Apoplektiker kann, sofern der Zustand die Anwendung solcher Kuren überhaupt schon erlaubt, auch von entsprechenden Duschen Nutzen haben. Die lokale Behandlung von paretischen oder schlecht innervierten Körperteilen mit Duschen (auch schottischen) kann in dem Sinne von großem Nutzen sein, als man von Prozeduren, die am Erfolgsorgan angewendet werden, überhaupt einen Erfolg erwarten kann. Das ist nicht nur eine symptomatische, sondern eine der Bahnung, der trophischen Innervation, der Muskelleistung dienende Therapie, deren Dignität ich mindestens so hoch einschätzen würde wie die der Elektrotherapie in der in der Praxis schlechtweg üblichen Form.

Die deutsche Form der schottischen Duschen ist bei Neuralgien sehr viel in Verwendung. Der gute Einfluß auf Ischias ist so eindrucksvoll, daß ein erfahrener Therapeut (BUXBAUM) sagte: „Wenn bei Ischias die schottische Dusche nicht hilft, muß es sich um eine symptomatische Ischias handeln" (Knochenprozesse, Tumoren). So steht es allerdings nicht, denn sowohl für Ischias als auch für alle anderen Neuralgien gilt die Ansicht, daß eine gelegentliche neuritische Komponente der Erkrankung jeweilig die Reizempfindlichkeit steigern und die Anwendung schottischer Duschen unmöglich machen kann oder mindestens eine sehr vorsichtige Dosierung verlangt. Eine Meralgia paraesthetica kann man mit schottischer Dusche brutal behandeln, eine Interkostalneuralgie schon weniger und eine Ischias stets mit Einfühlung für die jeweilige Reizbarkeit des Nerven. Die Effekte sind allerdings meist überaus befriedigend.

Wir haben schottische Duschen bei sexueller Schwäche sowohl auf das Kreuzbeingebiet als auch auf die Sexualorgane oft gegeben. Man sieht öfter einen Erfolg; die Deutung einer möglichen Wirkung ist schwer, sie kommt sicherlich oft auf suggestivem Wege zustande.

Eine bei *koordinatorischen motorischen Neurosen* (Schreibkrampf usw.) außerordentlich aussichtsreiche Prozedur ist die *Duschemassage* (von FORESTIER ursprünglich für Gelenkkrankheiten angegeben). Sie besteht in der unter dauernder Berieselung der zu behandelnden Muskelgruppen (45—50° aus einer ganz nahe an das Operationsfeld gebrachten Brause bei geringem Druck) durchgeführten Streich- und Knetmassage. Dauer etwa 10 Minuten. Danach unbedingt Ruhelagerung der Extremität. Es entsteht eine starke Hyperämie und eine Beruhigung der hyperkinetischen Innervation.

Dieselbe Duschemassage wurde von ZUELZER auch für die Ischiasbehandlung empfohlen. Sie wirkt gut. Die Massage soll hierbei mehr streichend, nicht stark sein. Auch ataktische Extremitäten haben wir oft mit Duschemassagen mit befriedigendem Erfolg behandelt. Da dürfte auch die allgemeine Ernährung der Muskulatur gut beeinflußt, vielleicht auch als Bahnungseffekt eine Besserung der oberflächlichen und tiefen Sensibilität erreicht werden.

Kalte Strahl- und Fächerduschen werden bei Kongestionsneigung viel angewendet. Ihre Wirkung dürfte dieselbe sein wie die des Wassertretens (Graslaufen) und der Effekt, anfänglich reflektorisch direkt, am Ende doch in der Phase der Reaktion zustande kommen.

6. Die Abreibung.

Die Lakenabreibung, noch heute durchwegs in der alten PRIESSNITZschen Form durchgeführt, ist eine fast ausschließlich kalt angewendete Prozedur und bei Nervenkrankheiten recht wenig in Verwendung. Wenn der Patient muskelkräftig ist und auf diese kalte, mit Reibung kombinierte Prozedur psychisch und organisch gut reagiert (Erwärmung), dann kann er auch von der Prozedur viel Nutzen haben. Bei Neurotikern wirkt sie oft gut; bei schwereren organischen Nervenkrankheiten ist sie kaum durchführbar. Dagegen kann man von der gemilderten Form, *von der partiellen Abreibung* (auch Teilwaschung genannt), bei der der Körper in Teilen feucht abgerieben wird, auch bei organischen Nervenkrankheiten viel Nutzen erwarten. Die Prozedur, bei der man ruhig kaltes Wasser (18—15° C) verwenden kann, ist erfrischend und verleiht das Gefühl des erhöhten Tonus. Wir benützen die Teilwaschung (fallweise mit Beigabe von Alkohol) sowohl zur Behandlung gelähmter Glieder, bei Tabes, bei Chorea, und anderen Dyskinesien, mit großem Nutzen auch bei depressiven Kranken, denen man oft so über das Mißbehagen der Morgenstunden leichter hinweghilft. Bei allen schlaffen Neurosen, vasomotorischen Neurotikern sollte von der morgendlichen Teilabreibung mehr Gebrauch gemacht werden. Diese durchaus milde Prozedur wird am besten im Bette durchgeführt, wonach die Patienten noch mindestens eine Stunde im Bette bleiben sollen.

7. Die Einpackung.

Die feuchte Einpackung, Einwickelung des ganzen Körpers mit feuchten Laken und feste Umhüllung mit einem groben Kotzen ist, wenn es zur Erwärmung gekommen ist, eine eminent beruhigende Prozedur. Die oben berichteten Feststellungen von SCHÜLLER, daß bei feucht eingepackten Tieren die Blutfülle und Pulsation der Meningealgefäße vermindert erscheint und die Gehirnsubstanz Zeichen einer Einsenkung zeigt, deuten auf eine echte Ablenkung des Kreislaufes vom Gehirn hin. Die Erklärung habe ich oben versucht. Die Beruhigung zeigt sich weiter in der, nach einer in den ersten Minuten sichtbaren geringfügigen Tachykardie eintretenden Verlangsamung der Pulse, die 30—40 Schläge in der Minute betragen kann. Auch die Atmung wird verlangsamt und es kommt meist zu einer Schlafeinstellung. Alle diese Wirkungen sind nur dann möglich, wenn der Patient die Umschnürung, die erzwungene Muskelruhe und die Bewegungsunmöglichkeit ohne Erregung verträgt. Sonst kann es zu Angstvorstellungen kommen, die die ganze Wirkung der Einpackung illusorisch machen. Die Dauer der Einpackung soll ungefähr eine Stunde sein und bis auf wenige Ausnahmen wird ein Halbbad oder eine Waschung angefügt.

Die Indikationen für die feuchte Einpackung bei Nervenkrankheiten ergeben sich aus der allgemein beruhigenden Wirkung. Bei Schlaflosigkeit wird die Einpackung entweder als eine Prozedur ad hoc in der Form gebraucht, daß abends, wenn in einer Einpackung (auch schon nach einer halben Stunde) die Schläfrigkeit eingetreten ist, ohne irgendwelche nachfolgende Prozedur versucht wird, die Schläfrigkeit auszunützen und den Patienten aus der Einpackung geradeaus ins Bett bringt. Ein solcher guter Effekt ist nicht allzu häufig. Besser ist es die Einpackung in den Vor- oder wie MATTHES vorschlug Nachmittagsstunden als eine Art Schlafschulung zu benützen. Nach der Einpackung von einer Stunde und etwa einer douche écossaise (s. oben) soll der Patient noch eine Stunde liegen. Oft ist so ein kurzer Schlaf zu erzielen, und es gelingt, eine Besserung der Schlaflosigkeit, zumindest kann diese Prozedur bei langsamer Entwöhnung von Schlafmitteln sehr nützlich sein.

Ganz ausgezeichnet ist die Wirkung der feuchten Einpackung bei den hyperkinetischen Neurosen, Chorea, Athetose, Maladie de tic convulsiv und bei neurotischen und hysterischen motorischen Unruhezuständen, immer wieder betont, daß der Zwang der Umschnürung vertragen wird. Bei Polyneuritis ist die Einpackung oft von großem Nutzen. Man kann sie selbst im ersten Stadium anwenden, allerdings werden sehr niedrige Temperaturen in diesem Stadium weniger, später ganz gut vertragen. Polyneuritiker können auch $1^1/_2$—2 Stunden in der Einpackung liegen bleiben. Wenn die Erwärmung gut ist, haben sie ein gutes Gefühl. Die Wirkung ist als solche eines protrahierten Umschlages anzusehen. Die Einpackung von langer Dauer bei maniakalischer Form der erethischen Psychosen ist in der psychiatrischen Literatur sehr viel erwähnt und dürfte wohl manchmal auch von Nutzen sein, doch gehört dazu ein gut geschultes Personal und die Tendenz, diese Prozedur nicht als Typus der Unschädlichmachung der unruhigen Patienten zu benützen. Ich habe schon Psychotiker in der Einpackung toben gesehen.

Bei Morbus Basedowii und nervösen Tachykardien ist die Einpackung von großem Nutzen, man sieht, wenn die Einpackung gut erwärmt wurde, das Zurücktreten thyreotischer Erscheinungen im Gesichtsausdruck, ein Weichen der allgemeinen Unruhe.

Die Einpackung ist in ganz ruhigen Räumen durchzuführen. Äußere Unruhe kann die ganze Wirkung illusorisch machen.

Die feuchte Einpackung führt in der Zeit bis zu zwei Stunden nur selten zum Schweiß; sollte man auf diesem Wege Schweiß erzeugen wollen, muß man die Packung dichter machen (mehrfach bedecken) und etwa auch Thermophore um den Patienten legen. Man wird sich aber oft damit begnügen, die durch die Einpackung erzielte Erwärmung als präparatorisch für die nachfolgende Prozedur zu machen, und da genügt entweder die gewöhnliche Art oder man kann den Patienten gleich in ein in heißes Wasser getauchtes Laken wickeln, wobei die Ausbreitung desselben schon genügt, daß die Anwendungstemperatur nicht sehr hoch wird. Die von PRIESSNITZ bei inveterierter Lues und bei chronischen Gelenkkrankheiten so viel angewendete *trockene Einpackung* (auch in Lindewiese gebräuchlich), wobei die Einpackung ohne feuchten Laken nur nach vorheriger Erwärmung (Muskelarbeit) gemacht wird, ist eine überaus eingreifende Prozedur, die bei ernsteren Nervenkrankheiten kaum Anwendung finden kann. Zur psychischen Umstellung ist diese Prozedur bei robusten Neurotikern genau so gut zu brauchen wie auch andere brutale Kuren (Diätkuren), die tief ins biologische Getriebe eingreifen und deren Wirkung sich eben auch am Nervensystem manifestieren kann.

8. Schwitzprozeduren.

Die Methoden der Überhitzung mit Schweißproduktion sind in der Therapie der Nervenkrankheiten vielfach verwendbar. Es ist festzuhalten, daß man in Wasserbädern weitaus nicht die hohen Temperaturen verträgt wie im Wasserdampf oder gar in heißer Luft (auch Glühlichtbad). Eine kurze Schwitzprozedur kann gut als Vorbereitungskur für kühle Prozeduren dienen. Längere, wie z. B. allmählich erhitzte Vollbäder bis 40° 20 Minuten und nachfolgende Einpackung oder Dampfkasten-, Heißluft-, Glühlichtbäder könnten bei Nervenkrankheiten in Betracht kommen, wenn die Idee vorhanden ist, daß toxische Substanzen eliminiert werden sollen. Das ist nun nur bei sehr wenigen Nervenkrankheiten der Fall und diese wenigen (Polyneuritis) vertragen in der Regel die starke Überhitzung ebenso wenig wie die starke Abkühlung. *Organische Erkrankungen des Zentralnervensystems sind überhaupt sehr empfindlich gegen große Überhitzungen.* Dennoch kann man einen Tabiker ruhig auf kurze Zeit (bis 8 Minuten) in einen Dampfkasten mit 48—50° C setzen und ihn danach lau abduschen. Er wird das überwiegend sehr angenehm empfinden. Das ist aber in den 8 Minuten keine Überhitzung sondern eine Vorwärmung. Hemikranien haben von Schwitzprozeduren meist großen Nutzen (in Verbindung mit salzloser Kost und etwa Brom-Luminal), und zwar sowohl die blassen als auch die roten Formen. Ob es sich da um eine vasomotorische oder Stoffwechselwirkung handelt, kann ich nicht genau sagen. Alle Fälle von Chorea können Schwitzkuren machen, oft mit sehr gutem Erfolg, vielleicht wegen der unklaren rheumatischen Komponente.

Sehr viel werden die Schwitzbäder jeder Art bei Neuralgien, besonders bei Ischias verwendet. Die Wirkung ist oft sehr gut, hängt aber sehr davon ab, welche und wie große neuritische Komponenten vorliegen. Auch bei Trigeminusneuralgien wird man den Patienten gerne schwitzen lassen und auch so bei einer rheumatischen (peripheren) Facialislähmung. Aber die Vorstellungen der möglichen Wirkungsart werden sich nicht überall völlig decken.

Die *lokalen Überhitzungsmethoden* mit Wasser, Dampf, Glühlicht und anderen Apparaturen sind in der Behandlung der Neuralgien sehr gebräuchlich. Es werden aber in der Praxis vielfach Fehler gemacht. Es muß betont werden, daß es nicht wahr ist, daß eine Überhitzung um so besser wirken muß, je höhere Temperaturen angewendet werden. Das Maximum und Optimum der Wirkung liegen nicht zusammen. Es ist besser z. B. bei Ischias eine mittlere Temperatur (bei Wasser 40—42°, bei Dampf etwa 50°, bei Heißluft 60°) länger, als enorm hohe Temperaturen kurze Zeit zu verwenden, zumal sie lange nicht vertragen werden. Sowohl der periphere Kreislauf als auch die Schweißproduktion leiden unter der sehr hohen Temperatur und ich sah schon reichlich Exacerbationen bei Ischias und Plexusneuralgien nach Anwendung sehr hoher Temperaturen. Gerade bei dieser Behandlung der Neuralgien jeder Art bewährt sich die kombinierte Behandlung von antineuralgischen Medikamenten und physikalisch-therapeutischen Methoden. Mit Dosen von 0,1—0,2 Pyramidon oder 0,5 Aspirin wird eine mittelstarke Überhitzung sicher ausgiebigeren Erfolg haben.

9. Umschläge und Kühlapparate.

Die sensu stricto kühlen, kühlenden und erwärmenden Umschläge (kalt angelegt, gut bedeckt) werden bei Nervenkrankheiten diejenige Verwendung finden, die die Indikation für lokale Kühlung oder Erwärmung feststellen läßt. Die Umschläge werden mit Apparaten kalt oder warm erhalten, durch die entsprechend temperisiertes Wasser fließt (Kühl- bzw. Warmschläuche), oder aber insbesondere zur Warmhaltung mit allen möglichen gut durchkonstruierten elektrischen Apparaturen kombiniert. Es ist zu betonen, daß eine tiefgehende Durchkühlung von Gewebe auf diese Art noch besser gelingt als eine Durchwärmung, da die Kälte neben direkter Kühlung den lokalen Kreislauf (Strömung) verschlechtert, während die hyperämisierende Wärme eben eine stärkere Durchströmung von Blut erzeugt, welches als Kühlung dient, so daß auch bei starken Wärmeanwendungen unter der Haut kaum eine höhere Temperatur zu erzielen ist als 37—38° C. Tiefergehend wirken zunächst die langwelligen Strahlen und insbesondere die Strahlen sehr hoher Frequenz und niederer Spannung (Diathermie). Kühlkappen (Schläuche, Eisbeutel) sind bei meningealen Reizzuständen, hyperämischen Kopfschmerzen, bei Hirnblutungen und auch bei Encephalitis viel in Verwendung. Es wurde schon oben auf die ungleichmäßige Wirkung äußerlich angewendeter Temperaturen auf das Schädelinnere hingewiesen. In der Praxis bewähren sich die Eiskappen bei Meningismus sehr gut, die Wirkung auf Hämorrhagien ist unklar. Sie wäre noch der älteren reinen Blutungstheorie angepaßt faßbar, weniger an die WESTPHALschen Ansichten der Entstehung von Hirnblutungen. Da aber die Tiefkühlung an sich ganz unsicher und unsere Vorstellungen über reflektorische Beeinflussung der Hirnzirkulation auch überaus unsicher fundiert sind, muß man sich mit der anscheinend guten beruhigenden Wirkung der starken Kopfkühlung als Pauschalvorstellung begnügen. Die starken Kongestionen (vasoneurotisch, klimakterisch) sind überwiegend extrakraniell und werden von Kühlapparaten gut beeinflußt. Sie vertragen aber energische Kühlung in der Regel nicht gut. Heiße Kopfumschläge sind bei ausgesprochener angiospastischer Migräne gut, die Anwendung von kleinen Glühlichtkasten über den ganzen Kopf ist technisch leichter und ihre Wirkung ausgiebiger. Vom Hinterhaupt und den Nacken aus wirken Kühlungen auf nervöse Tachykardie sehr gut (Basedow, Kardiopalmus) und empirisch beruhigend auf die Sexualsphäre (Pollutionen). Längs der Wirbelsäule werden Kühlapparate (Rückenschläuche) bei allen spinal-meningitischen und myelitischen Prozessen, sowie bei Tabes dorsalis nach alter Übung angewendet. Ich habe oft davon Beruhigung lanzinierender Schmerzen gesehen. Die Wirkung auf entzündliche Prozesse des Rückenmarks und seiner Häute ist fallweise sehr gut, dürfte aber oft so beurteilt werden wie der Einfluß der Kopfkühlung auf das Schädelinnere, wiewohl die Kühlung des Rückenmarkkanals doch einigermaßen besser gelingt als die des Gehirns. CHAPMAN, von dem die ersten Rückenkühlapparate (Beutel) herrühren, beschrieb eine Erwärmung der Peripherie, besonders der unteren Extremitäten, und eine Kreislaufvermehrung im Becken nach Kühlung besonders der unteren Wirbelsäule

(Menses werden verstärkt). Diese Wirkung ist meiner Erfahrung nach nicht so sicher, daß sie einer therapeutischen Verordnung zur Grundlage dienen könnte. Sicher ist aber eine Herabsetzung der spinalen Reflexerregbarkeit durch Kühlung der Wirbelsäule, und so ist diese einfache therapeutische Maßregel bei entsprechenden Neurosen und spinalen Erkrankungen sehr gut verwendbar.

Eine Kühlung der Lendenwirbelsäule und der Kreuzgegend kann eine Beruhigung der von dort innervierten Gebiete bewirken, besonders bei sexuellen Erregungszuständen, Blasenreizzuständen nervöser Genese.

Die Methode, schmerzhafte Nervenerkrankungen (besonders periphere), also schlechtweg Neuralgien und Neuritiden, mit intensiver Kälte zu behandeln, hat noch in der älteren Hydrotherapie eine größere Rolle gespielt. Sofern es sich um entzündliche Erkrankungen handelt, sprechen die neueren Erkenntnisse des Wesens und des Ablaufes des Entzündungsprozesses gegen die Methode der energischen Kühlung als Therapie. Vorübergehend kann man mit milder Kühlung immerhin Beruhigung entzündeter Nerven erreichen. Bei Neuralgien, besonders des Trigeminus hat noch WINTERNITZ vielfach die Methode der *Eisstreichung* geübt. Längs des kranken Nerven wurden durch 2—3 Minuten Streichungen mit einem Eisstück durchgeführt. Es erfolgt darauf eine satte Rötung der behandelten Gegend und ich glaube, daß es sich hier im wesentlichen nicht um eine kühlende, sondern um eine hyperämisierende Behandlung handelt. Mehr als vorübergehenden Erfolg habe ich von dieser Methode nicht gesehen.

Bei Polyneuritis wurde dagegen vielfach der gute Einfluß heißer Umschläge gerühmt. Man kann sich ihrer zur Überwindung der schmerzhaften Periode ganz gut bedienen.

Es ist am Platze, hier die in der Therapie der Nervenkrankheiten verwendeten *Kühlapparate für die Harnröhre (Psychrophor) und für den Mastdarm (ARZBERGERscher Apparat) sowie für die Vagina (Vaginalkühler)* zu besprechen.

Die Verwendung des Psychrophors mit zimmerkalter Temperatur und 5—15 Minuten Dauer ist bei Pollutionen, Spermatorrhoe, präzipitierter Ejaculation und herabgesetzter Potenz oft gut, jedoch die Wirkung ungleich. Sie ist am besten bei präzipitierter Ejaculation, besonders wenn dieselbe Folge langgepflogener Masturbation ist. Leidlich gut ist der Erfolg bei Pollutionen und Spermatorrhoe. Offenbar beruht die Wirkung auf Beruhigung in der Pars prostatica und Tonisierung der ejaculatorischen Muskulatur. Bei herabgesetzter Potenz ist die Wirkung ganz unsicher, was bei den mannigfachen uneinheitlichen Ursachen der Impotenz auch verständlich ist. Man soll das Psychrophor nicht bis in die Blase schieben, das Ende soll vor dem Sphincter stehen und langsames Einschleichen mit der Temperatur ist besser als sofortige Anwendung kalten Wassers. Man hat bei Enuresis nocturna der Kinder die Behandlung mit kaltem Psychrophor oft versucht. Ich glaube nicht, daß mehr als ausnahmsweise ein Resultat zu erwarten ist.

Der ARZBERGERsche Mastdarmkühlapparat kann vom Mastdarm aus auf Erregungszustände des Blasenhalses und Prostatagegend beruhigend wirken. Sehr niedrig temperisiertes Wasser zu verwenden, ist sicher ein Fehler. Vielfach beruhigen sich Reizzustände am Blasenhals und von der Prostata (Priapismus) wesentlich besser auf Wärme, wofür der ARZBERGERsche Apparat (bis 50° C) sehr gut brauchbar ist.

Der Vaginalkühler (auch -wärmer) kann fallweise bei Vaginismus gut wirken, jedenfalls ist bei der Wirkung eine suggestive Komponente in Rechnung zu ziehen.

Literatur.

Ángyán: Ther. Gegenw. **1898**, Nr 5. — Aufrecht: Ther. Mh. **1894**, Nr 8.

Beni-Barde: L'Hydrotherapie dans les maladies chroniques et les maladies nerveuxes. Paris 1893. — Brieger: Berl. klin. Wschr. **1902 I.** — Busch u. Plaut: Z. Neur. **1911**, 442. — Binswanger: Pathologie und Therapie der Neurasthenie. Jena 1896. — Bottey: Hydrotherapie médical. Paris 1891.

Chapman: Amer. J. med. Sci., Juli **1866**.

Determann: Z. physik. u. diät. Ther. **1899**, H. 3/4. — Mschr. physik. u. diät. Heilm. **1909**, 202. — Phys. Therapie des Zentralnervensystems. Stuttgart 1906. — Fortschr. Ther. **1925**, H. 25.

Ewnin: Ges. Pädiatr. Moskau **1896**, H. 3.

Fleury: Traité d'Hydrothérapie. Paris 1852. — Friedländer: Erkrankungen peripherer Nerven. Stuttgart 1907. — Fürbringer: Nothnagels Handbuch und Mschr. physik. u. diät. Heilm. **1909**, 545.

Gaspero: Grundlagen der Hydro- und Thermotherapie, H. 5/6. 1922. — Goldscheider: Z. physik. u. diät. Ther. **19** (1915); **1919**, H. 6/7; **1922**, H. 3.

Hauffe: Physikalische Grundlagen der Hydrotherapie. Berlin 1924. — Physikalische Therapie des praktischen Arztes. Wien 1926. — Wien. klin. **1906 I.** — Ther. Gegenw. **1926**, 4/5. — Hösslin: Münch. med. Wschr. **1891 I.**

Iselin: Grenzgeb. Med. u. Chir. **1911**, Nr 23.

Kraus: Med. Klin. **1908 I.**

Laqueur: Praxis der physikalischen Therapie. Berlin 1926. — Löwenstein u. Rácz: Z. Neur. **1927**, H. 5.

Matthes: Hydrotherapie. Jena 1903. — Müller, Otfried: Med. Klin. **1909 I.** — Müller u. Siebeck: Z. exper. Path. u. Ther. **1907**, H. 4.

Pick, C.: Bl. klin. Hydrother. **1893**, H. 3. — Pospischil: Bl. klin. Hydrother. **1892**, H. 12; **1896**, H. 4.

Schüller: Arch. klin. Med. **14**, H. 5/6. — Sternberg: Sehnenreflexe. Leipzig 1899. — Strasser: Klinische Hydrotherapie. Wien 1920. — Strasser u. Berliner: Mschr. physik. u. diät. Heilm. **1909**, Nr 9. — Strassburger: Hydro- und Thermotherapie, 1899. — Stursberg: Arch. f. exper. Path. **1911**, Nr 65.

Tobias: Z. physik. u. diät. Ther. **1909**, 82.

Weber, E.: Arch. Anat. u. Physiol. **1910**. — Winternitz: Hydrotherapie 1890. — Wolisch: Ther. Mh. **1896**, Nr 5. — Woroschinski: Ther. Mh. **1895**, Nr 2.

Balneo- und Klimatotherapie.

Von Erwin Wexberg-New Orleans.

I. Balneotherapie.

Der Gebrauch von Heilbädern in der Nervenheilkunde nimmt von Jahrzehnt zu Jahrzehnt größeren Umfang an. Das liegt nicht nur daran, daß die Neurologie sowohl im Wissen des Arztes als auch im Bewußtsein des Publikums eine immer größere Rolle spielt, so daß Störungen, die früher wenig beachtet und vor allem nicht als in die Domäne des Arztes gehörig angesehen wurden, heute den Nervenarzt beschäftigen. Der tiefere Grund ist vermutlich darin zu suchen, daß die modernen Anschauungen in der Medizin, die sich um das Kraussche Schlagwort der Pathologie der Person, um die Begriffe der Ganzheits- und Zusammenhangsbetrachtung gruppieren, die Isolierung, in welcher sich die einzelnen Fachdisziplinen der Heilkunde befanden, zu durchbrechen beginnen. Auf einer höheren Ebene, ausgerüstet mit der imponierenden Masse von Einzelkenntnissen und Ergebnissen experimenteller und klinischer Forschung, nimmt die Medizin unserer Tage vielfach die Methodik der alten Heilkunst wieder auf, die die strenge Teilung in Sonderfächer noch nicht kannte, „Kranke, nicht Krankheiten" behandelte und aus humoralpathologischen Gesichtspunkten den ganzen Organismus und jede Einzelstörung ins Auge faßte. Hand in Hand damit geht ein neuerwachendes Interesse für die Therapie überhaupt, die allzulange — gerade in der Neurologie — hinter der rein naturwissenschaftlich beobachtenden Richtung in der Medizin zurücktreten mußte. So wird es verständlich, daß der Gebrauch von Heilbädern in der Nervenheilkunde heute auch dort, wo eine spezifisch pharmakodynamische Beziehung zwischen dem Nervensystem und der Zusammensetzung dieser oder jener Therme nicht angenommen werden kann, im therapeutischen Gesichtskreise des Klinikers einen breiteren Raum einnimmt. Denn wenn es sich nicht mehr darum handelt, ein erkranktes Nervensystem innerhalb eines „sonst" gesunden Organismus zu behandeln, sondern einen kranken Organismus, dessen Störung sich hauptsächlich, nicht ausschließlich, neurologisch manifestiert, dann sind therapeutische Indikationen, die dem Bereiche der Gesamtmedizin angehören und denen man eine mehr oder weniger gut analysierte Allgemeinwirkung auf den Organismus zuschreibt, eben auch für die sog. Nervenkrankheiten gegeben. Dies gilt implizite auch für die Heilbäder und führt zu einer Erweiterung ihres Anwendungsbereiches, wie wir sie eben heute auf unserem Gebiete zu beobachten Gelegenheit haben.

Mit den Anpreisungen in Kurorteprospekten, die aus durchsichtigen Gründen das Bereich der für den jeweiligen Kurort geltenden Indikationen so weit als möglich zu erstrecken bestrebt sind, hat dies natürlich nichts zu tun. Es kann schon hier nicht unerwähnt bleiben, daß es unseres Wissens derzeit keinen Kurort gibt, in dessen Indikationstafel die „Nervenkrankheiten" nicht aufgezählt würden. Das liegt gewiß daran, daß auf keinem Gebiet so sehr wie auf dem der funktionellen Nervenkrankheiten das Prinzip des „aliquid fieri" geübt wird. Die Überschätzung des Suggestionsfaktors spielt hier eine wesentliche Rolle. Der Arzt schickt nervöse Patienten, die sich im Frühsommer an ihn wenden, unbedingt in ein Heilbad. Es kann, so meint er, nicht schaden. Und wenn es selbst keine physiologische Wirkung haben sollte, so wird doch die psychische Wirkung, die auf der Suggestion beruht, nicht ausbleiben.

Diese „Suggestion" geht von der ärztlichen Autorität, der eigenen sowohl wie der des Badearztes, aus, aber vor allem auch von der „Gesundungsathmosphäre", die gemeinhin in Kurorten herrscht und die massenpsychologisch zu verstehen ist. In den Pensionen und Hotels, in den Wartezimmern der Badeanstalten und der Kurärzte bilden die Krankheiten, die zu heilen man den Kurort aufgesucht hat, ein unerschöpfliches Gesprächsthema. Gilt diese begreifliche Eigenart kranker Menschen in Sanatorien und Krankenhäusern gewöhnlich als ein beträchtliches Hemmnis jeder Therapie, weil hier jeder Patient anders behandelt wird und die Vielfalt der Heilbehelfe zur Kritik und zu der bangen Frage auffordert, ob der Chefarzt mit dieser Injektionskur oder jener elektrischen Behandlung auch das Richtige getroffen hat, so gilt im Kurort das Umgekehrte. Hier ist es ähnlich wie beim Wunderdoktor. Wenn soviele Menschen alljährlich hierherkommen, um Heilung zu suchen, so muß doch etwas dran sein. Geschichten von wunderbaren Heilungen werden erzählt. Stammgäste, die seit Jahrzehnten ihren Urlaub hier verbringen, stellen sich freiwillig in den Dienst der Propaganda. Der Neuankömmling, dem die Erfolge des Heilbades in poetischer Verklärung geschildert werden, steht beschämt, weil er dem Ruhm dieser erfahrenen Kronzeugen natürlicher Heilkraft noch nichts entgegenzusetzen hat. Gesund zu werden, wird Ehrensache. Die Skeptiker und Pessimisten, die jedes Heilbad für einen Schwindel halten, dazu bestimmt, Hotelbesitzer zu bereichern, sind weit in der Minderzahl dank der negativen Auslese, die sich daraus ergibt, daß sie meist gar nicht hinkommen. So wird ein Wetteifer der Gesundung geschaffen, eine Atmosphäre des gläubigen Optimismus, der sich kaum ein Kurgast entziehen kann. Und daß es vor allem die Nervösen sind, die dem Zauber dieser Suggestion erliegen, bedarf keiner näheren Begründung. Das unsachliche Geltungsstreben des Neurotikers, der es ansonsten versteht, sein Leiden ins rechte Licht zu setzen und Mitleid und Rücksicht von seiten der Umgebung zu ernten, kann sich dort, wo das Gesundwerden gewissermaßen die Losung des Tages ist, gegebenenfalls auch in einem vorübergehenden Gesundheitswillen äußern. In *dieser* Hinsicht sind Heilbäder, wundertätige Quellen wie Lourdes und berühmte Kurpfuscher von gleichem Wirkungswert. Kronfeld spricht von einem „Erlebnis des Umschwungs"; bis dahin hatte das Kranksein im Vordergrund gestanden. Nunmehr tritt an dessen Stelle das Erlebnis des Behandeltwerdens.

Aber es ist keine Frage, daß diese Art unspezifischer Suggestionstherapie nicht unbedingt positiv zu bewerten ist. Zugegeben sei, daß in gewissen Fällen auf diesem Wege auch Dauerheilungen erzielt werden. Von dem Mechanismus dieser therapeutischen Erfolge zu sprechen, ist hier nicht am Platze. Diesbezüglich sei auf das Kapitel über Psychotherapie verwiesen. Dagegen muß hier gesagt werden, daß Suggestionstherapie, und insbesondere die balneologische Suggestionstherapie, durchaus nicht in allen Fällen von neurotischer Erkrankung angezeigt ist. Überall dort, wo eine eingreifendere psychische Behandlung, etwa eine der tiefenpsychologischen Methoden, indiziert erscheint, ist von jeder Suggestivtherapie abzuraten, weil ihre Anwendung mit der tiefenpsychologischen Interpretation in logischem Widerspruch steht und dieselbe entwertet. Man wird in solchen Fällen um der radikalen Heilung willen auf billige Erfolge, die etwa durch ein Heilbad zu erzielen wären, wohl oder übel verzichten müssen. Denn Beseitigung von Symptomen und Heilung sind hier durchaus nicht gleichzuachten. Aber auch abgesehen davon, gilt hier dasselbe wie bei anderen

Suggestivkuren: daß sie, wenn sie nichts nützen, schädlich sind. Die Enttäuschung nach einer erfolglosen Badekur ist bei Nervösen entschieden anders zu bewerten als bei organisch Kranken. Sie verstärkt den Glauben an das Kranksein und ebendadurch dieses selbst.

Vom Faktor der Suggestionswirkung soll also im folgenden nicht weiter gesprochen werden. Er läßt sich weder bei organischen noch bei funktionellen Erkrankungen je ganz ausschließen, ist, wie gesagt, nicht immer erwünscht, zumal dort, wo die Heilwirkung einzig und allein auf ihm beruhen soll. Das wird allerdings nur in einer Minderzahl der Fälle zutreffen. Die übergroße Mehrzahl der funktionellen Neurosen, die man in Heilbädern findet, bietet wohl auch balneologische Indikationen rein physiologischer Art. Von ihnen soll später gesprochen werden. Hier sei nur noch, weil dies unterschiedslos für alle balneotherapeutischen Kuren gilt, der *Allgemeinwirkung* gedacht, die sich aus der geänderten Lebensweise im Kurort ergibt. Balneo- und Klimatotherapie sind diesbezüglich weder voneinander noch von anderen, rein psychisch wirksamen Faktoren zu trennen.

Da ist zunächst der Einfluß der *Landschaft*. Die psychische Wirkung des Meeres, der Dünen und der Wälder am Ostseestrand, der südlichen Vegetation, des blauen Himmels und blauen Wassers an der Riviera, an der Adria oder an den oberitalienischen Seen, der freundlichen Idylle waldigen Hügellandes im Mittelgebirge, der stummen Erhabenheit schneebedeckter Hochgebirgsgipfel — diese Wirkungen entziehen sich in ihrer Mannigfaltigkeit der psychologischen Analyse, schon um ihres höchst individuellen Charakters willen. Hier spielt nicht nur und nicht einmal in erster Linie angeborenes Temperament eine Rolle, sondern vor allem die erlebnismäßigen Voraussetzungen in Kindheit und Jugend, die Charakter und Geschmacksrichtung gestalten halfen. Eingehendere charakterologische Kenntnisse, die der Arzt, und insbesondere der Nervenarzt, nicht immer wird entbehren können, werden es noch besser als heute ermöglichen, für bestimmte charakterologische Typen Prognosen hinsichtlich der Wirkung bestimmter Landschaften zu stellen, und diese Prognosen dürften bei der Indikationsstellung für Badekuren eine größere Rolle spielen, als man im allgemeinen denkt. So gibt es Menschen, die auf Gipfeln, andere die nur in Tälern leben können, Charaktere, denen das offene Meer, andere, denen der Binnensee zusagt. Kennt man den Menschen und seine Vorgeschichte, dann wird sich auch seine Stellungnahme zur Natur charakterologisch deuten und verstehen lassen.

Hat man aber einmal in der Auswahl der spezifischen Landschaft das Richtige getroffen, dann ist ihre psychische Heilwirkung unverkennbar und von der Bäderwirkung durchaus nicht streng zu sondern. Der Versuch, diese Wirkung zu analysieren, würde tief in pathopsychologische Erörterungen hineinführen, die hier nicht am Platze sind. Nur soviel sei gesagt; es scheint, daß das Naturerlebnis, wie jedes starke Erlebnis, die Kraft besitzt, den ichbefangenen, allzusehr mit seinen körperlichen und seelischen Beschwerden, seinen inneren und äußeren Konflikten beschäftigten Nervösen auf einige Zeit von sich selbst zu befreien, vorausgesetzt, daß innere Verkrampftheit nicht jede natürliche Erlebnisfähigkeit lahmgelegt hat. Ich erinnere mich einer Platzangstkranken, die mir während einer Badekur in Gastein staunend berichtete, daß sie auf einem schmalen Fußsteig zwischen Fels und Wald zum erstenmal seit vielen Jahren von ihrer Platzangst befreit war, so sehr erfüllt von dem Eindruck der Landschaft, daß nichts mehr, auch das neurotische Symptom nicht, in ihr Platz hatte.

Hinzu kommen Faktoren banalerer und allgemein bekannter Art: die gründlich geänderte Umgebung, vor der die krankmachenden Übel des Alltags verblassen — eine Art Waffenstillstand in dem aufreibenden Kampf um das Leben, den der Nervöse, und nicht nur dieser, zu führen hat. Der alltägliche Gang zur Arbeitsstätte, die bis zum Überdruß bekannten Gesichter von Arbeitsgenossen und Familienmitgliedern, mit denen man in latentem oder offenem Konflikt steht, der kleine Ärger wirtschaftlicher Sorgen — all das ist im Badeort zwar nicht aus der Welt geschafft, aber suspendiert. Eine Atempause von einigen Wochen ist dem Patienten gegönnt, neue Menschen, neue Wohnstätten, neue Ziele und Wege sind um ihn, und sofern er noch soviel Elastizität bewahrt hat, um das Alte wenigstens teilweise aus seiner Vorstellung auszuschalten, wird sich die neue Umgebung als Heilfaktor geltend machen. Das ist wohl auch der Sinn der vielfältigen Unterhaltungen und Vergnügungen, die einem guten Herkommen gemäß in Kurorten geboten werden. Kurmusik, Gelegenheiten zu geselliger Zusammenkunft, Tanz, Spaziergänge und Ausflüge, Kartenspiel — all das steht zur Verfügung, und diese Einrichtungen zum Zeitvertreib haben sich zweifellos entwickelt, weil gerade in Kurorten ein wirkliches Bedürfnis danach besteht.

Kucera nimmt an, daß diese Eindrücke auf dem Umweg über die Psyche auch das vegetative Nervensystem erreichen und so zu somatischer Wirksamkeit gelangen.

Diese Erörterung der psychischen Heilfaktoren mußte dem eigentlich balneologischen Teil vorausgehen. Er wird im Rahmen dieses Handbuches naturgemäß den Charakter einer allgemeinen Balneotherapie haben. Die spezielle Balneotherapie, d. h. die Besprechung der balneologischen Indikationen einzelner Krankheiten, muß dem speziellen Teil des Handbuches vorbehalten bleiben und wird zweifellos jeweils in den betreffenden Abschnitten ihren Platz finden.

1. Akratothermen und Radiumwässer.

Die therapeutische Praxis unserer Zeit räumt den sog. Akratothermen in der balneologischen Behandlung von Nervenkrankheiten unstreitig den ersten Platz ein. Unter Akratothermen verstand man lange Zeit hindurch natürliche Wässer, die sich als heilkräftig erwiesen, obwohl sie „ungemischt“ waren, d. h. keine nennenswerten mineralischen Bestandteile, denen man Heilwirkung beimessen konnte, in Lösung enthielten. Tatsächlich enthalten die Wässer von Wildbad in Württemberg, Oberschlema, Pfäfers und Ragaz in der Schweiz, Gastein, Néris in Frankreich usw. keinerlei mineralische Bestandteile, denen ihrer Art oder ihrer Menge nach eine Heilwirkung zugesprochen werden könnte. War demnach ihre empirisch festgestellte Heilwirkung zu einer Zeit, da man nur gelöste feste Bestandteile als Heilfaktoren der Bäder kannte, unerklärlich, so wurde sie seit der Entdeckung des Radiums und seit dem Nachweis von Radiumemanation in den indifferenten Thermen auf diese zurückgeführt. Tatsächlich erwies sich die therapeutische Wirksamkeit künstlicher Radiumemanationsbäder und -trinkkuren bei Rheumatismen, Arthritiden, Ischias usw. als grundsätzlich wesensgleich mit dem Erfolg der Kuren in Wildbädern. Aber es zeigten sich bald zwei wesentliche Unterschiede: erstens war das Anwendungsbereich der indifferenten Thermen größer als das der künstlichen Radiumemanationsbäder. Es umfaßte außer den rheumatischen und arthritischen und diesen nahestehenden Erkrankungen insbesondere auch Gefäßerkrankungen, etwa Angioneurosen, gewisse endokrine Störungen usw., die auf künstliche Radiumemanationskuren nicht reagierten; und zweitens mußte man bei letzteren, um überhaupt einen Effekt zu erzielen, Dosierungen anwenden, die ihrer Größenordnung nach weit höher waren, als dem höchstmöglichen Emanationsgehalt natürlicher Wildbäder entsprach. Die Dosierung der künstlichen Emanationsbäder zählt nach Zehntausenden Mache-Einheiten im Liter Wasser, die der natürlichen nur nach Hunderten (in Gastein etwa durchschnittlich 130 Mache-Einheiten). Künstliche Emanationsbäder von dem Emanationsgehalt etwa der

Gasteiner Therme wären vollkommen wirkungslos. Daraus geht hervor, daß die zweifellos vorhandene Heilwirkung der Wildbäder nicht ausschließlich und vielleicht nicht einmal in erster Linie auf ihrem Emanationsgehalt beruht. Hier spielen offenbar physikalisch-chemische Eigenschaften der natürlichen Thermen eine Rolle, die man bisher noch nicht kennt. Die beträchtlich erhöhte elektrische Leitfähigkeit, die etwa dem Gasteiner Thermalwasser im Verhältnis zu gewöhnlichem Quellwasser zukommt und die unseres Wissens mit dem Emanationsgehalt allein nicht zu erklären ist, könnte möglicherweise in diesem Zusammenhang von Bedeutung sein.

Welche physiologischen Wirkungen kommen nun den indifferenten Thermen zu? Für die Gasteiner Therme ist seit langem eine ausgesprochen *wachstumfördernde Wirkung* nachgewiesen. Froschlarven, die in Gasteiner Thermalwasser aufgezogen wurden, zeigten wesentlich stärkeres Wachstum als die Kontrolltiere in gewöhnlichem Wasser von derselben Temperatur.

Nach SCHNEYER erreichten die Larven im kalten Thermalwasser fast die doppelte Länge als im gewöhnlichen Quellwasser. Das Wachstum im ausgeschüttelten (von Emanation befreiten) Thermalwasser war stärker als im Leitungswasser, aber schwächer als im nicht ausgeschüttelten Thermalwasser. Ebenso verhielt sich die Lebensdauer der Larven. SCHNEYER vermutet, daß dieser wachstumfördernde Einfluß des Thermalwassers mit einer Wirkung auf die endokrinen Drüsen im Zusammenhang steht, da sich die Larven ähnlich verhielten wie solche, die in mit Thymus versetztem Leitungswasser gezüchtet wurden.

Mit Beobachtungen dieser Art stimmt die Tatsache überein, daß der Gebrauch indifferenter Thermen seit jeher beim Bestehen maligner Tumoren und nach der operativen Beseitigung solcher als kontraindiziert gilt. Allerdings wurde unseres Wissens eine wachstumfördernde Wirkung indifferenter Thermen auf Geschwülste klinisch niemals festgestellt.

Klinisch bedeutsamer ist eine andere, vielleicht mit der ersteren in innerem Zusammenhang stehende physiopathologische Wirkung der indifferenten Therme. Sie besteht in ihrer Fähigkeit, *latente, chronische oder subakute* Entzündungsprozesse akut zu machen. Diese Eigenart der indifferenten Thermen bildet auch wiederum eine Gegenanzeige bei all jenen Krankheitsprozessen, bei welchen eine derartige Wirkung nicht erwünscht ist. So sah ich einmal einen scheinbar geheilten Prostataabsceß nach einigen Gasteiner Bädern neu aufflammen und unter hohem Fieber in ein septisches Krankheitsbild auslaufen.

Andererseits kann es keinem Zweifel unterliegen, daß ein wesentlicher Teil der kurativen Wirkung der indifferenten Therme mit der genannten Eigenart in nahem Zusammenhang steht. Sie ist seit alters her unter dem Titel der *Badereaktion* bekannt. In der Praxis äußert sich die Badereaktion darin, daß nach einigen — gewöhnlich nach 5—7 — Thermalbädern die Erscheinungen des Muskel- oder Gelenksrheumatismus, der Neuritis, Neuralgie oder Ischias, die am Beginn der Kur etwa geringfügig oder gar nicht vorhanden waren, plötzlich aufflammen. Hand in Hand damit geht sehr oft ein allgemeines Krankheitsgefühl, benommener Kopf, Mattigkeit, Herzbeklemmungen, zuweilen wohl auch leichte Temperatursteigerung. Nach 2—3 Tagen pflegt die Reaktion abzuklingen.

Dieser normalen und eigentlich erwünschten Form der Reaktion stehen andere Formen gegenüber, die als Störung des beabsichtigten Heilungsprozesses betrachtet werden müssen. In manchen Fällen — insbesondere ist dies nach meinen Erfahrungen nicht selten bei der Ischias der Fall — nimmt die Reaktion den Charakter eines schweren akuten Anfalls an, der dann auch wochenlang dauern kann. Man hat hier den Eindruck einer toxischen Wirkung, die von der Therme ausgeht, zumal da ihr Eintreten unverkennbar auch von der Dosierung der Bäder abhängig ist. Denn diese unerwünscht starke und protrahierte

Reaktion tritt besonders in solchen Fällen ein, wo die Bäder hinsichtlich der Temperatur, der Dauer und der Frequenz im Beginn der Kur überdosiert wurden. Von einer strengen Gesetzmäßigkeit kann freilich nicht die Rede sein. Allzusehr ist dabei individuelle Empfindlichkeit und Kondition im gegebenen Zeitpunkt mit im Spiele. Man sieht Fälle von kaum abgelaufener akuter Ischias, bei welchen ausgesprochen überdosierte Bäder reaktionslos vertragen werden, und andere, wo die „toxische" Reaktion schon nach dem ersten kurzen, lauen Bade eintritt. Immerhin sind die Fälle, wo die verstärkte und protrahierte Reaktion mit Überdosierung in Zusammenhang zu stehen scheint, sichtlich in der Überzahl.

Eine andere Form der unerwünschten Badereaktion ist die *Spätreaktion*. Unabhängig davon, ob zur typischen Zeit, nach dem 5.—7. Bad, eine Reaktion eingetreten ist oder nicht, setzt in solchen Fällen gegen Ende der Kur, etwa nach dem 15.—18. Bad, eine Exacerbation der Beschwerden ein, die gewöhnlich auch mit den üblichen Allgemeinerscheinungen — Mattigkeit, Krankheitsgefühl, Kopfdruck usw. — verbunden ist. Diese — übrigens seltene — Erscheinung ist wohl so zu deuten, daß in allmählicher Summation ein Sättigungspunkt erreicht und überschritten ist, bis zu welchem die Toleranz des Organimus für die Therme eben noch reicht. Die individuellen Bedingungen der Spätreaktion entziehen sich vorläufig durchaus unserer Kenntnis.

Dasselbe gilt auch von der Tatsache, daß die Badereaktion als solche überhaupt *keine konstante Erscheinung* ist. Wir fanden sie wohl kaum in der Hälfte der Fälle, und wieder sind wir uns über die Bedingungen ihres Auftretens oder Ausbleibens durchaus im unklaren. Zweifellos ist, daß sie in keinerlei gesetzmäßigen Beziehung zum therapeutischen Effekt der Kur steht. Es wäre ebenso falsch zu behaupten, daß das Eintreten der Reaktion für das Zustandekommen der Heilwirkung unerläßlich, wie daß die Heilwirkung in Fällen, wo eine deutliche Reaktion aufgetreten ist, garantiert wäre. Eine exakte Statistik zu dieser Frage würde vermutlich ergeben, daß die Heilerfolge in Fällen, die deutlich reagierten, nicht wesentlich besser sind als in jenen ohne Reaktion.

Hier sei die Statistik von FRITZ aus Wildbad (Württemberg) angeführt. In einer 220 Fälle umfassenden Gruppe von rheumatischen, arthritischen und neuralgisch-neuritischen Erkrankungen und tabischen Schmerzen erfolgte keine Reaktion in 6 Fällen, nur allgemeine Reaktion (Mattigkeit, Unbehagen, Nervosität, Kopfschmerzen, unruhiger Schlaf oder gesteigertes Schlafbedürfnis, Herzklopfen, Wärmegefühl, stärkerer Harndrang, leichte Verdauungsstörungen) in 100 Fällen, dagegen in 114 Fällen ausgesprochene Herdreaktion. Kontrollfälle, die in Brunnenwasser badeten, hatten keine Reaktion. — Eine Statistik der Erfolge mit Hinblick auf Art und Auftreten der Reaktion im einzelnen Fall gibt auch FRITZ nicht. Was aber den großen Prozentsatz der Fälle mit Reaktion in seinem Material anbelangt, so ist wohl darauf hinzuweisen, daß die in 100 seiner Fälle ausschließlich beobachtete Allgemeinreaktion durchaus nicht immer zweifellos Reaktionscharakter gehabt haben dürfte. Eine ganze Reihe von Erscheinungen, die FRITZ als Kennzeichen der Allgemeinreaktion betrachtet, können sehr wohl auch bloß die Folge der geänderten Lebensweise, des anderen Klimas, der anderen Ernährung, vielleicht auch bloß Suggestivwirkung bei Patienten sein, die auf das Auftreten der Reaktion warteten.

Die Frage nach dem Wesen der Badereaktion läßt sich heute noch nicht befriedigend beantworten. Nach SCHOBER ist das einzelne Thermalbad ein unterschwelliger Reiz, der aber bei Wiederholung durch Summation eine Reizschwelle erreicht, von der an er wirksam wird. Er erzeugt eine Herdreaktion, daneben aber eine allgemeine Leistungssteigerung, die als omnicelluläre Protoplasmawirkung erklärt wird. MITTENZWEY führt die Reaktion bei Akratothermen auf ihre Mineralfreiheit und den dadurch bedingten kräftigen Hautreiz zurück. Im Mittelpunkt der Erklärungsversuche steht die heute ziemlich allgemein angenommene Auffassung, daß die Wirkung der indifferenten Thermen der der *parenteralen Eiweißzufuhr* analog ist, und tatsächlich hat insbesondere die Untersuchung der Blutkörperchensenkungsgeschwindigkeit, der Leukocytenformel und des Blutdrucks die Berechtigung dieser Analogie erwiesen. Diese Hypothese der Wirkungsidentität von Thermalbädern und unspezifischer Proteintherapie stammt von SCHOBER, GERONNE, GRUNOW, ZIMMER, SCHNEYER, WESKOTT u. a. Auch die parenterale Eiweißzufuhr besitzt die Eigenschaft, latente, subakute und chronische Prozesse akut zu machen; hier wie dort tritt in unmittelbarer Folge der Einverleibung häufig eine akute Exacerbation ein, die bei anfänglicher Überdosierung unerwünschte Dimensionen annehmen kann. Aber hier wie dort ist die therapeutische Wirkung durchaus nicht an das Auftreten der Reaktion gebunden, und diese kann auch nicht als hinreichende Bedingung für die Heilwirkung betrachtet werden. Auch bei der Milchinjektionsbehandlung der Ischias sieht man Fälle, die keine nennenswerte Temperatursteigerung und keine Herdreaktion nach der Injektion aufweisen und die doch im Anschluß an die Kur zur Heilung gelangen, und wieder andere, wo trotz lebhafter Fieberreaktion und Herdreaktion keine wesentliche Heilwirkung eintritt. Es bedarf keiner Erwähnung, daß uns der Mechanismus der parenteralen Eiweißtherapie letzten Endes auch nicht viel näher bekannt ist als der der Thermalquellenwirkung.

Nach SCHAZILLO tritt während der allgemeinen Bäderreaktion im Organismus eine jähe Störung in der Elektrolytzusammensetzung auf, und zwar vermindert sich der NaCl- und der Ca-Gehalt im Blut erheblich. Nach dem Abklingen der Reaktion wird auch der NaCl- und Ca-Gehalt wieder normal. Nach weiteren Untersuchungen steigt der K-Gehalt des Blutes bei gleichzeitigem Sinken des Ca-Spiegels. SCHAZILLO nimmt an, daß die Hautreizwirkung im Wege eines über die vegetativen Zentren geleiteten Reflexes die Veränderung des Elektrolythaushalts im Serum bewirkt. — Nach GRUNOW bewirken die ersten Bäder (Wildbad) eine Einschwemmung von Leukocyten in das periphere Capillargebiet (s. auch SCHNEYER); dann kommt es zum Leukocytensturz. Parallel damit geht zuerst ein Abströmen saurer Valenzen, dann ein Abströmen alkalischer Valenzen nach dem Blut. Zunächst komme es zu einer Vagotonisierung der Haut und dann zu einer Vagotonisierung der Krankheitsherde, die sich in einer Heilentzündung manifestiert. Die Vagotonisierung sei auch die Ursache der wachstumfördernden Wirkung auf Tumoren. Bei entzündlichen Lokalprozessen bewirken die Thermalbäder eine Erhöhung der Blutkörperchensenkungsgeschwindigkeit, die noch wochenlang nach Beendigung der Kur anhalten kann. Dauer und Stärke dieser Beschleunigung hängen von der Intensität der lokalen Zellzersetzungsprozesse ab. Bei Allgemeinleiden und bei Gesunden tritt meist keine Beschleunigung, sondern Verlangsamung der Blutkörperchensenkung ein.

STAHL nimmt ebenfalls, wie GRUNOW, eine vagotonisierende Wirkung des Thermalbades an, die sich in den Krankheitsherden vermöge der ihrer niedrigeren Reizschwelle entsprechenden höheren Ansprechbarkeit in besonderem Maße zeigt. Da nach GLASER im Senium der Sympathicustonus überwiegt, werde so die „verjüngende“ Wirkung der Thermalbäder als eine Art „balneologische Vagotonie“ verständlich. Da bei nüchternem Magen physiologische Vagotonie besteht, sei die erhöhte Wirkung der Thermalbäder vor dem Frühstück als Summationswirkung zu erklären.

In größerem Zusammenhang behandelt H. VOGT die Frage der Bäderwirkung, wobei auch er, auf Gedankengängen von W. KRAUS und ZONDEK fußend, die Gleichgewichtslage der Elektrolyten, insbesondere Ca und K, und ihre Beziehung zum vegetativen System in den Vordergrund rückt (s. auch WIECHOWSKI). Die Regulierbarkeit dieser Gleichgewichtslage vom Hautorgan aus und damit die spezifische Beeinflußbarkeit des vegetativen Tonus ist durch zahlreiche Beobachtungen erwiesen (s. auch PULAY). Auch die „nach innen gerichtete Schutzfunktion der Haut“, E. HOFFMANNS und E. F. MÜLLERS „Esophylaxie“, steht, wie neuerlich angenommen wird, mit Ionenverschiebungen und in direkter Beeinflussung des vegetativen Systems und der endokrinen Drüsen in Beziehung. BRUNO BLOCH weist nach, daß die Haut unter der Einwirkung gewisser unspezifischer Reize Substanzen produziert, die entweder direkt oder im Wege einer Verschiebung des Ionengleichgewichts auf das vegetative System einwirken. Derartige Hautwirkungen sind auch durch intrakutane Injektionen (auch von destilliertem Wasser), nicht aber durch subkutane Einspritzung zu erzielen. Sie bestehen in Alkalose, Leukocytensturz, Hypoglykämie, Verminderung des Gesamtstickstoffs und des Reststickstoffs (VOLLMER, E. F. MÜLLER, ARNOLDI, GURWICZ, DIENER und WITSCH, alle zit. nach STRASSER).

Was die Wirkung der indifferenten Thermen von der der Reizkörpertherapie unterscheidet, das ist die *therapeutische Spätwirkung*. So sehr man anfänglich geneigt ist, die Versicherung der Kurärzte, daß die eigentliche Heilwirkung sich erst Monate nach Abschluß der Kur zeigen werde, als eine wohlgemeinte Vertröstung in refraktären Fällen zu betrachten, so sehr muß man bei längerer eigener Erfahrung zugestehen, daß diese Spätwirkung tatsächlich vorkommt. Gerade hier darf der Suggestionsfaktor eher außer Betracht bleiben als bei den Kuren, die sofort erfolgreich sind. Immer wieder erhält man Berichte von Kranken, die resigniert und pessimistisch aus dem Heilbad zurückgekehrt waren und die 2 oder 3 Monate später erst ohne Anwendung irgendeiner neuen Therapie ihre Beschwerden spontan schwinden fühlten. In manchen Fällen hat diese Spätwirkung durchaus den Charakter einer vollständigen Heilung. In anderen stellt sie eine weitgehende Remission dar, die einige Monate anhält und hierauf von einer neuen, wenn auch milderen Exacerbation gefolgt ist.

Und auch hier ist festzustellen, daß von irgendeiner Gesetzmäßigkeit durchaus keine Rede sein kann. Es gibt Fälle, wo die Besserung schon während der Kur, solche, wo sie knapp nach dem Ende der Kur, solche, wo sie nach einigen Wochen, nach einigen Monaten, und solche, wo sie gar nicht eintritt. Irgendeine Voraussage hat sich bisher weder unter Berücksichtigung der individuellen Konstitution oder des jeweiligen Leidens, noch in Beziehung auf Art und Stärke der jeweiligen Badereaktion als möglich erwiesen. Ja, es muß sogar behauptet werden, daß bei einem und demselben Patienten sowohl hinsichtlich der Reaktion als auch hinsichtlich des Zeitpunktes der Heilwirkung weitgehende Schwankungen bestehen. Derselbe Patient, der bei seiner ersten Kur lebhaft reagierte und schon während der Kur deutliche Besserung verspürte, kann im nächsten Jahr die Kur ohne Reaktion absolvieren und die Heilwirkung erst nach Monaten feststellen. Dabei kann man nicht etwa von einem gesetzmäßigen Nachlassen der Wirkung bei Wiederholung der Kur sprechen; denn auch das Umgekehrte kommt vor: reaktionslose Kur und Spätwirkung im ersten, lebhafte Reaktion und sofortige Wirkung im nächsten Jahr. Daß aber auch zwischen Reaktion und Zeitpunkt der Heilwirkung keinerlei gesetzmäßige Beziehungen bestehen, wurde schon erwähnt. Inwieweit für dieses recht komplizierte Verhalten die jeweilige Kondition des Patienten, inwiefern die Interferenz der Bäderwirkung mit sonstigen — etwa klimatologischen, meteorologischen — Faktoren als Erklärung in Betracht kommt, entzieht sich unserer Kenntnis.

Das *Indikationsgebiet* der Akratothermen ist im Bereiche der Neurologie ziemlich weit und dabei ziemlich einheitlich. Die meisten Erkrankungen des Nervensystems, die erfahrungsgemäß auf indifferente Heilbäder günstig reagieren, zeigen als Kardinalsymptom mehr oder weniger heftige *Schmerzen,* und umgekehrt kann gesagt werden, daß der Gebrauch der Akratotherme bei weitaus den meisten schmerzhaften Nervenkrankheiten angezeigt ist. Die *anodyne* Wirkung der indifferenten Thermen steht durchaus im Vordergrund aller Indikationen.

Von den Erkrankungen des *Zentralnervensystems* ist in diesem Zusammenhang vor allem die *Tabes* zu nennen. Gute Erfolge sind hier in erster Linie hinsichtlich der lanzinierenden Schmerzen und der diesen nahestehenden Parästhesien zu erwarten. Die sonstigen Erscheinungen der Tabes — Ataxie, Opticusatrophie, Krisen der vegetativ innervierten Organe — verhalten sich refraktär, vielleicht mit Ausnahme der Augenmuskelparesen, bei denen ein günstiger Kurerfolg gelegentlich beobachtet wird. In Oberschlema soll nach Mittenzwey sogar deutliche Besserung des Blutbefundes erzielt werden. — Bei den schmerzhaften Formen der *Syringomyelie* sind Erfolge nicht ausgeschlossen, obwohl es sich hier im wesentlichen um zentrale Schmerzen handelt, von denen a priori kaum zu erwarten ist, daß sie durch indifferente Thermen beeinflußt werden. Reizerscheinungen, die mit den zum Krankheitsbild der Syringomyelie gehörigen vasomotorisch-trophischen Störungen in Zusammenhang stehen, könnten durch Akratothermen wohl beeinflußt werden. Eigene Erfahrungen liegen uns diesbezüglich nicht vor. — Aus denselben Gründen könnten sich die indifferenten Wässer bei den mit Schmerzen verbundenen Formen der *Postencephalitis* bewähren, wenn nicht gewichtige Erfahrungsmomente *gegen* die Anwendung dieser Kur bei der Encephalitis lethargica sprächen. Davon soll später die Rede sein. — Nur bedingt zu den zentralen Erkrankungen sind jene *spinalen* Syndrome zu rechnen, die in der Folge von *Wirbelerkrankungen,* — Caries, Wirbelfraktur, Spondylarthritis ankylopoetica — auftreten und deren sensible Reizerscheinungen eine zweifellose Indikation zur Anwendung der Akratotherme bilden. Hier handelt es sich entweder um mechanische Läsion der sensiblen Rückenmarkswurzeln oder um eine von der Umgebung auf diese übergreifende entzündliche Reaktion im Sinne einer Perineuritis (Radiculitis). Die Wirkung der Therme erstreckt sich in diesen Fällen einerseits auf diese perineuritischen Veränderungen, andererseits, etwa im Falle der Spondylarthritis ankylopoetica, auf die zugrunde liegende Gelenkserkrankung, die eine zweifellose Indikation zur Anwendung der indifferenten Therme bildet.

Ein zweites Indikationsbereich innerhalb der zentralen Erkrankungen bilden *Lähmungen* und Bewegungsstörungen anderer Art. Auf die Augenmuskelparesen bei der *Tabes,* die gelegentlich durch die Akratothermen beeinflußt werden, haben wir schon hingewiesen. Vor allem kommt jedoch hier die *multiple Sklerose* in Betracht. Der chronisch-entzündliche Prozeß, der diesem Leiden zugrunde liegt, wird in initialen Fällen anscheinend durch die indifferenten Thermen günstig beeinflußt, wieder in Analogie zur parenteralen Eiweißtherapie. In Anbetracht des spontan remittierenden Verlaufs der multiplen Sklerose sind therapeutische Erfolge hier bekanntlich überhaupt schwer zu beurteilen. Immerhin ergibt längere Erfahrung den Eindruck, daß die durch Akratothermen bewirkten Remissionen häufiger und ausgiebiger, vor allem aber auch länger anhaltend zu sein pflegen, als es dem normalen Verlauf des Leidens entspricht. Natürlich kann hier nur von Fällen die Rede sein, die im Beginn des Leidens stehen. — Hier ist ferner der *Folgezustände* nach *akuten Erkrankungen des Zentralnervensystems* zu gedenken, die eine in der Praxis häufige Indikation für die in Rede stehenden Kuren bilden: abgelaufene Querschnittsmyelitiden und funiculäre Myelitiden mit residuären Paresen, Hemiplegien nach Apoplexie oder Encephalomalacie, posttraumatische Lähmungen zentralen Sitzes. Eine direkte Einwirkung der Therme auf die Rückbildung der Ausfallserscheinungen ist hier kaum nachzuweisen und wohl auch theoretisch nicht anzunehmen. Viel eher handelt es sich hier, soweit über positive Erfolge berichtet wird, um die durch die Kur bedingte Hebung des Allgemeinzustandes — Verbesserung der Zirkulationsverhältnisse insbesondere bei arteriosklerotischer Ätiologie — und infolgedessen indirekte Förderung der spontan erfolgenden Besserung. — Dasselbe gilt wohl auch von der *Paralysis agitans,* bei der subjektive Besserung im Vordergrund zu stehen pflegt, daneben aber auch erhöhte motorische Leistungsfähigkeit durch Hebung des Allgemeinbefindens nachweisbar ist. Eine ausgesprochene Besserung des Tremors und des Rigors konnte ich mit Sicherheit nie beobachten. — Dagegen ist vor der Verschreibung der indifferenten Therme bei allen Folgeerscheinungen der *epidemischen Encephalitis* zu *warnen.* Die Postencephalitis bildet eine der wichtigsten Kontraindikationen dieser Kuren. Hier zeigt sich die Eigenschaft der Therme, latente und chronische Prozesse akut zu machen, in verhängnisvoller Weise. Zu einer Zeit, da Erfahrungen auf diesem Gebiet noch nicht vorlagen, wurden insbesondere Fälle von Parkinsonismus schon mit Rücksicht auf die günstige Wirkung beim echten Parkinson unbedenklich nach Gastein, Wildbad usw. geschickt. Die Erfahrung bewies aber, daß selbst bei vorsichtigster Dosierung schon nach wenigen Bädern akute Nachschübe der Encephalitis einsetzten, die jede Fortsetzung der Kur unmöglich machten und von denen durchaus nicht sicher war, daß sie nach ihrem Abklingen den Patienten auch nur in dem Zustand zurücklassen würden, in welchem er die Kur begonnen hatte.

Ganz allgemein ist bezüglich der Anwendung der indifferenten Thermen bei Erkrankungen des Zentralnervensystems zu bemerken, daß *sehr schwache Dosierung* am Platze ist: Temperatur des Bades nahe dem Indifferenzpunkt, also $26^1/_2$—27° R. oder 33—34° C.; Badedauer von 10—20 Minuten, Ruhetage nach jeweils 2—3 Bädern. In Fällen von multipler Sklerose ist ganz besondere Vorsicht angezeigt; hier sollte die Badedauer im Beginn nicht mehr als 5 Minuten betragen und bei allmählicher Steigerung nicht über 12 bis höchstens 15 Minuten hinausgehen. Denn im Prinzip besteht hier dieselbe Gefahr wie bei der epidemischen Encephalitis, die Möglichkeit einer Exacerbation des chronischen Prozesses, und tatsächlich sieht man gelegentlich, insbesondere bei Überdosierung, einen akuten Schub während der Badekur einsetzen, von dem man ja freilich immer behaupten könnte, er wäre auch ohne Badekur eingetreten — was man aber andererseits auch nicht sicher wissen kann.

Die Erkrankungen der *peripheren Nerven* bilden *ausnahmslos* das Indikationsgebiet der Akratothermen. Auch hier gilt das Prinzip, daß insbesondere die sensiblen Reizerscheinungen das dankbarste Objekt der Bäderkur darstellen. Schmerzhafte Neuritiden, einschließlich der Wurzelneuritis, die vielfach durch Knochen- und Gelenkserkrankung bedingt ist, Polyneurits, perineuritische Prozesse wie Ischias, Beschwerden bei Amputationsneuromen und Nervenverletzungen, schließlich alle Neuralgien kommen hier in Betracht. Was insbesondere die *Trigeminusneuralgie* betrifft, so sind hier die Erfolge nur in leichten und mittelschweren Fällen wirklich befriedigend. Doch sah ich weitgehende, wenn auch vorübergehende Remission auch in ganz schweren Fällen. Deutliche Besserung sieht man auch bei *Parästhesien* und bei Sensibilitätsstörungen infolge von Neuritis oder Nervenverletzung. In diesem Zusammenhang sei auch die häufig zu beobachtende günstige Wirkung der Akratothermen bei *Pruritus* genitalis und bei universellem Pruritus erwähnt (s. auch Noorden). — Hinsichtlich der *motorischen* Ausfallserscheinungen ist eine sichere Beurteilung schwierig. Immerhin hat man auch hier den Eindruck, daß die Rückbildung der Ausfallserscheinungen rascher erfolgt, als es ohne Bäderkur der Fall gewesen wäre.

Eine Statistik der Radiumtherme von Oberschlema im Erzgebirge von Mittenzwey berichtet über sehr gute Erfolge bei Neuralgien und Neuritiden. J. Bauer führt in seiner Bäderstatistik 7 Fälle von Arthralgien, Myalgien und Neuralgien an, von denen vier in Gastein wahrscheinlichen, einer fraglichen, zwei keinen Erfolg hatten.

Die Anwendung der Therme erfolgt auch bei peripheren Nervenerkrankungen in *schwacher Dosierung*, die um so schwächer sein muß, je kürzer die Frist ist, die seit dem Ablauf der akuten Erkrankung verstrichen ist. Es kommt darauf an, die obenerwähnte überstarke Reaktion zu vermeiden.

Die Wirksamkeit der Akratothermen im Bereiche der *vasovegetativen Störungen* ist vielleicht noch nicht ganz ihrer Bedeutung entsprechend gewürdigt. Tatsache ist, daß die Erfolge hier, wo es nicht nur die Beeinflussung subjektiver Beschwerden, sondern auch objektiver Veränderungen gilt, ganz unzweifelhaft gut sind. Das gilt von den Akrodynien und Akroparästhesien, von den vasovegetativen Schmerzen nach Verletzung der Extremitätennerven (Kausalgie), vom Quinckeschen Ödem, dem Hydrops articulorum intermittens, Erythromelalgie, der symmetrischen lokalen Asphyxie (Raynaud), vor allem aber von der *angiospastischen Dysbasie* (intermittierendes Hinken) und der angiospastischen *Pseudoangina pectoris.* Was die Claudicatio intermittens anbelangt, so gewinnt man den Eindruck, daß der Effekt der Bäderbehandlung im Prinzip dem der periarteriellen Sympathektomie analog ist. Die allgemein gefäßerweiternde und blutdrucksenkende Wirkung der Therme ist bekannt, sie steht offenbar mit der obenerwähnten lokalen und allgemeinen Vagotonisierung in Zusammenhang. Tatsächlich bessert sich die Durchblutung der Extremität meist schon während der Kur, und die Anzahl der Fälle, wo ein bereits verschwundener Fußpuls am Ende der Badekur wieder fühlbar wird, ist gar nicht gering. Parallel damit geht die subjektive Besserung, die Wiederherstellung der Gehfähigkeit geht sogar meist noch über die nachweisbare Besserung des Pulses hinaus. Hier handelt es sich sehr oft um Dauererfolge, vorausgesetzt, daß nicht organische Schädigungen (Arteriosklerose, Endarteriitis obliterans) schweren Grades vorliegen oder toxische Einwirkungen (Nicotin) fortdauern, die den Effekt der Bäder paralysieren. — Was von der Dysbasie gilt, gilt auch von der Angina pectoris vasomotoria. Auch hier sind durch die Bäderkur Dauererfolge zu erzielen, wenn die sonstigen Voraussetzungen dazu gegeben sind. MITTENZWEY (Oberschlema) behauptet besonders gute Erfolge bei Extrasystolie auf vagotonischer Grundlage gesehen zu haben.

In diesem Zusammenhang ist auch der *Hemikranie* zu gedenken, die ja, wie wir heute annehmen dürfen, in der überwiegenden Mehrzahl der Fälle angiospastischer Natur ist. Dementsprechend kann die Akratotherme geradezu als spezifische Therapie der gewöhnlichen Fälle von einfacher und labyrinthärer Migräne gelten. Mit Hinblick auf den anfallsweisen Verlauf des Leidens wird sich hier vielfach der Erfolg erst wesentlich später beurteilen lassen.

Im Gegensatz zu den anderen Nervenkrankheiten ist bei den vasovegetativen Erkrankungen, wo es sich um die vasotrope Wirkung der Therme handelt, *höhere Dosierung* angezeigt. Insbesondere bei der Dysbasie bewähren sich höhere Temperaturen und längere Badedauer. Bei der Angina pectoris vasomotoria dagegen wird man vorsichtig zu dosieren haben, besonders dort, wo eine Myokarderkrankung nicht mit voller Sicherheit auszuschließen ist.

Als letzte Gruppe von Indikationen kommen schließlich die *Erkrankungen des endokrinen Drüsensystems* und die damit zusammenhängenden Stoffwechselanomalien in Betracht. Der Wirkungswert der Therme entzieht sich hier einer genaueren Analyse. Man spricht von einer „Umstimmung des Organismus", meint damit wohl nichts anderes als die Erfahrungstatsache, daß die Therme im Bereiche des endokrinen Systems irgendeine Änderung zu setzen vermag, in vielen Fällen vielleicht auf dem Umweg über das vegetative System. Gut bekannt sind vor allem die Einwirkungen der Therme auf die *Keimdrüsen*. Die Akratothermen gelten seit altersher als „Verjüngungswässer". Sie sollen zur Hebung der Potenz insbesondere zur Zeit des männlichen Klimakteriums beitragen. Diese angebliche Verjüngung läßt sich ohne Schwierigkeit auf folgende Einzelfaktoren zurückführen: 1. Hebung des Allgemeinbefindens durch die tonisierende Wirkung der Therme und die gleichzeitigen klimatischen Einflüsse; 2. vasotrope Wirkung der Therme im Sinne einer Entspannung der Gefäßwände, also Herabsetzung des funktionell gesteigerten Blutdrucks; 3. der Suggestionsfaktor, der ja insbesondere bei teilweise oder ganz psychogenen Potenzstörungen von großer Bedeutung ist; 4. eine zweifellos in manchen Fällen vorhandene, wenn auch meist vorübergehende anregende, erotisierende Wirkung auf die Keimdrüsen. Die unter 4. genannte spezifische Wirkung äußert sich vielfach im Auftreten gehäufter Erektionen und Pollutionen während der Badekur, und zwar nicht eben nur in Fällen, in welchen der Kuraufenthalt zwecks Behandlung einer Potenzstörung aufgesucht wurde, sondern auch bei Patienten, die diesbezüglich gar nicht zu klagen haben und von der angeblich potenzsteigernden Wirkung der Therme gar nichts wußten. Erfahrungen, die uns berechtigen würden, hier von einer Dauerwirkung zu sprechen, liegen wohl nicht vor. Gewiß ist auch Fürbringer recht zu geben, daß eine spezifische Bäderwirkung bei der *senilen* Potenzstörung recht problematisch ist. Deutlicher soll sie in Fällen von Klimakterium virile sein. Nach Noorden ist die potenzsteigernde Wirkung radioaktiver Substanzen an die Voraussetzung gebunden, daß sich Keimdrüsen und Reflexapparat in funktionstüchtigem Zustand befinden.

Für eine gewisse Spezifität des Einflusses auf die Keimdrüsen spricht u. a. auch die Tatsache, daß eine Anregung auch der *weiblichen* Keimdrüsentätigkeit nachweisbar ist: in vielen Fällen beobachtet man als Nebenwirkung der Therme verfrühtes Eintreten der Menses, vor allem aber Wiederauftreten menstrueller Blutungen bei klimakterischen Frauen, die schon längere Zeit vorher nicht mehr menstruiert hatten (s. auch Grunow). Damit hängt wohl auch die zweifellos günstige Wirkung der Akratothermen auf *klimakterische Beschwerden* zusammen. Die naheliegende Annahme, daß demnach der Gebrauch der Therme in Fällen von konstitutionellem *Hypogenitalismus* von Vorteil sei, ist zwar durch die Erfahrung nicht bestätigt, aber immerhin durch die obenerwähnten Beobachtungen genügend gestützt, um immer wieder den Versuch zu rechtfertigen.

Was die Wirkung der indifferenten Thermen auf die anderen endokrinen Drüsen anbelangt, so ist vor allem die Frage der Thermalkur beim *Morbus Basedow* von praktischer Bedeutung. Mit Rücksicht auf den gerade hier in Betracht kommenden klimatischen Faktor ist es unter den indifferenten Thermen vor allem *Badgastein,* wo bei einer Höhenlage von 1000 m Basedowiker in größerer Anzahl zur Beobachtung kommen. Nach Grunow zeigt die Thermalbäderwirkung, namentlich hinsichtlich der roten Blutkörperchen, eine Parallele zum Höhenklima. Der Eindruck, daß bei den zweifellosen Erfolgen, die in Badgastein beobachtet werden, neben der Höhenlage auch das Thermalbad eine Rolle spielt, wird bei längerer Erfahrung immer stärker. Doch muß auch hier wieder, schon mit Rücksicht auf die kardialen Symptome des Basedow, die Notwendigkeit besonders *vorsichtiger Dosierung* betont werden. Auch sonst kommt bei endokrinen Erkrankungen nur schwache bis mittelstarke Dosierung in Betracht. In neuerer Zeit spricht sich Grunow aus theoretischen Gründen *gegen* die Anwendung der Akratothermen beim Basedow aus; dagegen sah er guten Erfolg bei Myxödem.

Noorden hält die Radiumtherapie — einschließlich der Akratothermen — beim Basedow wie überhaupt bei Störungen des vegetativen Systems für kontraindiziert — unseres Erachtens mit Unrecht.

Unter den *Kontraindikationen* der indifferenten Thermen müssen schwere Erkrankungen des *Herzens* an erster Stelle genannt werden. Dekompensierte Vitien und insbesondere Myokarderkrankungen pflegen ausgesprochen schlecht zu reagieren. Dagegen sind kompensierte Klappenfehler keine Gegenanzeige, ebensowenig hohe Blutdruckwerte, auch dann nicht, wenn sie organisch — durch Nierenerkrankung oder Arteriosklerose — bedingt sind. Die traditionelle, aber nur theoretisch gestützte Warnung, Patienten mit Tumorverdacht oder nach der operativen Beseitigung maligner Tumoren zum Gebrauch einer Akratotherme zu raten, wurde schon oben erwähnt. Schließlich gilt als Kondraindikation die *Epilepsie.* Beobachtungstatsachen, die dies bestätigen würden, sind mir allerdings nicht bekannt. Soweit bei der Epilepsie die Möglichkeit des Bestehens von Hirntumoren in Betracht kommt, reduziert sich diese Gegenanzeige auf die gegen den Gebrauch indifferenter Thermen bei Tumoren überhaupt. Im übrigen wäre es vielleicht gerade angesichts des heutigen Standes der Epilepsiefrage, die beim Morbus sacer endokrine und Stoffwechselmomente in den Vordergrund stellt, durchaus nicht ausgeschlossen, daß die Akratothermen therapeutisch wirksam sein könnten. Die zweifellosen Erfolge bei der Hemikranie, die ja nicht ganz ohne Beziehungen zur genuinen Epilepsie ist, scheinen dazu zu ermutigen.

In neuerer Zeit scheint sich eine klimatologische Fundierung der Kontraindikation durch Epilepsie zu ergeben. Die Überdosierung mit negativ geladenen Ionen, die sich gerade in der Umgebung radioaktiver Thermen anreichern (Näheres siehe im klimatologischen Teil dieser Arbeit) soll nach LAMPERT Erregungszustände bewirken.

In naher Beziehung zu den Akratothermen stehen die *kalten Radiumwässer* wie *Joachimsthal* und *Brambach.* Das Indikationsbereich dieser Bäder umfaßt einen Teil dessen der Akratothermen, nämlich die *rheumatoiden* und *arthritischen* Erkrankungen, die insoweit hierhergehören, als sie vielfach in neurologisches Gebiet übergreifen. Neuritiden, Neuralgien, Ischias und die Wurzelreizerscheinungen bei spondylarthritischen Erkrankungen kommen hier in Betracht. In starken Radiumbädern wie Brambach konnte die *Emanationstherapie* in Form von Inhalatorien eingeführt werden. FRIEDLÄNDER berichtet über sehr günstige Erfolge bei peripheren Nervenerkrankungen, aber auch bei Paralysis agitans, bei Basedow und klimakterischen Störungen. Ähnliches berichtet PÄSSLER über die feuchten Emanationskammern von *Teplitz-Schönau.* Nach LÖWENTHAL sieht man gute Erfolge der Emanationstherapie auch bei tabischen Schmerzen.

2. Schwefelthermen.

Auch bei den Schwefelthermen ist das Indikationsbereich durch das Gebiet der rheumatoiden und arthritischen Erkrankungen umschrieben. Die praktisch wichtigste neurologische Indikation stellt die Ischias dar. Das therapeutische Agens ist der Schwefel, der vor allem in der Form des Schwefelwasserstoffs in den Wässern von Aachen, Baden bei Wien, Budapest, Trencsin-Teplitz, Schallerbach u. a. enthalten ist. Dazu kommt in *Pistyan* wie auch in *Battaglia* und im *Eifelfango* ein sehr beträchtlicher Gehalt an *Radiumemanation,* ebenso in Kreuznach und Aix-les-Bains. Die Applikation der Thermen erfolgt in Form von gewöhnlichen Vollbädern, von Schlammpackungen (insbesondere in Pistyan) von Emanatorien und Trinkkuren. KREBS berichtet über besonders günstige Erfolge der Thermalduschmassage in Aachen bei Ischias. Der Wirkungsmechanismus dürfte hier vor allem auf der parenteralen Reizkörperwirkung des Schwefels beruhen, die ja in neuerer Zeit auch in Form von Injektionsbehandlungen (intramuskuläre Sufrogelinjektionen) verwendet wurde (s. auch MATTHIAS). Dementsprechend ist die Wirkungsweise der Schwefelwässer vielfach der der Akratothermen analog, vor allem darin, daß eine typische Badereaktion in Form einer Exacerbation der Beschwerden auch hier beobachtet wird. Schlammbäder wirken an sich erhöhend auf die Kaliumionenkonzentration und dadurch auf das vegetative System. Auch hier sind unerwünscht starke Reaktionen nicht selten, und insbesondere die außerordentlich hohen Temperaturen des Pistyaner Schlamms (ursprünglich 60—64° C, wird er auf 44—50° abgekühlt [LICHTENSTEIN]) bringen es mit sich, daß diese hochwertige Kur sehr hohe Anforderungen an Herz und Gefäße stellt. Daraus ergibt sich auch von selbst die *Gegenanzeige* bei *Herz-* und *Gefäßerkrankungen,* die speziell bei Pistyan noch enger gezogen werden muß als bei den Akratothermen, und die Notwendigkeit vorsichtig ansteigender Dosierung. Die Erfolge sind insbesondere bei akut rezidivierenden Formen außerordentlich gut und in mancher Hinsicht denen der Akratothermen überlegen.

Es ist wohl nicht unwichtig, auf den grundsätzlichen Unterschied zwischen Moor und Schlamm hinzuweisen. Er sei hier im Anschluß an DIEM kurz auseinandergesetzt: *Moor* ist stets pflanzlichen Ursprungs und entsteht, wenn abgestorbene, mit Wasser bedeckte Pflanzen wegen Sauerstoffmangels nicht vollkommen verwesen können. Nach dem Moorstich wird die Moorerde etwa 7 Monate lang der Verwitterung ausgesetzt, sodann getrocknet, gemahlen und sodann mit Wasser zu Brei angesetzt. Die Wirkung des Moors beruht auf dem hyperämisierenden Effekt der Temperatur, dem mechanischen Reiz, den beigemengten Humussäuren, deren Wirkungsweise noch nicht näher bekannt ist, der adstringierenden Wirkung der beigemischten Gerbsäure und des Eisens. — *Schlamm* ist nicht pflanzlicher Natur und entsteht meist in vulkanischer Gegend, wenn toniges Gestein von Thermalquellen durchflossen wird. Er enthält viel Schwefel, manchmal auch Aluminium und andere mineralische Bestandteile, sowie Radiumemanation.

Für Bad *Schallerbach* in Oberösterreich liegt eine kleine Erfolgsstatistik von J. Bauer vor: unter 17 Fällen mit Neuralgien und Myalgien war fünfmal wahrscheinlicher, siebenmal fraglicher, fünfmal kein Kurerfolg nachzuweisen. Von zwei Fällen von Claudicatio intermittens hatte einer wahrscheinlichen, einer fraglichen Erfolg. — Im Schwefelbad *Deutsch-Altenburg* (Niederösterreich) ergab sich, wieder nach J. Bauer, in einer 13 Fälle umfassenden Gruppe von Arthralgien, Neuralgien und Myalgien dreimal wahrscheinlicher, zehnmal fraglicher Kurerfolg; unter 6 Fällen der gleichen Art in *Pistyan* drei (durchwegs Ischias) mit Erfolg, einer fraglich, zwei negativ.

3. Sonstige Thermen.

Bei *Kochsalzthermen* (Wiesbaden, Baden-Baden, Landeck usw.), die in der Behandlung von Neuritiden, Neuralgien und Ischias von Bedeutung sind, spielt vielfach die Mitwirkung einer wenn auch geringen *Radioaktivität* eine Rolle. Was das Kochsalz selbst anbelangt, so ist sein Wirkungsmechanismus eigentlich ganz unbekannt, und es ist durchaus möglich, daß auch hier, ähnlich wie bei den Akratothermen, ein noch unbekannter Faktor viel wichtiger ist als das Kochsalz.

Auf der einfachen thermischen Wirkung dürfte der Heileffekt der *Eisenmoorbäder* wie Franzensbad, Marienbad, Flinsberg, Cudowa u. a. beruhen. Sie spielen in der Behandlung der Ischias und anderer neuritischer und neuralgischer Erkrankungen eine, wenn auch bescheidene Rolle.

Durchaus auf die Stoffwechselwirkung eingestellt ist die *Karlsbader* Trinkkur, die gelegentlich auch für neurologische Indikationen in Betracht kommt, nämlich dort, wo Neuritiden und Neuralgien auf uratische Diathese zurückgeführt werden. Das Ausmaß ihrer Wirksamkeit hängt durchaus von dem Effekt ab, den diese Trinkkuren (auch *Tarasp, Wildungen, Wiesbaden* gehören hierher) für die uratische Diathese haben.

Die Anwendung von *Jodbädern* und Jodtrinkkuren kommt neurologisch nur mit Hinblick auf das den Nervenerscheinungen zugrunde liegende Grundleiden in Betracht, vor allem also bei den *luischen* und *arteriosklerotischen* Erkrankungen.

Boveri beobachtete gute Wirkung der *Arsenbäder* von *Levico* bei Parkinsonismus, insbesondere bei jugendlichen Patienten.

Die wenig bekannten *Calciumquellen* verdienen vielleicht in der neurologischen Therapie mehr Beachtung als bisher. Ihr Indikationsgebiet deckt sich mit dem der Calciumtherapie bei interner und intravenöser Verabreichung: Sympathicotonie und Vagotonie, essentielle Hypertonie, Spasmophilie, Asthma bronchiale, gewisse Formen der Migräne, des Basedow (s. z. B. Siebert in seinem Bericht über die Calciumquelle von *Oeynhausen*).

Für die Behandlung des *Asthma bronchiale* erfreuen sich die *Inhalationskuren* bei den *Kochsalz*thermen von Ems, Soden, Reichenhall, Gleichenberg, alten Rufes.

Wilhelm Erb (zit. nach Curschmann) empfahl die *kohlensäurereichen Thermalsolbäder* — Nauheim und Oeynhausen (s. auch Aly) — und die kohlensäurereichen *Stahlbäder* (Schwalbach, Franzensbad, Tatzmannsdorf, Tarasp), wie übrigens auch Schwefelbäder, für die Behandlung der *Tabes*. Nach Vogt bewirken Kohlensäurebäder eine Erhöhung des Calciumspiegels im Serum. Malijkin berichtet auf Grund von Erfahrungen bei den Kohlensäurebädern des Kaukasus, daß bei Vagotonikern nach 8—10 Bädern andauernde Bradykardie eintritt, während bei Sympathicotonikern erst nach längerdauernden

Kuren Pulsverlangsamung festzustellen ist. Bei Gehirnerkrankungen würden Kohlensäurebäder ausgesprochen schlecht vertragen, dagegen seien die Erfolge bei spinalen und peripheren Erkrankungen befriedigend. — Für den Wirkungsmechanismus ist der Hautreiz von wesentlicher Bedeutung. FRANZ GROEDEL (zit. nach COHN) weist auf die große Bedeutung der Haut und insbesondere auf deren innersekretorische Funktion als Angriffspunkt des Kohlensäurebades hin. Demnach würde für Kohlensäurebäder Ähnliches gelten wie für die Akratothermen. COHN erwähnt denn auch die sexuell erregende Wirkung der Kohlensäurebäder bei Männern und das Wiederauftreten der Menses bei amenorrhoischen Frauen während der Kur in Cudowa (s. auch KÖHLER). Er hält den Gebrauch der Kohlensäurebäder nebst der Eugenquelle (AsFe) von Cudowa auch bei Thyreosen für indiziert. Nach KÖHLER wirkt das Kohlensäurebad auf den Blutzuckerspiegel. — Nach HEITZ und HUCHARD (zit. nach WASSERMANN) wird der Blutdruck im kühlen Kohlensäurebad eher erhöht, im wärmeren eher herabgesetzt. Da sich der Organismus im Kohlensäurebad nicht wie sonst durch Gefäßkontraktion gegen Wärmeentziehung wehren kann, ist die Wärmeentziehung hier wesentlich größer. Ihr entspricht die Blutdrucksteigerung. Nach WASSERMANN kann man die Reaktion des Körpers auf Kohlensäurebäder als Abwehrreaktion gegen die Wärmeentziehung einerseits, gegen die lokale Intoxikation durch osmotisch eingedrungene Kohlensäure andererseits auffassen: Steigerung der Oxydation, reichlichere Blutzufuhr zur Haut (s. auch KÖHLER), erhöhter Abtransport von Blut und Lymphe aus der Haut. — Als *Indikation* für Kohlensäurethermen kommen vor allem *Herz- und Gefäßneurosen* mit habituell niedrigem Blutdruck, zum mindesten aber nur solche *ohne Blutdrucksteigerung* in Betracht. Der Wirkungsmechanismus entzieht sich naturgemäß, wie bei der symptomatischen Neurosenbehandlung überhaupt, jeder Analyse. BORNSTEIN fand im Oeynhausener Kohlensäurebad und im warmen Bad eine Herabsetzung, im kalten Bad leichte Erhöhung der Chronaxie an sensiblen und motorischen Nerven und bringt damit die anodyne Wirkung der Kohlensäuretherme in Beziehung.

In diesem Zusammenhang sei schließlich noch der *Seebäder* gedacht, die bei der Behandlung neurasthenischer Erschöpfungszustände und dgl. gute Dienste leisten. Hier ist der klimatische Faktor vom balneologischen kaum zu trennen, ist wohl auch wesentlicher als dieser.

II. Klimatotherapie.

Einer Erörterung über Indikationen und Anwendung der klimatischen Behandlung bei Nervenkrankheiten muß eine Analyse der physiologischen Klimawirkungen vorausgehen. Diesbezüglich ist, gerade was die Wirkungen auf das Nervensystem anbelangt, noch nicht allzuviel bekannt. Von den klimatischen Faktoren kommen vor allem folgende in Betracht:

1. Lufttemperatur. Hier spielt nicht nur die absolute Höhe der Temperatur an gegebenem Ort (Temperaturmittel) und zu gegebener Jahreszeit eine Rolle, sondern vor allem auch die Variationsbreite derselben. Der Neigung zu extremen Temperaturgegensätzen am Morgen, Mittag und Abend, wie sie etwa im Hochgebirge besteht, steht die minder schwankende Temperatur im Mittelgebirge und der Ebene, bzw. an gewissen Meeresküsten und Seen gegenüber. Eine und dieselbe Temperatur muß jeweils bei verschiedenem Feuchtigkeitsgehalt der Luft, bei verschiedenem Luftdruck, verschiedener Windstärke und Windrichtung sehr verschiedene physiologische Wertigkeit haben.

2. Sonnenstrahlung. Es handelt sich dabei um quantitative und qualitative Differenzen. Was die ersteren anbelangt, so wird das Ausmaß der Sonnigkeit, gemessen an der Anzahl der Sonnentage im Jahr, in nahem Verhältnis zur Niederschlagsmenge des betreffenden Ortes stehen. Auch hier ergibt sich eine beträchtliche Interferenz mit anderen Klimafaktoren, wie etwa Windstärke und Windrichtung. Qualitativ ist auf die auch physikalisch nachweisbare Unterschiedenheit der Sonnenstrahlung im Hochgebirge, im Mittelgebirge und im Meeresniveau hinzuweisen. Der Gehalt der Sonne an den physiologisch differentesten ultravioletten (kurzwelligen) Strahlen hängt von der Stärke der Filterwirkung der Luftschicht ab. So ergibt sich von selbst stärkerer Gehalt an kurzwelligen Strahlen im Hochgebirge. Auch nach den Jahreszeiten soll die Strahlung zufolge neueren Ergebnissen verschieden sein. Die ultraviolette Strahlung soll im Herbst zunehmen. Die potenzierte Wirkung reflektierter Strahlen (Wasser, Schnee) ist zu berücksichtigen.

Nach Hausser und Vahle (zit. nach Lossnitzer) liegt das Maximum der Erythembildung knapp unterhalb der Wellenlänge 300 $\mu\mu$. Die kurzwelligen Strahlen werden übrigens stärker als alle anderen von der Haut absorbiert, dringen also nicht nennenswert in die Tiefe.

3. Niederschlagsmenge und Feuchtigkeitsgrad. Auch hier kann man mit einfach quantitativen Unterscheidungen das Auslangen nicht finden. Es gibt Gegenden mit verhältnismäßig geringer Niederschlagsmenge, aber starker Entwicklung von Bodennebeln. Die auch meteorologisch erfaßbare Unterschiedenheit zwischen Talnebeln und hängenden Wolken, die bei Hochgebirgsorten bis zu bewohnten Gipfeln herabzusteigen pflegen, ist wohl auch physiologisch nicht indifferent. Auf die Interferenz mit der Lufttemperatur wurde bereits hingewiesen. Auch Windstärke und Windrichtung beeinflussen weitgehend die Wirkung der Luftfeuchtigkeit. — Vom Feuchtigkeitsgrad der Luft hängt das Ausmaß der Wasserentziehung ab, die den Körper trifft. Als Maß gilt das physiologische Sättigungsdefizit, das angibt, wieviel Wasser jeder Kubikmeter Atemluft dem Körper entzieht (Lossnitzer).

4. Windstärke und Windrichtung. Neben der leicht analysierbaren Rolle, die der Wind im Zusammenhang mit Temperatur und Luftfeuchtigkeit spielt, kommen hier Momente in Betracht, über deren Wertigkeit wir durchaus noch nicht im klaren sind; etwa die Frage der Föhnwirkung, die mit dem Hinweis auf die hohe Luftfeuchtigkeit und hohe Lufttemperatur nicht erschöpft sein dürfte. Vermutlich spielt hier die Luftelektrizität eine wichtige Rolle. Föhnwetter hat starke Wirkung auf das vegetative System, was nach Moro auch schon bei empfindlichen Säuglingen nachweisbar ist.

5. Barometerstand. Die in unmittelbarer Beziehung zum Barometerstand stehende Luftdichte weist wieder interferierende Wechselwirkung zu den bereits genannten Faktoren 1—4 auf.

6. Chemisch-physikalische Beschaffenheit der Atmosphäre. An die Wunderkraft des dreiwertigen Sauerstoffs, des Ozons, glaubt man wohl heute nicht mehr. Gleichwohl dürfte sich der Sauerstoffgehalt der Luft, der in verschiedenen Höhen verschieden ist, als physiologisch nicht indifferent erweisen. Wichtiger als dies erscheint der Gehalt der Atmosphäre an luftfremden Elementen, den Staubteilchen im Bannkreis größerer Städte, die ihrem Wesen nach je nach der Art der lokalen Industrie verschieden sind, dem Gehalt der Luft an pflanzlichen Bestandteilen wie Pflanzensamen u. dgl. und an mineralischen Bestandteilen — Salzen — wie etwa im Seeklima.

7. Luftelektrizität. Dieser vielfach mit kosmischen Einflüssen zusammenhängende, in seiner physiologischen Wirkung noch wenig erforschte, aber sicher nicht indifferente Faktor spielt zweifellos bei der Wirkung insbesondere des Gebirgsklimas eine ganz wesentliche Rolle. So ist das schwankende elektrische

Feld bei Gewitter und bei Föhn an der physiologischen Wirkung dieser Wetterlagen wahrscheinlich stark beteiligt. Bei Föhn wird Aufladung des Körpers beobachtet (DORNO).

In der letzten Zeit war die Frage der Ionisierung der Luft Gegenstand eingehender Untersuchungen. Es ergab sich zunächst die Unterscheidung in Schwer- und Leichtionen. Erstere überwiegen in der Stadt, letztere mit zunehmender Höhenlage auf dem Lande. Bei Gegenwart radioaktiver Substanzen werden die neutralen Gasmoleküle in positive und negative Ionen gespalten. In Höhenlagen bis zu 1000 m findet man 400—800 Ionen im ccm, wobei infolge der negativen Erdladung das positive Vorzeichen überwiegt. Sorgfältige Studien über die Ionisierung der Luft verdankt man GERKE, der seine Untersuchungen in 1000 m Höhe in Badgastein mit Hilfe eines EBERTschen Aspirators anstellte. Entsprechend der Seehöhe fand er daselbst Werte von 600—1000 Ionen. Wesentlich modifiziert wurden dieselben aber einerseits durch die negativ ionisierende Wirkung des Wasserfalls (LENARD-Effekt) und durch die Radiumemanationswirkung in der nächsten Umgebung der Quellen. Hier fanden sich Werte bis gegen 50 000. Werte der gleichen Größenordnung ergaben sich in den Badekabinen und im Dunstbad. In den Häusern mit Bad war die Ionisation wesentlich höher als in den Häusern ohne Bad. Daraus erklärt sich, daß in Gastein auch ohne Badekur Reaktionen auftreten. Für die therapeutische Wirkung negativ ionisierter Luft zitiert GERKE Arbeiten von STRASSBURGER, HAPPEL und JANITZKY und STEFFENS. Sie soll in Herabsetzung des Blutdrucks, günstiger Beeinflussung der Migräne u. a. bestehen. Die Reaktionserscheinungen bestehen in allgemeiner Mattigkeit und lokalen Schmerzen. — Bezüglich des Föhns ergaben die Untersuchungen GERKEs Erhöhung des Ionenwertes auf etwa 2000, aber ohne das von anderer Seite behauptete und zur Erklärung der pathologischen Wirkungen herangezogene Überwiegen der positiven Ladung. Diese Wirkungen können also nicht auf die Luftelektrizität allein zurückgeführt werden. — Nach HAPPEL (zit. nach EDSTRÖM) bewirkt starke negative Ionisierung der Luft Senkung des Blutdrucks, Verminderung der Atemfrequenz, Vermehrung der Diurese und Senkung des Stoffwechsels, ferner Senkung der Chronaxiewerte, also Erhöhung der Nervenreizbarkeit.

Fragen wir nun nach der *physiologischen Wirksamkeit* dieser Faktoren, so ist zunächst festzustellen, daß als Angriffspunkt der klimatologischen Wirkung die *äußere Haut* und der *Respirationstrakt* zu betrachten sind. Vor allem ist die wärmeentziehende Wirkung der Lufttemperatur und Luftbewegung anzuführen.

LEONHARD HILL hat dafür den Begriff der *Abkühlungsgröße* geschaffen. Sie ist eine Funktion von Lufttemperatur und Windgeschwindigkeit. Als „HILLsche" Abkühlungsgröße bezeichnet man die Anzahl Calorien, die eine massive Kugel von 1 cm^2 Oberfläche und 36,5° C. Temperatur pro Sekunde abgibt, wobei das Material der Kugel die Wärmekapazität des Wassers bei 4° C. haben und für Strahlung undurchlässig sein soll (spiegelnde Oberfläche). Zur Messung der Abkühlungsgröße dient das HILLsche Katathermometer. Zur Messung der Strahlung wird die Kugel mit einer schwarzen Oberfläche versehen.

Was den *Respirationstrakt* anbelangt, so darf angenommen werden, daß die chemische Zusammensetzung der Atemluft nicht ohne Wirkung auf den Gaswechsel und damit auf O- und CO_2-Spannung des Blutes ist. Die seit langem bekannte Vermehrung der Erythrocytenzahl im Hochgebirge mag als Kompensation des relativen O-Mangels in höheren Lagen betrachtet werden. E. STERN beobachtete beim Übergang aus der Ebene ins Hochgebirge das Auftreten eines Tremors der Finger, der auf künstliche Sauerstoffzufuhr zurückging. Er verschwindet auch bei Akklimatisierung. Sauerstoffverdünnung bewirkt Zunahme des Tremors. Als weiteres, gerade neurologisch wichtiges Moment kommt hier die ebenfalls kompensatorisch aufzufassende *Vertiefung* der *Respiration* im Höhenklima in Betracht. A. LOEWY betont die erregende Wirkung des Sauerstoffmangels auf das vegetative und inkretorische System. Seit den FOERSTERschen Hyperventilationsversuchen wissen wir, daß forcierte Atmung etwa im gleichen Sinne wie eine Herabsetzung des Ca-Spiegels im Serum wirkt. Das Manifestwerden latenter Tetanie und anderer sympathicotonischer Symptome spricht dafür. Mag nun auch die sozusagen physiologische Hyperventilation im Hochgebirgsklima eben (s. auch WOLLENBERG) wegen ihres kompensatorischen Charakters die Annahme nahelegen, daß durch sie eine durch den Gaswechsel bedingte Sympaticushypotonie kompensiert wird, so zeigt doch die

Erfahrung auf anderen Gebieten, daß die durch Stoß und Gegenstoß hervorgerufene Gleichgewichtsstörung antagonistisch ausbalancierter Mechanismen durchaus keinen indifferenten Eingriff darstellt. Letzten Endes handelt es sich wieder um das in der heutigen Therapie so viel verwendete Prinzip der *Reizwirkung,* die als solche wohl geeignet ist, einen im vegetativen System, in den endokrinen Drüsen und im Elektrolythaushalt vorliegenden Circulus vitiosus zu durchbrechen und durch Mobilisierung der Abwehrkräfte des Organismus neue Verhältnisse zu schaffen.

Unter diesen Umständen ist es eigentlich nicht von Belang, ob die parallel zur respiratorischen einsetzende *Hautwirkung* des Klimas mit jener gleichsinnig erfolgt oder nicht. Physiologisch bedeutsam ist zunächst die *Perspiratio insensibilis,* die in ihrer Beeinflußbarkeit durch klimatische Faktoren mit der Lungenatmung gleichzusetzen ist; ferner Hemmung und Anregung der Tätigkeit der *Schweißdrüsen,* erstere durch Windstille, kühle Temperatur und höhere Luftfeuchtigkeit, letztere durch lebhafte Winde, höhere Lufttemperatur, starke Sonnenstrahlung und geringen Feuchtigkeitsgrad der Luft hervorgerufen. Die mit stärkerem Schwitzen parallelgehende Anregung der *cutanen Blutzirkulation* und der „Stoß" gegen das Gleichgewicht im *Wasserhaushalt* sind wiederum als umstimmende Reize zu werten. Drittens kommt die *hyperämisierende Wirkung* lebhafter *Sonnenstrahlung* in Betracht — Kurzwellenstrahlung, die ja aus der Tuberkulosetherapie hinlänglich, wenn auch gewiß mehr empirisch als theoretisch, bekannt ist. Nach Moro steht das Auftreten von Tetanieanfällen im Frühjahr oft mit der ersten Belichtung in Zusammenhang. Im biologischen Frühjahr befindet sich das vegetative System im Zustand der Übererregbarkeit. Dort, wo es zur Dermatitis solaris kommt, spielt der durch *Eiweißzerfall* bedingte toxische Effekt eine Rolle. Für die Nervenheilkunde dürfte allerdings gerade die Heliotherapie nur von untergeordneter Bedeutung sein.

Die weiteren Komponenten der Klimawirkung sind wohl ganz allgemein als *Summation von Hautreizen* thermischer, mechanischer, chemischer und elektrischer Art zu deuten. Hier wirken Luftbewegung, Lufttemperatur, Feuchtigkeitsgrad, etwaiger Salzgehalt der Luft und atmosphärische Elektrizität in schwer analysierbarer Weise zusammen. Dazu kommt die Interferenz mit meteorologischen Momenten. Daß insbesondere Neurotiker und vegetativ Überempfindliche sehr intensiv auf die jeweilige Wetterlage reagieren, ist bekannt.

Eingehende Untersuchungen aus neuerer Zeit stammen von Skljarčik. Er fand bei niedrigem Barometerstand Depression, emotionale Labilität, Aufregungszustände, Kopfschmerz usw. Wichtig schien auch die Luftelektrizität. Insbesondere wirkte negativ elektrische Ladung der Luft bei niedrigem Barometerstand ungünstig.

Gehen wir nun etwas näher auf die therapeutische Wertigkeit verschiedener Klimata ein, so wäre zunächst zwischen den *differenten* und den mehr *indifferenten* Formen klimatischer Einwirkung zu unterscheiden. Der Grad des Differenzwertes wird naturgemäß von der Art des Klimas abhängen, an welches der betreffende Patient vermöge seines Wohnsitzes und seiner Lebensgewohnheiten angepaßt ist. Für den Bewohner der Ostseeküste wird das Klima dieser Gegend als indifferent anzusehen sein, während das Hochgebirge oder etwa das subtropische Klima Ägyptens als in höchstem Maße different zu betrachten sind und umgekehrt. Davon hängen natürlich Quantität und Qualität der Wirkung in hohem Maße ab. Es ist sehr wahrscheinlich, daß vermöge der weitgehenden Anpassungsfähigkeit des Organismus an sich „gesunde" und „ungesunde" Gegenden eigentlich nicht existieren, wenn man von den zweifellosen gesundheitlichen Gefahren malaria- oder typhusverseuchter Gegenden oder der Staub-, Ruß- und Bacillenwirkung an den Stätten menschlicher Zivilisation absieht. So ist es selbstverständlich, daß die ständigen Bewohner von Hochgebirgstälern oder Seeküsten, wo zahlreiche Kranke Heilung zu suchen pflegen, wahrscheinlich durchaus nicht gesünder sind als andere Menschen. Denn der klimatische Faktor, der für die Fremden als starker Reiz wirkt, ist für die Einheimischen bereits indifferent geworden oder von je gewesen und wirkt pathogenen Momenten anderer Natur durchaus nicht entgegen.

Für jenen Kreis von Nervenkranken, die praktisch in der Neurologie die Hauptrolle spielen, für die Bewohner der größeren und größten Städte also, ist zunächst einmal jedes Klima different, das die Ausschaltung der mit dem städtischen Leben verknüpften atmosphärischen Schädlichkeiten mit sich bringt. So spielen insbesondere im Bereiche der funktionellen Neurosen schon *Landaufenthalte* eine Rolle, die gar keinen Klimawechsel im eigentlichen Sinne bedeuten, also etwa in Villenkolonien und Siedlungen in der *nächsten Umgebung* der Stadt. Reinere Luft, mehr Sonne und Luftbewegung sind schon hier zu haben. Ob und in wieweit sie physiologisch oder nur psychologisch wirksam sind, entzieht sich der Analyse, ist wohl auch sehr von individuellen Faktoren abhängig. HELLPACH (zit. nach PETRASCH) unterscheidet zwischen tonischen und landschaftlichen Einflüssen und versteht unter den ersteren die physikalisch-chemischen, unter den letzteren die aus der sinnlichen Wahrnehmung der Landschaft erwachsenden seelischen Einflüsse. BERLINER (zit. nach PETRASCH) rechnet auch die elementaren sinnlichen Erregungen zu den tonischen Einflüssen und begreift unter landschaftlichen Wirkungen nur die ästhetische und ethisch gefühlsbetonten Objektwahrnehmungen. WOLLENBERG spricht von einer „allgemein euphorisierenden Wirkung" des Gebirgsklimas. Wir verweisen auf unsere Ausführungen zu diesem Thema in der Einleitung zum Abschnitt „Balneotherapie". — Dazu kommt die geänderte Lebensweise, Befreiung von Sorgen und sonstigen psychisch wirksamen Schädlichkeiten des Alltagsmilieus, reichlichere Körperbewegung, gegebenenfalls die hydriatische Wirksamkeit von Schwimmbädern. Von einer Reizwirkung in obenerwähntem Sinne kann wohl hier eigentlich nicht die Rede sein. Trotzdem ist die therapeutische Wirkung derartiger Landaufenthalte in Fällen von nervöser Abspannung, psychischer oder physischer Erschöpfung nicht zu leugnen. Die Kurven der Arbeitsleistung steigen an, ebenso die Konzentrierbarkeit und die Zuwendungsbereitschaft der Aufmerksamkeit. Es ergibt sich eine Verbesserung der Präzisionsleistung, dabei aber Verlangsamung des Arbeitstempos, als Folge der Beruhigung. Andererseits steigt die Rechengeschwindigkeit (BERLINER, zit. nach KRONFELD). Von dieser rein physiologischen Erholung unterscheidet KRONFELD den „Erholungsvorgang im Selbsterleben": Änderung der Gemeingefühle und des somatopsychischen Unterbaus der Selbsterlebnisse, überschichtet von dem Bewußtsein der verbesserten Leistungsfähigkeit und einer Änderung der affektiven Selbstwertungen, dem Gefühl der Ruhe und Anstrengungslosigkeit. Man „freut sich wieder auf die Arbeit".

Nicht viel anders steht es mit den Kuraufenthalten in waldigen *Mittelgebirgsgegenden* (Schwarzwald, Harz, Voralpen usw.). Auch hier steht das negative Moment des Wegfalls jener Schädlichkeiten, die mit dem Großstadtleben verbunden sind, im Vordergrund. Das wesentliche kurative Moment bildet vielleicht vor allem die *Schonung* (VAN OORDT). WOLLENBERG empfiehlt das Mittelgebirge bei der Behandlung der nervösen Schlaflosigkeit, der Epilepsie und der Depressionszustände.

Dagegen muß dem Aufenthalt im *Hochgebirge* — etwa von 1000 m Seehöhe aufwärts — schon der Charakter der *differenten* Einwirkung zuerkannt werden. Hier spielen die obenerwähnten Momente der geringeren Luftdichte, der stärkeren Tagesschwankungen in der Lufttemperatur und der intensiveren Sonnenstrahlung schon eine bedeutsame Rolle. Objektiv nachweisbar ist schon nach ganz kurzer Zeit die bessere Durchblutung der äußeren Haut, das „frischere" Aussehen.

Subjektiv macht sich die tiefere Atmung und das durch den Hochgebirgsstoffwechsel geänderte Allgemeingefühl geltend. Dementsprechend ist hier jene Indikation zu erwähnen, die wohl als einzige innerhalb der Neurologie die klimatologische Behandlung eines organischen Leidens betrifft; die des M. Basedow. Mag auch die ärztlich geregelte Lebensweise und die Interferenz mit anderen Kurbehelfen — etwa den Thermalbädern in Badgastein oder physikalischer und Diättherapie in Höhensanatorien — die Beurteilung des klimatotherapeutischen Faktors an sich sehr erschweren, so sprechen doch vielfältige Erfahrungen dafür, daß die Heilerfolge ceteris paribus im Höhenklima wesentlich besser sind. Hier spielt der umstimmende Reiz, der teils durch den Respirationstrakt, teils durch das Hautorgan auf das vegetative Nervensystem, den Elektrolythaushalt und die endokrinen Drüsen wirkt, wahrscheinlich eine Rolle. Das Ergebnis ist — immer mit der Einschränkung, daß die anderen therapeutischen Faktoren nicht abzusondern sind — eine Besserung des Grundumsatzes und der klinischen Zeichen des Basedow, insbesondere der nervösen Übererregbarkeit, des Tremors, der Verdauungsstörungen, der Hyperidrosis und Tachykardie. Hand in Hand damit geht eine Hebung des Körpergewichts, die der Besserung des Grundumsatzes entspricht. In der Praxis wird man die klimatische Kur immer mit anderen therapeutischen Maßnahmen verbinden: Körperruhe, vorwiegend vegetabilische Diät, Vermeidung von Alkohol. Ob und inwieweit sonstige therapeutische Indikationen in Betracht kommen, hängt von der Schwere des Falles und von den lokalen Möglichkeiten ab. Bei der Wahl des Ortes ist die Föhnempfindlichkeit zu berücksichtigen, die man oft bei Basedowikern und Sympathicotonikern findet (Guhr).

Zur Wirkung des mittleren Höhenklimas auf Basedowkranke liegen experimentelle Untersuchungen von Durig und Mark (zit. nach H. H. Meyer) vor: schilddrüsengefütterte, mit Basedowsymptomen erkrankte Hunde zeigten im Höhenklima gar keine oder geschwächte Erscheinungen des Hyperthyreoidismus. Die Wirkung ist nach den genannten Autoren auf eine Beeinflussung der sympathischen Erregbarkeit im Zentrum zurückzuführen. H. H. Meyer bringt dies mit einer Änderung der Alkalescenz des Blutes — Verminderung der HCO_3'-Ionen bei gleichzeitiger Vermehrung des Ca''-Ionengehalts — infolge Steigens der Lungenalveolarventilation und der Kohlensäureabatmung in Verbindung. Bei Höhen über 2000 m jedoch wird infolge verstärkten O-Mangels, Anoxämie und dadurch bedingte Milchsäureanhäufung im Blute die Blutalkalescenz vermindert und so das Optimum der Wirkung überschritten. Untersuchungen von Sserafimow weisen auf Steigerung des Sympathicustonus im Hochgebirge (3500 m) hin.

Kontraindiziert ist das Höhenklima beim Basedow sowohl als auch bei sonstigen, funktionellen Nervenstörungen ausschließlich dann, wenn eine schwerere *Erkrankung des Myokards* vorliegt, wie sie ja bei vorgeschrittenen Fällen von M. Basedow recht häufig ist. In solchen Fällen pflegen schon in den ersten Tagen des Höhenaufenthalts Erscheinungen von Herzinsuffizienz aufzutreten, die zu schleunigem Klimawechsel zwingen. Sonstige Kreislaufstörungen, insbesondere hoher Blutdruck, veranlassen wohl zur Vorsicht, bilden aber an sich keine Gegenanzeige, außer im Falle ausgesprochener Dekompensation. Auch Rhythmusstörungen des Herzens, insbesondere Extrasystolie, pflegen auf Höhenklima nicht schlecht zu reagieren, sofern sie nicht durch Herzmuskelerkrankung bedingt sind.

Ungleichmäßig ist die Wirkung des Höhenklimas auf die nervöse *Schlaflosigkeit*. In vielen Fällen sieht man eine Besserung, die aber sehr wohl psychisch bedingt, auf die Befreiung von erregenden Momenten aller Art zurückzuführen sein kann. Dagegen ist die in anderen Fällen deutliche Zunahme der Schlaflosigkeit sicher physiologisch bedingt. Sie unterscheidet sich von anderen Formen der Agrypnie sehr oft dadurch, daß, trotz sehr geringer Schlafzeiten, am Tage keine nennenswerte Müdigkeit besteht. Das Schlafbedürfnis ist also geringer. Fürbringer erklärt die Hochgebirgsagrypnie „mit einer an den Organen psychischer Tätigkeit sich auswirkenden Verschiebung des Gleichgewichts zwischen sympathischem und parasympathischem System, mit einem Vordringen des sympathischen Prinzips und seiner hormonalen Hilfsorgane". Diese Annahme steht allerdings mit der zweifellos sympathicusdämpfenden Wirkung des Hochgebirgsklimas beim Basedow im Widerspruch.

Weiters ist als Indikation des Höhenklimas das Asthma bronchiale zu nennen. Der Wegfall der anfallauslösenden Momente (Klimaallergen, s. GUHR) spielt hier eine wesentliche Rolle.

Übrigens muß zur Frage des Höhenklimas noch hervorgehoben werden, daß seine Wirkung durchaus nicht ausschließlich von der absoluten Höhe des Kurortes abhängig ist. Sicher ist es für die Erfolge nicht gleichgültig, ob ein Ort von 1000 m Seehöhe auf einem Berggipfel oder in einem Hochtal liegt, rings umgeben von noch höheren Bergen. Hier spielt wohl auch ein psychisches Moment eine Rolle, auf das wir schon hingewiesen haben. Es gibt „Gipfelmenschen" und „Talmenschen". Aber auch die oben angeführten Komponenten der Klimawirkung sind naturgemäß nicht ausschließlich von der Seehöhe abhängig, und Windstärke, Windrichtung, Luftfeuchtigkeit und Sonnigkeit sind natürlich auf Gipfeln und in Tälern ganz verschieden. Ihre physiologische Wirkung interferiert aber mit den bloß von der Seehöhe abhängigen Faktoren.

Eine andere Gruppe von ausgesprochen *differenten* Klimawirkungen ergibt sich an *Meeresküsten*. Hier spielt außer der hydriatischen Wirkung der Seebäder auch der Kochsalzgehalt des Wassers und der Luft eine wichtige Rolle. Vielfach ist es von Bedeutung, ob die lebhafte Luftströmung durch nahe Wälder gemildert wird, wie es etwa an der Ostsee der Fall ist. Die Bedeutung des *Windes* als Hautreiz wird auch in der Literatur immer wieder betont. Des weiteren wird die Ultraviolettstrahlung am Meere durch Abfilterung der ultraroten Strahlen wirksamer (PECH, zit. nach HÄBERLIN). Physiologisch ist eine Steigerung des Grundumsatzes an der See nachgewiesen (LOEWY, MÜLLER, CRONHEIM und BORNSTEIN, zit. nach HÄBERLIN), vermehrte Retention von Ca, P und S (E. MÜLLER und FRANZ MÜLLER). Als kalkretentionsfördernder Therapie kommt den Seebädern also einige Bedeutung bei der Behandlung der Spasmophilie zu.

KRAUEL versuchte durch Prüfung des Bulbus- und Solarisreflexes bei Beginn und Ende der Kur sowie durch Prüfung der Blutdruckkurve nach Adrenalininjektion die Wirkung des Nordseeklimas in Wyk auf Föhr auf das vegetative System festzustellen. Es ergab sich eine Steigerung des Sympathicustonus durch die Thalassotherapie.

Reichliche Gelegenheit zu Luft- und Sonnenbädern schafft die für die Behandlung funktioneller Neurosen so bedeutsame Änderung der Lebensweise von Grund auf. Die vasomotorische Reaktion auf Kälteapplikation pflegt im Seeklima wesentlich lebhafter zu werden, ein Erfolg der Übung im Freiluft- und Wasserleben. Nach HÄBERLIN werden Muskelleistung und Muskelsubstanz vermehrt. Der Blutdruck sinkt (LOEWY und MÜLLER, zit. nach HÄBERLIN), Hämoglobingehalt und Erythrocytenzahl stiegen. Die Pulsfrequenz sinkt (ROBIN, LINDEMANN, BANGE, PFLEIDERER, alle zit. nach HÄBERLIN). Die Atmung wird langsamer und tiefer. Psychisch zeigen sich nach experimentellen Untersuchungen an Kindern Herabsetzung der Aufmerksamkeit und starke Arbeitsbeschleunigung (BERLINER, MUCHOW, LANGELÜDECKE, zit. nach HÄBERLIN). BERLINER fand die Wirkungen des Seeklimas artgleich mit den Wirkungen des Frühlings: psychomotorische Erregung, Erleichterung aller Innervationsimpulse, Beschleunigung und Verflachung aller geistigen Leistungen, Unruheerscheinungen. Die Muskelleistung steigt zunächst rapid an, um dann zu erschlaffen. Die Aufmerksamkeit sinkt. Trotzdem bessern sich die Präzisionsleistungen. Das Seeklima erreicht einen Höhepunkt der Wirkung im Hochfrühling.

Edel empfiehlt das *Nordsee*klima zur Behandlung des Bronchialasthmas bei Kindern. Dagegen soll man nach Curschmann mit der Empfehlung der *Ostsee* für Asthmatiker vorsichtig sein, ebenso für Basedow und klimakterische Neurosen. Vagotonie, Migräne, leichte Schlaflosigkeit werden gut beeinflußt.

Die genannten Beobachtungen beziehen sich auf die Wirkung des rauhen und abhärtenden Klimas an der Nord- und Ostsee. Das Klima der *Adria,* der *Riviera,* der *oberitalienischen Seen* ist durch die milderen Temperaturen und die geringere Luftbewegung von jenem grundverschieden, wohl im allgemeinen minder different.

Kontraindikationen gegen das Seeklima können eigentlich kaum aufgestellt werden. Denn selbst in Fällen, wo man, etwa wegen beträchtlicher Anämie, das Baden im kalten Wasser verbieten muß, können die Luft- und Sonnenbäder am Strand als Heilfaktor in Betracht gezogen werden. Nur soll hier noch einmal der Tatsache gedacht werden, daß im allgemeinen das *Sonnenbad* für *nervöse* Menschen *kaum in Betracht* kommt. Man sieht keinen Nutzen davon, dagegen erweist sich häufig nervöse Überempfindlichkeit durch das Auftreten von Kopfschmerzen nach stärkerer Besonnung — leichte Erscheinungen der Insolation — und eine wohl psychisch bedingte Intoleranz gegen die Beschwerden des Eczema solare.

Auf die Schilddrüse soll die See ähnlich wie Joddarreichung wirken (Cuomo, zit. nach Häberlin).

Nach Laignel-Lavastine eignen sich insbesondere Vagotoniker für eine seeklimatische Kur, Sympathicotoniker dagegen nicht (zit. nach Häberlin).

Ansonsten sind alle neurasthenischen Symptomenkomplexe unter den Indikationen der Seebäder zu finden. Psycho- und neuropathische Kinder pflegen sich im Seeklima sehr rasch zu bessern, sofern eine Hebung des körperlichen Zustandes dazu imstande ist (s. auch Voigts).

Eine letzte Gruppe von differenten Klimaformen — die *tropische* und *subtropische,* wie sie sich etwa in den klimatischen Kurorten Ägyptens bietet — soll hier nur der Vollständigkeit halber erwähnt werden, da sie für neurologische Indikationen kaum in Betracht kommt.

Literatur.

Bornstein: Änderung der sensorischen und der motorischen Erregbarkeit in Bädern. Jkurse ärztl. Fortbildg **22**, Aug.-H., 49 (1931). — Boveri, Piero: Le sindromi parkinsoniane e la cura idrominerale. I bagni arsenicali di Levico. Riv. Idrol. ecc **36**, 167 (1925).

Cohn: Über die Erfolge von Bädertherapie bei Thyreosen. Z. Bäderkde **1928**, H. 11, 971. — Curschmann: Über Ostseekuren bei Neurosen. Fortschr. Ther. **1926**, Nr 12.

Diem: Anwendung von Moorerde in der Heilkunde. Wien. med. Wschr. **1932 II**, 1051. — Dorno: Physiologische Wirkungen der Luftelektrizität. Z. Bäderkde **1927**, H. 2, 118.

Edel: Bronchialasthma bei Kindern und Nordseeklima. Z. Bäderkde **1928**, H. 5, 431. — Edström: Die Einwirkung von elektrisch geladenen Luftströmen usw. Sv. Läkartidn. **1932**, 257.

Friedländer: Die Erfahrungen der Radiumemanationstherapie im Radiumbad Brambach. Z. Bäderkde **1927**, H. 4, 220. — Fritz: Gibt es einen tatsächlichen Nachweis der Thermalbäderwirkung? Arch. Baln. **1**, H. 3, 134 (1925). — Fürbringer: Die Altersveränderungen und die Balneotherapie. Z. ärztl. Fortbildg **25**, 233 (1928).

Gerke: Ionenstudien in Badgastein. Wien. klin. Wschr. **1932 I**, 553. — Grunow: Osmotherapie und Wildbader Thermalbäder. Z. physik. u. diät. Ther. **26**, 280 (1922). — Weitere Untersuchungsergebnisse zur Frage der Reizkörperentstehung und Reizkörperwirkung bei den Wildbader Thermalbädern. Z. physik. u. diät. Ther. **28**, 101 (1924). — Vagotonisierung von Lokalprozessen durch Wildbads Thermalbäder. Med. Welt **1**, 701 (1927). — Wirkung der Thermalbäder auf innere Sekrete, den Stoff- und Gaswechsel. Z. Bäderkde **1930**, H. 8, 753. — Guhr: Klimatologische Eigenheiten der mitteleuropäischen Gebirge. Z. Bäderkde **1928**, H. 8, 728.

HÄBERLIN: Der Heilwert der Nordsee. Herausgeg. vom Verband Deutscher Nordseebäder E. V., Geschäftsstelle Berlin.

KÖHLER: Wie ist die Wirkung der CO_2-Bäder zu erklären? Jkurse ärztl. Fortbldg **1933**, 199. — KRAUEL: Einwirkung des Seeklimas auf das vegetative Nervensystem. Z. physik. Ther. **42**, 247 (1933). — KREBS: Balneotherapie des Ischias. Dtsch. med. Wschr. **1933 I**, 492. — KRONFELD: Über die psychologischen Wirkungen von Bäderkuren. Dtsch. med. Wschr. **1931 I**, 798.

LAMPERT: Diskussionsbemerkung. Z. physik. Ther. **43**, 149 (1932). — LICHTENSTEIN: Die Behandlung der Arthritiden und Neuralgien in Bad Pistyan. Z. physik. Ther. Orig. **31**, 87 (1926). — LOEWY, A.: Beiträge zur Physiologie des Höhenklimas. Pflügers Arch. Physiol. **207**, H. 5/6 (1925). — Über physiologische Anpassungsvorgänge an das Höhenklima. Schweiz. med. Wschr. **1924 I**, 493. — Das Höhenklima. Handbuch der Balneologie, medizinischen Klimatologie und Balneographie, Bd. 3, S. 200. 1924. — Neuere Untersuchungen über die Wirkung der Luftverdünnung und des Höhenklimas. Jber. Physiol. **1930**, 188.

MALIJKIN: Der Einfluß der Kohlensäurebäder auf das Nervensystem. Arbeiten des Balneologischen Instituts an den kaukasischen Mineralquellen, Bd. 3. 1926. Ref. Z. Bäderkde **1928**, H. 10, 923. — MEYER, H. H.: Bemerkungen über die Wirkung des Höhenklimas bei Basedowkranken. Z. Bäderkde **5**, H. 1, 135 (1930). — MORO: Über die Tetanie als Saisonkrankheit und vom biologischen Frühjahr. Klin. Wschr. **5**, 925 (1926). — MÜLLER, FRANZ: Beobachtungen aus Kolberg über die Wirkung des Seeklimas und der Solbäder auf den Menschen. Klin. Wschr. **1927 I**.

NOORDEN: Die Anwendung radioaktiver Substanzen zur Behandlung innerer Erkrankungen. Z. ärztl. Fortbildg **10**, 33 (1913).

OORDT, VAN: See- oder Höhenklima? Dtsch. med. Wschr. **1926 II**. — Therapeutische Verwendung des Niedrungs-, Mittelgebirgs- und Wüstenklimas. Handbuch der Balneologie usw., Bd. 4.

PÄSSLER: Über die Entwicklung der feuchten Emanationskammern in Teplitz-Schönau. Arch. Baln. **1**, H. 4, 167 (1925).

SCHAZILLO: Zur Lehre vom Mechanismus der allgemeinen Badereaktion. Z. physik. Ther. **32**, 173 (1926/27). — SCHNEYER: Münch. med. Wschr. **1926, II**. — Biologische Untersuchungen über hormonale Wirkungen des Badgasteiner Thermalwassers. Z. Bäderkde **1927**, H. 12, 720. — Biologische Untersuchungen über die Einwirkung des Badgasteiner Thermalwassers auf die innersekretorischen Drüsen. Z. Bäderkde **1928**, H. 5, 424. — SCHOBER: Balneotherapie, Herdreaktion und Protoplasmaaktivierung. Münch. med. Wschr. **70**, 947 (1923). — Die Eigenart der Quellen von Wildbad und ihre therapeutische Wirkung. Dtsch. med. Wschr. **1924 II**, 1542. — Thermalbäderwirkung und vegetatives Nervensystem. Arch. f. Baln. **1**, H. 3, 128 (1925). — SIEBERT: Über Calciumquellen. Z. Bäderkde **1927**, H. 9, 541. — SKLJARČIK: Über den Einfluß meteorologischer Elemente auf das Nervensystem. Sovrem. Psichonevr. (russ.) **3**, 156 (1926). Ref. Zbl. Neur. **46**, 178. — SSERAFIMOW: Der Einfluß des Aufenthalts in der Berggegend usw. Z. physik. Ther. **45**, 284 (1933). — STAHL: Über Fernwirkung im Organismus. Herdreaktionen und vegetatives Nervensystem. Klin. Wschr. **1923 II**, 1024. — STERN, ERICH: Über die Wirkung künstlicher Sauerstoffatmung im Hochgebirge. Klin. Wschr. **1925 II**, 1009. — Über den Einfluß künstlicher Sauerstoffatmung im Hochgebirge. III. Mitt. Z. Neur. **103**, 776 (1926).

VISSERING: Die Heilkraft der Nordsee. Z. Bäderkde **1927**, H. 11. 672. — VOGT: Vegetatives System und Haut vom balneologischen Standpunkt aus. Z. Bäderkde **1927**, H. 7, 390. — VOIGTS: Psychologische Untersuchungen über die Wirkung des Seeklimas, insbesondere der Ostsee, auf Jugendliche. Z. pädag. Psychol. **30**, 286 (1929).

WASSERMANN: Die psychologische Wirkung des Kohlensäurebades. Z. Bäderkde **1927**, H. 8, 467. — WESKOTT: Balneo- und klimatotherapeutische Indikationen. Münch. med. Wschr. **1926 I**, 788, 916. — WOLLENBERG: Behandlung Nervenkranker im Klima des Gebirges. Z. Bäderkde **1928**, H. 6, 489.

Psychotherapie.

Von JOSEF REINHOLD-Gräfenberg (ČSR).

I. Wesen und Entwicklung.

Definition. Bei aller grundsätzlichen Verschiedenheit, die zwischen den Anschauungen einzelner Forscher bzw. Forschungsrichtungen über die theoretischen Grundlagen, die Ziele und die Grenzen der Psychotherapie herrschen, finden wir eine weitgehende Übereinstimmung bezüglich der das Wesen dieser Behandlungsmethode umschreibenden Definitionen. Greifen wir aus der großen Anzahl der vorliegenden Formulierungen nur zwei heraus, die von sehr verschieden orientierten Psychotherapeuten stammen, von J. H. SCHULTZ und von H. PRINZHORN, um diese Einmütigkeit zu demonstrieren und daran eigene Erwägungen zu knüpfen. PRINZHORN definiert die Psychotherapie als Einwirkung auf das Seelische eines Menschen mit seelischen Mitteln und mit der Absicht eines „Heilerfolges", für J. H. SCHULTZ ist: „Psychotherapie ärztliche Krankenbehandlung durch rein seelische Beeinflussung". Beide Definitionen meinen offenbar dasselbe. Nur wenn man die Arbeitsrichtungen beider Autoren kennt, weiß man, daß PRINZHORN mehr an die Beeinflussung seelischer Erkrankungen, und zwar der für ihn zum Gesamtbegriff „Psychopathie gehörenden Neurosen dachte, während SCHULTZ dabei die Gesamtheit der Erkrankungen, also auch der organischen im Auge hat, soweit sie überhaupt psychotherapeutisch anzugehen sind. Aus dem Wortlaut der Definition selbst kann dieser Unterschied kaum herausgelesen werden. Gemeinsam ist beiden Definitionen die Anschauung, daß die Psychotherapie ihren Angriffspunkt im Seelischen sucht. Daß sie hierzu seelischer Mittel bedarf, wird in der Definition von SCHULTZ nicht besonders betont; die Bezeichnung seelische Beeinflussung soll beides ausdrücken: den seelischen Angriffspunkt und die seelischen Mittel. Nun scheint es im Interesse der Begriffsklarheit nicht ohne Nutzen zu sein, unter Verzicht auf die Kürze der Definition beide Momente gesondert hervorzuheben und zu betonen, daß in das Indikationsgebiet der Psychotherapie nicht allein — wie es etwa dem Wortsinn nach schiene — seelische Erkrankungen, sondern auch solche im wesentlichen körperlicher Natur fallen. Die Notwendigkeit, die psychischen Mittel in die Definition der Psychotherapie aufzunehmen, ergibt sich aus folgender kurzer Überlegung. Wir geben z. B. in einem Fall mit stark betonter innerer Unruhe das eine Mal ein Opiat, das andere Mal ein indifferentes Mittel, welches der Patient für ein Opiat oder ähnliches hält. Es ist durchaus möglich, daß sich beide Male in gleicher Weise Beruhigung einstellt. Beide Male wurde auf die „Seele eingewirkt", aber nur beim zweiten kann man von einem psychotherapeutischen Agens, und zwar von einer larvierten Suggestion sprechen. Hier tritt nämlich zum Genuß des dargereichten Mittels noch ein psychischer Faktor hinzu, der den therapeutischen Erfolg herbeiführte, während im ersten Falle dieser Erfolg durch eine rein pharmakologische Beeinflussung der Seele erzielt wurde. Der Glaube des Patienten, daß das Mittel helfen wird und das Rechnen mit diesem Glauben seitens des Arztes sind das „psychische Mittel", das sein Handeln zu einer, wenn auch sehr primitiven Form der Psychotherapie erhebt. In ähnlicher Weise wird auch ein physikalisch aussehendes Verfahren zu einer psychotherapeutischen Maßnahme werden, wenn es seine Wirksamkeit erst auf dem Umweg über die seelische Beeinflussung erreicht. Man kann in einer äußerlich bis in alle Einzelheiten identischen Art die elektrische Behandlung sowohl einer neuritisch, als einer hysterisch bedingten Lähmung durchführen. Es wird wohl niemand, der die Natur hysterischer Lähmungen kennt, daran zweifeln, daß der behandelnde Arzt im zweiten Falle Psychotherapie treibt und zwar eine larvierte oder indirekte, wenn er selbst weiß, auf welchem Wege er den Erfolg erreicht, eine — nennen wir sie — unbewußte, wenn er, in einem diagnostischen Irrtum befangen, die Lähmung für organisch bedingt hält, oder etwa, wie die Generation vor uns, an eine unmittelbare Wirkung des elektrischen Stromes auf hysterisch gelähmte Glieder glaubt. Dieses Beispiel zeigt aber auch, wie grundsätzlich wichtig es ist, gerade in der Definition der Psychotherapie ihren Bereich nicht allein auf psychische oder etwa psychisch bedingte Krankheiten einzuengen, sondern auch auf solche auszudehnen, die uns auf den ersten Blick als organisch anmuten, oder sich auch bei der weiteren Beobachtung als somatisch bedingt erweisen. Denn es sind erstens die Fälle nicht selten, in denen erst die Psychotherapie nicht allein ex juvantibus, sondern auch wegen der mit ihr verbundenen Explorationsmöglichkeit die Diagnose ermöglicht (wie es z. B. bei der Psychoanalyse geschieht) oder die von Anfang an gehegte Vermutung, daß es sich um ein psychogen entstandenes Symptom handeln könnte, bekräftigt; zweitens steht auch eine als rein organisch anzusprechende Erkrankung selten isoliert, ohne jeden Zusammenhang mit dem Seelischen da. Eine körperliche Krankheit wirkt sich zumeist — wovon später noch ausführlicher zu sprechen sein wird — in ganz bestimmter Weise psychisch aus: sie ändert einerseits, allgemein gesprochen, die seelische Haltung des Erkrankten und erfährt andererseits sowohl in ihrer Symptomatik als auch in ihrem Verlauf weitgehende Veränderungen infolge von seelischen Reaktionsbildungen. Es besteht also kein grundsätzliches Bedenken dagegen, solche Erkrankungen bzw. die an ihnen leidenden Menschen in den Indikationsbereich der Psychotherapie zu ziehen, mag sie auch hier nur von sekundärer Bedeutung sein und sich von vornherein mit dem Rang einer zusätzlichen Hilfsbehandlung begnügen. Je nach der Art der Mittel, die dabei verwendet werden, spricht man von direkter oder indirekter Psychotherapie. Bei der ersteren ist auch der Patient sich der Tatsache bewußt, daß das angewendete Heilverfahren auf dem Wege seelischer Beeinflussung den Erfolg herbeiführen soll, bei der letzteren vollzieht sich diese Wirkung ohne ein solches Bewußtsein des Patienten, der bereit ist, den ursächlichen Zusammenhang zwischen Kur und Heilung ohne Zwischenschaltung einer seelischen Instanz anzuerkennen. In dem angeführten Beispiel elektrischer Behandlung einer hysterischen Lähmung wurde die Möglichkeit erwogen, daß sich auch der die Behandlung vorzunehmende Arzt des wahren Sachverhaltes nicht bewußt ist. Solche Fälle sind gewiß nicht vereinzelt. Man wird nicht ohne Recht annehmen dürfen, daß ein Großteil der balneologischen und physiotherapeutischen Kurerfolge psychisch bedingt ist, daß bei mancher medikamentösen Behandlung das Vehikel des Psychischen wichtiger ist, als die rein pharmakologische Wirkung und daß auch die Resultate chirurgischer Operationen nicht selten von der seelischen Einstellung des Operierten abhängig sind. In all diesen Fällen könnte man, soweit die Behandlungserfolge von seelischen, im Kranken selbst gelegenen, dem Behandelnden aber nicht als solchen bekannten Bedingungen abhängen, von unbewußter Psychotherapie sprechen. Und doch wird man sich nicht dazu entschließen können, die Definition der Psychotherapie auch auf solche an ihrer Peripherie sich abspielenden Fälle auszudehnen. Vor allem fehlt in ihnen die Intention des Behandelnden auf das Psychische des Patienten und gerade diese Intention ist es, die man vom Arzt erwartet, dessen

Tätigkeit im konkreten Falle als Psychotherapie bezeichnet wird. Ohne der in einem der folgenden Abschnitte zu diskutierenden Frage vorzugreifen, ob Psychotherapie überhaupt den Anspruch erheben darf, als wissenschaftliche Disziplin zu gelten und in welchem Verhältnis zueinander in ihr die rationalen aus der Beobachtung und ihrer logischen Bearbeitung geschöpften Elemente zu den irrationalen, in der Persönlichkeit des Arztes, des Patienten und ihrer gegenseitigen Wechselwirkung gelegenen stehen, kann schon jetzt, zumindest aus definitorischen Gründen verlangt werden, daß als ärztliche Psychotherapie, — denn lediglich diese wird hier behandelt — nur ein Vorgehen bezeichnet wird, in dem sich der Arzt dessen, was er damit bezweckt und auf welchem Wege der Zweck erreicht wird, bewußt ist. Wir werden also als Psychotherapie im Sinne des bisher Gesagten die Gesamtheit derjenigen Behandlungsmethoden bezeichnen, bei denen der Arzt im Bewußtsein dessen, was dabei vor sich geht, den Versuch unternimmt, mit seelischen Mitteln auf die Seele des Kranken zu Heilungs- oder Linderungszwecken einzuwirken und zwar unabhängig davon, ob es sich um seelische oder körperliche Erkrankungen handelt, deren Beeinflussung bezweckt ist. Oder kürzer: Psychotherapie ist das bewußte Suchen eines seelischen Angriffspunktes zwecks Behandlung seelisch oder körperlich Kranker.

Einteilung. Wir unterschieden bisher eine *direkte* und eine *indirekte* Psychotherapie je nachdem, ob bei der Art der verwendeten Mittel der Patient erkennen kann, daß sich die Behandlung an seine seelischen Instanzen wendet, oder die Erreichung des Erfolges seine Unwissenheit in diesem Punkte voraussetzt (wie z. B. bei Anwendung des faradischen Stromes zwecks Heilung einer hysterischen Lähmung). Je nach der Stellung, welche die Psychotherapie im Behandlungsplan einnimmt, je nach der Ausschließlichkeit, mit der sie zur Anwendung kommt, wollen wir eine *systematische* und *okkasionelle*, oder, wie sie jetzt gerne genannt wird, *kleine* Psychotherapie unterscheiden. Im ersten Falle beherrscht die Psychotherapie den Behandlungsplan, unter Vernachlässigung, ja bewußter Ausschaltung anderer therapeutischer Maßnahmen, im letzteren tritt sie als ergänzendes Hilfswerk zur übrigen Behandlung des Kranken hinzu. Während die systematische Psychotherapie die Domäne besonders hierzu ausgebildeter und eine besondere Eignung besitzender Ärzte ist, gehört die kleine Psychotherapie in den Tätigkeitsbereich des Großteils der Ärzte; sie ist namentlich in jenen Fällen nicht wegzudenken, in denen sich das Interesse des Arztes über den Rahmen der von ihm behandelten lokalen Erkrankung der Persönlichkeit des Kranken zuwenden muß, sei es, weil diese in einer bestimmten Weise die Erscheinungsform und Verlaufsart der Krankheit beeinflußt, sei es, weil die Krankheit nicht zu übersehende Veränderungen in der Haltung der Persönlichkeit bedingt. Jeder, gleichgültig auf welchem Gebiete praktisch tätige Arzt wird in dem Moment zum Psychotherapeuten, in dem er sich der Tatsache bewußt wird, nicht allein die Krankheit, sondern auch den kranken Menschen behandeln zu müssen; und so bedeutet die jetzt von so vielen Seiten erhobene Forderung, bei Behandlung der Krankheit den kranken Menschen nicht aus den Augen zu verlieren, die Forderung nach mehr Psychotherapie in der täglichen Praxis des Arztes. Die Psychotherapie des ärztlichen Alltags soll natürlich nicht an eine bestimmte Methode gebunden sein, so wichtig auch die Kenntnis dieser Methoden und ihrer besonderen Indikationen sein mag. Es muß der Einfühlungsfähigkeit des Arztes, seiner Menschenkenntnis, seiner ärztlichen Erfahrung, seinem Takt und seiner Klugheit überlassen werden, ob er in der gegebenen Situation von tröstendem Zuspruch, von persuasiver Aufklärung, vom Appell an den Willen, das ethische und soziale Gefühl des Kranken, oder von einer suggestiven Maßnahme Gebrauch macht oder schließlich sich darauf beschränkt, dem Kranken Gelegenheit zu geben, sich auszusprechen und sich so Erleichterung zu verschaffen. Die Frage der Methode berührt also fast ausschließlich das Gebiet der systematischen Psychotherapie. Je nach der in ihr zur Verwendung gelangenden Methode wird die systematische Psychotherapie wie folgt eingeteilt: 1. Die *suggestiven Methoden,* die fast ausschließlich mit irrationalen Elementen arbeiten. 2. Die sich streng rational gebärdende *Persuasionstherapie.* 3. Die den Anschluß an naturwissenschaftliche Methoden suchende *Psychoanalyse,* die ihre Therapie auf eine scharf formulierte Dynamik des seelischen Erlebens aufbaut. 4. Die *Psychagogik,* die unter eklektischer Verwendung suggestiver, persuasiver und analytischer Elemente eine Erziehung des Kranken, ein Aufgehen der Behandlung in ärztlicher Führung erstrebt. — Diese nach einem methodologischen Prinzip erfolgte Einteilung der Psychotherapie läßt einen, allerdings nicht sehr scharf markierten Trennungsstrich erkennen, der ihre Methoden in zwei Gruppen trennt: 1. in ein rationales, also logisch zu fundierendes, und 2. ein irrationales, auf einem affektiven, bis zu seinen letzten Elementen nicht analysierbaren Faktor sich aufbauendes psychotherapeutisches Verfahren. Wir können auf diese Einteilung um so mehr verzichten, als, wie wir später sehen werden, auch die Methoden, die als rational gelten wollen, es nur in der Theorie tun, in praxi sind auch sie von irrationalen, suggestiven Elementen durchsetzt, mögen sie auch in ihnen unter anderen Namen, wie Übertragung u. ä. erscheinen. Auf der anderen Seite besteht das Bestreben, die suggestiven Methoden genetisch und phänomenologisch aufzuklären, ihre Wirkungsmöglichkeit und therapeutische Dynamik zu analysieren und sie so dem Ideal einer rationalen Behandlungsmethode näher zu bringen. Auch die von BIRNBAUM versuchte Differenzierung der psychotherapeutischen Methoden, je nachdem, ob dem Patienten in ihnen eine passive Rolle zugedacht wird, wie bei der Suggestion und Hypnose, oder aktive, wie bei den anderen Methoden, in denen der Patient selbst mitarbeitet, gestattet keine scharfe klassifikatorische Trennung. Wie wir sehen werden, ist diese Aktivität des Patienten, sein Mittun auch bei den suggestiven Methoden nicht ganz auszuschalten und bei den anderen, soweit es sich wenigstens um bewußte, willensmäßige *Mit*arbeit handelt (man denke an den analytischen Widerstand!), nicht immer gleich hoch einzuschätzen. Bei einer solchen Einteilung würde die Unterbringung von Verfahren wie der Autosuggestion COUÉS oder des autogenen Trainings SCHULTZ', die auf die Aktivität des Patienten hinzielen, ohne damit das Wesen des Vorgangs zu treffen, Schwierigkeiten begegnen. — Auf andere Differenzierungsversuche (aufbauende und abbauende Behandlungsformen, BIRNBAUM usw.) soll gar nicht eingegangen werden. Wir werden uns bei der Darstellung und Diskussion der jetzt geübten psychotherapeutischen Verfahren und ihrer speziellen Indikationen nach der oben gegebenen Gruppierung der Methoden halten, dabei aber die Persuasion, die jetzt jede Bedeutung als selbständige systematische Methode eingebüßt hat, in der Psychagogik aufgehen lassen.

Die Entwicklung. Die Psychotherapie als wissenschaftlich fundierte Behandlungsmethode ist das Werk der zweiten Hälfte des 19. Jahrhunderts; ihr Entstehungsort ist Frankreich, ihre Schöpfung an die Namen LIÉBAULT und BERNHEIM gebunden. Gewiß hatten sie, namentlich auf dem Gebiete der Hypnose ihre Vorläufer: von den unverbürgten Überlieferungen aus dem Altertum (Ägypten, Griechenland) und aus der beginnenden Neuzeit (Paracelsus, A. KIRCHNER usw.) abgesehen, waren es vor allem MESMER, FARIA und BRAID, die sich um die wissenschaftliche Erforschung der Hypnose große Verdienste erworben haben. MESMER fehlte aber ganz der Sinn für die psychologische Bedeutung der Hypnose, er faßte sie auch nach der späteren Modifikation seiner Methodik und seiner Anschauungen nur als Erscheinungsart des von ihm in der ganzen belebten Welt vermuteten Magnetismus auf. Es bedeutete einen Fortschritt MESMER gegenüber, als BRAID feststellte, daß es zur Erzeugung der Hypnose der „MESMERschen Striche“ nicht bedarf, daß schon ein scharfes Fixieren genügt, aber es dämmerte ihm nur spät und unvollkommen auf, daß es sich dabei um einen psychischen Vorgang handle. Weit näher kam der Wahrheit FARIA, der die Bedeutung der verbalen Suggestion für die Erzeugung der Hypnose erkannte und somit auf den in ihr steckenden psychischen Faktor, die „Einbildungskraft“ des zu Hypnotisierenden hinwies. Trotz der offenkundigen Bedeutung dieser Lehren fanden sie zunächst keine Gefolgschaft. Der Faden war abgerissen, als LIÉBAULT seine Arbeit begann.

Sehen wir von der Hypnose, als dem massivsten Ausdruck der noch als psychotherapeutisch aufzufassenden Bestrebungen früherer Zeiten ab, so finden wir im Laufe der Jahrhunderte gelegentlich eine Bemerkung über die Bedeutung der Vorstellungen oder Einbildungen für die Entstehung der Krankheit, über die Möglichkeit, sich durch Ablenkung lästigen Beschwerden zu entziehen, über den Wert der Standhaftigkeit und des Willens für die Überwindung der Krankheit und die Wege, ihn zu stärken, über „die Macht des Gemüts, durch den bloßen Vorsatz, krankhafter Gefühle Herr zu werden“ (KANT) und ähnliches mehr, es handelt sich aber in solchen Fällen überall nur um ein flüchtiges Aperçu, den Niederschlag persönlicher Erfahrung oder den Ausdruck einer religiösen oder philosophischen Anschauung. Sie sind nicht einmal als Ansatz zu einer Psychotherapie zu werten. Desgleichen beschränken sich ähnliche in der Medizin selbst geäußerte Gedankengänge auf das Hineintragen religiös-philosophischer Gesichtspunkte in die Pathologie besonders psychischer Erkrankungen und entsprechende Folgerungen praktisch-therapeutischer Natur. Das gilt namentlich von der medizinisch-philosophischen Literatur Deutschlands zu Beginn des 19. Jahrhunderts. Die hier wiederholt zu bemerkenden Ansätze zu einer Psychogenese der Krankheiten oder zu Betrachtungen über ihre psychische Beeinflußbarkeit sind einesteils so sehr von theologischen Anschauungen und moralisierenden Tendenzen überwuchert, andernteils wurzeln sie so stark in der damaligen Naturphilosophie, daß sie nur schwer mit der Idee einer wissenschaftlich begründeten Therapie zusammengebracht werden können. Auch Anschauungen, die einer solchen Idee beträchtlich näherkommen und wie wir ihnen namentlich in der psychiatrischen Literatur der ersten Hälfte des 19. Jahrhunderts in Deutschland sowohl als in Frankreich begegnen, wirkten sich höchstens in der Auffassung und Behandlung von Geisteskrankheiten aus, stellten nur Ansätze zu einer Psychotherapie dar, führten aber kaum über den psychiatrisch interessierten Kreis der Asylärzte hinaus und hatten keine die Hand in die Zukunft reichende Nachfolge.

So sehen wir, wenn wir den Blick in die weitere Vergangenheit werfen, überall höchstens nur Analogien, keimende und bald absterbende Gedanken, gelegentlich intuitive Erleuchtungen, aber nirgends eine Parallele zu dem, was wir jetzt als Psychotherapie auffassen dürfen. So ist auch der beliebte und oft wiederholte Satz, die Psychotherapie sei so alt, wie die Medizin, ja älter als sie, nur in sehr bedingtem und höchst eingeschränktem Sinne richtig, auch dann, wenn darunter nur die als „unbewußt“ bezeichnete Psychotherapie gemeint ist. Mögen für uns die alten kultischen Heilriten: der Tempelschlaf, das Opfer, das Gebet, die Beschwörungsformeln, die Heilkraft wundertätiger Orte u. a. m. und die dadurch erzielten gesundheitlichen Erfolge nur eine Wirkung seelischer Vorgänge im Kranken selbst sein: des Glaubens, der Suggestion, der Erleichterung durch Beichte oder Buße; für die Beteiligten war ihre Wirkung dem Eingreifen übernatürlicher Mächte, dem Willen der Gottheit zu verdanken. Und auch wenn man annimmt, daß da und dort der Priester die Heilungsbedingungen selbst richtig einschätzte, so wird man sein Handeln kaum als Psychotherapie in unserem Sinne auffassen können. Daß Hippokrates, der erste, der der priesterlichen Medizin eine empirische, auf Beobachtung der Tatsachen sich gründende, entgötterte Medizin entgegenstellte, die Heilungsfaktoren der kultischen Therapie richtig erkannte, scheint sicher zu sein. Ob er sich — und die Medizin nach ihm — diese Erkenntnisse zwecks Erzielung ähnlicher Wirkungen nutzbar machte, ist zweifelhaft, wenn auch angenommen werden darf, daß seinem wunderbaren ärztlichen Blick die Bedeutung des psychischen Faktors bei der Entstehung und Beseitigung der Krankheiten nicht entgangen ist. Ein Satz wie dieser: „Zur Behandlung einer Krankheit gehört dreierlei; der Arzt, die Krankheit und der Kranke“ gibt in dieser Richtung viel zu denken. Im ganzen konnte der psychotherapeutische Gedanke weder in der griechischen noch in der römischen medizinischen Wissenschaft — von einer gelegentlichen Bemerkung bei Beschreibung von Geisteskrankheiten oder eines philosophisch-moralischen Gedankens namentlich der stoischen Schule abgesehen — Wurzel fassen.

Wir kehren also zu Liébault zurück, den wir nach diesem kurzen Exkurs in die Geschichte der Medizin wohl mit Recht als den Schöpfer unserer modernen Psychotherapie ansehen dürfen. In harter empirischer Arbeit hat Liébault, ein schlichter Landarzt in der Gegend von Nancy, sich jahrelang bemüht, das Wesen und die Erscheinungsweise der Hypnose zu ergründen und ihr ärztliches Indikationsgebiet abzustecken. Seine — lange unbeachtet gebliebenen — Experimente beschrieb er in dem 1866 in Paris erschienenen Buche: „Du sommeil provoqué et des états analogues considerés au point de vue de l'action du moral sur le physique“ und nach der Zusammenarbeit mit Bernheim in «La thérapeutique suggestive», Paris, 1891. Er erkannte die Hypnose als einen rein seelischen Vorgang und führte auch sinngemäß die körperlichen, dabei auftretenden Erscheinungen auf ihre seelische Ätiologie zurück. Damit war für ihn auch die Indikationsbreite der hypnotischen Behandlung von selbst gegeben. Liébault bediente sich der verbalen Suggestion, teilte den hypnotischen Zustand in die bekannten 6 Stadien ein. In späterer Zusammenarbeit mit Bernheim, Nancy, wurde die Psychologie der Hypnose in langen Reihen von geistreichen Experimenten untersucht und eine Theorie der Hypnose, die auf Suggestion zurückgeführt wurde, ausgebaut (die Schule von Nancy). Die Suggestion gewann dann auch außerhalb der Hypnose an Bedeutung; die aus der Diskussion dieser Methode hervorgegangenen auch in therapeutischer Hinsicht bedeutsamen Richtlinien spielen noch jetzt eine wesentliche Rolle in der praktischen Psychotherapie, namentlich in Frankreich. Zu gleicher Zeit wie in Nancy fand die Hypnose, ausgehend von einer Publikation Richets „Du somnambulisme provoqué“, Paris 1875, eine gründliche experimentell-klinische Bearbeitung in der unter Charcots Leitung stehenden Schule der Salpetrière. Die 1878 begonnenen Versuche waren im wesentlichen zum Studium der Hysterie unternommen worden und führten, trotz aller Übereinstimmung im Tatsächlichen, zu differenten theoretischen Anschauungen. Charcot entging zwar nicht die Psychogenese hysterischer Symptome („Les paralysies psychiques dépendent d'une idée“ Leçons sur des maladies du système nerveux, Paris 1883 Leçon XXI), er war aber geneigt, außerdem noch eine konstitutionell gegebene neuromuskuläre Übererregbarkeit anzunehmen. Dieses Moment wurde auch zur Erklärung der hypnotischen Phänomene herangezogen, die er im Wesen der Hysterie gleichstellte. Die Hypnose war für ihn eine artifizielle Hysterie, die Hypnotisierbarkeit an eine hysterische Veranlagung gebunden. Die hypnotischen sowohl als die hysterischen Symptome hatten für ihn bei aller Berücksichtigung der möglichen psychischen Bedingtheit eine absolute klinische Realität: «Les impuissances motrices développées par le fact d'un trouble psychique sont, objectivement, tout aussi réelles que celles, qui dépendent d'une lésion organique», zit. S. 633. Diese Gleichstellung hinderte ihn aber nicht daran, für die Neurosen und namentlich für die damals im Vordergrunde des Interesses stehende Hysterie ein „traitement psychique“ zu fordern, das neben Hypnose aus Beruhigung, Aufklärung, Isolierung usw. bestand und im Keim das enthielt, was später (JANET und Nachfolger) in das System der „reéducation psychique“ gefaßt wurde.

Die Gegensätze zwischen der LIÉBAULT-BERNHEIMschen und CHARCOTschen Schule führten zu angeregten Auseinandersetzungen, denen nicht allein eine weitgehende Klärung der Hypnotismusfrage selbst, sondern auch der Psychogenese der Neurosen und anderer psychopathologischer Probleme zu danken ist. Behielt auch die Nancyer Schule bezüglich der Deutung hypnotischer Phänomene im Prinzip recht, so ist doch auf der anderen Seite die Bedeutung der von CHARCOT und seiner Schule betonten konstitutionellen Bedingungen, die dann von JANET ins Psychische übertragen zu den Begriffen des „Automatisme mental“ und „Dissociation psychique“ führten, nicht hoch genug einzuschätzen. Trotz der Verschiedenheit ihrer grundsätzlichen Anschauungen sind beide Schulen in gleichem Maße an der Entwicklung der modernen Psychotherapie beteiligt, die eine mehr durch Vervollkommnung der Methoden und Sicherung ihrer theoretischen Grundlagen, die andere mehr durch Herausarbeitung klinisch-neurologischer Gesichtspunkte. Von beiden führt, wie wir bald sehen werden, ein direkter Weg zur Psychoanalyse FREUDs, deren manche Ideen von JANET vorweggenommen, wenn auch nicht mit der gleichen Konsequenz, wie es FREUD tat, verfolgt wurden.

In Deutschland konnte sich die Hypnose als Behandlungsmethode nur schwer durchsetzen. Es stand ihrer Ausbreitung eine gewisse, oft bis zum Mißtrauen gesteigerte Skepsis, das Opfer einer Simulation zu werden, entgegen. Das lag sowohl an der realistischen Grundrichtung der damaligen Zeit, als auch an der historisch sonst wenig gewürdigten Tatsache, daß die Hypnose unter den verschiedensten Bezeichnungen sich in Varietés und ähnlichen Veranstaltungen breitmachte und eine Domäne von Charlatanen verschiedener Prägung war. — Es gehörte in Deutschland und Österreich in den achtziger Jahren des vorigen Jahrhunderts noch viel Mut dazu, sich mit einem hypnotischen Experiment in einer ärztlichen Gesellschaft zu zeigen oder eine darauf bezugnehmende Arbeit zu veröffentlichen. Erst nach und nach haben sich auch ernste Gelehrte der Hypnose angenommen (FOREL, VOGT, KOHNSTAMM, HIRSCHLAFF usw.), die Tatsachen um interessante Beobachtungen bereichert, die Theorie um wertvolle Gesichtspunkte vertieft. Durch Zusammentragen einer reichen Kasuistik konnten die Indikationen immer schärfer herausgearbeitet und ein richtiger Einblick in die therapeutische Brauchbarkeit der Hypnose gewonnen werden. Schließlich wurde die Hypnose in immer größerem Maßstab zu Untersuchungen psychophysiologischer Natur herangezogen und bis in die letzte Zeit mit vielem Erfolg verwendet. Die Blütezeit der Hypnose als Behandlungsmethode und Forschungsgegenstand, die in gewissem Sinne der Ausdruck einer damals sich vorbereitenden Abwehrbewegung gegen die bis dahin herrschende materialistische Weltanschauung gewesen ist und nicht zufälligerweise mit dem Vordringen der Geisteswissenschaften zusammenfällt, dauerte nicht lange. Sie wurde bald von einer sich immer mehr fühlbar machenden Reaktion abgelöst. Einerseits waren es die Schwächen der Methode selbst und die sich immer mehr häufenden therapeutischen Enttäuschungen, die ihr den Anspruch auf Alleinherrschaft als Therapie der damals als nervös angesehenen Erkrankungen streitig machten, andererseits führte die auch von unvoreingenommenen Ärzten empfundene Abneigung gegen den in der Hypnose trotz allen Aufklärungsversuchen liegenden irrationalen Kern, gegen die mit jeder grob suggestiven Methode verbundene

Täuschung und Vergewaltigung der Persönlichkeit des Kranken zu verständlichen Abwehrerscheinungen. Diese Abwehr bezog in der natürlichen Dialektik der Entwicklung extrem rationale Positionen. Ihren sichtbaren Ausdruck fand sie auf der einen Seite in der streng intellektualistisch gerichteten Neurosenlehre und Persuasionsmethode von DUBOIS, auf der anderen in der an naturwissenschaftliche Methodik und Begriffsbildung Anschluß suchenden Psychoanalyse FREUDS.

In der Persuasionstherapie von DUBOIS feiert die Dialektik von Sokrates ihre Auferstehung. So wie für diesen die Tugend erlernbar war, der unsittliche Lebenswandel eine Folge falscher Einsicht gewesen ist, so ist für DUBOIS die psychische Gesundheit erlernbar, die nervöse Erkrankung nur eine Folge irrtümlicher Vorstellungen. Auch dort, wo das emotionelle Moment im Vordergrund steht, wird es in letzter Instanz von intellektuellen Faktoren abgeleitet und von diesen abhängig gemacht. Es wird — ähnlich wie in der rationalistischen Philosophie des ausgehenden 18. Jahrhunderts — das ganze Seelenleben unter den Primat des Intellektes gestellt. So ist auch der Intellekt für diese Psychotherapie der Angriffspunkt der psychischen Beeinflussung, alles Irrationale wird bewußt ausgeschaltet, die Suggestion als unehrliche Überrumpelung der Persönlichkeit verpönt, der Schwerpunkt auf beredsame, wenn auch möglichst affektlose Überzeugung, Aufklärung über die Natur der Krankheit, Widerlegung der vom Kranken geäußerten Befürchtungen gelegt, mit dem Endziel, die Erkrankungssymptome, die auch für den Kranken selbst als Folge einer falschen Beurteilung seines Zustandes erkennbar werden, durch Wiedereinsetzung der vollen Autorität seiner Intelligenz zu überwinden. Dabei wird als wesentlich hingestellt, daß die Belehrungen des Arztes — um eine der verpönten Suggestionstherapie zugeschriebene bewußte Täuschung des Kranken zu vermeiden — tatsächlich seine Überzeugung widerspiegeln. Daß in der Art, wie solche Überzeugungen vorgetragen werden, die notwendigerweise für den Kranken einen ganz anderen Erlebnisinhalt bedeuten, als für den Arzt, schon ein starkes suggestives Element steckt, wird geflissentlich übersehen. Ebenso werden in der programmatischen Schilderung der Persuasionstherapie die mit ihr vermengten erzieherischen Tendenzen: die Umstellung der Lebensziele, die Ablenkung vom Ich und Zuwendung zu sozialen Aufgaben, dem Familienleben, der Arbeit usw. nicht genügend hervorgehoben, trotzdem wir ihnen in allen beigefügten Behandlungsbeispielen und Krankengeschichten begegnen. Und gerade diesen Maßnahmen wird man, bei voller Würdigung der von DUBOIS zweifellos erzielten therapeutischen Erfolge, neben der direkten Wirkung seiner, wie überliefert wird, faszinierenden Persönlichkeit und der Tatsache, daß er sich seinen Kranken sehr viel widmete, so daß sie fast ständig in seinem Banne standen, mehr Anteil am erreichten Resultat zuschreiben müssen als der Persuasion selbst, wie sie DUBOIS aufgefaßt wissen wollte. Das soll aber zunächst keine Kritik an der Persuasion selbst als einem psychotherapeutischen Prinzip bedeuten. Sie ist, wie wir später sehen werden, mit einem größeren oder geringeren Anteile an fast allen als rationell gelten wollenden psychotherapeutischen Methoden beteiligt. In ihrer extremen Ausbildung bei DUBOIS und namentlich in ihrer theoretischen Fundierung durch seine Neurosenlehre war sie von einer Einseitigkeit, die bald zu einem Umbau der Methode und zu einer weiteren Fassung des Neurosenproblems führen mußte. Das geschah in Frankreich (DÉJÉRINE, BABINSKI usw.) durch eine Erweiterung des therapeutischen Prinzips nach der emotionellen Seite hin, durch Heranziehung affektiver Momente sowohl zur Deutung der Entstehung der Neurosen als ihrer Beeinflussung, in Deutschland (KAHANE, OPPENHEIM, MOHR, SCHULTZ usw.) durch bewußte Einschaltung erzieherischer Faktoren, der Willensbildung, Aufmerksamkeitsübungen, Training,

Arbeitsbehandlung, später — unter Benützung der aus den inzwischen ausgebauten psychoanalytischen Systemen entlehnten Gesichtspunkte — durch Schaffung eines psychagogischen, der Gesamtheit der auf unserem Gebiete vorliegenden Erkenntnisse in eklektischer Weise Rechnung tragenden Verfahrens (Kronfeld). Neben der von ihr stark zurückgedrängten hypnotisch-suggestiven Behandlung und in immer stärker betontem Gegensatz zu der gleichzeitig sich entwickelnden und ausbreitenden Psychoanalyse, war die Persuasionstherapie in ihren verschiedenen Abschattungen lange Zeit *die* Psychotherapie des praktischen Neurologen und Psychiaters. Als Kind einer gegen den bis dahin vorherrschenden Materialismus sich aufbäumenden, in ihrem Wesen stark rationalistischen und allem Mystisch-Unklaren feindlichen Zeit paßte die Persuasionstherapie ganz gut zur Mentalität der heranwachsenden Ärztegeneration und fügte sich leicht in das natürliche Bestreben des Arztes, sein aus Erkenntnis und Erfahrung gewonnenes Gefühl der Überlegenheit gegenüber dem unwissenden Kranken zum Zwecke der Belehrung, Überzeugung und erzieherischen Führung zu benützen. Erst die durch die Psychoanalyse gewonnene Erkenntnis von der Bedeutung des dynamischen Moments für den Heilungsprozeß einer Neurose schränkte in wachsendem Maße den Geltungsbereich der Persuasion als einer seelischen Behandlungsmethode ein.

Während die Persuasionstherapie von Dubois, wie die Mehrzahl seiner Krankengeschichten zeigt, vom Studium und Behandlung der in die große Gruppe der Janetschen Psychasthenie gehörenden Zustände, der Phobien, Zwangserscheinungen, gewisser Depressionszustände, Hypochondrie, Erschöpfungsneurosen usw. ausging, was gewiß nicht ohne Einfluß auf die Ausbildung der Methode selbst gewesen ist, schließen sich die von Freud, zuerst teilweise in Gemeinschaft mit Breuer geäußerten psychopathologischen Anschauungen und die aus ihnen abgeleiteten psychotherapeutischen Ideen an die Beobachtung der Hysterie einerseits an die Erfahrungen mit der Hypnose als einem Untersuchungs- und Behandlungsmittel andererseits an. Wenn es auch ein Zufall war, der Freud 1893 die Krankheitsgeschichte der mehr als 10 Jahre früher von Breuer beobachteten und behandelten Anna O. in die Hand spielte, die ein vollentwickeltes Bild schwerster Hysterie mit Lähmungen, Schluckbeschwerden, Absenzen, Amnesien, Erscheinungen einer Double conscience usw. bot, so war es doch kein Zufall, daß er sein Interesse von allem Anfang an der Hysterie zuwendete. Stand er doch damals, wie er selbst betont, im Banne der Schule und der Persönlichkeit Charcots, der in der letzten Zeit seines klinischen Schaffens sich fast ausschließlich der Klärung des Hysterieproblems widmete. Seine Bemühungen, der Hysterie, die bis dahin nur von wenigen ernst genommen, von den meisten als Produkt der Simulation oder sonstigen Unfugs aufgefaßt wurde, den ihr gebührenden Platz innerhalb der Klinik einzuräumen, sie einerseits aus hereditär-konstitutionellen Veränderungen der Persönlichkeit heraus zu erklären, andererseits auf erschütternde Erlebnisse zurückzuführen („traumatische Hysterie"), beeindruckten Freud ebenso, wie seine Versuche, hysterische Symptome durch Hypnose zu erzeugen und beide Erscheinungsreihen deshalb in eine Parallele zu einander zu bringen. Der Fall von Breuer zeigte, daß das Trauma in seiner ätiologischen Bedeutung als rein psychisch aufgefaßt werden durfte, daß es mit den Symptomen, die es auslöste, in einen sinnvollen Zusammenhang gebracht werden konnte und daß es dann als pathogen wirkte, wenn es die Kranke in einem von ihm als „hypnoid" bezeichneten Zustande verminderter psychischer Aktivität traf, in einer Verfassung also, die Charcots Schüler P. Janet als die einer seelischen Dissoziation auffaßte und als Ausgangspunkt seiner Psychopathologie benützte. Dieser hypnoide Zustand war unter anderem auch dafür verantwortlich zu machen, daß das Erlebnis nicht mit einem adäquaten Affekt beantwortet wurde. Das hysterische Symptom, das so entstanden war, ging also ätiologisch auf einen „eingeklemmten Affekt" zurück. Die Wiedererinnerung des im hypnoiden Zustande nicht voll bewußt gewesenen und deshalb dem Wachbewußtsein nicht gegenwärtigen Erlebnisses und die die Wiedererinnerung begleitende adäquate Affektreaktion, „das Abreagieren", bedeutete den Weg zur Heilung vom Symptom. Der Vorgang des Wiedererinnerns, der in „einer Art von Hypnose" vor sich ging und in der Regel an einzelne während der vielen Absenzen der Patientin vorgebrachte, an sich unverständliche Sätze anschloß, wurde als die „kathartische Methode" bezeichnet; die Patientin selbst nannte sie „talking cure" oder „chimney sweeping". Das kathartische Verfahren von BREUER wurde von FREUD bald verlassen. Die Hypnose als Explorationsmethode erwies sich als ein allzu launisches, unzuverlässiges und für seinen Geschmack zu mystisches Mittel, um die zur Förderung des bewußten Abreagierens nötige Erweiterung des Gedächtnisses zu erzielen und Amnesien zu beheben. Übrigens war nur ein Bruchteil seiner Patienten hypnotisierbar. Mit wachsender Erfahrung erwies sich die in hypnotischer Hypermnesie geförderte Erinnerung an das scheinbar pathogene Erlebnis als nicht genügend, um eine dauernde Heilung auch nur von Symptomen zu erzielen. Diese therapeutischen Mißerfolge wurden der Unübersehbarkeit und Unkontrollierbarkeit des psychischen Geschehens, später, nach der Ausbildung der Theorie der Verdrängung, der Tatsache zugeschrieben, daß durch die Hypnose der dieser Verdrängung korrespondierende Widerstand gegen die Erinnerung des „Bewußtseinsunfähigen" (BREUER) verdeckt wird. Den Verzicht auf die Hypnose erleichterte FREUD die Erinnerung an ein bei BERNHEIM gesehenes Verfahren zur Behebung der posthypnotischen Amnesie. BERNHEIM hielt diese Amnesie für eine nur scheinbare und zeigte, daß sie durch geduldiges Zureden behoben werden konnte, daß die Versuchsperson durch die Versicherung, sie werde sich bestimmt an die Vorgänge im somnambulen Zustande wieder erinnern können, regelmäßig zur Reproduktion des Vergessenen gebracht wurde.

In der Entlehnung dieses methodischen Kunstgriffs erschöpfte sich aber nicht die Einwirkung des Geistes der Nancyer Schule auf das Schaffen FREUDS im Beginne seiner psychopathologischen und psychotherapeutischen Studien. Das Phänomen der postsomnambulen Aufträge, die Art, wie sie das Handeln der Versuchspersonen nach Wiedererlangung des Wachbewußtseins determinierten, ohne selbst bewüßt zu werden und das Bestreben der Versuchspersonen, diese für ihr Bewußtsein sinnlosen Handlungen durch Scheinmotive zu rationalisieren, wurde von FREUD auch später noch wiederholt zur Illustration seiner Theorie vom Unbewußten herangezogen. Die von CHARCOT konzipierte, von P. JANET weiter ausgebaute Angleichung hypnotischer und psychopathologischer Phänomene, die Arbeiten des letzteren über die Double conscience förderten in einer ganz bestimmten Weise die Lehre FREUDS vom Unbewußten als einer psychischen wenn auch nach anderen Gesetzen als die bewußte Seelentätigkeit arbeitenden Organisation.

Die Abkehr von der Hypnose und der Übergang zur Exploration im Wachzustande bedeutet den eigentlichen Beginn der psychoanalytischen Methode. Die spontanen Erzählungen des Patienten, das Befragen, wenn er stockte, wurden in ähnlicher Weise wie bei BERNHEIM durch gewisse suggestive Maßnahmen unterstützt, so durch Auflegen der Hand auf die Stirn und die Versicherung, es werde dem Patienten im Moment, in dem er den Druck der Hand auf seiner Stirn verspüren werde, gewiß etwas einfallen, was zum Wiedererinnern des Vergessenen führen werde; er möge es nur rückhaltlos mitteilen, auch dann, wenn ihm der Einfall sinnlos und ohne Zusammenhang mit dem zur Frage stehenden Thema erschiene. So bildete sich die Methode der freien Einfälle aus, die auf der Arbeitshypothese beruhte, daß alles, was beim Ausgehen vom Symptom an Einfällen produziert wird, irgendwie zu diesem Symptom gehöre, durch dieses konstelliert sei; der spontane Einfall während der Behandlung stehe in gleicher Weise wie das Symptom unter der determinierenden Wirkung des unbewußten pathogenen Erlebnisses. Mit der Zeit fielen die suggestiven Maßnahmen, das Befragen usw. fort, der Patient wurde ganz seinen Einfällen überlassen, die aktive Rolle des Arztes beschränkte sich zunächst nur auf die Deutung der Einfälle und ihre In-Beziehung-Setzung zu vermuteten unbewußten Inhalten. Die so ausgebaute Methode, die gedanklichen Voraussetzungen, auf denen sie ruhte, und die bei ihrer Anwendung gemachten Erfahrungen führten bald zu Formulierungen von Tatbeständen, die der Psychoanalyse ihr eigenartiges Gepräge gaben. Freud nahm an, daß an Stellen, an denen die Mitteilungen des Patienten abrissen und durch Drängen seitens des Arztes entweder keine Einfälle mehr zu erzielen waren oder nur solche, deren offenbar entstellter Sinn keinen direkten Hinweis auf den gesuchten Inhalt bot, etwas wirksam sein müsse, was die Wiedererinnerung verhindere und daß dieses Etwas — Widerstand genannt — in eine Beziehung gebracht werden müsse zu den Motiven, die das pathogene Erlebnis bewußtseinsunfähig machten. So entstand, zunächst noch neben der Breuerschen „Hypnoid-Hysterie“ und der „Retentionshysterie“ Freuds „Abwehrhysterie“, die schon den Keim zur Theorie der Verdrängung enthielt und den Beginn der der Psychoanalyse eigenen Konzeption des Unbewußten bedeutet, als des Ergebnisses von Konflikten zwischen dem Ich und den Triebansprüchen sexueller Natur.

War auch diese Formulierung erst einem späteren Stadium der Psychoanalyse vorbehalten und — wie wir sehen werden — noch bis zuletzt wiederholten und grundsätzlichen Änderungen unterworfen, die Tatsache, daß es Erlebnisse sexueller Art waren, die wegen ihres dem Ich peinlichen Inhaltes Gegenstand der „Abwehr“ wurden und der Verdrängung anheimfielen, stand für Freud schon in der ersten Zeit seiner psychoanalytischen Arbeit fest. Die Lehre vom sexuellen Charakter der für die Neurose pathogenen Erlebnisse wurde sowohl auf die Ergebnisse der Analyse selbst gestützt, als auch vom Verhalten der Patienten während der Analyse abgeleitet. Freud fiel schon frühzeitig das eigentümliche, dem erotischen sehr nahestehende, oft mit feindseligen Regungen vermengte Benehmen seiner Patientinnen (und Patienten) ihm gegenüber auf, „trotzdem in der objektiven Situation kein Grund dafür vorhanden war“. Er deutete dies Verhalten als „Übertragung“ früherer, im Sexuellen wurzelnder Konflikte des Patienten auf die Person des Arztes bzw. auf die ihn mit ihr verbindende Situation. Wir finden den Begriff der Übertragung wenn auch nur in einer beiläufigen Fassung schon in den „Studien“. Später wurde er neben der Verdrängung zum Grundpfeiler des psychoanalytischen Lehrgebäudes; nur das Festhalten an den Tatsachen der Verdrängung und der Übertragung berechtigte dazu, sich noch als Psychoanalytiker zu bezeichnen, auch wenn man in den Endergebnissen der Arbeit zu anderen Resultaten gelangte, als Freud selbst. So wie die Verdrängung der Träger des ätiologischen Gedankens der Neurosenlehre wurde, so wurde in der Übertragung die Hauptantriebskraft des Gesundungswillens während der Analyse gesehen. Durch Einführung dieses Begriffs wurde versucht, das irrationale Moment in der Beziehung von Patient zu Arzt durch Auflösung in eine libidinöse, analytisch faßbare Stellungnahme zu rationalisieren. Die Übertragung trat an Stelle der Suggestion und diente zur Erklärung der sonst dieser zugeschriebenen Wirkungen.

Die Idee der traumatischen Hysterie, wie sie in den „Studien zur Hysterie“ dargestellt ist, wurde im weiteren Verlaufe der Freudschen Untersuchungen einer tiefgehenden Revision unterzogen. Es zeigte sich vor allem, daß das rezente traumatische Erlebnis, das als unmittelbare Auslösungsursache eines Symptoms angesehen werden durfte und als solches gar nicht verdrängt werden mußte, erst durch ein früheres ähnliches Erlebnis seinen Sinn bzw. seine pathogene Kraft bekam. Dieses als Regression bezeichnete Phänomen sollte später nicht nur in der Psychopathologie sondern in der Psychologie FREUDs überhaupt (Traumlehre usw.) eine besondere Rolle spielen und brachte die psychoanalytische Lehre in eine gewisse Parallele zu den entwicklungsgeschichtlichen Ideen der damaligen Biologie. Ferner ergab sich bei zunehmender Erfahrung, daß es nicht möglich war, im Verfolg der rückschreitenden Analyse, etwa, wie zunächst erwartet werden durfte, bei den Pubertätsjahren stehen zu bleiben, die dem Herkommen nach als der Beginn des sexuellen Erlebens angesehen werden mußten, sondern daß vielfach von bis in die frühe Kindheit zurückreichenden sexuellen Traumen „passiver Art" berichtet wurde. FREUD nahm zuerst solche Angaben wörtlich, unterschied noch in seinem 1897 im Wiener Verein für Psychiatrie und Neurologie gehaltenen Vortrag 3 Arten solcher traumatischer Vorgänge je nachdem ihre Akteure die Eltern, die Pflegepersonen oder Altersgenossen waren. Die These konnte in dieser Form nicht aufrechterhalten werden. FREUD selbst nahm schon nach kurzer Zeit die Korrektur vor. Wachsende Erfahrung und die objektive Kontrolle der Aussagen seiner Kranken zeigten FREUD, daß es sich bei den angeblichen sexuellen Traumen der Kindheit um Deckerinnerungen (HENRI) handelte, die den Charakter von Wunschphantasien hatten und ihrem Wesen nach libidinösen Quellen entstammen mußten. Damit war für ihn die Tatsache der infantilen Sexualität gegeben, vorausgesetzt, daß der Begriff des Sexuellen soweit genommen wurde, daß zärtliche Neigungen und Perversionen verschiedenster Art, bei denen meist das genitale Moment keine Rolle spielt, darin untergebracht werden konnten. Die Amnesie, der die sexuellen Erlebnisse der Kindheit unterliegen, wurde in eine Parallele mit der hysterischen Amnesie gebracht, der Vorgang, der sie herbeiführt, war die Verdrängung, das Ergebnis das in jedem Menschen wirksame Unbewußte, dessen Existenz sich in Fällen von Neurose im Symptom, bei Gesunden in Charakterbildung, künstlerischen und ähnlichen Schöpfungen, im Traum, in Fehlhandlungen verrät. Damit griff die Psychoanalyse einerseits auf die Normalpsychologie über, dehnte ihren Forschungsbereich insbesondere auf die Geisteswissenschaften, auf den Folklore, das Märchen, die Psychologie der Kunst und der Religion aus, andererseits war sie dadurch, daß sie der Verdrängung ihre spezifische pathogene Wirkung absprach, gezwungen, sich nach Hilfskonstruktionen für die Erklärung der Entstehung von Neurosen und Symptombildung umzusehen. An die Stelle der schlichten traumatischen Erlebnisse traten komplizierte Abläufe von Triebschicksalen, die in dem Maße, als sich die Psychoanalyse zu einer systematischen „Tiefenpsychologie" und schließlich zu einer „Metapsychologie" entwickelte, ihrer akzidentellen exogenen Erlebnismomente entkleidet wurden und in eine Triebkonstitution als Grundlage verschiedener Neuroseformen mündeten. Das Erlebnismoment spielte nur noch ein Schattendasein in der Form ubiquitärer, für die Pathologie wenig ergiebiger Komplexe (des Ödipus-, des Kastrationskomplexes usw.) und gewisser seelischer Reaktionen und Haltungen auf den einzelnen Stufen der Entwicklungsleiter der Libido. Die Psychopathologie FREUDs kennzeichnet in diesem Stadium der Versuch, einzelne Erkrankungsformen an bestimmte Phasen der Libidoentwicklung (die orale, anale, phallische usw.) zu binden und sie so konstitutionell zu verankern. Diese Bemühungen FREUDs um die Schaffung einer auf Triebpsychologie basierenden Neurosenlehre kennzeichnen die zweite Phase der Entwicklung der Psychoanalyse 1906—1914. Sein Interesse war an die gestellte Aufgabe so sehr gebunden, daß es sich erst spät dem Gegenspieler des Sexualtriebes, dem Ich und den Energien, über welche dieses angesichts der Leistung der Verdrängung verfügen mußte, zuwenden konnte. Mit der Ausdehnung der psychoanalytischen Forschung auf die Psychologie des Ichs beginnt die letzte Phase ihrer Entwicklung. Sie nahm ihren Ausgang von Problemstellungen, die sich aus dem Hereinziehen der Psychosen in den Umkreis psychoanalytischer Deutung ergaben. Für die Psychoanalyse war das Ich bis dahin der Träger des Bewußtseins und der Beherrscher der Motilität. Es verfügte im Gegensatz zu den der Arterhaltung dienenden Sexualtrieben über die der Selbsterhaltung dienenden Ichtriebe. Diese richteten sich nach dem Realitätsprinzip, die sexuellen Triebe nach dem Lustprinzip. Durch die Einführung des Narzißmus (Näcke) in die Psychoanalyse bekam das Ich einen Zuschuß libidinöser Energie. Vom primären infantilen Narzißmus führte der Weg über die infantile Objektwahl und ihre Auflösung (Ödipuskomplex) zum sekundären Narzißmus, zur Schaffung eines an der ersten Umwelt (Eltern, Pflegepersonen, Lehrer usw.) auf dem Wege der Identifizierung gebildeten Ichideals; später wurde aus dem Ichideal das Überich, das in dieses organisch eingegliedert, oder ihm vielmehr überordnet, zum Träger der sittlichen Idee, des kategorischen Imperativs, des Gewissens als Quelle des Schuldgefühls und des Strafbedürfnisses geworden ist. Das Überich nimmt also die gegen die Manifestationen der amoralischen Sexualtriebe in ihrer primitiv-archaischen infantilen Form gerichteten Tendenzen der Umwelt (Vater!) in sich auf, identifiziert sich mit ihnen.

Mit der Ausbildung der Ichpsychologie ging eine Wandlung in der Freudschen Konzeption des Unbewußten einher. Die Idee des Unbewußten als des Ergebnisses der vom Ich ausgehenden Verdrängung erwies sich als zu eng. Das Ich blieb so außerhalb des Unbewußten, entzog sich der Methodik der Psychoanalyse und konnte konsequenterweise nicht legitimer Gegenstand ihrer Forschung werden. Nun ergab sich aus der Analyse des Widerstandes, der doch nur als Funktion des Ichs aufgefaßt werden konnte, daß seine Existenz den Patienten selbst verborgen sein konnte. Daraus wurde geschlossen, daß Teile des Ichs und namentlich des Überichs ins Unbewußte hineinragen müssen. Aber auch von der Triebseite her ergab sich die Notwendigkeit, den Begriff des Unbewußten zu erweitern und in ihm überindividuelle, atavistische Bildungen (z. B. den Kastrationskomplex) unterzubringen. Durch die weitere Ausgestaltung der Trieblehre verwischten sich überdies die Grenzen des Unbewußten zum Biologischen so sehr, daß seine Relation zur Verdrängung die frühere Eindeutigkeit verloren hat. So war es mehr als eine Nomenklaturfrage, wenn schließlich dem um seinen unbewußten Anteil verkleinerten bewußten (bzw. vorbewußten Wahrnehmungs-) Ich, „das andere Psychische, in welches es sich fortsetzt und das sich wie unbewußtes verhält“, das „Es“, entgegengesetzt wurde. Gleichzeitig wurde die Trieblehre einer grundsätzlichen Revision unterzogen, die sich zum kleineren Teile aus den Erfahrungen bei der psychoanalytischen Arbeit ergab, zum größeren das Ergebnis weit ausholender philosophischer, oder, wie es Freud nennt, spekulativer Betrachtungen ist. Die Analyse der bei traumatischen Neurosen vorkommenden Träume (im Kriege), in denen das Trauma immer wieder in der gleichen Weise dargestellt wurde und die unmöglich im Sinne einer Wunscherfüllung gedeutet werden konnten, die bei der psychoanalytischen Therapie gemachte Beobachtung, daß es über eine gewisse Grenze hinaus nicht möglich war, das Verdrängte bewußt zu machen und daß an diesen Stellen die Patienten so agierten, als erlebten sie in der psychoanalytischen Situation ihre infantilen Komplexe wieder, als ständen sie mit anderen Worten unter einem „Wiederholungszwang“, führten dazu, diesen Wiederholungszwang neben das Lust- und Realitätsprinzip als neues Leitmotiv des Trieblebens zu setzen. Die Anwendung des Wiederholungszwanges auf die Trieblehre führte zu weitreichenden theoretischen Aufstellungen, die bis jetzt noch nicht von der Psychoanalyse organisch verarbeitet wurden. Der Wiederholungszwang zeigte, daß es im Wesen des Triebes liege, einen früheren Zustand wiederherzustellen. Da aber „das Leblose früher war als das Lebende", so „ist das Ziel alles Lebens der Tod". Neben die der Erhaltung des Lebens (der Art und des Individuums) dienenden Lebenstriebe, den Eros, tritt also der Todes- oder Destruktionstrieb. Die beiden Triebe wirken in einer individuell verschiedenen Mischungsproportion, die bei optimalem quantitativem Verhältnis die psychische Gesundheit und normale Entwicklung des Individuums garantiert, bei Entmischung als Krankheit, Perversion usw. zum Ausdrucke kommt. Die Lebenstriebe werden den Sexualtrieben (Unsterblichkeit des Keimplasmas), die Todestriebe den Ichtrieben angeglichen. In diesem Triebdualismus spiegelt sich für FREUD die Ambivalenz des Seelenlebens (Liebe—Haß usw.) wieder, deren stärkere Ausprägung „in der konstitutionellen Anlage zur Neurose" als das Resultat einer Entmischung aufgefaßt werden kann. Der früher der Sexualität angehörende Sadismus wird nun folgerichtig dem Todes- (Destruktions-) Trieb zugeordnet, ja mit diesem identifiziert. Als Funktion des Überichs äußert er sich, gegen das Ich gewendet, in Strafandrohung, erzeugt Gewissensangst und Schuldgefühle. Ein tief pessimistischer Zug ist dieser letzten Gestaltung der Psychoanalyse eigen und es ist verständlich, daß FREUD selbst in ihr Anklänge an die Philosophie SCHOPENHAUERs findet. Auch die Analogie des Todestriebes mit dessen Sehnsucht nach der Nirvana bleibt nicht unerwähnt. Das arme Ich ist nach der Stellung, die ihm jetzt die Psychoanalyse einräumt, von 3 Seiten bedroht: von den Gefahren der Außenwelt, der es durch seine Wahrnehmungsfunktion zugekehrt ist, von den Triebansprüchen des Es und von den Gewissensstrafen des Überichs.

Die im Schatten dieser Ideen vor sich gehende Umbildung der FREUDschen Psychopathologie während der letzten Forschungsphase der Psychoanalyse gruppiert sich um das Symptom der Angst, die „das Grundphänomen und Hauptproblem der Neurose" wird. Das neurotische Symptom ist nicht mehr allein eine Ersatzbefriedigung, hervorgehend aus einem Kompromiß zwischen den Ansprüchen der Libido und den verdrängenden Instanzen des Ichs, sondern ein Schutz vor der Angstentwicklung teils angesichts des drängenden Triebes teils angesichts dessen Ablehnung und Strafdrohung seitens des strengen Überichs. Die Angst selbst ist nicht mehr wie früher allein die Folge einer Versagung der Libido, die Versagung ist vielmehr eine Folge der Angst vor der Strafgewalt des Überichs. Wo das Symptom neben der Sicherung vor der Angst noch Leiden bringt, ist es als Folge des aus dem Schuldgefühl stammenden Strafbedürfnisses anzusehen.

Dadurch bekommt die teleologische Idee der Krankheit als solcher, unabhängig von ihren jeweiligen Symptomen, „der sekundäre Krankheitsgewinn" einen neuen Inhalt: die Erkrankung kann so sehr den Zwecken der Selbstbestrafung dienen, daß an dieser ihrer Tendenz jede Therapie scheitern kann. Schließlich wird die neue Lehre von der Organisation des Ichs von FREUD selbst und besonders von seinen Schülern (P. SCHILDER, O. FENICHEL u. a.) zur psychoanalytischen Deutung der Psychosen (narzistischen Neurosen) herangezogen, die von der Libidolehre aus nicht auflösbar schienen, und zum Ausbau einer psychoanalytischen Charakterologie verwendet (ALEXANDER u. a.).

Daß die hier in großen Zügen skizzierten Wandlungen der psychoanalytischen Lehre nicht ohne Einfluß auf die Therapie bleiben konnten, scheint selbstverständlich. Das betrifft weniger die Methode selbst, die sich während der Jahrzehnte im engeren Kreis der analytischen Schule kaum geändert hat, als ihre therapeutische Sinngebung. Es muß aber von vornherein festgestellt werden, daß sich die therapeutischen Formulierungen konservativer erwiesen, als die ihnen entsprechenden theoretischen Konzeptionen, daß sie diese meist lange überdauerten, so daß es nicht leicht fällt, die entsprechenden zeitlichen Relationen herauszuarbeiten. So ist z. B. das Prinzip des Abreagierens, die Affektabfuhr durch Bewußtwerden des verdrängten Konfliktes auch nach Aufgeben der traumatischen Theorie der Neurose — die Behauptung Nunbergs, daß die „traumatische Theorie der Neurosen" bestehen bleibe, daß aber das äußere Trauma durch „ein inneres im Sinne der Triebgefahr" ersetzt wäre, erscheint zu gezwungen —, nicht ganz aus der Psychoanalyse verschwunden. Nunberg behauptet sogar jetzt noch (Neurosenlehre 1932), daß „die alte Theorie des Abreagierens aufrecht bleibt, bloß verstehen wir darunter nicht nur die Entladung von Affekten, sondern auch die Akte des Bewußtwerdens" (l. c). Auf diese Weise freiwerdende Energie „verpufft" im Bewußtseinsakte (Freud). Noch in einem 1904 gehaltenen Vortrag im Wiener Medizinischen Doktorenkollegium identifiziert Freud die analytische Methode mit der kathartischen, nennt aber als Ziel der Behandlung die „Nacherziehung zur Überwindung innerer Widerstände". In der Folgezeit wird als Zweck der Therapie die Überführung des Symptoms in die verdrängte Idee angesehen, damit auf dem Wege des Bewußtwerdens der den Symptomen zugrunde liegenden Konflikte diese „unter Leitung des Arztes einen besseren Ausgang finden, als ihn die Verdrängung bot". Später verschob sich der Akzent der Therapie auf die Übertragung als die Hauptträgerin ärztlicher Suggestion und auf den Widerstand, dessen Lösung als die wichtigste Aufgabe der psychoanalytischen Behandlung hingestellt wurde. Durch diese Aufstellung behielt die psychoanalytische Therapie ihre Dynamik, die ihr nach Aufgeben des kathartischen Prinzips verloren zu gehen drohte. — Das Ziel der Therapie war, die in der Neurose bzw. ihren Symptomen gebundene Libido nach ihrer Überführung in die Übertragung — Übertragungsneurose — und schließlicher Lösung derselben zur freien Verfügung des Ichs zu stellen, es so zu „vergrößern", frei zu machen, ihm den Weg zur neuen Objektwahl, zur Sublimierung usw. zu öffnen und es ihm zu ermöglichen, die bis dahin zum Niederhalten der Neurose verwendeten psychischen Energien realen Zwecken dienstbar zu machen. Dieses Hinstreben auf eine Souveränität des Ichs gegenüber den ihm früher unbewußt gewesenen und deshalb schwer beherrschbaren Inhalten wird in Konsequenz der neuen Ichpsychologie bescheidener formuliert: Das Ziel der Therapie sei Befreiung vom Schuldgefühl, Sicherung vor der Angst. Das Überich wird auf dem Umwege über die Übertragung toleranter, der Arzt bietet in der psychoanalytischen Situation „Schutz gegen Angst", die Analyse selbst wird unter der Führung des „Geständniszwanges" (Reik) weit mehr dem Sinn der Beichte angeglichen, als es früher der Fall war.

Die hier skizzierte innere Entwicklung der Psychoanalyse muß noch, wenn man ihrer historischen Bedeutung für die Ausgestaltung der modernen Psychotherapie gerecht werden will, durch eine Schilderung ihrer äußeren Schicksale ergänzt werden. Die Geschichte der psychoanalytischen Bewegung, der Schulgründung, der von ihr ausgehenden starken Impulse auf die außeranalytische Psychotherapie und Psychopathologie, der im Bereich der Schule sich entwickelnden selbständigen Ideen, die zu Abfallerscheinungen und Gründung neuer Schulen führen, der von diesen Schulen ausgehenden Rückwirkungen auf die Lehre Freuds und seines engeren Kreises und schließlich des bis jetzt nicht abgeschlossenen, oft sehr heftigen, weite Kreise um sich schlagenden Kampfes für und gegen die Psychoanalyse als Ganzes oder einzelne ihrer Aufstellungen ist ein wesentliches, wenn nicht das wesentlichste Stück der Geschichte der Psychotherapie überhaupt während der letzten vier Jahrzehnte.

Nach Lösung seiner wissenschaftlichen und dann auch persönlichen Beziehungen zu BREUER arbeitete FREUD fast ein Jahrzehnt allein. Die energische Ablehnung, auf die seine Theorie von der sexuellen Ätiologie der Neurosen stieß, der Mangel an Verständnis, dem seine Lehre vom Unbewußten, die Traumdeutung und Symbolik überhaupt begegnete, zwang FREUD in eine vollständige Isolierung „schuf einen leeren Raum" um ihn. Erst nach 1902 stießen einige Schüler zu ihm, Ärzte und Nichtärzte. — Ihre Zahl wuchs; es kam bald zur Gründung einer Vereinigung, in der die psychoanalytischen Ideen diskutiert, die Kasuistik zusammengetragen und namentlich die Anwendung der dabei gewonnenen Gesichtspunkte auf geisteswissenschaftliche Fragen (Religion, Kunst, Dichtung usw.) gefördert wurde. Die Arbeiten dieses Kreises blieben zuerst wenig beachtet. Erst 1907 findet die Psychoanalyse einen Widerhall an autoritativer Stelle. Es war die Schule BLEULERS in Burghölzli, die, nachdem sie schon einige Zeit vorher den Ergebnissen der Psychoanalyse mit wachsendem Interesse folgte, sich nun zur Mitarbeit an ihren Problemen bereit erklärte. — 1908 trat diese Verbindung auch äußerlich in Erscheinung: es wurde das „Jahrbuch für psychoanalytische und psychopathologische Forschungen" gegründet und unter der Redaktion von C. G. JUNG, dem damaligen Oberarzt von Burghölzli, gestellt. Der Anschluß der Züricher Schule an die Psychoanalyse bedeutete nicht allein eine Hebung ihres Ansehens, sondern auch einen Zustrom neuer, origineller, in klinischer Beobachtung und experimenteller Arbeit gewonnener Ideen. Vor allem wurde das Arbeitsgebiet der Psychoanalyse, die bisher fast ausschließlich Neurosen zum Gegenstand hatte, durch Heranziehung ihrer Methodik und Betrachtungsweise auf psychotische Phänomene und den so gewonnenen Nachweis, daß sie in eine bestimmte Beziehung zum präpsychotischen Erleben gebracht werden können (JUNG: Der Inhalt der Psychose, 1907, BLEULER: Schizophrenie, 1911), bedeutend erweitert und die Lehre selbst um neue Gesichtspunkte bereichert. JUNGS „Assoziationsstudien" zeigten in langen Versuchsreihen, daß die Assoziationen außer von den bis dahin bekannten Gesetzen von latenten, um einen affektiven Kern gruppierten Komplexen determiniert sind. So konnten im Experiment ähnliche „Mechanismen" nachgewiesen werden, wie sie FREUD für die nervösen Symptome und ihre psychoanalytische Auflösung postulierte. Die Bezeichnung „Komplex" fand Eingang in die psychoanalytische Terminologie, wenn sie auch hier nicht ganz den Sinn behalten hat, den ihr JUNG gegeben hatte. Während er bei FREUD eine nur „deskriptive" Bedeutung hat, eine aus den Triebtendenzen einerseits, aus der äußeren Situation (Objektwahl) andererseits sich ergebende Haltung während einer bestimmten Entwicklungsstufe meint, behält der „Komplex" für JUNG seinen „energetischen Wert" als „abgetrennte Teilseele", die „ein selbständiges, der Hierarchie des Bewußtseins entzogenes, psychisches Leben führt". Nach einer anderen Richtung führte die Lehre von den Komplexen, wie sie sich für die damalige Psychoanalyse aus den Tatbeständen der inzestuösen, infantilen Objektwahl ergaben (Familienkomplexe) und von JUNG in gewissen Mythen, religiösen Riten und Vorstellungen in „sublimierter" Form wiedererkannt wurden, zu Anschauungen, die den Keim späterer Differenzen zwischen FREUD und JUNG in sich trugen und schließlich die Trennung der Züricher Schule von der Wiener veranlaßten. — Für FREUD waren die in das Gebiet der Religionspsychologie hinüberspielenden Gleichnisse JUNGS (wie vorher PFISTERS und später RICKLINS) nur eine Bestätigung der aus der Analyse der Neurosen, Träume usw. gewonnenen Anschauungen und eine Ausdehnungsmöglichkeit der analytischen Deutungstechnik auf völkerpsychologische Probleme, für JUNG wurden sie zum Ausgangspunkt einer von der FREUDschen differierenden Auffassung des Unbewußten, das seine Existenz nicht mehr allein der Verdrängung verdankte, sondern auch (und zwar vorwiegend) Inhalte in sich barg, die im individuellen Bewußtsein nie vorhanden waren (also auch aus diesem nicht verdrängt werden konnten), sondern als Erbschaft von Generationen und somit als allen Menschen gemeinsam angesehen werden mußten („kollektives Unbewußtes“). Damit ging eine Desexualisierung der Familienkomplexe einher, die ihrem Sinne nach zu symbolischen Darstellungen von urmenschlichen Haltungen wurden (Archetypen). Die Desexualisierungstendenz machte nicht bei den Urkomplexen halt; sie griff auch auf die Lehre FREUDS von der Libido über, die von diesem als Triebenergie aufgefaßt, für JUNG zur Lebensenergie überhaupt, zur Trägerin von „Wertintensitäten“ wurde. — Die sexuelle Ätiologie der Neurosen, gegen deren Verallgemeinerung JUNG offenbar von Anfang an einen Widerstand empfand, wurde stark eingeengt, den sexuellen Konflikten solche aus anderen Affektbereichen der Seele zur Seite gestellt. — Bei allem Festhalten an der Psychogenese der Neurose wurde frühzeitig das konstitutionelle Moment berücksichtigt. So entstand die Typologie JUNGS, die Lehre von gewissen Reaktionstypen, von denen zwei, der „introvertierte“ und der ihm entgegengesetzte „extrovertierte“ noch Eingang in die Psychoanalyse fanden, ohne sich hier besonders einzubürgern. Nach dem Zerfall mit FREUD ging JUNG seine Wege weiter, mehr praktisch-therapeutischer Arbeit und ihrer gedanklichen Durchdringung zugekehrt, als auf systematisch-theoretische Konzeptionen hinzielend. Die Methode selbst wurde weitgehend modifiziert, wenn auch an der Technik der freien Assoziationen, an der Traumanalyse, am Deutungsprinzip festgehalten wurde. Es wurde aber alles Dogmatische abgestreift, alles formell Enge gelockert, gegenüber dem FREUDschen Rationalismus wird bewußt das Irrationale der psychotherapeutischen Situation hervorgekehrt. — In die Psychotherapie JUNGS kommt ein gewisser künstlerisch-spielerischer Zug, sie wendet sich weniger an den Intellekt des Patienten als an seine Phantasietätigkeit, sucht von hier aus Anschluß an den affektiven Urgrund der Persönlichkeit, die sie, ohne sich ein rationelles Ziel zu setzen, aufzulockern und zu „wandeln“ sich bemüht. Diese Verwandlung vollzieht sich auf dem Wege gegenseitiger Beeinflussung, an welcher das ganze Wesen des Patienten sowohl wie das des Arztes teilhat. In der Behandlung findet die Begegnung zweier „irrationaler Gegebenheiten“, nämlich zweier Menschen statt, die neben ihrem vielleicht bestimmten Bewußtsein eine unbestimmbar ausgedehnte Sphäre von Unbewußtheit mitbringen. Dieser grundsätzlichen Einstellung gemäß wird der direkte, bewußte Einfluß des Arztes auf ein Minimum herabgesetzt. Er beschränkt sich auf Deutungsvorschläge, deren Durcharbeitung dem Patienten überlassen wird. Sie sollen beim Patienten Resonanzen aus dem Unbewußten wecken, dem eigentlich Wirklichen, also Wirkenden der Menschenseele. Das Unbewußte selbst wird in ein individuelles, „persönliches“ und ein „kollektives“, überpersönliches eingeteilt. Das erstere ist inkonstant, leicht auflösbar und entspricht etwa dem FREUDschen „Vorbewußten“ als Sammelbegriff für das im gegebenen Moment dem Bewußtsein nicht gegenwärtige, Latente, das letztere ist der Ausdruck der historischen Kontinuität des Erlebens der Art und beinhaltet die affektiv gebundenen Ureinstellungen, die „Archetypen“, die in symbolischer Form in das bewußte Seelenleben hineinragen. Bestimmte, um ein affektiv stark betontes Erlebnis gruppierte Inhalte des persönlichen Unbewußten gehen in der Regel von einem inneren Konflikt aus, bezeichnen eine „schwache Stelle“ der Persönlichkeit und sind daher im Sinne eines Minderwertigkeitsgefühls zu deuten. Diese „persönlichen Komplexe“ werden, weil sie mit der ideellen Lebensaufgabe der Persönlichkeit nicht übereinstimmen, vom Bewußtsein ferngehalten, bezeichnen die Stellen, an denen sie eine Niederlage erlitten hat. Sie sind „autonom“, wirken unbeeinflußt vom psychischen Ganzen auf bewußte Abläufe, deren unerkannte Motive sie bilden. Sie sind ihrer Natur nach als verhältnismäßig rezent aufzufassen, weshalb es überflüssig erscheint, sie jenseits der infantilen Amnesie zu suchen. In ihnen ist neben der charakterologischen Eigenart, der psychophysischen Typik der Persönlichkeit, die Ursache der etwa vorhandenen neurotischen Symptome zu suchen. Sie zeigen im Gegensatz zu den übrigen, jederzeit bewußtseinsbereiten Inhalten des persönlichen Unbewußten eine gewisse Kohärenz und bedürfen, um aufgelöst zu werden, des Zugriffs des Arztes unter weitgehender Mitwirkung des Kranken selbst. Über sie als kurzlebige Mikrokosmen führt der Weg zum ewigen Makrokosmus des kollektiven Unbewußten. Durch Annäherung an dieses werden in den infolge Leerlaufs des Alltagsbewußtseins affektiv verarmten Menschen religiöse, sittliche, künstlerische Einstellungen geweckt. Auf diese Weise soll das in den Fesseln der nüchternen Tatsachenwelt mit ihren Scheinwerten gebundene Ich zur Selbstverwirklichung, zur schöpferischen Selbstbestätigung gebracht werden. Die Wirkung, auf die JUNG damit hinzielt, ist die Hervorbringung eines seelischen Zustandes, in welchem der Patient anfängt, mit seinem Wesen zu experimentieren, wo nichts mehr für immer gegeben und hoffnungslos versteinert ist, eines Zustandes der Flüssigkeit, der Veränderung und des Werdens. Das psychische Material, dessen sich JUNG als Katalysator des von ihm in Gang gebrachten Prozesses bedient, sind im wesentlichen die Träume der Patienten. Die Technik, der er sich dabei bedient, besteht neben den bereits erwähnten, mehr spielerisch hingeworfenen als rational gemeinten Deutungsvorschlägen aus einer Anleitung zum Zeichnen und Malen der Traumbilder und sonstiger Visionen und Phantasien. — Die so erlangten Bildwerke weisen in ihrer Primitivität auf den archaischen Charakter der sie hervorbringenden bildnerischen Kräfte, auf ihre irrationalen und symbolischen Tendenzen hin und drängen von selbst die Analogien „mit ähnlichen Gebilden aus der Archäologie und der vergleichenden Religionsgeschichte“ auf.

Das wesentliche an der als Behandlungsziel erkannten Verwandlung der Persönlichkeit ist, daß sie auch der Arzt selbst in gewissem Sinne mitmacht, daß auch er in den Prozeß eingeschaltet ist. Die Wirkung auf den Patienten setzt voraus, daß auch der Arzt durch dessen Wesen „affiziert“ wird. Auch er muß die innere Wandlung in der Richtung der Vervollkommnung durchmachen, um „der zu sein, als der er wirken will“. Die Wirkung wird durch das So-sein des Arztes erzielt, durch die „irrationale Gegebenheit“ seiner Person im Behandlungsprozeß, nicht nur durch das, was er redet.

Die Idee der Verwandlung als eines ethisch-religiösen Zieles der Psychotherapie und die in ihr enthaltene ideale Forderung an den Arzt wird von JUNG als die vierte Stufe psychischer Behandlung bezeichnet. — Die ihr vorausgehenden drei Stufen: des Bekenntnisses (BREUERsche Katharsis), der Aufklärung (FREUDsche Deutung) und der Erziehung (ADLER) geben die Entwicklung des therapeutischen Gedankens im Umkreis der Psychoanalyse wieder. Sie sind durch die Aufstellung der vierten Stufe nicht erledigt. Teils bereiten sie sie im Einzelfall vor, teils werden sie für geeignete Fälle allein verwendet.

Nach dem Austritt aus der 1910 von FREUD gegründeten „Internationalen Psychoanalytischen Vereinigung“, 1913, verzichtete JUNG darauf, eine eigene Schule ins Leben zu rufen. Er bildete zwar in systematischen, wenn auch kurz gehaltenen Lehranalysen Schüler aus, legte in einer Reihe von Arbeiten seine Ideen nieder (Psychologische Typen, Über die Energetik der Seele, Das Unbewußte im normalen und kranken Seelenleben, Psychologische Abhandlungen, Seelenprobleme der Gegenwart usw.), aber es war augenscheinlich nicht seine Sache, Proselyten zu machen. Es war lange recht still um ihn. Erst in letzter Zeit beginnen sich seine Gedanken auszuwirken und namentlich unter den jüngeren Psychotherapeuten stehen viele im Banne seiner Ideenwelt und seiner Persönlichkeit. Seine Vorstellungen von der Struktur der Seele, seine von vielen mit Mystik verwechselte Abkehr vom modernen Intellektualismus begegnen sich mit ähnlichen philosophischen Gedanken der letzten Zeit (KLAGES, PRINZHORN). Es soll auch nicht unerwähnt bleiben, daß JUNG auf die späteren Formulierungen der FREUDschen Lehre einen unverkennbaren Einfluß ausübte (die Libidolehre, die Konzeption des Unbewußten).

Stellt nun die Lehre JUNGS eine Seitenbewegung der Psychoanalyse in der Richtung zum Irrationalen dar, so ist das „System" ADLERS, der kurz vor ihm aus der psychoanalytischen Vereinigung austrat und eine eigene „individualpsychologische" Schule gründete, eine extreme Zuspitzung des rationalen Prinzips in der Psychotherapie. ADLER nahm von FREUDS Lehre nur wenig mit auf seinen Weg: die Idee der Determinierung bewußter Inhalte durch bewußtseinsfremde Vorgänge, die Abwehrtheorie der Neurose und ihre Deutung als einer Kompromißbildung zwischen ichgerechten und ichfeindlichen Motiven, die aus der Abwehrtheorie sich ergebende Idee der Überkompensierung, des Krankheitsgewinns, die Bedeutung kindlicher Erlebnisse für die Gestaltung der Persönlichkeit und ihrer späteren Schicksale und einige Einzelheiten der Methodik. Der Primat der Sexualität wird abgelehnt, der Begriff des Unbewußten in einem dem FREUDschen ganz fremden Sinne umgedeutet und auf bloße Unkenntnis der von ADLER angenommenen Zusammenhänge des Psychischen reduziert, die Triebdynamik in eine rational gedachte Finalität in der Struktur der Persönlichkeit übersetzt. — Als das finale Grundprinzip wird das Streben nach Macht aufgefaßt, die jedem Menschen innewohnende Tendenz, stark, männlich, „oben" zu sein. — Die Psychologie ADLERS bezieht so bewußt die von FREUD bis dahin vernachlässigte Position des Ichs, sie wird im Gegensatz zur damaligen FREUDschen im Unbewußten sich verlierenden Triebpsychologie zu einer Ichpsychologie. Das FREUDsche Lustprinzip wird ganz der „Zwecksetzung" der Persönlichkeit, dem „Ichgefühl" untergeordnet, das „Realitätsprinzip" im „Gemeinschaftsgefühl" aufgelöst, das sich in wesentlichen Punkten in einen polaren Gegensatz zum ersteren stellt. Dieses Gemeinschaftsgefühl ist keine ethische Forderung, kein sittlicher oder religiöser Imperativ, wie ihn etwa FREUD in seinem Überich formuliert hat, sondern eine biologische Gegebenheit, deren psychische Repräsentanz a priori angenommen werden muß, weil die Existenz des Individuums ohne Bezugnahme auf die Gemeinschaft eine undenkbare Fiktion wäre. — ADLER geht in seiner Charakterologie sowohl, als in seiner Neurosenlehre vom Minderwertigkeitsgefühl aus. Es ist normalerweise in der Hilflosigkeit des Kindes den Erwachsenen gegenüber gegeben und wird, ihm selbst unbewußt, durch das Geltungsstreben kompensiert. Dieses Geltungsstreben, das somit zu einem Indicator des kindlichen Minderwertigkeitsgefühls wird, bedient sich verschiedener Wege, um sich durchzusetzen: des „Trainings", das der Überwindung seiner relativen Unvollkommenheit dient, des Spiels, in dem er die Illusion des Starkseins erlebt, und verschiedener „Kunstgriffe", um sich die Beachtung und Hilfe der Erwachsenen zu sichern und sie so zu beherrschen. Ein solcher Kunstgriff ist z. B. die Unterstreichung der eigenen Hilflosigkeit, ja sogar die kindliche Angst, die nicht als Reaktion auf die Vereinsamung aufgefaßt, sondern zu einem „Arrangement" wird, mit dem bestimmte Ziele erreicht werden sollen. Das Minderwertigkeitsgefühl des Kindes bekommt gewisse Zuschüsse durch die „Familienkonstellation", durch seine Stellung in der Reihe der Geschwister, durch die Verhaltungsweise der Erzieher (Entmutigung), durch den Geschlechtsunterschied (weiblich = schwach = unten, männlich = stark = oben), durch soziale Unterschiede und schließlich durch die Organ- bzw. konstitutionelle Minderwertigkeit und ihre psychische

Repräsentanz: „die Selbstwahrnehmung des Defektes". Je nach dem Vorherrschen des einen oder des anderen Momentes variiert die psychische Entwicklung des Kindes. Die gegen die Minderwertigkeitsgefühle in Bewegung gesetzten Reaktionen und Abwehrmaßnahmen (Kompensationen, Training, Fiktionen) bestimmen den Charakter des Menschen, determinieren den Inhalt seiner Persönlichkeit und entscheiden darüber, ob er gesund bleibt oder krank wird. Dabei ist das Kranksein, soweit es sich um eine Neurose handelt, nichts anderes, als ein Arrangement zwecks Sicherung der fiktiven Leitidee, die teleologisch auf die Erhöhung der Persönlichkeit, das „Persönlichkeitsideal" gerichtet ist. Je stärker das Gefühl der eigenen Minderwertigkeit, der Unsicherheit ist, desto stärker seine Kompensierung, desto ausgeprägter ist das Streben nach Macht, welches hinter fiktiven Zielen versteckt in jeder Neurose zu suchen ist. Die Übersteigerung des Willens zur Macht beim Neurotiker, die Zentrierung seines ganzen Seelenlebens auf das nach Geltung strebende Ich isoliert ihn von der Gemeinschaft, macht ihn asozial. Sie entfremdet ihn auch sonst der Realität, weil sie sein ganzes Denken und Handeln an Fiktionen bindet und zu Abstraktionen führt, die keine Beziehung zur Wirklichkeit haben. Dem realen Leben nicht gewachsen, den Verpflichtungen der Gemeinschaft entfremdet, sucht sich ihnen der Neurotiker durch das Arrangement der Krankheit zu entziehen und bedient sich dabei, um sich der Verantwortung für sein Handeln zu entledigen, des „Tricks" des Nichtwissens um die Zusammenhänge. Auch den Symptomen der Neurose sowie den Charaktereigenschaften des Neurotikers liegen solche Tricks zugrunde. Das Seelenleben des Individuums und in verstärktem Maße das des Nervösen wird so zu einer Art Geheimdiplomatie der Persönlichkeit. Alles, was es tut und leidet, wird dem Primat des Machtwillens unterstellt. Denn auch das Leiden, das Hervorkehren der eigenen Minderwertigkeit dient, wie beim Kinde dazu, sich die anderen gefügig zu machen, sie zu beherrschen oder die Entscheidungsschlacht um die Macht hinauszuschieben und bis dahin nur Scheingefechte zu liefern, in denen die Position des scheinbar Schwächeren bezogen wird. Der „männliche Protest", hervorgegangen aus der Reaktion auf die eigene Unzulänglichkeit, „Weiblichkeit" (beim Weibe gegen seine als inferior empfundene Geschlechtsrolle), bedient sich (in der Neurose) weiblicher Mittel. Der Geschlechtsunterschied wird zum Wertunterschied, die Sexualität selbst wird, namentlich in der männlichen Aggression, als Verwirklichung des Machtprinzips erlebt [1], jede Lust, auch die nichtsexuelle, wird zur Unlust, wenn sie diesem Prinzip widerstrebt. Daraus werden die sexuellen Störungen abgeleitet: die Homosexualität, die Impotenz usw. sind Sicherungen vor der Niederlage, der Sadismus (wie kriminelle Impulse ähnlicher Art) ein Herrschenwollen über Tod und Leben [2]. Diese Rationalisierung des Psychischen macht auch vor Psychosen nicht halt: bei der Cyklothymie findet Adler „stets — als inneres Band dieser gegensätzlichen Zustände — die Tendenz, das Persönlichkeitsgefühl zu erhöhen, wobei die inferiore Situation an eine Herabsetzung anknüpft", die Größenideen dienen „zur Aufpeitschung des neurotischen Strebens in der Richtung auf das Ideal", die Kleinheitsideen „als Zuflucht und Vorwand, wenn einer Entscheidung über das Persönlichkeitsgefühl ausgewichen werden soll", der Wahn, „die phantastischen Selbstbeobachtungen" des Schizophrenen, die Halluzinationen und das Verhalten des Psychotischen lassen sich leicht als Arrangement „zum Zwecke der Sicherung des Persönlichkeitswertes durchschauen". Die psychische Dynamik

[1] „Das Gefühl der Lust (wurzelt) in einem Machtgefühl, das der Unlust in einem Gefühl der Ohnmacht."

[2] „Die Perversion ist immer ein Zeichen, daß ein Mensch der Norm im Bogen ausweicht, aus Furcht, in seiner Eitelkeit verletzt zu werden."

der Halluzination besteht darin, daß in einer Situation der Unsicherheit mit Macht eine Richtungslinie gesucht und durch Abstraktion, durch Antizipation und die einer sinnlichen Wahrnehmung angenäherte fiktive Darstellung hypostasiert wird. In ähnlicher Weise werden alle Symptome (als spezielle Manifestationen der Neurosen und Psychosen) als Variationen des einen Grundmotivs gedeutet; sie haben alle den einen Endzweck, ihren Träger „davor zu bewahren, daß sich das düstere Geheimnis seiner Minderwertigkeit enthüllt". „Durch diese grundlegende Erkenntnis erst ist die Einheit der Neurose und Psychose festgestellt." Es wäre aber verfehlt, in dieser Minderwertigkeit (auch der der Organe) etwa ein konstitutionelles Moment für die Entstehung der Neurosen und Psychosen erblicken zu wollen. Auch den Charakter auf angeborene Momente zurückzuführen, ist falsch. Alles was angeboren ist, ist unter dem Zuge der leitenden Idee umformbar. Hatte es zunächst den Anschein, als ob Adler mit dem Begriff der Organminderwertigkeit einen konstitutionellen Faktor in seine Neurosenlehre und Charakterologie einführen wollte, so erweist sich eine solche Annahme angesichts seiner „Positionspsychologie" als ein Irrtum, da jede Idee einer Konstitution im Seelenleben eine „Verführung" ist. Damit wird auch die erbliche Disposition aus der Psychopathologie verwiesen; der Mensch kommt als unbeschriebenes Blatt auf die Welt; was aus ihm wird, entscheiden konstellative Momente, seine erlebnismäßig bestimmte Entwicklungslinie und die daraus sich ergebenden reaktiven Bildungen. So löst sich die Ätiologie der Neurosen im Begriff reiner Psychogenie auf, die aus der Buntheit des Erlebens nur das herausholt, was sich mit mehr oder weniger Zwang in das Schema Minderwertigkeitsgefühl—Machtstreben einfügen läßt, die affektive Seite des Seelenlebens bewußt außer acht läßt, „weil Gefühle keine Argumente sind und jeder so fühlt, wie es zu seinem Endzweck paßt" und das Wechselspiel zwischen Individuum und Umwelt trotz aller Hinweise auf die Bedeutung der Gemeinschaft deklassiert, „weil sich die Zielsetzung der Persönlichkeit stärker als Schicksals- und Milieueinflüsse erweist" (Wexberg). Auch den konkreten Erlebnissen wird ihre Bedeutung für die Psychogenese der Erkrankung abgesprochen; sie werden nur als Vorwand für die Tendenzen der Persönlichkeit erlebt, weil „niemand seine Erfahrungen tendenzlos erleidet, sondern ... sie macht". — Die Dynamik des Seelenlebens wird durch eine abstrakte Teleologie ersetzt, das Seelenleben selbst ist kaum etwas anderes, als eine Summe logischer Operationen, als eine endlose Variation eines Syllogismus: Ich will mächtig sein, ich bin minderwertig, also sichere ich mich. Die speziellen Inhalte der drei Glieder des Syllogismus und ihre quantitativen Relationen bilden also zugleich die Ätiologie der Neurose und bestimmen ihren Sinn. Um sie also genetisch sowohl als final zu verstehen, muß Art und Ausmaß des Machtgedankens bzw. der ihm dienenden fiktiven Idee (Persönlichkeitsideal und dessen Übersteigerung), der besonderen Quellen des Minderwertigkeitsgefühls (Unsicherheit, Entmutigung usw.) erkannt und die Natur der zu dessen Abwehr getroffenen Maßnahmen (Taktik, Arrangements, Attituden) durchschaut werden.

Die Erkenntnis dieser Zusammenhänge im Einzelfall ist die erste Aufgabe der individualpsychologischen Therapie. Sie wird mit einer Technik erreicht, die sich nur äußerlich an die der Psychoanalyse anlehnt. Sie ist im wesentlichen eine erweiterte Anamnese, die bis zu den ersten Kindheitserlebnissen reicht, die früheren Krankheiten („Organminderwertigkeit"), die Konflikte und Leistungen des Kindes, die Familienkonstellation, die kindlichen Charaktereigenschaften und Reaktionen zu ermitteln sucht, aus der späteren Entwicklung die um die Arbeits- und Berufstätigkeit, das sexuelle Erleben und das Verhalten zur Gemeinschaft sich gruppierenden Tatbestände erhebt und charakterologische Züge, Haltungen, Stellungnahme zu weltanschaulichen, religiösen, politischen

Fragen und die eigentliche Krankheitsgeschichte, die Symptomatik der gegenwärtigen und eventuell früher durchgemachten Neurosen sowie ihren Einfluß auf das Verhalten des Patienten, seinen wirklichen oder fiktiven Lebensaufgaben gegenüber registriert. Die weitere Aufgabe der Therapie ist die Umdeutung des so gewonnenen Materials im individualpsychologischen Sinne ,,unter Anwendung aktivster Persuasion und Dialektik". Zur Veranschaulichung dieser Deutung wird die Analyse von Träumen herangezogen, ,,weil der Zug der neurotisch verstärkten Leitidee ... sich in den Träumen der Nervösen regelmäßig äußert". Auch Fehlhandlungen, Mimik, das Verhalten dem Arzt gegenüber, die Stellungnahme zur Behandlung und insbesondere zu den vorgetragenen individualpsychologischen Theorien unterliegen der Deutung. Nachdem die didaktische Aufgabe der individualpsychologischen Therapie erledigt ist, der Patient über den eigentlichen Sinn seines bisherigen Lebens und seiner Neurose aufgeklärt, und die Fiktionen, die ihn bisher geleitet haben, die ,,Irrtümer", in denen er befangen war, entlarvt wurden, wird an seine Umerziehung geschritten, die seine Genesung einleiten soll. Er wird einerseits dazu angehalten, seine fiktiven Zwecke durch reale zu ersetzen, auf seine Machtziele zugunsten der realen Aufgaben zu verzichten, seine egozentrische Einstellung und Geltungsstreben abzubauen und sich der Gemeinschaft einzuordnen, andererseits wird dafür gesorgt, daß sein Selbstwertgefühl gehoben, der Glaube an seine Leistungsfähigkeit gestärkt wird. Wenn auch jede moralisierende, weltverbessernde Tendenz vermieden werden soll, so wird dennoch an das Pflichtgefühl gegenüber der Gemeinschaft appelliert, da in ihm die biologische Vorbedingung für die normale Entfaltungsfähigkeit des Individuums gesehen wird. Ebenso wie das Moralisieren, das Sprechen im Namen höherer Instanzen verpönt ist, ist auch das Hervorkehren der ärztlichen Autorität unerwünscht, weil es geeignet ist, den zu Ressentiment und Auflehnung neigenden Neurotiker in eine ,,negativistische" Haltung zu drängen. Aus gleichem Grunde werden auch keine direkten Ratschläge gegeben, sondern die vorhandenen Möglichkeiten und die sich öffnenden Auswege kameradschaftlich besprochen. Alles Suggestive, wie überhaupt jeder Schein des Irrationalen wird prinzipiell ferngehalten. Das Indikationsgebiet der individualpsychologischen Therapie wird weit gezogen und schließt auch Psychosen ,,in ruhigen Stadien mit ein". — Ein besonderes Betätigungsfeld eröffnete sich der Lehre durch Schaffung der individualpsychologischen Heilpädagogik und neuer Richtlinien für die Erziehung überhaupt, wie sie sich aus den von ADLER festgestellten Entwicklungsschäden, insbesonders durch das allzu starke Hervorheben des Autoritätsprinzips und der dadurch bedingten Reaktionen des Kindes (Entmutigung, Unsicherheit usw.) von selbst ergeben haben. Dem auf diesem Gebiete Geleisteten ist, unabhängig von der gegen die Einseitigkeit und Gezwungenheit des individualpsychologischen Systems und seiner vom Standpunkt der klinischen Psychopathologie unhaltbaren Neurosenlehre berechtigterweise einzunehmenden kritischen Einstellung, in vielen wesentlichen Punkten zuzustimmen. Dieser Teil der Lehre ADLERS war es auch, der ihm die meisten Anhänger zuführte und zu einer raschen Ausbreitung seiner Anschauungen, namentlich in pädagogisch interessierten Kreisen, beitrug. — Die Einfachheit seiner Formulierungen, die von einer tiefergehenden Problematik unbeschwerte Art, wie er das gesunde und kranke seelische Geschehen von einem Punkte zu erklären suchte, seine ganz in vulgärpsychologischen Anschauungen und Terminologie wurzelnde Charakterlehre förderten ihre Diffusion. Auch die außerhalb der Bewegung stehenden psychotherapeutischen Kreise und namentlich die Psychagogik (KRONFELD) wurden von ihr deutlich beeinflußt. Die Rückwirkung der Individualpsychologie auf FREUD selbst und insbesondere auf die letzte Phase seiner Ichpsychologie sind unverkennbar. Auch Jung läßt für manche Fälle die „Adlerschen Mechanismen“ gelten und schränkt für diese das Indikationsgebiet der sich daraus ergebenden psychotherapeutischen Methodik ein.

Noch einer Abfallbewegung von der Psychoanalyse Freuds wäre wegen der Bedeutung, die sie für die praktische Ausgestaltung der analytischen Therapie erlangte, zu gedenken. — Bald nach Adler und Jung trennte sich auch Stekel, einer der ältesten und begabtesten Schüler Freuds, anscheinend mehr aus persönlichen als aus sachlichen Motiven von seinem Meister. Auch er gründete eine eigene Schule, deren theoretische Anschauungen zunächst nur in unwesentlichen Punkten von denen Freuds abwichen und die abgesehen von den bald zu besprechenden Modifikationen der Behandlungsmethode erst dadurch mit der Zeit ein anderes Gesicht bekam, daß sie die weitere Entwicklung der Freudschen Lehre nicht mitmachte, sondern sich darauf beschränkte, die alten Thesen Freuds zu variieren und sie dem neu gewonnenen Material anzupassen. In der Behandlung selbst schlug Stekel unter bewußter Verstärkung und unbedenklicher Ausnützung des Übertragungsmotivs zum Zwecke eines therapeutischen Erfolges einen von der Freudschen „Grundregel“ stark differierenden aktiven Weg ein. Ihm lag von Anfang an vor allem daran, die Behandlung abzukürzen und zu intensivieren. Er greift daher aktiv in den Ablauf der vom Patienten zu liefernden Einfälle ein, er konstelliert sie selbst, teils durch frühzeitig einsetzende Deutungsversuche, teils durch Rekonstruktion genetischer Zusammenhänge. Der Schein der Willkür, der dadurch notwendigerweise entstehen muß, wird durch den Hinweis auf die Erfahrung des Arztes, auf seine Kenntnis der Symbolik neurotischer Symptome und der bei der Analyse reichlich verwendeten Träume („Die Sprache des Traumes“) und auf seine Intuition abzuschwächen gesucht. Es wird übrigens auch der bewußten Suggestion nicht aus dem Wege gegangen und, wo es der Fall erfordert, Hypnose (Überrumpelungshypnose) angewendet. Das geschieht nicht etwa allein zu analytischen Zwecken, um, wie in der kathartischen Methode, die Amnesie für das pathogene Erlebnis zu beheben, sondern zwecks direkter Beeinflussung der Symptome. Zählen wir noch ein starkes persuasives Element, das sich aus der Deutung „von oben herab“ ergibt, und die erzieherischen Maßnahmen hinzu, wie z. B. das Anleiten des Patienten zur Überwindung seiner Hemmungen (bei Gehangst usw.), so stellt sich die Psychotherapie Stekels, trotz ihrem Festhalten an der Psychoanalyse als Ausgangspunkt, als eine ekletische Methode dar, die je nach Lage des Falles variiert, um die eine oder die andere Komponente mehr in den Vordergrund treten zu lassen. Stekel ist weniger Theoretiker als Arzt, dem es auf den therapeutischen Erfolg ankommt und der diesen Erfolg in möglichst kurzer Zeit und dem größtmöglichsten Einsatz der Persönlichkeit zu erzielen sucht. So ist auch im Gegensatz zu einem ziemlich doktrinären Festhalten an den ursprünglichen Anschauungen Freuds von der traumatischen Genese der Neurosen und von der sexuellen Natur des Traumas, die von Stekel nur in unwesentlichen Punkten modifiziert wurden (Zwangsneurose als Folge der „doppelten Moral“ der Erzieher, Psychogenese der Aktualneurosen, der Epilepsie, der Perversion usw.), seine Therapie zu einem sehr elastischen, persönlichen, für manche Fälle und namentlich für solche mit rezenter Psychogenese gewiß brauchbaren Instrument geworden. Die Handlichkeit der Methode, ihr Bestreben, weniger in die Tiefe zu gehen, als die großen psychogenetischen Zusammenhänge zu erfassen, verschafft ihr Eingang in jene psychotherapeutischen Kreise, die, an sich der eigentlichen Psychoanalyse fernstehend, sich dennoch für einzelne ihrer Ergebnisse interessieren und zumindest eine erweiterte Exploration in der Richtung einer genetischen Aufklärung der Erkrankung und ihrer Symptome der eigentlichen Behandlung vorauszuschicken für unerläßlich halten.

Die Umgruppierung, die sich nach Abschluß der geschilderten Sezessionsbewegungen innerhalb der psychoanalytischen Schule vollzog, sicherte ihr für die Zukunft eine größere Homogenität, als es bisher der Fall war. Die Vereinigung, die inzwischen durch Bildung von Ortsgruppen in fast allen Kulturländern eine große Ausdehnung erfuhr, wurde organisatorisch straffer gefaßt, die Mitgliedschaft an gewisse Voraussetzungen gebunden (Absolvierung einer Lehranalyse, Festhalten an wesentlichen Lehrmeinungen, wie an der Theorie des Unbewußten, den Tatsachen der Übertragung und des Widerstandes, der analytischen Grundregel) und in regelmäßig wiederkehrenden Kongressen die Möglichkeit gegenseitiger Fühlungsnahme und Meinungsaustausches gegeben. Als zentrales offizielles Organ wurde nach Auflassen des bei der Gründung des Internationalen Vereins (Nürnberg 1910) ins Leben gerufenen und zuerst von ADLER und STEKEL, dann von STEKEL allein geleiteten „Zentralblattes für Psychoanalyse“ die „Internationale Zeitschrift für ärztliche Psychoanalyse“ geschaffen, die bis jetzt erscheint; an Stelle des mit BLEULER und JUNG gegründeten „Jahrbuches für psychoanalytische und psychopathologische Forschungen“ trat das „Jahrbuch für Psychoanalyse“, das mit Beginn des Weltkrieges sein Erscheinen einstellte. Die seit 1912 erscheinende Zeitschrift „Imago“ dient den Anwendungen der Psychoanalyse auf die Geisteswissenschaften. Der „Internationale psychoanalytische Verlag“ dient der Publikation größerer Arbeiten. In New York gründeten WHITE und JELIFFE (1913) „The psychoanalytic Review“, in London 1910 JONES das für die angelsächsischen Länder bestimmte „International Journal of Psychoanalysis“. In den großen europäischen Zentren und zuletzt in Amerika entstand eine Reihe von psychoanalytischen Instituten und Ambulatorien, die Ausbildungs-, Forschungs- und Behandlungszwecken dienen. Wie die große Anzahl der Publikationen zeigt, wird überall fleißig gearbeitet und, bei allem Festhalten an den Grundanschauungen FREUDS, besonders auf Spezialgebieten manches beachtenswert Neues geschaffen. Die unerwartete Wendung, die FREUDS letzte Publikationen seiner Lehre gegeben haben, stieß innerhalb der Schule vielfach auf Kritik und Widerstand, die neuen Ideen wurden nur zögernd aufgefangen, ihre Verarbeitung ist noch nicht zum Abschluß gekommen. Um so stärker war ihr Widerhall außerhalb der Schule (s. hierzu insbesondere die Sammlung „Krisis der Psychoanalyse“ von H. PRINZHORN und K. MITTENZWEY 1928 und namentlich den Beitrag R. EHRENBERGS, Göttingen: Biologie und Psychoanalyse, I, S. 247).

Die Stellung der Klinik zur Psychoanalyse ist noch immer keine einheitliche. Von der schroffen Ablehnung HOCHES, BUMKES, ISSERLINS u. a. bis zur stark positiven Einstellung PÖTZLS, KRETSCHMERS, v. WEIZSÄCKERS u. a. besteht ein Kontinuum feinster Nuancierungen der Stellungnahme gegenüber der Gesamtheit der Lehre bzw. einzelnen Anschauungen FREUDS. Immerhin kann im allgemeinen, im Gegensatz zur früheren gegenseitigen Isolierung eine gewisse Diskussionsbereitschaft festgestellt werden. Die Wandlungen innerhalb der Psychoanalyse selbst erleichtern in vielen Punkten die Fühlungnahme. Als äußeres Zeichen der Einigungsbestrebungen und des Bedürfnisses zur Schaffung eines neutralen Terrains für die gegenseitige Aussprache ist die Gründung des „Vereins für ärztliche Psychotherapie“ 1926 anzusehen, dessen Aufgabe es ist, in alljährlich stattfindenden Kongressen den gegenseitigen Meinungsaustausch zu ermöglichen und der zu gleichem Zwecke über eine eigene „Zeitschrift für Psychotherapie“ verfügt. Der starke Besuch der bis jetzt abgehaltenen Kongresse für Psychotherapie und ihr bei aller schulmäßigen Gebundenheit der ihr angehörenden Gruppen stets hohes wissenschaftliches Niveau sind ein sichtbares Zeichen für die Bedeutung des psychotherapeutischen Gedankens innerhalb der modernen Medizin. Diese Bedeutung ist trotz der sich bemerkbar machenden und vielfach begründeten Reaktionserscheinungen auch für die Zukunft gesichert. Das wird auch dann der Fall sein, wenn eine Einigung, wie es in der Natur der Sache liegt, in Fragen der theoretischen Grundlagen der Psychotherapie, ihrer speziellen Methodik und Indikationen nie erzielt werden sollte. In der Psychotherapie spielt die Persönlichkeit des Arztes eine weit größere Rolle als auf allen übrigen Gebieten der Medizin und wenn es richtig ist, wie JUNG meint, daß schon in den theoretischen psychologischen Anschauungen, die er vertritt, ein Stück seiner eigenen Psychologie steckt, so wird in der Art, wie er sie in der Behandlung seiner Kranken praktisch auswertet, noch mehr die persönliche Note zum Ausdruck kommen. Gleichgesinnte werden immer die Tendenz haben, sich zusammenzuschließen oder sich um eine Persönlichkeit scharen, die in der Lage sein wird, dieser Gesinnung einen rationalen Ausdruck zu verleihen. Für die Psychotherapie als wissenschaftliche Disziplin ist genug getan, wenn eine Einigung über ihre Voraussetzungen, Möglichkeiten und Ziele einigermaßen erreicht ist. Und wenn wir auch noch von einem solchen Idealzustand weit entfernt sind, so haben wir uns ihm doch in der letzten Zeit dank den Fortschritten der Klinik, der Psychopathologie, der Biologie, der praktischen Erfahrungen und schließlich auf Grund der Erfolge und vielleicht noch mehr der Mißerfolge der Psychotherapie wesentlich genähert.

II. Erkenntniskritische Fragen.

Die Definition der Psychotherapie als eines Heilverfahrens vermittels seelischer Beeinflussung ist an eine Reihe von Begriffsbestimmungen und erkenntnistheoretischer Voraussetzungen gebunden, die im folgenden, soweit es praktisch nötig ist, kurz gestreift werden sollen. Die Seele als Angriffspunkt der Psychotherapie ist zunächst als eine Funktionseinheit zu verstehen, als strukturelles Ganze, als zeitliches Resultat einer überzeitlichen Entwicklung und umfaßt die gegenwärtigen, bewußten Inhalte ebenso, wie die erst ins Bewußtsein zu hebenden; ferner als Summe einzelner nur begrifflich isolierbarer Funktionen: des Wahrnehmens, des Vorstellens und Denkens, des Fühlens und des Wollens. Es kann somit sowohl die ganze psychische Persönlichkeit als Gesamtergebnis der Entwicklung in ihrer Einheitsgestalt, wie, zumindest theoretisch, einzelne Funktionsabläufe Gegenstand psychotherapeutischer Beeinflussung sein, bzw. als Angriffspunkt gewählt werden. So sehen wir auch tatsächlich die Psychotherapie in ihrer historischen Entwicklung in starker Abhängigkeit von den herrschenden psychologischen Richtungen und den von ihnen zum Primat erhobenen psychischen Grundfunktionen. Sie stützen sich in einem gewissen Neben- und Nacheinander auf die Wahrnehmungs- und Vorstellungstätigkeit (BERNHEIM, CHARCOT usw.), auf die Denkakte (DUBOIS), auf die Willensfunktion (LEVY, OPPENHEIM usw.), auf die Affektdynamik (FREUD und die verwandten Schulen), um zuletzt in der Erfassung der Gesamtpersönlichkeit zu münden. Solange sich die Psychotherapie allein darauf beschränkt, lediglich psychische Abläufe zu beeinflussen, solange also Mittel und Zweck als adäquat bezeichnet werden können, begegnet sie keinen grundsätzlichen erkenntnistheoretischen Schwierigkeiten. Die ihr praktisch durch die Psychologie der Persönlichkeit und durch die Psychopathologie gezogenen Grenzen gehören in ein anderes Kapitel. In diesen Grenzen sind für die Psychotherapie die psychologischen Gesetzmäßigkeiten bindend und die Kenntnis seelischer Zusammenhänge und psychopathologischer Gegebenheiten Voraussetzung. Mit erkenntnistheoretischen Problemen stößt die Psychotherapie erst im Moment zusammen, in dem sie das Gebiet intrapsychischer Wirkungsmöglichkeit verläßt und die Seele als Angriffspunkt zum Zwecke der Beeinflussung körperlicher oder körperlich aussehender Symptome wählt. Vor allem rollt sich hier die Frage der psychophysischen Zusammenhänge auf. Gewiß ist die Lösung dieser Frage nicht Sache der Psychotherapie und auch ihre praktische Aufgabe ist von der Art der Lösung kaum abhängig. Man muß nur wissen, daß hier ein Problem vorliegt, das in die Metaphysik hineinragt und man wird sich mit ihm irgendwie auseinandersetzen müssen, wenn man nicht vorzieht, mit dem Du-Bois-Raymondschen Bekenntnis des „Ignorabismus" die ganze Frage zu umgehen. Jedenfalls wird man es jedem psychotherapeutisch tätigen Arzte und seinem „metaphysischen Bedürfnis" anheimstellen müssen, wie weit er dem Problem der psychophysischen Korrelation nachgehen und zu welchem der bereitliegenden Lösungsversuche: dem Dualismus, dem Parallelismus, oder dem Monismus und seiner jetzigen Prägung als Leib-Seele-Einheit er sich bekennen will. Die extremen metaphysischen Lösungen des Materialismus und des Spiritualismus (Idealismus) in ihren verschiedenen Formen können hier als weit über das zur Diskussion stehende Problem hinausgehend bzw. es aufhebend unberücksichtigt bleiben. Jede der vorliegenden Lösungen hat, wie die nicht aufhören wollenden Diskussionen zeigen, ihre gedanklichen Schwierigkeiten und logischen Antinomien. Für eine praktische Disziplin, wie es die Psychotherapie ist, scheint der pragmatische Standpunkt: die Frage nach der heuristischen Nützlichkeit des philosophischen Lösungsversuches durchaus gerechtfertigt zu sein. Stellt man sich auf diesen Standpunkt, so ist der psychophysische Dualismus und der von ihm postulierte kausale Zusammenhang zwischen Leib und Seele die bequemste und methodologisch fruchtbarste Annahme. Sie paßt sich vor allem dem Sprachgebrauch am zwanglosesten an, fügt sich am leichtesten in die gewohnten Denkkategorien, erklärt am eindeutigsten die täglich beobachteten Tatsachen und erleichtert es dem Psychotherapeuten, sich verständlich zu machen. Sie deckt sich am weitesten mit dem für die Psychotherapie so wichtigen Begriff der Psychogenese gewisser körperlicher Symptome, der in der schlichten, von philosophischer Problematik unbeschwerten Formulierung des Tatbestandes solcher Symptome, auf die Feststellung eines ursächlichen Zusammenhanges zwischen Seelischem und Körperlichem hinzielt. Auch die psychotherapeutische Aufgabe, vom Seelischen aus aufs Körperliche zu wirken, schließt in gleicher Weise in sich die Idee eines kausalen Vorganges. Daß aber eine solche Konzeption nicht etwa allein einer Common-sense-Philosophie entspringt und nicht nur das pragmatische Bedürfnis befriedigt, sondern daß sie auch erkenntnistheoretisch und philosophisch gut begründet ist und sich am besten in die energetische Richtung der modernen Psychologie einfügt, zeigt das alte aber noch immer lebendige Buch von Carl Stumpf über „Leib und Seele", 1903. — Das Bedürfnis nach einer biopsychischen Einheit, die Idee der „Person" als eines Ausdruckes dieser Einheit wird durch diese Konzeption nicht berührt. Die Auffassung der Seele als Inbegriffes der als psychisch anzusprechenden Funktionen, die mit den übrigen Funktionen des Organismus im Gegenseitigkeitsverhältnis stehen, sprengt nicht die Einheit des Organismus als einer psychophysischen Gestalt; sie verleiht dieser Einheit vielmehr erst den vollen biologischen Sinn.

Es würde zu weit führen, den aus der Annahme eines psychophysischen Dualismus und des in ihm enthaltenen gegenseitigen Kausalitätsverhältnisses sich ergebenden Problemen im Einzelnen nachzugehen. Daß sich die erkenntnistheoretischen Schwierigkeiten häufen, je weiter man in dieser Richtung vordringt, soll nicht geleugnet werden. Der Kausalitätsbegriff als Kategorie des mechanischen Weltbildes paßt gewiß nicht ganz in das Verhältnis zwischen Leib und Seele. Er paßt aber auch nicht mehr ganz zum Weltbild der modernen Physik und erfuhr durch sie eine weitgehende Umgestaltung, die sie aber nicht hindert, sich seiner auch hier, in seinem alten Sinne, als einer gewohnten Denkkategorie zu bedienen. Die Anwendung des Kausalitätsbegriffes in der Biologie begegnet kaum geringeren Schwierigkeiten als in dem hier interessierenden psychophysischen Zusammenhang und wenn er auch dort immer mehr von der Idee der Finalität, der aristotelischen Entelechie, verdrängt wird, so hat sich doch dadurch am wissenschaftlichen Sprachgebrauch nichts geändert, in welchem die Begriffe: Ursache und Wirkung nicht allein für die Kennzeichnung der an der Peripherie des Biologischen sich abspielenden „mechanistischen" Zusammenhänge verwendet werden. Das gleiche wie für den Kausalitätsbegriff gilt auch mutatis mutandis für den Begriff der Energie in seiner biologischen und psychologischen Bedeutung und in der Beziehung dieser Energieformen zu einander. Die Frage, ob man eine psychische Energie annehmen darf, muß unabhängig von ihrer erkenntnistheoretischen Beantwortung bejaht werden, auch wenn man sich dabei bewußt ist, daß es sich nur um eine gleichnisartige Verwendung eines aus der Physik entlehnten Begriffes handelt. Darin teilt aber der Energiebegriff das Schicksal fast aller psychologischer Nomenklatur, die aus der Welt der äußeren Erscheinungen geschöpft oder an die äußere Form menschlicher Handlungen gebunden ist. Nimmt man nun eine psychische Energie an, so muß man, zumindest zu heuristischen und denkökonomischen Zwecken, eine Wechselwirkung zwischen ihr und der rein biologischen, in letzter Linie aus physikalisch-chemischen Umsetzungen stammenden Energie postulieren, ohne zunächst etwas über die Art dieser Wechselwirkung aussagen zu können oder diese Frage durch eine Auseinandersetzung mit dem Gesetz von der Erhaltung der Energie komplizieren zu wollen. Es ist eine andere Frage, wieweit man mit der Aufstellung eines psychischen Energiebegriffes auch dem Quantitätsprinzip den Weg in die Psychologie eröffnen will. Daß er sich zu Messungszwecken nicht eignet, wird kaum jemand bestreiten, der das Versagen der „psychophysischen Maßmethoden" erlebt hat. Die allgemeinen Relationen nach quantitativen Gesichtpunkten wird man aber kaum aus der Psychologie ausschalten können, besonders wenn es sich um quantitative In-Beziehung-Setzung adäquater Inhalte handelt. Man wird immer sagen dürfen, daß das eine Gefühl stärker ist als das andere, daß eine Empfindung intensiver ist als eine andere, ohne deshalb zu glauben, daß sie *an sich* meßbar sind. Mögen solche Versuche auch jetzt noch immer unternommen werden; man wird mit Recht bezweifeln, ob eine solche Aufgabe lösbar und auch nur sinnvoll ist. Das wird aber den Psychotherapeuten nicht hindern, sich auch weiterhin des Begriffes der psychischen Energien zu bedienen und sie komparativ und kausal miteinander in Beziehung zu setzen. Im Bereich des Psychischen selbst hat das Dilemma: kausal oder final bei weitem nicht denselben kontradiktorischen Sinn wie in der Biologie. Es bezeichnet in der Psychologie nur zwei Betrachtungsweisen desselben Vorgangs. Das kausale Denken tritt mehr in den Vordergrund, wenn isolierte Abläufe und ihre Beziehungen zueinander betrachtet werden, das finale, wenn die Gesamtpersönlichkeit Gegenstand dieser Betrachtung wird. Ist man so weit, so wird man sich kaum der letzten Konsequenz einer solchen Anschauungsweise entziehen können: das gesamtpsychische Geschehen unter einen finalen Gesichtspunkt zu bringen und es in der biologischen Fassung der Person als einer final gerichteten organismischen Einheit aufgehen zu lassen. Es ist in diesem Zusammenhang nicht uninteressant, darauf hinzuweisen, daß die Psychoanalyse, solange sie sich mit psychischem Teilgeschehen befaßte, in Anlehnung an die damalige naturwissenschaftliche Denkweise (Darwin usw.) streng kausal dachte, um im Laufe ihrer Entwicklung zu einer Persönlichkeitsanalyse immer mehr den finalen Gesichtspunkt hervortreten zu lassen (der in der Psychologie Adlers seinen extremen logizistischen Ausdruck gefunden hat).

Die Heranziehung biologischer Betrachtungsweise in der Psychologie ist für den Psychotherapeuten, der ja letzten Endes mit der biopsychischen Persönlichkeit als Ganzem zu tun hat, oft kaum zu umgehen; er muß sich aber dessen bewußt sein, daß er damit den engeren Boden der Psychologie verläßt und vor erkenntnistheoretische Schwierigkeiten gestellt wird, deren Lösung zwar seine Praxis wenig beeinflußt, dessen Vorhandensein er sich aber im Interesse einer kritischen Bewertung seines Handelns stets vor Augen halten muß. Durch das Übersehen dieser Schwierigkeiten hat sich FREUD einem erkenntniskritisch durchaus gerechtfertigten Angriff auf seine Trieblehre ausgesetzt (BUMKE), die ganz im Biologischen wurzelnd ein Hauptbestandteil seiner genetischen Psychologie geworden ist. Denn mag auch die Heranziehung biologischer Erkenntnisse für die psychologische Forschung an sich berechtigt und vielfach fruchtbar sein, so darf doch dabei nie vergessen werden, daß damit höchstens eine Verständlichmachung einzelner psychischer Abläufe und ihres Sinnes im Rahmen der biologischen Person erreicht werden kann, aber nie eine *Erklärung* des Psychischen und seiner Gesetze. Umgekehrt kann man feststellen, daß die moderne Biologie stark im Zeichen einer psychologischen Denkweise steht und sich eines, wie es scheint, fruchtbaren Anthropo- oder vielmehr Psychomorphismus bedient.

III. Empirische Gegebenheiten.

Wenden wir uns nun den empirisch gegebenen Möglichkeiten einer psychischen Beeinflussung körperlichen Geschehens zu, so begegnen wir einer solchen Fülle von Tatsachen, daß sie hier nur einer kursorischen Betrachtungsweise unterzogen werden können. Nach ihrer physiologischen Zugehörigkeit lassen sie sich unter folgenden Titeln zusammenfassen: 1. Sensibilität. 2. Motilität. 3. Humoral-endokrines und vegetatives System.

1. Die Abhängigkeit des funktionellen Resultates derjenigen Körpervorgänge, die der Sensibilität zugrunde liegen, vom psychischen Milieu, in das es gelangt, leuchtet von selbst ein. Wir sehen hier von sinnespsychologischen Anschauungen ab, die die Entstehung auch der einfachen Empfindung von einer Reihe psychischer Akte abhängig machen, wie es z. B. STUMPF in seiner Tonpsychologie tut (Verschmelzung usw.). Auch die Bedeutung des Wahrnehmungsaktes, durch den die Empfindung nicht allein in einen objektiv-gegenständlichen, sondern auch subjektiv-zuständlichen Zusammenhang eingeordnet wird, soll beiseite gelassen werden. Hier soll zunächst darauf hingewiesen werden, daß der Wahrnehmungsakt als solcher durch die psychische Haltung des Wahrnehmenden, durch Erwartung, Aufmerksamkeit, Angst usw. in bestimmter Weise konstelliert werden kann; so können Empfindungen, die sonst wegen einer organischen Störung nicht zum Bewußtsein gelangen, durch entsprechende Einstellung doch noch wahrgenommen werden (FOERSTER und LOEWI), oder Wahrnehmungsinhalte gefühlsmäßig gefälscht, illusionär umgestaltet oder ausgelöscht werden (negative Halluzination). Daß auch positive Halluzinationen durch rein psychische Vorgänge ausgelöst und aus ihren Inhalten erklärt werden können, zeigten LÖWY (Halluzinierter Namensruf) und REINHOLD (Polyglotte Halluzinationen). Die hypnotische Beeinflussungsmöglichkeit der Wahrnehmungsinhalte war ein umfangreiches und erfolgreiches Arbeitsgebiet von BERNHEIM und seiner Schule und wurde auch später in zahllosen Untersuchungsreihen geprüft und bestätigt. Namentlich die niederen Empfindungen bzw. ihre Wahrnehmung sind psychischen Einflüssen weitgehend zugänglich und wirken ihrerseits stark psychisch konstellierend (Geruchsinn, SEMON). Daß auch Schmerzempfindungen und andere unlustbetonte Sensationen in ihrer Intensität und Wirkungsweise vom psychischen Milieu abhängen, hat jedermann wiederholt

erlebt. Sie können durch Aufmerksamkeit ebenso verstärkt wie abgeschwächt (SCHULTZ) werden, sie können durch Ablenkung und bewußtes Ignorieren ihres Unlustcharakters beraubt, durch Angst, Ekstase, Versenkung (Fakirismus) und schließlich durch Hypnose ganz ausgeschaltet werden. In der Hysterie und Schizophrenie begegnen wir der Ausschließung ganzer Hautpartien und anderer Sinnesorgane als Empfindungsquellen, in extremen Fällen einer Absperrung gegen alle Eindrücke aus der Außenwelt (Dämmerzustände, Katatonie). Hypochondrisch bedingte Aufmerksamkeitssteigerung in der Richtung auf ein als krank angenommenes Organ kann von diesem ausgehende unterschwellige Reize zu schmerzhaften Sensationen erhöhen. Auch Übung kann Empfindungen, die in der Summe der anderen untergehen oder wegen ihrer geringen Intensität überhaupt nicht zur Perzeption gelangen, herausheben und ihre Intensität steigern. Das geschieht nicht nur normalerweise unter dem Einfluß eines in bestimmter Weise gerichteten Interesses (Mikroskopieren, Jagd usw.) sondern auch in den Fällen, in denen infolge Erkrankung eines Sinnesorgans die Empfindungsintensität gelitten hat oder in denen infolge einer Läsion sensorischer Zentren im Zentralnervensystem ein Umlernen, eine Korrektur des Defektes durch eine funktionelle Umgestaltung des lädierten sensorischen Gebietes notwendig wird (POPPELREUTER, GOLDSTEIN und GELB). Die im Kriege und in der ersten Nachkriegszeit gemachten Beobachtungen über die Restitution der sensorischen Funktion bei Hirnverletzten, die dabei festgestellte Bedeutung des psychischen Faktors und insbesondere der Wirksamkeit des erhaltenen „Persönlichkeitsrestes" sind auch für die Psychotherapie sehr lehrreich. Die Bedeutung der Übung sowohl als auch der Haltung des Patienten, seines Willens und seiner Intelligenz und seines, wenn man so sagen darf, gesamtpsychischen Tonus für die Ausnutzung von Empfindungsresten bei sensiblen Ausfällen organischer Provenienz wie z. B. bei der Tabes, ist seit langem bekannt. Etwas ähnliches mag auch bei der übungsmäßigen Überwindung von Störungen der Fall sein, die sich als Folge von Erkrankungen des Vestibularapparates oder des Kleinhirns ergeben. Schließlich sei noch in diesem Zusammenhange auf die Möglichkeit einer indirekten psychischen Beeinflussung der Sensibilität auf dem Wege über das vegetative System hingewiesen, wozu einerseits die Untersuchungen FOERSTERS und seiner Schule (ALTENBURGER) über die Bedeutung vegetativer (sympathischer) Einflüsse auf die Sensibilität, andererseits die Abhängigkeit des vegetativen Tonus von psychischen Faktoren (s. unten) eine gewisse Handhabe bieten.

2. Die bewußte Zweckbewegung, also die an das normale Funktionieren des kortiko-pyramidalen Systems gebundene Motilität, bleibt außerhalb der Problematik der hier zu besprechenden Tatbestände. Der phänomenologische Zusammenhang zwischen dem Willensakt und seinem sichtbaren Ergebnis, der Zweckbewegung ist ebenso klar, wie der Weg, der von der psychischen Veranlassung zum physiologischen Effekt führt, auch wenn man das psychophysische Grundproblem beiseite läßt, in tiefes Dunkel gehüllt ist. Die zum Zwecke der Deutung pathologischer Verhältnisse und namentlich der Apraxie aufgestellten Begriffe des „Bewegungsentwurfes" und der „Bewegungsmelodie" sind nur Gleichnisse, die den genetischen Aufbau des Bewegungsaktes als eines psychophysischen Ganzen eher verdunkeln als klären helfen. Unabhängig von der Unerforschbarkeit des psychophysischen Schaltstückes zwischen dem intentionalen Akt und der darauffolgenden Bewegung ist das seelische Erlebnis ihres unmittelbaren Zusammenhanges ein so eindeutiges, daß es verständlich erscheint, wenn ANAXAGORAS aus Klazomenai von diesem Erlebnis ausgehend zur Entdeckung der Seele gelangte und in ihr, dem „Noos", die gestaltende, bewegende Kraft des Universums als des Inbegriffs der Materie, der „Urstoffe"

erblickte und so trotz dem dem griechischen Geiste adäquateren Monismus und Kausalismus der Vorläufer des Dualismus und des philosophischen Finalismus geworden ist. Die Eindeutigkeit des intentionalen Erlebnisses, die es zu einem Paradigma psycho-somatischer Zusammenhänge macht, nimmt ihm aber jede Problematik und Interesse für die uns hier beschäftigende Frage nach der psychischen Beeinflussungsmöglichkeit der Motilität. Diese Frage bezieht sich nur auf jene Verhaltungsweisen der Motilität, die sich unabhängig vom Willen oder zumindest ohne das Hinzutreten bewußter intentionaler Akte abspielen, wie es vor allem bei denjenigen Bewegungsphänomenen der Fall ist, welche das affektive psychische Geschehen begleiten. Die reflektorische Bewegung, die Haltung, die Mimik und die sonstigen Ausdrucksbewegungen lassen sich in eine Stufenleiter psychogenetisch verschieden alter, in ihrer Automatisierung verschieden weit fortgeschrittener und dementsprechend dem bewußt psychischen Einflusse in verschiedenem Maße zugänglicher Funktionsweisen des Bewegungsapparates einordnen. Unter normalen Verhältnissen verlaufen die hier erwähnten Bewegungsfolgen in den ihnen durch die Phylogenese vorgezeichneten Bahnen. Die Form und Intensität, in der sie sich auswirken, hängt aber weitgehendst von der Art der Persönlichkeit, welche der Reiz trifft und von der äußeren sowohl als auch der inneren Konstellierung des betreffenden Erlebnisses ab: Der Grad des Zusammenfahrens bei einer Detonation, der Umfang der dadurch ausgelösten „Massenbewegung“ wird bei verschieden gearteten Personen verschieden ausfallen und auch davon abhängen, ob sie erwartet wurde oder nicht, ob schon ähnliche Erlebnisse und in welcher Zahl aus früherer Zeit vorliegen und schließlich bis zu welchem Grade bewußte Gegeninnervationen und Hemmungsabsichten bereitgestellt wurden. Ebenso wird ein affektives Erlebnis, etwa die Nachricht vom Tode eines geliebten Menschen, sich motorisch verschieden auswirken je nachdem, ob man auf diese Nachricht vorbereitet wurde oder ob sie unerwartet kam, je nach der affektiven Ansprechbarkeit des Erlebnisträgers und seiner Beherrschtheit, d. i. der früher schon eingeübten Hemmungsfähigkeit des motorischen Gefühlsausdruckes. Ob der Affekt selbst durch die Verminderung des Ausmaßes seiner motorischen Entäußerung ebenfalls abgeschwächt wird, wird im Einzelfalle schwer zu entscheiden sein. Im allgemeinen darf aber angenommen werden, daß durch die Hemmung des äußeren Ausdruckes auch der Affekt selbst in seiner Intensität bis zu einem gewissen Grade beeinflußt werden kann. Die äußere Ruhe wirkt zweifellos günstig auf die innere Erregung, mag auch der zeitliche Verlauf des Affektes dadurch verzögert oder gewisse Mengen davon „rückgestaut“ oder gar „verdrängt“ werden, weshalb es unter Umständen, um die Affektdauer abzukürzen, vorteilhafter sein kann, ihm eine entsprechende motorische Abfuhrmöglichkeit zu verschaffen. Beide Gesichtspunkte können therapeutisch verwertet werden. Man denke einerseits an die Bettbehandlung der Melancholischen und der reaktiv Depressiven, andererseits an die der frühen Psychoanalyse und dem jetzt noch geübten hypnotisch-kathartischen Verfahren (Frank) zugrunde liegende Idee des „Abreagierens“. Was hier über die motorischen Begleiterscheinungen des affektiven Erlebens gesagt wurde, gilt in der Hauptsache auch für die Mimik mit der Einschränkung, daß sie neben ihrer Funktion als unmittelbarer Ausdruck eines seelischen Zustandes meist noch einen semantischen Sinn hat und somit in gewissen Fällen, wenn auch nicht immer bewußterweise, zu Mitteilungszwecken dient. Es muß hier nicht besonders hervorgehoben werden, daß sich die Mimik nicht allein auf Bewegungen der sog. mimischen Muskulatur beschränkt und daß damit nicht immer Bewegungen als solche gemeint sind: sie umfaßt die Veränderungen der Haltung, des muskulären Gesamttonus, des Ganges, des Tonfalles und Rhythmus der Sprache usw. Sie ist weitgehend von intentionalen Akten unabhängig, ja sie verliert ihren Sinn, wenn sie bewußt gestaltet oder gehemmt wird. Daher ihre große Bedeutung für die Erfassung eines aktuellen seelischen Zustandes und namentlich ihre Verwendbarkeit in der Charakterkunde (Klages). Eine dauernde Beeinflussung der Mimik in ihrer Gesamtheit ist also erst auf dem Umweg über die charakterologische Umgestaltung der Persönlichkeit möglich. Der Versuch, die Mimik zu psychotherapeutischen Zwecken zu verwenden, in der Absicht, durch einen entsprechenden Ausdruck oder Haltung eine ihr korrespondierende Stimmungslage oder sonstigen Seelenzustand zu erreichen, ist zwar wiederholt gemacht worden, darf aber mit Recht als verfehlt bezeichnet werden.

Eine gewisse Sonderstellung nehmen die zwar durch bewußte Willensakte ausgelösten, aber in ihrem Verlaufe nicht mehr unter Willenskontrolle stehenden, automatisierten Bewegungskomplexe, wie der Schluckakt, das Harnlassen, die Defäkation usw. ein, die nicht allein durch Erregungen sondern auch durch die auf die einzelnen Ablaufphasen gerichtete Aufmerksamkeit (Gegeninnervation?) empfindlich gestört werden können. Ähnliches kann sich auch im Bereiche des Sprachautomatismus abspielen (Verlegenheitsstottern, Hemmung durch Selbstbeobachtung besonders bei schon vorhandener Sprachstörung u. ä. m.).

Die Pathologie der psychisch bedingten Motilitätsstörungen ist durch die Forschungsergebnisse der letzten Jahre sehr wesentlich eingeschränkt worden. Eine ganze Reihe von „Motilitätsneurosen" ist jetzt in der Pathologie der strio-pallidären Erkrankungen aufgegangen. Was übrig bleibt und was mit der nötigen Kritik noch als psychisch bedingt angesehen werden kann, sind die in das weite Gebiet der Hysterie, einschließlich der traumatischen Neurose gehörenden Hyperkinesen, Lähmungen, Gehstörungen, Anfälle, „attitudes passionelles" usw., ferner gewisse Formen von Tic, von Beschäftigungsneurosen und schließlich Haltungs- und Tonusanomalien, wie sie bei gewissen seelischen Zuständen bzw. bei den diese bedingenden psychischen Erkrankungen angetroffen werden. Die psychische Genese solcher Motilitätsstörungen wird aber im Einzelfall nicht etwa allein aus dem Fehlen der für eine organische Läsion charakteristischen Ausfallserscheinungen oder aus ihrer psychischen Beeinflußbarkeit erschlossen werden dürfen (auch organisch bedingte, z. B. striopallidäre Bewegungsstörungen lassen sich bis zu einem gewissen Grade seelisch beeinflussen), sondern muß sich auf die Feststellung stützen, daß sie sozusagen sinnvoll sind, daß sie aus den seelischen Inhalten der Erkrankung genetisch abgeleitet und widerspruchslos in die gesamte psychische Persönlichkeit des Kranken eingefügt werden können. Nur dann wird man die Gewähr dafür haben, nicht eine organisch ausgelöste Motilitätsstörung mit einer psychisch bedingten zu verwechseln. Welche Bedeutung die genetische Diagnostik gerade auf diesem Gebiete für die Praxis der Psychotherapie hat, braucht nicht besonders hervorgehoben zu werden. Während die organischen Motilitätsstörungen nur in geringem Maße und nur unter besonderen Voraussetzungen der psychotherapeutischen Beeinflussung zugänglich sind (Übung, Willensbildung, Beseitigung der supraponierten Hemmungen bei striären Störungen, hypnotischer Einfluß usw.), sind die psychogenen Bewegungs- und Haltungsanomalien eines der Hauptbetätigungsgebiete der Psychotherapie.

Das Tonusproblem der quergestreiften Muskulatur bildet im gewissen Sinne einen Übergang zu den bald zu behandelnden vegetativen Funktionen. Der Muskeltonus wird — darin herrscht wohl keine Meinungsverschiedenheit — im wesentlichen vegetativ gesteuert, mag man sich auch darüber, welcher Anteil des vegetativen Nervensystems, der sympathische (Ken-Kuré) oder der parasympathische (Frank) dabei die Führung hat, nicht einig sein. Möglicherweise sind beide Systeme am Muskeltonus beteiligt, vielleicht im Sinne eines bisher allerdings experimentell nicht erwiesenen, aber aus Analogie mit dem auf anderen Gebieten des Vegetativen bekannten Verhalten zu erschließenden Antagonismus. Die Frage, ob die psychisch ausgelösten Tonusveränderungen auch über das vegetative Nervensystem gehen oder allein auf dem Wege der Pyramidenbahn erfolgen, ist auf Grund des vorliegenden Beobachtungsmaterials und der Versuchsergebnisse nicht eindeutig zu lösen. Es lassen sich die willkürlich durch Erschlaffen oder Anspannung bewirkten Veränderungen des Muskeltonus von den unwillkürlichen, unter dem Einfluß des vegetativen Nervensystems entstandenen Tonusveränderungen auch vermittels elektromyographischer Untersuchungen schwer voneinander isolieren. Eher läßt sich aus der Pathologie des Muskeltonus, aus seinen Veränderungen bei Erkrankungen des striopallidären Systems, der Schluß ziehen, daß ähnliche Verhaltungsweisen der Muskulatur und der Körperhaltung bei psychischen Erkrankungen, namentlich bei manchen Fällen von Melancholie ebenfalls durch vegetative Umstimmung bedingt sind. Möglicherweise gehören auch die Erscheinungen der Katatonie der Schizophrenen hierher. Für die Katalepsie, wie wir sie in der Hypnose oder bei hysterischen Dämmerzuständen beobachten können, ist das weit unsicherer. Mit einer gewissen Wahrscheinlichkeit darf in Analogie mit dem Verhalten bei Melancholie angenommen werden, daß die bei gewissen seelischen Zuständen beobachteten Körperhaltungen (schlaff, gespannt usw.) vegetativ mitbeeinflußt werden. Daraus würde sich ergeben, daß sie nicht allein direkt durch Beeinflussung des affektiven Verhaltens, sondern auch indirekt, auf dem Wege über das Vegetative (Hypnose) korrigiert werden könnten. Die Annahme ist durch Beobachtungen gut gestützt. Daß die Korrektur des Tonus auch auf das psychische Befinden rückwirken kann, erscheint durchaus plausibel. Die in der letzten Zeit gepriesene gute psychotherapeutische Wirkung des Turnens dürfte neben anderen Momenten auch auf die damit erzielte Änderung des Muskeltonus zurückzuführen sein. Auch die günstigen Erfolge der Entspannungsübungen bei Erwartungsneurosen und ähnlichen Zuständen weisen auf den gleichen, wenn auch entgegengesetzt gerichteten Zusammenhang hin. — Bei dieser Gelegenheit wären noch die Vestibular- bzw. Kleinhirnreize und die mit ihnen zusammenhängenden Reaktionsbewegungen kurz zu erwähnen. Es zeigte sich, daß es möglich ist, diese Reaktionen auf psychischem Wege (in der Hypnose) weitgehend zu beeinflussen oder sie auch ohne vorausgegangene Vestibularreizung durch Suggestion entsprechender Empfindungen wenn auch nur andeutungsweise auszulösen (Reinhold 1911, Bauer und Schilder 1919). Diese Versuche wurden zwar bei Nachprüfungen nicht in vollem Umfang bestätigt, doch konnte dadurch die prinzipielle Richtigkeit der Beobachtungen nicht erschüttert werden. Schilder und Bauer sahen in ihnen einen wichtigen Beitrag zur Neurosenlehre. Wenn auch in dieser Schlußfolgerung eine gewisse Überschätzung der erhobenen Befunde liegt, so ist doch für die uns hier beschäftigende Frage die Feststellung wichtig, daß auch vestibulär und cerebellar bedingte Störungen und die durch sie verursachten Reaktionsbewegungen, Tonusveränderungen und subjektiven Sensationen psychisch beeinflußt werden können. Der Versuch, vestibulär bedingte Sensationen zum Zwecke psychischer Beeinflussung zu benutzen, die in der ersten Hälfte des vorigen Jahrhunderts geübte Behandlung seelisch Kranker mit künstlich im Drehstuhl erzeugten Schwindel sei hier nur als medizinisches Kuriosum erwähnt. Ob die mit einer solchen „Behandlung“ erzielte Beruhigung erregter Kranker durch die Schwindelgefühle selbst, durch Vagusreizung (Erbrechen) oder durch Herabsetzung des allgemeinen Muskeltonus herbeigeführt wurde, mag dahingestellt sein.

3. Die Abhängigkeit des vegetativen Nervensystems, der von ihm versorgten Organe, der humoralen Vorgänge, des Stoffwechsels und der endokrinen

Funktionen von psychischen Einflüssen ist in den letzten Jahren Gegenstand eifriger Forschung gewesen und führte zu einer reichen Fülle wichtiger und namentlich für die Psychotherapie bedeutungsvoller Ergebnisse. Sie dürfen als allgemein bekannt vorausgesetzt und sollen deshalb hier nur durch einige kurze Hinweise ohne Anspruch auf Vollständigkeit angedeutet werden. Zunächst sei an die bekannten, für die Lösung der hier angeführten Probleme vorbildlichen Untersuchungen von Pawlow und seiner Schule über die Abhängigkeit der Speichel- und Magensekretion von bestimmten Vorstellungen erinnert. Für den Menschen zeigte Heyer unter Verwendung von hypnotisch erzeugten Speisevorstellungen, daß nicht allein die Gesamtproduktion der Verdauungssekrete durch solche Vorstellungen angeregt werden kann, sondern daß auch ihre qualitative Zusammensetzung je nach der Art der suggerierten Speise — als Eiweiß-, Kohlehydrat- oder Fettträger — variiert. Auch für die Gallenproduktion konnte ein ähnliches Resultat erzielt werden (Langheinrich, Wittkower usw.), desgleichen für die Pankreassekretion (Delhougue und Hansen). Die Abhängigkeit der Nierensekretion von psychischen Einflüssen ergibt sich aus den Versuchen von Heilig und Hoff, von Marx u. a., aus der Beobachtung von E. Adler über seelisch ausgelöste Anurie und aus dem von altersher bekannten Phänomen der Polyurie nach psychischen Insulten (Urina spastica). Ebenso läßt sich die Schweißsekretion in der Hypnose beliebig steigern oder vermindern (eigene Versuche); daß sie sowohl quantitativ als qualitativ (kalter Sympathicusschweiß) durch entsprechende Affekte modifiziert werden können, ist eine alte Erfahrung. Die Veränderungen der Speichelsekretion nicht allein durch adäquate seelische Inhalte (Hungergefühl, Speisevorstellungen), sondern auch durch Affekte überhaupt (Xerostomie bei Angst, trauriger Verstimmung, Speichelfluß bei Zorn) seien zwecks Vervollständigung dieser Reihe genannt. Die Sekretionsverhältnisse innerhalb der Genitalorgane und die anderen physiologischen Veränderungen dieser Organe in Reziprozität zur betreffenden seelischen Sphäre bedürfen hier kaum einer Erwähnung. Der Eindeutigkeit dieses Verhältnisses verdankt die Psychotherapie ihre führende Stellung gerade in der Behandlung sexueller Störungen.

Von der vegetativen Steuerung der quergestreiften Muskulatur und ihrer psychosomatischen Bedeutung wurde bereits gesprochen. Für die glatte Muskulatur ist diese Relation durch eine ganze Reihe seit langem bekannter Tatsachen belegt. Man denke nur an das Verhalten des Müllerschen Muskels, der Binnenmuskeln des Auges, der Erectores pilorum und ihre das Gebiet des Mimischen berührende Funktion. Das Erblassen und Erröten als Funktion des Gefäßmuskeltonus liegt schon ganz an der Peripherie dieses Gebietes und führt hinüber zur Frage nach der psychosomatischen Stellung der Gefäßinnervation. Der Umfang, in dem der Gefäßtonus, der Blutdruck, die Zirkulation überhaupt von psychischen Faktoren abhängt, ist schon aus den alten Versuchen von Mosso, Weber usw. ersichtlich und wird ständig durch neue Tatsachen illustriert.

Auf die Möglichkeit, den Gefäßtonus im Wege des „autogenen Trainings" (Schultz) herabzusetzen, wie auf die vermittels hypnotischer Suggestion zu erzielenden lokalen Rötungen der Haut (Stigmen, Kohnstamm) sei hier kurz hingewiesen. Das umgekehrte Verhalten: die Erhöhung des Blutdrucks, die Auslösung lokaler oder allgemeiner Gefäßspasmen unter psychischer Einwirkung, lehrt uns die tägliche Erfahrung. Die jetzt wieder zu Ehren kommende Plethysmographie bedient sich der hier angedeuteten Tatbestände zu psychodiagnostischen Zwecken. Den Erscheinungen des psychischen Shoks, die sich, wie bekannt, vorwiegend im Gebiet der Zirkulation abspielen, kann auf Grund neuerer Erkenntnisse über die Bedeutung, die dabei den Verschiebungen innerhalb der Blutdepots zukommt, insofern eine neue Seite abgewonnen werden, als dadurch diese Depots (Milz usw.) in den Bereich der hier abgehandelten psychosomatischen Zusammenhänge mit hineingezogen werden dürfen. Die Herztätigkeit selbst, namentlich soweit es sich um ihre extrakardiale Steuerung handelt, die Atmung und ihr Rhythmus (Registrierung der Respiration als Psychodiagnosticum), der Tonus der Bronchialmuskulatur und seine Schwankungen bei Erregung seien hier nur genannt. Die Fülle von Tatsachen auf diesem Gebiete ist allzu groß, als daß sie einzeln besprochen werden könnten. Die Abhängigkeit des Magenmuskeltonus vom Psychischen wies HEYER experimentell nach. Sie durfte aus klinischen Beobachtungen bei psychischen Erkrankungen und aus röntgenologischen Studien des Magen-Darmtonus bei Erkrankungen des Zwischenhirns (HESS) schon früher erschlossen werden. Das gleiche wie für den Tonus gilt auch für die Peristaltik des Magen-Darmtraktes; hier sind die Verhältnisse womöglich noch eindeutiger und durchsichtiger. Die Studien WESTPHALs über die Innervationsverhältnisse der Gallenblase zeigten den Weg, auf dem auch sie unter psychischen Einfluß gestellt werden kann, CHIRAY u. a. beschrieben in klinischen und skiagraphischen Beobachtungen die Art, in der sich dieser Einfluß auf die Gestalt, Tonus, Peristaltik der Gallenblase und indirekt auf die Beschaffenheit der Galle selbst auswirkt. Die Kenntnis der Veränderungen in der Zusammensetzung des Blutes in Abhängigkeit von bestimmten seelischen Inhalten, also der, wenn man sie so nennen darf, psychohumoralen Zusammenhänge ist fast zur Gänze neueren Datums. Sie sind vor allem experimentellen Anordnungen und insbesondere Versuchen mit Hypnose zu verdanken, zu einem geringen Teil von klinischen Beobachtungen ableitbar und müssen mit aller bei der Beurteilung solcher Beobachtungen nötigen Reserve und Vorsicht vor Verwechslung von Ursache und Wirkung aufgenommen werden. Aber auch die Ergebnisse der experimentellen Untersuchungen bedürfen noch in vielen Fällen der Nachprüfung und der Klärung. Wir müssen uns hier auf die Aufzählung der wichtigsten Ergebnisse beschränken: es erwies sich der Kalkspiegel des Blutes (GLASER), der Zuckergehalt (GIGON), der Cholesteringehalt (GEORGI u. a.), der Wasserhaushalt (die bereits erwähnten Arbeiten von MARX, HOFF und HEILIG), das Blutbild selbst und insbesondere die Leukocytenformel (GLASER, WITTKOWER, eigene Versuche) als weitgehend vom psychischen Zustand der Versuchspersonen abhängig. Möglicherweise geht ein Teil der psychischen Wirkungen auf humoralem Gebiete über die Inkretorgane bzw. über das sie versorgende vegetative Nervensystem. — Daß die Funktion der Blutdrüsen selbst psychischen Einflüssen zugänglich ist, darf vor allem aus der Klinik psychischer Erkrankungen erschlossen werden. Den experimentellen Nachweis eines solchen Zusammenhanges versuchten SPERANSKY u. a. Die Tatsache, daß es möglich ist, das Menstruationsintervall auf psychischem Wege zu verschieben (MEYER), verdient besonders erwähnt zu werden. Die Stoffwechselversuche, die zum Zwecke des Nachweises psychischer Einflüsse auch auf diesem Gebiete durchgeführt wurden, sind von den ihnen korrespondierenden, zum Teil bereits erwähnten humoralen Veränderungen abgesehen, zu unbestimmt, um allzu hoch bewertet und zu undurchsichtig, um auf ein bestimmtes Inkretorgan bezogen zu werden. — So wird es zunächst unentschieden gelassen werden, ob die Schwankungen des Blutzuckers unter der Einwirkung bestimmter Vorstellungen oder Affekte auf die Funktionsveränderungen innerhalb des Pankreas, des chromaffinen Systems, der Hypophyse oder der Schilddrüse zurückzuführen sind, ob die Erhöhung oder Erniedrigung der Grundumsatzwerte unter dem Einflusse verschiedener seelischer Inhalte (GRÄFE, GESSLER und HANSEN) über die Schilddrüse geht oder sich ohne ihr Eingreifen aus den Veränderungen der Zirkulation erklärt. Auch für den sog. psychogalvanischen Reflex ist es noch unsicher, ob er lediglich durch Änderung der Hautdurchblutung und der damit einhergehenden Herabsetzung des Leitungswiderstandes, oder durch die Verschiebung des Ionengleichgewichts im Blute infolge eines psychischen Vorgangs bedingt ist und in welchem Maße dabei die Inkretdrüsen mit oder ohne Vermittlung des vegetativen Systems beteiligt sind (HÖBER, GILDEMEISTER). Die Bedeutung des psychogalvanischen Phänomens für die Feststellung seelischer Tatbestände (VERAGUTH) und die neuerlich von GEORGI nachgewiesene Möglichkeit, den Ablauf dieses Phänomens bis zu dessen Aufhebung hypnotisch zu beeinflussen, zeigen im Verein mit den erwähnten Versuchen den Weg, von psychischer Seite in die Stoffwechselvorgänge einzugreifen, die prinzipielle Abhängigkeit auch dieser Sphäre des somatischen Geschehens vom Psychischen und dienen bei aller ihrer derzeitigen Unvollkommenheit zur Verständlichmachung ähnlicher, bei seelischen Erkrankungen zu beobachtenden Abhängigkeiten. — Die in diesen Zusammenhang gehörenden Versuche, das Maß psychischer Beeinflußbarkeit des Wärmehaushaltes festzustellen (BERGER u. a.), führten zwar wegen der Unübersichtlichkeit der experimentellen Bedingungen und der schwer auszuschaltenden, aus dem Mitspielen zirkulatorischer Momente (Hautdurchblutung usw.) sich ergebenden Fehlerquellen zu keinen eindeutigen Ergebnissen und dennoch wird man sich, namentlich unter Berücksichtigung klinischer Erfahrungen, über den Einfluß seelischer Erregung auf schon bestehendes Fieber, über das zwar seltene, aber doch gut verbürgte Vorkommen von „psychogenem Fieber“ (F. DEUTSCH), dem Eindruck nicht entziehen können, daß sowohl das Betriebsganze des Wärmehaushaltes, als auch einzelne seiner Teilfunktionen sich in das weite Gebiet psychosomatischer Zusammenhänge einschalten lassen (EICHELBERG).

Das Problem der psychosomatischen Zusammenhänge schließt in sich die Frage nach den sich dabei im Zentralnervensystem als dem Substrat des Psychischen sowohl, wie der Ausgangs- und Mündungsstelle des physiologischen Geschehens sich abspielenden Vorgängen. Leider wissen wir über die Natur dieser Vorgänge zu wenig, um uns eine Vorstellung davon zu machen, welche Veränderungen wir beim Setzen eines psychischen Agens im Zentralnervensystem oder in einzelnen seiner als Funktionszentren anzusehenden Stellen auslösen. Die Annahme, daß diese Zentren von den Reflex-Schaltestellen des Rückenmarks über die Automatiestätten des Bulbus, die cerebellaren und mesencephalen Organisationen bis hinauf zu den corticalen Apparaten eine Stufenleiter phylogenetisch verschieden alter, gegeneinander im Sinne von Hemmung und Förderung abgestimmter Foci funktioneller Synergien darstellen, daß die Ausschaltung des jeweils höheren und phylogenetisch jüngeren zu einer gewissen Verselbständigung der niederen und älteren führt, ist biologisch und pathophysiologisch fruchtbar; ihre Verwendbarkeit für die uns hier interessierende Frage wird man aber nicht überschätzen dürfen. Sie kann uns unter Heranziehung der bei gewissen Hirnläsionen, z. B. bei Erkrankungen des Frontallappens zu beobachtenden hysteriformen Erscheinungen (Abasie usw.) einen Fingerzeig dafür liefern, daß es sich auch bei der Hysterie um eine psychisch bedingte Ausschaltung oder zumindest Funktionshemmung der betreffenden Hirnpartien handeln kann (PÖTZL) und daß ähnliche Vorgänge auch den in der Hypnose produzierten Bewegungsstörungen zugrunde liegen mögen. Auch das stärkere Hervortreten vegetativer Phänomene und ihre erhöhte Beeinflußbarkeit bei beiden Zuständen könnte durch Energiezuwachs in den vegetativen Zentren infolge der, der Einengung des Bewußtseins korrespondierenden Herabsetzung corticaler Tätigkeit erklärt werden. Dem würde auf der rein psychischen Ebene das größere Volumen und Intensität des affektiven Erlebens nach Abblendung des rationalen entsprechen. Man darf sich gewiß solcher Vorstellungen bedienen, wird sich aber dabei ihres durchaus hypothetischen und bildlichen Charakters bewußt sein müssen. Das gilt auch für die Hypnose als solche. Wir wissen, daß schon CHARCOT ihr Zustandekommen auf Veränderungen der neuromuskulären Erregbarkeit zurückführen wollte. Dieser Idee kommt die Annahme SCHILDERS nahe, daß die zwecks Einleitung der Hypnose gegebenen Suggestionen auf die Schlafzentren einzuwirken und sie in einen ähnlichen Zustand zu versetzen vermögen, wie er dem natürlichen Schlaf vorausgeht. Wir werden noch auf diese Anschauung gelegentlich der Besprechung der Hypnosetheorie zurückkommen und ihr mit den aus der Psychologie der Hypnose geschöpften Argumenten entgegentreten. Hier soll unter Hinweis auf das oben Gesagte nochmals betont werden, daß es sich bei solchen Vorstellungen über die Art der psychischen Beeinflussung cerebraler Prozesse bestenfalls um eine Arbeitshypothese handelt. Wenn sie mehr sein wollen, betreten sie das mit Recht so verpönte Gebiet der „Hirnmythologie" und stoßen mit den gleichen erkenntniskritischen Schwierigkeiten zusammen, wie etwa der Versuch, Psychisches von der anatomischen Struktur oder den physiologisch faßbaren Funktionen des Zentralorgans ableiten zu wollen.

IV. Exkurs über die Organneurosen.

Die im vorigen Abschnitt aphoristisch aufgezählten Tatsachenreihen zeigen die aus der Alltagsbeobachtung, aus dem Experiment sich ergebenden Gesichtspunkte an, unter denen sich die psychische Beeinflussung körperlich-vitaler Vorgänge vollziehen kann und legitimieren die einem solchen Ziel zustrebende Psychotherapie vom Normalen aus. Diese Legitimation wird durch die Erscheinungen und ätiologischen Zusammenhänge innerhalb der Pathologie des besprochenen Gebietes vollauf bestätigt. Die hierher gehörenden Erscheinungen gruppieren sich, wenn wir von den „funktionellen" Störungen der Sensibilität und Motilität absehen — die organischen scheiden im Sinne der Fragestellung von vornherein aus — um Symptomreihen, die unter dem Sammelbegriff: „Organneurosen" zusammengefaßt werden. Schon aus dem Zusammenhang, in den hier die Organneurosen gestellt werden, ist ersichtlich, daß sie als klinischer Ausdruck der pathologischen Veränderungen innerhalb des vegetativen Systems aufgefaßt werden sollen. Mit einer solchen allgemeinen Fassung wird man dem Begriff der Organneurose am ehesten gerecht und präjudiziert am wenigsten die aus ihrer Einführung in die Klinik sich ergebenden Probleme nosologischer, ätiologischer und therapeutischer Natur. Vor allem wird dadurch vermieden, daß man sich an einseitige Formulierungen bindet, wie etwa die Gleichstellung der Organneurose und einer psychisch bedingten Störung der Organfunktion oder die definitorisch nicht brauchbare und praktisch irreführende Auffassung, daß eine nervöse Organerkrankung dann anzunehmen sei, wenn die Untersuchung keinen Anhaltspunkt für das Vorliegen einer anatomischen Veränderung des betreffenden Organs ergeben hat. Die Identifizierung von Organneurose und psychisch bedingter Erkrankung ist in dieser allgemeinen Fassung sicher unberechtigt. Denn abgesehen davon, daß sie definitorisch etwas vorwegnimmt, was in jedem einzelnen Falle erst besonders bewiesen werden muß, kompliziert sie die Definition durch ein ätiologisches Moment, das, wie wir später sehen werden, an sich alles eher als eindeutig ist und schon aus Gründen der klinischen Klassifikation besser außer acht gelassen werden sollte. Sie trägt überdies nicht der Tatsache Rechnung, daß es zweifellos als Organneurosen anzusprechende Symptomgruppen gibt, für deren Zustandekommen eine psychische Ätiologie von vornherein ausscheidet. Gemeint sind vor allem jene Störungen einer Organfunktion, die nicht an eine anatomische Läsion des Organs selbst gebunden sind, sondern durch Veränderungen des Verhaltens des das betreffende Organ versorgenden Abschnittes des vegetativen Nervensystems hervorgerufen werden, sei es als Folge einer strukturellen Schädigung dieses Abschnittes selbst oder der ihm zugeordneten segmentalen oder suprasegmentalen Zentren, sei es als Ausdruck einer allgemeinen funktionellen Gleichgewichtsstörung innerhalb des Vegetativums, wie sie als Folgeerscheinung einer konstitutionellen Fehlanlage, einer Intoxikation oder einer cerebralen Erkrankung (z. B. Encephalitis) beobachtet werden kann. Funktionsstörungen des Herzens bei einer Vaguserkrankung, bei Basedow usw., die aus gleichem Anlaß entstehenden Magen-Darmsymptome, ferner die bei mesencephalen Läsionen, bei Rückenmarkserkrankungen (tabische Krisen) auftretenden ähnlichen Erscheinungen können vom Standpunkt des betroffenen Organs mit gutem Recht als Neurosen angesehen werden, ohne daß auch nur ein entfernter Grund dafür vorliegt, einen psychischen Faktor als ätiologisches Bindeglied einschalten zu müssen. Warum bei einer allgemeinen vegetativen Desäquilibrierung das eine Mal ein Organ, das andere Mal ein anderes „nervös" erkrankte, kann zwar unter Umständen von psychischen Determinanten abhängen, muß es aber nicht. Auch im Organ selbst gelegene Bedingungen können für seine „Wahl" zum Träger der neurotischen Symptome bestimmend sein. Das gilt in gleicher Weise von der auf Grund hereditärer Konstellation anzunehmenden, wenn auch klinisch nicht zu erfassenden Stigmatisierung eines Organs, wie von den mit unseren Untersuchungsmitteln leicht nachzuweisenden Veränderungen, die aber für das nervöse Symptom nicht direkt verantwortlich zu machen sind. Dieser auch von den psychogenetisch gerichteten Neurosenlehren nicht geleugnete Tatbestand (Organminderwertigkeit ADLERs, organisches Entgegenkommen FREUDs) zeigt, daß das obenerwähnte andere Kriterium der Organneurose, das Fehlen eines anatomischen Substrates sowohl für die definitorische Abgrenzung des Krankheitsbildes als auch für diagnostische Zwecke nicht brauchbar ist. So wird z. B. das Vorliegen eines kompensierten Mitralfehlers, eine von diesem unabhängige Innervationsstörung des Herzens und dadurch bedingte Sensationen, also eine Herzneurose nicht ausschließen, von den Fällen nicht zu sprechen, in denen eine symptombildende organische Veränderung teils durch das Echo, das sie bei vegetativer Stigmatisierung findet, teils durch psychische Reaktionsbildung zu Erscheinungen führt, die als funktionelle Überlagerung bezeichnet werden (Organneurose in einem anatomisch erkrankten Organ, F. DEUTSCH). Ebensowenig wie das Vorhandensein einer anatomischen, klinisch faßbaren Veränderung als Argument gegen die Annahme einer Organneurose verwendet werden kann, kann das Fehlen solcher Veränderungen allein genügen, um in Fällen, in denen die Beschwerden auf ein bestimmtes Organ hinweisen, seine Untersuchung aber mit den geläufigen klinischen und Laboratoriumsmethoden ein negatives Ergebnis fördert, eine Neurose zu diagnostizieren. Dem negativen Befund haftet von vornherein ein starkes Maß von Relativität und Vorläufigkeit an. Es hängt sowohl davon ab, bis zu welchem Grade der betreffende Untersucher die gegebenen Explorationsmöglichkeiten auszunützen und zu deuten vermag, als vom jeweiligen Stand der wissenschaftlichen Diagnostik und der ihr zur Verfügung stehenden Untersuchungsmethoden. Verdauungsbeschwerden, die noch vor nicht langer Zeit für funktionell gehalten und als Organneurosen diagnostiziert wurden, erwiesen sich mit zunehmender röntgenologischer Erfahrung als durch Ulcera, Cholelithiasis usw. bedingt, viele Fälle von Herzneurose sind durch die Fortschritte der Elektrokardiographie als Coronarerkrankungen entlarvt worden. So muß auch für die Zukunft erwartet werden, daß so manches jetzt noch als funktionell angesehene Krankheitsbild neuen Untersuchungsmethoden gegenüber nicht mehr als solches bestehen wird. Die Überschätzung der Bedeutung negativer Befunde für die Diagnose von Organneurosen führte also mit Recht zu Reaktionserscheinungen gegen die unter Verwertung dieses Kriteriums (und kritikloser Verwertung scheinbarer Psychogenese) in den letzten Jahren in bedenklichem Maße überhandnehmende Diagnose von Organneurosen. Der Ruf nach „Abbau der Organneurose“ (v. BERGMANN) ist also von hier aus gesehen in mehr als einer Hinsicht begründet, mag auch seine Formulierung schon deshalb wenig glücklich erscheinen, weil sie nicht die Organneurose als solche meint oder ihre klinische Legitimität bestreitet, sondern sich gegen die Art wendet, in der dieser nosologische Begriff in der Praxis verwendet wird. — Gerade VON BERGMANN war es, der durch seine Arbeits- und Denkrichtung nicht allein den Ausbau der funktionellen Pathologie förderte, sondern auch den Bestand der Organneurose dadurch sicherte, daß er sie in der Pathologie des vegetativen Systems verankert hat. (Begriff der Dyskinese usw.) — Fassen wir die Organneurosen als Ergebnis einer an einem oder mehreren Organen sich auswirkenden Funktionsstörung innerhalb des vegetativen Systems auf, so bedeutet das zunächst die Forderung, die Diagnostik dieser Erkrankungen vom Organ weg ins Gebiet der vegetativen Verhaltungsweisen zu verlegen. Bei der großen Seltenheit nur lokaler oder segmentärer Erkrankungen des vegetativen Nervensystems beinhaltet diese Forderung die Notwendigkeit, sich ihm in der überwiegenden Mehrzahl der Fälle, in denen das Vorliegen einer Organneurose erwogen wird, als einem Ganzen zuzuwenden, es in seiner Funktionsgesamtheit und in seinen Abhängigkeiten zu erfassen. Eine solche Betrachtungsweise führt in logischer Folge dazu, daß man eine Organneurose — von den Ausnahmefällen ihrer sozusagen lokalen Genese abgesehen — nur dann wird annehmen dürfen, wenn die Struktur der Gesamtpersönlichkeit, und zwar sowohl nach der biologischen, in der Eigenart ihrer vegetativen Reaktionen sich äußernden Seite, als in psychischer Hinsicht eine solche Annahme zuläßt. Auf keinem anderen Gebiete der inneren Medizin ist die Kenntnis des ganzen Menschen für die Diagnose (und fügen wir gleich hinzu: und für die Therapie) so wichtig, wie auf dem der Organneurosen. Weder der Umstand, daß eine Erkrankung auf ein zufälliges, aus dem Zusammenhang mit dem übrigen Erleben des Kranken willkürlich herausgehobenes Erlebnis folgt, noch das Fehlen eines anatomischen Substrates für die geäußerten Beschwerden entscheidet über das Recht, eine Organneurose zu diagnostizieren, sondern nur der Nachweis, daß sie sich in das Gesamtbild der Persönlichkeit als eines biopsychischen Ganzen mit all seinen konstitutionellen, konditionellen und konstellativen Gegebenheiten zwanglos einfügen läßt.

Die Verankerung der Organneurosen im vegetativen zeigt zugleich auch den Weg, auf dem psychische Einflüsse eine ätiologische Bedeutung für ihre Entstehung und ihre besondere individuelle Prägung erlangen. Im Prinzip handelt es sich dabei — wie bei den Motilitätsneurosen — um Reaktionen, die auch normalerweise das psychische Geschehen begleiten und die pathologisch verstärkt, über die normale Dauer hinaus fixiert oder an inadäquate seelische Inhalte geschaltet, den Charakter eines Krankheitssymptoms annehmen. Spricht man aber von seelischer Determinierung eines an ein Organ gebundenen nervösen Symptoms, so wird man sich stets des relativen Sinnes einer solchen Ätiologie bewußt sein müssen. — Man wird im allgemeinen — ohne den einzelnen Fall zu präjudizieren — annehmen dürfen, daß es eines besonderen psychophysischen Milieus bedarf, damit ein seelischer Reiz zu einem pathogenen Agens werden kann. Auf körperlichem Gebiet wird es die konstitutionell gegebene oder erworbene Labilität und besondere Plastizität des vegetativen Systems sein, auf psychischem das besondere Verhalten der Affektivität mit ihrer über das Maß des Normalen hinausgehenden Reaktions- und Retentionsbereitschaft. Das fast regelmäßige Zusammentreffen psychischer und vegetativer Desäquilibrierung deutet auf die gemeinsame konstitutionelle Wurzel hin; es zeigt auch in diesem Zusammenhang die innige Zusammengehörigkeit psychischen Geschehens und vegetativen Verhaltens und erklärt das außerordentlich häufige Vorkommen (und das zweifellos noch häufigere Diagnostizieren) nervöser Organerkrankungen. (Nach J. H. SCHULTZ rund Dreiviertel des Sprechstunden- und etwa die Hälfte des poliklinischen Materials.)

Die bei Bewertung des psychischen Faktors für die Entstehung von Organneurosen notwendige Verschiebung des Akzents aufs Konstitutionelle nimmt diesem Faktor natürlich nicht jede ätiologische Bedeutung. Darin teilt die Psychogenese das Schicksal fast jeder klinischen Ätiologie, ja des kausalen Denkens überhaupt, das unter stillschweigender Voraussetzung der konditionellen Momente in der Ursache nur das Ultimum movens sieht. Das Besondere des Sachverhaltes bei einer psychogenetischen Betrachtungsweise ergibt sich daraus, daß jedes seelische Erlebnis, das etwa als pathogen anzusprechen ist, von vornherein durch die Eigenart des erlebenden Individuums determiniert erscheint. Diese Eigenart ist schon implizite im Erlebnis enthalten; erst durch die spezifische Reaktionsbereitschaft der Persönlichkeit wird ein Geschehnis zu einem Erlebnis (E. STRAUS). Derselbe äußere Vorgang, der ins Bewußtsein aufgenommen wird, kann für den einen Menschen ein Erlebnis bedeuten, für den anderen nicht; und auch wenn er zum Erlebnis wird, so wird seine Beschaffenheit von Individuum zu Individuum wechseln. Mit anderen Worten: Das Erlebnis schließt in gleicher Weise das exogen gegebene Material, wie die endogen präformierte Reaktionsweise in sich ein. Die Annahme der Psychogenese eines Symptoms bedeutet also auch dann schon die Berücksichtigung der individuellen Eigenart seines Trägers, wenn man nicht bis zu dessen Konstitution im klinischen Sinne als Substrates der Krankheitsbereitschaft vordringt. Ist diese Krankheitsbereitschaft auf psychischem Gebiete stärker ausgesprochen (Psychopathie), so wird schon dem Erlebnis als solchen und seiner intrapsychischen Verarbeitung etwas Krankhaftes anhaften und bei noch als normal anzusprechender Reaktionsweise des vegetativen Systems zu einer Organneurose führen, wogegen es denkbar ist, daß bei hochgradiger Labilität dieses Systems auch eine noch normal aussehende seelische Reaktion das Krankheitsbild einer nervösen Organstörung auslösen kann (SIEBECK). Daß in der Praxis beides: die psychische und die vegetative Labilität meistens Hand in Hand gehen, wurde schon oben betont. — Das ist besonders in den — allerdings seltenen — Fällen deutlich, in denen ein bis dahin gesunder Mensch unter der Wucht eines besonders starken seelischen Erlebnisses zugleich psychisch und vegetativ erkrankt.

Die bedingte ätiologische Gültigkeit der Psychogenese ist auch für die nosologische Stellung der Organneurosen von Bedeutung. Sie werden um so mehr Selbständigkeit als Krankheitsbilder beanspruchen dürfen, je größer die ätiologische Dignität des pathogenen Erlebnisses sein wird und in dem Maße zum Range eines bloßen Symptoms oder Symptomengruppe herabsinken, in dem sich die Notwendigkeit ergibt, die eigentliche Krankheitsursache jenseits des provozierenden Erlebnisses, im Konstitutionellen zu suchen. Gleicherweise wird die Psychotherapie um so weniger Anspruch darauf erheben dürfen, eine ätiologische Behandlung zu sein, je mehr die Psychogenese hinter die konstitutionelle Bedingtheit einer Organneurose zurücktritt. Denn an den konstitutionellen Kern der Persönlichkeit kann die Psychotherapie höchstens analysierend herantreten: sie kann — das soll schon hier vorweggenommen werden — die dabei sich ergebenden Erkenntnisse in prophylaktischem oder erzieherischem Sinne verwenden, vermag aber nie diesen Kern selbst so zu verändern, daß ihm jede Neurosenbereitschaft genommen wird. Vom Konstitutionellen aus gesehen, ist die Psychotherapie, gleichgültig, ob sie eine körperliche oder eine seelische Erkrankung zum Gegenstand hat, nur eine symptomatische Behandlung — auch die Psychoanalyse. Nur eine Psychotherapie, die — wie es die Individualpsychologie ADLERs tut — in ihren theoretischen Grundlagen die Bedeutung des Konstitutionellen leugnet, die Genese der Neurose lediglich im Erlebnismäßigen verankert und ihre besondere Gestalt von zufälliger äußerer Konstellation und ihrer fehlerhaften (gedanklichen) Verarbeitung seitens des Individuums ableitet, kann sich den Titel einer ätiologischen Behandlung anmaßen. Eine solche Usurpation scheitert aber an der Unhaltbarkeit ihrer theoretischen Voraussetzung.

Nur noch einige Worte über die Organ- bzw. Symptomenwahl: Sie ist von einer ganzen Reihe, oft zusammenwirkender, teils körperlicher, teils psychischer Faktoren abhängig. — Auf der einen Seite sind es phänotypische Abweichungen von der Norm (Organminderwertigkeit), anatomische Veränderungen des Organs, die an sich ohne Hinzutreten neurotisierender Anlässe zur Produktion von Symptomen nicht ausreichen, ferner früher durchgemachte Erkrankungen, die zwar im anatomischen Sinne ausgeheilt erscheinen, aber doch eine gewisse funktionelle Überempfindlichkeit zurückließen (Organgedächtnis), auf der anderen Seite die bestimmten seelischen Alterationen als ihr somatischer Ausdruck zugeordneten Organreaktionen, wie z. B. am Kreislaufsystem bei Angst, Kummer, sexuellen Erregungen, am Verdauungstrakt bei Ekel, an der Atmung bei Erwartungsspannung, zorniger Erregung usf. In diesem Zusammenhang sei auf die „symbolische“ Verwendung von organgebundenen Symptomen zwecks Darstellung affektbetonter unbewußter Inhalte, auf die „libidinöse Besetzung von Organen“ im Sinne FREUDs hingewiesen, ohne im einzelnen zu dieser Auffassung Stellung zu nehmen. Die für das Verständnis der „Zweckneurosen“ zweifellos wertvollen Anschauungen ADLERs über die Organwahl nach dem Prinzip der neurotischen Leitidee seien hier besonders hervorgehoben: sie erklärt oft zwanglos die Symptomatik der Beschäftigungsneurosen, die Kopfschmerzen des an seiner Aufgabe gescheiterten geistigen Arbeiters, die Herzbeschwerden des rentensüchtigen körperlich Arbeitenden usw. Daß sich unter Anwendung dieses Gesichtspunktes manche Organbeschwerden von Hysterischen, Unfallneurotikern usw. verstehen lassen, kann nicht geleugnet werden. Schließlich sei noch an die Gruppe von Beschwerden erinnert, die mit oder ohne „Entgegenkommen seitens der Organe“ durch eine ihnen zugewendete, von Angst und Sorge getragene Aufmerksamkeit bei Depressiven, Hypochondrischen, Nosophilen ausgelöst werden können. — Hierher gehört die so häufig falsche subjektive Lokalisation von Beschwerden in einem Organ infolge von Irradiationen, unrichtigen anatomischen und medizinischen Vorstellungen des Patienten und sekundärer Verarbeitung im Krankheitserlebnis (Verschiebung von einem als lebenswichtig bekannten Organ auf ein anderes und umgekehrt).

Ob die im Gefolge von Organneurosen, oder ohne daß diese als besonderes Vorstadium in Erscheinung traten, unter dem Einfluß dauernder seelischer Erregungen entstehenden organischen Veränderungen, wie etwa, um nur ein Beispiel unter vielen zu nennen, die Dauerhypertonie und Arteriosklerose noch mit einigem Recht als psychogene Erkrankungen aufzufassen sind, ist zumindest sehr zweifelhaft. Hier schieben sich zwischen den seelischen Einfluß und den anatomischen Prozeß Vorgänge ein, die sich ganz außerhalb der psychischen Wirkungssphäre abspielen. Solche Zusammenhänge erlangen nur unter dem Gesichtspunkt einer psychischen Hygiene eine gewisse praktische Bedeutung und bieten der Psychotherapie kaum mehr Angriffspunkte, als andere rein organisch entstandene Krankheitszustände mit mehr oder minder starkem „funktionellem Einschlag“. — Desgleichen wird man bei katastrophalen Verläufen bereits bestehender körperlicher Erkrankungen unter dem Einfluß heftiger

Emotionen (Apoplexie, Coronarthrombose, Magenblutung, epileptischer Anfall usw.) nicht mehr von Psychogenese sprechen können; hier ist die organische Erkrankung und nicht der seelische in ihren Verlauf eingreifende Vorgang das Wesentliche.

V. Gegenstand der Psychotherapie.

Das Ziel der Psychotherapie ist die seelische Behandlung des kranken Menschen. Die Art der Krankheit und die damit gegebenen besonderen Indikationen wollen wir zunächst beiseite lassen. Auch auf die Problematik des Krankseins, seine Phänomenologie und seine Abgrenzung gegen den Zustand, den man als Gesundheit bezeichnet, soll hier nicht eingegangen werden. In der großen, das Thema behandelnden Literatur findet sich nirgends eine allseitig befriedigende Lösung. Sie ist auch für die Psychotherapie nicht nötig. Mögen die Grenzen zwischen Gesundheit und Krankheit fließend und durch eine Definition schwer zu fassen sein, für die Psychotherapie ist das Kranksein durch den subjektiven Tatbestand des Leidens und der Hilfsbedürftigkeit genügend gekennzeichnet. Es ist dabei gleichgültig, ob diesem Tatbestand auch objektive, die Annahme einer Krankheit begründende Kriterien entsprechen. Bei der tatsächlich oft bestehenden Unmöglichkeit, zwischen der noch als normal anzusehenden affektiven Reaktion auf ein Erlebnis oder eine Lebenslage und dem schon als pathologisch zu kennzeichnenden Affekt eine Grenze zu ziehen, wird die gerade in solchen Fällen so wichtige Psychotherapie in dem Vorhandensein von Leiden und Hilfsbedürftigkeit allein ihre Indikation finden und die Diagnose entweder von vornherein in suspenso lassen oder ihre Klärung im Laufe der Behandlung abwarten. Umgekehrt wird das Bestehen einer Krankheit ohne das subjektive Erlebnis von Leiden oder Hilfsbedürftigkeit der Psychotherapie keine Angriffsmöglichkeit bieten. — Wenn das Verhalten eines asozialen Psychopathen das Einschreiten eines Arztes erfordert, so wird die durch diesen eingeleitete Behandlung so lange keine Psychotherapie sein können, als nicht im Patienten selbst das Bewußtsein des Krankseins, des Leidens geweckt wird, als er nicht selbst im Arzt den Helfer sieht. Bis dahin kann es sich nur um Maßnahmen handeln, die in den Bereich der Erziehung gehören, aber *noch keine* Psychotherapie sind. Das Verankern der allgemeinen psychotherapeutischen Indikation im Krankheitsbewußtsein schließt jene Fälle von Psychosen aus dem Anwendungsgebiet der Psychotherapie aus, in denen dieses Krankheitsbewußtsein nicht vorhanden ist. Hier kommt die rein psychiatrische Behandlung, die *nicht mehr* Psychotherapie ist, zu ihrem Recht. Das im Krankheitsbewußtsein wurzelnde Hilfsbedürfnis, die Zuwendung zum Arzt, die „Übertragungsbereitschaft“ hat FREUD, wie bekannt, als Kriterium verwendet, um die der Psychotherapie zugänglichen Psychoneurosen, die „Übertragungsneurosen“, von den Neurosen ohne Übertragungsbereitschaft, also den eigentlichen Psychosen zu trennen. Es ist hier nicht zu entscheiden, wieweit eine solche Klassifizierungsgrundlage theoretisch haltbar ist. Das Vorhandensein der Übertragungsbereitschaft als einer praktischen Voraussetzung der Psychotherapie wird dadurch richtig gekennzeichnet und ihr Indikationsgebiet in ganz allgemeiner Form sichtbar abgesteckt. — Das Verlegen des Akzents auf das Krankheitserlebnis rückt das Individuum in den Vordergrund der psychotherapeutischen Indikation. Was aber bei der Besprechung des ätiologischen Charakters der Psychogenese von der individuellen Determiniertheit des Erlebnisses überhaupt gesagt wurde, gilt ganz besonders vom Krankheitserlebnis. Die individuelle Eigenart der Persönlichkeit, ihr Alter, Geschlecht, Charakter, soziale Stellung und Art der Beschäftigung entscheidet darüber, wie eine als Krankheit anzusprechende Veränderung in der „Funktionsharmonie der Organe“ subjektiv erlebt, in welcher Weise darauf reagiert wird und ob sie überhaupt als Krankheit zum Bewußtsein gelangt und von Hilfsbedürftigkeit gefolgt ist. Dieselbe Störung wird von einem weichen, sensiblen „Gemütsmenschen“ erlebnismäßig anders beantwortet, als von einer robusten, gegen sich harten Persönlichkeit; das Nachlassen der geistigen Spannkraft wird für einen selbständigen, leitenden Beamten anderes bedeuten, als für einen subalternen Angestellten, ein wissenschaftlich oder künstlerisch Tätiger unter Nachlassen der geistigen Konzentrationsfähigkeit anders leiden, als etwa ein Arbeiter am „laufenden Band“. — Umgekehrt werden z. B. durch Zirkulationsveränderungen bedingte Störungen von einem manuellen Arbeiter oder sonst einem auf seine körperliche Leistungsfähigkeit angewiesenen Berufstätigen früher empfunden und erlebnismäßig anders bewertet werden, als von einem geistig arbeitenden „Sitzmenschen“. Mit dem an Art und Intensität gleichen pathologischen Befund wird der eine krank sein und leiden, während der andere sich für gesund hält und es auch praktisch tatsächlich sein kann. Aber auch das Bewußtsein des Krankseins führt nicht überall und nicht immer in gleichem Maße zum Leiden. Liegt schon die Empfindungsschwelle für Schmerzen bei verschiedenen Menschen verschieden hoch, so ist auch ihre intrapsychische Verarbeitung nicht in jedem Falle die gleiche. Einer verträgt Schmerzen besser als der andere, kann sich besser gegen sie psychisch isolieren, ablenken, andere abblendende Affekte zur Verfügung haben oder sie, wenn auch nicht völlig aufheben, so doch bis zu einem gewissen Grade durch seine äußere Haltung neutralisieren. Der Schmerz wird anders seelisch vertragen, wenn er von kurzer Dauer ist, als wenn man durch sein langes Anhalten in der Widerstandsfähigkeit geschädigt, „mürbe“ gemacht wurde, anders, wenn man ihn als von einem lebenswichtigen Organ herrührend empfindet, oder wenn er an sich, wie bei Angina pectoris mit Angst verbunden ist, als wenn man sich, wie bei einer Neuralgie, seines relativ harmlosen Charakters bewußt ist. Ist er Ausdruck einer Anfallskrankheit (Cholelithiasis, Nephrolithiasis usw.), so wird es ganz vom Charakter und Temperament des Trägers abhängen, ob er sich im Intervall für krank hält oder nicht: während die einen den durchgemachten Anfall bald vergessen und ihre Lebensfreude bald wiedergewinnen, ist für die anderen das Intervall von der Erinnerung an die erlittenen Schmerzen und von Angst vor dem wiederkehrenden Anfall umdüstert. Aber nicht allein Anfallskrankheiten erfahren durch das Hinzukommen von Erwartungsgefühlen und ihrer vom Charakter des Kranken abhängenden besonderen Tönung eine von Fall zu Fall variierende erlebnismäßige Umgestaltung. Das ist bei allem Kranksein mit einem einigermaßen chronischen Verlauf der Fall. Von indolenter Unbekümmertheit, charakter- oder weltanschauungsmäßig erzwungener Ruhe führt der Weg entlang einer individuell fein abgestuften Skala gefühlsmäßiger Reaktionen über die begründete Sorge bis zu hypochondrischer Angst und zu überwertigen, nosophoben Ideen. Neben dem Charakter des Kranken, seiner Denkart und seinem geistigen Niveau wirken sich dabei seine bisherigen Krankheiten und andere Erlebnisse aus, spielen die äußeren Verhältnisse, in denen er sich befindet, die vielfach unbewußten Tendenzen in der Bewertung und „Ausnutzung“ der Krankheit, „iatrogene Schädigungen“ (Bumke) und ähnliche Momente eine entscheidende Rolle. — Oft ist es nicht die Krankheit selbst, sondern die durch diese bedingten Entbehrungen, die zum Leidenserlebnis führen. Der Verzicht auf liebgewordene Gewohnheiten, die Verkleinerung des Lebensraumes, das Bewußtsein, krank, schonungsbedürftig zu sein, das Gefühl der verringerten Leistungsfähigkeit und Minderwertigkeit führen zu tiefgreifenden Veränderungen der seelischen Haltung, die ihrerseits nicht ohne Einfluß auf die Gestaltung und Verlauf der Krankheit selbst ist. Durch das Hinzutreten spezifisch psychischer Wirkung einzelner Erkrankungen, wie sie von der Klinik der Herz- und

Gefäßstörungen, der Lungentuberkulose, der Magen- und Darmkrankheiten, der Leberkrankheiten, der Veränderungen endokriner Funktionen, der endogenen Intoxikationen usw. bekannt ist, entsteht eine kaum übersehbare Fülle seelischer Erscheinungsformen des Krankseins. Die Möglichkeiten häufen sich auf dem engeren Gebiete der Neurologie, bei den Erkrankungen des Zentralnervensystems, schon wegen seiner innigen Beziehung zum Seelenleben. Das gilt nicht allein von den Erkrankungen derjenigen Formationen des Zentralnervensystems, deren Läsionen in eine lokalisatorische und funktionelle Relation zu bestimmten psychischen Ausfalls- und Reizerscheinungen gebracht werden können: Die multiple Sklerose geht unabhängig vom Mitbetroffensein solcher (bekannterweise) psychisch differenter Stellen mit ganz charakteristischen seelischen Veränderungen einher; ebenso kann man von einer Syringomyelie-, Parkinson-Myopathiepsyche sprechen. Auf die spezifische psychische Wirkung von Erkrankungen des vegetativ-endokrinen Systems, wie sie am klarsten in der Basedowpsyche zum Ausdrucke kommt, und auf die von solchen Beobachtungen ausgehende endokrine Typenpsychologie von Jaensch sei hier nur kurz hingewiesen. Auch wenn man sich die theoretischen Anschauungen von Jaensch als Grundlage einer psychophysischen Konstitutionslehre nicht zu eigen macht, wird man an seinen Beobachtungen, soweit sie die Psychopathologie des vegetativ-endokrinen Systems betreffen, nicht achtlos vorbeigehen dürfen. Die von den Erkrankungen dieses Systems ausgehenden psychischen Wirkungen sind nicht allein ein wichtiges Element der Psychologie der Organneurosen, sie führen hinüber zur Phänomenologie der eigentlichen Psychoneurosen, deren Grundsymptom, die Angst, wenn es auch rein psychisch ableitbar erscheint, doch irgendwie im Vegetativen wurzelt.

Verwischen sich schon im Krankheitserlebnis der Organneurosen die Grenzen zwischen den direkten psychischen Wirkungen der Krankheit selbst und den von der Persönlichkeit des Kranken ausgehenden Reaktionen bis zu einem solchen Grade, daß es schwer gelingt, beide Komponenten auseinanderzuhalten und Ursache und Wirkung zu trennen, so stößt der Versuch einer solchen Trennung bei den Psychoneurosen auf kaum überwindbare Schwierigkeiten. Wir sahen schon, wie sehr jedes Erlebnis durch die Eigenart der erlebenden Persönlichkeit determiniert ist und haben das gleiche auch für das Krankheitserlebnis annehmen müssen. Nun ist bei allen anderen Erkrankungen das Symptom selbst etwas, was zumindest zum wesentlichen Teile außerhalb der psychischen Persönlichkeit entsteht. Bei den Psychoneurosen dagegen ist es, auch wenn man die Psychogenese bis zu einem gewissen Grade gelten läßt, ausschließlich der Ausdruck der erlebenden Persönlichkeit. Hier decken sich also Krankheit und Krankheitserlebnis zur Gänze. Wo dies nicht der Fall zu sein scheint, handelt es sich um keine echten Psychoneurosen, sondern um ihnen äußerlich ähnliche symptomatische Neurosen im Verlauf larvierter Psychosen, so insbesondere um Symptomgruppen, die sich um einen endogenen Kern, einen depressiven oder schizophrenen, bilden und in denen sich die Neurose als Folge der von der prämorbiden Persönlichkeit ausgehenden Reaktionen auf das durch die psychische Erkrankung verursachte „seelische Fremdkörpergefühl“ darstellt. Das, was also in solchen Fällen als Psychoneurose imponiert, ist bloß eine Summe von Sekundärsymptomen als Folge des durch eine auf den ersten Blick nicht erkennbare und das Persönlichkeitsganze intakt lassende Psychose ausgelösten Krankheitserlebnisses. Gerade solche Fälle umschreiben die Grenzen der Psychotherapie am prägnantesten; sie reichen so weit, als sich die Sekundärsymptome und das in ihnen zum Ausdruck kommende Krankheitserlebnis verfolgen läßt, und machen beim psychotischen Kern halt; damit ist freilich das Schicksal dieses Kerns nach gelungener psychotherapeutischer Beeinflussung der Reaktionserscheinungen in keiner Weise präjudiziert. Es ist durchaus denkbar, daß auch er, ähnlich wie die bald zu besprechenden Modifikationen des Verlaufes organischer Erkrankungen nach psychotherapeutisch erzielter Änderung der inneren Haltung des Kranken, mittelbar beeinflußt, wenn auch nicht ganz beseitigt werden kann.

Faßt man das Krankheitserlebnis als den eigentlichen Gegenstand der Psychotherapie auf, so stellt man damit den kranken Menschen in den Vordergrund ihrer Aufgabe. Wieweit die Krankheit selbst in den Bereich direkter psychotherapeutischer Beeinflussungsmöglichkeit rückt, hängt vom Ausmaß ab, in dem sie sich mit dem Krankheitserlebnis deckt. Wo diese Deckung, wie bei den Psychoneurosen, am vollständigsten ist, ist die Krankheit selbst Gegenstand der Behandlung. Außerhalb der Psychoneurosen — und derjenigen Organneurosen, die als Symptome einer seelischen Erkrankung aufzufassen sind — ist die Beeinflussung der Krankheit selbst nur ein indirektes Ergebnis der an der Persönlichkeit des Kranken zu leistenden psychotherapeutischen Arbeit. Ihr unmittelbarer Zweck ist die Linderung des Leidenserlebnisses mit seelischen Mitteln, die Hebung der sinkenden seelischen Kräfte, die Aufrechterhaltung der Zuversicht, des Glaubens an eine Genesungsmöglichkeit, das Hinleiten auf einen heroischen Verzicht, oder auf eine still entsagende, schmerzlose Resignation, die Milderung des persönlichen Leids durch dessen Heraushebung ins Überpersönliche, durch Ausschaltung störender Erwartungsgefühle und Herbeiführung einer inneren Entspannung und Ruhe, Schaffung von Ablenkungs- und Freudemöglichkeit und vor allem Wachhaltung des Vertrauens zur ärztlichen Kunst und zum Arzt selbst und Herstellung einer Atmosphäre von Geborgensein. Die Erwartung, daß durch eine günstige Gestaltung des seelischen Zustandes des Kranken auch die Krankheit selbst und ihr Verlauf vorteilhaft beeinflußt wird, ist durch die klinische Erfahrung hinlänglich gestützt. Das gilt nicht allein von Erkrankungen, deren Symptombildung von vegetativen Elementen abhängt und auf diesem Wege in den Wirkungsbereich psychischer Einflüsse fällt, wie etwa bei Herz- und Gefäßkrankheiten, bei Erkrankungen des Magen-Darmtraktes und der Gallenblase, bei manchen Stoffwechselstörungen und insbesondere bei den Erkrankungen des vegetativ-endokrinen Systems selbst (Basedow usw). Aus den Massenbeobachtungen des letzten Krieges haben viele Ärzte den Eindruck mitgenommen, daß auch der Verlauf von Infektionskrankheiten, der Wundheilung u. ä. Vorgänge vom seelischen Zustand der Kranken oder Verletzten bis zu einem gewissen Grade abhängig war. Gewiß läßt sich eine solche Annahme nicht mit einer beweiskräftigen Kasuistik belegen. Die Prognostik einzelner Fälle ist stets unsicher und allzusehr von begrifflich schwer faßbaren Imponderabilien abhängig. Zu solchen Imponderabilien gehört auch der psychische Faktor, dessen Einschätzung mehr der Intuition eines erfahrenen Arztes als der begrifflichen Formulierung klinisch faßbarer Daten überlassen werden wird. Es bleibt der Zukunft vorbehalten, sicherere Grundlagen für die Einschätzung des psychischen Einflusses auf den Verlauf körperlicher Erkrankungen zu schaffen. Die Häufung mancher Erkrankungen und die Besonderheiten ihres Verlaufes bei gewissen Psychosen ist wegen der Unübersichtlichkeit der vorliegenden Verhältnisse und der Bedeutung des konstitutionellen Faktors, der sich in gleicher Weise nach der körperlichen wie psychischen Seite auswirken kann, ohne daß von einem Gegenseitigkeitsverhältnis gesprochen werden darf (Schizophrenie und Tuberkulose, Melancholie und Gefäßerkrankungen usw.), für die Entscheidung der uns hier interessierenden Frage nicht verwertbar. Der von v. Weizsäcker in letzter Zeit unternommene Versuch, psychische Einflüsse in die Ätiologie akuter Infekte (Anginen) einzuschalten, ist gewiß beachtenswert, bedarf aber noch der Bestätigung durch ähnliche, an größerem Krankenmaterial gemachte und jeder Kritik standhaltende Beobachtungen. Auf die bewußt extremen Anschauungen Groddecks u. a. über die grundsätzliche psychische Determiniertheit körperlicher Erkrankungen sei hier kurz hingewiesen; sie sind nur als geistreiche metaphysische Phantasien über einige an sich diskutierbare psychoanalytische Themen zu bewerten und scheinen selbst keinen Anspruch darauf zu erheben, wissenschaftlich ernst genommen zu werden.

Trotz allen im Einzelfall berechtigten Bedenken, trotz der verständlichen Ablehnung jeder voreiligen Verallgemeinerung und unwissenschaftlichen Übertreibung, wird man sich, wenn man als Arzt auf genügend große eigene Erfahrung zurückblickt, der Forderung nicht verschließen, in die prognostische Bilanz einer Krankheit auch den psychischen Zustand des Kranken als nicht unwichtigen Posten einzusetzen. Diesen Posten im Sinne eines Aktivums zu gestalten, ist Aufgabe der Psychotherapie. Ihre Lösung muß nicht in den Rahmen eines im voraus zu entwerfenden systematischen Planes gespannt werden und ist — wie bereits im einleitenden Kapitel betont wurde — von der Einhaltung methodischer Grundsätze unabhängig. Sie ist meist Sache des gegebenen Augenblicks, der intuitiven Erfassung der Situation des Kranken, der Bewertung des psychologischen Faktors und der Möglichkeit seiner Beeinflussung und ist in ihrem Erfolge von der Art der Krankheit, von der Persönlichkeit des Kranken und seiner „Übertragungsbereitschaft" und — last not least — vom Wissen und Können des Arztes und seiner Eignung zum Psychotherapeuten abhängig. Daß diese Eignung sich mit der zum Arztsein überhaupt weitgehendst deckt, wurde bereits genügend hervorgehoben. Auch wo das Ziel, auf dem Umwege über das Psychische in den Verlauf der Krankheit einzugreifen, außerhalb der Verwirklichungsmöglichkeit steht, bleibt noch immer der Psychotherapie die rein menschliche Aufgabe vorbehalten, das seelische Leid des Kranken zu lindern, den Glauben an die Genesung wachzuhalten und, wo auch das nicht möglich ist, die seelische Tragfähigkeit für das Leiden zu erhöhen. Gerade unheilbar Kranke brauchen am meisten den Seelenarzt. Mag auch seine Tätigkeit in solchen Fällen nur als psychotherapeutisches Samaritertum oder ein Euthanasikum bewertet werden, ist sie doch aus den Aufgaben des Arztes nicht wegdenkbar. Auch die so verstandene Psychotherapie kann nicht immer durch eine Morphiumspritze ersetzt werden.

VI. Grenzen der Psychotherapie.

Die Entwicklung der Psychotherapie und der Neurosenlehre brachte es mit sich, daß der Begriff der Psychogenese lange Zeit als ausschließliches Indikationskriterium für Psychotherapie verwendet wurde und noch vielfach verwendet wird. Dabei haben sich die Grenzen des Begriffes im Laufe der Entwicklung beträchtlich erweitert. Ursprünglich diente er nur zur Kennzeichnung der Ätiologie körperlicher Erscheinungen, wies lediglich auf die Quelle hin, von der sie abzuleiten waren, später wurde er auf die eine Neurose und ihre Symptome bzw. Inhalte determinierenden Erlebnisse ausgedehnt und im Sinne einer genetischen Ätiologie verstanden. Während der Begriff der Psychogenese in seiner ersten Fassung lediglich einen Hinweis auf die Instanz bedeutete, die für das Symptom verntwortlich war, und folgerichtig die Forderung beinhaltete, es von hier aus anzugreifen, präjudizierte er, auf die Folgen exogen bedingter Erlebnisse angewendet, ganz bestimmte pathogenetische Anschauungen und auf ihnen basierende therapeutische Forderungen. Die schärfste Formulierung solcher Anschauungen brachte in ihren Anfängen die Psychoanalyse mit ihrer psychotraumatischen Theorie der Neurose und dem daraus deduzierten Anspruch auf ihre ätiologische Behandlung von der Erlebnisseite her. Wie wir bereits gesehen haben, vollzog sich die Revision dieser Anschauung innerhalb der

Psychoanalyse selbst in dem Maße, als es notwendig wurde, vom Symptom weg die Aufmerksamkeit der Neurose und ihrer konstitutionellen Verankerung zuzuwenden, als es klar wurde, daß dem exogen bedingten Erlebnis nicht soviel ätiologische Dignität zukommt, wie ihm anfangs zugesprochen wurde, und als die zunehmende Erfahrung immer eindringlicher lehrte, daß die Heilung nicht als unmittelbare Folge des Bewußtwerdens eines als pathogen angenommenen, bis dahin verdrängten Erlebnisses angesehen werden konnte. Mit dem Verlegen des Schwerpunktes der psychoanalytischen Behandlung auf die Erforschung der seelischen Entwicklung jenseits der infantilen Amnesiegrenze wurde es immer offenbarer, daß die dort gefundenen bzw. angenommenen ubiquitären Komplexe nur unter Voraussetzung von konstitutionell gegebenen Verschiebungen in der Gliederung des Triebaufbaues sich pathogen auswirken konnten.

Diese Entwicklung von einer psychogenetischen Auffassung zu einer mehr konstitutionellen Betrachtung der Neurosen wurde zweifellos durch das gleichzeitig sich immer deutlicher seitens der klinischen Psychiatrie geltend machende Bestreben beeinflußt, das konstitutionelle Moment in den Vordergrund der genetischen Erforschung seelischer Erkrankungen zu stellen und in gleichem Maße die Bedeutung exogen ausgelöster Reaktionen, also auch der Psychogenese, einzuschränken. Wenn man von den bei weitester kritischer Vorsicht in der Beurteilung ursächlicher Zusammenhänge noch als reaktiv anzusprechenden psychischen Erkrankungen absieht, bei denen sich also der ätiologische Akzent von der bedingenden Konstitution auf das auslösende Erlebnis verschiebt, so bleibt für die Psychogenese als einem ätiologischen Begriff nur ein bescheidener Platz in der Psychopathologie übrig. In vielen Fällen, in denen das Erlebnis bei einer oberflächlichen Betrachtung zumindest noch als Teilätiologie imponiert, wird eine genaue Erforschung meist zeigen, daß es bloß ein agent provocateur war, der die pathologische Konstitution des Erlebenden offenbarte. In anderen Fällen führen wiederholte oder besonders intensive seelische Erschütterungen erst über eine tiefgehende Umwandlung der biopsychischen Person zu Krankheitserscheinungen. Es schieben sich also zwischen das Erlebnis oder die Erlebnisserie und die Erkrankung Veränderungen der Persönlichkeit ein, die sich ihrer Bedeutung nach einer Umstimmung der Konstitution nähern. In solchen Fällen wird man aber ebensowenig wie bei körperlichen Erkrankungen, die sich unter ähnlichen Verhältnissen entwickeln, von Psychogenese sprechen können. Desgleichen wird man bei aller Würdigung der Bedeutung frühinfantiler Erlebnisse für die Entwicklung des Charakters die Wirkung dieser Erlebnisse nicht etwa im Sinne einer Psychogenese von Charaktereigenschaften bewerten. Die Anwendbarkeit des Terminus Psychogenese basiert auf der Nachweismöglichkeit eines *direkten sinnvollen und ausschließlichen* Zusammenhanges zwischen einem seelischen Inhalt und einer aus ihm ableitbaren pathologischen Veränderung. Da diese Bedingungen — von Ausnahmefällen rein reaktiver Erkrankungen abgesehen — bei der Entstehung der bekannten psychischen Krankheiten nicht gegeben sind, diese sich vielmehr als Ergebnis konstitutioneller, meist erbbiologisch begründeter Fehlentwicklungen erweisen lassen, so scheidet die Psychogenese aus der Pathologie und Ätiologie dieser Erkrankungen aus. Das gilt natürlich nicht für die *Symptome und Inhalte* der Neurose. Man wird immer mit gutem Recht eine hysterische Lähmung oder ein hysterisches Erbrechen als psychogen bezeichnen, den Inhalt eines Zwangsgedankens, eines anankastischen Zeremoniells oder einer Phobie als erlebnismäßig determiniert auffassen dürfen. Die Begrenzung der psychotherapeutischen Aufgabe durch den Begriff der Psychogenese, würde also bedeuten, daß der Psychotherapie nur der Rang einer symptomatischen Behandlung zukommen kann. Das allein würde nicht sehr ins Gewicht fallen. Denn abgesehen davon, daß ja die meisten unserer

Behandlungsmethoden einen bloß symptomatischen Wert haben, hat insbesondere die Psychotherapie keine Veranlassung, ihre Ziele allzu hoch zu stecken und für sich den Rang einer ätiologischen Behandlung zu beanspruchen. Die Unzulänglichkeit der Psychogenese als eines Indikationskriteriums hat gewichtigere Gründe. Vor allem sieht man den Symptomen einer Krankheit oder ihren Inhalten nicht sofort an, wieweit sie erlebnismäßig determiniert sind. Oft wird dieser Zusammenhang erst im Verlaufe oder gar am Ende einer (psychoanalytischen) Behandlung evident. Ferner besteht keine Bürgschaft dafür, daß der Angriff des Symptoms von der Erlebnisseite her zwangsweise zu dessen Beseitigung führt. Das wird jetzt nicht einmal von der psychoanalytischen Schule behauptet. Auch wenn man an der Existenz unbewußt gewordener, verdrängter Erlebnisinhalte als pathogener Noxen festhält, so ist mit ihrer Auflösung und Bewußtwerden die therapeutische Aufgabe nicht erledigt. Meist wird damit nichts anderes erreicht, als daß dem Patienten selbst aus eigener Anschauung die Psychogenese des Symptoms ersichtlich wird. Diese Einsicht wird aber nicht immer schon die Verwerfung des Symptoms bedeuten. Das determinierende Erlebnis braucht — wie es namentlich für die Zwangsneurose seitens der Psychoanalyse zugegeben wird — gar nicht verdrängt gewesen zu sein und auch die Wege, die von ihm zum neurotischen Inhalt führen, können klargelegt sein und dennoch kann das durch diesen Inhalt gekennzeichnete Symptom weiter bestehen bleiben. Der Begriff der Psychogenese als richtunggebendes Kriterium für die Psychotherapie behält seinen guten Sinn nur, insofern damit der ätiologische Zusammenhang zwischen seelischen Inhalten und körperlichen Symptomen gekennzeichnet und auf die Instanz hingewiesen wird, an die sich der Arzt zwecks ihrer Beseitigung zu wenden hat, ohne daß dadurch die Natur des psychischen Agens präjudiziert oder die therapeutische Aufgabe von vornherein an methodische Regeln gebunden wäre. Dieses Agens kann eine Vorstellung, eine Idee, ein Affekt oder ein komplexeres Resultat eines Erlebnisses sein. Die Behandlung kann in dessen Beseitigung oder Umformung auf suggestivem, persuasivem oder analytischem Wege bestehen; ob sie zum Erfolg führt, wird nicht allein durch die Tatsache der so verstandenen Psychogenese gewährleistet, sondern von der Natur der zugrunde liegenden psychischen Erkrankung, von der Art der kranken Persönlichkeit und von allen jenen Imponderabilien abhängen, welche die psychotherapeutische Situation ausmachen. Daraus ergibt sich, daß auch dort, wo der Begriff der Psychogenese der Psychotherapie als Wegweiser dient, er sich zur Grenzbestimmung ihres Wirkungsbereiches nicht eignet. Die Grenzen, die der Psychotherapie gezogen sind, sind ganz unabhängig davon, in welchem Maße das Symptom, an das sie herantritt, als psychogen anzusehen ist. Denn ganz abgesehen davon, daß dadurch ihr Indikationsgebiet auf eine ganz geringe Anzahl von Möglichkeiten eingeschränkt und ihre im vorigen Kapitel gekennzeichneten Aufgaben damit in keiner Weise umschrieben wären, enthält der durch die Psychogenese gemeinte Tatbestand kein Merkmal, das ihre Grenzen auch nach der Seite der Erfolgsmöglichkeit abzustecken gestattet. Diese sind allein durch die klinischen Gegebenheiten der Krankheit und durch die Beschaffenheit der kranken Persönlichkeit gezogen. Die Kenntnis des naturgegebenen Krankheitsverlaufes, der durch die Erkrankung ausgelösten psychischen Reaktionen, des Einflusses dieser Reaktionen auf die spezielle Gestaltung ihrer Symptome und der im Krankheitserlebnis sich ausdrückenden Eigenart der Persönlichkeit gestattet allein ein Urteil über die der Psychotherapie im Einzelfall gesetzten Grenzen. Sie werden um so enger sein, je weniger der Verlauf und die Symptomatologie der Erkrankung durch die Haltung der Persönlichkeit beeinflußbar sind, je weniger die Persönlichkeit selbst Gegenstand der Beeinflussung sein kann, um so weiter, in je stärkerem Maße sich die psychische Persönlichkeit in den

Krankheitssymptomen reflektiert und je mehr diese selbst sich wandlungsfähig erweist. Darnach bieten die organischen Erkrankungen und die Psychosen ein Minimum, die Psychoneurosen das Maximum an Erfolgchancen. Die organischen Erkrankungen können nur in jenem Anteil psychotherapeutisch erfaßt werden, in dem sie als Krankheitserlebnis ins Bewußtsein des Kranken hineinragen und von hier aus in ihrem Verlauf beeinflußt werden, die Psychosen nur in jenen Bezirken, in denen die Persönlichkeit des Kranken intakt ist und ein Aufkommen von Krankheitseinsicht und Hilfsbedürftigkeit ermöglicht. Daß die Psychoneurosen die Hauptdomäne der Psychotherapie geworden sind, hängt damit zusammen, daß sich zwar in ihren Symptomen die Persönlichkeit des Kranken widerspiegelt, daß aber die Struktur der Persönlichkeit nach ihrer intellektuellen und emotiven Seite hin durch die Erkrankung weitgehend unangetastet bleibt.

Wo dies nicht der Fall ist, sei es, weil sich die Neurose in einem schweren psychopathischen Milieu oder bei einem intellektuell minderwertigen Individuum entwickelte, sei es, weil die Neurose selbst infolge des Ausmaßes der durch sie gesetzten sozialen Isolierung, der Entfremdung gegenüber der Wirklichkeit und ihren Aufgaben und schließlicher affektiver Verarmung zu ernsten Defekten geführt hat, wo also durch sie der Gesundungswille, die Übertragungsbereitschaft und das Verständnis für die Bestrebungen des Arztes gefährdet erscheinen, sind der Psychotherapie enge Schranken gezogen.

Es wird also jedem psychotherapeutischen Versuch eine genaue Diagnose nicht allein der Krankheit und der individuellen Bedingungen, unter denen sie entstanden ist, sondern auch eine Erfassung des Persönlichkeitsganzen vorausgehen müssen. Das gilt namentlich für die systematische Psychotherapie der Neurosen. Denn wenn auch für die Psychotherapie im allgemeinen unter dem Gesichtspunkte des Krankheitserlebnisses die Indikationsgrenzen sehr weit gezogen sind, so sind sie sehr eng für die mit so großem Aufwand verbundene systematische Psychotherapie und namentlich für die Psychoanalyse. Für sie sollen grundsätzlich nur Fälle reserviert bleiben, in denen mit einfachen Mitteln ein Erfolg nicht zu erzielen ist und die nach ihrer Struktur doch noch eine gewisse Wandlungsfähigkeit erwarten lassen. Das gesamte Indikationsgebiet der Psychotherapie kann in Form von 3 konzentrischen Kreisen dargestellt werden, von denen der größte, peripher gelegene alle die Fälle umfaßt, in denen die Psychotherapie als zusätzliche Behandlung organischer Erkrankungen dann indiziert ist, wenn sich das Interesse von der Krankheit weg dem Kranken selbst und der von ihm ausgehenden im Krankheitserlebnis zusammengefaßten Reaktion zuwenden muß, der mittlere, engere gilt der mehr symptomatischen Behandlung neurotischer Erscheinungen, ohne die Absicht, an den Kern der Persönlichkeit selbst heranzutreten und diese wandeln zu wollen, der zentrale, engste schließt die kleine Gruppe von Fällen ein, in denen ein Erfolg nur noch auf dem Wege einer zumindest teilweisen Wandlung der Persönlichkeit, ihrer inneren und äußeren Haltung erreicht werden kann. Je mehr man sich dem Zentrum des so umrissenen Indikationsgebietes nähert, desto größer ist der Aufwand an methodologischen Mitteln, desto systematischer und ausschließlicher gestaltet sich die Psychotherapie als Behandlungsprogramm. Im allgemeinen decken sich diese Kreise von außen nach innen fortschreitend mit dem Tätigkeitsgebiet des praktischen Arztes, des Nervenarztes und des Nur-Psychotherapeuten.

Der Versuch, den Aufgabenkreis der Psychotherapie auf alles durch eine Krankheit, gleichgültig welcher Art, verursachte seelische Leiden auszudehnen, darf nicht als unbescheidene Anmaßung gedeutet werden. Er beinhaltet mehr einen Appell an die menschliche Pflicht des Arztes, als das Versprechen eines billigen Erfolges; er zeigt nur die Möglichkeit an, gibt aber keine Gewähr für ihr

Ergebnis. Der gleichzeitige Hinweis auf die nach der Richtung einer Erfolgsmöglichkeit der Psychotherapie durch die Natur der Krankheit und die Art der kranken Persönlichkeit gezogenen tatsächlichen Grenzen ist mehr eine Mahnung zu kritischer Vorsicht bei der Beurteilung der klinischen und individuellen Voraussetzungen für die Erreichung des therapeutischen Zieles, als eine Verleitung zu einem unbegründeten Optimismus. Die Zahl der Krankheiten, die *allein* mit den Mitteln der Psychotherapie beeinflußt werden können, ist sehr klein, beschränkt sich, wie wir wissen, auf die Gruppe der als Neurosen bezeichneten Krankheitsbilder und ist auch innerhalb dieser Gruppe, abgesehen von der Persönlichkeit des Kranken, von so vielen Imponderabilien abhängig, daß man an die therapeutische Aufgabe nie anders als mit zuwartendem Zweifel herantreten darf. Wie oft wird der Erfolg, den man aus guten Gründen voraussehen durfte, durch unerwartete Komplikationen vereitelt, wie oft der gut erwogene Behandlungsplan durch unerwünschte Einflüsse von außen (Familie!) oder sonstige äußere Umstände durchkreuzt! Wie oft erweist sich der Erfolg als trügerisch und unbeständig! Wie oft wird er, auch wenn er allen Ansprüchen Genüge leistet, sich dem kritischen Auge bloß als natürlicher Ausgang einer von Haus aus zeitlich begrenzten Erkrankung, etwa eines Depressionszustandes, erweisen, der als solcher nicht erkannt wurde, und nicht als Ergebnis der Behandlung! Gerade solche Möglichkeiten können nicht nachdrücklich genug betont werden. Viele sog. Erfolge, die man in der neueren psychotherapeutischen Literatur vorgesetzt bekommt und die als Argument für die Richtigkeit dieser oder jener Methode angeführt werden, sind nichts anderes, als solche natürliche Ausgänge. Man unterschätzt leider noch immer den phasischen Verlauf psychischer Erkrankungen und namentlich der hinter einer scheinbaren Neurose versteckten Depressionszustände oder schizophrener Schübe. Eine bessere Kenntnis solcher Krankheitsbilder würde so manchen Psychotherapeuten davor bewahren, seine Leistungen im Erfolgsfall zu überschätzen und, was noch wichtiger ist, davor zurückhalten, mit dem großen Apparat einer systematischen Psychotherapie an einen Fall heranzutreten, der seiner zur Genesung nicht bedarf oder in dem er nichts nützt, unter Umständen sogar schadet. Daß oft nicht die Methode allein, sondern der sie handhabende Arzt über den Erfolg der Behandlung entscheidet und daß durch diesen mehr oder minder irrationalen Faktor die Grenzbestimmung in der Psychotherapie viel an Exaktheit einbüßt, darf nicht unerwähnt bleiben. Ebensowenig wird man sich einer Täuschung über den Wert eines Erfolges hingeben dürfen, der allein diesem Faktor zuzuschreiben ist. Nicht nur, weil er außerhalb des Aufgabenbereiches einer wissenschaftlichen Psychotherapie liegt; das könnte unter Umständen noch stillschweigend hingenommen werden, wenn nicht solche Erfolge immer etwas Launisches und Unechtes an sich hätten und, was noch wichtiger ist, sich als wenig dauerhaft erwiesen. Die „Übertragungserfolge" dauern meist nur so lange an, als der Einfluß des Arztes sich unmittelbar auswirkt; oft entspringen sie aus dem Bestreben des Kranken, den Arzt in einer bestimmten Weise zu verpflichten und in irgendeiner Form zu binden und zerfallen in nichts, wenn sich der Arzt dieser Insinuation entzieht. Aber auch, wo der Erfolg sich über das Übertragungsmoment hinaus als dauerhaft erweist, wird man selten von Heilung sprechen dürfen, weder von einer ätiologischen, noch von einer symptomatischen. In einer sehr großen Anzahl von Fällen wird nichts anderes erreicht, als eine Änderung der sekundären Haltung des Neurotikers: seiner sozialen Isolierung, seiner Arbeitsunfähigkeit, seiner Abwendung von den realen Lebensaufgaben und den Quellen des Lebensgenusses. Wenn es dem ärztlichen Einfluß gelingt, einen weltscheuen und leistungsunfähigen Agoraphobiker oder Zwangsneurotiker zur Überwindung seiner Hemmungen zu bringen und ihn einer bestimmten Aufgabe zuzuführen, so ist das gewiß ein beachtlicher Erfolg, aber auch nicht im entferntesten eine Heilung, ebensowenig wie es eine Heilung ist, wenn man jemandem, der an Fußschmerzen leidet, durch eine Prothese das Gehen erleichtert oder einem unheilbar Kranken ermöglicht, sich zur Resignation durchzuringen und sich mit dem kleinen Lebensraum, der ihm geblieben ist, friedlich abzufinden. — Die psychotherapeutischen Erfolge bewegen sich also auf einer ganz anderen Ebene, als das Dilemma: ätiologisch oder symptomatisch; ein Streit darüber hat für die Psychotherapie offenbar wenig Sinn. Ihre Ziele sind von Natur aus so bescheiden, daß sie gar nicht an dieses Dilemma heranreichen: nur allzu oft wird sie sich damit begnügen müssen, bloß eine Krücke zu geben, und zufrieden sein, wenn man sich ihrer bedient. Damit soll nicht in Abrede gestellt werden, daß es manchmal gelingt, weit mehr zu erreichen, daß die Psychotherapie nicht allein seelische Haltungen zu korrigieren oder Symptome zu beseitigen vermag, sondern auch zu Veränderungen der Persönlichkeit führt, die an Heilung grenzen. Die wenigen Fälle, in denen das gelingt, entschädigen reichlich für die in anderen geleistete Stückarbeit.

VII. Rationales und Irrationales in der Psychotherapie.

Der Begriff der Psychogenese war lange Zeit nicht allein ein Kriterium für die Grenzbestimmung des psychotherapeutischen Indikationsgebietes, er galt auch als Argument für die wissenschaftliche Legitimität der Psychotherapie als einer klinischen Behandlungsmethode. Soweit das Leiden als seelisch bedingt anzusehen war, schien es auch durchaus korrekt, es von der seelischen Seite her anzusehen. Den Vorstellungen über die Art der Psychogenese entsprach im allgemeinen die Wahl der zu diesem Zwecke angewendeten Mittel. Die Hypnose hatte die Aufgabe, die pathogenen Ideen zu korrigieren oder zu beseitigen, die Persuasionstherapie, an die intellektuellen Instanzen zu appellieren, die Reéducation, den Willen zu beeinflussen, die kathartische Methode und später die sie ablösende Psychoanalyse, am pathogenen Erlebnis und seinem (unbewußten) affektiven Milieu anzugreifen. Das ganze Interesse galt zunächst der Methodik; das Problem des Arztes und des Kranken als Gegenstand der psychotherapeutischen Behandlung, die Eigenart der zwischen beiden bestehenden Beziehungen wurden zunächst übersehen. — Das Hauptbestreben ging dahin, die psychotherapeutische Methode möglichst rational und somit wissenschaftsgerecht zu gestalten, ihre Technik auszubauen und sie als handliches Instrument jedermann zugänglich zu machen. Solange die Hypnose das Feld beherrschte, bemühte man sich, das Wesen des Phänomens zu enträtseln, es der Mystik, die es umhüllte, zu entkleiden, indem man teils den psychologischen Gesetzmäßigkeiten nachspürte, auf die sich seine Erklärung stützen konnte, teils zu physiologischen Konstruktionen griff, um es dem Zeitgeist entsprechend im Materiellen zu verankern (Charcot, Forel, Vogt usw.). Die immer unverkennbar werdende Tatsache, daß das Zustandekommen der Hypnose und ihrer Wirkungen von einer individuell verschiedenen, im Affektiven wurzelnden Bereitschaft der Versuchsperson bzw. des Kranken und der besonderen Art seiner gefühlsmäßigen Einstellung zum Arzt abhängt, die nicht bis in ihre letzten Konsequenzen rational faßbar oder methodologisch dirigierbar ist, führte, wie wir gesehen haben, zu einer fast gleichzeitig von mehreren Stellen ausgehenden Ablehnung der hypnotischen Behandlung und des ihr trotz allen Erklärungsversuchen anhängenden Irrationalismus und zu ihrem Ersatz durch rational gerichtete Methoden. Für Dubois und seine Auffassung der Psychotherapie und der Psychopathologie der Neurosen war das logische Argument das Behandlungsmittel, die Einsicht des Patienten das therapeutische

Agens. Der ärztliche Einfluß ging in einer advokatorischen Beredsamkeit auf, die Gläubigkeit des Patienten, sein Vertrauen und seine sonstigen affektiven Bindungen an der Arzt wurden durch Lernbereitschaft und Fähigkeit, logischen Operationen zu folgen, ersetzt. Im Arzt war nur der Träger des Wissens zu sehen, er konnte ebensogut durch eine schriftliche Niederlegung seiner Ansichten, sei es in Buchform (Die Einbildung als Krankheitsursache), sei es durch Briefwechsel vertreten werden. — Die Handhabung der Psychotherapie setzte nur die Kenntnis der zur Neurose führenden logischen Irrgänge voraus, ihre Korrektur war die Aufgabe der besseren Logik des Arztes. Seine Aktivität beschränkte sich auf Belehrung, seine Legitimation dazu bildete das Diplom. Die Persönlichkeit des Kranken interessierte nur vom Standpunkt ihres rationalen Gefüges, die Affektivität wurde entweder übersehen oder nur als Folge gedanklicher Stellungnahmen aufgefaßt. Sie schied demgemäß als psychotherapeutischer Faktor von vornherein aus. Alles, was sich nicht in rationale Normen auffangen ließ, war verpönt, alles, was als Appell ans Gefühl angesehen werden konnte, alles, was einer suggestiven Beeinflussung ähnlich sah, wurde als hinterlistige Umgehung der einzig legitimen Instanz, der Vernunft, betrachtet und als unvereinbar mit dem rationalen Gewissen des Arztes hingestellt. In der Theorie schien damit das Ideal einer entzauberten Psychotherapie erreicht zu sein.

Von ganz anderen psychopathologischen Anschauungen ausgehend und auf grundsätzlich verschiedenen methodologischen Betrachtungen fußend, strebte die Psychoanalyse in ihren Anfängen dem gleichen Ziele einer rationalen Psychotherapie zu. Diese Aufgabe schien durch die Betonung des empirisch-naturwissenschaftlichen Charakters ihrer Methode als eines Untersuchungsinstruments und ihre Identifizierung mit der Therapie gelöst zu sein. Das Bestreben, die Methode möglichst sachlich und objektiv zu gestalten, führte zu einer Neutralisierung des Arztes und seiner Stellung in der Therapie, seine Aktivität wurde lediglich auf Deutungsvorschläge beschränkt. Seine therapeutische Rolle ging in der eines „Katalysators" des durch die Analyse eingeleiteten seelischen Prozesses auf. Der therapeutische Effekt ergab sich aus dem methodologisch auch dem Patienten klaren oder klarzumachenden Aufdecken bis dahin unbewußter seelischer Inhalte. Die Scheu davor, daß die neuartigen und vielfach Anstoß erregenden Ergebnisse der Analyse nicht etwa als Kunstprodukte ärztlicher Suggestion angesehen werden, führte zu einer Übertreibung des rationalen Charakters des Verfahrens. Der Arzt war nur exakter Beobachter des sich im Patienten während der Analyse abspielenden Prozesses, er hatte ihm nur „den Spiegel vorzuhalten, in dem sich dieser selbst reflektierte". Affektives Mittun verbot sich von selbst, es konnte das Urteil trüben, die Einsicht des Arztes in den Dienst neurotischer Tendenzen des Patienten stellen. Es wurde im Gegenteil vom Arzt eine gewisse Härte gefordert, der während der Phasen des „Widerstandes" eine abweisende Haltung annehmen und den Patienten allein mit der Verantwortung für den Fortgang der Behandlung belasten durfte. Das deckte sich durchaus mit der Grundtendenz der Methode, den Schwerpunkt des Heilungsvorganges in den Patienten selbst zu verlegen und dem Arzt lediglich die Funktion eines sachlichen Wegweisers zuzuerkennen. Während der weiteren Entwicklung der psychoanalytischen Lehre bereitet sich in dieser Hinsicht ein langsamer Umschwung vor. — Er geht parallel mit der fortschreitenden Entwertung des Erlebnismoments (des Traumas) für die genetische Theorie der Neurosen, wodurch auch der analytisch in Gang gesetzte Heilungsprozeß einen anderen Sinn bekommen mußte und mit der immer unverkennbarer werdenden Rolle des Arztes als eines affektiven Beziehungspunktes in der „psychoanalytischen Situation". Freud versuchte allerdings, diesen von ihm als „Übertragung" bezeichneten Tatbestand rational zu deuten. Der Arzt „bezog" seine Bedeutung von den libidinösen Tendenzen des Patienten, übernahm die Objektrolle für dessen unbewußte Strebungen, die teils als rein erotisch aufgefaßt wurden, teils in infantilen Haltungen wurzelten (Elternübertragung) und mit den später für die Entwicklung des Ichs als wesentlich erkannten „Identifizierungsvorgängen" zusammenhingen. Trotz den Versuchen FREUDs, den Begriff der Übertragung als eines zwischen dem Patienten und dem Arzt sich abspielenden affektiven Vorgangs im Sinne seiner Lehre rational zu fassen, bleibt an der Übertragungssituation sehr viel Irrationales haften, bleibt es zumindest so lange, als sie nicht analytisch aufgelöst wird, was meist erst mit dem Ende der Behandlung zusammenfällt. Das irrationale, in der Übertragung gelegene Element kommt noch mehr zur Geltung, wenn man in ihr nicht eine aus der Analyse sich ergebende affektive Haltung und einen den Fortgang der Analyse bestimmenden dynamischen Faktor sieht, sondern ihre Rolle im Heilungsprozeß ins Auge faßt. Das wurde von FREUD keineswegs übersehen; der Begriff des „Übertragungserfolges" als einer durch die affektive Bindung des Patienten an den Arzt in die Wege geleiteten (vorläufigen) Heilung kennzeichnet zur Genüge die Bedeutung des an sich irrationalen, im Gefühlsleben wurzelnden Genesungsfaktors. Wenn ihm auch FREUD den entscheidenden Einfluß auf die endgültige Genesung abspricht, die lediglich als Folge einer die letzten unbewußten Inhalte aufdeckenden Analyse und Beseitigung der Widerstände angesehen werden darf, so wird man ihm darin um so weniger folgen, als er selbst im Laufe der Entwicklung seiner Lehre, seine Auffassung über den therapeutischen Sinn der psychoanalytischen Methode wiederholt ändern mußte, das Wesen des durch sie ausgelösten Heilungsprozesses unter verschiedenen, voneinander grundsätzlich differierenden Aspekten sah, ohne eine restlos befriedigende Aufklärung über die Natur des in der Psychoanalyse wirksamen therapeutischen Prinzips zu geben. Keinesfalls ist aber dieses Prinzip als ein rein rationales aufzufassen. FREUD selbst macht dem Irrationalen insofern eine Konzession, als er der in der Übertragung gelegenen Möglichkeit der ärztlichen Suggestion einen ganz bestimmten Einfluß auf den Gang der Behandlung und auf die Haltung des Patienten zuschreibt. Noch weiter in den Bereich des Irrationalen greift die Formulierung NUNBERGs über, der in der Psychoanalyse bzw. im Psychoanalytiker einen „Schutz vor der Angst" erblickt und damit auf eine sehr wesentliche, bis dahin von der Schule nur wenig berücksichtigte Quelle der affektiven Bindung an den Arzt hinweist, auf das Leidenserlebnis, das Zufluchtsbedürfnis, das aus dem Glauben an den Arzt stammende Gefühl der Geborgenheit. PRINZHORN meint etwas Ähnliches, wenn er von der Überwindung des neurotischen Vereinsamungsgefühls durch das psychoanalytische Erleben zu zweit spricht. Im Gefühl der Geborgenheit erschöpft sich natürlich nicht das Wesen des psychoanalytischen Erlebens; die innere Befreiung durch das Geständnis, die aus dem Selbstwerterlebnis stammende „analytische Erschütterung" (v. HATTINBERG), das Sich-Herausheben aus der Gebundenheit des Alltag-Ichs in die Sphäre allgemeinmenschlicher Zusammenhänge (JUNG) usw. kennzeichnen affektive Verhaltungsweisen, die sich nicht restlos in einen rationalen Rahmen spannen lassen.

Das Beispiel der Psychoanalyse, die mit einem so großen Aufwand methodologischer Argumente und begrifflicher Sicherungen das Ideal einer rationalen, wissenschaftsgerechten Psychotherapie anstrebte, ohne es erreichen zu können, zeigt am deutlichsten die Grenzen, die auch den anderen rationalen Psychotherapieformen durch die programmatisch in keiner Weise vorwegzunehmende gefühlsmäßige Haltung des Kranken dem Arzt gegenüber gezogen sind. Es ist ein Verdienst der Psychoanalyse, diese Haltung nach mancher Richtung geklärt und ihre Wurzeln bloßgelegt zu haben. Der Begriff der Übertragung, besonders in seiner weiteren, dem Gedankengehalt der letzten Phase der Lehre entsprechenden Fassung, ist eine wertvolle Bereicherung der Psychologie des Irrationalen in der Psychotherapie. Er löst es nicht ganz auf, zeigt aber einige der Quellen, aus denen es entspringt und bringt es in eine bestimmte Beziehung zu der jenseits des rationalen Bewußtseins aus den Tiefen seelischen Erlebens stammenden, allgemein menschlichen Bereitschaft zur Liebe, Verehrung, vertrauensvoller Hingabe, Glauben an die magische Kraft der Persönlichkeit und Sehnsucht nach Unterordnung und Geführtwerden. — Das Leidenserlebnis, gleichgültig welchen Ursprungs, das Hilfesuchen und das Erlebnis des Arztes als eines Helfers aktiviert diese Bereitschaft und stellt sie in den Dienst der Behandlung. Dadurch wird die Persönlichkeit des Arztes mit in den Bereich des Irrationalen hereinbezogen. Wir sahen, welche Konsequenzen JUNG aus der Feststellung dieser Tatsache im Verein mit seiner Konzeption des kollektiven Unbewußten und der in ihm ruhenden religiös ethischen und künstlerischen Tendenzen gezogen hat und welche Forderungen für die Persönlichkeit des Arztes sich daraus ergaben. — Noch weiter ging PRINZHORN, der, wie ein Teil der jüngeren Psychotherapeutengeneration, mystischen Ideen nahestehend, der Psychotherapie den Rang einer wissenschaftlichen Disziplin streitig machte, sie ganz im Irrationalen verwurzelte, den Arzt zum Hauptproblem machte, seine Eignung fürs Amt eines Psychotherapeuten an eine „Führeranlage“ knüpfte und in ihm den „Mittler von angstvoller Vereinzelung zum Lebensganzen, zu neuer Gemeinschaft, zur Welt, vielleicht zu Gott“ sehen wollte.

Man wird sich dem sittlichen Ernst, dem weltanschaulichen Pathos, von dem die Forderungen JUNGS und PRINZHORNS an die Psychotherapie und an den Psychotherapeuten diktiert werden, gewiß nicht verschließen, man wird ihnen in der Anschauung folgen dürfen, daß in der Psychotherapie die Methode nicht das Entscheidende ist, daß sich die Aufgabe des Seelenarztes nicht in der Handhabung des didaktisch Erwerbbaren erschöpft, man wird ihnen grundsätzlich zustimmen, daß sich die im Heilungsprozeß wirksamen Gefühlswerte nicht ohne weiteres in ein rationales Schema eintragen lassen — und dennoch wird man, wenn man ein Interesse an der wissenschaftlichen Legitimität der Psychotherapie als einer klinischen Behandlung hat, gegen die von den genannten Autoren und namentlich von PRINZHORN aus ihren Ansichten gezogenen letzten Konsequenzen Einspruch erheben müssen. Vor allem muß man sich vor Augen halten, daß das nächste Ziel der Psychotherapie Heilung oder zumindest Linderung des durch Krankheit entstandenen Leidens ist. Der Kranke wendet sich an den Arzt, nicht um besser, sondern um gesünder zu werden. Die Behandlung der Krankheit setzt in erster Linie die Kenntnis ihres Wesens, ihres Verlaufs und ihrer therapeutischen Beeinflußbarkeit voraus, in zweiter Linie die Beherrschung des handwerklich-methodischen Rüstzeugs. — Beides muß gelernt und kann durch kein therapeutisches Gottesgnadentum ersetzt werden. Das Wissen muß in der Psychotherapie ebenso wie in der übrigen Medizin durch das Können ergänzt werden, das bis zu gewissen Grenzen als erlernbar anzusehen ist. Jenseits dieser Grenzen ist es wie jedes Können, jede Kunst an das Vorhandensein einer besonderen Eignung gebunden. Im Spezialfall der Psychotherapie setzt sich diese Eignung aus einem gewissen Maß von Einfühlungsfähigkeit und Intuition, Bereitschaft zum affektiven Mitgehen und Anpassungsfähigkeit an das geistige Niveau des Kranken zusammen. Darüber hinaus wird man vom Psychotherapeuten seelische Reife und aus Lebenserfahrung geschöpfte Menschenkenntnis verlangen dürfen. Auch an seine über das Maß der medizinisch-psychologischen Kenntnisse hinausgehende Bildung dürfen bestimmte Forderungen gestellt werden. Der Psychotherapeut muß weit mehr als jeder andere Arzt den hippokratischen Grundsatz zu verwirklichen bestrebt sein, daß ein Arzt auch Philosoph sein müsse. Er wendet sich stets an die ganze Persönlichkeit des Kranken, die er, auch wenn er keine Psychoanalyse betreibt, möglichst vielseitig erfassen und ihr in der Gesamtsumme ihres Erlebens folgen muß. PRINZHORN hat gewiß recht, wenn er verlangt, daß der Arzt an diese Aufgabe frei von seinem „Privat-Ich" herantreten soll. Man muß aber, wenn man dieser Forderung zustimmt, einen Schritt weitergehen und verlangen, daß sich der Arzt als Psychotherapeut dem Kranken ohne die Voreingenommenheit durch eine Privat-Weltanschauung nähert. Es kann dem Arzt nicht das Recht eingeräumt werden, seinen Kranken eine bestimmte Weltanschauung aufzudrängen oder ihr Erleben und Tun unter dem Gesichtspunkte einer bestimmten moralischen Norm zu beurteilen oder zu leiten. Nur wenn ein Kranker darunter leidet, daß er etwa infolge einer Neurose nicht in der Lage ist, sich zu einer Weltanschauung durchzuringen, sein Handeln einer von ihm anerkannten ethischen Norm anzupassen, oder ein Ideal, für das es sich zu leben lohnte, zu schaffen, wird man sich als Arzt auch dieser Seite seines Erlebens zuwenden müssen, sich aber dessen bewußt sein, daß man ihm nur dann wirklich hilft, wenn man ihn heilt und so den Weg zur Verwirklichung ethischer Ziele frei macht und nicht umgekehrt. Das schließt natürlich nicht aus, daß es sich unter Umständen als zweckmäßig erweisen kann, einen Neurotiker, um ihn aus seiner Isoliertheit herauszuheben, in den Dienst einer (persönlichkeitsgerechten) Idee zu stellen, in das Leben der Gemeinschaft einzuschalten und an gewisse Pflichten zu binden. Mit dem Beschreiten solcher Wege nähert sich die Psychotherapie der Erziehung, bleibt aber ihrer Aufgabe so lange treu, als sie dabei ihr eigentliches Ziel, die Heilung, nicht aus dem Auge verliert. Nur jene erzieherischen Maßnahmen, die das Leidenserlebnis des Kranken berücksichtigen und nach dem Heilungszweck orientiert sind, dürfen noch zur Psychotherapie (Psychagogik) gezählt werden. Sind sie nur durch Rücksichten sozialer, ethischer, religiöser Natur diktiert, dann scheiden sie aus der Psychotherapie aus und gehen entweder in der Pädagogik auf oder sind Bestandteile einer unter den genannten Gesichtspunkten geübten Fürsorgetätigkeit. — Das Amt der Psychotherapeuten ist Heilen und nicht Predigen; seine Aufgabe ist, Helfer zu sein, nicht Mittler. Die an seine Person zu stellenden sittlichen Forderungen unterscheiden sich in nichts von denen, die für den Arzt im allgemeinen gelten. Es ist gewiß gut, wenn er namentlich dem nervös Kranken ein Vorbild sein kann und wenn dessen Erwartungen in dieser Richtung nicht enttäuscht werden. Dieser Forderung wird er aber schon dadurch gerecht, daß er in der Reihe der Arbeitenden steht, daß er eine Lebensaufgabe erfüllt, daß er seinen Mitmenschen hilfreich zur Seite steht und daß er sein Wissen auf eine Höhe gebracht hat, die es ihm ermöglicht, andere zu verstehen, ihnen zu raten und zu helfen. Er darf erwarten, daß der Kranke in ihm weit mehr sieht und daß er ihn mit Eigenschaften und Kräften ausstattet, die er in Wirklichkeit nicht besitzt; er wird diese Überschätzung in Kenntnis der Quellen, aus denen sie stammt, je nach Umständen einfach hinnehmen und jeder Diskussion über seine Person aus dem Wege gehen oder sie offen und sachlich auf das richtige Maß zurückführen. Im allgemeinen tut der Arzt gut, wenn er das Wort dem Kranken läßt und über sich nicht spricht; bei aller Betonung freundschaftlicher, oder wie es ADLER will, kameradschaftlicher Einstellung zum Kranken ist die Einhaltung einer gewissen persönlichen Distanz dem therapeutischen Erfolge förderlicher als allzu große Intimität. Die Distanz fördert die Atmosphäre des Irrationalen, die man auch bei nüchternster Sachlichkeit als Psychotherapeut nicht gerne missen wird. — Mehr wird zu ihrer Aufrechterhaltung der hilfsbereite und sachkundige Arzt nicht tun müssen; die Gefühlsbereitschaft des Kranken sorgt schon genügend dafür, daß er zu einer „irrationalen Gegebenheit" wird.

VIII. Die Methoden.

Die im folgenden zu schildernden psychotherapeutischen Methoden können nur in ganz großen Zügen abgehandelt werden. Raummangel verbietet es, detaillierte Schilderungen der Techniken zu geben oder sich über spezielle Indikationen zu verbreiten. Es wird sich vielmehr darum handeln, die unter den drei Titeln: Suggestion, Analyse und Psychagogik zusammengefaßten psychotherapeutischen Methoden ihrem Wesen nach zu untersuchen und aus den gewonnenen Gesichtspunkten die allgemeinen Indikationen abzuleiten. Die theoretische Begründung der einzelnen Methoden wird also notwendigerweise mehr Raum einnehmen als die Schilderung ihrer Durchführung in der Praxis. Dabei soll auf die bereits vorliegenden Theorien nur soweit Rücksicht genommen werden, als es zur Rechtfertigung des eigenen Standpunktes unumgänglich nötig ist und ebenso darauf verzichtet werden, sie vollzählig anzuführen, als darauf, sich mit ihnen polemisch auseinanderzusetzen. Die Kritik wird nur dort zu Worte kommen, wo sie zum Zwecke einer präziseren Herausarbeitung der verwendeten Begriffe oder der vorgebrachten Ansichten unentbehrlich sein wird. Bei der Darstellung der schulmäßig gebundenen Methoden — wie insbesondere der psychoanalytischen, sollen die theoretischen Ansichten der betreffenden Schulen, soweit sie nicht schon in der historischen Einleitung erwähnt wurden und soweit es zum Verständnis der Methode nötig sein wird, möglichst objektiv wiedergegeben werden, ohne die Darstellung durch kritische Stellungnahme zu theoretischen Einzelheiten zu komplizieren. Dagegen wird es sich nicht vermeiden lassen, ihnen unter Umständen einen anderen Sinn zu geben und sie in ihren praktischen Konsequenzen anders zu bewerten, als es dem Geiste und den Intentionen der Schule entspricht. Heranziehung von Beispielen, Illustration durch Krankengeschichten u. ä. kommt schon aus Raumgründen nicht in Frage.

a) Die suggestiven Methoden.

Wie wir bereits gesehen haben, läßt sich das Moment der Suggestion von keiner psychotherapeutischen Methode ganz ausschalten. Auch solche Verfahren, die den therapeutischen Zweck auf dem Umweg über die Einsicht des Patienten erreichen wollen, wie die Persuasion und die Individualpsychologie oder die, wie das psychoanalytische, einen der Deutung und der begrifflichen Formulierung zugänglichen seelischen Prozeß in Gang zu bringen versuchen mit der betonten Absicht, das Wesen dieses Prozesses dem Kranken selbst in allen seinen Einzelheiten verständlich zu machen, Verfahren also, die mit dem Anspruch auftreten, als rational zu gelten, sind nicht frei von suggestiven Ingredienzien. Es wäre aber durchaus verfehlt, sie deshalb als suggestive Methoden zu bezeichnen und es hieße, den Sinn ihrer Methodik mißzuverstehen, wenn man in ihr bloß einen Vorwand zum Geltendmachen suggestiver Einflüsse sähe. Was an ihnen suggestiv wirkt, gehört in den Bereich des in jeder Psychotherapie als einer besonderen Art zwischen menschlicher Beziehung enthaltenen Irrationalen und ist, wenn auch nicht in gleichem Ausmaß und Tragweite, überall anzutreffen, wo der helfende Arzt dem hilfesuchenden Kranken gegenübertritt. — Anders bei den sog. suggestiven Methoden. Sie verfolgen zugestandenermaßen den Zweck, das als Suggestion bekannte Phänomen therapeutischen Zielen dienstbar zu machen; damit verzichten sie nicht allein auf die Mitwirkung der intellektuellen Instanzen des Patienten, sondern bemühen sich, sie zu umgehen oder wenn es nötig und möglich ist, ganz auszuschalten. Die Methodik, deren sich die suggestive Psychotherapie bedient, qualifiziert sie vielfach im Sinne unserer Einteilung als ein indirektes psychotherapeutisches Verfahren; so, wenn man ein indifferentes Mittel verwendet und dem Kranken glaubhaft macht, daß es von bestimmten

Wirkungen gefolgt sein wird. Aber auch wenn man sich mit der pia fraus einer solchen Täuschung nicht belasten will und die Methode so gestaltet, daß auch dem Patienten ihr Zweck, die Suggestion zur Wirkung zu bringen, ersichtlich ist, hat man die an ein direktes psychotherapeutisches Verfahren gestellten Forderungen nur zum Teil erfüllt. Der Patient wird mit dem Begriff der Suggestion selten mehr als eine ganz verschwommene Vorstellung von ihrem Wesen und Wirkung verbinden und in den meisten Fällen geneigt sein, sie als Emanation einer dem Arzt innewohnenden „geistigen Kraft" anzusehen oder, wie bei der „Autosuggestion", an das Vorhandensein einer solchen Kraft im eigenen Innern zu glauben. Wie wenig solche Vorstellungen das Wesen der Suggestion treffen, werden wir bald sehen. Und dennoch wird man sie zweckmäßigerweise lieber nicht korrigieren und es vermeiden, eine Suggestivbehandlung mit einer wissenschaftsgerechten Auseinandersetzung über die Natur suggestiver Phänomene einzuleiten. Die suggestive Therapie gedeiht nicht gut im nüchternen Tageslicht rationaler Theorien; je mehr der Patient vom Wesen der Suggestion weiß, desto weniger eignet er sich für diese Therapie. Die Suggestibilität des Patienten, die Grundvoraussetzung für den Erfolg der Behandlung, ist um so größer, je geringer sein Wissen ist um das, was dabei in seiner Seele vorgeht. Selbstbeobachtung schließt, wie A. FOREL vor fast einem halben Jahrhundert erkannte, die Suggestion und die Hypnose als einen Spezialfall der Suggestion aus. Die Methoden der Suggestivbehandlung haben den vornehmlichen Zweck, von dieser Selbstbeobachtung und Wissen und von den Faktoren der Suggestion selbst abzulenken. In dem Sinne sind sie alle als vorwiegend indirekte oder, was in diesem Zusammenhang das gleiche bedeutet, als irrationale Verfahren anzusprechen. Je nachdem, ob sie darauf hinzielen, den Bewußtseinszustand des Patienten zu verändern oder die Realisierung des therapeutischen Zwecks ohne eine solche Änderung erstreben, spricht man von Hypnose und Wachsuggestion. Der Unterschied ist, wie wir sehen werden, ein bloß gradueller: auch die Wachsuggestion setzt gewisse Modifikation des Bewußtseins und seiner Funktionen voraus und in der Hypnose sind die Änderungen des Bewußtseinszustandes nicht so tiefgreifend, wie vielfach angenommen wird. Die Suggestion, welche beiden Methodengruppen zugrunde liegt, verbindet sie mehr, als sie die Unterschiede des Bewußtseinszustandes, in dem sie sich abspielt, trennen. Grundsätzlich gibt es, abgesehen von der fragwürdigen posthypnotischen Amnesie, kein Phänomen, das nicht in gleicher Weise sowohl wachsuggestiv als hypnotisch erzeugt werden könnte.

Der Begriff der Suggestion greift weit über die ihm in der Psychotherapie zugedachte Rolle hinaus. Er läßt sich, wie die bisherigen Definitionsversuche zeigen, nur sehr schwer abgrenzen. Auf der einen Seite verliert er sich in den Erscheinungen des Massenerlebens überhaupt, auf der anderen reicht er, wie beim induzierten Irresein, in die seelische Pathologie einzelner Menschengruppen. Dieser Tatsache suchte BERNHEIM dadurch gerecht zu werden, daß er die Definition der Suggestion sehr weit faßte und in ihr ganz allgemein den Akt sah, „durch den eine Vorstellung im Gehirn eingebracht und von ihm angenommen wird". Diese Fassung ist offenkundig zu weit; danach wäre alles seelische Geschehen, soweit es von „Vorstellungen abhängt", Folge der Suggestion. Die Konsequenz einer solchen Definition wäre die Aufhebung des Begriffes Suggestion und nicht dessen Abgrenzung gegenüber anderen seelischen Phänomenen. Die Definition von O. STOLL, der von völkerpsychologischen Gesichtspunkten ausgehend die Suggestion als eine von der Außenwelt herrührende und den Ausgangspunkt von Denkprozessen bildende Vorstellung auffaßt, „ohne daß uns dieser Zusammenhang stets klar zu Bewußtsein kommt", bedeutet gegenüber der BERNHEIMschen eine gewisse Einengung des Begriffes, ist aber insofern nicht glücklich formuliert, als sie die Wirkung der Suggestion auf Denkprozesse beschränkt, was gewiß nicht richtig ist, und als sie bei Denkprozessen anderer Genese ein klares Bewußtsein ursächlicher Zusammenhänge fordert, was weder erkenntnistheoretisch noch denkpsychologisch gerechtfertigt ist. Dennoch bedeutet die Umschreibung Stolls insofern einen Fortschritt gegenüber der Bernheimschen, als sie die Suggestion auf Denkakte beschränkt, die, wenn auch nicht dem Wortlaut der Definition gemäß, so doch ihrem Sinne nach ohne das Erlebnis einer logischen Evidenz vollzogen werden. Wenn man auch durch das Hervorheben dieses an sich nur negativen Moments dem Wesen der Suggestion nicht näherkommt, so ist doch so viel erreicht, daß man weiß, was nicht in ihre Begriffssphäre fällt. In gleicher Weise muß auch das Bestreben von Th. Lipps bewertet werden, die Suggestion als einen Akt hinzustellen, durch den ein über das bloße Dasein einer Vorstellung hinausgehender seelischer Vorgang erzeugt wird, wofern das Zustandekommen der fraglichen Wirkung unter Bedingungen stattfindet, die nicht als adäquate bezeichnet werden können. Der erste, der den Begriff der Suggestion mit positivem Inhalt füllte, war Bleuler. Für ihn ist die Suggestion eine in den tierischen und menschlichen Gemeinschaftsbeziehungen prästabilisierte Übertragung von Affekten und ihrer repräsentativen Inhalte von Individuum zu Individuum. „Ideen ohne begleitenden Affekt wirken nicht suggestiv; je größer der Gefühlswert einer Idee ist, desto ansteckender ist sie.“ Bei der bewußten Suggestion kommt allerdings statt eines einheitlichen Affektes meist ein Affektpaar in Betracht: Beim Suggestor der des Dominierens, beim Suggerierten der des Dominiertwerdens oder sich Hingebens. Danach scheidet die Autosuggestion aus dem Bereich der suggestiven Phänomene aus: Sie bezeichnet nichts anderes als „die Wirkungen der Affektivität auf die eigene Logik und Körperfunktionen“. Der Hinweis auf die Verwurzelung der Suggestion in den mensch-zu-menschlichen Beziehungen und in der Affektivität bringt ihr Wesen unserem Verständnis sehr nahe. Er muß zu deskriptiven Zwecken dahin ergänzt werden, daß die Suggestion zunächst einen zweifachen Sinn hat: den der Aussage, der Kundgabe einerseits und den der Übernahme, des Fürwahrhaltens andererseits. Sie bezeichnet also gleicherweise eine aktive vom Suggestor ausgehende Handlung, wie ein passives im Suggerierten sich abspielendes Erlebnis. Während nun das Wort Suggestion seiner ethymologischen Struktur nach auf die aktive Seite des Vorgangs hinweist, liegt der Schwerpunkt der psychologischen Problematik auf der passiven Seite. Je deutlicher das im Laufe der Entwicklung der Lehre von der Suggestion geworden ist, desto mehr wurde der Terminus Suggestion zur Kennzeichnung des im Empfänger der Suggestion sich abspielenden seelischen Prozesses verwendet, wobei die Vorbedingungen für das Zustandekommen des Phänomens, dieses selbst und seine Wirkungen nicht immer mit der wünschenswerten Schärfe auseinandergehalten wurden.

Wenden wir uns nun nach dieser Ergänzung der Bleulerschen Auffassung der Suggestion zu und behalten zunächst das Phänomen selbst im Auge, so können wir feststellen, daß erstens durch Einführung des affektiven Moments als eines subjektiv zureichenden Grundes des Fürwahrhaltens, der Begriff der Suggestion einen ganz konkreten, positiven, psychologisch verständlichen Inhalt bekommt und daß zweitens das Vorhandensein dieses katathymen Faktors vor allem im Empfänger der Suggestion zu suchen ist. Die Existenz des entsprechenden Affektes beim Suggestor darf nur als eine der Bedingungen angesehen werden, welche im Sinne einer „emotiven Infektion“ das Zustandekommen der Suggestion erleichtert. Er kann ebensogut durch eine schauspielerische Geste, durch den Akzent der Aussage ersetzt werden, wie überhaupt nicht zum Ausdruck kommen. Die Aussage des Suggestors kann ganz frei von katathymen Elementen sein, in allen ihren Einzelheiten den Anforderungen logischer Adäquatheit entsprechen, ohne bei ihrer Übernahme etwas vom Charakter der

Suggestion einzubüßen. Sie wird es auch dann bleiben, wenn sie sich nachträglich gegenüber den „logischen Instanzen" des Empfängers rechtfertigen kann, vorausgesetzt, daß die Übernahme der Aussage, ihr Fürwahrhalten, nicht des Weges über die Einsicht bedurfte, sondern lediglich als Folge der affektiven Bejahung zustande kam. Das muß deshalb besonders betont werden, weil sich im Anschluß an die Definition von Lipps und die fast gleichlautende von Moll immer wieder die — zuletzt besonders von M. Isserlin energisch vertretene — Ansicht durchzusetzen versuchte, daß das Wesentliche am Vorgang der Suggestion die von der Affektivität unabhängige „Lähmung der kritischen Gegeninstanzen ist". Wir wollen davon absehen, daß damit ein negatives Moment in die Definition der Suggestion eingeführt wird, das uns von ihrem Wesen nichts aussagt; Suggestion ist offenbar nicht dasselbe wie Urteilslosigkeit. Die Ausschaltung der Kritik ist überdies nur eine der Bedingungen für das Zustandekommen der Suggestion aber nicht sie selbst; und auch als Bedingung kann sie nur dann gelten, wenn sie durch einen bestimmten Affekt zustande kam oder zumindest dem Emotionalen den Weg frei macht. Vielfach wird man sie bloß als Folge der Suggestion ansehen dürfen und nicht als Vorbedingung ihres Zustandekommens. Die Tendenz, das Moment der Inadäquatheit und die „Lähmung der Gegeninstanzen" in den Vordergrund zu rücken, ist offenbar durch die Rücksichtnahme auf jene Fälle von Suggestion diktiert, in denen es sich um Übernahme und Realisierung von vornherein absurder Inhalte handelt. Solche Fälle sind aber nicht die Regel, sie sind an das Erfülltsein ganz besonderer Bedingungen (Hypnose, Verstärkung des Rapportes) gebunden und rollen, wie wir später sehen werden, Probleme auf, die ihre psychologische Realität überhaupt in Frage stellen. Daß auch normalerweise die Gegeninstanzen nicht mobilisiert werden, daß die Suggestion sich außerhalb der rationalen Sphäre abspielt, ist schon im Hinweis auf den affektiven, katathymen Bejahungscharakter ihrer Inhalte implicite ausgedrückt.

Über die Art der die Suggestion bestimmenden Affekte gibt ihre Ableitung von den menschlichen Gemeinschaftsbeziehungen Aufschluß. Die Bedeutung der Gläubigkeit haben schon Moll, Dessoir u. a. hervorgehoben. In ihr ist aber mehr eine Bereitschaft zur Übernahme von Aussagen zu sehen als eine besondere Affektlage. Sie entspricht ungefähr dem, was L. W. Stern als Stellungnahme in die Definition und Theorie der Suggestion einführte. Sie kennzeichnet eine in der Massenpsychologie wurzelnde Voraussetzung des primitiven Erkenntnisvorgangs. Das gläubige Fürwahrhalten autoritativer Aussagen und der auf die gleiche Quelle zurückzuführenden Überlieferungen ist die natürliche Erkenntnisform des Individuums soweit es sich als Bestandteil der Masse empfindet. Es ist zum Teil der Ausdruck affektiver Bindungen an die Masse, an ihre einzelnen Gruppen (Familie usw.) und ihre Führer, zum Teile entspringt es dem Bedürfnis nach Verminderung des geistigen Aufwands (paresse intellectuelle) und Angst vor Isolierung und Zweifel, die im Moment einsetzen, in dem der kollektivpsychisch fundierte Glaube durch individuelle Kritik, das im affektiven wurzelnde intuitive Erkennen durch begriffliches Denken abgelöst wird. Denn das Evidenzerlebnis einer Erkenntnis läuft keineswegs parallel mit ihrem objektiven Wert, mit ihrer beweisgerechten Überprüfbarkeit: Es ist um so unmittelbarer und widerspruchsloser, auf je breiterer affektiver Grundlage es ruht und je mehr es sich mit dem kollektiven Wissen deckt. Dieses kollektive Wissen in seinen wesentlichen Teilen aus gläubigem Fürwahrhalten entsprungen und auf seinen primitiven Stufen Glaubensgegenstand des zur Masse gehörenden Individuums, muß also, sofern es damit im Affektiven wurzelt und an den Affekt sich wendet, als von starken suggestiven Elementen durchsetzt gedacht werden. Je mehr sich das individuelle Wissen von ihm entfernt, je mehr es sich auf persönliche

Wahrnehmung, rationalen Beweis und begriffliche Abstraktion stützt, je mehr es also Erkenntnisresultat des aus der Masse gelockerten Individuums wird, desto weniger suggestiv erworbene Elemente werden in ihm anzutreffen sein. Der Beweis als Kriterium des Wissensmöglichen tritt an die Stelle des im Glauben wurzelnden Evidenzerlebnisses, die Kritik als Parallelvorgang der individuellen Isolierung schaltet die Suggestion aus. Auf dieser Stufe der Entwicklung bedeutet also die Suggestion eine Regression zum „Archaischen" (Kronfeld). Die „Lähmung der kritischen Gegeninstanzen" ist identisch mit dem Heraustreten aus der individuellen Isoliertheit und dem Aufgehen im „Wir-Erlebnis" (E. Strauss). Die affektiven Bindungen, die im „Wir-Erlebnis" zum Ausdruck kommen, können erotischer Natur sein und zielgehemmte Sexualstrebungen passiv-masochistischer Art (Freud) darstellen, im infantilen Bedürfnis nach Geborgensein und Unterordnung wurzeln (Ferenczi, Schilder), der im „sozialen Instinkt" begründeten Sehnsucht nach Führung entstammen (McDougall), von der aus gleichen Quellen herrührenden Bereitschaft zu Liebe, Verehrung, Vertrauen (E. Straus) oder einfach von Hilfsbedürftigkeit und seelischer Not diktiert werden. Je intensiver die affektiven Bindungen sind, desto geringeren Widerstand seitens der kritischen Instanzen wird die Suggestion begegnen, desto leichter wird sie sich realisieren. Was nun diese Realisierung betrifft, so muß nochmals betont werden, daß das Primäre an ihr die *Fürwahrnahme* ist. Alle anderen Erscheinungen der Suggestion lassen sich von ihr ableiten. Wo dies, wie bei der Affektinfektion nicht deutlich in Erscheinung tritt, handelt es sich um „Kurzschlußreaktionen" (Kretschmer), in denen das Fürwahrhalten in dem es vertretenden induzierten Affekt aufgeht und in ihm enthalten ist. Die Wirkungen der Suggestion sind also von den Inhalten abhängig, die durch sie gesetzt sind. Die Realisierung dieser Inhalte ist an allgemeine seelische Gesetzmäßigkeiten gebunden und gehört nicht zum Wesen der Suggestion selbst. Soweit es sich um Wirkungen handelt, die aus dem Rahmen des Alltäglichen fallen, handelt es sich um Erscheinungen, die in gleicher Weise bei Ekstase, Versenkung, Hysterie und ähnlichen seelischen Zuständen anzutreffen sind, die nicht allein außerhalb der Problematik der Suggestion stehen, sondern als autochthon entstandene seelische Bildungen dem Wesen der Suggestion als einem aus dem „Wir-Erlebnis" herauswachsenden Phänomen zuwiderlaufen. Das gleiche gilt von der Autosuggestion. Die mit diesem Terminus bezeichneten Vorgänge sind entweder normale intrapsychische oder psychosomatische Auswirkung von Affekten und „Vorstellungen" (Bleuler), oder spielen sich in einem Bewußtseinsmilieu ab, das dem der Versenkungszustände (Janet usw.) durchaus identisch ist. Die Hypnose schlägt insofern eine Brücke von diesen Phänomenen zur Suggestion, als sie mit ihnen den Bewußtseinszustand teilt, zugleich aber eine besonders intensivierte Form des Wir-Erlebnisses darstellt. — Die Wachsuggestion als psychotherapeutisches Verfahren ist, wie bereits erwähnt, an keine besondere Methodik gebunden. Man wird den Weg, den man zum Zwecke der Geltendmachung suggestiver Einflüsse wählt, von der Eigenart der zu behandelnden Persönlichkeit, vom Maß ihrer affektiven Ansprechbarkeit, ihrer Mentalität, ihres Intelligenzniveaus abhängig machen. Vor allem wird man sich vergewissern müssen, bis zu welchem Grade die Vorbedingungen für die Realisierungsmöglichkeit der Suggestion überhaupt gegeben sind, ob das Vertrauen zum Arzt, der Glaube an seine Kunst und die Wirksamkeit seiner Mittel tragfähig genug sind. Wo das nicht der Fall ist, wird es zuerst nötig sein, eine Atmosphäre des Vertrauens zu schaffen, das „Wir-Erlebnis" zu festigen und zu vertiefen. Das wird am besten durch eine Aussprache zu erreichen sein, die, ohne ein bestimmtes Ziel zu verfolgen, dem Patienten nur die Möglichkeit geben soll, von allem, was ihn bedrückt, zu erzählen und zur Überzeugung zu gelangen, daß der Arzt ihm auch menschliches Interesse entgegenbringt und mit seiner Not mitfühlt. Durch eingestreute allgemeine Bemerkungen über das Wesen der zu behandelnden Krankheit, über die Möglichkeit, sie zu heilen, wird der Patient auf die Wirkungen der gewählten „Methode" eingestellt. Sie wird um so primitiver ausfallen, je schlichter die Intelligenz des Kranken ist. Unterhalb eines gewissen geistigen Niveaus ist Suggestion nicht mehr anwendbar; dagegen gibt es nach oben kaum eine Grenze, es sei denn, daß mit zunehmender Intelligenz der Kranken die Suggestion sich immer mehr hinter einem rational aussehenden Gerüst verbergen muß. In solchen Fällen wird man den Patienten darüber aufklären, bis zu welchem Grade er in der Lage ist, durch bestimmte seelische Inhalte seinen Zustand zu beeinflussen und ihm dazu verhelfen, die Inhalte festzuhalten oder in ihrer Intensität zu steigern. Man wird sich des Hinweises auf die Autosuggestion bedienen, um dem Patienten den Schein eigener Einsicht zu lassen. Diesem Bedürfnis des Intellektuellen kam COUÉ mit seiner Methode sehr entgegen, wie er anderseits die Steigerung der Suggestibilität in der Masse in seinen Heilveranstaltungen sehr geschickt ausnützte. Auch der Ersatz des Willens mit seinen Ambivalenzen durch die dynamisch im Wege der Konzentration gesteigerte Vorstellung entsprang einer praktisch richtigen psychologischen Einsicht. — Der Hinweis auf die hinter der so intensivierten Vorstellung wirkende Kraft des Unbewußten (BAUDOUIN) als eines therapeutischen deus ex machina sorgte unter dem Schein einer rationalen Erklärung dafür, daß der mystische Glaube ans „Wunderbare", an die Allmacht der Seele zu seinem Rechte kam. Es erübrigt sich wohl, besonders zu betonen, daß die Erfolge von COUÉ und seiner Schüler rein suggestiver Natur waren. Diese Feststellung entwertet aber nur die theoretische Verbrämung der Methode, tut aber ihrer praktischen Verwendbarkeit keinen Abbruch; daß sie sich als methodischer Trick zum Zwecke suggestiver Behandlung auch dann eignet, wenn man von ihren einzelnen Techniken (Massenbehandlung, Pendelversuch, Armhebeversuch usw.) absieht, wurde bereits angedeutet.

Noch einige Worte über das Verhalten des Arztes bei wachsuggestiver Behandlung. Soweit es sich um methodische Vorwände handelt, hinter denen sich die suggestive Absicht verbirgt, kann man vom Arzt nicht gut verlangen, daß er an ihre direkte Wirksamkeit glaubt; und doch muß ein solcher Glaube vorgetäuscht werden, wenn man sich nicht von vornherein um den Erfolg bringen will. Der auf einen suggestiven Erfolg ausgehende Arzt muß die beim Patienten zu weckende Überzeugung mit einem unmißverständlichen Akzent als seine eigene zum Ausdruck bringen; je geringer diese Überzeugung ist, desto größeren schauspielerischen Aufwand erfordert sie. Das ist gewiß ein Nachteil und erklärt die Abneigung, welche die meisten Ärzte seit jeher gegen diese Form der Psychotherapie empfunden haben. Wenn auch gerade in der Psychotherapie der Zweck das Mittel heiligt, so haftet doch gerade dieser Form ein je nach der Art der angewendeten technischen Kniffe verschieden großes Maß von Unaufrichtigkeit an, die nicht für jeden tragbar ist. Schaltet man die Kniffe ganz aus und versucht mit Argumenten, die der eigenen Überzeugung des Arztes entsprechen, auf den Kranken direkt einzuwirken, so verläßt man den eigentlichen Boden der Suggestivtherapie, mag auch auf die Übernahme der Argumente durch den Kranken die Suggestion einen wesentlicheren Einfluß haben als die Einsicht.

Die Wachsuggestion ist nach dem Gesagten nur in Fällen gerechtfertigt, in denen sie durch die Not der äußeren Verhältnisse diktiert wird, sei es, daß die Mentalität des Kranken ihn von einer anderen Art der Psychotherapie ausschließt, sei es, weil die Inanspruchnahme des Arztes eine differenzierte Form seelischer Behandlung nicht zuläßt. Aus diesem Motiv heraus war es verständlich, daß im Kriege die bis dahin durch die rationalen Methoden stark zurückgedrängte und vielfach verpönte Suggestivtherapie zu neuem Leben erwachte (KAUFMANN, KEHRER, WAGNER-JAUREGG usw.). Das in den meisten Fällen gegebene Subordinationsverhältnis, die durch den militärischen Rang gesicherte Autorität des Arztes, die Möglichkeit von Massenwirkungen an einem gleichartigen Krankenmaterial unterstützen zweifellos die Wirksamkeit suggestiver Maßnahmen. Daher ihre im großen und ganzen günstigen Erfolge. Man wird sich aber vor ihrer Überschätzung schützen, wenn man bedenkt, daß sie bei Neurosen von einem sehr einfachen Aufbau erzielt wurden und daß sie allzu oft mehr der Angst vor der Fortsetzung der Behandlung zu verdanken waren, als der Behandlung selbst. Es ist in diesem Zusammenhange nicht ohne Interesse, darauf hinzuweisen, daß bei den ähnlich liegenden sog. traumatischen Neurosen in Friedenszeiten die Suggestivtherapie meist versagt. Das Entschädigungsbegehren schließt offenbar die Suggestionsbereitschaft aus; die Hilfsbedürftigkeit des Kranken tritt in diesen Fällen hinter den Kampf um wirkliches oder vermeintliches Recht, die Übertragungsgeneigtheit hinter das Ressentiment zurück. Die Kriegsneurosen einerseits, die Begehrungsneurosen andererseits zeigen so recht die Möglichkeiten und die Grenzen der wachsuggestiven Therapie und die Bedeutung einer ganz bestimmten seelischen Einstellung des Kranken für ihre Erfolgchancen. Die speziellen Indikationen decken sich mit denen der Hypnose und sollen bei dieser besprochen werden.

Die gegen die Wachsuggestion geäußerten Bedenken fallen für die Hypnose insofern fort, als sie sowohl den Arzt als den Patienten vor eine methodologisch klare Aufgabe stellt. Ihr unwidersprochener Zusammenhang mit der Suggestion sowohl wie ihre Eignung, die Realisierung suggestiver Phänomene zu erleichtern, gestatten dem Arzt, sie dem Kranken als das hinzustellen, was sie ist, und entheben ihn von dem bei der Wachsuggestion im allgemeinen gegebenen Zwang, den therapeutischen Erfolg auf dem Wege der Überlistung zu erreichen. Wenn auch nicht alle Rätsel der Hypnose gelöst sind und wenn es auch selten nötig ist, ja meist kaum zweckmäßig sein wird, dem Kranken detaillierte Aufklärungen über ihr Wesen zu geben, so darf doch im allgemeinen angenommen werden, daß mit der Ankündigung der Hypnose als eines therapeutischen Programms für den Patienten die Tatsache gegeben ist, daß seine Erkrankung Gegenstand suggestiver, vom Arzt ausgehender Beeinflussung sein wird, mag er sich unter Suggestion vorstellen, was er will. Wo, wie bei der Überrumpelungshypnose eine solche Ankündigung entfällt, ist im Falle ihres Gelingens ein so großes Maß der für die Suggestion nötigen Bedingungen erfüllt, daß sich ihre besondere Rechtfertigung erübrigt; wo aus Respekt vor dem Souveränitätsbedürfnis des Patienten („Prominentenhypnose") in der Ankündigung und in den ihr folgenden Aufklärungen der Schwerpunkt auf die autosuggestiv zu erzielenden Wirkungen gelegt wird, handelt es sich um ein um so mehr entschuldbares Umgehungsmanöver, als in der Hypnose tatsächlich die unter den Begriff Autosuggestion fallenden Einstellungen eine entscheidende Rolle bei ihrem Zustandekommen spielen. — Bleiben noch die Fälle übrig, in denen der Arzt, wie es ja vielfach geschieht (BABINSKI u. a.), Zweifel an dem Phänomen der Hypnose selbst hat, oder eine gewisse Kritik bei der Bewertung der Echtheit der von ihm vom Hypnotisierten gebotenen Symptome nicht unterdrücken kann (etwa im Sinne der von WITTELS zitierten Bemerkung WAGNER-JAUREGGS: „Beim Hypnotisieren weiß man nie, wer den anderen anschmiert"). In solchen Fällen wird man guttun, sich der therapeutischen Hypnose lieber gar nicht zu bedienen oder zumindest den Patienten von seinen Zweifeln gar nichts ahnen zu lassen. Denn — und damit berühren wir einen der wichtigsten Punkte der Technik — der Glaube des Arztes an die Realität der hypnotischen Phänomene und seine Sicherheit, daß es ihm gelingen wird, den Zustand der Hypnose in einem bestimmten

Falle zu erreichen, oder, wo Zweifel bestehen, das Vorspiegeln einer solchen Sicherheit, sind die Voraussetzung ihres Zustandekommens. Diese Sicherheit muß um so stärker akzentuiert sein, je größer der Zweifel des Patienten ist, sei es an der Tatsache der Hypnose selbst, sei es an der Möglichkeit, daß er selbst hypnotisiert werden könne. Die Sicherheit des Arztes ist wirksamer als theoretische Aufklärungen über das Wesen der Hypnose. Ein Zuviel solcher Aufklärungen ist eher schädlich. Die Hypnose ist eben ein suggestiver Akt, der keiner besonderen Rationalisierung bedarf. Der Glaube des Arztes, oder was wie Glaube aussieht, überträgt sich direkt auf den Patienten. Von diesem muß, so paradox es klingen mag, der Glaube an die Hypnose vorerst gar nicht verlangt werden. Es genügt, wenn er an den Arzt glaubt. Auch der Wille, hypnotisiert zu werden, ist nicht nötig; oft setzt sich die Hypnose gegen einen solchen Willen durch; gerade der Ambivalenzkonflikt, der Kampf zwischen Wollen und Nichtwollen und die darin zum Ausdruck kommende affektive Spannung, schaffen für die Hypnose gelegentlich sehr günstige Bedingungen. THOMAS MANN hat diesen Sachverhalt in seiner Novelle „Mario und der Zauberer" sehr anschaulich geschildert. Daß der Wunsch, hypnotisiert zu werden, wegen der damit verbundenen ängstlichen Selbstbeobachtung, wieweit der gewünschte Zustand bereits fortgeschritten ist, den Eintritt der Hypnose verzögert und stört, hat FOREL mit Recht betont. Was der Patient in die Hypnose mitbringen muß, ist ein gewisses Maß affektiver Ansprechbarkeit, eine Glaubens- und Hingabebereitschaft, eine bereits vorhandene oder im Werden begriffene gefühlsmäßige Bindung an den Arzt. Es muß bei ihm ein gewisser Grad von „Suggestibilität" vorhanden sein. Die Suggestibilität ist eine allgemein menschliche Eigenschaft. Sie ist aber natürlicherweise nicht bei jedem in gleicher Intensität ausgeprägt. Sie kann beim nüchternen Tatsachenmenschen ebenso fehlen, wie bei einem autistischen Psychopathen, bei einem sonst ganz gesunden, zum Mystizismus und Wunderglauben neigenden Menschen ebenso stark ausgeprägt sein, wie bei einem Hysteriker, sie kann beim härtesten Skeptiker und gefühlsfremden Verstandesmenschen durch die Tatsache des Leidens und der Hilfsbedürftigkeit mobilisiert werden. Die Technik der Hypnose ist nun darauf eingestellt, die Suggestibilität ihren Zwecken dienstbar zu machen und sie nach Möglichkeit zu verstärken. Einzelheiten sind hier gleichgültig; es gibt kein Detail der hypnotischen Technik, das nicht durch ein anderes ersetzt werden könnte. Ob man sich der MESMERschen „passes", des Streichens über die Stirn oder die Arme bedient (dem neuerdings in HEYER ein warmer Fürsprecher entstand), oder sich bloß auf das Fixierenlassen eines Gegenstandes (es kann ebenso das Auge des Arztes, wie ein Finger, ein Perkussionshammer wie ein Schlüssel sein) beschränkt, ob man bestimmte Bewegungen mit den Händen ausführt und den Patienten veranlaßt, ihnen mit dem Blick zu folgen oder vom Anfang an die Augen schließen läßt, tut nichts zur Sache. Wichtig ist nur, daß eine Atmosphäre der Ruhe geschaffen wird, in der keine störenden Reize die Aufmerksamkeit des Patienten ablenken. Es wird sich daher auch empfehlen, die von Kleidungsstücken (Kragen, Mieder usw.) ausgehenden störenden Empfindungen fernzuhalten und eine möglichst bequeme Lage zu wählen; ob man den Patienten im Sitzen oder im Liegen hypnotisiert, ist gleichgültig; es soll nur die Möglichkeit einer weitgehenden Entspannung der Muskulatur gegeben sein. Da das Ziel der Hypnose Erzielung des „Schlafes" ist, so wird man zweckmäßigerweise allzu grelle Beleuchtung vermeiden, doch kann bei Tageslicht ebensogut hypnotisiert werden wie im „mystischen Dunkel". Die Anwesenheit dritter Personen ist immer störend, für den Arzt sowohl als für den Patienten. Sie wird von manchen Autoren zwecks Vermeidung von Verdächtigungen (sexuelle Aggression usw.) verlangt. Das ist eine zu weitgehende Vorsicht; solchen Verdächtigungen ist der Arzt bei der Hypnose in kaum höherem Grade ausgesetzt, wie bei anderen Formen psychotherapeutischer oder sonstiger Behandlung, die ihn mit Patientinnen in der Abgeschlossenheit des Sprechzimmers zusammenbringt. Dagegen kann die Anwesenheit einer bereits in Hypnose sich befindenden Person als starkes suggestives Argument benutzt werden in Fällen, in denen beim Patienten entweder Zweifel an der Realität der Hypnose bestehen oder nicht die gewünschte Sicherheit besteht, gerade vom betreffenden Arzt hypnotisiert werden zu können.

Das Ziel der hypnotischen Technik ist der Schlaf. Auf dieses Ziel müssen, abgesehen von der Erfüllung der erwähnten allgemeinen Vorbedingungen, die vom Arzt vorgebrachten Suggestionen abgestimmt werden, sei es, daß sie als Forderungen an den Patienten, sei es, daß sie als Feststellungen bereits eingetretener Wirkungen formuliert werden. Diese Suggestionen müssen mit einem Akzent gesprochen werden, der einen Zweifel an der Überzeugung des Arztes von der Sicherheit ihrer Realisierung nicht aufkommen läßt. Eine bestimmte Formel ist dabei allerdings nicht erforderlich. Es ist im allgemeinen zweckmäßig, sie möglichst plastisch zu gestalten, abstrakte Wendungen zu vermeiden, eine dem Patienten verständliche Sprache zu sprechen. Er muß wissen, was von ihm verlangt wird; weiß er es, dann ist es gleichgültig, was und ob der Arzt spricht. Ist er schon im Zug der Hypnose, dann können unverständliche, in einem gewissen Tonfall vorgebrachte Worte, an sich sinnlose oder nicht in den Zusammenhang gehörende Texte oder das monotone Schlagen eines Metronoms in gleicher Weise zum Ziele führen. In der Regel wird man sich aber auf Sätze beschränken, in denen die Schlafsuggestion deutlich zum Ausdruck kommt. Auch wenn man aus einem rationalen Bedürfnis heraus dem Patienten vorher erklärt hat, daß die Hypnose selbst kein wirklicher Schlaf, sondern nur ein schlafähnlicher Zustand ist, wird man bei ihrer Einleitung nur vom Schlaf schlechthin sprechen und die vorgebrachten Formeln nicht durch die theoretisch gewiß begründeten Einschränkungen komplizieren und in ihrer Wirksamkeit beeinträchtigen.

Der Vorgang der Hypnose ist also zunächst eine auf Erzielung eines schlafähnlichen Zustandes beim Patienten abgestimmte Summe von (suggestiven) Handlungen des Arztes. (Der Arzt kann, wenn es sich nicht um eine therapeutische Hypnose handelt, ganz allgemein durch den Versuchsleiter, der Patient durch die Versuchsperson ersetzt werden.) Je nach der Tiefe des erzielten „Schlafes" wurden seit jeher verschiedene Stadien der Hypnose unterschieden. Liebault selbst sprach, wie wir wissen, von 6 Stadien, später brachte man ihre Zahl auf neun (Nancyer Schule), Forel und nach ihm die meisten Autoren reduzierten sie auf drei (1. Somnolenz, bei der „der leicht Beeinflußte noch mit Anwendung seiner Energie der Suggestion widerstehen und die Augen öffnen kann". 2. Leichter Schlaf oder Hypotaxie, bei der der Beeinflußte die Augen nicht mehr aufmachen kann und der Suggestion zum Teil oder ganz gehorchen muß ohne der Amnesie zu verfallen. 3. Tiefer Schlaf oder Somnambulismus, durch Amnesie nach dem Erwachen charakterisiert). Für praktisch-therapeutische Zwecke genügt die Einteilung in leichte und tiefe Hypnose. Die Forelsche Somnolenz, wie die entsprechenden Stadien früherer Autoren sind offenbar noch keine Hypnose. Auf der andern Seite nähert sich, wie P. Schilder mit Recht hervorhob, der Bewußtseinszustand des „Somnambulen" so sehr dem Wachsein, daß es fraglich ist, ob die dabei zu beobachtenden Phänomene noch zur Hypnose gehören und nicht als bloße Folge der durch sie gesteigerten Suggestibilität und der Vertiefung der als Rapport bezeichneten Beziehung zwischen Versuchsleiter und Versuchsperson aufzufassen sind und somit einen Übergang zu den posthypnotischen Phänomenen und zur Wachsuggestion bilden.

Die Grenze zwischen leichter und tiefer Hypnose ist keine scharfe. Es fehlt an einem zuverlässigen Kriterium, das die theoretische Trennung der beiden

Stadien ermöglichen oder ihre Diagnose in praxi mit Sicherheit gestatten würde. Die Amnesie ist auch bei den tiefsten Graden der Hypnose keineswegs konstant; ihr Vorhandensein hängt oft davon ab, ob sie vom Versuchsleiter besonders aufgetragen wurde, ob die Versuchsperson sie als zum Wesen des tiefen Schlafes gehörig empfindet und schließlich ob sie beim Erwachen zur nüchternen Wirklichkeit ihr Verhalten in der Hypnose als mit ihrem Selbstwert nicht vereinbar „verdrängt“ (SCHILDER). Im besten Falle gestattet die Amnesie die Diagnose des erreichten Stadiums nach Abbruch der Hypnose. Wieweit man das Bestehen einer tiefen Hypnose schon während ihrer Dauer annimmt, wird ganz allgemein davon abhängen, bis zu welchem Grade die Versuchsperson sich wie eine „tief schlafende“ benimmt. Ein objektiveres Kriterium gibt es eben nicht. Die Realisierbarkeit der Suggestion hat einen nur bedingten Wert; sie ist nicht allein vom Grade der Veränderung des Bewußtseinszustandes abhängig, sie wird im allgemeinen durch den Bewußtseinszustand des Hypnotisierten erleichtert, aber nicht ausschließlich durch diesen bedingt. Das Verhalten der Muskulatur, die sog. hypnotische Katalepsie, ist wohl nur als Kunstprodukt der Suggestion zu bewerten und ist deshalb ebensowenig als Unterscheidungsmerkmal zwischen oberflächlicher und tiefer („kataleptischer“) Hypnose zu brauchen, wie die Diagnose ihres Eintritts von dessen Vorhandensein abhängig; es ist zu wenig konstant, um diagnostisch verwendbar zu sein. Auch von der katamnestischen Exploration der Versuchsperson ist für die Diagnosestellung wenig zu erwarten. Es kommt häufig genug vor, daß die stattgefundene Hypnose geleugnet wird; andererseits wird man das Vorkommen von Fällen nicht in Abrede stellen können, in denen die Hypnose simuliert wird und daher erwarten dürfen, daß auch nach dem „Erwachen“ die Täuschungstendenz aufrechtgehalten wird. Dieser Schwierigkeit der Diagnose, der oft tatsächlich bestehenden Unmöglichkeit, eine Simulation auszuschließen, ist das seit jeher gegen die Hypnose gehegte Mißtrauen zuzuschreiben. Es gibt weder ein theoretisches noch ein aus dem Experiment zu holendes Argument, um diesem Mißtrauen zu begegnen. Das sei offen zugestanden und dennoch wird kein erfahrener Psychotherapeut die Existenz der Hypnose leugnen können. Wenn auch ein einzelner Fall selbst bei den saubersten Versuchsbedingungen nicht zum Beweis herangezogen werden kann, so spricht doch die große Masse von Beobachtungen sehr kritischer, auch auf anderen wissenschaftlichen Gebieten bewährter Autoren für die Realität der Hypnose als eines psychologischen Phänomens. Es ist nicht einzusehen, aus welchen Motiven heraus die gewiß nach Hunderttausenden zählenden Personen, die in den letzten Dezennien hypnotisiert wurden, hätten simulieren wollen. Wenn jemand, wie z. B. BABINSKI es tut, den Versuch unternimmt, die Hypnose bloß als den Ausdruck des Pithiatismus oder, einfacher gesagt, der Simulation hinzustellen, so belastet er sich mit der Pflicht, das Motiv einer solchen, bei dem hohen Prozentsatz der hypnotisierbaren Menschen als ziemlich allgemein anzunehmenden Simulationsabsicht zu nennen und zu begründen. Es ist gewiß richtig, daß Hysterische im ganzen besonders leicht zu hypnotisieren sind und ebenso richtig, daß es oft schwer ist, ein hysterisches Symptom von einem bewußt simulierten zu unterscheiden, aber wenn man auch mit HOCHE annimmt, daß jeder Mensch „hysteriefähig“ ist, so wird man doch davor zurückschrecken, jeden Menschen als simulationssüchtig anzusehen. Mit dem Argument der Simulation ist also der Hypnose nicht beizukommen; ihre Existenz darf ohne weitere Debatte als eine Res judicata angesehen werden.

Wendet man sich nun dem Wesen der Hypnose zu, so steht man vor einer ganzen Reihe ungelöster und vorläufig noch nicht lösbarer Probleme. Der Versuch, ihm mit der Psychologie des Schlafes beizukommen (SCHILDER, HEYER usw.), kann nicht als geglückt angesehen werden. Die Hypnose ist eben kein Schlaf.

Sie ist nicht einmal etwas Schlafähnliches. Die zum Zwecke der Identifizierung beider Vorgänge herangezogenen Analogien sind allzu oberflächlich, um ernstlich diskutiert zu werden. Höchstens der Vorgang des Einschlafens weist gewisse Ähnlichkeiten mit dem zur Hypnose führenden seelischen Prozeß auf, und das mag die Verwendung von Schlafsuggestionen zu ihrer Einleitung entschuldigen. Durch solche Suggestion wird das äußere Verhalten des Hypnotisierten beeinflußt; er benimmt sich wie ein Schlafender, weil man von ihm den Schlaf verlangt. Der Bewußtseinszustand des Hypnotisierten hat aber mit dem Schlaf offenbar nichts zu tun. Um ihn zu verstehen, muß nach anderen Analogien gesucht werden. Wir finden sie in den Zuständen der Versunkenheit, der Konzentration (SCHULZ), der ekstatischen Verzückung und auf dem Gebiete der Pathologie in den hysterischen Dämmerzuständen. Alle diese Zustände zeichnen sich durch Einengung des Bewußtseins auf wenige Inhalte, durch Abspaltung großer seelischer Provinzen und ihre Unzugänglichmachung zu den Sphären des Willens und des wahrnehmungsgemäß oder rational gegebenen Wirklichkeitsbewußtseins aus. Durch diese Abspaltung (Dissoziation), durch die Fixierung eines oder weniger normalerweise mit den übrigen durch ein Assoziationskontinuum („Fringe") verbundenen Inhalte bekommt der Bewußtseinszustand des Ekstatischen, Hypnotisierten usw. etwas eigentümlich Starres, Automatenhaftes (JANET). Die Abblendung des rationalen seelischen Anteils („die Lähmung der kritischen Gegeninstanzen") gestattet es, den im übriggebliebenen engen Blickfeld des Bewußtseins schwebenden Vorstellungen zu einer halluzinatorischen Lebendigkeit zu gelangen. Sie bilden die „Wachinsel" (SCHILDER) im Zwielicht des dämmernden Bewußtseins. Ihr Inhalt in den ekstatischen oder in den hysterischen Dämmerzuständen zeigt eine ganz bestimmte Beziehung zu gewissen Affekten, die als Quellen der Dynamik des ganzen Vorgangs aufzufassen sind. Die Fixierung an die Affekte ermöglicht ihnen das Verharren im Blickfeld des Bewußtseins; das bedeutet gleichzeitig eine Unterbrechung des gewöhnlichen Flusses seelischen Geschehens, den Zerfall der Persönlichkeit in einen aktiven, im wirksamen Affekt wurzelnden und um seinen Inhalt zentrierten Anteil und einen inaktiven, die Hauptmasse der Ichorganisation mit allen ihm zur Verfügung stehenden Funktionen umfassenden Anteil. Wenn man in der Hypnose diesen Anteil als „schlafend" sich vorstellt, so ist das nur eine bildliche Bezeichnung des Inaktivitätszustandes. Es ist vom Standpunkt des Hypnotisierten bestenfalls eine Fiktion des Schlafes, wie ja vieles in der Hypnose den Charakter des Fiktiven hat. Die Fiktion ist in dem Moment zu Ende, in dem vom Hypnotisierten etwas verlangt wird, was gegen seine Persönlichkeit verstößt, was er vom Standpunkt seines Wach-Ichs nicht verantworten könnte. Er „erwacht" dann und das Spiel ist zu Ende. Daran festzuhalten, ist schon aus kriminalpsychologischen Gründen nötig. Ohne in die Diskussion über dieses kontroverse Thema eingreifen zu wollen, soll unter dem Gesichtspunkt des hier dargestellten Wesens der Hypnose betont werden, daß eine kriminelle Tat unter dem scheinbaren Einfluß der Hypnose oder ein unter gleichen Verhältnissen stattfindendes sexuelles Vergehen nur dann begangen werden kann, wenn die Bereitschaft dazu auch ohne Hypnose vorhanden ist. Der in Zuständen der Ekstase, des hysterischen Zustandes usw. den Prozeß in Gang bringende Affekt ist in der durch den sog. Rapport gegebenen gefühlsmäßigen Bindungen zwischen dem Patienten und Arzt ersetzt. Diese Bindungen können, wie es der Natur der Sache entspricht, sehr komplexer Natur sein und Zuschüsse aus den verschiedensten Quellen affektiven Erlebens und wunschgemäßer Einstellungen bekommen. Zum Teil wurzeln sie in affektiven infantilen Stellungnahmen; der von psychoanalytischer Seite (FREUD, FERENCZI, SCHILDER usw.) unternommene Versuch, die Hypnose von hier aus verständlich zu machen, bedeutet zwar keine Erklärung ihres

Wesens und ihres Zustandekommens, ist aber zweifellos ein wertvoller Hinweis auf eine wichtige Quelle der bei der Gestaltung des Phänomens wirksamen affektiven Dynamik. Es kann also im allgemeinen gesagt werden, daß die das Zustandekommen der Hypnose ermöglichenden affektiven Einstellungen die gleichen sind, die wir als Voraussetzung der Suggestion kennengelernt haben. Unter den besonderen Bedingungen des hypnotischen Experiments führen sie zu einer Veränderung des Bewußtseinszustandes, der seinerseits die Realisierung von Suggestionen erleichtert. Je größer die von Haus aus vorhandene Suggestibilität ist, je intensiver der suggestive Rapport zwischen dem Patienten und Arzt, desto bessere Chancen hat das Gelingen der Hypnose, je tiefer die Hypnose, desto größer ist die Realisierungsmöglichkeit der Suggestionen. Die Behauptung, daß die Hypnose einerseits ein Produkt der Suggestion ist und andererseits die Suggestion erleichtert, ist keine Petitio principii, wie manche besonders Scharfsinnige entdecken wollten. Abgesehen davon, daß eine solche Reziprozität zwischen Ursache und Wirkung im Biologischen nichts Ungewöhnliches ist (man denke nur, um einen einfachen Fall herauszugreifen, an die durch Sympathicusreizung bedingte Ausschüttung von Adrenalin und die durch Adrenalin verursachte Erhöhung des Sympathicustonus), besagt die Behauptung nur, daß das Zustandekommen der Hypnose das Vorhandensein eines genügend tragfähigen suggestiven Rapports bestätigt und daß in der Eigenart des hypnotischen Bewußtseinszustandes, dessen vorherrschender Inhalt eben dieser Rapport ist, besonders günstige Voraussetzungen für die Übernahme von Suggestionen und ihre Realisierung gelegen sind. Im Rapportverhältnis drückt sich eine weitgehende Identifizierung mit der Person des Hypnotiseurs aus. Jene Anteile der eigenen Persönlichkeit, die der Identifizierung im Wege stehen, werden in gleicher Weise abgeschaltet wie die störende Wirklichkeit im Traumerlebnis des hysterischen Ausnahmezustandes oder im ekstatischen Entrücktsein. In seinem Wesen geht also der hypnotische Bewußtseinszustand über den Rahmen des durch den Begriff der Suggestion abgesteckten Gebietes hinaus: Er ist ein Spezialfall einer unter bestimmten Bedingungen als allgemein anzusehenden Bereitschaft zu einer Dissoziierung der Persönlichkeit, zu ihrer Spaltung entlang einer phylogenetisch präformierten Bruchlinie, auf deren einen Seite die affektiv-irrationalen, auf der anderen Seite die der Realität zugewandten rationalen Formationen der Seele gelegen sind.

Sieht man in der Verwirklichung der Hypnose einen Prüfstein für das Vorhandensein der Suggestibilität überhaupt und eines besonders starken suggestiven Rapports zwischen dem Patienten und Arzt im besonderen, so ergibt sich schon daraus ihre Eignung für die Zwecke der Suggestivtherapie. Daß sie auch aus methodologischen Gründen der Wachsuggestion vorzuziehen ist, wurde bereits gesagt. Aus gleichen Gründen wird auch die Hypnose zu experimentellen Untersuchungen gerne herangezogen, zur Klärung teils rein psychologischer Fragen, teils psychosomatischer Zusammenhänge. Die Psychologie wurde durch solche Untersuchungen allerdings nur wenig gefördert; die Schaffung sauberer Versuchsbedingungen scheitert an der Unmöglichkeit, suggestive Einflüsse auszuschalten. Im allgemeinen zeigte sich, daß die normalen seelischen Funktionen durch die Hypnose keine wesentliche Änderung erfahren. Eine Steigerung psychischer Leistungen ist durch sie nicht zu erzielen: die vielfach beobachtete Erleichterung der Reproduktion von im Wachzustand vergessenen Inhalten (die hypnotische Hypermnesie) ist teils der suggestiven Bahnung, teils der Abschwächung von Hemmungen (Verdrängung) zuzuschreiben. Hier wären die Versuche von Schrötter zu nennen, vermittels bestimmter, in der Hypnose gesetzter Suggestionen (experimentelle Träume), die Freudsche Traumsymbolik zu bestätigen. Die Ergebnisse dieser Untersuchungen wurden bei späteren Nachprüfungen

(ROFFENSTEIN, HARTMANN) teilweise bestätigt. Mehr leistete die Hypnose für das Verständnis gewisser psychopathologischer Probleme und namentlich der Hysterie (CHARCOT u. a.). Unbestreitbar ist das Verdienst der hypnotischen Experimentiertechnik für die Klärung psychosomatischer Zusammenhänge und namentlich für das Studium der bestimmte seelische Vorgänge begleitenden vegetativ-humoralen Veränderungen. Die Möglichkeit, vermittels hypnotischer Suggestion gewisse Empfindungen, Vorstellungen und Gefühle auszulösen, sie über ihren normalen Ablauf hinaus zu fixieren und zu intensivieren, gestattet auch die entsprechenden somatischen Verhaltungsweisen zu analysieren. Die allermeisten der hierher gehörenden, im Kapitel „Empirische Gegebenheiten" S. 655f. besprochenen Befunde wurden mit hypnotischer Technik erhoben.

Durch diese Befunde ist auch das therapeutische Indikationsgebiet der Hypnose im allgemeinen umgrenzt. Sie eignet sich besonders zum Zwecke der Beeinflussung von Organneurosen und der durch sie bedingten Sensationen und Funktionsstörungen. Nicht allein psychogene Störungen (Erbrechen usw.), auch solche aus einer allgemeinen vegetativen Desäquilibrierung oder von allergischen Noxen ableitbare (Asthma usw.) reagieren unter Umständen sehr gut auf Hypnose. Auf Aufzählung von Einzelheiten muß hier verzichtet werden. Die durch intentionale Ambivalenz (Hemmungen, Gegeninnervationen usw.) bedingten Dyskinesen im Bereiche automatischer oder halbautomatischer motorischer Akte (Sprache, Schlucken, Miktion, Defäkation usw.) bilden ein erfolgversprechendes Gebiet hypnotischer Therapie. Desgleichen können erwartungsneurotische Störungen, die letzten Endes auch Ausdruck von Ambivalenzkonflikten sind („Autosuggestion"), wie gewisse Formen von Klaustrophobie und Agoraphobie mit den sie begleitenden Sensationen vegetativen Ursprungs durch Hypnose gebessert werden. — Die ähnlichen Mechanismen entspringenden sexuellen Hemmungen, wie psychische Impotenz, Frigidität usw. sind schon oft mit Erfolg hypnotisch behandelt worden. Hysterisch bedingte Symptome sprechen auf Hypnose (und suggestive Behandlung jeder Art) besonders gut an. Meistens handelt es sich aber, da die psychische Persönlichkeit der Hysterischen durch Hypnose nicht beeinflußt werden kann, um vorübergehende Erfolge. Das Beispiel der Hysterie zeigt, daß tiefgreifende Veränderungen der Persönlichkeit sich hypnotischem Einfluß entziehen. Es ist deshalb verständlich, daß bei Zwangsneurosen und ähnlichen seelischen Störungen von ihr nicht viel zu erwarten ist. Psychosen scheiden von vornherein aus. Bei Unruhezuständen nicht psychotischer Genese bewirkt die Hypnose oft eine, wenn auch nur vorübergehende Kalmierung. Einschlafstörungen, soweit sie durch solche Unruhezustände oder durch erwartungsneurotische Momente bedingt sind, eignen sich gut für hypnotische Therapie. Man kann eine günstige Schlafeinstellung entweder auf dem Wege der posthypnotischen Aufträge (Suggestion à echéance) oder einfach dadurch erreichen, daß man den hypnotisierten Patienten weiter „schlafen läßt". Die von FRIEDLÄNDER u. a. propagierte Einleitung der Narkose durch eine hypnotische Vorbereitung (Hypnonarkose) hat sich nicht durchzusetzen vermocht, ebensowenig die alleinige Verwendung der Hypnose zu leichten chirurgischen Eingriffen oder bei Entbindungen. Die Fortschritte auf dem Gebiete der Narkose haben solche Bemühungen gegenstandslos gemacht. Der Anwendungsbereich der Hypnose ist dadurch beschränkt, daß nicht jeder im gleichen Maße hypnotisierbar ist. Wenn man auch im allgemeinen annehmen darf, daß die meisten Menschen der Hypnose zugänglich sind, so bleibt doch noch eine große Anzahl von Individuen übrig, die entweder überhaupt nicht hypnotisierbar sind oder bei denen die Hypnose auch nach wiederholten Versuchen und bei großem Aufwand von Zeit und Mühe nur solche Grade erreicht, die zur Erzielung eines therapeutischen Erfolges nicht ausreichen. Die zu diesem Thema vorliegenden Statistiken sind nicht verwertbar; einerseits weil die Einteilung in Stadien, die ihnen zugrunde liegt, ebenso wie die Diagnose der stattgefundenen Hypnose über keine sicheren Kriterien verfügt, andererseits weil sie sich auf ein Material stützen, das nach gewissen Gesichtspunkten (schon die Bereitschaft, sich als Versuchsperson zur Verfügung zu stellen, ist in diesem Sinne zu verwerten) ausgewählt ist. In der Praxis wird man sich also nur an die Fälle mit einem Hypnoseversuch heranwagen, in denen auf Grund der festgestellten Suggestibilität und des vorhandenen suggestiven Rapports zum Arzt das Gelingen des Versuches erwartet werden darf und auch, wo dies der Fall ist, wird man besser tun, dem Patienten gegenüber den Versuchscharakter hervorzuheben oder zu betonen, daß der Eintritt der Hypnose erst nach mehrmaliger Wiederholung der Prozedur zu erwarten ist. Das Scheitern einer als sicher in Aussicht gestellten Hypnose bedeutet fast immer eine schwere Erschütterung des Vertrauensverhältnisses und soll deshalb nach Möglichkeit vermieden werden.

Außer diesen in der Art der Persönlichkeit und seiner Beziehung zum Arzt gelegenen Kontraindikation ist ihre Anwendung prinzipiell in all den Fällen auszuschalten, in denen auch von einer gelungenen Hypnose kein therapeutischer Erfolg zu erwarten ist. Wenn man ihr auch in den seltensten Fällen einen direkt schädigenden Einfluß auf den Verlauf der Krankheit selbst wird zuschreiben können, so wird dadurch insoferne Schaden gestiftet, als der Patient den Glauben an die seelische Beeinflussungsmöglichkeit seines Leidens auch dann verliert, wenn sie an sich gegeben und mit anderen Methoden erreicht werden könnte. Absolute Kontraindikationen sind schwere Formen der Hysterie mit Neigung zu Dämmerzuständen, Psychopathien mit starker Entfremdung gegenüber der Wirklichkeit, in denen das Hypnoseerlebnis zu suchtartig betriebener Autohypnose führen kann, und schließlich schizophrene Störungen mit Hang zu Beeinflussungs- und Beziehungsideen. Daß man körperlich Erschöpfte und zirkulatorisch schwer Geschädigte von der immerhin anstrengenden hypnotischen Prozedur ausschließen muß, versteht sich von selbst.

b) Die psychoanalytische Methode.

Die Wege, die zur Ausgestaltung der psychoanalytischen Methode geführt haben, wurden in der historischen Einleitung kurz geschildert und dabei hervorgehoben, daß sie sich dem tiefgehenden Umbau der Lehre gegenüber als resistent erwiesen hat. Sie ist in ihren Grundzügen bereits in den „Studien über Hysterie“ festgelegt und an Voraussetzungen gebunden, die sich aus den gemeinsamen Beobachtungen mit Breuer ergeben haben. Auch diese Voraussetzungen: die Konzeption des Unbewußten als einer psychischen Organisation, die Determinierung bewußter seelischer Vorgänge durch bewußtseinsfremde Tendenzen, die Idee der Verdrängung als das Ergebnis einer vom Ich ausgehenden Abwehr im allgemeinen der Sexualität angehörender Inhalte und die Auffassung des neurotischen Symptoms als einer Kompromißbildung zwischen den Abwehrtendenzen des Ichs und den Realisierungsbestrebungen des Unbewußten (Ersatzbefriedigung), sind im Laufe der Entwicklung der Lehre nur in unwesentlichen, die Praxis der Methode nicht berührenden Punkten revidiert worden. Die methodologischen Prinzipien des Verfahrens, die Einstellung des Patienten auf Reproduzieren von Assoziationsketten, ihre Deutung durch den Arzt, die Bewertung und die Beseitigung des Widerstandes als einer im Dienste der Verdrängung stehenden und den Reproduktionsverlauf störenden Tendenz sind bereits in den „Studien“ festgelegt, der Sinn der Übertragung bereits angedeutet. Während aber dort der Widerstand „als ein mehr oder minder bewußtes Nichtwissenwollen“ aufgefaßt und seine Beseitigung auf suggestivem Wege (durch Handauflegen auf die Stirn) angestrebt wurde, wird er in der Folgezeit als ein im wesentlichen unbewußter Vorgang erkannt und unter Ausschaltung suggestiver Maßnahmen der gleichen Erledigung zugeführt wie das neurotische Symptom selbst. Die Übertragung, zuerst als eines der Motive des Widerstandes aufgefaßt (Scheu vor Verraten erotischer an den Arzt gerichteter Wünsche) wurde bald von dieser Bindung gelöst und ihr eine selbständige, die Ziele der Analyse fördernde, also dem Widerstand entgegenwirkende Funktion zugewiesen, was allerdings nicht ausschließt, daß sie gelegentlich zu Zwecken des Widerstandes benützt wird oder seine Entstehung und Stärkerwerden begünstigt (Übertragungswiderstand). Da sie ebenfalls im Unbewußten verankert ist und von hier ihre Energien bezieht, so ist sie in gleichem Maße Gegenstand der Analyse wie der Widerstand. Grundsätzlich hat also die Psychoanalyse drei Aufgaben: die Analyse des Symptoms, des Widerstandes und der Übertragung. Mit der Deutung des Symptoms, der Aufdeckung der in ihm sich realisierenden unbewußten Triebtendenzen mit der Beseitigung der Widerstände und der „Ablösung" der Übertragung ist die Aufgabe der Psychoanalyse beendigt. Die Teilaufgaben laufen nicht parallel zueinander und enden nicht an einem und demselben Punkt; der Widerstand kann das neurotische Symptom in gleicher Weise überdauern (sich an der Grenze des von der Analyse freigemachten Gebietes anstauen und zu Rezidiven Veranlassung geben), wie die Übertragung an Stelle der behandelten Neurose treten und zu neuen Symptomen führen kann (Übertragungskrankheit).

Die äußere Anordnung der psychoanalytischen Methode ist denkbarst einfach. Der Patient liegt von äußeren störenden Eindrücken geschützt und innerlich möglichst entspannt auf einem Diwan, der Arzt sitzt hinter ihm, so daß er ihn zwar beobachten kann, selbst aber nicht gesehen wird. Der Patient hat nun auftragsgemäß alles zielgerichtete Denken auszuschalten und sich ganz passiv seinen Einfällen zu überlassen. Er ist verpflichtet, alle seine Einfälle, auch die ihm peinlich, unwichtig, ja unsinnig erscheinenden rückhaltslos mitzuteilen. Nichts darf unterschlagen werden. Absolute Aufrichtigkeit ist Grundbedingung für den Fortgang der Behandlung. Rücksichtnahme auf Diskretionspflicht fällt ebenso fort, wie etwaige Bedenken durch eine vorgebrachte Äußerung den Arzt zu verletzen. Diese als „psychoanalytische Grundregel" bezeichneten Forderungen setzen sich natürlich nicht gleich in der ersten Sitzung durch. Das Ausschalten der bewußten Determinierung des Denkens muß ebenso gelernt werden wie das Auffangen spontan aufsteigender Vorstellungen und ihre sprachliche Wiedergabe. Die Fähigkeit dafür wechselt von Fall zu Fall. Im allgemeinen wird die Aufgabe durch das Vorhandensein von „Phantasie", durch die Neigung zu mehr vorstellungsmäßigem Denken gefördert, durch Vorherrschen unanschaulichen, begrifflichen Denkens behindert. Im Prinzip stößt sie aber — ein gewisses geistiges Niveau und die Geneigtheit des Patienten vorausgesetzt — auf keine nennenswerten Schwierigkeiten. Wo sie sich nach bereits eingeleiteter und bis zu einem gewissen Punkt gediehener Analyse häufen, sind sie als Symptom des Widerstandes aufzufassen und einer besonderen Behandlung zuzuführen. Der Grundgedanke der Methode „der freien Einfälle", die Idee, daß man vom Symptom ausgehend entlang von Reproduktionsketten bis zum „pathogenen Kern" vordringen kann, lehnt sich an die zur Zeit der Einführung der Methode vorherrschende Assoziationspsychologie an. Im Sprachgebrauch der Psychoanalyse kommt diese Anlehnung auch jetzt noch zum Ausdruck. Und doch bedeutet die Psychoanalyse eine Überwindung der Assoziationspsychologie und nicht ihre Fortsetzung. Dadurch, daß sie die repräsentativen, intellektuellen Funktionen in den Dienst affektiver Strebungen stellte, ihren Ablauf von der konstellierenden Dynamik latenter, unbewußter Tendenzen abhängig machte, hat sie, wie es später in ähnlicher Weise die Denkpsychologie mit ihren „determinierenden Tendenzen" (Ach) getan hat, die Bedeutung und den Wirkungsbereich der Assoziationsgesetze bedeutend eingeschränkt und ihre raum-zeitliche Mechanik durch eine kausal-finale Dynamik ersetzt. Die Finalität kommt in einer Art „Logik" zum Ausdruck, die gleichsam als „unbewußte Intelligenz" den Ablauf der Assoziationen leitet und sie vom Standpunkt des Symptoms einerseits, andererseits von dem es verursachenden seelischen Erleben aus gesehen, in einen sinnvollen Zusammenhang bringt. Denn im Symptom drückt sich — und das ist der Ausgangspunkt sowohl als die Leitlinie der Psychoanalyse — das pathogene Erlebnis symbolisch-sinnvoll aus. Nur weil es so ist, kommt dem Unbewußten die Bedeutung des Seelischen zu, es ist nicht allein ein „deskriptiver", sondern ein „systematischer" Begriff, bezeichnet nicht allein einen negativen Tatbestand, sondern ist mit positivem Inhalt gefüllt. Dieser Inhalt kann allerdings nur durch Analogien erschlossen nur zum Zwecke einer Verständlichmachung sonst unverständlichen seelischen Verhaltens postuliert werden. So aufgefaßt ist die Konzeption des Unbewußten als einer mit seelischen Funktionen ausgestatteten, wenn auch vielfach nach anderen Gesetzen als das Bewußt-Seelische arbeitenden Organisation nur eine Arbeitshypothese; sie erfüllt ihre Aufgabe, wenn sie gestattet, die einer Klärung durch Introspektion sonst unzugänglichen seelischen Zusammenhänge sinnvoll zu deuten. Für praktisch analytische Zwecke ist eine solche Auffassung des Unbewußten durchaus ausreichend und wird durch die Ergebnisse der analytischen Arbeit immer wieder bestätigt. Im Moment, in dem man über das analytisch Faßbare hinausgeht und das inzwischen von FREUD selbst zurückgestellte Gebiet der „Metapsychologie" betritt, verliert man sich im Spekulativen, setzt sich Einwänden aus, die schwer abzuwehren sind und verstrickt sich in Diskussionen, die beim jetzigen Stand unseres Wissens vom Unbewußten und von der Organisation der Seele unfruchtbar sein müssen und meist auf einen leeren Wortstreit hinauslaufen. Wir müssen uns versagen, hier über diese Andeutungen hinauszugehen; es sei nur zwecks Verständlichmachung der psychoanalytischen Methode nochmals betont, daß der Begriff des Unbewußten die Summe jener zunächst als latent anzunehmenden intentionalen Haltungen umfaßt, die im manifesten seelischen Inhalt nicht mitgegeben und auch nicht unmittelbar zu erschließen sind, deren Annahme aber die Sinngebung und das Verständnis dieses Inhalts ermöglicht. Die Kennzeichnung der unbewußten Strebungen als bewußtseinsunfähig ist insofern mehrdeutig, als sie einerseits den Grund angibt, weshalb sie aus dem Bewußtsein verdrängt wurden, andererseits den Zustand meint, der es ihnen unmöglich macht, ins Bewußtsein zu gelangen. Wenn wir einem logischen Zirkel ausweichen wollen (weil bewußtseinsunfähig daher verdrängt, weil verdrängt daher bewußtseinsunfähig), müssen wir uns an die letzte Bedeutung halten. Wir gewinnen damit ein Merkmal, durch welches des Unbewußte vom Nicht-Bewußten, vom Vorbewußten abgegrenzt wird. Das Unbewußte als Inbegriff des Bewußtseinsunfähigen ist Resultat der Verdrängung, die im wesentlichen während des individuellen Lebens vollzogen wird. Die Möglichkeit, daß sie als Ergebnis eines in der Stammesgeschichte abgelaufenen Prozesses vom Individuum „atavistisch" übernommen wird, bleibt offen. Die Bewußtseinsunfähigkeit ist in gewissem Sinne ein potentieller Begriff; sie hat verschiedene Grade; ihr Potential wächst in dem Maße, als man sich vom aktuellen Erleben entfernt und dem Frühinfantilen, jenseits der natürlichen Amnesiegrenze Liegenden nähert. Die unbewußten Motive, wie wir ihnen in den aus Selbstanalyse gewonnenen Deutungen eigener Träume FREUDs, in den Beispielen von Fehlhandlungen und in manchem Beispiel einer Symptomdeutung begegnen, haben offenbar einen wesentlich geringeren Grad von Bewußtseinsunfähigkeit, als die aus der frühinfantilen Sexualität stammenden, z. B. um den Ödipuskomplex sich gruppierenden Motivbündel. Die Bewußtseinsunfähigkeit ist nicht allein graduell verschieden; sie kennzeichnet einen in gewissem Sinne nur als interimistisch aufzufassenden Zustand; mit den Mitteln der Psychoanalyse können grundsätzlich alle Inhalte des Unbewußten ins Bewußtsein gefördert werden. Ist das geschehen, dann verlieren sie ihre das Seelenleben konstellierende Dynamik; ihre Wirkung „verpufft" im Bewußtwerden. Ihre Wirksamkeit ist an ihre jeweilige Bewußtseinsunfähigkeit gebunden: das Unbewußte hat also nur insofern einen Sinn, als es wirkt und aus seinen Wirkungen erschlossen werden kann.

Die vom Rezenten zum Frühinfantilen sich verstärkenden Potentiale der Bewußtseinsunfähigkeit kennzeichnen im allgemeinen den Weg, den die Psychoanalyse im Einzelfall zu nehmen hat. FREUD hat schon sehr frühzeitig [1], noch als für ihn Psychogenese und Erlebniswirkung identisch war, als er sich „von der Überschätzung der Realität und der Geringschätzung der Phantasie (als Produkt des Trieblebens) noch nicht freigemacht hat", erkannt, „daß kein hysterisches Symptom aus einem realen Erlebnis allein hervorgehen kann, sondern daß alle Male die assoziativ geweckte Erinnerung an frühere Erlebnisse zur Verursachung des Symptoms mitwirkt". Dieser, später als Regression bezeichnete Tatbestand, schließt in sich die Aufgabe und das Ziel der Psychoanalyse ein. Das assoziative Moment, durch welches das frühere Erlebnis aktiviert wird, ist die gedankliche Ähnlichkeit. Diese gedankliche Ähnlichkeit drückt sich in gleicher Weise im Symptom aus, muß sich also in den Assoziationsketten, welche von diesem ausgehen, verfolgen lassen können. Die Gesamtheit der freien Einfälle repräsentiert eine „Anordnung nach dem Gedankeninhalt, die Verknüpfung durch den bis zum (pathogenen) Kerne reichenden logischen Faden" [2]. Der Weg vom Symptom zum pathogenen Inhalt ist selten ein chronologisch-linearer (wie z. B. in BREUERs Fall Anna O.), meist verläuft er in einer komplizierten „Zickzacklinie" entlang von „Knotenpunkten", von denen selbständige in der Richtung zum Kern konvergierende Assoziationsketten ausgehen. Das Symptom ist nämlich in seiner symbolischen Bedeutung (ebenso wie einzelne Traumelemente usw.) mehrfach determiniert. Es ist somit Aufgabe der Analyse, den aus der Überdeterminierung sich ergebenden mehrfachen Sinn des Symptoms aufzulösen und auf die einzelnen unbewußten Elemente zurückzuführen.

Die Verfolgung des die einzelnen Einfälle verknüpfenden „logischen Fadens", der zugleich auf eine Anordnung von dynamischem Charakter hinweist, ist der Sinn der psychoanalytischen Deutung. Was sie bezweckt und welcher Mittel sie sich bedient, geht am klarsten aus der FREUDschen Traumlehre und seiner Analyse der Fehlhandlungen hervor. Da nun beides, der Traum sowohl als die Fehlleistung, einen großen Teil des in jedem einzelnen Falle psychoanalytisch zu verarbeitenden Materials liefern, sei in folgendem kurz auf die FREUDsche Theorie der genannten Phänomene eingegangen.

Von den Kinderträumen ausgehend, stellt FREUD fest, daß der Trauminhalt eine Wunscherfüllung darstellt. Erst in den späteren Phasen der Lehre tritt als weitere determinierende Tendenz der „Wiederholungszwang" hinzu, der unabhängig vom Lustprinzip und der durch dieses diktierten Wünsche den Trauminhalt bestimmt. Daß die Träume der Erwachsenen die Wunschtendenz nicht erkennen lassen, ist der „Traumentstellung" zuzuschreiben, die als Folge der „Traumarbeit" anzusehen ist. Die Aufgabe der Traumarbeit ist, die latenten Traumgedanken in den „manifesten Trauminhalt" zu überführen. Ihre Einzelleistungen sind 1. die Verdichtung, 2. die Verschiebung, 3. die plastische Darstellung und 4. die sekundäre Bearbeitung des Ganzen.

„Die Verdichtung kommt dadurch zustande, daß 1. gewisse latente Elemente überhaupt ausgelassen werden, 2. daß von manchen Komplexen des latenten

[1] Zur Ätiologie der Hysterie. Gesammelte Schriften Bd. 1, S. 404 f. 1896.
[2] Studien über Hysterie. Gesammelte Schriften Bd. 1, S. 219. 1896.

Traumes nur ein Brocken in den manifesten übergeht, 3. daß latente Elemente, die etwas Gemeinsames haben, für den manifesten Traum zusammengelegt, zu einer Einheit verschmolzen werden.“ So können im Traume Personen erscheinen, welche Eigenschaften mehrerer Personen in sich vereinigen, Gegenstände, die als Kondensationsprodukt aus Merkmalen vieler anderer Gegenstände entstanden sind, Worte, die in ihrer Bedeutung mehrfach determiniert sind. Die Verschiebung äußert sich darin, „daß ein latentes Element nicht durch einen eigenen Bestandteil, sondern durch etwas Entferntes, also durch eine Anspielung ersetzt wird und zweitens, daß der psychische Akzent von einem wichtigen Element auf ein anderes unwichtiges übergeht, so daß der Traum anders zentriert ist und fremdartig erscheint“. Es entstehen dadurch ähnliche Gebilde, wie wir ihnen im Witze begegnen mit dem Unterschied, daß im Traum „der Rückweg von der Anspielung zum Eigentlichen unauffindbar“ ist. Die plastische Darstellung besteht in einer „Umsetzung von Gedanken in visuelle Bilder“. Ihre Aufgabe ist nicht allein, wie etwa beim Kindertraum, den Wunsch halluzinatorisch zu realisieren, sondern die gedanklichen Beziehungen zwischen den einzelnen latenten Inhalten, die grammatische Form, in der sie auftreten, in visuellen Bildern auszudrücken. Diesen Zweck erreicht die Traumarbeit durch verschiedene Mittel, vor allem aber durch gewisse formale Eigenheiten des manifesten Traumes, die Relationen einzelner seiner Bestandteile zueinander, durch das verschiedene Maß von Licht und Dunkel, das über sie ausgebreitet ist usw. Negationen kommen im Traum nicht zur Darstellung, Gegensätze werden wie Übereinstimmungen behandelt, ein einzelnes Element des manifesten Traumes kann einem entgegengesetzten Element des latenten entsprechen, es kann also gleichzeitig positiv und negativ gemeint sein, — für den Traum und somit für das Unbewußte, das sich in ihm spiegelt, gilt der Satz des ausgeschlossenen Dritten ebensowenig wie andere für das bewußte Denken verbindliche logische Regeln; auch die In-Beziehung-Setzung nach der Kategorie der Zeit ist ihm fremd. Das Unbewußte ist zeitlos. Die Darstellung der latenten Gedanken durch ihr Gegenteil im manifesten Traum findet nach FREUD ihr Gegenstück in den Doppelbedeutungen gewisser, den archaischen Sprachen angehörender Wortstämme (Gegensinn der Urworte: „In den ältesten Sprachen wurden Gegensätze wie stark-schwach, licht-dunkel, groß-klein durch das nämliche Wurzelwort ausgedrückt“). Diese Form der Darstellung im Verein mit der im Traum gebrauchten Symbolik, der Ersatz komplizierter Gedankengänge durch einfachen bildlichen Ausdruck, das Fehlen von direkten Ausdrucksmitteln für gedankliche Relationen verleihen dem Traum den Charakter einer archaischen Struktur und kennzeichnen seine Zugehörigkeit zu den ältesten Schichten des Seelenlebens.

Jeder Traum kann als aus einer Unzahl von Elementen entstanden angesehen werden. Die Zusammenlegung dieser Elemente in ein anscheinend kohärentes Ganzes ist das Resultat der sekundären Bearbeitung. So entsteht die äußere „Traumfassade“, hinter der sich der eigentliche, analytisch zu erschließende Sinn des Traumes verbirgt. Das Auffallendste an der Traumfassade ist, daß in ihr rezente Erlebnisse, sog. „Tagesreste“ verarbeitet sind, die zu den latenten Traumgedanken in einem ähnlichen Verhältnisse stehen, wie das rezente, die Neurose aktivierende Erlebnis zu den mit ihm assoziativ verbundenen unbewußten „Erinnerungen“, den eigentlichen Quellen der Neurose bzw. des Symptoms. Die nicht visuellen Bestandteile des Traumes, insbesondere Reden, die man selbst hält oder hört, entstammen den Tagesresten; Urteilsäußerungen, Kritik, Folgerungen, Verwunderung, Rechnungen und Zusammenstellungen von Zahlen, die im Traum vorkommen, sind nicht als Ergebnisse der Traumarbeit anzusehen, sie weisen direkt auf die latenten Traumgedanken hin. Mit der Verdichtung, Verschiebung, regressiven Umsetzung der latenten Gedanken in Bilder und der sekundären Bearbeitung des Ganzen ist die Traumarbeit erschöpft. Die Traumentstellung und ihre Elemente, die Lückenbildung, die Akzentverschiebung, die Unkenntlichmachung der Traumgedanken durch symbolische Darstellung ist auf die Wirksamkeit der Traumzensur zurückzuführen. Darunter versteht Freud den auch im Schlafzustand wachen Repräsentanten derjenigen Instanz im Ich, welche die Verdrängung vorgenommen hat. Die unbewußten Strebungen können sich also im Traum nur in einer Form realisieren, die dem Ich ihren wahren Sinn verbirgt. Damit ist gleichzeitig dafür gesorgt, daß den unbewußten Strebungen eine gewisse Erfüllungsmöglichkeit gewährt, der durch sie bedingte innere psychische Reiz als Quelle der Schlafstörung aufgehoben und daß durch die Erfüllung die Verdrängung nicht durchbrochen, das Ich durch die ihm vom Unbewußten drohenden Gefahren nicht wachgerüttelt wird. Die Funktion des Traumes ist also, ein „Wächter des Schlafes zu sein".

Die Übersetzung des manifesten Trauminhaltes in die latenten Traumgedanken ist die Aufgabe der Traumdeutung. Sie bedient sich einerseits der Einfälle, die sich in Beziehung zum Traum als ganzen oder zweckmäßiger zu dessen einzelnen Teilen einstellen und die in ihrer Gesamtheit einen Schluß über die den Traum konstellierenden unbewußten Tendenzen gestatten, andererseits des Ersatzes einzelner Traumelemente, zu denen dem Träumer „nichts einfällt", deren Bedeutung aber auf Grund von Analysen neurotischer und psychotischer Phänomene, auf Grund der Kenntnis der in Märchen, Mythen, primitiven religiösen Kulterzeugnissen, Volksliedern und -sprüchen usw. verwendeten Symbolik bekannt ist. Neben einer individuellen, durch die Assoziationsketten der Einfälle zu klärenden Symbolik bedient sich der Traum überindividueller, konstanter oder typischer Symbole, deren Sinn ein für allemal feststeht.

Die typischen Symbole dienen zur Darstellung verdrängter sexueller Inhalte, sie repräsentieren also in einer dem primitiven Denken entlehnten Form die Genitalien, sexuelle Gefühle und Handlungen, Objekte infantiler inzestuöser und perverser Strebungen. Ihrem Sinne nach übersetzt liefern sie den Schlüssel zum Verständnis von Träumen oder Traumteilen, die durch die Analyse von Einfällen allein nicht aufgeklärt werden können. Einzelheiten können hier nicht gegeben werden und auch die Polemik, die gerade dieser Teil der Freudschen Traumdeutung im Gefolge hatte, wollen wir übergehen. Es sei nur darauf hingewiesen, daß, während in den Anfängen der Psychoanalyse ein großer Teil ihrer Literatur dem Traum gewidmet war und besonders die Symbolik durch Heranziehung von Beispielen aus der Volkssage, der Kunst und der Religion zu verteidigen bestrebt war, in den letzten Jahren, wie Freud selbst hervorhebt, nur wenige Arbeiten aus der Schule dem Traumproblem gewidmet sind. Die Traumlehre ist, wie das entsprechende Kapitel in der „Neuen Folge der Vorlesungen zur Einführung in die Psychoanalyse" von Freud, 1933, zeigt, von der Entwicklung der Psychoanalyse in den letzten zwei Jahrzehnten wenig berührt worden. Es ist nur mit Rücksicht auf die Träume bei traumatischen Neurosen ihr Wunschcharakter eingeschränkt worden. Die Träume stellen nach dieser neuen Fassung den *Versuch* einer Wunscherfüllung dar, der aus einer Reihe hier nicht näher zu erörternder Gründe auch scheitern kann. Nimmt man aber auch danach an, daß die Grundsätze der Traumdeutung bis auf einige Korrekturen und Ergänzungen für die Schule selbst als gesicherter wissenschaftlicher Besitzstand gelten und daher keine Veranlassung zu neuen Diskussionen und Apologien geben, so kann man sich anderseits angesichts der Spärlichkeit neuer Arbeiten über den Traum dem Eindruck nicht entziehen, daß er in der letzten Zeit auch in der praktischen Analyse nicht mehr die gleiche Rolle spielt wie früher.

Für die Praxis der Traumdeutung gibt es keine festen Vorschriften. Man kann die einzelnen Traumstücke der chronologischen Reihe nach, in der sie vorgebracht werden, vornehmen, man kann dem Patienten überlassen, die Tagesreste auszusuchen und an sie zu assoziieren oder das ihm am auffälligsten erscheinende Stück zum Ausgangspunkt von Einfällen zu wählen. Die so erzielten Assoziationen enthalten „wie eine Mutterlauge" einen großen Teil der latenten Traumgedanken, nicht alle, da einzelne, wie erwähnt, hinter konstanten Symbolen versteckt sind, einzelne infolge besonders starken „Widerstandes" in den Einfällen gar nicht zur Geltung kommen können. Aus dem vorliegenden Assoziationsmaterial erschließt der Analytiker „selbsttätig" den Sinn des Traumes, „spricht das aus, woran der Patient in seinen Assoziationen nur gestreift hat" [1]. Über den Weg, auf dem solche Schlußfolgerungen zustande kommen, orientieren am besten die Deutungsbeispiele in FREUDs „Traumdeutung" und in den „Vorlesungen". Auf diese Werke sei also hier verwiesen. Auf eine abstrakte Darstellung der Rechtmäßigkeit eines solchen Verfahrens verzichtet FREUD; er ist davon durchdrungen, daß jeder, der sich einer Traumanalyse zuwendet, sich überzeugen kann, „wie zwingend eine solche Deutungsarbeit abläuft". Dem Erfahrenen gestattet die Kenntnis der typischen Symbole und der Gesetzmäßigkeiten des Traumes, seinen Sinn sozusagen prima vista, ohne die Einfälle des Patienten abzuwarten, zu erraten; in der Praxis wird er aber besser tun, von einer solchen Fertigkeit keinen Gebrauch zu machen und auf die Einfälle nicht zu verzichten: die Einfälle geben allein Aufschluß über die aktuelle Situation des Patienten, aus der der Traum erwuchs, sie ermöglichen ihm — was noch wichtiger ist — einen Einblick in den Sinn und in die Rechtmäßigkeit des Deutungsverfahrens.

Die Analyse der Fehlhandlungen reicht in ihrer theoretischen und praktischen Bedeutung nicht im entfernten an die der Träume heran. Ihre Aufgabe ist, zu zeigen, daß sich hinter dem Vergessen eines Vorhabens oder eines Namens, dem Versprechen, Verschreiben, Verlegen und ähnlichen ungewollten Handlungen ein unbewußtes Motiv verstecken kann. Ein solches Motiv ist auch dann nicht auszuschließen, wenn die Fehlhandlung rationalisiert, durch Zerstreutheit und ähnliches erklärt wird, oder wenn sie, wie im Spezialfall des Versprechens, auf die von MERINGER und MEYER gefundenen linguistischen Gesetzmäßigkeiten zurückgeführt werden kann. Gewiß handelt es sich dabei, wie auch aus den von FREUD ausgeführten Beispielen hervorgeht, nicht immer um ein wirklich unbewußtes Motiv, das sich in der Fehlhandlung durchsetzt; oft handelt es sich bloß um eine Entstellung des intendierten Aktes, um eine mit ihm konkurrierende, an sich nicht unbewußte, sondern aus irgendeinem Grunde (z. B. zu Verheimlichungszwecken) unterdrückte Tendenz. Aber auch in den Fällen, in denen die Motive als solche (und womöglich auch die Fehlhandlung selbst) nicht bewußt sind, handelt es sich um ganz oberflächlich liegende „Komplexe" rezenten Ursprungs. Kann man sie als unbewußt bezeichnen? In der „Psychopathologie des Alltagslebens" (1901), die den Fehlhandlungen gewidmet ist, wird diese Bezeichnung noch zugelassen, in den „Vorlesungen" (1916), zu einer Zeit also, in der bereits „das Unbewußte des Seelenlebens das Infantile" [2] war, sichtlich vermieden. Und doch entspricht das die meisten Fehlhandlungen konstellierende, „unvollkommen unterdrückte psychische Material, das vom Bewußtsein abgedrängt, doch nicht jeder Fähigkeit sich zu äußern beraubt worden ist" [3], in allen Punkten der von FREUD gegebenen Charakteristik des Unbewußten als dem determinierenden Prinzip neurotischer Symptome. Daraus würde sich die Notwendigkeit ergeben, zwei Arten von Unbewußten anzunehmen, ein rezentes und ein infantiles (wie

[1] FREUD: Neue Folge der Vorlesungen zur Einführung in die Psychoanalyse, S. 17. —

[2] FREUD: Vorlesungen zur Einführung in die Psychoanalyse. Gesammelte Schriften Bd. 7, S. 212.

[3] FREUD: Zur Psychopathologie des Alltags. Gesammelte Schriften Bd. 4, S. 310.

es unter Gleichstellung: infantil und kollektiv-archaisch JUNG getan hat) oder, wie es im Interesse der organischen Einheit des Seelischen und der praktischen Ziele der analytischen Therapie gelegen ist, sich das Unbewußte als ein Kontinuum von Inhalten verschiedener Dignität und mit verschiedenen Graden von „Bewußtseinsunfähigkeit" vorzustellen.

Unter Zugrundelegung einer solchen Vorstellung vom Unbewußten würde die Methode der freien Einfälle einen etappen- oder, wenn man will, schichtweisen Abbau des Unbewußten bedeuten, wobei für die Aufklärung und eventuelle Beseitigung eines Symptoms oder eines einzelnen Inhaltes der Neurose die Abtragung der oberflächlichen, dem Mechanismus der Fehlhandlungen entsprechenden Schichten des Unbewußten genügen würde, für die Erforschung der konstitutionellen Genese der Neurose ein Vordringen bis zum Infantilen — dem Unbewußten des Traumes — erforderlich wäre. Verzichtet man im vorhinein auf letzteres, sei es, weil die psychische Struktur des Falles eine Bloßlegung der infantil-konstitutionellen Wurzeln als entbehrlich erscheinen läßt, sei es, weil man therapeutisch von einer solchen Bloslegung nicht viel erwartet oder die äußeren Umstände den hierfür nötigen Aufwand an Zeit und Mitteln verbieten, so erweitert sich der Indikationskreis der Psychoanalyse ganz beträchtlich. Für die systematische Psychoanalyse, wie sie jetzt im Bereiche der FREUDschen Schule geübt wird, blieben dann jene Fälle reserviert, in denen das konstitutionelle Moment im Vordergrund steht, also gewisse psychopathische Abwegigkeiten, sexuelle Perversionen, Charakteranomalien, schizophrene Grenzzustände, schwere Zwangsneurosen und ähnliches. Wie die Praxis zeigt, vollzog sich eine solche Trennung der Indikationen von selbst: Das Hauptmaterial der therapeutisch tätigen Psychoanalytiker der engeren FREUDschen Schule besteht aus Fällen letztgenannter Art. Das Ziel der Therapie, die Konstitution und Schicksale des Trieblebens bis in seine letzten Elemente zu verfolgen und die Art der behandelten Fälle bringen es mit sich, daß sich solche Behandlungen sehr lange — oft mehrere Jahre — ausdehnen. Daß sie demnach häufig mit einem Mißerfolg enden, wird man gerechterweise mehr der Natur der Krankheit als der Unzulänglichkeit der Therapie zur Last legen müssen. Denn gleichgültig, welche Vorstellung man sich über die Natur des therapeutischen Agens in der Psychoanalyse macht, wird man zugeben müssen, daß gerade in solchen Fällen die von FREUD konzedierte Vereinigung der analytischen Beeinflussung mit der erzieherischen[1], die in der Übertragungssituation dem Arzt gegebene Möglichkeit den Kranken zu führen, die äußere Konstellation, in der er sich befindet, in einem für den therapeutischen Erfolg günstigen Sinne zu verändern und die im Genesungswillen liegende „Triebkraft" zur Heilung zu verstärken und schließlich die während der Behandlung gewonnene Einsicht des Patienten in die Natur seiner Erkrankung und Genese ihrer Symptome Bedingungen schaffen, unter denen, wenn auch keine Heilung im klinischen Sinne, so doch eine symptomatische Besserung erreicht werden kann. Daß die Psychoanalyse auch Schaden stiften kann, so bei manchen Fällen von Zwangsneurose mit ihrer Neigung, die Zwangssymptome durch Analysezwang zu ersetzen und dem dadurch bedingten „asymptotischen Heilungsvorgang" mit einer unendlichen Behandlungsdauer, ist keineswegs zu leugnen. Solche Schäden und ähnliche aus der Übertragungssituation sich ergebende Gefahren sind durch entsprechende Maßnahmen seitens des Analytikers zu beseitigen (Terminsetzung usw.). Ernster ist die Gefährdung durch die Psychoanalyse (Suicidgefahr) in Fällen von larvierten Depressionen endogenen Ursprungs und anderen Erkrankungen mit phasischem Verlauf einzuschätzen. Fälle dieser Art sollten von der Psychoanalyse grundsätzlich ferngehalten werden.

---

[1] FREUND: Wege der psychoanalytischen Therapie. Gesammelte Schriften Bd. 6, S. 143.

Es muß also auch vom Analytiker jenes Maß von klinischer Erfahrung verlangt werden, das ihn in die Lage versetzt, sie diagnostisch zu differenzieren.

Die psychoanalytische Therapie des Symptoms bzw. der Erkrankung vermittels der Methode der freien Einfälle wird, wie bereits erwähnt, durch die Behandlung der *Widerstände* und die Analyse der *Übertragung* ergänzt. FREUD schätzt die theoretische sowohl wie die praktische Bedeutung des Widerstandes ganz besonders hoch ein und ist geneigt, in seiner Entdeckung den Beginn der eigentlichen psychoanalytischen Lehre zu erblicken. Im Prinzip ist der Widerstand der sichtbare Ausdruck der gleichen Tendenz, die zur Verdrängung führte. Sein Auftreten in einer bestimmten Phase der Analyse ist also ein Zeichen dafür, daß in ihr besonders starke verdrängende Kräfte am Werke sind. — „Der Widerstand wechselt.... im Laufe einer Behandlung beständig seine Intensität; er steigt immer an, wenn man sich einem neuen Thema nähert, ist am stärksten auf der Höhe der Bearbeitung desselben und sinkt mit der Erledigung des Themas wieder zusammen." Er äußert sich unter sehr vielen Gestalten und es gehört deshalb eine gewisse Erfahrung dazu, um ihn zu erkennen. Der einfachste Fall ist das Abreißen der Einfälle, das Steckenbleiben, das Abgleiten auf Nebengeleise. In anderen Fällen versteckt er sich hinter Einwänden gegen die gegebene Deutung, hinter weitläufigen Argumentationen und Herausforderung zu Diskussionen, hinter offener Auflehnung gegen den Arzt und die Behandlungsmethode oder er tritt als Verschlechterung des Befindens, Versiegen des Interesses am therapeutischen Fortschritt und Nachlassen der Übertragung zutage. — Ein anderes Mal ist es gerade die Übertragung, derer er sich für seine Zwecke bedient; beim Manne führt das zu einer infantil anmutenden Ablehnung der ärztlich-väterlichen Autorität, bei der Frau zur Konstruktion erotischer Konflikte mit allen Akzenten der Eifersucht und Erbitterung über die selbstverständliche Abweisung durch den Arzt und zum Erlöschen „jeden Interesses für die aktuelle Situation der Kur" (Übertragungswiderstand). In späteren Arbeiten gibt FREUD dem Widerstand eine allgemeinere, über die Haltung des Kranken in der Analyse hinausgehende Bedeutung; er charakterisiert in gewissem Sinne das Verhalten des neurotisch Kranken überhaupt, dessen Seelenleben „durch Widerstände zerklüftet" erscheint. Die Beseitigung der Widerstände wird daher zur vornehmlichsten Aufgabe der Psychoanalyse: erst dadurch wird es möglich, die Zerklüftung des neurotischen Seelenlebens aufzuheben, die abgespaltenen und abseits gebundenen Triebregungen in die „große Einheit des Ichs" einzufügen.

Der Widerstand leitet sich in der Hauptsache von der gleichen Instanz ab, die für die Verdrängung verantwortlich ist, und meldet sich, wenn diese sich in Gefahr befindet. Er kann aber auch von anderen Tendenzen inszeniert sein, so vom Interesse am Fortbestehen der Krankheit, sei es wegen des „sekundären Krankheitsgewinns", sei es im Sinne des aus dem Konflikt mit dem Über-Ich resultierenden „Strafbedürfnisses" oder von Einstellungen, die manchmal sich als Reaktion gegen die vom Arzt verhängte „Abstinenz", gegen die Versagungsatmosphäre der psychoanalytischen Kur ergeben oder Übertragungskonflikten entspringen (und nicht allein diese, wie oben ausgeführt, für seine Zwecke benützen). Die Diagnose des Widerstandes — eine an sich nicht leichte Aufgabe — hat also durch Feststellung der Quellen, aus denen er stammt, ergänzt zu werden. Dies Aufdecken des Widerstandes und das Aufspüren seiner unbewußten Motive bedeutet aber nicht immer dessen Beseitigung. „Man muß dem Kranken Zeit lassen, sich in den ihm unbekannten Widerstand zu vertiefen, ihn durchzuarbeiten, ihn zu überwinden, indem er ihm zum Trotz die Arbeit nach der analytischen Grundregel fortsetzt"[1]. Das erfordert vom Patienten viel Geduld und Aus-

[1] FREUD: Erinnern, Wiederholen und Durcharbeiten. Gesammelte Schriften, Bd. 6, S. 119.

dauer, vom Arzt eine gewisse Kenntnis der analytischen Technik und ein großes Maß eigener Erfahrung, das durch didaktische Vorschriften allein nicht zu ersetzen ist. In seinen Zielen wird dabei der Arzt durch die Stellung im Gefühlsleben des Patienten unterstützt, die ihm durch die Übertragung eingeräumt wird. Das Durcharbeiten der Widerstände tritt in der Psychoanalyse an die Stelle des Abreagierens in der älteren kathartischen Technik. Es ist aber nicht eine Folge des Erinnerns, es macht vielmehr dies erst möglich. Oft handelt es sich gar nicht um ein Erinnern mit „Bekanntheitsgefühl", sondern um ein Geltenlassen von Vorstellungen, die vor der Aufhebung des Widerstandes abgelehnt wurden. Ein wirkliches Erinnern ist ja nicht mehr das Ziel der Psychoanalyse, soweit sie die jenseits der infantilen Amnesiegrenze sich abspielenden Vorgänge zum Gegenstand hat. Diese Vorgänge können gar nicht erinnert werden; das Erinnern wird durch ein Agieren in der psychoanalytischen Situation ersetzt. Unter dem Wiederholungszwang stehend, handelt der Patient im Sinne des Verdrängten: er „reproduziert es als Tat", ohne den Sinn seines Handelns zu verstehen, vor allem ohne zu wissen, daß er eine infantile Situation wiederholt. „Zum Beispiel: Der Analysierte erzählt nicht, er erinnere sich, daß er trotzig und ungläubig gegen die Autorität der Eltern gewesen sei, sondern er benimmt sich in solcher Weise gegen den Arzt." Das Beispiel zeigt, daß sich das Wiederholen infantiler Haltungen im Rahmen der Übertragungssituation abspielen kann. In gewissem Sinne ist ja die Übertragung selbst eine Wiederholung einer infantilen Gefühlseinstellung. Die Wiederholung erschöpft sich aber nicht in der Übertragung „vergessener Vergangenheit auf den Arzt", sie erstreckt sich auch auf andere „Gebiete der gegenwärtigen Situation", auf die Wahl von neuen Liebesobjekten, Suchen neuer Aufgaben, berufliche Umstellungen usw. Darin kommt insofern der Widerstand zum Ausdruck, als in der Regel um so mehr agiert wird, je weniger erinnert werden kann. Die Aufgabe der Psychoanalyse in dieser Phase ist nun das Agieren in der analytischen Situation in seinem symbolischen Sinne zu erfassen und zu beseitigen, womit gleichzeitig der Widerstand erledigt und der Weg zum Erinnern frei gemacht wird. Die Überwindung des Widerstandes und die dadurch ermöglichte Überführung der verdrängten, abgespaltenen und pathologisch fixierten Triebanteile in die synthetische Einheit des Ichs ist eines der wesentlichsten Elemente des analytischen Heilungsprozesses.

Trotz der durch den Wiederholungszwang gegebenen innigen Verbindung zwischen dem Widerstand und der Übertragung, trotzdem die Übertragung vielfach den Rahmen abgibt, in dem sich der Widerstand abspielt, ist sie ihm doch hinsichtlich ihrer dynamischen Bedeutung im psychoanalytischen Heilungsprozeß und der Richtung, nach der sie sich auswirkt, diametral entgegengesetzt. Während der Widerstand die Aufrechterhaltung der Verdrängung deckt und somit die Ziele der neurotischen Erkrankung fördert, stellt sich die Übertragung in den Dienst des Genesungswillens und verstärkt den Einfluß des Arztes, verleiht seiner Persönlichkeit das Gewicht, mit dem sie Herr des Widerstandes werden kann. Die Psychoanalyse begnügt sich nicht damit, diesen — wie wir gesehen haben im wesentlichen irrationalen — Faktor für ihre therapeutischen Ziele zu verwenden, sie wendet sich an die Übertragung mit den gleichen Mitteln wie an den Widerstand. Vor allem gilt es, die „Ersatzbefriedigungen", die sich der Patient in der Übertragung zu schaffen sucht und die das Interesse am Gesundwerden in gleicher Weise beeinträchtigen können, wie die Ersatzbefriedigungen, die er durch sein Agieren außerhalb der Übertragungssituation zu erreichen anstrebt, z. B.[1] durch Zuwendung zu neuen Tätigkeiten, Vorlieben, Gewohnheiten, neuen Liebesobjekten usw. einzudämmen und eine Atmosphäre

[1] Freud: Wege der psychoanalytischen Therapie. Gesammelte Schriften Bd. 6, S. 141.

der Versagung zu schaffen, durch die allein die „zum Betrieb der Kur erforderte Energie des Gesundungswillens ungeschmälert aufrechterhalten wird". — Wenn man auch dem Kranken einiges gewähren muß, vor allem das, was sein Selbstwerterleben fördert und sein Geborgenheitsgefühl sichert, so „muß doch in der analytischen Kur jede Verwöhnung vermieden werden". Je mehr sich die Kur ihrem Ende nähert, desto mehr muß dafür Sorge getragen werden, daß die Übertragung vollständig gelöst wird.

Es ist für einen Außenstehenden schwer, sich in die Gedankengänge der Psychoanalyse in ihrer letzten Phase, namentlich soweit es sich um den therapeutischen Sinn der Methode handelt, hineinzuleben. Nur wenn man die historische Entwicklung der Lehre verfolgt, wird der Weg, der von der schlichten Formulierung der Symptomdeutung zur komplizierten und — sagen wir aufrichtig — dunklen Aufgabe der Widerstandsbehandlung führt, einigermaßen übersichtlich und die Ziele der letzteren verständlicher. Dieser Weg kennzeichnet das Bestreben, die Psychoanalyse von einem rein symptomatischen Verfahren in ein Instrument einer quasi ätiologischen Behandlung zu verwandeln. Man hat das Recht zu zweifeln, ob ihr das tatsächlich gelungen ist. Noch berechtigter ist der Zweifel, ob die durch sie tatsächlich erzielten Erfolge allein dem analytischen Prinzip zuzuschreiben sind und nicht zum mindesten in sehr beträchtlichem Umfange dem ärztlichen Einfluß, dem aktiven Eingreifen des Analytikers in das Verhalten des Kranken und erzieherischen Faktoren zu verdanken ist. Für die Agoraphobie z.B. gibt FREUD selbst zu, daß es nicht möglich ist, sie auf rein analytischem Wege zu heilen, sondern daß es nötig ist, sie zuerst in eine leichtere Form der Phobie zu verwandeln, indem man den Kranken zwingt, „auf die Straße zu gehen und mit der Angst zu kämpfen", und ihn erst dann weiter zu behandeln. Ähnliche aktive Eingriffe müssen sich die den Phobien nahestehenden Zwangsneurosen gefallen lassen, von der Notwendigkeit energischer Stellungnahmen gegenüber dem Verhalten psychopathischer Charaktere in- und außerhalb der analytischen Situation zu schweigen, und wenn auch mit Nachdruck (und mit Recht) die Notwendigkeit betont wird, den Neurotiker nach Überwindung seiner Widerstände eigenen Entschlüssen zu überlassen und damit seine Selbständigkeit und Selbstbestimmungsrecht zu fördern, so gibt es doch zugestandenermaßen genug Fälle, in denen der Arzt kraft der ihm durch die Übertragung gewährten Einflußmöglichkeit dem weiteren Schicksal des Kranken und seinem Verhalten dem Leben gegenüber eine ganz bestimmte Richtung gibt.

c) Psychagogik.

Mit der von KAHANE herrührenden Bezeichnung: Psychagogik versuchte KRONFELD[1] neuerdings die in den verschiedenen therapeutischen Richtungen enthaltenen Behandlungsprinzipien unter einem einheitlichen Gesichtspunkt, der Heilerziehung oder ärztlichen Führung, zusammenzufassen. Die Psychagogik ist mehr ein therapeutisches Programm als eine Methode. Ihr wichtigstes technisches Mittel ist die Persuasion; sie wird von einer psychoanalytischen Vorbereitung eingeleitet, von einer erzieherischen Führung des Kranken gefolgt. Die psychoanalytische Vorbereitung ist allerdings nur eine ganz kursorische, dient mehr der Exploration, der möglichst genauen Erfassung der Persönlichkeit des Kranken und der genetischen Zusammenhänge seines Leidens als unmittelbar therapeutischen Zwecken. Vom Standpunkt der Psychagogik ist ja ein solcher Zweck rein analytisch nicht erreichbar. Dementsprechend wird von der psychoanalytischen Technik nur wenig mehr herübergenommen als das Prinzip der freimütigen Aussprache mit fallweiser Verwendung der Methode der freien Einfälle

[1] „Psychagogik" in BIRNBAUMs Sammelwerk: Die seelischen Heilmethoden, 1927, S. 368.

und der Traumanalyse. Die Deutung zielt mehr auf die Konstruktion eines verständlichen Zusammenhanges hin als auf eine restlose Klärung von Einzelheiten. Die Gesichtspunkte, unter denen sie durchgeführt wird, sind dem Einzelfall angepaßt: In einem werden sich „Freudsche Mechanismen" deutlicher abzeichnen, im anderen wird die „Adlersche Leitlinie" leichter zu verfolgen sein. Kronfeld bekannte sich bis vor kurzem grundsätzlich zur Individualpsychologie, die ja ihrem ganzen Wesen nach psychagogisch gerichtet ist. Von ihr übernahm er die Idee des „Stärkerseins" als eines therapeutischen Zieles und den „Primat der Gemeinschaft". Er läßt aber auch die Sinndeutung vermittelst „psychoanalytischer Durchleuchtungen" zu, ohne sich „auf die spezifischen psychodynamischen Satzungen der Lehre und ihre sexualisierende Tendenz festzulegen". Im wesentlichen schwebt ihm dabei, zumindest methodisch, die Kurzanalyse im Sinne Stekels vor. Hat der Patient genügend Material geliefert, um einen Einblick in die „Struktur seines Leidenszustandes" zu gestatten, dann greift der Arzt aktiv ein, zuerst durch vorsichtige Deutungsvorschläge, dann immer aktiver in der Richtung ganz bestimmter, aus der Situation sich ergebender Ziele, deren Befolgung durch den Patienten um so mehr gewährleistet wird, je intensiver sich inzwischen seine affektive Bindung an den Arzt, die Übertragung, gestaltet hat. Diese „Ergänzung der Psychoanalyse" bedient sich vor allem persuasiver Mittel. Ihr Zweck ist, die Einsicht des Patienten in die Genese seiner Krankheitssymptome, in die Struktur seiner Persönlichkeit zu fördern, ihn zu seinem Leidenserlebnis zu distanzieren und ihm ein Gefühl innerer Freiheit zu geben, die ihn erst in die Lage versetzt, neue Einstellungen zu wählen. Die Persuasion wendet sich zwar auch im psychagogischen Verfahren an den Intellekt des Patienten und bedient sich logischer Argumente, dabei wird aber nicht übersehen, daß ihre Wirkung zum großen Teile in suggestivem Einfluß des Arztes besteht und von irrationalen Elementen durchsetzt ist. Sie unterscheidet sich von reiner Suggestion nur dadurch, daß sie mit „adäquaten" Mitteln arbeitet und sich zumindest formal an die intellektuellen Instanzen des Patienten wendet. Wenn ein Symptom z. B. wegen seines erwartungsneurotischen Charakters eine suggestive Behandlung erfordert, so geschieht das am besten in Hypnose. Doch soll diese nie allein eine Sitzung ausfüllen, nicht mehr als eine Hilfsmaßnahme sein und die grundsätzlich erzieherische Tendenz der Psychagogik nicht beeinträchtigen.

In ihren erzieherischen Zielen ist die Psychagogik vor allem auf eine Korrektur der durch das Leiden gefährdeten Leistungsfähigkeit des Kranken und seiner Gemeinschaftsbeziehungen gerichtet. Wo es die Natur des Symptoms gestattet, wird eine Stärkung derjenigen seelischen Funktionen erstrebt, die es zu beseitigen oder zumindest niederzuhalten und seinen Einfluß auf die Haltung des Patienten auszuschalten vermögen. Insoferne dabei die intellektuelle Einsicht in Betracht kommt, wird die Aufgabe von der Persuasion gelöst. Die Erziehung des Willens soll zwar nicht überschätzt werden, doch soll sie, wo davon ein günstiger Einfluß erwartet werden kann, etwa nach den Grundsätzen von G. E. Lévy und J. H. Schultz, als Willenstraining durchgeführt werden. Ähnlichen Zielen dienen Anweisungen zu „Autosuggestion", „Konzentration", oder „autogenem Training" (J. H. Schultz). Auch Arbeitstherapie kann in geeigneten Fällen zwecks Ablenkung vom eigenen Ich, Erhöhung des Selbstwertgefühls durch die erzielte Leistung und Steigerung der Konzentrationsfähigkeit und Willensenergie herangezogen werden. Man wird dabei, um der Gefahr einer möglichen Entmutigung zu entgehen, die Ziele nicht zu hoch stecken dürfen und nicht vergessen, daß die Arbeit im Rahmen der Psychagogik nicht Selbstzweck, sondern in erster Linie ein therapeutisches Mittel sein soll. Als solches hat sie allerdings einen nur bedingten Wert; die Leistungssteigerung durch Übung tritt an Bedeutung hinter die Beseitigung von Hemmungen, die sie beeinträchtigen, zurück, die Ablenkung ist nur ein Palliativum, das tunlichst durch Schaffung einer inneren Distanz zum Leidenserlebnis ersetzt werden muß. Als Lebensaufgabe kommt die Arbeit erst dann in Betracht, wenn ein Genesungsgrad erreicht wurde, der ihre Erfüllung gewährleistet. Steht ein Kranker während der Behandlung in beruflicher Arbeit, so ist ihre Fortsetzung, soweit es sein sonstiger Gesundheitszustand und die äußeren Verhältnisse gestatten, nach Möglichkeit zu fordern. Die erzieherischen Ziele, soweit sie ins therapeutische Programm gehören, ergeben sich aus dem Wesen der behandelten Erkrankung und der durch sie bedingten Hemmungs- und Ausfallserscheinungen. Es gilt also, die Lücken auszufüllen, die durch die Erkrankung im Ganzen der Persönlichkeit entstanden sind, und ihre Beziehungen zur Welt, zur Gemeinschaft und nicht zuletzt zu sich selbst so zu gestalten, daß die daraus resultierenden Haltungen der durch die Erkrankung bedingten Grundeinstellung entgegenwirken. Es werden also Interessen geweckt oder vorhandene verstärkt und ihre Betätigung in die Wege geleitet, den Hemmungen vermittels des ärztlichen Einflusses entgegengearbeitet und, soweit es möglich ist, ihre Überwindung durch den bewußten Willen des Kranken erstrebt. Die im Wesen der Neurose liegende Entfremdung der Wirklichkeit gegenüber wird bekämpft, das Ich des Kranken aus seiner Isoliertheit herausgehoben, seine egozentrische und oft gesellschaftsfremde Einstellung zugunsten seiner Orientierung auf das Leben in der Gemeinschaft mit seinen Pflichten und seinen Freuden umgestaltet. Das Leben in der Gemeinschaft wird nicht etwa allein als normativer, ethischer Imperativ angesehen, sondern — wie es ADLER tut — als naturgegebene Notwendigkeit, als biologische Voraussetzung seelischen Gesundseins. Die Ansprüche des Individuums sollen so weit gewährt sein, als sie mit dem Interesse an seiner gesunden Entfaltung vereinbar sind. Soweit die Krankheit ihren Sinn aus einem Konflikt zwischen dem Individuum und der Gemeinschaft bezieht, sind die im Kranken gelegenen Quellen des Konfliktes zuzuschütten, sein Verzicht auf die im Gemeinschaftsleben nicht realisierbaren Forderungen zu erzielen, seine Zustimmung zu den Postulaten der sozialen Wirklichkeit und seine „mittätige Zuwendung" zu ihren Zielen zu erzwingen. Wenn also auch die Psychagogik als Therapie sich nicht an weltanschauliche Normen gebunden fühlt und auch nicht beabsichtigt, den Kranken zu ihrem Leibgut zu machen, sondern ihr eigentliches Ziel, die Gesundung, in den Vordergrund stellt, so ist sie doch von einem starken sozialethischen Pathos getragen und ist kraft des Eros paidagogos, der für den Arzt in Anspruch genommen wird, bemüht, auch den Kranken mit diesem Pathos zu beseelen. Die Wir-Beziehung zwischen dem Patienten und Arzt, die durch die Übertragung mobilisierten Gefühlsbereitschaften werden in den Dienst der durch das Gemeinschaftsleben diktierten Aufgaben gestellt, mit dem Ziele, die Lebensverantwortung wach zu halten, das mit der Leistung und Pflichterfüllung verbundene Selbstwertgefühl zu steigern, das Erleben des „Stärkerseins" zu fördern, das für den Kranken letzten Endes nichts anderes sein soll, als die Erfüllung der Gesundheitsnorm, als eine Selbstbejahung und Selbstbestätigung.

Literatur.

ADLER, A.: Studie über die Minderwertigkeit von Organen. Berlin 1907. — Praxis und Theorie der Individualpsychologie, 2. Aufl. München: J. F. Bergmann 1923. — Über den nervösen Charakter, 4. Aufl. München: J. F. Bergmann 1928. — ADLER, E.: Ein Fall von psychogener Anurie. Zbl. Psychother. **1932**. — ALTENBURGER, H. u. F. N. KROLL: Suggestive Beeinflussung der Sensibilität. Z. Neur. **124** (1930).

BAUDONIN, CH.: Suggestion und Autosuggestion. Dresden: Sibyllenverlag 1925. — BAUER, J. u. P. SCHILDER: Ein prinzipieller Versuch zur Neurosenlehre. Wien. klin. Wschr. **1919**. — BERNHEIM, H.: Die Suggestion und ihre Heilwirkung. Deutsch von S. FREUD. Leipzig u. Wien: Franz Deuticke 1888. — BIRNBAUM, V.: Die psychischen Heilmethoden.

Leipzig: Georg Thieme 1927. — Bleuler, E.: Die Psychoanalyse Freuds. Wien u. Leipzig: Franz Deuticke 1911. — Lehrbuch der Psychiatrie, 3. Aufl. Berlin: Julius Springer 1920. — Braun, E.: Psychogene Reaktionen. Handbuch der Geisteskrankheiten von Bumke, Bd. 5, Spez. Teil I. Berlin 1928. — Breuer, J. u. S. Freud: Studien über Hysterie, 2. Aufl. Wien u. Leipzig: Franz Deuticke 1909. — Bumke, O.: Die gegenwärtigen Strömungen in der Psychiatrie. Berlin: Julius Springer 1928. — Die Psychoanalyse. Berlin: Julius Springer 1931.

Charcot, J. M.: Clinique des maladies du système nerveux. Paris 1892. — Coué, E.: Die Selbstbemeisterung durch bewußte Autosuggestion. Basel: Schwabe 1924.

Deutsch, F.: Psychogenes Fieber. Med. Klin. **1926**. — Deutsch, F. u. E. Kauf: Über Herzneurosen. Z. exper. Path. **1922**. — Deutsch, H.: Psychoanalyse der Neurosen. Internationaler psychoanalytischer Verlag 1930.

Eichelberg: Durch Hypnose erzeugtes hysterisches Fieber. Dtsch. Z. Nervenheilk. **68/69** (1921).

Foerster, O. u. M. Loewi: Über die Beziehung von Vorstellungen und Wahrnehmungen bei Schädigung afferenter Leitungsbahnen. Z. Neur. **139** (1932). — Forel, A.: Der Hypnotismus, 5. Aufl. Stuttgart: Ferdinand Enke 1907. — Freud, S.: Gesammelte Schriften. Internationaler psychoanalyt. Verlag 1925. — Neue Folge der Vorlesungen zur Einführung in die Psychoanalyse. Internationaler psychoanalyt. Verlag 1933.

Gessler, H. u. K. Hansen: Energieverbrauch bei Kontrakturen quergestreifter Muskulatur. Z. Biol. **81** (1926). — Glaser, F.: Psychische Beeinflussung des Blutserumkalkspiegels. Klin. Wschr. **1924**. — Grafe, E. u. E. Traumann: Zur Frage des Einflusses psychischer Depressionen und der Vorstellung schwerer Muskelarbeit auf den Stoffwechsel. Z. Neur. **62** (1920).

Hartmann, H.: Die Grundlagen der Psychoanalyse. Leipzig: Georg Thieme 1927. — Hattingberg, H. v.: Psychoanalyse und verwandte Methoden in Birnbaums Seelische Heilmethoden. Leipzig: Georg Thieme 1927. — Heilig, R. u. H. Hoff: Beiträge zur hypnotischen Beeinflussung der Magenfunktion. Med. Klin. **1925**. — Herzberg, A.: Analyse der Suggestivphänomene. Berlin: S. Karger 1930. — Heyer, G.: Psychische Einflüsse auf Motilität von Magen und Darm. Klin. Wschr. **1922**. — Hypnose und Hypnotherapie in Birnbaums Die psychischen Heilmethoden. Leipzig: Georg Thieme 1927.

Isserlin, M.: Psychotherapie. Berlin: Julius Springer 1926.

Janet, P.: L'Automatisme psychologique, 7. Aufl. Paris 1912. — Les obsessions et la psychasthénie, 2. Aufl. Paris 1905, 1912. — Les médications psychologiques. Paris 1919. — De l'angoisse à l'extase. Paris 1928. — Jung, C. G.: Psychologische Typen. Zürich: Rascher & Cie 1921. — Über die Energetik der Seele. Zürich: Rascher & Cie. 1921. — Das Unbewußte im normalen und kranken Zustand. Zürich: Rascher & Cie. 1921. — Seelenprobleme der Gegenwart. Zürich: Rascher & Cie. 1921.

Kahn, E.: Die psychopathischen Persönlichkeiten. Handbuch der Geisteskrankheiten, herausgeg. von O. Bumke, Bd. 5, Spez. Teil I. Berlin 1928. — Kaufmann, M.: Die planmäßige Heilung komplizierter psychogener Bewegungsstörungen bei Soldaten in einer Sitzung. Münch. med. Wschr. **1916**. — Kehrer, F.: Zur Frage der Behandlung der Kriegsneurosen. Z. Neur. **36**. — Kretschmer, E.: Medizinische Psychologie, 2. Aufl. Leipzig: Georg Thieme 1922. — Kronfeld, A.: Psychotherapie, 2. Aufl. Berlin: Julius Springer 1925. — Psychagogik in Birnbaums Psychische Heilmethoden, S. 368.

Langheinrich, O.: Psychische Einflüsse auf die Sekretionstätigkeit des Magens und des Duodenums. Münch. med. Wschr. **1922**. — Levy-Suhl, M.: Die hypnotische Heilweise. Stuttgart: Ferdinand Enke 1922. — Liébault, A. A.: Du sommeil provoqué. Paris 1866. — La thérapeutique suggestive. Paris 1891. — Lipps, Th.: Suggestion und Hypnose. Sitzgsber. bayer. Akad. Wiss., Math.-physik. Kl. **2** (1897).

Marx, H.: Untersuchungen über den Wasserhaushalt. Klin. Wschr. **1926 I**. — Moll, A.: Der Hypnotismus, 5. Aufl. Berlin: Fischer 1924.

Nunberg, H.: Allgemeine Neurosenlehre. Berlin: H. Huber 1932.

Prinzhorn, H.: Psychotherapie. Leipzig: Georg Thieme 1929. — Prinzhorn, H. u. V. Mittenzwey: Krisis der Psychoanalyse. Leipzig: Der Neue-Geist-Verlag 1928.

Schilder, P.: Entwurf zu einer Psychiatrie auf psychoanalytischer Grundlage. Int. psychoanalyt. Verlag 1925. — Schilder, P. u. O. Kauders: Lehrbuch der Hypnose. Berlin: Julius Springer 1926. — Schultz, J. H.: Die seelische Krankenbehandlung, 4. Aufl. Jena: Gustav Fischer 1930. — Schultz, H.-Hencke: Einführung in die Psychoanalyse. Jena: Gustav Fischer 1927. — Stekel, W.: Störungen des Trieb- und Affektlebens. Berlin u. Wien: Von 1908 ab Urban & Schwarzenberg. — Straus, E.: Wesen und Vorgang der Suggestion. Berlin: Julius Springer 1925. — Geschehnis und Erlebnis. Berlin: Julius Springer 1930.

Vogt, O.: Die direkte psychologisch-experimentelle Methode in hypnotischen Bewußtseinszuständen. Z. Hypnotismus **5**.

Wexberg, E.: Handbuch der Individualpsychologie. München: J. F. Bergmann 1926.

Namenverzeichnis.

Die *kursiv* gedruckten Ziffern weisen auf die Literaturverzeichnisse hin.

46*

Sachverzeichnis.

VERLAG VON JULIUS SPRINGER / BERLIN UND WIEN

Syphilis des Nervensystems. (Bildet Band XVII, 1. Teil vom „Handbuch der Haut- und Geschlechtskrankheiten".) Mit 166 zum Teil farbigen Abbildungen. XII, 783 Seiten. 1929. RM 82.80; gebunden RM 89.46

Allgemeine Pathologie und pathologische Anatomie der Syphilis des Nervensystems. Von F. Jahnel, München. — Klinik der Neurosyphilis. Von G. Steiner, Heidelberg. — Theorie und Technik der Liquoruntersuchung mit besonderer Berücksichtigung der Syphilis. Von V. Kafka, Hamburg. — Klinische Wertung der Liquoruntersuchung vom Standpunkt des Syphilidologen. Von V. Mucha, Wien und K. Platzer, Wien. — Klinische Verwertung der Liquoruntersuchung vom Standpunkt des Neurologen. Von F. Plaut, München. — Endolumbale Behandlung der Syphilis. Von V. Kafka, Hamburg. — Erkrankungen des Ohres bei der erworbenen Syphilis. Von G. Alexander, Wien.

Ⓦ **Die Malariabehandlung der progressiven Paralyse.** Von Privatdozent Dr. **Josef Gerstmann**, Assistent der Universitätsklinik für Psychiatrie und Nervenkrankheiten in Wien. Mit einem Vorwort von Professor Dr. Julius Wagner-Jauregg, Vorstand der Universitätsklinik für Psychiatrie und Nervenkrankheiten in Wien. Zweite, neubearbeitete und wesentlich vermehrte Auflage. Mit 17 Textabbildungen. VII, 309 Seiten. 1928. RM 22.40; gebunden RM 24.40

Ⓦ **Die Malariatherapie der Syphilis.** Von Dr. **Josef Matuschka** und Dr. **Rudolf Rosner.** Mit einem Vorwort von Professor Dr. Ernest Finger. (Abhandlungen aus dem Gesamtgebiet der Medizin.) IV, 84 Seiten. 1927. RM 4.80

Für Abonnenten der „Wiener Klinischen Wochenschrift" ermäßigt sich der Bezugspreis um 10%.

Die Behandlung der quartären Syphilis mit akuten Infektionen. Ihre Stellung in der Therapie, ihre Methodik und Klinik, ihre Beziehungen zur Pathologie und zum öffentlichen Leben. Ergebnisse und Beobachtungen von Dr. **Berthold Kihn,** Assistent an der Psychiatrischen und Nervenklinik der Universität Erlangen. VIII, 339 Seiten. 1927. RM 20.25

Ⓦ **Therapie der organischen Nervenkrankheiten.** Vierzehn Vorlesungen. Von Privatdozent Dr. **Max Schacherl,** Vorstand der Neuroluesstation am Kaiser Franz Joseph-Spital in Wien. (Abhandlungen aus dem Gesamtgebiet der Medizin.) IV, 141 Seiten. 1927. RM 6.90

Für Abonnenten der „Wiener Klinischen Wochenschrift" ermäßigt sich der Bezugspreis um 10%.

Elektrotherapie. Ein Lehrbuch. Von Dr. **Josef Kowarschik,** Primararzt und Vorstand des Institutes für Physikalische Therapie im Krankenhaus der Stadt Wien. Dritte, verbesserte Auflage. Mit 269 Abbildungen und 5 Tafeln. XI, 312 Seiten. 1929. RM 20.34; gebunden RM 21.96

Ⓦ **Kurzwellentherapie.** Von Dr. **Josef Kowarschik,** Primararzt und Vorstand des Institutes für Physikalische Therapie im Krankenhaus der Stadt Wien. Mit 147 Abbildungen. VIII, 140 Seiten. 1936. RM 9.60; gebunden RM 10.80

Ⓦ **Taschenbuch der medizinischen Röntgen- und Radium-Technik.** Von Dr. phil. **Gottfried Spiegler,** Leiter der Röntgentechnischen Versuchsanstalt am Zentralröntgeninstitut des Allgemeinen Krankenhauses in Wien, und Dr. phil. **Albert Fernau,** Privatdozent für Medizinische Physik und Chemie des Radiums an der Universität Wien. Mit 63 Abbildungen und zahlreichen Tabellen. X, 320 Seiten. 1930. RM 16.80

Ⓦ **Röntgentherapeutisches Hilfsbuch** für die Spezialisten der übrigen Fächer und die praktischen Ärzte. Von Dr. **Robert Lenk,** Dozent für medizinische Röntgenologie an der Universität Wien. Mit einem Vorwort von Guido Holzknecht. Vierte, verbesserte und erweiterte Auflage. VIII, 85 Seiten. 1930. RM 4.80

Ⓦ = Verlag von Julius Springer in Wien.

Zu beziehen durch jede Buchhandlung.

Die Eingriffe am Gehirnschädel, Gehirn, Gesicht, Gesichtsschädel, an der Wirbelsäule und am Rückenmark. Von Professor Dr. **N. Guleke,** Direktor der Chirurgischen Klinik der Universität Jena, und Professor Dr. **O. Kleinschmidt,** Direktor der Chirurgischen Klinik der Städtischen Krankenanstalten Wiesbaden. („Allgemeine und spezielle chirurgische Operationslehre" von Professor Dr. M. Kirschner, Heidelberg, Band III, 1. Teil.) Mit 979 zum großen Teil farbigen Abbildungen. XII, 1058 Seiten. 1935. RM 189.—, gebunden RM 198.—

Intrakranielle Tumoren. Bericht über 2000 bestätigte Fälle mit der zugehörigen Mortalitätsstatistik. Von **Harvey Cushing,** ehem. Professor der Chirurgie an der Harvard Medical School und Chef-Chirurg am Peter Bent Brigham Hospital, Boston, jetzt Professor der Neurologie an der Yale-Universität New Haven. Mit Ergänzungen des Verfassers übersetzt und herausgegeben von Dr. F. K. Kessel, Berlin. Mit 111 Abbildungen. VII, 139 Seiten. 1935. RM 12.60

Die chirurgische Behandlung der Gehirntumoren. Eine klinische Studie. Von Privatdozent Dr. **Herbert Olivecrona,** Oberarzt an der Chirurgischen Universitätsklinik im Seraphimerkrankenhaus, Stockholm. Unter Mitwirkung von Dr. E. Lysholm, Chefarzt der Röntgenabteilung des Krankenhauses Mörby, Stockholm. Mit 228 Abbildungen. V, 344 Seiten. 1927. RM 24.30

Die Chirurgie des vegetativen Nervensystems. Von Dr. **F. Brüning,** a. o. Professor der Chirurgie an der Universität Berlin und Privatdozent Dr. **O. Stahl,** Assistent der Chirurgischen Universitäts-Klinik der Charité Berlin. Mit 72 zum Teil farbigen Abbildungen. VIII, 234 Seiten. 1924. Gebunden RM 18.—

(W) **Unfall und Hirngeschwulst.** Ein Beitrag zur Ätiologie der Hirngeschwülste. Von Professor Dr. **Otto Marburg,** Vorstand des Neurologischen Institutes der Wiener Universität. Mit 12 Textabbildungen. V, 106 Seiten. 1934. RM 8.80

Handbuch der Neurologie. Begründet von **M. Lewandowsky.**
Ergänzungsband.

Erster Teil: Herausgegeben von Professor Dr. **O. Bumke,** Geh. Medizinalrat, München, und Professor Dr. **O. Foerster,** Breslau. Mit 92 Textabbildungen. III, 784 Seiten. 1924. Gebunden RM 48.60

Zweiter Teil: Bearbeitet von Professor Dr. **O. Foerster,** Breslau.

1. Abschnitt: **Spezielle Anatomie und Physiologie der peripheren Nerven.** Mit 92 zum Teil farbigen Abbildungen. 190 Seiten. 1928. RM 34.20

2. Abschnitt: **Die Symptomatologie der Schußverletzungen der peripheren Nerven.** Mit 438 zum Teil farbigen Abbildungen. 534 Seiten. 1929. RM 77.40

3. Abschnitt: **Die Therapie der Schußverletzungen der peripheren Nerven.** Mit 31 Abbildungen. 212 Seiten. 1929. RM 32.40

4. Abschnitt: **Die traumatischen Läsionen des Rückenmarkes auf Grund der Kriegserfahrungen.** (Der Mechanismus ihres Zustandekommens und die pathologisch-anatomischen Veränderungen.) Mit 9 Abbildungen. 216 Seiten. 1929. RM 35.10

Der 2. Teil ist nur vollständig käuflich.
Einbanddecke in Halbleder für den vollständigen zweiten Teil RM 6.21

Fuß und Bein, ihre Erkrankungen und deren Behandlung. Ein Lehrbuch. Von Professor Dr. med. **Georg Hohmann,** Direktor der Orthopädischen Universitäts-Klinik Frankfurt a. M. Zweite Auflage. Mit 326 Abbildungen. X, 380 Seiten. 1934. RM 24.—, gebunden RM 25.80

(W) = Verlag von Julius Springer in Wien.

Zu beziehen durch jede Buchhandlung.